DeJong

O Exame Neurológico

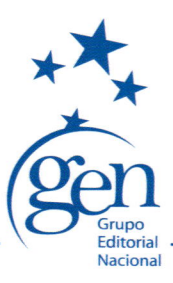

O GEN | Grupo Editorial Nacional – maior plataforma editorial brasileira no segmento científico, técnico e profissional – publica conteúdos nas áreas de ciências da saúde, exatas, humanas, jurídicas e sociais aplicadas, além de prover serviços direcionados à educação continuada e à preparação para concursos.

As editoras que integram o GEN, das mais respeitadas no mercado editorial, construíram catálogos inigualáveis, com obras decisivas para a formação acadêmica e o aperfeiçoamento de várias gerações de profissionais e estudantes, tendo se tornado sinônimo de qualidade e seriedade.

A missão do GEN e dos núcleos de conteúdo que o compõem é prover a melhor informação científica e distribuí-la de maneira flexível e conveniente, a preços justos, gerando benefícios e servindo a autores, docentes, livreiros, funcionários, colaboradores e acionistas.

Nosso comportamento ético incondicional e nossa responsabilidade social e ambiental são reforçados pela natureza educacional de nossa atividade e dão sustentabilidade ao crescimento contínuo e à rentabilidade do grupo.

DeJong
O Exame Neurológico

William W. Campbell, MD, MSHA, COL, MC, USA (Ret)

Professor Emeritus
Department of Neurology
Uniformed Services University of Health Sciences
Bethesda, Maryland

Richard J. Barohn, MD, Lt Col, USAFR, MC (Ret)

Gertrude and Dewey Ziegler Professor of Neurology
University Distinguished Professor
Vice Chancellor for Research
University of Kansas Medical Center
Kansas City, Kansas

Tradução

Patrícia Lydie Voeux (Capítulos 2, 6, 7, 11 12)
Terezinha Oppido (Capítulos 1, 3–5, 8–10, 13–53)

Revisão Técnica

Prof. Dr. José Luiz de Sá Cavalcanti

Membro Titular Emérito da Academia Brasileira de Neurologia.
Ex-Diretor do Instituto de Neurologia Deolindo Couto da Universidade Federal do Rio de Janeiro – UFRJ.
Professor de Neurologia da Escola de Medicina Souza Marques.

8ª edição

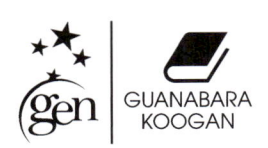

gen | GUANABARA KOOGAN

- Traduzido de:
DEJONG´S THE NEUROLOGIC EXAMINATION, EIGHTH EDITION
Copyright © 2020 Wolters Kluwer.
Copyright © 2013 by Lippincott Williams & Wilkins, a Wolters Kluwer business. Copyright © 2005 by Lippincott Williams & Wilkins. Copyright © 1992 by JB Lippincott Co.
All rights reserved.
2001 Market Street
Philadelphia, PA 19103 USA
LWW.com
Published by arrangement with Lippincott Williams & Wilkins, Inc., USA.
Lippincott Williams & Wilkins/Wolters Kluwer Health did not participate in the translation of this title.
ISBN: 9781496386168

- Direitos exclusivos para a língua portuguesa
Copyright © 2021 by
EDITORA GUANABARA KOOGAN LTDA.
Uma editora integrante do GEN | Grupo Editorial Nacional
Travessa do Ouvidor, 11
Rio de Janeiro – RJ – CEP 20040-040
www.grupogen.com.br

- Adaptação de Capa: Bruno Sales

- Editoração eletrônica: R.O. Moura

- Ficha catalográfica

CIP-BRASIL. CATALOGAÇÃO NA PUBLICAÇÃO
SINDICATO NACIONAL DOS EDITORES DE LIVROS, RJ

C195d
8. ed.

Campbell, William W.
DeJong : o exame neurológico / William W. Campbell, Richard J. Barohn ; tradução Patrícia Lydie Voeux, Terezinha Oppido ; revisão técnica José Luiz Cavalcanti. - 8. ed. - Rio de Janeiro : Guanabara Koogan, 2021.
680 p. : il. ; 28 cm.

Tradução de: DeJong's the neurologic examination
Inclui bibliografia e índice
ISBN 978-85-277-376-92

1. Exame neurológico. 2. Sistema nervoso - Doenças - Diagnóstico. I. Barohn, Richard J. II. Voeux, Patrícia Lydie. III. Oppido, Terezinha. IV. Cavalcanti, José Luiz de Sá. V. Título.

21-71109	CDD: 616.80475
	CDU: 616.8-071

Leandra Felix da Cruz Candido - Bibliotecária - CRB-7/6135

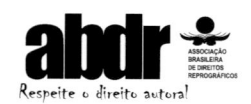

Dedicado a

*Rhonda, Robbie, Wes, Matt, Shannon, Ella
e Will. E a todos os nossos ex-residentes
e pesquisadores, por tudo o que nos ensinaram.*

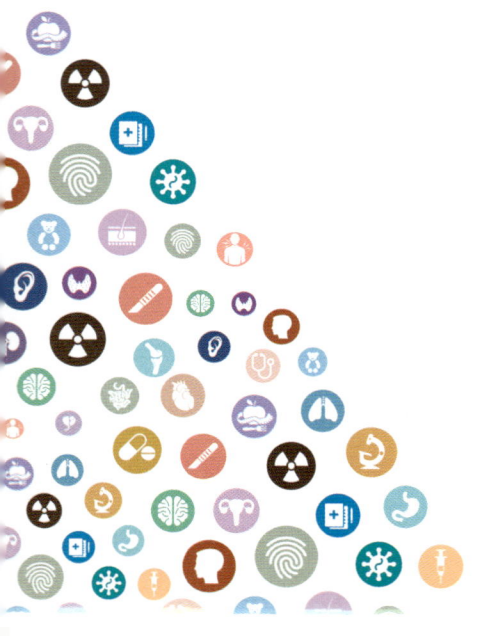
 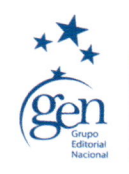 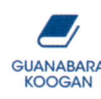 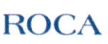 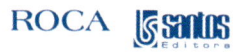

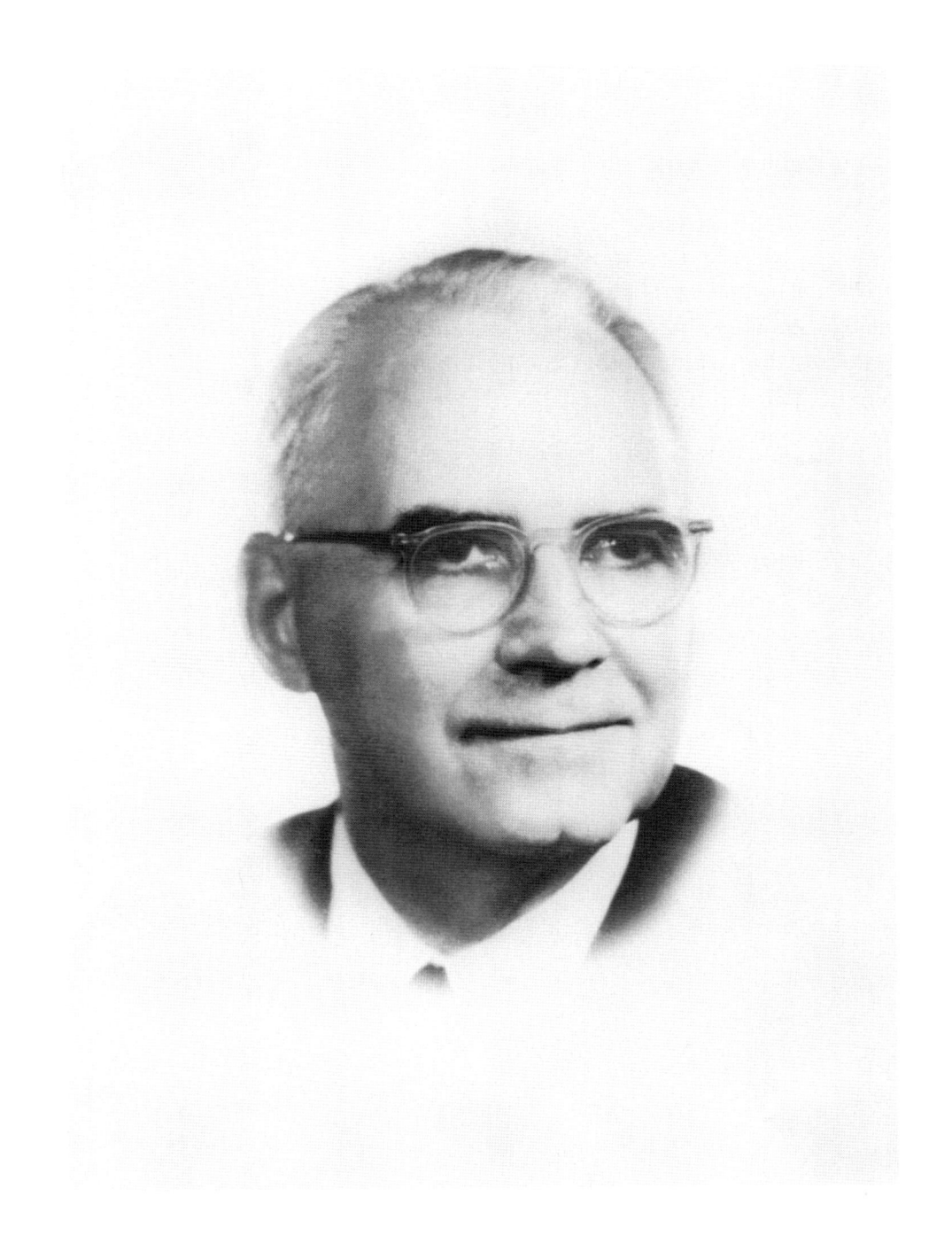

RUSSELL N. DeJONG, MD
1907–1990

Este livro conta com o seguinte material suplementar:

- Vídeos.

O acesso ao material suplementar é gratuito. Basta que o leitor se cadastre e faça seu login em nosso *site* (www.grupogen.com.br), clique no menu superior do lado direito e, após, em GEN-IO. Em seguida, clique no menu retrátil (▤) e insira o código (PIN) de acesso localizado na primeira orelha deste livro.

O acesso ao material suplementar online fica disponível até seis meses após a edição do livro ser retirada do mercado.

Caso haja alguma mudança no sistema ou dificuldade de acesso, entre em contato conosco (gendigital@grupogen.com.br).

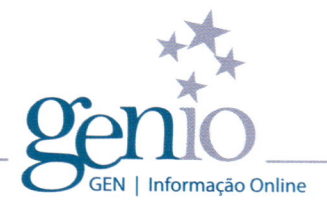

GEN-IO (GEN | Informação Online) é o ambiente virtual de aprendizagem do GEN | Grupo Editorial Nacional

Os livros-textos clássicos de neurologia geralmente incluem um capítulo introdutório ao exame clínico, mas, por outro lado, fornecem pouca orientação sobre a melhor forma de executá-lo. *DeJong O Exame Neurológico*, publicado pela primeira vez em 1950, é uma exceção a essa regra, uma vez que pretendia apresentar em detalhes as informações necessárias para realizar um exame completo e clinicamente útil, acompanhado por descrições limitadas dos achados em condições ou distúrbios neurológicos comuns. Na verdade, a necessidade dessas descrições aumentou com o passar dos anos. A arte do exame neurológico vem sendo perdida à medida que a medicina clínica se despersonaliza e novas técnicas de diagnóstico e monitoramento passam a ser utilizadas em seu lugar. Além disso, resta pouco tempo para aprender as complexidades do exame físico no denso currículo atual das faculdades de medicina. A publicação desta nova edição do texto clássico de DeJong, de autoria de William Campbell e Richard Barohn, é, portanto, oportuna e bem-vinda. É um prazer apresentar o livro e seus autores a mais uma geração de leitores.

O Dr. Campbell é professor emérito e ex-presidente do Departamento de Neurologia da Uniformed Services University of the Health Sciences em Bethesda, Maryland. Eu o conheço desde que ele era residente em São Francisco, há mais de 40 anos. Sua carreira é extraordinária, e ele é bem conhecido por suas habilidades clínicas e perspicácia diagnóstica. É autor de uma série de estudos clínicos sobre diferentes aspectos das doenças neuromusculares e, em 2011, recebeu o Prêmio de Médico Emérito (Distinguished Physician Award) da American Association of Neuromuscular and Electrodiagnostic Medicine. Há quase 20 anos, assumiu este livro – cujo sucesso havia declinado conforme os avanços tecnológicos passaram a influenciar a prática da neurologia – e sozinho o reescreveu, dando nova vida ao trabalho. A sexta edição, a primeira de sua autoria, foi publicada em 2005 e logo restaurou a reputação do livro, dando-lhe lugar bem-merecido na estante de muitos neurologistas. Dr. Campbell foi também o único autor da sétima edição, publicada em 2012, mas agora, nesta oitava edição, trabalhou em conjunto com o Dr. Richard Barohn.

O Dr. Barohn, professor e ex-chefe do Departamento de Neurologia do University of Kansas Medical Center, também é um clínico e investigador neuromuscular magistral. Em 2013, recebeu o Prêmio de Pesquisador Emérito (Distinguished Researcher Award) da American Association of Neuromuscular and Electrodiagnostic Medicine e foi nomeado Professor Universitário Emérito da University of Kansas por suas realizações.

Este livro, de autoria de Campbell e Barohn, atende a uma necessidade importante como guia para estagiários, residentes e médicos. O exame neurológico pode ser demorado, geralmente requer muita atenção aos detalhes, às vezes é realizado em circunstâncias difíceis ou desagradáveis e pode ser opressivo para os estagiários. Sua importância, no entanto, não pode ser subestimada. Os achados ajudam a confirmar um diagnóstico suspeito, determinar se são necessárias quaisquer investigações adicionais, indicar a relevância clínica das anormalidades laboratoriais ou de imagem e sugerir a extensão e o prognóstico de muitas doenças. O exame realizado com competência também ajuda a estabelecer um vínculo entre o paciente e o médico, essencial para o bem-estar do primeiro e a satisfação profissional do segundo.

Os achados neurológicos são especialmente significativos à medida que sua relação com as mudanças da estrutura e função do sistema nervoso passa a ser compreendida. Um dos objetivos desta obra é enfatizar essa relação, e os autores alcançaram esse objetivo de modo admirável. O texto nesta nova edição foi abreviado ligeiramente, reduzindo as discussões de várias condições patológicas, de modo a se concentrar nos achados clínicos e seu significado. Numerosas ilustrações, a maioria em cores, aumentam a magnitude do livro. Diversas figuras de edições anteriores foram substituídas e novas figuras foram adicionadas. Além disso, vídeos foram incluídos, com *links* para muitos outros, bem como para o instrutivo *site* neurosigns.org do Dr. Campbell. Como resultado, os leitores serão capazes de aprender mais facilmente as complexidades do exame e o que procurar ao examinar pacientes com diferentes distúrbios neurológicos. Eles compreenderão a natureza e a importância dos diferentes sinais neurológicos e serão capazes de aprender com os médicos especialistas a melhor forma de evocá-los. As edições anteriores receberam amplo reconhecimento e são merecidamente conhecidas por muitos médicos. Esta nova edição, ao mesmo tempo acadêmica e prática, é ainda melhor, pois se trata de uma fonte rica em informações e será um recurso importante por muitos anos.

Neste século XXI, possivelmente seguindo a tradição de seus antecessores, esta nova edição foi escrita em sua totalidade por esses dois médicos eminentes e, portanto, tem uma uniformidade de estilo bastante agradável. Os vários capítulos se harmonizam perfeitamente, de modo a produzir relatos integrados e bem-fundamentados, baseados na experiência e na sabedoria de seus autores. Acredito que este trabalho, cuja publicação me deixou muito satisfeito, será um recurso indispensável para estagiários, residentes e profissionais envolvidos no atendimento de pacientes com distúrbios neurológicos. Assim, me considero privilegiado por apresentá-lo aos leitores aos quais se destina e parabenizo o Dr. Campbell e o Dr. Barohn por produzirem uma obra tão notável.

Michael J. Aminoff, MD, DSc, FRCP
Professor Emétiro de Neurologia
University of Califórnia, São Francisco

A disputa entre tecnologia e medicina junto ao leito não é novidade. Em 1953, no prefácio de *Diagnostic Tests in Neurology*, de Robert Wartenberg, Sir Gordon Holmes já lamentava: "Nos últimos anos, tem havido uma tendência crescente de confiar cada vez mais em métodos laboratoriais, mecânicos e outros de investigação de pacientes com sintomas de distúrbio nervoso à custa do exame clínico cuidadoso".[1] Em sua introdução ao livro, Wartenberg dedicou cinco páginas a uma seção intitulada "Clínica *versus* Laboratório", na qual observou: "Há uma tendência crescente e deplorável de sobrecarregar os diagnósticos neurológicos com procedimentos mecânicos, técnicos e laboratoriais e superestimar sua importância[…] A arte de diagnosticar com olhos, ouvidos e pontas dos dedos está perdendo espaço constantemente". Algumas das tecnologias contra as quais Wartenberg exortava incluíam EEG, pneumoencefalografia, mielografia, EMG e cronaximetria. Wartenberg citou Moritz Romberg, que já em 1840 escreveu: "O grande objetivo que devemos buscar é atingir a emancipação da ciência médica dos entraves de meros tecnicismos mecânicos".

Esses médicos pioneiros não podiam imaginar a tecnologia da atualidade, e os médicos de hoje, sem dúvida, ficariam maravilhados com a tecnologia que está por vir, pressupondo que a humanidade sobreviva para vê-la. A carreira dos autores desta obra testemunhou a evolução de varreduras cerebrais por radioisótopos, pneumoencefalografia e análise cromossômica para RM 3T, varreduras PET e sequenciamento de próxima geração. Todavia, o exame neurológico tem sido uma âncora durante a evolução dessa tecnologia. O encontro clínico forneceu a base sobre a qual tudo o mais é construído. Sem ela, toda essa tecnologia maravilhosa nunca teria escapado do laboratório.

O exame físico também evoluiu até certo ponto. Aprendemos que certas coisas não são muito úteis, como o teste de provocação para a síndrome do desfiladeiro torácico, enquanto outras são mais importantes do que se pensava, como o teste olfatório, uma vez que ficou claro que déficits olfatórios podem sinalizar distúrbios neurodegenerativos. Algumas condutas foram deixadas de lado, como o teste de lentes vermelhas e o catavento de Wartenberg. Condutas novas e úteis foram descritas, desenvolvidas ou redescobertas, como o teste do impulso da cabeça, o oftalmoscópio PanOptic, o teste do rolamento do dedo e o diapasão quantitativo Rydel-Seiffer.

Desse modo, o exame físico feito pelo neurologista de hoje ficou mais ágil e focado. Há menos necessidade de um exame de coma detalhado quando a TC feita no pronto-socorro já mostra hemorragia no tronco encefálico. Contudo, o exame continua sendo um pilar central da prática clínica. Certamente, há áreas em que ele contribui relativamente pouco. Porém, isso não é um argumento, e nunca foi. O neurologista que atende principalmente pacientes com cefaleia ou com crise epiléptica, ou com distúrbios do sono, sem dúvida pode sobreviver com um mínimo de exames na maioria das vezes. Mas a imagem também tem pouca utilidade nessas áreas, já que a anamnese é soberana. Em outras áreas da prática clínica, como neuro-oftalmologia, distúrbios do movimento e doenças neuromusculares, o exame físico é indispensável. E talvez os acadêmicos de medicina não sofram muito por esquecer como examinar os pacientes, mas isso acontece até que sejam desafiados a manter sua dignidade no atendimento em enfermarias.

A realização apropriada da anamnese e do exame clínico é focalizar e usar a tecnologia em seu potencial máximo para resolver problemas no serviço de atendimento ao paciente. O neurologista clínico eficiente sabe do que a tecnologia é capaz e conhece seu uso para responder a uma questão surgida durante a anamnese e o exame físico. Sem o exame e a correlação clínica, a tecnologia é cega, como mostram alguns exemplos recentes da vida real. Não adianta obter imagens da coluna lombossacra para uma queixa de fraqueza nas pernas quando o exame mostra fraqueza na cintura-membro. Não adianta obter imagens da coluna lombossacra para uma queixa de dormência nas pernas quando o exame mostra dor e redução de temperatura em uma perna e hiper-reflexia na outra. Não adianta pedir uma bateria de sequenciamento de última geração para uma síndrome da cintura-membro quando o exame mostra uma síndrome escapulofibular. Não adianta pedir uma EMG quando o exame físico indica paraparesia espástica. Você não pode acreditar no laudo das imagens que diz que as anormalidades do sinal parieto-occipital bilateral são infartos quando o exame e as condições clínicas indicam MPL. Em um caso surpreendente, o único benefício de obter imagens da coluna lombossacra e solicitar uma EMG em um idoso negro com fraqueza nas pernas foi os eletromiógrafos terem detectado pés gelados, ausência de pulsos distais e margem sutil de gangrena serpenteando pelos dedos dos pés ao diagnóstico de oclusão aórtica distal. Assim, um paciente submetido à ressonância magnética de corpo inteiro e sequenciamento do genoma completo ficará perdido em um mar de descobertas incidentais e variantes de significado desconhecido se não houver um médico para correlacionar o que a tecnologia revelou.

A falta de perspicácia clínica pode ter consequências sociais e médicas lamentáveis. Em um caso recente, uma mulher internada no hospital com hemiparesia foi avaliada por um neurologista e um neurocirurgião que, depois da RM normal, diagnosticaram déficit funcional. Na verdade, ela teve um episódio de enxaqueca hemiplégica, mas, devido ao diagnóstico de hemiparesia funcional, o plano de saúde recusou-se a pagar a hospitalização.

Esta edição de *DeJong O Exame Neurológico* dá continuidade à tradição iniciada pelo Dr. Russell DeJong em 1950: considerar o exame minuciosamente e fornecer os mínimos detalhes que apoiam a neuroanatomia e a neurofisiologia subjacentes. Há vários anos, o autor da sexta e da sétima edições, reconhecendo que o tamanho do livro o tornava intimidante, comprometeu-se a deixar o material mais acessível, reorganizando-o em ordem alfabética, com foco estritamente clínico, despojando-se de tudo, menos da essência e de explorar novos recursos tecnológicos. O resultado foi *Clinical Signs in Neurology: A Compendium,*[2] que traz vários vídeos incorporados, bem como *links* de vídeos externos. Esta versão do DeJong compartilha essa tecnologia, com vídeos trazendo vários exemplos, como marchas anormais ou respostas plantares anormais, além de *links* para vídeos externos. A biblioteca da University of Utah é um "tesouro nacional" para neurologistas. Abriga a Neuro-Ophthalmology Virtual Education Library (NOVEL), bem como uma extensa coleção de vídeos sobre o exame neurológico geral.

Depois da conclusão de *Clinical Signs*, o hábito de usar vídeos permaneceu, dando origem ao *site* www. neurosigns. org. Nele se encontram 72 itens, cada um com uma foto ou vídeo e uma descrição de um ou dois parágrafos sobre um sinal e sua relevância. Como há um limite do número de vídeos que podem ser incorporados ao texto, esta edição de DeJong contém *links* frequentes para www.neurosigns.org. Outros são bem-vindos para contribuir com o *site*.

E tudo para quê? O objetivo é preservar a cultura da neurologia junto ao leito bem como o exame neurológico. Em nossa jornada de quase 20 anos seguindo os passos de Russell DeJong, descobrimos a Stanford 25, uma iniciativa desenvolvida pela Stanford University School of Medicine, cujo lema é "Promover a cultura da medicina junto ao leito". Eles identificaram 25 aspectos centrais do exame físico que todo aluno deve dominar, e muito disso é neurologia. Acreditam, assim como nós, que cuidar do paciente começa observando, examinando e conectando-nos com nossos pacientes.

Somos gratos às muitas pessoas que contribuíram para este trabalho. Pedimos desculpas a qualquer pessoa que, inadvertidamente, não tenha sido citada. Agradecemos especialmente a Stephen Reich, Jason Hawley, Robert Laureno, Sanjeev Nandedkar, Richard Dubinsky, Gary Gronseth, Amanda Sebok, Kent Allen, David Roach, Cheryl Lamp, Timothy Horton e Kimberly Braxton. O aconselhamento e suporte especializados foram fornecidos pela equipe da Wolters Kluwer Health, que inclui Chris Teja, Kerry McShane, Ariel Winter, La Porscha Rogers, Anne Malcolm, Joan Wendt e Shenbagakutti Arunmozhivarman.

William W. Campbell, MD, MSHA, FAAN, FAANEM
Richmond, Virginia

Richard J. Barohn, MD, FAAN, FAANEM
Kansas City, Kansas

REFERÊNCIAS BIBLIOGRÁFICAS

[1]Wartenberg R. *Diagnostic Tests in Neurology: A Selection for Office Use.* Chicago: Year Book Medical Publishers, 1953.
[2]Campbell WW. *Clinical Signs in Neurology: A Compendium.* Philadelphia: Wolters Kluwer Health, 2016.

VÍDEOS

 Os seguintes vídeos, marcados no livro com o ícone ao lado, podem ser encontrados GEN-IO, ambiente virtual de aprendizagem do Grupo GEN.

Capítulo 8

Vídeo 8.1 Demonstração da incorporação do exame do estado mental ao exame físico usando o teste Informação-Memória-Concentração de Blessed. (Cortesia de Nandedkar Productions, LLC, EMG on DVD Series: Volume XIII.)

Capítulo 9

Vídeo 9.1 Paciente com afasia de Broca decorrente de derrame na artéria cerebral média.

Capítulo 16

Vídeo 16.1 Sincinesia facial depois de paralisia de Bell e após tentativa de reanimação cirúrgica.

Vídeo 16.2 Espasmo hemifacial. (Cortesia do Dr. Stephen Reich.)

Capítulo 27

Vídeo 27.1 A escala do MRC. (Cortesia de Nandedkar Productions, LLC, EMG on DVD Series: Volume XIII.)

Vídeo 27.2 Análise do exame de desvio pronador e sua fisiopatologia subjacente.

Vídeo 27.3 Outros sinais sutis de hemiparesia, incluindo rolamento do antebraço e dos dedos.

Vídeo 27.4 Rolamento do antebraço anormal em paciente com hemiparesia esquerda.

Capítulo 28

Vídeo 28.1 Miotonia de preensão e percussão em paciente com distrofia miotônica, seguida de miotonia palpebral, preensão e percussão com miotonia paradoxal em dois pacientes com paramiotonia congênita. A miotonia paradoxal é agravada com as contrações sucessivas. (Cortesia do Dr. Richard Barohn.)

Capítulo 30

Vídeo 30.1 Exemplos de tremor parkinsoniano e essencial. O tremor parkinsoniano é proeminente em repouso e se reduz com o braço estendido.

O tremor essencial é um tremor de ação, geralmente não evidente em repouso, mas aparecendo com as mãos estendidas; com frequência envolve a cabeça e a voz. (Cortesia do Dr. Stephen G. Reich.)

Vídeo 30.2 O primeiro segmento do vídeo demonstra características típicas da marcha parkinsoniana com postura curvada e flexionada; passos curtos; rotação em bloco; tremor; balanço do braço reduzido e reflexos posturais prejudicados. O segundo segmento mostra dois pacientes com marcha festinante e o terceiro mostra um paciente com congelamento grave e frequente da marcha. (Cortesia do Dr. Stephen G. Reich.)

Vídeo 30.3 Evolução da doença de Parkinson ao longo de 12 anos. (Cortesia do Dr. Stephen G. Reich.)

Vídeo 30.4 Coreia em paciente com doença de Huntington.

Vídeo 30.5 Exemplos de blefaroespasmo e síndrome de Meige (blefaroespasmo com distonia oromandibular). (Cortesia do Dr. Stephen G. Reich.)

Vídeo 30.6 Hemibalismo. Os movimentos eram constantes e não tratáveis do ponto de vista clínico, mas se resolveram depois de palidotomia. (De Suarez JI, Metman LV, Reich SG, *et al.* Pallidotomy for hemiballismus: efficacy and characteristics of neuronal activity. *Ann Neurol* 1997;42:807-811.) (Cortesia do Dr. Stephen G. Reich.)

Vídeo 30.7 Mioclonia palatal (microtremor). (Cortesia do Dr. Jason Hawley.)

Vídeo 30.8 Asterixe. O primeiro segmento mostra asterixe das mãos, o segundo, dos pés. (Cortesia Dr. Robert Laureno.)

Vídeo 30.9 Fasciculações em paciente com esclerose lateral amiotrófica terminal.

Capítulo 32

Vídeo 32.1 Demonstração de testes sensoriais com monofilamentos de náilon.

Capítulo 38

Vídeo 38.1 Reflexos comumente provocados.

Vídeo 38.2 Alguns dos reflexos ocasionalmente úteis.

SUMÁRIO

CAPÍTULO 1

Introdução

A importância do exame neurológico no diagnóstico das doenças do sistema nervoso não pode ser subestimada. Em nenhum outro campo da medicina é possível criar um quadro clínico tão exato como na neurologia no que se refere à localização e à anatomia patológica. Isso requer não só perspicácia diagnóstica, mas também o conhecimento profundo da anatomia e da fisiologia subjacentes do sistema nervoso, da vascularização, da neuropatologia, da psicologia, da psiquiatria, da neurofarmacologia e de disciplinas relacionadas. Além disso, a prática neurológica exige conhecimento de neurorradiologia, eletroencefalografia, eletromiografia, neuroquímica, microbiologia, genética, neuroendocrinologia, neurotransmissores, imunologia, oncologia, epidemiologia e a compreensão do sistema neuromuscular.

O diagnóstico neurológico é uma correlação de dados do estudo do sistema nervoso humano na saúde e na doença – uma síntese de todos os detalhes obtidos na história clínica, em exames e estudos auxiliares. O tecido nervoso constitui cerca de 2% do corpo humano, e ainda se distribui para todas as partes do corpo. Se o resto dos tecidos do corpo se dissolver, permanecerá uma imensa rede de fibras além do cérebro, tronco encefálico e medula espinal. Essa rede é o grande receptor, efetor e mecanismo de correlação do corpo. Atua em resposta a estímulos, aclimata o indivíduo ao meio ambiente e auxilia na defesa contra mudanças patológicas. Para entender o ser humano, é preciso primeiro compreender o sistema nervoso. Considerando que o sistema nervoso governa a mente e as operações mentais, não se pode estudar psicologia sem conhecê-lo. Como o sistema nervoso regula e controla todas as funções corporais, não é possível estudar doenças de qualquer órgão ou sistema do corpo sem compreender a função neural. Nosso interesse, porém, não é estudar apenas o sistema nervoso e as doenças relacionadas, mas estudar a pessoa cujo sistema nervoso está doente.

A formulação de um caso em termos da relação do indivíduo com a doença e da relação do paciente com as pessoas que o rodeiam e o meio ambiente é tão importante quanto fornecer um diagnóstico preciso. Se tivermos isso em mente, poderemos ajudar de maneira mais eficaz nossos pacientes, tratar suas doenças, restaurar sua saúde e ajudá-los a reconquistar seu lugar na sociedade.

O diagnóstico neurológico é, com frequência, considerado difícil pelo médico que não é especialista em neurologia clínica. Muitas partes do sistema nervoso são inacessíveis ao exame direto. Gowers comentou: "o sistema nervoso é quase totalmente inacessível ao exame direto. As exceções são insignificantes". Muitos médicos consideram que todas as questões neurológicas pertencem ao domínio do especialista e fazem poucas tentativas de diagnóstico neurológico. No entanto, muitos distúrbios neurológicos fazem parte da experiência cotidiana da maioria dos médicos; é preciso que saibam como examinar o sistema nervoso, quando estudos adicionais podem ser úteis e como usar os dados coletados. Ademais, a disfunção neurológica é a primeira manifestação de muitas doenças sistêmicas. Não é possível fazer o diagnóstico clínico sem algum conhecimento do diagnóstico neurológico. É verdade que existem condições raras e problemas de diagnóstico que requerem longa experiência no campo das doenças do sistema nervoso para obter a avaliação adequada. A neurofobia tem prevalecido entre estudantes de medicina e não neurologistas por décadas, e a explosão de conhecimento em neurociência, no mínimo, agravou essa situação. A maioria das entidades neurológicas mais comuns, contudo, podem e devem ser diagnosticadas e tratadas pelo médico de atendimento primário.

O exame neurológico exige habilidade, inteligência e paciência. Requer observação precisa e treinada, realizada, na maioria dos casos, com a ajuda e a cooperação do paciente. O exame deve ser realizado de maneira ordenada, sendo necessários tempo e atenção adequados para avaliar os detalhes. Cada clínico eventualmente elabora um método pessoal baseado em experiência, mas o médico iniciante deve seguir rotina fixa e sistemática até que esteja muito familiarizado com o assunto. As tentativas prematuras de abreviar o exame podem ocasionar erros de omissão dispendiosos. A abordagem sistemática é mais essencial em neurologia do que em qualquer outro campo da medicina, porque a multiplicidade de sinais e variações de interpretação pode causar confusão. A ordem específica seguida no exame não é tão importante quanto a persistência com que se adere a ela.

Pode ser necessário, em certas ocasiões, variar a rotina ou modificar o exame de acordo com o estado do paciente e a natureza de sua doença. O'Brien enfatizou um exame concentrado, direcionado pela história clínica. Se a investigação for longa, o interesse do paciente pode diminuir. Ou ele pode não compreender a importância dos procedimentos diagnósticos e a necessidade de cooperação. O propósito dos procedimentos pode não ser aparente e podem ser percebidos como não relacionados com suas queixas. Explicar a importância dos testes ou de seus resultados ou usar outros meios para estimular o interesse e a cooperação podem ser úteis. Caso a fadiga e a falta de atenção interfiram no teste, é aconselhável alterar a ordem do exame ou concluí-lo posteriormente. É importante ter em mente que pequenos desvios do normal podem ser tão significativos quanto alterações mais pronunciadas e que a ausência de certos sinais pode ser tão significativa quanto sua presença. Às vezes, é possível obter pistas apenas observando o paciente realizar ações normais, rotineiras ou "casuais", como vestir-se ou despir-se, amarrar cadarços, olhar ao redor da sala ou entrar na sala de exames. As anormalidades na execução dessas ações podem apontar distúrbios que passariam despercebidos no exame mais formal. A atitude do paciente, sua expressão facial, o modo como reage às perguntas, a atividade motora e a fala devem ser observados.

Interpretação e julgamento são importantes. A capacidade de interpretar sinais neurológicos pode ser adquirida apenas pela realização de exames repetidos, completos e detalhados, bem como por meio de observação incisiva e precisa. Pode haver diferenças de opinião, por exemplo, na interpretação de um reflexo, na avaliação do tônus ou nas mudanças da sensibilidade. A única maneira de o observador ter certeza de seu julgamento é por meio da experiência. Contudo, a equação pessoal pode entrar em qualquer situação e as conclusões podem variar. O fator importante não é a avaliação aparentemente quantitativa das descobertas, mas a interpretação ou a avaliação da situação como um todo.

Algumas autoridades e algumas clínicas defendem o uso de um esquema ou formulário impresso com uma lista de verificação para registrar o essencial da história clínica e do exame neurológico. Nesse esquema, vários itens podem ser sublinhados, circulados ou marcados como positivos ou negativos. As designações numéricas podem ser usadas para registrar fatores como atividade reflexa ou força muscular.

Esses formulários podem servir como exercícios didáticos para o aluno ou iniciante e como dispositivos que economizam tempo para o clínico; porém, não podem substituir a descrição narrativa cuidadosa dos resultados do exame. Um esquema das principais divisões do exame neurológico é apresentado no Capítulo 5.

Nenhum outro ramo da medicina se presta tão bem à correlação de sinais e sintomas com a estrutura doente como a neurologia. Todavia, é apenas por meio do exame sistemático e da avaliação precisa que se pode obter e interpretar adequadamente os achados. Alguns indivíduos têm um senso de diagnóstico intuitivo apurado e podem chegar a conclusões corretas por caminhos mais curtos, mas, na maioria dos casos, o reconhecimento de estados patológicos só pode ser realizado por meio de disciplina científica baseada em exames práticos repetidos. O diagnóstico por si só não deve ser considerado o objetivo final do exame, mas, sim, o primeiro passo para o tratamento e as tentativas de ajudar o paciente. O velho ditado de que a neurologia é vasta em diagnóstico e curta em tratamento está desatualizado. Hoje, o espectro disponível de terapêuticas neurológicas é impressionante. Na doença cerebrovascular, por exemplo, passamos de "se ele pode engolir, mande-o para casa" para a injeção intra-arterial de ativador do plasminogênio tecidual. Há muitos agentes disponíveis agora para o tratamento da doença de Parkinson e da esclerose múltipla, que quase exige a experiência de um subespecialista para tratar de forma otimizada esses distúrbios comuns. No presente, há até motivos para otimismo em situações antes sem esperança, como na atrofia muscular espinal e na esclerose lateral amiotrófica.

Esta revisão do texto clássico do Dr. DeJong começa com a visão geral da neuroanatomia, inclusive um pouco da neuroembriologia subjacente. A visão geral fornece uma perspectiva ampla e a oportunidade de cobrir certos tópicos que não se encaixam convenientemente em outras seções. Os Capítulos 3 a 44 são organizados conforme a consulta neurológica evolui: anamnese e exame físico geral, seguidos pelos elementos do exame neurológico tal como é geralmente realizado – incluindo estado mental, nervos cranianos, motricidade, sensibilidade, reflexos, função cerebelar e marcha. As primeiras edições abordaram primeiro o exame sensorial, sendo o argumento do Dr. DeJong que isso exigia maior atenção e cooperação do paciente e deveria ser feito no início da consulta. O argumento contraposto é que o exame da sensibilidade é a parte mais subjetiva e geralmente a menos útil do exame, e deve ser feito por último. Estamos mais inclinados para a última visão e esperamos que o Dr. DeJong perdoe o rebaixamento do exame da sensibilidade. Os fundamentos neurocientíficos do exame neurológico são discutidos antes dos aspectos clínicos. O conceito original do Dr. DeJong para seu livrotexto foi incorporar os fundamentos de neuroanatomia e neurofisiologia e destacar as relações pertinentes ao exame. Com a explosão do conhecimento básico da neurociência, esses esforços, mantidos nesta edição, parecem cada vez mais inadequados. A bibliografia lista vários livros excelentes que cobrem a neurociência básica em detalhamentos exaustivos que não são possíveis aqui. O Capítulo 53 consiste em uma discussão de epistemologia neurológica, raciocínio diagnóstico e diagnóstico diferencial.

Existem vários outros livros didáticos sobre o exame neurológico. Eles variam desde o muito breve *The Four-Minute Neurologic Examination* até trabalhos mais abrangentes destinados a estagiários e profissionais do campo da neurologia. O livro do Dr. William DeMyer é infalível em entretenimento e informação. O *Mayo Clinic Examinations in Neurology* continua a ser o padrão do setor. O livro do Dr. Sid Gilman, *Clinical Examination of the Nervous System*, inclui uma análise da neuroanatomia subjacente. O livro *Foundations for Clinical Neurology*, do Dr. Robert Laureno, proporciona uma perspectiva única sobre a consulta. O *Neurologic Examination*, do Dr. Robert Schwartzman é excelente, assim como os concisos livros de Ross e Fuller. A obra *Neurological Examination in Clinical Practice*, de Bickerstaff, foi revista recentemente. O livro *The Neurologic Examination: Scientific Basis for Clinical Diagnosis*, de Shibasaki e Hallett, analisa os fundamentos científicos do exame. O texto do Dr. DeJong sempre foi o mais enciclopédico; a tradição continua nesta edição. Nesta revisão, incluímos mais ilustrações e, agora, existem vídeos incorporados, bem como *links* para vídeos externos relevantes.

Há numerosas informações *on-line* sobre o exame neurológico. *Neurosciences on the Internet* (Link 1.1) é um recurso valioso e inclui uma excelente demonstração das áreas cutâneas dos nervos periféricos. O *link Neuroexam.com* (Link 1.2) tem numerosos vídeos e é do mesmo autor do popular *Neuroanatomy Through Clinical Cases*. Existem inúmeros *links* ao longo do texto para *Neurosigns* (Link 1.3), uma coleção de fotos e vídeos de achados de exames neurológicos; há um canal associado no YouTube (Link 1.4). A biblioteca da Universidade de Utah abriga um rico repositório de vídeos de exames neurológicos (Link 1.5). A The Neuro-ophthalmology Virtual Education Library, NOVEL, também na Universidade de Utah, tem uma incrível coleção de vídeos (Link 1.6). A NOVEL inclui coleções de celebridades como David Cogan, Robert Daroff, William Hoyt, J. Lawton Smith e Shirley Wray. O Canadian Neuro-Ophthalmology Group mantém uma extensa coleção de vídeos, fotos de fundo de olho e outros recursos (Link 1.7). Uma série de vídeos de exame está disponível em EMG em série de DVDs: Volume XIII, Practical Neurologic Examination, de Nandedkar Productions, LLC (Link 1.8).

As técnicas auxiliares de diagnóstico têm, ao longo dos anos, desempenhado papéis importantes no diagnóstico neurológico. As técnicas originais de eletrodiagnóstico de Duchenne, Erb e outros foram introduzidas no final do século XIX. Mais tarde, o diagnóstico neurológico foi auxiliado pela introdução de pneumoencefalografia, ventriculografia, mielografia, eletroencefalografia, ultrassonografia, angiografia, eletromiografia, estudos dos potenciais evocados, estudos de condução nervosa, cintigrafia com radioisótopos,

tomografia computadorizada, ressonância magnética (RM), estudos de fluxo sanguíneo por tomografia computadorizada por emissão de fóton único e métodos inalatórios, tomografia por emissão de pósitrons (TEP) e outros. Nas edições anteriores, dedicou-se espaço a muitos desses tópicos. Algumas dessas técnicas foram abandonadas. O arsenal moderno do neurodiagnóstico tornou-se complexo e altamente especializado. Passamos da era dos estudos com uso de ar para a era da RM funcional, imagem ponderada em difusão e TEP, e não haverá nada além de conjecturas sobre quais novas tecnologias podem estar em uso antes que este livro seja revisado da próxima vez. O leitor deve consultar os muitos livros excelentes e outras fontes que cobrem técnicas auxiliares de neurodiagnóstico. O foco deste livro é a neuroanatomia e a neurofisiologia, o exame neurológico clínico, o raciocínio clínico e o diagnóstico diferencial. As técnicas atuais de imagem, o eletrodiagnóstico e outros estudos laboratoriais revolucionaram a prática da neurologia, porém, seu uso deve ser integrado aos achados da anamnese e do exame neurológico. A prática de "atirar a esmo" com pedidos de muitos exames é desencorajada. Esses estudos não substituem o exame físico. Essa prática, além de inadequada, também incorre em enorme consumo de recursos.

O desenvolvimento de estudos de imagem cada vez mais sofisticados do sistema nervoso, em conjunto com muitas outras técnicas sensíveis de laboratório, levantou questões sobre a necessidade e utilidade contínuas do exame neurológico. Em um artigo polêmico, *I've stopped examining patients!* (Deixei de examinar os pacientes!), Hawkes salientou que o exame físico acrescenta pouco em alguns distúrbios comuns, como enxaqueca e epilepsia. Seguiu-se uma enxurrada de correspondências; contudo, em muitos outros distúrbios comuns, o exame físico é indispensável. Em doenças comuns como doença de Parkinson e esclerose lateral amiotrófica, o exame físico é essencial para o diagnóstico. Em muitas outras doenças comuns, o exame físico é a chave para o diagnóstico e a conduta adequados, como neuropatia óptica, vertigem postural benigna, paralisia de Bell, doença de Alzheimer e praticamente todos os distúrbios neuromusculares. Em um caso recente, as avaliações extensas de dificuldades da marcha por um médico de família, incluindo RM lombossacral e exame do líquido cefalorraquidiano (LCR) não foram reveladoras. Somente quando o exame físico revelou espasticidade, o problema foi resolvido por exame de imagem do pescoço. O exame físico determina para onde apontar o aparelho de imagem. Assim como o eletrocardiograma (ECG) normal não exclui infarto do miocárdio, imagens normais não necessariamente excluem doença neurológica. O clínico abre mão das habilidades de exame físico por sua própria conta e risco.

O exame neurológico não se tornará obsoleto. Tampouco será substituído por avaliações mecânicas; ao contrário, será necessário um exame neurológico mais preciso e direcionado no futuro. A anamnese e o exame físico em neurologia continuarão importantes na avaliação clínica. A tecnologia de neurodiagnóstico deve complementar a avaliação clínica, não a substituir. Nicholl e Appleton recentemente revisaram o papel do exame clínico na avaliação neurológica e enfatizaram que a investigação deve seguir a avaliação clínica, não a preceder. Aminoff lembra que é importante que a arte do exame clínico não se perca na era da medicina de precisão. O neurologista terá de julgar a significância de seus próprios achados e os dados dos estudos especiais.

LINKS

Link 1.1. Neurociências na Internet. http://www.neuroguide.com
Link 1.2. Neuroexam.com. http://www.neuroexam.com/neuroexam/
Link 1.3. Sinais neurológicos. www.neurosigns.org
Link 1.4. Sinais neurológicos no YouTube. https://www.youtube.com/channel/UC7JOrAlJruTYA-aZdSeK7bQ
Link 1.5. Exame Neurológico na Universidade de Utah. https://library.med.utah.edu/neurologicexam/html/home_exam.html
Link 1.6. Biblioteca Virtual de Educação em Neuro-oftalmologia, NOVEL. https://novel.utah.edu/
Link 1.7. Grupo Canadense de Neuro-oftalmologia. http://www.neuroophthalmology.ca/
Link 1.8. EMG em série de DVDs: Volume XIII, Practical Neurologic Examination, by Nandedkar Productions, LLC. https://www.nandedkarproductions.com/productdetail.php?id=21

BIBLIOGRAFIA

Aminoff MJ. The future of the neurologic examination. *JAMA Neurol* 2017;74:1291–1292.

Benarroch EE, Cutsforth-Gregory JK, Flemming KD. *Mayo Clinic Medical Neurosciences: Organized by Neurologic Systems and Levels.* 6th ed. Rochester/New York: Mayo Clinic Scientific Press/Oxford University Press, 2017.

Biller J, Gruener G, Brazis PW. *DeMyer's The Neurologic Examination: A Programmed Text.* 7th ed. New York: McGraw-Hill Education, 2017.

Blumenfeld H. *Neuroanatomy Through Clinical Cases.* 2nd ed. Sunderland: Sinauer Associates, 2010.

Brazis PW, Masdeu JC, Biller J. *Localization in Clinical Neurology.* 7th ed. Philadelphia: Wolters Kluwer/Lippincott Williams & Wilkins, 2017.

Campbell WW. *Clinical Signs in Neurology: A Compendium.* Philadelphia: Wolters Kluwer Health, 2016.

Campbell WW. *Pocket Guide and Toolkit to DeJong's Neurologic Examination.* Philadelphia: Lippincott Williams & Wilkins, 2008.

Caplan LC, Hollander J. *The Effective Clinical Neurologist.* 3rd ed. Shelton: People's Medical Publishing House, 2010.

DeMyer W. Pointers and pitfalls in the neurologic examination. *Semin Neurol* 1998;18:161–168.

Fuller G. *Neurological Examination Made Easy.* 5th ed. New York: Churchill Livingstone, 2013.

Gilman S. *Clinical Examination of the Nervous System.* New York: McGraw-Hill, 2000.

Goldberg S. *The Four-Minute Neurologic Exam.* 2nd ed. Miami: MedMaster, Inc., 2017.

Hawkes CH. I've stopped examining patients! *Pract Neurol* 2009;9:192–194.

Hirtz D, Thurman DJ, Gwinn-Hardy K, et al. How common are the "common" neurologic disorders? *Neurology* 2007;68:326–337.

Johnston SC, Hauser SL. The beautiful and ethereal neurological exam: an appeal for research. *Ann Neurol* 2011;70:A9–A10.

Kandel ER. *Principles of Neural Science.* 5th ed. New York: McGraw-Hill Medical, 2013.

Lim EC, Ong BK, Seet RC. Using videotaped vignettes to teach medical students to perform the neurologic examination. *J Gen Intern Med* 2006;21:101.

Louis ED, Pascuzzi RM, Roos KL, eds. The neurological examination (with an emphasis on its historical underpinnings). *Semin Neurol* 2002;22:335–418.

Massey EW, Pleet AB, Scherokman BJ. *Diagnostic Tests in Neurology: A Photographic Guide to Bedside Techniques.* Chicago: Year Book Medical Publishers, Inc., 1985.

Nicholl DJ, Appleton JP. Clinical neurology: why this still matters in the 21st century. *J Neurol Neurosurg Psychiatry* 2015;86:229–233.

O'Brien MD. Use and abuse of physical signs in neurology. *J R Soc Med* 2014;107:416–421.

Pryse-Phillips W. *Companion to Clinical Neurology.* 3rd ed. Oxford: Oxford University Press, 2009.

Ross RT. *How to Examine the Nervous System.* 4th ed. Totowa: Humana Press, 2006.

Sanders RD, Keshavan MS. The neurologic examination in adult psychiatry: from soft signs to hard science. *J Neuropsychiatry Clin Neurosci* 1998;10:395–404.

Schwartzman RJ. *Neurologic Examination.* Malden: Blackwell Publishing, 2006.

Warlow C. Why I have not stopped examining patients. *Pract Neurol* 2010;10:126–128.

Wartenberg R. *The Examination of Reflexes: A Simplification.* Chicago: Year Book Medical Publishers, 1945.

Wartenberg R. *Diagnostic Tests in Neurology: A Selection for Office Use.* Chicago: Year Book Medical Publishers, 1953.

Weibers DO, Dale AJD, Kokmen E, et al., eds. *Mayo Clinic Examinations in Neurology.* 7th ed. St. Louis: Mosby, 1998.

Ziegler DK. Is the neurologic examination becoming obsolete? *Neurology* 1985;35:559.

Visão Geral do Sistema Nervoso

O sistema nervoso é constituído pelo sistema nervoso central (SNC) e pelo sistema nervoso periférico (SNP). O SNC está conectado ao SNP pelas raízes nervosas da medula espinal. O SNC é composto pelo encéfalo, situado rostralmente ao forame magno, e pela medula espinal, de localização caudal. O encéfalo é formado pelo cérebro, diencéfalo, tronco encefálico e cerebelo (Figura 2.1). O cérebro (telencéfalo) constitui o maior componente do SNC e consiste em dois hemisférios cerebrais conectados pelo corpo caloso. O diencéfalo situa-se entre o telencéfalo e o mesencéfalo. O tronco encefálico conecta o diencéfalo com a medula espinal. Em sentido rostral para caudal, o tronco encefálico é constituído pelo mesencéfalo, ponte e bulbo (medula oblonga). O cerebelo (do latim, diminutivo de *cérebro*), que se localiza posteriormente ao tronco encefálico, é uma grande estrutura com fissuras. É constituído por uma faixa estreita na linha mediana (verme do cerebelo) e por dois hemisférios laterais. O cerebelo está conectado ao tronco encefálico pelos pedúnculos cerebelares superior, médio e inferior. A medula espinal estende-se da junção cervicobulbar até o cone medular.

NEUROEMBRIOLOGIA

No embrião, o desenvolvimento do sistema nervoso tem início quando o tubo neural começa a ser formado por células ectodérmicas. O gene *sonic hedgehog* é de importância vital

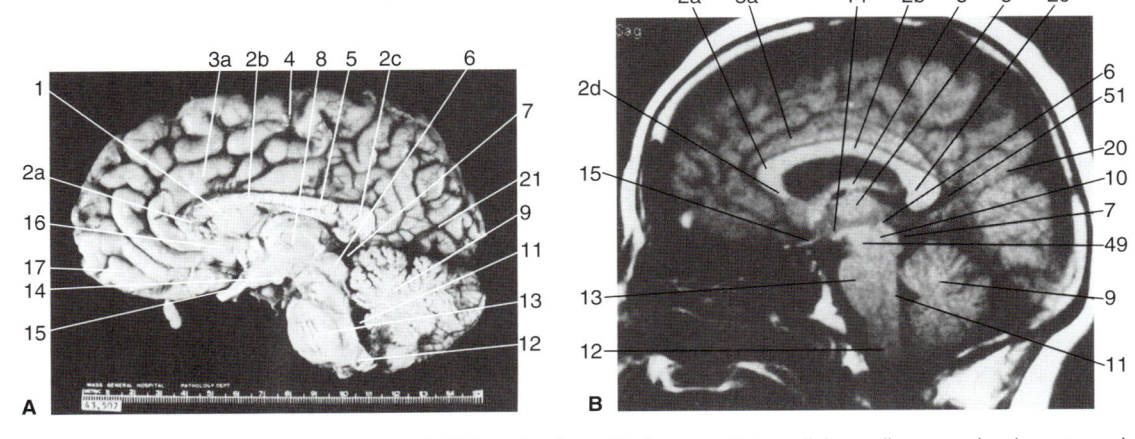

Figura 2.1 **A.** Visão macroscópica do encéfalo. **B.** Imagem de RM ponderada em T1. Cortes sagitais na linha mediana aproximadamente equivalentes. RM sagital ponderada em T1 do encéfalo e da parte superior da medula espinal cervical. Legenda: *1*, septo pelúcido; *2*, corpo caloso (*a*, joelho; *b*, tronco; *c*, esplênio; *d*, rostro); *3*, giro do cíngulo; *4*, sulco central; *5*, coluna do fórnice; *6*, lâmina do teto; *7*, cisterna colicular; *8*, tálamo; *9*, cerebelo; *10*, aqueduto do mesencéfalo (aqueduto de Sylvius); *11*, quarto ventrículo; *12*, bulbo; *13*, ponte; *14*, corpo mamilar; *15*, trato óptico; *16*, área olfatória; *17*, giro reto; *20*, sulco parietoccipital; *21*, sulco calcarino; *49*, mesencéfalo; *51*, glândula pineal. (Reproduzida, com autorização, de Barboriak DP, Taveras JM. Normal cerebral anatomy with magnetic resonance imaging. In: Ferrucci JT, ed. *Taveras and Ferrucci's Radiology on CD-ROM*. Philadelphia: Lippincott Williams & Wilkins, 2003.)

para o desenvolvimento normal do SNC. Esse gene medeia diversos processos envolvidos no desenvolvimento, incluindo a diferenciação do neuroectoderma. A formação do tubo neural começa na terceira semana e termina na quarta semana de vida embrionária. O primeiro estágio no desenvolvimento do tubo neural consiste no espessamento do ectoderma, formando a placa neural. Surge uma fissura longitudinal na placa neural, que aumenta progressivamente para formar o sulco neural. A diferenciação das extremidades cefálica e caudal do sulco neural é controlada por uma molécula de sinalização, denominada *noggin*. À medida que o sulco se aprofunda, suas margens tornam-se mais proeminentes e transformam-se nas pregas neurais. Por fim, as pregas se encontram, fundem-se e completam a transformação em uma estrutura tubular. O tubo neural situa-se entre o ectoderma na superfície e a notocorda, abaixo. A parte cranial do tubo neural desenvolve-se no encéfalo, enquanto a parte caudal torna-se a medula espinal. Com o fechamento do tubo neural, a crista neural – o neuroectoderma não incorporado ao tubo neural – situa-se entre o tubo neural e a superfície. As células da crista neural dão origem ao SNP. As células situadas ventralmente no tubo neural desenvolvem-se em células motoras, enquanto aquelas de localização dorsal tornam-se células sensoriais. O gene *sonic hedgehog* está envolvido nesse processo de diferenciação. O ácido retinoico também é importante nesse estágio, e o uso de derivados desse ácido para o tratamento da acne no início da gravidez pode ter efeitos catastróficos sobre o sistema nervoso em desenvolvimento.

As células neuroepiteliais na parede do tubo neural formam neuroblastos, que dão origem a neurônios, e glioblastos, que se transformam em células macrogliais e ependimárias. Com o amadurecimento, a parede do tubo neural apresenta três camadas: uma camada ventricular interna, composta de células ependimárias, uma camada do manto (intermediária), que consiste em neurônios e macróglia, e uma camada marginal externa, que contém as fibras nervosas dos neuroblastos na camada do manto. A camada ventricular forma finalmente o revestimento dos ventrículos e o canal central da medula espinal, a camada do manto dá origem à substância cinzenta central, e a camada marginal passa a constituir a substância branca. O fechamento do tubo (neurulação) separa o sistema nervoso em desenvolvimento do ectoderma superficial, formando a nêurula (o embrião 19 a 26 dias após a fertilização). A neurulação começa próximo ao ponto médio do tubo neural e avança em direção aos neuróporos anterior (cefálico) e posterior (caudal) em ambas as extremidades; os neuróporos anterior e posterior constituem os últimos locais a se fecharem. A neurulação está completa com 4 semanas; a partir desse estágio, o SNC consiste em uma estrutura tubular longa e preenchida de líquido, e essa configuração básica é mantida durante toda a vida. É comum a ocorrência de neurulação defeituosa. Os defeitos do tubo neural (DTNs) constituem malformações congênitas comuns, que resultam da falha do fechamento normal do tubo neural durante o início da embriogênese (Boxe 2.1). O fechamento do tubo neural está completo no final do primeiro mês, e os DTNs ocorrem antes que a mulher saiba que está grávida.

Boxe 2.1

Defeitos do tubo neural

Os defeitos do tubo neural (DTNs) são muito comuns. Podem ser divididos em um tipo superior (anencefalia, encefalocele) e um tipo inferior (disrafismo espinal). A anencefalia é uma malformação letal, que resulta do não fechamento do neuróporo anterior. Não há desenvolvimento do encéfalo. A face desenvolve-se, porém o neurocrânio não, de modo que o encéfalo pode consistir apenas em um nó emaranhado de tecido do sistema nervoso central primordial. A anencefalia constitui uma causa comum de natimorto. Pode-se observar a presença de um tronco encefálico suficiente para sustentar a vida vegetativa por um curto período. A ausência de fechamento do neuróporo posterior normalmente provoca malformações congênitas que afetam a região lombossacral. A mais grave dessas malformações é a mielomeningocele, que é essencialmente o equivalente da anencefalia no neuróporo posterior. Não há desenvolvimento dos elementos posteriores das vértebras lombossacrais, o canal vertebral fica aberto posteriormente, e ocorre herniação dorsal da medula espinal e da cauda equina em um saco situado sobre a superfície da região lombar. Os pacientes apresentam déficits neurológicos graves, acometendo os membros inferiores, o intestino e a bexiga. Quando o defeito é menos grave, o saco contém apenas meninges (meningocele). A presença de um defeito leve no fechamento do neuróporo posterior resulta apenas em falha da fusão normal dos arcos posteriores das vértebras lombossacrais. Os pacientes são normais do ponto de vista neurológico, e o defeito só é detectado em exames de imagem (espinha bífida oculta). A espinha bífida oculta é bastante comum, afetando até 10% da população. Defeitos incompletos no fechamento do neuróporo anterior causam defeitos semelhantes que afetam a cabeça e o pescoço. A encefalocele refere-se à herniação do tecido encefálico por um defeito ósseo no crânio. A encefalocele ocorre mais comumente na região occipitocervical e é clinicamente evidente. Quando acomete a base do crânio (encefalocele basal), pode não ser evidente. O crânio bífido é um disrafismo limitado aos elementos ósseos do crânio, mais frequentemente o occipital; é o análogo cefálico da espinha bífida oculta. As malformações de Arnold-Chiari podem envolver defeitos no fechamento dos neuróporos anterior e posterior; essas anomalias complexas são discutidas com mais detalhes no Capítulo 21.

A patogenia dos DTNs é multifatorial; tanto fatores genéticos quanto ambientais são importantes, e o padrão de ocorrência sugere uma etiologia multifatorial poligênica ou oligogênica. A hiperativação da sinalização do gene *sonic hedgehog* foi implicada. Existem diferenças geográficas significativas; por exemplo, os DTNs são muito comuns na Irlanda. O ácido fólico desempenha um papel essencial na neuroembriogênese. Defeitos genéticos das vias do folato e da homocisteína foram implicados na etiologia dos DTNs. A suplementação de folato no período periconcepção diminui o risco, e as mães de crianças afetadas podem apresentar níveis plasmáticos elevados de homocisteína. As mulheres tratadas com determinados medicamentos antiepilépticos durante a gravidez constituem um grupo de risco particular de ter filhos com DTNs.

O encéfalo desenvolve-se a partir da região do neuróporo anterior, formando três e, em seguida, cinco vesículas. Em primeiro lugar, ocorre segmentação em três partes: o prosencéfalo, o mesencéfalo e o rombencéfalo (Tabela 2.1). O prosencéfalo divide-se, então, no telencéfalo, que dá origem ao cérebro, e ao diencéfalo. O rombencéfalo divide-se no metencéfalo, que dá origem à ponte e ao cerebelo, e no mielencéfalo, que passa a constituir o bulbo. O estágio de cinco vesículas torna-se completo com 6 semanas de vida embrionária. Em seguida, o telencéfalo sofre clivagem na linha mediana em um par de vesículas situadas lado a lado – os hemisférios primordiais. As regiões do telencéfalo se expandem (sofrem evaginação) para formar os hemisférios cerebrais. O lúmen do tubo neural continua nas evaginações, formando o sistema ventricular.

A ausência de clivagem normal em dois hemisférios resulta em anomalias singulares. As formas mais leves incluem a arrinencefalia, que consiste na ausência dos bulbos e dos tratos olfatórios, e a agenesia do corpo caloso. Uma falha grave da clivagem resulta em holoprosencefalia, que se caracteriza pela presença de apenas um "hemisfério" (prosencefalia alobar) ou em tentativa parcial de divisão (prosencefalia lobar e semilobar). É possível estabelecer um diagnóstico pré-natal por meio de ultrassonografia. Os genes que controlam a segmentação também são importantes no desenvolvimento da face, e algumas anomalias acometem tanto a face quanto o encéfalo, particularmente a holoprosencefalia. Determinados padrões de anormalidade facial na linha mediana indicam grave malformação do encéfalo.

Após os estágios de segmentação e clivagem da neuroembriogênese, o sistema nervoso em desenvolvimento passa para um estágio de proliferação e migração celulares, que só se torna completo após o nascimento. Os neurônios na matriz germinativa proliferam intensamente e, em seguida, migram para diferentes partes do sistema nervoso. As células destinadas a ocupar uma região específica do encéfalo originam-se de uma parte específica da matriz germinativa. Os processos que interferem na proliferação e migração normais provocam outro grupo de malformações congênitas, no qual estão incluídas a microcefalia, a megalencefalia, a heterotopia cortical (heterotopia em faixa, duplo córtex cerebral), a agenesia do corpo caloso e a esquizencefalia. Foram identificadas três anormalidades principais do corpo caloso: hipoplasia, hipoplasia com displasia e agenesia completa. Por fim, o encéfalo desenvolve o seu padrão de giros e sulcos. A ocorrência de defeitos nesse estágio de formação neocortical produz lissencefalia, que se caracteriza pela ausência de desenvolvimento dos sulcos e giros (encéfalo liso); paquigiria, em que os giros são mais espessos do que o normal; e polimicrogiria, que se caracteriza por um número excessivo de pequenos giros. Essas anormalidades podem afetar todo o encéfalo ou apenas parte dele. De modo típico, as crianças com essas malformações apresentam retardo do desenvolvimento e crises epilépticas. Outros sistemas podem ser acometidos nesses distúrbios da migração neuronal, incluindo os olhos e os músculos (doença músculo-olho-cérebro, síndrome de Walker-Warburg e distrofia muscular congênita de Fukuyama). Os exames de imagem modernos, incluindo a ressonância magnética (RM) pré-natal, podem identificar alguns desses distúrbios.

Mesmo após a sua formação normal, o sistema nervoso pode ser afetado por processos intrauterinos. Na hidranencefalia, os hemisférios cerebrais são destruídos, e os remanescentes situam-se em uma bolsa de meninges. É preciso distingui-la da hidrocefalia, na qual ocorre acentuada expansão dos ventrículos. Na hidranencefalia, o crânio é normal, porém desprovido de conteúdo significativo, diferentemente da anencefalia, na qual ocorre malformação do crânio, juntamente com o encéfalo. Na porencefalia, há formação de um cisto em uma região na qual houve destruição do encéfalo em desenvolvimento ou na qual ele se desenvolveu de maneira anormal. A transiluminação do crânio com luz intensa pode ajudar na detecção precoce desses distúrbios. O diagnóstico pode ser confirmado por tomografia computadorizada, RM ou ultrassonografia, e pode ser estabelecido por meio de ultrassonografia no período pré-natal. Numerosas condições podem afetar o encéfalo neonatal, incluindo hemorragia da matriz germinativa, encefalopatia hipóxico-isquêmica, infarto cerebral e infecção. Muitos desses distúrbios provocam "paralisia cerebral", um termo geral com pouco significado neurológico.

Tabela 2.1	**Derivados do neuróporo anterior.**

Prosencéfalo
  Telencéfalo (hemisférios cerebrais)
    Pálio (manto cortical)
      Neopálio
      Rinencéfalo
        Paleopálio (lobo piriforme)
        Arquipálio (formação hipocampal)
    Substância branca hemisférica
      Fibras de associação
      Fibras comissurais
      Fibras de projeção
    Núcleos da base
      Caudado
      Putame
      Globo pálido
  Diencéfalo
    Tálamo
    Metatálamo
    Epitálamo
    Subtálamo
    Hipotálamo
Mesencéfalo
Rombencéfalo
  Metencéfalo
    Ponte
    Cerebelo
  Mielencéfalo (bulbo)

ANATOMIA ÓSSEA

O crânio é constituído por diversos ossos grandes e por uma série de ossos menores articulados de maneira complexa. Os principais ossos são o frontal, o temporal, o parietal, o occipital e o esfenoide, todos unidos por suturas. As principais suturas são a sagital e a coronal, porém existem numerosas outras. Algumas vezes, ocorre fechamento prematuro das suturas (cranioestenose, craniossinostose) antes que o crânio complete o seu crescimento, produzindo crânios malformados e deformados (Boxe 2.2; Figura 2.2). A molécula *noggin* desempenha um papel na regulação da fusão das suturas cranianas, e a craniossinostose pode resultar de uma infrarregulação inapropriada da expressão de *noggin*.

O interior do crânio é dividido em compartimentos ou fossas. A fossa anterior contém os lobos frontais, que repousam sobre as placas orbitais. A lâmina cribriforme situa-se bem anteriormente, entre ambos os tetos orbitais; quando fraturada

---

Boxe 2.2

Craniossinostose

A principal manifestação clínica da craniossinostose consiste no formato anormal do crânio, cuja configuração depende de qual ou quais das suturas sofreram fusão prematura. O crânio é incapaz de se expandir em sentido perpendicular à sutura fundida. Na sinostose de uma grande sutura, o crânio compensa pela sua expansão em sentido perpendicular às suturas não afetadas. O fechamento prematuro da sutura sagital, que constitui a forma mais comum de craniossinostose, produz alongamento anormal do crânio (escafocefalia, dolicocefalia). A sinostose de ambas as suturas coronais produz um crânio anormalmente largo (braquicefalia). Quando as suturas coronal e lambdóidea são afetadas, o crânio é alto e estreito (turricefalia, crânio em torre). A sinostose da sutura sagital e de ambas as suturas coronais provoca oxicefalia (acrocefalia), isto é, um crânio cônico e pontiagudo. A plagiocefalia refere-se a uma área de aplanamento de um lado da cabeça; é produzida pela fusão unilateral prematura de uma sutura coronal ou lambdóidea. A sinostose que envolve a sutura metópica provoca trigonocefalia, ou seja, uma fronte estreita e triangular com constrição lateral das têmporas. A sinostose da sutura sagital posterior e das duas suturas lambdóideas produz o "padrão Mercedes Benz". A craniossinostose que acomete várias suturas pode causar elevação da pressão intracraniana. Em geral, a craniossinostose ocorre como condição isolada; entretanto, existem numerosas síndromes em que a craniossinostose ocorre em associação a outras anomalias, particularmente malformações da face e dos dedos, por exemplo, as síndromes de Crouzon, de Alpert e de Carpenter. Várias mutações genéticas podem causar craniossinostose. Existem muitas causas possíveis de craniossinostose não sindrômica, incluindo fatores ambientais, hormonais e biomecânicos.

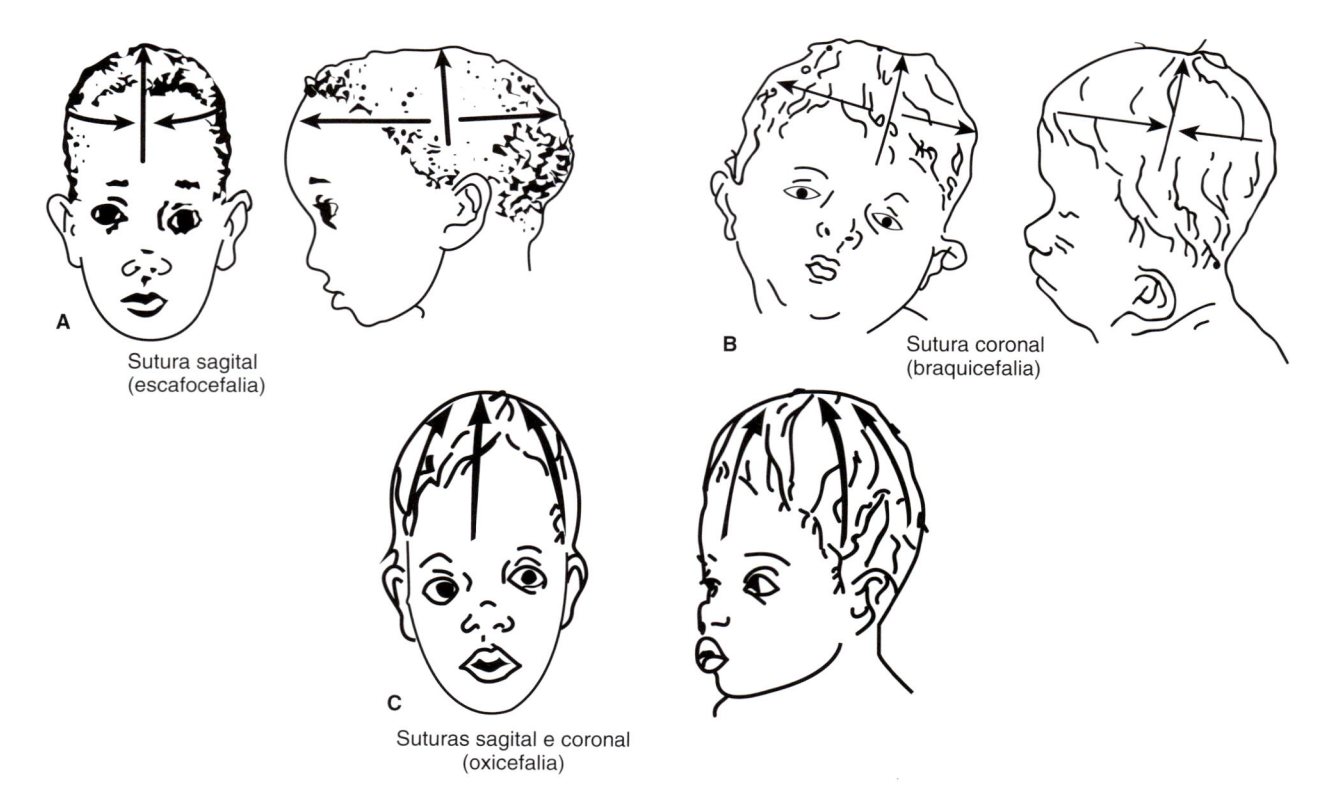

A Sutura sagital (escafocefalia)

B Sutura coronal (braquicefalia)

C Suturas sagital e coronal (oxicefalia)

Figura 2.2 Craniossinostose acometendo as suturas cranianas: **(A)** sagital, **(B)** coronal e **(C)** tanto sagital quanto coronal. (Com autorização do autor, de Reeves AG, Swenson RS. Disorders of the Nervous System: A Primer. New Haven: Dartmouth Medical School, 2004. Disponível em http://www.dartmouth.edu/~dons/figures/chapt_1/Fig_1_2.htm. Acesso em: 28 ago. 2018. Copyright © 2008 Reeves.)

em caso de traumatismo craniano, pode ocorrer rinorreia do líquido cefalorraquidiano (LCR). A fossa média contém principalmente os lobos temporais, e vários nervos cranianos (NCs) importantes seguem o seu trajeto nessa área. A fossa posterior contém o tronco encefálico, o cerebelo e os vasos vertebrobasilares. Com exceção dos NCs I e II, todos os nervos cranianos atravessam a fossa posterior ou saem dela.

O osso frontal contém os seios frontais. O temporal é constituído de duas partes: a parte escamosa delgada forma a têmpora, enquanto a parte petrosa espessa forma o assoalho da fossa média. A parte escamosa contém o sulco da artéria meníngea média e pode ser facilmente fraturada, provocando, algumas vezes, hematoma extradural (ou epidural). As pirâmides petrosas têm os seus ápices apontados em direção medial e suas bases, em direção lateral; na parte profunda encontram-se as estruturas das orelhas média e interna, o meato acústico interno, o canal do nervo facial com seu joelho e as células aéreas do seio mastóideo. As fraturas da parte petrosa podem causar hemotímpano (sangue na cavidade da orelha média), perda auditiva ou paralisia do nervo facial.

O esfenoide possui asas maiores e menores e contém a sela turca. As asas maiores formam a parede anterior da fossa média do crânio; as asas menores formam parte do assoalho da fossa anterior do crânio. As asas maiores e menores fixam-se ao corpo do esfenoide, no interior do qual está a cavidade do seio esfenoidal. A melhor maneira de estudar a anatomia do esfenoide é examiná-lo isolado e desarticulado, quando as "asas" se tornam visíveis. A sela turca produz uma depressão em formato de sela no corpo do esfenoide, e os seios cavernosos situam-se ao lado da sela turca. A hipófise está localizada dentro da sela turca, de modo que as neoplasias dessa glândula podem aumentar a sela turca e empurrá-la para cima no quiasma óptico. O aumento da sela turca constitui um achado inespecífico na presença de elevação da pressão intracraniana.

O occipital constitui a fossa posterior do crânio. O clivo forma a parede anterior da fossa posterior e termina superiormente no dorso da sela e nos processos clinoides posteriores. A artéria basilar e o tronco encefálico situam-se ao longo do clivo. Os tumores, mais frequentemente cordomas, podem causar erosão do clivo e provocar paralisia de vários NCs. Diversas estruturas entram ou saem do crânio por meio dos numerosos forames que perfuram a sua base (Tabela 2.2). Os diferentes forames podem ser acometidos por processos patológicos, e a consequente combinação de anormalidades dos NCs possibilita a sua localização (ver Capítulo 21).

MENINGES

As meninges são constituídas pela dura-máter, pia-máter e aracnoide (ver Figura 2.2). A pia-máter é delgada, delicada e está firmemente aderida ao encéfalo e seus vasos sanguíneos, estendendo-se pelos sulcos e espaços perivasculares. A dura-máter é espessa e resistente (as paquimeninges; do grego

Tabela 2.2	**Principais forames da base do crânio e seu conteúdo.**
Forame	**Conteúdo**
Lâmina cribriforme	Nervos olfatórios
Canal óptico	Nervo óptico, artéria oftálmica
Fissura orbital superior	III, IV, VI, V oftálmico, veia oftálmica superior
Forame redondo	V Maxilar
Forame espinhoso	Artéria meníngea média
Forame oval	V Mandibular
Meato acústico interno	VII, VIII, artéria do labirinto
Forame jugular	IX, X, XI, veia jugular interna
Canal do nervo hipoglosso	XII
Canal carótico	Artéria carótida

Os algarismos romanos referem-se aos nervos cranianos III a XII.

pachys, "espesso") e proporciona uma importante cobertura protetora para o SNC. A dura-máter possui uma lâmina meníngea interna e uma lâmina periosteal externa, que é contínua com o periósteo da parte interna da calvária. As duas lâminas da dura-máter separam-se para envolver os seios venosos do encéfalo. A dura-máter adere firmemente ao osso nas suturas e em torno do forame magno. Bainhas da dura-máter cobrem os nervos cranianos e espinais nos locais de sua saída e, em seguida, fundem-se com o epineuro. A bainha do nervo óptico é uma camada de meninge que acompanha o nervo óptico; por fim, a dura-máter funde-se com a esclera do bulbo do olho. Pregas de dura-máter separam os dois hemisférios (a foice do cérebro) e as estruturas da fossa média e da fossa posterior do crânio (o tentório do cerebelo). Os hemisférios do cerebelo são separados por uma diminuta prega (a foice do cerebelo). A parte encefálica da dura-máter consiste, em sua maioria, em uma lâmina única, distinguível como duas lâminas apenas nos seios venosos e na órbita. Por sua vez, as lâminas da parte espinal da dura-máter são separadas. A lâmina periosteal externa forma o periósteo do canal vertebral, enquanto a lâmina meníngea recobre estreitamente a medula espinal. Essa separação cria um amplo espaço extradural no canal vertebral, que não está presente na cabeça. Esse espaço extradural espinal constitui um local frequente de doença metastática. As partes encefálica e espinal da dura-máter fundem-se no forame magno.

A aracnoide está em contato com a superfície interna da dura-máter, e uma rede de trabéculas finas e diáfanas cruza o espaço subaracnóideo, unindo a aracnoide-máter com a pia-máter (Figura 2.3). Na superfície do encéfalo e da medula espinal, a pia-máter e a aracnoide-máter estão estreitamente aderidas e praticamente inseparáveis, formando em essência uma membrana: a pia-aracnoide ou leptomeninges (do grego *leptos*, "delgado"). O espaço subdural está situado entre a dura-máter e a aracnoide-máter. Normalmente, ele é mais virtual do que real; entretanto, em algumas circunstâncias, pode ocorrer acúmulo de líquido no espaço subdural.

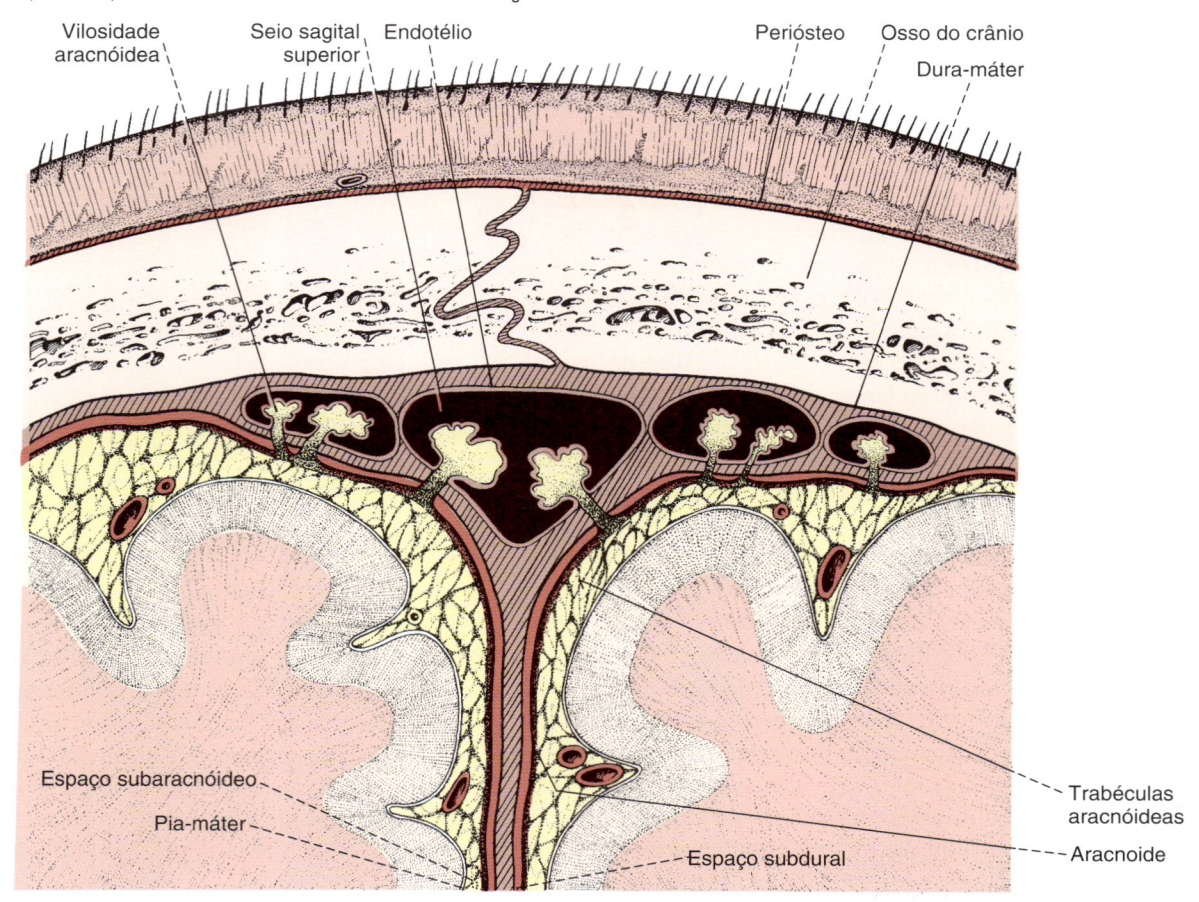

Figura 2.3 Diagrama esquemático de um corte coronal das meninges e do córtex cerebral mostrando a relação das vilosidades aracnóideas com o espaço subaracnóideo e o seio sagital superior. (Modificada de Weed LH. The absorption of cerebrospinal fluid into the venous system. *Am J Anat* 1923;31:191-207.)

O espaço subaracnóideo situa-se embaixo da membrana aracnoide. A ocorrência de sangramento nesse espaço constitui uma complicação comum do traumatismo cranioencefálico e da ruptura de aneurismas ou malformações vasculares. O LCR flui através do espaço subaracnóideo. Surgem expansões focais do espaço subaracnóideo (cisternas) em áreas nas quais a dura-máter e a aracnoide não acompanham rigorosamente o contorno do encéfalo, criando um amplo espaço entre a aracnoide e a pia-máter. A cisterna magna (cisterna cerebelobulbar) é um reservatório de LCR situado posteriormente ao bulbo e embaixo da parte inferior do cerebelo (Figura 2.4). Outras cisternas importantes incluem as cisternas perimesencefálica (circundante), interpeduncular (basal), pontocerebelar e quiasmática. Algumas vezes, emprega-se o termo cisternas basais para incluir todas as cisternas subaracnóideas na base do encéfalo. Expansões focais do espaço subaracnóideo produzem cistos aracnóideos, que, em raras circunstâncias, podem causar compressão do encéfalo ou da medula espinal.

Os ventrículos laterais são constituídos de uma parte central e de um átrio (espaço comum), a partir do qual se estendem os cornos (ver Figura 2.4). O corno temporal estende-se para a frente até o lobo temporal; o corno occipital estende-se para trás até o lobo occipital. No interior do átrio de cada ventrículo encontra-se o plexo corióideo produtor de LCR. Os dois ventrículos laterais unem-se na linha mediana, na qual se juntam ao terceiro ventrículo. O forame interventricular (forame de Monro) é a passagem entre os ventrículos laterais e o terceiro ventrículo. O terceiro ventrículo é uma fenda delgada situada na linha mediana entre os ventrículos laterais e imediatamente abaixo deles. Anteriormente, forma espaços ou recessos, acima e abaixo da hipófise; e posteriormente, cria um recesso acima da glândula pineal. O terceiro ventrículo termina no aqueduto do mesencéfalo (aqueduto de Sylvius), que conduz o LCR para o quarto ventrículo. O quarto ventrículo também é uma estrutura situada na linha mediana, que possui extensões superior, inferior e laterais semelhantes a fundos de saco estreito. A extensão inferior do quarto ventrículo termina na junção cervicobulbar; no óbex, torna-se contínuo com o canal central da medula espinal. Os recessos laterais do quarto ventrículo contêm pequenas aberturas – as aberturas laterais do quarto ventrículo (forames de Luschka) – através das quais o LCR drena para o espaço subaracnóideo que circunda o tronco encefálico. A abertura mediana no teto do quarto ventrículo – a abertura mediana do quarto ventrículo (forame

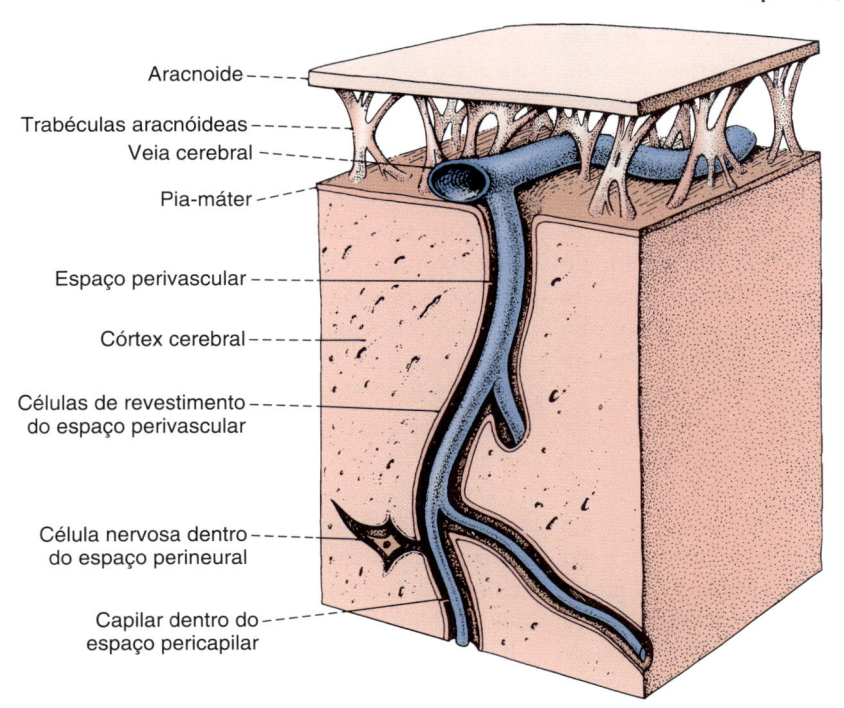

Aracnoide
Trabéculas aracnóideas
Veia cerebral
Pia-máter
Espaço perivascular
Córtex cerebral
Células de revestimento
do espaço perivascular
Célula nervosa dentro
do espaço perineural
Capilar dentro do
espaço pericapilar

Figura 2.4 Diagrama esquemático das leptomeninges e do tecido nervoso mostrando a relação do espaço subaracnóideo, dos canais perivasculares e das células nervosas. (Modificada de Weed LH. The absorption of cerebrospinal fluid into the venous system. *Am J Anat* 1923;31:191-207.)

de Magendie) – estabelece a sua união com a cisterna magna. O plexo corióideo situa-se no teto do quarto ventrículo. A obstrução do fluxo de LCR através desse sistema pode causar hidrocefalia (ver Capítulo 50).

HEMISFÉRIOS CEREBRAIS

O cérebro é constituído por dois hemisférios recobertos por uma camada de substância cinzenta, o córtex cerebral. Embaixo do córtex encontra-se a substância branca, que consiste em fibras de projeção, comissurais e de associação. Profundamente na linha mediana de cada hemisfério encontram-se massas de substância cinzenta: os núcleos da base e o diencéfalo. O diencéfalo é constituído pelo tálamo, metatálamo, epitálamo, subtálamo e hipotálamo.

O córtex cerebral, juntamente com a sua substância branca subjacente, constitui o pálio ou manto cerebral. O pálio é formado pelo neopálio filogeneticamente recente, que constitui a maior parte dos hemisférios, e pelos paleopálio e arquipálio, que representam áreas mais primitivas e pequenas nos seres humanos. O paleopálio é o lobo piriforme, enquanto o arquipálio é a formação hipocampal. O paleopálio e o arquipálio constituem o rinencéfalo, que possui uma conexão estrutural e funcional com o lobo límbico.

O manto cerebral possui pregas complexas e é atravessado por fissuras e sulcos (ver Figuras 6.1 e 6.2). O córtex é organizado em camadas de células e fibras. As diferenças existentes na anatomia das camadas formam a base dos mapas citoarquitetônicos do encéfalo. O mapa mais bem conhecido e mais amplamente utilizado é o de Brodmann, que divide o encéfalo em 52 áreas identificáveis (ver Figuras 6.3, 25.1 e 25.2). Nos primatas, em particular nos seres humanos, o espaço intracraniano relativamente pequeno é ocupado por um enorme número de neurônios, em razão da disposição do córtex em camadas e da formação de pregas, que aumentam acentuadamente a área de superfície do encéfalo. As fissuras mais importantes dividem os hemisférios em lobos, os quais, por sua vez, são subdivididos pelos sulcos em giros ou convoluções. Uma fissura e um sulco são diferentes, porém os termos não são utilizados de maneira sistemática. A lissencefalia é uma malformação congênita, na qual não há desenvolvimento do padrão normal de sulcos. O encéfalo com sulcos normais é girencefálico. A separação das partes do encéfalo por pontos de referência superficiais é prática do ponto de vista anatômico, porém as divisões são morfológicas; os lobos individuais não são necessariamente unidades funcionais.

Os hemisférios cerebrais são separados incompletamente pela fissura mediana longitudinal do cérebro (inter-hemisférica), no interior da qual encontra-se a foice do cérebro (ver Figura 6.4). Ramos da artéria cerebral anterior seguem o seu trajeto na parte profunda da fissura. Dois pontos de referência superficiais importantes são visíveis na superfície lateral do hemisfério: o sulco lateral (fissura de Sylvius) e o sulco central (de Rolando) (ver Figura 6.1). A fissura de Sylvius, que começa na valécula, na superfície basal entre os lobos frontal e temporal e segue em direção lateral, posterior e superior, divide os lobos frontal e parietal acima, do lobo temporal abaixo. Na parte profunda da fissura de Sílvio encontra-se a ínsula (ilha de Reil), circundada pelo sulco limitante ou circular. Os opérculos frontal, parietal e temporal consistem em aventais do cérebro que cobrem a ínsula. Mais superficialmente na fissura de Sylvius, são observados ramos da artéria cerebral média. O sulco central segue um trajeto oblíquo da região posterior para a anterior, em um ângulo de cerca de 70°, a partir do ponto médio da face dorsal do hemisfério até quase a fissura de Sílvio, separando o lobo frontal do parietal. A anatomia dos hemisférios cerebrais é discutida com mais detalhes no Capítulo 6.

NÚCLEOS DA BASE

A terminologia dos núcleos da base pode ser confusa, e seu uso incongruente. O núcleo caudado, o putame e o globo pálido (GP) estão intimamente relacionados do ponto de vista anatômico e funcional. A expressão núcleos da base inclui essas e outras estruturas relacionadas, como o núcleo subtalâmico e a substância negra. O núcleo caudado e o putame constituem, na verdade, duas partes de um único núcleo conectadas por filamentos de substância cinzenta e separadas uma da outra por fibras do ramo anterior da cápsula interna. As fibras da cápsula densamente mielinizadas, que passam entre as pontes de substância cinzenta e se misturam com elas, conferem à junção do núcleo caudado e do putame uma aparência listrada, daí os termos corpo estriado ou estriado (do latim "corpo listrado") para referir-se ao núcleo caudado e ao putame. Algumas vezes, a expressão corpo estriado é utilizada para incluir também o GP. O núcleo caudado e o putame constituem o neoestriado, o GP é o arqui ou paleoestriado. Juntos, o putame e o GP possuem uma forma semelhante a uma lente, daí os termos lenticular ou núcleos lentiformes. Algumas vezes, o claustro, o corpo amigdaloide e a substância inominada são incluídos nos núcleos da base; na verdade, consistem em massas de substância cinzenta situadas na base dos hemisférios, mas que apresentam pouca relação funcional com os outros núcleos da base.

O núcleo caudado (do latim "cauda") é constituído de uma cabeça, corpo e cauda. O corpo e a cauda progressivamente mais fina estendem-se para trás a partir da cabeça e curvam-se ao longo da parte externa da parede do ventrículo lateral, seguindo, em última análise, a curva do corno temporal e terminando na parte medial do lobo temporal, em estreita proximidade com o corpo amigdaloide. Por conseguinte, o núcleo caudado é uma estrutura longa em formato de C, com extremidades bulbosas. O putame situa-se imediatamente lateral ao GP. O GP está localizado medialmente ao putame e imediatamente lateral ao terceiro ventrículo, separado do núcleo caudado pelo ramo anterior e do tálamo pelo ramo posterior da cápsula interna. O GP (do latim "corpo pálido") ou globo pálido é atravessado por fibras mielínicas,

conferindo-lhe uma aparência mais clara do que o putame, daí o seu nome. A substância negra situa-se no mesencéfalo, imediatamente posterior ao pedúnculo cerebral. É dividida em partes compacta e reticular. Na parte compacta são encontrados os neurônios proeminentes contendo melanina, que conferem à região a sua cor escura e o seu nome.

Os núcleos da base constituem parte do sistema motor extrapiramidal. O núcleo caudado e o putame atuam como a área receptora central dos núcleos da base e enviam fibras eferentes principalmente para o GP. Em consequência, o GP é responsável pela maior parte dos impulsos eferentes dos núcleos da base. A doença de Fahr é um distúrbio hereditário raro que causa calcificação e perda celular dos núcleos da base.

Em geral, os núcleos da base servem para suprimir a atividade nos neurônios motores talamocorticais. Os distúrbios hipocinéticos do movimento caracterizam-se por uma redução da função motora, por causa dos impulsos eferentes dos núcleos da base maiores do que o normal, conforme observado, por exemplo, na doença de Parkinson. Os distúrbios hipercinéticos dos movimentos caracterizam-se por uma atividade motora excessiva, devido aos impulsos eferentes dos núcleos da base menores do que o normal, como ocorre, por exemplo, na doença de Huntington. A disfunção de circuitos não motores dos núcleos da base foi implicada na síndrome de Tourette e no transtorno obsessivo-compulsivo. Os núcleos da base são discutidos com mais detalhes nos Capítulos 26 e 30.

TÁLAMO

O tálamo é uma grande estrutura oval situada na parte profunda da linha mediana de cada hemisfério cerebral, acima do tronco encefálico. O terceiro ventrículo está localizado entre os dois tálamos, que são unidos pela aderência intertalâmica. A face dorsal do tálamo forma o assoalho do ventrículo lateral, e a sua face medial forma a parede do terceiro ventrículo. É delimitado, lateralmente, pela cápsula interna e pelos núcleos da base; na parte ventral, é contínuo com o subtálamo. O tálamo está conectado ao córtex cerebral pelas radiações talâmicas. A radiação anterior do tálamo é constituída pelas fibras frontotalâmicas, talamofrontais, estriotalâmicas e talamoestriadas, que seguem o seu trajeto no ramo anterior da cápsula interna. A radiação superior do tálamo é formada por fibras sensitivas talamoparietais que se estendem do tálamo até o córtex; essas fibras seguem o seu trajeto no ramo posterior da cápsula interna. A radiação posterior do tálamo contém as radiações ópticas do corpo geniculado lateral até o córtex occipital, enquanto a radiação inferior do tálamo carrega as radiações acústicas que se estendem do corpo geniculado medial até o córtex temporal. A síndrome talâmica (de Dejerine-Roussy) caracteriza-se por hemianestesia contralateral e dor, em razão do infarto do tálamo. O tálamo é discutido com mais detalhes no Capítulo 6.

TRONCO ENCEFÁLICO

O tronco encefálico estende-se em sentido caudal, do diencéfalo até a medula espinal. Na parte rostral, o mesencéfalo é contínuo com o subtálamo e o tálamo; na parte caudal, o bulbo é contínuo com a medula espinal. O limite rostral do mesencéfalo é uma linha imaginária traçada entre a comissura posterior e os corpos mamilares; o limite caudal é definido por uma linha traçada entre o sulco pontomesencefálico e os colículos inferiores. A ponte estende-se em sentido caudal a partir desse ponto até o sulco bulbopontino, enquanto o bulbo estende-se desse ponto até a junção cervicobulbar no forame magno.

A característica dominante da parte ventral do mesencéfalo é constituída pelo par de pilares do cérebro, que contêm os pedúnculos cerebrais. Na parte dorsal, a característica dominante é a lâmina do teto, que é constituída pelos colículos superior e inferior. O colículo superior está conectado ao corpo geniculado lateral pelo braço do colículo superior; o colículo inferior é conectado ao corpo geniculado medial de maneira semelhante. O pulvinar, que é a parte mais caudal do tálamo, está situado sobre a parte rostral do mesencéfalo, lateralmente. Os pedúnculos cerebrais conectam o mesencéfalo ao cérebro, acima. O pedúnculo cerebelar superior (braço conjuntivo) conecta o mesencéfalo ao cerebelo, atrás. A parte ventral da ponte é uma estrutura maciça e protuberante, em decorrência das fibras pontocerebelares transversais subjacentes. Dos segmentos do tronco encefálico, a ponte situa-se mais próximo ao clivo e ao dorso da sela. A ponte está conectada ao cerebelo posteriormente pelo pedúnculo cerebelar médio (braço da ponte). Posteriormente, o cerebelo está localizado sobre a ponte, separado dela pelo quarto ventrículo. O ângulo pontocerebelar é o espaço formado pela junção da ponte, do bulbo e do hemisfério do cerebelo sobrejacente. Pode haver formação de neoplasias no ângulo pontocerebelar, mais frequentemente neuromas acústicos. A face dorsal da ponte é constituída pelas estruturas que formam o assoalho da cavidade ventricular.

O bulbo (medula oblonga) é o segmento mais caudal do tronco encefálico, situado imediatamente acima do forame magno e contínuo com a ponte, em cima, e a medula espinal, embaixo. A transição para a medula espinal é caracterizada por três elementos: o forame magno, a decussação das pirâmides e o aparecimento das radículas anteriores de C1. As olivas inferiores formam uma saliência anterolateral proeminente na parte ventral do bulbo. Entre as duas olivas, situam-se as pirâmides bulbares na linha mediana. Posteriormente, o cerebelo está localizado sobre o bulbo, conectado a ele pelo pedúnculo cerebelar inferior (corpo restiforme). Os tubérculos grácil e cuneiforme são proeminências na face posterior do bulbo, na junção cervicobulbar.

Os NCs III a XII emergem do tronco encefálico. O terceiro nervo craniano sai por meio da fossa interpeduncular, enquanto o quarto nervo craniano emerge através da lâmina do teto, posteriormente. O NC V entra na ponte, lateralmente, enquanto os NCs VI, VII e VIII emergem na junção ponto-bulbar (o VI anteriormente, o VII e o VIII lateralmente através do ângulo pontocerebelar). Os NCs IX, X e XI emergem do sulco posterior à oliva inferior. O NC XII sai anterolateralmente no sulco, entre a oliva inferior e a pirâmide bulbar.

O tronco encefálico é um conduto para informações. Toda sinalização entre o corpo e o cérebro atravessa o tronco encefálico. As informações para o cerebelo e provenientes dele também atravessam o tronco encefálico. O tronco encefálico também constitui o local dos núcleos dos NCs III a XII. Além disso, a formação reticular no tronco encefálico controla funções viscerais vitais, como as funções cardiovascular e respiratória e a consciência.

Muitos distúrbios que podem afetar o tronco encefálico, produzem caracteristicamente anormalidades dos NCs no lado da lesão e anormalidades contralaterais motoras e sensitivas do trato longo, isto é, síndromes cruzadas. Um mnemônico denominado "regra dos 4" ajuda a lembrar a anatomia e as síndromes do tronco encefálico. A anatomia do tronco encefálico é discutida com mais detalhes no Capítulo 11.

CEREBELO

O cerebelo é a maior parte do rombencéfalo, com uma largura que corresponde aproximadamente a um décimo da largura do cérebro. O cerebelo apresenta fissuras profundas; a sua superfície é dividida em diversas folhas. Quando estendido, a sua área de superfície corresponde aproximadamente à metade daquela do córtex cerebral. O córtex cerebelar situa-se sobre um cerne bulbar de substância branca. O córtex é densamente ocupado por neurônios, principalmente células granulares; com efeito, o cerebelo contém mais neurônios do que o córtex cerebral. A ramificação da substância branca dentro do manto cortical e a estrutura das folhas lhe conferem uma aparência semelhante a uma árvore (árvore da vida). O cerebelo situa-se na parte posterior da fossa posterior do crânio, atrás do tronco encefálico e conectado a ele por meio de três pedúnculos cerebelares (Figura 2.5). Forma o teto do quarto ventrículo e é separado do lobo occipital, acima, pelo tentório do cerebelo. As tonsilas do cerebelo são pequenas massas arredondadas de tecido situadas na parte inferior de cada hemisfério do cerebelo, imediatamente acima do forame magno. O aumento da pressão intracraniana pode causar herniação das tonsilas: estas passam pelo forame magno e entram na parte superior do canal vertebral cervical. Na malformação de Arnold-Chiari, ocorre também herniação das tonsilas abaixo do forame magno, porém isso é uma anomalia congênita, que não é provocada pelo aumento da pressão intracraniana.

O cerebelo pode ser dividido em três lobos: os lobos anterior e posterior e o lóbulo floculonodular, contendo, cada um, parte do verme e do hemisfério do cerebelo. Existem três fissuras principais: primária, horizontal e posterolateral. O lobo anterior situa-se anteriormente à fissura primária; o

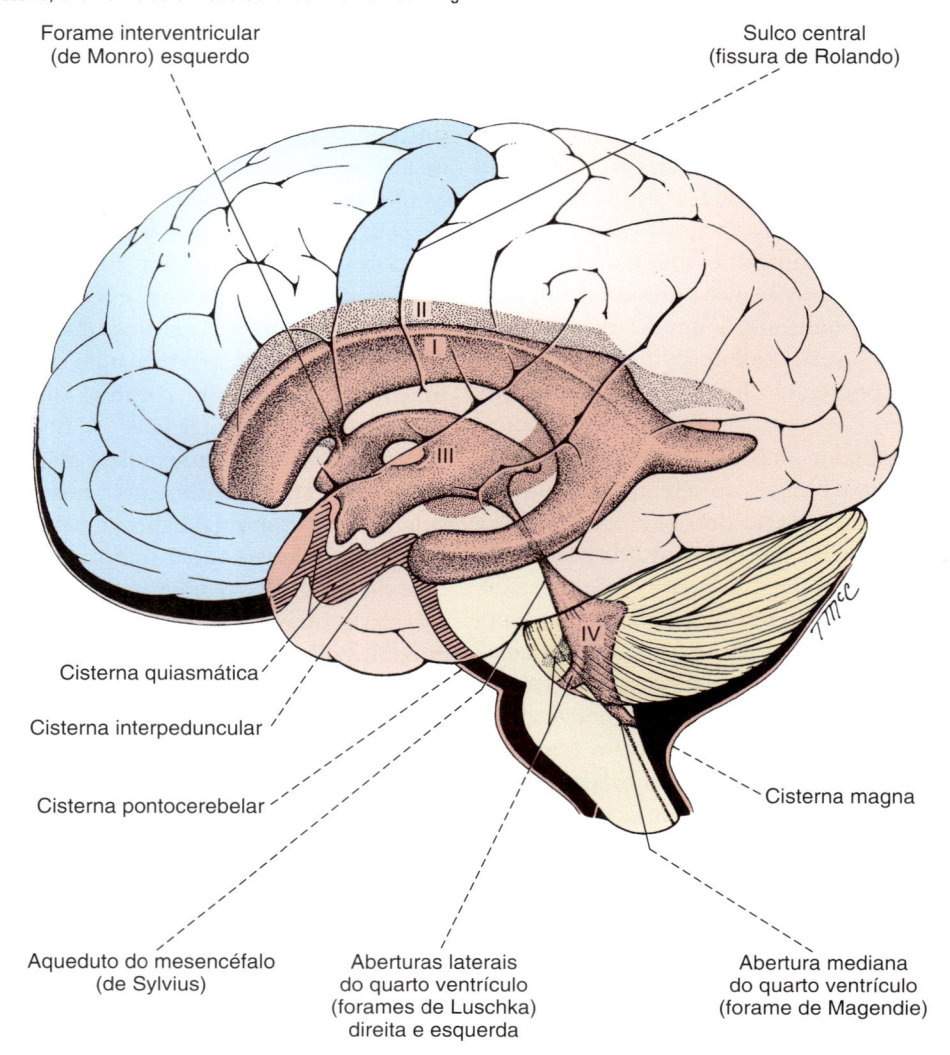

Figura 2.5 Diagrama dos espaços para o líquido cefalorraquidiano mostrando os ventrículos laterais e os terceiro e quarto ventrículos, os forames de conexão com o espaço subaracnóideo, e algumas das principais cisternas subaracnóideas. *I* e *II*, ventrículos laterais; *III*, terceiro ventrículo; *IV*, quarto ventrículo. (Modificada de Dandy WE. *Bull Johns Hopkins Hosp* 1921;32:67-123.)

lobo posterior, que é, de longe, o maior, situa-se entre a fissura primária e a fissura posterolateral; e o lóbulo floculonodular situa-se posteriormente à fissura posterolateral. Os anatomistas ainda dividiram o cerebelo em diversos lóbulos e deram-lhes nomes misteriosos, que carecem de utilidade clínica. Do ponto de vista fisiológico e clínico, o cerebelo pode ser considerado como tendo três componentes: o lóbulo floculonodular, o verme e os hemisférios. O lóbulo floculonodular é o mais antigo do ponto de vista filogenético e é designado arquicerebelo. Possui conexões extensas com os núcleos vestibulares e está relacionado principalmente com o movimento dos olhos e o equilíbrio do corpo. O verme é o paleocerebelo ou espinocerebelo. Possui conexões extensas com as vias da medula espinal e está relacionado principalmente com a marcha e a locomoção. A parte filogeneticamente mais recente do cerebelo é o neocerebelo ou hemisférios do cerebelo, que constituem a maior parte do cerebelo. Os hemisférios estão relacionados com a coordenação

do movimento e são responsáveis pelo controle motor fino e pelos movimentos precisos dos membros (Figura 2.6). O cerebelo pode ser afetado por numerosos distúrbios (ver Capítulo 43).

MEDULA ESPINAL

A medula espinal é alongada e quase cilíndrica, contínua com o bulbo acima e terminando em uma extremidade cônica, o cone medular (Figuras 2.7 e 2.8). A medula espinal ocupa aproximadamente os dois terços superiores do canal vertebral, estendendo-se desde o forame magno até um nível que varia ligeiramente de um indivíduo para outro, mas que, nos adultos, situa-se entre a borda inferior de L1 e a borda superior de L2. O filamento terminal é um delicado filamento de tecido conjuntivo, que desce do ápice do cone medular até o periósteo da face posterior do primeiro segmento do

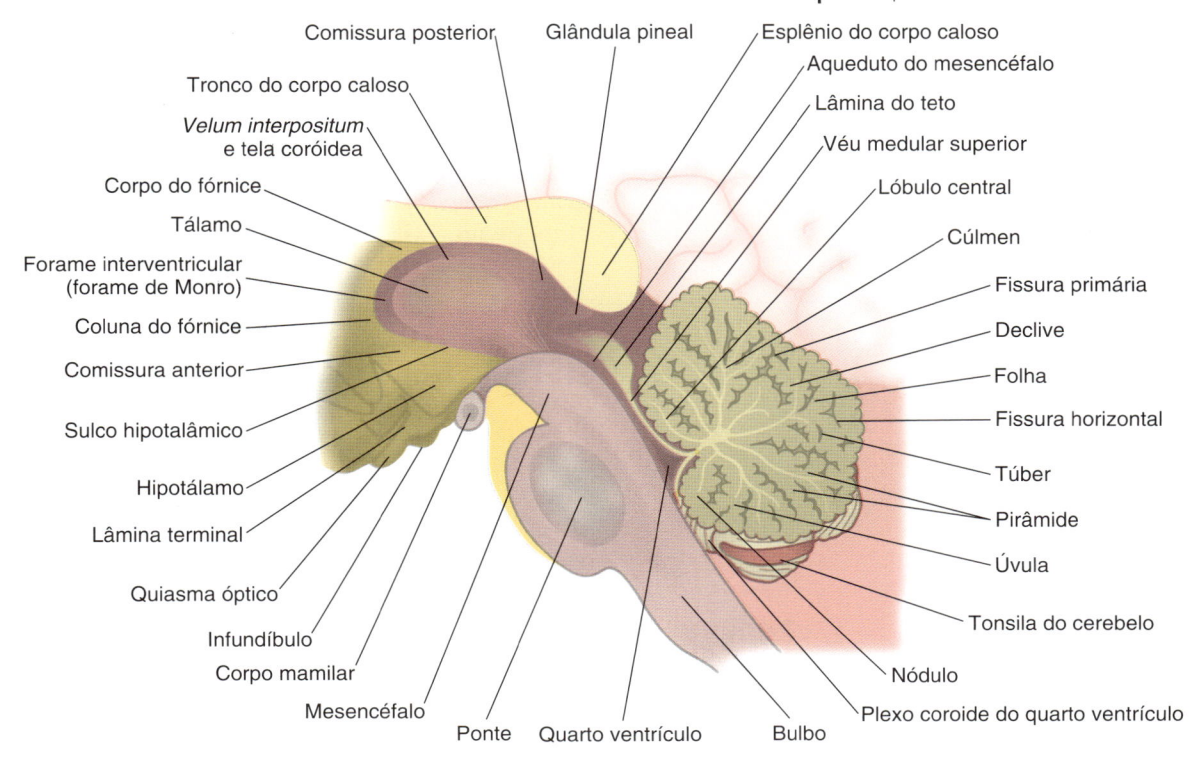

Figura 2.6 Corte sagital do tronco encefálico e do cerebelo na linha mediana com o terceiro ventrículo retocado.

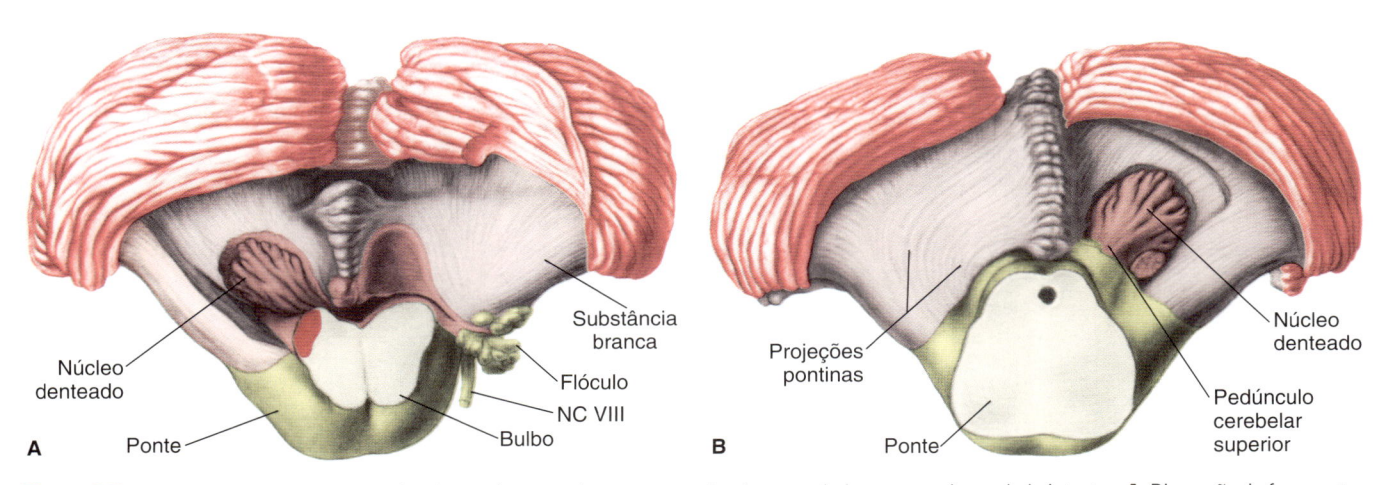

Figura 2.7 Desenhos de dissecções do núcleo denteado esquerdo, com partes do córtex cerebelar e verme do cerebelo intactas. **A.** Dissecção da face posterior do cerebelo, com exposição do núcleo denteado. **B.** Dissecção da face superior do cerebelo vista de cima, mostrando o núcleo denteado esquerdo em relação com o istmo da ponte. (De Mettler FA. *Neuroanatomy*. St. Louis: Mosby, 1948.)

cóccix (ver Figura 2.8). Os ligamentos denteados estendem-se ao longo da face lateral da medula espinal, entre as raízes nervosas anteriores e posteriores, da pia-máter até a dura-máter, e suspendem a medula espinal no canal vertebral. A organização geral é a mesma em toda a medula espinal, porém observa-se algumas variabilidades nos detalhes em diferentes níveis segmentares. A medula espinal e a coluna vertebral possuem comprimentos diferentes, em virtude das diferentes velocidades de crescimento fetal, de modo que não há uma concordância absoluta entre os níveis medulares e os vertebrais; essa discrepância é mais significativa nos níveis caudais. Cada segmento da medula espinal possui raízes anteriores e posteriores. As raízes anteriores conduzem fibras motoras e autônomas dentro do nervo periférico. As raízes posteriores possuem gânglios constituídos de neurônios unipolares, e as raízes são formadas pelos prolongamentos centrais desses neurônios. O gânglio situa-se no forame intervertebral, em estreita proximidade com a raiz anterior. As raízes anterior e

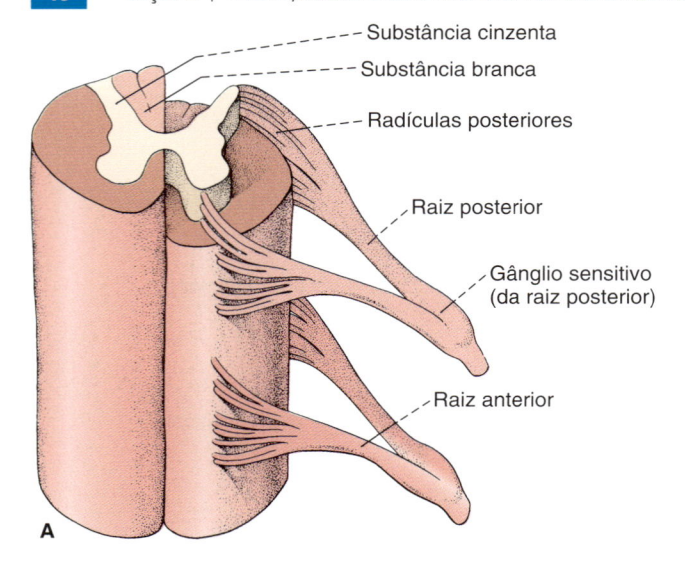

posterior unem-se imediatamente distal ao gânglio sensitivo (da raiz dorsal) para formar o nervo espinal misto. Na região toracolombar, os ramos brancos e cinzentos conectam o nervo espinal à cadeia simpática paravertebral. A medula espinal termina no cone medular. As raízes dos segmentos inferiores da medula espinal descem até seus forames de saída, formando a cauda equina (Figura 2.9).

SUPRIMENTO SANGUÍNEO DO SISTEMA NERVOSO CENTRAL

O encéfalo recebe o seu suprimento sanguíneo das artérias carótidas internas (circulação anterior) e do sistema vertebrobasilar (circulação posterior). A circulação anterior irriga os lobos frontais e parietais e a maior parte dos lobos temporais. A circulação posterior supre os lobos occipitais, o tronco encefálico e o cerebelo. A anatomia vascular é discutida com mais detalhes no Capítulo 49.

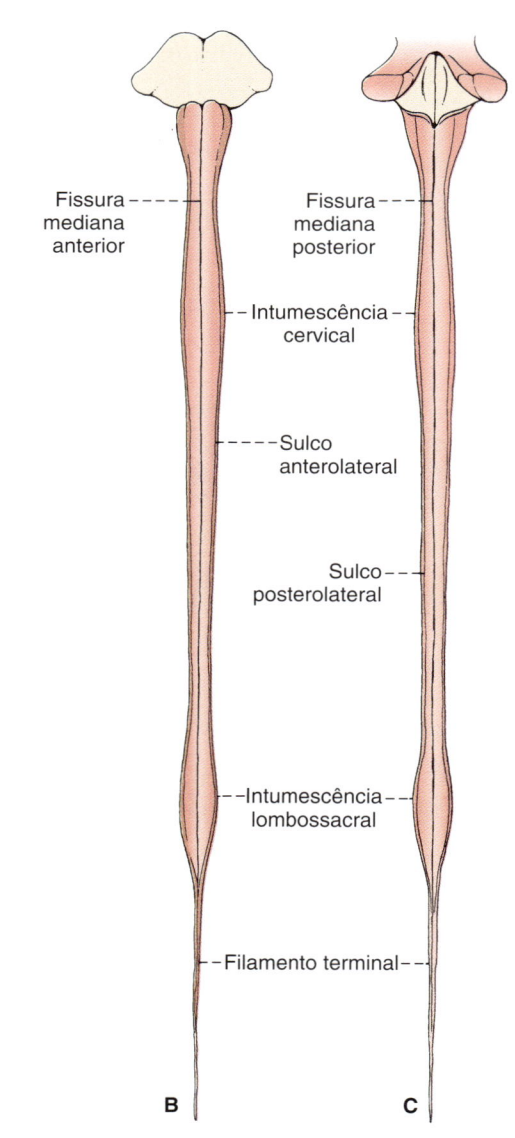

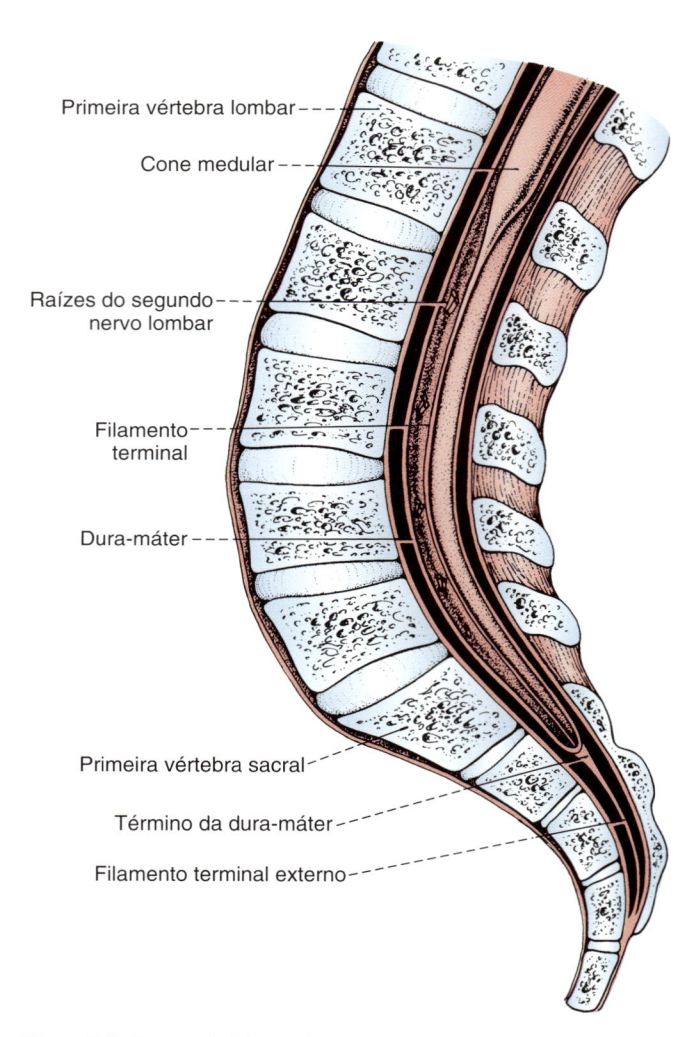

Figura 2.8 A medula espinal. **A.** Corte da medula espinal com as raízes nervosas anteriores e posteriores fixadas. **B.** Vista anterior da medula espinal. **C.** Vista posterior da medula espinal.

Figura 2.9 Corte sagital do canal vertebral mostrando a extremidade inferior da medula espinal, o filamento terminal e o espaço subaracnóideo. (Modificada de Larsell O. *Anatomy of the Nervous System*. New York: D Appleton-Century, 1939.)

BIBLIOGRAFIA

Bekdache GN, Begam M, Al Safi W, et al. Prenatal diagnosis of triploidy associated with holoprosencephaly: a case report and review of the literature. *Am J Perinatol* 2009;26:479–483.

Biller J, Gruener G, Brazis PW. *DeMyer's The Neurologic Examination: A Programmed Text.* 7th ed. New York: McGraw-Hill Education, 2017.

Copp AJ, Greene ND. Genetics and development of neural tube defects. *J Pathol* 2010;220:217–230.

Dávila-Gutiérrez G. Agenesis and dysgenesis of the corpus callosum. *Semin Pediatr Neurol* 2002;9:292–301.

DeMyer W. The median cleft face syndrome. Differential diagnosis of cranium bifidum occultum, hypertelorism, and median cleft nose, lip, and palate. *Neurology* 1967;17:961–971.

DeMyer W. Median facial malformations and their implications for brain malformations. *Birth Defects Orig Artic Ser* 1975;11:155–181.

DeMyer WE. *Technique of the Neurological Examination.* 6th ed. New York: McGraw-Hill, 2011.

Finnell RH, Gould A, Spiegelstein O. Pathobiology and genetics of neural tube defects. *Epilepsia* 2003;44(Suppl 3):14–23.

Fix JD. *Neuroanatomy.* 4th ed. Philadelphia: Wolters Kluwer/Lippincott Williams & Wilkins, 2009.

Garabedian BH, Fraser FC. Upper and lower neural tube defects: an alternate hypothesis. *J Med Genet* 1993;30:849–851.

Gates P. The rule of 4 of the brainstem: a simplified method for understanding brainstem anatomy and brainstem vascular syndromes for the non-neurologist. *Intern Med J* 2005;35:263–266.

Hanna RM, Marsh SE, Swistun D, et al. Distinguishing 3 classes of corpus callosal abnormalities in consanguineous families. *Neurology* 2011;76:373–382.

Kaaja E, Kaaja R, Hiilesmaa V. Major malformations in offspring of women with epilepsy. *Neurology* 2003;60:575–579.

Kopell BH, Greenberg BD. Anatomy and physiology of the basal ganglia: implications for DBS in psychiatry. *Neurosci Biobehav Rev* 2008;32:408–422.

Mahalik SK, Vaze D, Lyngdoh TS, et al. Embryogenesis of triple neural tube defects: sonic hedgehog—a key? *J Pediatr Surg* 2011;46:e5–e8.

Millichap JJ, Nguyen T, Ryan ME. Teaching neuroimages: prenatal MRI of muscle-eye-brain disease. *Neurology* 2010;74:e101.

Northrup H, Volcik KA. Spina bifida and other neural tube defects. *Curr Probl Pediatr* 2000;30:313–332.

Pradilla G, Jallo G. Arachnoid cysts: case series and review of the literature. *Neurosurg Focus* 2007;22:E7.

Raghavan N, Barkovich AJ, Edwards M, et al. MR imaging in the tethered spinal cord syndrome. *AJR Am J Roentgenol* 1989;152:843–852.

Richter B, Stegmann K, Roper B, et al. Interaction of folate and homocysteine pathway genotypes evaluated in susceptibility to neural tube defects (NTD) in a German population. *J Hum Genet* 2001;46:105–109.

Simpson JL, Mills J, Rhoads GG, et al. Genetic heterogeneity in neural tube defects. *Ann Genet* 1991;34:279–286.

Slater BJ, Lenton KA, Kwan MD, et al. Cranial sutures: a brief review. *Plast Reconstr Surg* 2008;121:170e–178e.

Standring S, ed. *Gray's Anatomy: The Anatomical Basis of Clinical Practice.* 41st ed. New York: Elsevier Limited, 2016.

Wilson DA, Prince JR. John Caffey award. MR imaging determination of the location of the normal conus medullaris throughout childhood. *AJR Am J Roentgenol* 1989;152:1029–1032.

Anamnese Neurológica

Os livros introdutórios de diagnóstico físico cobrem os aspectos básicos da entrevista médica. Este capítulo aborda alguns aspectos da obtenção da história clínica de particular relevância para pacientes neurológicos. Os pontos importantes da história clínica a serem explorados no que se refere a algumas condições neurológicas comuns estão resumidos nas tabelas.

A anamnese é o pilar do diagnóstico clínico; o diagnóstico neurológico não é exceção. Em muitos casos, o médico pode aprender mais com o que o paciente diz e como ele diz do que com qualquer outra via de investigação. A anamnese bem elaborada com frequência indica o diagnóstico provável, mesmo antes da realização de exames físicos e neurológicos e dos neurodiagnósticos. Por sua vez, muitos erros de diagnóstico são decorrentes de anamnese incompleta ou imprecisa. Em muitos transtornos neurológicos comuns, o diagnóstico depende quase inteiramente da anamnese. A maioria dos pacientes com cefaleias recorrentes enquadra-se nessa categoria, assim como alguns pacientes com tontura, transtornos do sono e perda episódica de consciência. Muitas vezes, as únicas manifestações da doença são subjetivas, sem sinais físicos passíveis de demonstração; podemos aprender sobre sua natureza e curso apenas por meio da descrição.

O aspecto mais importante da obtenção da história clínica é ouvir atentamente. Faça perguntas abertas e evite sugerir possíveis respostas. Embora os pacientes sejam tachados de "historiadores medíocres", na verdade existem tanto maus narradores quanto maus compiladores de história. Embora o objetivo principal da anamnese seja coletar dados clínicos pertinentes que levarão ao diagnóstico correto, as informações obtidas na anamnese também são valiosas para a compreensão do paciente como indivíduo, sua relação com os outros e suas reações à doença.

Compilar uma boa história clínica não é simples. Pode exigir mais habilidade e experiência do que realizar um bom exame físico neurológico. Tempo, diplomacia, gentileza, paciência, discrição e atitude que transmita interesse, compreensão e simpatia são essenciais. O médico deve ter uma atitude amigável e cortês, concentrar toda a sua atenção no paciente, mostrar-se ansioso por ajudar, e fazer perguntas com tato e em tom de conversa. No início da entrevista, vale a pena tentar deixar o paciente à vontade. Evite transparecer qualquer sinal de pressa. Envolva-se em alguma conversa descompromissada. Perguntar de onde o paciente é e o que ele faz para viver não apenas ajuda a tornar o encontro menos rígido e formal, mas muitas vezes revela coisas muito interessantes sobre o paciente como pessoa. A obtenção da história clínica é uma oportunidade de estabelecer a relação médico-paciente favorável; o médico pode criar empatia pelo paciente, estabelecer harmonia e inspirar confiança. A maneira como o paciente apresenta sua história reflete inteligência, poder de observação, atenção e memória. O examinador deve evitar formar um julgamento sobre a doença do paciente muito rapidamente; alguns indivíduos percebem isso com facilidade e se ressentem das ideias preconcebidas do médico sobre seus sintomas. A repetição dos pontos fundamentais da anamnese para o paciente ajuda a garantir a acurácia e garante ao paciente que o médico ouviu e assimilou a história. Ao final da anamnese, o paciente deve sempre ter a sensação de que foi ouvido. A importância da história clínica não pode ser subestimada. A elaboração dessa história é uma arte que pode ser aprendida em parte por meio de leitura e estudo, mas só é aprimorada com a experiência e a prática.

O modo de fazer perguntas varia de acordo a idade, a educação e os antecedentes culturais do paciente. O médico deve se aproximar do paciente em uma base de linguagem e vocabulário comuns, recorrendo ao vernáculo se necessário, mas sem tom depreciativo. Essa linha é, às vezes, tênue. É melhor realizar a anamnese em local privado, com o paciente confortável e à vontade, e deve ser registrada de forma clara e concisa, de maneira lógica e bem organizada. É importante visar os aspectos mais importantes, mantendo as informações irrelevantes a um mínimo; o material factual essencial deve ser separado do inconsistente. O diagnóstico envolve a análise meticulosa das evidências; a arte de selecionar e enfatizar os dados pertinentes possibilita chegar a uma conclusão correta em casos aparentemente complicados. O registro de afirmações negativas e positivas garante aos examinadores subsequentes que a investigação anterior foi completa e não negligenciou certos aspectos da doença.

É possível obter vários tipos de informações durante a consulta inicial. Há informações diretas do paciente, que descrevem os sintomas, informações sobre as considerações de médicos anteriores e informações de prontuários ou de profissionais anteriores. Todas elas podem ser importantes.

Em geral, a descrição direta dos sintomas pelo paciente é essencial. Sempre trabalhe com as informações obtidas em primeira mão do paciente quando possível, porque é fundamental formar a própria opinião a partir de dados primários. Afaste o paciente da descrição do que os médicos anteriores pensaram, pelo menos no início. Muitos pacientes tendem a pular rapidamente para a descrição de consultas com outros profissionais, encobrindo os detalhes da doença atual. Os pacientes muitas vezes entendem mal a maior parte do que lhes foi dito no passado, portanto, suas informações sobre as avaliações e o tratamento anteriores devem ser analisadas com cautela. As lembranças do paciente podem ser obtusas em decorrência de falhas de memória, mal-entendidos ou outros fatores. Sir William Jenner declarou: "Nunca acredite no que um paciente diz que o médico disse". Incentive o paciente a se concentrar nos sintomas e a fazer um relato detalhado da doença com suas próprias palavras.

No geral, o entrevistador deve intervir o menos possível. Às vezes, porém, é necessário desviar a conversa de assuntos de irrelevância óbvia, para obter ampliação de declarações vagas ou incompletas ou conduzir a narrativa para direções que forneçam informações úteis. Permita que o paciente use suas próprias palavras o máximo possível, lembrando-se de que é importante determinar o significado preciso das palavras que o paciente usa. Esclareça as ambiguidades que possam ocasionar interpretações errôneas. Peça ao paciente que esclareça o que ele quer dizer com termos leigos, como "problema no rim" ou "tontura".

Decidir se é o médico ou o paciente quem deve controlar o ritmo e o conteúdo da entrevista é um problema frequente. Os pacientes não praticam a narração da própria história. Alguns são naturalmente muito melhores em relatar as informações pertinentes. Outros fazem digressões frequentes para detalhes irrelevantes. O médico que adota papel excessivamente passivo nessas circunstâncias em geral prolonga a entrevista sem necessidade. Sempre que possível, deixe o paciente relatar a parte inicial da história sem interrupção. Nas unidades de atenção primária, em média, os pacientes contam sua história em cerca de 5 minutos. O médico interrompe o paciente apenas depois de 18 segundos. Em 44% das entrevistas feitas por residentes, o paciente não consegue completar a declaração inicial de suas queixas. As entrevistadoras mulheres impediram mais pacientes de concluir essa declaração inicial. Evite perguntas, mas é adequado manter o paciente no caminho certo com perguntas específicas. Se o paciente parar para se lembrar de alguma irrelevância, incentive-o gentilmente a não insistir nisso. Um método razoável é deixar o paciente prosseguir enquanto o relato for satisfatório e, a seguir, assumir maior controle para esclarecer os detalhes necessários. Alguns pacientes podem precisar abrir mão de maior controle do que outros. Os médicos experientes geralmente fazem o diagnóstico por meio de um processo de teste de hipótese (ver Capítulo 53). Em algum ponto da entrevista, o médico deve assumir maior controle e questionar o paciente sobre detalhes específicos de sua sintomatologia, visando testar hipóteses e propiciar a exclusão ou excluir possibilidades diagnósticas.

A elaboração da anamnese em certos tipos de pacientes pode exigir técnicas especiais. O paciente tímido, desarticulado, ou preocupado, pode precisar de perguntas empáticas ou comentários tranquilizadores. A pessoa loquaz pode precisar ser interrompida antes de se perder em uma nuvem de detalhes irrelevantes. O paciente evasivo ou pouco confiável pode ter de ser questionado com mais atenção, e o paciente temeroso, hostil, ou paranoico, questionado com cautela para evitar o surgimento de medos ou suspeitas. Com o paciente com queixas múltiplas ou vagas, insista nos detalhes. O paciente eufórico pode minimizar ou negligenciar seus sintomas; o paciente deprimido ou ansioso pode exagerar, e o paciente excitável ou hipocondríaco pode ficar excessivamente preocupado e narrar de maneira demorada suas queixas. A gama de variações individuais é ampla e deve ser levada em consideração na avaliação dos sintomas. O que é dor para o paciente ansioso ou deprimido pode ser apenas um pequeno desconforto para outro. A atitude *blasé* ou de aparente indiferença pode indicar euforia patológica em um indivíduo, mas pode ser uma reação de defesa em outro. Uma pessoa pode ficar ofendida com perguntas que outra consideraria comuns. Mesmo em um único indivíduo, fatores como fadiga, dor, conflitos emocionais ou flutuações diurnas de humor ou temperamento podem causar uma ampla gama de variações nas respostas às perguntas. Os pacientes podem ocasionalmente ocultar informações importantes. Em alguns casos, podem não perceber que as informações são importantes; em outros, podem ter vergonha de revelar certos detalhes.

A entrevista propicia a oportunidade de estudar maneiras, atitude, comportamento e reações emocionais do paciente. O tom de voz, a postura, a expressão dos olhos, a mímica rápida dos músculos faciais e a aparência de choro ou sorriso, ou, ainda, palidez, rubor, suor, manchas eritematosas no pescoço, supercílios franzidos, lábios de dentes cerrados, dilatação pupilar ou rigidez muscular podem fornecer informações importantes. Gesticulação, inquietação, demora, hesitação e relação do comportamento e das respostas emocionais com a descrição dos sintomas ou com os detalhes da família ou da história conjugal devem ser anotadas e registradas. Essas características e o tipo de resposta às perguntas são valiosos para julgar o caráter, a personalidade e o estado emocional.

A narração do paciente pode não estar totalmente correta ou completa, porque ele pode não ter informações completas ou detalhadas sobre sua doença, pode interpretar mal seus sintomas ou relatar a interpretação de outra pessoa; pode também alterar ou reter informações e até mesmo fazer uso deliberado de subterfúgios visando algum propósito. O paciente pode ser um indivíduo fleumático e insensível que não compreende o significado de seus sintomas, uma pessoa loquaz que não consegue contar uma história relevante ou coerente, ou alguém com queixas múltiplas ou vagas que não podem ser prontamente articuladas. Lactentes, crianças pequenas, indivíduos comatosos ou confusos podem ser incapazes de relatar qualquer história. As pessoas com dor ou angústia, têm dificuldade de fala ou de expressão, com inteligência reduzida, ou que não falam a língua do examinador, muitas vezes são incapazes de fornecer uma história satisfatória sozinhas. Pacientes com lesões parietais do hemisfério não dominante muitas vezes não estão totalmente cientes da extensão de seu déficit. Pode ser necessário corroborar ou complementar a história contada pelo paciente conversando com um observador, parente, ou amigo, ou até obter toda a história de outra pessoa. Os familiares podem fornecer informações importantes sobre mudanças de comportamento, memória, audição, visão, fala ou coordenação, das quais o paciente pode não estar ciente. Com frequência, para obter um relato completo da doença, é necessário questionar tanto o paciente quanto outras pessoas. Membros da família e outras pessoas significativas às vezes acompanham o paciente durante a entrevista, e geralmente podem dar informações complementares importantes. Contudo, os familiares não devem ter permissão para dominar a narração do paciente sobre sua doença, a menos que ele seja incapaz de contar sua história.

Em geral, é melhor ver o paciente em nova consulta, fazendo a revisão prévia mínima dos registros médicos. Muita informação antes da consulta inicial com o paciente pode influenciar a opinião do médico. Se, posteriormente, descobrir que profissionais anteriores chegaram a conclusões semelhantes com base em informações primárias, a probabilidade de um diagnóstico correto é reforçada. Assim, veja primeiro o paciente e depois analise os registros antigos.

Existem três modos de uso de informações de profissionais anteriores, sejam de prontuários, sejam transmitidas pelo paciente. No primeiro caso, o médico leva muito a sério e presume que os diagnósticos prévios devem ser corretos. A abordagem oposta, realmente usada por alguns, é presumir que todos os profissionais anteriores foram incompetentes e que suas conclusões não podem ser corretas. Essa abordagem às vezes pressiona os céticos radicais a fazerem algum outro diagnóstico, mesmo quando a preponderância das evidências indica que os médicos anteriores estavam corretos. O meio-termo lógico é não fazer suposições a respeito das opiniões dos profissionais anteriores. Use as informações de forma adequada, comparando-as com o que o paciente relata e todas as outras informações disponíveis. Não acredite em tudo sem questionar, mas também não descarte sem analisar. Desencoraje os pacientes de reclamar do atendimento médico anterior e evite comentários depreciativos sobre outros médicos que o paciente possa ter consultado. O registro preciso e detalhado de eventos em casos que envolvem indenizações e problemas médico-legais é particularmente importante.

Uma maneira eficiente de trabalhar é combinar a revisão de anotações anteriores com a conversa direta com o paciente. Se os registros contiverem um histórico razoavelmente completo, revise-o com o paciente para verificar a acurácia. Por exemplo, leia os registros e diga ao paciente: "O Dr. Payne diz aqui que você tem sentido dores na perna esquerda há 6 meses. Isso está correto?". O paciente pode verificar essa informação ou pode dizer: "Não, é a perna direita e ocorre há mais 6 anos". Essa abordagem pode economizar um tempo considerável ao lidar com um paciente que apresenta muitos registros anteriores. Um método muito útil para resumir uma avaliação anterior é fazer uma tabela com duas colunas, listando todos os exames que foram feitos, colocando os normais em uma coluna e os anormais na outra.

Muitos médicos acham útil fazer anotações durante a entrevista. As anotações durante a consulta ajudam a garantir a precisão do relatório final. Um método útil é simplesmente escrever enquanto o paciente vai falando, sobretudo nas etapas iniciais da consulta. As anotações repletas de citações de pacientes costumam ser bastante esclarecedoras. No entanto, não podemos nos fixar em tomar notas. O segredo é interagir com o paciente e tomar notas discretamente. O paciente não deve ter a impressão de que o médico está prestando atenção às anotações e não nele. É comum usar essas notas para transcrição posterior em algum formato final. Às vezes, o paciente vem munido de anotações. Diz-se que o paciente com múltiplas queixas escritas em um pedaço de papel tem *la maladie du petit papier* (a doença do papelzinho); pacientes acostumados à tecnologia podem trazer a história clínica em um documento impresso.

QUEIXA PRINCIPAL E DOENÇA ATUAL

A anamnese neurológica geralmente começa com a obtenção dos dados demográficos usuais, mas também deve incluir a lateralidade. A anamnese tradicional começa com a queixa principal e a doença atual. Na verdade, muitos médicos experientes começam com a história pregressa pertinente, identificando desde o início as principais doenças crônicas ou do passado. Isso não significa entrar em detalhes sobre procedimentos cirúrgicos anteriores não relacionados e similares. Significa identificar as principais comorbidades que podem ter relação direta ou indireta com a doença atual. Essa técnica ajuda a contextualizar a doença atual e a levar à consideração precoce sobre o problema neurológico ser uma complicação de alguma doença subjacente ou ser um processo independente. É ineficiente fazer uma anamnese longa e trabalhosa em pacientes com neuropatia periférica, somente para depois descobrir na história pregressa que o paciente sabe que tem diabetes há muito tempo.

Embora um banco de dados completo seja importante, é contraproducente dar pouca atenção aos detalhes da doença atual. A anamnese deve ser concentrada nos detalhes da queixa de apresentação. A maior parte do tempo gasto com um novo paciente deve ser dedicada à história clínica, e a maior parte do tempo de sua obtenção deve ser dedicada aos sintomas da doença atual. A resposta na maioria das vezes está nos detalhes do problema apresentado. Comece com uma pergunta aberta, como "Que tipo de problemas você está tendo?" ou "O que o trouxe aqui hoje?" em geral produz respostas sobre um meio de transporte. E perguntar "O que há de errado com você?" apenas incita gracejos. Depois de estabelecer a queixa principal ou o motivo do encaminhamento, faça com que o paciente comece pelo início da história e percorra-a mais ou menos na ordem cronológica, porque muitos pacientes não farão isso se não forem orientados. O tempo que leva ao início dos sintomas deve ser dissecado para descobrir eventos como a imunização que precipitou um episódio de amiotrofia nevrálgica, a doença diarreica anterior a um episódio de síndrome de Guillain-Barré ou o acampamento que levou à picada de carrapato. Os pacientes são rápidos em presumir que algum evento recente é a causa de sua dificuldade atual. O médico deve evitar a armadilha de presumir que as relações temporais provam relações etiológicas (a falácia *post hoc ergo propter hoc*, que quer dizer: depois disso, portanto, por causa disso).

Registre a queixa principal com as próprias palavras do paciente. Sir William Osler disse: "Use as palavras do paciente para as queixas". É fundamental esclarecer elementos importantes da anamnese que o paciente em geral não descreve espontaneamente. Cada sintoma da doença atual deve ser analisado sistematicamente, fazendo-se ao paciente uma série de perguntas para esclarecer as ambiguidades. Determine exatamente quando os sintomas começaram, e se sua presença é constante ou intermitente; nesse último caso, determine caráter, duração, frequência, gravidade e relação com fatores externos. Determine a progressão ou regressão de cada sintoma, se há alguma variabilidade sazonal, diurna ou noturna, e a resposta ao tratamento. Em pacientes cuja queixa principal é dor, determine a localização, o caráter ou qualidade, a gravidade, os sintomas associados e, se for episódica, a frequência, a duração e qualquer fator precipitante ou de alívio específicos. Alguns pacientes têm dificuldade de descrever conceitos como o caráter de uma dor. Embora as descrições espontâneas tenham mais valor e as questões principais devam ser evitadas, é perfeitamente permitido, quando necessário, oferecer opções, como "surda e prolongada como uma dor de dente" ou "aguda como uma faca".

Em pacientes neurológicos, a determinação do curso da doença deve receber atenção especial, porque isso é fundamental para determinar a etiologia. Uma doença pode ser estática, remitente, intermitente, progressiva ou que regride. O início abrupto seguido de melhora com graus variáveis de recuperação é característico de trauma e eventos vasculares. As doenças degenerativas apresentam início gradual dos sintomas e taxa variável de progressão. Os tumores têm início gradual e progressão constante dos sintomas, sendo que a taxa de progressão depende do tipo de tumor. Em algumas neoplasias, a hemorragia ou necrose espontâneas podem causar início súbito ou piora. A esclerose múltipla é mais caracterizada por remissões e exacerbações, com aumento

progressivo da gravidade dos sintomas. Também ocorrem formas estacionárias, intermitentes e crônicas progressivas. As infecções, em geral, têm início relativamente súbito, mas não drástico. São seguidas por melhora gradual e recuperação total ou incompleta. Em muitas condições, os sintomas aparecem algum tempo antes de os sinais físicos marcantes da doença serem evidentes e antes que os testes de neurodiagnóstico detectem anormalidades significativas. É importante conhecer os principais eventos da doença, por exemplo, quando o paciente considerou que estava bem pela última vez, quando teve que parar de trabalhar, quando começou a usar dispositivo auxiliar, quando foi forçado a se deitar. Muitas vezes, é útil verificar exatamente como e com que gravidade o paciente se considera incapacitado, bem como o que o levou à decisão de procurar atendimento médico.

A anamnese meticulosa pode revelar eventos anteriores, que o paciente tenha esquecido ou aos quais não tenha atribuído significado. A história compatível com eventos vasculares anteriores, traumas ou episódios de desmielinização pode lançar uma nova luz sobre os sintomas atuais. No paciente com sintomas de mielopatia, o episódio de perda visual ocorrido 5 anos antes, repentinamente, assume significado diferente.

É útil em algum momento perguntar ao paciente o que o preocupa. Acontece, às vezes, que o paciente está muito preocupado com a possibilidade de algum distúrbio que nem mesmo ocorreu ao médico considerar. Os pacientes com queixas neurológicas costumam ficar apreensivos sobre alguma doença terrível, como tumor cerebral, esclerose lateral amiotrófica, esclerose múltipla ou distrofia muscular. Todas essas doenças são bem conhecidas da população leiga, e os pacientes ou familiares podem chegar a conclusões bizarras sobre a causa de algum sintoma. A simples garantia do médico de vez em quando é tudo o que é necessário.

REPETIÇÃO DA ANAMNESE

Pode ser preciso fazer a anamnese mais de uma vez. Uma boa regra geral de trabalho é repetir a anamnese sempre que houver dúvida no diagnóstico. O "problema" no atendimento ocorre quando o médico faz a anamnese de um paciente depois de as informações terem sido coletadas por outros profissionais, como residentes. A anamnese melhora com a experiência, porque o clínico é capaz de gerar mais hipóteses para explicar a queixa do paciente e tem mais perguntas em mente para verificar ou excluir distúrbios possíveis. Não é raro que uma grande quantidade de informações relevantes apareça repentinamente com as perguntas do médico, às vezes para desgosto de estudantes e residentes. Embora o "problema" no atendimento possa dever-se às maiores habilidades de obtenção de história pelo médico experiente, existem outras explicações possíveis. Os pacientes às vezes esquecem detalhes importantes de sua história durante a consulta inicial. Ainda, podem estar indispostos, com dor ou desatentos. Muitas anamneses iniciais são feitas por médicos ou residentes em horário bastante avançado. Depois de dormir um pouco, tomar café da manhã e ter tempo para ponderar, a história evolui com a visita do médico, à medida que o paciente relembra as informações solicitadas no questionamento anterior. A anamnese anterior serve como "aquecimento". Ao trabalhar sozinho, aproveite o "problema" no atendimento simplesmente repetindo e verificando as partes principais da história novamente depois de algum tempo.

HISTÓRIA CLÍNICA PREGRESSA

A história clínica pregressa é importante porque os sintomas neurológicos podem estar relacionados com doenças sistêmicas. As informações relevantes incluem declarações sobre a saúde geral; história de doenças atuais, crônicas e pregressas, hospitalizações; cirurgias; acidentes ou traumas, particularmente traumatismo craniano; doenças infecciosas e venéreas; defeitos congênitos; dietas; e padrões de sono. É surpreendente o grande histórico médico e cirúrgico que os pacientes às vezes se esquecem de relatar. É preciso investigar alergias e outras reações a medicamentos. Certas situações e condições comórbidas são particularmente preocupantes no paciente com sintomatologia neurológica. Os vegetarianos ou pessoas com história de cirurgia gástrica ou doença inflamatória intestinal têm risco de desenvolver deficiência de vitamina B_{12}, e as complicações neurológicas de distúrbios do tecido conectivo, diabetes, doenças da tireoide e sarcoidose têm muitas formas. Uma história de câncer amplia a preocupação com a doença metastática, bem como com as síndromes paraneoplásicas. A história de doença cardíaca valvular ou infarto do miocárdio recente pode ser relevante no paciente com doença cerebrovascular. Em alguns casos, mesmo em adultos, as condições de nascimento e desenvolvimento inicial do paciente são pertinentes, inclusive complicações da gravidez, trabalho de parto e parto, trauma ao nascimento, peso ao nascer, doenças pós-natais, saúde e desenvolvimento durante a infância, convulsões com febre, capacidade de aprendizagem e desempenho escolar.

O levantamento dos medicamentos atuais, tanto prescritos quanto de venda livre, é sempre importante, porque muitos medicamentos têm efeitos colaterais neurológicos significativos. Por exemplo, um paciente idoso pode desenvolver confusão simplesmente ao usar solução oftálmica betabloqueadora; os anti-inflamatórios não esteroides podem causar meningite asséptica; muitos medicamentos podem causar tonturas, cólicas, parestesias, dor de cabeça, fraqueza e outros efeitos colaterais; e as cefaleias são o efeito colateral mais comum dos inibidores de bomba de prótons. Verificar os detalhes do regime medicamentoso pode revelar que o paciente não está tomando a medicação conforme pretendido. As perguntas pontuais são necessárias para abordar a questão dos medicamentos de venda livre, já que muitos pacientes não os consideram medicamentos. Alguns pacientes desenvolvem

efeitos colaterais neurológicos significativos com um regime bem-intencionado de vitaminas. Os pacientes podem consumir medicamentos de profissionais de saúde alternativos ou de lojas de produtos naturais, presumindo que esses agentes são seguros porque são "naturais", o que nem sempre é o caso. É útil pedir que o paciente traga todos os frascos de medicamentos, prescritos e sem receita. Uma paciente ficou chocada ao descobrir que estava tomando extrato de testículo bovino.

HISTÓRIA FAMILIAR

A história familiar (HF) é em essência a investigação da possibilidade de doenças de caráter hereditário e é concentrada na linhagem do paciente; algumas vezes, é muito importante em pacientes neurológicos. As informações sobre o núcleo familiar também costumam ser relevantes para a história social (conforme observado nesta seção). Além das perguntas usuais sobre câncer, diabetes, hipertensão e doenças cardiovasculares, a HF é particularmente relevante em pacientes com enxaqueca, epilepsia, doença cerebrovascular, distúrbios do movimento, miopatia e doença cerebelar, entre outros. Para alguns pacientes, é pertinente perguntar sobre HF de alcoolismo ou outros tipos de abuso de substâncias. O tamanho da família é um dado importante. Uma HF negativa dá maior segurança para os pacientes com muitos irmãos e uma família extensa, do que nos pacientes sem irmãos e poucos parentes conhecidos. Não é incomum encontrar pacientes que foram adotados e não têm conhecimento de sua família biológica.

Existem armadilhas, e a HF negativa nem sempre é realmente negativa. Algumas doenças podem ser disseminadas em uma família sem que os indivíduos afetados tenham consciência disso. Na doença de Charcot-Marie-Tooth, por exemplo, muitos membros da família que têm pé cavo e deformidade em perna de cegonha podem não ter essas anomalias reconhecidas como anormais. Distúrbios neurológicos incapacitantes crônicos em um membro da família podem ser atribuídos a outra causa, como "artrite". Há casos em que os membros da família ocultam deliberadamente informações sobre um problema familiar conhecido.

Às vezes é necessário indagar sobre a relação entre os pais para explorar a possibilidade de consanguinidade. Em algumas situações, é importante investigar a etnia do paciente, dada a tendência de alguns distúrbios neurológicos ocorrerem em grupos étnicos específicos ou em pacientes de certas regiões geográficas.

HISTÓRIA SOCIAL

A história social inclui informações como situação conjugal, nível educacional, ocupação e hábitos pessoais. A história conjugal deve incluir número de casamentos, duração do casamento atual e saúde do parceiro e dos filhos. Em alguns casos, é necessário investigar a adaptação conjugal e a saúde do relacionamento, bem como circunstâncias que levaram a mudanças da situação conjugal.

A pergunta sobre a natureza do trabalho do paciente faz parte da rotina. A história ocupacional detalhada deve, às vezes, investigar ocupações atuais e passadas, visando em especial contato com neurotoxinas, uso de equipamento de proteção individual, ambiente de trabalho, níveis de esforço e atividades de movimento repetitivo e doenças de colegas de trabalho. É importante registrar mudanças frequentes de trabalho ou histórico de trabalho insatisfatório. Para os pacientes que não estão mais trabalhando, determine quando e por que pararam. Em algumas situações, é relevante perguntar sobre passatempos e atividades, particularmente quando a exposição a toxinas ou lesões por movimento repetitivo é uma consideração diagnóstica. Os locais de residência anteriores, especialmente nos trópicos ou em áreas onde certas doenças são endêmicas, podem ser relevantes.

A história de hábitos pessoais é importante, com referência especial ao uso de álcool, tabaco, fármacos, café, chá, refrigerantes e substâncias semelhantes, ou os motivos da abstinência. Os pacientes muitas vezes não são francos sobre o uso abusivo de álcool e drogas ilícitas, especialmente os que têm algo a esconder. As respostas podem variar de pequenas mentiras a mentiras descaradas. As drogas ilícitas e o álcool às vezes constituem um fator em circunstâncias aparentemente improváveis. É digno de nota como os pacientes subnotificam a quantidade de álcool que consomem; uma heurística comumente usada é dobrar a quantidade admitida. O questionário CAGE é útil para ter uma ideia mais realista do impacto do álcool na vida do paciente (Tabela 3.1). Mesmo uma resposta positiva é suspeita e quatro são diagnósticas de abuso de álcool. O HALT

e o BUMP são outros conjuntos similares de perguntas (Tabela 3.1), assim como o Alcohol Use Disorders Identification Test (AUDIT); o AUDIT-C resumido, que se concentra em itens de consumo, tem acurácia quase igual à do AUDIT completo. Alguns pacientes não admitem o consumo de álcool e só confessam quando o médico chega à sua bebida de preferência, por exemplo, o gim. Sempre faça ao paciente que nega beber de todo, alguma pergunta complementar: por que ele não bebe, se alguma vez bebeu, ou quando parou. Isso pode revelar um passado ou HF de abuso de substâncias, ou o paciente pode admitir que parou apenas 1 semana antes. Quanto tiver suspeita de abuso de álcool, faça um histórico alimentar.

Os pacientes são ainda mais reticentes sobre o uso de substâncias psicoativas. As perguntas discretas no início seriam se o paciente já usou substâncias para outros fins que não medicinais, se abusou de medicamentos prescritos, ou se já usou medicamentos por outra via que não a oral. A linguagem corrente é quase sempre uma necessidade. Os pacientes entendem melhor fumar *crack* do que inalar cocaína. É bom saber como as drogas ilícitas são chamadas nas ruas, mesmo que mudem à medida que as gírias e as drogas entram e saem de moda. Além de drogas ilícitas notórias como cocaína, heroína, PCP, metanfetamina, cogumelos psicodélicos e LSD, novos agentes aparecem constantemente, como "sais de banho" e maconha sintética. O panorama das drogas evolui. A maconha, agora legal em vários estados dos EUA, é muito mais potente do que a maconha de décadas atrás e sua toxicidade é subestimada. Um tipo menos refinado de abuso de substâncias é inalar substâncias comuns, como tinta *spray*, cola para aviões, diluente de tintas, gasolina e óxido nitroso. É surpreendente o que alguns indivíduos fazem. Um paciente gostava de fumar maconha e inalar gasolina – especificamente gasolina com chumbo – para ter alucinações em cores. O abuso de medicamentos prescritos tornou-se um grande problema de saúde pública e é muito mais prevalente do que o uso abusivo de drogas ilícitas. Estima-se que até 20% da população dos EUA fizeram uso abusivo de medicamentos prescritos, entre eles, analgésicos opiáceos, sedativos, tranquilizantes, dextrometorfano, cetamina e estimulantes. O uso abusivo de drogas como hidrocodona, oxicodona, Adderall, alprazolam e clonazepam é comum.

É importante determinar se o paciente já teve comportamento sexual de risco, mas é sempre um assunto difícil de abordar. Os pacientes costumam relutar menos em discutir o assunto do que o médico. As manobras iniciais úteis com quem o paciente faz sexo e com que frequência, se o paciente mantém relações sexuais sem proteção ou se já teve uma doença sexualmente transmissível (DST).

Tabela 3.1	Perguntas para explorar a possibilidade de uso abusivo de álcool.

Questionário CAGE

Você já sentiu necessidade de reduzir o consumo de álcool?

As pessoas aborrecem você ao criticar seu modo de beber?

Você já se sentiu culpado por beber?

Você já tomou um drinque de manhã para acalmar os nervos ou "curar" uma ressaca?

Questionário HALT

Você costuma beber para ficar embriagado?

Você bebe sem companhia?

Você já se sentiu ansioso para beber?

Você percebeu que está ficando tolerante ao álcool?

Questionário BUMP

Você já teve amnésia alcoólica?

Você já usou álcool de forma não planejada (bebeu mais do que pretendia ou continuou a beber depois de já ter bebido muito)?

Você já bebeu por motivos medicinais (controlar a ansiedade, depressão ou tremores)?

Você se vê protegendo seu suprimento de álcool (acumulando, comprando mais)?

REVISÃO DE SISTEMAS

Na medicina de atenção primária, a revisão de sistemas (RS) é planejada, em parte, para detectar problemas de saúde dos quais o paciente pode não se queixar, mas que, apesar disso, requerem atenção. Na prática da especialidade, a RS é feita mais para detectar sintomas que envolvem outros sistemas dos quais o paciente pode não reclamar espontaneamente, mas que fornecem indícios para o diagnóstico da queixa apresentada. A doença neurológica pode ocasionar disfunções que envolvem muitos sistemas. Em pacientes que apresentam sintomas neurológicos, a RS neurológica é útil para descobrir queixas neurológicas relevantes depois de explorar a doença atual. A Tabela 3.2 resume algumas áreas de perguntas que

vale a pena investigar. Os sintomas de depressão costumam ser particularmente relevantes e estão resumidos na Tabela 3.3. A RS mais geral também pode revelar informações importantes com relação à doença atual (Tabela 3.4). Os pacientes ocasionalmente apresentam RS positiva, com queixas em diversos sistemas e desproporcionais a qualquer indício de doença orgânica. Os pacientes com síndrome de Briquet têm um distúrbio de somatização com diversas queixas somáticas, que costumam descrever vívida e exageradamente.

A RS é feita, com frequência, com questionário em pacientes ambulatoriais. Outro método eficaz é fazer a RS durante o exame físico, perguntando sobre os sintomas relacionados com cada sistema orgânico à medida que ele é examinado.

Tabela 3.2	Sistema de revisão neurológico: sintomas que valem a pena explorar em pacientes com queixas neurológicas.
Histórias de convulsões ou perda inexplicável de consciência	
Cefaleia	
Vertigem ou tontura	
Perda de visão	
Diplopia	
Deterioração da audição	
Zumbido	
Dificuldade para falar ou engolir	
Fraqueza, dificuldade de movimentação, movimentos anormais	
Dormência, formigamento	
Tremor	
Problemas de marcha, equilíbrio ou coordenação	
Dificuldade de controle de esfíncteres ou da função sexual	
Dificuldade de pensamento ou memória	
Problemas para dormir ou sonolência excessiva	
Sintomas de depressão (Tabela 3.3)	

Modificada de Campbell WW, Pridgeon RP. *Practical Primer of Clinical Neurology*. Philadelphia: Lippincott Williams & Wilkins, 2002.

Tabela 3.3	Alguns sintomas que sugerem depressão.
Humor deprimido, tristeza	
Ganho ou perda de peso não explicados	
Aumento ou redução do apetite	
Transtornos do sono	
Falta de energia, cansaço, fadiga	
Perda de interesse pelas atividades	
Anedonia	
Sentimentos de culpa ou inutilidade	
Ideação suicida	
Agitação ou retardo psicomotor	
Disfunção sexual	
Dificuldade de concentração ou de tomada de decisões	
Dificuldade de memória	

Modificada de Campbell WW, Pridgeon RP. *Practical Primer of Clinical Neurology*. Philadelphia: Lippincott Williams & Wilkins, 2002.

Tabela 3.4	Itens na revisão de sistemas de possível relevância neurológica, com exemplos de condições neurológicas relacionadas entre parênteses.				
Gerais		Fotossensibilidade (enxaqueca)		**Cervicais**	
Perda de peso (depressão, neoplasia)		Dor ocular (neurite óptica)		Dor (radiculopatia)	
Diminuição do nível de energia (depressão)		**Orelhas**		Rigidez (meningite)	
Calafrios/febre (infecção oculta)		Perda auditiva (neuroma do acústico)		**Cardiovasculares**	
Cabeça		Secreção (colesteatoma)		Cardiopatia (muitas)	
Cefaleias (muitas)		Zumbido (doença de Ménière)		Claudicação (neurogênica *vs.* vascular)	
Trauma (hematoma subdural)		Vertigem (vestibulopatia)		Hipertensão (doença cerebrovascular)	
Olhos		Vesículas (herpes-zóster)		Arritmia cardíaca (embolia cerebral)	
Estado refrativo; lentes, cirurgia refrativa		**Nariz**		**Respiratórios**	
Perda visual episódica (amaurose fugaz)		Anosmia (meningioma do sulco olfatório)		Dispneia (doença neuromuscular)	
Perda visual progressiva (neuropatia óptica)		Secreção (rinorreia de LCR)		
Diplopia (numerosa)		**Boca**		Asma (vasculite sistêmica)	
Ptose (miastenia *gravis*)		Glossalgia (deficiência nutricional)		Tuberculose (meningite)	
Xeroftalmia (síndrome de Sjögren)					

Tabela 3.4	Itens na revisão de sistemas de possível relevância neurológica, com exemplos de condições neurológicas relacionadas entre parênteses. (*Continuação*)		
Gastrintestinais	**História menstrual**	**Hematopoéticos**	
Alteração do apetite (lesão hipotalâmica)	Último período menstrual e contracepção	Anemia (deficiência de vitamina B_{12})	
Sede excessiva (diabetes melito ou insípido)	Uso de contraceptivo oral (acidente vascular cerebral)	Trombose venosa profunda (síndrome anticardiolipina)	
Disfagia (miastenia)	Terapia de reposição hormonal (enxaqueca)	**Cutâneos**	
Constipação intestinal (disautonomia, encefalomiopatia mitocondrial neurogastrintestinal [EMNGI])	**Endócrinos**	Erupções cutâneas (doença de Lyme, reações medicamentosas)	
Vômito (aumento da pressão intracraniana)	Galactorreia (tumor hipofisário)	Picadas de insetos (doença de Lyme, infecção por Rickettsia, paralisia por carrapato)	
Hepatite (vasculite, crioglobulinemia)	Amenorreia (insuficiência hipofisária)		
Geniturinários	Aumento das mãos e dos pés (acromegalia)	Marcas de nascença (facomatoses)	
Incontinência urinária (bexiga neurogênica)	Doença da tireoide (muitas)	**Psiquiátricos**	
Retenção urinária (bexiga neurogênica)	**Musculoesqueléticos**	Depressão (muitas)	
Impotência (disautonomia)	Artrite (doença do tecido conectivo)	Psicose (doença de Creutzfeldt-Jakob)	
Poliúria (diabetes melito ou insípido)	Cãibras musculares (ELA)	Alucinação (doença dos corpos de Lewy)	
Aborto espontâneo (síndrome anticardiolipina)	Mialgias (miopatia)	Grandiosidade (neurossífilis)	
Doença sexualmente transmitida (neurossífilis)			
Pigmentúria (porfiria, rabdomiólise)			

ANAMNESE EM ALGUNS DISTÚRBIOS COMUNS

Algumas características importantes da anamnese a serem exploradas em pacientes com queixas neurológicas comuns estão resumidas nas Tabelas 3.5 a 3.13. São muitas as queixas neurológicas para abranger todas, de modo que essas tabelas devem ser consideradas apenas um ponto de partida e ilustração do processo. O espaço não permite uma explicação da relevância do diagnóstico diferencial de cada um desses elementos da anamnese. Basta dizer que cada um desses elementos da história tem significado para descartar ou não alguma possibilidade diagnóstica. Esse tipo de "lista" existe para todas as queixas de todos os pacientes. Aprendê-las e refiná-las é o desafio da medicina.

Por exemplo, a Tabela 3.5 lista alguns dos importantes pontos específicos da história clínica úteis na avaliação do paciente com cefaleia crônica. As opções a seguir são regras e diretrizes gerais, não absolutas. Pacientes com enxaqueca tendem a ter dor latejante hemicraniana ou orbitofrontal unilateral associada a distúrbios gastrintestinais (GI). Os que sofrem de enxaqueca com aura (enxaqueca clássica) têm acompanhamentos visuais ou neurológicos secundários. Os pacientes geralmente buscam alívio deitando-se em um ambiente escuro e silencioso. Pacientes com cefaleia em salvas tendem a ter dor orbitofrontal unilateral não pulsátil, sem efeitos visuais, gastrintestinais, ou neurológicos secundários; a tendência é obter algum alívio movimentando-se. Os que sofrem de cefaleias tensionais tendem a ter dor não pulsátil, com distribuição em faixas ou occipitonucal e desacompanhada por distúrbios visuais, neurológicos ou gastrintestinais.

Tabela 3.5	Pontos importantes na anamnese de paciente com cefaleia crônica.
Se o paciente apresentar mais de um tipo de cefaleia, solicite as informações para cada tipo.	
Localização da dor (p. ex., hemicraniana, holocraniana, occipitonucal, tipo faixa)	
Intensidade da dor	
Qualidade da dor (p. ex., contínua, pulsátil, lancinante)	
Gravidade	
Momento, duração e frequência	
Média diária de consumo de cafeína	
Média diária de consumo de analgésicos (inclusive medicamentos sem prescrição)	
Fatores precipitantes (p. ex., álcool, privação do sono, dormir demais, alimentos, luz forte)	
Fatores de alívio (p. ex., repouso/silêncio, local escuro, atividade, medicamentos)	
Resposta ao tratamento	
Manifestações neurológicas paralelas (p. ex., hipoestesia, parestesias, fraqueza, distúrbio da fala)	
Manifestações visuais paralelas (p. ex., escotomas cintilantes, cegueira transitória)	
Manifestações gastrintestinais paralelas (p. ex., náuseas, vômito, anorexia)	
Sintomas associados (p. ex., fotofobia, fonofobia/sonofobia, lacrimejamento, congestão nasal)	
Qualquer história de traumatismo craniano	

Modificada de Campbell WW, Pridgeon RP. *Practical Primer of Clinical Neurology*. Philadelphia: Lippincott Williams & Wilkins, 2002.

A Tabela 3.6 lista alguns dos elementos importantes da anamnese em pacientes com dor no pescoço e no braço. O principal diagnóstico diferencial é, geralmente, entre radiculopatia cervical e distúrbios musculoesqueléticos, como bursite, tendinite, síndrome de conflito e dor miofascial.

Os pacientes com doença de disco cervical geralmente têm dor no pescoço, na crista do trapézio e na região superior do ombro, e os que têm dor miofascial cervical apresentam a mesma distribuição geral. Pacientes com radiculopatia podem apresentar dor referida nas regiões peitoral ou periescapular, o que é incomum na dor miofascial e a dor pode ser irradiada em distribuição radicular ao longo do braço. Dor que se irradia abaixo do cotovelo geralmente significa radiculopatia. Os pacientes com radiculopatia sentem dor ao movimentar o pescoço; os que têm patologia no ombro têm dor ao movimentar o ombro. Esses pacientes com radiculopatia podem ter fraqueza ou sintomas sensitivos no membro envolvido.

As Tabelas 3.7 a 3.13 resumem alguns detalhes importantes da anamnese a serem considerados em algumas das outras queixas frequentes em ambiente ambulatorial.

Tabela 3.6 Pontos importantes da anamnese em pacientes com dor no pescoço e no braço.

Nota: O diagnóstico diferencial é mais frequente entre radiculopatia e dor musculoesquelética.

Início e duração (aguda, subaguda, crônica)

Intensidade da dor

Qualquer história de lesão

Qualquer história anterior de infecção viral ou imunização

Qualquer história pregressa de hérnia de disco, cirurgia de disco ou episódios anteriores de dor no pescoço ou no braço

Localização da dor mais intensa (p. ex., pescoço, braço, ombro)

Eventual padrão de irradiação da dor (p. ex., para ombro, braço, região peitoral, região periescapular)

Relação entre dor e movimento do pescoço

Relação entre dor e movimento do ombro

Fatores de alívio

Qualquer exacerbação decorrente de tosse, espirro, esforço para defecar

Qualquer fraqueza no braço ou na mão

Qualquer dormência, parestesia ou disestesias do braço ou da mão

Qualquer fraqueza associada nas pernas ou disfunção intestinal, vesical ou sexual que sugira compressão da medula espinal

Modificada de Campbell WW, Pridgeon RP. *Practical Primer of Clinical Neurology.* Philadelphia: Lippincott Williams & Wilkins, 2002.

Tabela 3.7 Pontos importantes da anamnese em pacientes com dor nas costas e na perna.

Nota: O diagnóstico diferencial é mais frequente, como no caso de dor no pescoço e dor no braço, entre radiculopatia e dor musculoesquelética.

Início e duração (aguda, subaguda, crônica)

Intensidade da dor

Qualquer história de lesão

Qualquer história pregressa de hérnia de disco, cirurgia de disco ou episódios anteriores de dor nas costas ou na perna

Localização da dor mais intensa (p. ex., costas, nádegas, quadril, perna)

Eventual padrão de irradiação da dor (p. ex., nádegas, coxa, perna ou pé)

Relação entre dor e posição corporal (p. ex., em pé, sentado, deitado)

Relação entre dor e atividade e movimento (inclinação, curvatura, movimento da perna)

Qualquer exacerbação decorrente de tosse, espirro, esforço para defecar

Qualquer fraqueza na perna, no pé e nos dedos do pé

Qualquer dormência, parestesia ou disestesia da perna ou do pé

Fatores de alívio

Qualquer disfunção associada do intestino, da bexiga ou sexual que sugira compressão da cauda equina

Qualquer febre, perda de peso ou rigidez matinal associada

Modificada de Campbell WW, Pridgeon RP. *Practical Primer of Clinical Neurology.* Philadelphia: Lippincott Williams & Wilkins, 2002.

Tabela 3.8 Pontos importantes na anamnese de paciente com tontura.

Descrição precisa de tontura pelo paciente

Natureza e início

Gravidade

Presença ou ausência de ilusão de movimento

Sintomas presentes de modo persistente ou intermitentes

Se intermitentes, frequência, duração e momento das crises

Relação entre tontura e posição corporal (p. ex., em pé, sentado, deitado)

Qualquer precipitação da tontura com movimento da cabeça

Sintomas associados (p. ex., náuseas, vômito, zumbido, perda auditiva, fraqueza, dormência, diplopia, disartria, disfagia, dificuldade de marcha ou equilíbrio, palpitações, falta de ar, xerostomia,* dor torácica)

Medicamentos, em especial anti-hipertensivos ou fármacos ototóxicos

*Pode ser indício de hiperventilação.
Modificada de Campbell WW, Pridgeon RP. *Practical Primer of Clinical Neurology.* Philadelphia: Lippincott Williams & Wilkins, 2002.

Tabela 3.9 Pontos importantes da anamnese em pacientes com dormência na mão.

Nota: As principais considerações no diagnóstico diferencial são a síndrome do túnel do carpo e a radiculopatia cervical.

Sintomas constantes ou intermitentes

Se intermitente, em que momento, especialmente qualquer relação com a hora do dia, qualquer tendência de sintomas noturnos, duração e frequência

Relação com atividades (p. ex., dirigir)

Qual parte da mão é mais envolvida

Qualquer envolvimento do braço, da face, da perna

Qualquer problema de fala ou visão associado à dormência na mão

Dor no pescoço

Dor na mão/braço

Fraqueza na mão/braço

Qualquer história de lesão, sobretudo lesão antiga no punho

Qualquer envolvimento da mão contralateral

Modificada de Campbell WW, Pridgeon RP. *Practical Primer of Clinical Neurology.* Philadelphia: Lippincott Williams & Wilkins, 2002.

Tabela 3.10	Pontos importantes da anamnese em pacientes com suspeita de ataque isquêmico transitório.

Nota: Isso ocorre em pacientes que tiveram uma ou mais crises de fraqueza ou dormência comprometendo um lado do corpo, perda transitória da visão, sintomas de insuficiência vertebrobasilar e problemas semelhantes.

Data do primeiro episódio e número de episódios

Frequência dos ataques

Duração dos ataques

Partes do corpo e funções específicas envolvidas

Qualquer dificuldade associada à fala, à visão, à deglutição etc.

Outros sintomas associados (dor torácica, falta de ar, náuseas vômito, cefaleia)

Qualquer história de hipertensão, diabetes melito, hipercolesterolemia, doença arterial coronariana, doença vascular periférica, abuso de drogas

Quaisquer episódios anteriores sugestivos de ataque isquêmico transitório retiniano, hemisférico ou vertebrobasilar

Medicações atuais, em especial ácido acetilsalicílico, contraceptivos orais, anti-hipertensivos

Modificada de Campbell WW, Pridgeon RP. *Practical Primer of Clinical Neurology.* Philadelphia: Lippincott Williams & Wilkins, 2002.

Tabela 3.11	Pontos importantes da anamnese em pacientes com perda episódica da consciência: diagnóstico diferencial entre síncope e crise epiléptica.

Ocasião da crise (p. ex., frequência, duração)

Lembrança que o paciente tem dos eventos

Circunstâncias da crise (p. ex., na igreja, no banho, depois de flebotomia)

Eventos imediatamente anteriores à crise

Posição do corpo imediatamente anterior à crise (p. ex., supinação, sentado, em pé)

Presença de pródromo ou aura

Qualquer atividade tônica ou clônica

Qualquer sugestão de início focal

Qualquer incontinência ou mordedura de língua

Sintomas depois do episódio (p. ex., sono, déficit neurológico focal)

Tempo até a recuperação total

Descrição das crises por testemunha

Exposição a drogas, álcool e medicamentos

História familiar (HF)

Modificada de Campbell WW, Pridgeon RP. *Practical Primer of Clinical Neurology.* Philadelphia: Lippincott Williams & Wilkins, 2002.

Tabela 3.12	Pontos importantes da anamnese em pacientes com dormência nos pés.

Nota: O diagnóstico diferencial geralmente é entre neuropatia periférica e radiculopatia lombossacral. Há um diagnóstico diferencial muito amplo das causas de neuropatia periférica.

Se os sintomas são constantes ou intermitentes

Se intermitentes, qualquer relação com postura, atividade ou movimento

Qualquer dor associada nas costas, pernas ou pés

Qualquer fraqueza nas pernas e pés

Qualquer história de lesão ou cirurgia nas costas, hérnia de disco

Simetria dos sintomas

Qualquer disfunção intestinal, vesical ou sexual

Qualquer história de doença sistêmica subjacente (p. ex., diabetes melito, doença da tireoide, anemia, nível baixo de vitamina B_{12})

Qualquer perda de peso

Consumo de álcool

História de tabagismo

Qualquer história que sugira exposição a toxinas, profissional ou recreativa

História alimentar

História medicamentosa, inclusive vitaminas

História familiar (HF) de sintomas similares

HF de diabetes, anemia perniciosa ou neuropatia periférica

Modificada de Campbell WW, Pridgeon RP. *Practical Primer of Clinical Neurology.* Philadelphia: Lippincott Williams & Wilkins, 2002.

Tabela 3.13	Pontos importantes da anamnese em pacientes com queixa de perda de memória.

Nota: A principal consideração é distinguir entre doença de Alzheimer e doenças que possam mimetizá-la, sobretudo as tratáveis.

Duração do problema

Piorando, melhorando ou permanecendo igual

Exemplos do que é esquecido (coisas menos importantes, como datas, aniversários etc., em comparação com coisas importantes)

O paciente ainda controla o próprio dinheiro

Qualquer tendência de se perder

História medicamentosa, inclusive medicamentos sem receita

Consumo de álcool

Qualquer cefaleia

Qualquer dificuldade com os sentidos do olfato ou paladar

Qualquer dificuldade de equilíbrio, marcha ou controle da bexiga

Qualquer sintoma de depressão (ver Tabela 3.3)

Qualquer traumatismo craniano recente

História pregressa de acidente vascular cerebral ou outra doença vascular

História pregressa de doença da tireoide, anemia, baixo teor de vitamina B_{12}, qualquer DST

Qualquer fator de risco de HIV

HF de demência ou doença de Alzheimer

Modificada de Campbell WW, Pridgeon RP. *Practical Primer of Clinical Neurology.* Philadelphia: Lippincott Williams & Wilkins, 2002.

BIBLIOGRAFIA

Caplan LC, Hollander J. *The Effective Clinical Neurologist.* 3rd ed. Shelton: People's Medical Publishing House, 2010.

DeGowin RL, Brown DD. *DeGowin's Diagnostic Examination.* 9th ed. New York: McGraw-Hill, 2009.

Duffy DL, Hamerman D, Cohen MA. Communication skills of house officers. A study in a medical clinic. *Ann Intern Med* 1980;93:354–357.

Griffith CH, Rich EC, Wilson JF. House staff's knowledge of their patients' social histories. *Acad Med* 1995;70:64–66.

Haponik EF, Frye AW, Richards B, et al. Sleep history is neglected diagnostic information. Challenges for primary care physicians. *J Gen Intern Med* 1996;11:759–761.

Marvel K, Major G, Jones K, et al. Dialogues in the exam room: medical interviewing by resident family physicians. *Fam Med* 2000;32:628–632.

Meuleman JR, Caranasos GJ. Evaluating the interview performance of internal medicine interns. *Acad Med* 1989;64:277–279.

Meuleman JR, Harward MP. Assessing medical interview performance. Effect of interns' gender and month of training. *Arch Intern Med* 1992;152:1677–1680.

Platt FW, McMath JC. Clinical hypocompetence: the interview. *Ann Intern Med* 1979;91:898–902.

Rich EC, Crowson TW, Harris IB. The diagnostic value of the medical history. Perceptions of internal medicine physicians. *Arch Intern Med* 1987;147:1957–1960.

Robbins AS, Kauss DR, Heinrich R, et al. Interpersonal skills training: evaluation in an internal medicine residency. *J Med Educ* 1979;54:885–894.

Sapira JD. *The Art and Science of Bedside Diagnosis.* Baltimore: Urban & Schwarzenberg, 1990.

Sideris DA, Tsouna-Hadjis P, Toumanidis S, et al. A self-learning approach to history-taking. *Med Educ* 1990;24:46–51.

Swartz MH. *Textbook of Physical Diagnosis: History and Examination.* 6th ed. Philadelphia: W. B. Saunders, 2010.

Woolliscroft JO, Calhoun JG, Billiu GA, et al. House officer interviewing techniques: impact on data elicitation and patient perceptions. *J Gen Intern Med* 1989;4:108–114.

Exame Físico Geral

Um exame físico (EF) geral comumente acompanha o exame neurológico (EN). A extensão do EF geral depende das circunstâncias e pode variar de mínimo a extenso. O EF geral em paciente neurológico não precisa ser tão detalhado ou meticuloso como no paciente difícil de medicina interna, mas deve ser completo o suficiente para revelar todas as anormalidades relevantes. Existem muitos livros excelentes sobre diagnóstico físico que fornecem uma ampla discussão das técnicas gerais do EF.

Mesmo o médico internista mais compulsivo, ao fazer um "exame físico completo", realiza o EN que um neurologista consideraria superficial. Em contrapartida, o neurologista realiza um EN mais completo, mas faz um EF geral apenas conforme as circunstâncias ditam. Ambos estão preocupados em alcançar o equilíbrio adequado entre eficiência e completude. O internista ou outro clínico geral gostaria de aprender a incorporar o EN ao EF geral, enquanto o neurologista gostaria de incorporar o máximo possível do EF geral ao EN. Na verdade, qualquer EN, mesmo que superficial, é uma oportunidade de realizar grande parte do EF geral simplesmente pela observação e por algumas manobras adicionais.

O exame geral começa com a observação do paciente durante a entrevista. Até a voz do paciente pode ser relevante, porque rouquidão, disfonia, afasia, disartria, confusão e outros problemas de significado neurológico podem ser aparentes mesmo nesse estágio inicial. Um exame da cabeça, olhos, ouvidos, nariz e garganta é subproduto natural de uma avaliação dos nervos cranianos. Ao examinar as pupilas e os movimentos extraoculares, aproveite a oportunidade para observar anormalidades da parte externa do olho e dos anexos oculares, como conjuntivite, exoftalmia, retração palpebral, sinal de Von Graefe (*lid lag*), xantelasma ou icterícia. Quando examinar a boca, como extensão do EF geral, procure por lesões intraorais, leucoplasia ou outras anormalidades. No exame da papila óptica, examine também a retina em busca de qualquer evidência de retinopatia diabética ou hipertensiva. Ao examinar a função neurológica nos membros superiores, há ampla oportunidade de observar a presença de baqueteamento digital, cianose, alterações ungueais, deformidade das mãos, artropatia e assim por diante para completar essa parte do exame no EF geral. Examinar as pernas e os pés quanto a força,

reflexos, sensação e respostas plantares é uma oportunidade de avaliar também a pele e as unhas. Verifique se há edema pré-tibial, discrepância de comprimento das pernas, joelhos ou articulações dos tornozelos inchadas ou deformadas, pés cavos, dedos em martelo ou qualquer outra anomalia. Observe o padrão de crescimento dos pelos, as alterações distróficas nas unhas e sinta a pulsação nos pés. Faça qualquer outra verificação necessária nos membros inferiores no EF geral. A avaliação da marcha e da estática proporciona muitas informações sobre o sistema musculoesquelético. Observe se o paciente tem alguma limitação ortopédica, como deformidade em varo dos joelhos, joelhos recurvados ou inclinação pélvica. O teste de marcha também é uma oportunidade conveniente para examinar a coluna lombossacral quanto à sensibilidade e à amplitude de movimento. Depois de ouvir sopros carotídeos, é necessário pouco esforço para palpar o pescoço em busca de massas e tireomegalia.

O EN pode, portanto, servir como o núcleo em torno do qual o EF geral pode ser construído. Ao final de um bom EN, basta ouvir o coração e os pulmões e palpar o abdome para que o EF geral seja bastante completo. Às vezes, é menos importante fazer um EF geral apurado do que estar disposto a fazê-lo. Alguns achados são óbvios se alguém simplesmente se der ao trabalho de olhar.

William Osler disse: "Na verdade, não há especialidades em medicina, visto que, para conhecer plenamente muitas das doenças mais importantes, um homem deve estar familiarizado com suas manifestações em muitos órgãos". Embora não haja quase nenhuma parte do EF geral que possa, às vezes, não ser digna de nota em uma circunstância particular, algumas de suas partes são mais relevantes e importantes em pacientes que apresentam queixas neurológicas. Considerando que o EF geral é bastante relevante para pacientes neurológicos, segue a descrição.

SINAIS VITAIS

Nos pacientes com suspeita de doença cerebrovascular é bom determinar a pressão arterial (PA) em ambos os braços. Assimetrias significativas podem refletir doença oclusiva cardiovascular extracraniana. Pode ser preciso medir a PA com o paciente em decúbito dorsal, sentado e em pé em algumas circunstâncias. A hipotensão ortostática é causa frequente de síncope. Pode ocorrer em pacientes com insuficiência autonômica por causas periféricas, como neuropatia diabética, ou por falha da regulação central, como na atrofia multissistêmica. A causa mais frequente de ortostasia é o efeito colateral da terapia anti-hipertensiva. O aumento da PA ocorre com o aumento da pressão intracraniana (reflexo de Cushing) e, em alguns pacientes, de forma aguda em um acidente vascular cerebral ou hemorragia subaracnóidea antes que a pressão intracraniana tenha aumentado. O aumento da PA decorrente de acidente vascular cerebral em geral deve-se a tentativas periféricas de compensar a isquemia cerebral e se resolve sem tratamento; o tratamento muito agressivo na fase aguda pode ser deletério. A hipotensão sistêmica grave raramente tem uma causa neurológica, exceto como um evento terminal, e é muito mais sugestiva de um distúrbio hemodinâmico.

A frequência e as características do pulso são importantes, sobretudo se houver suspeita de aumento da pressão intracraniana. Quando a pressão intracraniana aumenta, o pulso quase sempre diminui, mas às vezes pode aumentar. O pulso limitado ocorre na regurgitação aórtica ou no hipertireoidismo, e o pulso baixo e lento, na estenose aórtica. Qualquer um deles pode ter complicações neurológicas. É importante detectar o pulso irregular da fibrilação atrial na avaliação de pacientes com AVC. Tanto as bradiarritmias quanto as taquiarritmias podem produzir hipoperfusão cerebral. As anomalias respiratórias podem ser muito importantes em pacientes neurológicos (ver adiante).

APARÊNCIA GERAL

A aparência geral do paciente pode revelar evidências de doença aguda ou crônica, febre, dor, ou angústia; indícios de perda de peso; postura anormal do tronco, cabeça ou membros; o nível geral de atividade motora, maneirismos incomuns; movimentos anormais, atividades bizarras; inquietação ou imobilidade. A perda de peso e a evidência de desnutrição podem indicar hipertireoidismo, doença de Alzheimer, doença de Whipple, doença celíaca ou amiloidose. O nível e a distribuição da gordura corporal, juntamente com a distribuição dos pelos e o desenvolvimento sexual secundário, são importantes no diagnóstico das endocrinopatias e dos distúrbios hipotalâmicos. Observe todos os desvios evidentes do desenvolvimento normal, como gigantismo, nanismo, deformidades grosseiras, amputações, contraturas e desproporção ou assimetrias entre partes do corpo. A baixa estatura pode ocorrer em doenças mitocondriais, síndrome de Schwartz-Jampel, doença de Refsum, síndrome de Andersen-Tawil, doença de Niemann-Pick, síndromes de Turner e Noonan e no CADASIL (do inglês *cerebral autossomal dominant arteriopathy with subcortical infarcts and leukoencephalopathy*). A estatura excessiva pode sugerir síndrome de Marfan, homocistinúria, síndrome de Klinefelter ou síndrome de Sotos.

Posturas anormais específicas podem ocorrer em doenças do sistema nervoso. A hemiparesia espástica causa flexão do membro superior com flexão e adução do ombro, flexão do cotovelo e punho e flexão e adução dos dedos; no membro inferior, há extensão no quadril, joelho e tornozelo e pé equino. Na doença de Parkinson e síndromes relacionadas, há flexão do pescoço, tronco, cotovelos, punhos e joelhos, com curvatura, rigidez, fácies em máscara, lentidão de movimentos e tremores. Nas miopatias, pode haver lordose, protrusão do abdome, marcha anserina e hipertrofia das panturrilhas. A doença dos nervos periféricos pode causar pé caído ou punho caído, mão em garra ou pé cavo. Essas anomalias neurogênicas podem ser confundidas com deformidades, como contratura de Dupuytren, pé cavo congênito, alterações decorrentes de trauma ou artrite, anomalias de desenvolvimento, posturas habituais e fatores ocupacionais.

Às vezes, a aparência geral do paciente é tão característica de um determinado processo que o "diagnóstico em um piscar de olhos" (*augenblickdiagnose*) é possível. A familiaridade com muitos distúrbios clínicos fundamenta a capacidade de fazer diagnósticos pontuais simplesmente com base na inspeção. Goethe disse: "*Was man weiss, man sieht*" (O que o homem sabe o homem enxerga). Esse é o processo de reconhecimento de padrões, ou *gestalt*, e ocorre em muitos níveis na medicina. Os exemplos incluem a aparência característica do paciente com acromegalia, hipo ou hipertireoidismo, hidrocefalia, síndromes de craniossinostose, síndrome de Down e doença de Parkinson, para citar alguns. Da mesma forma, fragmentos essenciais da anamnese muitas vezes permitem o diagnóstico rápido.

CABEÇA

O crânio abriga o cérebro; anormalidades da cabeça são comuns e, com frequência, muito importantes. Inspecione a forma, a simetria e o tamanho da cabeça; observe todas as anormalidades ou irregularidades aparentes. A virada ou inclinação anormal da cabeça pode indicar distonia cervical, paralisia do quarto nervo ou reação de inclinação ocular. O fechamento prematuro de suturas cranianas pode produzir grande variedade de formatos cranianos anormais (ver Capítulo 2). Outras deformidades ou anomalias do desenvolvimento incluem hidrocefalia, macrocefalia, microcefalia, assimetrias ou anomalias de contorno, desproporção entre as porções facial e cerebral, cicatrizes e sinais de trauma recente. Em crianças, a medição do perímetro cefálico é reveladora. Veias dilatadas, áreas telangiectásicas ou angiomas em vinho do porto no couro cabeludo ou na face podem estar sobrepostos a hemangioma cerebral, em especial quando os nevos se encontram sobre a distribuição do nervo trigêmeo. Nos pacientes inconscientes ou com traumatismo craniano, equimoses no processo mastoide (sinal de Battle, Figura 4.1) ou ao redor dos olhos, que não se estendam além da margem orbital ("olhos de guaxinim") sugerem fratura da base do crânio.

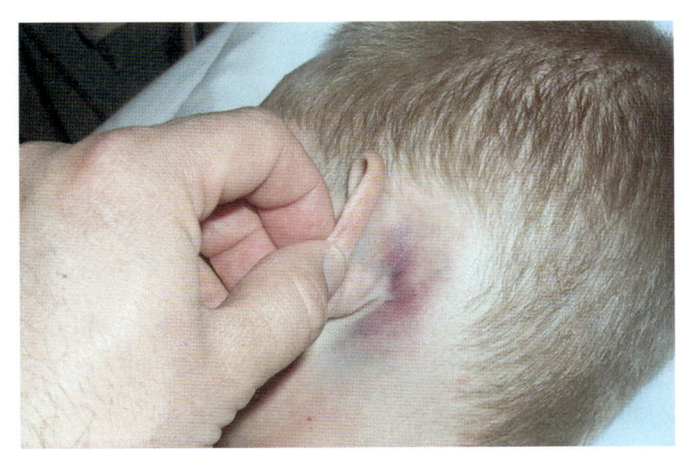

Figura 4.1 Sinal de Battle: equimose superficial sobre o processo mastoide em razão da fratura da base do crânio. (Reproduzida de Van Dijk GW. The bare essentials: head injury. *Pract Neurol* 2011;11(1):50-55, com permissão do BMJ Publishing Group Ltd.)

A palpação do crânio pode revelar deformidades de traumas antigos, orifícios de trepanação ou defeitos de craniotomia, sensibilidade ou cicatrizes. Se houver defeitos cranianos decorrentes de cirurgia, observe protuberâncias ou tumefações. O tamanho e a tensão das fontanelas são importantes em lactentes, porque seu abaulamento e separação das suturas podem sobrevir com o aumento da pressão intracraniana em crianças. As meningoceles e encefaloceles podem causar defeitos cranianos palpáveis. Os tumores podem envolver o couro cabeludo e o crânio. Massas palpáveis no couro cabeludo ou no crânio podem ser carcinoma metastático, linfoma, leucemia, cisto dermoide ou mieloma múltiplo. O tumor em turbante é, quase sempre, um tipo de cilindroma dérmico desfigurante que pode envolver o couro cabeludo. Os neurofibromas no couro cabeludo ocorrem na doença de Von Recklinghausen e o edema localizado nesse mesmo local pode ocorrer com a osteomielite do crânio. As exostoses podem indicar meningioma subjacente. A hidrocefalia que se desenvolve antes do fechamento da sutura em geral resulta em aumento da cabeça, às vezes volumosa, e uma bossa frontal é outro sinal de hidrocefalia. A arterite de células gigantes pode causar endurecimento e sensibilidade das artérias temporais superficiais. A transiluminação pode ser útil no diagnóstico de hidrocefalia e hidranencefalia.

A percussão do crânio pode revelar embotamento no lado de um tumor ou hematoma subdural ou timpanismo na hidrocefalia e elevação da pressão intracraniana em lactentes e crianças (sinal de Macewen ou ressonância de "pote rachado"). A percussão auscultatória (percussão sobre a área frontal mediana enquanto ouve várias partes da cabeça com estetoscópio) pode revelar embotamento relativo ao lado de lesão maciça ou hematoma subdural. A ausculta da cabeça às vezes é útil. É possível ouvir melhor os sopros arteriais sobre as regiões temporais do crânio, os globos oculares e o processo mastoide. Os sopros cefálicos podem ocorrer em angiomas,

aneurismas, malformações arteriovenosas, neoplasias que comprimem grandes artérias e na presença de placas ateroscleróticas que obstruem parcialmente as artérias cerebrais ou carótidas. Também podem ocorrer na ausência de doença. Os sopros oculares geralmente significam doença cerebrovascular intracraniana oclusiva. O sopro carotídeo pode ser transmitido para o mastoide. O sopro ocular em paciente com aneurisma arteriovenoso pode desaparecer à compressão da carótida. Os sopros podem ser transmitidos pelo coração ou por grandes vasos; os sopros sistólicos ouvidos em todo o crânio em crianças nem sempre significam patologia.

A avaliação da fácies (expressão facial) pode auxiliar no diagnóstico neurológico. As anormalidades faciais macroscópicas estão presentes em distúrbios como acromegalia (Figura 4.2), mixedema, hipertireoidismo, síndrome de Down

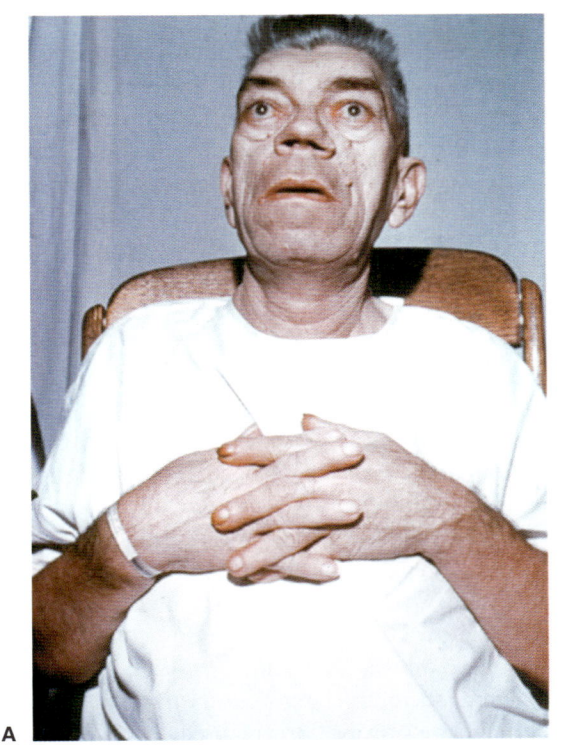

A

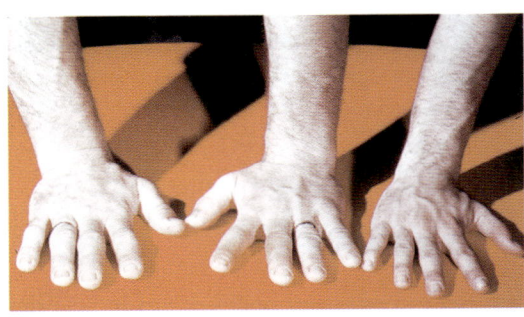

B

Figura 4.2 Acromegalia. **A.** Observe as características faciais rudes. **B.** Mãos grandes do paciente à esquerda; mão normal à direita, para comparação. (Reimpressa de McConnell TH, Paulson VA, Valasek MA. *The Nature of Disease: Pathology for the Health Professions*. 2nd ed. Baltimore: Wolters Kluwer Health/ Lippincott Williams & Wilkins, 2014, com permissão.)

e mucopolissacaridose. Em alguns distúrbios neurológicos, há mudanças faciais características na expressão e mobilidade, como a face inexpressiva ("frígida") do parkinsonismo (ver Figura 30.1), o sinal do músculo prócero na paralisia supranuclear progressiva (ver Capítulo 30), a expressão emocional involuntária, com episódios breves de riso e choro vista na paralisia pseudobulbar, a careta de atetose e distonia e a ptose e fraqueza dos músculos faciais observadas em algumas miopatias e na miastenia *gravis*. A fácies do paciente com distrofia miotônica tipo I é característica.

OLHOS

As anomalias oftalmológicas podem dar indícios da etiologia da doença neurológica, bem como da presença de doença sistêmica subjacente que ocasiona a sintomatologia neurológica (ver Capítulo 13). Exemplos de achados de possível relevância neurológica incluem exoftalmia bilateral em razão de disfunções da tireoide em paciente com fraqueza muscular, arco senil unilateral por estenose carotídea, deslocamento do cristalino (lente) na síndrome de Marfan, ou manchas de Brushfield na íris, decorrente de síndrome de Down. Lesões vesiculares na testa sugerem herpes-zóster oftálmico (ver Figura 15.4). O exame fundoscópico é discutido no Capítulo 13.

ORELHAS

O exame das orelhas é particularmente importante em pacientes com perda auditiva, vertigem ou paralisia do nervo facial. É importante excluir a perfuração da membrana timpânica. O exame do meato acústico pode revelar um tumor glômico em paciente com síndrome do forame jugular (ver Figura 21.5), vesículas em razão de infecção por herpes-zóster (ver Figura 16.9) ou evidência de colesteatoma da fossa posterior. A otorreia de líquido cefalorraquidiano (LCR) pode ocasionar secreção clara ou sanguinolenta na orelha. Antes de realizar a prova calórica em pacientes em coma, é importante ter certeza de que os meatos acústicos estão limpos e as membranas timpânicas intactas. A hemorragia na orelha média pode causar membrana timpânica saliente e com cor azul-avermelhada em pacientes com fratura da base do crânio (ver Figura 16.10).

NARIZ, BOCA E GARGANTA

A perfuração do septo nasal pode ser um indício de abuso de cocaína. O nariz em sela pode ser um sinal de sífilis congênita (Figura 4.3). A evidência de infecção bacteriana pode ser um sinal de trombose do seio cavernoso, e a drenagem aquosa pode dever-se à rinorreia de LCR (Videolink 4.1). Na anemia perniciosa, a língua é lisa e translúcida com atrofia

das papilas fungiformes e filiformes, com vermelhidão associada e falta de revestimento (glossite atrófica). Na deficiência de tiamina, a língua é lisa, brilhante, atrófica e avermelhada. A língua trissulcada é encontrada na miastenia *gravis* (Videolink 4.2). A língua fissurada ocorre na síndrome de Melkersson-Rosenthal; a macroglossia, na amiloidose, no mixedema e na síndrome de Down (Figura 4.4) e, raramente, na esclerose lateral amiotrófica (ELA) (ver Figura 20.5). Marcas de mordidas na língua podem indicar convulsão recente e também são encontradas na neuroacantocitose e na síndrome de Lesch-Nyhan. Outros possíveis achados são

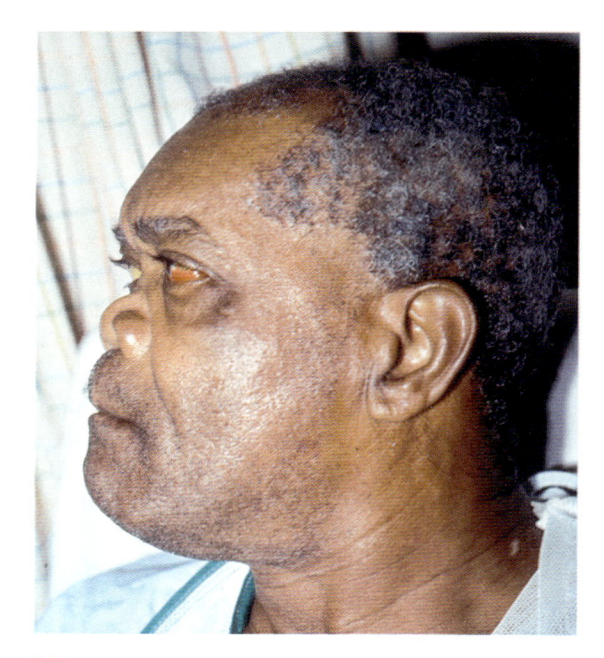

Figura 4.3 Deformidade do nariz em sela em paciente com sífilis congênita.

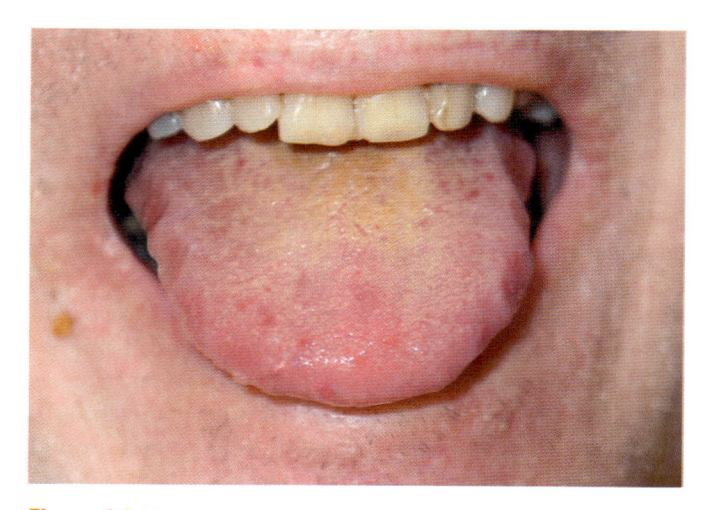

Figura 4.4 Macroglossia maciça em um paciente com amiloidose tipo AL sistêmica. (De Sattianayagam P, Gibbs S, Hawkins P et al. Systemic AL [light-chain] amyloidosis and the gastrointestinal tract. *Scand J Gastroenterol* 2009;44[11]:1384-1385. Reimpressa com permissão de Taylor & Francis Ltd. http://www.tandfonline.com.)

xerostomia na síndrome de Sjögren, uma linha de deposição de chumbo ao longo das gengivas na toxicidade por chumbo, trismo no tétano ou polimiosite e ulceração da mucosa na doença de Behçet. Dentes com incisura são sinal de sífilis congênita (dentes de Hutchinson).

PESCOÇO

Verifique a ocorrência de adenopatia, massa ou aumento da tireoide, deformidades, sensibilidade, rigidez, inclinação ou outras anormalidades de postura, assimetrias, mudanças de contorno ou dor ao movimento. Normalmente, o pescoço pode ser flexionado de forma que o queixo repouse sobre o peito e pode ser girado de um lado para o outro sem dificuldade. A irritação das meninges pode causar rigidez da nuca, retração da cabeça e opistótono (ver Figura 52.1). O movimento do pescoço também pode ser restringido por espondilose cervical, radiculopatia cervical e distonias. Na irritação meníngea, a limitação primária é a flexão do pescoço; na espondilose, a limitação é global ou principalmente na rotação e flexão lateral. Na síndrome de Klippel-Feil, siringomielia e platibasia, o pescoço pode ser curto e largo, os movimentos são limitados e a linha do cabelo é baixa. Um pescoço curto também ocorre na malformação de Chiari, na síndrome de Turner e nas anomalias da base do crânio. O sinal de Lhermitte é a sensação de formigamento ou choques elétricos descendo pelas costas e pelas pernas à flexão do pescoço. É comum na esclerose múltipla, mas pode ocorrer com outras doenças que envolvem a medula espinal cervical. Foram descritas duas formas de sinal de Lhermitte "reverso". Na compressão extrínseca da medula espinal cervical, têm sido descritas parestesias induzidas pela extensão do pescoço. Parestesias com caráter ascendente à flexão do pescoço foram descritas na mielopatia por inalação de óxido nitroso. As artérias carótidas devem ser cuidadosa e levemente palpadas bilateralmente, uma de cada vez, e qualquer anormalidade ou desigualdade deve ser observada, seguida de ausculta para sopro carotídeo.

SISTEMA RESPIRATÓRIO E TÓRAX

Complicações neurológicas de doença pulmonar são comuns. Observe a frequência respiratória, o ritmo, a profundidade e o caráter das respirações. Dor ao respirar, dispneia, ortopneia ou falta de ar em atividades leves podem ser significativas. As anomalias respiratórias, como respiração de Cheyne-Stokes, Biot ou Kussmaul podem ser vistas no coma e em outros distúrbios neurológicos. Tanto a hiperpneia quanto os períodos de apneia podem sobrevir quando a pressão intracraniana aumenta e em distúrbios do hipotálamo. No paciente comatoso, há padrões característicos de respiração que refletem danos em diferentes níveis do sistema nervoso (apneia pós-hiperventilação, hiperventilação

neurogênica central, respiração de Cheyne-Stokes e respiração atáxica). Essas entidades são discutidas mais detalhadamente no Capítulo 51. O uso de músculos acessórios da respiração pode sinalizar insuficiência ventilatória iminente em pacientes com muitos distúrbios neuromusculares, sobretudo síndrome de Guillain-Barré e ELA. Em geral, é preciso acompanhar a função respiratória com medidas formais de capacidade vital e pressão inspiratória e expiratória. A evidência de doença pulmonar obstrutiva crônica (DPOC) pode ser uma pista para a etiologia das dores de cabeça ou encefalopatia metabólica, ou sugerir complicações neurológicas do câncer de pulmão.

SISTEMA CARDIOVASCULAR

O exame cardiovascular é importante em decorrência da frequência de complicações neurológicas de hipertensão, aterosclerose, endocardite, arritmias e doença valvar. A evidência de aterosclerose nos vasos sanguíneos periféricos quase sempre é associada à doença cerebrovascular.

ABDOME

O exame do abdome pode revelar massas anormais, vísceras aumentadas, pulsações ou movimentos respiratórios anormais ou a presença de líquidos. A hepatomegalia é comum na cirrose, na hepatite, no carcinoma e na amiloidose; a esplenomegalia é comum na mononucleose, na amiloidose e no linfoma. A equimose no flanco (sinal de Gray Turner) pode ser evidência de que a plexopatia lombossacral é decorrente de um hematoma retroperitoneal. A ascite pode ser um indício de encefalopatia hepática em paciente comatoso.

ÓRGÃOS GENITAIS E RETO

O exame da genitália, muitas vezes não preconizado em pacientes neurológicos, pode revelar cancro ou ulcerações da doença de Behçet. Os angiomas na doença de Fabry são comuns no escroto. O exame retal para avaliar o tônus do esfíncter e o reflexo anal com contração do ânus é necessário em pacientes com evidências de mielopatia, ou síndrome da cauda equina ou do cone medular.

COLUNA VERTEBRAL

O exame da coluna vertebral é importante em pacientes neurológicos. Verifique se há deformidade, anormalidade de postura ou motilidade, sensibilidade localizada, ou espasmo muscular. A tuberculose e as neoplasias da coluna podem causar uma cifose acentuada (giba); a distrofia muscular em geral resulta em aumento da lordose lombar

(Figura 4.5) e a escoliose é comum na siringomielia e na ataxia de Friedreich. A rigidez localizada com leve inclinação ou escoliose e ausência da lordose normal são sintomas frequentes de radiculopatia lombossacral. A sensibilidade à percussão nos processos espinhosos, com o punho ou um martelo de reflexo, pode ocorrer com processos localizados, como hematoma epidural espinal ou abscesso. As depressões e marcas na pele ou crescimento incomum de pelos na região do sacro sugerem disrafia espinal, como medula presa ou diastematomielia (Figura 4.6).

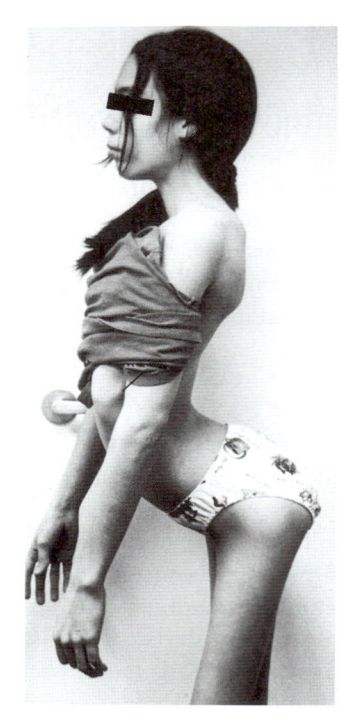

Figura 4.5 Lordose lombar marcante em menina de 15 anos com distrofia FSH (fascioescapuloumeral). (Reimpressa de Weinstein SL, Flynn JM, eds. *Lovell and Winter's Pediatric Orthopaedics.* 7th ed. Philadelphia: Wolters Kluwer Health/Lippincott Williams & Wilkins, 2014, com permissão.)

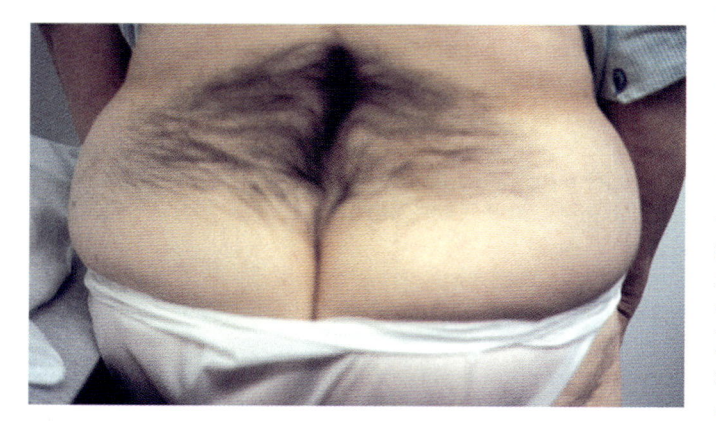

Figura 4.6 Área pilosa gigante na parte inferior das costas em paciente com disrafismo espinal oculto. (Reimpressa de Campbell WW. *Clinical Signs in Neurology: A Compendium.* Philadelphia: Wolters Kluwer Health, 2016, com permissão.)

MEMBROS

Observe as deformidades, contraturas, edemas ou mudanças de cor nos membros. Qualquer variação anormal do tamanho ou formato das mãos, dos pés ou dos dedos, bem como deformidades, alterações articulares, contraturas, dor ou limitação de movimento, sensibilidade localizada, atrofia, baqueteamento dos dedos ou ulcerações podem ser significativas. Articulações hipermóveis são vistas nas síndrome de Marfan e na de Ehlers-Danlos. Edema pode ser evidência de insuficiência cardíaca congestiva ou cardiomiopatia. Artropatia pode ser um sinal de doença do tecido conectivo, sarcoidose ou doença de Whipple. A artropatia indolor (de Charcot) ocorre quando uma articulação sofre desaferência; o aumento indolor no ombro tem sido relatado como a manifestação da siringomielia. Uma deformidade no cotovelo pode sinalizar neuropatia ulnar. A diminuição de pulsos periféricos ocorre na doença de Takayasu, bem como na aterosclerose. A acrocianose sobrevém no ergotismo. O eritema palmar pode ser indício de abuso de álcool. As doenças do sistema nervoso são associadas a anomalias esqueléticas e de desenvolvimento como sindactilia, polidactilia e aracnodactilia.

PELE

O exame meticuloso da pele proporciona evidências importantes quanto à natureza do distúrbio neurológico. Os achados de possível relevância neurológica incluem o seguinte: angiomas aracneiformes em abuso de álcool; eritema *migrans* crônico na doença de Lyme; púrpura e petéquias na púrpura trombocitopênica trombótica, na meningococcemia e na febre maculosa das Montanhas Rochosas (todas podem ter manifestações neurológicas proeminentes); livedo reticular na síndrome antifosfolípido e crioglobulinemia; hiperpigmentação na síndrome de Nelson, carotenemia, hemocromatose, anemia perniciosa, ou doença de Addison; angioceratomas na doença de Fabry e as numerosas manifestações dermatológicas das síndromes neurocutâneas (ver Capítulo 53). Outros achados importantes incluem sinais de esclerodermia; ictiose; xantelasma, cicatrizes, marcas de agulha ou outras evidências de uso abusivo de substâncias intravenosas; contusões e mudança trófica. O grau de umidade ou transpiração pode ser pertinente em termos neurológicos e qualquer aumento ou diminuição local ou geral da transpiração deve ser registrado. As alterações cutâneas podem ter significância diagnóstica nas endocrinopatias, doenças do hipotálamo e disautonomia. Na doença de Parkinson, a pele pode ser gordurosa e seborreica. O herpeszóster causa erupções vesiculares na distribuição da raiz envolvida (Figura 4.7). Os hemangiomas da medula espinal podem ser acompanhados por nevos cutâneos no mesmo metâmero. As lesões localizadas simetricamente nos membros, indolores, recorrentes e de difícil cicatrização podem ocorrer na siringomielia e na neuropatia sensitiva hereditária.

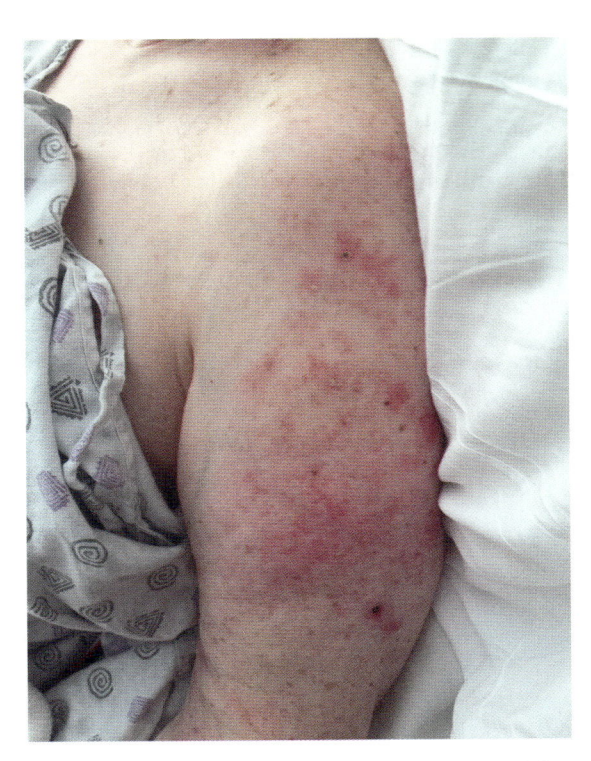

Figura 4.7 Cicatrização de erupção cutânea de herpes-zóster delineando o dermátomo C5 em paciente que apresentou radiculopatia C5 grave. (Reimpressa de Campbell WW. *Clinical Signs in Neurology: A Compendium*. Philadelphia: Wolters Kluwer Health, 2016, com permissão.)

A dermatomiosite produz lesões características na pele. Doenças dos nervos periféricos, tabes dorsal e mielopatia podem ocasionar alterações tróficas na pele. As alterações cutâneas também podem ser uma manifestação de deficiência de vitaminas. Algumas das outras condições de importância neurológica que causam anomalias cutâneas são pseudoxantoma elástico, doença de Refsum, síndrome de Sweet, doença de Degos e xeroderma pigmentoso.

PELOS E UNHAS

A textura e a distribuição dos pelos são importantes na avaliação de endocrinopatias. O embranquecimento prematuro pode ser familiar e sem significado clínico, mas é observado com frequência na anemia perniciosa e pode ocorrer em distúrbios hipotalâmicos e outros. Alopecia, ou calvície, ocorre em vários distúrbios com características ou complicações neurológicas, incluindo a distrofia miotônica, hipotireoidismo, doença de Leigh, sarcoidose, sífilis secundária e LES (lúpus eritematoso sistêmico). A hipertricose pode ocorrer na síndrome de POEMS (do inglês *polyneuropathy, organomegaly, endocrinopathy, M protein and skin changes*), na porfiria e em outras doenças.

A poliose ocorre com a doença de Vogt-Koyanagi-Harada (Figura 4.8). O cabelo encrespado ocorre na doença de Menkes e na neuropatia axonal gigante. A descoloração transversal

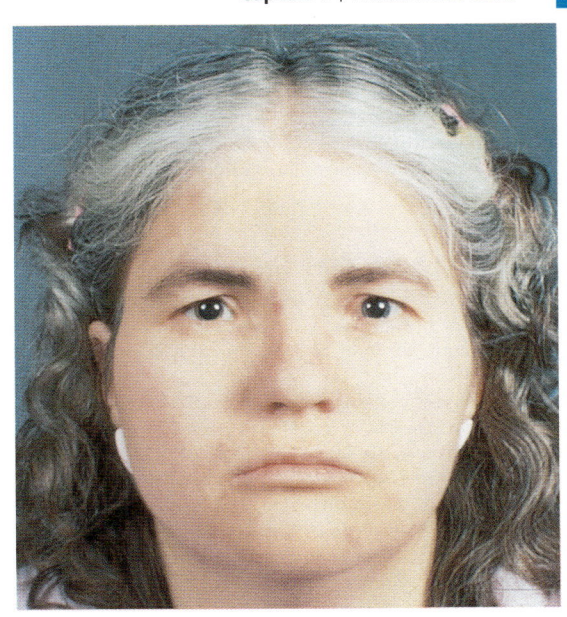

Figura 4.8 Poliose em paciente com síndrome de Waardenburg. (Reimpressa de Gold DH, Weingeist TA. *Color Atlas of the Eye in Systemic Disease*. Baltimore: Lippincott Williams & Wilkins, 2001, com permissão.)

das unhas (linhas de Mees) pode ocorrer com envenenamento por arsênico e em estados de debilitação (Figura 4.9). O baqueteamento das unhas sobrevém com carcinoma broncogênico ou cardiopatia. Alças capilares anormais no leito ungueal podem ser um sinal de dermatomiosite.

LINFONODOS

A linfadenopatia pode ocorrer em linfoma, mononucleose, AIDS, doença de Lyme, doença de Niemann-Pick, doença de Gaucher, pseudolinfoma por fenitoína, sarcoidose, doença de Whipple e em muitas outras doenças que também podem ter manifestações neurológicas.

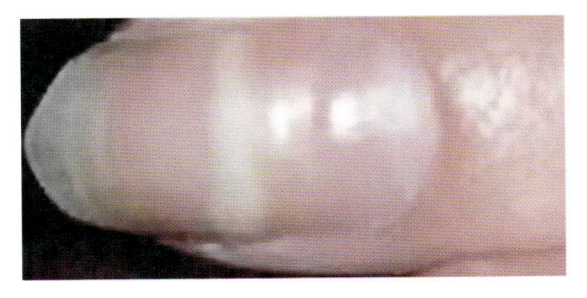

Figura 4.9 Linhas de Mees. Linhas transversais, em geral, uma por unha, com curvas semelhantes à lúnula e não à cutícula. Desaparecem ao se fazer pressão sobre elas. Eles emergem abaixo das dobras proximais das unhas e crescem com elas. As linhas de Mees ocorrem em envenenamento por arsênico e por tálio e, em menor grau, por outros metais pesados. Também podem acompanhar qualquer doença aguda ou grave. (Reimpressa de Campbell WW. *Clinical Signs in Neurology: A Compendium*. Philadelphia: Wolters Kluwer, 2016, com permissão.)

VIDEOLINKS

Videolink 4.1. Rinorreia de LCR. https://www.nejm.org/doi/full/10.1056/NEJMicm0708178#t=article

Videolink 4.2. Língua trissulcada na miastenia *gravis*. http://neurosigns.org/wiki/Triple_furrow_tongue_in_myasthenia_gravis

BIBLIOGRAFIA

Boulet JR, McKinley DW, Whelan GP, et al. Clinical skills deficiencies among first-year residents: utility of the ECFMG clinical skills assessment. *Acad Med* 2002;77:S33–S35.

Campbell WW. Augenblickdiagnose. *Semin Neurol* 1998;18:169–176.

Drago F, Ciccarese G, Agnoletti AF, et al. Neuro sweet syndrome: a systematic review. A rare complication of Sweet syndrome. *Acta Neurol Belg* 2017;117:33–42.

Dyken PR, Miller M. *Facial Features of Neurologic Syndromes*. St. Louis: Mosby, 1980.

Edelstein DR, Ruder HJ. Assessment of clinical skills using videotapes of the complete medical interview and physical examination. *Med Teach* 1990;12:155–162.

Fagan MJ, Griffith RA, Obbard L, et al. Improving the physical diagnosis skills of third-year medical students: a controlled trial of a literature-based curriculum. *J Gen Intern Med* 2003;18:652–655.

Goldstein LB, Matchar DB. The rational clinical examination. Clinical assessment of stroke. *JAMA* 1994;271:1114–1120.

Haring CM, van der Meer JW, Postma CT. A core physical examination in internal medicine: what should students do and how about their supervisors? *Med Teach* 2013;35:e1472–e1477.

Hatala R, Smieja M, Kane SL, et al. An evidence-based approach to the clinical examination. *J Gen Intern Med* 1997;12:182–187.

Kempster PA, Rollinson RD. The Lhermitte phenomenon: variant forms and their significance. *J Clin Neurosci* 2008;15:379–381.

LeBlond RF, DeGowin RL, Brown DD. *DeGowin's Diagnostic Examination*. 9th ed. New York: McGraw-Hill, 2009.

Mangione S, Peitzman SJ. Revisiting physical diagnosis during the medical residency: it is time for a logbook—and more. *Acad Med* 1999;74:467–469.

Reeves AG, Swenson RS. *Disorders of the Nervous System: A Primer. Online Version*. Hanover: Dartmouth, 2008. http://www.dartmouth.edu/~dons/index.html

Tham WY, Oh CC, Koh HY. Pernicious anaemia presenting as hyperpigmentation. *Clin Exp Dermatol* 2015;40:626–628.

Wiener S, Nathanson M. Physical examination. Frequently observed errors. *JAMA* 1976;236:852–855.

Wray NP, Friedland JA. Detection and correction of house staff error in physical diagnosis. *JAMA* 1983;249:1035–1037.

Visão Geral do Exame Neurológico

O exame neurológico, como é habitualmente feito, inclui as principais categorias listadas na Tabela 5.1. O exame não precisa ser realizado em nenhuma sequência específica, e cada médico desenvolve sua própria rotina. É costume registrar o exame neurológico no formato geral delineado na Tabela 5.1 ou com pequenas modificações.

O exame neurológico completo pode ser uma tarefa complexa e árdua. Na verdade, poucos neurologistas fazem um exame efetivamente completo em cada paciente. Assim como no exame físico geral, a história clínica focaliza o exame neurológico de modo que certos aspectos sejam enfatizados em determinada situação clínica. O exame de um paciente típico com cefaleia não é o mesmo de um paciente com dor lombar, demência, ou doença cerebrovascular e deve ser adaptado conforme as circunstâncias. Se o paciente estiver com dor ou apreensivo, o exame pode ser concentrado no âmbito da queixa, introduzindo-se mais tarde uma avaliação mais completa. Nas pessoas instáveis ou gravemente doentes, pode ser possível apenas um breve exame até que seu estado se estabilize. Nos pacientes em coma, agressivos ou que não cooperaram, o exame completo forçoso pode não ser possível. Porém, em cada uma dessas situações, pelo menos algumas manobras são empregadas para rastrear disfunções neurológicas que não são necessariamente sugeridas pela anamnese. O rastreamento rápido ou miniexame neurológico pode ser adequado no início para pessoas com sintomas leves ou intermitentes. Nem todos os pacientes precisam de todos os testes concebíveis, mas todos requerem exame de rastreio. Os achados no rastreamento determinam a ênfase de um exame subsequente mais investigativo. Existem várias maneiras de realizar o exame de rastreamento. A Tabela 5.2 detalha o exame abreviado de edições anteriores deste livro.

Há dois modos básicos para fazer o exame neurológico tradicional, o regional e o por sistemas. O método de sistemas avalia o sistema motor, depois o sistema sensorial, e assim por diante; o regional avalia todos os sistemas em determinada região, como membros superiores e, em seguida, os membros inferiores. O rastreamento delineado na Tabela 5.3 é um amálgama das abordagens regionais e por sistemas voltado para rapidez e eficiência. O conceito é um exame que exige que o sistema nervoso atue em alto nível, apoiando-se em grande medida em sinais sensíveis, sobretudo na execução perfeita de funções complexas. Se o sistema nervoso pode executar uma tarefa complexa perfeitamente, é muito improvável que haja uma patologia significativa, e passar por uma avaliação mais extensa não seria produtivo. O exame neurológico que avalia funções complexas e busca sinais sensíveis de patologia é eficiente e não consome muito tempo.

Educadores propuseram um terceiro tipo de exame, concentrado no ensino: o exame baseado em hipóteses. Esse método

Tabela 5.1	Principais seções do exame neurológico.
Estado mental	
Nervos cranianos	
Motor	
Sensibilidade	
Reflexos	
Função cerebelar, coordenação	
Marcha e estática	
Outros sinais	

Tabela 5.2	Componentes do exame neurológico inicial de rastreamento (anomalias ou sintomas específicos devem levar a avaliações mais completas).
1.	Raciocínio e comunicação durante a conversa com o examinador
2.	Nervos cranianos II, III, IV, VI: acuidade visual, campos macroscópicos, fundoscopia, reações pupilares, movimentos extraoculares
3.	Nervos cranianos VII, VIII, IX, X, XII: musculatura e expressão facial, audição e voz, inspeção da língua
4.	Tônus muscular, força e volume proximal e distal em todas os membros; movimentos anormais
5.	Sensorial: dor ou temperatura medial e lateralmente em todos os membros; vibração nos tornozelos
6.	Coordenação: movimentos alternados rápidos das mãos, teste dedo-nariz, marcha, estática
7.	Reflexos: bíceps, tríceps, braquiorradial, quadríceps, aquileu, plantar, clônus

Tabela 5.3	Etapas do exame neurológico de rastreamento.

Exame do estado mental (durante a anamnese ou distribuído ao longo do exame)

Com lanterna
    Pupilas (a distância)
    Movimentos extraoculares

Faringe e língua (observe a mandíbula quando o paciente abrir a boca para verificar se desce verticalmente, visando detectar disfunção motora do trigêmeo)

Funções motoras da face (careta, olhos fechados com força)

Campos visuais

Fundoscopia

Exame formal de força do membro superior – músculos deltoide, tríceps, extensores do punho e intrínsecos da mão

Exame do desvio do pronador com olhos fechados

Exame da estereognosia do membro superior e estimulação dupla simultânea dos membros superiores e inferiores, enquanto espera o desvio, olhos fechados (avaliar o controle motor fino enquanto o paciente manipula os objetos de teste de estereognosia)

Exame de coordenação dedo-nariz com olhos fechados

Exame de rolar braço e dedos

Exame da força dos membros inferiores

Conclusão da avaliação da sensibilidade

Exame de reflexos tendíneos profundos, membros superiores e inferiores

Indução de respostas plantares

Exame de estática e marcha, marcha no calcanhar ou nos dedos do pé, salto unipodal bilateral, marcha tandem, Romberg ou olhos fechados em tandem

Modificada de Campbell WW, Pridgeon RP. *Practical Primer of Clinical Neurology.* Philadelphia: Lippincott Williams & Wilkins, 2002.

tem evolução natural com a experiência, mas nunca foi usado para o ensino. O ensino de um exame neurológico baseado em hipóteses é a evolução de um método semelhante de exame físico geral. As manobras de exame eram direcionadas pela anamnese. O uso do método baseado em hipóteses gerou maior sensibilidade com menor especificidade, e tempo de realização também menor. Aprender a desenvolver uma hipótese a partir da anamnese e como testá-la é, sem dúvida, um desafio fundamental em neurologia.

O exame começa com a história clínica, que configura um bom barômetro do estado mental. Os pacientes que têm narrativa lógica, coerente, pertinente e sensata de seu problema raramente apresentam anormalidades nos testes de estado mental mais formais. Por sua vez, a história incoerente, desconexa e incompleta pode ser indício de presença de algum comprometimento cognitivo, embora não haja queixa direta de problemas de pensamento ou de memória por parte do paciente ou da família. Da mesma forma, a doença psiquiátrica às vezes é revelada pelo comportamento e pelo estilo de narrativa do paciente. Se houver qualquer sugestão de anormalidade na interação com o paciente durante a fase de obtenção da história da consulta inicial, deve-se proceder a um exame mais detalhado do estado mental. Outros motivos para fazer o exame formal do estado mental são discutidos no Capítulo 8. A simples observação quase sempre é proveitosa. A marcha, a voz, os maneirismos, a capacidade de vestir-se e despir-se e até o aperto de mão (miotonia de preensão) podem sugerir o diagnóstico.

Depois de concluir o exame funcional que requeira o uso de lanterna, observe a profundidade e a simetria dos sulcos nasolabiais e compare as rugas da fronte nos dois lados. Em seguida, peça que o paciente faça uma careta, expondo os dentes vigorosamente, enquanto fecha os olhos com força. Observe a simetria da careta, quantos dentes são vistos em cada lado e a amplitude e a velocidade relativas da contração facial inferior, bem como a simetria da contração facial superior (ver Capítulo 16). O grau de ocultação dos cílios dos dois lados é um indicador sensível da força dos músculos orbiculares dos olhos.

Se o paciente não tem queixas de perda auditiva, zumbido, vertigem, dormência facial ou fraqueza e não há indícios específicos sugeridos pela anamnese, o exame auditivo de rotina raramente é proveitoso. O exame auditivo é detalhado no Capítulo 17. Conclua o exame dos nervos cranianos verificando os campos visuais e fundo de olho (ver Capítulo 13).

O exame de rastreamento detalhado na Tabela 5.3 dá continuidade aos procedimentos que exigem uso de lanterna. Comece observando a posição das pálpebras e a largura da rima palpebral bilateralmente. Verifique a reação pupilar à luz quando o paciente mantém o olhar fixo em ponto distante. Se a reação das pupilas à luz for normal e igual nos dois olhos, não é preciso verificar essa reação para perto. Continue avaliando os movimentos extraoculares nas seis posições cardinais do olhar, fazendo com que o paciente siga a lanterna. Certifique-se de que o paciente não tem diplopia nem limitação de movimentos e que os movimentos oculares de busca sejam suaves e fluentes. Com os olhos em posições primárias e excêntricas, procure por nistagmo. O exame oftalmológico é discutido com mais detalhes no Capítulo 14. Com a luz ainda em mãos, prepare-se para examinar a faringe e a cavidade oral. O exame da função motora do trigêmeo é realizado só por observação da abertura da mandíbula do paciente antes de examinar a boca e a orofaringe. Quando os pterigoides são unilateralmente fracos, a mandíbula se desvia em direção ao lado fraco na abertura. Esse desvio, embora sutil, é um indicador crítico de patologia da raiz motora do trigêmeo (ver Capítulo 15). Observe se há atrofia ou fasciculações na língua (ver Capítulo 20). Peça ao paciente para emitir sons vocais e certifique-se de que a rafe mediana do palato se eleve na linha média (ver Capítulo 18). A verificação do reflexo de vômito gera pouca informação quando o paciente não tem queixas de disfagia ou disartria e se a anamnese não tiver nada que cause suspeita de lesão de tronco encefálico ou de nervo craniano. A indução rotineira do reflexo de vômito raras vezes é informativa e é desagradável para o paciente. Peça ao paciente que projete a língua e que a movimente de um lado para o outro.

O exame de rastreamento da função motora, função sensitiva e coordenação nos membros superiores pode ser realizado como uma manobra composta e multifacetada. Na maioria das situações clínicas em que um exame de triagem é apropriado, a principal preocupação é detectar lesão que envolve o trato corticospinal (TCE). O TCE inerva preferencialmente certos grupos de músculos que são os mais propensos à fraqueza em decorrência de lesão de neurônio motor superior. No membro superior, os músculos inervados pelo TCE são os extensores dos dedos, os extensores do punho, os supinadores do antebraço, os rotadores externos do ombro, o tríceps e o deltoide. Os músculos preferenciais do TCE no membro inferior são os flexores do quadril, os isquiotibiais e os dorsiflexores do pé e dos dedos do pé. Além disso, uma das funções mais importantes do TCE é proporcionar controle motor fino aos músculos distais. Ademais, controle motor fino, que inclui movimentos alternados rápidos, seria impossível sem a função cerebelar normal. O exame de rastreamento concentra-se na detecção de fraqueza na distribuição do TCE e comprometimento do controle motor fino distal. No membro superior, os melhores músculos para teste de força são o deltoide, o tríceps, os extensores do punho e dos dedos e os músculos intrínsecos da mão, em especial os interósseos. Ainda que a força de preensão seja de uso comum, é uma técnica deficiente para avaliar a força. Os flexores dos dedos e do punho não têm inervação corticospinal e não são propensos à fraqueza em pequenas lesões do TCE. Além disso, a preensão é uma função complexa que envolve muitos músculos, portanto, também não é sensível à patologia periférica. Embora a força seja o objetivo principal do exame motor, é importante observar alterações no volume muscular, por exemplo, atrofia, hipertrofia ou pseudo-hipertrofia; ou, no tônus muscular, por exemplo, rigidez, espasticidade ou hipotonia; e verificar movimentos involuntários anormais, por exemplo, tremor, fasciculações ou coreia.

Quando pacientes com lesões leves de TCE mantêm a força normal, as manobras auxiliares podem detectar deficiências, e a mais importante delas é o exame do desvio pronador (ver Capítulo 27). Com os membros superiores do paciente estendidos para frente, palmas para cima e olhos fechados, observe a posição de cada membro. Em geral, as palmas permanecem planas, os cotovelos retos e os membros ficam na horizontal. Em caso de lesão do TCE,

os músculos predominantes são os pronadores, o bíceps e os rotadores internos do ombro. Quando a força desses músculos supera a dos músculos enfraquecidos inervados pelo TCE, ocorre pronação da mão, flexão do cotovelo e desvio do braço para baixo.

O exame de rastreamento sensorial avalia a função de sensibilidade de como o sistema nervoso desempenha uma tarefa complexa e difícil. Se essa tarefa for executada sem falhas, a probabilidade de encontrar perda sensitiva clinicamente significativa com um exame mais detalhado é baixa. O teste de estereognosia e a realização de estimulação dupla simultânea são ferramentas eficientes e sensíveis de rastreamento. O período de espera para que ocorra o desvio do pronador é um momento conveniente para começar a examinar as funções de sensibilidade nos membros superiores. Enquanto o paciente ainda está na "posição de desvio", braços estendidos para frente, palmas para cima e olhos fechados, peça a ele para indicar qual lado é tocado. Em seguida, primeiro toque levemente uma das mãos, depois a outra e, a seguir, ambas, usando pressão digital mínima, um chumaço de algodão ou um lenço de papel. Neste ponto, também é conveniente um conjunto de estímulos nos membros inferiores. Continue com o teste de estereognosia. Coloque um objeto, como uma moeda, uma chave, um alfinete de segurança ou um clipe de papel, em uma das palmas das mãos do paciente ainda voltadas para cima e peça a ele para apalpá-lo e identificá-lo. Estereognosia é a capacidade de reconhecer e identificar um objeto pelo tato; a incapacidade de fazer isso é astereognosia. A estereognosia só pode ser normal quando todas as vias sensitivas periféricas e as áreas de associação do lobo parietal estão intactas; somente quando as modalidades sensitivas primárias são normais, a astereognosia indica lesão do lobo parietal. Os pacientes com síndrome do túnel do carpo grave e dedos dormentes podem não ser capazes de identificar um pequeno objeto pelo tato; esse achado NÃO é astereognosia. A estereognosia é uma modalidade excelente como exame de rastreamento, porque testa toda a via sensitiva, desde a ponta dos dedos até o lobo parietal; quando é rápida e precisa, conclui-se que todas as vias sensoriais têm funcionamento normal, o que torna o exame detalhado dispensável. Ao encontrar deficiência nessa avaliação preliminar, é necessário o exame detalhado da função sensorial para localizar o local da anormalidade. Informações adicionais úteis podem ser obtidas quando o pequeno objeto de estereognosia é colocado mais ou menos no centro da palma da mão. Os pacientes com controle motor fino normal manipulam o objeto com habilidade, levam-no para a ponta dos dedos, esfregam-no entre o polegar e os dedos opostos e anunciam o resultado. O paciente com lesão corticospinal leve, com sinais clínicos relativamente sutis e fraqueza discreta, pode ser desajeitado na manipulação do objeto e deixá-lo cair. O exame da sensibilidade é discutido mais a fundo nos Capítulos 31 a 36.

Depois do teste de duplo-toque simultâneo e da estereognosia, com os olhos do paciente ainda fechados, a posição da mão e do braço é examinada para determinar se ocorreu qualquer desvio. Em seguida, com os olhos ainda fechados, o paciente é instruído a separar os dedos e tocar a ponta do nariz com um dedo indicador e depois fazer o mesmo com o outro lado. Esse é o teste dedo-nariz (DN), usado para avaliar tremor de intenção, incoordenação e hipermetria, que em geral, o paciente realiza com os olhos abertos. No exame de rastreamento, o teste DN de olhos fechados, a manobra mais difícil, é realizado primeiro. Se for feito com perfeição, não há probabilidade de doença cerebelar ou vestibular. Conclua o exame do membro superior examinando a rotação do antebraço, dos dedos e os movimentos alternados rápidos (ver Capítulo 27).

Depois da conclusão do exame da função motora, sensitiva e cerebelar nos membros superiores, prossegue-se para a avaliação da força dos membros inferiores. Os músculos importantes a serem examinados são os grupos inervados pelo TCE: flexores do quadril, flexores do joelho e os dorsiflexores do pé. Nesse ponto, é conveniente fazer outros testes de sensibilidade, comparando as modalidades primárias de sensibilidade nos dois lados; e comparar as regiões proximal e distal nos membros inferiores, caso haja suspeita de neuropatia periférica; além do exame de sensibilidade vibratória no hálux em ambos os pés.

Prossiga estimulando os reflexos bicipital, tricipital, braquiorradial, patelar e aquileu; em seguida, avalie as respostas do reflexo plantar e conclua o exame verificando a estática e a marcha. Os melhores testes para as funções de marcha e equilíbrio são marcha em tandem com os olhos fechados e salto unipodal bilateral (ver Capítulo 44).

O restante deste livro é dedicado à avaliação detalhada das funções abordadas no exame de rastreamento.

BIBLIOGRAFIA

Campbell WW. *Clinical Signs in Neurology: A Compendium.* Philadelphia: Wolters Kluwer Health, 2016.

Campbell WW, Pridgeon RP. *Practical Primer of Clinical Neurology.* Philadelphia: Lippincott Williams & Wilkins, 2002.

Caplan LC, Hollander J. *The Effective Clinical Neurologist.* 3rd ed. Shelton: People's Medical Publishing House-USA, 2011.

Dhand A, Engstrom J, Dhaliwal G. How experienced community neurologists make diagnoses during clinical encounters. *Neurology* 2013;81:1460–1466.

Fuller G. *Neurological Examination Made Easy.* 5th ed. Edinburgh: Churchill Livingstone, 2013.

Gilman S. *Clinical Examination of the Nervous System.* New York: McGraw-Hill, 2000.

Glick TH. Toward a more efficient and effective neurologic examination for the 21st century. *Eur J Neurol* 2005;12:994–997.

Kamel H, Dhaliwal G, Navi BB, et al. A randomized trial of hypothesis-driven vs screening neurologic examination. *Neurology* 2011;77:1395–1400.

Louis ED, Pascuzzi RM, Roos KL, eds. The neurological examination (with an emphasis on its historical underpinnings). *Semin Neurol* 2002;22:329–418.

Massey EW, Pleet AB, Scherokman BJ. *Diagnostic Tests in Neurology: A Photographic Guide to Bedside Techniques.* Chicago: Year Book Medical Publishers, Inc., 1985.

Moore FG, Chalk C. The essential neurologic examination: what should medical students be taught? *Neurology* 2009;72:2020–2023.

Nishigori H, Masuda K, Kikukawa M, et al. A model teaching session for the hypothesis-driven physical examination. *Med Teach* 2011;33:410–417.

Ross RT. *How to Examine the Nervous System.* 4th ed. Totowa: Humana Press, 2006.

Strub RL, Black FW. *The Mental Status Examination in Neurology.* 4th ed. Philadelphia: F.A. Davis, 2000.

Wartenberg R. *The Examination of Reflexes: A Simplification.* Chicago: Year Book Medical Publishers, 1945.

Wartenberg R. *Diagnostic Tests in Neurology: A Selection for Office Use.* Chicago: Year Book Medical Publishers, 1953.

Weibers DO, Dale AJD, Kokmen E, et al., eds. *Mayo Clinic Examinations in Neurology.* 7th ed. St. Louis: The C.V. Mosby Co., 1998.

Yudkowsky R, Otaki J, Lowenstein T, et al. A hypothesis-driven physical examination learning and assessment procedure for medical students: initial validity evidence. *Med Educ* 2009;43:729–740.

Anatomia Macroscópica e Microscópica dos Hemisférios Cerebrais

O s principais sulcos e fissuras dos hemisférios cerebrais são apresentados nas Figuras 6.1 e 6.2. Os mapas citoarquitetônicos baseiam-se em diferenças regionais na anatomia microscópica das camadas corticais (Figura 6.3). O lobo frontal estende-se do polo frontal até o sulco central, acima da fissura de Sylvius (sulco lateral). Ocupa cerca da metade

anterior de cada hemisfério no ser humano. O lobo frontal é constituído por quatro giros principais: os giros pré-central, frontal superior, frontal médio e frontal inferior. O giro pré-central (córtex motor) situa-se imediatamente anterior ao sulco central (Figura 6.4). O homúnculo é uma figura distorcida, na qual o tamanho de uma parte anatômica é proporcional à

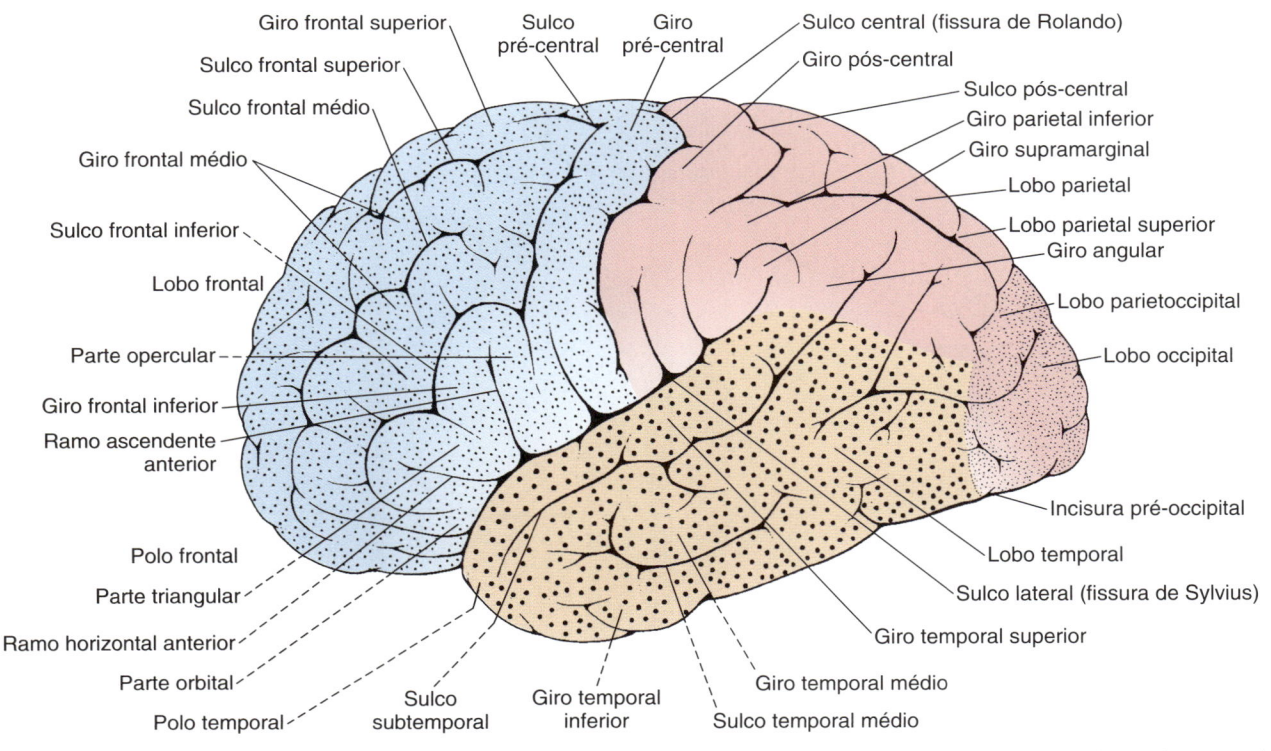

Figura 6.1 Lobos, sulcos e giros da face lateral do hemisfério cerebral. Os lobos frontal e occipital estão indicados por *pontilhado fino*, o lobo temporal está indicado por *pontilhado grosso*, e o lobo parietal está indicado pela *área não pontilhada*.

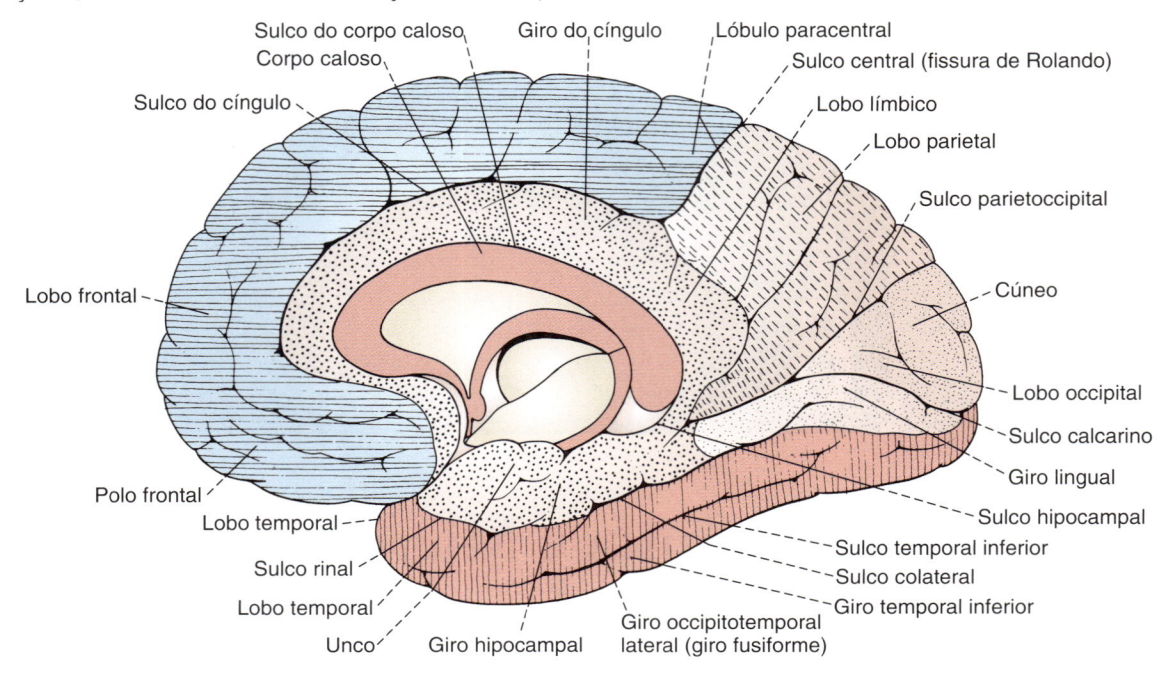

Figura 6.2 Lobos, sulcos e giros da face medial do hemisfério cerebral. O lobo frontal está indicado por *linhas horizontais*, e o lobo temporal, por *linhas verticais*, o lobo parietal está indicado por *linhas tracejadas*, o lobo límbico, por *pontilhado*, e o lobo occipital não tem *nenhuma indicação específica.*

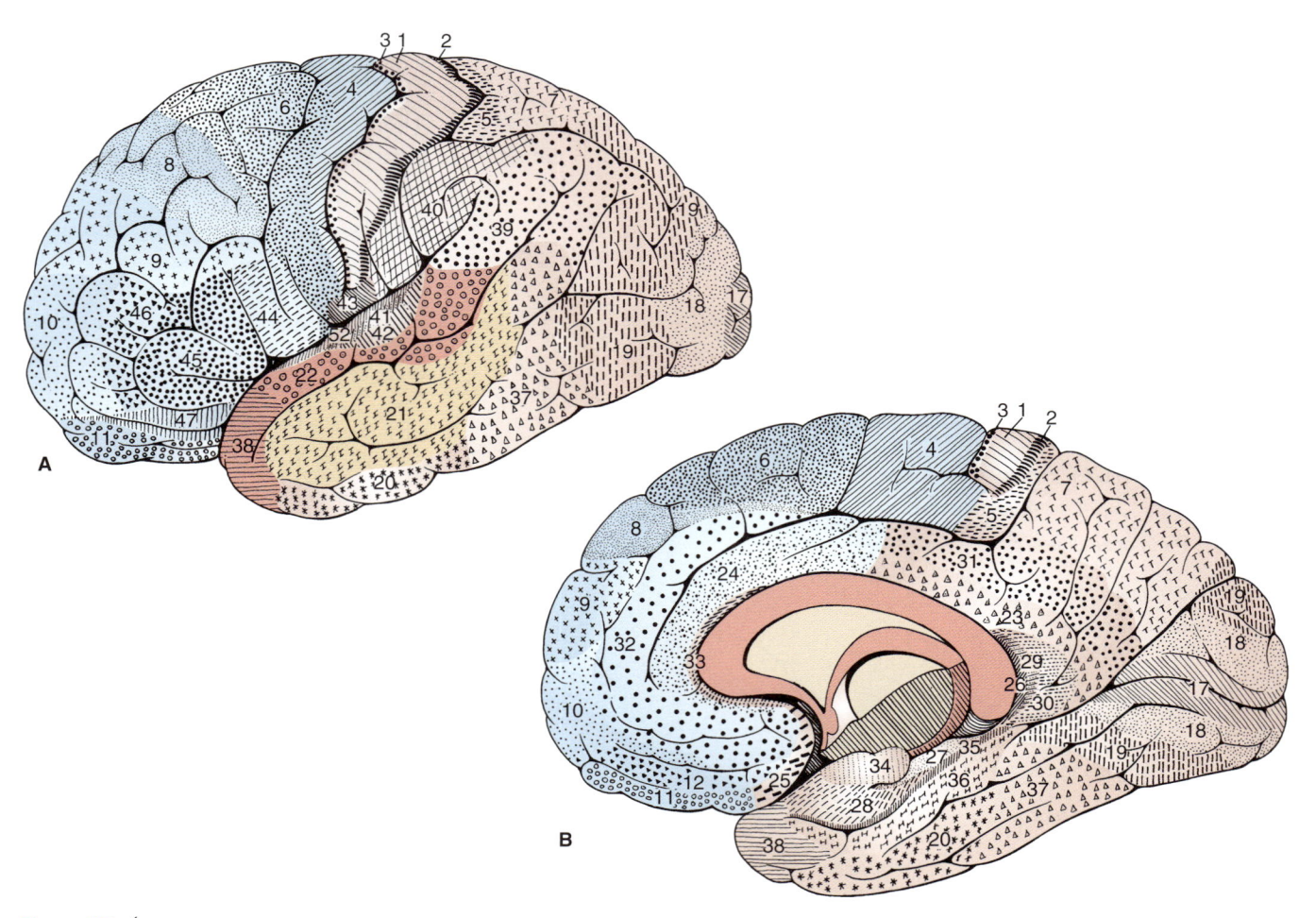

Figura 6.3 Áreas do córtex cerebral, apresentando, cada uma delas, uma estrutura característica. **A.** Face lateral. **B.** Face medial. (Modificada de Brodmann K. *Vergleichende Lokalisationslehre der Grosshirnrinde in ihren Prinzipien dargestellt auf Grund des Zellenbaues.* Leipzig: Johann Ambrosius Barth, 1909.)

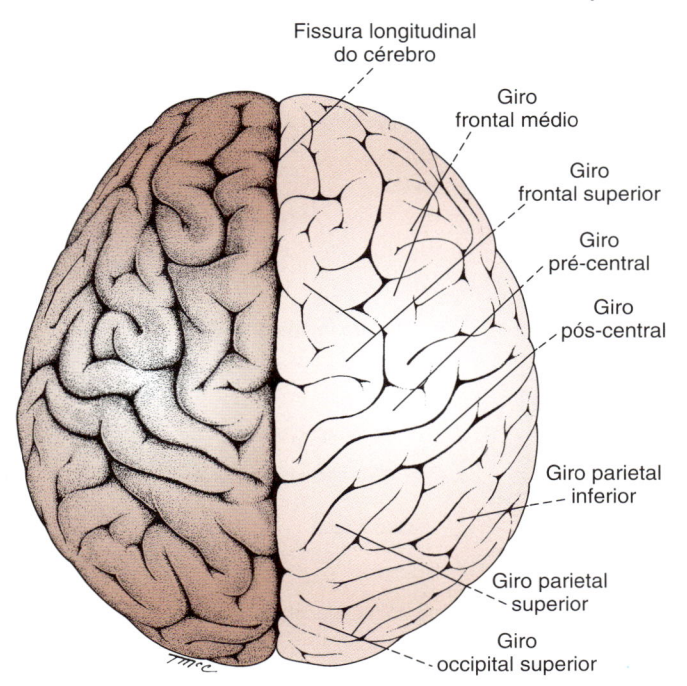

Figura 6.4 Estrutura macroscópica dos hemisférios cerebrais vistos de cima.

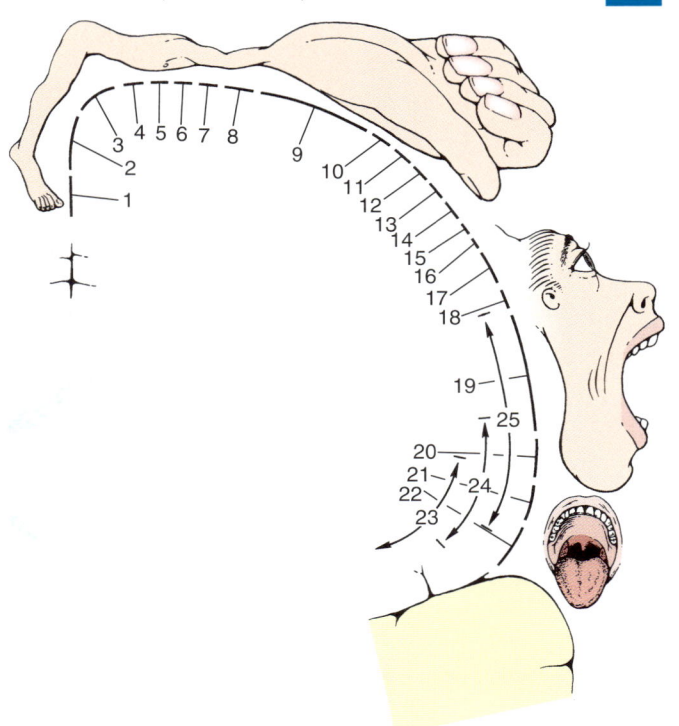

Figura 6.5 Homúnculo motor mostrando a relação dos centros motores com a representação cortical. *1*, dedos dos pés; *2*, tornozelo; *3*, joelho; *4*, quadril; *5*, tronco; *6*, ombro; *7*, cotovelo; *8*, punho; *9*, mão; *10*, dedo mínimo; *11*, dedo anular; *12*, dedo médio; *13*, dedo indicador; *14*, polegar; *15*, pescoço; *16*, supercílio; *17*, pálpebra e bulbo do olho; *18*, face; *19*, lábios; *20*, mandíbula; *21*, língua; *22*, deglutição; *23*, mastigação; *24*, salivação; *25*, vocalização. (Modificada de Penfield W, Rasmussen T. *The Cerebral Cortex of Man*. New York: Macmillan, 1950.)

quantidade de córtex com a qual está relacionada. O homúnculo motor representa a organização do córtex motor de acordo com a parte do corpo inervada (Figura 6.5). Na face medial, o lobo frontal estende-se até o sulco do cíngulo (ver Figura 6.2). O lóbulo paracentral é constituído pelas extensões dos giros pré-central e pós-central até a face hemisférica medial, acima do sulco do cíngulo; é importante no controle da bexiga. As regiões motora e pré-motora suplementares situam-se na área 6, anteriormente ao giro pré-central. A área motora suplementar é uma parte do giro frontal superior, situada na face medial; a área pré-motora está localizada na face lateral. Os campos oculares frontais situam-se no giro frontal médio, em parte da área 8. O giro frontal inferior é dividido em parte orbital, parte triangular e parte opercular. As partes opercular e triangular do giro frontal inferior do hemisfério dominante contêm a área motora da fala (de Broca) (áreas 44 e 45). Na face inferior do lobo frontal, medialmente ao giro frontal inferior, encontram-se os giros orbitais. São separados pelo sulco olfatório do giro reto, que constitui a estrutura mais medial na face orbital (Figura 6.6). Os bulbos e os tratos olfatórios estão localizados sobre o sulco olfatório.

O lobo parietal situa-se posteriormente ao sulco central, anteriormente ao lobo occipital e superiormente ao lobo temporal. Uma linha imaginária traçada entre o sulco parietoccipital e a incisura pré-occipital separa os lobos parietal e occipital. Uma linha imaginária que se estende da fissura de Sylvius (sulco lateral) até o ponto médio da linha anterior separa o lobo parietal, acima, do lobo temporal, abaixo. O lobo parietal é constituído por cinco partes principais: o giro pós-central, o lóbulo parietal superior, o lóbulo parietal inferior, o pré-cúneo e a parte posterior do lóbulo paracentral. O giro pós-central (áreas 1, 2 e 3) é o córtex sensitivo primário; situa-se entre o sulco central e o sulco pós-central. O homúnculo sensitivo representa as partes do corpo no córtex sensitivo primário; é semelhante, porém não idêntico, ao homúnculo motor (Figura 6.7). O córtex somatossensorial secundário situa-se na parte inferior do giro pós-central, no limite com a fissura silviana (de Sylvius). O lóbulo parietal superior é uma área de associação somatossensorial, que se localiza posteriormente aos segmentos do tronco e dos membros superiores do giro pós-central. O lóbulo parietal inferior situa-se posteriormente aos segmentos da face e da língua do giro pós-central e é constituído por dois componentes principais: o giro supramarginal, que recobre a extremidade voltada para cima da fissura silviana, e o giro angular, que está situado na extremidade do sulco temporal superior paralelo (ver Figura 6.1). O lóbulo parietal inferior é o córtex de associação para as funções somatossensorial, visual e auditiva. O pré-cúneo é uma área do córtex imediatamente anterior ao lobo occipital, na face hemisférica medial.

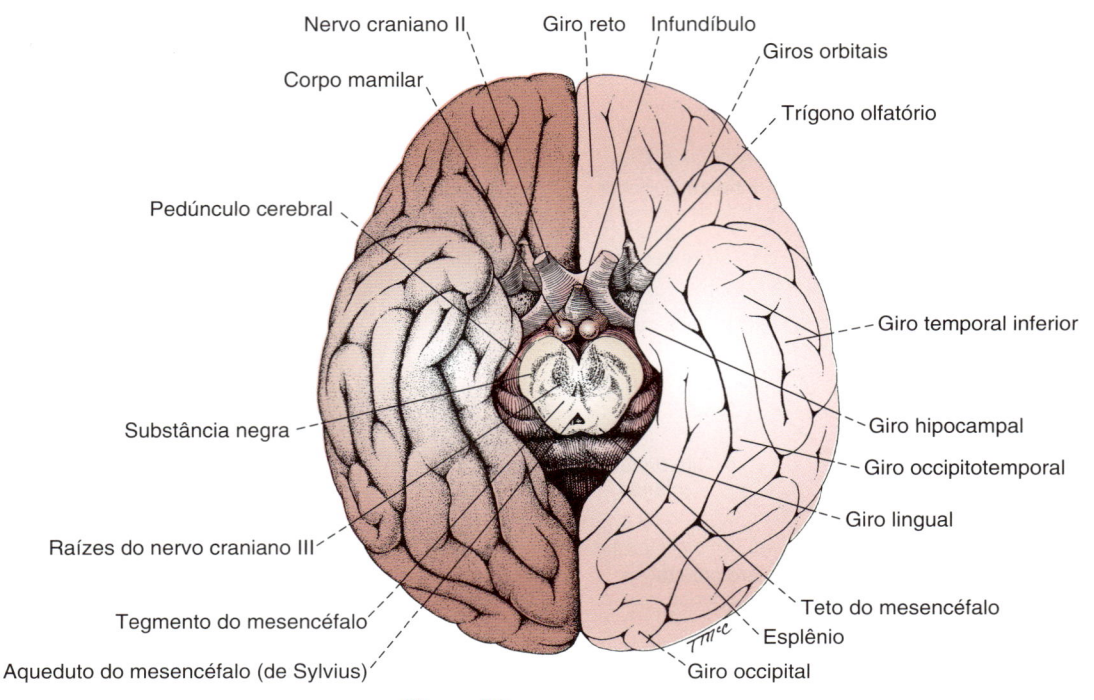

Figura 6.6 Base do encéfalo humano.

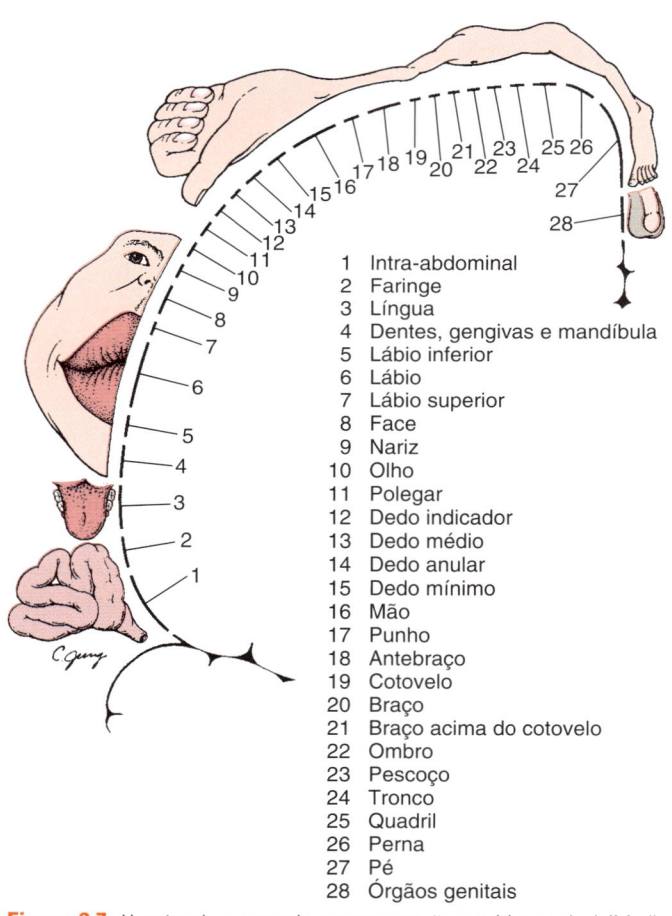

1	Intra-abdominal
2	Faringe
3	Língua
4	Dentes, gengivas e mandíbula
5	Lábio inferior
6	Lábio
7	Lábio superior
8	Face
9	Nariz
10	Olho
11	Polegar
12	Dedo indicador
13	Dedo médio
14	Dedo anular
15	Dedo mínimo
16	Mão
17	Punho
18	Antebraço
19	Cotovelo
20	Braço
21	Braço acima do cotovelo
22	Ombro
23	Pescoço
24	Tronco
25	Quadril
26	Perna
27	Pé
28	Órgãos genitais

Figura 6.7 Homúnculo mostrando a representação sensitiva cortical. (Modificada de Penfield W, Rasmussen T. *The Cerebral Cortex of Man.* New York: Macmillan, 1950.)

O lobo temporal é uma projeção anterior em formato de língua, que se origina de uma evaginação do hemisfério cerebral em desenvolvimento; carrega a sua cavidade central, formando o corno temporal do ventrículo lateral. O lobo temporal situa-se embaixo do sulco lateral (fissura de Sylvius) e estende-se do polo temporal até os limites arbitrários dos lobos parietal e occipital. A face ventral situa-se sobre o assoalho da fossa média do crânio. A face lateral apresenta três giros: os giros temporais superior, médio e inferior, que são separados pelos sulcos temporais superior, médio e inferior (ver Figura 6.1). Os giros temporais transversos (giros transversos de Heschl) estão ocultos no sulco lateral (fissura de Sylvius), na extremidade posterior do giro temporal superior sobre a sua face dorsal – perpendiculares ao giro e estendendo-se em direção ao corpo geniculado medial. Os giros temporais transversos formam o córtex auditivo primário (áreas 41 e 42). Imediatamente adjacente ao córtex auditivo primário, encontra-se o córtex de associação auditivo (área 22); no hemisfério dominante, uma parte dele constitui a área da fala de Wernicke. O plano temporal situa-se imediatamente atrás dos giros transversos de Heschl e constitui parte da área de Wernicke. O plano temporal é maior no hemisfério esquerdo na maioria dos indivíduos e, provavelmente, está relacionado com a dominância cerebral para a linguagem. Na base do lobo temporal, o giro temporal inferior é contínuo medialmente com o giro occipitotemporal lateral. O sulco occipitotemporal separa o giro occipitotemporal lateral (temporal inferior) do giro occipitotemporal medial (fusiforme). Medialmente ao giro fusiforme, separado pelo sulco colateral, está o giro para-hipocampal (hipocampal), que constitui parte do lobo límbico. Posteriormente ao istmo do giro do cíngulo, o giro para-hipocampal estende-se em direção ao polo occipital e torna-se o giro lingual.

O lobo occipital é apenas uma pequena parte da face dorsolateral do hemisfério, porém ocupa um grande campo triangular na face medial do encéfalo, entre os lobos parietal e temporal. O sulco calcarino separa a face medial do lobo occipital no cúneo, acima, e o giro lingual (occipitotemporal medial), embaixo. O lobo occipital é o córtex visual (áreas 17, 18 e 19). O cúneo forma a margem superior do córtex calcarino, e o giro lingual, a sua margem inferior.

Algumas vezes, o lobo límbico é considerado um lobo separado do encéfalo, mais pela sua função do que pela sua anatomia. Os componentes do lobo límbico incluem: o hipocampo, que está situado na parte profunda do lobo temporal medial e que se torna contínuo com o fórnice; os corpos mamilares (parte do hipotálamo); o núcleo anterior do tálamo; o giro do cíngulo; e o giro para-hipocampal. À semelhança de várias outras estruturas do sistema nervoso central (SNC), o lobo límbico é, morfologicamente, uma estrutura em forma de C. O lobo começa anterior e superiormente no giro paraterminal e na área subcalosa, embaixo do rostro do corpo caloso. O corpo do C é formado pelo giro do cíngulo, que se funde no istmo do giro do cíngulo com o giro para-hipocampal (hipocampal). A extremidade do C é a formação hipocampal. O giro do cíngulo situa-se imediatamente acima do corpo caloso. O giro para-hipocampal começa no istmo do giro do cíngulo e segue até a extremidade temporal, entre o sulco colateral e o hipocampo; curva-se em torno do sulco hipocampal para formar o unco. A formação hipocampal é constituída pelo hipocampo propriamente dito (corno de Ammon), pelo giro dentado e pelo subículo. Quando não consideradas parte do lobo límbico, as partes anterior e posterior do giro do cíngulo são consideradas partes dos lobos frontal e parietal, respectivamente. O giro para-hipocampal e a formação hipocampal são considerados parte do lobo temporal. As estruturas do lobo límbico estão conectadas no circuito de Papez (giro do cíngulo → giro para-hipocampal → hipocampo → fórnice → corpo mamilar → núcleo anterior do tálamo → giro do cíngulo).

O rinencéfalo (encéfalo nasal) é uma região primitiva do prosencéfalo basal envolvida com o olfato e a emoção, que está estreitamente relacionada com o lobo límbico. É constituído pelos bulbos e pelos tratos olfatórios, estria olfatória, trígono olfatório (tubérculo olfatório, substância perfurada anterior e faixa diagonal de Broca), pelo lobo piriforme (unco, área entorrinal e límen da ínsula) e parte do corpo amigdaloide. A formação hipocampal é algumas vezes incluída como parte do rinencéfalo.

CAMADAS DO CÓRTEX

O córtex cerebral começa na forma de uma evaginação da extremidade rostral do tubo neural e culmina em uma camada celular complexa que cobre a superfície do encéfalo. Após a formação das camadas marginal e do manto, as células migram da camada marginal para formar o córtex cerebral. A ocorrência de defeitos na migração constitui uma causa comum de malformações congênitas do encéfalo, como heterotopias da substância cinzenta. Entre 6 e 8 meses de vida fetal, as células em processo de migração alcançam o córtex e organizam-se em estratos, que finalmente formam as camadas do córtex. O córtex recobre os giros e as convoluções e penetra nas fissuras e nos sulcos. Cerca de um terço do córtex encontra-se na superfície exposta, enquanto o restante está oculto nas fissuras e nos sulcos. Existem cerca de 15 a 30 bilhões de células nervosas no córtex. Sua espessura varia de 4,5 mm no giro pré-central até 1,3 mm próximo ao polo occipital.

A maior parte do manto cortical apresenta seis lâminas identificáveis, e algumas áreas do encéfalo têm um menor número (Figura 6.8). O córtex com seis lâminas é denominado neocórtex, isocórtex ou córtex heterogenético. As seis lâminas, da superficial para a mais profunda, são as seguintes: (I) lâmina molecular (plexiforme), (II) lâmina granular externa, (III) lâmina piramidal externa, (IV) lâmina

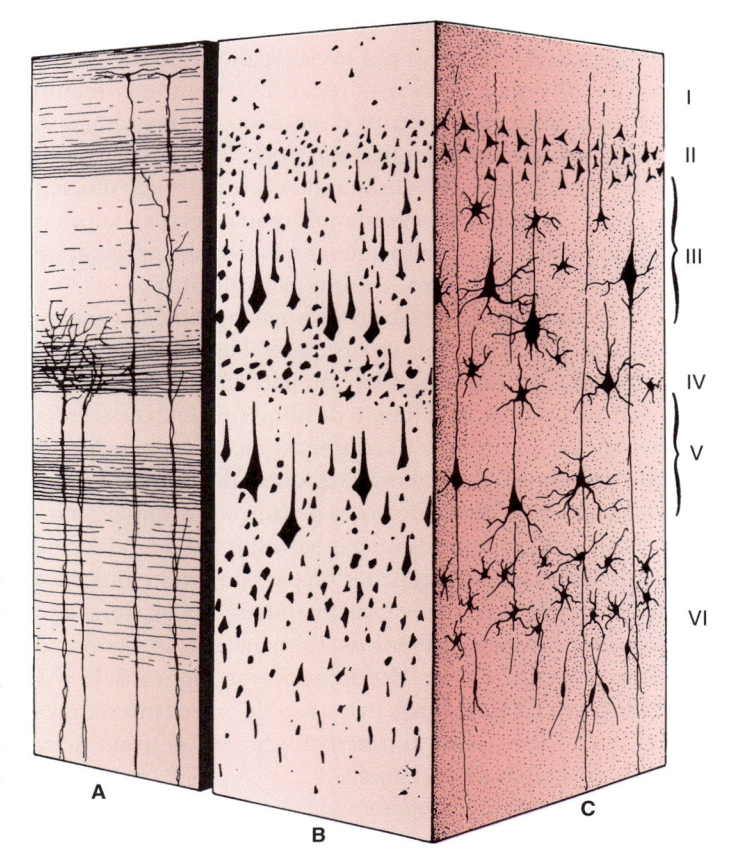

Figura 6.8 Camadas celulares e organização das fibras do córtex cerebral. **A.** Coloração de Weigert. **B.** Coloração de Nissl. **C.** Coloração de Golgi. Camadas: *I*, lâmina molecular; *II*, lâmina granular externa; *III*, lâmina piramidal externa; *IV*, lâmina granular interna; *V*, lâmina piramidal interna; *VI*, lâmina multiforme.

granular interna, (V) lâmina piramidal interna (ganglionar) e (VI) lâmina multiforme. A lâmina molecular é a mais superficial, coberta pela pia-máter. Consiste em um denso emaranhado de fibras constituídas de dendritos de células de localização mais profunda. As células piramidais são esparsas e pequenas. A lâmina II, a lâmina granular externa, é constituída de pequenos neurônios densamente agrupados. A lâmina III, a lâmina piramidal externa, é constituída de neurônios piramidais de tamanho médio a grande. Às vezes, é subdividida em uma lâmina superficial de células piramidais médias e em uma lâmina profunda de células piramidais grandes. A lâmina IV, a lâmina granular interna, é constituída por numerosas células granulares multipolares pequenas com axônios curtos e por pequenas células piramidais dispersas. As células granulares são mais numerosas nessa lâmina. A lâmina V, a lâmina piramidal interna (células ganglionares), é constituída por células piramidais médias e grandes, entre as quais são encontrados os maiores neurônios do córtex. No giro pré-central, essa lâmina contém as células piramidais gigantes de Betz, os neurônios cujos axônios formam os tratos corticospinais e corticobulbares. A lâmina cortical mais profunda é a lâmina multiforme, que consiste em células polimórficas, cujos axônios curtos entram na substância branca subjacente.

O isocórtex é encontrado no neopálio, que representa cerca de 90% da superfície cortical. O comprometimento grave do suprimento de energia do encéfalo, como na hipoxia, na isquemia ou na hipoglicemia, pode levar à destruição seletiva de determinadas lâminas do córtex, principalmente a terceira – uma condição denominada necrose laminar cortical. Tanto o arquipálio quanto o paleopálio apresentam um córtex de três lâminas, denominado alocórtex.

As diferentes áreas do córtex possuem aparências características, com diferenças na espessura total da lâmina cortical, na espessura e na organização de lâminas celulares específicas, na estrutura celular, no número de fibras mielínicas aferentes e eferentes e no número e na posição de estrias brancas. O modo pelo qual as diferenças regionais da citoarquitetura correlacionam-se com diferenças de função continua sendo objeto de conjecturas. Os mapas baseados em diferenças da estrutura celular são designados mapas citoarquitetônicos, e aqueles baseados em diferenças na estrutura das fibras são designados mieloarquitetônicos. O mapa citoarquitetônico mais conhecido é o de Brodmann (ver Figura 6.3). As modernas técnicas de imagem e o uso de outros marcadores corticais podem levar ao desenvolvimento de uma nova geração de mapas mais acurados.

O córtex envia e recebe fibras de outras áreas do encéfalo. A lâmina IV contém uma densa faixa horizontal de fibras – a faixa externa de Baillarger (estria da lâmina granular externa). Essa faixa contém as ramificações terminais das projeções talamocorticais dos núcleos do tálamo específicos de retransmissão. A faixa externa de Baillarger é particularmente proeminente no córtex calcarino, formando uma listra

branca macroscopicamente visível – a linha ou estria de Gennari (estria occipital) – que dá ao córtex estriado o seu nome. Os núcleos sensitivos específicos do tálamo fazem sinapse na lâmina IV. A faixa externa de Baillarger (estria da lâmina granular externa) é constituída pelas ramificações terminais dos núcleos do tálamo que atuam em modalidades sensitivas específicas, como a visão e a sensibilidade exteroceptiva. Por sua vez, os núcleos inespecíficos do tálamo (reticulares, intralaminares) projetam-se difusamente para todas as lâminas do córtex.

O isocórtex também pode ser dividido simplesmente em lâminas supragranulares e infragranulares. As lâminas acima da lâmina IV (a lâmina granular interna densa) são supragranulares, enquanto aquelas situadas abaixo da lâmina IV são infragranulares. O córtex supragranular (principalmente as lâminas II e III) é altamente diferenciado e recente do ponto de vista filogenético. As vias aferentes e eferentes supragranulares são principalmente associativas; estão relacionadas com funções superiores de integração e com conexões corticocorticais. O córtex infragranular é mais primitivo. É bem desenvolvido em formas inferiores e envia principalmente fibras de projeção descendentes para os centros inferiores. O isocórtex com seis lâminas é constituído, essencialmente, pela presença do córtex supragranular sobre o alocórtex de três lâminas. As lâminas supragranulares não estão presentes no arquipálio e no paleopálio.

O isocórtex pode ser homotípico, em que é possível distinguir com facilidade as seis lâminas, ou pode ser heterotípico, em que as lâminas são menos evidentes. O córtex também pode ser dividido em tipos granular e agranular. No córtex agranular, as lâminas de células granulares são pouco desenvolvidas, enquanto as lâminas de células piramidais são proeminentes. O córtex agranular é característico do giro pré-central. O córtex granular (coniocórtex) é delgado e contém lâminas densas de células granulares; as lâminas de células piramidais são menos visíveis. O córtex granular é característico de áreas que recebem impulsos aferentes intensos, como o córtex calcarino. Há uma notável escassez de células granulares no córtex agranular, por exemplo, no córtex motor, enquanto há uma escassez de células piramidais no córtex granular, por exemplo, nas áreas sensitivas primárias. O coniocórtex só é observado em áreas que recebem projeções dos núcleos específicos de retransmissão do tálamo. Por conseguinte, as áreas corticais que recebem projeções talamocorticais dos núcleos específicos de retransmissão do tálamo possuem as duas características morfológicas seguintes: córtex do tipo granular e uma faixa externa de Baillarger proeminente.

Além de sua organização horizontal em lâminas, o córtex também é organizado verticalmente em colunas. Os neurônios que atuam na mesma modalidade e com campos receptivos semelhantes são organizados em fileiras verticais, que se estendem da superfície cortical até a substância branca, denominadas colunas corticais. A organização em colunas verticais é particularmente proeminente nos lobos occipital, parietal e temporal.

Embaixo do manto cortical de substância cinzenta, encontra-se a substância branca, que consiste em axônios de associação, comissurais e de projeção – bem como células gliais e vasos sanguíneos. As fibras de associação e comissurais conectam uma área do córtex com outra. As fibras de associação conectam áreas corticais dentro do mesmo hemisfério; as fibras comissurais conectam-se com áreas no hemisfério oposto. As fibras de associação e comissurais originam-se principalmente do córtex supragranular (lâminas I a III). As fibras de projeção conectam o córtex com centros inferiores (Figuras 6.9 e 6.10). As fibras de projeção originam-se principalmente do córtex infragranular (lâminas V e VI) e seguem para centros inferiores do sistema nervoso. O trato corticospinal é composto de fibras de projeção que se originam de neurônios em lâminas mais profundas do giro pré-central.

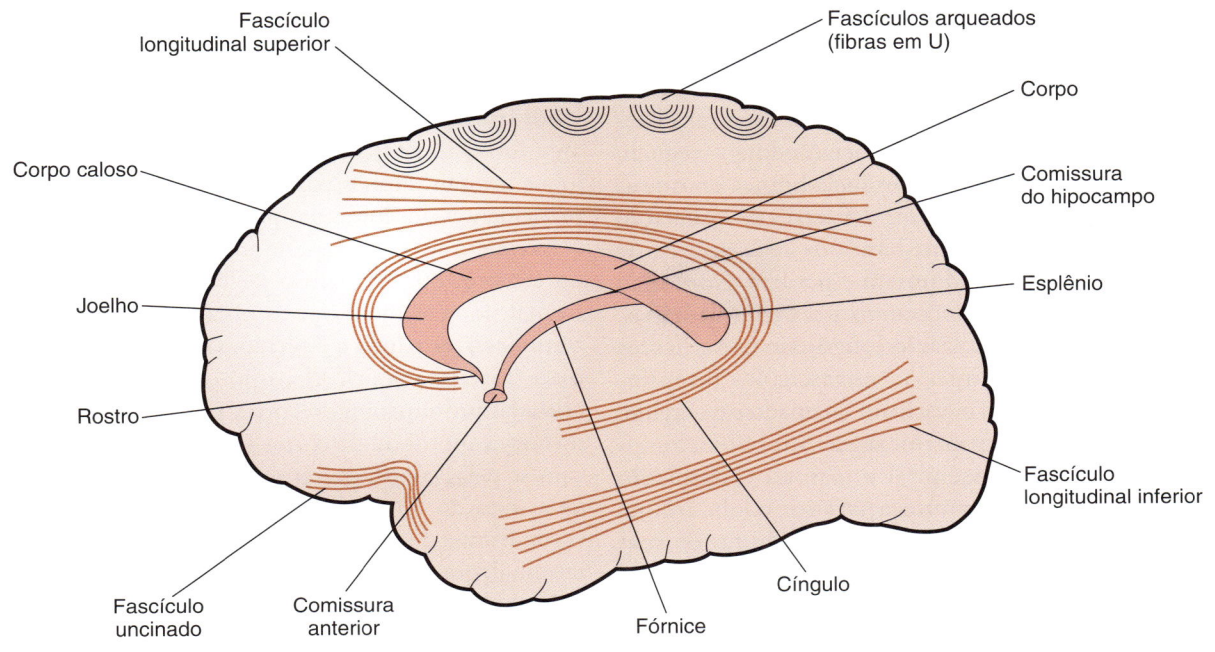

Figura 6.9 Vista sagital mostrando as fibras de associação curtas (fibras arqueadas ou em U), os feixes de associação longos e as principais comissuras.

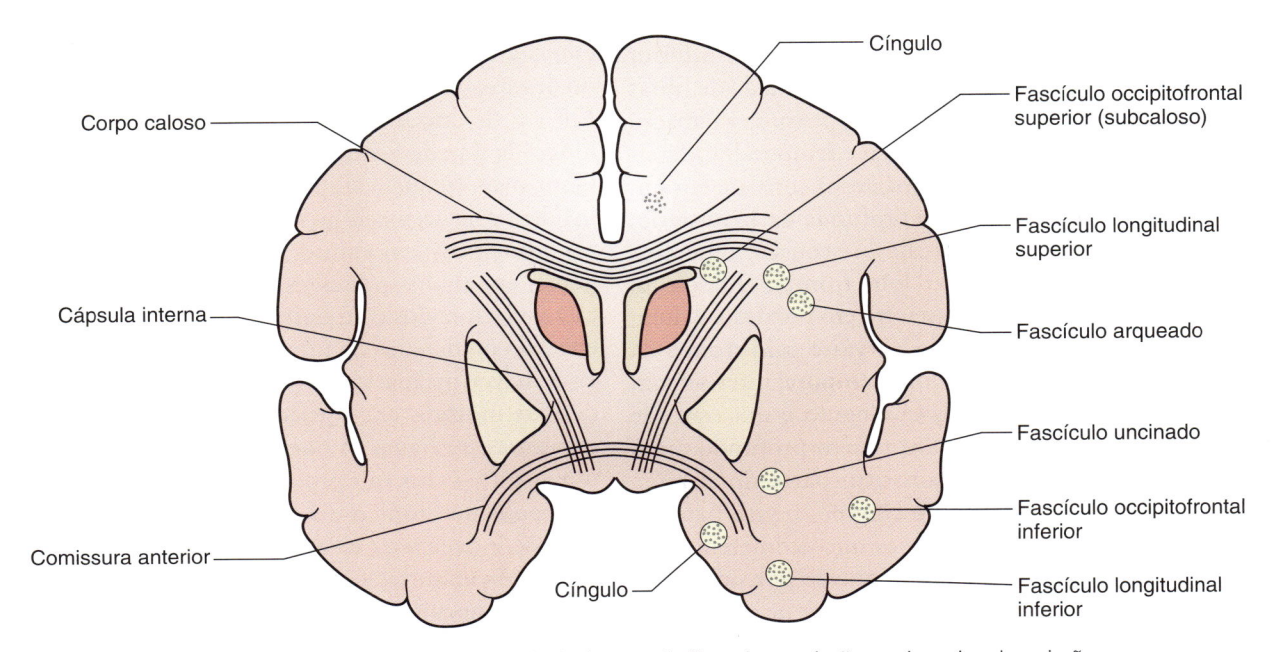

Figura 6.10 Vista coronal mostrando os principais sistemas de fibras de associação, comissurais e de projeção.

O número de fibras de projeção é surpreendentemente pequeno em comparação com o número total de neurônios no córtex.

As fibras de associação corticocorticais podem ser curtas ou longas. Algumas fibras de associação são muito curtas, fazem sinapse próximo à sua origem e permanecem dentro do córtex. Outras fibras de associação curtas fazem uma alça de um giro para outro adjacente, seguindo na parte profunda de um sulco, na camada mais superficial da substância branca cortical. Essas fibras são denominadas fibras arqueadas ou em U. As fibras em U são caracteristicamente preservadas nas leucodistrofias, ao contrário do que ocorre nos distúrbios desmielinizantes adquiridos. As fibras de associação longas seguem por distâncias maiores. Algumas delas se reúnem em feixes distintos, que podem ser dissecados e visualizados. As fibras de associação longas seguem um trajeto mais profundo na substância branca do que as fibras de associação curtas. Alguns dos feixes de associação longos são denominados com base nos seus pontos de origem e término, porém adquirem e perdem axônios ao longo de todo seu trajeto, conectando áreas intermediárias. Os principais feixes de associação longos são os fascículos longitudinais superior e inferior, os fascículos occipitofrontais superior e inferior, o fascículo uncinado e o cíngulo. O fascículo longitudinal superior segue um trajeto longitudinal, entre os polos occipital e frontal. O fascículo arqueado estabelece uma comunicação entre o lobo frontal e os lobos parietal, temporal e occipital. Muitas de suas fibras curvam-se para baixo, no lobo temporal. O fascículo arqueado curva-se ao redor da extremidade posterior da fissura de Sylvius (sulco lateral) e situa-se profundamente na substância branca parietal e frontal, unindo-se ao fascículo longitudinal superior. As fibras do fascículo arqueado proporcionam uma comunicação entre os centros receptor posterior (de Wernicke) e motor anterior (de Broca) da fala (ver Figura 9.1). O fascículo longitudinal inferior (occipitotemporal) consiste em uma fina camada de fibras que segue um trajeto em sentido inferior, próximo à radiação óptica, conectando os lobos occipital e temporal. O fascículo occipitofrontal superior (subcaloso) consiste em um feixe compacto situado na parte profunda do hemisfério, imediatamente abaixo do corpo caloso; e conecta as porções posteriores do hemisfério com o lobo frontal. O fascículo occipitofrontal inferior segue o seu trajeto próximo ao lobo temporal. O fascículo uncinado curva-se pelo tronco da fissura silviana para conectar o lobo temporal inferior com a face orbital do lobo frontal. O cíngulo é um trato de substância branca, que segue um trajeto profundo até o córtex do giro do cíngulo. Constitui parte do sistema límbico e interconecta o giro do cíngulo, o giro para-hipocampal e a área septal. As lesões que acometem esses feixes de associação longos são responsáveis por síndromes de desconexão cortical – distúrbios em que ocorre um déficit clínico, em razão da incapacidade de comunicação normal de uma parte do hemisfério com outra parte.

FIBRAS COMISSURAIS

As fibras comissurais conectam uma área de um hemisfério com a área especular correspondente do outro hemisfério. As principais comissuras do encéfalo são o corpo caloso, a comissura anterior e a comissura do hipocampo (ver Figuras 6.9 e 6.10). Existem muitas comissuras menores.

O corpo caloso é o maior dos sistemas de comissuras. Consiste em uma faixa larga de fibras localizada na parte inferior da fissura longitudinal do cérebro, que conecta as áreas neocorticais dos dois hemisférios. É constituído de um tronco, que é a parte principal, a parte anterior do joelho, que se afila até o rostro, e uma extremidade posterior espessa, o esplênio. As fibras que conectam as partes anteriores dos lobos frontais, incluindo as áreas da fala, seguem pelo terço anterior; o tronco conduz fibras das partes posteriores dos lobos frontais e lobos parietais; e o esplênio contém fibras provenientes dos lobos temporais e occipitais. As fibras que se estendem ao redor da parte anterior da fissura longitudinal do cérebro, que formam o joelho, são designadas fórceps frontal (fórceps menor); e as fibras que se estendem posteriormente, formando o esplênio, são designadas fórceps occipital (fórceps maior). O corpo caloso não contém fibras cruzadas provenientes do córtex estriado ou da área da mão do córtex motor ou do córtex sensitivo. Essas áreas comunicam-se pelas conexões transcalosas de seu respectivo córtex de associação. O rostro situa-se imediatamente abaixo do corno frontal do ventrículo lateral. É contínuo com a lâmina terminal, que forma a parede anterior do terceiro ventrículo. A área subcalosa e o giro paraterminal, que constituem partes do sistema límbico, situam-se imediatamente abaixo do rostro. O tapete é uma lâmina delgada de fibras calosas irradiadas, que forma o teto do corno temporal e o teto da parede lateral do corno occipital.

O corpo caloso pode ser afetado em várias síndromes clínicas. A agenesia do corpo caloso é um defeito comum do desenvolvimento, que pode ser completa ou incompleta. Em vez de cruzar, as fibras comissurais aglomeram-se ao longo da parede ventricular, formando o feixe de Probst. Com mais frequência, a agenesia é descoberta de modo incidental na necropsia ou no exame de imagem de pacientes assintomáticos; entretanto, podem ocorrer déficits clínicos graves em alguns pacientes. Esses déficits provavelmente estão relacionados com outras malformações associadas do encéfalo ou defeitos da migração e organização neuronais. Pode haver incapacidade intelectual, crises convulsivas e déficits motores em consequência de lesões que afetam estruturas contíguas. A doença de Marchiafava-Bignami é um distúrbio raro, que provavelmente está relacionado com o alcoolismo crônico e a desnutrição; caracteriza-se por necrose e degeneração dos dois terços médios do corpo caloso. As manifestações clínicas variam desde demência, apraxia, anormalidades da marcha, espasticidade, crises convulsivas, incontinência e transtornos psiquiátricos até estupor e coma. Certos tumores, particularmente os gliomas, podem acometer o corpo caloso (glioma em asa de borboleta). A trombose da artéria cerebral anterior pode causar amolecimento de uma grande parte do corpo caloso. Os sintomas neurocognitivos são proeminentes e incluem apatia, sonolência, perda de memória, dificuldade de concentração, alterações da personalidade e outras manifestações típicas de lesão do lobo frontal.

A comissurotomia é a divisão cirúrgica do corpo caloso, agora raramente utilizada, para o tratamento da epilepsia refratária. A comissurotomia rompe as principais conexões corticocorticais entre os dois hemisférios. Pacientes com síndrome de divisão do encéfalo – com agenesia do corpo caloso ou pós-comissurotomia – têm sido estudados para pesquisas da lateralização hemisférica e da comunicação entre os hemisférios, visto que é possível estimular seletivamente um hemisfério e estudar separadamente as funções dos dois hemisférios.

A comissura anterior surgiu filogeneticamente como parte do rinencéfalo; ela conecta os bulbos olfatórios, o corpo amigdaloide e as regiões basais do prosencéfalo dos dois lados. Situa-se na lâmina terminal, formando parte da parede anterior do terceiro ventrículo, acima do quiasma óptico, atrás e embaixo do rostro do corpo caloso (ver Figura 6.9). O fórnice divide-se em torno da comissura anterior em partes pré e pós-comissural. A comissura anterior conecta os bulbos olfatórios e os lobos temporais dos dois hemisférios. Possui vários subsistemas que conectam diferentes componentes do lobo temporal; nos primatas, o principal componente consiste em conexões neocorticais entre os lobos temporais. A comissura do hipocampo (saltério, comissura do fórnice) segue entre os dois pilares do fórnice, embaixo do tronco do corpo caloso, e conecta as formações do hipocampo (ver Figura 6.9).

FIBRAS DE PROJEÇÃO

As fibras de associação e comissurais originam-se das lâminas supragranulares do córtex. As fibras de projeção eferentes originam-se do córtex infragranular, principalmente da lâmina V, e descem até estruturas mais caudais, incluindo os núcleos da base, o tálamo, a formação reticular, os núcleos motores do tronco encefálico e a medula espinal. As fibras de projeção aferentes ascendem a partir de estruturas mais profundas, como o tálamo e o estriado, e projetam-se para o córtex. As fibras de projeção aferentes terminam no córtex supragranular.

CÁPSULA INTERNA

As diversas fibras que entram no córtex e que saem dele constituem a coroa radiada em formato de leque. As fibras da coroa radiada convergem para uma faixa larga, que é a cápsula interna. Os primeiros pesquisadores que dissecaram

o SNC descobriram a profusão de fibras que seguem em todas as direções, como uma "coroa radiante" sustentada sobre a cápsula interna. A cápsula interna contém a maior parte das fibras, tanto eferentes quanto aferentes, que se comunicam com o córtex cerebral. Grande parte da cápsula interna é constituída pelas radiações talâmicas, sendo o restante formado por fibras eferentes que seguem para estruturas inferiores. Abaixo do nível do tálamo, a cápsula interna torna-se o pedúnculo cerebral do mesencéfalo. Em corte horizontal, a cápsula interna, em sentido anteroposterior, apresenta três partes: o ramo anterior, o joelho da cápsula interna e o ramo posterior. O ramo anterior mais curto (divisão lenticulocaudada) situa-se entre o núcleo lentiforme, lateralmente, e o núcleo caudado, anteromedialmente. No início do desenvolvimento, ocorre fusão do caudado e do putame. Eles se separam, porém permanecem fixados por filamentos de substância cinzenta. As fibras do ramo anterior da cápsula se entrelaçam nas pontes cinzentas, conferindo ao ramo anterior uma aparência estriada em alguns cortes. A aparência marmórea criada pelas fibras da cápsula interna levaram à designação de corpo estriado para o caudado e o putame (ver Capítulo 26). A junção entre os ramos anterior e posterior é o joelho da cápsula interna, o ápice do ângulo obtuso formado pelos dois ramos. O ápice do globo pálido encaixa-se no ângulo do joelho da cápsula interna. Uma linha traçada entre os joelhos das duas cápsulas internas situa-se imediatamente posterior ao forame interventricular (forame de Monro). O ramo posterior mais longo da cápsula interna (divisão lentículo-talâmica) situa-se entre o núcleo lentiforme, lateralmente, e o tálamo, posteromedialmente. O ramo posterior possui uma porção retrolentiforme, que se projeta atrás do núcleo lentiforme para alcançar o córtex occipital, e uma porção sublentiforme, que segue embaixo da parte posterior do núcleo para alcançar o lobo temporal.

O ramo anterior da cápsula interna é constituído pelo trato frontopontino e pelas radiações talâmicas anteriores. As fibras do trato frontopontino originam-se nas regiões motora e pré-motora do córtex frontal, e descem na parte medial do pedúnculo cerebral até os núcleos ipsilaterais da ponte. Após fazer sinapse, um impulso é transmitido pelo pedúnculo cerebelar médio até o hemisfério do cerebelo oposto. As fibras relacionadas de outras áreas corticais, as fibras parietotemporopontinas e occipitopontinas, seguem o seu trajeto na parte retrolentiforme da cápsula e descem na parte lateral do pedúnculo cerebral. O ramo anterior também contém as projeções corticoestriadas.

Em geral, qualquer área do córtex que recebe aferentes talâmicos envia de volta eferentes para o mesmo núcleo do tálamo, e essas fibras também seguem nas radiações talâmicas. As radiações talâmicas anteriores (pedúnculo talâmico anterior) são constituídas principalmente de fibras que conectam o núcleo dorsomedial (DM) do tálamo e o córtex pré-frontal. Há também conexões entre o lobo frontal e os núcleos anteriores do tálamo, o hipotálamo e as estruturas límbicas.

O joelho da cápsula interna contém as fibras corticonucleares (tratos corticobulbares), que conduzem impulsos da parte inferior do córtex pré-central (e pré-motor) para os núcleos motores dos nervos cranianos. As fibras corticonucleares do bulbo seguem, em grande parte, mas não totalmente, para os núcleos contralaterais.

O ramo posterior da cápsula interna apresenta muitos componentes importantes, mais notadamente o trato corticospinal. Desde as observações Charcot, Dejerine e Dejerine-Klumpke, acreditava-se que as fibras corticospinais estivessem localizadas nos dois terços anteriores do ramo posterior. Atualmente, entende-se que as fibras do trato corticospinal estão situadas em feixes dispersos mais posteriormente. O trato segue uma localização mais anterior em seu trajeto pela parte rostral da cápsula e desvia-se posteriormente à medida que desce. As fibras destinadas ao membro superior são mais anteriores. A organização somatotópica na parte rostral da cápsula interna, em sentido anteroposterior, consiste em face/braços/pernas. Em sua descida, o trato frontopontino desloca-se gradualmente do ramo anterior para a parte anterior do ramo posterior, enquanto o trato corticospinal adquire uma posição mais posterior. Outras fibras descendentes no ramo posterior incluem as fibras corticoestriadas, corticorrubrais, corticorreticulares e córtico-olivares. As fibras ascendentes no ramo posterior incluem as radiações talâmicas médias (pedúnculo talâmico médio), que conduzem as fibras dos núcleos ventrais posteriores do tálamo para o córtex sensitivo, e as fibras dos núcleos ventral anterior (VA) e ventral lateral (VL) do tálamo para as áreas motora, pré-motora e motora suplementar.

As radiações talâmicas posteriores (pedúnculo talâmico posterior), constituídas principalmente pelas radiações ópticas (trato geniculocalcarino), compõem a maioria da parte retrolentiforme da cápsula interna. As radiações ópticas são separadas do corno temporal do ventrículo lateral pelo tapete do corpo caloso. Outras fibras retrolentiformes incluem as fibras parietopontinas, occipitopontinas, occipitocoliculares, occipitotetais e conexões entre os lobos occipitais e o pulvinar. A parte sublentiforme da cápsula é constituída principalmente pelas radiações acústicas (pedúnculo talâmico inferior), que conduzem fibras do corpo geniculado medial, embaixo e atrás do núcleo lentiforme, até o córtex auditivo no lobo temporal. Outras fibras sublentiformes incluem as fibras temporopontinas, talamopalidais e palidotalâmicas.

A cápsula interna é frequentemente acometida na doença vascular encefálica, particularmente em infartos lacunares de pequenos vasos relacionados com a hipertensão. Como todas as fibras motoras descendentes são agrupadas de maneira compacta, uma única lesão pequena pode comprometer a função de todas elas e provocar hemiparesia, com comprometimento igual da face, dos braços e das pernas, sem anormalidades sensitivas: a síndrome de hemiparesia motora pura capsular.

Lateralmente aos núcleos lentiformes encontram-se, seguindo a sua ordem, a cápsula externa, o claustro e a cápsula extrema. As cápsulas externa e extrema constituem parte da substância branca subcortical da ínsula. Sua função é, em grande parte, desconhecida. A cápsula externa contém algumas fibras corticoestriadas e corticorreticulares.

TÁLAMO

O tálamo atua principalmente como estação de retransmissão, que modula e coordena a função de vários sistemas. Trata-se de um local de integração, modulação e intercomunicação entre vários sistemas, com importantes funções motoras, sensitivas, de vigília, de memória, comportamentais, límbicas e cognitivas. O córtex cerebral constitui a maior fonte de fibras aferentes para o tálamo, e o córtex constitui o destino primário das projeções talâmicas. Muitos sistemas e fibras convergem para o tálamo (do grego, "local de reunião" ou "câmara interna"). Com exceção do olfato, todos os tratos sensitivos ascendentes terminam no tálamo, a partir do qual partem projeções para o córtex. O tálamo possibilita a avaliação básica da maioria das modalidades sensitivas; somente as funções sensitivas discriminativas muito finas, como a estereognosia, a discriminação de dois pontos, a grafestesia e a localização tátil precisa exigem o córtex (ver Capítulo 32). De modo semelhante, o tálamo sincroniza o sistema motor, integrando a atividade do córtex motor, dos núcleos da base e do cerebelo. Por sua vez, o córtex motor envia fibras para o tálamo. O tálamo também integra a função entre o sistema límbico, o cérebro emocional, e o córtex; é importante nos mecanismos de vigília, atua em circuitos importantes de memória e possui núcleos especializados de retransmissão para as funções visual e auditiva.

O tálamo tem uma localização medial no cérebro (Figuras 6.11 e 6.12). É o maior constituinte do diencéfalo. A face dorsal do tálamo forma o assoalho do ventrículo lateral, e é delimitado, medialmente, pelo terceiro ventrículo e, lateralmente, pela cápsula interna e pelos núcleos da base; na parte ventral, é contínuo com o subtálamo. A parede dorsal lateral, no ponto de fixação do teto do terceiro ventrículo, é demarcada pela estria medular do tálamo. A estria medular do tálamo conduz projeções da área septal para os núcleos habenulares. Os neuroanatomistas frequentemente dividem o tálamo em tálamo dorsal, tálamo propriamente dito e tálamo ventral, que é constituído pela região subtalâmica, incluindo a zona incerta, os campos de Forel e outras estruturas. O epitálamo é constituído pelos núcleos paraventriculares, núcleos habenulares, estria medular do tálamo, comissura posterior e glândula pineal.

A face superior do tálamo é coberta por uma fina camada de substância branca, o estrato zonal. A margem lateral superior é separada do corpo do núcleo caudado pela estria terminal e pela veia talamoestriada. Lateralmente, o ramo posterior da cápsula interna separa o tálamo e o núcleo

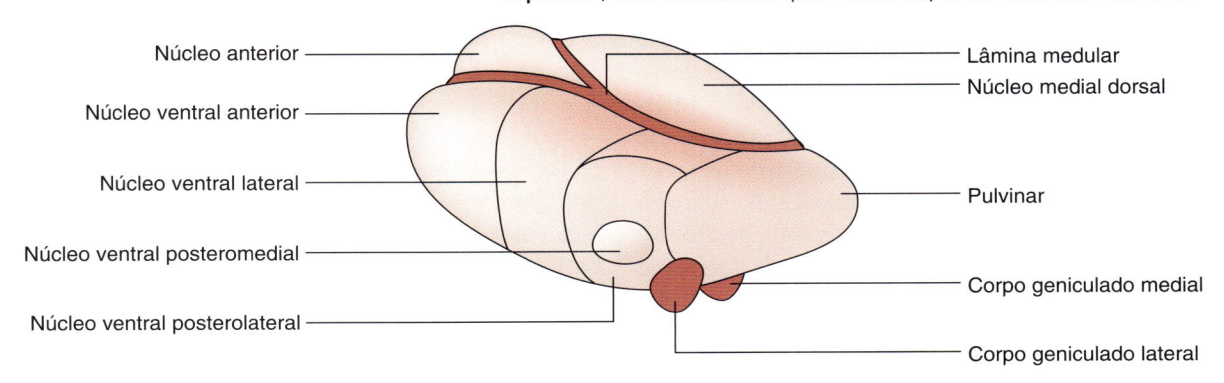

Figura 6.11 Tálamo mostrando os principais núcleos. A lâmina medular interna divide-se anteriormente para envolver o núcleo anterior. (Reproduzida de Campbell WW, Pridgeon RP. *Practical Primer of Clinical Neurology.* Philadelphia: Lippincott Williams & Wilkins, 2002, com permissão.)

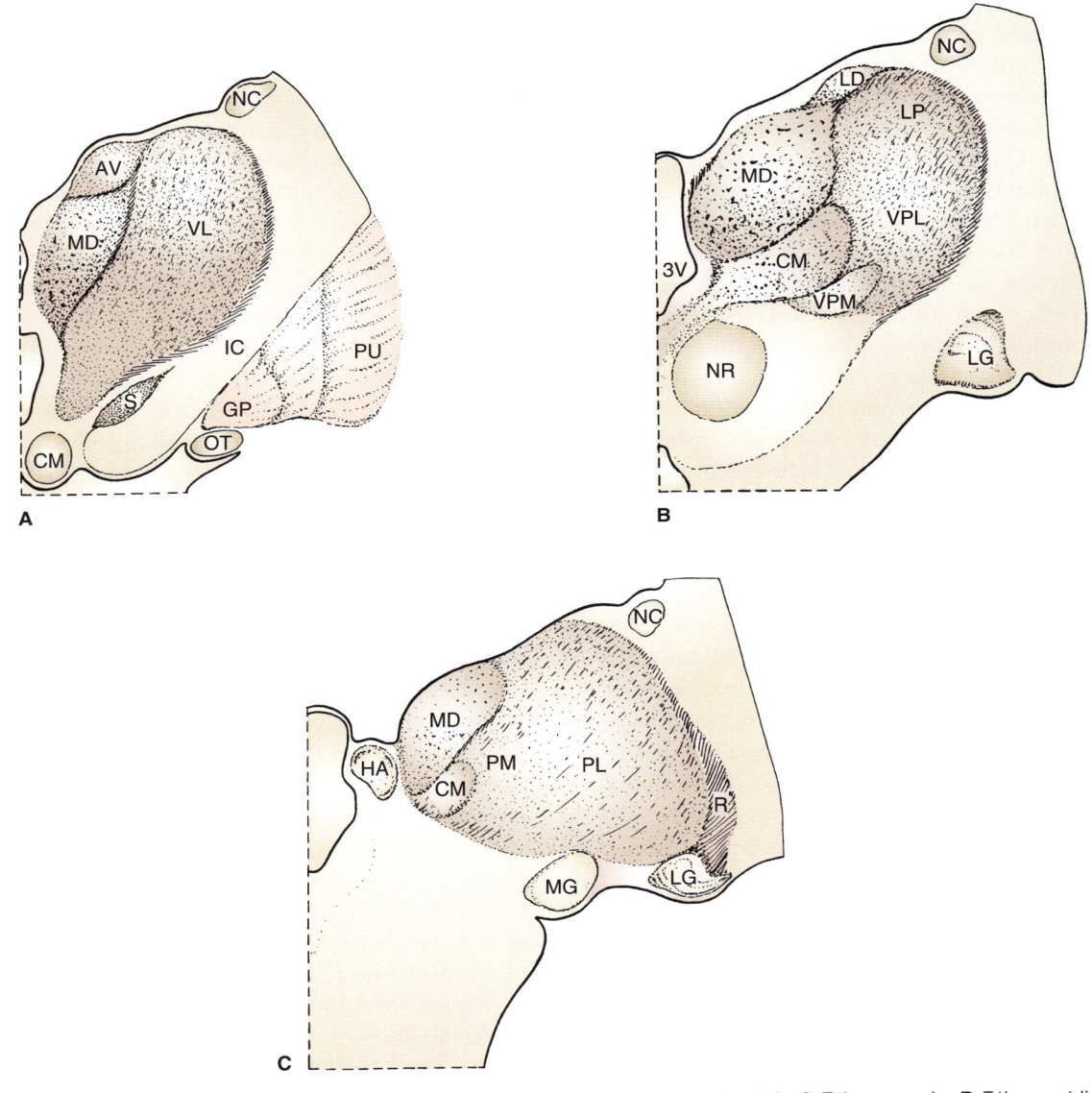

Figura 6.12 Corte transversal do tálamo humano mostrando as principais massas nucleares nos três níveis. **A.** Tálamo anterior. **B.** Tálamo médio. **C.** Tálamo posterior. 3V, terceiro ventrículo; AV, núcleo anteroventral; CM, núcleo centromedial; GP, globo pálido; HA, habênula; IC, cápsula interna; LD, núcleo dorsal lateral; LG, corpo geniculado lateral; LP, núcleo posterior lateral; MD, núcleo medial dorsal; MG, corpo geniculado medial; NC, núcleo caudado; NR, núcleo rubro; OT, trato óptico; PL, grupo do núcleo pulvinar lateral; PM, grupo do núcleo pulvinar medial; PU, putame; R, núcleo reticular; S, núcleo subtalâmico; VL, núcleo ventral lateral; VPL, núcleo ventral posterolateral; VPM, núcleo ventral posteromedial.

lentiforme. A parede lateral do terceiro ventrículo forma a face medial do tálamo, que habitualmente está conectada ao tálamo oposto pela aderência intertalâmica (massa intermédia). O sulco hipotalâmico separa o tálamo, acima, do hipotálamo, embaixo. Na parte inferior, o tálamo funde-se com a parte rostral do tegmento do mesencéfalo. Lateralmente, o tálamo é coberto por uma fina camada de axônios mielínicos, a lâmina medular externa (ou lateral). Dispersas no seu interior encontram-se as células do núcleo reticular do tálamo.

O tálamo é dividido pela lâmina medular interna (ou medial) em grandes grupos nucleares – medial, lateral e anterior –, os quais, por sua vez, são divididos em núcleos componentes (ver Figura 6.12). Os núcleos intralaminares estão dispersos ao longo das lâminas medulares internas (mediais); eles constituem essencialmente uma extensão rostral da formação reticular do tronco encefálico. Os núcleos intralaminares recebem impulsos da formação reticular e do sistema ativador reticular ascendente e projetam-se amplamente para o neocórtex. Esses núcleos estão relacionados principalmente com a vigília. Os núcleos reticulares e intralaminares são classificados como núcleos inespecíficos, visto que suas projeções são difusas. Os núcleos específicos recebem aferentes de sistemas específicos e se projetam para áreas corticais exclusivas, por exemplo, sensibilidade somática, núcleos ventrais posteriores e córtex somatossensorial. O núcleo centromediano é o maior núcleo intralaminar e identificado com mais facilidade. Possui conexões com o córtex motor, o globo pálido e o estriado, bem como projeções extensas para o córtex. As lesões que acometem os núcleos intralaminares, particularmente o complexo dos núcleos centromediano e parafascicular, podem causar negligência talâmica, com negligência contralateral do corpo e do espaço extrapessoal. As lesões bilaterais que acometem os núcleos intralaminares posteriores podem provocar mutismo acinético.

A lâmina medular medial do tálamo diverge anteriormente, e o núcleo anterior situa-se entre os braços dessa estrutura em formato de Y. O fascículo mamilotalâmico ascende dos corpos mamilares principalmente para o núcleo anterior do tálamo, que envia os seus principais impulsos para o giro do cíngulo. O núcleo anterior faz parte do lobo límbico e do circuito de Papez, está relacionado com a emoção e a função de memória, e recebe impulsos do hipocampo por meio do fórnice. As lesões do núcleo anterior estão associadas a perda de memória e comprometimento da função executiva.

O núcleo medial do tálamo é uma estrutura grande e única situada no lado medial da lâmina medular medial. Como a sua posição também é ligeiramente dorsal, esse núcleo é habitualmente designado núcleo medial dorsal ou DM. Ele envia ou recebe projeções do corpo amigdaloide, dos sistemas olfatório e límbico, do hipotálamo e do córtex pré-frontal, com extensas conexões com os núcleos intralaminares. O núcleo DM desempenha funções relacionadas com a cognição, o julgamento, o afeto, o olfato, as emoções, o sono e a vigília, a função executiva e a memória.

Ao contrário dos grupos de núcleos anteriores e mediais, o grupo lateral é subdivido em vários núcleos componentes. A principal divisão é constituída pelas camadas dorsal e ventral. Em geral, os núcleos laterais atuam como estações específicas de retransmissão entre os sistemas motor e sensitivo e o córtex relacionado. Os núcleos da camada dorsal incluem os núcleos dorsolateral e lateroposterior e o pulvinar. O pulvinar é uma grande massa que forma a extremidade caudal do tálamo; trata-se do maior núcleo do tálamo. As fibras que se projetam para ele provêm de outros núcleos do tálamo, dos corpos geniculados e do colículo superior; e possui conexões com a área periestriada e as partes posteriores dos lobos parietais. O núcleo lateral posterior e o pulvinar possuem conexões recíprocas com o córtex de associação occipital e parietal; e podem desempenhar um papel na visão extrageniculocalcarina.

Os subnúcleos da camada ventral do núcleo lateral são núcleos de retransmissão verdadeiros, que conectam centros inferiores com o córtex e vice-versa. O núcleo ventral posterolateral (VPL) e o núcleo ventral posteromedial (VPM) constituem os principais núcleos de retransmissão sensitivos. O núcleo VPL recebe a terminação das vias sensitivas lemniscais e espinotalâmicas para o corpo; por sua vez, projeta-se para o córtex somestésico (áreas de Brodmann 1, 2 e 3). O núcleo VPM desempenha a mesma função para a cabeça, recebendo tratos trigeminotalâmicos, bem como fibras gustativas do núcleo solitário; e projeta-se para o córtex somestésico.

O núcleo VL coordena o sistema motor. Esse núcleo recebe impulsos dos núcleos da base (globo pálido), da substância negra e do cerebelo (núcleo denteado por meio do pedúnculo cerebelar superior e trato dentatotalâmico). Em seguida, projeta-se para as áreas motora e motora suplementar. Por sua vez, o córtex motor projeta-se para o estriado, que se projeta para o globo pálido, o qual se projeta para o núcleo VL. O núcleo VA também recebe projeções do globo pálido, bem como da substância negra; e projeta-se principalmente para o córtex pré-motor. É por meio dos núcleos VL e VA que os núcleos da base e o cerebelo influenciam a atividade motora (ver Capítulo 26). O tálamo fixa duas alças de controle sensorimotoras extensas: a alça cerebelo-rubro-tálamo-corticopontocerebelar e a alça corticoestriado-pálido-talamocortical.

Os corpos geniculados também fazem parte da camada ventral. O corpo geniculado medial recebe a terminação das vias auditivas que ascendem pelo tronco encefálico; e projeta-se para o córtex auditivo. Os axônios no trato óptico fazem sinapse no corpo geniculado lateral, a partir do qual surgem as radiações ópticas destinadas ao lobo occipital.

O pulvinar é o mais posterior do grupo de núcleos laterais e o maior núcleo do tálamo. Possui conexões extensas com as áreas de associação visual e somatossensorial e as áreas do cíngulo, parietal posterior e pré-frontal. Ele facilita a atenção visual para as funções relacionadas com a linguagem para o hemisfério esquerdo e as tarefas visuoespaciais para o hemisfério direito.

O suprimento sanguíneo do tálamo provém principalmente das artérias talamoperfurantes a partir das artérias comunicante posterior e cerebral posterior; a artéria coróidea anterior supre o corpo geniculado lateral.

BIBLIOGRAFIA

Bogousslavsky J. Frontal stroke syndromes. *Eur Neurol* 1994;34:306–315.

Brazis PW, Masdeu JC, Biller J. *Localization in Clinical Neurology.* 7th ed. Philadelphia: Wolters Kluwer/Lippincott Williams & Wilkins, 2017.

Carpenter MB. *Core Text of Neuroanatomy.* 4th ed. Baltimore: Lippincott Williams & Wilkins, 1991:115–223.

Corballis MC, McLean A. Interhemispheric comparisons in a man with complete forebrain commissurotomy. *Neuropsychology* 2000;14:519–525.

Ferracci F, Conte F, Gentile M, et al. Marchiafava-Bignami disease: computed tomographic scan, 99mTc HMPAO-SPECT, and FlAIR MRI findings in a patient with subcortical aphasia, alexia, bilateral agraphia, and left-handed deficit of constructional ability. *Arch Neurol* 1999;56:107–110.

FitzGerald MJT, Folan-Curran J. *Clinical Neuroanatomy and Related Neuroscience.* 4th ed. Edinburgh: W. B. Saunders, 2002.

Gilman S, Newman SW. *Manter and Gatz's Essentials of Clinical Neuroanatomy and Neurophysiology.* 10th ed. Philadelphia: FA Davis, 2003.

Gould DJ, Fix JD. *Neuroanatomy.* 5th ed. Philadelphia: Wolters Kluwer Health/Lippincott Williams & Wilkins, 2014.

Hanaway J, Young RR. Localization of the pyramidal tract in the internal capsule of man. *J Neurol Sci* 1977;34:63–70.

Kiernan JA, Rajakumar N. *Barr's The Human Nervous System: An Anatomical Viewpoint.* 10th ed. Philadelphia: Wolters Kluwer Health/Lippincott Williams & Wilkins, 2014.

Macchi G, Jones EG. Toward an agreement on terminology of nuclear and subnuclear divisions of the motor thalamus. *J Neurosurg* 1997;86:670–685.

Parent A. *Carpenter's Human Neuroanatomy.* 9th ed. Baltimore: Lippincott Williams & Wilkins, 1996.

Ross ED. Localization of the pyramidal tract in the internal capsule by whole brain dissection. *Neurology* 1980;30:59–64.

Sakakibara R, Hattori T, Yasuda K, et al. Micturitional disturbance after acute hemispheric stroke: analysis of the lesion site by CT and MRI. *J Neurol Sci* 1996; 137:47–56.

Serrano Ponz M, Ara Callizo JR, Fayed Miquel N, et al. Hypoxic encephalopathy and cortical laminar necrosis. *Rev Neurol* 2001;32:843–847.

Standring S, ed. *Gray's Anatomy: The Anatomical Basis of Clinical Practice.* 41st ed. New York: Elsevier Limited, 2016.

Tham WW, Stevenson RJ, Miller LA. The role of the mediodorsal thalamic nucleus in human olfaction. *Neurocase* 2011;17:148–159.

Turk DJ, Heatherton TF, Kelley WM, et al. Mike or me? Self-recognition in a split-brain patient. *Nat Neurosci* 2002;5:841–842.

Van der Werf YD, Scheltens P, Lindeboom J, et al. Deficits of memory, executive functioning and attention following infarction in the thalamus; a study of 22 cases with localised lesions. *Neuropsychologia* 2003;41:1330–1344.

Van der Werf YD, Witter MP, Groenewegen HJ. The intralaminar and midline nuclei of the thalamus. Anatomical and functional evidence for participation in processes of arousal and awareness. *Brain Res Brain Res Rev* 2002;39(2–3): 107–140.

Ward R, Arend I. An object-based frame of reference within the human pulvinar. *Brain* 2007;130(Pt 9):2462–2469.

Ward R, Calder AJ, Parker M, et al. Emotion recognition following human pulvinar damage. *Neuropsychologia* 2007;45:1973–1978.

Zilles K, Amunts K. Centenary of Brodmann's map—conception and fate. *Nat Rev Neurosci* 2010;11:139–145.

Zimmerman RS, Sirven JI. An overview of surgery for chronic seizures. *Mayo Clin Proc* 2003;78:109–117.

CAPÍTULO 7

Funções do Córtex Cerebral e Diagnóstico Cerebral Regional

N em sempre houve aceitação sobre o fato de que as diversas partes do encéfalo desempenham funções específicas. Flourens (1823) acreditava que todo tecido cerebral fosse equipotencial, e a sua opinião influente prevaleceu durante a maior parte do século. O paciente com afasia de Broca (1861) demonstrou que as funções da fala estavam localizadas no giro frontal inferior esquerdo. Com base em seus estudos sobre epilepsia, Hughlings Jackson foi o primeiro a assinalar a existência de um córtex motor. Muitos experimentos subsequentes demonstraram amplamente que determinadas áreas do córtex cerebral possuem funções específicas. Brodmann criou mapas baseados em diferenças histológicas regionais (ver Figura 6.3). A correlação entre histologia e função é imprecisa. Muitas áreas com histologia idêntica possuem funções diferentes. As doenças que acometem áreas específicas podem causar manifestações clínicas amplamente distintas. A destruição de uma área inibitória pode produzir as mesmas manifestações clínicas do que a hiperatividade da área inibida. Em virtude da plasticidade do sistema nervoso, outras estruturas ou áreas podem assumir a função de uma parte doente ou lesionada.

Além de estar situada em uma região específica do encéfalo, uma função pode ser lateralizada para um dos hemisférios ou para o outro. O hemisfério de lateralização de determinada função é considerado dominante para essa função. Nos animais inferiores, ambos os hemisférios parecem ter uma influência igual. Entretanto, um atributo particular do encéfalo humano é a dominância de um hemisfério em relação ao outro para determinadas funções. Isso é particularmente válido para a linguagem, a gnose (a interpretação dos estímulos sensitivos) e a práxis (a execução de atos motores complexos).

As modernas técnicas de imagens funcionais, como a tomografia por emissão de pósitrons (PET), a ressonância magnética funcional (RMf), e outros métodos de estudo da atividade metabólica do encéfalo forneceram outra dimensão para as noções tradicionais de localização no encéfalo. Até mesmo para tarefas simples, esses estudos mostraram um padrão de atuação de diversas regiões do encéfalo sobrepostas às divisões anatômicas em lobos distintos. O fato de uma lesão produzir defeitos em determinada função não significa necessariamente, que em circunstâncias normais, essa função esteja estritamente localizada em determinada região. Apesar dessas limitações, continua sendo útil, do ponto de vista clínico, preservar os conceitos tradicionais de localização das funções nos vários lobos dos hemisférios dominante e não dominante.

LOBOS FRONTAIS

O Capítulo 6 descreve a anatomia macroscópica do lobo frontal. Do ponto de vista clínico, as áreas importantes incluem o córtex motor, as áreas pré-motora e motora suplementar (AMS), a região pré-frontal, os campos oculares frontais e as áreas motoras da fala. O lobo frontal anteriormente à área pré-motora é denominado córtex pré-frontal. Algumas vezes, a parte anterior do giro do cíngulo é considerada parte do lobo frontal, embora suas conexões sejam principalmente com as estruturas do lobo límbico. As áreas do lobo frontal relacionadas com a função motora são discutidas no Capítulo 25. Os campos oculares frontais são discutidos no Capítulo 14, e a área motora da fala é considerada no Capítulo 9. A Figura 7.1 mostra algumas dessas áreas.

ÁREA PRÉ-FRONTAL

As partes do lobo frontal anteriores à área 6, à área 8 e aos centros motores da fala são designadas córtex pré-frontal. O córtex pré-frontal inclui as áreas 9 a 12, 32, 45, 47 e outras. Essas áreas estão conectadas com as áreas somestésicas, visuais, auditivas e outras áreas corticais por feixes de associação longos e com o tálamo e o hipotálamo por fibras de projeção. O córtex pré-frontal é o principal local de projeção do núcleo medial dorsal do tálamo. O córtex pré-frontal projeta-se para os núcleos da base e para a substância negra e recebe fibras dopaminérgicas, que constituem parte da projeção mesocortical do mesencéfalo. Os neurônios dopaminérgicos estão associados à recompensa, à atenção, à memória de curto prazo, ao planejamento e ao impulso.

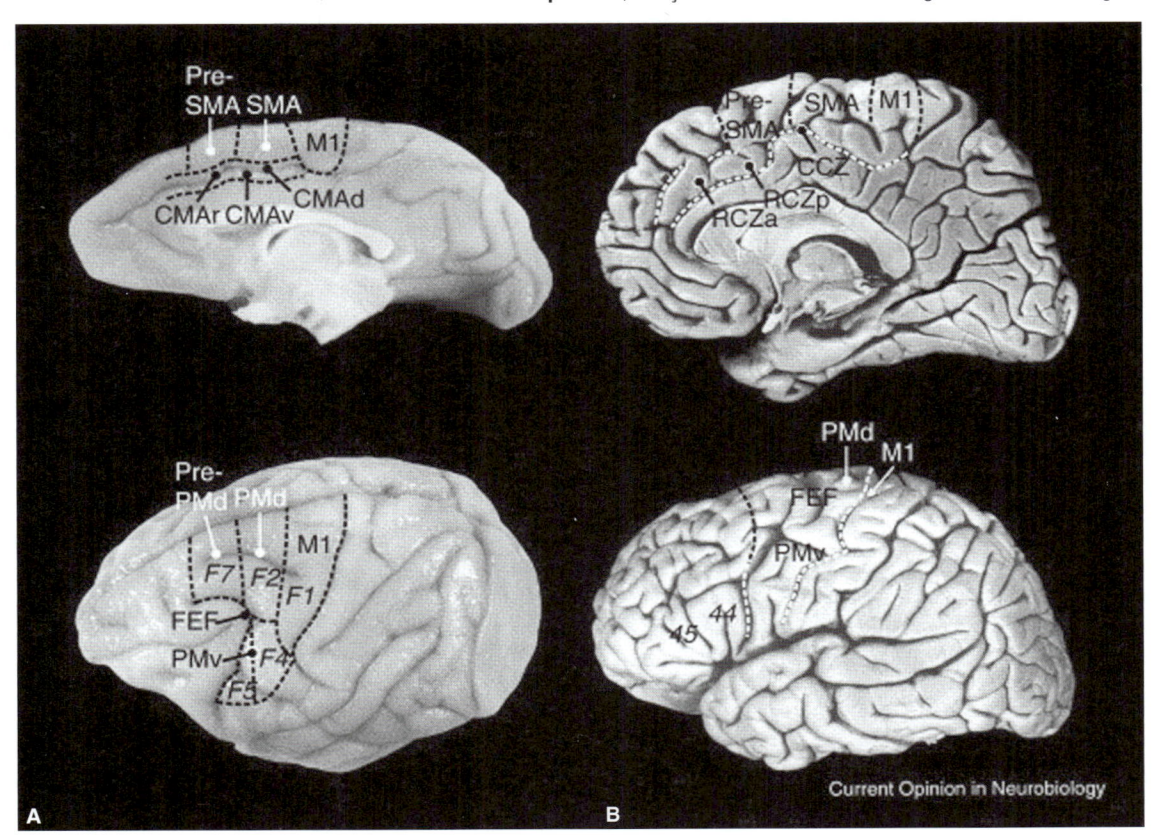

Figura 7.1 Áreas motoras do lobo frontal em macacos (**A**) e áreas homólogas no ser humano (**B**). Nos seres humanos, a borda entre as áreas 6 e 4 na face lateral está localizada na margem anterior do sulco central. FEF, campo ocular frontal; M1, córtex motor primário; PMd, córtex pré-motor dorsal; PMv, córtex pré-motor ventral; RCZa, zona do cíngulo rostral anterior; RCZp, zona do cíngulo rostral posterior; SMA, área motora suplementar. (Reproduzida de Picard N, Strick PL. Imaging the premotor areas. *Curr Opin Neurobiol* 2001;11(6):663-672. Copyright © 2001 Elsevier. Com permissão.)

Do ponto de vista clínico, a região pré-frontal pode ser dividida em córtex pré-frontal dorsolateral (CPFDL), em córtex pré-frontal medial (CPFM) e em córtex orbito-frontal (COF). A estrutura celular da região pré-frontal é notadamente diferente das áreas 4 e 6 (as áreas motora e pré-motora). O córtex é fino e granular; as células piramidais na lâmina V estão reduzidas tanto no seu número quanto no seu tamanho. Essas áreas do encéfalo são altamente desenvolvidas nos seres humanos e são consideradas, há muito tempo, a sede das funções intelectuais superiores. Grande parte das informações sobre as funções das áreas de associação frontais provém da observação clínica de pacientes com degeneração, lesões ou tumores dos lobos frontais, e do exame de pacientes submetidos à destruição cirúrgica dessas regiões. Começando com Phineas Gage, existem muitos exemplos de pacientes com alterações drásticas da personalidade ou do comportamento após a ocorrência de lesão do lobo frontal (Figura 7.2; Boxe 7.1). Mataro et al. publicaram um caso moderno semelhante ao de Phineas Gage, com acompanhamento durante 60 anos.

Há uma escassez de informações sobre as funções das diferentes regiões do córtex pré-frontal. O CPFDL é importante na organização de tarefas determinadas pelo próprio indivíduo. Desempenha uma função crucial na rede neural associada à memória de trabalho (ver Capítulo 8). A responsabilidade

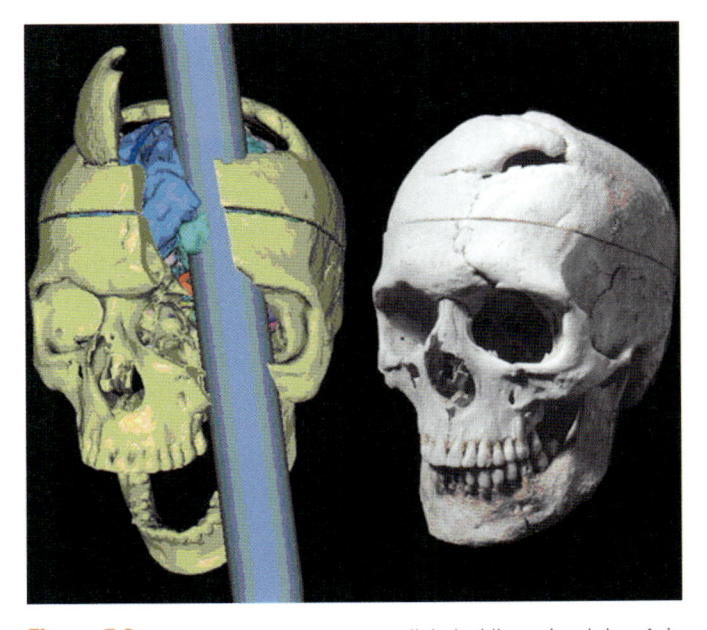

Figura 7.2 Phineas Gage, reconstrução digital tridimensional do crânio original a partir de uma imagem de tomografia computadorizada em corte fino e da barra de ferro. (Reproduzida de Ratiu P, Talos IF. Images in clinical medicine. The tale of Phineas Gage, digitally remastered. *N Engl J Med* 2004;351:e21. Copyright © 2004 Massachusetts Medical Society. Reimpresso com permissão de Massachusetts Medical Society.)

Boxe 7.1

Lobotomia frontal

Em um famoso acidente ocorrido em 1848, o sr. Phineas Gage, um operário de 25 anos de idade que trabalhava na construção de uma estrada de ferro, sofreu grave lesão dos lobos frontais quando uma barra de metal foi projetada e atravessou a sua cabeça após um acidente inesperado (o "caso do crânio atravessado por uma barra"). A barra entrou pela bochecha esquerda e saiu na linha mediana, próximo à interseção das suturas sagital e coronal. De maneira surpreendente, ele sobreviveu e tornou-se um paciente famoso nos anais da medicina. Depois do acidente, o caráter e a personalidade de Phineas Gage mudaram de maneira drástica. Morreu 13 anos mais tarde, depois de ter viajado muito e ter-se exibido em um circo durante algum tempo. Segundo relatos, Phineas Gage tornou-se irreverente, inconveniente, impaciente e incapaz de manter-se em um emprego. Ele era "uma criança no que concerne às suas capacidades intelectuais, com as paixões gerais de um homem forte". As descrições do caso reforçaram a ideia prevalecente da localização cerebral, particularmente sobre a importância dos lobos frontais na personalidade. A lobotomia frontal acidental de Gage estabeleceu parte da base para o procedimento cirúrgico da lobotomia frontal (pré-frontal) ou leucotomia, que se acreditava ser capaz de diminuir as respostas emocionais e afetivas e aliviar a ansiedade, a apreensão e a "tensão nervosa". A operação consistia na incisão coronal da substância branca de cada lobo frontal, seccionando as fibras de associação que conectam as áreas pré-frontais com outras regiões do encéfalo. Essa operação tornou-se popular em meados do século XX e foi extensamente realizada durante um período de anos como tratamento não apenas da psicose, mas também da neurose e da depressão. Foi até mesmo utilizada para controlar o comportamento de criminosos e era recomendada para crianças "difíceis". Um procedimento popular era a lobotomia com "picador de gelo" (lobotomia transorbital), em que um picador de gelo era introduzido acima do olho e martelado através do teto da órbita; em seguida, era movido de um lado para outro, de modo a seccionar as conexões da região pré-frontal com o restante do encéfalo. O principal defensor dessa técnica utilizava o picador de gelo banhado a ouro e registrava a velocidade dos procedimentos. Uma lobotomia foi uma vez realizada em uma atriz excêntrica, que não tinha nenhuma doença mental. O abuso da lobotomia frontal foi mostrado no filme *Um estranho no ninho*. O procedimento foi abandonado. Ver Ginat para uma ilustração das sequelas neurorradiológicas.

da função executiva reside, em grande parte, no CPFDL e suas conexões. A função executiva do lobo frontal refere-se à capacidade de planejar, executar e monitorar uma série de ações destinadas a alcançar um objetivo. Está relacionada com as habilidades de planejamento e organização, com a capacidade de se beneficiar da experiência, com a abstração, com a motivação, com a flexibilidade cognitiva e com a resolução de problemas. O comprometimento da função executiva é comum nas lesões do lobo frontal. Ocorrem defeitos da função executiva nas lesões do lobo frontal, entretanto, podem ocorrer também com lesões em outras partes, em razão da existência de conexões extensas dos lobos frontais com todas as outras partes do encéfalo. O CPFDL também é importante no controle oculomotor, que é responsável pela tomada de decisão sobre movimentos oculares voluntários e inibição dos movimentos sacádicos reflexos indesejados. Ele também pode desempenhar um papel na percepção da dor. Há evidências de disfunção do CPFDL na esquizofrenia. A região pré-frontal provavelmente desempenha também um papel na capacidade de prever as consequências das ações, na expressão emocional (afeto), na tomada de decisão de "ir/ficar", na personalidade e na percepção do tempo. Alterações disseminadas na ativação pré-frontal estão associadas ao cálculo e ao pensamento.

O CPFM possui conexões com vários núcleos do tálamo, em particular o núcleo mediano dorsal, e com o córtex temporal superior. Existem conexões com outras partes do lobo frontal, incluindo o COF, o CPFDL e as áreas motoras mediais. O CPFM é importante nas associações auditivas e visuais. O córtex pré-frontal ventrolateral está relacionado com o processamento mnemônico dos objetos. O COF possui conexões importantes com o sistema límbico, incluindo o corpo amigdaloide. As síndromes de desinibição, que variam desde um comportamento social levemente inapropriado até mania totalmente desenvolvida, podem ocorrer na disfunção do COF, em particular do hemisfério direito. Os pacientes com disfunção do COF também são propensos à labilidade emocional, capacidade reduzida de julgamento e discernimento e distração.

As áreas de associação frontais podem ser acometidas em vários processos degenerativos, particularmente naqueles como demência frontotemporal, que tendem a afetar a função do lobo frontal. Com frequência, a primeira alteração observada consiste em perda de memória, particularmente da memória recente ou de retenção e lembrança imediata. Isso pode ser seguido de comprometimento do julgamento, particularmente em situações sociais e éticas. A ausência das inibições adquiridas no processo de socialização pode levar a um comportamento inapropriado e a um descuido com as roupas e a higiene pessoal. Também pode ocorrer comportamento de promiscuidade sexual. É comum haver perda da capacidade de conduzir os negócios e administrar as finanças pessoais. A capacidade de perceber as relações abstratas é comprometida no início do processo. O paciente pode executar ações simples e bem organizadas, mas pode ser incapaz de lidar com novos problemas dentro do âmbito e da amplitude esperados para uma pessoa de idade e educação semelhantes. As tarefas que exigem afastamento da rotina estabelecida e adaptação a situações não familiares são as mais difíceis. Observa-se perda da atenção, e a distratibilidade pode ser acentuada. Há problemas de compreensão e perda da capacidade de fazer associações. A aquisição e a síntese de novos conteúdos são difíceis. O tempo necessário para a solução de problemas intelectuais é prolongado, e o paciente se cansa rapidamente.

A labilidade emocional pode ser proeminente, com oscilação do humor e crises de choro, raiva ou riso, apesar de um temperamento anteriormente equilibrado. Pode haver irritabilidade acentuada. Com frequência, o humor é eufórico, com aumento da sensação de bem-estar. O paciente pode apresentar comportamento jocoso, frivolidade e brincadeiras e trocadilhos sem sentido (*Witzelsucht*) ou insensatez ("estupidez"), ou pode demonstrar apatia, indiferença, embotamento emocional e falta de iniciativa e de espontaneidade. A abulia refere-se à dificuldade em iniciar e manter movimentos espontâneos e à redução da responsividade emocional, da fala espontânea e da interação social. É característica de lesões do lobo frontal e dos núcleos da base. O paciente pode não associar impressões imediatas às experiências passadas, resultando em confusão e desorientação. Em geral, ocorrem deterioração progressiva e dificuldade crescente nas funções intelectuais. As lesões pré-frontais bilaterais extensas podem culminar em mutismo acinético ou em um estado de ausência de reatividade (ver Capítulo 51).

Podem ocorrer sintomas semelhantes na presença de neoplasias do lobo frontal. Tanto o *Witzelsucht* e a euforia quanto a indiferença e a apatia constituem manifestações iniciais, que podem ser evidentes antes que se constate a ocorrência de perda de memória e dificuldade de julgamento. Com frequência, aparecem outros sinais de doença intracraniana, como fraqueza, crises convulsivas focais ou generalizadas, ataxia frontal, preensão forçada, anosmia ou defeitos do campo visual. Em geral, os sinais de aumento da pressão intracraniana ocorrem de modo tardio. Embora possa haver grave comprometimento da função na presença de lesões anteriores dos lobos frontais, o exame isoladamente pode não ser suficiente para estabelecer uma melhor localização. Não existe nenhum foco definido cuja remoção leve à demência, e as lesões maciças do lobo frontal, particularmente se forem unilaterais, podem causar poucos sintomas, principalmente quando a lesão está situada no hemisfério não dominante.

A incapacidade grave que pode resultar de uma lesão do lobo frontal é notavelmente ilustrada pelo paciente de Eslinger e Damasio, "EVR" (Boxe 7.2). Após lobotomia frontal, os pacientes frequentemente desenvolveram indiferença, falta de discernimento, euforia, explosões emocionais, indelicadeza e inaptidão social, porém sem déficits demonstráveis cognitivos ou de memória.

ÁREAS MOTORAS FRONTAIS

As áreas motoras do lobo frontal incluem o córtex motor primário (área 4), bem como a área pré-motora e a AMS. O córtex motor contém os grandes neurônios motores (células de Betz) que dão origem aos tratos corticospinais e corticobulbares. O córtex pré-motor situa-se imediatamente anterior ao córtex primário, comprimido entre o giro pré-central e a margem posterior da área pré-frontal (área 6); está envolvido no planejamento e na execução dos movimentos, particularmente em sequências de movimentos (a base da sequência de mão de Luria ou teste de punho-borda-palma, ver Capítulo 8). Recebe fibras aferentes de outras áreas do córtex, incluindo o córtex sensitivo e outras partes do córtex frontal, e projeta-se para o córtex motor e o tálamo motor. Algumas fibras descem e constituem parte do sistema extrapiramidal.

A AMS consiste em áreas de córtex situadas na face medial do hemisfério, imediatamente anterior ao córtex motor primário, na face medial posterior do lobo frontal (área 6). A AMS atua no planejamento dos movimentos motores, como uma sequência de ações oriunda da memória. As áreas da AMS são cruciais para a organização temporal de diversos movimentos. Nos animais, as lesões da AMS comprometem as sequências de movimentos baseadas na memória. A AMS também coordena os movimentos entre as mãos, e a ocorrência de lesões nessa área pode causar a síndrome da mão alienígena (ver Capítulo 10). As lesões das partes mais anteriores e mediais do córtex motor causam menos paralisia e mais espasticidade e podem possibilitar o surgimento de reflexos primitivos, como as respostas de preensão e de apalpação.

Boxe 7.2

Disfunção do lobo frontal

Aos 35 anos de idade, "EVR", um paciente, anteriormente saudável, foi submetido à retirada de um grande meningioma orbitofrontal. A recuperação cirúrgica transcorreu sem nenhuma complicação, e nunca houve qualquer sinal de recorrência do tumor. Embora o paciente parecesse normal à primeira vista, com QI verbal de 120 e resultados normais nos testes neuropsicológicos, houve comprometimento permanente de seu comportamento, sua capacidade de julgamento e sua interação social. Ele investiu e perdeu todas as suas economias em um empreendimento arriscado. Foi demitido de uma série de empregos, devido a atrasos e desorganização. Sua mulher divorciou-se dele, e ele, desempregado, voltou a residir com os pais. Eram necessárias duas horas para que ele se preparasse para o trabalho todas as manhãs. Conseguiu um emprego a 160 km de sua casa, porém foi também demitido por falta de pontualidade. Passava dias inteiros barbeando-se e lavando os cabelos. As pequenas decisões eram analisadas indefinidamente, incluindo compras simples e escolha de um restaurante. Ele colecionava objetos obsoletos e inúteis (ver também Volle et al.), incluindo plantas mortas, catálogos antigos de telefone, seis ventiladores quebrados, cinco aparelhos de televisão quebrados, três sacolas de latas de suco de laranja vazias, 15 isqueiros e inúmeras pilhas de jornais velhos. O *New York Times* publicou uma descrição comovente e muito personalizada das alterações da personalidade e de outros efeitos da disfunção do lobo frontal no artigo "When Illness Makes a Spouse a Stranger" (D. Grady, 5 de maio de 2012), sobre a demência frontotemporal.

A síndrome da AMS não é bem reconhecida e pode ser facilmente confundida com fraqueza corticospinal. Os pacientes apresentam uma redução dos movimentos espontâneos e dificuldade na execução de atos motores voluntários ao comando nos membros contralaterais, embora os membros funcionem normalmente nas atividades motoras automáticas, como o ato de se vestir. Pode haver também heminegligência e apraxia, porém o déficit resulta mais de uma lesão do lobo frontal do que de uma lesão do lobo parietal. As lesões pré-frontais unilaterais podem causar comportamento de imitação e utilização (ver Capítulo 8).

Crises epilépticas podem originar-se do lobo frontal e podem ser parciais simples ou parciais complexas. As crises que se originam do córtex motor normalmente produzem epilepsia focal jacksoniana dos membros contralaterais. As crises parciais complexas que se originam do lobo frontal assemelham-se àquelas que têm a sua origem no lobo temporal; entretanto, são mais bizarras e tendem a ser confundidas com crises pseudoepilépticas. As crises que se originam da AMS frequentemente envolvem postura tônica, que é unilateral ou assimétrica e, com frequência, acompanhada de caretas faciais e automatismos, bem como de sintomas vocais, como riso ou interrupção da fala. As crises que se originam da área orbitofrontal ou frontopolar frequentemente causam movimentos de pedalar e de sacudida, que são facilmente confundidos com crises pseudoepilépticas. As crises que se originam do CPFDL são frequentemente opostas, em que a cabeça e os olhos voltam-se para o lado contralateral e, menos comumente, ipsilateral.

Os campos visuais frontais situam-se no giro frontal médio e controlam o movimento dos olhos para o lado contralateral. As lesões destrutivas nessa área causam desvio ipsilateral do olhar, enquanto a atividade epileptiforme provoca desvio contralateral do olhar. As paralisias e os desvios do olhar são discutidos com mais detalhes no Capítulo 14. As áreas motoras da fala (área de Broca) situam-se no giro frontal inferior, anteriormente ao córtex motor. A ocorrência de lesões nessa área causa afasia (ver Capítulo 9). As lesões do lobo frontal também podem provocar incontinência, particularmente com comprometimento do lóbulo paracentral, ou distúrbio da marcha (ver Capítulo 44).

LOBOS PARIETAIS

A anatomia macroscópica do lobo parietal é discutida no Capítulo 6. O córtex sensorial primário (somestésico) (S1; áreas 3, 1 e 2) ocupa todo o giro pós-central, com exceção da parte inferior, e continua na face medial até a parte adjacente do lóbulo paracentral. Pesquisas recentes sugerem que a designação córtex sensorial primário deve ser restrita à área 3. O córtex somatossensorial secundário (S2) situa-se no opérculo parietal, adjacente à parte inferior de S1, próximo à fissura de Sylvius (sulco lateral). Na parte profunda do sulco central, a área 3 é adjacente à área 4. O córtex pós-central é

o córtex homotípico (granular), com seis lâminas bem desenvolvidas. O sulco intraparietal estende-se posteriormente, desde o ponto médio do giro pós-central, e divide o restante do lobo parietal em lóbulo parietal superior, acima, e lóbulo parietal inferior, abaixo. A área 5 – área pré-parietal, na parte superior do lobo parietal imediatamente posterior à área 2 – contém grandes células piramidais profundas, algumas tão grandes quanto as células de Betz menores na área 4. A área 5b, a área parietal superior, ocupa grande parte do lóbulo parietal superior e estende-se sobre a face medial do hemisfério para incluir o pré-cúneo. A área 7, a área parietal inferior, constitui a principal porção do lóbulo parietal; inclui os giros supramarginal e angular e recebe muitas fibras aferentes do lobo occipital. O S1 recebe numerosas projeções dos núcleos ventral posterolateral e ventral posteromedial do tálamo. Esses núcleos retransmitem impulsos dos tratos espinotalâmicos, dos lemniscos mediais e dos tratos trigeminotalâmicos, que enviam fibras pelo ramo posterior da cápsula interna até o giro pós-central. As regiões do corpo são representadas em partes específicas do giro pós-central; o padrão é aproximadamente correspondente à localização do homúnculo motor no giro pré-central, porém não é tão bem definido (ver Figura 6.7). As funções sensitivas corticais são discutidas com mais detalhes no Capítulo 35. Os lóbulos parietais superior e inferior são áreas sensoriais de associação. Conectam-se com o giro pós-central por meio das vias de associação e recebem fibras dos núcleos dorsolateral e lateroposterior do tálamo.

As funções do lobo parietal são essencialmente de recepção, correlação, análise, síntese, integração, interpretação e elaboração dos impulsos sensitivos primários recebidos do tálamo. S1 é o centro de recepção inicial para os impulsos aferentes, particularmente das sensações táteis, de pressão e de posição. É necessário para a discriminação de graus mais finos e mais críticos de sensação e para o reconhecimento da intensidade. A estimulação produz parestesia no lado oposto do corpo, com sensações táteis e de pressão, dormência, formigamento, sensações de constrição e movimento e sensações térmicas ocasionais, porém raramente dor. Essas sensações podem preceder ou acompanhar crises convulsivas jacksonianas como parte de uma crise epiléptica; a disseminação do distúrbio sensitivo segue o mesmo padrão geral da área motora.

As áreas sensoriais de associação são fundamentais para a síntese e a interpretação de impulsos, o reconhecimento de semelhanças e diferenças, a interpretação de relações espaciais e qualidades bidimensionais, a avaliação de variações na forma e no peso e a localização da sensação. A hiperatividade dessas áreas provoca sintomas mínimos, como parestesias vagas ou hiperestesias no lado oposto do corpo. As lesões destrutivas afetam principalmente os aspectos gnósticos (conhecimento, reconhecimento) da sensibilidade. O reconhecimento simples de sensações primárias é preservado, porém ocorre comprometimento das funções associativas. Esses déficits são descritos com mais detalhes nos Capítulos 10 e 35. As lesões do lobo parietal produzem anormalidades nas funções sensitivas de nível superior, que exigem o córtex de associação: estereognosia, grafestesia, discriminação de dois pontos e localização tátil. Os pacientes com lesões do lobo parietal não dominante podem exibir diversas formas de apraxia, hemi-inatenção, heminegligência e negação da incapacidade, culminando na síndrome de anosognosia, em que os pacientes podem negar a existência de seus próprios membros contralaterais (ver Capítulo 10). Os lobos parietais, por meio de conexões com os lobos temporal e occipital, integram as informações somatossensoriais com as informações visuais e auditivas.

O lóbulo parietal inferior – particularmente os giros angular e supramarginal e as áreas em estreita proximidade com os lobos occipital e temporal – está funcionalmente associado aos sistemas visual e auditivo. Os giros angular e supramarginal do hemisfério dominante são importantes para a linguagem e funções relacionadas. A ocorrência de lesões nessas áreas pode causar afasia, agnosia e apraxia, que são discutidas no Capítulo 10. As radiações ópticas seguem pelo lobo parietal profundo até alcançar o córtex visual. Uma lesão parietal de localização profunda pode causar um defeito do quadrante inferior ou hemianópico do campo visual. Foi relatado que a ocorrência de lesões parietais provoca atrofia muscular contralateral e alterações cutâneas tróficas. A desaferentação pode produzir hipotonia, lentidão dos movimentos – particularmente dos músculos proximais –, ataxia, desvio superior (ver Figura 27.59) e movimentos pseudoateoides (desorientação sensitiva) no lado oposto do corpo (ver Figura 30.6). A falta de coordenação dos movimentos em consequência da perda de sensibilidade causada por lesão do lobo parietal pode simular a ataxia cerebelar (pseudossíndrome cerebelar). Foi também descrita a ocorrência de distonia. Na presença de lesões parietais, podem ocorrer crises motoras focais e paralisia parcial acometendo as partes contralaterais do corpo. Esses achados podem resultar do comprometimento da comunicação com as áreas 6 e 4 ou podem indicar que os lobos parietais também possuem alguma função motora.

LOBOS OCCIPITAIS

O Capítulo 6 trata da anatomia macroscópica do lobo occipital, que representa mais uma entidade estrutural e funcional do que os outros lobos do cérebro. Todas as suas funções estão relacionadas, direta ou indiretamente, com a visão. O lobo occipital é formado pelas áreas 17, 18 e 19 de Brodmann. O córtex visual primário (área 17) está localizado nos lábios do sulco calcarino e em partes adjacentes do cúneo, acima, e do giro lingual, abaixo. O córtex é de tipo granular e extremamente fino. A lâmina IV é relativamente espessa, com uma faixa de Baillarger externa proeminente (estria ou linha de Gennari), que é visível macroscopicamente e que dá à área o nome de córtex estriado. A área 17 recebe a projeção geniculocalcarina, de organização retinotópica (ver Capítulo 13). A área estriada recebe impressões visuais primárias: cor, tamanho, formato, movimento e iluminação. A atividade ictal ou a estimulação elétrica do córtex calcarino provocam alucinações visuais não formadas, como escotomas e raios luminosos. As lesões destrutivas causam defeitos no campo visual suprido pelas áreas afetadas. O déficit mais familiar e clássico é a hemianopsia congruente e contralateral, com preservação macular e manutenção da resposta do nistagmo optocinético.

As regiões paraestriada (área 18) e periestriada (área 19) recebem e interpretam impulsos provenientes da área 17. As áreas 18 e 19 formam o córtex de associação visual, que é fundamental para o reconhecimento e a identificação dos objetos. O córtex de associação visual projeta-se para o giro angular, os giros temporais lateral e medial, o lobo frontal, o sistema límbico e as áreas correspondentes no hemisfério oposto por meio do esplênio do corpo caloso. A interrupção dessas vias resulta em síndromes de desconexão (ver Capítulo 10). Existem outras áreas visuais extraestriadas além das áreas 18 e 19. Algumas áreas corticais medeiam funções visuais especiais. As partes posteriores dos giros lingual e occipitotemporal lateral são importantes para a visão de cores, a parte posterior do giro temporal médio está envolvida no reconhecimento dos movimentos (visão motora), e o giro occipitotemporal lateral é importante no reconhecimento facial.

As memórias visuais são armazenadas no córtex de associação. Esse córtex atua nas funções mais complexas de reconhecimento e percepção visuais, revisualização, associação visual e orientação espacial. O córtex de associação é mais espesso do que o córtex estriado, com aumento no tamanho e no número de células da lâmina III, porém com ausência quase completa de células grandes na lâmina V; não há linha de Gennari. A estimulação dessas regiões causa alucinações visuais formadas. A destruição provoca dificuldade na fixação ocular e manutenção da atenção visual, perda da visão estereoscópica, comprometimento da memória visual, dificuldade na localização acurada e discernimento dos objetos, e distúrbios na orientação espacial da imagem visual, particularmente a distância. Há perda da capacidade de discriminar o tamanho, o formato e as cores. O paciente pode perder a capacidade de localizar a si próprio ou objetos no espaço e pode apresentar comprometimento na percepção das relações espaciais visuais. Pode ocorrer distorção dos objetos (metamorfopsia).

As lesões que acometem bilateralmente os lobos occipitais causam graus variáveis de perda visual, frequentemente acompanhada de outros déficits (cegueira cortical, síndrome biposterior). Com frequência, há também comprometimento das áreas corticais parietais e temporais adjacentes. Podem ocorrer hemianopsia bilateral, com ou sem preservação macular, hemianopsia altitudinal superior bilateral ou inferior bilateral, ou escotomas homônimos bilaterais. Os reflexos fotomotores pupilares estão preservados. Os pacientes com lesões occipitais ou occipitoparietais bilaterais podem apresentar outros defeitos da função cortical superior, como agnosia para cores, prosopagnosia e simultanagnosia (ver Capítulo 10).

Além disso, os pacientes podem não ter consciência de seu déficit, ou podem ter consciência dele, porém negar a sua existência (síndrome de Anton ou de negação de alucinação visual; cegueira cortical; anosognosia para cegueira). O paciente pode comportar-se como se enxergasse – tentando caminhar, batendo em objetos e caindo sobre coisas. Acredita-se que o paciente confabule ou "alucine o seu ambiente". Pode ocorrer cegueira cortical após acidente vascular encefálico, parada cardiorrespiratória, traumatismo cranioencefálico, meningite bacteriana, encefalopatia multifocal progressiva e até mesmo fenômeno pós-ictal. O lobo occipital também é importante na motilidade ocular. O controle central dos movimentos oculares é discutido no capítulo sobre nervos motores oculares (ver Capítulo 14). A síndrome de Balint (Balint-Holmes) consiste em comprometimento "psíquico" da fixação visual e alterações da atenção visual. O paciente é incapaz de alcançar objetos por meio de orientação visual, apesar da acuidade visual normal e da integridade dos campos visuais (ataxia óptica), e também é incapaz de direcionar voluntariamente o olhar (apraxia óptica). O paciente pode enxergar apenas um objeto e não consegue afastar o olhar dele, porém não consegue alcançá-lo e pegá-lo. Normalmente, a síndrome de Balint é observada em pacientes com lesões parietoccipitais bilaterais. A recuperação da cegueira cortical normalmente segue por um estágio de agnosia visual (ver Capítulo 10).

LOBOS TEMPORAIS

O lobo temporal inclui os giros temporais superior, médio e inferior, occipitotemporal lateral, fusiforme, lingual, parahipocampal e hipocampal. Os giros de Heschl (giros temporais transversos) e o plano temporal situam-se na superfície superior. O giro temporal superior está relacionado com as funções auditiva e da linguagem. Os giros médio e inferior recebem projeções abundantes do lobo occipital e servem para integrar a visão com as funções auditiva e da linguagem do lobo temporal. A formação hipocampal é um centro de aprendizagem e de memória. Existem conexões abundantes entre o lobo temporal e o sistema límbico.

As radiações acústicas estendem-se do corpo geniculado medial até o córtex auditivo (áreas 41 e 42) no giro temporal superior. A área 41 é constituída de córtex granular, semelhante àquele encontrado nas regiões parietal e occipital; a área 42 possui grandes células piramidais na lâmina III. A audição é representada bilateralmente nos lobos temporais, embora haja predominância contralateral. As áreas adjacentes no giro temporal superior possibilitam a diferenciação e a interpretação dos sons. O giro temporal superior também pode receber impulsos vestibulares. A estimulação elétrica da área auditiva produz alucinações auditivas vagas (tinido e sensações de rugido e de zunido), enquanto a estimulação de áreas adjacentes provoca vertigem e sensação de desequilíbrio. Como a audição é representada bilateralmente, a destruição unilateral do córtex auditivo não provoca surdez, embora possa haver dificuldade na localização do som e embotamento bilateral da acuidade auditiva. Testes audiométricos sofisticados podem revelar defeitos auditivos leves na orelha contralateral de um paciente com lesão unilateral do lobo temporal. A destruição bilateral dos lobos temporais pode causar surdez. Pacientes com surdez cortical podem não ter consciência de seu déficit, de maneira semelhante aos pacientes com síndrome de Anton, que não têm consciência de sua cegueira. As lesões do lobo temporal que não afetam a audição podem causar distorções e ilusões auditivas. Além disso, podem ocorrer alucinações auditivas, particularmente na epilepsia do lobo temporal, algumas vezes com alucinações visuais, olfativas e gustativas associadas. O comprometimento das áreas vestibulares do lobo temporal pode causar dificuldade no equilíbrio e estabilidade. A ocorrência de uma lesão destrutiva na área temporal posterior superior do hemisfério dominante provoca afasia de Wernicke (ver Capítulo 9).

As lesões que acometem as vias geniculocalcarinas do lobo temporal (alça de Meyer) podem causar defeitos do campo visual superior contralateral. Em animais de laboratório, a ablação bilateral dos lobos temporais, particularmente das regiões anteriores, provoca uma série de anormalidades características, designadas síndrome de Kluver-Bucy. Os animais afetados apresentam cegueira psíquica ou agnosia visual. São capazes de ver objetos, porém não podem reconhecê-los até que sejam explorados e identificados de maneira não visual, particularmente oral. Além disso, há perda do medo e das reações de fúria, hipersexualidade, bulimia e grave perda de memória. Observa-se uma tendência excessiva a acompanhar e reagir a todos os estímulos visuais. Ocorrem formas parciais da síndrome de Kluver-Bucy em pacientes com lesões do lobo temporal, porém a síndrome completa só é observada em raras ocasiões.

Pacientes com lesões do lobo temporal podem apresentar alucinações visuais e perversões. Ocorrem com mais frequência durante crises parciais complexas (CPCs) – do lobo temporal, psicomotoras. As alucinações visuais nas CPCs do lobo temporal são complexas e, com frequência, incluem o paciente (autoscopia). A autoscopia foi implicada como explicação para alguns dos fenômenos de experiência de quase morte. As percepções visuais podem ser distorcidas, e os objetos aparecem muito grandes (macropsia) ou muito pequenos (micropsia), ou demasiado próximos ou demasiado distantes. As alucinações complexas podem ter um componente auditivo; a figura alucinada pode falar. A estimulação elétrica do lobo temporal pode causar alucinações, ilusões, automatismos e respostas emocionais, podendo suscitar memórias. Hughlings Jackson descreveu crises epilépticas caracterizadas por alucinações olfativas e visuais, estados oníricos e reminescências, automatismos e sintomas gástricos e autonômicos. Ele observou que essas crises ocorriam na presença de lesões acometendo o lobo temporal medial, na região do unco, e as denominou crises uncinadas. Na atualidade, o termo crise uncinada é geralmente utilizado apenas para referir-se às CPCs que incluem alucinações olfativas. As CPCs podem incluir algumas dessas características ou todas elas: automatismos; ilusões e alucinações (visuais, auditivas, olfativas ou gustativas); e ereção pilomotora (pele arrepiada). Os automatismos são comuns e consistem em movimentos automáticos breves ou prolongados, inapropriados, porém aparentemente intencionais, como mastigação, deglutição e estalar dos lábios. Ocorre alteração da consciência, habitualmente com amnésia durante o período do evento. Os distúrbios de reconhecimento e lembrança são comuns. O *déjà-vu* ("já visto") refere-se ao delírio ou à percepção incorreta de que algo novo foi visto ou experimentado anteriormente. Existem muitas variações do tema do *déjà*, desde algo novo que parece estranhamente familiar (*déjà*, *pensée*, *déjà vacu*, e outros); entretanto, o *déjà-vu* é normalmente utilizado para incluir todos esses tipos. O inverso, o *jamais vu*, é a percepção incorreta ou ilusão de que algo familiar é estranho ou novo. A epilepsia com aura vertiginosa refere-se à vertigem em decorrência do comprometimento do córtex vestibular durante a descarga de uma crise epiléptica.

As CPCs podem incluir manifestações psíquicas, como ansiedade, medo, fúria, pensamentos obsessivos, fala ou ações compulsivas ou sensações de irrealidade. Esses fenômenos estão associados a descargas elétricas anormais ou lesões que acometem as porções anterior e medial dos lobos temporais, incluindo o giro hipocampal, o unco, o complexo amigdaloide, o giro para-hipocampal ou as conexões dessas estruturas. Os impulsos dessas estruturas podem ser retransmitidos para o tálamo, hipotálamo ou para a formação reticular mesencefálica. Alguns casos de CPC também podem acometer a ínsula, a face orbital posterior do lobo frontal, os núcleos da base, e as áreas de associação frontais ou estruturas contíguas. A retirada cirúrgica de focos anormais pode ser curativa. Uma síndrome semelhante àquela descrita por Kluver e Bucy em animais foi observada em seres humanos após tentativa de cirurgia bilateral dos lobos temporais. Na atualidade, diversas ferramentas são utilizadas para localizar e caracterizar focos anormais de crise convulsiva, incluindo exames de imagem – RM, PET e tomografia computadorizada por emissão de fóton único – e registros eletroencefalográficos, tanto do couro cabeludo quanto intracranianos.

As neoplasias do lobo temporal ocupam o segundo lugar depois daquelas dos lobos frontais quanto à sua frequência na produção de sintomas mentais. Esses sintomas incluem manifestações psíquicas, que variam desde alterações vagas da personalidade até transtornos francos do comportamento; anormalidades emocionais, como ansiedade, depressão, medo e raiva; paranoia; dificuldades de memória; incapacidades de aprendizagem e cognitivas; e apatia.

BIBLIOGRAFIA

Alexander MP, Stuss DT. Disorders of frontal lobe functioning. *Semin Neurol* 2000;20:427–437.

Bannur U, Rajshekhar V. Post operative supplementary motor area syndrome: clinical features and outcome. *Br J Neurosurg* 2000;14:204–210.

Bell B, Lin JJ, Seidenberg M, et al. The neurobiology of cognitive disorders in temporal lobe epilepsy. *Nat Rev Neurol* 2011;7:154–164.

Benson DF, Stuss DT, Naeser MA, et al. The long-term effects of prefrontal leukotomy. *Arch Neurol* 1981;38:165–169.

Berthoz S, Armony JL, Blair RJ, et al. An fMRI study of intentional and unintentional (embarrassing) violations of social norms. *Brain* 2002;125(Pt 8): 1696–1708.

Bisley JW, Goldberg ME. Attention, intention, and priority in the parietal lobe. *Annu Rev Neurosci* 2010;33:1–21.

Brazis PW, Masdeu JC, Biller J. *Localization in Clinical Neurology.* 7th ed. Philadelphia: Wolters Kluwer/Lippincott Williams & Wilkins, 2017.

Carr VA, Rissman J, Wagner AD. Imaging the human medial temporal lobe with high-resolution fMRI. *Neuron* 2010;65:298–308.

Chatterjee A, Southwood MH. Cortical blindness and visual imagery. *Neurology* 1995;45(12):2189–2195.

Damasio H, Grabowski T, Frank R, et al. The return of Phineas Gage: clues about the brain from the skull of a famous patient. *Science* 1994;264:1102–1105.

Dolan RJ, Bench CJ, Liddle PF, et al. Dorsolateral prefrontal cortex dysfunction in the major psychoses; symptom or disease specificity? *J Neurol Neurosurg Psychiatry* 1993;56:1290–1294.

El-Hai J. *The Lobotomist: A Maverick Medical Genius and His Tragic Quest to Rid the World of Mental Illness.* Hoboken: John Wiley, 2005.

Eslinger PJ, Damasio AR. Severe disturbance of higher cognition after bilateral frontal lobe ablation: patient EVR. *Neurology* 1985;35:1731–1741.

Filley CM. Clinical neurology and executive dysfunction. *Semin Speech Lang* 2000;21:95–108.

Fogassi L, Luppino G. Motor functions of the parietal lobe. *Curr Opin Neurobiol* 2005;15:626–631.

Fraser JA, Newman NJ, Biousse V. Disorders of the optic tract, radiation, and occipital lobe. *Handb Clin Neurol* 2011;102:205–221.

Freund HJ. Somatosensory and motor disturbances in patients with parietal lobe lesions. *Adv Neurol* 2003;93:179–193.

Gaber TA. Rehabilitation of cortical blindness secondary to stroke. *NeuroRehabilitation* 2010;27:321–325.

Ginat DT. Frontal lobotomy. *Neurology* 2012;79:1830.

Godefroy O. Frontal syndrome and disorders of executive functions. *J Neurol* 2003;250:1–6.

Godefroy O, Brigitte A, Philippe A, et al. Frontal dysexecutive syndromes. *Rev Neurol (Paris)* 2004;160:899–909.

Goldberg E, Bougakov D. Neuropsychologic assessment of frontal lobe dysfunction. *Psychiatr Clin North Am* 2005;28:567–569.

Goldenberg G, Oder W, Spatt J, et al. Cerebral correlates of disturbed executive function and memory in survivors of severe closed head injury: a SPECT study. *J Neurol Neurosurg Psychiatry* 1992;55:362–368.

Haas LF. Phineas Gage and the science of brain localisation. *J Neurol Neurosurg Psychiatry* 2001;71:761.

Joseph JM, Louis S. Transient ictal cortical blindness during middle age. A case report and review of the literature. *J Neuroophthalmol* 1995;15:39–42.

Kaga K, Nakamura M, Takayama Y, et al. A case of cortical deafness and anarthria. *Acta Otolaryngol* 2004;124:202–205.

Kaufman LD, Pratt J, Levine B, et al. Antisaccades: a probe into the dorsolateral prefrontal cortex in Alzheimer's disease. A critical review. *J Alzheimers Dis* 2010;19:781–793.

Kroger JK, Sabb FW, Fales CL, et al. Recruitment of anterior dorsolateral prefrontal cortex in human reasoning: a parametric study of relational complexity. *Cereb Cortex* 2002;12:477–485.

Leiguarda RC. Apraxias and the lateralization of motor functions in the human parietal lobe. *Adv Neurol* 2003;93:235–248.

Manes F, Sahakian B, Clark L, et al. Decision-making processes following damage to the prefrontal cortex. *Brain* 2002;125 (Pt 3):624–639.

Mataro M, Jurado MA, Garcia-Sanchez C, et al. Long-term effects of bilateral frontal brain lesion: 60 years after injury with an iron bar. *Arch Neurol* 2001; 58:1139–1142.

McGeoch PD, Brang D, Song T, et al. Xenomelia: a new right parietal lobe syndrome. *J Neurol Neurosurg Psychiatry* 2011;82:1314–1319.

Mega MS, Cummings JL. Frontal-subcortical circuits and neuropsychiatric disorders. *J Neuropsychiatry Clin Neurosci* 1994;6:358–370.

Mirsky JB, Heuer HW, Jafari A, et al. Anti-saccade performance predicts executive function and brain structure in normal elders. *Cogn Behav Neurol* 2011;24:50–58.

Nielsen JM. Tornado epilepsy simulating Meniere's syndrome: report of 4 cases. *Neurology* 1959;9:794–796.

Olson IR, Berryhill M. Some surprising findings on the involvement of the parietal lobe in human memory. *Neurobiol Learn Mem* 2009;91:155–165.

Paradiso S, Chemerinski E, Yazici KM, et al. Frontal lobe syndrome reassessed: comparison of patients with lateral or medial frontal brain damage. *J Neurol Neurosurg Psychiatry* 1999;67:664–667.

Picard N, Strick PL. Imaging the premotor areas. *Curr Opin Neurobiol* 2001;11: 663–672.

Pochon JB, Levy R, Poline JB, et al. The role of dorsolateral prefrontal cortex in the preparation of forthcoming actions: an MRI study. *Cereb Cortex* 2001;11:260–266.

Pryse-Phillips W. *Companion to Clinical Neurology.* 3rd ed. Oxford: Oxford University Press, 2009.

Rafal RD. Oculomotor functions of the parietal lobe: effects of chronic lesions in humans. *Cortex* 2006;42(5):730–739.

Ratiu P, Talos IF. Images in clinical medicine. The tale of Phineas Gage, digitally remastered. *N Engl J Med* 2004;351:e21.

Ropper AH, Samuels MA, Klein J. *Adams and Victor's Principles of Neurology.* 10th ed. New York: McGraw-Hill Education Medical, 2014.

Shima K, Tanji J. Both supplementary and presupplementary motor areas are crucial for the temporal organization of multiple movements. *J Neurophysiol* 1998;80:3247–3260.

Spierer L, Meuli R, Clarke S. Extinction of auditory stimuli in hemineglect: space versus ear. *Neuropsychologia* 2007;45:540–551.

Standring S, ed. *Gray's Anatomy: The Anatomical Basis of Clinical Practice.* 41st ed. New York: Elsevier Limited, 2016.

Stuss DT. Traumatic brain injury: relation to executive dysfunction and the frontal lobes. *Curr Opin Neurol* 2011;24:584–589.

Stuss DT, Alexander MP. Is there a dysexecutive syndrome? *Philos Trans R Soc Lond B Biol Sci* 2007;362(1481):901–915.

Sveinbjornsdottir S, Duncan JS. Parietal and occipital lobe epilepsy: a review. *Epilepsia* 1993;34:493–521.

Tanji J. Sequential organization of multiple movements: involvement of cortical motor areas. *Annu Rev Neurosci* 2001;24:631–651.

Tanji J, Shima K. Supplementary motor cortex in organization of movement. *Eur Neurol* 1996;36(Suppl 1):13–19.

Thiebaut de Schotten M, Dell'Acqua F, Ratiu P, et al. From Phineas Gage and Monsieur Leborgne to H.M.: revisiting disconnection syndromes. *Cereb Cortex* 2015;25:4812–4827.

Thimble MR. Psychopathology of frontal lobe syndromes. *Semin Neurol* 1990;10: 287–294.

Vijayaraghavan L, Krishnamoorthy ES, Brown RG, et al. Abulia: a delphi survey of British neurologists and psychiatrists. *Mov Disord* 2002;17:1052–1057.

Volle E, Beato R, Levy R, et al. Forced collectionism after orbitofrontal damage. *Neurology* 2002;58:488–490.

Wunderlich G, Suchan B, Volkmann J, et al. Visual hallucinations in recovery from cortical blindness: imaging correlates. *Arch Neurol* 2000;57:561–565.

Exame do Estado Mental

O exame do estado mental (EEM) é usado para ajudar a determinar se um paciente tem doença neurológica em oposição à doença psiquiátrica, para identificar doença psiquiátrica possivelmente relacionada com doença neurológica subjacente e para distinguir déficits neurológicos focais de processos difusos. As anormalidades do estado mental podem ser causadas por lesão focal, como derrame ou tumor; doença difusa, como encefalopatia metabólica ou por um processo degenerativo, como a doença de Alzheimer (DA). A extensão do EEM deve ser condizente com o paciente e o problema apresentado. O EEM psiquiátrico é mais longo e mais complexo do que o EEM neurológico; explora elementos da função psiquiátrica que geralmente não são incluídos na avaliação mental neurológica. Um protocolo possível da entrevista psiquiátrica e dos elementos do EEM estruturado é apresentado na Tabela 8.1. Os elementos adicionais do estado mental psiquiátrico estão listados na Tabela 8.2.

EXAME DO ESTADO MENTAL

O EEM começa com a observação cuidadosa do paciente durante a anamnese, que pode ajudar na avaliação do estado emocional, da memória, da inteligência, do poder de observação, do caráter e da personalidade. Observe aparência, atitude e comportamento gerais. Observe as maneiras, a fala e a postura do paciente e procure anormalidades na expressão facial. É possível constatar vestimenta, modo de andar e maneirismos estranhos ou incomuns; tatuagens proeminentes, joias em excesso; ou outras evidências de excentricidade. Pacientes despenteados ou desgrenhados podem ter demência, disfunção do lobo frontal, estado confusional ou esquizofrenia. Depressão e uso abusivo de substâncias podem levar a evidências de autonegligência. Roupas extravagantes podem sugerir mania ou histeria. Pacientes com distúrbios visuoespaciais ou apraxia do vestir por lesão parietal não dominante podem não conseguir vestir as roupas adequadamente.

O paciente pode mostrar interesse na entrevista, compreender a situação e estar em contato com o ambiente ou pode parecer ansioso, distraído, confuso, absorto, preocupado ou desatento e pode ser engajado, cooperativo e agradável ou indiferente, hostil ou beligerante. Pode estar alerta, até hipervigilante ou entorpecido, sonolento ou letárgico. Pacientes desinibidos, agressivos ou com intimidade excessiva podem ter lesões no lobo frontal. Frivolidades, piadas e trocadilhos incessantes (*Witzelsucht*) podem ocorrer nas lesões no lobo frontal, assim como apatia e embotamento emocional. A atividade motora anormal pode incluir inquietação, movimentos repetitivos e estereotipados, maneirismos bizarros; catatonia; e posturas. A inércia e a lentidão psicomotora sugerem

Tabela 8.1	Modelo de organização da entrevista psiquiátrica e do exame do estado mental (EEM).
Entrevista	**EEM**
Aparência	Atenção e concentração
Comportamento motor	Linguagem
Humor e afeto	Memória
Fluência verbal	Construções
Pensamento	Habilidades de cálculo
Percepção	Abstração
	Introvisão (*insight*) e julgamento
	Práxis

Tabela 8.2	Elementos da entrevista psiquiátrica para avaliar o estado mental.
Atitude	Cooperativa, hostil, evasiva, ameaçadora, obsequiosa, beligerante
Afeto	Variação (expansivo, plano), adequação; estabilidade (lábil, superficial), qualidade (frívolo, ansioso)
Humor	Humor declarado em resposta a perguntas como "Como está seu estado de espírito?" e "Como está seu humor?"
Comportamento	Agitação ou retardo psicomotor
Fala	Ritmo (rápido, lento, premente); volume (alto, suave, monótono, histriônico); qualidade (fluente, neologismos, "salada" de palavras)
Processo de raciocínio	Desorganizado, ilógico, associações desconexas, tangencial, circunstancial, fuga de ideias, perseverante, incoerente
Conteúdo do pensamento	Preocupações, obsessões, ideias de referência, delírios, difusão de pensamentos, ideação suicida ou homicida
Percepção	Delírios, ilusões, alucinações (auditivas, visuais, outras), relato espontâneo ou em resposta à pergunta direta, paciente atento a alucinações ou respondendo a elas

depressão, demência ou parkinsonismo. Inquietação, agitação e hiperatividade podem ocorrer na presença de mania ou de consumo de drogas. Os pacientes nervosos e hiperalertas, com hiperatividade autonômica, podem ter síndrome de abstinência de medicamentos. Observe qualquer tendência à labilidade emocional (afeto pseudobulbar) ou despreocupação aparente (*la belle indifference*).

Se houver qualquer sugestão de anormalidade na interação com o paciente durante a fase de anamnese da consulta inicial, deve-se proceder ao EEM mais formal. O EEM formal é um processo mais estruturado que complementa as informações da anamnese. Além disso, o EEM detalhado deve ser realizado se o paciente ou a família tiverem queixas de dificuldade de memória, deslizes cognitivos ou mudança de caráter, comportamento ou personalidade. Por exemplo, pacientes que antes eram afáveis e tinham boa aparência, e passaram a ser irascíveis e hostis podem ter demência inicial. Outros motivos para o aprofundamento incluem sintomas vagos e circunstanciais, doença psiquiátrica conhecida ou suspeita ou uso abusivo de substâncias, ou quando outros aspectos da investigação neurológica indicam a possível presença de comprometimento cognitivo sutil ou camuflado, como anosmia, que sugere tumor do lobo frontal.

Uma série de instrumentos curtos de rastreamento para avaliação do estado mental foi desenvolvida para uso à beira do leito. O mais usado é o miniexame do estado mental (MEEM, Tabela 8.3) de Folstein, mas há muitos outros, como o Cognistat e a bateria de Avaliação Cognitiva de Montreal (MoCA). A MoCA inclui teste de função executiva. O teste Informação-Memória-Concentração de Blessed (SOMC) é simples, eficiente e útil (Tabela 8.4) e é mais fácil de incorporar aos outros elementos do exame neurológico do que o MEEM (Vídeo 8.1). O MEEM leva cerca de 10 minutos para ser administrado e a pontuação máxima é 30. O desempenho mínimo normal depende da idade e do nível educacional, mas tem sido declarado com variações entre 24 e 27 (Tabela 8.5). Uma heurística é a pontuação MEEM de 27 para graduados do ensino médio e 29 para universitários. Um EEM de "um minuto" que compare a fluência verbal para nomeação semântica (categoria) comparada com nomeação de letras (fonética) foi proposto para identificar pacientes com provável DA. Em um estudo, os erros de pontuação com o SOMC foram menores do que com o MEEM.

Este último tem limitações de sensibilidade e especificidade e só deve ser usado como instrumento de rastreio diagnóstico. Ele é afetado não apenas pela idade e pela educação, mas também pelo gênero e pelo contexto cultural. O escore de corte de 23 tem sensibilidade de 86% e especificidade de 91% para a detecção de demência em uma amostra comunitária, porém esse escore não tem sensibilidade e não detecta comprometimento cognitivo leve (CCL), sobretudo em pacientes com boa escolaridade ou alto desempenho (efeito teto). Um escore normal no MEEM não exclui demência de forma confiável e tem alta taxa de resultados falsos-positivos. O MEEM não é sensível para patologias do hemisfério não dominante ou do lobo frontal. Seus pontos fracos são a ênfase exagerada das funções da linguagem e a ênfase insuficiente de memória, funções construcionais e raciocínio abstrato. O MEEM modificado, uma extensão de 15 itens, abrange algumas das limitações do MEEM tradicional.

Uma comparação entre o MEEM, Abbreviated Mental Test (Teste Mental Abreviado) e Short Portable Mental Status Questionnaire (Questionário Resumido do Estado Mental) mostrou sensibilidades de 80, 77 e 70% e especificidades de 98, 90 e 89%, respectivamente. A Dementia Rating Scale (Escala de Avaliação de Demência), uma medida de

Tabela 8.3	Miniexame do estado mental.
Escore máximo	**Procedimento**
	Orientação
5	Em que dia, data, mês, estação e ano estamos?
5	Onde estamos? País, estado, cidade, hospital, andar?
	Registro
3	Diga o nome de três objetos: 1 segundo para dizer cada um. A seguir, peça ao paciente para repetir os três. Atribua 1 ponto para cada resposta correta. Em seguida, repita até que todos os três sejam registrados.
	Atenção e cálculo
5	7 seriado. 1 ponto para cada acerto. Pare depois de cinco respostas. Como alternativa, peça ao paciente para soletrar a palavra "mundo" de trás para frente.
	Memória
3	Pergunte quais os três objetos repetidos acima. Atribua 1 ponto para cada resposta correta.
	Linguagem
9	Identifique um lápis e um relógio (2 pontos). Repita o seguinte: "Nem aqui, nem ali, nem lá" (1 ponto). Siga um comando de três etapas: "Pegue um pedaço de papel com a mão direita, dobre-o ao meio e coloque-o no chão" (3 pontos). Leia e execute a seguinte instrução: "Feche os olhos" (1 ponto). Escreva uma frase (1 ponto). Copie o desenho (1 ponto).

Reimpressa de Folstein MF, Folstein S, McHugh P. "Mini-mental state": a practical method for grading the cognitive state of patients for the clinician. *J Psychiatr Res* 1975;12(3):189-198. Copyright © 1975 Elsevier. Com permissão.

Tabela 8.4	Teste resumido de Orientação-Memória-Concentração para avaliação de comprometimento cognitivo.

Peça ao paciente que:
1. Diga o mês
2. Diga o ano
3. Dia que horas são
4. Memorize a seguinte frase: "João de Souza, Rua do Mercado, 42, São Paulo"
5. Conte de trás para frente de 20 até 1
6. Diga os meses do ano na ordem inversa
7. Repita a frase memorizada

Ver Katzman R, Brown T, Fuld P et al. Validation of a short orientation-memory-concentration test of cognitive impairment. *Am J Psychiatry* 1983;140:734, para escores esperados em várias faixas etárias.

Tabela 8.5	Escores médios (desvio padrão) do miniexame do estado mental.						
	55 a 59	60 a 64	65 a 69	70 a 74	75 a 79	80 a 84	> 85
9 a 12 anos ou diploma de ensino médio	28 (2,2)	28 (2,2)	28 (2,2)	27 (1,6)	27 (1,5)	25 (2,3)	26 (2,0)
Experiência universitária ou grau superior	29 (1,5)	29 (1,3)	29 (1,0)	28 (1,6)	28 (1,6)	27 (0,9)	27 (1,3)

Adaptada de Crum RM, Anthony JC, Bassett SS et al. Population-based norms for the mini-mental state examination by age and educational level. *JAMA* 1993;269:2386-2391.

cognição de 36 itens com cinco subconjuntos, tem administração mais demorada, mas avalia mais domínios cognitivos e tem menos probabilidade de omitir deficiências. Em pacientes com algum comprometimento cognitivo ou mudança de comportamento, cujo MEEM ou instrumento semelhante tem resultado normal, o teste neuropsicológico formal pode fornecer mais detalhes sobre o estado mental. Os testes neuropsicológicos formais também podem ser úteis em outras situações (Boxe 8.1). O escore do MEEM em adultos normais é razoavelmente estável ao longo do tempo; em pacientes com DA, essa pontuação diminui a uma taxa média de três pontos por ano.

Antes de fazer julgamentos sobre o estado mental do paciente, em especial a memória, o examinador deve garantir que o paciente esteja alerta, cooperativo e atento e não tenha comprometimento de linguagem. O estado mental não pode ser avaliado adequadamente em paciente que não está alerta ou é afásico. A avaliação de pacientes com alteração da consciência é discutida no Capítulo 51. Para que o paciente não fique perturbado, é bom, quando possível, examinar as funções mentais com discrição, fazendo perguntas que, sem uma inquisição declarada, investiguem a memória, a inteligência e outras funções importantes.

ORIENTAÇÃO E ATENÇÃO

O EEM formal começa com a avaliação da orientação. Normalmente, diz-se que o paciente é "orientado três vezes"

a saber quem é, sua localização e a data. Alguns examinadores avaliam a intravisão (*insight*) ou a consciência da situação como uma quarta dimensão de orientação e os detalhes da orientação às vezes são reveladores. O paciente pode saber o dia da semana, mas não o ano. A orientação pode ser mais explorada quando necessário, aumentando-se ou diminuindo-se o nível de dificuldade das questões. Os pacientes podem saber a estação do ano, se não o mês exato; ao contrário, podem ser orientados o suficiente para saber sua localização exata, incluindo até o endereço. A maioria dos pacientes pode estimar o tempo dentro 1 hora. Nos pacientes desorientados, as perguntas de orientação podem ser usadas para testar a memória. Se o paciente estiver desorientado, deve-se informar dia, mês, ano, cidade etc., e pedir que ele memorize a informação. Se o paciente estiver atento e registrou a informação, não se lembrar dela sugere déficit grave de memória. Às vezes, os pacientes não conseguem lembrar informações muito básicas por mais de alguns segundos, como o ano ou a cidade, apesar de serem repetidamente informados. Em caso de doença, a orientação com relação ao tempo é a primeira prejudicada, seguida pela orientação quanto ao lugar; a desorientação quanto a pessoas é rara.

O desempenho deficitário em testes complexos de função intelectual superior não pode ser atribuído à disfunção cortical se o paciente não estiver atento às tarefas. A atenção inadequada afeta todos os testes subsequentes. Os pacientes podem parecer extremamente alertas, mas na verdade estão desatentos, distraídos e incapazes de se concentrar. Uma manifestação precoce de encefalopatia tóxica ou metabólica é, em

---

Boxe 8.1

Exame neuropsicológico

A avaliação neuropsicológica formal é uma tarefa longa e complexa que requer muitas horas do paciente e do neuropsicólogo. Na maioria das vezes, o teste é feito como uma bateria de testes individuais que fornecem uma avaliação estruturada do estado mental. As duas baterias amplamente utilizadas são a bateria Halstead-Reitan (HRB) e a bateria neuropsicológica Luria-Nebraska (LNNB), sendo a HRB a mais comumente usada. Consiste em 13 subtestes (inteligência, raciocínio abstrato, desempenho tátil, memória tátil/visuoespacial, percepção de ritmo e memória, percepção de sons da fala, velocidade psicomotora, habilidades de sequenciamento, função de linguagem, função sensorial, velocidade motora primária, força de preensão e funcionamento da personalidade). A HRB não é sensível para o CCL e a locação é imprecisa. A LNNB nasceu do trabalho pioneiro de Aleksander Luria, um neurologista russo.

Existem 14 escalas que medem várias funções. A LNNB requer menos tempo de administração e de pontuação do que a HRB, mas os valores de referência e a confiabilidade não são tão bem aceitos.

A Escala de Inteligência Wechsler para Adultos (WAIS) é o teste de inteligência mais realizado em adultos e proporciona medidas resumidas de QI verbal, QI de desempenho e QI em escala real. Para cada uma delas, a pontuação média é 100 e o desvio padrão é 15. Considera-se que os pacientes com pontuação de QI de mais de dois desvios padrão abaixo da média têm comprometimento cognitivo. Acreditava-se que o escore de QI verbal refletia o hemisfério dominante e o QI de desempenho, a integridade do hemisfério não dominante, mas isso é uma simplificação excessiva. O padrão de desempenho nos subtestes da WAIS também pode ter significância diagnóstica.

geral, a falta de atenção e concentração em paciente aparentemente alerta, que pode progredir para um delírio ou um estado confusional. Também é possível observar confusão, desatenção e baixa concentração na disfunção do lobo frontal, nas lesões posteriores do hemisfério não dominante e no aumento da pressão intracraniana. As lesões que causam apatia ou abulia também prejudicam a atenção. Pacientes com doenças demenciais não são tipicamente desatentos até que os déficits cognitivos sejam graves. Considere a possibilidade de um distúrbio tóxico ou metabólico do sistema nervoso central quando o paciente está desatento.

Fazer o paciente sinalizar sempre que a letra "A" for ouvida em uma série de letras aleatórias ditadas pelo examinador ou fazer o paciente riscar todas as letras "A" em uma folha escrita pode revelar falta de atenção ou de persistência na tarefa. No teste de cancelamento de linha ou bissecção de linha, o paciente é solicitado a dividir várias linhas aleatoriamente em uma página. Os pacientes desatentos ou distraídos podem não concluir a tarefa. Os pacientes com heminegligência podem não conseguir ver a metade esquerda da linha e dividir todas as linhas fora do centro ou, ainda, ignorar as linhas em um lado da página. A proporção e a localização das linhas não bisseccionadas relacionam-se com a gravidade da negligência e a localização da lesão.

A repetição de uma série de números em ordem direta (*digit span forward*) é um bom teste de atenção, concentração e memória imediata. O examinador dita uma série de números aleatórios em ordem crescente, começando com 3 ou 4, em velocidade de cerca de um por segundo, e pede ao paciente para repeti-los. A repetição da série de números em ordem inversa (*digit span backward*) é um processo mental mais complexo que envolve a memória operacional e requer a capacidade de reter e manipular a sequência numérica. O desempenho esperado é 7 ± 2 em ordem direta e 5 ± 1 em inversa. A série de números em ordem inversa não deve ser maior do que dois números a menos que os em ordem direta. A série de números em ordem direta também é um teste de repetição e pode ser prejudicada nos pacientes afásicos. Outro teste de atenção e concentração é uma tarefa de três etapas. Por exemplo, rasgue um pedaço de papel ao meio, depois rasgue metade dele ao meio e, em seguida, rasgue outra metade ao meio novamente, de modo que haja três tamanhos diferentes. Dê ao paciente uma instrução como "Entregue o pedaço grande de papel para mim, coloque o pequeno pedaço na cama e guarde o outro pedaço" (teste do papel de Marie, ver Capítulo 9). Outras tarefas de várias etapas podem ser "Levante-se, olhe para a porta e estenda os braços" ou "Toque na orelha direita com o polegar esquerdo e coloque a língua para fora".

A atenção tem um importante componente espacial, e os pacientes podem deixar de atender a um lado do espaço (hemidesatenção ou heminegligência). O hemisfério não dominante tem responsabilidades especiais com relação à atenção e parece manter a atenção tanto no hemisfério direito quanto no esquerdo. O hemisfério dominante, ao contrário, só serve ao hemiespaço contralateral. Os pacientes com lesões parietais direitas em geral apresentam heminegligência em termos de espaço no lado esquerdo. Podem também ignorar até mesmo um déficit neurológico profundo que envolve o lado esquerdo do corpo (anosognosia). Quando há lesões no hemisfério dominante, o não dominante pode servir bem o suficiente a ambos os lados espaciais, de modo que não ocorre heminegligência como uma característica proeminente. Podem ser necessárias lesões bilaterais para causar negligência do hemiespaço direito. As lesões do tálamo, sobretudo as que afetam sua parte medial, podem produzir achados semelhantes, acompanhados pela tendência de não usar os membros afetados sem qualquer fraqueza (negligência talâmica).

O controle mental ou concentração é uma função de nível superior que requer que o paciente não só realize uma tarefa complexa, mas também reúna outros recursos intelectuais, como a habilidade de manipular itens mentalmente. Os testes de controle mental e memória operacional incluem os seriados de 7 ou 3, soletrar a palavra "mundo" de trás para frente (parte do MEEM), e dizer os dias da semana ou meses do ano ao contrário. A maioria dos adultos normais pode dizer os meses do ano ao contrário em menos de 30 segundos. Quando as funções subjacentes, por exemplo, a capacidade de calcular, estão intactas, o controle mental defeituoso pode indicar disfunção da região dorsolateral do lobo frontal (executivo), geralmente à esquerda.

LINGUAGEM

A avaliação da linguagem inclui fluência, compreensão, nomeação, repetição, leitura e escrita. Essa função é detalhada no Capítulo 9.

MEMÓRIA

As estruturas importantes na função de memória incluem o hipocampo, o giro para-hipocampal, o fórnice, o núcleo septal, os corpos mamilares, o fascículo mamilotalâmico, o giro cingulado e os núcleos dorsais anterior e medial do tálamo (Capítulo 6). A memória tem muitas facetas e pode ser testada de diversas maneiras. A terminologia referente à memória não é usada de modo uniforme, com termos diferentes usados na neurologia geral e na neurologia comportamental, e é melhor empregar a descrição precisa da tarefa do que descrever a "memória recente" do paciente. A classificação mais usada inclui memória imediata, de curto prazo ou recente, e de longo prazo ou remota, que correspondem aproximadamente à memória operacional, episódica e semântica utilizada por neurologistas comportamentais e neuropsicólogos de cognição. Essas designações tentam refletir a neurofisiologia da memória. A memória remota é, quase sempre, muito melhor do que a memória recente em pacientes com distúrbios de memória.

A terminologia da memória não é usada de modo uniforme, e é melhor empregar a descrição precisa da tarefa do que descrever a "memória recente" do paciente. A classificação comumente usada inclui memória imediata (operacional), memória recente (de curto prazo) e memória remota (de longo prazo). Memória episódica refere-se ao sistema envolvido na lembrança de episódios ou experiências específicas, como o filme que você viu no fim de semana passado ou a reunião de ontem.

O primeiro estágio da memória – memória imediata ou operacional – envolve os circuitos usados para registrar, lembrar e manipular mentalmente informações transitórias. Essa função é mediada, na maior parte, pelo córtex pré-frontal e é uma operação de curta duração em que o material não é realmente armazenado na memória. Normalmente, as pessoas podem reter sete dígitos, um número de telefone, na memória imediata. A retenção de números mais longos (*supraspans*) e tarefas como quantidade de números invertidos requerem processamento de memória mais ativo. A memória operacional tende a declinar com o avanço da idade. Também depende da função executiva, a capacidade de permanecer concentrado na tarefa apesar das distrações. O segundo estágio da memória – memória de curto prazo, recente, episódica ou declarativa – envolve reter e relembrar informações ou eventos por minutos a horas. A parte medial do lobo temporal medeia a maior parte desse segundo estágio da memória. O conhecido teste de capacidade de recordar três itens depois de 5 minutos avalia a memória episódica ou de curto prazo. O termo memória episódica também é usado para se referir ao sistema envolvido na lembrança de episódios ou experiências específicas, como o filme visto no fim de semana; a memória episódica se refere a experiências pessoais específicas. No terceiro estágio, as memórias são consolidadas e armazenadas de forma mais permanente. A região temporal lateral e outras áreas corticais atendem a essa função de armazenamento. O acervo de informações armazenado na memória remota inclui fatos escolares básicos, como capitais de estados, ex-presidentes e datas importantes, eventos atuais e informações pessoais, como endereço, número de telefone e nomes de parentes. Esse estágio de memória de longo prazo é com frequência denominado memória semântica, um termo confuso na melhor das hipóteses. A memória semântica inclui conhecimento generalizado e informações factuais não relacionadas com a memória de uma coisa ou evento específico, como um filme. A memória semântica é diferente da memória pessoal de longo prazo.

A série de números constitui um teste de atenção e memória operacional imediata. A memória episódica (recente, de curto prazo) é testada, dando ao paciente itens para serem lembrados. Os itens de memorização podem ser objetos simples, como laranja, guarda-chuva e automóvel, ou mais complexos, como "João de Souza, Rua do Mercado, 42, São Paulo" (parte do SOMC de Blessed). A série maçã, mesa, moeda é uma das listas preferidas. Os itens devem ser de categorias diferentes. Maurice Victor preferia uma lista "unitária" simples, um

agendamento: Dr. Victor, sábado, às 8 horas. Quando tiver certeza de que o paciente registrou os itens, prossiga com outros testes. Depois de cerca de 5 minutos, peça ao paciente para relembrar os itens. Os pesquisadores descobriram uma variabilidade considerável ao usar essas listas de três palavras; alguns indivíduos normais podem não lembrar de nenhuma ou só de uma palavra. Os melhores testes para avaliação da memória à beira do leito são tarefas de aprendizagem de listas maiores que a capacidade de retenção, com lembrança e reconhecimento tardios. Outro teste de memória de curto prazo é pedir ao paciente que se lembre do café da manhã. Avaliar a memória é, em geral, difícil nos pacientes que trabalham em áreas muito especializadas e que têm poucos interesses externos. Os pacientes com comprometimento cognitivo importante ainda podem evocar algumas memórias profundamente arraigadas e aprendidas, por exemplo, dias da semana, meses do ano, canções de ninar e *jingles*.

Os pacientes com graves déficits de memória podem não apenas deixar de lembrar os itens, mas também deixar de lembrar que foram solicitados a lembrar. Alguns deles podem não se lembrar dos itens, mas podem melhorar o desempenho com sugestões ou escolhendo os itens de uma lista. Os pacientes que são capazes de se lembrar dos itens com alguma indicação ou escolhê-los em uma lista são também capazes de reter as informações, mas não de recuperá-las. Quando as sugestões ou escolhas não melhoram o desempenho, o defeito está na retenção. Pacientes com processos iniciais de demência podem ter apenas uma falha de recuperação. Outro teste de memória é pedir ao paciente para lembrar a frase de Babcock ("Uma coisa que uma nação deve ter para ser rica e grande é um grande e seguro suprimento de madeira") depois de 5 minutos. Os pacientes normais conseguem isso em três tentativas. Os testes de memória não verbal incluem ocultar objetos no quarto do paciente enquanto ele observa e, em seguida, fazer com que se lembre onde os objetos estão escondidos ou qual são suas formas, cores ou figuras.

Na confabulação, um paciente com perda de memória, sobretudo na síndrome de Wernicke-Korsakoff, ele "preenche as lacunas" da memória, dizendo o que quer que venha à mente, sem ter noção se é realmente verdade ou não. O comprometimento da memória é desproporcional com relação às outras funções cognitivas. Incapaz de se lembrar das coisas, o paciente inventa histórias irracionais sem a intenção de enganar e sem saber se a informação é ou não verdadeira. A confabulação pode variar de pequenos desvios de eventos reais a inverdades gritantes. São conhecidas duas formas: espontâneas e provocadas. Em geral, o tipo provocado surge durante o teste de memória.

TAREFAS CONSTRUCIONAIS

As doenças cerebrais em geral causam comprometimento das habilidades visuoespaciais, e a habilidade construcional pode ser testada com desenhos de formas, teste do desenho do relógio (TDR) ou cópia da figura de Rey-Osterrieth (ver Capítulo 10). Desenhar um cubo ou pentágonos interligados (parte do MEEM) são tarefas construcionais bastante usadas. O TDR é um teste de capacidade visuoespacial e de estado mental. Originalmente desenvolvido como teste de função construcional e visuoespacial, o TDR evoluiu para um teste simples e rápido de habilidades cognitivas gerais. O paciente recebe um círculo e é solicitado a inserir os números e desenhar os ponteiros que indicam uma hora específica. Os pontos são avaliados para cada elemento da tarefa. O TDR anormal aumenta a probabilidade de demência, sendo que as anomalias têm início precoce na DA e se agravam progressivamente. Os estudos mostraram sensibilidade de 36 a 75%, especificidade de 72 a 98% e razão de verossimilhança positiva de 5,3. Testes para habilidade construcional são discutidos com mais detalhes no Capítulo 10.

CÁLCULOS

A capacidade de contar e calcular pode ser avaliada pedindo-se ao paciente que conte em ordem direta ou inversa, conte moedas ou calcule o troco. Os pacientes podem também ser solicitados a selecionar certo valor para fazer troco. Os testes mais formais podem incluir pedir ao paciente que faça contas simples, mentalmente ou por escrito. A capacidade de calcular depende da inteligência inerente ao paciente, do senso numérico inato ou da habilidade matemática, e nível de instrução. Cálculos básicos, como 2 + 2, costumam ser itens memorizados e repetidas vezes aprendidos desde a primeira infância, além de serem melhores para testar a memória remota do que a capacidade de cálculo. O paciente mediano normal pode realizar cálculos mentais que envolvem operações de dois dígitos e exigem transporte e empréstimo simples. O paciente que tem êxito nos cálculos simples deve ser pressionado a pelo menos um nível moderado de dificuldade, por exemplo, 12 + 3, 13 + 7, 17 + 11 e 26 + 14. Outro teste é duplicar sequencialmente um número até a falha. Somar ou subtrair uma coluna de números de dois ou três dígitos por escrito requer também a habilidade de alinhar e manipular corretamente a coluna de números e proporciona uma visão não só da habilidade de cálculo, mas também da habilidade visuoespacial, que pode ser particularmente prejudicada em lesões parietais não dominantes. Podem ser apresentados problemas simples de matemática; por exemplo, se uma maçã custa R$ 2,50 cada, quantas você pode comprar com R$ 10,00? Quantas moedas de R$ 0,25 há em R$ 1,50? Se um pão custa R$ 0,89 e você pagar com uma moeda de R$ 1,00, que troco receberá de volta? Uma tarefa de cálculo bem comum é subtrair 7 de 100 sucessivamente (se errar, subtrair 3 sucessivamente). Essa função também requer atenção e concentração. Contar até 20 é mais um teste de memória remota e contar para trás a partir de 20 é mais uma tarefa de atenção. Há pouca diferença na capacidade de cálculo entre os grupos de idade e pouco prejuízo no início da DA. No entanto, o avanço da doença altera drasticamente a capacidade de cálculo.

Os pacientes afásicos podem ter dificuldade com os cálculos porque cometem erros parafásicos que envolvem números. O comprometimento da capacidade de cálculo pode ocorrer em lesões na região posterior do hemisfério dominante, seja como defeito isolado ou como parte da síndrome de Gerstmann (ver Capítulo 10). Esses pacientes têm anaritmetria verdadeira, um distúrbio primário da capacidade de calcular.

RACIOCÍNIO ABSTRATO

A avaliação típica do raciocínio abstrato é pedir que o paciente que descreva semelhanças e diferenças encontre analogias e interprete provérbios e aforismos. O paciente pode ser solicitado a dizer as semelhanças entre uma maçã e uma banana, um carro e um avião, um relógio e uma régua ou um poema e uma estátua, ou a dizer a diferença entre uma mentira e um erro. Para testar a capacidade de encontrar analogias, pode-se perguntar ao paciente: "Mesa está para perna assim como carro está para quê?". O paciente pode ser incapaz de interpretar um provérbio ou pode interpretá-lo concreta ou literalmente. Ao interpretar "Não chore pelo leite derramado", o paciente que raciocina concretamente fala sobre acidentes, leite, derramamento, limpeza e outros assuntos não relacionados. Alguns provérbios usados são: "Pedra que rola não cria limo", "É melhor prevenir do que remediar" e "Quem tem telhado de vidro não atira pedra no telhado do vizinho". A utilidade da interpretação de provérbios foi questionada. Parece que muitos examinadores não têm certeza do significado de alguns provérbios. Só em idade mais avançada os dois autores aprenderam o que Thoreau queria dizer com "Algumas evidências circunstanciais são muito fortes, como se você achasse uma truta no leite" (significando que o leite foi muito diluído). Interpretações bizarras e peculiares de provérbios podem ser dadas por pacientes com doenças psiquiátricas ou por pessoas normais que não conhecem o uso idiomático. Pode ser benéfico acrescentar um provérbio concatenado, misto e confuso ou dizer algo como "A mão que balança o berço não deve atirar pedras", para testar a capacidade de abstração e o senso de humor do paciente. A abstração prejudicada ocorre em muitos distúrbios, mas é comum sobretudo em afecções do lobo frontal.

INTROVISÃO (*INSIGHT*) E JULGAMENTO

Questões comuns de introvisão (*insight*) e julgamento, como perguntar o que o paciente faria se encontrasse uma carta lacrada, endereçada e selada na calçada ou se sentisse cheiro de fumaça em um cinema lotado, podem ser menos proveitosos do que determinar se ele tem uma percepção interior de sua doença e das implicações de qualquer deficiência funcional. As informações de membros da família sobre o julgamento do paciente em situações da vida real podem ser mais esclarecedoras do que essas elaborações artificiais. Os pacientes que não se preocupam com sua doença têm julgamento prejudicado. Os pacientes com problemas de julgamento podem ter comportamento impulsivo ou inadequado durante o exame. Muitas afecções neurológicas podem prejudicar o julgamento, em especial os processos que afetam as regiões orbitofrontais. A falta de percepção interior da doença, a ponto de negar qualquer deficiência, pode ocorrer em lesões parietais não dominantes.

FUNÇÃO DO LOBO FRONTAL (EXECUTIVA)

Função executiva refere-se aos processos cognitivos de "supervisão" que implicam organização de alto nível e execução de pensamentos e comportamentos complexos, inclusive processos como planejamento, solução de problemas, múltiplas tarefas e monitoramento de ações. Esses processos refletem principalmente a função do lobo frontal, embora outros sistemas estejam envolvidos. Os conceitos do sistema executivo surgiram em grande parte das observações de pacientes como Phineas Gage, que apresentam ações e estratégias desorganizadas para tarefas cotidianas (síndrome disexecutiva) mesmo sem déficits nos testes formais de cognição.

A disfunção do lobo frontal pode ser sutil. Os métodos usuais de testes à beira leito, inclusive avaliação neuropsicológica formal, podem não detectar até mesmo a disfunção do lobo frontal significativa (ver Boxe 7.2). A comparação com a personalidade pré-mórbida e o comportamento do paciente costuma ser mais reveladora do que a avaliação baseada em informações de referência derivadas da população. Além dos testes padrão de raciocínio abstrato e interpretação de provérbios, as técnicas especiais projetadas para avaliar a função do lobo frontal podem ser úteis. Os testes úteis para avaliar a função do lobo frontal incluem fluência verbal por geração de lista de palavras, avaliação da capacidade de alternar tarefas ou alternar entre testes, capacidade de abstração, sequenciamento motor e testes de perseverança, apatia e impulsividade. A Bateria de Avaliação Frontal é um conjunto de testes que pode ser administrado em poucos minutos e abrange cinco provas executivas mais o reflexo de preensão.

Algumas medidas da função executiva mais usadas são o Teste Wisconsin de Classificação de Cartas (Wisconsin Card Sorting Test), fluência verbal por geração de lista de palavras e testes de inibição de resposta. Os pacientes com disfunção do lobo frontal que não apresentam anomia quando testados por outros métodos podem não ser capazes de gerar listas de palavras (ver Capítulo 9). Os pacientes podem ser solicitados a nomear os itens o mais rápido possível a partir de uma categoria específica, como animais ou móveis (fluência semântica ou de categoria), ou pensar no máximo possível de palavras que comecem com uma letra específica, por exemplo,

F, A ou S (fluência por letras ou fonêmica). Constatou-se que a fluência de categoria semântica depende das regiões do lobo temporal lateral e inferior, conhecidas por estarem envolvidas na percepção, no reconhecimento, na imaginação e na denominação de objetos. Em contraste, a fluência verbal da primeira letra testa a capacidade de usar indícios fonêmicos e/ou grafêmicos para orientar a recuperação. Isso requer maior esforço e uma busca estratégica mais ativa do que a fluência de categoria semântica. Em consonância com suas demandas executivas proeminentes, descobriu-se que a fluência das letras é mais relacionada com o funcionamento do lobo pré-frontal do que a fluência semântica. A fluência por categoria (nomeação de animais) foi considerada um EEM de um minuto muito útil e identificou demência melhor do que a fluência fonêmica. Os pacientes normais devem nomear no mínimo 12 itens em uma categoria, sendo que alguns ajustes podem ser necessários para pacientes com baixa escolaridade e idosos (Capítulo 9). Em um grupo de estudo com instrução relativamente boa, a pontuação de corte de 15 no teste de fluência por categoria teve sensibilidade de 0,87 e especificidade de 0,96. Na bateria MoCA, a fluência por letras maior ou igual a 11 é considerada normal.

O Teste Wisconsin de Classificação de Cartas é usado por neuropsicólogos para determinar se o paciente pode alternar as tarefas (mudanças de categorias). O teste formal requer que o paciente descubra, por tentativa e erro, a classificação esperada das cartas por cor, forma ou número e, então, reconheça e se adapte a uma mudança no esquema. Uma variação à beira do leito é pedir que o paciente detecte um padrão quando o examinador troca uma moeda entre as mãos atrás das costas, por exemplo, duas vezes na mão direita, uma vez na esquerda e, em seguida, mudar o padrão e verificar se o paciente detecta o novo esquema. Perseveração é a repetição anormal e inadequada de palavras ou ações. Pacientes com lesões frontais, especialmente as que envolvem a região dorsolateral do córtex pré-frontal do lado dominante, têm dificuldade em abandonar o padrão inicial de respostas e tendem a perseverar.

Nos testes de trilha, o paciente deve conectar em sequência letras ou números espalhados em uma página (Trilhas A) ou alternar letras e números de conexão, por exemplo, A-1-B-2-C-3 (Trilhas B). Em outro teste de habilidade de alternância, o paciente escreve uma sequência de letras "M" e "N", todas conectadas. No teste de punho-borda-palma de Luria, o paciente é solicitado a colocar a mão para baixo em uma série de movimentos: punho, borda da palma da mão, repetidamente. Há tendência à perseveração e dificuldade na execução precisa das sequências de posições das mãos, principalmente com lesões do lobo frontal. Em tarefas de cópia que envolvem desenhar figuras simples com várias voltas, os pacientes com perseverança podem inserir voltas extras.

Uma manifestação comum de disfunção do lobo frontal é a falta de inibição de resposta. As respostas automáticas são um tipo de inibição de resposta defeituosa. A capacidade de inibir respostas automáticas pode ser medida de várias maneiras. O teste de Stroop para interferência de palavra-cor avalia a capacidade do paciente de inibir respostas automáticas. No teste "pequeno-grande", as palavras pequeno e grande são impressas em cartões separados com letras maiúsculas e minúsculas. O paciente deve responder "grande" em voz alta se a letra for maiúscula, mesmo em resposta à palavra "pequeno" ou vice-versa. Uma variação é escrever vários nomes de cores em cores não correspondentes, por exemplo, escrever a palavra "azul" com marcador vermelho e, em seguida, pedir ao paciente que leia os cartões informando a cor da impressão, não o nome escrito da cor. Os pacientes com disfunção do lobo frontal têm dificuldade em inibir a tendência de ler o nome da cor. Outra tarefa de inibição de resposta é fazer com que o paciente responda de forma oposta ao examinador, por exemplo, pedindo ao paciente para bater uma vez se o examinador bater duas vezes e vice-versa, ou dizendo ao paciente para apontar para o queixo enquanto o examinador aponta para o nariz.

A tarefa *Go/No-Go* (Vai/Não vai) é outro teste para detectar inibição de resposta defeituosa. O paciente deve realizar uma ação em resposta a um estímulo (Vai) e não fazer nada em resposta a um estímulo diferente (Não vai). Se os estímulos de Vai excederem os estímulos de Não vai, o paciente com doença no lobo frontal terá dificuldade de inibir a resposta aos estímulos Vai/Não vai. A seguir, as regras são alteradas e o paciente é desafiado a se adaptar. Qualquer número de paradigmas de estímulo-resposta é possível. A tarefa antissacádica é outra medida da capacidade de inibição de respostas automáticas (ver Capítulo 14).

O sinal de aplauso é a incapacidade de parar de bater palmas depois de ser solicitado a bater três palmas e foi inicialmente apresentado como uma maneira de distinguir a paralisia supranuclear progressiva (PSP) da doença de Parkinson (DP) e demência frontotemporal (DFT) (Videolink 8.1). Estudos posteriores descobriram que o sinal de aplauso era um indício inespecífico de disfunção do lobo frontal. Lhermitte descreveu pela primeira vez o uso de comportamento de utilização e comportamento de imitação em pacientes com lesão no lobo frontal. Os pacientes com comportamento de utilização alcançam e usam objetos no ambiente de maneira automática e não são capazes de inibir essa resposta. Da mesma forma, os pacientes com comportamento de imitação, imitam os gestos do examinador, mesmo se receberem instrução específica para não fazer isso.

OUTROS TESTES DO ESTADO MENTAL

Outros procedimentos usados para analisar a função cognitiva incluem avaliação da habilidade visuoespacial e construcional, práxis, distúrbios de linguagem, reconhecimento (visual, tátil e auditivo), orientação direita-esquerda e identificação digital. Todos serão discutidos nos capítulos subsequentes.

EXAME DO ESTADO MENTAL ANORMAL

O EEM pode ser anormal por uma série de razões, inclusive distúrbios metabólicos, intoxicação ou abstinência de substâncias, transtornos psiquiátricos, distúrbios neurológicos, em especial doenças degenerativas ou em decorrência de lesões cerebrais traumáticas. Demência se refere à perda das habilidades cognitivas em um indivíduo previamente normal. O termo implica transtorno progressivo, em contraste com o comprometimento cognitivo, que pode seguir lesões cerebrais ou crise hipóxica, embora na demência vascular o início possa ser súbito e a progressão, gradativa.

Muitos distúrbios podem causar demência (ver Capítulo 53). A DA, a demência com corpos de Lewy (DCL, doença difusa de corpos de Lewy) e a demência vascular são responsáveis pela maioria dos casos. A distribuição das etiologias é um pouco dependente da idade. No geral, a DA é responsável por cerca de 60 a 80%, a DCL por cerca de 10%, doença cerebrovascular por cerca de 10%, as demências "tratáveis" (p. ex., hidrocefalia de pressão normal, efeitos do uso de substâncias, distúrbios metabólicos) por cerca de 2%, a DFT por cerca de 1% e a doença de Creutzfeldt-Jakob por menos de 1%. Essas doenças, sobretudo a DA e a demência vascular, podem coexistir. CCL refere-se aos pacientes com anormalidades cognitivas demonstráveis, em especial, dificuldade de memória, que não interferem de forma significativa nas funções diárias. O conceito atual de CCL é que se trata de um estágio intermediário entre alterações cognitivas da idade e as características mais precoces da DA.

A demência às vezes é dividida em tipos corticais e subcorticais, embora pesquisas recentes tenham questionado as bases clínicas, neuropsicológicas, de neuroimagem e neuroanatômicas dessa distinção. A DA é o protótipo da demência cortical; em geral também há presença de afasia, apraxia e agnosia. A demência subcortical não tem essas características e suas peculiaridades são lentidão do processamento mental, esquecimento, cognição prejudicada, apatia e depressão; a demência vascular e a deficiência intelectual na DP são os exemplos mais comuns.

DOENÇA DE ALZHEIMER

A DA em geral se manifesta como uma deterioração de progressão insidiosa da função intelectual superior, com perda de memória e alterações de humor e do comportamento, que evolui ao longo de 5 a 10 anos para um estado de disfunção cortical difusa e grave. Outros déficits cognitivos podem aparecer com o desenvolvimento do comprometimento da memória ou depois dele. A função da linguagem e as habilidades visuoespaciais tendem a ser afetadas relativamente cedo, enquanto os déficits da função executiva e os sintomas comportamentais costumam manifestar-se mais tarde no curso da doença. Essas deficiências têm aparecimento e progresso insidiosos. A avaliação clínica e as imagens modernas permitem um diagnóstico preciso em 80 a 90% dos casos.

Embora alterações cognitivas difusas sejam típicas, em especial nos estágios intermediários e avançados, a DA apresenta dois achados particularmente distintos no EEM: esquecimento rápido em testes de memória episódica e fluência de categoria prejudicada em comparação com a fluência de letras. A dificuldade em consolidar novas memórias causa o esquecimento rápido. Os pacientes podem ter recordação imediata relativamente intacta, mas muitas das informações são perdidas depois de alguns minutos. Fluência de categoria diminuída com preservação relativa da fluência de letras é outra característica proeminente da DA; o padrão inverso ocorre em DFT e demência vascular.

DEMÊNCIA COM CORPOS DE LEWY

A DCL em geral ocasiona alucinações visuais recorrentes, flutuações da atenção e do estado de alerta, episódios de confusão, características parkinsonianas, deterioração visuoespacial e sensibilidade peculiar a medicamentos neurolépticos (Capítulo 30). A patologia assemelha-se à demência de DP e a DCL é classificada como uma alfassinucleinopatia. Em geral, os sintomas são flutuantes ("dias bons e dias ruins"). Em um estudo, sonolência diurna e letargia, cochilos de duas horas ou mais, olhar para o espaço por longos períodos e episódios de fala desorganizada ocorreram em 63% dos pacientes com DCL em comparação com 12% dos pacientes com DA e 0,5% dos idosos normais. Os achados no EEM são semelhantes aos da DA, mas os pacientes com DCL têm déficits relativamente maiores de atenção, função executiva, habilidades visuoespaciais e construtivas, velocidade psicomotora e fluência verbal. A percepção visual prejudicada pode estar envolvida nas alucinações visuais, bem como na capacidade visuoespacial prejudicada. O comprometimento cognitivo ocorre em metade ou mais dos pacientes com DP idiopática avançada, assim como é possível a ocorrência de alucinações, sobretudo relacionadas com a medicação. A relação entre DCL e DP e a demência ainda não foi determinada.

DEMÊNCIA FRONTOTEMPORAL

A DFT é um grupo de doenças com envolvimento proeminente dos lobos frontal e temporal. O início é tipicamente no final da década dos 50 anos ou no início dos 60; em pacientes com menos de 65 anos, a DFT é tão comum quanto a DA. No presente, há dois subtipos reconhecidos: a variante comportamental da DFT (DFTvc) e a afasia progressiva primária (APP). Doença de Pick é o mesmo que DFTvc. A sigla DFT é usada também para se referir a DFTvc ou a todo o complexo de degeneração lobar frontotemporal (DLFT).

Os pacientes com APP podem ter afasia não fluente semelhante à de Broca ou afasia fluente denominada demência semântica.

A DFTvc caracteriza-se pela deterioração da conduta pessoal e social, ausência de introvisão (*insight*), hiperoralidade e apatia ou irritabilidade e desinibição. Os pacientes com DFTvc têm comprometimento maior da função executiva em comparação com os pacientes com DA. Seu desempenho na fluência das letras é pior em comparação com a fluência de categoria, são propensos à repetição de erros e tendem a desviar-se das instruções do teste. Contudo, têm desempenho relativamente melhor em testes de habilidade espacial, memória episódica e tarefas semânticas. A demência semântica, ou a variante temporal da DLFT, causa dificuldade progressiva de lembrar o significado das palavras. A expressão verbal é fluente e tem gramática correta, mas é desprovida de qualidade por causa da grande dificuldade de encontrar palavras. Em testes de estado mental, esses pacientes demonstram graves déficits de nomeação e perda de conhecimento de palavras, mas a memória visual e as habilidades visuoespaciais têm preservação relativa. A fluência de categoria é particularmente prejudicada. A DLFT é classificada em um grupo com inclusões de proteína tau e um grupo com inclusões de ubiquitina. Os sinais de DFT são observados em pacientes com esclerose lateral amiotrófica (ELA), o que sugere sobreposição clínica desses distúrbios. Tanto a DFT quanto a ELA são heterogêneas e há evidências crescentes de que compartilham algumas características clínicas, neuropatológicas e genéticas.

VIDEOLINK

Videolink 8.1. O sinal do aplauso. https://www.youtube.com/watch?v=Qn4VrJRiBOk

BIBLIOGRAFIA

Alvarez JA, Emory E. Executive function and the frontal lobes: a meta-analytic review. *Neuropsychol Rev* 2006;16:17–42.

Anthony JC, LeResche L, Niaz U, et al. Limits of the 'Mini-Mental State' as a screening test for dementia and delirium among hospital patients. *Psychol Med* 1982;12:397–408.

Ballard C, Gauthier S, Corbett A, et al. Alzheimer's disease. *Lancet* 2011; 377(9770):1019–1031.

Blessed G, Black SE, Butler T, et al. The diagnosis of dementia in the elderly. A comparison of CAMCOG (the cognitive section of CAMDEX), the AGECAT program, DSM-III, the mini-mental state examination and some short rating scales. *Br J Psychiatry* 1991;159:193–198.

Campbell WW. *Clinical Signs in Neurology: A Compendium.* Philadelphia: Wolters Kluwer Health, 2016.

Canning SJ, Leach L, Stuss D, et al. Diagnostic utility of abbreviated fluency measures in Alzheimer disease and vascular dementia. *Neurology* 2004;62: 556–562.

Chauvire V, Even C, Thuile J, et al. Frontotemporal dementia: a review. *Encéphale* 2007;33:933–940.

Cullen B, Fahy S, Cunningham CJ, et al. Screening for dementia in an Irish community sample using MMSE: a comparison of norm-adjusted versus fixed cut-points. *Int J Geriatr Psychiatry* 2005;20:371–376.

Crum RM, Anthony JC, Sassett SS, et al. Population-based norms for the mini-mental state examination by age and educational level. *JAMA* 1993;269: 2386–2391.

Cummings JL. The one-minute mental status examination. *Neurology* 2004;62: 534–535.

Cummings JL, Benson DF. Subcortical dementia. Review of an emerging concept. *Arch Neurol* 1984;41:874–879.

Daffner KR, Gale SA, Barrett AM, et al. Improving clinical cognitive testing: report of the AAN Behavioral Neurology Section Workgroup. *Neurology* 2015;85:910–918.

Delbeuck X, Debachy B, Pasquier F, et al. Action and noun fluency testing to distinguish between Alzheimer's disease and dementia with Lewy bodies. *J Clin Exp Neuropsychol* 2013;35:259–268.

Dubois B, Slachevsky A, Litvan I, et al. The FAB: a frontal assessment battery at bedside. *Neurology* 2000;55:1621–1626.

Dubois B, Slachevsky A, Pillon B, et al. "Applause sign" helps to discriminate PSP from FTD and PD. *Neurology* 2005;64:2132–2133.

Ferman TJ, Smith GE, Boeve BF, et al. DLB fluctuations: specific features that reliably differentiate DLB from AD and normal aging. *Neurology* 2004;62: 181–187.

Ferrari R, Kapogiannis D, Huey ED, et al. FTD and ALS: a tale of two diseases. *Curr Alzheimer Res* 2011;8(3):273–294.

Fillenbaum GG, Heyman A, Wilkinson WE, et al. Comparison of two screening tests in Alzheimer's disease. The correlation and reliability of the mini-mental state examination and the modified Blessed test. *Arch Neurol* 1987;44:924–927.

Fillenbaum GG, Landerman LR, Simonsick EM. Equivalence of two screens of cognitive functioning: the Short Portable Mental Status Questionnaire and the Orientation-Memory-Concentration test. *J Am Geriatr Soc* 1998;46: 1512–1518.

Hanson JC, Lippa CF. Lewy body dementia. *Int Rev Neurobiol* 2009;84:215–228.

Hodges JR. Frontotemporal dementia (Pick's disease): clinical features and assessment. *Neurology* 2001;56(11 Suppl 4):S6–S10.

Holl AK, Ille R, Wilkinson L, et al. Impaired ideomotor limb apraxia in cortical and subcortical dementia: a comparison of Alzheimer's and Huntington's disease. *Neurodegener Dis* 2011;8:208–215.

Jurado MB, Rosselli M. The elusive nature of executive functions: a review of our current understanding. *Neuropsychol Rev* 2007;17:213–233.

Katzman R, Brown T, Fuld P, et al. Validation of a short Orientation-Memory-Concentration Test of cognitive impairment. *Am J Psychiatry* 1983;140:734–739.

Kilada S, Gamaldo A, Grant EA, et al. Brief screening tests for the diagnosis of dementia: comparison with the mini-mental state exam. *Alzheimer Dis Assoc Disord* 2005;19:8–16.

Kokmen E, Smith GE, Petersen RC, et al. The short test of mental status. Correlations with standardized psychometric testing. *Arch Neurol* 1991;48: 725–728.

Krueger CE, Kramer JH. Mental status examination. In: Miller BL, Boeve BF, eds. *The Behavioral Neurology of Dementia*. New York: Cambridge University Press, 2011.

Lashley T, Rohrer JD, Mead S, et al. Review: an update on clinical, genetic and pathological aspects of frontotemporal lobar degenerations. *Neuropathol Appl Neurobiol* 2015;41:858–881.

Laureno R. *Foundations for Clinical Neurology.* New York: Oxford University Press, 2017.

McGee, S. *Evidence Based Physical Diagnosis.* 3rd ed. Philadelphia: Elsevier/Saunders, 2012.

Mesulam MM. Frontal cortex and behavior. *Ann Neurol* 1986;19:320–325.

Nyhus E, Barcelo F. The Wisconsin Card Sorting Test and the cognitive assessment of prefrontal executive functions: a critical update. *Brain Cogn* 2009;71: 437–451.

Petersen RC. Clinical practice. Mild cognitive impairment. *N Engl J Med* 2011; 364:2227–2234.

Prasad K, Yadav R, Spillane J, eds. *Bickerstaff's Neurological Examination in Clinical Practice.* 7th ed. New Delhi: Wiley India, 2013.

Queally VR, Evans JJ, McMillan TM. Accuracy in scoring vignettes using the mini mental state examination and the short orientation memory concentration test. *J Geriatr Psychiatry Neurol* 2010;23:160–164.

Reverberi C, Cherubini P, Baldinelli S, et al. Semantic fluency: cognitive basis and diagnostic performance in focal dementias and Alzheimer's disease. *Cortex* 2014;54:150–164.

Rossetti HC, Lacritz LH, Cullum CM, et al. Normative data for the Montreal Cognitive Assessment (MoCA) in a population-based sample. *Neurology* 2011; 77:1272–1275.

Shibasaki H. *Hallett Mark. The Neurological Examination: Scientific Basis for Clinical Diagnosis.* New York: Oxford University Press, 2016.

Strub RL, Black FW. *The Mental Status Examination in Neurology.* 4th ed. Philadelphia: F.A. Davis, 2000.

Swain DG, O'Brien AG, Nightingale PG. Cognitive assessment in elderly patients admitted to hospital: the relationship between the Abbreviated Mental Test and the Mini-Mental State Examination. *Clin Rehabil* 1999;13:503–508.

Tschanz JT, Welsh-Bohmer KA, Plassman BL, et al. Cache County Study Group. An adaptation of the modified mini-mental state examination: analysis of demographic influences and normative data: the cache county study. *Neuropsychiatry Neuropsychol Behav Neurol* 2002;15:28–38.

Turner MA, Moran NF, Kopelman MD. Subcortical dementia. *Br J Psychiatry* 2002;180:148–151.

Umetsu A, Okuda J, Fujii T, et al. Brain activation during the fist-edge-palm test: a functional MRI study. *Neuroimage* 2002;17:385–392.

Vendrell P, Junque C, Pujol J, et al. The role of prefrontal regions in the Stroop task. *Neuropsychologia* 1995;33:341–352.

Wade DT, Vergis E. The Short Orientation-Memory-Concentration Test: a study of its reliability and validity. *Clin Rehabil* 1999;13:164–170.

Watson RT, Valenstein E, Heilman KM. Thalamic neglect. Possible role of the medial thalamus and nucleus reticularis in behavior. *Arch Neurol* 1981;38: 501–506.

Weisman D, McKeith I. Dementia with Lewy bodies. *Semin Neurol* 2007;27: 42–47.

CAPÍTULO 9

Transtornos da Fala e da Linguagem

Fonação, em sua definição exata, é a produção de sons vocais sem formação de palavras e é função totalmente laríngea. Os uivos de raiva, os gritos agudos de meninas e a entonação de uma nota com a boca aberta são fonação. A vocalização é o som produzido pela vibração das pregas vocais, modificado pelo funcionamento do trato vocal. A fala consiste em palavras, ou seja, sons vocais articulados que simbolizam e comunicam ideias. Articulação é a enunciação de palavras e frases; é uma função de órgãos e músculos inervados pelo tronco encefálico. A linguagem é um mecanismo de expressão de pensamentos e ideias da seguinte forma: pela fala (símbolos auditivos), pela escrita (símbolos gráficos) ou por gesticulação e pantomima (símbolos motores). A linguagem pode ser considerada qualquer meio de expressão ou comunicação de sentimentos ou pensamentos com um sistema de símbolos. Gramática (ou sintaxe) é o conjunto de regras para organizar os símbolos a fim de aprimorar seu significado.

A linguagem é uma função do córtex cerebral. A comunicação linguística requer não só os atos motores necessários, mas também a recepção e a interpretação desses atos quando são realizados por outros, além de retenção, rememoração e visualização dos símbolos. A fala depende tanto da interpretação das imagens auditivas e visuais e da associação dessas imagens com os centros motores que controlam a expressão, quanto dos elementos motores da expressão.

Nos pacientes neurológicos, as anomalias da fala mais frequentes são a disartria e a afasia. A diferença essencial é que a afasia é um distúrbio da linguagem e a disartria é um distúrbio motor ou da articulação da fala. A frase corrente "fala arrastada" pode ser em decorrência de ambos. A afasia em geral afeta outras funções da linguagem, como leitura e escrita. Disartria é a articulação defeituosa dos sons ou palavras de origem neurológica. Na disartria, as funções da linguagem são normais e o paciente fala com sintaxe adequada, mas a pronúncia é falha por causa de defeito na execução dos movimentos musculares coordenados para a produção da fala. Uma boa regra geral é que, não importa quão distorcida seja a fala, se o paciente estiver falando frases corretas, com gramática e vocabulário proporcionais ao seu dialeto e nível educacional, ele tem disartria e não afasia. Na disartria, são frequentes outras anomalias bulbares associadas, como disfagia e, em geral, a lesão no tronco encefálico é uma consideração clínica proeminente. A disartria é um problema de articulação da fala e a afasia é um problema de função da linguagem. As implicações desses dois distúrbios são muito diferentes. A perturbação da função de linguagem sempre se deve à doença cerebral, mas as disfunções limitadas aos mecanismos da fala podem ocorrer em muitas doenças, neurológicas ou não.

A dificuldade para falar é um sintoma neurológico comum e muitas afecções podem ser responsáveis. As seções a seguir discutem anatomia, fisiologia, exame clínico e distúrbios de articulação. Elas também abrangem uma revisão do seguinte: anatomia dos centros cerebrais de linguagem, exame do paciente afásico e os diferentes tipos de afasia. Outros distúrbios da função cortical superior incluem apraxias, agnosias e várias síndromes de desconexão, que são discutidas no Capítulo 10.

ANATOMIA E FISIOLOGIA DA ARTICULAÇÃO

Os sons são produzidos pelo ar expirado, quando passa pelas pregas vocais. A fala bem articulada requer coordenação entre os músculos respiratórios da laringe, faringe, palato mole, língua e lábios. Todos esses componentes são chamados de trato vocal (oral). Os movimentos respiratórios determinam a força e o ritmo da voz. As variações de tom são realizadas por alterações de tensão e comprimento das pregas vocais e de ritmo e natureza das vibrações transmitidas à coluna de ar que passa entre elas. As modificações do som são produzidas por mudanças de tamanho e forma da glote, faringe e boca e pelas mudanças de posição da língua, do palato mole e dos lábios. As partes oral e nasal da faringe e a boca atuam como câmaras de ressonância e influenciam ainda mais o timbre e o caráter da voz.

A fala pode ser possível na falta das pregas vocais, e a fala sussurrada pode ser possível tanto na inspiração quanto na expiração. A fala esofágica é usada por pacientes que não conseguem mover o ar sobre as pregas vocais, como depois de traqueostomia ou laringectomia. O paciente engole uma quantidade de ar e, em seguida, permite que ele escape de maneira controlada. O ar que sai causa vibrações nas paredes do esôfago e da faringe, principalmente no esfíncter cricofaríngeo, produzindo um som que pode ser articulado pela boca e pelos lábios para produzir a fala.

A articulação é uma das funções bulbares vitais. Vários nervos cranianos (NCs) estão envolvidos na produção da fala, e a avaliação adequada da fala requer a análise da função de cada um deles. Os nervos trigêmeos controlam os músculos da mastigação e abrem e fecham a boca. Os nervos faciais controlam os músculos da expressão facial, sobretudo os ramos do orbicular da boca e outros músculos menores ao redor da boca que controlam o movimento dos lábios. Os nervos vago e glossofaríngeo controlam o palato mole, a faringe e a laringe, e os nervos hipoglossos controlam os movimentos da língua. Outros fatores incluem o seguinte: os nervos cervicais superiores, que se comunicam com os NCs inferiores e, em parte, inervam os músculos infra-hióideo e supra-hióideo; os nervos simpáticos cervicais que contribuem para o plexo faríngeo; e os nervos frênico e intercostal, que também contribuem para a fala normal.

TIPOS DE SONS DA FALA

Os sons sonoros (vozeados) são produzidos pelo estreitamento da glote, de forma que as pregas vocais se aproximem. Os sons surdos (não vozeados) são produzidos com a glote aberta. Ambos podem ser modulados com o ajuste do tamanho e do formato das cavidades vocais. As vogais têm origem laríngea predominante, mas são modificadas pela ressonância das cavidades vocais. Certos sons vocálicos como "a", "e" e "i" são modificados pelo palato mole. As consoantes podem ser sonoras ou surdas; são enunciadas por constrição ou fechamento de um ou mais pontos ao longo do trato vocal.

Os sons da fala podem ser colocados em diferentes categorias relacionadas com o local de articulação (por exemplo, labiodental, interdental, alveolar, palatal, alveolopalatal, velar e uvular). Do ponto de vista anatômico e neurológico, é mais importante reconhecer como os vários sons são produzidos. Os sons labiais articulados ("b", "p", "m" e "w") são formados principalmente nos lábios. Os sons labiais modificados ("o" e "u" e, em menor grau, "i", "e" e "a") são alterados pela contração dos lábios. Os labiodentais ("f" e "v") são formados pelo contato dos dentes com o lábio inferior. Os sons linguais são formados pela ação da língua. "T", "d", "l", "r" e "n" são sons alveolares ou da ponta da língua, formados quando a ponta da língua toca a crista alveolar superior. "S", "z", "sh", "zh", "ch" e "j" são sons dentais ou da lâmina da língua. Para ouvir sons linguais distorcidos, encoste a ponta da língua na parte de trás dos dentes inferiores, mantenha essa posição e diga "topo doutor" e "treino". Para ouvir sons labiais distorcidos, segure o lábio superior entre o polegar e o indicador de uma das mãos e o lábio inferior da mesma forma com a outra mão e diga "bebê belo". Os sons guturais (velares ou sons do dorso da língua, como "q", "g" e "ng") são articulados entre o dorso da língua e o palato mole. Os sons palatais ("ch" e "g" em alemão e "gn" em francês) formam-se quando o dorso da língua se aproxima do palato duro.

EXAME DE ARTICULAÇÃO

O exame da articulação começa com a observação da fala espontânea do paciente em uma conversa normal, geralmente durante a anamnese. Deve-se observar a precisão da pronúncia, a velocidade da fala, a ressonância e a prosódia (variações no tom, ritmo e ênfase da pronúncia). As anormalidades da articulação incluem tremores, gagueira, pronúncia indistinta ou deslizamento de letras ou palavras, fala escandida, explosiva e dificuldade com formação de sons específicos. São usadas algumas expressões difíceis de enunciar, que requerem a pronúncia de sons labiais, linguais e, em menor grau, velares. Os enunciados sem sentido "putuku" ou "pataka" testam esses três sons: labiais (pu/pa), linguais (tu/ta) e velares (ku/ka).

Foram selecionados enunciados tradicionais para testar principalmente os sons vestibulares e linguais, como as letras "l", "r", "b", "p", "t" e "d". Conforme o paciente repete esses enunciados, vários aspectos da disartria tornam-se mais evidentes. Esses enunciados são consagrados, talvez além de seu valor real e muito coloquiais, mas, em geral, são úteis. A pronúncia do "r" requer fluência e muitas das palavras de teste são repletas dessa letra. As melhores palavras e enunciados de teste têm as consoantes e vogais significativas nas posições inicial, intermediária e final. As palavras e os enunciados mais comuns são "terceira brigada de artilharia", "metodista episcopal", "retribuição voluntária", "hipopótamo bebê" e "irretratável tarefa". Frases como "meu bebê apontou um cão no treino" contêm todos os elementos pertinentes.

Peça ao paciente que repita a sílaba "pu" continuamente e o mais rápido que puder; essa sílaba, em geral, pode ser pronunciada com precisão na frequência de 5 a 7 Hz. A seguir, faça o teste com "tu" e "ku". Ouça as repetições com lentidão ou rapidez anormal, regularidade e uniformidade, volume uniforme ou tremor. Os fonoaudiólogos contam quanto tempo o paciente demora a pronunciar uma sílaba como "pu" 20 vezes para determinar a velocidade diadococinética.

A fraqueza e a fadiga da articulação, como pode ocorrer na miastenia grave (MG), podem ser evidenciadas quando o paciente conta até 100 aproximadamente um número por segundo, enunciando cada número com clareza. Observe se a voz fica rouca, hipernasal, arrastada ou ofegante. Os distúrbios da função laríngea e do ritmo da fala podem ser desencadeados quando o paciente tenta a fonação prolongada, como cantar e segurar um som agudo de "a", "e" ou "ah". Avalie o volume, o tom, a qualidade (rouca, ofegante), a estabilidade, a nasalidade e a duração. A voz pode falhar, hesitar ou oscilar em excesso, principalmente quando há disfunção cerebelar. Observe se o tom de voz é condizente com a idade e o sexo do paciente. A capacidade de manter uma nota aguda indica que as pregas vocais têm adução normal.

A tosse normal requer movimento também normal das pregas vocais. A tosse normal indica que a inervação das pregas está intacta. A disfonia com tosse normal sugere doença laríngea ou distúrbio inorgânico da fala. O golpe de glote (clique glótico, *coup de glotte*) é o som agudo no início de uma tosse, e sua intensidade reflete o poder de adução das pregas vocais. O golpe de glote também pode ser provocado pedindo-se ao paciente que diga "oh-oh" ou emita um som agudo e forte de grunhido. A tosse sem golpe de glote (tosse bovina) sugere paralisia das pregas vocais.

A ressonância é uma qualidade importante da voz. A ressonância normal depende da vedação correta entre a parte oral e nasal da faringe (competência velofaríngea). Quando a fraqueza palatal causa uma vedação inadequada ao emitir sons que requerem alta pressão oral, a voz tem qualidade nasal. A emissão nasal audível é o escape de ar pelo nariz que causa o som de resfolegar. A hipernasalidade é mais notável quando a cabeça está inclinada para frente; é menos evidente quando o paciente deita com a cabeça para trás, porque o palato mole enfraquecido recua com o próprio peso e fecha a parte nasal da faringe. Para verificar se há vazamento de ar nasal, segure um vidro liso ou uma placa de metal, como uma lente de óculos, sob as narinas do paciente. Pronunciar sons com um componente nasal ("m", "n", "ng") como "ming, ping, ring, sing", normalmente produz leve condensação e embaça a superfície. Peça ao paciente que diga uma frase sem nenhum som com componente nasal ("copo de uísque e gelo"). O turvamento da superfície sugere o componente nasal anormal da voz. A incompetência velofaríngea é comum em pacientes com fenda palatina.

TRANSTORNOS DA ARTICULAÇÃO

As lesões do sistema nervoso podem causar várias anomalias na produção de som e na formulação de palavras (Tabela 9.1). Os transtornos da laringe podem alterar o volume, a qualidade ou o tom da voz (disfonia). A laringite causa disfonia. Afonia é a perda total da voz. Os transtornos centrais ou periféricos da inervação dos músculos articulatórios podem causar disartria. As lesões podem comprometer nervos periféricos, núcleos do tronco encefálico ou as vias corticobulbar central, extrapiramidal e cerebelar. Anartria é a incapacidade total de articulação decorrente de defeito do controle da musculatura periférica da fala. A videoestroboscopia tornou-se a técnica padrão para avaliar problemas de articulação.

Lesões dos centros e conexões cerebrais que servem à função da linguagem podem causar afasia, uma anormalidade de linguagem, mesmo que os mecanismos de articulação possam estar intactos. Mutismo é a incapacidade total de falar e, em geral, o paciente parece não fazer nenhuma tentativa de falar ou emitir sons. É comum que sua origem seja psicogênica quando acomete pacientes aparentemente normais, mas pode ocorrer por lesões no cérebro, tronco encefálico e cerebelo (em especial em crianças). No mutismo acinético, o paciente fica mudo e imóvel (acinético); o paciente parece estar acordado, mas fica mudo, imóvel e sem resposta e é mais frequente nas lesões dos lobos frontais. O mutismo seletivo (eletivo) é um transtorno da infância que se caracteriza pela falta total de fala em determinadas situações, por

Tabela 9.1	Diagnóstico diferencial de fala anormal sem anormalidade oral óbvia.
Fala anormal	
Funções da linguagem (sintaxe, nomeação, compreensão etc.) anormais → afasia	
Funções de linguagem normais	
Volume, tom e timbre anormais	
Disfonia	
Aguda, forçada, estrangulada → disfonia espasmódica adutora	
Rouca, sussurrante, muda	
Tosse anormal → paralisia das pregas vocais	
Tosse normal	
Disfonia espasmódica abdutora	
Doença laríngea local	
Disfonia não orgânica	
Volume e tom normais da voz	
Ritmo e prosódia anormais da fala	
Fala arrastada, semelhante à da embriaguez → disfunção cerebelar × intoxicação	
Fala plana, monótona, sem inflexão ou emotividade normais → Disfunção extrapiramidal × lesão do lobo frontal direito	
Ritmo e prosódia normais da fala	
Fala hipernasal	
Fraqueza do palato	
Sons labiais anormais (pu, papa, mama, hipopótamo bebê)	
Fraqueza facial	
Sons linguais abnormais (tu, dado)	
Fraqueza da parte anterior da língua	
Sons velares anormais (carro, gude, casa)	
Fraqueza do palato ou da parte posterior da língua	

exemplo, na escola, apesar da fala normal em outros ambientes. Essa discussão é restrita aos transtornos limitados aos componentes motores da fala; os distúrbios de linguagem são discutidos posteriormente.

As anormalidades de articulação podem ser causadas por muitas condições patológicas. Os distúrbios do ritmo respiratório interferem na fala, e a fraqueza dos músculos respiratórios produz voz fraca com anomalias de regularidade e ritmo. A doença laríngea pode causar comprometimento grave da fala, mas a fala sussurrada ainda pode ser possível. Em crianças, os distúrbios da articulação podem dever-se ao desenvolvimento e geralmente são temporários. As anomalias estruturais do trato vocal, como defeitos craniofaciais congênitos (fenda palatina, lábio leporino), anquiloglossia (encurtamento anormal do frênulo da língua; "língua presa"), hipertrofia das adenoides, edema ou nódulos das pregas vocais, obstrução nasal ou septo nasal perfurado podem causar anormalidades na produção de som. A importância dos dentes na articulação fica evidente na fala de pacientes edêntulos.

Os distúrbios neurológicos da articulação podem ser causados por: doenças musculares primárias que afetam a língua, a laringe e a faringe; distúrbios da junção neuromuscular; doença do neurônio motor inferior envolvendo os núcleos dos NCs ou os nervos periféricos que inervam os músculos da articulação; disfunção cerebelar; doença dos gânglios da base; ou distúrbios do controle do neurônio motor superior da vocalização. Uma das classificações mais usadas divide a disartria em flácida, espástica, atáxica, hipocinética, hipercinética e tipos mistos.

As lesões do nervo hipoglosso ou de seu núcleo, ou os distúrbios locais da língua, como anquiloglossia, podem comprometer toda a enunciação, criando dificuldade especial de pronunciar sons linguais. A fala é balbuciante, desajeitada e indistinta. A paralisia da musculatura laríngea causa rouquidão e o paciente pode conseguir emitir apenas sussurros; há dificuldade particular de pronunciar vogais. Mudanças semelhantes ocorrem na laringite e nos tumores da laringe. Na fraqueza muscular laríngea unilateral, como nas lesões do nervo laríngeo recorrente, a voz costuma ser grave e rouca. No entanto, a fraqueza unilateral severa das pregas vocais também está presente sem afetar muito a fala, porque a prega vocal normal é capaz de aduzir através da linha média e se aproximar da prega anormal. A rouquidão decorrente de leve fraqueza das pregas vocais pode ser provocada quando o paciente fala com a cabeça voltada para um lado. Na paralisia do músculo cricotireóideo, a voz fica rouca e profunda, com fadiga em pouco tempo. A diplofonia é um som produzido em duas frequências por causa das diferenças de vibração quando uma prega vocal está fraca e a outra é normal. Na paresia abdutora bilateral, a fala é moderadamente afetada, mas na paralisia total bilateral é perdida.

A paralisia limitada à faringe causa pouco comprometimento detectável da articulação. A fraqueza do palato mole resulta em fala nasal (rinolalia, do grego, *lalia*, "fala"), causada pela incapacidade de isolar o nariz da cavidade oral. Os sons de voz têm uma ressonância anormal adicional. Há dificuldade especial com os sons velares, mas os labiais e os linguais também são afetados, porque muito do ar necessário para a sua produção escapa pelo nariz. A fala assemelha-se à dos pacientes com fenda palatina, isto é, "b" torna-se "m", "d" torna-se "n" e "k" passa a ser "ng". A esclerose lateral amiotrófica e a MG são causas comuns desse tipo de dificuldade de fala.

A paralisia do sétimo par de nervos causa dificuldade de pronunciar labiais e labiodentais. A disartria é perceptível apenas na paralisia facial periférica; a fraqueza facial do tipo central de paralisia facial em geral é muito leve para interferir na articulação. A paralisia de Bell, às vezes, ocasiona disartria acentuada por causa da incapacidade de fechar a boca, franzir os lábios e distender as bochechas. Defeitos articulatórios semelhantes são encontrados em miopatias que envolvem os músculos labiais (por exemplo, distrofia facioescapuloumeral ou oculofaríngea), no lábio leporino e quando há feridas nos lábios. Há pouco comprometimento da articulação nas lesões do nervo trigêmeo, a menos que o envolvimento seja bilateral; nesses casos, geralmente há outras características da fala bulbar. O trismo pode afetar a fala porque o paciente não consegue abrir a boca normalmente.

Os distúrbios do neurônio motor inferior que causam dificuldade na articulação podem ocorrer nas neuropatias cranianas. As lesões do IX e do XI NCs geralmente não afetam a articulação. A lesão unilateral do NC X causa hipernasalidade. Os danos bilaterais do nervo vago distais à origem do nervo laríngeo superior podem paralisar as pregas vocais em adução, resultando em voz fraca com estridor. Com lesões mais proximais, não há estridor, mas a voz e a tosse são fracas.

Os distúrbios neuromusculares, em particular os da junção neuromuscular, com frequência interferem na fala. Na MG, a fala prolongada, como ao contar, pode causar fraqueza progressiva da voz com diminuição do volume e, às vezes, desenvolvimento de qualidade bulbar ou nasal, podendo inclusive evoluir para anartria. À medida que a voz vai ficando cansada, a fala do paciente com miastenia bulbar pode ser reduzida a um sussurro incoerente. Thomas Willis, que em 1672 deu uma das primeiras descrições de MG, escreveu sobre uma mulher que, ao tentar falar por um período prolongado, "perdeu temporariamente a capacidade de falar e ficou muda como um peixe". Um paciente miastênico ocasional deve manter a mandíbula fechada com a mão para poder enunciar.

A doença do neurônio motor comumente causa disartria, cujo tipo varia de disartria primariamente flácida na paralisia bulbar a disartria primariamente espástica na esclerose lateral primária; a maioria dos pacientes apresenta esclerose lateral amiotrófica clássica, e a disartria é do tipo misto com componentes flácidos e espásticos; ou seja, há paralisia bulbar e paralisia pseudobulbar (ver a seguir). Na paralisia bulbar, a disartria resulta de fraqueza da língua, faringe, laringe, palato mole e, em menor grau, dos músculos faciais, lábios e músculos da mastigação. Tanto a articulação quanto a fonação podem ser afetadas; a fala é lenta e hesitante com falhas de enunciação, e todos os sons e sílabas podem ser indistintos. O paciente fala como se a boca estivesse cheia de purê de batata. A fala é espessa e arrastada, quase sempre com qualidade nasal e caráter hesitante, arrastado e monótono. A língua fica na boca, mais ou menos imóvel, contraída e com fasciculações; o palato sobe muito pouco. A disartria pode progredir para um estágio em que há fonação, mas não há articulação, reduzindo a fala a ruídos laríngeos não modificados e ininteligíveis. Nesse estágio, é frequente que o maxilar fique aberto e o paciente babe. A afecção pode, por fim, atingir o estágio de anartria e a disfagia também costuma estar presente. Consulte o Videolink 9.1 para conhecer melhor a disartria flácida.

As lesões supranucleares das vias corticobulbares também podem causar disartria. Não é comum que as lesões corticais unilaterais afetem a fala, a menos que se situem no hemisfério dominante e causem afasia. Em alguns casos, a afasia é acompanhada por certa disartria. É raro que as lesões nas áreas motoras corticais para articulação causem disartria grave sem afasia. Tanto a disartria quanto a disprosódia, um defeito de ritmo, melodia e tom, foram descritas com lesões localizadas no lobo frontal; essas anomalias podem ser decorrentes de apraxia da fala (AF). Na hemiplegia aguda, a fala pode ficar temporariamente arrastada ou grossa, dependendo do grau de fraqueza da face e da língua.

As lesões supranucleares bilaterais que abrangem córtex, coroa radiada, cápsula interna, pedúnculos cerebrais, ponte ou parte superior da medula podem causar paralisia pseudobulbar com disartria espástica. Os músculos que governam a articulação são fracos e espásticos. A fonação é forçada e estrangulada, e a articulação e a diadococinesia são lentas. Existe um tipo de fala bulbar espessa, semelhante ao da paralisia bulbar progressiva, porém mais explosivo, que raramente progride para anartria completa. A língua é projetada e movida de um lado para o outro com dificuldade. Também pode haver espasticidade dos músculos da mastigação; a abertura da boca é restrita e a fala parece vir do fundo da boca. A contração da mandíbula, o reflexo de vômito e os reflexos faciais costumam ser exagerados e a incontinência emocional é comum (afeto pseudobulbar). O Videolink 9.2 é sobre disartria espástica.

A síndrome de Foix-Chavany-Marie (opercular anterior bilateral) é a perda dos movimentos bulbares voluntários, com preservação dos movimentos e reflexos involuntários e se deve a uma lesão bilateral das regiões operculares frontais. As lesões unilaterais do opérculo frontal dominante podem causar "disartria cortical" ou AF (ver adiante).

As lesões dos gânglios basais podem afetar a fala. As contorções atetóticas do rosto e da língua podem interferir na fala. As contrações espasmódicas irregulares do diafragma e de outros músculos respiratórios, conjuntamente a espasmos da língua e da faringe, podem dar à fala um curioso caráter espasmódico e estridente. Além disso, pode haver um elemento pseudobulbar com fala arrastada, indistinta e espástica. Na presença de coreia, os movimentos violentos da face, da língua e dos músculos respiratórios podem tornar a fala brusca, irregular e hesitante. O paciente pode não conseguir manter a fonação e, às vezes, pode perder a capacidade de falar. A disartria é uma das manifestações neurológicas mais comuns da doença de Wilson e é, com frequência, a queixa inicial. Em geral, mescla-se a elementos espásticos, atáxicos, hipocinéticos e distônicos. O tipo de disartria em geral corresponde a outras manifestações, com disfonia espasmódica em pessoas com características distônicas, hipocinética naqueles com parkinsonismo e atáxica em pessoas com tremor como manifestação primária. A neurodegeneração associada à pantotenato quinase (síndrome de Hallervorden-Spatz) pode causar disartria semelhante, mista espástico-extrapiramidal.

A fala murmurada, hesitante, rápida e suave (hipofônica) é comum no parkinsonismo. Os pacientes parkinsonianos tendem a falar com voz em tom baixo, rápido e em murmúrios. Em alguns casos, pode haver bradilalia, com fala fraca, lenta e arrastada em razão da rigidez muscular e da imobilidade dos lábios e da língua. Há disprosódia e a fala não tem inflexões, acentos e modulação. O paciente fala em tom monótono

e as palavras são arrastadas e se seguem umas às outras. A voz fica cada vez mais fraca à medida que o paciente fala, e ele pode não conseguir ultrapassar o sussurro; conforme a fala fica mais indistinta e pode tornar-se inaudível ou quase desaparecer. As palavras podem ser cortadas, pode haver bloqueios e hesitações repentinas, e a fala pode parar abruptamente. Pode haver repetição patológica de sílabas, palavras ou frases (palilalia). Assim como a marcha parkinsoniana, a fala pode mostrar festinação, com tendência de acelerar o final das frases ou palavras longas.

O tremor da voz produz alterações rítmicas no volume e no tom. Pode haver tremor associado dos membros ou da cabeça e outros sinais de disfunção neurológica. O tremor da voz pode complicar ainda mais os outros distúrbios da fala do parkinsonismo. O tremor da voz é comum no tremor essencial, síndrome com frequência familiar que afeta mais as mãos. O tremor fino da voz é característico do tremor essencial e os tremores grosseiros são mais condizentes com doença cerebelar. O tremor vocal essencial é provavelmente mais comum do que se suspeita, e muitos casos parecem não ser reconhecidos ou têm diagnóstico incorreto de disfonia espasmódica na maioria das vezes. O tremor da voz é manifestação comum de ansiedade. O tremor dos lábios e do mento, quando grave, pode interferir na fala. Nos espasmos habituais, na síndrome de Tourette e nos estados obsessivo-compulsivos, pode haver tiques articulatórios que causam grunhidos, gemidos ou sons de latido. Na síndrome de Tourette, pode ocorrer também palilalia.

A disfunção cerebelar ocasiona defeito de coordenação articulatória (fala escandida, disartria atáxica ou assinergia da fala). Muitos estudos tentaram localizar as funções da fala no cerebelo. As regiões superiores bilaterais parecem mediar o controle motor da fala, e o hemisfério cerebelar direito tem um suposto papel no planejamento e no processamento da fala. Estudos de mapeamento de lesões demonstraram que a disartria sobrevém com patologia que afeta as áreas paravermianas superiores, ou lóbulos V e VI. A disartria atáxica é classificada em subtipos e o comprometimento da articulação e da prosódia é comum a todos.

A disartria atáxica causa falta de coordenação branda da língua, dos lábios, da faringe e do diafragma. A fala atáxica é lenta, arrastada, irregular, difícil e espasmódica. As palavras são pronunciadas com força e velocidade irregulares, com variações involuntárias de volume e tom, conferindo uma qualidade explosiva. Existem pausas não intencionais, que fazem com que as palavras e as sílabas sejam quebradas de forma irregular. A separação excessiva de sílabas e a omissão de sons nas palavras produzem articulação em *staccato* dissociada, desconexa, vacilante (fala escandida). O padrão de fala lembra uma pessoa que está soluçando ou respirando com dificuldade em decorrência do esforço. O espaçamento incomum de sons com pausas perceptíveis entre as palavras e a acentuação irregular das sílabas podem gerar cadência irregular e cantada que lembra a leitura de poesia. A fala atáxica é bastante característica da esclerose múltipla. Pode ser acompanhada por esgares e respiração irregular. A ataxia da voz e a fala escandida podem ser mais aparentes quando o paciente repete uma frase razoavelmente longa.

Anomalias específicas da fala podem ocorrer em várias afecções neurológicas. O distúrbio varia em casos individuais e depende do local da alteração patológica predominante. Na esclerose múltipla, a fala característica é atáxica; há elementos explosivos e *staccato*, com lentidão, tropeços, hesitação, indistinção e um tipo cerebelar de ataxia de fala. As disartrias espástico-atáxicas e mistas também são comuns. Na ataxia de Friedreich, predominam os elementos atáxicos, *staccato* e explosivos. A fala é desajeitada, com frequência escandida, e o tom pode mudar repentinamente no meio da frase. Na intoxicação por álcool, a fala é arrastada e indistinta e há dificuldade com sons labiais e linguais, além de tremores da voz. A conversação costuma ser caracterizada por uma tendência à loquacidade. O paciente pode usar repetidamente palavras que consegue pronunciar corretamente, evitando o uso de outras. Isso é resultado da perda do controle cortical cerebral sobre o pensamento e a formulação da palavra e da fala, e não consiste em distúrbio articulatório primário. No *delirium tremens*, a fala é trêmula e arrastada. Outros tipos de intoxicação também produzem uma fala grossa e arrastada. Em casos raros, a incapacidade de relaxar os músculos na miotonia causa leve comprometimento da fala. O mixedema pode ocasionar voz grave, áspera, rouca, lenta e monótona. A paresia geral pode causar um tipo de disartria trêmula e arrastada, com dificuldade especial nos sons linguais e labiais. Letras, sílabas e frases são omitidas ou enunciadas juntas. A fala é desorganizada, com ataxia, tropeços e aliteração, em geral acompanhada de tremores nos lábios, na língua e na face.

Os pacientes com algumas formas de afasia, disartria, disprosódia e apraxia da fala podem começar a soar como se tivessem desenvolvido um sotaque incomum. A síndrome do sotaque estrangeiro durante a recuperação da diplegia facial fez uma paciente da Virginia (EUA) parecer por vários meses uma condessa da Baviera. Há relatos de que essa síndrome foi relatada como a única manifestação de uma lesão cortical e como manifestação inicial de afasia progressiva primária (APP).

A disfonia espasmódica é uma distonia focal caracterizada por uma anormalidade marcante na produção da voz. Na disfonia adutora, espasmos involuntários irregulares dos músculos vocais causam adução errática das pregas. À medida que o paciente se esforça para falar através do trato vocal estreito, sua voz adquire qualidade estridente e embargada que varia muito no decorrer de uma frase, mais marcante nas vogais tônicas. A disfonia pode diminuir ou desaparecer quando o paciente suspira ou sussurra. Ver mais sobre disfonia espasmódica no Videolink 9.3.

A disfonia espasmódica abdutora, muito mais rara, causa abdução excessiva da prega vocal envolvida e a voz é rouca e ofegante. Em ambos os tipos, em geral há melhora significativa da voz durante o grito, o sussurro ou o canto. A diferença entre disfonia espasmódica adutora e abdutora é bem demonstrada no áudio/vídeo postado por Reich e Meyer. Os dois tipos podem ter resposta substancial à injeção de toxina botulínica no músculo envolvido.

Os distúrbios secundários da fala podem ocorrer sem anormalidades ou disfunções específicas do aparelho articulatório, como observado em indivíduos com deficiência auditiva, atraso do desenvolvimento físico, deficiência intelectual e distúrbios psicogênicos. A perda auditiva grave, em especial no início da vida, antes que os padrões de fala estejam bem estabelecidos, pode resultar em anomalias da fala. A natureza e a gravidade da anormalidade da fala dependem em grande parte do grau da perda auditiva, do momento em que ocorreu e da capacidade de o indivíduo compensar. O distúrbio da fala pode variar de leve anomalia da articulação até fala indistinta e em geral ininteligível do surdo-mutismo. A criança com desenvolvimento físico lento ou problemas psicológicos pode manter a fala infantil por mais anos. A fala infantil pode persistir na deficiência intelectual leve. Com deficiência moderada, o desenvolvimento da fala é tardio e o vocabulário é limitado. Pode ser lenta, trabalhosa, indistinta e difícil de entender. Com deficiência severa, a fala é balbuciante e grunhida, com tendência à ecolalia. Na puberdade tardia e no eunuquismo, a voz masculina retém características juvenis ou femininas, enquanto na mulher virilizada pode ser grave e grossa.

Gagueira refere-se à fala interrompida, espasmódica e com falha caracterizada por hesitações involuntárias nas quais o locutor é incapaz de produzir o próximo som esperado. O fluxo da fala é interrompido por pausas durante as quais a articulação é totalmente interrompida. A fala gaguejante pode ocorrer em qualquer pessoa em certas circunstâncias, como sob constrangimento. A gagueira implica uma perturbação mais grave, com fala vacilante ou interrompida, caracterizada pela dificuldade de enunciar as sílabas e juntá-las. A interferência na comunicação pode ser profunda e as consequências sociais, graves. A gagueira tem caráter trôpego e hesitante, com repetições habituais e espasmódicas de consoantes ou sílabas, alternadas com pausas. Pode haver cãibras localizadas, espasmos e contrações semelhantes a tiques dos músculos essenciais da articulação, que podem ser acompanhados por caretas, espasmos e contrações dos músculos da cabeça e dos membros, e espasmo e descoordenação dos músculos respiratórios. O indivíduo pode ser incapaz de pronunciar certas consoantes, com particular dificuldade de usar sons dentais e labiais. A primeira sílaba ou consoante de uma palavra normalmente é repetida várias vezes. O indivíduo pode permanecer com a boca aberta até que o espasmo articulatório relaxe e, então, as palavras explodem até ele perder o fôlego. A seguir, ele respira novamente e repete o processo. A gagueira é muito influenciada pela excitação emocional e pela presença de estranhos. Apesar da dificuldade para falar, o indivíduo pode ser capaz de cantar sem hesitações. Existem cantores profissionais talentosos com gagueira grave na fala comum. O rei George VI da Grã-Bretanha tinha gagueira grave, conforme descrito de forma memorável no filme *O discurso do rei*. Muitas teorias foram elaboradas sobre a etiologia da gagueira.

No lalismo (lalação, "fala de bebê"), a fala é infantil, balbuciante e caracterizada pela falta de precisão na pronúncia de certas consoantes, especialmente as letras "r" e "l". Um som uvular é substituído por um "r" linguopalatal, de modo que *"broken reed"* (*"broquen riid"*) é pronunciado *"bwoken weed"* (*"buoquen uiid"*). O ditongo "ow" e outros sons podem ser substituídos pelo som de "l" ou, às vezes, o "l" pode ser substituído por "r". "T" e "d" podem ser substituídos por "s", "g" e "k". O lalismo pode sobrevir a problemas auditivos, retardo mental ou físico ou distúrbios psicogênicos. No ceceio, os sons sibilantes são pronunciados de maneira imperfeita, e "th" é substituído por "s"; um defeito semelhante de articulação pode estar associado à ausência parcial de dentes. O lalismo e o ceceio geralmente decorrem da ação imperfeita do aparelho articulatório (como nas crianças), de hábitos de articulação defeituosos persistentes, imitação de padrões de articulação defeituosos, treinamento inadequado da fala, de hábito ou afetação.

TRANSTORNOS NÃO ORGÂNICOS (FUNCIONAIS) DA FALA

A articulação é influenciada por fatores emocionais e psicogênicos. Os transtornos da fala, mas não da linguagem, podem ocorrer de forma não orgânica. Os transtornos não orgânicos da voz podem assumir muitas formas e ser causados por diversos fatores. Os distúrbios funcionais da voz mais comuns são a disfonia e a afonia. Disartria, lalismo, gagueira, mutismo ou anartria são raros. Há relatos de síndrome do sotaque estrangeiro psicogênico. A linguagem pode ser infantil, na qual o pronome oblíquo é usado como sujeito (por exemplo, "Mim quer ir para casa"). O início costuma ser abrupto, talvez em associação com trauma emocional; pode haver períodos de remissão e o problema pode desaparecer repentinamente. O defeito da fala pode variar de tipo de tempos em tempos. Muitas vezes é bizarro e não corresponde a nenhum padrão orgânico. O paciente pode não conseguir articular e falar apenas com sussurros; pode ainda perder a fala, mas ser capaz de cantar, assobiar e tossir. É possível a ocorrência associada de disfagia e globo histérico.

Na ansiedade e agitação, a fala pode ser interrompida, trêmula, aguda, irregular e ofegante. A gagueira e a fala gaguejante são comuns. A fala pode ser rápida e confusa (taquifemia ou taquilalia), ou pode haver lalismo ou mutismo. Na afonia histérica, a dificuldade de falar é profunda, mas não há distúrbio da tosse ou respiração. Os pacientes maníacos podem ter fluxo rápido de palavras (fala sob pressão), em geral com mudança abrupta de assunto. Na depressão, a fala pode ser lenta, às vezes com mutismo. A afasia orgânica verdadeira, às vezes, é confundida com mutismo histérico ou simulado. O paciente afásico, por mais mudo que esteja, pelo menos ocasionalmente tenta falar; no mutismo histérico pode haver a aparência de grande esforço, sem a produção de nenhum som; no mutismo simulado, o paciente nem mesmo faz esforço. O mutismo também pode ocorrer na catatonia. Na esquizofrenia, pode haver hesitação com bloqueio, ou negativismo com mutismo resultante (alalia). Duas disfonias não orgânicas comuns em crianças e adolescentes são a síndrome do sussurro, mais observada em meninas, e o falsete mutacional (voz aguda histérica), mais observada em meninos.

Palilalia, ecolalia e perseveração são manifestações frequentes de psicose, mas podem ocorrer com lesões orgânicas, especialmente dos lobos frontais. Palilalia é a repetição da própria fala. Ecolalia é a repetição sem sentido de palavras ouvidas e perseveração é a persistência de uma resposta ou de uma ideia em resposta a várias perguntas. Neologismos são palavras novas, em geral sem sentido, cunhadas pelo paciente ouvidas em estados psicóticos ou em pacientes afásicos. Idioglossia é a articulação imperfeita com emissão de sons sem sentido; o indivíduo pode falar com um vocabulário todo próprio. Essa afecção pode ser observada em pacientes com surdez parcial, afasia e surdez congênita para palavras. Frases aliterativas, repetição e confusão são encontradas no delírio e na psicose. Dislogia é a fala anormal oriunda de doença mental e em geral usada para se referir à fala anormal na demência.

AFASIA

Quando a doença cerebral focal afeta o córtex primário, o déficit resultante reflete a área envolvida (por exemplo, hemiparesia com afecções na parte posterior do lobo frontal ou defeitos de campo visual com afecções do lobo occipital). Quando o córtex associativo ou áreas do cérebro que atendem à função integrativa de alto nível são afetados por doença, pode ocorrer uma variedade de anormalidades da função cortical superior. Afasia (disfasia) refere-se a um transtorno de linguagem que inclui várias combinações de deficiência da capacidade de produzir, compreender e repetir espontaneamente a fala, bem como os defeitos da capacidade de ler e escrever. O déficit que afeta apenas a fala é, quase sempre, a disartria, por causa de doença cerebelar ou fraqueza ou espasticidade da musculatura produtora da fala.

No final do século 18, médicos russos começaram a relatar afasia. Broca (1861) constatou perda da fala associada a uma lesão da convolução frontal inferior esquerda, e Trousseau (1862) usou pela primeira vez o termo afasia. As ideias pioneiras de Wernicke estabeleceram as bases para muitos dos conceitos atuais de afasia. Em 1874, ele descreveu perda de compreensão da fala (surdez verbal) por lesão do giro temporal superior esquerdo e, posteriormente, relatou que a lesão posterior ao giro temporal superior, na região do giro angular, foi acompanhada por incapacidade de compreender palavras escritas (alexia ou cegueira para palavras). Wernicke também deu a primeira descrição do que hoje é conhecido como afasia de condução. Lichtheim propôs um modelo das áreas corticais da fala com base nas ideias de Wernicke (modelo Wernicke-Lichtheim). Esse modelo foi posteriormente descrito e popularizado por Benson, Geschwind e outros no Boston Aphasia Research Center para criar o que agora é conhecido como modelo Wernicke-Geschwind ou classificação de Boston.

De maneira geral, a neuroimagem funcional mostrou que o modelo de linguagem do século 19 era notavelmente perspicaz, confirmando a importância dos córtices frontal posteroinferior (FPI) esquerdo e temporal posterossuperior (TPS) esquerdo, conforme previsto por Broca, Wernicke e Lichtheim. Contudo, o modelo de Wernicke-Geschwind tem uma série de limitações, por exemplo, não considera os transtornos de linguagem causados por lesões subcorticais que não sejam afasia de condução, não considera a recuperação significativa depois de acidente vascular cerebral, possivelmente por causa da plasticidade que permite que outras áreas do córtex assumam as funções da fala e tampouco considera a natureza diversa da maioria das afasias, por exemplo, déficits de compreensão na afasia de Broca.

Uma definição simples de afasia é transtorno das habilidades de linguagem previamente intactas em decorrência de danos cerebrais. A definição mais abrangente considera um defeito ou perda do poder de expressão pela fala, escrita ou gestos ou um defeito ou perda da capacidade de compreender a linguagem falada ou escrita ou de interpretar gestos, em razão de danos cerebrais. A afasia implica que o distúrbio de linguagem não se deve à paralisia ou deficiência dos órgãos da fala ou dos músculos que governam outras formas de expressão. O termo disfasia não é útil e é facilmente confundido com disfagia; portanto, caiu em desuso.

Existem três níveis corticais envolvidos na compreensão da linguagem. O primeiro é o nível de chegada, função das áreas de recepção corticais primárias; nesse nível, os símbolos da linguagem são percebidos, vistos ou ouvidos, sem maior diferenciação dos impulsos. O segundo nível é o do conhecimento, ou função gnóstica, dedicado ao reconhecimento de impulsos, formulação de engramas para revocação de estímulos e revisualização. O terceiro nível, o de maior importância na afasia, diz respeito ao reconhecimento de símbolos em forma de palavras, ou seja, a elaboração e a associação superior de símbolos aprendidos como função da linguagem.

Existem também três níveis de função motora da fala. Na afasia, o mais elementar deles é o menos afetado em termos de frequência e o mais complexo é frequentemente o mais envolvido. O nível mais primitivo é o emocional; o paciente pode responder a um estímulo doloroso com um "ai" mesmo que outras funções da linguagem estejam totalmente ausentes. A linguagem emocional pode ser preservada quando todas as outras funções da linguagem são perdidas. Em seguida vem o nível automático, que diz respeito à fala automática e casual; o paciente pode ser capaz de responder a perguntas com palavras como "sim" e "não" e ser capaz de contar ou repetir os dias da semana, mesmo que outros elementos da fala estejam gravemente comprometidos. O nível mais alto é a linguagem proposicional, volitiva, simbólica ou intelectualizada, interrompida com mais facilidade e mais difícil de reparar. A linguagem requer o emprego de símbolos (sons, marcas, gestos) para a comunicação. A linguagem proposicional é a comunicação de pensamentos, ideias, sentimentos e julgamentos por meio de palavras, sintaxe, semântica e regras de conversação. Os indivíduos normais são capazes de compreender sentenças complexas e de fazer declarações que exigem raciocínio e concentração.

ANATOMIA DOS CENTROS DE LINGUAGEM

Os centros de linguagem clássicos situam-se nas áreas perissylvianas do hemisfério dominante de linguagem (Figura 9.1). Embora esses conceitos anatômicos sejam úteis, as evidências atuais são de que as funções da linguagem envolvem redes neurais disseminadas em muitas partes de ambos os hemisférios. Isso pode ajudar a explicar as muitas nuances clínicas encontradas nos transtornos de linguagem. As áreas de linguagem formam uma massa de tecido em forma de "C" ao redor dos lábios do sulco lateral (fissura de Sylvius) que se estende da área de Broca até a área de Wernicke. O sulco central cruza a fissura de Sylvius perto de seu ramo posterior. As áreas de linguagem FPI situam-se na frente do sulco central no lobo frontal e são chamadas de anteriores ou pré-rolândicas. As áreas TPs são posteriores ao sulco central e são denominadas posteriores ou pós-rolândicas. As áreas anteriores da fala servem aos aspectos motores – ou expressivos – e as áreas posteriores servem aos aspectos sensoriais – ou perceptivos – da linguagem. A área de fala de Broca situa-se no giro frontal inferior. É basicamente o córtex de associação motor, a área executiva para a função da linguagem que fica imediatamente anterior às áreas motoras primárias dos lábios, língua e rosto. A região do giro pré-central

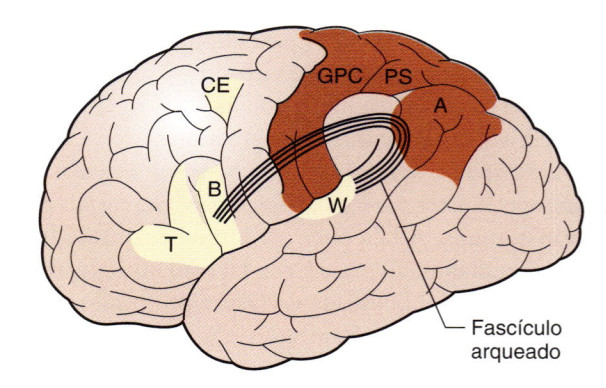

Figura 9.1 Centros importantes da linguagem. A, giro angular; B, área de Broca; CE, centro da escrita de Exner; PS, lóbulo parietal superior, que, com o GPC (giro pós-central), é essencial para o reconhecimento tátil; T, parte triangular; W, área de Wernicke.

esquerdo da ínsula, uma área cortical abaixo dos lobos frontal e temporal, parece ser importante no planejamento motor da fala.

A área de fala de Wernicke situa-se no giro temporal superior. É basicamente o córtex de associação sensorial que se situa logo atrás do córtex auditivo primário. O fascículo arqueado (FA) é um trato de substância branca profunda que se arqueia da área de Wernicke ao redor da extremidade posterior da fissura de Sylvius e através da substância branca subcortical da ínsula até a área de Broca. Outros tratos na substância branca subcortical da ínsula fornecem conexões adicionais entre as áreas FPI e TPS. O giro angular faz parte do lóbulo parietal inferior; cobre o ramo posterior da fissura de Sylvius e fica entre a área de Wernicke e o córtex visual. O giro angular é importante para a leitura e funções de linguagem não verbal semelhantes. O giro supramarginal também se encontra entre o córtex visual e as áreas posteriores da linguagem perissylviana e faz parte das funções de linguagem visual. O centro de Exner é uma área cortical supostamente relacionada com a escrita, situada no giro frontal médio do lobo frontal dominante da linguagem, muito próximo ao campo ocular frontal, imediatamente anterior ao córtex motor primário para a mão. Pode haver tratos de substância branca conectando áreas de Wernicke e Exner análogas ao FA.

Embora as áreas corticais e conexões descritas acima sejam centros importantes da linguagem, as correlações clínico-patológicas não são exatas a ponto de permitir a localização precisa em todos os casos. O grau de deficiência parece ser correlacionado com o tamanho da lesão, bem como com sua localização. As funções da linguagem não se localizam de maneira tão definida no cérebro como a visão e a sensação elementar, porém, são mais definidas do que faculdades como inteligência, julgamento e criatividade. Há evidências de que a fala proposicional depende de regiões do hemisfério esquerdo distantes das áreas clássicas da linguagem perissylviana. A metanálise em 2012 de mais de 100 estudos de imagem funcional feita por Dewitt e Rauschecker implica uma porção muito mais ampla do giro temporal superior na compreensão da fala do que se estimava anteriormente, desafiando o esquema clássico de que o reconhecimento de palavras ocorre no giro TPS.

As áreas da linguagem perissylviana são irrigadas pela artéria cerebral média (ACM); as áreas anteriores da linguagem são supridas pela divisão superior e as áreas posteriores, pela divisão inferior. A maioria dos casos de afasia é decorrente de isquemia na distribuição de ACM. A afasia ocorre em até 40% dos pacientes com acidente vascular cerebral, mas também pode ocorrer em outras doenças, como neoplasias, doenças degenerativas e doenças desmielinizantes. Quando a afasia é originada por tumor, em geral é menos grave do que a causada por AVC na mesma região. A disfagia é comum em pacientes com afasia não fluente, e os AVCs que causam afasia têm o dobro da mortalidade que os não afásicos.

EXAME DO PACIENTE COM AFASIA

A avaliação inicial da função da linguagem ocorre durante a anamnese. Os déficits evidentes precisam ser explorados, mas pode haver déficits de linguagem não aparentes de imediato durante a anamnese. Por exemplo, a incapacidade de repetição, característica essencial da afasia de condução, pode não ser aparente durante a coleta da história clínica. Sempre é aconselhável certo grau de avaliação formal. Ao avaliar a afasia, é importante conhecer a lateralidade do paciente, seus antecedentes culturais, idiomas falados, vocabulário e capacidade intelectual. É difícil avaliar a linguagem de uma pessoa com estado mental alterado, desatenção, agitação ou depressão grave. Os pacientes com problemas emocionais podem ter transtornos de linguagem de forma não orgânica. Qualquer dificuldade aparente de fala ou linguagem deve ser correlacionada com os achados em outras partes do exame neurológico. A avaliação da audição é discutida no Capítulo 17. A afasia às vezes é confundida com demência e vice-versa.

Cerca de 90 a 95% da população é destra. O hemisfério cerebral esquerdo é dominante para a linguagem em 99% dos destros e 60 a 70% dos canhotos. Dos canhotos restantes, cerca de metade tem o hemisfério direito dominante e cerca de metade têm dominância mista. Os canhotos modificados (destros anômalos) são indivíduos canhotos naturais forçados pelos pais ou professores no início da vida a trabalhar com a mão direita, principalmente para escrever. Esse método de lidar com a sinistralidade praticamente desapareceu, mas ainda há canhotos modificados, sobretudo na população idosa. Assim, é possível encontrar pacientes destros com hemisfério esquerdo dominante para a linguagem, pacientes canhotos (sinistros) com hemisfério esquerdo dominante, pacientes "destros" com hemisfério direito dominante (destros anômalos) e pacientes canhotos com hemisfério direito dominante (canhotos verdadeiros). Como as anormalidades clínicas da função cortical superior, em especial a linguagem, são fortemente influenciadas pela dominância, é fundamental determinar a lateralidade e a dominância do paciente. Apenas cerca de 2% dos casos de afasia são decorrentes de lesões unilaterais do hemisfério direito.

A dominância cerebral e a lateralidade são, pelo menos em parte, hereditárias. A falha de desenvolvimento de um domínio hemisférico claro tem sido aventada como explicação de dislexia, gagueira, escrita espelhada, dificuldade de aprendizado e inabilidade geral. Muitos pacientes são ambidestros, pelo menos até certo ponto, e pode ser difícil ter certeza de qual hemisfério é dominante na linguagem, a menos que se realize o teste de Wada. Vários marcadores "infalíveis" de destreza verdadeira foram propostos, mas todos são suspeitos. Em pacientes destros, a afasia é decorrente de lesão no hemisfério esquerdo em 99% dos casos, e 1% tem afasia cruzada. Nos canhotos, a situação é muito mais variável. Em uma série de afásicos canhotos, 60% tinham lesões no hemisfério esquerdo. Os indivíduos não destros podem apresentar grau de dominância mista da linguagem. A afasia pode tender a ser menos grave em canhotos e ter melhor recuperação; a história familiar simples de lateralidade esquerda em um afásico destro pode prever melhor recuperação. Basso contestou o conceito de melhor recuperação em pacientes não destros.

Os afásicos poliglotas devem ser examinados em todos os idiomas. Os poliglotas podem ter vários centros da fala em áreas corticais um pouco diferentes, mas sobrepostas. Os estudos neurofisiológicos e de neuroimagem estão gradativamente aumentando nosso conhecimento das regiões do cérebro envolvidas nos vários processos relacionados com a fala. Em bilíngues, a representação cerebral de algumas funções é semelhante para ambas as línguas, mas as áreas relacionadas com outras funções podem ser diferentes dependendo da época em que as línguas foram adquiridas. Em poliglotas afásicos, o idioma que se recupera melhor é variável. De acordo com a lei de Pitres, o idioma mais usado terá melhor recuperação da afasia, mas a regra de Ribot afirma que a recuperação será melhor para o idioma nativo. Na verdade, a maioria dos pacientes apresenta recuperação paralela em ambas as línguas.

Existem seis componentes distintos da função da linguagem que são tipicamente testados na área clínica: fala espontânea (conversação), compreensão auditiva, nomeação, leitura, escrita e habilidade de repetição. Muitas vezes é útil avaliar esses componentes individualmente antes de tentar sintetizar os achados em uma entidade diagnóstica. Há vários instrumentos para fazer um exame mais detalhado do paciente afásico, como o Boston Diagnostic Aphasia Examination (Exame para Diagnóstico de Afasia de Boston), a Western Aphasia Battery (Bateria de Afasia Ocidental) e outros. A Western Aphasia Battery produz uma pontuação resumida que reflete a gravidade geral (quociente de afasia). Para fins clínicos, não está claro que isso acrescente muito ao exame à beira do leito.

FALA ESPONTÂNEA

Além da fala proposicional de alto nível, as elocuções espontâneas podem incluir as funções de nível inferior da fala emocional e automática. A fala emocional é a fala espontânea provocada por alta carga de emoção. Está presente em animais, especialmente primatas superiores, e em humanos antes de adquirirem a linguagem proposicional. Alguns pacientes com afasia, sobretudo afasia não fluente, mesmo grave, podem vituperar e praguejar eloquentemente quando estão com raiva, muitas vezes para choque e surpresa de amigos e familiares. A fala automática refere-se à repetição de itens simples, repetidas vezes aprendidos desde a primeira infância, ou a um fragmento de fala especificamente retido, que o paciente afásico ainda é capaz de dizer, mesmo em casos de não fluência grave. Mesmo quando é incapaz de produzir fala proposicional, o paciente afásico pode ser capaz de contar automaticamente os dias da semana ou meses do ano, repetir o alfabeto, dizer seu nome ou recitar cantigas infantis. Alguns pacientes afásicos são capazes de cantar canções simples e repetidas vezes aprendidas, como "Parabéns pra você", mesmo quando não conseguem falar.

Um fragmento retido que um paciente afásico repete indefinidamente é denominado monofasia (elocução recorrente, estereotipia verbal, automatismo verbal, verbigeração). Na monofasia, o vocabulário do indivíduo é limitado a uma única palavra, frase ou sentença, como "vá, vá, vá" ou "Oh! Deus". Os automatismos verbais ocorrem com mais frequência na afasia global. A elocução recorrente pode ser uma palavra real ou um neologismo. Às vezes, a monofasia é um palavrão ultrajante emitido por um paciente digno e respeitável em circunstâncias socialmente inadequadas. Alguns automatismos verbais são incomuns e difíceis de entender. Um paciente afásico pode dizer "Pôncio Pilatos" em resposta a toda e qualquer pergunta. Outros exemplos incluem "sem macarrão", "televisão" e "preciso ir". O paciente afásico original de Broca, M. Leborgne, foi apelidado de "Tan" porque essa foi a única palavra que ele conseguiu dizer. De acordo com Critchley, Hughlings Jackson começou a se interessar pela afasia quando sua família passou férias em uma casa onde a senhoria afásica só conseguia pronunciar o estereótipo neologista "*watty*". Um paciente pode ter várias estereotipias em seu repertório, e a preservação de respostas sociais estereotipadas ("oi", "tudo bem") pode enganar o clínico descuidado ou apressado fazendo-o acreditar que o paciente tem capacidade linguística intacta. Os automatismos da fala também podem ocorrer como fenômeno ictal.

Parafasia é o erro de fala em que o paciente substitui a palavra ou som pretendido por uma palavra ou som errado. Os erros parafásicos são comuns em pacientes afásicos. Na parafasia fonêmica (fonológica, literal), ocorre adição, deleção ou substituição de um fonema; no entanto, a palavra é reconhecível e pode ser claramente pronunciada. A substituição do fonema errado faria com que o paciente dissesse "tológio" em vez de "relógio", ou "ladeira" em vez de "cadeira". Tecnicamente, a parafasia literal é a substituição de uma única letra. O termo preferível é parafasia fonêmica, porque a substituição de uma única letra também muda o fonema, e o cérebro pensa em fonemas, não em letras. Os pacientes analfabetos cometem parafasias fonêmicas, apesar de não conhecerem as letras. Na parafasia semântica (verbal), o paciente substitui uma palavra por outra errada, por exemplo, o paciente diz "anel" em vez de "relógio". As parafasias são semelhantes aos malapropismos, transposição não intencional de palavras e neologismos que todos ocasionalmente proferem, com a diferença que os pacientes afásicos fazem com mais frequência e podem não reconhecer como erros. Um neologismo é uma elocução nova, uma palavra que não existe inventada na hora. O paciente pode dizer "natela" em vez de "novela". As parafasias fonêmicas são mais típicas de lesões anteriores, e as parafasias semânticas, de lesões perissylvianas posteriores.

Ao avaliar a fala proposicional, observe a pronúncia, a formação de palavras e frases, fluência, cadência, ritmo, prosódia, omissão ou transposição de sílabas ou palavras, uso indevido de palavras, circunlóquios, repetição, perseveração, parafasias, jargão e uso de neologismos. Os pacientes afásicos podem usar sinônimos ou circunlóquios incomuns para evitar o uso de uma palavra que não conseguem lembrar. Pode haver omissões de palavras; hesitações e pausas inadequadas; perseveração; dificuldade de compreender as implicações das palavras; automatismos verbais; agramatismo; jargão ou palavras sem coerência. Quando o paciente tem dificuldade com a fluência, é difícil avaliar a fala espontânea proposicional. Fluência refere-se ao volume de produção de fala. A fala normal tem 100 a 115 palavras por minuto e, nos pacientes com afasia não fluente, a produção de palavras é de 10 a 15 por minuto, às vezes, menos. Se o comprimento máximo da frase for inferior a sete palavras, o paciente não é fluente. Os pacientes geralmente estão cientes da falta de fluência e ficam frustrados com ela. A fala pode tender ao laconismo nas respostas a perguntas, tentando falar apenas o necessário. Paciência e perguntas abertas são as melhores abordagens para persuadir o paciente a conversar. Os pacientes incapazes de se expressar por meio da fala podem usar pantomima ou gestos, sacudir ou balançar a cabeça, encolher os ombros ou demonstrar reações emocionais visíveis. Na afasia grave, o paciente pode não conseguir pronunciar uma única palavra.

COMPREENSÃO

As respostas do paciente às solicitações e comandos verbais e às perguntas e comentários do dia a dia fornecem informações sobre a capacidade de compreender a fala. A compreensão pode ser testada fazendo com que o paciente siga comandos verbais ("mostre os dentes", "mostre a língua", "feche os olhos" ou "aponte para o teto"). A compreensão pode ser considerada razoavelmente intacta se o paciente seguir um comando complicado de várias etapas. Contudo, o não cumprimento de um comando, mesmo que simples, não prova necessariamente que a compreensão está prejudicada, porque o paciente pode não cumprir por causa da apraxia. Pacientes com lesão no hemisfério esquerdo podem ter até mesmo apraxia para funções da mão esquerda não parética. Podem ser incapazes de cumprimentar, dar adeus ou realizar outras funções simples sob comando usando a mão esquerda por causa do envolvimento das fibras que transmitem informações das áreas da linguagem à esquerda para as áreas motoras à direita (apraxia simpática). Quando o paciente não segue comandos simples, verifique se ele pode dizer sim e não ou balançar a cabeça. Em seguida, faça perguntas bastante simples, como "Você é do planeta Júpiter?" "Você comeu pregos no café da manhã?" "Você está andando de táxi?" Ou "Você é homem (ou mulher)?". Inclua perguntas "não" óbvias, pois alguns pacientes afásicos concordarão com quase tudo. As respostas não precisam ser verbais. Uma

mulher idosa que ri quando a pergunta é "Você está grávida?" entendeu a pergunta. Perguntas mais complexas do tipo sim ou não podem incluir o seguinte: "A mãe é mais velha que a filha?", "Você janta antes do café da manhã?", "Você pode voar de carro?", "O sol nasceu esta manhã?" ou "Você tem pés nas extremidades das pernas?". Como a chance de uma resposta correta é de 50%, é importante fazer perguntas suficientes para excluir respostas corretas ao acaso.

A compreensão comprometida pode resultar da dificuldade de compreensão da gramática e sintaxe, palavras em relação com outras palavras, dificuldade com semântica ou compreensão de palavras individuais. O paciente pode ter mais dificuldade com palavras polissilábicas e frases longas do que com palavras simples e frases curtas. Frases compostas e comandos duplos ou complexos podem ser usados para ver se a compreensão é mais do que superficial. O exame de afasia começa a se sobrepor ao exame do estado mental com comandos como "coloque uma moeda na mesa, dê-me a segunda e mantenha a terceira na mão" ou "aqui está um pedaço de papel; rasgue-o em quatro partes e coloque uma na mesa, dê uma para mim e guarde duas para você" (teste do papel de Marie). Tanto a compreensão quanto a retenção são avaliadas contando uma história curta e, em seguida, fazendo perguntas sobre ela. Pacientes com compreensão prejudicada têm particular dificuldade com construções passivas (por exemplo, "O leão foi morto pelo tigre; qual animal está morto?" ou "O menino foi esbofeteado pela menina; quem foi atingido?") e possessivas (por exemplo, "O irmão da minha esposa é homem ou mulher?"). Os pacientes incapazes de compreender a linguagem falada ou escrita podem compreender pantomimas, gestos e símbolos. Podem imitar o examinador, colocando o dedo no nariz ou pondo a língua para fora. A imitação, porém, é uma função de nível mais inferior do que a compreensão.

Muitos pacientes afásicos têm dificuldade com a orientação direita-esquerda, sobretudo com lesões posteriores. A confusão direita-esquerda faz parte da síndrome de Gerstmann. O teste de orientação direita-esquerda pode incluir comandos como "mostre-me seu polegar direito" ou "toque sua orelha direita com o polegar esquerdo". É importante determinar a função basal antes de concluir que um paciente tem confusão direita-esquerda.

NOMEAÇÃO

Testar a habilidade de nomear é uma parte importante do exame de afasia. A nomeação é uma função delicada e a maioria dos pacientes afásicos tem alguma dificuldade com isso. No entanto, os defeitos de nomeação não são específicos. Na afasia anômica, a incapacidade de nomeação é um defeito isolado, mas a nomeação incorreta é mais frequente como parte de alguma outra síndrome afásica ou mesmo não afásica. Na nomeação por confrontação, o paciente é solicitado a nomear objetos simples como chave, lápis, moeda, relógio, partes do corpo (nariz, orelha, queixo, unha, articulação dos dedos) ou a nomear cores. Quando não consegue nomear um objeto, o paciente pode descrevê-lo ou descrever seu uso. O paciente pode ser capaz de nomear um objeto, por exemplo, um relógio, mas não consegue identificar as partes componentes, como pulseira ou fivela. É necessário algum cuidado, pois há influências da idade, da cultura e até do sexo. Por alguma razão, muitas mulheres normais são incapazes de identificar o vidro de um relógio. Muitos homens normais (com visão de cores intacta) são incapazes de nomear mais do que as cores primárias e secundárias. Antes de incluir algo como item de teste de nomeação, o examinador deve garantir que pessoas não afásicas de todas as idades e ambos os sexos sejam capazes de identificá-lo. Alguns pacientes normais usam nomes incomuns para várias partes do corpo, especialmente os dedos e, em parte, isso é relacionado com o nível de educação e com a região de origem. Os indivíduos podem referir-se ao dedo indicador ou ponteiro como "o dedo ao lado do polegar" ou chamá-lo de "fura-bolo". Esses pacientes não têm afasia. Muitos indivíduos normais não conseguem nomear os dedos indicador, médio e anular. Quando não é possível recuperar um nome, o paciente afásico pode conseguir selecionar o nome correto em uma lista. Outro teste de nomeação consiste em pedir que o paciente aponte para algo nomeado pelo examinador (por exemplo, o telefone, a janela).

Um método revelador de testar a capacidade de nomeação espontânea é a geração de lista de palavras. O paciente é solicitado a nomear tantos itens quanto possível em uma determinada categoria em 1 minuto. Os animais são uma categoria comum para testar a nomeação espontânea. O paciente pode nomear qualquer tipo de animal (por exemplo, de fazenda ou zoológico), mas os grupos não devem ser sugeridos com antecedência porque pode haver incapacidade de mudar de grupo. É aconselhável marcar mais de uma categoria de item; outras categorias úteis incluem ferramentas, alimentos, países e meios de transporte. A capacidade de nomeação espontânea também depende da idade e do nível de instrução. Os pacientes normais devem nomear no mínimo 12 itens em uma categoria; alguns ajustes podem ser necessários para pacientes idosos e com pouca escolaridade. Outra medida de nomeação espontânea é pedir ao paciente para listar todas as palavras que ele consegue pensar que começam com uma determinada letra. O teste FAS é popular. O paciente pensa em palavras que começam com uma dessas letras, excluindo nomes próprios ou variantes morfológicas. No FAS, uma pessoa de escolaridade média deve produzir 12 ou mais palavras por letra em 1 minuto, ou 36 palavras com todas as três letras em 3 minutos. Os valores de padronização e referência para o teste de nomeação são imperfeitos. A competência de linguagem depende da educação, do dialeto, da experiência e de outros fatores. Com frequência, a população de referência não inclui pessoas com menos escolaridade nem todos os dialetos. A geração de lista de palavras ruim também pode

ocorrer com demência, depressão, parkinsonismo e lesões pré-frontais. A nomeação responsiva também é útil e usa a audição em vez da visão. O paciente pode ser solicitado a fornecer substantivos (por exemplo, "Onde os professores trabalham?"), verbos (por exemplo, "O que você faz com uma xícara?") ou adjetivos (por exemplo, "Qual o gosto do açúcar?").

REPETIÇÃO

A capacidade de repetição pode estar seletivamente envolvida ou paradoxalmente preservada em certas síndromes afásicas. Na maioria das vezes, a incapacidade de repetir é proporcional ao defeito de compreensão ou fluência, e a repetição é um bom teste de rastreamento de afasia. O paciente é solicitado a repetir palavras ou frases propostas pelo examinador. A série de repetição de um paciente, ou seja, o número de palavras que ele pode repetir é, em geral, duas unidades maior do que a quantidade de números. Tarefas de repetição simples podem incluir contar, evitar números que possam estar repetidos por fala automática ou repetição de palavras simples. Tarefas mais complexas incluem palavras polissilábicas (por exemplo, catástrofe), frases (por exemplo, "Se ele estivesse aqui, eu iria embora") ou trava-línguas (por exemplo, Popocatépetl, um vulcão no México). As frases padrão usadas para testar a disartria também funcionam com esse propósito. Uma frase popular para testar a repetição na afasia é "nem aqui, nem ali, nem lá". Uma frase melhor para testar a repetição é "eles o ouviram falar no rádio na noite passada" (modificada do Exame para Diagnóstico de Afasia de Boston). Os pacientes com dificuldade de repetição podem omitir palavras, alterar sua ordem ou cometer erros parafásicos. A repetição é preservada na afasia anômica, transcortical e em alguns casos de afasia subcortical.

ESCRITA

A capacidade do paciente de usar a linguagem escrita também deve ser avaliada. A deficiência associada ao controle motor fino da mão dominante muitas vezes dificulta a capacidade de avaliar a escrita. A escrita alterada pode ser isolada ou associada a anomalias da linguagem falada. Os pacientes afásicos na fala também são afásicos na escrita, mas a escrita pode ser preservada em pacientes com disartria ou apraxia verbal. Em todas as afasias, é comum que ler e escrever sejam piores do que entender e falar, provavelmente porque são habilidades adquiridas *a posteriori*. O paciente pode ser solicitado a escrever espontaneamente ou a copiar um ditado. A amostra de escrita espontânea pode incluir algumas palavras, uma frase ou um parágrafo. A amostra de escrita geralmente revela os mesmos tipos de dificuldade de nomeação e parafasias evidentes na fala do paciente. Os pacientes podem conseguir escrever itens elementares e repetidas vezes aprendidos, como nome, endereço, dias da semana e meses do ano, mas não conseguem escrever conteúdos mais complexos. Pode haver diferença na capacidade de escrever em letra de forma ou cursiva. A capacidade de transcrever um ditado é análoga à de repetir material verbal. A cópia de material escrito também avalia a capacidade de transferir informações do sistema visual para as áreas da linguagem. Fazer com que o paciente copie o material escrito também pode testar as conexões entre as áreas da linguagem receptiva e o centro da escrita de Exner. A cópia, porém, não requer muito processamento; pode-se copiar texto em outro idioma apesar de não falar o idioma, desde que o alfabeto seja o mesmo. A incapacidade de copiar pode ser decorrente da apraxia. A nomeação também pode ser testada pedindo ao paciente que escreva os nomes de objetos de maneira semelhante à da fala.

A comunicação eletrônica moderna revelou novos distúrbios afásicos: dificuldade de escrever textos no celular, entidade chamada distextia e dificuldade de digitar no computador, distipia. Isso foi relatado tanto em acidente vascular cerebral quanto em enxaqueca complexa. A afasia também pode afetar a linguagem de sinais.

LEITURA

A capacidade de o paciente compreender os símbolos da linguagem escrita pode ser testada pedindo para que ele leia um texto. A linguagem escrita é percebida pelo sistema visual e pelas informações transmitidas aos centros da linguagem perissylviana. As disfunções dos centros de linguagem ou a interrupção das conexões com o sistema visual podem causar incapacidade de leitura (alexia). A dificuldade de leitura por causa da alexia adquirida não se relaciona com a dislexia do desenvolvimento (congênita), mais frequente em meninos em idade escolar, que pode causar graves dificuldades de leitura. Os pacientes podem ter alexia sem nenhuma incapacidade associada de compreender a fala, a síndrome da cegueira pura para palavras. A alexia pode ser ou não acompanhada por hemianopsia e por agrafia. A maioria dos pacientes com alexia também tem dificuldade para escrever (alexia com agrafia) e outros têm alexia sem agrafia (ver Capítulo 10). A avaliação da habilidade de leitura fazendo com que o paciente siga um comando escrito, como "feche os olhos", envolve um elemento de práxis e deve ser interpretada com cautela. Para os pacientes que não conseguem ler em voz alta, use perguntas que possam ser respondidas com "sim" ou "não" ou por meio de gestos. Também é importante determinar se o paciente consegue ler sua própria escrita.

Ler em voz alta é uma tarefa diferente da compreensão de leitura. A leitura oral (estímulo visual-produção oral) é comparável à cópia (estímulo visual-produção manual), repetição (estímulo auditivo-produção oral) e transcrição de ditado (estímulo auditivo-produção manual), e pode ser preservada apesar da compreensão de leitura prejudicada.

CLASSIFICAÇÃO DAS AFASIAS

A classificação das afasias é problemática. Esses transtornos variam em gravidade, mesmo em lesões com localização igual e, com frequência, são de tipos mistos. Tem havido muitas tentativas de classificação dos pontos de vista anatômico, fisiológico e psicológico, mas nenhuma delas é totalmente satisfatória. A classificação estritamente anatômica não se aplica a todos os casos, porque uma pequena lesão pode causar grave comprometimento da fluência e da compreensão, enquanto a lesão extensa às vezes causa um defeito isolado. Lesões de tamanho e localização semelhantes em estudos de imagem podem estar associadas a diferentes síndromes afásicas, mesmo em pessoas com dominância cerebral idêntica para a fala. Lesões em diferentes localizações e de tamanho variável podem produzir síndromes afásicas semelhantes. Contudo, existem algumas relações gerais entre os sítios anatômicos e o tipo de afasia.

Uma classificação comum divide as afasias em tipos de expressão e de recepção. Na afasia de expressão, o paciente tem dificuldade com a produção da fala e luta para falar (não fluente); na afasia de recepção, a dificuldade primária é compreender a linguagem, enquanto a produção da fala não é afetada (fluente). Um grande problema com a classificação expressivo-receptiva da afasia é que todos os pacientes afásicos têm dificuldade de se expressar. Isso é um obstáculo, principalmente para estagiários e não neurologistas. A tendência é classificar quase todas as afasias como de expressão, mesmo quando são flagrantemente de recepção. É preciso ter alguma experiência clínica para reconhecer que o paciente pode estar com dificuldade de se expressar linguisticamente por um problema de recepção (compreensão) da linguagem falada. Outras classificações dicotômicas simples propostas incluem fluente/não fluente, motor/sensorial e anterior/posterior. Embora todas sejam úteis, nenhuma descreve com perfeição a maioria dos pacientes afásicos que apresentam alguma evidência de ambos os tipos. As formas puras de afasia são incomuns; a maioria dos pacientes com afasia sensorial tem algum déficit motor, lesões posteriores podem causar perda de fluência, lesões anteriores podem causar déficits de compreensão e transtornos afásicos podem ocorrer com patologia que não afeta diretamente os centros perissylvianos clássicos da linguagem, como lesões subcorticais e até mesmo no hemisfério não dominante. Em meados do século 19, John Hughlings Jackson expressou preferência pelos subtipos fluente e não fluente. A maioria dos especialistas em afasia não incentiva o esquema expressivo-receptivo.

O modelo de Wernicke-Geschwind (classificação de Boston) reconhece oito síndromes de afasia: de Broca, de Wernicke, de condução, global, motora transcortical, sensorial transcortical, mista transcortical (isolamento da região da fala) e anômica. Esse modelo divide as afasias nas variedades fluente e não fluente (Tabelas 9.2 e 9.3). Se a produção da fala for alta e a articulação for fácil, a afasia é denominada fluente; se a produção da fala for esparsa e difícil, a afasia é

Tabela 9.2 **Principais síndromes de afasia.**

	Fluência	Compreensão auditiva	Repetição	Nomeação	Leitura	Escrita
De Broca	−	+	−	−	−	−
Global	−	−	−	−	−	−
De Wernicke	+	−	−	−	−	−
De Condução	+	+	−	±	+	+
Anômica	+	+	+	−	+	−
Transcortical mista	−	−	+	−	−	−
Transcortical motora	−	+	+	−	−	−
Transcortical sensorial	+	−	+	−	−	−
Apraxia verbal	−	+	−	−	−	+

Classificação da afasia — Gravidades relativas

+, função relativamente intacta; −, função anormal; ±, comprometimento leve ou deficiência ambígua. Modificada de Campbell WW, Pridgeon RP. *Practical Primer of Clinical Neurology*. Philadelphia: Lippincott Williams & Wilkins, 2002.

Tabela 9.3 **Organização das síndromes de afasia comuns.**

Não fluente	
Compreensão boa	
Repetição boa	Transcortical motora
Repetição insatisfatória	
Escrita afásica	De Broca
Escrita intacta	Apraxia verbal
Compreensão insatisfatória	
Repetição boa	Transcortical mista
Repetição insatisfatória	Global
Fluente	
Compreensão boa	
Repetição boa	Anômica
Repetição insatisfatória	De Condução
Compreensão insatisfatória	
Repetição boa	Transcortical sensorial
Repetição insatisfatória	
Compreensão de leitura insatisfatória	De Wernicke
Compreensão de leitura intacta	Surdez pura para palavras

Conforme a fluência ou a não fluência da fala espontânea e se a qualidade da compreensão auditiva e repetição são boas ou ruins.

classificada como não fluente. A não fluência ocorre quando uma lesão envolve as regiões anteriores da fala na área de Broca no lobo frontal. Quando essas áreas são relativamente poupadas, a fluência é preservada. A afasia de Broca é do tipo não fluente. Muitos pacientes afásicos não satisfazem os critérios de um subtipo específico diferente de fluente/não fluente.

A compreensão auditiva é prejudicada quando as regiões posteriores da fala na área de Wernicke no lobo temporal são envolvidas. Quando essas regiões são preservadas, a compreensão é relativamente resguardada. A afasia fluente mais comum é a de Wernicke. Na afasia global ou total, verificam-se não fluência e compreensão prejudicada; a lesão pode envolver as áreas anterior e posterior da fala. A dificuldade surge porque nem todos os pacientes podem ser classificados de modo satisfatório em uma dessas categorias. As características clínicas da afasia evoluem com o tempo. Por exemplo, a afasia global pode ocorrer com uma lesão puramente anterior, mas geralmente evolui para afasia de Broca. Quando os pacientes são examinados logo depois do advento da afasia, cerca de 60 a 80% deles enquadram-se na classificação anterior-não fluente/posterior-fluente.

Essa classificação de afasia também pode ser dividida em tipos central, ou perissylviana e paracentral, ou extrassylviana. As afasias centrais (de Broca, de Wernicke e de condução) têm em comum a perda da repetição. As afasias paracentrais (síndromes transcorticais e afasia anômica) têm em comum a repetição preservada. As afasias centrais devem-se a lesões que envolvem as estruturas corticais perissylvianas e as afasias paracentrais, por lesões em torno das áreas perissylvianas, por exemplo, infarto da zona limítrofe (divisora) (IZL). As afasias centrais e paracentrais são diferenciadas testando a repetição. Quando não se testa a repetição, há dificuldade para distinguir as afasias de Broca das transcorticais motoras, de Wernicke das transcorticais sensoriais, anômicas das de condução e globais das de isolamento.

Critchley descreveu as mudanças normais da habilidade linguística que acompanham o avanço da idade. A afasia pode ser uma característica de doenças neurológicas degenerativas e de outras doenças neurológicas difusas e é comum na doença de Alzheimer. O transtorno de linguagem na doença de Alzheimer assemelha-se à afasia transcortical sensorial e piora progressivamente à medida que a doença progride. A presença de afasia tem sido sugerida como critério diagnóstico para o transtorno. Quando é proeminente, pode estar associada a início precoce e progressão mais rápida.

Os pacientes normalmente apresentam escassez de conteúdo de informação na fala espontânea e anomia, em especial em tarefas de nomeação espontânea. Quando a demência sobrevém à doença de Parkinson, o desenvolvimento de afasia também é possível. Além disso, os pacientes parkinsonianos têm anormalidades motoras sobrepostas à fala que são relacionadas com a disfunção extrapiramidal.

A afasia em geral resulta de acidente vascular cerebral, mas pode ser causada por qualquer processo patológico que envolve as áreas da linguagem. A APP é uma afecção na qual os pacientes são acometidos por perda progressiva de funções específicas de linguagem, com preservação relativa de outros domínios cognitivos que, por fim, resultam em afasia grave, até mesmo mutismo, ou evoluem para demência. São reconhecidas três variantes da APP: semântica (demência semântica), logopênica e não fluente-agramática. Em contraste com a afasia da doença de Alzheimer, a variante não fluente da APP tende a afetar as regiões anteriores da fala inicialmente, resultando em comprometimento e anomia, porém, com relativa preservação da compreensão. Nos estágios iniciais, as habilidades cognitivas não verbais são preservadas. Os pacientes com APP podem, por fim, desenvolver evidências de outros transtornos neurológicos degenerativos, com mais frequência, degeneração lobar frontotemporal e ocasionalmente, degeneração corticobasal ou paralisia supranuclear progressiva.

Afasia de Broca (não fluente, expressiva, motora, anterior, pré-rolândica, executiva)

A afasia de Broca é um tipo não fluente e se deve a lesões nas regiões anteriores da fala perissylviana na região FPI (Figura 9.2). Os pacientes têm fala espontânea difícil, não flexionada e não fluente com quantidade reduzida de produção linguística: poucas palavras, sentenças curtas e gramática pobre (Vídeo 9.1). Na afasia de Broca grave, a fala consiste em substantivos e verbos de ligação produzidos com grande esforço. Os pacientes têm consciência da dificuldade de fala e sentem-se frustrados. Há tendência de deixar de fora as palavras não essenciais, como adjetivos, advérbios e palavras funcionais (isto é, artigos, pronomes, conjunções e preposições que servem para dar estrutura à frase, em vez de transmitir significado). Essa linguagem parcimoniosa e agramatical é, às vezes, chamada de discurso telegráfico. Tem sido comparada à fala de alguém que está aprendendo uma nova língua ou à "fala de Tarzan". O paciente sabe o que deseja dizer, mas é incapaz de dizê-lo ou dizer corretamente. Há incapacidade de usar a sintaxe adequada, de modo que a estrutura da frase é defeituosa (paragramatismo). O uso indevido de palavras e a sintaxe defeituosa resultante denomina-se agramatismo. A capacidade de compreender a fala é relativamente intacta. Ao se deparar com um texto difícil, em geral, surgem defeitos de compreensão, que são maiores na gramática do que na semântica. Assista ao vídeo de um paciente com afasia de Broca no Videolink 9.4.

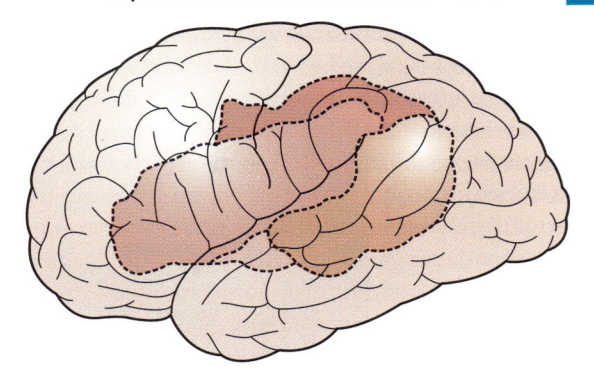

Figura 9.2 A extensão da lesão que causa afasia global classicamente é indicada pela *linha externa tracejada*; a lesão que causa afasia de Broca, pela *área vermelho-clara*; e a lesão que causa afasia de Wernicke, pela *área marrom*.

Por conta da falta de fluência grave, os pacientes são incapazes de repetir o que ouvem e de ler em voz alta. Podem identificar objetos, mas não podem nomeá-los. Embora o paciente não tenha fala proposicional fluente, pode haver preservação da fala emocional e da automática, e ele pode ser capaz de cantar. Às vezes, a fala é reduzida à monofasia ou a elocuções recorrentes. O paciente é afásico tanto na escrita quanto na fala, mesmo quando usa a mão não parética (geralmente esquerda). A preservação da escrita sugere apraxia verbal.

Em casos leves, pode haver apenas pequenos erros na formação de palavras, circunlóquios ocasionais ou dificuldade de encontrar palavras, gerados só pelo estresse do paciente quando é solicitado a dar informações específicas com rapidez. Os pacientes com afasia de Broca classicamente têm hemiparesia contralateral ou paresia faciobraquial, mas nenhum déficit de campo visual. A disartria às vezes está presente em pacientes afásicos, seja por lesões coincidentes que afetam o aparelho articulatório em nível inferior ou como resultado de apraxia dos músculos da articulação. Pode haver apraxia bucofacial concomitante, que leva o paciente a ter dificuldade de executar os movimentos de boca e de lábios sob comando. A apraxia simpática comprometendo a mão não paralisada é comum. Alguns pacientes com afasia de Broca apresentam alexia associada (terceira alexia de Dejerine).

Ocasionalmente, as lesões afetam áreas do cérebro que controlam a fala, mas não a linguagem. O paciente pode ter dificuldade de fala, mas a compreensão é perfeita e a escrita não é afetada. As funções da fala emocional e automática são preservadas. O problema é essencialmente apraxia isolada da fala, que pode ou não ser acompanhada por outras evidências de apraxia bucofacial. A lesão nesses casos pode estar confinada à área de Broca, ao passo que no caso mais típico de afasia de Broca, a lesão em geral é mais extensa. Essa condição foi chamada de apraxia da fala (AF; apraxia verbal, disartria cortical, AF adquirida, afasia da área de Broca, mini-Broca ou *baby*-Broca). As lesões limitadas à área de Broca podem causar a síndrome de infarto da área de Broca, com mutismo inicial que evolui com rapidez para fala apráxica e que exige esforço, sem comprometimento persistente da linguagem.

Os pacientes com AF parecem ter esquecido de como emitir os sons da fala. Há distorção do som da fala à medida que os músculos articulatórios procuram a posição correta. O controle é defeituoso, mas não há fraqueza do trato vocal. A prosódia pode ser prejudicada e a fala pode ser gaguejante. O padrão de fala pode mudar, como se o paciente tivesse desenvolvido um sotaque estranho. A dificuldade é maior com palavras polissilábicas e frases complexas do que com palavras simples. O paciente com AF pode repetir palavras curtas e comuns, mas falha com palavras polissilábicas ou mais longas. A transposição de sílabas é comum ("paesguete"). Ao repetir "puhtuhkuh", o paciente pode interpor uma sílaba ou perseverar em uma sílaba. A fala assemelha-se à não fluência hesitante encontrada na afasia de Broca, mas o paciente fala com frases corretas, e gramática e sintaxe adequadas. Na verdade, parte da dificuldade de fala na afasia de Broca pode dever-se a um elemento da AF. A síndrome de mutismo puro de palavras (afemia, afasia motora pura de Dejerine) está intimamente relacionada com a AF. O paciente é totalmente incapaz de falar, mas a compreensão auditiva, a leitura e a escrita são normais. A causa comum é uma pequena lesão na área FPI.

Estudos modernos de imagens e patologia clínica mostraram que as lesões restritas à área de Broca têm mais probabilidade de causar AF ou síndrome de infarto da área de Broca do que afasia. O desenvolvimento da afasia de Broca parece exigir lesão perissylviana grande que envolva a área de Broca e a substância branca subjacente, como no paciente original. Nas lesões grandes e agudas, o mutismo pode ser ocorrência de apresentação. A persistência da afasia depois de acidente vascular cerebral em geral é associada a lesões maiores.

Afasia de Wernicke (fluente, receptiva, sensorial, posterior, pós-rolândica)

A afasia de Wernicke é decorrente de lesões na região TPS que envolvem o córtex de associação auditivo e os giros angular e supramarginal (Figura 9.2). Os pacientes são incapazes de compreender a fala (surdez para palavras) ou incapazes de ler (cegueira para palavras). São relativamente fluentes, com produção de palavras normal ou mesmo aumentada (logorreia, hiperlalia), mas há perda da capacidade de compreender o significado das palavras faladas ou revocar seu significado. A produção da fala é sem esforço; a frase e o comprimento da frase e da prosódia são normais. Embora a fala seja abundante, é desprovida de conteúdo significativo. O paciente ainda pode ouvir e reconhecer vozes, mas não as palavras proferidas. Os erros parafásicos são frequentes, resultando em palavras incorretas ou ininteligíveis, sons não convencionais e incoerentes e combinações sem sentido. A fala é repleta de neologismos. Pode haver circunlocução e excesso de pequenos elementos discursivos. Em sua forma mais branda, existem parafasias leves e dificuldade mínima em compreender material gramaticalmente complexo (miniafasia de Wernicke).

A fala pode ser fluente, mas o paciente não consegue entender sua própria fala e não está ciente dos seus erros, nem os corrige. As parafasias e os neologismos frequentes, combinados com o agramatismo, com a alta produção de palavras, podem levar a um jargão ininteligível, denominada jargonafasia ou salada de palavras. Hughlings Jackson descreveu esse tipo de afasia como "abundância de palavras usadas de maneira errada". Esse é um exemplo de fala de um paciente com Wernicke: "Nós ficamos com a água aqui no momento e conversamos com as pessoas com eles ali, eles estão dando por eles no momento". Os déficits de nomeação e repetição surgem da má compreensão. É comum que sejam acompanhados de alexia proporcional. Pouquíssimas vezes, há dissociação entre os defeitos de compreensão da linguagem falada e escrita. Os pacientes, com frequência não têm consciência dos déficits e podem parecer eufóricos. As pessoas com afasia de Wernicke em geral têm um déficit de campo visual, mas nenhuma hemiparesia. Quando decorrente de doença vascular, a isquemia costuma distribuir-se no trajeto da divisão inferior da ACM. Nas lesões grandes e agudas, a afasia de Wernicke pode evoluir para um estado de mutismo. Tal como acontece com a afasia de Broca, as lesões que causam afasia de Wernicke estendem-se além do giro temporal superior. Os pacientes com afasia de Wernicke aguda podem ficar agitados em razão da dificuldade de compreensão. O paciente agitado, que fala incoerências e não tem déficit neurológico grave é, com frequência, considerado psicótico. A fala psicótica caracteriza-se por conteúdo bizarro, alguns erros parafásicos e dificuldades mínimas de compreensão. Consulte a afasia de Wernicke no Videolink 9.5.

Afasia global (total, expressivo-receptiva, completa)

Na afasia global, é comum que uma grande lesão tenha destruído todo o centro da linguagem perissylviana, ou que lesões separadas tenham destruído as regiões FPI e TPS (ver Figura 9.2). A fala francamente não fluente é combinada com um grave déficit de compreensão e incapacidade de nomear ou repetir. A fala costuma ser reduzida a expletivos ou monofasia. A hemiplegia e a redução do campo visual são típicas. A afasia global em geral é decorrente da oclusão da artéria carótida interna ou da parte proximal da ACM. Em alguns pacientes, a compreensão melhora, deixando um déficit semelhante à afasia de Broca.

Afasia de condução (associativa, comissural, central, profunda)

A afasia de condução foi descrita por Carl Wernicke, que a chamou *Leitungsaphasie*. Ocorre quando uma lesão interrompe a condução dos impulsos entre as áreas de Wernicke e Broca. O déficit característico é a repetição insuficiente com preservação relativa de outras funções da linguagem. A compreensão é quase sempre afetada, mas não no mesmo grau observado na afasia de Wernicke. O paciente tem fluência relativa, mas a fala é contaminada por erros parafásicos (principalmente literais, com fonemas incorretos); a compreensão não é afetada e a nomeação é variável. A repetição é pior com polissílabos e frases, e é durante a repetição que os erros parafásicos têm maior probabilidade de aparecer. Os pacientes estão cientes dos erros e tentam corrigir a pronúncia. Há dificuldade de ler em voz alta e de transcrever ditados. Em geral, o restante do exame neurológico é normal ou mostra hemiparesia leve. A lesão mais frequente é na substância branca profunda na região do giro supramarginal e envolve o FA e outros tratos de fibras que fazem trajeto da região posterior para as áreas anteriores da linguagem (Figura 9.3). Além disso, a afasia de condução pode ser resultado de lesão cortical sem extensão subcortical. A etiologia é quase sempre a oclusão embólica de um ramo terminal da ACM. Como há desconexão das áreas perissylvianas anterior e posterior da linguagem, a afasia de condução é uma das síndromes de desconexão (ver Capítulo 10).

A afasia de condução pode evoluir da afasia de Wernicke. Embora a afasia de condução resulte principalmente de lesões que interrompem a comunicação entre as áreas de Wernicke e Broca, o transtorno de repetição mais grave e persistente ocorre depois de dano na área de Wernicke propriamente dita.

Afasia anômica (amnésica, amnestésica, nominal)

Na afasia anômica, há déficit da habilidade de nomear com preservação de outras funções da linguagem. Os pacientes são fluentes, têm boa compreensão e conseguem repetir. A fala pode ser relativamente vazia e com circunlóquios por causa da dificuldade de encontrar palavras. A afasia anômica é o tipo de afasia mais comum, mas é a menos específica

e ocorre com todos os tipos de afasia. Os pacientes com qualquer tipo de afasia, à medida que evoluem ou se recuperam, podem passar por um estágio em que a anomia é o achado primário, que pode ser o déficit mais persistente. Na afasia anômica, o paciente em geral simplesmente não sabe nomear; a anomia associada a outros tipos de afasia quase sempre provoca parafasia. A designação afasia anômica só é correta quando a anomia é um déficit isolado ao longo do curso da doença. Às vezes, dá-se o nome de disnomia à dificuldade leve de nomeação. Os achados neurológicos associados têm enorme variação; muitos pacientes não apresentam nenhum. A afasia anômica é considerada uma síndrome não localizadora; não é possível localizar a lesão com facilidade em nenhuma área cortical determinada. Os pacientes podem ter dificuldade de nomeação como manifestação de lesões fora das áreas de linguagem ou de disfunção cerebral generalizada. A afasia anômica como o único transtorno de linguagem sugere lesão inferior no lobo temporal (Figura 9.3). Quando essa entidade é acompanhada por todos os quatro elementos da síndrome de Gerstmann, a lesão quase sempre é encontrada no giro angular dominante (Figura 9.3).

Afasia transcortical (extrassylviana)

As afasias transcorticais (ATCs) são síndromes em que a área da linguagem perissylviana é preservada, mas é desconectada do resto do cérebro (ver Figura 9.4). A etiologia comum é IZL. Como as áreas FPI e TPS e o FA de conexão estão intactos, os pacientes são afásicos, mas têm preservação paradoxal da capacidade de repetição. A repetição pode ser tão bem preservada que os pacientes apresentam ecolalia e repetem tudo o que ouvem. Quando a afecção é grave e todo o complexo da linguagem perissylviana está separado do restante do cérebro, os pacientes não são fluentes na fala espontânea e são incapazes de compreender. Essa síndrome

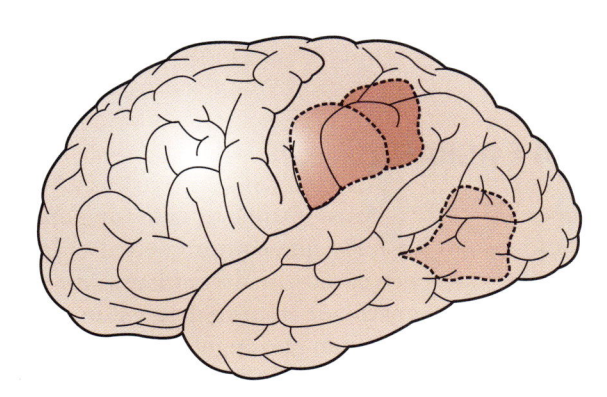

Figura 9.3 A lesão clássica que ocasiona a afasia de condução é indicada pela área levemente sombreada; a lesão que causa afasia anômica, pela área sombreada clara à direita; e a lesão que causa a síndrome do giro angular, pela área sombreada escura.

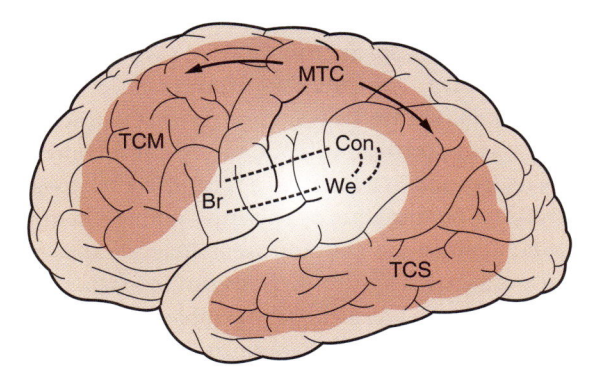

Figura 9.4 Áreas típicas envolvidas em afasias transcorticais; correspondem às zonas limítrofes entre as principais distribuições arteriais. Br, de Broca; Con, de condução; MTC, transcortical mista; TCM, transcortical motora; TCS, transcortical sensorial; We, de Wernicke. (De Benson DF, Geschwind N. The aphasias and related disturbances. In: Joynt RJ, ed. *Clinical Neurology*. Philadelphia: J.B. Lippincott, 1990:1-34.)

foi denominada isolamento da área da fala ou ATC mista. Quando a lesão é basicamente anterior, a síndrome assemelha-se à afasia de Broca, sem fluência da fala espontânea, mas compreensão intacta. A repetição é melhor que a fala espontânea. Essa é a síndrome da afasia transcortical motora (síndrome de isolamento anterior). A área motora complementar e a parte dorsolateral do córtex pré-frontal, responsáveis pelo planejamento e pela iniciação da fala, ficam isoladas da região FPI. Na afasia transcortical sensorial (síndrome de isolamento posterior), há maior comprometimento das áreas posteriores da linguagem. A região TPS é isolada do córtex parietal, occipital e temporal circundante, que armazenam associações de palavras. Os pacientes são fluentes, mas têm dificuldade de compreensão; a repetição é melhor do que a fala espontânea. Os achados neurológicos associados são muito semelhantes aos da afasia de Broca. As ATCs são mais comuns do que se supõe. Há relatos de um padrão bastante específico de afasia em IZL em pacientes com ATC mista inicial que evolui para ATC motora ou ATC sensorial, dependendo da anatomia individual. Foram relatadas exceções do padrão, por exemplo, afasia transcortical sensorial por lesão no lobo frontal. Isso pode decorrer da localização anômala dos centros de linguagem e da variabilidade anatômica do FA.

Afasia subcortical

Afasia subcortical (extrassylviana) refere-se a transtornos de linguagem que não surgem de danos nas áreas da linguagem perissylviana, e sim de lesões, em geral vasculares, que atingem o tálamo, o núcleo caudado, o putame, a substância branca periventricular ou a cápsula interna do hemisfério dominante da linguagem. Afasia subcortical não é um conceito novo; foi reconhecido por Lichtheim no século 19. É difícil categorizar esse transtorno no esquema de Wernicke-Geschwind, que pode ser mais semelhante à ATC. Foram descritos dois tipos: uma síndrome anterior e uma posterior. A síndrome anterior (afasia do caudado ou estriato-capsular) caracteriza-se por fala disártrica lenta com comprimento de frase preservado, isto é, não é telegráfica, compreensão preservada e nomeação inadequada. Na síndrome posterior (afasia talâmica), a fala é fluente e sem disartria, dificuldade de compreensão e de nomeação. Em ambas as formas, a repetição é relativamente preservada e é comum que os pacientes tenham hemiplegia associada. A síndrome anterior é semelhante à afasia transcortical motora, e a síndrome posterior, à afasia transcortical sensorial ou de Wernicke acompanhada por hemiplegia. É a preservação relativa da repetição que indica a ligação entre as síndromes subcortical e transcortical. A síndrome anterior tem maior variabilidade clínica do que a posterior. O mecanismo pelo qual as lesões subcorticais levam à afasia permanece hipotético, mas pode envolver disfunção secundária das áreas da linguagem perissylvianas em decorrência da interrupção das fibras que se comunicam entre as estruturas corticais e subcorticais. Exames de imagens atuais mostraram que a hipoperfusão cortical é comum na afasia subcortical. Em um estudo de tomografia computadorizada por emissão de fóton único, constatou-se hipoperfusão cortical cerebral esquerda em todos os pacientes com infarto estriato-capsular.

TRANSTORNOS DA LINGUAGEM NO HEMISFÉRIO NÃO DOMINANTE

Ainda se discute a função da linguagem no hemisfério não dominante. Acredita-se que as pessoas não destras, em particular, tenham alguma função da fala no hemisfério não dominante. Parte da recuperação da afasia e a persistência da fala emocional e automática sugerem que alguma função da linguagem pode estar presente no hemisfério menos importante. Os transtornos de fala decorrentes de lesões do hemisfério não dominante afetam os elementos não linguísticos da linguagem. Há perda ou comprometimento dos elementos rítmicos e emocionais da linguagem. Prosódia refere-se aos aspectos melódicos da fala, quais sejam, modulação de tom, volume, entonação e inflexão, que transmitem nuances de significado e conteúdo emocional. Hiperprosódia é o exagero, hipoprosódia é redução e aprosódia é ausência do componente prosódico da fala. A disprosódia, também chamada hipoprosódia ou aprosódia, pode ocorrer com lesões do hemisfério direito. Os pacientes perdem a capacidade de transmitir emoções na fala ou de detectar a emoção expressa por outras pessoas. Eles são incapazes de dizer a mesma frase neutra, por exemplo, "Eu estou indo para a loja", expressando irritação ou bom humor. A fala disprosódica é insípida e monótona, sem inflexão ou emoção. No parkinsonismo, a fala hipoprosódica é típica. Os pacientes com lesões no lado não dominante também podem ter dificuldade de compreender significados figurativos e de distinguir o significado sugerido e implícito de uma frase como "Você pode me dizer as horas?". É normal encontrar dificuldade de processar aspectos não literais, vinculados ao contexto e complexos da linguagem, como a compreensão de linguagem figurativa, histórias e piadas.

ALEXIA E AGRAFIA

As lesões do córtex visual primário causam perda de percepção visual. Na lesão que compromete o córtex de associação visual, a percepção visual fica intacta, mas pode haver redução da capacidade de reconhecer e interpretar estímulos visuais. A região do giro angular e do córtex adjacente no hemisfério dominante (ver Figura 9.1) é importante para o reconhecimento e a interpretação de símbolos na forma de letras e palavras. As conexões entre o córtex visual e o giro angular dominante são vitais para o reconhecimento visual dos símbolos da linguagem. Geschwind disse que o giro angular "transforma a linguagem escrita em linguagem falada e vice-versa". A perda da capacidade de ler sem perda real de visão é alexia (cegueira verbal, afasia receptiva visual, afasia sensorial visual). Existem outros distúrbios de reconhecimento visual além da alexia, os quais são discutidos no Capítulo 10.

A lesão no giro angular ou supramarginal, ou de suas conexões com o córtex visual, causa alexia. Há perda da capacidade de reconhecer, interpretar e lembrar o significado dos símbolos da linguagem visual. As palavras impressas não têm significado, embora o paciente possa proferi-las sem dificuldade e compreender o que lhe é dito. Na alexia verbal, o paciente pode ler as letras separadamente, mas não as palavras. Em alguns pacientes, o reconhecimento de letras e sílabas, bem como de palavras, pode ser prejudicado; em outros, a leitura de números pode ser menos afetada do que a identificação de letras e a leitura de palavras. A leitura às vezes melhora quando o paciente traça uma letra com o dedo (facilitação cinestésica), e ocasionalmente um paciente com alexia pode ler pelo toque, reconhecendo letras em relevo pelo tato, embora não possa identificá-las visualmente. A alexia sintática é a incapacidade de compreender o significado que depende da sintaxe. O giro supramarginal esquerdo é muito importante para a compreensão da linguagem quando o significado depende da sintaxe. Na hemialexia, o paciente ignora metade das palavras. Os tipos de alexia mais reconhecidos são alexia com agrafia, alexia sem agrafia, alexia frontal, alexia profunda e alexia pura. Pacientes com alexia pura podem ter déficit de processamento de forma de palavra específica; eles veem "pala*var*s com letras tra*sm*postas". A alexia com agrafia tem associação clássica a lesões do giro angular dominante, e a alexia sem agrafia, a lesões occipitotemporais com desconexão entre o córtex visual e o giro angular.

A perda da capacidade de escrever que não deriva de fraqueza, falta de coordenação ou outra disfunção neurológica do braço ou da mão é chamada de agrafia. O comprometimento mais leve pode ser denominado disgrafia. Existem três tipos de agrafia: afásica, construtiva (devido ao comprometimento visuoespacial) e apráxica. A agrafia é encontrada em todos os tipos de afasia, exceto cegueira verbal pura e mutismo puro para palavras. Embora a agrafia em geral acompanhe a afasia, pode ser um achado isolado (agrafia pura) e, como parte de outras síndromes nas quais o paciente não é afásico. A agrafia sem alexia é uma característica da síndrome de Gerstmann. A lesão que afeta o centro da escrita ou suas conexões pode causar agrafia. Na afasia, a escrita costuma ser ainda mais prejudicada do que a fala. Os pacientes podem perder a capacidade de escrever, mesmo que a fala seja mantida. O defeito é essencialmente uma apraxia da mão que escreve.

A agrafia afásica causa erros ortográficos e gramaticais, com contração de palavras, omissão de letras ou sílabas, transposição de palavras ou escrita espelhada. Pedir ao paciente que escreva espontaneamente, em geral, revela todos os erros presentes na fala, bem como erros de ortografia e de formação de letras. Na agrafia dissociada, pode haver dificuldade na escrita espontânea ou no ditado, com retenção da capacidade de copiar material escrito ou impresso. Pacientes com apraxia construcional também podem ter dificuldade para escrever. A agrafia construcional interfere no alinhamento e na orientação adequados do texto. A agrafia apráxica deve-se à incapacidade de usar a mão que escreve corretamente sem que haja outros déficits. A língua japonesa tem dois sistemas de escrita distintos, porém paralelos: *kana* (fonogramas, silabogramas), semelhante às línguas baseadas no alfabeto; e *kanji* (morfogramas, logogramas, ideogramas), que consiste em 1.945 símbolos ou caracteres. Os pacientes podem ter alexia ou agrafia de diferentes graus para os dois sistemas.

AMUSIA

A perda da habilidade musical, seja de produção ou compreensão, pode sobrevir em pacientes com afasia ou agnosia, ou é possível que haja desenvolvimento independente de amusia adquirida. Uma classificação dessa entidade inclui amusia vocal, amnésia instrumental, agrafia musical, amnésia musical, distúrbios de ritmo e amusia receptiva. A melodia e o ritmo podem ser afetados de modo independente. Há hipóteses quanto ao local da lesão que produz amusia. Os centros que controlam a habilidade musical são bastante indefinidos em comparação com os centros que controlam a linguagem verbal. A avaliação é dificultada pelo fato de que o paciente não pode ter nenhum outro tipo significativo de afasia e deve ter habilidade musical pré-mórbida. O examinador precisa ter certo grau de conhecimento musical para avaliar o paciente. Wertheim descreveu um teste abrangente para a avaliação da amusia. Diferentes características da habilidade musical parecem estar distribuídas entre os dois hemisférios; portanto, elementos de amusia podem desenvolver-se a partir de lesões de ambos. Maurice Ravel, o compositor francês, desenvolveu amusia, provavelmente por causa de uma doença neurológica degenerativa que afetou mais o hemisfério esquerdo. Suas composições finais podem demonstrar a influência da doença em seu processo criativo. No hipnotizante "Bolero", sua composição mais famosa, há predomínio de mudanças de tom e ritmo (mais hemisfério direito), com poucas mudanças na melodia (mais hemisfério esquerdo).

VIDEOLINKS

Videolink 9.1. Disartria flácida. http://neurosigns.org/wiki/Flaccid_dysarthria
Videolink 9.2. Disartria espástica. http://neurosigns.org/wiki/Spastic_dysarthria
Videolink 9.3. Disfonia espasmódica. http://neurosigns.org/wiki/Spasmodic_dysphonia
Videolink 9.4. Afasia de Broca. http://neurosigns.org/wiki/Broca%27s_aphasia
Videolink 9.5. Afasia de Wernicke. http://neurosigns.org/wiki/Wernicke%27s_aphasia

BIBLIOGRAFIA

Al Hadidi S, Towfiq B, Bachuwa G. Dystextia as a presentation of stroke. *BMJ Case Rep* 2014;2014. pii: bcr2014206987.

Aladdin Y, Snyder TJ, Ahmed SN. Pearls & Oy-sters: selective postictal aphasia: cerebral language organization in bilingual patients. *Neurology* 2008;71:e14–e17.

Alexander MP, Naeser MA, Palumbo CL. Correlations of subcortical CT lesion sites and aphasia profiles. *Brain* 1987;110(Pt 4):961–991.

Amaducci L, Grassi E, Boller F. Maurice Ravel and right-hemisphere musical creativity: influence of disease on his last musical works? *Eur J Neurol* 2002;9:75–82.

Ardila A. A review of conduction aphasia. *Curr Neurol Neurosci Rep* 2010;10:499–503.

Ayotte J, Peretz I, Rousseau I, et al. Patterns of music agnosia associated with middle cerebral artery infarcts. *Brain* 2000;123(Pt 9):1926–1938.

Bakar M, Kirshner HS, Wertz RT. Crossed aphasia. Functional brain imaging with PET or SPECT. *Arch Neurol* 1996;53:1026–1032.

Bang OY, Heo KG, Kwak Y, et al. Global aphasia without hemiparesis: lesion analysis and its mechanism in 11 Korean patients. *J Neurol Sci* 2004;217:101–106.

Barr A, Brandt J. Word-list generation deficits in dementia. *J Clin Exp Neuropsychol* 1996;18:810–822.

Basso A, Farabola M, Grassi MP, et al. Aphasia in left-handers. Comparison of aphasia profiles and language recovery in non-right-handed and matched right-handed patients. *Brain Lang* 1990;38:233–252.

Becker A, Hardmeier M, Steck AJ, et al. Primary lateral sclerosis presenting with isolated progressive pseudobulbar syndrome. *Eur J Neurol* 2007;14:e3.

Benson DF. *Aphasia, Alexia, and Agraphia*. New York: Churchill Livingstone, 1980.

Bernal B, Ardila A. The role of the arcuate fasciculus in conduction aphasia. *Brain* 2009;132(Pt 9):2309–2316.

Berthier ML, Lambon Ralph MA, Pujol J, et al. Arcuate fasciculus variability and repetition: the left sometimes can be right. *Cortex* 2011;48:133–143.

Blank SC, Scott SK, Murphy K, et al. Speech production: Wernicke, Broca and beyond. *Brain* 2002;125:1829–1838.

Blanken G, Wallesch CW, Papagno C. Dissociations of language functions in aphasics with speech automatisms (recurring utterances). *Cortex* 1990;26:41–63.

Bonner MF, Ash S, Grossman M. The new classification of primary progressive aphasia into semantic, logopenic, or nonfluent/agrammatic variants. *Curr Neurol Neurosci Rep* 2010;10:484–490.

Brazis PW, Masdeu JC, Biller J. *Localization in Clinical Neurology.* 7th ed. Philadelphia: Wolters Kluwer/Lippincott Williams & Wilkins, 2017.

Buckingham HW. The mechanisms of phonemic paraphasia. *Clin Linguist Phon* 1992;6:41–63.

Burns MS, Fahy J. Broca's area: rethinking classical concepts from a neuroscience perspective. *Top Stroke Rehabil* 2010;17:401–410.

Cauquil-Michon C, Flamand-Roze C, Denier C. Borderzone strokes and transcortical aphasia. *Curr Neurol Neurosci Rep* 2011;11:570–577.

Choi JY, Lee KH, Na DL, et al. Subcortical aphasia after striatocapsular infarction: quantitative analysis of brain perfusion SPECT using statistical parametric mapping and a statistical probabilistic anatomic map. *J Nucl Med* 2007;48:194–200.

Confavreux C, Croisile B, Garassus P, et al. Progressive amusia and aprosody. *Arch Neurol* 1992;49:971–976.

Critchley M. And all the daughters of Musick shall be brought low: language function in the elderly. *Arch Neurol* 1984;41:1135–1139.

Croquelois A, Bogousslavsky J. Stroke aphasia: 1,500 consecutive cases. *Cerebrovasc Dis* 2011;31:392–399.

Damasio AR. Aphasia. *N Engl J Med* 1992;326:531–539.

Dewitt I, Rauschecker JP. Phoneme and word recognition in the auditory ventral stream. *Proc Natl Acad Sci U S A* 2012;109:E505–E514.

Dronkers NF. A new brain region for coordinating speech articulation. *Nature* 1996;384:159–161.

Dronkers NF, Plaisant O, Iba-Zizen MT, et al. Paul Broca's historic cases: high resolution MR imaging of the brains of Leborgne and Lelong. *Brain* 2007;130(Pt 5):1432–1441.

Duffy JR. Language and motor speech. In: Weibers DO, Dale AJD, Kokmen E, Swanson JW, eds. *Mayo Clinic Examinations in Neurology.* 7th ed. St. Louis: Mosby, 1998:53–85.

Dyukova GM, Glozman ZM, Titova EY, et al. Speech disorders in right-hemisphere stroke. *Neurosci Behav Physiol* 2010;40:593–602.

Espay AJ, Aybek S, Carson A, et al. Current concepts in diagnosis and treatment of functional neurological disorders. *JAMA Neurol* 2018;75(9):1132–1141.

Fabbro F. The bilingual brain: bilingual aphasia. *Brain Lang* 2001;79:201–210.

Flamand-Roze C, Cauquil-Michon C, Roze E, et al. Aphasia in border-zone infarcts has a specific initial pattern and good long-term prognosis. *Eur J Neurol* 2011;18:1397–1401.

Foundas AL, Bollich AM, Corey DM, et al. Anomalous anatomy of speech-language areas in adults with persistent developmental stuttering. *Neurology* 2001;57:207–215.

Fridriksson J, Bonilha L, Rorden C. Severe Broca's aphasia without Broca's area damage. *Behav Neurol* 2007;18:237–238.

Geschwind N. Current concepts: aphasia. *N Engl J Med* 1971;284:654–656.

Glozman JM. A.R. Luria and the history of Russian neuropsychology. *J Hist Neurosci* 2007;16:168–180.

Goodglass H, Kaplan E, Barresi B, et al. *The Assessment of Aphasia and Related Disorders.* Philadelphia: Lippincott Williams & Wilkins, 2001.

Grossman M. Primary progressive aphasia: clinicopathological correlations. *Nat Rev Neurol* 2010;6:88–97.

Henderson VW. Jules Dejerine and the third alexia. *Arch Neurol* 1984;41(4):430–432.

Hillis AE, Barker PB, Wityk RJ, et al. Variability in subcortical aphasia is due to variable sites of cortical hypoperfusion. *Brain Lang* 2004;89:524–530.

Hoffmann M, Chen R. The spectrum of aphasia subtypes and etiology in subacute stroke. *J Stroke Cerebrovasc Dis* 2013;22:1385–1392.

Jonkers R, Bastiaanse R. Action naming in anomic aphasic speakers: effects of instrumentality and name relation. *Brain Lang* 2007;102:262–272.

Jordan LC, Hillis AE. Aphasia and right hemisphere syndromes in stroke. *Curr Neurol Neurosci Rep* 2005;5:458–464.

Jordan LC, Hillis AE. Disorders of speech and language: aphasia, apraxia and dysarthria. *Curr Opin Neurol* 2006;19:580–585.

Joseph PR. Selective mutism—the child who doesn't speak at school. *Pediatrics* 1999;104(2 Pt 1):308–309.

Kent RD, Kent JF, Duffy JR, et al. Ataxic dysarthria. *J Speech Lang Hear Res* 2000;43:1275–1289.

Kertesz A, Poole E. The aphasia quotient: the taxonomic approach to measurement of aphasic disability. 1974. *Can J Neurol Sci* 2004;31:175–184.

Keulen S, Verhoeven J, De Page L, et al. Psychogenic foreign accent syndrome: a new case. *Front Hum Neurosci* 2016;10:143.

Kim EJ, Suh MK, Lee BH, et al. Transcortical sensory aphasia following a left frontal lobe infarction probably due to anomalously represented language areas. *J Clin Neurosci* 2009;16:1482–1485.

Kluin KJ, Foster NL, Berent S, et al. Perceptual analysis of speech disorders in progressive supranuclear palsy. *Neurology* 1993;43(3 Pt 1):563–566.

Kluin KJ, Gilman S, Lohman M, et al. Characteristics of the dysarthria of multiple system atrophy. *Arch Neurol* 1996;53:545–548.

Konstantopoulos K, Vikelis M, Seikel JA, et al. The existence of phonatory instability in multiple sclerosis: an acoustic and electroglottographic study. *Neurol Sci* 2010;31:259–268.

Kreisler A, Godefroy O, Delmaire C, et al. The anatomy of aphasia revisited. *Neurology* 2000;54:1117–1123.

Krishnan G, Rao SN, Rajashekar B. Apraxic agraphia: an insight into the writing disturbances of posterior aphasias. *Ann Indian Acad Neurol* 2009;12:120–123.

Kuljic-Obradovic DC. Subcortical aphasia: three different language disorder syndromes? *Eur J Neurol* 2003;10:445–448.

Kumral E, Ozdemirkiran T, Alper Y. Strokes in the subinsular territory: clinical, topographical, and etiological patterns. *Neurology* 2004;63:2429–2432.

Lazar RM, Marshall RS, Prell GD, et al. The experience of Wernicke's aphasia. *Neurology* 2000;55:1222–1224.

Li EC, Williams SE. Repetition deficits in three aphasic syndromes. *J Commun Disord* 1990;23:77–88.

Liotti M, Ramig LO, Vogel D, et al. Hypophonia in Parkinson's disease: neural correlates of voice treatment revealed by PET. *Neurology* 2003;60:432–440.

Ludlow CL. Spasmodic dysphonia: a laryngeal control disorder specific to speech. *J Neurosci* 2011;31:793–797.

Mark VW. Perisylvian aphasias. In: Roos RP, ed. *MedLink Neurology.* San Diego: MedLink Corporation, 2016. Available at: www.medlink.com. Last updated: August 13, 2016.

Martnez-Sanchez F. Speech and voice disorders in Parkinson's disease. *Rev Neurol* 2010;51:542–550.

Matas M. Psychogenic voice disorders: literature review and case report. *Can J Psychiatry* 1991;36:363–365.

Matsuo K, Kato C, Sumiyoshi C, et al. Discrimination of Exner's area and the frontal eye field in humans—functional magnetic resonance imaging during language and saccade tasks. *Neurosci Lett* 2003;340:13–16.

Mesulam MM. Primary progressive aphasia. *Ann Neurol* 2001;49:425–432.

Mohr JP, Pessin MS, Finkelstein S, et al. Broca aphasia: pathologic and clinical. *Neurology* 1978;28:311–324.

Mulroy E, Murphy S, Lynch T. Alexia without agraphia. *Ir Med J* 2011;104:124.

Murdoch BE. *Acquired Speech and Language Disorders: A Neuroanatomical and Functional Neurological Approach.* 2nd ed. Chichester, West Sussex; Hoboken: Wiley-Blackwell, 2010.

Ochfeld E, Newhart M, Molitoris J, et al. Ischemia in broca area is associated with broca aphasia more reliably in acute than in chronic stroke. *Stroke* 2010;41:325–330.

Ogawa K, Yoshihashi H, Suzuki Y, et al. Clinical study of the responsible lesion for dysarthria in the cerebellum. *Intern Med* 2010;49:861–864.

Ohyama M, Senda M, Kitamura S, et al. Role of the nondominant hemisphere and undamaged area during word repetition in poststroke aphasics. A PET activation study. *Stroke* 1996;27:897–903.

Pearce JM. Selected observations on amusia. *Eur Neurol* 2005;54:145–148.

Peters AS, Remi J, Vollmar C, et al. Dysprosody during epileptic seizures lateralizes to the nondominant hemisphere. *Neurology* 2011;77:1482–1486.

Pflugshaupt T, Suchan J, Mandler MA, et al. Do patients with pure alexia suffer from a specific word form processing deficit? Evidence from 'wrods with trasnpsoed letetrs'. *Neuropsychologia* 2011;49:1294–1301.

Pool KD, Freeman FJ, Finitzo T, et al. Heterogeneity in spasmodic dysphonia. Neurologic and voice findings. *Arch Neurol* 1991;48:305–309.

Price CJ. Functional-imaging studies of the 19th century neurological model of language. *Rev Neurol (Paris)* 2001;157(8–9 Pt 1):833–836.

Pryse-Phillips W. *Companion to Clinical Neurology.* 3rd ed. Oxford: Oxford University Press, 2009.

Ravi A, Rao VR, Klein JP. Dystextia: acute stroke in the modern age. *JAMA Neurol* 2013;70:404–405.

Reich SG, Meyer T. Teaching video NeuroImage: spasmodic dysphonia: adductor and abductor. *Neurology* 2008;70:e78.

Rodriguez-Fornells A, Rotte M, Heinze HJ, et al. Brain potential and functional MRI evidence for how to handle two languages with one brain. *Nature* 2002;415:1026–1029.

Rohrer JD, Knight WD, Warren JE, et al. Word-finding difficulty: a clinical analysis of the progressive aphasias. *Brain* 2008;131(Pt 1):8–38.

Sakurai Y, Ichikawa Y, Mannen T. Pure alexia from a posterior occipital lesion. *Neurology* 2001;56:778–781.

Sakurai Y, Asami M, Mannen T. Alexia and agraphia with lesions of the angular and supramarginal gyri: evidence for the disruption of sequential processing. *J Neurol Sci* 2010;288:25–33.

Schiff HB, Alexander MP, Naeser MA, et al. Aphemia. Clinical-anatomic correlations. *Arch Neurol* 1983;40:720–727.

Selnes OA, Hillis A. Patient Tan revisited: a case of atypical global aphasia? *J Hist Neurosci* 2000;9:233–237.

Sheldon CA, Malcolm GL, Barton JJ. Alexia with and without agraphia: an assessment of two classical syndromes. *Can J Neurol Sci* 2008;35:616–624.

Shinoura N, Onodera T, Kurokawa K, et al. Damage to the upper portion of area 19 and the deep white matter in the left inferior parietal lobe, including the superior longitudinal fasciculus, results in alexia with agraphia. *Eur Neurol* 2010;64:224–229.

Shipley KG, McAfee JG. *Assessment in Speech-Language Pathology.* 4th ed. Clifton Park: Delmar Cengage Learning, 2009.

Sommer M, Koch MA, Paulus W, et al. Disconnection of speech-relevant brain areas in persistent developmental stuttering. *Lancet* 2002;360:380–383.

Song X, Dornbos D III, Lai Z, et al. Diffusion tensor imaging and diffusion tensor imaging-fibre tractography depict the mechanisms of Broca-like and Wernicke-like conduction aphasia. *Neurol Res* 2011;33:529–535.

Spencer KA, Slocomb DL. The neural basis of ataxic dysarthria. *Cerebellum* 2007;6:58–65.

Starrfelt R, Behrmann M. Number reading in pure alexia—a review. *Neuropsychologia* 2011;49:2283–2298.

Sugishita M, Otomo K, Kabe S, et al. A critical appraisal of neuropsychological correlates of Japanese ideogram (kanji) and phonogram (kana) reading. *Brain* 1992;115(Pt 5):1563–1585.

Sulica L, Louis ED. Clinical characteristics of essential voice tremor: a study of 34 cases. *Laryngoscope* 2010;120:516–528.

Takayama Y, Sugishita M, Kido T, et al. A case of foreign accent syndrome without aphasia caused by a lesion of the left precentral gyrus. *Neurology* 1993;43:1361–1363.

Thomas NWD, Mestre TA. Impact of new technologies in a stroke presentation: a case of dystextia and dystypia. *Can J Neurol Sci* 2017;44:458–460.

Timmann D, Konczak J, Ilg W, et al. Current advances in lesion-symptom mapping of the human cerebellum. *Neuroscience* 2009;162:836–851.

Tomik B, Guiloff RJ. Dysarthria in amyotrophic lateral sclerosis: a review. *Amyotroph Lateral Scler* 2010;11:4–15.

Tudor L, Sikiric P, Tudor KI, et al. Amusia and aphasia of Bolero's creator–influence of the right hemisphere on music. *Acta Med Croatica* 2008;62:309–316.

Urban PP, Hopf HC, Zorowka PG, et al. Dysarthria and lacunar stroke: pathophysiologic aspects. *Neurology* 1996;47:1135–1141.

von Keyserlingk AG, Naujokat C, Niemann K, et al. Global aphasia-with and without hemiparesis. A linguistic and CT scan study. *Eur Neurol* 1997;38:259–267.

Wise RJ, Greene J, Buchel C, et al. Brain regions involved in articulation. *Lancet* 1999;353:1057–1061.

Yamada K, Nagakane Y, Mizuno T, et al. MR tractography depicting damage to the arcuate fasciculus in a patient with conduction aphasia. *Neurology* 2007;68:789.

Yang ZH, Zhao XQ, Wang CX, et al. Neuroanatomic correlation of the post-stroke aphasias studied with imaging. *Neurol Res* 2008;30:356–360.

Zhang Y, Wang Y, Wang C, et al. Study on the pathogenic mechanism of Broca's and Wernicke's aphasia. *Neurol Res* 2006;28:59–65.

Zhang Y, Wang C, Zhao X, et al. Diffusion tensor imaging depicting damage to the arcuate fasciculus in patients with conduction aphasia: a study of the Wernicke-Geschwind model. *Neurol Res* 2010;32:775–778.

Agnosia, Apraxia e Transtornos Relacionados com a Função Cortical Superior

Gnosia (do grego *gnosis*, "conhecimento") refere-se à síntese mais elevada dos impulsos sensoriais, que resultam na percepção, na apreciação e no reconhecimento dos estímulos. Agnosia diz respeito à perda ou à diminuição da capacidade de conhecer ou reconhecer o significado, ou a importância de um estímulo sensorial, mesmo que ele tenha sido percebido. A agnosia ocorre na ausência de qualquer comprometimento da cognição, da atenção ou do estado de alerta. Os pacientes não estão afásicos e não têm dificuldade de encontrar palavras ou comprometimento generalizado do nomear. Hughlings Jackson via a agnosia como uma forma de afasia não relacionada com a linguagem. As agnosias em geral são específicas para uma modalidade sensorial e podem ocorrer com qualquer tipo de estímulo sensorial. As que envolvem as modalidades sensoriais primárias podem representar síndromes de desconexão, que interrompem a comunicação entre uma área sensorial cortical específica e as áreas da linguagem, o que causa uma anomia limitada. Com frequência, as agnosias decorrem de processos bilaterais ou difusos, como vários acidentes vasculares cerebrais, encefalopatia hipóxica isquêmica e transtornos degenerativos.

Agnosia tátil refere-se à incapacidade de reconhecer estímulos pelo tato; agnosia visual é a incapacidade de reconhecer visualmente e agnosia auditiva (acústica) é a incapacidade de conhecer ou reconhecer pela audição. Agnosia da imagem corporal (autotopagnosia) é a perda ou o comprometimento da capacidade de nomear e reconhecer partes do corpo. A agnosia digital é um tipo de autotopagnosia que envolve os dedos. Agnosia auditiva é a perda de reconhecimento de sons. Um paciente com agnosia auditiva pode não ser capaz de distinguir entre o som do choro de um bebê e o barulho do trânsito; fonagnosia é a incapacidade de reconhecimento de vozes familiares. Amusia é uma forma de agnosia auditiva (ver Capítulo 9). A agnosia temporal é a perda da noção do tempo sem desorientação em outras áreas. A agnosia visuoespacial é a perda ou comprometimento da habilidade de julgar direção, distância e movimento e a incapacidade de entender as relações espaciais tridimensionais. Em decorrência do julgamento espacial deteriorado e da desorientação visual, o paciente não consegue encontrar o caminho em ambientes familiares. As agnosias multimodais podem ocorrer com disfunção das áreas de associação nos lobos parietal e temporal, os quais assimilam informações sensoriais de mais de um domínio.

Astereognosia (estereoanestesia) é a perda da capacidade de reconhecer e identificar um objeto pelo toque, apesar das modalidades sensoriais primárias intactas. Não há perda de habilidade perceptiva. O paciente pode sentir o objeto e perceber suas dimensões, sua textura e outras informações relevantes, porém, é incapaz de sintetizar essas informações e correlacioná-las com experiências anteriores e com informações armazenadas sobre objetos semelhantes, a fim de reconhecê-las e identificá-las. A estereognosia é testada pedindo ao paciente que identifique, com os olhos fechados, objetos comuns colocados na mão (p. ex., moeda, chave, botão, alfinete de segurança, clipe de papel). O déficit mais convincente é quando o paciente é capaz de identificar com a outra mão um objeto que não conseguiu identificar com a mão testada. Quando as modalidades sensoriais primárias da mão estão prejudicadas, por exemplo, por radiculopatia ou neuropatia, a falha ao identificar um objeto pelo tato não é estereognosia. A astereognosia quase sempre indica lesão que envolve o lobo parietal contralateral, e é raro que uma lesão de ambos os lobos parietais possa produzir astereognosia bilateralmente. Há relatos de que ocorre também com lesões que afetam a parte anterior do corpo caloso e as radiações talâmicas. Se houver fraqueza na mão, o examinador pode segurar e mover o objeto entre os dedos do paciente. É impressionante ver um paciente com a mão paralisada por acidente vascular cerebral capsular motor puro demonstrar estereognosia perfeitamente intacta quando testado dessa maneira. Na agnosia tátil, o paciente é incapaz de identificar o objeto com a mão, mas pode identificá-lo visualmente. A grafestesia é uma função semelhante, que é testada escrevendo-se números nas palmas das mãos ou nas pontas dos dedos do paciente. A incapacidade de reconhecer os números é conhecida como agrafestesia; as modalidades sensoriais primárias intactas podem indicar lesão no lobo parietal contralateral. As funções sensoriais corticais e suas anormalidades são discutidas no Capítulo 35.

A agnosia digital refere-se à perda ou deficiência da capacidade de reconhecer, nomear ou selecionar dedos específicos das próprias mãos ou das mãos do examinador. O paciente perde a capacidade de nomear dedos, apontar para dedos nomeados pelo examinador ou mover os dedos nomeados quando solicitado, quando não há qualquer outro déficit de nomeação. É conveniente fazer o teste de agnosia digital em combinação com a avaliação da orientação direita-esquerda. O teste mais simples de orientação direita-esquerda é pedir ao paciente para levantar uma mão específica. Um teste mais desafiador é fazer com que o paciente toque uma parte do corpo de um lado, por exemplo, a orelha direita, com um dedo específico do outro lado, por exemplo, o polegar esquerdo. Ainda mais difícil é quando o examinador fica de frente para o paciente, cruza os antebraços com as mãos e os dedos estendidos e solicita que o paciente toque um dos dedos do examinador em um lado específico, por exemplo, o dedo indicador esquerdo. Outro teste muito desafiador é pedir ao paciente para tocar um dedo específico enquanto o examinador fica de frente para o paciente com os antebraços cruzados atrás das costas. Usando sintaxe confusa, o examinador pode dizer: "com sua mão esquerda, toque meu dedo indicador direito".

Em conjunto com agrafia e acalculia, a agnosia digital e a confusão direita-esquerda constituem a síndrome de Gerstmann. A agnosia digital isolada não proporciona a localização exata, mas quando todos os componentes da síndrome estão presentes, a lesão possivelmente se situa na porção inferior do lóbulo parietal dominante, em particular, na região do giro angular e na substância branca subjacente. A ideia vigente é que a síndrome de Gerstmann pura provavelmente resulta de lesão da substância branca parietal subcortical e causa desconexão de tratos de fibra separados, mas situados na mesma região, com interrupção das redes corticais intraparietais, e não necessariamente se deve a alguma lesão cortical focal.

Nas agnosias visuais, há perda ou comprometimento da capacidade de reconhecer as coisas visualmente, apesar da visão intacta (cegueira psíquica ou cegueira mental). As áreas 18 e 19 são particularmente importantes para funções gnósticas visuais. A agnosia visual não é um déficit sensorial, mas, sim, um problema de reconhecimento. Há comprometimento dos processos de associação visual superior necessários para reconhecimento e nomeação, não explicáveis por qualquer déficit de percepção visual ou da habilidade de nomear. Os pacientes podem ver, mas não conseguem entender o mundo visual. Teuber disse que a agnosia visual era a "percepção destituída de seu significado". Oliver Sacks forneceu uma descrição bem-humorada e informativa do quadro clínico da agnosia visual no livro *O homem que confundiu sua mulher com um chapéu.*

As especificações de quais funções visuais são preservadas ou envolvidas variam de um paciente para outro. Lissauer dividiu as agnosias visuais em aperceptivas e associativas. A agnosia visual aperceptiva ocorre quando há alguma anomalia de percepção que distorce a imagem visual de forma que o objeto fica irreconhecível. É frequente depois de lesões que abrangem as regiões parietoccipitais bilaterais e pode se desenvolver durante a recuperação de cegueira cortical. Na agnosia aperceptiva, o não reconhecimento deve-se à deficiência da percepção visual acima do nível de uma função visual básica, como acuidade, percepção de cores e campos visuais. As percepções mais complexas que permitem a síntese dos elementos visuais são comprometidas. O paciente pode ser capaz de ver as partes, mas não o todo, e pode não ser capaz de distinguir um círculo de um quadrado ou combinar um objeto com sua imagem.

Agnosia visual associativa refere-se à incapacidade global de identificar objetos na ausência de deficiência visual, afasia ou anomia. É um defeito de associação do objeto com a experiência e a memória anteriores. Os pacientes podem identificar prontamente os mesmos objetos usando outras modalidades sensoriais. A agnosia visual associativa ocorre com lesões da junção occipitotemporal bilaterais, geralmente comprometendo os giros fusiformes. Pode ocorrer também quando o córtex visual é desconectado dos centros de linguagem por uma lesão no esplênio do corpo caloso e o lobo occipital esquerdo, semelhante à lesão que causa alexia sem agrafia. Os pacientes costumam ter déficits de reconhecimento relacionados, como agnosia para cores e prosopagnosia. O esquema aperceptivo-associativo também foi aplicado a outros tipos de agnosia.

A agnosia visual para objetos (afasia óptica) é uma agnosia visual associativa que causa incapacidade de reconhecer objetos que não se deve a deficiência visual, déficit cognitivo, desatenção, nomenclatura afásica incorreta ou falta de familiaridade. O paciente não consegue identificar objetos familiares apresentados visualmente e não consegue identificar corretamente um objeto visto em uma lista de seleção. Ele pode ser capaz de ver o objeto, até mesmo descrevê-lo, mas não tem ideia do que é ou como é chamado; contudo, o reconhecimento é imediato, se puder manuseá-lo ou ouvir qualquer som que ele possa fazer. A agnosia visual para objetos deve ser distinguida da anomia. O paciente com anomia não consegue reconhecer o objeto quando é apresentado por outra modalidade, por exemplo, o tato, e tem outros defeitos na nomeação, como deterioração da nomeação espontânea com incapacidade de gerar listas de palavras (p. ex., nomear animais). O paciente anômico também pode ser capaz de demonstrar o que é o objeto por meio de um gesto, por exemplo, colocar um pente no cabelo, mas não conseguir chamá-lo de pente. O paciente com agnosia não reconhece o pente como tal e não tem ideia do que fazer com ele. A agnosia visual para objetos é, com frequência, acompanhada por hemianopia homônima direita e alexia sem agrafia.

Algumas lesões do lobo occipital, em especial do córtex visual primário, causam cegueira para cores (acromatopsia central). As lesões nas áreas de associação podem ocasionar agnosia para cores. Na agnosia para cores, o paciente não consegue nomear ou identificar cores, embora não seja cego para cores e possa discernir os números em placas coloridas. A prosopagnosia (agnosia para a face ou facial) é a incapacidade de reconhecer rostos familiares. O paciente pode não identificar pessoas, mesmo parentes próximos, ao ver seus rostos. Contudo, pode identificá-las imediatamente pelo som da voz. O paciente pode reconhecer a face como um rosto, mas não pode associá-lo a um indivíduo específico e aprende a identificar as pessoas por outros indícios. Em exemplos extremos, o paciente é incapaz de se reconhecer no espelho ou em fotografias. Pacientes com prosopagnosia e outras agnosias visuais geralmente têm lesões bilaterais da área occipitotemporal com envolvimento dos giros lingual, fusiforme e para-hipocampal. A prosopagnosia pode ocorrer em lesões hemisféricas posteriores direitas unilaterais. A literatura recente sugere que uma forma hereditária pode afetar cerca de 2,5% da população e talvez até 10% na forma muito leve. Uma queixa comum é a incapacidade de acompanhar personagens de filmes. A prosopagnosia transitória foi relatada depois de estimulação elétrica focal do giro occipital inferior direito.

Simultagnosia é a capacidade de perceber apenas um objeto por vez ou detalhes específicos, mas não uma imagem em sua totalidade. Os pacientes podem perceber partes, mas não o todo de um padrão e podem ler letra por letra, mas não reconhecer a palavra como um todo. A área 19 é considerada importante na revisualização, e as lesões nessa região causam agnosia visual caracterizada pela incapacidade de revisualizar, ou perda da memória visual. O objeto pode ser identificado quando visto, mas o paciente não pode descrevê-lo depois. Na síndrome de Charcot-Wilbrand, há perda de revisualização; o paciente não consegue desenhar ou construir com base na memória e pode não ser capaz de lembrar a cor de objetos comuns, por exemplo, o céu.

Apraxia (do grego, *praxis*, "ação") é definida de diversas maneiras. Todas as definições têm em comum a incapacidade de realizar, quando solicitado, um ato motor na ausência de fraqueza, perda sensorial ou outro déficit da parte afetada. É preciso que o paciente tenha a compreensão intacta e seja cooperativo e atento à tarefa. Uma das definições requer que a tarefa seja de alto nível, aprendida, familiar e proposital, como uma saudação ou uso de uma ferramenta. Contudo, o termo também pode se referir à perda da capacidade de executar algumas funções muito elementares, como abrir ou fechar os olhos (apraxia da pálpebra), olhar para o lado (apraxia ocular motora ou do olhar), caminhar (apraxia da marcha) ou um comportamento básico, como estalar os lábios (apraxia bucofacial). Outra definição de apraxia é a incapacidade de realizar uma ação sob comando, que o paciente consegue realizar espontaneamente. Porém, o paciente com apraxia da marcha não caminha espontaneamente melhor do que sob comando. Assim, todas as definições e aplicações do termo sofrem de um modo ou de outro. Existem muitas variedades de apraxia, sendo as mais frequentes a apraxia ideomotora, bucofacial, construcional e do vestir. A apraxia da fala é descrita no Capítulo 9.

As principais apraxias são: cinéticas dos membros, ideomotoras e ideacionais. A apraxia mais simples é a cinética dos membros. Talvez, essa categoria não devesse existir. Esses pacientes apresentam dificuldade no controle motor fino. Em geral, têm lesões muito leves no trato corticospinal que não são graves o suficiente para causar fraqueza detectável, mas são graves o suficiente para prejudicar a coordenação e a destreza. A apraxia cinética dos membros decorre da disfunção das vias motoras primárias. Em outras formas de apraxia, as funções motoras e sensoriais primárias estão intactas. Pryse-Phillips referiu-se à apraxia cinética dos membros como "uma entidade de validade duvidosa, a falta de jeito... provavelmente em razão da paresia".

Na apraxia ideomotora, o paciente é incapaz de executar um comando complexo (p. ex., cumprimentar, acenar um adeus, pentear o cabelo, usar a tesoura, lançar uma moeda, mostrar como se pede carona) com o membro envolvido e, às vezes, com toda a extremidade. O paciente pode ser incapaz de representar como usar instrumentos comuns (p. ex., martelo, escova de dente, pente) ou como chutar ou arremessar uma bola. Pode substituir o objeto imaginado pela mão ou pelos dedos, usando uma parte do corpo como ferramenta (p. ex., passando os dedos pelo cabelo em vez de mostrar como usar o pente ou simular as lâminas da tesoura com os dedos quando solicitado a mostrar como usá-la). O paciente pode não ser capaz de realizar as ações solicitadas, mas consegue imitá-las. Em casos raros, o paciente pode ser incapaz de realizar ações solicitadas ou imitadas, como mostrar como usar o pente, mas ser capaz de usar o objeto real, conhecido como apraxia de dissociação ou desconexão.

Na apraxia ideomotora, pode haver uma desconexão entre os centros de linguagem ou visuais que compreendem o comando e as áreas motoras encarregadas de executá-lo. Os pacientes podem ter apraxia em movimentos de todo o corpo. São incapazes de obedecer a comandos, como levantar-se, fazer uma reverência ou ficar em pé como um boxeador. A ausência de apraxia para movimentos de todo o corpo quando há apraxia para movimentos de membros foi atribuída à preservação do feixe de Turck, trato que vai da área temporal superoposterior até os núcleos da ponte (trato temporopontino). Até 40% dos pacientes afásicos têm ataxia ideomotora quando avaliados corretamente, mas muitas vezes ela não é detectada. Dependendo da anatomia da lesão, a apraxia ideomotora pode afetar só o membro contralateral ou os quatro membros além das funções da linha mediana. Algumas autoridades distinguem entre as variantes parietal e de desconexão da apraxia ideomotora.

Apraxia simpática é a incapacidade do paciente de realizar uma ação motora complexa com o membro não parético quando há lesão unilateral do hemisfério dominante. Por exemplo, um paciente com lesão no hemisfério esquerdo que cause afasia de Broca pode ser incapaz de dar adeus usando a mão esquerda. Isso ocorre porque as fibras que conectam as áreas da linguagem do hemisfério esquerdo às áreas motoras do hemisfério direito estão interrompidas. O paciente entende a solicitação, não tem fraqueza na mão esquerda, mas não consegue executar porque o hemisfério direito nunca recebe o comando.

Na apraxia ideacional, o paciente é capaz de realizar componentes individuais de uma ação motora complexa, mas não consegue fazer a sequência corretamente. O paciente pode executar corretamente cada etapa, mas, ao tentar a sequência, omite etapas ou as executa fora de ordem. Existe incapacidade de realizar sequências corretas na série de ações que leva ao objetivo. A apraxia ideacional parece ser uma deficiência para conceituar o objetivo geral da sequência de atividades ou incapacidade de planejar a série de etapas necessárias. Por exemplo, ao mostrar como dirigir um carro, o paciente pode tentar colocar o carro em movimento antes de ligar o motor. Quando solicitado a demonstrar como enviar uma carta, o paciente pode lacrar o envelope antes de inserir a carta ou enviar a carta antes de afixar o selo. A apraxia ideacional pode ser derivada de dano na junção temporoparietal posterior esquerda ou em pacientes com comprometimento cognitivo generalizado. Na vida diária, os pacientes com apraxia ideacional podem escolher a ferramenta errada para uma tarefa – por exemplo, tomar sopa com garfo – ou realizar tarefas fora da sequência – por exemplo, escovar os dentes antes de aplicar o creme dental. Em um caso relatado, uma mulher tentando acender um fogão a gás primeiro riscou o fósforo, apagou-o e abriu o bico de gás. Em outra ocasião, ligou o gás, encheu a chaleira e riscou o fósforo, causando uma pequena explosão.

Na apraxia bucofacial (oral), os pacientes são incapazes de realizar ações complexas que incluem lábios, boca e face, por exemplo, assobiar, tossir, franzir os lábios, mostrar a língua, mandar um beijo, fingir que está apagando um fósforo ou cheirar uma flor. Não há fraqueza na boca, nos lábios ou na face, mas os pacientes não conseguem fazer o movimento solicitado. O paciente pode lamber os lábios espontaneamente ou colocar a língua para fora, mas não consegue fazê-lo quando lhe é pedido. A apraxia dessas funções de linha média é comum em pacientes com lesões que afetam qualquer um dos hemisférios. A falha na realização dessas ações não deve ser necessariamente interpretada como evidência de compreensão prejudicada em pacientes afásicos.

Outros tipos comuns de apraxia incluem a do vestir e construcional. A apraxia construcional ou apraxia de vestir é comum nas lesões do lobo parietal, às vezes com lesões frontais que interferem na capacidade de o paciente compreender as relações espaciais. Na apraxia construcional, o paciente é incapaz de copiar formas geométricas de qualquer complexidade por conta da deterioração das habilidades visuoespaciais. Pode ser capaz de desenhar um quadrado, mas não um cubo tridimensional, e de desenhar formas isoladas, mas não consegue sintetizá-las em uma figura geométrica mais complexa (p. ex., um quadrado com um triângulo no vértice superior direito e um círculo no vértice inferior direito, todos ligados). O paciente

também pode ser solicitado a desenhar objetos reais, como uma casa tridimensional com telhado e chaminé, um relógio ou uma margarida.

Pacientes com heminegligência podem deixar de colocar pétalas em um lado da margarida. Um teste para práxis e cognição consiste em pedir que o paciente desenhe um mostrador de relógio, insira os números e desenhe os ponteiros em um horário específico (p. ex., 3 horas e 10 minutos ou "10 minutos depois das 3"). Pacientes com heminegligência podem não conseguir colocar os números em um dos lados do relógio. Pacientes com disfunção do lobo frontal ou em estado confusional podem executar a realizar a tarefa de modo desorganizado e confuso, cometendo vários erros. Um paciente com deficiência cognitiva pode esquecer a disposição adequada dos números ou como indicar um horário específico. Alguns pacientes não conseguem interpretar 3 horas e 10 minutos e colocam um ponteiro no 10 e o outro no 3, indicando 2 horas e 50 minutos ou 10 horas e 15 minutos. O teste de desenho do relógio é analisado no Capítulo 8. A figura de Rey-Osterrieth é muito complexa e pode trazer à tona uma apraxia construcional sutil (Figura 10.1). Tarefas construcionais são particularmente úteis para diferenciar doenças psiquiátricas de doenças neurológicas. A deterioração da capacidade de construção é um indicador sensível de lesões que afetam várias partes do cérebro; porém, em pacientes com doença psiquiátrica, a capacidade construcional é preservada.

Na apraxia do vestir, o paciente perde a capacidade de vestir-se de modo correto. Vestir-se requer interação das duas mãos para resolver um problema espacial complexo. Há perda da capacidade de manipular a roupa no espaço e de compreender suas relações tridimensionais. Pacientes com heminegligência podem não conseguir vestir um dos lados do corpo. Um bom teste da apraxia do vestir é virar do avesso uma das mangas do avental hospitalar e pedir ao paciente para vesti-la. Os pacientes com apraxia do vestir costumam

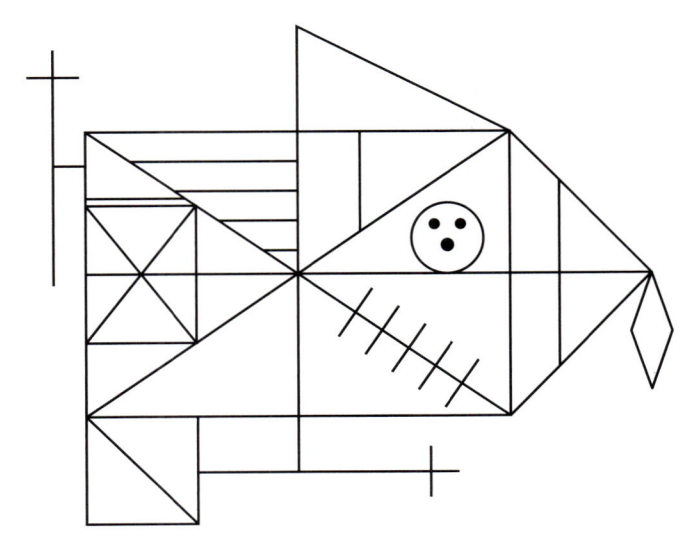

Figura 10.1 Figura complexa de Rey-Osterrieth para avaliar a capacidade construcional.

ficar perplexos. Essa apraxia pode ser bastante incapacitante, porque o paciente luta por um longo tempo todas as manhãs apenas para se vestir. A apraxia construcional é muito incapacitante para os artistas ou artesãos. A apraxia do vestir é frequente em conjunto com a apraxia construcional.

SÍNDROMES DE DESCONEXÃO

As síndromes de desconexão são transtornos em que os tratos de fibras que interligam as áreas corticais primárias são interrompidos, com preservação das áreas corticais de origem. A disfunção neurológica não ocorre por causa da destruição do córtex, mas sim, de defeitos na comunicação intra ou inter-hemisférica. Em 1874, Wernicke foi o primeiro a sugerir que esse mecanismo anatomopatológico poderia existir quando descreveu a afasia de condução em sua tese de doutorado, escrita aos 26 anos. Dejerine acrescentou alexia sem agrafia em 1892. Em seu artigo de 1965, *Disconnection syndromes in animals and man* (*Síndromes de desconexão em animais e seres humanos*), que se tornou o manifesto da neurologia comportamental, Geschwind expandiu e popularizou o conceito, descrevendo vários novos exemplos. Outras síndromes de desconexão incluem apraxia ideomotora, apraxia simpática, surdez pura para palavras e as afasias transcorticais. As agnosias de modalidade específica podem ser síndromes de desconexão nas quais a área sensorial primária para determinada modalidade está desconectada das áreas de linguagem e de memória do cérebro, as quais são responsáveis pelo reconhecimento e pela nomeação. As síndromes de desconexão podem resultar de qualquer processo que interfira na substância branca subcortical, incluindo infarto, hemorragia, neoplasia e trauma. Houve relatos de pacientes com síndromes de desconexão dupla.

Na alexia sem agrafia, uma lesão do lobo occipital esquerdo, geralmente um infarto, estende-se anteriormente para envolver o esplênio do corpo caloso ou a substância branca adjacente. Os pacientes em geral apresentam uma hemianopsia homônima direita por causa da lesão do lobo occipital. Embora o lobo occipital direito e o campo visual esquerdo estejam intactos, as fibras do lobo occipital direito são desconectadas dos centros de linguagem no lobo parietal esquerdo por causa do rompimento das fibras comissurais no esplênio. Os pacientes não conseguem ler porque a informação visual do lobo occipital direito não pode ser transferida para a região do giro angular oposto. Em geral, são mais capazes de ler letras do que palavras e letras isoladas melhor do que sequências de letras e pode haver preservação da leitura de números. Como o giro angular está intacto, os pacientes conseguem escrever sem dificuldade, mas não conseguem ler o que acabaram de escrever. Raramente, a alexia sem agrafia ocorre sem associação à hemianopsia.

Na surdez pura para palavras (agnosia verbal auditiva), os pacientes são incapazes de compreender a fala, mas outras modalidades de linguagem não são prejudicadas. A fala, a leitura e a escrita espontâneas são preservadas mesmo com um grave déficit de compreensão auditiva. A audição está intacta e o processamento auditivo não linguístico (p. ex., para música) não é perturbado. A patologia responsável é tipicamente bitemporal ou temporal dominante, causando a desconexão da área de Wernicke com o córtex auditivo primário. Na cegueira pura para palavras, o paciente não consegue ler, mas as outras funções da linguagem são preservadas. A lesão desconecta o córtex visual dos centros de linguagem. Há conjecturas de que a disfagia na síndrome bulbar lateral de Wallenberg pode dever-se à desconexão entre os neurônios pré-motores relacionados com a deglutição e os núcleos bulbares responsáveis pela execução.

Nas síndromes de desconexão do corpo caloso, há evidências de desconexão inter-hemisférica, que causa deficiências na função do corpo caloso semelhantes às observadas em pacientes com cérebro dividido. Os pacientes com lesões anteriores do corpo caloso podem ter anomia tátil unilateral, agrafia unilateral, apraxia unilateral, dificuldade de copiar desenhos, discalculia, anormalidades de transferência somestésica e o fenômeno da mão alienígena. As lesões posteriores do corpo caloso podem causar anomia tátil esquerda, anomia visual esquerda e agrafia na mão esquerda. Um paciente com infarto em toda a extensão do corpo caloso tinha anosmia verbal unilateral, hemialexia, apraxia ideomotora unilateral, agrafia unilateral, anomia tátil unilateral, apraxia construcional unilateral, ausência de transferência somestésica e fenômenos dissociativos. Apraxia do corpo caloso refere-se à deterioração da capacidade de, quando solicitado, fazer pantomimas, imitar ou usar objetos reais com a mão esquerda, com preservação dessas habilidades de realizar essas tarefas com a mão direita, em razão da lesão no corpo caloso. A evidência de desconexão do corpo caloso foi relatada em infarto, hemorragia, doença de Marchiafava-Bignami, esclerose múltipla e doença de Alzheimer.

Déficits de atenção

Além dos defeitos generalizados de atenção observados em pacientes com estado mental alterado e outros transtornos cerebrais difusos, pode haver defeitos seletivos de atenção em pacientes com lesões cerebrais focais. Esses defeitos são encontrados principalmente em pacientes destros com lesões no hemisfério direito (não dominante), especialmente as que envolvem o lóbulo parietal inferior. Uma variedade de termos foi usada para descrever o fenômeno, inclusive extinção, negligência, heminegligência, hemidesatenção, negação e desatenção espacial. A hemiatenção pode ser de modalidade específica. A manifestação mais branda de lesão parietal direita é a extinção do estímulo contralateral com estimulação simultânea dupla em testes de campo visual ou somatossensoriais. Embora as modalidades sensoriais primárias estejam intactas, quando o paciente é tocado simultaneamente em ambos os lados, ele não percebe o estímulo do lado envolvido ou não vê estímulo no hemicampo visual desse lado.

Os pacientes com hemineglinência multimodal podem extinguir todos os tipos de estímulos contralesionais e ignorar completamente o lado esquerdo do espaço. No teste de bissecção de linha, eles não veem a metade esquerda dessa linha (ver Capítulo 8). Dividem a metade direita, traçando sua marca vertical cerca de um quarto de distância além da linha da direita. Quando as linhas forem desenhadas em toda a página, é possível que os pacientes não consigam dividir ao meio nenhuma das linhas à esquerda. Quando apresentados a um desenho complexo, como a prancha de "roubo de biscoitos", podem descrever o que está acontecendo no lado direito da imagem, mas podem não perceber o roubo de biscoitos à esquerda. Parece que o lobo parietal direito é dominante para a atenção espacial; também podem ocorrer déficits ipsilaterais sutis. Além disso, o hemisfério esquerdo tem um papel na atenção aos estímulos contralaterais isoladamente. Com uma lesão do lado direito, o hemisfério esquerdo ainda atende adequadamente ao lado direito em relação ao espaço, e o déficit surge no hemisespaço contralateral esquerdo desprotegido pelo hemisfério direito. Na negligência motora (hemiacinesia), todas as atividades motoras do paciente são direcionadas para um lado do espaço.

Babinski introduziu o complicado termo anosognosia para se referir à falta de consciência do paciente de um déficit neurológico, que ocorre principalmente em pacientes com lesões parietais do hemisfério não dominante. Estima-se que é sete vezes mais comum com lesões não dominantes do que com as dominantes, diferença que não é totalmente explicável pela afasia associada com lesões dominantes. Não é incomum ver pacientes com infarto parietal direito em estudos de imagem, mas sem história clínica do evento, em parte em decorrência da falta de reconhecimento de déficits que atingem o lado esquerdo do corpo. Ocasionalmente, um paciente com hemiplegia esquerda grave pode negar que haja algo de errado com os membros envolvidos. Mesmo quando o examinador balança a mão esquerda paralisada do paciente diante de seu rosto e pergunta se há algo errado com essa mão, o paciente pode negar. A forma mais grave de anosognosia é quando o paciente não reconhece a própria mão (assomatognosia ou somatoagnosia). Às vezes, os pacientes são hostis ao negarem que a mão pendente diante deles lhes pertence. É comum afirmarem que a mão é do examinador. Um paciente afirmou que era a "mão da Rainha Elizabeth" e quando questionado sobre onde a Rainha Elizabeth estava, o paciente respondeu: "atrás da cortina". Pacientes com anosognosia podem se recusar a permanecer na cama com essa "outra pessoa". Uma paciente achava que seu braço esquerdo fosse o neto deitado a seu lado. Uma paciente, convencida de que seu braço esquerdo não era dela, jogou-o sobre a grade lateral da cama, fraturando o úmero (ver seção "Síndrome da mão alienígena"). Na misoplegia, também observada nas lesões do hemisfério direito, os pacientes odeiam e podem rejeitar seus membros paralisados. Um distúrbio possivelmente relacionado, também atribuído à lesão parietal direita, é a apotemnofilia, na qual indivíduos aparentemente racionais procuram amputar membros saudáveis.

Pacientes com anosognosia persistente em geral apresentam grandes derrames do hemisfério direito, que causam perda hemissensorial grave e negligência espacial à esquerda. A anosognosia para hemiplegia pode resultar de deterioração de mecanismos proprioceptivos que levam o paciente a não ter noção da posição e do movimento dos membros afetados. A anosognosia para hemiplegia também foi relatada em lesões da ponte. Com as técnicas especiais para compensar a afasia, ela pode ser detectada com mais frequência em lesões do hemisfério dominante do que se suspeitava antes. Os pacientes também podem negar ou negligenciar outras deficiências neurológicas, em especial a perda de visão em decorrência de lesões bilaterais do lobo occipital (cegueira cortical, síndrome de Anton).

Síndrome da mão alienígena

Nessa síndrome, verifica-se atividade complexa, porém involuntária, em uma das mãos; a mão se move como se tivesse vontade própria. Há controvérsia quanto à necessidade da atividade parecer intencional e direcionada para um objetivo. A síndrome da mão alienígena em geral é decorrente da interrupção das conexões corticais que controlam as operações bimanuais suaves. As mãos já não atuam como um conjunto. A mão afetada começa a funcionar de forma autônoma e perde a capacidade de cooperar com a outra, e o paciente sente a perda de domínio da extremidade. Pode haver conflito intermanual evidente. A mão afetada atua como se tivesse sido possuída por um fantasma. Se o paciente tentar comer com a mão funcional, a mão alienígena pode detê-la e afastá-la da boca. Se a mão normal tentar escrever, a mão alienígena pode tomar a caneta.

Existem pelo menos duas formas de síndrome da mão alienígena. No tipo caloso, a lesão encontra-se na parte anterior do corpo caloso. O conflito intermanual é típico desse tipo, e quase sempre afeta a mão esquerda (mão anárquica). No tipo frontal, a lesão situa-se na parte medial do lobo frontal, próxima da área motora suplementar ou envolvendo essa área. A mão alienígena não coopera, mas não é belicosa. Pode ter reflexo de preensão e outros comportamentos autônomos, mas há pouco ou nenhum conflito intermanual. Os pacientes podem reclamar do comportamento da mão e criticar e até mesmo bater na mão alienígena com a mão funcional. Outros pacientes consideram divertido o comportamento da mão.

Também há relato de síndrome da mão alienígena sensorial ou posterior, depois de lesões no lobo parietal. Há déficits sensoriais tipicamente parietais e hemineglinência do lado esquerdo do corpo, que se assemelha à anosognosia. O braço esquerdo pode então atacar involuntariamente o lado direito do corpo. Houve relatos de pacientes com lesão do corpo caloso, que sentiam como se tivessem uma segunda mão esquerda.

Outras anormalidades no exame neurológico ajudam a indicar o subtipo de mão alienígena. A afasia não fluente e um reflexo de preensão proeminente sugerem a variante do lobo frontal. A apraxia ideomotora da mão não dominante sugere o tipo caloso. O déficit hemissensorial e outros achados no lobo parietal sugerem a variante sensorial da mão alienígena. As possíveis etiologias incluem acidente vascular cerebral, calosotomia, encefalopatia hipoglicêmica, síndrome hipermolar diabética, doença de Marchiafava-Bignami, esclerose múltipla, enxaqueca e síndrome da encefalopatia posterior reversível. A síndrome da mão alienígena é encontrada em doenças cerebrais degenerativas, incluindo síndrome corticobasal, doença de Alzheimer e doença de Creutzfeldt-Jakob. A incidência de mão alienígena na síndrome corticobasal foi relatada em 40 a 50%, fazendo da síndrome corticobasal a etiologia possível mais comum para a síndrome da mão alienígena.

A síndrome da mão alienígena apareceu muitas vezes na cultura popular. No filme *Dr. Fantástico*, Peter Sellers precisa conter sua mão alienígena constantemente para não fazer a saudação do partido nazista, e a síndrome da mão alienígena tem sido chamada de síndrome do Dr. Strangelove.

BIBLIOGRAFIA

Absher JR, Benson DF. Disconnection syndromes: an overview of Geschwind's contributions. *Neurology* 1993;43:862–867.

Adair JC, Na DL, Schwartz RL, et al. Anosognosia for hemiplegia: test of the personal neglect hypothesis. *Neurology* 1995;45:2195–2199.

Anonymous. Alien hand syndrome. http://en.wikipedia.org/wiki/Alien_hand_syndrome

Ardila A. A proposed reinterpretation of Gerstmann's syndrome. *Arch Clin Neuropsychol* 2014;29:828–833.

Aydogdu I, Ertekin C, Tarlaci S, et al. Dysphagia in lateral medullary infarction (Wallenberg's syndrome): an acute disconnection syndrome in premotor neurons related to swallowing activity? *Stroke* 2001;32:2081–2087.

Brang D, McGeoch PD, Ramachandran VS. Apotemnophilia: a neurological disorder. *Neuroreport* 2008;19:1305–1306.

Buxbaum LJ. Ideomotor apraxia: a call to action. *Neurocase* 2001;7:445–458.

Catani M, Ffytche DH. The rises and falls of disconnection syndromes. *Brain* 2005;128(Pt 10):2224–2239.

Catani M, Mesulam M. The arcuate fasciculus and the disconnection theme in language and aphasia: history and current state. *Cortex* 2008a;44:953–961.

Catani M, Mesulam M. What is a disconnection syndrome? *Cortex* 2008b;44: 911–913.

Chan JL, Liu AB. Anatomical correlates of alien hand syndromes. *Neuropsychiatry Neuropsychol Behav Neurol* 1999;12(3):149–155.

Cherrier MM, Mendez MF, Dave M, et al. Performance on the Rey-Osterrieth complex figure test in Alzheimer disease and vascular dementia. *Neuropsychiatry Neuropsychol Behav Neurol* 1999;12:95–101.

Cocchini G, Beschin N, Cameron A, et al. Anosognosia for motor impairment following left brain damage. *Neuropsychology* 2009;23:223–230.

Critchley M. Misoplegia, or hatred of hemiplegia. *Mt Sinai J Med* 1974; 41:82–87.

Degos JD, Gray F, Louarn F, et al. Posterior callosal infarction. Clinicopathological correlations. *Brain* 1987;110:1155–1171.

Delrieu J, Payoux P, Toulza O, et al. Sensory alien hand syndrome in corticobasal degeneration: a cerebral blood flow study. *Mov Disord* 2010;25: 1288–1291.

Epelbaum S, Pinel P, Gaillard R, et al. Pure alexia as a disconnection syndrome: new diffusion imaging evidence for an old concept. *Cortex* 2008;44: 962–974.

Estañol B, Baizabal-Carvallo JF, Sentíes-Madrid H. A case of tactile agnosia with a lesion restricted to the post-central gyrus. *Neurol India* 2008;56:471–473.

Evyapan D, Kumral E. Pontine anosognosia for hemiplegia. *Neurology* 1999;53: 647–649.

Fitzgerald LK, McKelvey JR, Szeligo F. Mechanisms of dressing apraxia: a case study. *Neuropsychiatry Neuropsychol Behav Neurol* 2002;15:148–155.

Gasquoine PG. Blissfully unaware: anosognosia and anosodiaphoria after acquired brain injury. *Neuropsychol Rehabil* 2016;26:261–285.

Geschwind N. Disconnection syndromes in animals and man, parts I and II. *Brain* 1965;88:237–294, 585–644.

Geschwind N. The organization of language and the brain. *Science* 1970;170: 940–944.

Geschwind N. The Apraxias: neural mechanisms of disorders of learned movement: the anatomical organization of the language areas and motor systems of the human brain clarifies apraxic disorders and throws new light on cerebral dominance. *Am Sci* 1975;63:188–195.

Geschwind N, Kaplan E. A human cerebral deconnection syndrome. *Neurology* 1962;12:675–685.

Goldenberg G, Mullbacher W, Nowak A. Imagery without perception—a case study of anosognosia for cortical blindness. *Neuropsychologia* 1995;33: 1373–1382.

Gruter T, Gruter M, Carbon CC. Neural and genetic foundations of face recognition and prosopagnosia. *J Neuropsychol* 2008;2(Pt 1):79–97.

Hartmann JA, Wolz WA, Roeltgen DP, et al. Denial of visual perception. *Brain Cogn* 1991;16:29–40.

Heilman KM. Apraxia. *Continuum (Minneap Minn)* 2010;16(4 Behavioral Neurology):86–98.

Jonas J, Descoins M, Koessler L, et al. Focal electrical intracerebral stimulation of a face-sensitive area causes transient prosopagnosia. *Neuroscience* 2012;222: 281–288.

Kararizou E, Lykomanos D, Kosma A, et al. Stereoanesthesia or astereognosia? *Neurol Sci* 2009;30:409–411.

Kim YD, Lee ES, Lee KS, et al. Callosal alien hand sign following a right parietal lobe infarction. *J Clin Neurosci* 2010;17:796–797.

Kirshner HS. Agnosias. In: Daroff RB, Jankovic J, et al., eds. *Bradley's Neurology in Clinical Practice.* 7th ed. Philadelphia: Elsevier, 2016.

Kleinschmidt A, Rusconi E. Gerstmann meets Geschwind: a crossing (or kissing) variant of a subcortical disconnection syndrome? *Neuroscientist* 2011;17: 633–644.

Kloesel B, Czarnecki K, Muir JJ, et al. Sequelae of a left-sided parietal stroke: posterior alien hand syndrome. *Neurocase* 2010;16:488–493.

Lausberg H, Gottert R, Munssinger U, et al. Callosal disconnection syndrome in a left-handed patient due to infarction of the total length of the corpus callosum. *Neuropsychologia* 1999;37:253–265.

Lavados M, Carrasco X, Pena M, et al. A new sign of callosal disconnection syndrome: agonistic dyspraxia. A case study. *Neurocase* 2002;8:480–483.

Leiguarda R, Starkstein S, Berthier M. Anterior callosal hemorrhage: a partial interhemispheric disconnection syndrome. *Brain* 1989;112:1019–1037.

Levine DN, Calvanio R, Rinn WE. The pathogenesis of anosognosia for hemiplegia. *Neurology* 1991;41:1770–1781.

Luzzi S, Piccirilli M, Pesallaccia M, et al. Dissociation apraxia secondary to right premotor stroke. *Neuropsychologia* 2010;48:68–76.

Marangolo P, De Renzi E, Di Pace E, et al. Let not thy left hand know what thy right hand knoweth. The case of a patient with an infarct involving the callosal pathways. *Brain* 1998;121:1459–1467.

Mark VW. Alien hand syndrome. In: Gilman S, ed. *MedLink Neurology.* San Diego: MedLink Corporation. Available at www.medlink.com. Last updated: May 2, 2017.

Meador KJ, Loring DW, Feinberg TE, et al. Anosognosia and asomatognosia during intracarotid amobarbital inactivation. *Neurology* 2000;55:816–820.

Mendez MF, Deutsch MB. Limb apraxias and relates disorders. In: Daroff RB, Jankovic J, et al., eds. *Bradley's Neurology in Clinical Practice.* 7th ed. Philadelphia: Elsevier, 2016.

Motomura N, Yamadori A. A case of ideational apraxia with impairment of object use and preservation of object pantomime. *Cortex* 1994;30:167–170.

Mulroy E, Murphy S, Lynch T. Alexia without agraphia. *Ir Med J* 2011;104:124.

Murdoch BE. *Acquired Speech and Language Disorders: A Neuroanatomical and Functional Neurological Approach.* 2nd ed. Chichester, West Sussex/Hoboken: Wiley-Blackwell, 2010.

Nocentini U, Borghese NA, Caltagirone C, et al. A callosal disconnection syndrome of vascular origin. *J Neurosurg Sci* 1997;41:107–111.

Ochipa C, Rothi LJ, Heilman KM. Ideational apraxia: a deficit in tool selection and use. *Ann Neurol* 1989;25:190–193.

Pryse-Phillips W. *Companion to Clinical Neurology*. 3rd ed. Oxford: Oxford University Press, 2009.

Rizzo M, Hurtig R. Looking but not seeing: attention, perception, and eye movements in simultanagnosia. *Neurology* 1987;37:1642–1648.

Ropper AH, Samuels MA, Klein J. *Adams and Victor's Principles of Neurology*. 10th ed. New York: McGraw-Hill Education Medical, 2014.

Rusconi E, Pinel P, Dehaene S, et al. The enigma of Gerstmann's syndrome revisited: a telling tale of the vicissitudes of neuropsychology. *Brain* 2010;133(Pt 2):320–332.

Sacks O. The man who mistook his wife for a hat. *Br J Psychiatry* 1995;166:130–131.

Schmahmann JD, Nitsch RM, Pandya DN. The mysterious relocation of the bundle of Turck. *Brain* 1992;115:1911–1924.

Schnider A, Benson F, Rosner LJ. Callosal disconnection in multiple sclerosis. *Neurology* 1993;43:1243–1245.

Takahashi N, Kawamura M, Shinotou H, et al. Pure word deafness due to left hemisphere damage. *Cortex* 1992;28:295–303.

Thiebaut de Schotten M, Dell'Acqua F, Ratiu P, et al. From Phineas Gage and Monsieur Leborgne to H.M.: revisiting disconnection syndromes. *Cereb Cortex* 2015;25:4812–4827.

Vincent FM, Sadowsky CH, Saunders RL, et al. Alexia without agraphia, hemianopia, or color-naming defect: a disconnection syndrome. *Neurology* 1977;27:689–691.

Zhang Y, Wang C, Zhao X, et al. Diffusion tensor imaging depicting damage to the arcuate fasciculus in patients with conduction aphasia: a study of the Wernicke-Geschwind model. *Neurol Res* 2010;32:775–778.

CAPÍTULO **11**

Uma Visão Geral da Anatomia do Tronco Encefálico e dos Nervos Cranianos

Com exceção do nervo craniano (NC) I (olfatório) e do NC II (óptico), a anatomia dos NCs está ligada de maneira indissociável à do tronco encefálico. Este capítulo fornece uma visão geral da organização e das características básicas do tronco encefálico. Os capítulos subsequentes apresentam uma discussão detalhada de cada um dos NCs. Gates criou um mnemônico – a regra dos 4 do tronco encefálico – para lembrar a anatomia básica e as síndromes vasculares (Boxe 11.1).

Boxe 11.1

A regra dos 4 do tronco encefálico

Em resumo, a regra dos 4 estabelece que existem 4 estruturas medianas ou mediais, 4 estruturas laterais, 4 nervos cranianos (NCs) no bulbo, 4 na ponte e 4 acima da ponte. As 4 estruturas mediais são a via motora (trato corticospinal), o lemnisco medial (LM), o fascículo longitudinal medial (FLM) e os núcleos e nervos motores. As 4 estruturas laterais são os tratos espinocerebelares, o trato espinotalâmico, o núcleo sensitivo do NC V e vias simpáticas. Os 4 NCs no bulbo são IX, X, XI e XII; os 4 na ponte são V, VI, VII e VIII; e o restante situa-se acima da ponte. Ver Gates P. em http://www.boutlis.com/files/UnderstandingThe-Brainstem.pdf para mais detalhes.

EMBRIOLOGIA DO TRONCO ENCEFÁLICO

Uma breve revisão da embriologia pertinente ajuda a compreender a estrutura e a organização do tronco encefálico. Um sulco longitudinal, o sulco limitante, aparece na parede lateral do tubo neural na quarta semana. À medida que se aprofunda, divide o tubo em uma metade dorsal e outra ventral

em toda sua extensão. O espessamento da camada do manto dorsalmente ao sulco limitante forma a placa alar, e um espessamento ventral forma a placa basal (Figura 11.1). O desenvolvimento da medula espinal é um exemplo simplificado da ontogenia do tronco encefálico. A placa alar contém neuroblastos sensitivos e transforma-se nos cornos cinzentos posteriores da medula espinal. A placa basal contém neuroblastos motores e dá origem aos cornos cinzentos anteriores da medula espinal. O sulco limitante não está presente na medula espinal do adulto, porém é encontrado no tronco encefálico, onde continua delimitando as zonas de neurônios motores e sensitivos.

À medida que o tronco encefálico se desenvolve, a expansão da cavidade do quarto ventrículo empurra a placa alar para fora e para baixo. Em consequência, ocorre retroflexão da placa alar, de modo que ela passa a se localizar lateralmente

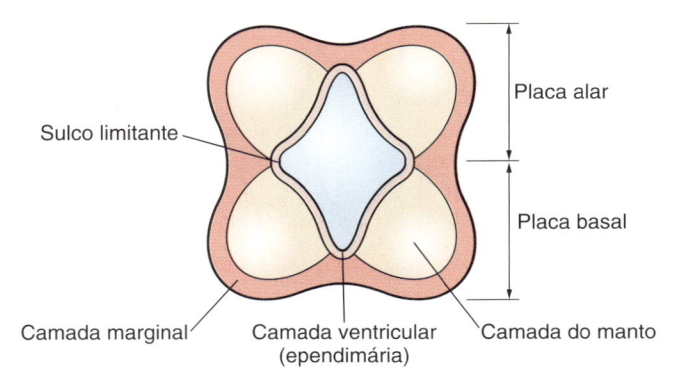

Figura 11.1 O sulco limitante divide o tubo neural na placa alar dorsal, que contém neuroblastos sensitivos, e na placa basal ventral, que contém neuroblastos motores. No tronco encefálico, o sulco limitante separa os núcleos motores dos núcleos sensitivos.

à placa basal, e não dorsalmente. As duas placas são separadas pelo sulco limitante (Figura 11.2). No tronco encefálico maduro, os neurônios motores derivados da placa basal ocupam uma posição medial, enquanto os neurônios sensitivos derivados da placa alar são de localização lateral. Os neurônios formam colunas celulares, que são divididas em categorias funcionais pelos anatomistas. A classificação anatômica formal é um tanto obscura e raramente utilizada pelos médicos, porém a sua base conceitual é útil. As colunas celulares são divididas em motoras (eferentes) e sensitivas (aferentes) e em tipos celulares gerais e especiais, somáticos e viscerais.

Na Figura 11.2, em sentido medial-lateral, a primeira coluna celular é a coluna eferente somática geral (ESG), que contém células motoras somáticas. As células ESGs inervam os músculos esqueléticos, que derivam de miótomos. Na cabeça e no pescoço, esses músculos são os extraoculares e a língua. A seguinte coluna celular lateral é a coluna eferente visceral geral (EVG). Essa coluna contém neurônios viscerais motores ou autônomos (parassimpáticos), que suprem os músculos lisos e as glândulas da cabeça e do pescoço, bem como as vísceras torácicas e abdominais até a flexura esquerda do colo. Os núcleos EVGs constituem a porção cranial do sistema autônomo craniossacral e incluem os núcleos salivatórios superior e inferior e o núcleo posterior motor do nervo vago.

Lateralmente à coluna EVG encontra-se a coluna eferente visceral especial (EVE). Os núcleos que inervam os músculos do arco branquial (faríngeo) foram designados como viscerais, visto que as brânquias nos peixes se originam dos arcos branquiais (do grego, *branchia*, "brânquias") embrionários.

As brânquias são vísceras, isto é, pulmões primordiais, razão pela qual os músculos derivados dos arcos branquiais nos seres humanos foram considerados viscerais, e os neurônios branquioméricos foram denominados EVE. No curso da ontogenia e da filogenia, a coluna de células motoras branquiais sofreu migração ventral, de uma localização imediatamente abaixo do assoalho ventricular para uma posição no tegmento. Os núcleos motores dos NCs V e VII e o núcleo ambíguo situam-se aproximadamente a meia distância entre a coluna de núcleos motores somáticos e o ponto de saída de seus respectivos nervos. O núcleo ambíguo é obscurecido pelas fibras da formação reticular (FR), tornando-o inconspícuo e dificultando a sua identificação. Em consequência do deslocamento de suas colunas de núcleos, os axônios motores branquiais tendem a formar alças internas; por exemplo, o envolvimento do núcleo do NC VI (ESG) pelos axônios que saem do núcleo do NC VII (EVE). As fibras motoras somáticas saem do tronco encefálico anteriormente, enquanto as fibras motoras branquiais saem lateralmente.

O sulco limitante separa a coluna de células motoras mais laterais da coluna de células sensitivas mais medial. Em posição mais medial, encontram-se as colunas celulares aferentes viscerais gerais – ou sensitivas viscerais –, que recebem impulsos sensitivos das vísceras. A coluna celular aferente visceral especial – ou sensitiva especial – recebe fibras que atuam no paladar. A coluna aferente somática geral recebe impulsos exteroceptivos (*i. e.*, tato, pressão, dor, temperatura, vibração e propriocepção) da cabeça e do pescoço. A coluna sensitiva mais lateral desempenha funções aferentes somáticas especiais que medeiam os sentidos especiais (*i. e.*, audição e função vestibular).

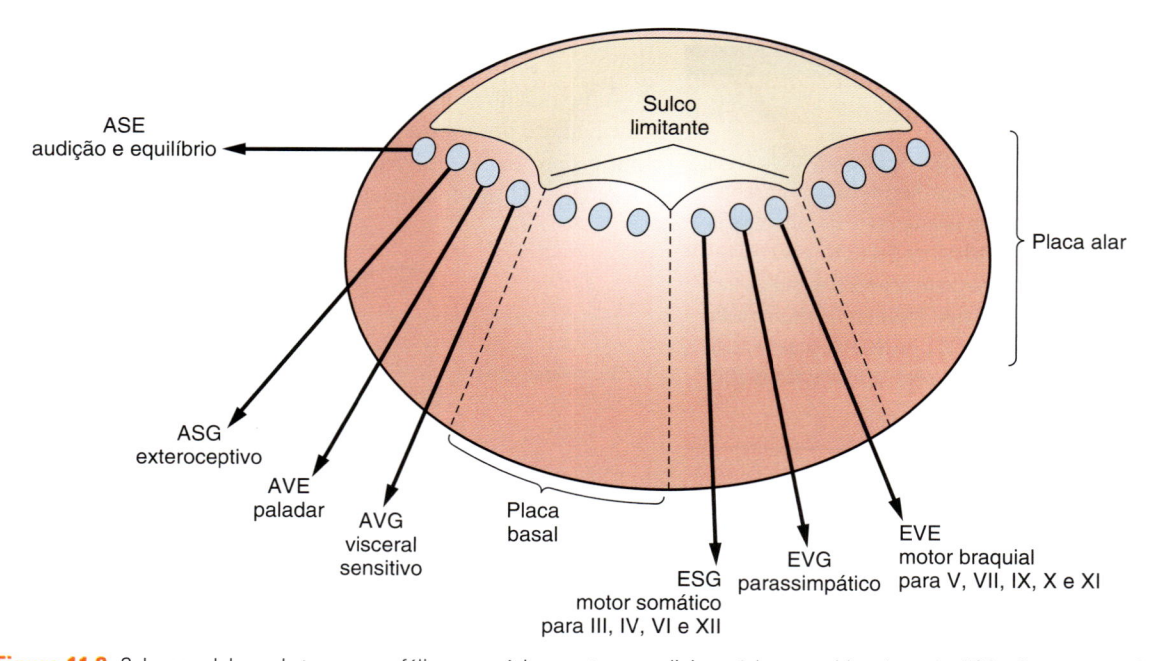

Figura 11.2 Colunas celulares do tronco encefálico com núcleos motores mediais e núcleos sensitivos laterais. ASG, aferente somático geral; ESG, eferente somático geral; AVG, aferente visceral geral; EVG, eferente visceral geral; ASE, aferente somático especial; AVE, aferente visceral especial; EVE, eferente visceral especial.

Anatomia externa

As Figuras 11.3 e 11.4 ilustram algumas características importantes da anatomia externa do tronco encefálico. Na face ventral, o limite rostral do tronco encefálico é demarcado pelos tratos ópticos que passam ao redor para alcançar os corpos geniculados laterais. Os pedúnculos cerebrais volumosos descem abaixo dos tratos ópticos. O espaço existente entre os pedúnculos é a fossa interpeduncular. Na margem superior da fossa interpeduncular, encontram-se os corpos mamilares. Em sua parte profunda se situa a substância perfurada posterior, na qual os vasos perfurantes paramedianos da artéria basilar penetram na parte superior do tronco encefálico e do tálamo. O NC III (oculomotor) emerge da fossa e segue o seu trajeto para a frente, entre as artérias cerebelar superior e cerebral posterior.

No limite caudal da fossa interpeduncular encontra-se a junção entre o mesencéfalo e a ponte. A saliência da parte anterior da ponte, em virtude principalmente das fibras subjacentes do pedúnculo cerebelar médio (PCM) (braço da ponte), cruza o espaço entre os dois hemisférios do cerebelo e se estende pelo espaço entre o mesencéfalo e o bulbo (do latim, *pons*, L. pons "ponte"). A raiz do NC V (trigêmeo) está fixada lateralmente ao nível da parte média da ponte. O sulco basilar para a artéria basilar entalha a ponte de baixo para cima. Na junção pontobulbar, em sentido medial para lateral, saem os NCs VI (abducente), VII (facial) e VIII (vestibulococlear). O nervo intermédio situa-se em posição imediatamente lateral à raiz principal do nervo facial. O nervo vestibular, divisão do NC VIII, situa-se em uma posição medial e ligeiramente rostral ao nervo coclear.

O bulbo (medula oblonga) tem um comprimento de 24 a 30 mm e se estende da junção pontobulbar e das estrias medulares acima, até as raízes inferiores do nervo hipoglosso e o plano inferior da decussação das pirâmides – imediatamente rostral à saída das radículas superiores de C1, no nível do forame magno. Descendo pela face anterior do bulbo estão as colunas gêmeas das pirâmides bulbares, que contêm os tratos corticospinais. A decussação das pirâmides é marcada por feixes entrelaçados de fibras cruzadas no extremo caudal do bulbo. A medula espinal situa-se caudalmente à decussação. Imediatamente lateral às pirâmides, na parte superior do bulbo, encontra-se a saliência oval da oliva, abaixo da qual está localizado o núcleo olivar inferior. Os filamentos do NC XII (nervo hipoglosso) saem no canal entre a pirâmide e a oliva. Os NCs IX (glossofaríngeo), X (vago) e a raiz craniana do NC XI (acessório) saem no sulco retro-olivar, na sequência rostral-caudal.

A Figura 11.4 mostra o tronco encefálico com o cerebelo removido e o quarto ventrículo aberto. A extensão mais rostral do tronco encefálico é marcada pela sua junção com o pulvinar do tálamo. As elevações proeminentes dos colículos superior e inferior formam a lâmina do teto (placa quadrigeminal). A glândula pineal estende-se caudalmente, entre os colículos superiores. O colículo superior está conectado ao corpo geniculado lateral pelo braço do colículo superior, enquanto o colículo inferior está conectado ao corpo geniculado medial

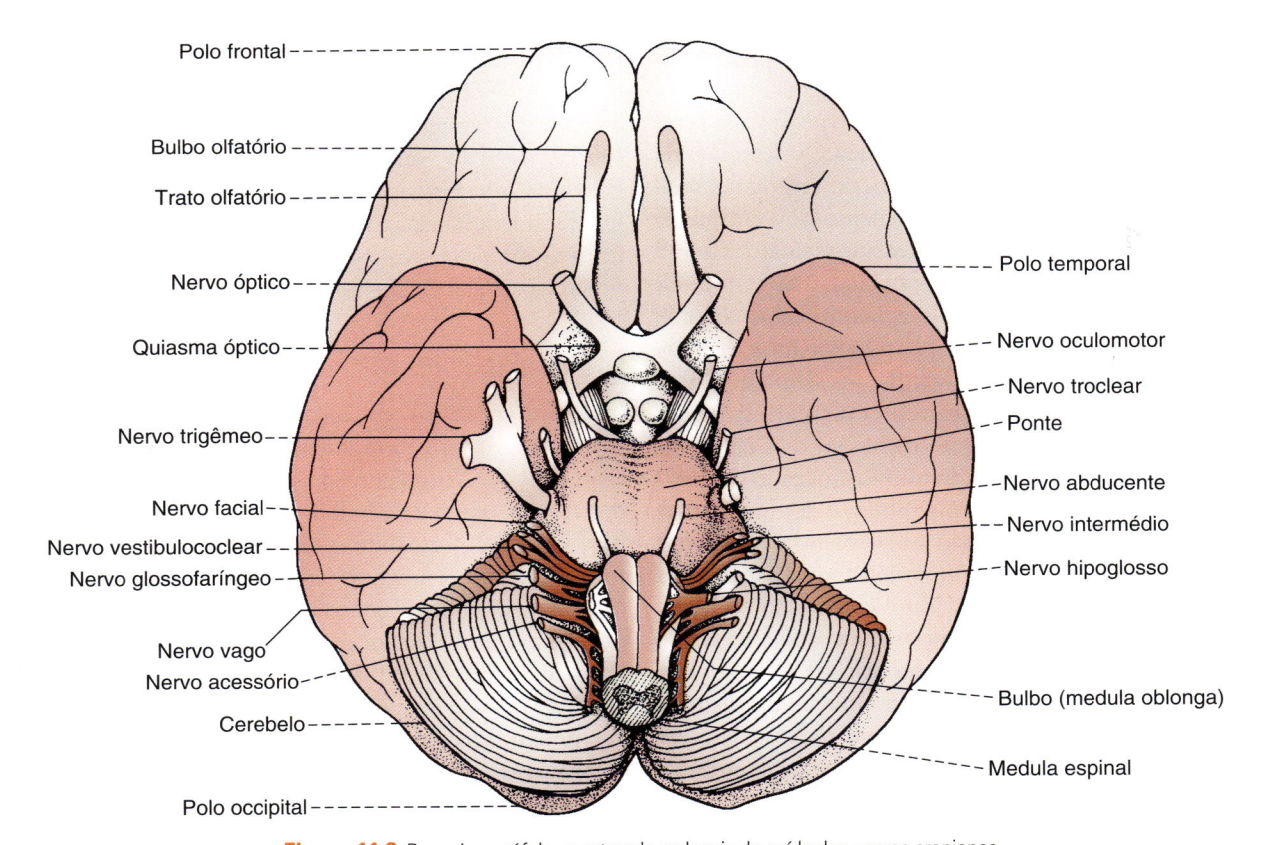

Figura 11.3 Base do encéfalo, mostrando os locais de saída dos nervos cranianos.

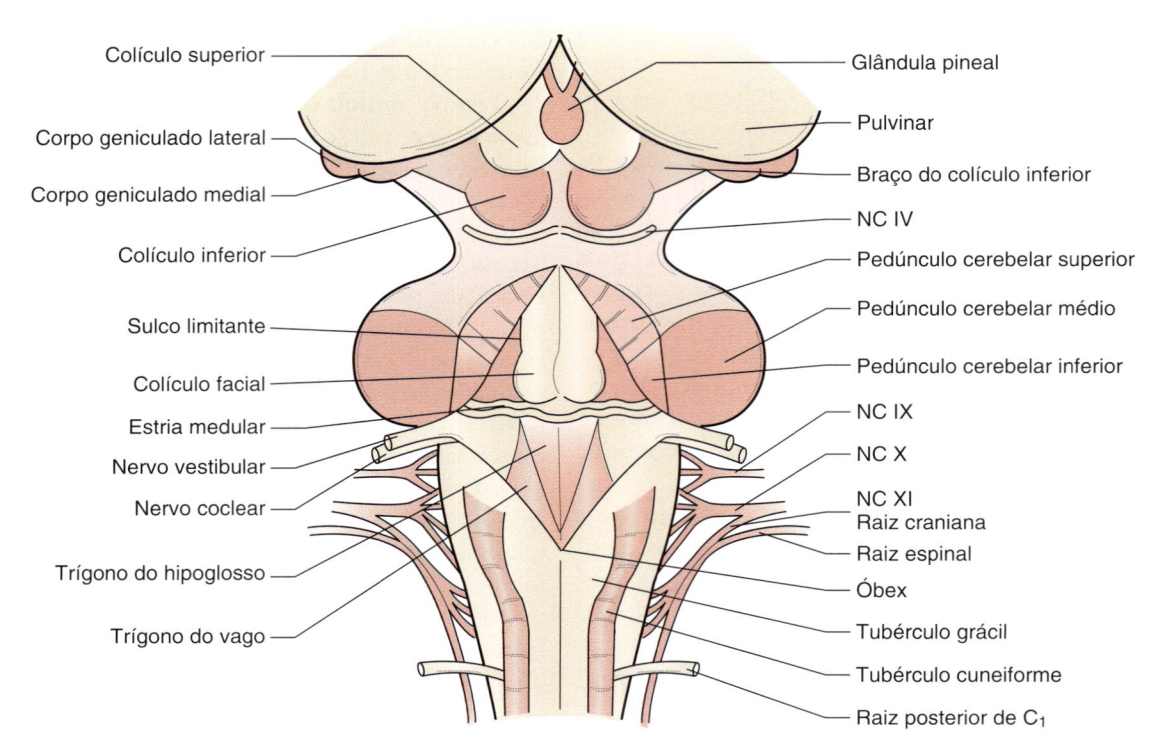

Figura 11.4 Vista posterior do tronco encefálico e da fossa romboide.

pelo seu braço. O NC IV (troclear) sai em uma posição imediatamente caudal ao colículo inferior.

O assoalho do quarto ventrículo tem uma forma romboide ou em losango e é denominado fossa romboide. O pedúnculo cerebelar superior (PCS) forma as paredes laterais superiores da cavidade do quarto ventrículo, enquanto o pedúnculo cerebelar inferior (PCI) forma as demais paredes. Os nervos vestibular e coclear entram nos recessos laterais do ventrículo, próximo aos forames de Luschka. No assoalho do ventrículo, existem fissuras ou sulcos longitudinais, que separam cristas e protuberâncias. A fissura longitudinal medial situa-se na linha mediana e separa os dois lados. Os dois entalhes do sulco limitante, que separa as estruturas da placa basal (motoras) das estruturas da placa alar (sensitivas), situam-se lateralmente.

As estrias medulares do quarto ventrículo consistem em uma faixa de fibras mielínicas que atravessam o assoalho do ventrículo. As fibras se originam do núcleo arqueado externo, que se localiza anteriormente às pirâmides, e destinam-se ao PCI. As duas saliências medianas no assoalho ventricular, rostralmente às estrias medulares são os colículos faciais, abaixo dos quais estão os núcleos do NC VI e o joelho do NC VII. Ao longo dos mesmos meridianos, no sentido caudal às estrias, encontram-se os trígonos do nervo hipoglosso, sob os quais estão situados os núcleos do NC XII. Lateralmente aos trígonos do nervo hipoglosso estão os trígonos do nervo vago (*ala cinerea*), abaixo dos quais estão os núcleos posteriores motores dos nervos vagos. A área postrema (zona de gatilho quimiorreceptora) consiste em uma faixa estreita ao longo da face caudal do trígono do nervo vago. Em localização mais lateral, próximo

às zonas de entrada do NC VIII, estão as áreas vestibulares. Na extremidade caudal do quarto ventrículo encontra-se o óbex, o ponto em que o quarto ventrículo se comunica com o canal central da medula espinal. O formato da fossa romboide na extremidade caudal do ventrículo assemelha-se a uma pena de escrever e é designado *calamus scriptorius*. Na face dorsal, caudalmente ao ventrículo, são encontrados os tubérculos gráceis na linha mediana e os tubérculos cuneiformes em posição imediatamente lateral; e fundem-se nos fascículos grácil e cuneiforme, inferiormente. Os PCIs estão situados lateralmente aos tubérculos grácil e cuneiforme.

Organização do tronco encefálico

O tronco encefálico, em toda sua extensão, é constituído de três partes: o teto, o tegmento (a porção média) e a base (Figura 11.5). No mesencéfalo, o teto é constituído pela lâmina do teto. Na ponte e no bulbo, o teto transforma-se em tecido não funcional, formando o teto do quarto ventrículo, o véu medular anterior (superior) na ponte e o véu medular posterior (inferior) no bulbo. O conteúdo do tegmento é variável de um nível para outro e inclui os núcleos motores e sensitivos dos NCs. A FR segue o seu trajeto em toda a extensão do tegmento. O sistema reticular ativador constitui parte dessa rede frouxa e é responsável pelo controle da vigília. Os tratos ascendentes e descendentes longos (p. ex., LM, trato espinotalâmico, trato rubrospinal e outros) seguem o seu trajeto no tegmento. A base é constituída por fibras descendentes corticospinais e corticobulbares em diferentes configurações.

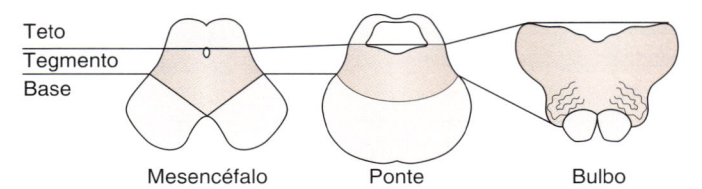

Figura 11.5 Três níveis do tronco encefálico, mostrando o que constitui o teto, o tegmento e a base, em cada nível. (Reproduzida de Campbell WW, Pridgeon RM. *Practical Primer of Clinical Neurology.* Philadelphia: Lippincott Williams & Wilkins, 2002, com permissão.)

Formação reticular

O centro do tronco encefálico é a FR, uma rede frouxa de células e fibras que possuem interconexões extensas com outras estruturas do tronco encefálico, bem como projeções polissinápticas complexas, rostral e caudalmente. A FR termina como núcleos intralaminares do tálamo. Existem três populações de células na FR: os núcleos da rafe, o núcleo reticular medial e o núcleo reticular lateral. Os núcleos da rafe constituem uma série separada de grupos nucleares individuais, que estão situados na linha mediana (do grego, *rafe*, "costura") desde a parte rostral do mesencéfalo até a parte caudal do bulbo. Todos os núcleos da rafe enviam amplamente projeções serotoninérgicas por todo sistema nervoso.

Como generalização, os núcleos da rafe no mesencéfalo projetam-se para os hemisférios, os da ponte, para o tronco encefálico e o cerebelo, e os do bulbo, para a medula espinal.

O núcleo reticular lateral contém pequenos neurônios e é principalmente aferente; e recebe projeções colaterais dos tratos longos ascendentes e descendentes. Esses neurônios parvocelulares constituem essencialmente uma continuação do sistema de interneurônios na medula espinal. O núcleo reticular lateral projeta-se principalmente para o núcleo reticular medial. As células do núcleo reticular medial são maiores, e esses neurônios magnocelulares enviam projeções para cima e para baixo do neuroeixo. Uma expansão do núcleo na porção superior do bulbo forma o núcleo gigantocelular do bulbo, e, na ponte, o núcleo gigantocelular pontino. O núcleo reticular medial dá origem a dois tratos descendentes importantes. O trato reticuloespinal (bulboespinal) medial origina-se do núcleo do bulbo e o trato reticuloespinal lateral (pontoespinal), do núcleo pontino.

Núcleos do tronco encefálico

A Figura 11.6 mostra os principais núcleos do tronco encefálico. Alguns desses núcleos consistem em acúmulos focais, outros são colunas de células que se estendem longitudinalmente por uma área extensa. As Tabelas 11.1 e 11.2 fornecem um resumo da localização, composição e função desses núcleos.

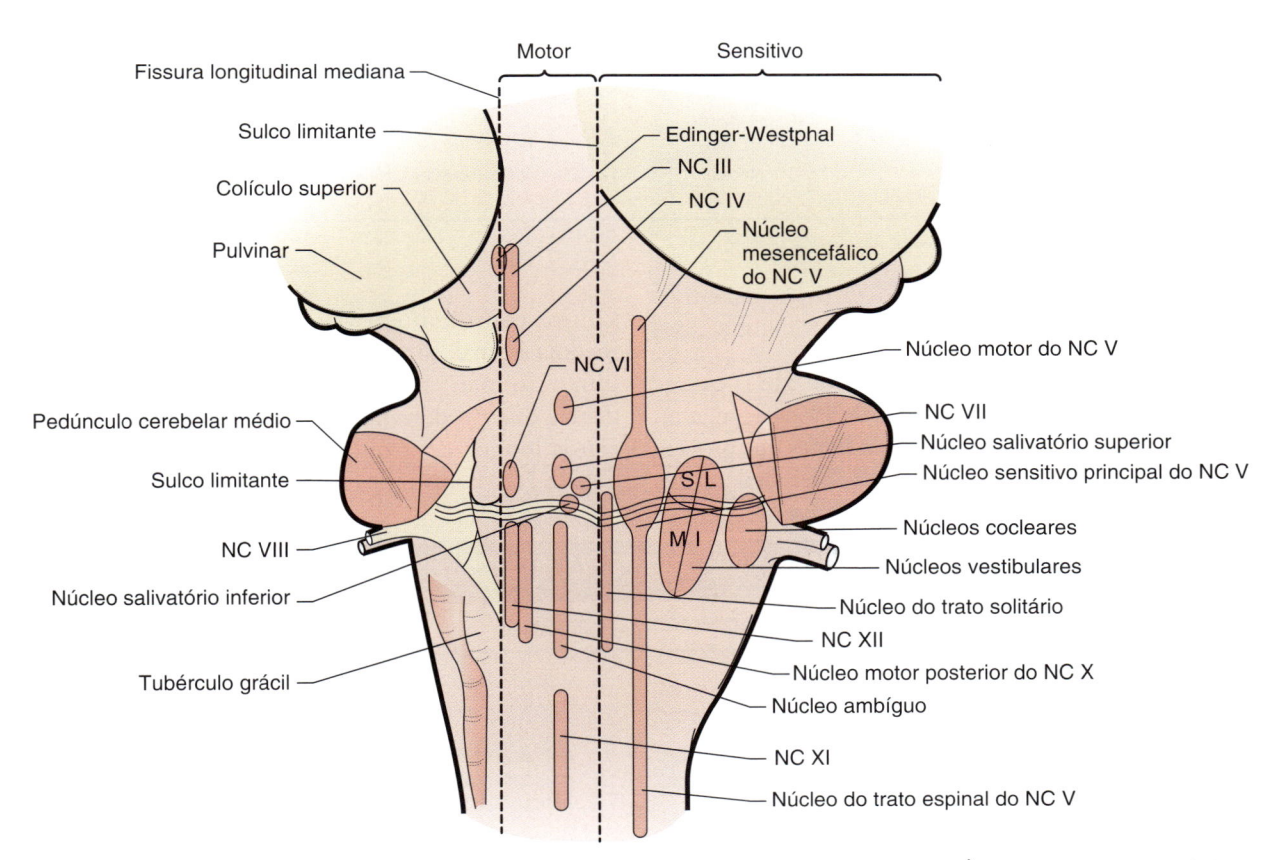

Figura 11.6 Vista macroscópica do tronco encefálico, mostrando, à esquerda, as relações das estruturas externas. À direita, o diagrama ampliado mostra a localização das várias colunas celulares situadas internamente, os núcleos motores mediais e os núcleos sensitivos laterais.

Tabela 11.1	Núcleos motores do tronco encefálico.		
Núcleo	**Tipo**	**Localização**	**Eferentes**
Oculomotor	Motor somático (ESG)	Mesencéfalo; nível do colículo superior	NC III
Troclear	Motor somático (ESG)	Mesencéfalo; nível do colículo inferior	NC IV
Abducente	Motor somático (ESG)	Ponte	NC VI
Hipoglosso	Motor somático (ESG)	Bulbo	NC XII
Edinger-Westphal	Parassimpático (EVG)	Mesencéfalo; nível do colículo superior	NC III
Salivatório superior	Parassimpático (EVG)	Ponte	NC VII
Salivatório inferior	Parassimpático (EVG)	Ponte	NC IX
Posterior motor do vago	Parassimpático (EVG)	Bulbo	NC X
Motor do trigêmeo	Motor branquial (EVE)	Ponte	NC V
Facial	Motor branquial (EVE)	Ponte	NC VII
Ambíguo	Motor branquial (EVE)	Bulbo	NCs IX, X, raiz craniana do NC XI

ESG, eferente somático geral; EVG, eferente visceral geral; EVE, eferente visceral especial.

Tabela 11.2	Núcleos sensitivos do tronco encefálico.			
Núcleo	**Tipo**	**Localização**	**Aferentes**	**Eferentes**
Raiz mesencefálica do NC V	Aferente somático (ASG)	Mesencéfalo	Fibras proprioceptivas de todos os nervos cranianos	Trato trigeminotalâmico; conexões reflexas
Núcleo sensitivo principal do NC V	Aferente somático (ASG)	Ponte	Sensibilidade ao tato e à pressão da cabeça, por meio dos NCs V, VII, IX e X	Trato trigeminotalâmico
Núcleo do trato espinal do NC V	Aferente somático (ASG)	Ponte, estendendo-se ao bulbo e até a parte superior da medula cervical	Dor e sensibilidade térmica da cabeça, por meio dos NCs V, VII, IX e X	Trato trigeminotalâmico
Núcleo do trato solitário, parte rostral (núcleo gustatório)	Paladar (AVE)	Ponte	Sensibilidade gustatória por meio dos NCs VII, IX e X	Trato tegmental central
Núcleo do trato solitário, parte caudal	Aferente visceral (AVG)	Bulbo	Sensibilidade visceral geral por meio dos NCs IX, X	Conexões reflexas locais
Núcleos cocleares	Audição (ASE)	Junção pontobulbar	Fibras auditivas do gânglio espiral da cóclea por meio do NC VIII	Vias auditivas centrais, principalmente o lemnisco lateral
Núcleos vestibulares	Estabilidade e equilíbrio (ASE)	Junção pontobulbar	Fibras vestibulares do gânglio de Scarpa por meio do NC VIII	Tratos vestibulospinal e vestibulocerebelar

ASG, aferente somático geral; AVE, aferente visceral especial; ASE, aferente somático especial.

Tratos longos

Os tratos longos consistem em sistemas de fibras que se estendem pelo tronco encefálico ao longo de vários segmentos. Alguns consistem em vias sensitivas ascendentes que provêm da medula espinal, como o LM e os tratos espinotalâmicos. Outros consistem em vias descendentes que alcançam a medula espinal, como o trato corticospinal. Alguns tratos de fibras são mais complexos, carregando fibras tanto ascendentes quanto descendentes, como o FLM. Os principais tratos longos do tronco encefálico estão resumidos na Tabela 11.3 e ilustrados na Figura 11.7.

Tabela 11.3	Os principais tratos longos ascendentes e descendentes do tronco encefálico.		
	Origem	**Destino**	**Descrição**
Tratos ascendentes			
Lemnisco medial	Núcleos grácil e cuneiforme	Núcleo VPL do tálamo	ASG; começa na forma de fibras arqueadas internas na parte caudal do bulbo, é vertical e situada na linha mediana no bulbo, torna-se horizontal e lateral no mesencéfalo, organizado somatotopicamente com o homúnculo ereto no bulbo; em posição sentada na ponte, horizontal e, em seguida, na posição de Trendelenburg no mesencéfalo
Trato espinotalâmico lateral	Corno posterior da medula espinal (lâminas I, II, V)	Núcleo VPL do tálamo	ASG; células de origem no corno posterior; decussação na comissura branca anterior; ascende contralateralmente; anterolateral no bulbo, segue em direção mais lateral em níveis rostrais; organização somatotópica; fibras sacrais mais laterais e dorsais

(*continua*)

Tabela 11.3	**Os principais tratos longos ascendentes e descendentes do tronco encefálico.** (*Continuação*)		
	Origem	**Destino**	**Descrição**
Lemnisco lateral	Núcleos cocleares	Colículo inferior	ASE; segue um trajeto lateral, tornando-se mais dorsal quando se aproxima do mesencéfalo
Fascículo longitudinal medial	FRPP e núcleo do NC VI, núcleos vestibulares	Núcleo do NC III	Cruza exatamente acima do núcleo do NC VI, ascende na linha mediana, no tegmento dorsal
Tratos descendentes			
Trato corticobulbar	Córtex motor	Núcleos dos nervos cranianos	Situa-se medialmente nos três quintos centrais do pedúnculo cerebral, decussa em nível local; muitos núcleos também apresentam inervação não cruzada
Trato corticospinal	Córtex motor	Medula espinal	Nos pedúnculos cerebrais no mesencéfalo, na base da ponte, nas pirâmides no bulbo
Trato rubrospinal	Núcleo rubro	Medula espinal	Próximo ao centro do tegmento inicialmente, move-se em sentido lateral quando desce, situa-se próximo ao trato corticospinal lateral na medula espinal
Fascículo longitudinal medial	Formação reticular (FR) e núcleos vestibulares	FR e medula espinal	O FLM descendente contém fibras vestibulospinais e reticuloespinais, e medeia os movimentos reflexos da cabeça e do pescoço em resposta a estímulos visuais e vestibulares
Trato tegmental central	Núcleo rubro	Núcleo olivar inferior	Fascículo proeminente no tegmento anterior

ASG, aferente somático geral; FLM, fascículo longitudinal medial; FRPP, formação reticular paramediana pontina; ASE, aferente somático especial; VPL, ventral posterolateral.

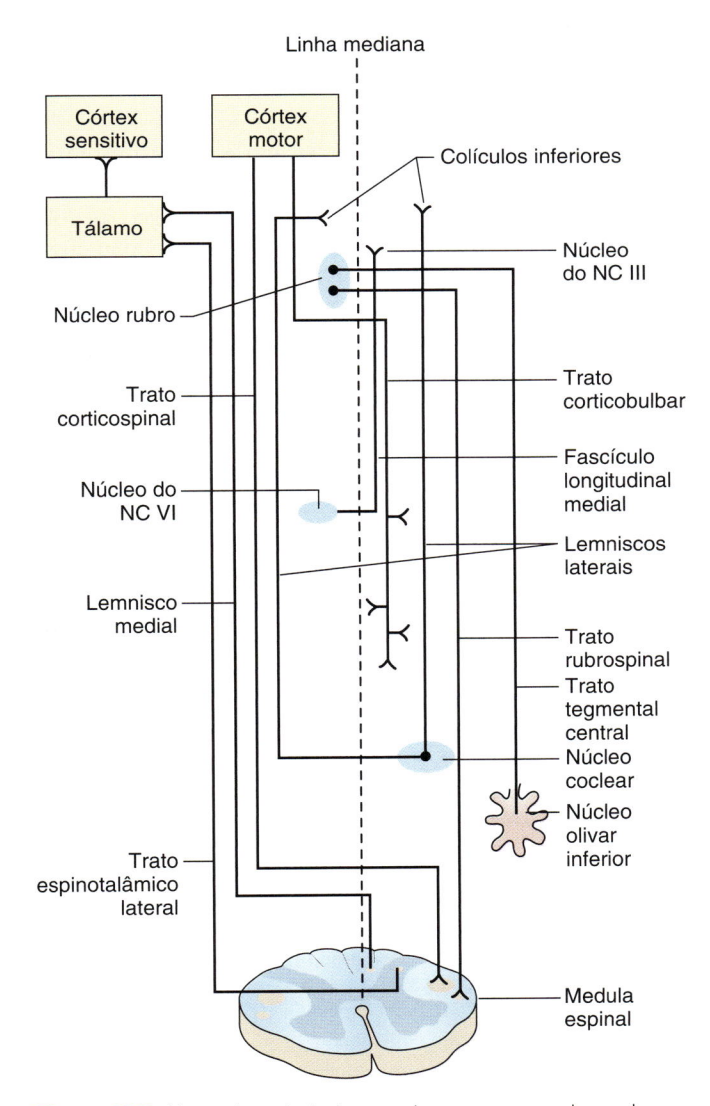

Figura 11.7 Alguns dos principais tratos longos que ascendem e descem pelo tronco encefálico.

Anatomia em corte transversal

Os detalhes internos do tronco encefálico são mais bem percebidos em uma série de cortes transversais realizados em diferentes níveis (Figura 11.8). Os parágrafos que se seguem fornecem uma revisão da descrição da anatomia em corte transversal em nível do colículo superior, colículo inferior, parte média da ponte e parte média do bulbo.

Mesencéfalo

O mesencéfalo é constituído pelo teto, pelo tegmento e pela base. O teto é a lâmina do teto (lâmina quadrigêmina), e a base, os pilares do cérebro. Existem dois níveis segmentares com características diferentes.

Nível do colículo superior

A Figura 11.8 mostra um corte transversal realizado no nível dos colículos superiores. As funções dos colículos superiores estão estreitamente relacionadas com a área pré-tetal. Além disso, atuam nos reflexos visuais, de acompanhamento visual e comportamento de orientação. Os corpos geniculados mediais estão localizados imediatamente laterais aos colículos. Fazem parte do tálamo e são importantes núcleos de retransmissão no sistema auditivo. No tegmento, neste nível, a estrutura mais proeminente é o núcleo rubro, que dá origem a uma importante via motora descendente, o trato rubroespinal (ver Figura 11.7). Após decussação, o trato rubroespinal desce no tronco encefálico, e, em seguida, no funículo lateral da medula espinal, situando-se imediatamente ao lado do trato piramidal; e atua para facilitar o tônus flexor.

Os núcleos do terceiro nervo craniano situam-se na linha mediana, anteriormente ao aqueduto; enviam axônios que seguem através e ao redor do núcleo rubro, saindo anteriormente na fossa interpeduncular. Os núcleos motores

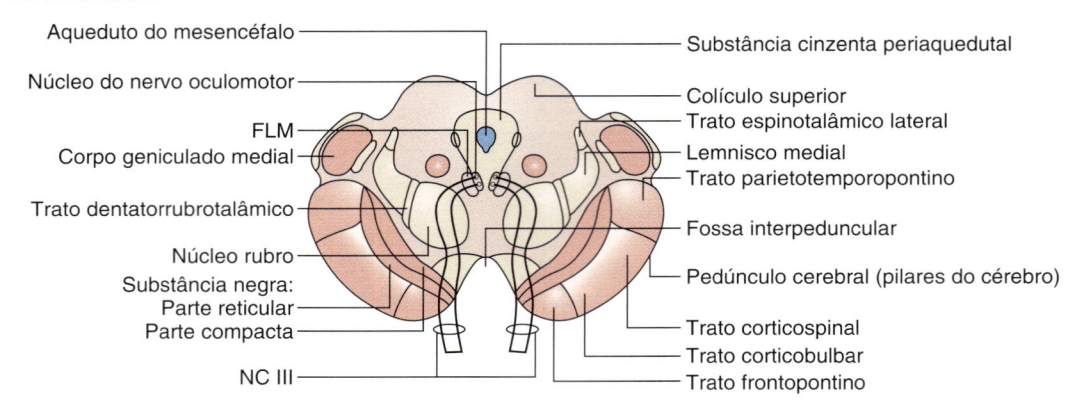

Figura 11.8 Mesencéfalo no nível do colículo superior, mostrando o núcleo do nervo oculomotor, o núcleo rubro e as fibras do terceiro nervo craniano quando saem pela fossa interpeduncular. (Modificada de Fix JD. *Neuroanatomy*. Baltimore: Williams & Wilkins, 1992, com permissão.)

extraoculares (NCs III, IV e VI) são fibras ESG. Nesse nível, os tratos sensitivos ascendentes longos situam-se em posição bem lateral. O LM, assim denominado pelo fato de estar na linha mediana no bulbo, sofre um desvio lateral em seu trajeto ascendente e recebe as fibras ascendentes do sistema anterolateral (espinotalâmico) e do lemnisco trigeminal. O FLM segue um trajeto posterior na linha mediana, alcançando o subnúcleo do reto medial do complexo oculomotor. Na área adjacente ao aqueduto encontra-se o PCS, a principal via eferente do cerebelo. A substância cinzenta que circunda imediatamente o aqueduto constitui um dos locais característicos de lesões na encefalopatia de Wernicke.

Anteriormente, neste nível, a base do mesencéfalo é constituída pelo pedúnculo cerebral, contendo a substância negra e os pilares do cérebro. Os pilares do cérebro são uma continuação direta da cápsula interna e conduzem principalmente as fibras descendentes corticospinais e corticonucleares do bulbo. Podem ser divididos aproximadamente em cinco partes. A quinta parte lateral contém o trato parietotemporopontino; os tratos corticospinal e corticobulbar ocupam os três quintos intermediários; e a quinta parte medial é constituída pelo trato frontopontino. Os três quintos intermediários possuem uma organização somatotópica.

O homúnculo situa-se na posição de Trendelenburg, com a cabeça medial (fibras corticonucleares do bulbo) e os pés acima e lateralmente (fibras corticospinais). No espaço situado entre os pedúnculos – a fossa interpeduncular – emerge o terceiro nervo craniano.

Nível do colículo inferior

O colículo inferior atua como estação de retransmissão na via auditiva; ele recebe fibras do lemnisco lateral e envia fibras para o corpo geniculado medial por meio do braço do colículo inferior. Por sua vez, o corpo geniculado medial envia fibras para o córtex auditivo. No tegmento nesse nível, a característica morfológica mais proeminente é a decussação do PCS (Figura 11.9). O principal componente do PCS é o trato dentatotalâmico (dentatorrubrotalâmico), que cruza a linha mediana, proveniente do cerebelo, principalmente do núcleo denteado, em direção ao núcleo ventral lateral contralateral do tálamo, com colaterais para o núcleo rubro. As fibras de decussação do PCS circundam a parte caudal do núcleo rubro, obscurecendo-o por completo.

Os núcleos do quarto nervo craniano situam-se posteriormente, logo abaixo do aqueduto. O quarto nervo craniano segue um trajeto muito aberrante fora do tronco encefálico,

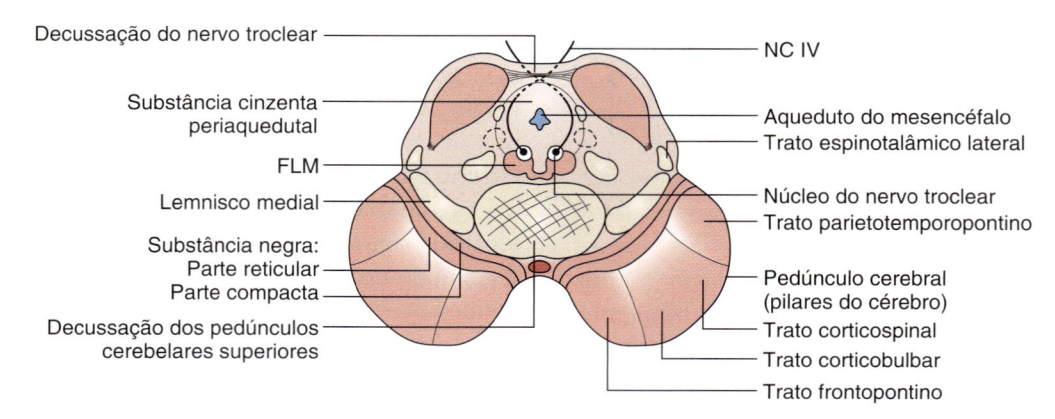

Figura 11.9 Mesencéfalo no nível do colículo inferior, mostrando a decussação do pedúnculo cerebelar superior, o fascículo longitudinal medial e as fibras do quarto nervo craniano em sua saída através do teto. (Modificada de Fix JD. *Neuroanatomy*. Baltimore: Williams & Wilkins, 1992, com permissão.)

curvando-se posteriormente para decussar no teto e sair pela face dorsal. O quarto nervo craniano é o único que cruza e o único que tem saída dorsal. O restante do tegmento e a base são essencialmente iguais ao do nível do colículo superior.

Ponte

No nível da ponte, o teto é constituído pelo véu medular anterior não funcional. A parte basilar é arredondada e protuberante (o "ventre" da ponte) e consiste em fibras descendentes corticospinais e corticonucleares do bulbo, misturadas com fibras pontocerebelares cruzadas que entram no PCM (Figura 11.10). O tegmento da ponte contém numerosas estruturas importantes. Os principais tratos longos incluem os lemniscos medial e lateral, os tratos espinotalâmicos e o FLM. Próximo à linha mediana, na substância cinzenta, encontra-se o núcleo do NC VI, circundado pelas fibras do NC VII. Imediatamente no interior do núcleo do NC VI ou adjacente a ele, na FR paramediana pontina, encontra-se o centro pontino do olhar lateral. As fibras do NC VI saem anteriormente, da mesma maneira que as fibras do NC III saem do mesencéfalo para a fossa interpeduncular. Após descrever uma alça em torno do núcleo do NC VI, as fibras do NC VII saem da ponte lateralmente, cruzam o ângulo pontocerebelar (APC) juntamente com o NC VIII e desaparecem no meato acústico interno.

O gânglio trigeminal situa-se imediatamente ao lado da ponte, em uma depressão na crista petrosa, denominada cavidade trigeminal (cavidade de Meckel). Uma grande raiz sensitiva e uma raiz motora menor unem o gânglio à ponte. As fibras motoras provêm do núcleo motor do nervo trigêmeo na parte lateral do tegmento da ponte e são destinadas ao nervo mandibular, uma divisão do nervo trigêmeo. As fibras aferentes que conduzem a sensibilidade tátil leve e a pressão entram no núcleo sensitivo principal, que está localizado ao lado do núcleo motor do nervo trigêmeo, fazendo sinapse e dando origem a neurônios de segunda ordem, que cruzam a linha mediana em seu trajeto até o núcleo ventral posteromedial (VPM) do tálamo. As fibras que conduzem a dor e a sensibilidade térmica entram no trato espinal do nervo trigêmeo, do qual descem para vários níveis, dependendo de sua origem somatotópica, e fazem sinapse no núcleo adjacente do trato espinal. Os axônios dos neurônios de segunda ordem cruzam a linha mediana, agregam-se na forma do lemnisco trigeminal e ascendem para o núcleo VPM, seguindo seu trajeto próximo ao LM e tratos espinotalâmicos.

Na junção da ponte com o bulbo, o NC VIII entra em uma posição muito lateral, após ter cruzado o APC. O componente coclear é constituído por fibras do órgão espiral (órgão de Corti) e pelo gânglio espiral da cóclea, que fazem sinapse nos núcleos cocleares. A partir dos núcleos cocleares, surge uma complexa via ascendente, cruzada e não cruzada, com múltiplos núcleos de retransmissão. A maioria das fibras auditivas finalmente ascende no lemnisco lateral em seu trajeto até o colículo inferior, em seguida até o corpo geniculado medial e até o córtex auditivo no lobo temporal. O componente vestibular consiste em fibras do gânglio vestibular, que fazem sinapse em um dos quatro núcleos vestibulares. As fibras desses núcleos ascendem e descem no tronco encefálico e na medula espinal como tratos vestibuloespinais e como parte do FLM.

Bulbo (medula oblonga)

No bulbo, o teto é constituído pelo véu medular inferior (posterior). O véu medular é contínuo, inferiormente, com a tela coróidea, à qual está fixado o plexo coroide, que compõe a parte caudal do teto do ventrículo. A base é constituída pelas pirâmides bulbares, que consistem em fibras do trato corticospinal (Figura 11.11). Cerca de 90% do trato corticospinal cruzam para o outro lado nesse nível, formando a decussação das pirâmides, e continuam como trato corticospinal lateral. O restante das fibras corticospinais desce no trato corticospinal anterior ipsilateral e, em seguida, decussa no nível medular local. No nível da decussação, as fibras do braço são de localização medial e rostral em relação às fibras da perna; as fibras do braço decussam em primeiro lugar e, em seguida, assumem uma posição medial no trato corticospinal lateral na medula espinal (Figura 11.12). Em virtude da complexidade da decussação, podem ocorrer déficits clínicos incomuns em caso de lesão dessa região.

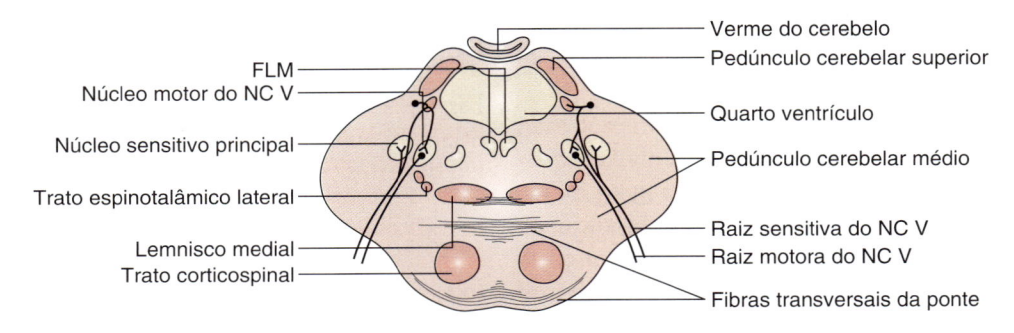

Verme do cerebelo
Pedúnculo cerebelar superior
FLM
Núcleo motor do NC V
Quarto ventrículo
Núcleo sensitivo principal
Pedúnculo cerebelar médio
Trato espinotalâmico lateral
Raiz sensitiva do NC V
Lemnisco medial
Raiz motora do NC V
Trato corticospinal
Fibras transversais da ponte

Figura 11.10 Parte média da ponte, mostrando a cavidade do quarto ventrículo, o núcleo do nervo trigêmeo, o fascículo longitudinal medial, as fibras transversais da ponte e os pedúnculos cerebelares. (Modificada de Fix JD. *Neuroanatomy*. Baltimore: Williams & Wilkins, 1992, com permissão.)

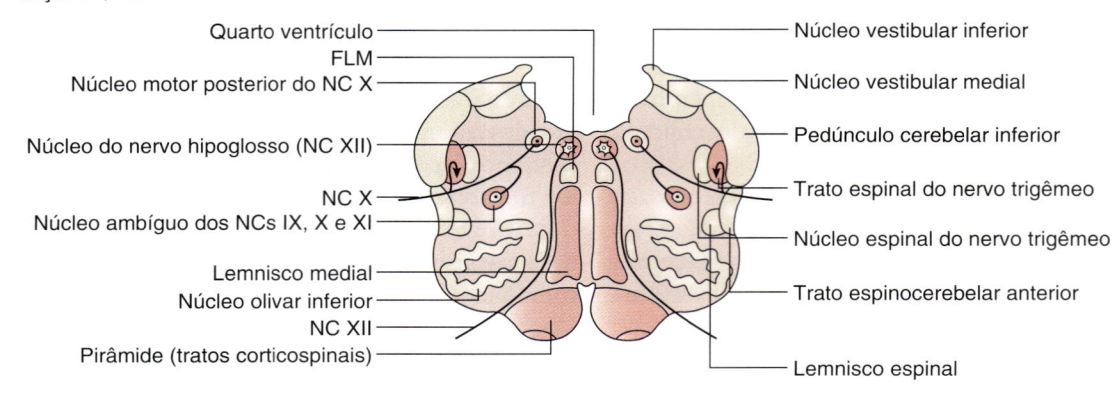

Figura 11.11 O bulbo (medula oblonga) no nível olivar médio, mostrando as pirâmides, as olivas, os núcleos dos nervos hipoglosso e ambíguo, o lemnisco medial, o fascículo longitudinal medial e o trato espinal do nervo trigêmeo. (Modificada de Fix JD. *Neuroanatomy*. Baltimore: Williams & Wilkins, 1992, com permissão.)

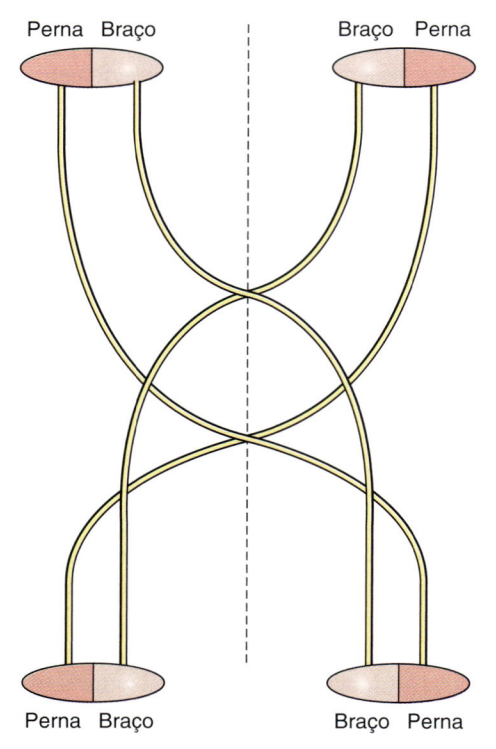

Figura 11.12 Na decussação das pirâmides na parte inferior do bulbo, as fibras do braço situam-se medialmente às fibras da perna. As fibras do braço decussam em primeiro lugar e passam a se localizar na porção medial do trato corticospinal lateral, na parte superior da medula espinal cervical. As fibras da perna decussam em posição mais caudal e passam a se localizar na porção lateral do trato corticospinal lateral. A síndrome da decussação das pirâmides (paralisia cruzada) consiste em fraqueza espástica de um braço e da perna contralateral, devido a uma lesão na decussação.

O tegmento do bulbo é convenientemente dividido em porções medial e lateral, particularmente em decorrência da existência de diferenças no seu suprimento sanguíneo. A parte medial do bulbo contém o LM em posição mediana vertical (homúnculo ereto), recoberto posteriormente pelo FLM. O núcleo do nervo hipoglosso situa-se na linha mediana e projeta axônios que saem anteriormente no sulco entre a pirâmide e

a oliva. A oliva é uma estrutura enrugada e proeminente, situada imediatamente posterior às pirâmides. Os neurônios na oliva projetam axônios que cruzam a linha mediana para entrar no PCI contralateral. O PCI é uma estrutura proeminente que surge a partir da face lateral do bulbo; e recebe fibras dos tratos espinocerebelares ascendentes, bem como da oliva.

A parte lateral do bulbo contém o trato e o núcleo espinais do NC V; próximo a ela, as fibras espinotalâmicas ascendentes (sistema anterolateral) seguem o seu trajeto. O núcleo ambíguo, em virtude de sua origem no arco branquial, ocupa uma posição anterolateral profunda no tegmento, que é análoga à do núcleo do NC VII na ponte. Estende-se do nível de entrada do NC VIII, na margem superior do bulbo, até o nível de decussação do LM ou até mesmo o início da decussação corticospinal. A partir do núcleo ambíguo, fibras motoras saem lateralmente para entrar nos NCs IX e X. O núcleo motor posterior do nervo vago, o componente autônomo do NC X, envia fibras lateralmente, que se unem às fibras que saem do núcleo ambíguo. O trato solitário situa-se lateralmente ao núcleo motor posterior do nervo vago e recebe fibras gustativas dos NCs VII e IX. No centro reticular, existem fibras simpáticas descendentes, destinadas à coluna cinzenta intermediolateral da medula torácica e lombar.

VISÃO GERAL DOS NERVOS CRANIANOS III A XII

Essa seção fornece uma breve visão geral dos NCs que se originam ou que terminam no tronco encefálico. Os nervos são descritos com mais detalhes em capítulos posteriores.

Nervo oculomotor (NC III)

O NC III origina-se do complexo oculomotor no mesencéfalo e conduz fibras motoras para os músculos extraoculares, além de fibras parassimpáticas para a pupila e o corpo ciliar. Sai do mesencéfalo na fossa interpeduncular, segue o seu trajeto entre as artérias cerebral posterior e cerebelar superior e segue ao longo da artéria comunicante posterior. O nervo atravessa o seio cavernoso, no qual possui relações importantes com a artéria carótida, as vias simpáticas pericarotídeas ascendentes e os NCs IV, V e VI. Após sair do seio cavernoso e atravessar a fissura orbital superior, o nervo oculomotor inerva os músculos reto medial, oblíquo inferior e retos superior e inferior do bulbo do olho e o levantador da pálpebra. Os nervos ciliares longos desviam-se para o gânglio ciliar, a partir do qual surgem nervos ciliares curtos que inervam a íris e o corpo ciliar.

Nervo troclear (NC IV)

O NC IV surge a partir do núcleo do nervo troclear, no nível do colículo inferior, e segue um trajeto posterior e ao redor para decussar e sair através do teto. O nervo enrola-se em torno do tronco encefálico, segue então para a frente, atravessa o seio cavernoso próximo ao NC III, atravessa a fissura orbital superior e entra na órbita para suprir o músculo oblíquo superior do bulbo do olho.

Nervo trigêmeo (NC V)

As fibras motoras do NC V originam-se do núcleo motor na parte média da ponte, saem lateralmente, atravessam o gânglio de Gasser (gânglio trigeminal) e seguem o seu trajeto com o nervo mandibular sensitivo até sair do crânio pelo forame oval. As fibras motoras do nervo trigêmeo inervam os músculos masseter, temporal e pterigóideos.

As fibras sensitivas do nervo trigêmeo originam-se dos nervos oftálmico, maxilar e mandibular que suprem a face. As fibras do nervo oftálmico entram no crânio por meio da fissura orbital superior, enquanto as fibras maxilares entram pelo forame redondo; ambas atravessam o seio cavernoso antes de se unirem ao gânglio. As fibras mandibulares entram pelo forame oval. As fibras sensitivas terminam no núcleo sensitivo principal na ponte e no núcleo do trato espinal, que se estende da ponte até a parte superior da medula espinal cervical.

Nervo abducente (NC VI)

As células de origem do NC VI situam-se na ponte, próximo ao centro pontino do olhar lateral. Os axônios seguem para a frente pela substância da ponte, entrelaçadas nas fibras corticospinais descendentes, e saem anteriormente. O NC VI ascende no clivo, atravessa o seio cavernoso em companhia dos NCs III, IV e V e, em seguida, atravessa a fissura orbital superior e entra na órbita para inervar o músculo reto lateral do bulbo do olho.

Nervo facial (NC VII)

Os axônios do NC VII originam-se do núcleo facial no tegmento da ponte, seguem um trajeto para trás, para cima e ao redor do núcleo do NC VI e, em seguida, cruzam a ponte para sair lateralmente. Na companhia do NC VIII, o NC VII cruza o APC, entra no meato acústico interno, segue ao longo dele, e curva-se para baixo e para longe do NC VIII, no joelho externo, adjacente ao gânglio geniculado. Após atravessar o restante da parte petrosa do temporal, o NC VII sai pelo forame estilomastóideo, vira para a frente, passa por baixo da glândula parótida e ramifica-se nas divisões superior e inferior para inervar os músculos da expressão facial. O nervo intermédio segue o seu trajeto em companhia do nervo facial; seu principal componente é a corda do tímpano, que proporciona a sensibilidade gustativa dos dois terços anteriores da língua.

Nervo vestibulococlear (NC VIII)

Os estímulos auditivos ativam as células ciliadas no órgão espiral (órgão de Corti). As fibras nervosas que suprem as células ciliadas são os prolongamentos periféricos dos neurônios bipolares que constituem o gânglio espiral no centro da cóclea. Os prolongamentos centrais desses neurônios formam o nervo coclear, que segue um trajeto direto pelo meato acústico interno e pelo APC, entra no tronco encefálico na junção pontobulbar e faz sinapse nos núcleos cocleares.

O nervo vestibular origina-se do gânglio vestibular (de Scarpa). Os prolongamentos periféricos de seus neurônios bipolares recebem impulsos provenientes do utrículo, do sáculo e dos três canais semicirculares; os prolongamentos centrais conduzem esses impulsos pelo nervo vestibular do NC VIII.

Nervo glossofaríngeo (NC IX)

O núcleo ambíguo envia axônios pelo NC IX para inervar o plexo faríngeo. As funções dos NCs IX e X são praticamente inseparáveis nesse aspecto. O único músculo inervado exclusivamente pelo NC IX é o músculo estilofaríngeo. Em companhia dos NCs X e XI, o nervo glossofaríngeo sai do crânio pelo forame jugular. O NC IX também conduz fibras gustativas do terço posterior da língua e fornece fibras parassimpáticas à glândula parótida.

Nervo vago (NC X)

O NC X conduz fibras motoras do núcleo ambíguo para o palato, a faringe e a laringe. Além disso, um grande impulso origina-se do núcleo motor posterior do nervo vago, que conduz fibras parassimpáticas para inervar as vísceras do tórax e do abdome. O nervo vago também conduz fibras aferentes viscerais e gustativas.

Nervo acessório (NC XI)

O nervo acessório possui duas partes. A raiz espinal origina-se de neurônios motores inferiores na parte superior da medula cervical. Em virtude de sua origem no arco branquial, o nervo sai lateralmente, segue para cima, entra no crânio pelo forame magno e ascende até o forame jugular. Essas fibras finalmente inervam os músculos esternocleidomastóideo e trapézio.

A raiz craniana do NC XI origina-se do núcleo ambíguo, sai lateralmente, une-se à raiz espinal por um curto trajeto e, em seguida, desvia-se rapidamente para se unir aos NCs IX e X. Suas funções não podem ser separadas daquelas do nervo vago.

Nervo hipoglosso (NC XII)

O NC XII origina-se de neurônios motores no núcleo do nervo hipoglosso, sai do bulbo anteriormente, no sulco entre a pirâmide e a oliva, sai do crânio pelo canal do nervo hipoglosso e segue para a frente para inervar a língua.

BIBLIOGRAFIA

Carpenter MB. *Core Text of Neuroanatomy*. 4th ed. Baltimore: Williams & Wilkins, 1991:115–223.

Dickman CA, Hadley MN, Pappas CTE, et al. Cruciate paralysis: a clinical and radiographic analysis of injuries to the cervicomedullary junction. *J Neurosurg* 1990;73:850–858.

FitzGerald MJT, Folan-Curran J. *Clinical Neuroanatomy and Related Neuroscience*. 4th ed. Edinburgh: W. B. Saunders, 2002.

Gates P. The rule of 4 of the brainstem: a simplified method for understanding brainstem anatomy and brainstem vascular syndromes for the non-neurologist. *Intern Med J* 2005;35:263–266.

Gilman S, Winans S. *Manter and Gatz's Essentials of Clinical Neuroanatomy and Neurophysiology*. 10th ed. Philadelphia: F. A. Davis Publishers, 2003: 77–118.

Gould DJ, Fix JD. *Neuroanatomy*. 5th ed. Philadelphia: Wolters Kluwer Health/ Lippincott Williams & Wilkins, 2014.

Kiernan JA, Rajakumar N. *Barr's The Human Nervous System: An Anatomical Viewpoint*. 10th ed. Philadelphia: Wolters Kluwer Health/Lippincott Williams & Wilkins, 2014.

Parent A. *Carpenter's Human Neuroanatomy*. 9th ed. Baltimore: Williams & Wilkins, 1996.

Standring S, ed. *Gray's Anatomy: The Anatomical Basis of Clinical Practice*. 41st ed. New York: Elsevier Limited, 2016.

CAPÍTULO 12

Nervo Olfatório

ANATOMIA E FISIOLOGIA

Os neurônios de primeira ordem do sistema olfatório consistem em células sensitivas bipolares, localizadas no epitélio olfatório, que ocupa uma pequena área da concha nasal superior, parte superior do septo nasal e teto do nariz. Suas ramificações periféricas são prolongamentos ciliados, que penetram na túnica mucosa da parte superior da cavidade nasal. Os cílios exibem botões diminutos, que constituem os locais de transdução dos sinais quimiossensoriais. A ligação de substâncias odoríferas aos receptores provoca fluxos de íons, excitação e ativação dos sistemas mensageiros. Substâncias odoríferas específicas estimulam células receptoras específicas e células específicas respondem a determinadas substâncias odoríferas.

A maior parte do ar inspirado pelo nariz não alcança o epitélio olfatório, em virtude de sua localização no ático nasal. A aspiração cria um melhor padrão de fluxo de ar para alcançar as terminações olfatórias. Os prolongamentos centrais dos neurônios olfatórios consistem em axônios amielínicos que formam aproximadamente 20 ramos de cada lado, constituindo os nervos olfatórios. Os nervos olfatórios penetram na lâmina cribriforme do etmoide, adquirem uma bainha de meninges e fazem sinapse nos bulbos olfatórios (Figura 12.1). As células basais no epitélio olfatório são capazes de se regenerar, constituindo uma propriedade incomum dos neurônios. As células receptoras olfatórias são continuamente substituídas por células recém-formadas. O aparelho olfatório é sensível a determinados processos, como a quimioterapia, que afeta os sistemas de células de rápida multiplicação. Pode ocorrer regeneração dos receptores, com recuperação da função olfatória, após algumas lesões.

No interior dos bulbos olfatórios, os axônios das fibras aferentes fazem sinapse em dendritos das células mitrais e em tufo nos glomérulos olfatórios. As células mitrais e células em tufo são as células eferentes do bulbo olfatório. Os axônios dos neurônios de segunda ordem, principalmente das células mitrais, seguem um trajeto posterior pelos tratos olfatórios, que estão situados nos sulcos olfatórios, abaixo dos lobos frontais, no assoalho da fossa anterior do crânio.

Algumas vezes, os bulbos olfatórios são incorretamente denominados nervos olfatórios. Os nervos olfatórios são os filamentos amielínicos, envolvidos por um tipo especial de glia, denominada glia embainhante olfatória, que atravessam a lâmina cribriforme. Os tratos olfatórios são formados principalmente por axônios mielinizados por oligodendrócitos e, portanto, constituem parte do sistema nervoso central (SNC). Os bulbos e os tratos constituem parte do rinencéfalo. Uma importante relação anatômica é a proximidade dos tratos olfatórios com a face inferior dos lobos frontais (ver Figura 11.3).

As informações olfatórias são processadas em áreas primitivas do encéfalo. A olfação é o único sentido que não é diretamente processado no tálamo. Os tratos olfatórios dividem-se em estrias olfatórias medial e lateral, que seguem o seu trajeto de cada lado da substância perfurada anterior. A área triangular assim formada é denominada trígono olfatório. Algumas fibras da estria olfatória decussam na comissura anterior para se unir com as fibras do lado oposto; algumas seguem até o trígono olfatório e o tubérculo olfatório na substância perfurada anterior. As fibras da estria olfatória medial terminam

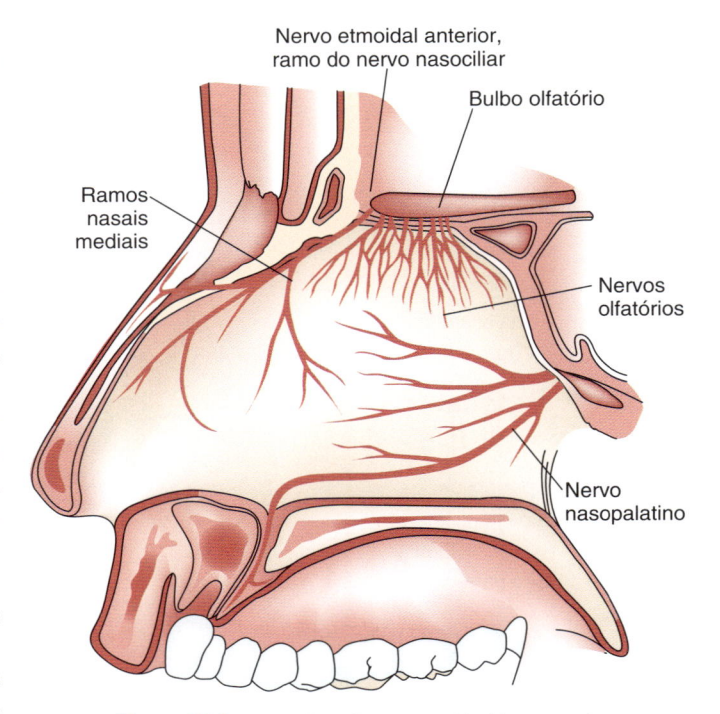

Figura 12.1 Distribuição dos nervos olfatórios no nariz.

na face medial do hemisfério cerebral, na área paraolfatória, no giro paraterminal (área subcalosa) e na parte inferior do giro do cíngulo. A estria olfatória lateral segue um trajeto oblíquo ao longo da substância perfurada anterior e abaixo do lobo temporal para terminar no unco, no giro para-hipocampal anterior, no córtex piriforme, no córtex entorrinal e no corpo amigdaloide (Figuras 12.2 e 12.3). As estruturas coletivamente designadas como córtex olfatório primário incluem o núcleo olfatório anterior, o córtex piriforme, o núcleo cortical anterior da amígdala, o complexo periamigdaloide e o córtex entorrinal rostral.

O giro para-hipocampal envia impulsos para o hipocampo. Os hipocampos e os corpos amigdaloides nos dois lados estão intimamente relacionados pela comissura anterior. Esses núcleos enviam fibras de projeção para os núcleos anteriores do hipotálamo, os corpos mamilares, o túber cinéreo e o núcleo habenular. Por sua vez, estes se projetam para o grupo de núcleos anteriores do tálamo, o núcleo interpeduncular, o núcleo tegmental posterior, o estriado, o giro do cíngulo e a formação reticular do mesencéfalo. A ressonância magnética funcional revelou que os sinais quimiossensoriais provocam ativação de áreas corticais que anteriormente não tinham função olfatória conhecida. As comunicações com os núcleos salivatórios superior e inferior são importantes na salivação reflexa. Os feromônios também

são detectados por neurônios no órgão vomeronasal. Estes se projetam por meio do trato olfatório para o bulbo olfatório acessório e, em seguida, para o córtex piriforme e o corpo amigdaloide.

A olfação é um sentido filogeneticamente antigo. Nos mamíferos inferiores, nos quais a olfação é de extrema importância, o córtex olfatório constitui grande parte dos hemisférios cerebrais. As conexões entre o sistema olfatório, o hipotálamo, determinados núcleos do tronco encefálico e os centros autônomos são pertinentes para a compreensão de muitas funções viscerais.

O nervo olfatório é um nervo sensitivo com apenas uma função – o olfato. A capacidade de perceber e de identificar diversos odores difere de uma pessoa para outra. Apenas as substâncias voláteis lipossolúveis ou hidrossolúveis são percebidas como odores. Na anosmia verdadeira, ocorre perda da capacidade de perceber ou de reconhecer não apenas aromas, mas também sabores, visto que grande parte do que é interpretado como paladar envolve o olfato. O sabor é uma síntese de sensações derivadas dos nervos olfatórios, calículos gustatórios e outros órgãos terminais sensitivos. Um paciente com comprometimento do olfato pode se queixar de perda do paladar, em vez de perda do olfato. Pacientes com anosmia unilateral podem não perceber a presença de qualquer comprometimento.

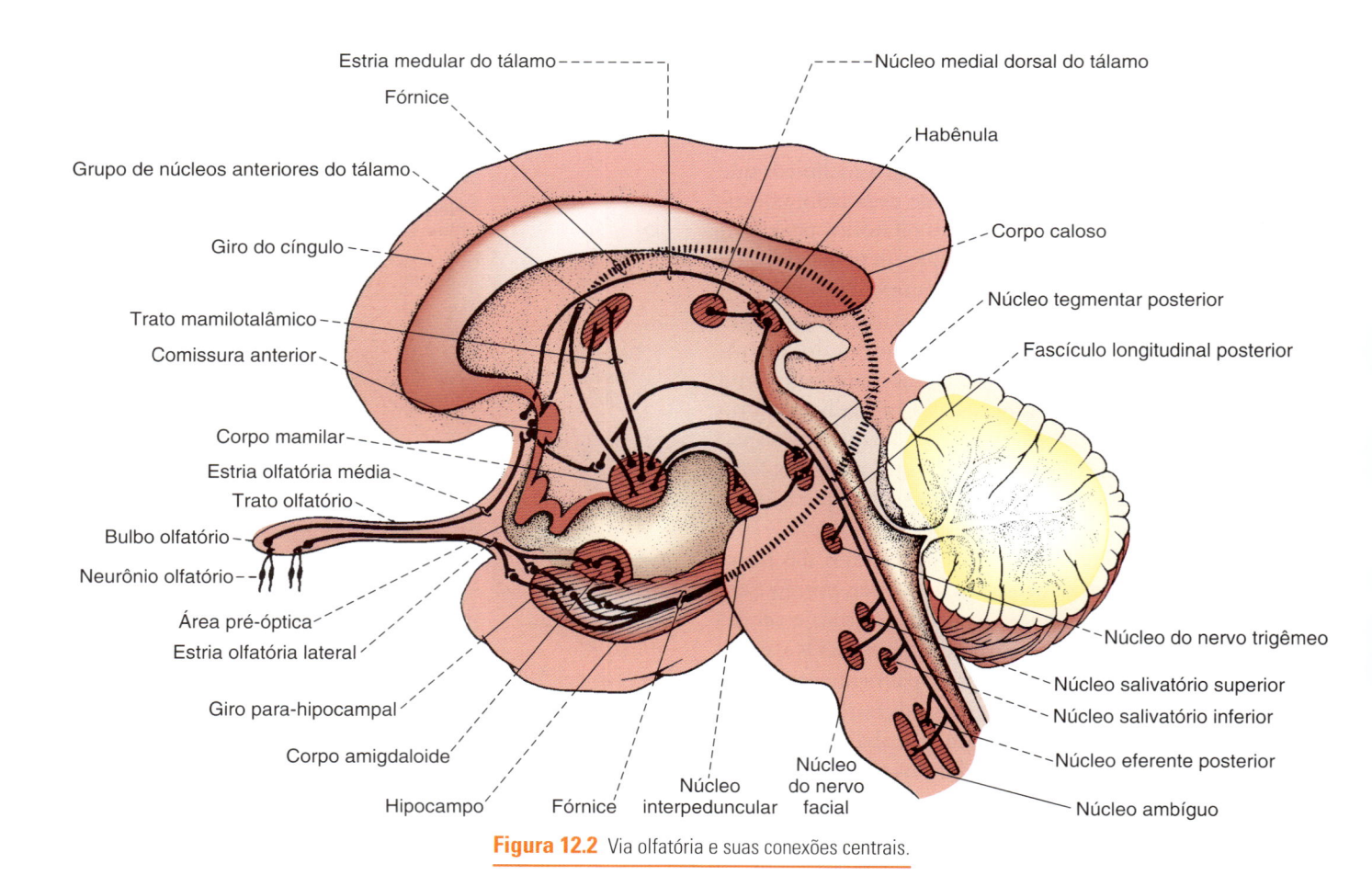

Figura 12.2 Via olfatória e suas conexões centrais.

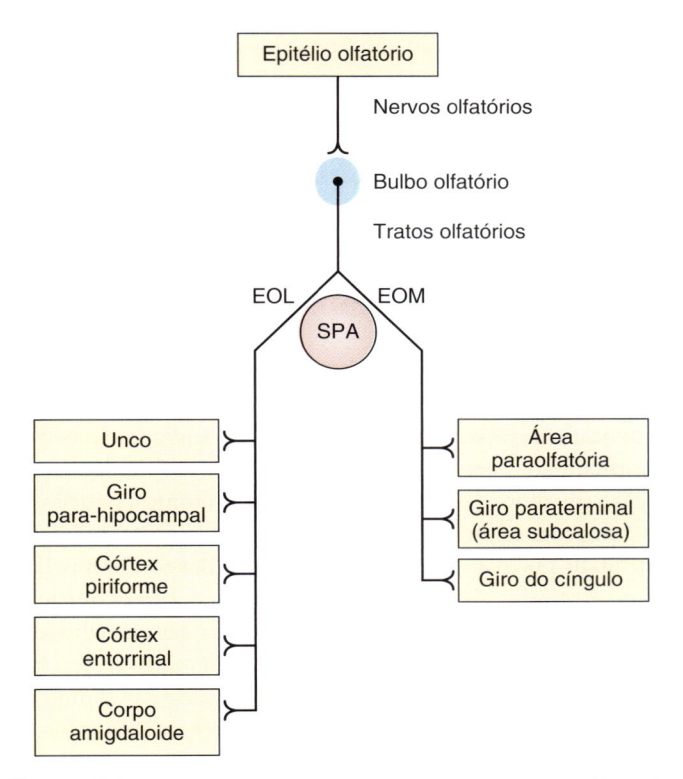

Figura 12.3 Vias olfatórias. SPA, substância perfurada anterior; EOL, estria olfatória lateral; EOM, estria olfatória medial.

Tabela 12.1	Algumas causas de perda persistente do olfato.
Meningioma do sulco olfatório	
Tumor do lobo frontal, particularmente glioma	
Tumor selar/parasselar	
Tumor neuro-olfatório (estesioneuroblastoma)	
Síndrome de Korsakoff	
Deficiência de vitaminas (B_6, B_{12}, A)	
Deficiência de zinco ou de cobre	
Traumatismo cranioencefálico, incluindo cirurgia	
Doença de Alzheimer	
Doença de Parkinson	
Esclerose múltipla	
Anosmia congênita	
Arrinencefalia	
Disgenesia olfatória	
Síndrome de Kallmann (hipogonadismo hereditário com anosmia)	
Disautonomia familiar	
Síndrome de Refsum	
Transtornos psiquiátricos (depressão, transtorno de conversão, esquizofrenia)	
Sinusite crônica	
Tabagismo	
Rinite crônica	
Desvio de septo nasal	
Pólipos nasais	
Tumores intranasais (p. ex., carcinoma epidermoide)	
Pós-viral	
Anestesia geral	
Traumatismo dental	
Queimaduras químicas do epitélio olfatório	
Envelhecimento normal	
Gravidez	
Meningite	
Agentes quimioterápicos	
Toxicidade do cádmio	
Anti-histamínicos	
Propiltiouracila	
Antibióticos	
Levodopa	
Cocaína	
Anfetaminas	
Radioterapia	

EXAME CLÍNICO

As anormalidades em consequência da anosmia não são triviais. O problema não se restringe meramente ao fato de que os pacientes com distúrbios do olfato perdem alguns dos prazeres da vida; eles também podem não perceber sinais olfatórios de perigo, como alimentos deteriorados, fumaça e vazamento de gás. À semelhança da audição, os déficits do olfato são algumas vezes divididos em: (a) déficits de condução, devido a processos que interferem na capacidade das substâncias odoríferas de entrar em contato com o epitélio olfatório, como pólipos nasais; e (b) déficits neurossensoriais ou neurogênicos, em decorrência da disfunção dos receptores ou de suas conexões centrais.

Os pontos importantes da anamnese a considerar em um paciente com distúrbio do olfato ou do paladar incluem traumatismo cranioencefálico prévio; tabagismo; infecção das vias respiratórias superiores (IRS) recente; doença sistêmica; nutrição; e exposição a toxinas, medicamentos ou substâncias ilícitas. De acordo com Feldman, as alterações na percepção do aroma do café podem fornecer informações particularmente importantes. A perda unilateral do olfato é mais significativa que a bilateral, que pode ser causada por muitas condições, principalmente de condução (Tabela 12.1).

Antes de avaliar o olfato, é importante assegurar a desobstrução das passagens nasais. A maioria dos casos de comprometimento do olfato resulta de obstrução intranasal. A rinite aguda ou crônica e a sinusite crônica podem interferir gravemente no olfato.

O olfato é avaliado com o uso de estímulos não irritantes. Convém evitar substâncias como a amônia, que pode estimular o nervo trigêmeo, em vez do nervo olfatório, causando uma resposta que pode ser confundida com olfação. As vias nasais são ricamente inervadas por terminações nervosas livres do sistema trigeminal, que respondem a numerosas substâncias. Alguns pacientes com comprometimento do paladar e do olfato apreciam alimentos condimentados, em razão da estimulação do sistema trigeminal.

Deve-se examinar cada narina separadamente, enquanto se oclui a outra. Com os olhos do paciente fechados e uma das narinas ocluída, aproxime a substância do teste da narina aberta. Peça ao paciente que aspire e indique se ele sente algum odor e, caso afirmativo, que o identifique. O teste deve ser repetido com a outra narina, comparando-se os dois resultados. Deve-se examinar em primeiro lugar o lado com suspeita de anormalidade. Muitas substâncias podem ser utilizadas para testar o olfato (p. ex., gaultéria, cravo-da-índia, café e canela). Na cabeceira do paciente ou na clínica, podem-se utilizar um colutório, pasta de dente, álcool, sabão e substâncias semelhantes. Dispõe-se no comércio de tiras para raspar e cheirar. Os testes quantitativos do olfato e do paladar disponíveis no comércio incluem o University of Pennsylvania Smell Identification Test (UPSIT) e o teste quimiossensorial de Connecticut. O UPSIT não exige nenhum profissional treinado e pode ser autoadministrado. O tipo de resposta como escolha obrigatória ajuda a identificar qualquer simulação.

A percepção do odor é mais importante do que a sua identificação acurada. A percepção da presença de odor indica a continuidade das vias olfatórias; a identificação do odor também indica a integridade da função cortical. Como a inervação é bilateral, a ocorrência de lesão central na decussação das vias olfatórias nunca provoca perda do olfato, e uma lesão do córtex olfatório não produz anosmia. A percepção da presença de um odor, mesmo sem o seu reconhecimento, exclui a possibilidade de anosmia.

DISTÚRBIOS DA FUNÇÃO OLFATÓRIA

A Tabela 12.2 fornece uma revisão de algumas definições de distúrbios do olfato. Pode ocorrer perda do olfato em uma variedade de condições (ver Tabela 12.1). As causas comuns de comprometimento do olfato incluem IRS, traumatismo, doença nasal ou dos seios paranasais e envelhecimento normal. A perda persistente do olfato após IRS constitui a etiologia mais comum, que responde por 15 a 25% dos casos.

A idade constitui o principal fator relacionado com o declínio do olfato, e ocorre diminuição da função do olfato no indivíduo idoso saudável nos demais aspectos. Com

frequência, esse declínio não é percebido nem relatado. Entre os indivíduos com menos de 65 anos de idade, cerca de 2% apresentam comprometimento da olfação; a prevalência aumenta para cerca de 50% entre 65 e 80 anos e alcança quase 75% acima dos 80 anos. Essa redução da olfação pode estar relacionada com a ossificação dos forames da lâmina cribriforme, com doença neurodegenerativa inicial (ver adiante) e com a degradação da função dos receptores associada a infecções virais repetidas e outras agressões no decorrer do tempo.

O uso intranasal crônico de cocaína pode causar anosmia. Toxinas como o cádmio, o cromo ou o tolueno podem provocar anosmia, habitualmente acompanhada de outras anormalidades neurológicas. A exposição a herbicidas, pesticidas e solventes, particularmente quando crônica, pode levar ao comprometimento do olfato. Os distúrbios do paladar e do olfato podem resultar da deficiência das vitaminas B_{12}, B_6 ou A, ou dos efeitos de alguns fármacos. Com frequência, a diminuição do olfato tem sido atribuída a anormalidades no metabolismo do zinco.

O traumatismo cranioencefálico pode causar dano aos nervos olfatórios na lâmina cribriforme, em razão das forças de golpe ou contragolpe. A incidência de disfunção olfatória associada a traumatismo na população geral é de 4 a 15%. A probabilidade de comprometimento do olfato após traumatismo craniano está diretamente relacionada com a sua gravidade. A incidência de anosmia pode alcançar 80% em pacientes com rinorreia do líquido cefalorraquidiano (LCR). Em um centro de referência, o traumatismo craniano foi responsável por cerca de 20% de todos os distúrbios quimiossensoriais.

As causas neurológicas de comprometimento do olfato são raras, porém importantes. As lesões que acometem a face orbital do encéfalo podem causar anosmia unilateral. Os meningiomas da crista esfenoidal ou do sulco olfatório e os gliomas do lobo frontal podem causar dano aos bulbos ou tratos olfatórios. Um quadro clínico típico observado no meningioma da crista esfenoidal consiste em atrofia óptica unilateral ou papiledema e exoftalmia, com anosmia ipsilateral. Nos meningiomas do sulco olfatório ou da área da lâmina cribriforme, ocorre anosmia unilateral precoce, que progride para a anosmia bilateral, frequentemente acompanhada de neuropatia óptica. A anosmia também pode ocorrer na presença de outros tumores do lobo frontal, em lesões parasselares e hipofisárias e em outras lesões expansivas, como o aneurisma gigante da artéria cerebral anterior.

A síndrome de Foster Kennedy caracteriza-se por anosmia, acompanhada de atrofia óptica ipsilateral unilateral e papiledema contralateral, classicamente causada por um tumor volumoso que acomete a região orbitofrontal, como o meningioma do sulco olfatório. Foi descrito pela primeira vez por Sir William Gowers e, posteriormente, de maneira mais detalhada por R. Foster Kennedy. A anosmia e a atrofia óptica são causadas por compressão direta; ocorre papiledema contralateral tardiamente, quando a pressão intracraniana

Tabela 12.2	Termos e definições relacionados com anormalidades olfatórias.
Agnosia olfatória	Incapacidade de identificar ou de interpretar odores detectados
Anosmia	Ausência do sentido do olfato
Cacosmia	Odores inapropriadamente desagradáveis
Coprosmia	Cacosmia com odor fecal
Disosmia	Comprometimento ou defeito do olfato
Fantosmia	Percepção de um odor que não é real
Hiperosmia	Sentido do olfato francamente agudo
Hiposmia	Diminuição do olfato
Parosmia	Perversão ou distorção do olfato
Presbiosmia	Diminuição do olfato pelo envelhecimento

aumenta. O disco do nervo óptico atrófico não pode sofrer tumefação, e observa-se o desenvolvimento do quadro incomum de atrofia óptica em um olho e papiledema no outro. Esse quadro oftalmológico sem anosmia é causado, com mais frequência, por neuropatia óptica isquêmica anterior, arterítica ou não arterítica, que acomete inicialmente um olho, levando à atrofia, e em seguida o outro olho, causando edema do disco (pseudossíndrome de Foster Kennedy). A presença de uma massa que provoca compressão assimétrica de ambos os nervos ópticos pode produzir um quadro semelhante.

A anosmia pode acompanhar algumas demências degenerativas, em particular doença de Alzheimer (DA). A dopamina é um dos neurotransmissores nos bulbos olfatórios, e aparecem corpos de Lewy no bulbo olfatório precocemente na doença de Parkinson (DP). A disfunção olfatória foi reconhecida como achado comum em pacientes com DP e pode ajudar a diferenciar a DP das síndromes de Parkinson atípicas. Os déficits podem envolver a detecção, a identificação e a discriminação dos odores. Na DA e na DP, o déficit é observado em 85 a 90% dos pacientes, mesmo nos estágios iniciais da doença. A sensibilidade da avaliação do olfato na detecção da DP foi estimada em até 0,91. Com efeito, Hawkes sugeriu que o comprometimento na identificação de odores é tão comum na DP que a sua ausência deve levar a uma reconsideração imediata do diagnóstico. A prevalência de anosmia pode ser ainda maior na demência com corpos de Lewy do que na DA. A anosmia e as alucinações visuais constituem preditores independentes fortes de patologia dos corpos de Lewy. Pode ocorrer comprometimento do olfato em outros distúrbios neurológicos (Boxe 12.1).

Algumas vezes, ocorre anosmia no transtorno de conversão, porém o paladar habitualmente não é afetado. Na anosmia histérica, a detecção de substâncias irritantes, como amônia, que estimulam as terminações do nervo trigêmeo, não é melhor do que a detecção de aromas sutis.

Em certas ocasiões, ocorrem distúrbios do olfato, além da hiposmia ou anosmia. A hiperosmia é habitualmente funcional, porém pode ocorrer em alguns tipos de uso abusivo de substâncias e na enxaqueca. A parosmia e a cacosmia são frequentemente causadas por doença psiquiátrica; todavia, em certas ocasiões, ocorrem após traumatismo craniano e podem acompanhar a disosmia de condução. As alucinações olfatórias são, com mais frequência, causadas por psicose; entretanto, podem resultar de lesão do sistema olfatório central, habitualmente neoplásica ou vascular, ou podem ocorrer como manifestação de crise epiléptica. As denominadas crises uncinadas são crises parciais complexas ou do lobo temporal precedidas de aura olfatória ou gustativa, habitualmente desagradável e frequentemente acompanhadas, quando o paciente perde consciência, de movimentos de estalar dos lábios ou de mastigação. Normalmente, essas crises são causadas por um foco convulsivo que acomete estruturas mediais do lobo temporal. Nunca há perda objetiva do olfato no período interictal.

BIBLIOGRAFIA

Anholt RRH. Molecular physiology of olfaction. *Am J Physiol* 1989;257:1043.

Boesveldt S, Postma EM, Boak D, et al. Anosmia-A clinical review. *Chem Senses* 2017;42:513–523.

Brazis PW, Masdeu JC, Biller J. *Localization in Clinical Neurology.* 7th ed. Philadelphia: Wolters Kluwer/Lippincott Williams & Wilkins, 2017.

Campbell WW. *Clinical Signs in Neurology: A Compendium.* Philadelphia: Wolters Kluwer Health, 2016.

Deems DA, Doty RL, Settle RG, et al. Smell and taste disorders: a study of 750 patients from the University of Pennsylvania Smell and Taste Center. *Arch Otolaryngol Head Neck Surg* 1991;117:519–528.

Demarquay G, Ryvlin P, Royet JP. Olfaction and neurological diseases: a review of the literature. *Rev Neurol (Paris)* 2007;163:155–167.

Devanand DP, Lee S, Manly J, et al. Olfactory deficits predict cognitive decline and Alzheimer dementia in an urban community. *Neurology* 2015;84: 182–189.

Doty RL. The olfactory system and its disorders. *Semin Neurol* 2009;29:74–81.

Doty RL. Olfactory dysfunction in neurodegenerative diseases: is there a common pathological substrate? *Lancet Neurol* 2017;16:478–488.

Doty RL, Shaman P, Dann M. Development of the University of Pennsylvania Smell Identification Test: a standardized microencapsulated test of olfactory function. *Physiol Behav* 1984;32:489–502.

Doty RL, Golbe LI, McKeown DA, et al. Olfactory testing differentiates between progressive supranuclear palsy and idiopathic Parkinson's disease. *Neurology* 1993;43:962.

Feldman JI, Wright HN, Leopold DA. The initial evaluation of dysosmia. *Am J Otolaryngol* 1986;7:431.

Fullard ME, Morley JF, Duda JE. Olfactory dysfunction as an early biomarker in Parkinson's disease. *Neurosci Bull* 2017;33:515–525.

Garcia-Gonzalez D, Murcia-Belmonte V, Clemente D, et al. Olfactory system and demyelination. *Anat Rec* 2013;296:1424–1434.

Hawkes C. Olfaction in neurodegenerative disorder. *Mov Disord* 2003;18: 364–372.

Hussey HH. Taste and smell deviations: importance of zinc. *JAMA* 1974; 226:1669.

Lafaille-Magnan ME, Poirier J, Etienne P, et al. Odor identification as a biomarker of preclinical AD in older adults at risk. *Neurology* 2017;89:327–335.

Levy M, Henkin RI, Hutter A, et al. Functional MRI of human olfaction. *J Comput Assist Tomogr* 1997;21:849–856.

Lucassen EB, Turel A, Knehans A, et al. Olfactory dysfunction in multiple sclerosis: a scoping review of the literature. *Mult Scler Relat Disord* 2016;6:1–9.

Manconi M, Paolino E, Casetta I, et al. Anosmia in a giant anterior communicating artery aneurysm. *Arch Neurol* 2001;58:1474–1475.

> ### Boxe 12.1
>
> ### Outras causas neurológicas de comprometimento do olfato
>
> Foi constatada a ocorrência de comprometimento do olfato em muitas outras condições neurológicas, incluindo doença de Huntington, síndrome de Korsakoff, hidrocefalia, doença da artéria cerebral anterior próximo à sua origem, meningite de base, abscesso do lobo frontal, doença de Refsum, doença de Wilson, degeneração corticobasal, ataxias espinocerebelares, narcolepsia, EM, insuficiência autonômica pura e após lobectomia temporal. A doença de Creutzfeldt-Jakob pode causar anosmia, e foi detectada uma imunorreatividade à proteína priônica por meio de biopsia olfatória para confirmar o diagnóstico. A síndrome de Kallmann é um distúrbio hereditário que causa hipogonadismo, anosmia e movimentos especulares associados a anomalias de desenvolvimento dos tratos corticospinais.

Marine N, Boriana A. Olfactory markers of depression and Alzheimer's disease. *Neurosci Biobehav Rev* 2014;45:262–270.

Mesholam RI, Moberg PJ, Mahr RN, et al. Olfaction in neurodegenerative disease: a meta-analysis of olfactory functioning in Alzheimer's and Parkinson's diseases. *Arch Neurol* 1998;55:84–90.

Olichney JM, Murphy C, Hofstetter CR, et al. Anosmia is very common in the Lewy body variant of Alzheimer's disease. *J Neurol Neurosurg Psychiatry* 2005;76:1342–1347.

Pardini M, Huey ED, Cavanagh AL, et al. Olfactory function in corticobasal syndrome and frontotemporal dementia. *Arch Neurol* 2009;66:92–96.

Roberts RO, Christianson TJ, Kremers WK, et al. Association between olfactory dysfunction and amnestic mild cognitive impairment and Alzheimer disease dementia. *JAMA Neurol* 2016;73:93–101.

Ross GW, Petrovitch H, Abbott RD, et al. Association of olfactory dysfunction with risk for future Parkinson's disease. *Ann Neurol* 2008;63:167–173.

Ruggiero GF, Wick JY. Olfaction: new understandings, diagnostic applications, *Consult Pharm* 2016;31:624–632.

Scangas GA, Bleier BS. Anosmia: differential diagnosis, evaluation, and management. *Am J Rhinol Allergy* 2017;31:3–7.

Schiffman SS. Taste and smell losses in normal aging and disease. *JAMA* 1997;278: 1357–1362.

Schon F. Involvement of smell and taste in giant cell arteritis. *J Neurol Neurosurg Psychiatry* 1988;51:1594.

Shibasaki H, Hallett M. *The Neurological Examination: Scientific Basis for Clinical Diagnosis.* Oxford; New York: Oxford University Press, 2016.

Silveira-Moriyama L, Mathias C, Mason L, et al. Hyposmia in pure autonomic failure. *Neurology* 2009;72:1677–1681.

Stiasny-Kolster K, Doerr Y, Moller JC, et al. Combination of 'idiopathic' REM sleep behaviour disorder and olfactory dysfunction as possible indicator for alpha-synucleinopathy demonstrated by dopamine transporter FP-CIT-SPECT. *Brain* 2005;128(Pt 1):126–137.

Stiasny-Kolster K, Clever SC, Moller JC, et al. Olfactory dysfunction in patients with narcolepsy with and without REM sleep behaviour disorder. *Brain* 2007;130(Pt 2):442–449.

Tabaton M, Monaco S, Cordone MP, et al. Prion deposition in olfactory biopsy of sporadic Creutzfeldt-Jakob disease. *Ann Neurol* 2004;55:294–296.

Vale TC, Pedroso JL, Rivero RLM, et al. Lack of decussation of pyramids in Kallmann syndrome presenting with mirror movements. *J Neurol Sci* 2017; 372:220–222.

Velayudhan L. Smell identification function and Alzheimer's disease: a selective review. *Curr Opin Psychiatry* 2015;28:173–179.

Zanusso G, Ferrari S, Cardone F, et al. Detection of pathologic prion protein in the olfactory epithelium in sporadic Creutzfeldt-Jakob disease. *N Engl J Med* 2003;348:711–719.

Zatorre RJ, Jones-Gotman M, Evans AC, et al. Functional localization and lateralization of human olfactory cortex. *Nature* 1992;360:339–340.

Nervo Óptico

ANATOMIA E FISIOLOGIA

O nervo óptico é uma via de fibras do sistema nervoso central (SNC) que conecta a retina e o cérebro. Os receptores periféricos, os cones e os bastonetes da retina são estimulados por raios de luz que passam através da córnea, da lente (cristalino) e do corpo vítreo. Eles enviam impulsos para a camada nuclear interna ou bipolar; e as células enviam axônios para a camada de células ganglionares (Figura 13.1). Quase 1,2 milhão de células ganglionares e seus axônios constituem o nervo óptico. A camada fotorreceptora é a mais profunda da retina; é adjacente à coroide e a luz deve passar pelas camadas mais superficiais para alcançá-la. Os bastonetes, mais numerosos do que os cones, estão espalhados difusamente pela retina, mas estão ausentes na mácula. Respondem à estimulação de baixa intensidade e medeiam a visão noturna, a visão periférica e a percepção de movimento e não percebem as cores. Os cones também estão presentes em toda a retina, mas concentram-se na mácula lútea. A mácula consiste inteiramente em cones; é o ponto de fixação central e o local de maior acuidade visual e de percepção de cores. A proporção de cones maculares e células ganglionares é de 2:1, a maior do olho. A mácula (do latim, "mancha") é uma pequena depressão rasa na retina, situada temporalmente ao disco do nervo óptico (Figura 13.2). Tem uma cor ligeiramente diferente da retina circundante, e pode ser vista com o oftalmoscópio. A fóvea (do latim, "fossa") central é uma pequena depressão que fica no centro da mácula. A fovéola é uma depressão ainda menor no centro da fóvea. É o ponto de maior acuidade visual, porque as camadas retinianas subjacentes são afastadas e a luz incide diretamente sobre os receptores; a fovéola é o centro óptico do olho. A mácula é responsável pelos 15° centrais de visão e pela discriminação de cores e detalhes visuais finos; seus cones são estimulados por luz e cores de relativa alta intensidade. O disco óptico, ou papila, é a ponta da porção intraocular do nervo óptico, visível no exame oftalmoscópico. A cabeça do nervo é uma elipse vertical de 1,5 × 1,8 mm e aparece como um disco rosa a branco-amarelado. Normalmente, a inserção do disco na retina é perpendicular. Quando o ângulo tem menos de 90°, aparece uma borda ou crescente da coroide ou da esclera no lado temporal e o lado nasal pode parecer elevado (disco inclinado). Não contém células receptoras, não responde a estímulos visuais e é responsável pelo ponto cego fisiológico. A mácula, e não o disco, forma o centro da retina, e o ponto de fixação macular é o centro do campo visual (CV) clínico.

Os axônios das células ganglionares da retina formam a camada das fibras nervosas (CFN) da retina à medida que fazem trajeto em direção ao disco para saírem pela lâmina cribriforme (do latim, "peneira"), o suporte colágeno do disco óptico. A perda de axônios e outras anomalias que envolvem a CFN podem, às vezes, ser avaliadas por oftalmoscopia. Usar do oftalmoscópio sem o vermelho ajuda a visualizar a CFN. A mielina no nervo óptico é a mielina do SNC, formada pela oligodendróglia. Os axônios são amielínicos na retina e na superfície papilar, mas tornam-se mielinizados na extremidade posterior da cabeça do nervo óptico à medida que passam por um dos 200 a 300 orifícios na lâmina cribriforme. Em cerca de 1% dos indivíduos, a mielina estende-se até a CFN retiniana peripapilar (fibras nervosas mielinizadas). Os axônios do nervo óptico carregam principalmente impulsos visuais, mas também transmitem os impulsos que medeiam a acomodação e as respostas reflexas à luz e a outros estímulos. Os sinais do nervo óptico são codificados espacialmente por causa da localização das células na retina e também são codificados temporalmente porque a frequência e o padrão de disparo transmitem informações.

A visão macular é função essencial e a projeção da mácula para o nervo óptico é maciça. Há aproximadamente 1,2 milhão de fibras em cada nervo óptico; cerca de 90% surgem da mácula. Considerando essa preponderância de fibras maculares, os primeiros sinais de doença do nervo óptico refletem a função macular: visão de cores prejudicada, acuidade prejudicada e escotoma central. Um conjunto denso de axônios, o feixe papilomacular (FPM), faz trajeto a partir da hemimácula nasal para se inserir na parte temporal do disco (Figura 13.3). As fibras da hemirretina e da hemimácula temporais formam um arco ao redor da mácula e entram no disco como arco superior e inferior da retina. As lesões que afetam esses arcos podem criar defeitos arqueados no CV. A rafe temporal horizontal é o limite entre os axônios que fazem trajeto em sentido superior e inferior da hemimácula temporal até o disco. Todos os axônios da mácula reúnem-se no FPM quando entram no nervo óptico. As fibras do FPM são muito vulneráveis a toxinas, isquemia e pressão.

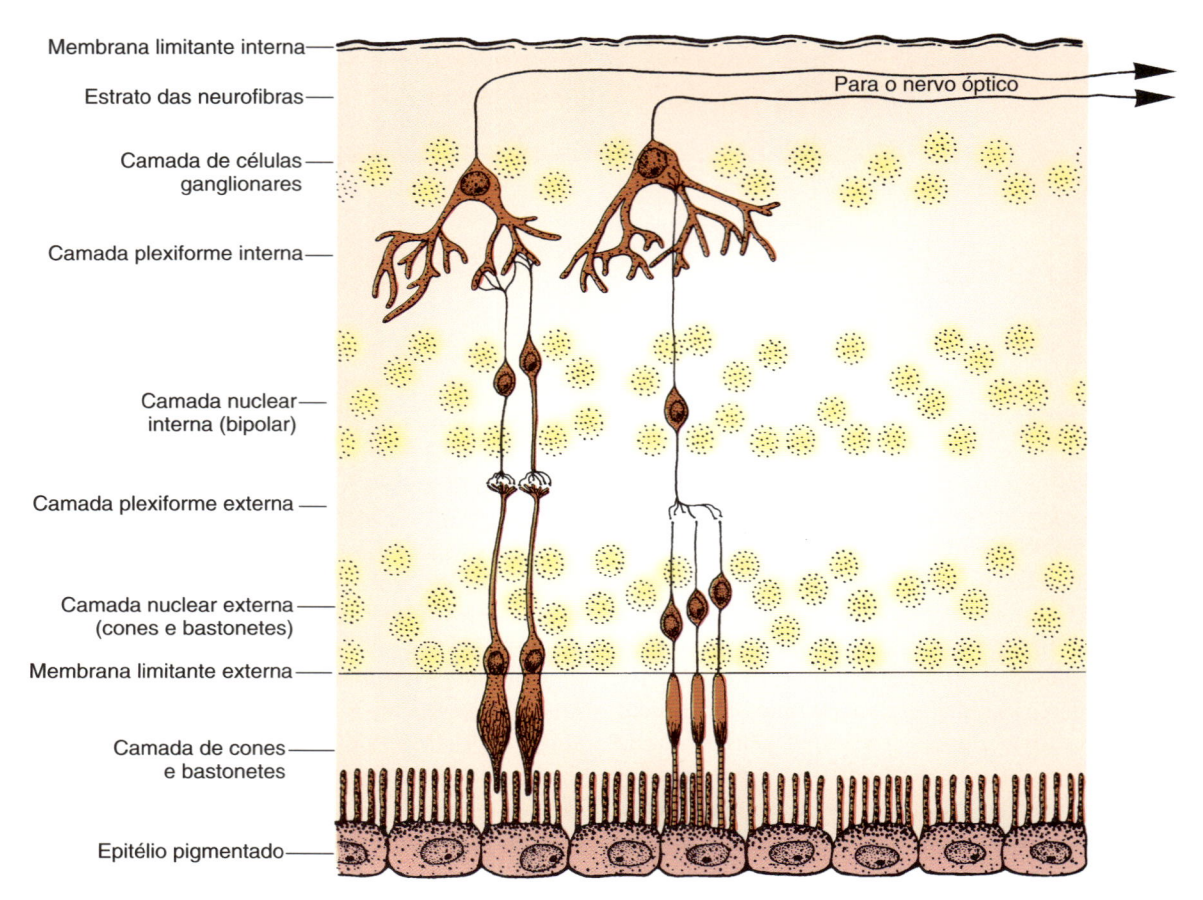

Figura 13.1 Camadas da retina e sua relação com o nervo óptico. A membrana limitante interna é a estrutura mais superficial; a luz deve passar pelas outras camadas para alcançar a camada de cones e bastonetes. (Modificada de Ramon y Cajal S. *Histologie du Système Nerveux de l'homme et Des Vertebres, vol. 2.* Paris: A. Maloine, 1909, 1911.)

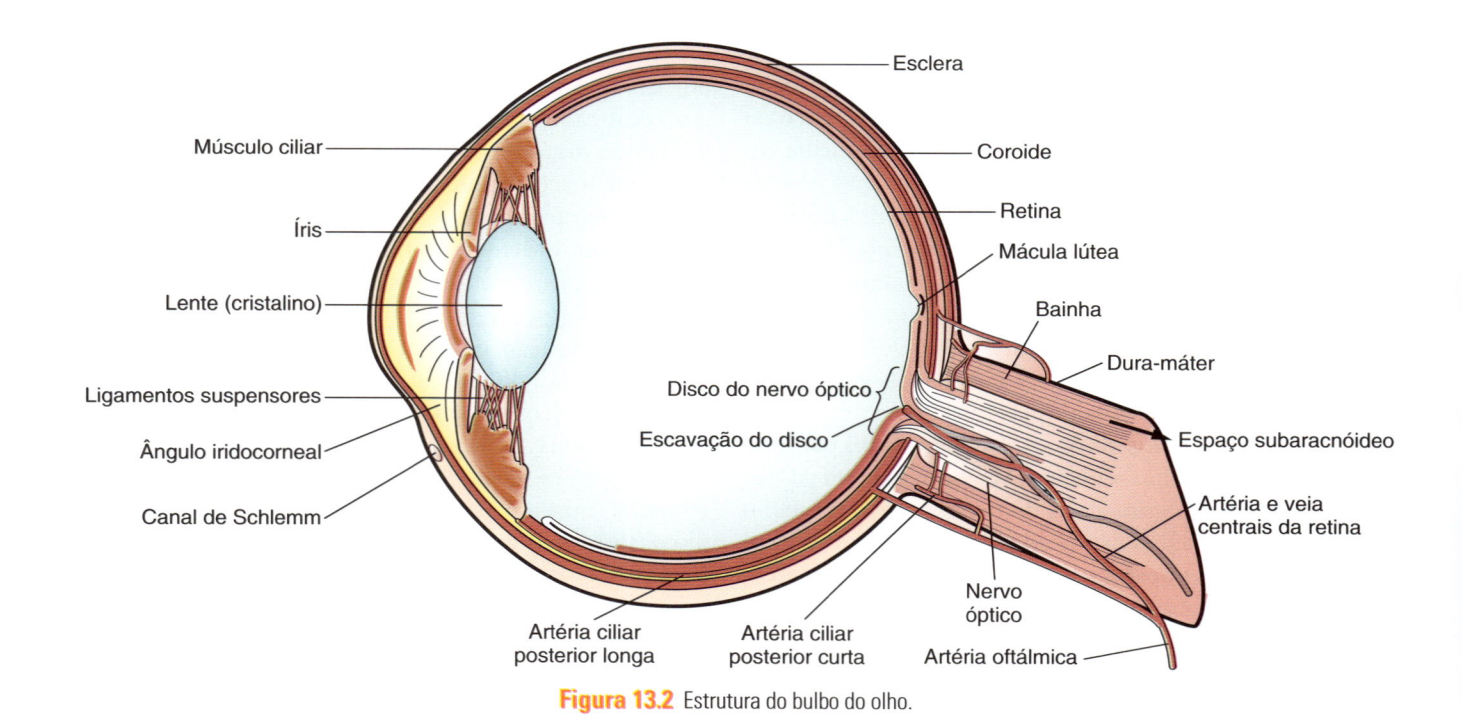

Figura 13.2 Estrutura do bulbo do olho.

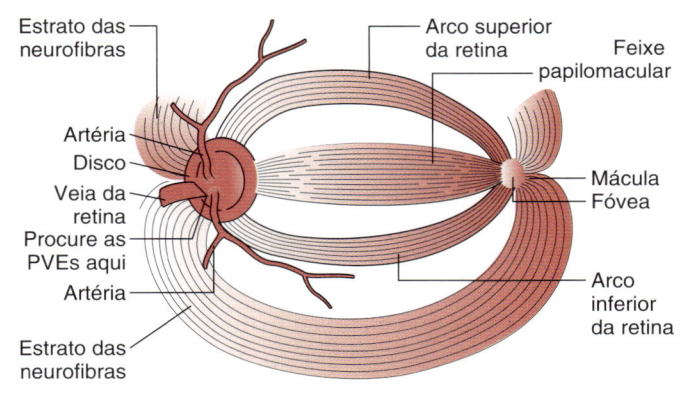

Estrato das neurofibras
Arco superior da retina
Feixe papilomacular
Artéria
Disco
Veia da retina
Mácula
Fóvea
Procure as PVEs aqui
Artéria
Arco inferior da retina
Estrato das neurofibras

Figura 13.3 Disco óptico e estruturas associadas. Os axônios destinados a formar a maior parte das fibras do nervo óptico emergem da mácula, os da parte nasal formam o feixe papilomacular e os da hemimácula temporal entram no disco como arcos superior e inferior. As pulsações venosas espontâneas (PVEs) são mais fáceis de observar na extremidade da coluna de uma das grandes veias da superfície do disco.

A organização do sistema aferente visual não é aleatória. A correlação retinotópica estreita prevalece em todo o sistema; cada ponto da retina tem uma representação específica no nervo óptico, no quiasma, no trato, nas radiações e no córtex. O FPM, que forma a maior parte dos axônios do nervo óptico, faz trajeto como feixe discreto no interior do nervo óptico. O CV mantém sua forma e estrutura básicas em todo o sistema, embora sua orientação no interior das vias visuais mude (Figura 13.4). As fibras da hemirretina temporal estão localizadas na metade temporal do nervo óptico, enquanto as fibras da hemirretina nasal situam-se medialmente. As fibras retinianas superiores localizam-se acima e as fibras retinianas inferiores, abaixo do nervo óptico; essa relação se mantém, exceto no trato óptico e no corpo geniculado lateral (CGL).

O nervo óptico estende-se da retina até o quiasma óptico e tem aproximadamente 5 cm de comprimento. Por convenção, é dividido em quatro porções: intraocular (1 mm; o disco),

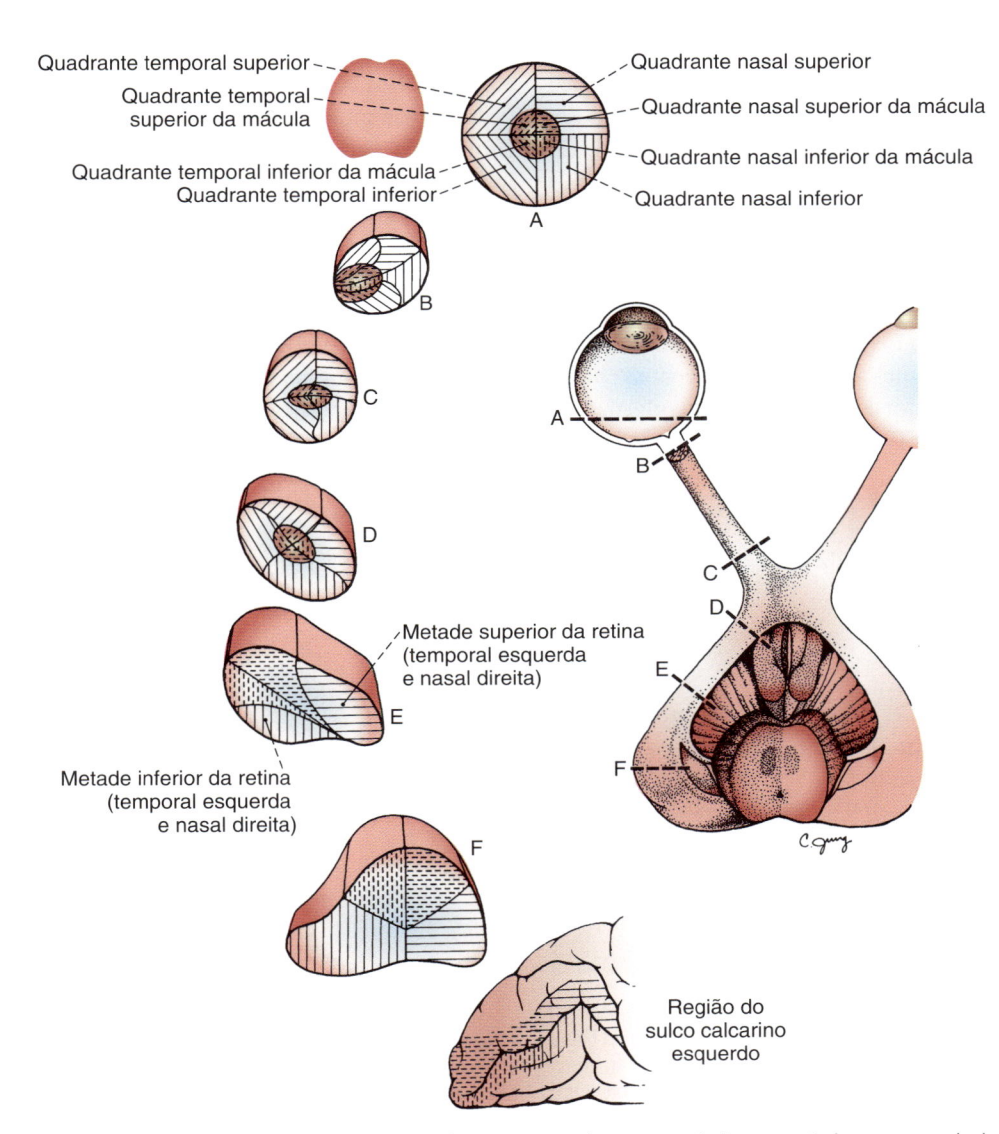

Quadrante temporal superior
Quadrante temporal superior da mácula
Quadrante temporal inferior da mácula
Quadrante temporal inferior
Quadrante nasal superior
Quadrante nasal superior da mácula
Quadrante nasal inferior da mácula
Quadrante nasal inferior
A

B

C

D

Metade superior da retina (temporal esquerda e nasal direita)
E

Metade inferior da retina (temporal esquerda e nasal direita)
F

Região do sulco calcarino esquerdo

Figura 13.4 Agrupamento de fibras visuais dos quadrantes da retina e área macular no nervo óptico, trato óptico, corpo geniculado lateral (CGL) e córtex occipital.

intraorbital (cerca de 25 mm), intracanalicular (cerca de 9 mm), e intracraniana (12 a 16 mm). O nervo é organizado em 400 a 600 fascículos separados por septos de tecido conjuntivo. A porção intraorbital é circundada por gordura (Figura 13.5).

A parte encefálica da dura-máter guarda continuidade com o revestimento do nervo óptico; na parte posterior do bulbo do olho funde-se com a cápsula de Tenon, e no forame óptico, adere ao periósteo. A pia-máter e a aracnoide-máter também são contínuas desce o encéfalo e envolvem o nervo óptico. Elas se fundem com a esclera, onde o nervo termina. As meninges intracranianas avançam ao longo dos nervos ópticos por distância variável, formando as bainhas (ver Figura 13.2). Por meio dessas bainhas, o espaço subaracnóideo intracraniano continua ao longo dos nervos e pode transmitir aumento da pressão intracraniana, ocasionando papiledema. As variações na anatomia da bainha podem explicar a assimetria ocasional do papiledema. A descompressão dos nervos ópticos com a abertura das bainhas, às vezes é usada para tratar papiledema que ameaça a visão. O espaço intervaginal fica entre a dura-máter e a pia-máter, dividido pela aracnoide em um espaço subdural pequeno e um espaço subaracnóideo maior. A artéria oftálmica, o gânglio e os nervos ciliares e os nervos para os músculos extraoculares ficam próximos do nervo óptico no ápice da órbita. A parte intraorbital do nervo óptico é sinuosa, com cerca de 8 mm a mais de comprimento para acomodar o movimento ocular. Esse excesso de comprimento propicia cerca de 9 mm de proptose antes que o nervo comece a se tensionar.

Na porção periférica do nervo, próximo ao olho, o FPM tem posição lateral e ligeiramente inferior; isso separa as fibras temporais em quadrantes dorsal e ventral. Estes, por sua vez, se aglomeram e deslocam um pouco os quadrantes nasais (ver Figura 13.4). Conforme o nervo se aproxima do quiasma, o FPM move-se em direção ao seu centro.

A porção intracanalicular do nervo óptico começa quando ele atravessa o forame óptico no ápice da órbita. A abertura orbital do canal é uma elipse vertical; a extremidade intracraniana é uma elipse horizontal. A porção intracanalicular é fixada com firmeza no interior do canal óptico, com pouco espaço para se mover; as lesões intracanaliculares podem comprimir o nervo óptico enquanto ainda são pequenas e difíceis de visualizar nos estudos de imagem (o "meningioma impossível"). A artéria oftálmica e alguns filamentos do plexo carotídeo simpático acompanham o nervo através do canal.

Depois de atravessar a órbita e o canal óptico, os dois nervos ópticos saem dos canais ópticos e sobem em um ângulo de cerca de 45° para se unir no quiasma óptico, assim chamado em razão de sua semelhança com a letra grega *chi* (χ) (Figura 13.6). A superfície orbital dos lobos frontais fica logo acima da parte intracraniana dos nervos ópticos. O quiasma, em geral, fica cerca de 10 mm acima da hipófise, separado pela cisterna suprasselar. As fibras da parte temporal da retina continuam diretamente de volta para entrar no trato óptico ipsilateral. As fibras da parte nasal da retina sofrem decussação para entrar no trato óptico do lado oposto.

Em 80% da população, o quiasma situa-se diretamente sobre a sela. Em 10%, o quiasma se posiciona para frente sobre o tubérculo da sela com nervos ópticos curtos e tratos ópticos longos (prefixados); nos outros 10%, o quiasma situa-se posteriormente sobre o dorso da sela com longos nervos ópticos e curtos tratos ópticos (pós-fixados) (Figura 13.7). A posição do quiasma com relação à sela e à hipófise com tendência à neoplasia influencia a apresentação clínica das massas na região.

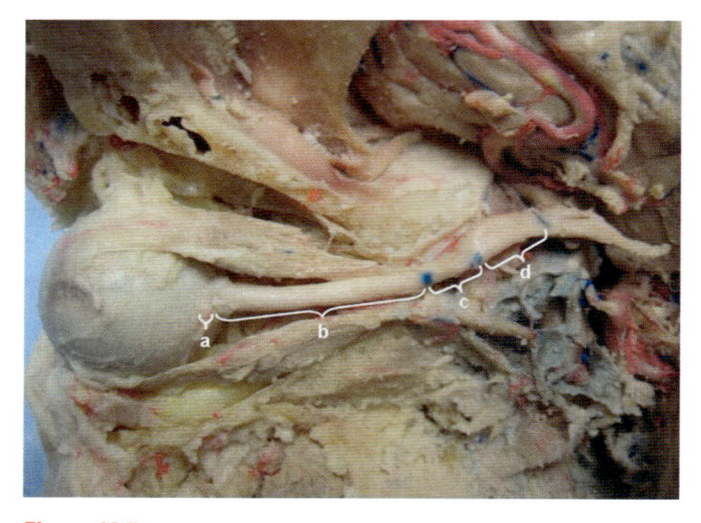

Figura 13.5 Nervo óptico exposto por cima depois da remoção de gordura, do teto e da parede lateral. O segmento intraocular (*a*) está dentro do bulbo do olho. O segmento intraorbital (*b*) faz trajeto pela órbita até a entrada do canal óptico, representado pelo *ponto azul* mais à esquerda. O segmento intracanalicular curto (*c*) situa-se entre os *dois pontos azuis*. O segmento intracraniano (*d*) continua até sua junção com o quiasma óptico (*barra azul*). (Cortesia do Dr. John B. Selhorst.)

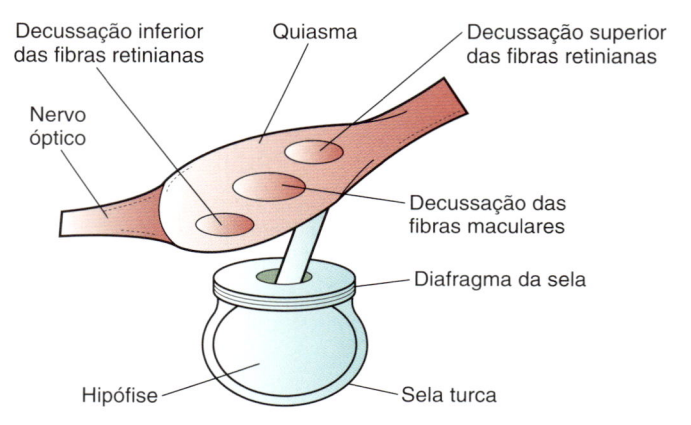

Figura 13.6 As fibras maculares fazem decussação como um feixe compacto separado, as fibras da parte inferior da retina (campo visual [CV] superior) cruzam na parte inferior e as fibras da parte superior da retina (CV inferior) cruzam na parte superior. As massas que avançam de baixo para cima (p. ex., adenoma hipofisário) tendem a causar defeitos iniciais nos campos temporais superiores; as massas que avançam de cima para baixo (p. ex., craniofaringioma) tendem a causar defeitos iniciais nos campos temporais inferiores.

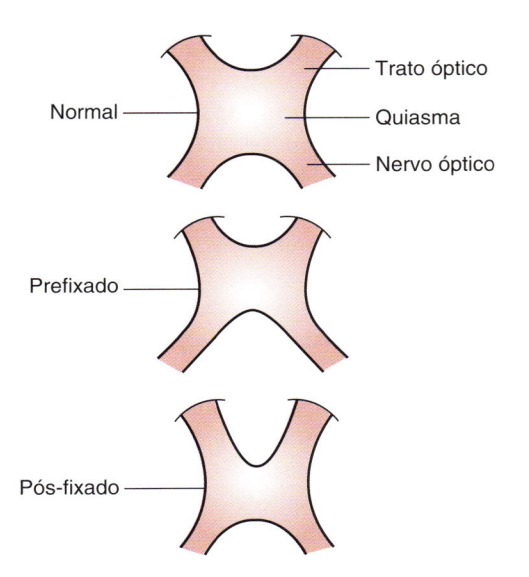

O esquema básico do quiasma no qual fibras da hemirretina temporal seguem do mesmo lado e fibras da hemirretina nasal fazem decussação, é simples (Figura 13.8), mas há complexidade no cruzamento quiasmático. No processo de decussação, as fibras do quadrante nasal inferior avançam para o nervo óptico oposto por uma curta distância antes de retornar, formando o joelho de Wilbrand (Figura 13.9, ver escotoma juncional na seção "Escotomas"). Além disso, algumas das fibras nasais superiores retornam com rapidez ao trato óptico ipsilateral antes da decussação. No quiasma, as fibras dos quadrantes superiores da retina encontram-se acima e as dos quadrantes inferiores, abaixo (ver Figura 13.6). As fibras nasais inferiores fazem decussação anterior e inferiormente no quiasma, enquanto as fibras nasais superiores se cruzam posterior e superiormente, sendo responsáveis pela diferença do padrão de evolução do defeito de campo visual nas lesões infraquiasmáticas com relação às supraquiasmáticas (ver Figura 13.9). As fibras maculares fazem decussação quase como um grupo, formando um quiasma em miniatura no interior do quiasma, principalmente na porção posterossuperior.

Figura 13.7 A posição normal do quiasma é mostrada no desenho superior. Quando o quiasma é prefixado, os nervos ópticos são curtos, o quiasma situa-se na frente, sobre a sela, e os tratos ópticos são longos. Quando o quiasma é pós-fixado, os nervos ópticos são longos, o quiasma situa-se atrás, sobre a sela, e os tratos ópticos são curtos.

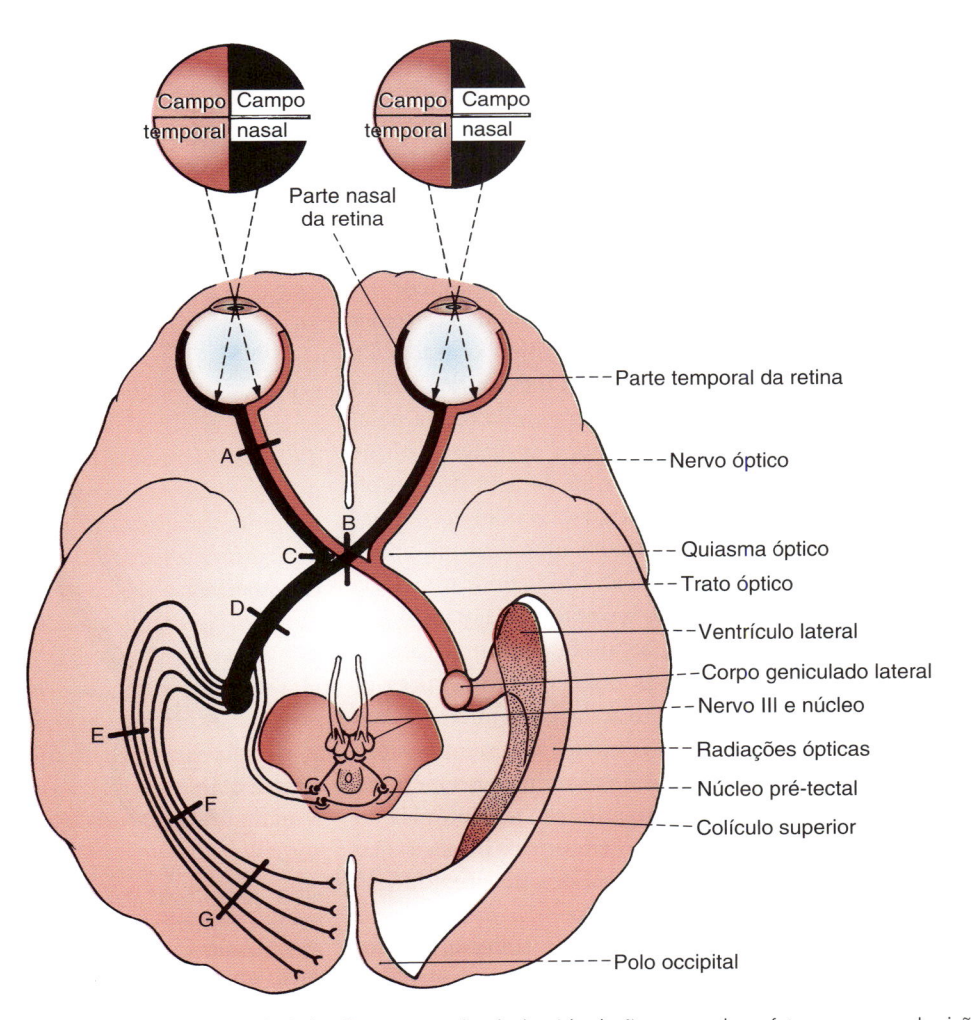

Figura 13.8 Curso das fibras visuais da retina para o córtex occipital. *A* a *G* mostram os locais de várias lesões que podem afetar os campos da visão.

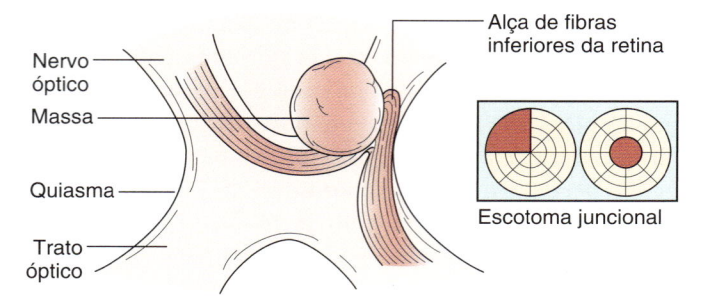

Figura 13.9 Massa que comprime o nervo óptico na junção com o quiasma, produzindo um escotoma juncional.

Os seios cavernosos e os sifões carotídeos são imediatamente laterais ao quiasma de cada lado. As artérias cerebral anterior e comunicante anterior localizam-se na frente e acima, e o terceiro ventrículo e o hipotálamo situam-se atrás e acima. A sela turca e o seio esfenoidal estão abaixo. O polígono de Willis fica acima e envia numerosos vasos perfurantes pequenos para irrigar o quiasma. A artéria oftálmica faz trajeto ao longo do nervo óptico dentro da mesma bainha de dura-máter através do canal e da órbita. Cerca de 8 a 12 mm posteriormente ao bulbo do olho, a artéria entra no nervo e segue ao longo de seu centro até o disco óptico, onde se torna a artéria central da retina, que perfura o nervo e segue em direção ao disco. A artéria central da retina divide-se na cabeça do disco em ramos superior e inferior, que irrigam a retina. Outros ramos terminais da artéria oftálmica, as artérias ciliares posteriores curtas e os vasos da coroide, formam uma rede arterial, o círculo de Zinn-Haller, que irriga o disco; a artéria central da retina tem contribuição mínima na vascularização do disco óptico.

Posteriormente ao quiasma óptico, as fibras não cruzadas da hemirretina temporal ipsilateral e as fibras cruzadas da hemirretina nasal contralateral formam o trato óptico. Cerca de 55% dos axônios do trato óptico surgem da retina nasal contralateral, e 45%, da retina temporal ipsilateral, o que corresponde aproximadamente à razão da área do campo temporal para o campo nasal. Os tratos contêm aproximadamente 80% aferentes visuais e 20% aferentes pupilares. Os tratos estendem-se do quiasma ao CGL, onde a maioria das fibras termina. A organização retinotópica é mantida no trato óptico, mas a orientação se altera. Há uma rotação interna gradual, de modo que as fibras da retina superior assumem posição medial, enquanto as da retina inferior ficam laterais. As fibras do FPM gradualmente assumem posição dorsal e lateral, encaixadas entre as fibras retinianas superiores e inferiores (ver Figura 13.4). A organização retinotópica no trato óptico não é tão precisa como em outros locais, o que pode contribuir para a incongruência dos defeitos de CV, característicos das lesões do trato óptico.

As fibras aferentes da pupila saem do trato em ponto imediatamente anterior ao corpo geniculado para entrar na área pré-tectal do mesencéfalo (Figura 13.10). Os aferentes visuais fazem sinapse no corpo geniculado em neurônios de segunda ordem, que dão origem à via geniculocalcarina (radiações ópticas).

Existem seis camadas neuronais no CGL, separadas por fibras nervosas mielinizadas. As fibras não cruzadas da hemirretina temporal ipsilateral fazem sinapse nas camadas 2, 3 e 5; as da hemirretina nasal contralateral fazem sinapse nas camadas 1, 4 e 6. As fibras retinianas superiores permanecem mediais e as inferiores, laterais (ver Figura 13.4). As fibras maculares ocupam posição intermediária na parte dorsal, média e um tanto caudal. O CGL tem grandes neurônios magnocelulares e pequenos neurônios parvocelulares. Algumas das fibras visuais passam sobre ou através do CGL para terminar no pulvinar do tálamo, mas o significado dessa conexão ainda não foi determinado para a visão ou reflexos visuais. As projeções magnocelulares parecem processar movimento e profundidade, enquanto as projeções parvocelulares medeiam forma, padrão e cor.

Os axônios dos neurônios do CGL passam posteriormente para formar o trato geniculocalcarino, ou radiações ópticas, e terminam no córtex calcarino do lobo occipital (Figura 13.11). Saindo do CGL, as radiações ópticas passam pela porção

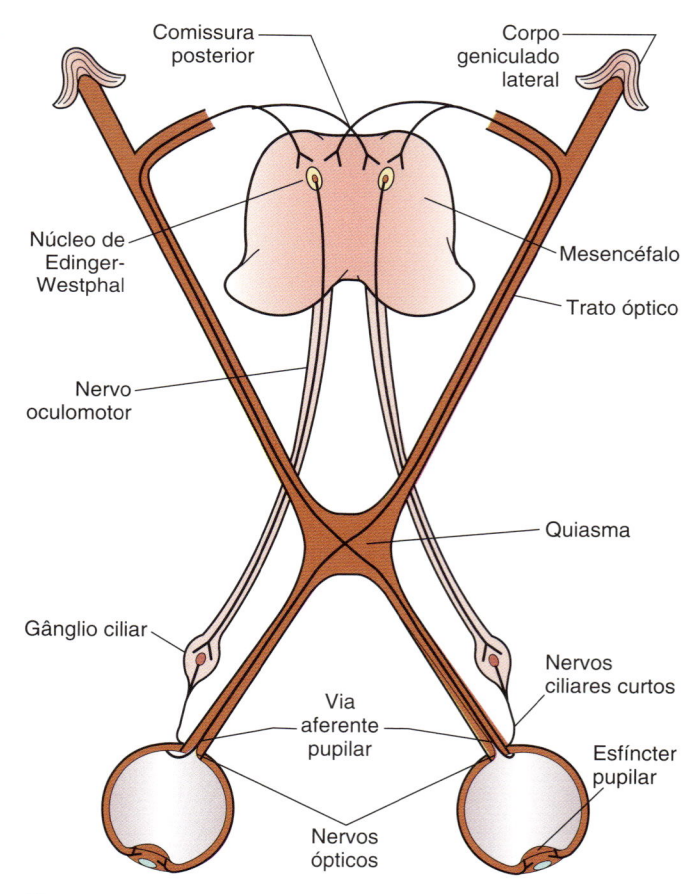

Figura 13.10 As fibras aferentes pupilares do olho direito são cruzadas e não cruzadas e fazem trajeto em ambos os tratos ópticos. Deixam o trato antes do CGL e enviam projeções para a região pré-tectal bilateralmente. O núcleo de Edinger-Westphal envia fibras pupilomotoras através do terceiro nervo craniano para o gânglio ciliar, e fibras pós-ganglionares inervam o esfíncter da pupila. Em razão da bilateralidade das vias, um estímulo luminoso no olho direito causa constrição pupilar em ambos os olhos.

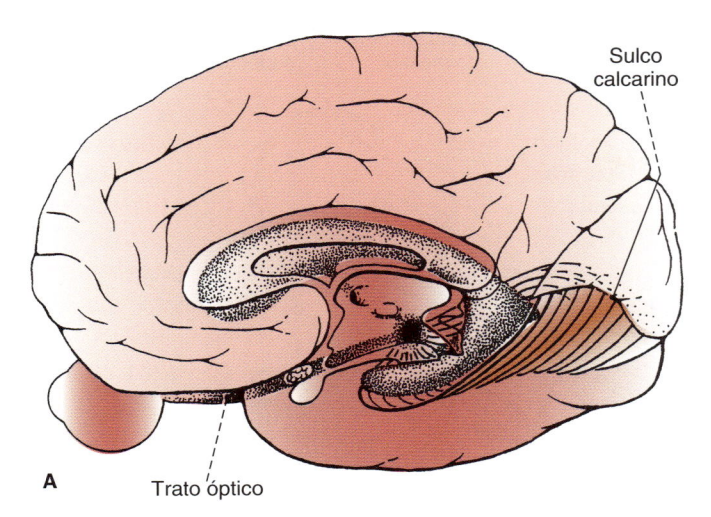

Sulco calcarino

A Trato óptico

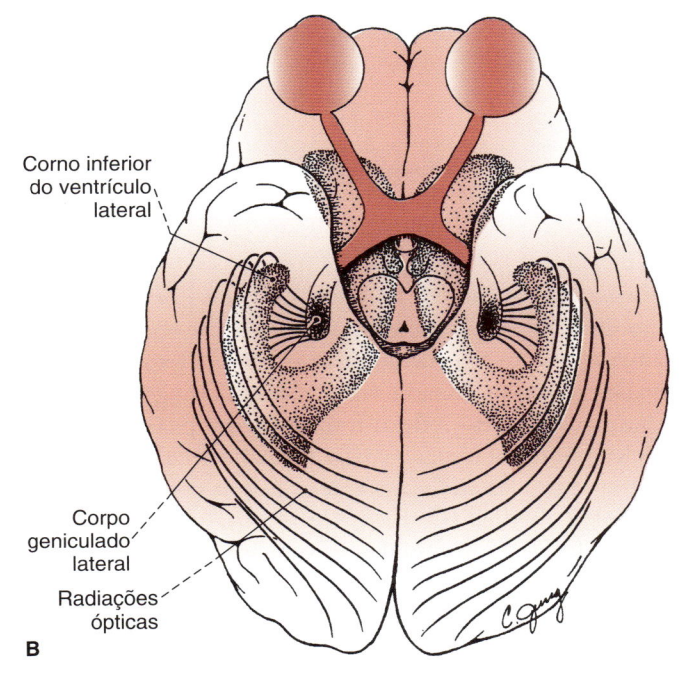

Corno inferior do ventrículo lateral

Corpo geniculado lateral

Radiações ópticas

B

Figura 13.11 Curso das fibras geniculocalcarinas. **A.** Vista medial. **B.** Vista inferior.

retrolenticular da cápsula interna e, então, abrem-se em leque. Em termos retinotópicos, as fibras retinianas superiores retomam a posição superior das fibras retinianas e as inferiores, a posição inferior nas radiações, na qual as fibras mediadoras da visão central ocupam posição intermediária entre os dois outros feixes. As fibras retinianas inferiores arqueiam-se anteriormente no lobo temporal, estendendo-se para frente e lateralmente acima do corno inferior do ventrículo para percorrer de 5 a 7 cm da ponta temporal e a seguir, lateralmente, para baixo e para trás em torno do corno inferior. Isso cria uma grande forma arqueada, conhecida como alça de Meyer (alça de Meyer e Archambault). As fibras inferiores da retina, então, fazem trajeto através dos lobos temporal e occipital. As fibras periféricas da retina formam uma alça mais à

frente da alça formada pelas fibras maculares. As fibras superiores da retina fazem trajeto direto para o lobo parietal profundo no estrato sagital externo, lateral ao corno posterior do ventrículo lateral. As radiações inferiores ou ventrais podem mediar o reconhecimento de objetos visuais, enquanto a via dorsal processa informações espaciais e reconhecimento de movimento.

Quando se aproximam do lobo occipital, as fibras superiores e inferiores da retina convergem novamente. O córtex visual primário (área calcarina ou córtex estriado) encontra-se na área 17 de Brodmann na superfície medial do lobo occipital. As fibras inferiores da retina terminam no lábio inferior do sulco calcarino (giro lingual) e as fibras superiores da retina, no lábio superior do sulco calcarino (cúneo). As fibras maculares são primeiramente laterais e, a seguir, formam a parte intermediária da via geniculocalcarina, continuando até o polo posterior do lobo occipital. A divergência e convergência das fibras ao longo da via visual influenciam a forma e a congruência dos defeitos de CV, o que ajuda a localização.

As fibras que transportam impulsos visuais das porções periféricas da retina terminam no terço anterior ou na metade do córtex visual do lobo occipital em zonas concêntricas; as fibras maculares terminam na porção posterior (Figura 13.12). As partes mais periféricas da retina são representadas mais anteriormente no córtex calcarino; quanto mais próximo um ponto retiniano estiver da mácula, mais posterior será sua representação calcarina. Isso culmina na representação da mácula no polo occipital. A representação da hemirretina nasal estende-se mais para frente do que a temporal (o campo temporal é mais extenso do que o nasal), criando uma porção da retina para a qual não há homologia no olho oposto. Essa retina nasal não pareada é representada na porção mais anterior do córtex calcarino, próximo à região do tentório, bem perto do CV binocular, o que cria um crescente temporal isolado em cada CV. A preservação ou o comprometimento seletivo desse crescente temporal monocular tem valor de localização. A mácula tem distribuição cortical mais ampla no córtex estriado do que na parte periférica da retina. É representada em uma área cuneiforme com seu ápice anterior. Os 10 a 15° centrais do CV ocupam 50 a 60% do córtex visual.

Para resumir a organização retinotópica do sistema visual, as fibras superiores da retina permanecem superiores, e as inferiores permanecem inferiores, exceto no trato óptico e no CGL, em que as superiores tornam-se mediais e as inferiores tornam-se laterais. As anomalias correspondentes do CV podem ser deduzidas.

O córtex estriado é o córtex visual sensorial. Ele recebe aferências pela linha ou estria mielínica de Gennari, por causa das abundantes fibras mielinizadas na quarta camada do córtex calcarino, que dá a essa região aparência e nome distintos. Sua fisiologia é complexa. Os neurônios são organizados em colunas de dominância ocular paralelas orientadas verticalmente e unidades complexas chamadas hipercolunas. Uma hipercoluna pode processar informações de uma região focal do CV. Pode haver conexões inter-hemisféricas através

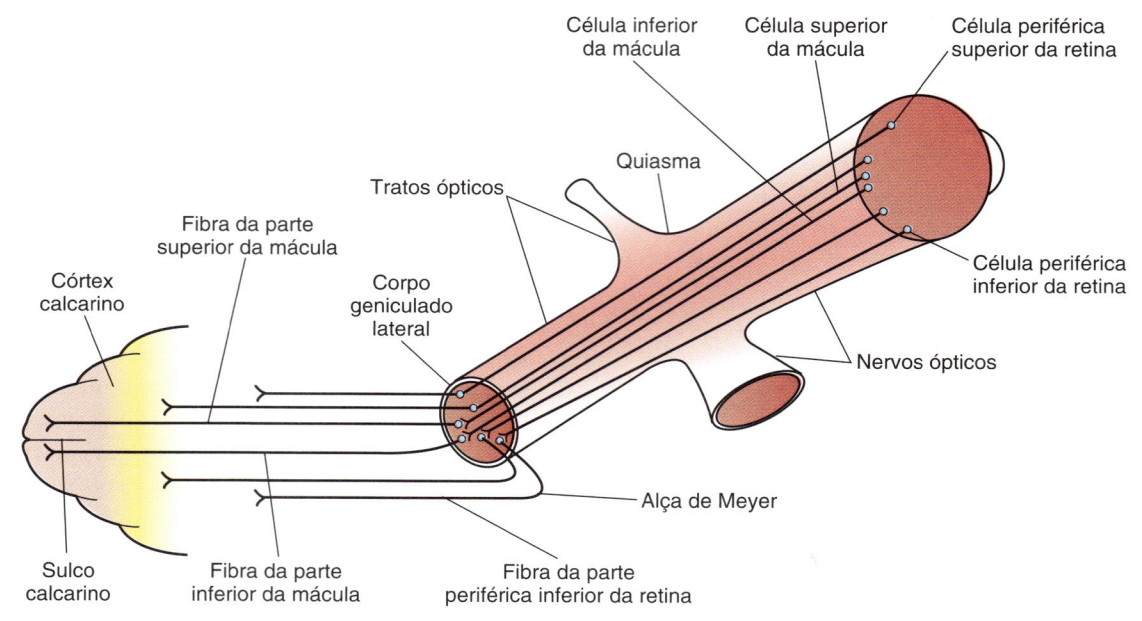

Figura 13.12 As fibras da mácula fazem sinapses no corpo geniculado e depois se projetam para a ponta occipital. As células ganglionares mais periféricas da retina fazem sinapse no corpo geniculado e, em seguida, fazem uma volta bem adiante na alça de Meyer antes de terminarem na porção mais anterior do córtex calcarino. As porções mais anteriores e mediais do córtex recebem projeções do crescente temporal monocular, que representa a parte nasal da retina que se estende bastante para frente, a qual é a parte mais periférica da retina.

do corpo caloso para sincronizar as informações geradas dos dois lados. As áreas de associação visual circundam o córtex estriado. A área 18, o córtex paraestriado ou pararreceptivo, recebe e interpreta os impulsos da área 17. A área 19, o córtex periestriado ou perirreceptivo, tem conexões com as áreas 17 e 18 e com outras porções do córtex. Funciona no reconhecimento visual, percepção, revisualização, associação visual, discriminação de tamanho e forma, visão de cores e orientação espacial, mais complexos.

A artéria coróidea anterior, com origem na artéria carótida interna e as artérias perfurantes do tálamo, originadas na artéria cerebral posterior irrigam o trato óptico. O corpo geniculado é irrigado pela artéria coróidea anterior e pelos ramos talamogeniculados da artéria cerebral posterior. Talvez por causa desse suprimento sanguíneo redundante a doença vascular raramente afeta o trato óptico ou o corpo geniculado lateral. A alça de Meyer recebe o sangue principalmente da divisão inferior da artéria cerebral média, ao passo que as radiações ópticas no lobo parietal são irrigadas pela divisão superior. O lobo occipital é irrigado principalmente pela artéria cerebral posterior. Os ramos colaterais das artérias cerebrais anterior e média podem fornecer perfusão adicional para as áreas maculares na extremidade occipital. O centro optomotor parietal de perseguição uniforme e suas projeções são irrigados pela artéria cerebral média.

Reflexos ópticos

As fibras mediadoras do reflexo pupilar e outros reflexos ópticos passam pelas vias pré-geniculadas da mesma maneira que as fibras mediadoras da visão. Elas saem do trato óptico imediatamente antes de atingir o CGL. As fibras do reflexo fotomotor pupilar seguem para os núcleos pré-tectais, imediatamente rostrais ao colículo superior; do pré-teto, os axônios são enviados para a sinapse nos núcleos de Edinger-Westphal. Algumas fibras do reflexo fotomotor projetam-se para o núcleo pré-tectal ipsilateral para mediar o reflexo fotomotor direto; outras fazem decussação através da comissura posterior para mediar o reflexo fotomotor consensual (ver Figuras 13.8 e 13.10). As fibras parassimpáticas dos núcleos de Edinger-Westphal são transportadas pelo nervo oculomotor até o músculo esfíncter da pupila.

As fibras que controlam os reflexos visuais somáticos, como a rotação da cabeça e dos olhos na direção de um estímulo visual, fazem sinapses no colículo superior. A partir desse ponto, as fibras do trato tetoespinal descendem para os núcleos mais caudais do tronco encefálico para executar a resposta reflexa. O trato corticotetal interno é composto de fibras que vão das áreas 18 e 19 do córtex occipital até o colículo superior e medeiam as reações reflexas por meio de conexões com os núcleos dos músculos oculares e outras estruturas. As fibras que conduzem impulsos relacionados com os reflexos visuopalpebrais (como piscar em resposta à luz) vão para os núcleos faciais.

EXAME CLÍNICO E DISTÚRBIOS DE FUNÇÃO

A função do nervo óptico é testada pelo exame das várias modalidades de visão: acuidade visual, CVs e componentes especiais, como a visão de cores e a visão diurna e noturna. O nervo óptico é o único nervo craniano que pode ser visualizado diretamente, e nenhum exame físico neurológico, ou mesmo geral, é completo sem uma inspeção oftalmoscópica do disco óptico e da retina.

Antes de realizar o exame do nervo óptico, procure anormalidades oculares locais, como irritação conjuntival, cicatrizes ou opacidade da córnea, corpos estranhos, fotofobia ou prótese ocular. Existem relatos de presença de um arco senil unilateral em pacientes com doença carotídea ipsilateral. Na doença de Wilson (degeneração hepatolenticular), pode-se constatar a coloração marrom-laranja-amarelada de 1 a 3 mm de largura (anel de Kayser-Fleischer) ao redor da córnea, mais fácil de visualizar em indivíduos de olhos claros (ver Capítulo 30). É causada pela deposição de cobre no estroma posterior e na membrana de Descemet e é mais bem visualizada com a lâmpada de fenda. A catarata pode estar presente em pacientes com distrofia miotônica, certas doenças hereditárias raras com distúrbio do metabolismo de lipídios ou de aminoácidos e em muitas outras afecções. Os nódulos de Lisch são hamartomas pigmentados na íris altamente sugestivos de neurofibromatose tipo 1 (NF1) (Figura 13.13). Proptose, quemose e vasos sanguíneos tortuosos ("tipo saca-rolhas") na conjuntiva ocorrem na presença de fístula carótido-cavernosa (ver Capítulo 21). Outras causas de proptose unilateral incluem doença ocular associada à tireoide, meningocele, encefalocele e histiocitose X. Outros achados relevantes podem ser icterícia, evidência de irite, alterações dismórficas (p. ex., dobras epicantais), xantelasma por conta da hipercolesterolemia, turvação da córnea por mucopolissacaridose, ceratoconjuntivite seca na síndrome de Sjögren ou outras doenças vasculares do colágeno, complicações oculares da paralisia facial superior, deposições de amiloide

na conjuntiva, pinguéculas pigmentadas em decorrência da doença de Gaucher, vasos conjuntivais tortuosos na ataxia telangiectasia, esclerite na granulomatose de Wegener, deslocamento do cristalino em síndrome de Marfan, homocistinúria ou síndrome de Ehlers-Danlos e ceratite intersticial não sifilítica na síndrome de Cogan. O hipertelorismo pode ser observado em várias doenças neurológicas. A esclera azul pode ocorrer na síndrome de Ehlers-Danlos, osteogênese imperfeita e, ocasionalmente, na síndrome de Marfan. As fraturas da base do crânio em geral causam equimoses periorbitais bilaterais (olhos de guaxinim).

Acuidade visual

De modo ideal, os olhos devem ser avaliados individualmente. Ao fazer o teste de acuidade e visão de cores, é importante ocluir o olho não examinado. A acuidade visual é uma medida da capacidade de o olho resolver detalhes e depende de várias funções. O limite de intensidade reflete a sensibilidade da retina à luz; a visibilidade mínima é a menor área percebida e a separabilidade mínima é a capacidade de reconhecer a separação de dois pontos ou linhas próximos. As tabelas de acuidade visual, como a de Snellen para distância e o cartão para perto contêm letras, números ou figuras que vão ficando progressivamente menores e podem ser lidas a distâncias de 2 a 60 metros por indivíduos normais (Figura 13.14). As tabelas de Snellen têm certas limitações, e a mais crítica é a variação não linear do tamanho das letras de uma linha para outra, e as tabelas do Estudo do Tratamento Precoce da Retinopatia Diabética (ETDRS, Early Treatment Diabetic Retinopathy Study) tornaram-se cada vez mais populares.

A diferença entre a visão de perto e de longe e entre a visão com e sem correção são pontos de interesse basicamente oftalmológico. Para fins neurológicos, interessa apenas a acuidade visual com a melhor correção. A acuidade de perto não é tão precisa quanto a de longe, em especial se o cartão não for segurado a 35 cm de distância. Os erros de refração, opacidades dos meios e problemas optométricos similares são irrelevantes. A acuidade sempre é medida usando-se a correção costumeira do paciente. Oftalmologistas e neuro-oftalmologistas costumam empregar métodos mais detalhados (p. ex., refração completa) para esclarecer o componente refrativo da deficiência visual de um paciente. Em lactentes e crianças, a acuidade pode ser estimada pelo reflexo de piscar diante de uma ameaça ou de luz forte e acompanhando os movimentos e as reações pupilares. Na idade de 4 meses, a acuidade pode ser 20/400 e aumentará gradualmente, atingindo os níveis normais por volta dos 5 anos.

Nos EUA, emprega-se a tabela de Snellen ou semelhante para medir visão de longe colocada a 20 pés do paciente; a essa distância, há relaxamento da acomodação e os raios de luz são quase paralelos. Os olhos são examinados separadamente e, por convenção, o olho direito é testado primeiro. Em países que usam o sistema métrico, a distância geralmente é de 6 metros. A capacidade de ver caracteres (optótipos)

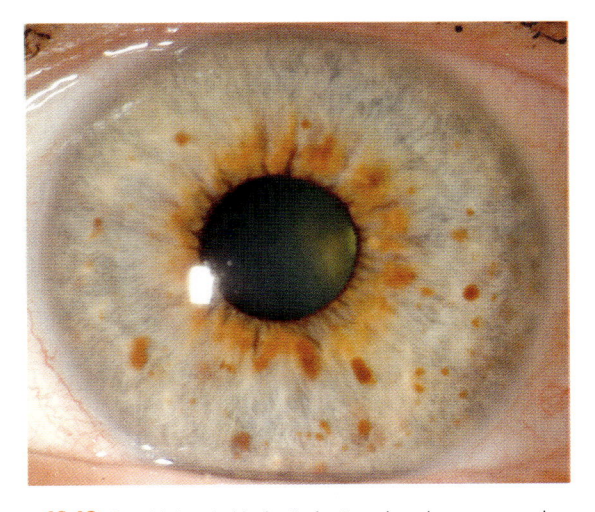

Figura 13.13 Os nódulos de Lisch são lesões elevadas, marrom-claras, que variam em aparência, dependendo da cor subjacente da íris. A prevalência em pacientes com NF1 aumenta desde o nascimento em cerca de 50% nas crianças de 5 anos, 75% nas de 15 anos e 95 a 100% nos adultos com mais de 30 anos. (Reimpressa de Gerstenblith AT, Rabinowitz MP. *The Wills Eye Manual: Office and Emergency Room Diagnosis and Treatment of Eye Disease*. 6th ed. Philadelphia: Wolters Kluwer Health/Lippincott Williams & Wilkins, 2012, com permissão.)

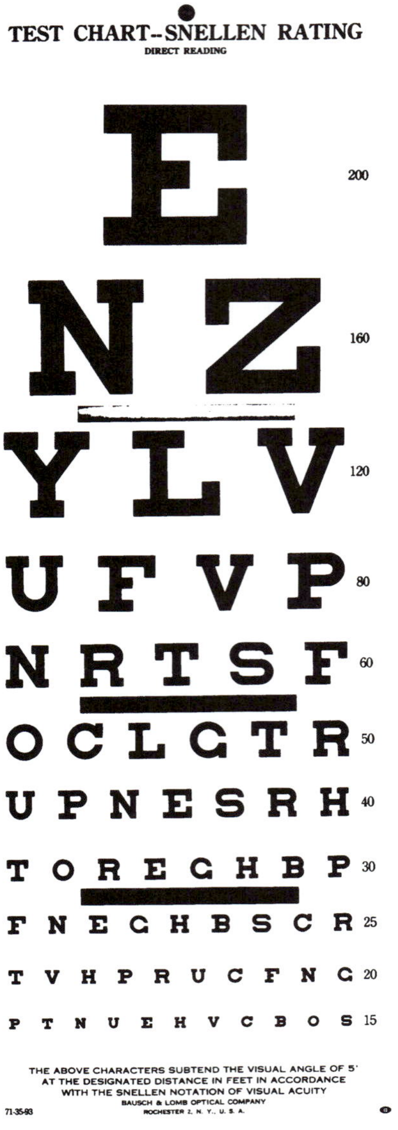

Figura 13.14 Tabela de Snellen.

com altura aproximada de 2,5 cm a 6 m é a acuidade visual normal (20/20 ou 6/6). Esses caracteres subtendem 5 minutos de arco visual no olho; os componentes dos caracteres (p. ex., a barra transversal em A) subtende 1 minuto de arco. A acuidade é a linha na qual mais da metade dos caracteres são lidos com precisão. Se o paciente conseguir ler a linha 20/30 e dois caracteres na linha 20/25, a notação é 20/30 + 2. Dois erros ou duas letras extras são permitidos por linha. Pela notação convencional, a distância do gráfico de teste, 20 pés ou 6 metros, é o numerador, e a distância em que o menor tipo lido pelo paciente deve ser visto por uma pessoa com acuidade normal é o denominador. Uma acuidade de 20/40 (6/12) significa que o indivíduo precisa estar a 20 pés para ler letras que uma pessoa normal pode ler a 40 pés. Isso não significa que a acuidade do paciente é metade do normal. De fato, um indivíduo com uma acuidade de longe de 20/40 tem apenas 16,4% de perda de visão.

Como poucas clínicas e consultórios de neurologia têm extensão de 6 m, o teste é feito em distância menor. Os neurologistas costumam avaliar a visão com um cartão de leitura de perto. Embora o exame de visão de longe seja preferível, em geral, não há dispositivos disponíveis. Existem cartões de bolso projetados para teste a 1,8 m, distância conveniente que pode eliminar a necessidade de correção de presbiopia. A visão de perto é testada com um cartão como o cartão de bolso de Rosenbaum, usado em ponto próximo (35,5 cm). Os cartões de leitura de Jaeger ainda são usados algumas vezes (Boxe 13.1). A boa iluminação é essencial. Uma caneta de luz diretamente na linha que está sendo lida é útil para exame à beira do leito.

Se o paciente não conseguir ler a linha 20/200 a 6 m, a distância pode ser reduzida e a fração, ajustada. A capacidade de ler a linha a 1,5 m é a visão 5/200, equivalente a 20/800. Visão inferior ao nível mensurável 20/800 é descrita como contagem de dedos (CD), movimento da mão (MM), percepção de luz (PL) ou ausência de percepção de luz (APL). O dedo médio tem quase o mesmo tamanho do caractere 20/200, portanto, a capacidade de contar dedos a 1,5 m é equivalente à acuidade de 20/800.

Quando um paciente tem visão prejudicada, é preciso tentar excluir o erro de refração por qualquer um dos meios disponíveis. Se o paciente tiver lentes corretivas, elas devem ser usadas. Sem a correção, a melhora da visão ao olhar através de um orifício estenopeico sugere comprometimento relacionado com erro de refração. São encontrados no mercado diversos dispositivos com orifícios. É possível elaborar um substituto fazendo três ou quatro orifícios com um alfinete em um cartão de 7,6 × 12,7 cm em um círculo do tamanho aproximado de uma moeda de 25 centavos. Os diversos orifícios ajudam o paciente a localizar um deles. O paciente deve tentar ler o cartão de acuidade através do orifício. O orifício permite que apenas os raios de luz centrais entrem no olho. É menos provável que sejam interrompidos por erros de refração, como presbiopia e astigmatismo. Ao usar um orifício estenopeico (OE), é preciso fazer a notação, como 20/20. Se a deficiência visual for decorrente de processo neurológico, como neurite óptica (NO), a visão não melhora com o orifício estenopeico. Em algumas circunstâncias, como as opacidades do meio (p. ex., catarata), a visão pode piorar com o orifício.

> **Boxe 13.1**
>
> **Notação de Jaeger**
>
> Os tipos do teste de Jaeger são tipos de impressoras comuns, mais finos (Jaeger 0) ou mais grossos, também usados para os testes de perto. A óptica física do sistema de Jaeger é rudimentar. Os números referem-se às caixas da gráfica austríaca de onde Jaeger selecionou o tipo em 1854. Jaeger 0 corresponde aproximadamente à acuidade de 20/20. Como aproximação elementar da visão de perto, o examinador pode usar diferentes tamanhos de tipos comuns. O texto de anúncios de emprego no jornal é aproximadamente J-0, as notícias são J-6 e as manchetes são J-17.

Outras causas oculares de redução da acuidade visual incluem lesão macular, opacidade dos meios, como catarata ou hemorragia vítrea e opacidades ou irregularidades da córnea. Processos neurológicos que afetam o nervo óptico ou quiasma podem causar diminuição da acuidade. As lesões retroquiasmáticas afetam a acuidade visual apenas se forem bilaterais. A suspeita de perda funcional da visão em razão de histeria ou simulação é mais bem avaliada pelo oftalmologista, que tem as ferramentas adequadas para chegar ao diagnóstico correto. Pacientes inteligentes e determinados com perda visual funcional são um grande desafio. O Boxe 13.2 apresenta alguns indícios.

O termo ambliopia refere-se à visão prejudicada em decorrência de um processo orgânico quando não há lesão demonstrável. Seu mecanismo é pouco compreendido. Ambliopia por supressão é a deficiência visual de um olho, decorrente do uso preferencial do olho oposto em pacientes com estrabismo congênito. A ambliopia por supressão também é denominada *ex anopsia* (ambliopia por desuso). Muitos outros tipos de ambliopia foram descritos, incluindo ambliopia alcoólica, tóxica, traumática e urêmica. Amaurose significa cegueira de qualquer tipo, mas no uso corrente, significa cegueira sem doença ocular primária ou perda de visão secundária a doença do nervo óptico ou do cérebro.

Visão de cores; visão diurna e noturna

O daltonismo (acromatopsia) é uma doença ligada ao cromossomo X, presente em cerca de 3 a 4% dos homens. A mais comum discromatopsia hereditária ligada ao X é a dificuldade de distinguir o verde do vermelho. As perturbações da visão

de cores também podem ocorrer em afecções neurológicas. A perda da visão das cores pode preceder outros déficits visuais, que podem ser parciais ou totais. São usadas placas coloridas ou pseudoisocromáticas (Ishihara, Hardy-Ritter-Rand [HRR] ou similares) para avaliar formal e quantitativamente a visão de cores. As placas pseudoisocromáticas foram criadas para avaliar discromatopsias congênitas. As placas HRR, que contêm figuras azuis e roxas que avaliam a tritanopia, podem ser mais úteis na detecção de discromatopsia adquirida por conta de algumas neuropatias ópticas. Fazer com que o paciente identifique as cores de um tecido, como uma gravata ou um vestido, pode dar uma estimativa básica da visão das cores.

A discromatopsia adquirida pode resultar de lesões maculares, retinianas, do nervo óptico, quiasmáticas ou retroquiasmáticas. Perda monocular de acuidade, déficit na visão de cores e defeito pupilar aferente (DPA) são bastante característicos de neuropatia óptica ipsilateral. As doenças adquiridas do nervo óptico em geral causam deficiência de cor entre vermelho e verde, mas há várias exceções, como glaucoma e atrofia óptica dominante. A deterioração da visão de cores com leve redução da acuidade sugere neuropatia óptica; os déficits de cor associados à perda de acuidade mais grave sugerem maculopatia.

O desbotamento ou branqueamento das cores é uma queixa real, mas é incomum na doença do nervo óptico. Em geral, a percepção do vermelho é a primeira perda. A dessaturação ou esmaecimento do vermelho descreve o acinzentamento ou a perda de intensidade do vermelho. A tampa vermelho brilhante de um frasco de colírio midriático é um objeto de teste comum. O paciente compara o brilho ou vermelhidão nos hemicampos direito e esquerdo, nos hemicampos temporais e nasais ou nos campos centrais e periféricos. Nenhuma dessaturação direita/esquerda ou temporal/nasal do vermelho ocorre normalmente. O vermelho em geral parece mais brilhante no centro do CV do que fora do centro e a reversão desse padrão sugere comprometimento da visão central. O vermelho normal aparece desbotado ou muda para rosa, laranja, amarelo e incolor conforme a percepção da cor é perdida. Como as neuropatias ópticas afetam as fibras maculares, os pacientes perdem a capacidade de ler placas pseudoisocromáticas. O fenômeno de pós-imagens com fuga de cores é a série de cores que segue a incidência de luz forte no olho. Com o comprometimento da visão de cores prejudicada, a fuga de cores pode ser reduzida ou ausente. Os pacientes também podem comparar o brilho ou a intensidade de uma luz de exame entre os dois olhos. A diminuição do brilho em um lado sugere disfunção do nervo óptico e às vezes é chamada de DPA subjetivo, DPA relativo ou pupila de Marcus-Gunn. Seu significado é o mesmo da dessaturação do vermelho. O DPA é discutido com mais detalhes no Capítulo 14.

A cegueira diurna (hemeralopia) é uma afecção em que a visão é melhor com pouca do que com muita luz. Ocorre em vários distúrbios que causam escotoma central, na catarata inicial; é um efeito colateral raro da trimetadiona. A cegueira noturna (nictalopia) é a diminuição da visão mais acentuada do que o normal quando há pouca iluminação.

Boxe 13.2

Perda visual não orgânica (funcional)

Uma pessoa com cegueira verdadeira pode assinar seu nome sem dificuldade, mas o paciente com cegueira funcional, na maioria das vezes, não pode. A pessoa com cegueira verdadeira solicitada a olhar para sua mão, olhará para onde quer que a propriocepção diga que sua mão deveria estar e a pessoa com cegueira funcional pode olhar em qualquer direção e talvez nunca onde a mão realmente está (teste de Schmidt-Rimpler). A cegueira verdadeira permite que o paciente toque seus dedos indicadores sem dificuldade, porém a cegueira funcional o leva a fazer tentativas hesitantes e imprecisas. A presença de reflexos visuais normais, de ameaça, de fixação e de emergência ao estímulo luminoso (ver Capítulo 16) exclui a cegueira orgânica. As pessoas com cegueira funcional que ignoram as leis da reflexão podem ter visão muito melhor ao lerem a imagem de tabela de acuidade colocada em seu peito em um espelho a 3 m de distância em comparação com a leitura da tabela real a 6 m; a acuidade de fato deveria ser a mesma. Alguns pacientes com cegueira funcional podem suprimir as respostas do nistagmo optocinético (NOC) e o potencial evocado visual (PEV). Um excelente teste é pedir que o paciente olhe para um espelho grande que possa ser segurado e movido. Inclinar e mover o espelho produzirá respostas de NOC, porque todo o ambiente visual está se movendo. O paciente não pode suprimir ou "inibir" deixando deliberadamente de fixar um único alvo, como ele pode fazer no caso de NOC ou PEV.

É comum na retinite pigmentosa e pode ocorrer em alcoolismo crônico, neuropatia óptica hereditária de Leber (NOHL) e xeroftalmia por deficiência de vitamina A.

Campos visuais

O exame do CV é muito importante e, infelizmente, muitas vezes omitido no exame neurológico. O CV é o limite da visão periférica, a área em que um objeto pode ser visto enquanto o olho permanece fixo. A visão macular é intensa. As imagens periféricas não são tão nítidas e os objetos são mais visíveis se estiverem em movimento. O CV normal estende-se de 90 a 100° temporalmente, cerca de 60° nasalmente, 50 a 60° superiormente e 60 a 75° inferiormente. O campo é mais amplo nos quadrantes inferior e temporal do que nos quadrantes superior e nasal (Figura 13.15). Existem variações individuais no campo de visão, dependendo, em certa medida, da configuração facial, da forma da órbita, da posição do olho na órbita, da largura da fissura palpebral e da quantidade de projeção da sobrancelha ou do tamanho do nariz. Contudo, é raro que essas alterações tenham relevância clínica. Com a visão binocular, os CVs dos dois olhos se sobrepõem, exceto para o crescente temporal não pareado que se estende de 60 a 90° no meridiano horizontal, que é visto por apenas um olho. O crescente monocular temporal existe por causa da anatomia da retina. A parte nasal da retina estende-se mais para frente, mais perifericamente do que a temporal. Essa é a verdadeira razão pela qual o CV temporal é mais expansivo, e não porque o nariz esteja bloqueando o campo nasal.

Os resultados do exame do CV são mais precisos nos indivíduos alertas e cooperativos em que a fixação é mantida. O deslocamento do olho prejudica a avaliação. A avaliação rudimentar é possível mesmo em pacientes não cooperativos se o alvo for interessante o suficiente (p. ex., comida ou papel-moeda). A fadiga e a fraqueza podem prolongar a latência entre a percepção do objeto de teste e a resposta, dando a falsa impressão de déficit do CV. Cooperação estreita, boa fixação e iluminação adequada são essenciais para o mapeamento do ponto cego e o delineamento de escotomas.

Os médicos usam vários métodos para avaliação do CV. O tempo e a energia despendidos em exames de confrontação à beira do leito dependem da anamnese do paciente e das instalações disponíveis para o teste de campo formal com tela tangente (Bjerrum) (30° centrais) ou perimetria (campo inteiro). Mesmo os exames de confrontação sofisticados não se aproximam da precisão dos campos formais.

O exame de confrontação do CV pode ser adaptado às circunstâncias e feito de forma tão superficial ou completa quanto a situação exigir. Técnicas sofisticadas à beira do leito podem explorar os CVs em detalhes se as circunstâncias assim justificarem. Se o paciente não tiver queixa visual específica e se outros aspectos da anamnese e do exame não sugerirem probabilidade de defeito de campo, é apropriado proceder ao exame simples de rastreamento. Isso pode ser realizado rapidamente e com grande sensibilidade, usando movimentos de pequena amplitude com os dedos na periferia do CV. Lembre-se de que os CVs estendem-se temporalmente a mais de 90°. Estendendo os cotovelos e os dedos indicadores, o examinador deve estar com os dedos em posição quase diretamente lateral ao ângulo lateral, a uma distância de cerca de 60 cm. Superficialmente, esse parece ser um exame binocular, mas, na posição apropriada, o dedo está na parte do crescente temporal monocular do CV. Com os dedos na posição, faça uma flexão de pequena amplitude, talvez 2 cm, com a ponta do dedo

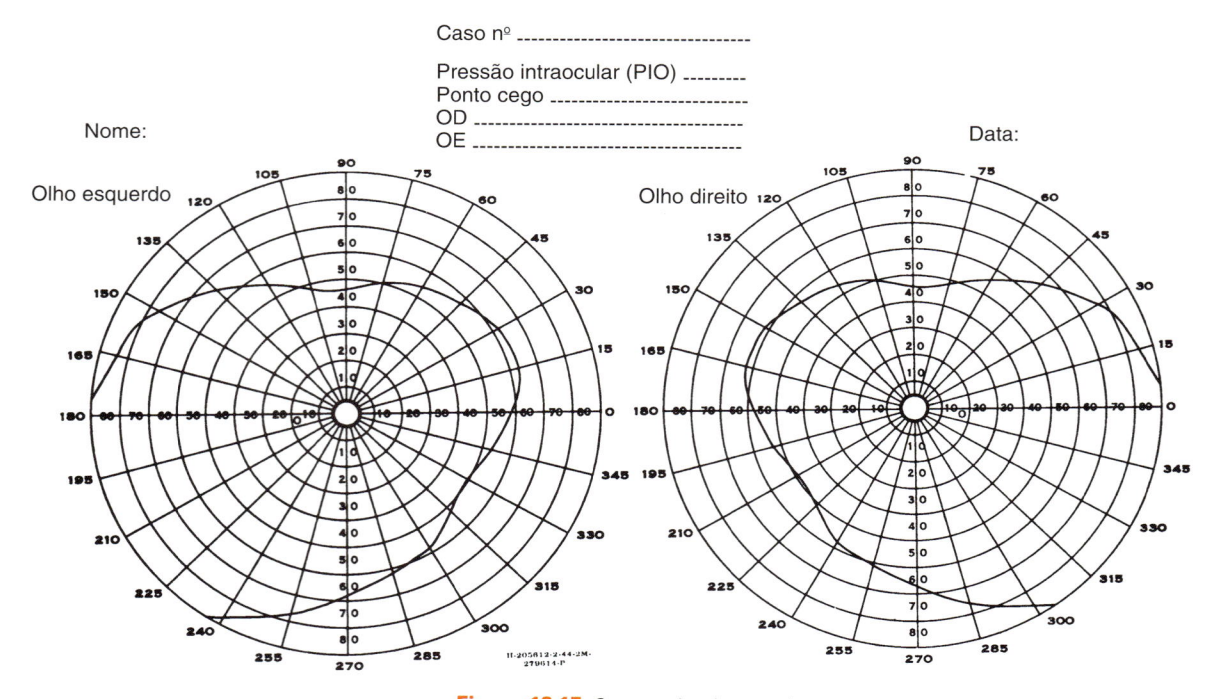

Figura 13.15 Campos visuais normais.

indicador. Peça para o paciente que "aponte para o dedo que se move". Essa linguagem é mais eficiente do que tentar a descrição verbal de direita-esquerda, quando os lados direito e esquerdo do paciente estão na posição inversa. Os estímulos devem ser administrados em cada quadrante superior isoladamente, depois nos dois juntos e, em seguida e da mesma forma, para os quadrantes inferiores. A inclusão de estímulos simultâneos bilaterais é necessária para detectar defeitos sutis, que se manifestam apenas pela extinção de um estímulo ou estimulação dupla simultânea. Essa técnica de pequenos movimentos dos dedos na periferia dos quadrantes superior e inferior propicia uma tela excelente; quando feita de maneira adequada, mesmo quando for binocular, essa técnica quase sempre detecta os defeitos do CV. Os movimentos de grande amplitude do dedo perto do centro são imperceptíveis. É preciso sempre ter em mente que distúrbios oftalmológicos primários, como glaucoma, retinopatia diabética e descolamento de retina, também podem alterar os CVs.

Em qualquer indício de anormalidade, ou se o paciente tem ou espera-se que tenha um problema visual, são necessários testes de maior nível. No exame monocular, as técnicas incluem fazer com que o paciente avalie o brilho e a nitidez das mãos do examinador conforme a posição nos hemicampos direito e esquerdo, em ambos os quadrantes superior e inferior, ou fazer com que o paciente conte os dedos rapidamente apresentados em várias partes do campo. Por causa da super-representação da visão central no SNC, é importante avaliar cada quadrante dentro dos 10 a 20° centrais.

Técnicas mais minuciosas comparam as dimensões de campo do paciente com as do examinador, usando vários alvos – dedos estáticos ou em movimento, ponta de um cotonete, cabeças coloridas de alfinetes ou objetos semelhantes. O comprometimento da percepção de cores também ocorre nas lesões das vias visuais posteriores. A perda de CV detectada pelo teste com um objeto vermelho pode ser aparente mesmo quando os campos estão intactos para um objeto branco. Com o paciente e o examinador posicionados no mesmo nível, olho no olho, à distância de 45 a 60 cm, os alvos introduzidos no meio e trazidos para o CV ao longo de vários meridianos devem aparecer para ambas as pessoas ao mesmo tempo em todas as partes do campo, exceto na temporal, onde o examinador deve simplesmente desenvolver uma percepção da extensão de um campo normal (Figura 13.16). Mesmo em mãos experientes, os campos de confrontação são relativamente grosseiros e é preciso realizar a perimetria para se obter maior precisão.

Para os pacientes obnubilados, não cooperativos ou afásicos, o papel-moeda (quanto maior o valor, melhor) é um alvo atrativo. Mesmo que o examinador tenha apenas uma nota de 2 reais, deve sugerir ao paciente que pode ser de 100. O paciente que enxerga vai olhar a nota e tentar pegá-la. As crianças podem responder a chaves (sem fazer barulho), doces ou outros objetos visualmente interessantes. Os lactantes podem virar a cabeça e os olhos na direção de uma luz difusa alguns dias após o nascimento. Aproximar a caneta de luz do CV e observar quando o paciente pisca pode ser útil.

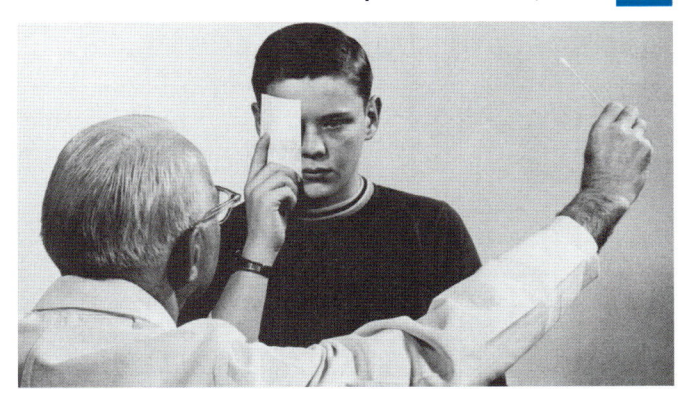

Figura 13.16 Método de confronto para teste dos CVs.

Verificar se a pessoa pisca diante de um perigo, o chamado reflexo de ameaça, é um método que serve como último recurso. A mão ou os dedos do examinador são aproximados com rapidez pelo lado, como se fossem atingir ou golpear o olho do paciente. O paciente pode estremecer, recuar ou piscar. O movimento de ameaçar deve ser ponderado o suficiente para evitar o estímulo da córnea com uma corrente de ar induzida.

O teste dos campos centrais pode incluir pedir ao paciente que olhe para o rosto do examinador e relate qualquer defeito, como ausência ou indefinição do nariz. Um método sensível para detectar escotomas é pedir que o paciente examine uma tela quadriculada (tela de Amsler, papel milimetrado ou versão desenhada) enquanto fixa o olhar no ponto central (Figura 13.17). A sondagem do campo central com um pequeno objeto branco ou vermelho pode detectar escotomas moderados ou grandes. Quando o paciente é cooperativo, é possível estimar o tamanho do ponto cego. O teste da tela de Amsler é útil para detectar escotomas centrais e paracentrais. Pequenos déficits sugerem doença macular e podem passar despercebidos na perimetria.

Pandit et al. compararam a sensibilidade de sete métodos de exame de CV de confrontação em pacientes cujos campos formais tinham defeitos pequenos ou superficiais. O método mais sensível foi examinar o CV central com um alvo vermelho de 5 mm e o segundo mais sensível foi comparar a intensidade da cor vermelha. Esses dois testes juntos tiveram sensibilidade de 76%. A descrição do rosto do examinador e a contagem dos dedos nos quadrantes foram os menos sensíveis. Todos os métodos de confronto tiveram alta especificidade. Em um estudo semelhante, Kerr et al. compararam sete testes de confrontação de CV comuns com a campimetria Humphrey em 301 olhos de pacientes recrutados em uma clínica de neuroftalmologia e, portanto, com alto risco de defeito de CV. As lesões da via visual anterior foram responsáveis por 78% dos defeitos e, destes, o glaucoma foi a causa subjacente em 81%; a aplicabilidade dos resultados a uma prática neurológica geral é controversa. A maioria dos testes de confrontação foi relativamente insensível. Todos os testes foram mais sensíveis para lesões posteriores do que para

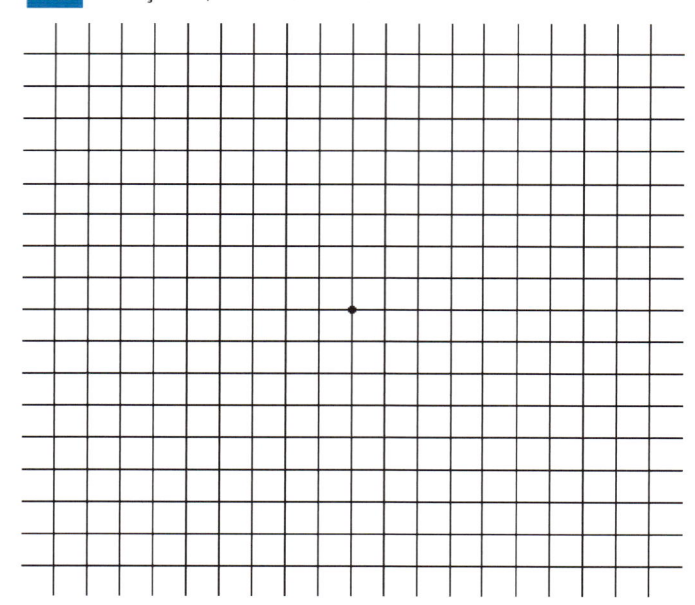

Figura 13.17 Tela de Amsler para testar CV central. (1) Teste a visão de um olho por vez e use óculos normais para leitura. (2) Segure o gráfico na distância normal de leitura. (3) Olhe fixamente para o ponto central e procure distorções ou pontos cegos na grade.

anteriores. Embora seja bastante comum, a contagem dos dedos teve sensibilidade de apenas 35%, porém, teve especificidade de 100%. O teste mais sensível foi a comparação com o vermelho. O teste com alvo cinético vermelho teve a maior sensibilidade e especificidade combinadas de todos os testes isoladamente, e a combinação desse teste com o movimento do dedo estático foi a melhor, com sensibilidade de 78%, mantendo a especificidade de 90%. A combinação foi significativamente melhor do que qualquer teste isolado. A descrição da face do examinador e a contagem de dedos, que são testes simples, tiveram baixa sensibilidade e valores preditivos negativos; recomenda-se que esses testes não sejam usados isoladamente para excluir a perda do CV.

Por convenção, os CVs são representados de acordo com o que o paciente vê (ou seja, o olho direito desenhado à direita). Essa convenção é contrária à maioria dos preceitos da medicina clínica, e as violações da regra são tão frequentes que é preciso indicar a identificação das notações. Quando os campos de confrontação não são adequados às circunstâncias clínicas, são feitos exames formais dos campos visuais. Isso pode incluir o exame de tela tangente, perimetria cinética ou perimetria estática automática computadorizada (Boxe 13.3).

Boxe 13.3

Exame formal do campo visual

Perimetria é a medição do campo visual (CV) em uma superfície curva. Campimetria é a medição do CV em uma superfície plana. A tela tangente é o método padrão para realizar campimetria. Para o exame da tela tangente, uma tela preta, quadro-negro ou outra superfície plana é usada para examinar os 30° centrais de visão. Os campos centrais podem ser avaliados com mais precisão com a tela tangente e os campos periféricos, com a perimetria. O paciente senta-se a 1 a 2 m da tela tangente; e objetos de vários tamanhos e cores são mostrados usando-se uma vareta preta que se mescla ao fundo. Os testes agora são feitos com apontadores a *laser*. O objeto de teste é a única coisa de interesse visual contra o fundo preto. Assim como na perimetria, o numerador de notação é o tamanho do objeto de teste e o denominador é a distância da tela, em geral, seguido por uma letra para indicar a cor-alvo. A notação de 2/1.000 v indica que o campo foi feito com um objeto de teste vermelho de 2 mm e o paciente estava sentado a 1 m de distância da tela. A tela tangente é valiosa principalmente para medir o tamanho do ponto cego fisiológico e para demonstrar defeitos centrais. Pode ser mais fácil detectar defeitos quando o CV é feito a 2 m, porque as dimensões do campo e as dimensões do defeito são duplicadas. A tela de Amsler é outro método sensível para testar os 10° centrais do CV (ver Figura 13.17).

O perímetro é útil para testar os CVs periféricos, o que não pode ser feito pela tela tangente. Muitos tipos diferentes de perímetros e técnicas perimétricas foram descritos. A perimetria pode ser cinética ou estática. A perimetria cinética envolve mover um objeto de teste ao longo de vários meridianos e observar quando ele é detectado. Para a perimetria cinética padrão (p. ex., Goldmann), o paciente olha para um ponto fixo e vários objetos de teste são trazidos para o campo de visão em vários meridianos em uma cúpula hemisférica. São usados objetos de teste brancos e coloridos com tamanhos que variam de 1 a 5 mm. Os pontos em que um alvo de determinado tamanho e cor é visto pela primeira vez são registrados, e uma linha que une esses pontos é desenhada para delinear o CV. A linha que representa os limites do campo para determinado tamanho e cor do objeto

de teste é chamada de isóptero. Quanto menor for o objeto de teste, menor será o CV. O mapeamento de isópteros para objetos de teste de tamanhos e cores variados gera uma imagem semelhante a um mapa topográfico. As leituras perimétricas são expressas em frações; o numerador indica o tamanho do alvo e o denominador, a distância do paciente em milímetros. Se o tamanho de um defeito do CV for o mesmo com todos os objetos de teste, diz-se que tem margens íngremes ou abruptas. Se o defeito for maior com objetos de teste menores, suas margens são consideradas graduais ou inclinadas.

Os limites do CV variam de acordo com tamanho, cor e brilho do objeto de teste, intensidade da iluminação, estado de adaptação do olho e cooperação do paciente. O CV para um objeto de teste colorido é menor do que o CV para um objeto branco do mesmo tamanho. O tamanho do CV é diferente para cores distintas. As mudanças nos campos de cores precedem alterações flagrantes de campo (dessaturação de cor). As respostas alteradas à cor podem ajudar a diferenciar entre lesões de retina e problemas neurológicos. Os exames formais de campo fornecem documentação objetiva permanente dos CVs. Eles podem ser repetidos periodicamente na busca de progressão ou melhora.

O perímetro de Goldmann usa um paradigma cinético. A moderna perimetria quantitativa automática usa perímetros estáticos, e a perimetria automática substituiu completamente a manual. A perimetria estática mede o limiar de percepção de vários alvos em vários locais do CV com o auxílio de computador e análise estatística. O Analisador de campo Humphrey é usado em grande escala nos EUA. A análise estatística dos dados do CV permite determinar a probabilidade de o CV ser normal. A perimetria automatizada é muito sensível para detectar defeitos de CV. No entanto, pode parecer que pacientes normais têm CV anormal em decorrência do grande número de respostas errôneas que podem ocorrer durante o teste automático. Os instrumentos incluem índices de confiabilidade determinados pelas respostas falso-positivas e falso-negativas (Figura 13.18).

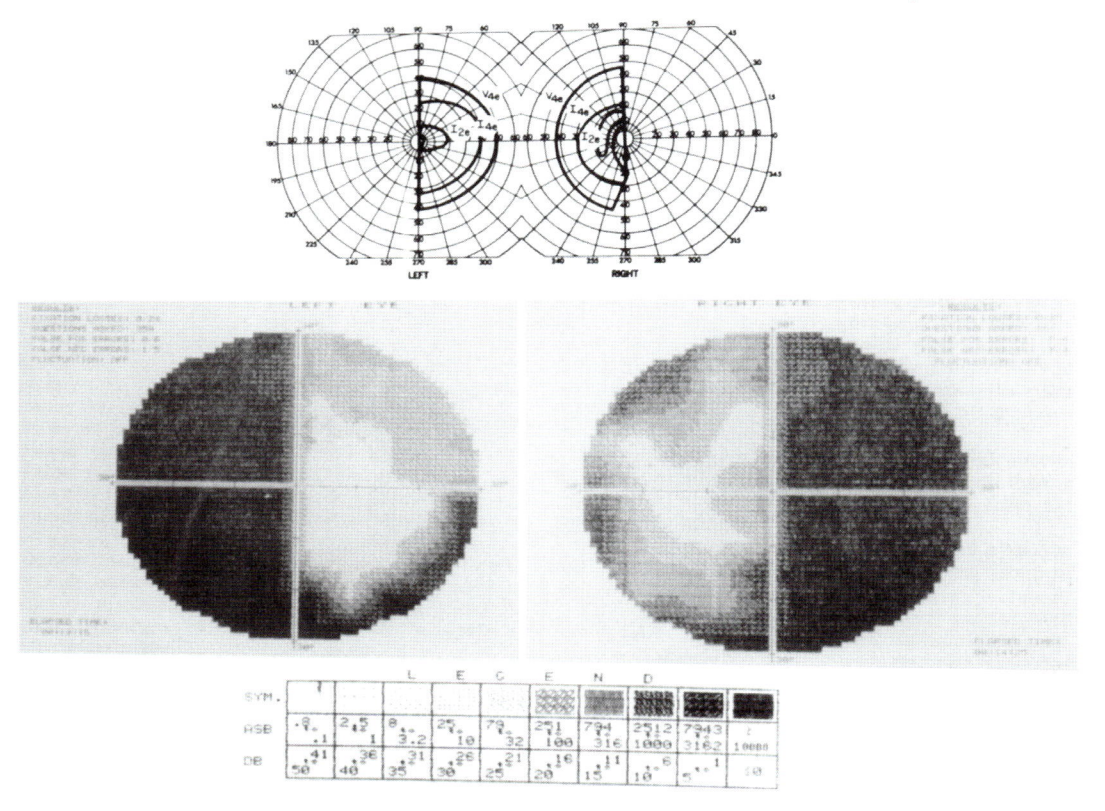

Figura 13.18 Em cima: exame de CV realizado com perímetro de Goldmann em paciente com lesão quiasmática. **Embaixo**: campo do mesmo paciente em perímetro Humphrey. (Reproduzida de Beck RW, Bergstrom TJ, Lichter PR. A clinical comparison of visual field testing with a new automated perimeter, the Humphrey Field Analyzer, and the Goldmann perimeter. *Ophthalmology* 1985;92(1):77-82. Copyright © 1985 American Academy of Ophthalmology, Inc. Com permissão.)

Anormalidades do campo visual

Para fins neurológicos, as anormalidades do CV podem ser divididas em escotomas, hemianopsias, defeitos altitudinais e constrição ou contração concêntrica dos campos. A Figura 13.19 mostra alguns exemplos de diferentes tipos de defeitos de campo. Por causa da anatomia e da organização do sistema visual, os transtornos neurológicos tendem a produzir defeitos retos que respeitam o meridiano horizontal ou vertical ou ter uma forma característica em decorrência da disposição da CFN. O respeito ao meridiano horizontal pode ocorrer por causa da rafe temporal horizontal e da passagem arqueada dos axônios da CFN acima e abaixo da mácula. Esse padrão é característico de lesões do nervo óptico, do disco óptico e da CFN. A vascularização da retina consiste nos ramos superior e inferior da artéria central da retina, que irrigam a parte superior e inferior da retina, respectivamente. As doenças vasculares causam defeitos característicos de campo altitudinal com nítida demarcação no plano horizontal. O córtex calcarino é organizado em margem superior e inferior, e as lesões que acometem só uma das margens podem produzir defeitos de CV que respeitam o meridiano horizontal. O meridiano vertical é respeitado por causa da divisão em hemirretinas nasais e temporais na decussação quiasmática e é mantido pelas vias visuais retroquiasmáticas.

Escotomas

O escotoma (do grego, "escuridão") é a área de visão prejudicada no campo, com visão circundante normal. No escotoma absoluto, não há função visual no interior do escotoma para testar objetos de todos os tamanhos e cores. No escotoma relativo, a função visual é deprimida, mas não ausente; é mais provável detectar anormalidades com objetos menores e coloridos. O escotoma positivo causa escuridão ou sensação de bloqueio da visão, como se um objeto fosse interposto; sugere doença da retina, em especial da mácula ou da coroide. Os escotomas positivos são, com frequência, decorrentes de opacidades dos meios ou de exsudatos ou hemorragia que acometem a retina. O escotoma negativo é a ausência de visão, um ponto branco como se parte do campo tivesse apagado; sugere doença do nervo óptico, mas pode ocorrer em lesões mais posteriores. No escotoma negativo, o defeito pode não ser percebido até que se faça o exame de CV.

Em geral, o escotoma pode ser demonstrado em testes de confrontação de CV com pequenos objetos e com a exploração meticulosa dos campos centrais; contudo, são mais bem demonstrados com a tela tangente. O ponto cego fisiológico (ponto de Mariotte) é um escotoma correspondente à cabeça do nervo óptico, que não contém bastonetes ou cones e é cega para todas as impressões visuais. O ponto cego

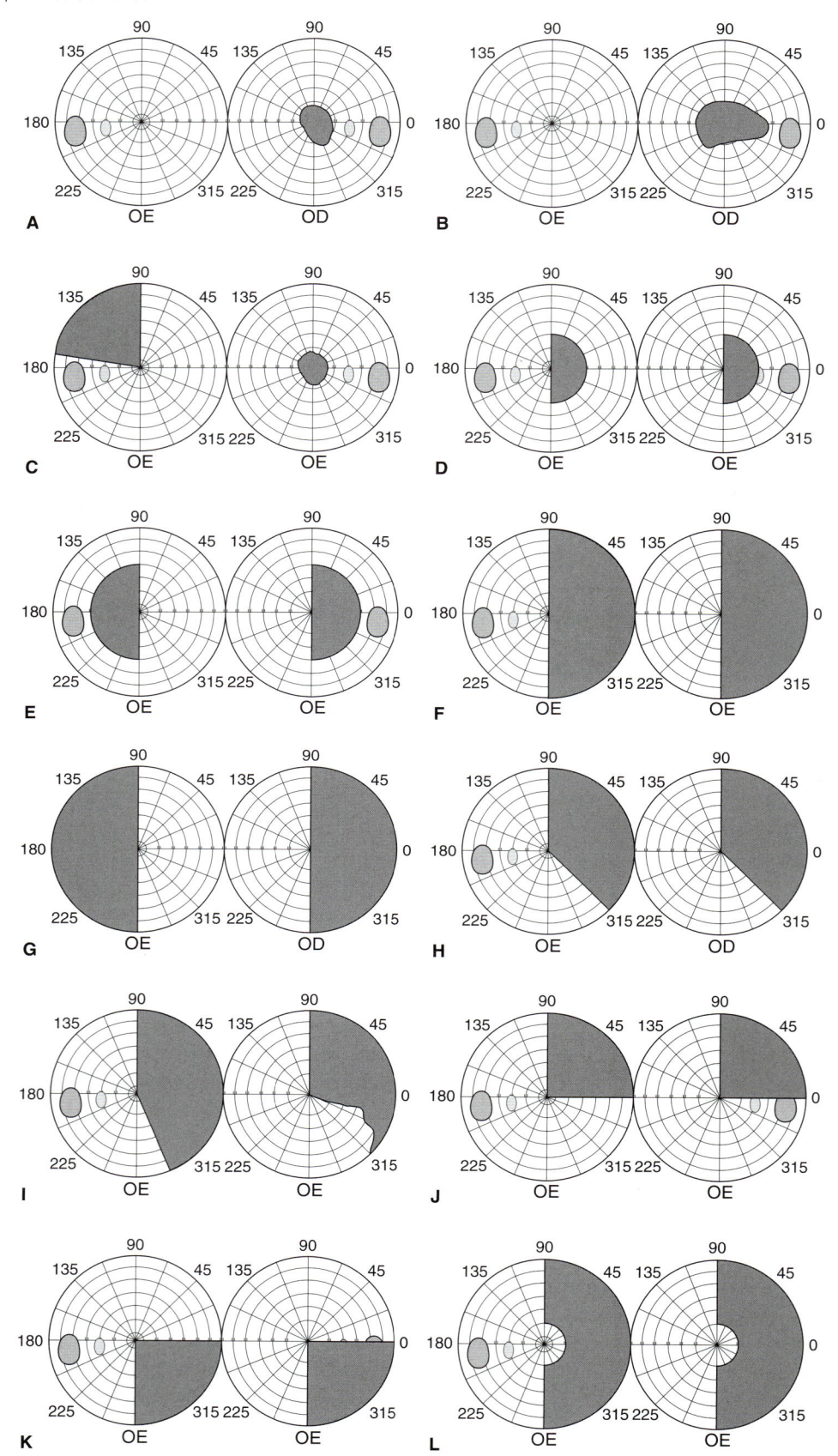

Figura 13.19 Tipos de defeito do CV. **A.** Escotoma central. **B.** Escotoma cecocentral. **C.** Escotoma juncional. **D.** Escotomas homônimos. **E.** Escotomas heterônimos. **F.** Hemianopsia homônima direita. **G.** Hemianopsia bitemporal. **H.** Hemianopsia homônima direita congruente. **I.** Hemianopsia homônima direita incongruente. **J.** Quadrantopsia superior direita (*pie in the sky*). **K.** Quadrantopsia inferior direita. **L.** Hemianopsia homônima direita poupadora de mácula.

fisiológico situa-se 15° lateralmente e logo abaixo do centro de fixação, porque o disco tem posição nasal à mácula e o ponto cego é projetado no campo temporal. Com forma elíptica, tem média de 7 a 7,5° verticalmente e 5 a 5,5° horizontalmente e se estende 2° acima e 5° abaixo do meridiano horizontal. Em uma tela tangente com o paciente a 1 m de distância e usando um objeto branco de 1 mm, as medidas médias do ponto cego são de 9 a 12 cm na horizontal e de 15 a 18 cm na vertical. O ponto cego está aumentado no papiledema e na NO.

Os escotomas são descritos conforme sua localização ou forma. O escotoma central envolve o ponto de fixação e é observado na doença macular ou do nervo óptico. É típico na NO, mas pode ocorrer em lesões vasculares e compressivas (ver Figura 13.19A). Um escotoma paracentral abrange as áreas adjacentes ao ponto de fixação e tem as mesmas implicações que escotoma central. O escotoma cecocentral estende-se do ponto cego até a fixação e, em geral, é acompanhado pela perda de toda a visão central com preservação de uma pequena parte da visão periférica, o que sugere fortemente doença do nervo óptico (ver Figuras 13.19B e 13.20). Os escotomas centrais, paracentrais e cecocentrais sugerem processos que abrangem o FPM. Os escotomas que afetam o ponto cego implicam neuropatia óptica.

O escotoma arqueado é um defeito em meia-lua a partir do ponto cego, em geral causado por neuropatia óptica em que houve maior dano nas fibras que formam os arcos superiores e inferiores da CFN. O defeito do degrau nasal é um escotoma que envolve a parte nasal do CV longe do ponto de fixação, que em geral respeita o meridiano horizontal; é causado por neuropatia óptica e com frequência evolui para escotoma arqueado largo. Os defeitos do degrau nasal são comuns, principalmente na neuropatia óptica por causa do glaucoma. O escotoma juncional é um defeito do nervo óptico em um dos olhos (escotoma central, paracentral ou cecocentral) e um defeito temporal superior no olho oposto (síndrome de Traquair). Deve-se a uma lesão (em geral uma massa) que envolve um nervo óptico próximo ao quiasma e danifica as fibras nasais inferiores do olho oposto (joelho de Wilbrand) conforme elas formam uma alça que vai adiante em direção à parte proximal do nervo óptico no lado da lesão (ver Figuras 13.9 e 13.19C). O defeito do CV temporal no olho contralateral pode ser sutil e passa despercebido com facilidade. A evidência anatômica que apoia a existência do joelho de Wilbrand foi questionada, mas os casos clínicos continuam a sugerir que ele existe. Não foi possível detectar escotoma juncional em três pacientes cujos nervos ópticos foram divididos cirurgicamente na junção nervo óptico-quiasma.

Embora os escotomas mais comumente resultem de doenças da retina ou do nervo óptico, também podem ser causados por lesões cerebrais. As lesões do polo occipital que afetam principalmente a área da mácula podem produzir escotomas hemianópicos homônimos contralaterais (ver Figura 13.19D). Como a maior parte das fibras no quiasma originam-se na mácula, a compressão inicial pode afetar, de preferência, a visão central, produzindo escotomas paracentrais heterônimos bitemporais (ver Figura 13.19E); com a progressão da lesão, surgirá hemianopsia bitemporal desenvolvida (ver Figura 13.19 G). As lesões do nervo óptico, como glioma e drusas (excrescências hialinas que podem estar no interior ou na superfície do nervo óptico) podem causar escotomas, contração dos CVs ou defeitos setoriais. O aumento do ponto cego fisiológico é conhecido como escotoma peripapilar.

Outros tipos de escotoma ocorrem em doenças oculares primárias, como retinite, coriorretinite e glaucoma, que não estão diretamente relacionadas com doenças do sistema nervoso (Boxe 13.4).

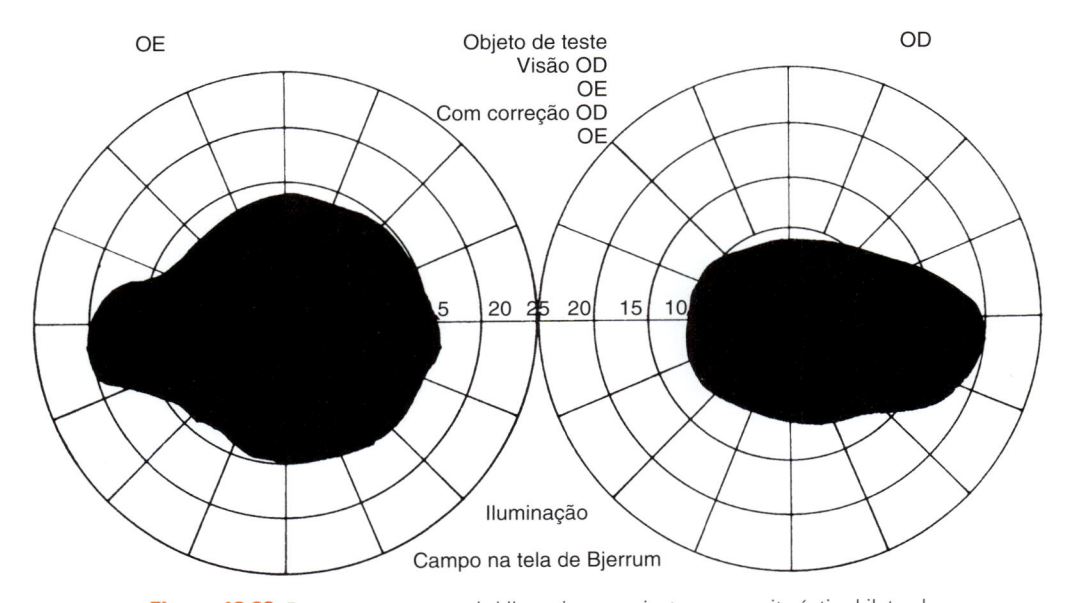

Figura 13.20 Escotomas cecocentrais bilaterais em paciente com neurite óptica bilateral.

Boxe 13.4

Outros tipos de escotomas

O glaucoma pode causar escotomas arqueados, cuneiformes, em forma de vírgula ou outros em forma parcial de anel. O escotoma de Seidel tem origem no ponto cego e tem cauda fina arqueada e bem demarcada, em formato que lembra uma vírgula. O escotoma de Bjerrum tem a forma de um arco e se estende do ponto cego até o ponto de fixação próximo. Ambos são comuns no glaucoma. Os escotomas periféricos podem estar presentes em qualquer parte do campo visual. Em escotomas anulares, a perda de visão tem forma circular, com relativa preservação do ponto de fixação e da periferia. Esses tipos de escotomas em geral são causados por retinite pigmentosa, doença que afeta principalmente os bastonetes concentrados na zona média da retina. Os escotomas em anel também ocorrem em neuropatia óptica, lesões maculares, retinopatia associada ao câncer, coroidite e miopia. Muitas doenças oftalmológicas produzem depressão global da função da retina e constrição concêntrica do CV, em vez de um defeito delimitado. O exame oftalmoscópico em geral revela a natureza dessas doenças.

Os escotomas subjetivos não podem ser delineados no exame de campo. Essa modalidade inclui escotomas cintilantes, ou teicopsias da enxaqueca e as irritantes, mas inofensivas moscas volantes do corpo vítreo, que muitos indivíduos normais apresentam.

Hemianopsia

Hemianopsia é a visão comprometida em metade do CV de cada olho; os defeitos hemianópicos não cruzam o meridiano vertical. As hemianopsias podem ser homônimas ou heterônimas. A hemianopsia homônima causa deficiência visual nas metades correspondentes de cada olho (p. ex., a hemianopsia homônima direita é um defeito na metade direita de cada olho). As hemianopsias homônimas são causadas por lesões posteriores ao quiasma óptico, com interrupção das fibras da metade temporal da retina ipsilateral e da metade nasal da retina contralateral. A visão é perdida no campo nasal ipsilateral e no campo temporal contralateral (Figura 13.21). Hemianopsia heterônima é a visão comprometida nas metades opostas de cada olho (p. ex., a metade direita em um olho e a metade esquerda no outro). Quando é unilateral, mesmo as com desdobramento macular, não afetam a acuidade visual. Os pacientes podem ler normalmente com a metade preservada da mácula, mas os que têm hemianopsias do lado esquerdo podem ter problemas para encontrar a linha a ser lida. Às vezes, pacientes com hemianopsia homônima leem apenas metade da linha no gráfico de acuidade.

A hemianopsia homônima pode ser completa ou incompleta. Quando é incompleta, pode ser congruente ou incongruente. A hemianopsia congruente mostra defeitos com forma similar em cada olho (ver Figura 13.19H). Quanto mais perto do lobo occipital as radiações ópticas chegam, mais perto estão as fibras visuais correspondentes dos dois olhos e quanto mais congruente for o defeito do campo, provavelmente mais posterior será a lesão. A hemianopsia incongruente consiste em defeitos de formas diferentes nos dois olhos (ver Figura 13.19I). Quanto mais incongruente for o defeito, mais anterior será a lesão. As hemianopsias mais incongruentes ocorrem nas lesões do trato óptico e no corpo geniculado lateral. Na hemianopsia completa, a congruência não pode ser avaliada; a única localização possível é identificar a lesão como contralateral e retroquiasmática. A quadrantopsia superior, do tipo *pie in the sky*, implica lesão no

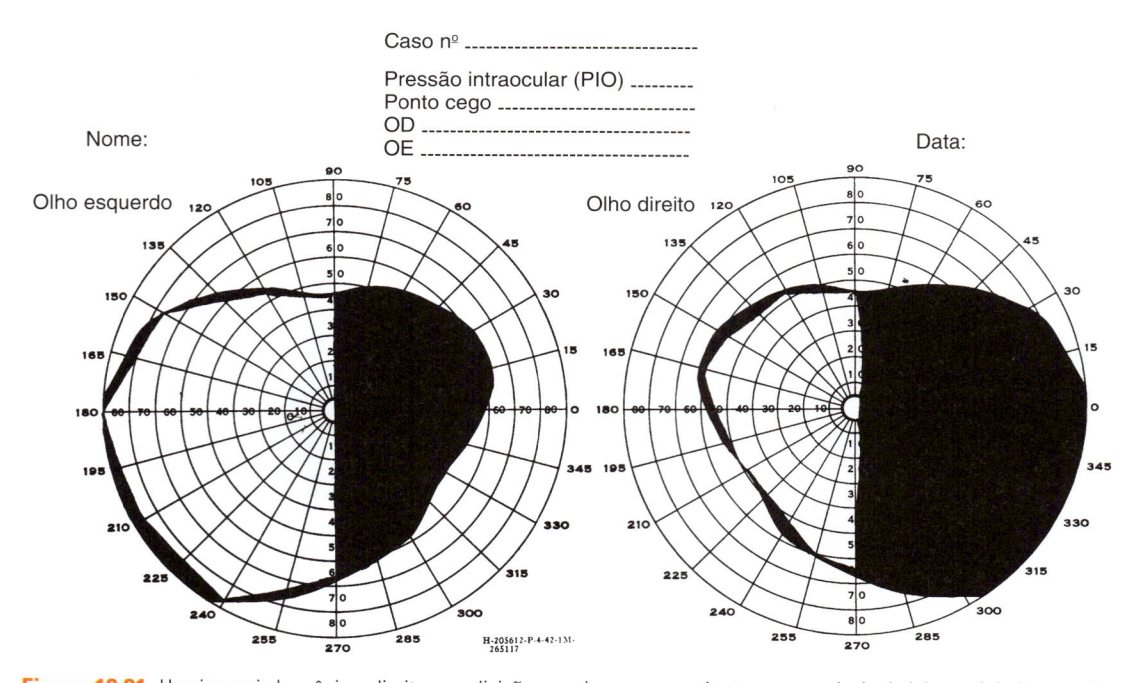

Figura 13.21 Hemianopsia homônima direita com divisão macular em um paciente com neoplasia do lobo occipital esquerdo.

lobo temporal que afeta a alça de Meyer (fibras inferiores da retina) (ver Figura 13.19J). Esse defeito pode ocorrer depois de cirurgia de epilepsia no lobo temporal, por causa de lesão das fibras que fazem uma alça em sentido anterior. Uma quadrantopsia inferior, do tipo *pie on the floor*, implica uma lesão do lobo parietal que afeta as fibras superiores da retina (ver Figura 13.19K). A hemianopsia poupadora de mácula preserva a área imediata ao redor do ponto de fixação; e implica lesão do lobo occipital (ver Figura 13.19L). A explicação da preservação macular permanece obscura. Há conjecturas sobre a representação dupla da mácula em cada polo occipital, mas isso nunca foi confirmado anatomicamente. É provável que a irrigação sanguínea colateral da artéria cerebral anterior ou média, proteja a região macular de isquemia, ou, ainda, pode ser simplesmente que a representação cortical extensa da mácula, tanto no polo occipital quanto anteriormente, nas profundezas do sulco calcarino, torne difícil que uma única lesão afete toda a função macular. Um pequeno grau de preservação macular pode dever-se a mudanças do ponto de fixação durante o teste.

Os efeitos homônimos incompletos do CV são comuns E incluem defeitos parciais ou irregulares em um ou ambos os hemicampos, perda de visão relativa em vez de absoluta, incapacidade de localizar o estímulo visual e hemianopsia só para objetos de determinada cor (hemiacromatopsia). A extinção (desatenção visual) é a supressão hemianópica do estímulo visual no hemicampo envolvido quando estímulos simultâneos bilaterais são administrados. A extinção visual é mais característica das lesões na região parieto-occipital não dominante. O fenômeno de Riddoch é uma dissociação entre a percepção de estímulos estáticos e cinéticos. O paciente pode não perceber um objeto estacionário, mas o detecta instantaneamente quando ele se move.

As hemianopsias heterônimas quase sempre são bitemporais e raramente são binasais. A hemianopsia bitemporal em geral se deve à doença quiasmática, como tumor hipofisário que cresce na sela turca e pressiona a parte inferior do quiasma (ver Figura 13.18). Os defeitos de campo bitemporal podem ser detectados mais cedo pela demonstração de dessaturação bitemporal do vermelho. Por causa da posição anteroinferior das fibras nasais inferiores em decussação, as lesões que incidem por baixo produzem defeitos no campo temporal superior, as quais evoluem para hemianopsia bitemporal (ver Figura 13.6). As lesões que invadem por cima tendem a causar defeitos temporais inferiores no início. O defeito ocorre primeiro e é mais grave nos quadrantes superiores com massas infraquiasmáticas (p. ex., adenoma hipofisário), enquanto nas massas supraquiasmáticas (p. ex., craniofaringioma), surge primeiro e é mais intenso nos quadrantes inferiores. Pacientes com quiasmas pós-fixados e tumores hipofisários podem apresentar defeitos do nervo óptico, e aqueles com quiasmas pré-fixados podem ter defeitos do trato óptico.

A causa mais comum de hemianopsia bitemporal é o adenoma hipofisário; ocasionalmente, resulta de outras lesões parasselares ou suprasselares, como meningioma e craniofaringioma, bem como glioma do quiasma óptico, aneurismas, trauma e hidrocefalia. Outros defeitos do CV que podem simular hemianopsia bitemporal incluem disco óptico inclinado, escotomas cecocentrais bilaterais e pontos cegos aumentados bilateralmente. As hemianopsias binasais podem acontecer em decorrência de doença que atinge a parte lateral do quiasma bilateralmente (p. ex., aneurismas carotídeos intracavernosos bilaterais), mas é mais provável que sejam decorrentes de neuropatia óptica bilateral.

O defeito altitudinal do CV é aquele que envolve a metade superior ou inferior da visão, em geral em um olho, e deriva de doença vascular da retina (oclusão da artéria central da retina ou de ramo ou neuropatia óptica isquêmica anterior [NOIA]). Um defeito altitudinal parcial pode se aproximar de quadrantopsia. Esses defeitos não atravessam o meridiano horizontal.

A constrição do CV é caracterizada pelo estreitamento do campo de visão, que pode afetar uma ou todas as partes da periferia. A constrição pode ser regular ou irregular, concêntrica ou excêntrica, temporal ou nasal e superior ou inferior. A contração concêntrica simétrica é mais frequente e se caracteriza pela redução progressiva mais ou menos uniforme do diâmetro do campo em todos os meridianos. Essa constrição é conhecida como visão de funil, em oposição à visão de túnel (ver a seguir). A constrição concêntrica do CV pode ocorrer com atrofia óptica, em especial secundária a papiledema ou glaucoma tardio, ou com doença da retina, principalmente retinite pigmentosa. O estreitamento do campo visual decorrente de fadiga, atenção insuficiente ou iluminação inadequada deve ser excluído, assim como a contração artificial por conta da diminuição da acuidade visual ou do tempo de reação retardado. A constrição ligeira do CV pode ocorrer quando há erro de refração significativo. Depressão difusa é o perímetro estático equivalente à constrição na perimetria cinética.

A constrição concêntrica do campo, às vezes, é observada na histeria. Um achado suspeito são os campos que não se ampliam conforme o esperado com o teste em distâncias crescentes (campos tubulares ou de túnel). O campo de visão é expandido progressivamente conforme os objetos de teste ficam mais distantes do olho. No entanto, quando não há organicidade, não ocorre essa ampliação normal, e a largura total do campo a 30 cm é igual à largura a 60 cm, 1,5 m, 3 m ou 4,5 m do olho. O CV é um funil e o CV não orgânico é um túnel. O campo tubular pode ser demonstrado ao avaliar a extensão do CV a distâncias variáveis do paciente; pode também ser mostrado por meio de objetos de teste de tamanhos diferentes em distância constante. A contração em espiral é um estreitamento progressivo do CV durante o exame. Pode ser um sinal de não organicidade, mas é mais provável que sugira fadiga. Um campo de padrão semelhante é o CV estrelado, que tem contorno irregular e pode ser visto na não organicidade, na fadiga e na perda de atenção.

Exame oftalmoscópico

O médico que usa oftalmoscópio direto é como um esquimó caolho que visualiza o iglu escuro com uma lanterna desde a porta. Apenas um setor estreito do polo posterior é visível e não há estereopsia. A dilatação da pupila aumenta consideravelmente o campo de visão. A oftalmoscopia indireta usada por oftalmologistas permite a visualização estereoscópica de quase toda a vista do fundo. Os oftalmoscópios diretos PanOptic® (Welch-Allyn) têm a vantagem de visão mais ampla, mas ainda revelam apenas o polo posterior. O Boxe 13.5 é uma breve análise das técnicas de oftalmoscopia direta. É importante que ela se torne fácil praticando a oftalmoscopia direta em todos os pacientes, porque inevitavelmente a dificuldade técnica é maior em situações em que o exame de fundo de olho é decisivo.

LOCALIZAÇÃO E DISTÚRBIOS DA FUNÇÃO VISUAL

Os distúrbios do sistema visual aferente podem ser divididos em pré-quiasmáticos, quiasmáticos e retroquiasmáticos. A doença em cada uma dessas regiões tem características que permitem sua localização. Os processos etiológicos que afetam esses segmentos do sistema visual aferente são bastante diferentes. De modo resumido, as lesões pré-quiasmáticas causam perda visual monocular, deterioração da percepção de cores, defeito dos CVs central, paracentral ou cecocentral e DPA. O disco pode parecer anormal ou não, dependendo da localização exata da lesão. As lesões quiasmáticas causam defeitos heterônimos no CV, com mais frequência, hemianopsia bitemporal com preservação de acuidade visual e percepção

---

Boxe 13.5

Oftalmoscopia direta

O oftalmoscópio direto padrão tem discos para ajustar as aberturas de luz, os filtros, que permitem o examinador focar. A abertura pequena destina-se a examinar a pupila não dilatada e a abertura grande, a examinar a pupila dilatada. A abertura pequena ajuda a minimizar reflexos da córnea. O filtro sem vermelho é útil para examinar vasos sanguíneos, procurar hemorragias e examinar a camada das fibras nervosas (CFN). O reflexo vermelho pode ser avaliado de 30 a 38 cm de distância. As opacidades dos meios (p. ex., catarata) aparecem com pontos pretos no fundo vermelho. O fundo do olho é o único local em todo o corpo em que os vasos sanguíneos podem ser visualizados diretamente. As alterações da vascularização da retina em doenças como diabetes e hipertensão refletem o estado da circulação sistêmica. O fundo do olho também pode revelar achados importantes em doenças sistêmicas, como endocardite e AIDS.

No exame neurológico, as áreas de principal preocupação são o disco, a mácula e as artérias. O disco óptico, em geral, é redondo ou ligeiramente ovalado e tem orientação vertical. Em condições normais, a margem nasal é ligeiramente borrada em comparação com a temporal. O disco óptico consiste em uma borda neurorretiniana periférica e uma escavação central. A borda neurorretiniana consiste em axônios que fazem trajeto a partir da retina para se inserirem no nervo óptico. A escavação fisiológica é uma leve depressão no centro do disco que é menos rosada que a borda que apresenta uma retícula tênue produzida pela lâmina cribriforme subjacente. A borda é ligeiramente elevada acima da escavação. Essa escavação em geral ocupa cerca de um terço da parte temporal do disco óptico. Para localizar o disco, uma boa técnica é encontrar um vaso sanguíneo retiniano, focalizá-lo e segui-lo até o disco. Na miopia grave, o disco pode parecer maior e mais pálido do que o normal. No olho com afacia, o disco parece pequeno e distante.

Os axônios mielinizados que constituem sua substância tornam o disco óptico normal branco-amarelado. É mais pálido na região temporal, onde se insere o feixe papilomacular (FPM). O disco óptico normal é plano e bem demarcado com relação à retina circundante, com artérias e veias que cruzam as margens e os capilares, colorindo a superfície de cor-de-rosa claro. O tamanho da abertura da esclera varia de um indivíduo para outro. Quando a abertura é pequena, o disco consiste inteiramente em tecido neurorretiniano e a escavação é imperceptível ou inexistente. Esse pequeno disco sem cobertura é mais vulnerável à neuropatia óptica isquêmica anterior e é denominado disco de risco. A proporção normal da escavação para o disco é de cerca de 0,1 a 0,5. Em pacientes com glaucoma, a proporção escavação/disco é maior e a escavação é mais proeminente e, em geral, deslocada para a região nasal.

A artéria central da retina entra no olho através da escavação fisiológica e se divide em ramos superior e inferior, que, por sua vez, dividem-se em ramos nasal e temporal, produzindo quatro troncos arteriais proeminentes que emergem do disco óptico. Além do segundo ramo, os vasos da retina são arteríolas, visíveis por causa da ampliação de 14 vezes fornecida pelo cristalino (lente) e pela córnea. Muitas pessoas normais têm artérias ciliorretinianas. Esses vasos emergem das artérias ciliares posteriores, entram no olho ao longo da margem do disco e irrigam a parte peripapilar da retina. Eles podem ficar proeminentes como vasos com *shunt* (derivação) quando há compressão do nervo óptico. A retina tem quantidades variáveis de pigmentação perto da borda temporal do disco óptico, em especial em pessoas de pele escura. Às vezes, observa-se um anel de pigmento que circunda totalmente o disco e, em certos casos, há anéis brancos na esclera e escuros na coroide.

A mácula é uma área escura situada a cerca de dois diâmetros de disco, localizada na parte temporal e ligeiramente abaixo do disco óptico. A mácula parece mais escura do que a retina circundante, porque a depressão da mácula e da fóvea indica que a retina é mais fina nessa área, e deixa a coroide de cor intensa mais evidente. A região da mácula não contém grandes vasos. A fóvea central aparece como um ponto de luz refletido do centro da mácula. A mácula pode ser vista com mais facilidade com um filtro sem vermelho. Às vezes, é mais fácil visualizar a mácula quando o paciente olha diretamente para a luz.

A fundoscopia de rotina em pacientes neurológicos quase sempre é realizada sem dilatar a pupila. O exame de fundo de olho é mais difícil quando a pupila é pequena, quando o paciente tem miopia ou opacidades de meios, com catarata. É comum encontrar uma ou mais dessas alterações em indivíduos mais velhos. Em algumas circunstâncias, os benefícios do exame de fundo de olho adequado superam o risco mínimo de precipitar uma crise aguda de glaucoma de ângulo fechado com o uso de colírio midriático. A estimativa superficial do estreitamento do ângulo iridocorneal é realizada ao direcionar a luz a partir do lado temporal para ver se há uma sombra projetada no lado nasal da íris e da esclera. O risco estimado de crise de glaucoma agudo de ângulo fechado decorrente do uso de colírio midriático é de 0,1%. Esses colírios devem ser evitados em situações em que a avaliação da função pupilar é essencial, como em pacientes com traumatismo craniano ou outras causas de redução de consciência. Seu uso nessas situações deve ser documentado de forma clara, até mesmo escrevendo "uso de colírio" na fronte do paciente.

de cores e disco óptico com aparência normal. As lesões retroquiasmáticas ocasionam hemianopsia homônima contralateral e não têm efeito na acuidade nem na aparência do disco. Em geral, a visão de cores não é afetada, mas algumas lesões centrais podem causar acromatopsia. A Tabela 13.1 apresenta o resumo das características da doença que abrange mácula, nervo óptico, quiasma, trato óptico, CGL, radiações ópticas e córtex calcarino.

Lesões pré-quiasmáticas

Os distúrbios pré-quiasmáticos afetam o nervo óptico. Esses distúrbios podem ser divididos em dois tipos: os que afetam o disco óptico (papilopatia) e os que atingem o segmento retrobulbar entre o bulbo do olho e o quiasma. A mácula dá origem à maioria das fibras do nervo óptico, e a doença da mácula propriamente dita pode causar

Tabela13.1	Características clínicas de lesões agudas que envolvem diferentes partes da via visual aferente.					
	Acuidade visual	**Visão de cores**	**Defeito de campo visual**	**Função pupilar**	**Aparência do disco**	**Comentários**
Mácula	Dim.	Dim.	Escotoma central ipsilateral	Possível DPA leve	Normal	Pode haver metamorfopsia; a mácula pode ser anormal na oftalmoscopia; etiologias comuns: degeneração macular relacionada com a idade, retinopatia serosa central, orifício macular, edema macular cistoide, trauma, retinopatia tóxica
Nervo óptico						
Papilopatia	Dim.	Dim.	Escotoma central, paracentral, ou cecocentral ipsilateral	DPA	Edema	Nos casos de NO, pode haver dor ao movimentar os olhos; etiologias comuns: NO idiopática, EM, NOIA, pós-viral, sarcoidose, NOHL, doença vascular do colágeno, neurossífilis, diabetes, papiloflebite
Neuropatia retrobulbar	Dim.	Dim.	Igual ao da papilopatia	DPA	Normal	Pode haver proptose; etiologias mais comuns: NO, EM, compressão do nervo óptico, lesões infiltrativas, trauma, sarcoidose, toxinas, colagenoses, infecção, neuropatia óptica isquêmica posterior
Parte distal do nervo óptico, perto do quiasma	Dim.	Dim.	Escotoma juncional	DPA	Normal	Pode haver evidência de massa selar/parasselar; etiologia comum: lesão expansiva
Quiasma	Normal	Normal	Hemianopsia bitemporal	Normal	Normal	Pode-se observar atrofia em "gravata-borboleta"; DPA no olho com maior perda de CV; etiologias comuns: tumor (p. ex., adenoma hipofisário, meningioma suprasselar), desmielinização, trauma, radionecrose, aneurisma, isquemia, glioma quiasmático, sarcoidose, aracnoidite optoquiasmática
Trato óptico	Normal	Normal	Hemianopsia homônima incongruente contralateral	DPA leve no olho contralateral	Normal	Pode ser acometido em doenças da parte posterior do quiasma; etiologias comuns: doença desmielinizante, trauma, lesão expansiva, acidente vascular cerebral
Corpo geniculado lateral	Normal	Normal	Hemianopsia homônima incongruente contralateral	Normal	Normal	Etiologias comuns: isquemia, trauma, lesão expansiva
Radiações ópticas						
Lobo temporal	Normal	Normal	Quadrantopsia superior contralateral	Normal	Normal	Podem ocorrer alucinações visuais no hemicampo afetado; etiologias comuns: tumor, acidente vascular cerebral, hematoma, trauma, lesão expansiva
Lobo parietal	Normal	Normal	Quadrantopsia inferior contralateral	Normal	Normal	Pode haver NOC assimétrico; o paciente pode não estar ciente do déficit, em especial com lesões do hemisfério não dominante; etiologias comuns: tumor, acidente vascular cerebral, trauma, hematoma
Córtex calcarino	Normal	Normal	Hemianopsia homônima congruente contralateral	Normal	Normal	A preservação da mácula é frequente; etiologias comuns: acidente vascular cerebral, trauma, tumor, doença desmielinizante

Dim., diminuído; DPA, defeito pupilar aferente; EM, esclerose múltipla; NO, neurite óptica. NOC, nistagmo optocinético; NOHL, neuropatia óptica hereditária de Leber; NOIA, neuropatia óptica isquêmica anterior.

quadro clínico que às vezes é difícil de distinguir da neuropatia óptica. As causas comuns de maculopatia incluem degeneração macular relacionada com a idade e retinopatia serosa central (ver Tabela 13.1). A doença macular provoca marcante deterioração da acuidade central e da visão de cores. É possível haver escotoma central. O escotoma central distinto com campo normal entre o defeito central e o ponto cego é mais comum na doença macular do que na do nervo óptico. Na doença macular, é frequente verificar metamorfopsia, distorção de imagens visuais. Quando a maculopatia é grave, pode causar DPA. O prolongamento da recuperação da visão depois de estimulação de luz intensa e direta (teste de fotoestresse) pode, às vezes, ajudar a distinguir doença macular de doença do nervo óptico (Boxe 13.6). Outras lesões retinianas graves o suficiente para causar defeitos monoculares do CV são quase todas visíveis por exame oftalmoscópico.

A estrela macular é um padrão radial de exsudatos na retina perimacular, e é comum em hipertensão, papiledema e outras afecções. Neurorretinite refere-se à associação da NO à estrela macular e, em geral, sua origem é viral. A coriorretinite é uma inflamação que afeta a coroide e a retina que, em geral, é causada por infecções como tuberculose, sífilis, toxoplasmose, citomegalovírus e HIV. A coriorretinite geralmente deixa cicatrizes esbranquiçadas cercadas por aglomerados de pigmentos. A coriorretinite por citomegalovírus é comum na AIDS.

Os defeitos altitudinais monoculares são característicos de doenças que afetam a distribuição da artéria central da retina. A visão central pode ser poupada porque a mácula costuma ser perfundida pelas artérias ciliorretinianas. A NOIA (ver adiante) é outra causa de defeito altitudinal. Os defeitos altitudinais bilaterais podem ocorrer nas lesões bilaterais em certas partes da via visual, por exemplo, infarto occipital bilateral ou uma grande lesão pré-sistêmica que comprime ambos os nervos ópticos. O padrão quadriculado é um defeito altitudinal superior em um dos olhos e um defeito altitudinal inferior no outro olho.

> **Boxe 13.6**
>
> ### Teste de fotoestresse
>
> Na doença macular, os fotorreceptores precisam de mais tempo para se recuperar do branqueamento dos pigmentos da retina depois da exposição a uma luz forte. O teste de fotoestresse é feito pela determinação da acuidade visual basal, a seguir, direcionando uma luz intensa (p. ex., com caneta de luz nova) para o olho por 10 segundos e, por fim, determinando o tempo necessário para que a acuidade visual retorne ao valor basal. Não existem valores de referência confiáveis; o teste é útil principalmente nas doenças unilaterais, quando o olho não afetado pode ser usado para comparação. Na doença do nervo óptico, o teste de fotoestresse é normal. O tempo de recuperação pode chegar a vários minutos nos distúrbios maculares, como edema macular, retinopatia serosa central e degeneração macular.

Distúrbios do disco óptico

A cor e a aparência do disco podem ser alteradas em várias circunstâncias. O disco pode mudar de cor, ficando muito pálido na atrofia óptica ou vermelho anormal no edema de disco. As margens podem ficar obscurecidas por conta do edema de disco ou da presença de anomalias. O edema do disco óptico não é específico. Pode refletir pressão intracraniana elevada ou pode ocorrer por inflamação do nervo óptico, isquemia ou outro processo local. Por convenção, o edema do disco por aumento da pressão intracraniana é denominado papiledema; em todas as outras circunstâncias, os termos evasivos edema de disco ou tumefação de disco são preferidos. A função visual fornece um indício importante sobre a natureza das anormalidades do disco. Pacientes com papiledema agudo e os que têm anomalias de disco têm acuidade visual, CV e percepção de cores normais. O comprometimento dessas funções é a regra em pacientes que sofrem de neuropatias ópticas de qualquer etiologia. A primeira etapa na avaliação de uma anomalia questionável do disco óptico é, portanto, uma avaliação meticulosa da visão.

Papiledema

O aumento da pressão intracraniana exerce pressão sobre os nervos ópticos, o que prejudica o fluxo axoplasmático e produz edema axonal e aumento do volume de axoplasma no disco. Os axônios inchados prejudicam o retorno venoso da retina, ingurgitando primeiro os capilares na superfície do disco, depois as veias retinianas e, por fim, causando hemorragias em forma de estilhaços e chama, bem como exsudatos algodonosos na CFN da retina. O aumento do inchaço axonal, por fim, leva à elevação do disco óptico acima da superfície retiniana. Obscurecimentos visuais transitórios, visão acinzentada ou preta momentânea, quase sempre precipitados por alterações posturais, são sintomas clássicos de papiledema, em especial no pseudotumor cerebral (hipertensão intracraniana idiopática [HII]). Os obscurecimentos podem dever-se ao comprometimento microvascular na cabeça do nervo.

Os quatro estágios do papiledema são: precoce, totalmente desenvolvido, crônico e atrófico. O papiledema totalmente desenvolvido é evidente, com elevação da superfície do disco óptico, arqueamento dos vasos que cruzam a margem do disco, obliteração das margens do disco, hemorragias peripapilares, exsudatos algodonosos, veias retinianas ingurgitadas e tortuosas e hiperemia de disco proeminente. O reconhecimento do papiledema precoce é muito mais problemático (Figura 13.22). Ocasionalmente, a única maneira de resolver a questão do papiledema precoce é por observação em série. A alteração mais precoce é a perda de pulsações venosas espontâneas (PVEs) previamente observadas. As pulsações venosas são mais nítidas onde as grandes veias mergulham no centro do disco óptico. O movimento é uma oscilação rítmica para frente e para trás da extremidade da coluna de sangue, que se assemelha a uma língua de cobra que se lança

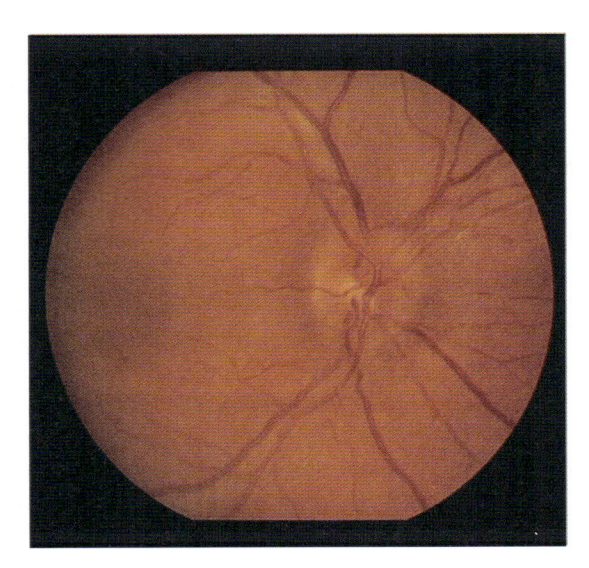

Figura 13.22 Papiledema precoce.

do nervo, edema da CFN e dobras retinianas ou de coroide ou ambas. Os sinais vasculares incluem congestão venosa, hiperemia da cabeça do nervo, hemorragias papilares e peripapilares, infartos da CFN (manchas algodonosas) e exsudatos duros do disco óptico.

O papiledema agudo não causa prejuízo da acuidade visual ou da visão de cores. O paciente típico não apresenta sintomas relacionados com sua presença, exceto por obscurecimentos. O ponto cego pode aumentar, mas, fora isso, o teste de CV é normal. Nos pacientes que desenvolvem atrofia óptica depois de papiledema, a morbidade visual pode ser grave e incluir cegueira.

Com a tecnologia atual, os exames de imagem geralmente detectam lesões de massa intracraniana antes do aumento da pressão intracraniana. Como resultado, a HII é a causa mais comum de papiledema no mundo desenvolvido. A HII pode sobrevir sem papiledema ou com papiledema assimétrico e raras vezes com papiledema unilateral. O paciente típico com HII é obeso, jovem, do sexo feminino, com cefaleia, sem achados focais no exame neurológico, imagem normal exceto por pequenos ventrículos, e LCR normal, exceto pela pressão inicial elevada. Sem tratamento adequado, a perda visual é uma sequela comum.

Outras causas do edema de disco óptico

As alterações do papiledema que não são distinguíveis por oftalmoscopia ocorrem quando as afecções que atingem principalmente a papila do nervo óptico causam edema de disco. O papiledema geralmente é bilateral; outras causas de edema de disco costumam ser unilaterais (Tabela 13.2). As neuropatias ópticas geralmente causam deficiência visual acentuada, incluindo perda de acuidade, escotoma central ou cecocentral, perda da percepção de cores e DPA. A doença da cabeça do nervo óptico em geral é causada por desmielinização, isquemia, inflamação ou compressão. A NO e a NOIA são duas doenças comuns que levam à deficiência visual e edema de disco óptico. Normalmente, as duas são

com rapidez. A expansão de uma veia de um lado para o outro é muito mais difícil de ver. A presença de PVEs indica pressão intracraniana inferior a cerca de 200 mm H$_2$O. Contudo, como estão ausentes em 10 a 20% das pessoas normais, apenas o desaparecimento de PVEs previamente observadas é claramente patológico.

À medida que o papiledema se desenvolve, o aumento da pressão venosa retrógrada dilata os capilares na superfície do disco, transformando sua cor rosa-amarelado normal em vermelho-vivo. O borramento das margens superior e inferior evolui logo em seguida. Contudo, como essas margens são normalmente as áreas menos distintas do disco óptico, seu borramento por si só não é suficiente para diagnosticar papiledema. No papiledema não se observa alteração da escavação fisiológica. Conforme vai evoluindo, o paciente desenvolve edema difuso do disco, obscurecimento da escavação, hemorragias, exsudatos e ingurgitamento venoso. A franca elevação do disco ocorre à medida que o fundo amadurece e se transforma em papiledema totalmente desenvolvido (Figura 13.23). No papiledema crônico, as hemorragias e os exsudatos desaparecem e deixam o disco com forma de "rolha de champanhe", com inchaço acentuado, que sobressai do plano da retina. Se não for aliviado, o comprometimento do fluxo axoplasmático, por fim, provoca a morte dos axônios e deficiência visual, que evolui para o estágio de papiledema atrófico ou atrofia óptica secundária. O papiledema normalmente se desenvolve ao longo de dias ou semanas. Com a elevação aguda da pressão intracraniana por causa da hemorragia subaracnóidea ou intracraniana, pode desenvolver-se em poucas horas. A medição oftalmoscópica das dioptrias de elevação do disco óptico tem pouca utilidade.

As alterações na cabeça do nervo óptico no papiledema são mecânicas e vasculares por natureza. Os sinais mecânicos de edema de disco incluem borramento de suas margens, preenchimento da escavação fisiológica, protrusão da cabeça

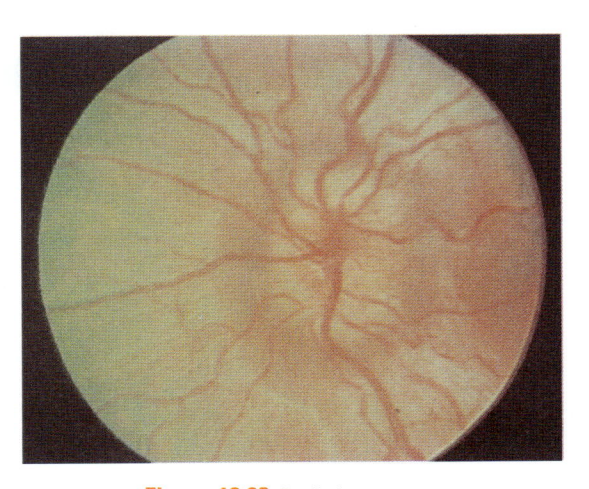

Figura 13.23 Papiledema grave.

Tabela 13.2	Algumas causas de edema de disco unilateral.
Neurite óptica	
Neuropatia óptica isquêmica anterior	
Compressão do nervo óptico na órbita	
Oclusão da veia central da retina	
Infiltração do nervo óptico	
Papilopatia diabética	
Sífilis	
Neuropatia óptica hereditária de Leber (NOHL)	

unilaterais. As lesões compressivas do nervo óptico na órbita podem causar edema de disco, mas a compressão intracanalicular e intracraniana, geralmente, não. A NO com edema de disco às vezes é denominada papilite. A papilite pode ocorrer como anormalidade isolada, como manifestação de esclerose múltipla (EM) ou como complicação de alguma doença sistêmica. As neuropatias ópticas desmielinizantes que causam papilopatia são comuns como uma característica da EM, mas também podem ocorrer como processo patológico independente ou complicar outras afecções, como encefalomielite aguda disseminada e neuromielite óptica (NMO), que inclui a doença de Devic. Existem muitas outras causas de neuropatia óptica; algumas das doenças mais comuns estão listadas na Tabela 13.3.

Neurite óptica

A inflamação ou desmielinização do nervo óptico pode ocorrer em uma variedade de doenças, incluindo EM, síndromes pós-virais, sarcoidose, doença vascular do colágeno, neurossífilis e outras. Muitos casos são idiopáticos. A maioria dos pacientes são mulheres na faixa de 20 a 50 anos. A NO ocorre em algum momento durante o curso da esclerose múltipla em 70% dos pacientes e é a manifestação inicial em 25% deles. Cerca de 50 a 70% dos pacientes que começam com NO acabam por desenvolver outras evidências de EM. Os fatores que aumentam a

Tabela 13.3	Algumas causas de neuropatia óptica.
Neurite óptica	
Neuropatia óptica isquêmica	
Compressão do nervo óptico	
Papiloflebite	
Infiltração do nervo óptico (carcinomatosa, linfomatosa)	
Sarcoidose	
Papilopatia diabética	
Ambliopia por tabaco-álcool	
Deficiência nutricional, especialmente de vitamina B_{12}	
Medicamentos	
Toxinas	
Neuropatia óptica hereditária (Leber, Kjer)	
Glaucoma	

probabilidade de EM subjacente em pacientes com NO são presença do fenômeno de Uhthoff (aumento dos sintomas com elevação da temperatura corporal ou depois de exercício), ser positivo para HLA-DR2 e um episódio recorrente. Os achados típicos são acuidade diminuída, percepção de cores prejudicada, escotoma central ou cecocentral, edema de disco e DPA. Ver vídeo sobre DPA no Videolink 13.1 (de Kathleen B. Digre, MD; University of Utah Neuro-Ophthalmology Virtual Education Library: NOVEL). A perda da visão das cores geralmente é paralela à perda da acuidade, mas, na NO, a perda da visão das cores pode ser mais grave do que o esperado com relação à perda da acuidade. A perda visual na NO é repentina e tende a progredir em 1 a 2 semanas, com recuperação substancial em 2 a 12 semanas. A perda visual grave e aguda não significa necessariamente recuperação ruim. A dor ocular está presente em 90% dos pacientes, e muitos têm fenômenos visuais positivos com cores ou *flashes* (fotopsias, fosfenos). A dor ocular geralmente é branda, mas pode tornar-se intensa e mais debilitante do que a perda visual. A dor pode preceder ou ser concomitante com a perda visual e em geral piora com o movimento dos olhos, principalmente ao olhar para cima. A ausência de dor sugere um tipo não inflamatório de neuropatia óptica. Em cerca de 65% dos casos de NO, o disco parece normal; no restante, há edema leve de disco e hemorragias ocasionais da CFN. A dor pode sobrevir independentemente do edema de disco óptico. A atrofia óptica acontece nas semanas seguintes em 50% dos pacientes. A recuperação da acuidade normal ou quase normal ocorre em 90% dos pacientes. Em casos raros, a NO pode envolver o quiasma (neurite quiasmática).

Na NMO, sobrevêm lesões dos nervos ópticos e da medula espinal. É uma entidade distinta da EM, mas em termos clínicos, é difícil separar as duas. A lesão da medula espinal estende-se por três ou mais segmentos vertebrais (mielite transversa longitudinal extensa [MTLE]). A síndrome da medula espinal em geral é súbita e grave e pode ser permanente. Em uma série de 60 pacientes, a NO foi a característica inicial em 53,3%.

A NMO cada vez mais é vista como um espectro de transtornos neurológicos definidos por testes sorológicos. O termo transtorno do espectro da NMO (TENMO) enfatiza que os pacientes com NO ou MTLE isoladas em geral são positivos para anticorpos e que alguns pacientes têm lesões cerebrais. As anomalias da ressonância magnética do cérebro diferem das típicas verificadas na EM. Até agora foram identificados autoanticorpos contra aquaporina-4 e glicoproteína de mielina-oligodendrócitos.

Neuropatia óptica isquêmica anterior

A NOIA é a síndrome mais comum de isquemia do nervo óptico e a neuropatia óptica mais comum em adultos com mais de 50 anos, depois do glaucoma. Na NOIA, a microangiopatia leva à oclusão das artérias ciliares posteriores curtas e ao infarto de todo o disco óptico ou parte dele. A perda visual é súbita, indolor, não progressiva e geralmente não melhora. A redução da acuidade e da percepção de cores, o defeito no campo altitudinal, geralmente inferior, e o edema pálido de disco são os achados agudos típicos que, a seguir, evoluem para atrofia óptica. Na fase aguda, um disco óptico pálido com hemorragia quase sempre é decorrente de NOIA. Outros achados úteis que sugerem NOIA são edema altitudinal e atenuação arterial.

A NOIA é consequência da doença que envolve as artérias ciliares posteriores, e não a artéria central da retina, e é dividida em duas formas: arterítica e não arterítica. É comum que a NOIA do tipo arterítico complique a arterite de células gigantes (ACG) e atinge cerca de 10 a 15% dos pacientes. Em geral, esses pacientes têm mais de 65 anos e sua perda visual é mais grave do que os pacientes com NOIA não arterítica. Uma história de cefaleia, claudicação da mandíbula e sensibilidade do couro cabeludo é muito suspeita. A evidência de polimialgia reumática, como mal-estar, perda de peso, mialgias e velocidade de hemossedimentação (VHS) elevada, aumenta a probabilidade de a NOIA ser decorrente da ACG. Em uma meta-análise de 21 estudos, claudicação mandibular e diplopia foram as únicas características históricas que aumentaram substancialmente a probabilidade de AGC. Os achados físicos preditivos incluíram artéria temporal "em rosário", proeminente e sensível à palpação; a ausência de anormalidade na artéria temporal foi o único fator clínico que reduziu ligeiramente a probabilidade de doença. Há evidências de que a infecção pelo vírus varicela-zóster pode desencadear a cascata inflamatória que caracteriza a ACG.

A amaurose fugaz premonitória é mais comum na forma arterítica. Os pacientes não têm disco pequeno no outro olho (disco de risco). O comprometimento do olho oposto ocorre em aproximadamente 15% dos pacientes em 5 anos. Embora nenhum tratamento afete o desfecho do olho envolvido, o reconhecimento e a conduta na vasculite subjacente podem prevenir uma crise futura no olho oposto.

A NOIA não arterítica tem como causa mais frequente a microvasculopatia relacionada com hipertensão, diabetes, tabagismo, arteriosclerose ou aterosclerose. Alguns casos devem-se à perfusão microvascular deteriorada relacionada com hipotensão sistêmica ou aumento da pressão intraocular. Existe uma síndrome de neuropatia óptica isquêmica posterior, sem edema de disco, mas é rara e muito menos definida que as síndromes isquêmicas anteriores. Pode ser difícil distinguir a NO da neuropatia óptica isquêmica. Ao contrário da NO, a perda visual na NOIA em geral é permanente, embora um terço dos pacientes possa melhorar um pouco.

Outras neuropatias ópticas

Numerosas outras doenças podem afetar a cabeça do nervo óptico, causando perda visual e anomalias de disco (p. ex., glaucoma; NOHL e outras atrofias ópticas hereditárias; toxinas e medicamentos; tumores primários e metastáticos; desnutrição e estados de deficiência; transtornos neurodegenerativos; leucodistrofias; sarcoidose; perineurite óptica; e

anomalias congênitas). A neuropatia óptica distireoidiana ocorre como complicação tardia da oftalmopatia de Graves, quando os músculos oculares aumentados comprimem o nervo no ápice da órbita (ver Tabela 13.3). É importante distinguir a NO das lesões compressivas do nervo óptico. Uma característica da neuropatia óptica compressiva é que a doença continua a progredir, muitas vezes de forma insidiosa. Veias grandes e de aparência anormal na superfície do disco por causa da drenagem venosa colateral entre os sistemas venosos retinianos e ciliares (vasos de derivação optociliar) podem ser um indício revelador de lesão compressiva (Figura 13.24). A tríade perda visual progressiva, atrofia óptica e *shunt* de vasos optociliares é altamente sugestiva.

Pseudopapiledema

Algumas doenças que afetam a cabeça do nervo óptico provocam mudanças marcantes no disco, mas de pouca ou nenhuma importância clínica. Essa circunstância é frequente quando a oftalmoscopia de rotina revela inesperadamente que o disco tem aparência anormal em paciente com enxaqueca ou alguma queixa neurológica que parece benigna. Esses pacientes geralmente têm visão normal e não têm queixas visuais. As causas comuns de pseudopapiledema incluem drusas do nervo óptico e fibras nervosas mielinizadas.

As drusas ou corpos hialoides do nervo óptico são depósitos hialinos calcificados e acelulares no interior do nervo óptico que podem elevar e distorcer o disco (Figura 13.25). As drusas ocorrem em cerca de 2% da população e são bilaterais em 70% dos casos. São de origem familiar, herdadas como dominante irregular com penetrância incompleta e ocorrem quase exclusivamente em caucasianos. Na superfície do disco, as drusas têm aparência de açúcar cristalizado altamente refringente. Porém, quando estão alojadas abaixo da superfície, as drusas podem produzir apenas elevação do disco

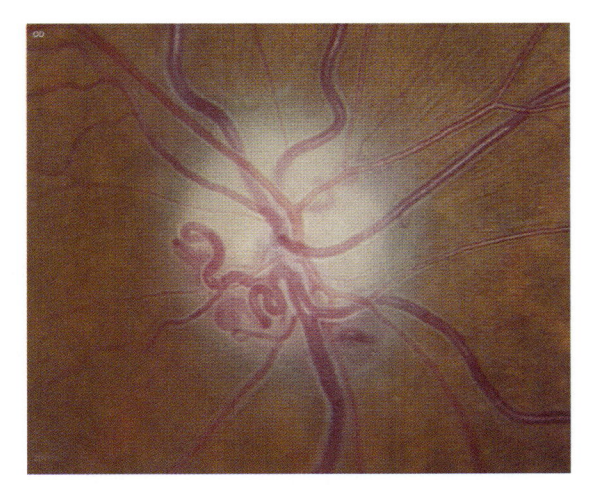

Figura 13.24 Disco óptico pálido e elevado com *shunt* de vasos optociliar em olho cego; achados típicos de um meningioma do nervo óptico. (Reimpressa de Savino PJ, Danesh-Meyer HV; Wills Eye Hospital [Philadelphia, PA]. *Neuro-Ophthalmology.* 2nd ed. Philadelphia: Wolters Kluwer Health/Lippincott Williams & Wilkins, 2012, com permissão.)

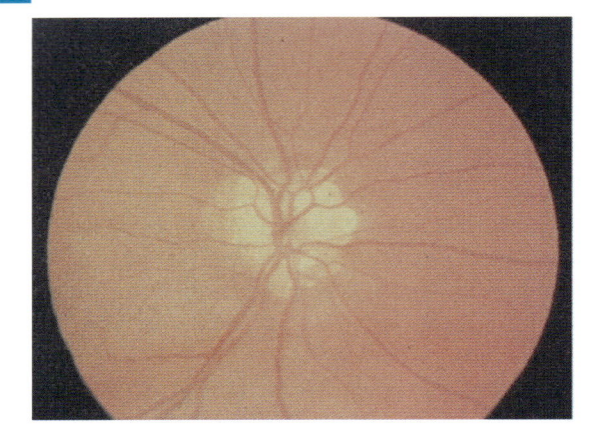

Figura 13.25 Drusas da cabeça do nervo óptico simulando papiledema.

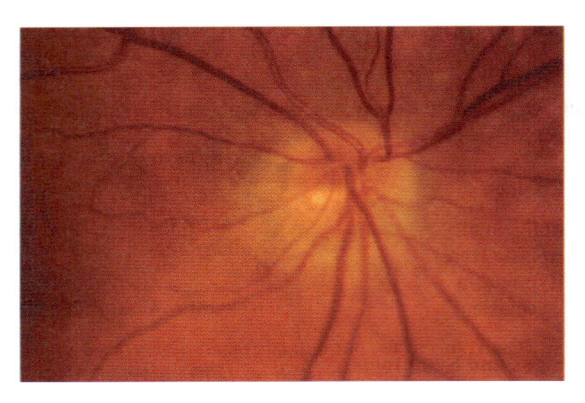

Figura 13.27 O disco óptico congênito inclinado é aparente como a parte oval do tecido nervoso superiormente. Não há escavação óptica aparente. (Reproduzida de Chern KC, Saidel MA. *Ophthalmology Review Manual.* 2nd ed. Philadelphia: Wolters Kluwer Health/Lippincott Williams & Wilkins, 2012, com permissão.)

e margens borradas, causando confusão com papiledema. As drusas do nervo óptico não devem ser confundidas com as da retina, que são uma anormalidade relacionada com a idade e consistem em manchas branco-amareladas, redondas de tamanho variável concentradas no polo posterior. As fibras nervosas mielinizadas às vezes se estendem além da margem do disco até a retina, que torna a imagem de disco muito marcante, mas não tem nenhum significado (Figura 13.26). Outras causas de pseudopapiledema incluem remanescentes da artéria hialóidea primitiva (papila de Bergmeister), discos inclinados (Figura 13.27) e hipermetropia extrema.

É difícil distinguir pseudopapiledema de edema adquirido do disco. As características que podem ser úteis são as seguintes: no papiledema, o disco geralmente é hiperêmico; o borramento da margem do disco situa-se nos polos superior e inferior no início do processo; os vasos sanguíneos parecem normais, exceto pela distensão venosa; não há PVE e a CFN não se distingue dos vasos sanguíneos da retina

obscurecidos pelo edema da retina. No pseudopapiledema, a cor do disco permanece normal; o borramento da margem do disco pode ser irregular e o disco pode ter aparência protuberante; em geral, há PVE; os vasos sanguíneos no disco parecem anômalos e a CFN é clara. As hemorragias são comuns no papiledema e muito raras no pseudopapiledema. Na dúvida, um oftalmologista deve ser consultado.

Atrofia óptica

Na atrofia óptica, o disco é mais pálido do que o normal e sua demarcação é mais nítida com relação à retina circundante, às vezes com aparência em saca-bocados (Figura 13.28). As margens do disco são bem destacadas; e a escavação fisiológica pode ser anormalmente proeminente e se estender até a margem do disco. A perda de axônios mielinizados e de seus capilares de apoio substituídos por cicatriz gliótica produz a falta de cor, que pode variar de cinza sujo a branco-azulado e branco puro. A perda de axônios provoca involução do leito

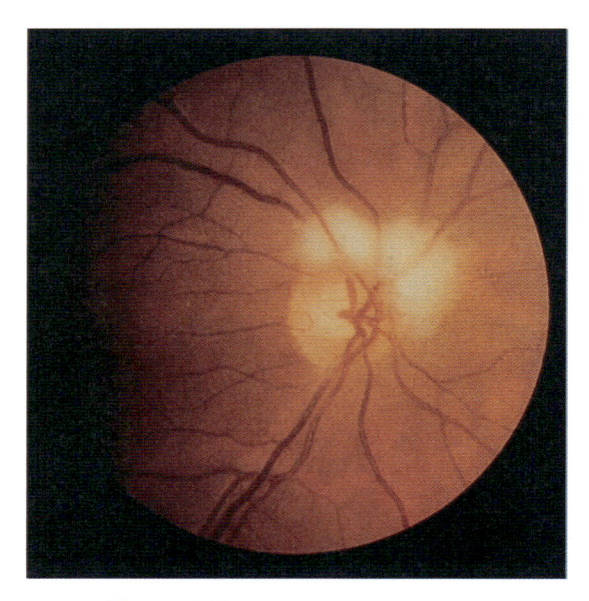

Figura 13.26 Fibras nervosas mielinizadas.

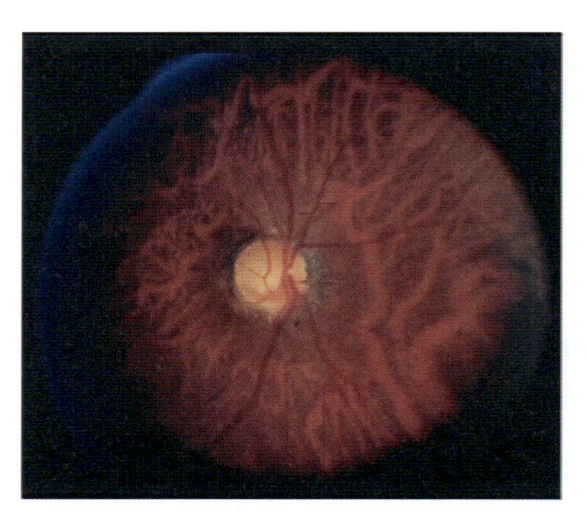

Figura 13.28 Atrofia óptica primária.

capilar do disco e permite que a esclera apareça, o que contribui para a palidez. É possível que haja depósitos de pigmento coróideo escuro ao redor da margem do disco. A profundidade da cor da coroide influencia a percepção do grau de contraste entre o disco e a retina. O disco atrófico pode parecer perceptivelmente menor. A palidez da porção temporal do disco, um achado clássico na EM, pode preceder a atrofia definitiva, mas a palidez temporal fisiológica normal confere, com frequência, ambiguidade a esse achado.

A atrofia óptica pode sobrevir a alguma outra doença (NO, NOIA ou papiledema) e é então referida como atrofia óptica secundária ou consecutiva. A atrofia óptica primária, que surge *de novo*, ocorre como entidade heredofamiliar (p. ex., NOHL) ou depois de crise tóxica, metabólica, nutricional, compressiva ou glaucomatosa lesiva ao nervo. Algumas causas de atrofia óptica estão listadas na Tabela 13.4. O termo atrofia óptica cavernosa ou pseudoglaucomatosa é usado quando há recessão acentuada do disco. O glaucoma é uma causa comum de atrofia óptica; ele produz um aumento da profundidade da escavação fisiológica e atrofia do nervo (Figura 13.29). A NOHL é uma mitocondriopatia incomum que afeta apenas homens e pode causar o aparecimento agudo de edema de disco, mas evolui para atrofia óptica. Geralmente afeta homens jovens e causa perda visual unilateral súbita com acometimento do outro olho em dias a meses. As telangiectasias peripapilares características estão presentes com frequência, mesmo no olho não envolvido. Atrofia óptica em "gravata-borboleta" (em banda) refere-se à palidez do disco que pode ocorrer em um olho com perda temporária de CV depois de lesão do quiasma ou do trato óptico (Boxe 13.7, Figura 13.30).

Um paciente pode apresentar edema de disco em um olho e atrofia óptica no outro olho. A síndrome de Foster Kennedy é causada por meningioma do sulco olfatório e causa anosmia (ver Capítulo 12) com atrofia óptica em decorrência de compressão direta ipsilateral à neoplasia e de papiledema contralateral tardio en decorrência do aumento da pressão intracraniana. A atrofia óptica em um olho com edema de disco óptico no outro olho agora é muito mais comum nos casos de NOIA ou NO (pseudossíndrome de Foster Kennedy),

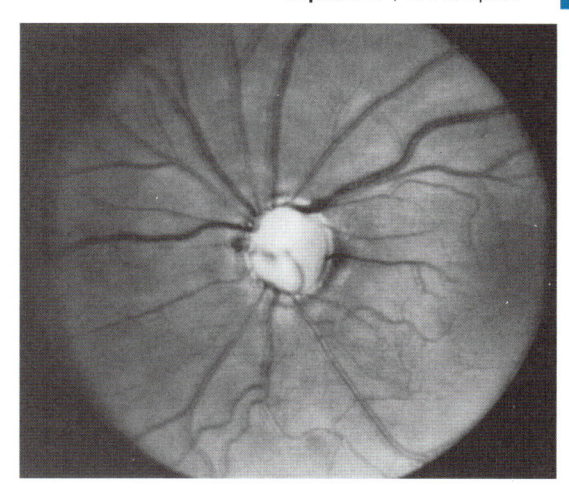

Figura 13.29 Atrofia óptica glaucomatosa. (Cortesia de Richard A. Lewis.)

Boxe 13.7

Atrofia óptica em "gravata-borboleta" (em banda)

A mácula tem posição temporal ao disco, e as fibras da hemimácula nasal penetram na parte temporal do disco. Essas fibras papilomaculares são responsáveis pela palidez normal da parte temporal do disco, e a palidez é acentuada com a perda de axônios na CFN. Também há atrofia da CFN hemirretiniana nasal. As fibras da hemirretina nasal periférica entram na parte nasal do disco, e a perda de axônios causa palidez da parte nasal do disco. Com a perda de axônios na hemimácula nasal e na hemirretina nasal, o resultado é uma banda transversal de atrofia ao longo do disco. A aparência lembra uma gravata-borboleta branca.

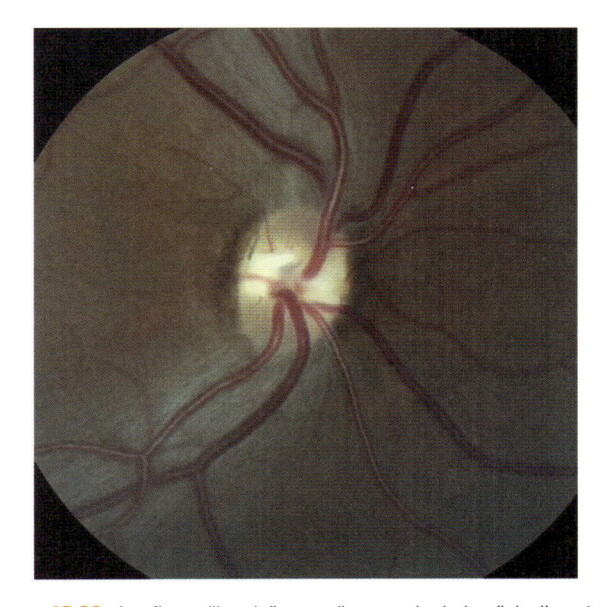

Figura 13.30 Atrofia em "banda" ou em "gravata-borboleta" do disco óptico direito em paciente com hemianopsia temporal causada por adenoma hipofisário. Observe a faixa horizontal de atrofia em todo o disco direito, com preservação das porções superior e inferior do disco. (Reproduzida de Miller NR, Biousse V, Newman NJ et al. *Walsh and Hoyt's Clinical Neuro-Ophthalmology: The Essentials*. 2nd ed. Philadelphia: Wolters Kluwer Health/Lippincott Williams & Wilkins, 2008, com permissão.)

Tabela 13.4	Algumas causas de atrofia óptica.
Neurite óptica	
Glaucoma	
Trauma	
Papiledema crônico	
Neuropatia óptica isquêmica	
NOHL	
Medicamentos	
Toxinas	
Compressão do nervo óptico	
Estados de deficiência	
Sífilis do sistema nervoso central	

quando a doença atinge o olho oposto semanas a meses depois que um episódio inicial causa atrofia do disco originalmente afetado.

Neuropatia óptica retrobulbar

A porção retrobulbar do nervo pode ser afetada pela maioria das doenças do disco óptico. O quadro clínico é semelhante, exceto que não há edema agudo de disco, mas pode haver atrofia óptica subsequente. Quando a NO atinge a porção retrobulbar do nervo, sobrevém deficiência visual acentuada, mas a aparência do disco permanece normal, porque a patologia é posterior à papila. A papilopatia óptica, portanto, causa deficiência visual e anomalia no disco óptico; a neuropatia óptica retrobulbar causa deficiência visual e, o disco é normal, e o papiledema apresenta disco anormal, mas não há afecção aguda da visão. Um velho ditado descreve essas diferenças com propriedade: quando o paciente vê (tem visão normal) e o médico vê (observa anomalias no disco), é papiledema; quando o paciente não vê (tem visão prejudicada) e o médico vê (observa anomalias no disco), é papilite; quando o paciente não vê (tem visão prejudicada) e o médico não vê (não observa anomalia no disco), é neurite retrobulbar.

A principal diferença entre neuropatia retrobulbar e papilopatia é o aumento da incidência de compressão como etiologia na primeira. Lesões expansivas de vários tipos, principalmente neoplasias, podem afetar o nervo óptico retrobulbar. As causas comuns incluem meningiomas da bainha do nervo óptico ou da asa do esfenoide, tumores hipofisários e aneurismas carotídeos distais. A possibilidade de compressão sempre aparece com destaque no diagnóstico diferencial de pacientes com neuropatia óptica. Os achados de perda visual insidiosa com diminuição da acuidade, deterioração da percepção de cores e escotoma central, cecocentral ou arqueado são típicos. As neuropatias compressivas podem evoluir de forma mais aguda em pacientes com lesões metastáticas, principalmente linfoma. A neuropatia óptica no glaucoma de baixa pressão pode simular o quadro de compressão.

Neuropatia óptica distal (pré-quiasmática)

Os distúrbios que afetam a porção distal do nervo óptico perto de sua junção com o quiasma são semelhantes a outras neuropatias ópticas retrobulbares, exceto que o envolvimento das fibras do joelho de Wilbrand pode produzir escotoma juncional que, se presente, é altamente localizatório (ver Figura 13.19C). Por esse motivo, é importante prestar atenção especial ao campo temporal do olho oposto ao examinar pacientes com neuropatia óptica. A causa mais comum é o tumor hipofisário.

Lesões quiasmáticas

As lesões mais comuns que comprometem o quiasma são os tumores hipofisários, craniofaringiomas, meningiomas, gliomas e aneurismas carotídeos. As causas incomuns incluem desmielinização, isquemia, radionecrose e uma série de outras afecções. Como o quiasma fica cerca de 1 cm acima do diafragma da sela, o envolvimento do sistema visual indica extensão suprasselar. O efeito de massa quiasmática é manifestação tardia e não precoce de tumor hipofisário (ver Figura 13.6). O envolvimento das fibras maculares pode produzir escotomas bitemporais. Lesões quiasmáticas raramente produzem hemianopsias bitemporais típicas. A combinação de defeitos do quiasma e do nervo óptico ou do trato óptico é comum, dependendo de o quiasma estar prefixado, pós-fixado ou em posição normal, e das características específicas da massa e seus vetores de força (ver Figura 13.7). Em geral, os defeitos são binoculares e heterônimos. O desenvolvimento da deficiência pode ser tão lento, que passa despercebido pelo paciente. A acuidade, a visão de cores e a função pupilar não são afetadas, a menos que haja envolvimento do nervo óptico. Embora hemianopsias binasais possam ocorrer por doença quiasmática, as causas mais comuns são neuropatia óptica, glaucoma e anomalias congênitas.

Lesões retroquiasmáticas

As lesões retroquiasmáticas geram defeitos nos CVs homônimos contralaterais que respeitam o meridiano vertical. Exceto nas lesões do trato óptico, elas não causam déficits de acuidade visual, percepção de cores, reações pupilares ou aparência do disco.

As lesões do trato óptico e do CGL são raras, talvez por conta da generosa irrigação sanguínea colateral. Essas lesões são caracterizadas por hemianopsias homônimas incongruentes que dividem a mácula. As lesões do trato óptico podem ser acompanhadas por DPA leve no olho contralateral, em decorrência da porcentagem maior de fibras pupilomotoras cruzadas (ver Capítulo 14). Essas lesões também podem resultar em palidez de disco com padrão "gravata-borboleta" no olho contralateral (ver Boxe 13.7) e palidez mais generalizada no olho ipsilateral. A acuidade visual permanece normal. A etiologia de lesões do trato óptico incluem massas compressivas (p. ex., meningioma, glioma, craniofaringioma), aneurismas, malformações arteriovenosas (MAV), doença desmielinizante e trauma. É raro encontrar DPA com lesões em outras partes das vias retroquiasmáticas e até mesmo no mesencéfalo. Pupila de Behr é a pupila ligeiramente dilatada por causa de lesão do trato óptico, em geral associada à hemiparesia contralateral.

As lesões do CGL são raras e em geral causadas por doenças vasculares. Elas causam hemianopsia homônima contralateral um tanto incongruente, ocasionalmente com padrão em forma de cunha ou ampulheta ao longo do meridiano horizontal que aponta para a fixação (setoranopsia ou defeito em buraco de fechadura) e divide a mácula. O padrão incomum deve-se à organização do CGL e a seu suprimento sanguíneo duplo. As etiologias da lesão do CGL incluem isquemia, neoplasia, MAV, doença desmielinizante e trauma.

Nas lesões da via geniculocalcarina (radiação óptica), a patologia do lobo temporal geralmente produz quadrantopsia superior contralateral ou hemianopsia homônima, pior nos quadrantes superiores; o lobo parietal causa quadrantopsia inferior contralateral ou hemianopsia homônima, que é mais grave nos quadrantes inferiores (ver Figura 13.19). Quanto mais posterior for a lesão, mais congruente é o defeito. As lesões parietais são associadas a respostas assimétricas de NOC. As lesões do lobo parietal podem ser acompanhadas por outras evidências de disfunção do lobo parietal, como perda sensorial cortical, afasia, apraxia, agnosia, anosognosia e negligência hemiespacial (ver Capítulos 9, 10 e 35).

No lobo occipital, as fibras retinianas superiores (CV inferior) fazem sinapses na margem superior, e as fibras retinianas inferiores fazem sinapses na margem inferior do córtex calcarino, que é separado pelo sulco calcarino (ver Figura 13.12). A representação macular é maciça, ocupando o polo occipital e cerca de 40 a 50% do córtex contíguo. As lesões do lobo occipital causam hemianopsias homônimas contralaterais altamente congruentes, que tendem a poupar a mácula e não afetam as respostas de NOC. Acredita-se que a preservação macular seja por conta, em parte, dos ramos colaterais da artéria cerebral média que ajudam a preservar a função macular, apesar de um infarto no território da artéria cerebral posterior. Por sua vez, o polo occipital é uma área de perfusão da zona limítrofe entre as artérias cerebrais média e posterior, e infartos hipotensivos na linha divisória podem causar escotomas paracentrais homônimos contralaterais por causa da isquemia limitada ao córtex macular (ver Figura 13.19D). As lesões bilaterais do lobo occipital que ocasionam hemianopsias bilaterais podem causar diminuição da acuidade visual. Os infartos occipitais bilaterais com preservação macular podem deixar apenas túneis contraídos de visão central, como se a pessoa olhasse através de um tubo. Embora a acuidade possa ser normal, o comprometimento funcional da visão é extremo por causa da constrição da visão periférica, semelhante ao que ocorre na retinite pigmentosa em estágio terminal. As lesões do lobo occipital podem poupar o crescente temporal monocular se o dano não envolver a parte anterior do córtex. Em contrapartida, pequenas lesões localizadas muito anteriormente podem envolver apenas o crescente temporal no olho

contralateral (síndrome da meia-lua [quarto crescente ou minguante pode ser mais apropriado] ou síndrome do crescente temporal). A preservação do crescente temporal resulta em campos surpreendentemente incongruentes. A preservação do crescente temporal foi chamada de achado "ameaçado", visto que requer perimetria cinética (de Goldmann), agora raramente usada; as técnicas perimétricas estáticas empregadas no presente, que se concentram nos 30° centrais do CV, tendem a não detectar esse fenômeno (Figura 13.31).

As lesões occipitais bilaterais também podem causar alguns defeitos graves na função cortical, além da perda visual. A síndrome de Anton é a cegueira cortical decorrente de hemianopsias homônimas bilaterais, com deficiência visual extrema na qual o paciente desconhece e nega a existência do déficit. A síndrome de Anton e os distúrbios relacionados são analisados no Capítulo 10.

A maioria das lesões occipitais é vascular. Muitas lesões do lobo temporal anterior são neoplásicas. As lesões parietais podem ser dos dois tipos. A maior probabilidade de tumor no lobo parietal dá origem à regra de Cogan com relação aos NOCs (ver Capítulo 14). Trauma, malformações vasculares, abscessos, doença desmielinizante, metástases e outros processos patológicos podem ocorrer em qualquer local.

Outras anormalidades do fundo do olho

É importante identificar também outras anomalias do fundo do olho em pacientes neurológicos. O fundo do olho pode revelar evidências de retinopatia hipertensiva no paciente com AVC, em especial nas síndromes lacunares. No paciente com encefalopatia hipertensiva, pode haver espasmo das arteríolas retinianas. Podem ser verificados êmbolos na retina de pacientes com possível doença cerebrovascular. Nos pacientes com cefaleia aguda grave, o achado de hemorragia sub-hialoide (pré-retiniana) é patognomônico para hemorragia subaracnóidea (Figura 13.32). A presença de uma mancha vermelho-cereja indica doenças como gangliosidose, doença de depósito de lipídios ou mucopolissacaridose no paciente mais jovem (p. ex., doença de Tay-Sachs) ou uma

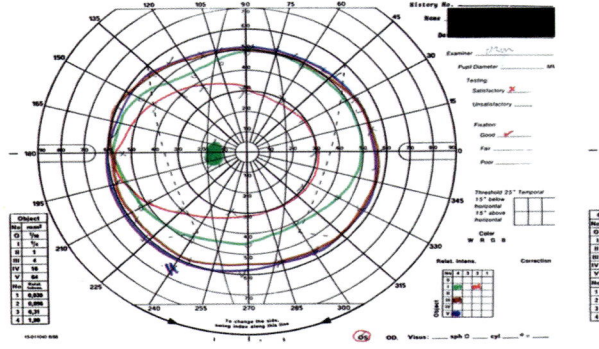
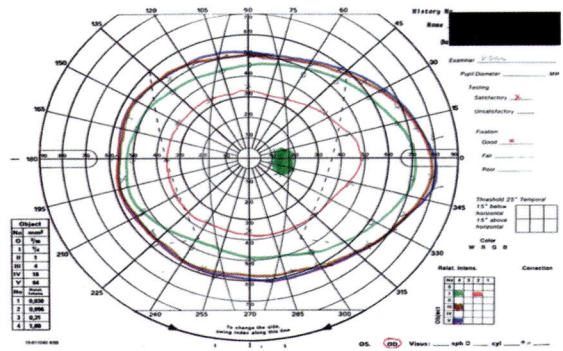

Figura 13.31 Perda do crescente temporal em paciente com infarto no lobo occipital anterior direito. A perimetria cinética demonstra um campo periférico completo no olho direito (**à direita**), mas há perda do campo temporal distante (o crescente temporal) no olho esquerdo (**à esquerda**). (Reimpressa de Miller NR, Biousse V, Newman NJ et al. *Walsh and Hoyt's Clinical Neuro-Ophthalmology. The Essentials*. 3rd ed. Philadelphia: Wolters Kluwer, 2016, com permissão.)

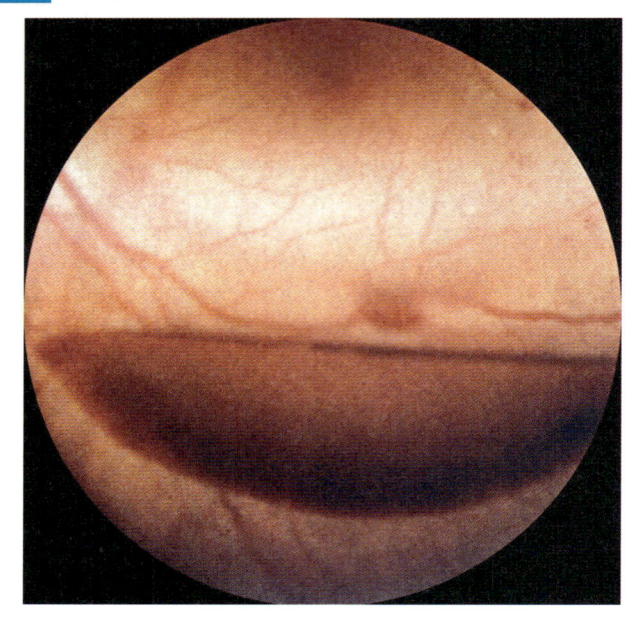

Figura 13.32 Hemorragia sub-hialóidea em paciente com hemorragia subaracnóidea (síndrome de Terson). A hemorragia ocorre entre a camada posterior do vítreo e a retina, é globular e com frequência forma um menisco.

oclusão da artéria central da retina no paciente mais velho (Figura 13.33). Nas doenças de depósito, a mancha vermelho-cereja é visível por causa do acúmulo anormal de material no interior das camadas celulares da retina. Por causa da transparência relativa da mácula, a coroide subjacente é visível. Na oclusão da artéria central da retina, a preservação da irrigação sanguínea da circulação coróidea para a mácula faz com que ela se destaque da retina pálida por causa da isquemia. A retinopatia pigmentar é observada em doenças como a síndrome de Kearns-Sayre e outras mitocondriopatias.

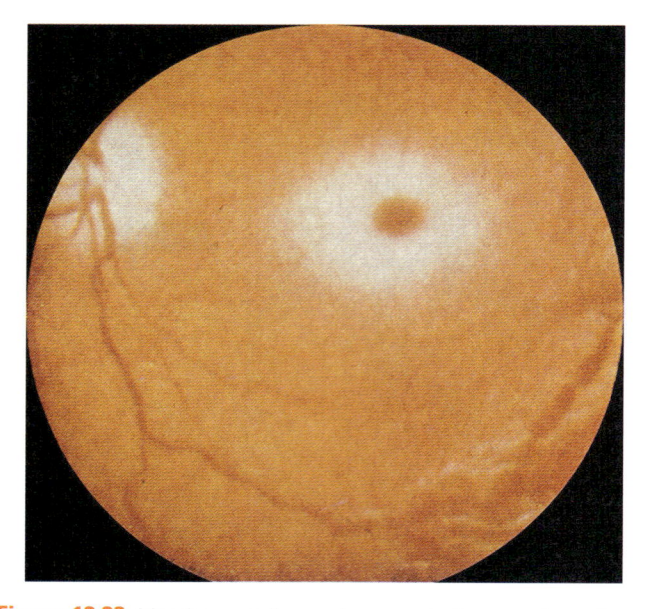

Figura 13.33 Mancha vermelho-cereja em paciente com retinopatia por depósito de lipídios.

VIDEOLINK

Videolink 13.1. Defeito pupilar aferente. https://collections.lib.utah.edu/details?id=180307&q=sort_type_t%3A%2AMovingImage%2A+AND+afferent+pupillary+defect&fd=type_t%2Ctitle_t%2Cdescription_t%2Csubject_t%2Ccollection_t&rows=50&sort=sort_title_t+asc&facet_setname_s=ehsl_novel_%2A

BIBLIOGRAFIA

Anonymous. The clinical profile of optic neuritis. Experience of the Optic Neuritis Treatment Trial. Optic Neuritis Study Group. *Arch Ophthalmol* 1991;109:1673–1678.

Bell RA, Thompson HS. Relative afferent pupillary defect in optic tract hemianopias. *Am J Ophthalmol* 1978;85:538–540.

Benton S, Levy I, Swash M. Vision in the temporal crescent in occipital infarction. *Brain* 1980;103:83–97.

Brazis PW, Masdeu JC, Biller J. *Localization in Clinical Neurology.* 7th ed. Philadelphia: Wolters Kluwer/Lippincott Williams & Wilkins, 2017.

Brody J, Hellmann MA, Marignier R, et al. Neuromyelitis optica spectrum disorder: disease course and long-term visual outcome. *J Neuroophthalmol* 2016; 36:356–362.

Burde RM. Optic disk risk factors for nonarteritic anterior ischemic optic neuropathy. *Am J Ophthalmol* 1993;116:759–764.

Campbell WW. *Clinical Signs in Neurology: A Compendium.* Philadelphia: Wolters Kluwer Health, 2016.

Chavis PS, al-Hazmi A, Clunie D, et al. Temporal crescent syndrome with magnetic resonance correlation. *J Neuroophthalmol* 1997;17:151–155.

Chen CJ, Scheufele M, Sheth M, et al. Isolated relative afferent pupillary defect secondary to contralateral midbrain compression. *Arch Neurol* 2004; 61:1451–1453.

Clearkin LG, Watts MT. Ocular involvement in giant cell arteritis. *Br J Hosp Med* 1990;43:373–376.

Downer JJ, Leite MI, Carter R, et al. Diagnosis of neuromyelitis optica (NMO) spectrum disorders: is MRI obsolete? *Neuroradiology* 2012;54:279–285.

Egan RA, Lessell S. A contribution to the natural history of optic nerve sheath meningiomas. *Arch Ophthalmol* 2002;120:1505–1508.

Feldman M, Todman L, Bender MB. 'Flight of colours' in lesions of the visual system. *J Neurol Neurosurg Psychiatry* 1974;37:1265–1272.

Frisen L, Hoyt WF. Insidious atrophy of retinal nerve fibers in multiple sclerosis. Funduscopic identification in patients with and without visual complaints. *Arch Ophthalmol* 1974;92:91–97.

Fujino T, Kigazawa KI, Yamada R. Homonymous hemianopia: a retrospective study of 140 cases. *Neuroophthalmology* 1986;6:17–21.

Gilden D, White T, Khmeleva N, et al. Prevalence and distribution of VZV in temporal arteries of patients with giant cell arteritis. *Neurology* 2015;84:1948–1955.

Giuseppe G. The spectrum of the visual field defects in the tilted disc syndrome: clinical study and review. *Neuroophthalmology* 1986;10:239–246.

Glaser JS, Savino PJ, Sumers KD, et al. The photostress recovery test in the clinical assessment of visual function. *Am J Ophthalmol* 1977;83:255–260.

Hackelbusch R, Nover A, Scherer U. Bitemporal visual field defects in the tilted disk syndrome. *Neuroophthalmology* 1986;6:125–127.

Hayreh SS. Anterior ischemic optic neuropathy. *Arch Neurol* 1981;38:675–678.

Horton JC, Hoyt WF. The representation of the visual field in human striate cortex. A revision of the classic Holmes map. *Arch Ophthalmol* 1991;109:816–824.

Hoyt WF, Schlicke B, Eckelhoff RJ. Fundoscopic appearance of a nerve-fibre-bundle defect. *Br J Ophthalmol* 1972;56:577–583.

Ichhpujani P, Rome JE, Jindal A, et al. Comparative study of 3 techniques to detect a relative afferent pupillary defect. *J Glaucoma* 2011;20:535–539.

Karanjia N, Jacobson DM. Compression of the prechiasmatic optic nerve produces a junctional scotoma. *Am J Ophthalmol* 1999;128:256–258.

Katz J, Tielsch JM, Quigley HA, et al. Automated perimetry detects visual field loss before manual Goldmann perimetry. *Ophthalmology* 1995;102:21–26.

Keane JR. Patterns of hysterical hemianopia. *Neurology* 1998;51:1230–1231.

Keltner JL, Johnson CA. Automated and manual perimetry—a six-year overview. Special emphasis on neuro-ophthalmic problems. *Ophthalmology* 1984;91:68–85.

Kerr NM, Chew SS, Eady EK, et al. Diagnostic accuracy of confrontation visual field tests. *Neurology* 2010;74:1184–1190.

Kim HJ, Paul F, Lana-Peixoto MA, et al. MRI characteristics of neuromyelitis optica spectrum disorder: an international update. *Neurology* 2015;84: 1165–1173.

Lakhanpal A, Selhorst JB. Bilateral altitudinal visual fields. *Ann Ophthalmol* 1990;22:112–117.

Landau K, Wichmann W, Valavanis A. The missing temporal crescent. *Am J Ophthalmol* 1995;119:345–349.

Lee JH, Tobias S, Kwon JT, et al. Wilbrand's knee: does it exist? *Surg Neurol* 2006;66:11–17.

Lee MS, Balcer LJ, Volpe NJ, et al. Laser pointer visual field screening. *J Neuroophthalmol* 2003;23:260–263.

Liu GT, Volpe NJ, Galetta S. *Neuro-Ophthalmology: Diagnosis and Management.* 2nd ed. Philadelphia: Saunders Elsevier, 2010.

Lepore FE. The origin of pain in optic neuritis. Determinants of pain in 101 eyes with optic neuritis. *Arch Neurol* 1991;48:748–749.

Lepore FE. The preserved temporal crescent: the clinical implications of an "endangered" finding. *Neurology* 2001;57:1918–1921.

Lessell S. Optic neuropathies. *N Engl J Med* 1978;299:533–536.

Levin BE. The clinical significance of spontaneous pulsations of the retinal vein. *Arch Neurol* 1978;35:37–40.

Masuyama Y, Kodama Y, Matsuura Y, et al. Clinical studies on the occurrence and the pathogenesis of optociliary veins. *J Clin Neuroophthalmol* 1990;10:1–8.

Miller NR, Biousse V, Newman NJ, et al. *Walsh and Hoyt's Clinical Neuro-Ophthalmology: The Essentials.* 2nd ed. Philadelphia: Lippincott Williams & Wilkins, 2008.

Muci-Mendoza R, Arevalo JF, Ramella M, et al. Optociliary veins in optic nerve sheath meningioma. Indocyanine green videoangiography findings. *Ophthalmology* 1999;106:311–318.

Nakashima I, Fukazawa T, Ota K, et al. Two subtypes of optic-spinal form of multiple sclerosis in Japan: clinical and laboratory features. *J Neurol* 2007;254: 488–492.

Neville RG, Greenblatt SH, Kollartis CR. Foster Kennedy syndrome and an optociliary vein in a patient with a falx meningioma. *J Clin Neuroophthalmol* 1984;4:97–101.

Newman NJ. Neuro-ophthalmology: the afferent visual system. *Curr Opin Neurol* 1993;6:738–746.

Newman NJ. Leber's hereditary optic neuropathy. New genetic considerations. *Arch Neurol* 1993;50:540–548.

Newman SA, Miller NR. Optic tract syndrome. Neuro-ophthalmologic considerations. *Arch Ophthalmol* 1983;101:1241–1250.

Newman NJ, Lessell S, Winterkorn JM. Optic chiasmal neuritis. *Neurology* 1991;41:1203–1210.

Osaguona VB. Differential diagnoses of the pale/white/atrophic disc. *Community Eye Health* 2016;29:71–74.

Pandit RJ, Gales K, Griffiths PG. Effectiveness of testing visual fields by confrontation. *Lancet* 2001;358:1339–1340.

Papais-Alvarenga RM, Carellos SC, Alvarenga MP, et al. Clinical course of optic neuritis in patients with relapsing neuromyelitis optica. *Arch Ophthalmol* 2008; 126:12–16.

Rizzo JF III, Lessell S. Optic neuritis and ischemic optic neuropathy. Overlapping clinical profiles. *Arch Ophthalmol* 1991;109:1668–1672.

Rosenberg MA, Savino PJ, Glaser JS. A clinical analysis of pseudopapilledema. I. Population, laterality, acuity, refractive error, ophthalmoscopic characteristics, and coincident disease. *Arch Ophthalmol* 1979;97:65–70.

Sadun AA, Currie JN, Lessell S. Transient visual obscurations with elevated optic discs. *Ann Neurol* 1984;16:489–494.

Salinas-Garcia RF, Smith JL. Binasal hemianopia. *Surg Neurol* 1978;10:187–194.

Sato DK, Lana-Peixoto MA, Fujihara K, et al. Clinical spectrum and treatment of neuromyelitis optica spectrum disorders: evolution and current status. *Brain Pathol* 2013;23:647–660.

Savino PJ, Glaser JS, Rosenberg MA. A clinical analysis of pseudopapilledema. II. Visual field defects. *Arch Ophthalmol* 1979;97:71–75.

Savino PJ, Paris M, Schatz NJ, et al. Optic tract syndrome. A review of 21 patients. *Arch Ophthalmol* 1978;96:656–663.

Selhorst JB, Chen Y. The optic nerve. *Semin Neurol* 2009;29:29–35.

Shamir RR, Friedman Y, Joskowicz L, et al. Comparison of Snellen and Early Treatment Diabetic Retinopathy Study charts using a computer simulation. *Int J Ophthalmol* 2016;9:119–123.

Smetana GW, Shmerling RH. Does this patient have temporal arteritis? *JAMA* 2002;287:92–101.

Susac JO, Smith JL, Walsh FB. The impossible meningioma. *Arch Neurol* 1977;34:36–38.

Thompson HS, Corbett JJ, Cox TA. How to measure the relative afferent pupillary defect. *Surv Ophthalmol* 1981;26:39–42.

Trobe JD, Acosta PC, Krischer JP, et al. Confrontation visual field techniques in the detection of anterior visual pathway lesions. *Ann Neurol* 1981;10:28–34.

Vongphanit J, Mitchell P, Wang JJ. Population prevalence of tilted optic disks and the relationship of this sign to refractive error. *Am J Ophthalmol* 2002; 133:679–685.

Warner JE, Lessell S, Rizzo JF III, et al. Does optic disc appearance distinguish ischemic optic neuropathy from optic neuritis? *Arch Ophthalmol* 1997;115: 1408–1410.

Watnick RL, Trobe JD. Bilateral optic nerve compression as a mechanism for the Foster Kennedy syndrome. *Ophthalmology* 1989;96:1793–1798.

Wilhelm H, Peters T, Ludtke H, et al. The prevalence of relative afferent pupillary defects in normal subjects. *J Neuroophthalmol* 2007;27:263–267.

Wingerchuk DM, Lennon VA, Pittock SJ, et al. Revised diagnostic criteria for neuromyelitis optica. *Neurology* 2006;66:1485–1489.

Whiting AS, Johnson LN. Papilledema: clinical clues and differential diagnosis. *Am Fam Physician* 1992;45:1125–1134.

Yan Y, Li Y, Fu Y, et al. Autoantibody to MOG suggests two distinct clinical subtypes of NMOSD. *Sci China Life Sci* 2016;59:1270–1281.

Zhang X, Kedar S, Lynn MJ, et al. Homonymous hemianopias: clinical-anatomic correlations in 904 cases. *Neurology* 2006;66:906–910.

Nervos Motores Oculares

ANATOMIA E FISIOLOGIA

Por convenção, a expressão nervos motores oculares refere-se aos nervos cranianos (NCs) III, IV e VI, e o termo nervo oculomotor refere-se especificamente ao NC III. As órbitas e os bulbos situam-se no crânio de forma divergente, fazendo com que os eixos anatômicos dos olhos divirjam ligeiramente dos eixos visuais, que ficam diretamente à frente para a visão de longe e são convergentes para a visão de perto. No sono e no coma, os olhos repousam em divergência da neutralidade anatômica. Na vigília, a atividade cortical cerebral que influencia os músculos extraoculares alinha os olhos para atingir a visão binocular eficiente. Forias e tropias são manifestações da tendência latente ou declarada, respectivamente, de os olhos se afastarem do eixo visual (ver Boxe 14.4).

Os quatro músculos retos emergem de uma estrutura comum no ápice da órbita, o anel de Zinn. O anel é um espessamento do periósteo que forma um tendão circular que tem o centro perfurado pelo nervo óptico, pela artéria central da retina e pelos NCs III e VI, e os músculos retos que têm origem em seu corpo. Os músculos retos inserem-se na esclera 5 a 7 mm posterior ao limbo.

O sistema nervoso tenta manter a fusão visual das imagens, controlando precisamente os movimentos dos dois olhos. Os músculos extraoculares trabalham em pares acoplados e em conjunto para realizar determinada ação. Os músculos retos superior e inferior ficam na órbita e se inserem no bulbo, ao longo do eixo anatômico, exercendo sua tração eficiente máxima quando o olho está levemente abduzido (Figura 14.1). Os músculos oblíquos superior e inferior inserem-se no bulbo em ângulo de cerca de 30° da direção medial para a lateral; eles exercem tração máxima com o olho ligeiramente aduzido. Os músculos oblíquos inserem-se posteriormente no bulbo: o oblíquo superior puxa a parte de trás do olho para cima, produzindo olhar para baixo; o oblíquo inferior puxa a parte de trás do olho para baixo, produzindo o olhar para cima.

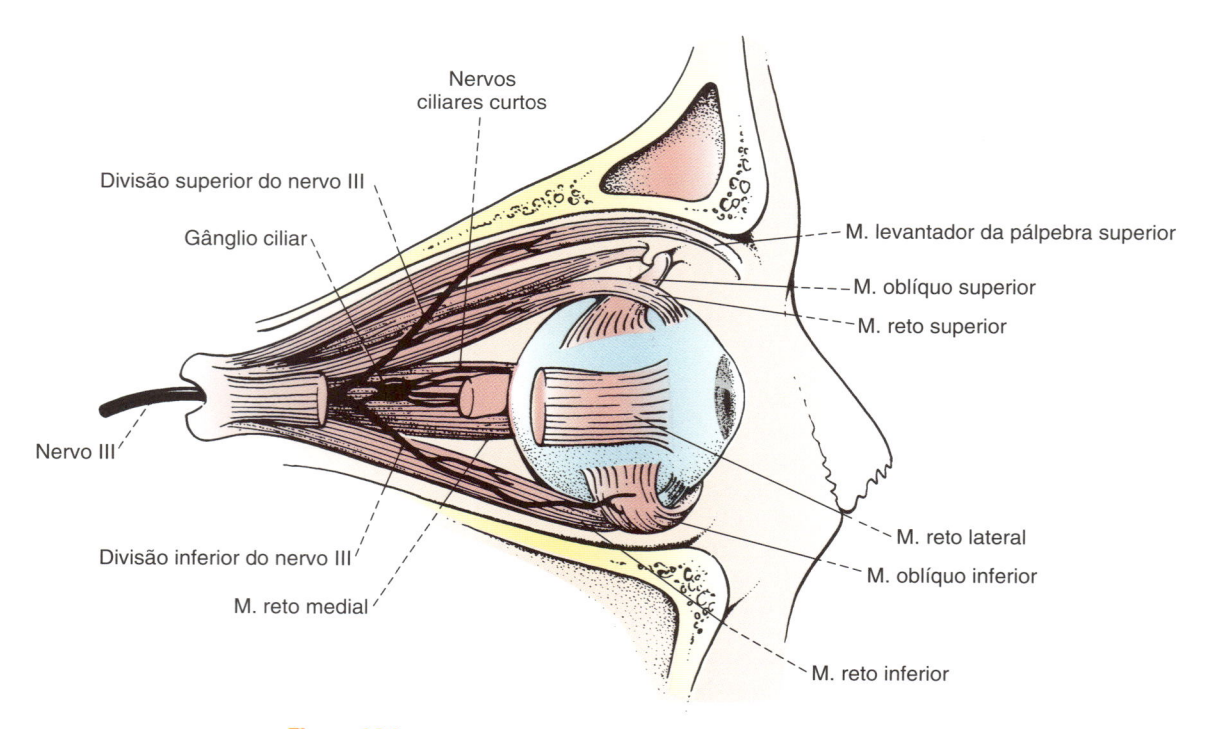

Figura 14.1 Músculos extraoculares e o terceiro nervo na órbita.

O oblíquo superior, portanto, funciona como abaixador do olho aduzido, o oblíquo inferior como levantador; eles movem o bulbo na direção oposta aos seus nomes (Figura 14.2).

Para realizar o olhar para baixo conjugado para um lado, o oblíquo superior do olho aduzido é acoplado ao reto inferior do olho abduzido (Figura 14.3). Na verdade, mesmo em adução, a maior parte da elevação e depressão ocular é realizada pelos músculos retos superior e inferior, e a principal ação de ambos os oblíquos é de torção (ciclotorção, rotação). A ação primária, que alguns afirmam ser a única, do oblíquo superior é a intorção (inciclotorção) e do oblíquo inferior é a extorção (exciclotorção). Por causa de seu ângulo de inserção ao longo do eixo anatômico, quando o olho está em olhar primário, o reto inferior atua não apenas para abaixar o olho, mas também para fazer a extorção. O oblíquo superior acoplado, por meio de sua ação de intorção, neutraliza a extorção do inferior, de modo que o olhar para baixo seja uniforme e linear. O reto superior e o oblíquo inferior atuam da mesma maneira.

Por causa do arranjo anatômico dos músculos oblíquos e retos com ação vertical, o exame do movimento extraocular deve incluir olhar para a direita e para a esquerda e para cima

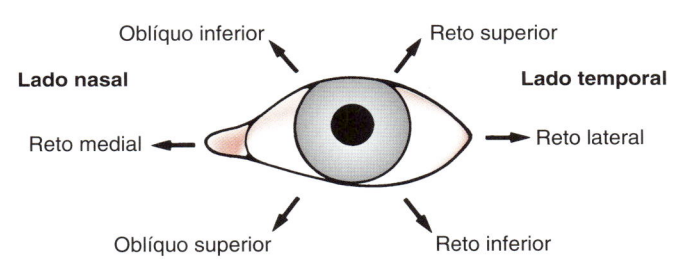

Figura 14.2 Ações dos músculos extraoculares no olho esquerdo. As setas indicam as principais direções da ação de cada músculo, resultante da combinação de movimentos do bulbo nas três dimensões.

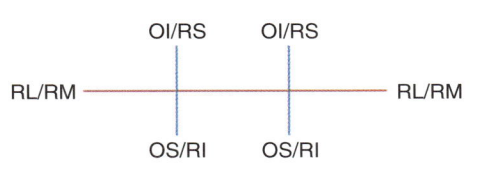

Figura 14.3 Os músculos acoplados controlam o movimento extraocular nas seis direções principais do olhar.

e para baixo em posição excêntrica para ambos os lados: as seis direções principais do olhar (ver Figura 14.3). O músculo levantador da pálpebra superior fornece as fibras para o músculo estriado da pálpebra e eleva-a.

NERVO OCULOMOTOR

O oculomotor, ou terceiro nervo craniano (NC III), emerge do complexo nuclear oculomotor no mesencéfalo e transporta fibras motoras para os músculos extraoculares, além de fibras parassimpáticas para a pupila e o corpo ciliar. Esses centros nucleares estão situados na substância cinzenta periaquedutal, imediatamente anterior ao aqueduto de Sylvius, no nível dos colículos superiores (corpos quadrigêmeos anteriores). O fascículo longitudinal medial (FLM) confina com o núcleo lateral e ventralmente (Figura 14.4). Cada núcleo oculomotor consiste em vários subnúcleos adjacentes que inervam especificamente os músculos oculares. Os neurônios são motores somáticos (somáticos eferentes gerais). Os núcleos laterais pareados são os maiores e são anteriores e laterais aos demais; suas porções mediais são fundidas em massa única. O NC III tem uma divisão superior e uma inferior. A divisão superior inerva os músculos levantador da pálpebra superior e o reto superior. A divisão inferior inerva os músculos retos medial e inferior, o oblíquo inferior e a pupila. O subnúcleo

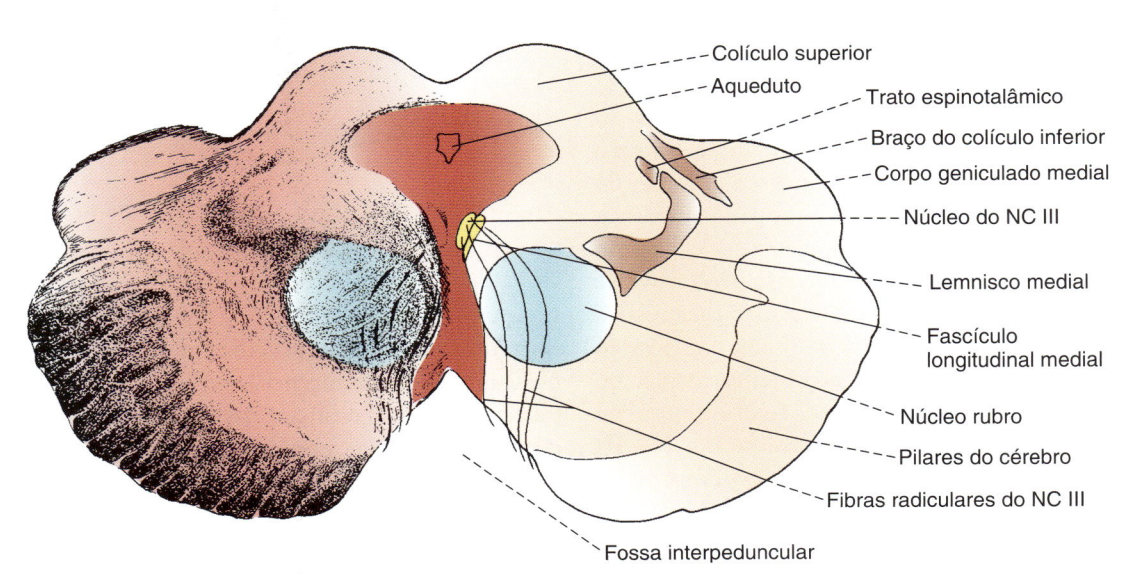

Figura 14.4 Corte através do mesencéfalo ao nível do colículo superior e núcleo oculomotor.

lateral inerva o oblíquo inferior ipsilateral e os retos medial e inferior; seus axônios constituem a divisão inferior do NC III. O músculo reto superior é inervado pelo subnúcleo medial contralateral. Por causa de sua inervação cruzada, um sinal importante de paralisia nuclear do terceiro nervo é a fraqueza do reto superior no olho oposto.

Uma única estrutura na linha mediana, o núcleo caudal central, supre os músculos levantadores da pálpebra em ambos os lados. A substância cinzenta periaquedutal também está envolvida com a função palpebral; suas lesões destrutivas podem causar ptose. Foi proposta a existência de uma área supraoculomotora na substância cinzenta periaquedutal ventral que controla a função do levantador. Os núcleos de Edinger-Westphal (EW) fazem parte da divisão craniossacral, ou parassimpática, do sistema nervoso autônomo. O subnúcleo de EW é uma estrutura única que fornece inervação parassimpática para ambos os lados. Estende-se por todo o comprimento do complexo oculomotor com uma porção rostral pareada e uma porção medial e caudal não pareada. As fibras pré-ganglionares dos núcleos de EW fazem trajeto para o gânglio ciliar (ver Figura 13.9). As fibras pós-ganglionares derivadas de células da parte rostral do subnúcleo suprem o músculo esfíncter da pupila; as fibras derivadas do núcleo anteromedial suprem o músculo ciliar e atuam na acomodação. As fibras dos subnúcleos medial, do EW e central caudal formam a divisão superior do NC III.

As fibras do subnúcleo lateral ipsilateral, do subnúcleo medial contralateral (reto superior), de ambos os núcleos caudal central (levantador da pálpebra) e de EW (parassimpático) unem-se para formar os filamentos do NC III, que cursam anteriormente através do mesencéfalo, atravessando a porção medial do núcleo rubro e da substância negra. O nervo emerge da fossa interpeduncular na superfície anterior do mesencéfalo, logo acima da ponte (ver Figura 11.3), faz trajeto anterior, passa entre as artérias cerebelar superior e cerebral posterior (Figura 14.5), e continua para frente paralelamente à artéria comunicante posterior. A paralisia do terceiro nervo é um sinal clássico e importante do aneurisma da artéria comunicante posterior. Em seu trajeto em direção ao seio cavernoso, encontra-se na borda livre do tentório do cerebelo, medial ao lobo temporal. Nesse ponto, ele corre o risco de compressão por herniação do unco. Ao longo do trajeto subaracnóideo dos nervos, as fibras parassimpáticas situam-se superficialmente na face dorsomedial. A localização dessas fibras controla se a paralisia do terceiro nervo envolve ou não a pupila, um ponto importante para o diagnóstico diferencial. O NC III penetra na dura-máter em posição lateral e anterior aos processos clinoides posteriores e penetra no seio cavernoso, onde se situa na parte superior, próximo da parede lateral (Figura 14.6). No seio cavernoso, o NC III tem relações importantes com a artéria carótida, com as fibras simpáticas pericarotídeas ascendentes e com os NCs IV, V e VI. O NC III separa-se em suas divisões superior e inferior no seio cavernoso anterior e penetra na órbita pela fissura orbital superior, atravessando o anel de Zinn. Ele envia uma

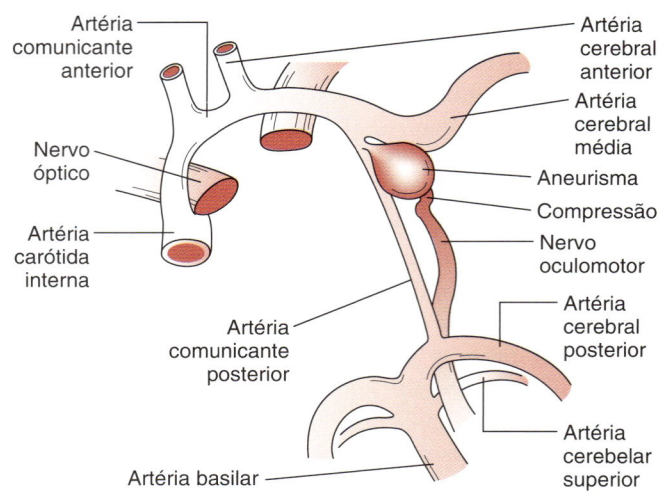

Figura 14.5 Anatomia do nervo oculomotor com relação às principais artérias da base do cérebro. Um aneurisma que emerge da artéria comunicante posterior está comprimindo e distorcendo o nervo.

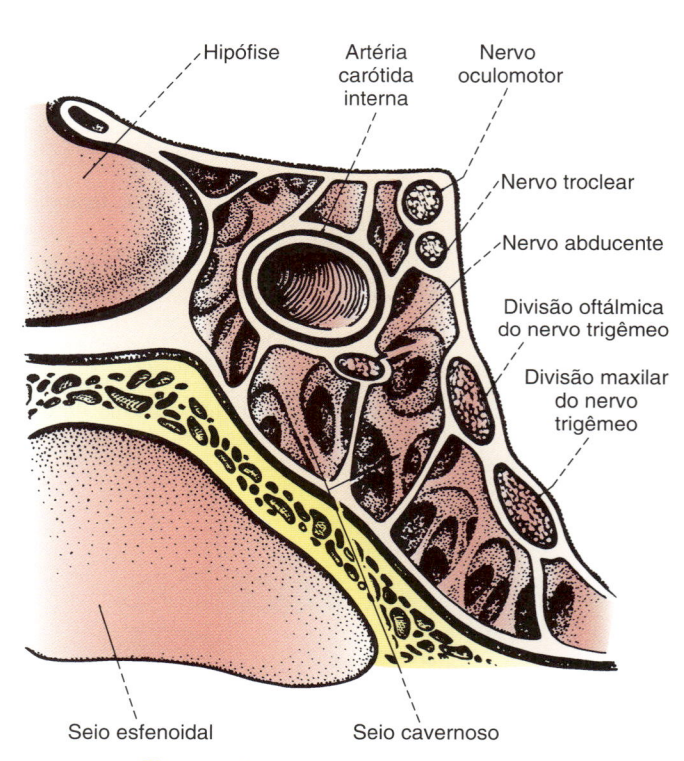

Figura 14.6 Corte oblíquo do seio cavernoso.

raiz curta para o gânglio ciliar, de onde partem as fibras pós-ganglionares como nervos ciliares curtos para inervar o músculo ciliar e o esfíncter das pupilas (ver Figura 14.1). O esfíncter da pupila causa constrição da pupila. A contração do músculo ciliar causa relaxamento da zônula ciliar, diminuindo a tensão na cápsula do cristalino (lente) e permitindo que ela se torne mais convexa para acomodar a visão de perto. Constrição pupilar, convergência e acomodação fazem parte do reflexo de aproximação.

NERVO TROCLEAR

O nervo troclear ou quarto nervo craniano (NC IV) é o menor dos NCs. Origina-se no núcleo do nervo troclear localizado imediatamente anterior ao aqueduto na substância cinzenta da parte inferior do mesencéfalo, no nível do colículo inferior, imediatamente acima da ponte (Figura 14.7) e caudal ao núcleo lateral do NC III, mas separado por uma pequena distância. O núcleo contém neurônios motores somáticos. Os filamentos nervosos curvam-se posteriormente ao redor do aqueduto, fazem decussação no véu medular anterior e saem pelo teto. É o único NC a sair do tronco cerebral posteriormente e, por causa dessa distância extra, o NC IV tem o curso intracraniano mais longo de todos os NCs. O nervo circunda o tronco encefálico e, a seguir, faz a volta e segue em frente, passando entre as artérias cerebral posterior e cerebelar superior, e então continua ao longo do tentório. Ele penetra a dura-máter logo atrás e lateralmente aos processos clinoides posteriores e entra no seio cavernoso nas proximidades do NC III. No seio cavernoso, situa-se em posição superolateral, abaixo do NC III, mas acima dos ramos do trigêmeo. Ao deixar o seio cavernoso, atravessa a fissura orbital superior, entra na órbita, e cruza sobre o NC III para inervar o músculo oblíquo superior e não atravessa o anel de Zinn.

O NC IV termina no músculo oblíquo superior do lado oposto do núcleo de origem. Em uma lesão do núcleo do quarto nervo, o músculo oblíquo superior contralateral fica enfraquecido; em lesão extramedular ao longo de seu trajeto, o músculo ipsilateral é afetado.

NERVO ABDUCENTE

O núcleo do nervo abducente, ou sexto nervo craniano (NC VI), situa-se na parte média a inferior da ponte, na substância cinzenta do tegumento dorsal da ponte no assoalho do quarto ventrículo, circundado pelas fibras espiraladas do nervo facial (Figura 14.8). O núcleo é constituído por neurônios motores somáticos. O nervo emerge anteriormente na junção pontobulbar, cruza a artéria do labirinto e, a seguir, sobe pelo clivo na cisterna pré-pontina. Passa próximo ao gânglio de Gasser, faz uma curva acentuada sobre o ápice da parte petrosa, perfura a dura-máter no dorso da sela e atravessa o canal de Dorello entre o processo clinoide posterior e o ápice da parte petrosa. O ligamento petroclinoide forma o teto do canal. O nervo entra no seio cavernoso com os NCs III e IV, onde se encontra abaixo e medialmente ao NC III e imediatamente lateral à artéria carótida interna. O NC VI é o único nervo que fica livre no lúmen do seio cavernoso, os outros situam-se na parede (ver Figura 14.6). Ela entra na órbita através da fissura orbital superior e do anel de Zinn para inervar o músculo reto lateral.

CONTROLE SUPRANUCLEAR DO OLHAR

Os mecanismos supranucleares que controlam o olhar destinam-se a garantir que a fóvea mantenha a fixação no objeto de interesse, apesar dos movimentos do objeto, dos olhos, ou da cabeça. A sacada (do francês "movimento abrupto") é um movimento ocular rápido e de pequena amplitude usado

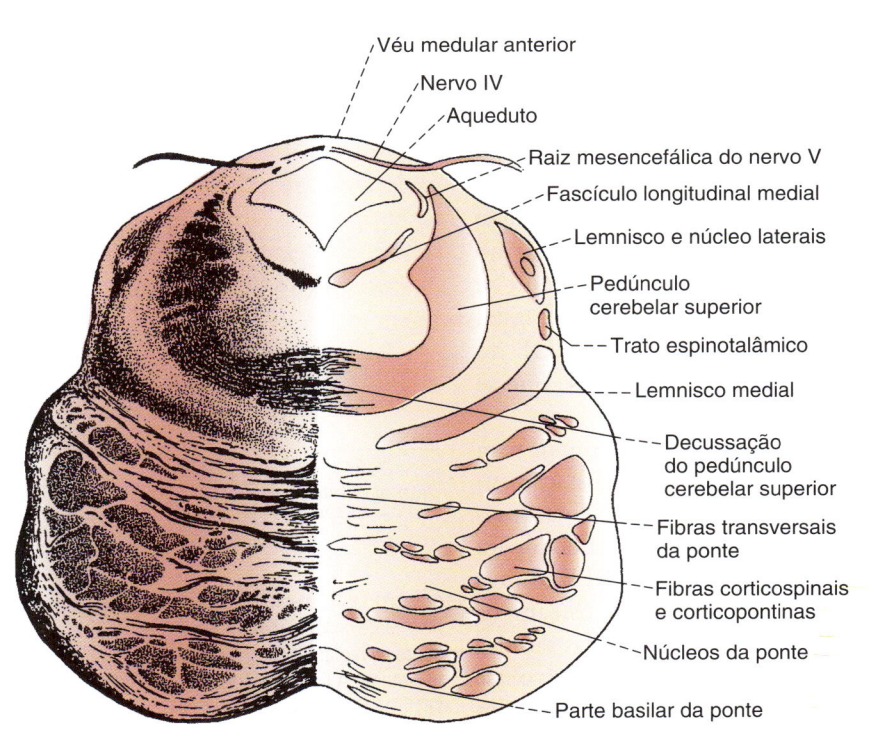

Véu medular anterior
Nervo IV
Aqueduto
Raiz mesencefálica do nervo V
Fascículo longitudinal medial
Lemnisco e núcleo laterais
Pedúnculo cerebelar superior
Trato espinotalâmico
Lemnisco medial
Decussação do pedúnculo cerebelar superior
Fibras transversais da ponte
Fibras corticospinais e corticopontinas
Núcleos da ponte
Parte basilar da ponte

Figura 14.7 Corte do mesencéfalo na borda da ponte, mostrando o nervo troclear.

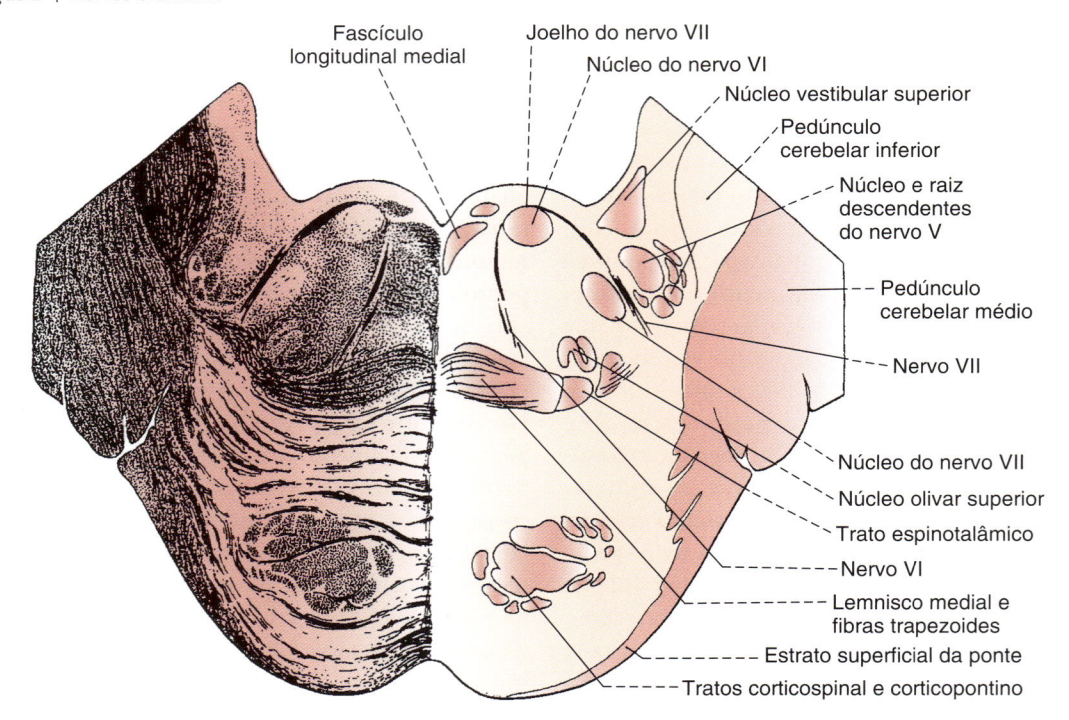

Figura 14.8 Corte da ponte mostrando os nervos abducente e facial.

para atingir um alvo. Os mecanismos de perseguição uniforme usam movimentos oculares mais lentos para rastrear um alvo quando ele é atingido. As sacadas destinam-se a desviar o olhar com rapidez para o alvo; os movimentos de perseguição destinam-se a manter na fóvea um alvo que se movimente. O núcleo do NC VI é a via final que controla os movimentos horizontais dos olhos. Os centros do olhar vertical encontram-se no mesencéfalo. Existem seis sistemas de controle de movimento ocular atualmente reconhecidos: sacádico, perseguição uniforme, vergência, fixação, optocinético e reflexo vestíbulo-ocular (RVO).

Quatro áreas corticais interconectadas estão envolvidas na geração das sacadas: o campo ocular frontal (COF), que se encontra anterior à faixa motora no córtex pré-motor no segundo giro frontal; o campo ocular suplementar, que se encontra na área motora suplementar; o córtex pré-frontal dorsolateral, que se encontra anteriormente ao COF no segundo giro frontal e o campo ocular posterior, que se encontra no lobo parietal.

O COF controla as sacadas conjugadas horizontais para o lado oposto. As fibras descendem e fazem decussação em seu trajeto para a formação reticular pontina paramediana (FRPP) (Figura 14.9). Outras fibras descendem para o colículo superior e são retransmitidas para a FRPP contralateral. A via do COF até o colículo superior e os campos oculares posteriores provavelmente fazem parte das sacadas reflexas. A FRPP (centro do olhar horizontal, centro do olhar lateral, centro pontino do olhar) é uma região pré-motora que consiste em células situadas em posição ventrolateral ao FLM a partir do nível do núcleo abducente e se estende em

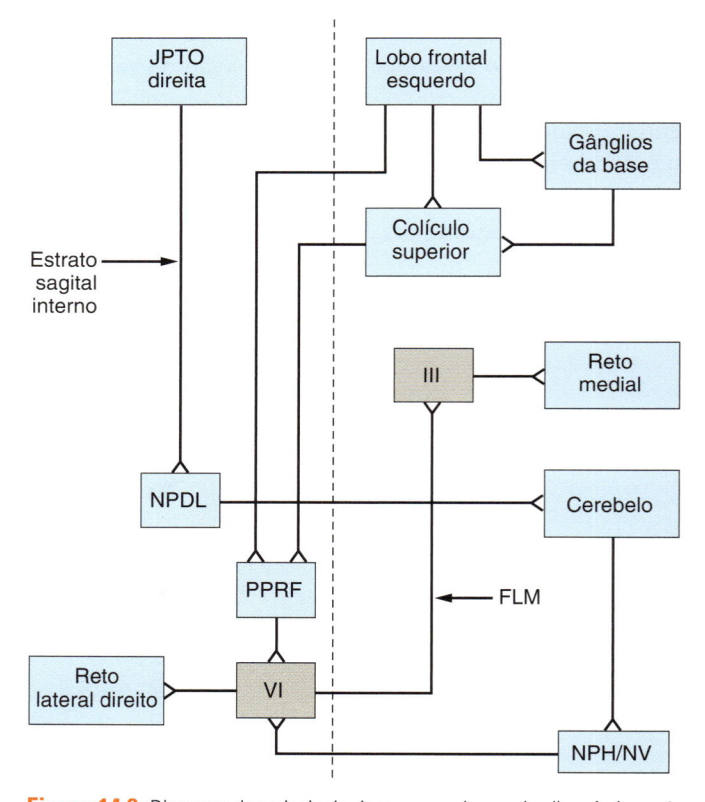

Figura 14.9 Diagrama das principais vias supranucleares do olhar. A via sacádica surge no lobo frontal e desce até a ponte contralateral. A via de perseguição surge na região da junção parietotemporal-occipital (JPTO) e desce até a ponte ipsilateral. A linha vertical tracejada representa a linha mediana. III, núcleo do NC III; VI, núcleo do nervo craniano (NC) VI; NPDL, núcleos pontinos dorsolaterais; FLM, fascículo longitudinal medial; NPH, núcleo prepósito do hipoglosso; FRPP, formação reticular pontina paramediana; NVs, núcleos vestibulares.

sentido rostral até perto do núcleo troclear. Os sinais da FRPP ativam ambos os neurônios motores e interneurônios no núcleo do NC VI adjacente. Os neurônios motores NC VI ativam o músculo reto lateral ipsilateral, enquanto os interneurônios enviam impulsos simultâneos para o FLM, que faz decussação imediatamente rostral à FRPP e faz trajeto para o subnúcleo do músculo reto medial do complexo nuclear oculomotor contralateral no mesencéfalo para ativar o reto medial. O reto lateral ipsilateral e o reto medial contralateral então se contraem sincronicamente para produzir o olhar conjugado horizontal. Um comando iniciado no COF esquerdo para olhar para a direita é, portanto, transmitido para a FRPP direita, que simultaneamente influencia o sexto nervo direito a contrair o reto lateral, e o terceiro nervo esquerdo a contrair o reto medial de modo acoplado. Segundo a lei de Hering, o grau de contração é idêntico.

A FRPP contém neurônios de salva e de pausa. Os neurônios de salva disparam um pulso de descarga de alta frequência para iniciar uma sacada ipsilateral e são eles que determinam a velocidade sacádica. Os neurônios de pausa situam-se no núcleo interpósito da rafe. Suas descargas tônicas impedem que as células de salva iniciem sacadas estranhas e há uma pausa do disparo tônico antes e durante as sacadas. Os sinais de perseguição uniforme para a FRPP vêm dos núcleos vestibulares e do núcleo prepósito do hipoglosso, que se encontra no complexo nuclear peri-hipoglossal. As células de intervalo nos núcleos peri-hipoglossais controlam os impulsos que mantêm os olhos em uma posição depois de uma sacada. Para adquirir e manter um alvo estacionário excêntrico, os neurônios motores do NC VI teriam um pulso de atividade gerado pelas células de salva para criar a sacada, seguido por um aumento dos disparos gerados pelas células de intervalo para manter a nova posição. Todos os movimentos seriam conjugados e sincrônicos por causa da coordenação do FLM com o outro olho.

A área cortical pré-frontal dorsolateral pode fazer parte dos mecanismos responsáveis pela inibição de sacadas indesejadas. Antissacadas são sacadas voluntárias para fora de um alvo. Pacientes com doença do lobo frontal, paralisia supranuclear progressiva (PSP), doença de Parkinson, doença de Alzheimer e esquizofrenia, quando solicitados a desviar o olhar de um estímulo visual, podem ser incapazes de inibir uma sacada em direção ao alvo (pró-sacada) e, portanto, são incapazes de gerar a antissacada ou só conseguem fazê-la depois de uma pró-sacada. Outro sistema implicado nas sacadas funciona por meio dos gânglios da base. As fibras colaterais do COF seguem até a cabeça do núcleo caudado e do putame, que enviam fibras para a substância negra ipsilateral. Os neurônios na *pars reticulata* projetam-se para o colículo superior, que então se projeta para a FRPP. Os distúrbios nesse sistema podem explicar algumas das anormalidades do controle oculomotor que ocorrem nos transtornos dos gânglios da base, em especial na doença de Parkinson.

O COF para o sistema FRPP contralateral controla os movimentos sacádicos dos olhos. O sistema perseguição uniforme origina-se ipsilateralmente na região da junção parietotemporal-occipital (JPTO) e funciona de modo a manter a imagem de um alvo móvel na fóvea. O córtex visual envia informações sobre o alvo para o córtex extraestriado na JPTO. A partir desse ponto, as fibras descendem no estrato sagital interno adjacente ao átrio do ventrículo lateral até os núcleos dorsolaterais ipsilaterais da ponte. O sistema, então, passa a ter decussações duplas. Os núcleos dorsolaterais da ponte projetam-se para a parte contralateral do cerebelo. A seguir, os sinais do cerebelo ativam o núcleo vestibular medial e o núcleo prepósito do hipoglosso, que por sua vez se projetam para a FRPP contralateral. A FRPP então coordena os movimentos conjugados de perseguição horizontal. A JPTO também envia fibras corticocorticais para o lobo frontal ipsilateral. A perseguição uniforme à direita é controlada pela região occipital direita. As sacadas de refixação rápida de volta para a esquerda são mediadas pelo COF direito, de modo que o processo de acompanhar uma série de objetos em movimento (como no nistagmo optocinético [NOC], ou nistagmo de ferrovia) é realizado no mesmo hemisfério cerebral.

O sistema de vergência controla o grau de convergência ou divergência dos olhos, mantendo a fixação macular em qualquer que seja a distância do alvo. O sistema vestibular envia muitos estímulos ao sistema oculomotor a fim de manter a orientação dos olhos com relação à cabeça e à posição do corpo. O RVO produz movimentos oculares conjugados de igual magnitude, mas na direção oposta para compensar os movimentos da cabeça, de modo a manter o foco na fóvea durante o movimento da cabeça. Esse reflexo é analisado com mais detalhes no Capítulo 17.

As vias que controlam o olhar para cima e para baixo percorrem a região rostral do mesencéfalo, pré-teto e comissura posterior. O olhar vertical equivalente da FRPP é o núcleo intersticial rostral do FLM (riFLM), localizado no mesencéfalo próximo ao núcleo rubro. A porção lateral do riFLM está relacionada com o olhar para cima, e a porção medial, com o olhar para baixo. O riFLM envia impulsos aos núcleos dos NCs III e IV. As conexões através da comissura posterior coordenam a atividade nos dois lados. O núcleo intersticial de Cajal (NIC) situa-se caudal ao riFLM. Seus neurônios conectam-se ao riFLM e estão envolvidos na busca vertical e na fixação do olhar. As vias do olhar para cima e para baixo ocupam posições diferentes, e as anormalidades podem afetar uma isoladamente. Os centros do olhar para cima têm posição mais dorsal. As lesões na região da comissura posterior podem perturbar o olhar vertical, especialmente o olhar para cima (síndrome de Parinaud). Os centros do olhar para baixo são mais ventrais, e as lesões podem afetar principalmente o olhar para baixo.

Bhidayasiri et al. desenvolveram um esquema hipotético para explicar os distúrbios clínicos do olhar vertical com base em percepções recentes obtidas em estudos experimentais. As sacadas verticais são geradas por neurônios de salva no riFLM, com inervação unilateral dos músculos abaixadores, mas inervação bilateral dos músculos levantadores.

O riFLM também gera movimentos sacádicos torcionais. O desvio torcional durante a tentativa de sacada vertical, juntamente com paralisia do olhar vertical, ocorre em lesões que envolvem o riFLM. O NIC atua de forma semelhante aos neurônios de intervalo no FRPP, mantendo o olho na nova posição após sacada vertical. O NIC projeta-se para os neurônios motores dos olhos através da comissura posterior. As lesões bilaterais do NIC ou da comissura posterior ocasionam defeitos no olhar vertical.

O reflexo do olhar para cima (ocorre com o fechamento forçado das pálpebras (fenômeno de Bell) e, em algumas situações, o reflexo do olhar para cima pode ser preservado quando há paralisia por outra causa. O tônus dos músculos levantador da pálpebra e reto superior em geral são equivalentes. No olhar para baixo extremo, esses dois músculos são inibidos ao máximo, mas no reflexo de olhar para cima, a inervação paralela normal é revertida.

FASCÍCULO LONGITUDINAL MEDIAL

Os núcleos do oculomotor, do troclear e do abducente constituem uma coluna de células mais ou menos contínua. Estão unidos para uma ação coordenada e conjugada pelo FLM, um trato extenso e proeminente que corre na linha média do tegumento dorsal do tronco encefálico. O FLM estende-se desde o mesencéfalo até a parte torácica superior da medula espinal e tem muitas conexões. Sua principal função é coordenar o olhar lateral conectando o núcleo do sexto nervo de um lado com os núcleos do terceiro e quarto nervos do lado oposto, de modo a permitir que os dois olhos se movam em sincronia. Os sinais do FRPP ativam interneurônios no núcleo do sexto nervo adjacente, que enviam axônios para cima do FLM. O FLM cruza na ponte, logo após ascender para o complexo do terceiro nervo contralateral. As lesões do FLM interrompem a comunicação entre os dois núcleos, causando oftalmoplegia internuclear (OIN). O FLM também tem conexões extensas com os NCs V, VII, VIII, XI e XII e com os núcleos motores dos nervos cervicais superiores. Os grupos nucleares da parte rostral do mesencéfalo estão envolvidos na função do FLM, incluindo o núcleo da comissura posterior (núcleo de Darkshevich), o NIC (núcleo do FLM) e o riFLM. Essas conexões coordenam o movimento dos dois olhos, assim como o da cabeça e dos olhos, e até mesmo os movimentos do corpo. O FLM medeia os movimentos reflexos da cabeça e dos olhos em resposta a vários estímulos e é importante nos reflexos auditivo-ocular, vestíbulo-ocular e de endireitamento.

INERVAÇÃO SIMPÁTICA

A via simpática para o olho tem início no hipotálamo. As fibras dos neurônios de primeira ordem descendem pelo tronco encefálico e pela medula espinal cervical superior.

Os neurônios de segunda ordem situam-se na coluna cinzenta intermediolateral em C8-T2 da parte torácica alta da medula espinal (centro cilioespinal de Budge). Os axônios saem pelas raízes anteriores e atravessam os ramos comunicantes cinzentos e, em seguida, arqueiam-se sobre o ápice do pulmão e abaixo da artéria subclávia para penetrar na cadeia simpática cervical, onde ascendem para sinapses no neurônio de terceira ordem no gânglio cervical superior no nível da bifurcação da carótida.

As fibras pós-ganglionares do neurônio de terceira ordem ficam na parede da artéria carótida comum, formando o plexo simpático pericarotídeo. As fibras simpáticas que inervam as estruturas faciais acompanham a carótida externa na bifurcação. Fibras simpáticas destinadas ao olho seguem a artéria carótida interna. A lesão proximal à bifurcação da carótida causa a síndrome de Horner (ptose, miose e anidrose), e a lesão distal à bifurcação causa paresia oculossimpática (síndrome de Horner menos anidrose facial). Os efeitos da paresia oculossimpática e da síndrome de Horner sobre os olhos são os mesmos, e os termos usados são intercambiáveis; a discussão subsequente refere-se à síndrome de Horner. O plexo simpático pericarotídeo continua ao longo da artéria carótida interna em seu trajeto através do seio cavernoso. As fibras simpáticas migram para o NC VI por uma curta distância e, a seguir, se unem ao ramo nasociliar do NC V_1, entram na órbita através da fissura orbital superior, e continuam como nervos ciliares longos para o músculo dilatador da pupila (Figura 14.10).

O músculo liso com inervação simpática está presente nas pálpebras superior e inferior para servir como retratores acessórios. O músculo da pálpebra superior é mais bem organizado e identificado, sendo mencionado como músculo levantador da pálpebra superior acessório, tarsal superior ou músculo de Müller. O músculo tarsal inferior da pálpebra inferior é menos distinto.

EXAME CLÍNICO E DISTÚRBIOS DA FUNÇÃO DOS NERVOS MOTORES OCULARES E DO SISTEMA SIMPÁTICO CERVICAL

O exame dos olhos começa com a inspeção – busca de desalinhamento ocular óbvio, posição anormal da pálpebra ou anormalidades da posição do bulbo no interior da órbita. As anormalidades da parte externa do olho podem ter significado diagnóstico ocasional em pacientes neurológicos (ver Capítulo 13).

EXOFTALMIA E ENOFTALMIA

O bulbo pode ter posição anormal no interior da órbita, de modo que se projete (exoftalmia, proptose) ou recue (enoftalmia). A proptose sutil pode ser mais bem apreciada

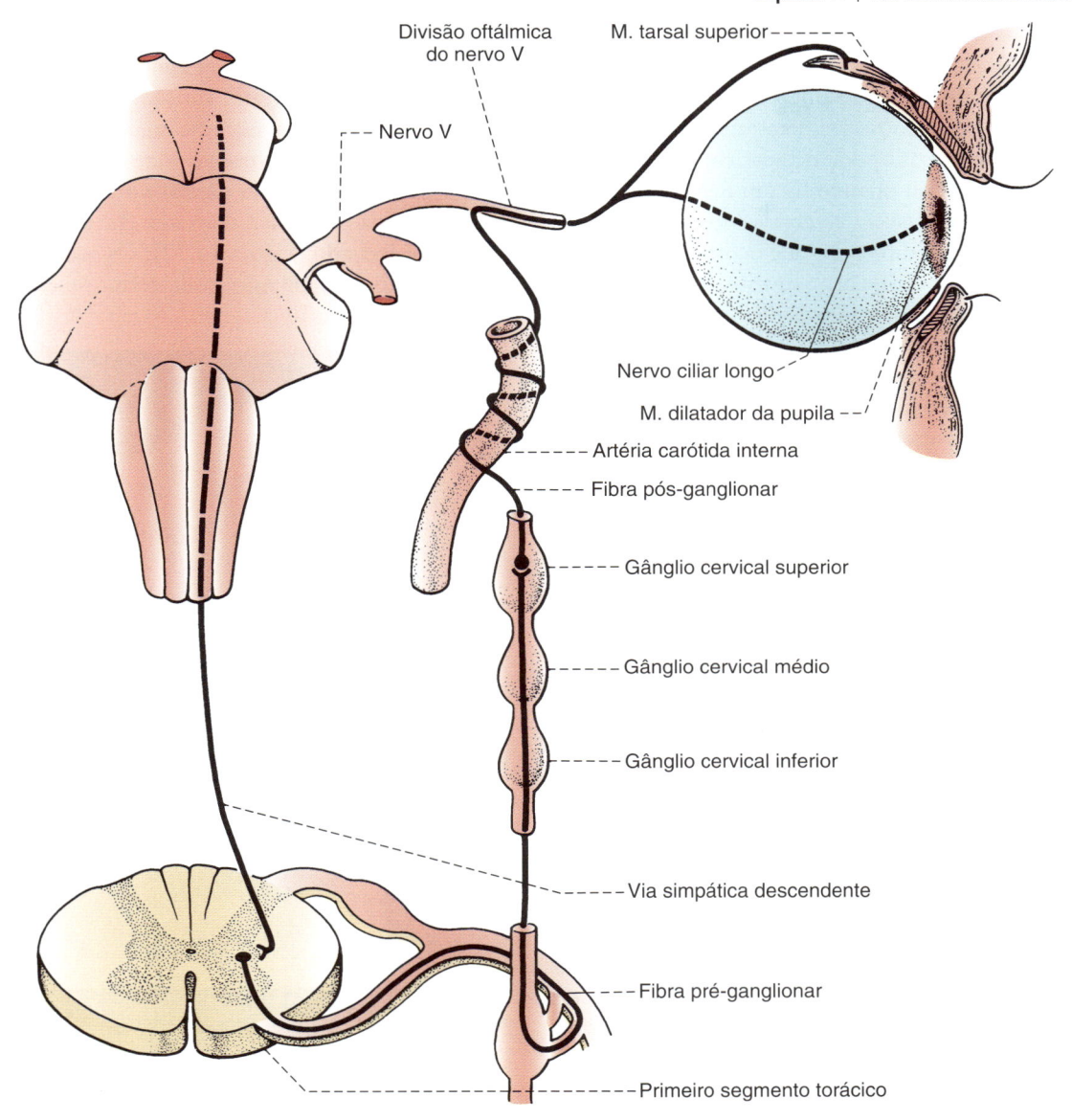

Divisão oftálmica do nervo V

M. tarsal superior

Nervo V

Nervo ciliar longo

M. dilatador da pupila

Artéria carótida interna

Fibra pós-ganglionar

Gânglio cervical superior

Gânglio cervical médio

Gânglio cervical inferior

Via simpática descendente

Fibra pré-ganglionar

Primeiro segmento torácico

Figura 14.10 Porção cervical da divisão simpática do sistema nervoso autônomo.

olhando-se para os dois olhos de cima do vértice da cabeça para baixo ou comparando as vistas laterais. A exoftalmia é, em geral, bilateral, e na maior parte das vezes deve-se à doença ocular tireoidiana (DOT, oftalmopatia de Graves, orbitopatia de Graves). Outras doenças associadas a complicações neurológicas e exoftalmia incluem as síndromes de craniossinostose e a doença de Hand-Schüller-Christian. Embora a DOT possa às vezes causar exoftalmia unilateral, a probabilidade de outras afecções aumenta nessa situação. O pseudotumor orbital é uma doença inflamatória idiopática que afeta os tecidos da órbita. É comum e só perde para a DOT como causa de proptose unilateral. Algumas das causas neurologicamente significativas de proptose unilateral incluem lesão de massa orbital, fístula carótida-cavernosa (Figura 14.11), trombose do seio cavernoso, meningioma da asa do esfenoide, meningocele e mucormicose.

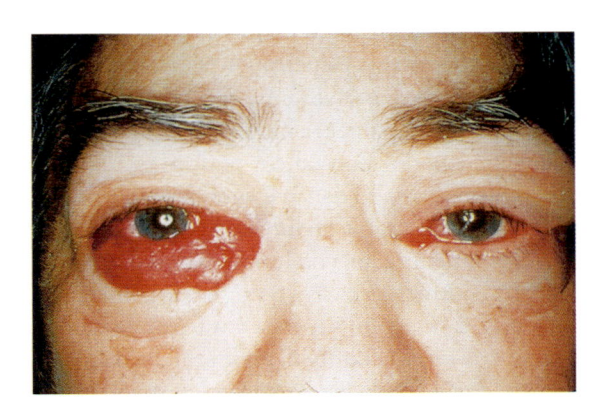

Figura 14.11 Proptose e quemose em fístula carótido-cavernosa direita, de alto fluxo, decorrente de trauma. (Cortesia de N. Schatz. Reimpressa de Gold DH, MD, e Weingeist TA, MD, PhD. *Color Atlas of the Eye in Systemic Disease*. Baltimore: Lippincott Williams & Wilkins, 2001, com permissão.)

Outras causas de exoftalmia incluem neoplasia orbital e malformação vascular da órbita. Varicosidades intraorbitais podem causar exoftalmia postural intermitente decorrente da diminuição do retorno venoso em determinadas posições da cabeça. A proptose pulsátil pode ocorrer com uma malformação vascular orbital ou quando há um defeito no teto da órbita que transmite pulsações cerebrais e que pode ocorrer na neurofibromatose. A diplopia pode ocorrer em situações em que o movimento da pálpebra é restrito. Pseudoproptose é a aparência de proptose na ausência de qualquer doença da órbita; pode ocorrer com retração da pálpebra ou alta miopia.

Poucas doenças de interesse neurológico causam enoftalmia. A síndrome de Horner causa enoftalmia aparente, a pálpebra superior é ptótica e a pálpebra inferior elevada por causa da hipotonicidade dos retratores acessórios da pálpebra. Isso pode fazer com que o olho pareça afundado na órbita, mas é uma ilusão de óptica, e a posição real do bulbo é normal.

PÁLPEBRAS

Os pacientes podem apresentar queixa de ptose (blefaroptose) além de "pálpebra caída" (p. ex., dizer que o olho encolheu). A ptose flutuante pode sugerir miastenia *gravis* (MG), embora muitas variedades de ptose, como na síndrome de Horner, possam piorar quando o paciente está fatigado. A ptose pode estar presente muito tempo antes de chamar a atenção do paciente. Comparar com fotos antigas costuma ser útil. Os olhos na foto de uma carteira de motorista podem ser vistos muito bem com ampliação com o oftalmoscópio.

A posição das pálpebras é importante e pode revelar informações significativas. Observe a posição das pálpebras e a largura da rima palpebral bilateralmente. A largura da rima palpebral deve ser igual em ambos os lados, embora exista uma diferença em muitos indivíduos normais. Qualquer assimetria da posição da pálpebra deve ser observada, como ptose ou retração palpebral. Observe a quantidade de íris ou de pupila coberta pela pálpebra. Os pacientes podem compensar a ptose contraindo o músculo frontal. Se o examinador fixar o músculo frontal com o dedo, o paciente pode não conseguir levantar a pálpebra. A ptose pode causar um defeito altitudinal por artefato no campo visual superior que desaparece quando a pálpebra é elevada.

A pálpebra superior normal em posição primária cruza a íris entre o limbo (junção da íris e da esclera) e a pupila mais ou menos 1 a 2 mm abaixo do limbo; a pálpebra inferior toca ou cruza ligeiramente acima do limbo. Normalmente, não há esclera aparecendo acima da íris. As rimas da pálpebra medem de 9 a 12 mm da margem superior à inferior da pálpebra no ponto médio. A medida também pode ser feita da margem da pálpebra até o reflexo da luz na córnea. A margem superior da pálpebra em geral encontra-se 3 a 4 mm acima do reflexo de luz. A função do músculo levantador pode ser avaliada medindo-se a excursão da pálpebra superior desde o olhar totalmente para baixo até o totalmente para cima até o ponto

em que o músculo frontal começa a se contrair. Essa excursão tem em geral de 10 a 12 mm. A excursão da pálpebra superior de 4 mm ou menos indica função deficiente do músculo levantador; 8 mm ou mais indicam bom funcionamento.

Na ptose, a pálpebra desce e pode cruzar a margem superior da pupila ou cobri-la parcial ou totalmente. Na ptose completa, a pálpebra fica abaixada, dando a impressão que o olho está fechado (Figura 14.12). Os pacientes com ptose costumam apresentar rugas ipsilaterais reveladoras na fronte

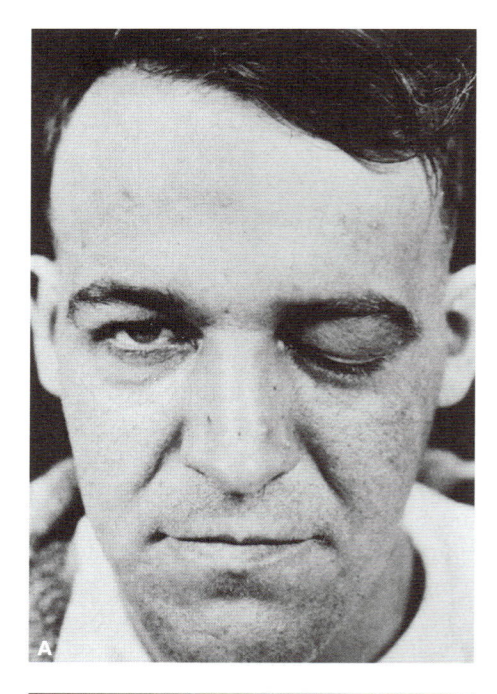

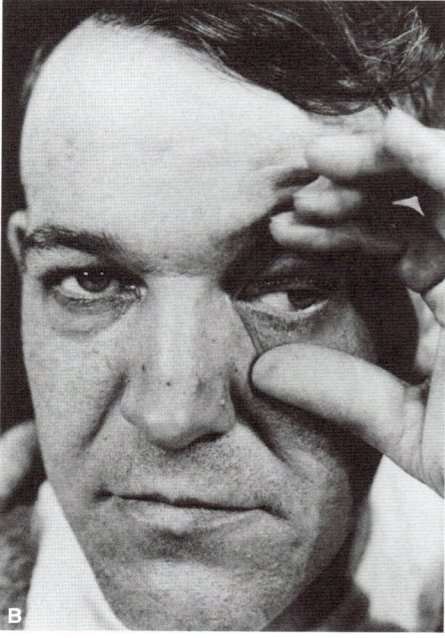

Figura 14.12 Paralisia do nervo oculomotor esquerdo em paciente com aneurisma da artéria carótida interna esquerda. **A.** Observa-se somente a ptose. **B.** Ao elevar a pálpebra, percebe-se que a pupila está dilatada e o bulbo ocular é desviado lateralmente.

ao tentar manter os olhos abertos usando o músculo frontal. A ptose pode ser unilateral ou bilateral, parcial ou completa, e ocorre em muitas afecções neurológicas (Figura 14.13). Com a retração, a pálpebra superior recua e, com frequência, expõe um fino arco de esclera entre a parte superior do limbo superior e a margem palpebral inferior. A retração da pálpebra é um sinal clássico de doença da tireoide, mas também ocorre em distúrbios neurológicos.

A largura das rimas palpebrais em geral é igual nos dois lados. Às vezes, a desigualdade resulta da retração sutil da pálpebra ou de aumento da rima palpebral de um lado, que não deve ser confundida com ptose do outro lado. Em caso de dúvida, meça a largura das rimas palpebrais com uma régua, tanto na posição primária quanto no olhar para cima. Além de observar a posição da pálpebra em repouso, verifique as relações da pálpebra durante o movimento dos olhos. O NC VII fecha o olho por contração do músculo orbicular do olho. A fraqueza facial nunca ocasiona ptose. Na verdade, a fissura palpebral no lado fraco costuma ser mais larga do que o normal e o alargamento unilateral da rima da pálpebra pode ser um sinal precoce de paralisia facial.

A ptose unilateral total só sobrevém com paralisia completa do terceiro nervo craniano. A ptose unilateral leve a moderada é observada como parte da síndrome de Horner ou na paralisia parcial do NC III. É raro que a ptose seja a única manifestação de paralisia do nervo oculomotor. A ptose bilateral leve a moderada ocorre em alguns distúrbios neuromusculares,

como MG, distrofia muscular, ou miopatia ocular. Na MG, a ptose em geral é assimétrica e pode ser unilateral, embora a tendência seja deslocar-se de um lado para o outro (Figura 14.14). A flutuação se dá a cada momento e é agravada pelo olhar prolongado para cima (ptose fatigável). O sinal de contração palpebral de Cogan, característico da miastenia, consiste em breve contração excessiva da retração palpebral depois que os olhos voltam à posição primária após um período de olhar para baixo (ver Videolink 14.1). Em uma série de 117 pacientes, a especificidade do sinal de contração palpebral foi de 99%, a sensibilidade foi de 75% e a taxa de falsos-positivos foi de 1%. Um espasmo semelhante para cima pode ocorrer ao olhar rapidamente para o lado a partir da posição primária (salto palpebral). Quando a ptose é assimétrica, as descargas motoras que tentam manter a pálpebra com maior grau de ptose aberta também são transmitidas, segundo a lei de Hering, para a pálpebra com menor ptose. Levantar a pálpebra com ptose com a mão causa relaxamento, e o olho com menos ptose e até mesmo sem ptose, pode fechar repentinamente (sinal de cortina, ptose em gangorra, ptose ampliada (Videolink 14.2). Por causa da lei da inervação igual, a compensação da ptose leve em um lado pode fazer com que o olho envolvido pareça normal e o outro olho tenha retração palpebral. A ptose na MG pode responder substancialmente ao edrofônio (Figura 14.15; ver também *Bilateral Ptosis* da Dra. Shirley Wray, Neuro-oftalmology Virtual Education Library [NOVEL], University of Utah, Videolink 14.3).

Figura 14.13 Características das diferentes causas da posição anormal da pálpebra. **A.** Paralisia do NC III direito com ptose total. **B.** Síndrome de Horner à esquerda com queda da pálpebra superior e ligeira elevação da pálpebra inferior. **C.** Ptose assimétrica bilateral em miastenia *gravis* (MG). **D.** Retração da pálpebra direita em doença ocular tireóidea. **E.** Retração palpebral bilateral com lesão na região da comissura posterior (sinal de Collier).

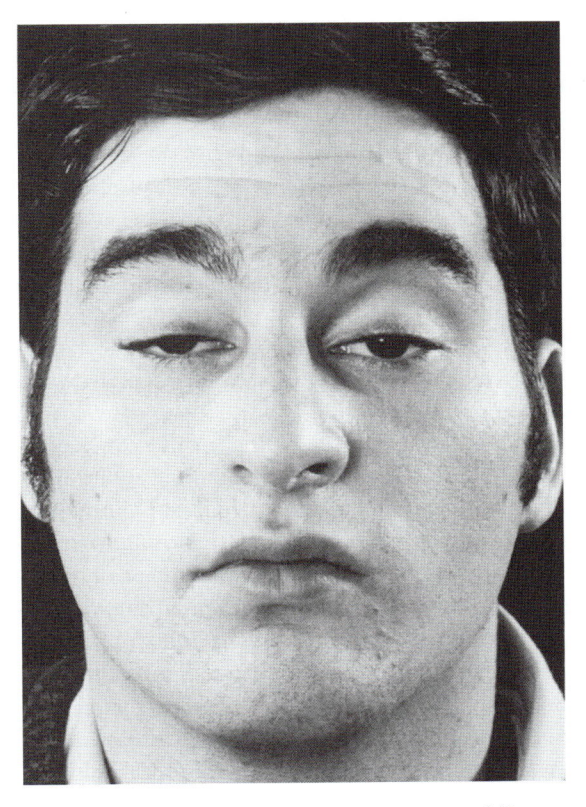

Figura 14.14 Ptose bilateral em paciente com MG.

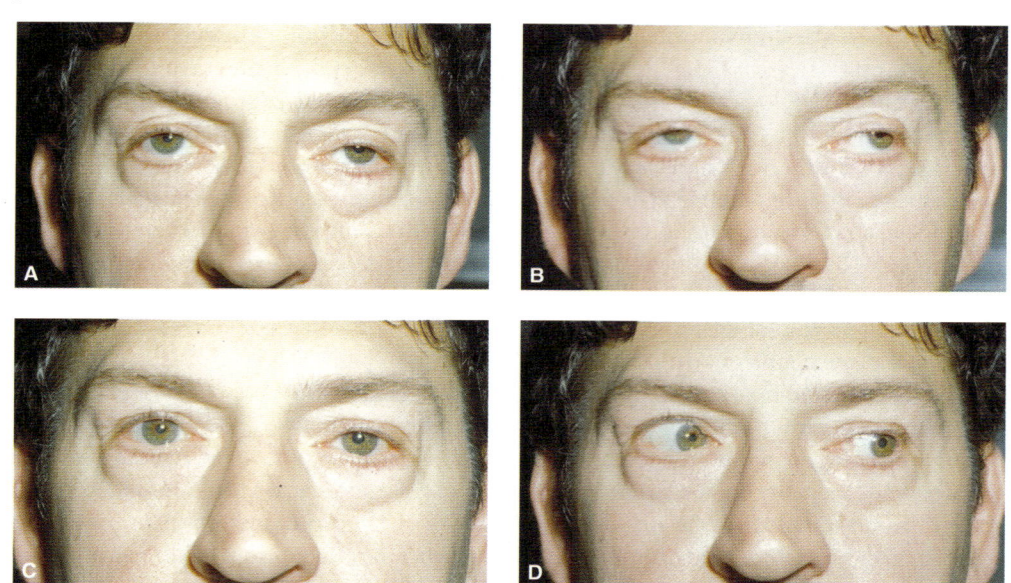

Figura 14.15 Resultados de um teste de Tensilon (cloreto de edrofônio) em homem de 34 anos com início recente de ptose e diplopia. **A.** O paciente tem ptose bilateral, mais à esquerda do que à direita. Observe também a esclera aparente inferior bilateral por flacidez das pálpebras inferiores. **B.** O paciente pode aduzir o olho direito apenas até a linha média ao tentar olhar para a esquerda (oftalmoplegia pseudointernuclear). **C.** Um minuto após a injeção intravenosa de 2 mg de Tensilon, a ptose melhorou expressivamente e a esclera aparente inferior se resolveu. **D.** Ao mesmo tempo, a adução do olho direito do paciente passou a ser total. (Reimpressa de Miller NR, Subramanian OS, Patel VR. *Walsh and Hoyts Clinical Neuro-ophthalmology: The Essentials.* 3rd ed. Philadelphia: Wolters Kluwer, 2016, com permissão.)

A ptose cerebral é causada por lesões supranucleares. A ptose cerebral unilateral ocorre com lesões, em geral isquêmicas, do hemisfério oposto, e é mais comum nas lesões do hemisfério direito. Quando é supranuclear bilateral pode ocorrer em lesões hemisféricas unilaterais ou bilaterais. A ptose foi relatada em até 37,5% dos pacientes com acidente vascular cerebral hemisférico. Devido à anatomia do núcleo caudal central, a ptose bilateral pode ocorrer como a única anomalia de motilidade ocular em algumas lesões do mesencéfalo.

A ptose senil ou involutiva é muito comum. As pálpebras assimétricas e o tecido palpebral excessivo são mais regra do que exceção nos idosos. A aponeurose do músculo levantador conecta esse músculo à placa tarsal, que forma a pálpebra. O vinco da pálpebra, ou dobra da pálpebra superior, é a dobra cutânea da pálpebra no local de inserção do músculo levantador. O envelhecimento pode causar deiscência-desinserção do músculo levantador (DDL), com alongamento, afinamento ou descolamento da aponeurose. Em geral, com as pálpebras ligeiramente fechadas, a margem palpebral superior situa-se de 5 a 7 mm abaixo do vinco da pálpebra. O aumento dessa distância sugere DDL (Figuras 14.16 e 14.17). A excursão da pálpebra é normal, geralmente 9 mm ou mais. O trauma nas pálpebras, como os provocados por lentes de contato, pode causar DDL em pacientes mais jovens. Blefarocálase (dermatocálase) refere-se à pele flácida e solta relacionada com a idade ao redor das pálpebras; também pode simular ptose, mas a função do levantador é normal. Outras afecções não neurológicas que podem ser confundidas com ptose incluem blefarite, edema, infiltração e tumor palpebrais. Os pacientes com neurofibromatose podem ter neurofibroma difuso na pálpebra,

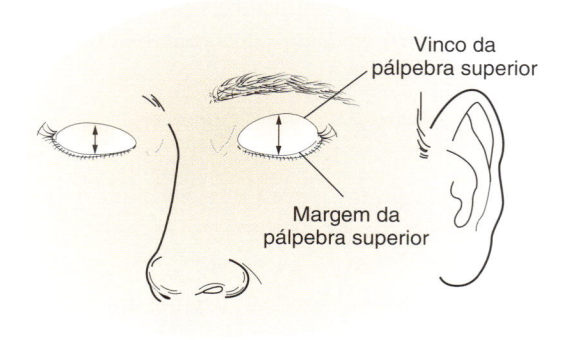

Figura 14.16 Desinserção de deiscência do músculo levantador esquerdo. A distância entre a margem e o vinco da pálpebra superior é maior com relação ao lado direito normal.

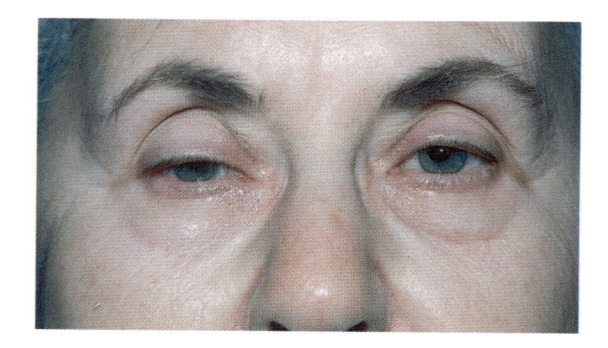

Figura 14.17 Ptose bilateral por deiscência da aponeurose do músculo levantador. Observe o vinco da pálpebra alto e bem definido. A ação do levantador foi de 18 mm. (Reimpressa de Penne RB. *Oculoplastics.* 2nd ed. Philadelphia: Wolters Kluwer Health/Lippincott Williams & Wilkins Health, 2012, com permissão.)

que dá à pálpebra a forma de "S" característica. O uso crônico de colírios de esteroides pode causar ptose, que foi atribuída à miopatia esteroide focal.

A ptose congênita é comum; por causa da fibrose do levantador, pode ocorrer atraso da pálpebra no olhar para baixo, o que é incomum na ptose adquirida. A sincinesia mandibulopalpebral (fenômeno de Marcus Gunn, nome dado em homenagem a R. Marcus Gunn, oftalmologista escocês) ocorre na ptose congênita com comunicação anormal do NC V e o músculo levantador da pálpebra. A pálpebra com ptose abre-se com o movimento da mandíbula (ver Capítulo 15). A sincinesia do NC V e do levantador raras vezes causa ptose à abertura da boca (fenômeno de Marcus Gunn invertido). A síndrome de Marin Amat é a inervação anômala do nervo facial com inibição do levantador na abertura da boca (ver Capítulo 16). Outra sincinesia comum é a contração do músculo orbicular do olho, que causa o fechamento dos olhos ao sorrir. A miotonia palpebral pode causar dificuldade temporária de abrir os olhos depois de contração forte ou retração temporária da pálpebra após olhar para cima. A ptose na síndrome de Lambert-Eaton pode ter melhora temporária depois de um breve período olhando para cima. Blefaroespasmo é uma distonia focal que causa o fechamento involuntário dos olhos; a função do levantador é normal. Na apraxia da abertura da pálpebra, o paciente tem dificuldade de iniciar voluntariamente a elevação da pálpebra, embora não haja comprometimento do levantador ou blefaroespasmo. No hipertireoidismo, pode ocorrer um leve tremor da pálpebra (sinal de Rosenbach).

A pseudoptose é a aparência de ptose na ausência de anormalidade do levantador. A rima da pálpebra estreita pode decorrer da limitação da excursão do levantador ou de enoftalmia. No estrabismo vertical com fixação do olho hipertrópico, a pálpebra do olho hipotrópico pode parecer ptose, mas não é. Na síndrome de Duane (ver Boxe 14.9), a rima da pálpebra estreita-se na adução do olho porque a retração do bulbo causa enoftalmia dinâmica (ver *Type I Duane's syndrome* da Dra. Kathleen B. Digre, John A. Moran Eye Center, Neuro-ophthalmology Virtual Education Library [NOVEL], University of Utah, Videolink 14.4). As pálpebras também podem ser intrinsecamente anormais por inflamação, trauma, ou outros fatores, e esses distúrbios podem ser confundidos com ptose. A ptose não orgânica é rara e pode ocorrer por causa do blefaroespasmo unilateral voluntário. Um indício revelador é que há contração do músculo orbicular do olho ou relaxamento dos levantadores do supercílio, que também causa ptose do supercílio.

Retração palpebral

A posição da pálpebra é anormal se houver uma margem da esclera aparecendo acima do limbo, o que indica retração ou atraso palpebral. A DOT é causa comum de anomalias palpebrais, inclusive retração palpebral no olhar primário (sinal de Dalrymple), baixa frequência de piscadas (sinal de Stellwag)

e atraso palpebral ao olhar para baixo (sinal de von Graefe). A retração da pálpebra no olhar primário também ocorre em lesões envolvendo a comissura posterior (sinal de Collier, olhar fixo da fossa posterior; ver, neste capítulo, a seção "Síndrome de Parinaud"). A retração da pálpebra com lesões da comissura posterior é bilateral, mas pode ser assimétrica. No sinal de Collier, os levantadores relaxam de modo correto e as pálpebras em geral descem normalmente no olhar para baixo, sem ficar para trás como fazem na DOT. Além disso, a retração da pálpebra pode piorar com a tentativa de olhar para cima (Figura 14.18). Lesões circunscritas do mesencéfalo podem causar retração da pálpebra com comprometimento mínimo do olhar vertical.

Na doença de Parkinson, o piscar é raro e pode haver alguma retração das pálpebras. A instilação tópica de agentes simpaticomiméticos pode causar retração da pálpebra. Os simpaticomiméticos muito fracos (p. ex., tetra-hidrozolina) podem fazer com que a pálpebra hipersensível à denervação se eleve, como na síndrome de Horner. A apraclonidina também pode amenizar a ptose (ver a seguir). No estrabismo vertical, a pálpebra do olho hipertrópico pode parecer retraída quando o olho hipotrópico está fixo. A regeneração anômala do NC III pode ocasionar retração da pálpebra na adução (oposto da síndrome de Duane) ou no olhar para baixo. A retração da pálpebra também pode ser mecânica, devido a trauma ou cirurgia. A síndrome palpebral maismenos é ptose de um lado e retração da pálpebra no outro lado de uma lesão unilateral do núcleo do NC III, que se estende rostralmente de modo a envolver a região da comissura posterior. A retração palpebral pode ser confundida com proptose ipsilateral ou com ptose contralateral.

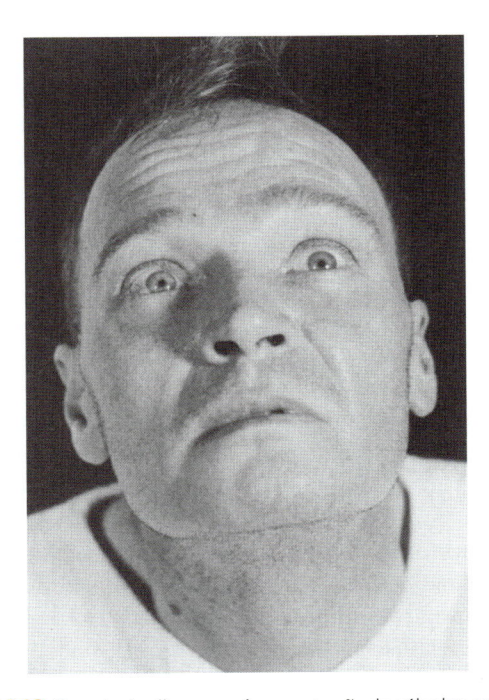

Figura 14.18 Paresia do olhar para cima e retração da pálpebra em paciente com neoplasia posterior do terceiro ventrículo.

Pupilas

A função da pupila é controlar a quantidade de luz que entra no olho, garantindo a visão ideal para as condições de iluminação. As pupilas devem ser iguais em tamanho, redondas, regulares, centralizadas na íris e exibir respostas reflexas específicas. Pupilas grandes, pequenas e com reações anormais são discutidas nesta seção. As pupilas normais podem apresentar pequenas flutuações de amplitude de tamanho sob iluminação constante (*hippus*, oscilação pupilar). O *hippus* não tem significado clínico mesmo quando é pronunciado, mas pode confundir na avaliação de um defeito pupilar aferente (DPA) (ver, neste capítulo, a seção "Defeito pupilar aferente").

O exame da pupila deve primeiro avaliar o tamanho e a igualdade das pupilas. Se forem desiguais, determine se a diferença é maior na luz ou no escuro. Compare as reações pupilares à luz e de aproximação da luz. Avalie se as pupilas se contraem e dilatam com a mesma velocidade. Por fim, determine se há DPA.

Tamanho

O tamanho da pupila depende principalmente do equilíbrio entre a inervação simpática e parassimpática e do nível de iluminação ambiente. Os determinantes importantes são o nível de iluminação e o ponto de foco dos olhos. É importante que as medidas sejam acuradas e devem ser feitas com medidor de pupila ou régua milimétrica; as estimativas são surpreendentemente imprecisas. Câmeras especiais medem a pupila com precisão de 0,1 mm. O tamanho das pupilas deve ser determinado a distância com iluminação ambiente e luz dispersa e de perto. A pupila normal tem de 2 a 6 mm de diâmetro. Na luz ambiente normal, em geral as pupilas têm 3 a 4 mm de diâmetro. As pupilas são pequenas e pouco reativas ao nascimento e na primeira infância, tornando-se normais por volta dos 7 aos 8 anos. Normalmente são maiores em adolescentes e adultos jovens, com cerca de 4 mm de diâmetro e perfeitamente redondas. Na meia-idade, em geral, têm 3,5 mm de diâmetro e são regulares, e nos idosos, têm 3 mm ou menos e com frequência apresentam leve irregularidade.

As pupilas com menos de 2 mm de diâmetro são mióticas. As causas comuns de miose adquirida incluem idade avançada, hipermetropia, abuso de álcool e efeitos de fármacos. As causas neurológicas significativas de miose incluem neurossífilis, diabetes, tratamento com levodopa e síndrome de Horner. As lesões agudas e graves do tronco encefálico, como hematoma pontino, podem causar pupilas bilaterais minúsculas, "puntiformes" que ainda reagem. Distúrbios oftalmológicos primários costumam causar miose quando há doença ocular externa. A miose espástica ou irritativa deve-se ao espasmo do músculo esfíncter da pupila, com frequência associado a corpos estranhos intraoculares ou corneanos ou a trauma ocular. Outros distúrbios oftalmológicos que causam miose incluem iridociclite, colírios mióticos, espasmo do

reflexo de aproximação, isquemia crônica do segmento anterior e uma pupila de Adie antiga. Sinequias são aderências que podem desenvolver-se nos olhos, em geral depois de inflamações, como a irite. O tecido cicatricial pode unir a pupila à córnea (sinequia anterior) ou ao cristalino (sinequia posterior) e causar miose e irregularidade pupilar. A miose paralítica é decorrente da paralisia do músculo dilatador da pupila (paresia oculossimpática).

As pupilas com mais de 6 mm de diâmetro são dilatadas. As causas comuns de midríase bilateral incluem ansiedade, medo, dor, miopia e efeitos de medicamentos, em especial anticolinérgicos. As pupilas grandes já foram consideradas um sinal de juventude e beleza, e os alcaloides anticolinérgicos à base de beladona (do italiano, "bela dama") receberam esse nome por sua capacidade de produzir esse efeito. Pessoas com íris claras têm pupilas maiores que as de íris escuras. Somente lesões bilaterais graves da retina ou das vias visuais anteriores, suficientes para causar quase cegueira, afetam o tamanho da pupila em repouso. A midríase bilateral com significância neurológica ocorre em lesões do mesencéfalo depois de parada cardíaca, de anoxia cerebral, e como condição terminal.

Forma

A pupila normal é redonda, e seu contorno é suave e regular. As anormalidades flagrantes da forma são comuns como resultado de doença ocular, como a irite, e de cirurgia ocular. Sinequias, coloboma congênito (fenda na íris), trauma prévio ou iridectomia são entidades que podem causar irregularidade pupilar. Uma ligeira mudança da forma, no entanto, como pupila oval, pequena irregularidade no contorno, borda serrilhada ou incisuras leves, pode ser significativa no diagnóstico de doença neurológica.

Igualdade

As pupilas geralmente têm tamanho igual. A diferença de 0,25 mm é perceptível e a diferença de 2 mm é considerada significativa. A anisocoria (*aniso*, "desigual"; *corus*, "pupila") fisiológica, os graus leves de desigualdade, com menos de 1 mm de diferença entre os dois lados é encontrada em 15 a 20% dos indivíduos normais. Nessa anisocoria fisiológica, o grau de desigualdade permanece o mesmo no claro e no escuro, e as pupilas reagem normalmente a todos os estímulos e colírios instilados (Figuras 14.19 e 14.20). Às vezes, na anisocoria fisiológica, verifica-se assimetria ligeiramente maior no escuro. As pupilas desiguais podem ser causadas por doenças oculares primárias, como irite. A midríase unilateral nunca é causada por perda visual unilateral isolada. A reatividade do olho normal e o reflexo consensual à luz garantem que o tamanho das pupilas permaneçam iguais. A anisocoria pode resultar de lesão do músculo circular (esfíncter) da íris ou do dilatador da pupila ou de sua inervação. A midríase unilateral pode ocorrer no trauma ocular local (iridoplegia traumática).

Fator etiológico	Luz ambiente		Luz intensa		Escuro		Conclusão
Anisocoria fisiológica	•	●	•	•	●	●	Mesma assimetria relativa em todas as condições
Síndrome de Horner direita	•	●	•	•	•	●	Maior assimetria no escuro; pupila anormal não dilata
Paralisia do NC III esquerdo	•	●	·	•	●	●	Maior assimetria na luz; pupila anormal não se contrai

Figura 14.19 Comportamento de pupilas desiguais no claro e no escuro.

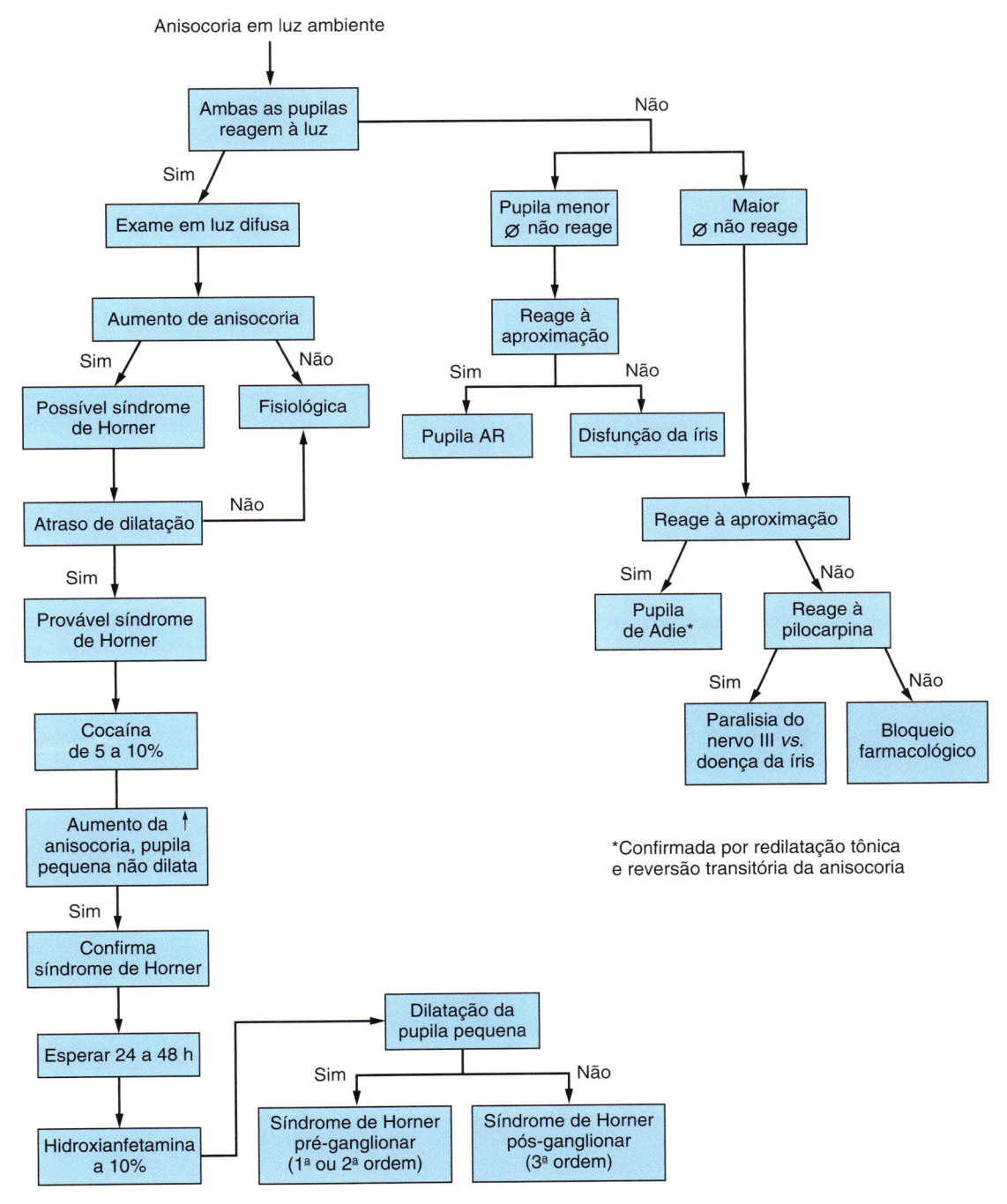

Figura 14.20 Fluxograma para avaliar anisocoria.

Posição

A pupila normalmente situa-se no centro da íris. Uma pupila excêntrica (corectopia) indica doença ocular local, mas pode ocorrer em doenças neurológicas, especialmente distúrbios do mesencéfalo.

Reflexos pupilares

As principais respostas reflexas pupilares avaliadas no exame são a resposta à luz e à aproximação ("acomodação"). A pupila normal se contrai prontamente em resposta à luz. A constrição pupilar também ocorre como parte da resposta de perto, com a convergência e o arredondamento do cristalino para atingir visão de perto eficiente. Normalmente, as respostas à luz e de aproximação têm a mesma magnitude.

Reflexo fotomotor

A reação pupilar à luz é mediada pela mácula, pelo nervo óptico, pelo quiasma e pelo trato óptico. Antes de atingir o corpo geniculado lateral, as aferências da pupila deixam o trato óptico para fazer sinapses no pré-teto. Além da decussação das aferências pupilares hemirretinianas nasais, há um extenso cruzamento através da comissura posterior com as aferências pupilares fazendo sinapse tanto ipsilateral quanto contralateralmente. Por causa da decussação no quiasma e da decussação na comissura posterior, as fibras pupilares são extensamente misturadas e o reflexo é bilateral, direto e consensual (cruzado) (ver Figura 13.9). As fibras projetam-se do pré-teto até o subnúcleo de EW do complexo nuclear oculomotor do mesencéfalo. As eferências pupilares parassimpáticas do subnúcleo de EW entram no terceiro nervo e fazem trajeto através do seio cavernoso e ao longo do ramo inferior do NC III na órbita para inervar o músculo constritor da pupila da íris. As fibras pupilomotoras dirigem-se ao gânglio ciliar e, em seguida, fazem trajeto dos curtos nervos ciliares posteriores entre a esclera e a coroide, até o esfíncter da pupila. O esfíncter tem organização concêntrica; o músculo dilatador da pupila tem disposição radial. A estimulação simpática ascendente do gânglio cervical superior contrabalança a estimulação parassimpática do subnúcleo de EW.

O reflexo fotomotor deve ser testado em cada olho individualmente. A luz deve incidir obliquamente no olho, com o paciente mantendo olhar fixo a distância para evitar que o reflexo de proximidade gere resposta confusa. Um erro comum no exame da pupila é fazer com que o paciente fixe de perto, instruindo-o a olhar para o nariz do examinador. Essa técnica produz estímulos luminosos de aproximação simultâneos, e as pupilas podem se contrair por causa da fixação do olhar no nariz do examinador, mesmo quando a reação fotomotora é prejudicada ou ausente. Com essa técnica, o examinador quase sempre perde a dissociação do reflexo fotomotor e de aproximação. Sempre faça com que o paciente fixe o olhar em um ponto distante ao verificar a reação fotomotora da

pupila à luz. Para visualizar melhor as pupilas em íris muito escuras, o paciente deve olhar para cima enquanto se direciona a luz para frente, de modo que o reflexo da luz se afaste da córnea no eixo da pupila. Outra técnica usa a luz ambiente cobrindo e descobrindo os olhos alternadamente para avaliar a constrição da pupila. O reflexo pupilar à luz normal é uma constrição rápida seguida por uma leve dilatação de volta a um estado intermediário (escape pupilar). O escape pode ocorrer por causa da adaptação do sistema visual ao nível da iluminação. As respostas podem ser constatadas como imediatas, lentas ou ausentes, graduadas de 0 a 4+, ou medidas e registradas numericamente (p. ex., 4 mm → 2 mm). Em pacientes comatosos, muitas vezes é importante, mas difícil de ver se a reação pupilar à luz é preservada, em especial se houver suspeita de morte encefálica. Uma técnica útil é usar o oftalmoscópio: concentre-se na pupila com grande ampliação positiva, diminua o brilho do oftalmoscópio e ilumine novamente com rapidez. É possível ver até mesmo uma pequena reação residual. A iluminação oblíqua da pupila, mantendo-se uma fonte de luz fraca ao lado, pode ajudar a avaliar o reflexo de luz consensual.

Reflexo de acomodação

O reflexo de acomodação (resposta ou reflexo para perto) é obtido fazendo com que o paciente relaxe a acomodação olhando para longe e, em seguida, desvie o olhar para algum objeto próximo. O melhor objeto próximo é o dedo ou o polegar do próprio paciente. A resposta consiste no espessamento do cristalino (acomodação), convergência dos olhos e miose. O principal estímulo para acomodação é o borramento. Sem o reflexo de aproximação, a tentativa de focalizar um objeto próximo resulta em visão borrada ou diplopia franca. Com técnicas especiais, cada componente da resposta pode ser testado separadamente. O teste de rotina à beira do leito evoca todos os três componentes. A acomodação ocorre porque a contração do músculo ciliar relaxa as fibras zonulares, permitindo que o cristalino fique mais convexo por causa de sua elasticidade inerente. A acomodação é medida em dioptrias (Boxe 14.1).

O movimento de convergência do reflexo para perto é mediado pelo subcomponente de vergência do sistema de controle oculomotor supranuclear. Consiste em um movimento ocular não conjugado de longa latência e lento para manter o objeto próximo na fóvea, ao contrair ambos os músculos retos mediais. O espasmo da convergência causa convergência excessiva para a distância do objeto, e o paciente não consegue focalizar objetos a distância. A convergência insuficiente causa convergência inadequada e o paciente não consegue focalizar de perto.

As pupilas contraem-se para perto para aumentar a profundidade do foco. As vias são menos certas do que as do reflexo fotomotor pupilar, mas envolvem o córtex visual com impulsos provavelmente descendentes pelo trato corticotectal até as células do reflexo de aproximação da região do pré-teto.

Miopia e hipermetropia

O ponto próximo de acomodação (PPA) é o ponto mais próximo no qual um objeto pode ser visto claramente. O PPA se alonga de maneira aflitiva com o avanço da presbiopia. O ponto distante de acomodação (PDA) é a distância em que uma imagem remota é focalizada na retina sem nenhum esforço acomodativo. Um emétrope (pessoa com olho perfeitamente normal) tem PDA de infinito e os objetos distantes são focalizados corretamente na fóvea. Na hipermetropia (hipermetropia, visão de longe), o bulbo é muito curto, o PDA é atrás do olho, e a acomodação pode trazer os objetos distantes para o foco, mas pode falhar com objetos próximos, e a correção é com lentes positivas para adicionar poder refrativo. Na miopia (visão de perto), o bulbo é muito longo ou a potência refrativa é excessiva, o PDA encontra-se na frente da fóvea, o relaxamento da acomodação pode trazer objetos próximos para o foco, mas falha para objetos distantes e a correção é com lentes negativas para reduzir o poder refrativo. Para saber rapidamente se um paciente que usa correção tem hipermetropia ou miopia, experimente os óculos do paciente a cerca de um braço de distância. Os óculos para hipermetropia aumentam, e os para miopia diminuem.

Tabela 14.1	Resumo dos testes farmacológicos pupilares para síndrome de Horner.		
	Primeira ordem	**Segunda ordem**	**Terceira ordem**
Cocaína	Sem resposta	Sem resposta	Sem resposta
Hidroxianfetamina	Dilata	Dilata	Sem resposta

homatropina e escopolamina, e os simpaticomiméticos epinefrina, norepinefrina, fenilefrina, hidroxianfetamina e cocaína. Os agentes que causam miose incluem os colinomiméticos pilocarpina, metacolina, muscarina e opiáceos e os inibidores da colinesterase, fisostigmina e neostigmina. Os derivados de esporão do centeio (*ergot*) bloqueiam os nervos adrenérgicos pós-ganglionares e podem causar constrição da pupila. A farmacologia pupilar pode ser aplicada no exame neurológico, principalmente na avaliação da síndrome de Horner e da pupila de Adie (Tabela 14.1).

DISTÚRBIOS DA PUPILA

As pupilas podem ser anormais por vários motivos. Os problemas comuns incluem pupilas grandes ou pequenas, unilateral ou bilateralmente, ou pupilas que não demonstram respostas reflexas normais.

Pupilas grandes

As duas condições que mais causam pupila grande unilateral são a paralisia do NC III e a pupila de Adie. Na paralisia do NC III, a pupila grande ocasiona redução dos reflexos fotomotor e de aproximação; as anomalias de movimento extraocular e posição da pálpebra geralmente indicam a origem da pupila anormal. Na paralisia total de NC III, há ptose completa; a elevação da pálpebra revela o olho em repouso voltado para baixo e para fora (ver Figura 14.12). Embora as paralisias do NC III com frequência afetem mais a pupila do que outras funções, há presença de certa ptose e oftalmoparesia. Como as vias parassimpáticas pupilares ocupam posição na periferia dorsomedial do nervo quando ele sai do tronco encefálico, lesões compressivas como os aneurismas geralmente afetam a pupila de modo perceptível. As lesões isquêmicas tendem a afetar o interior do nervo e poupar a pupila, como nas paralisias do terceiro nervo por diabetes, porque a periferia do nervo tem melhor suprimento vascular. Essa regra não é absoluta: paralisias do terceiro nervo que preservam a pupila foram relatadas com aneurismas (em até 10% dos casos), assim como em paralisias por diabetes que acometem a pupila. Na série de Keane de 1.400 pacientes, 53% das paralisias do NC III por diabetes envolveram a pupila, mas apenas 2% dos aneurismas pouparam a pupila. Em diabéticos, as anormalidades pupilares eram frequentemente bilaterais, sugerindo neuropatia autonômica.

Os mecanismos do mesencéfalo para a constrição pupilar para perto são separados dos do reflexo fotomotor; um pode ser anormal, enquanto o outro está preservado.

Outros reflexos pupilares

O reflexo cilioespinal consiste na dilatação da pupila à estimulação dolorosa da pele do pescoço ipsilateral. A estimulação cutânea local (p. ex., coçar o pescoço) ativa as vias simpáticas por meio das conexões com o centro cilioespinal em C8-T2 que fazem com que a pupila ipsilateral se dilate. Um reflexo cilioespinal intacto é evidência de integridade do tronco encefálico ao avaliar pacientes comatosos. A resposta é mínima e pode ser difícil de ver, mesmo quando é normal. O reflexo oculossensorial ou oculopupilar é a constrição da pupila em resposta à estimulação dolorosa do olho ou de seus anexos. As pupilas normalmente se contraem na tentativa de fechar a pálpebra. A dilatação da pupila pode ocorrer em resposta a um ruído alto (reflexo cocleopupilar) ou à estimulação do labirinto (reflexo vestibulopupilar). As pupilas podem dilatar em resposta a medo, ansiedade, concentração mental e excitação sexual, em decorrência da atividade simpática.

Efeitos de medicamentos sobre a pupila

Muitos medicamentos de ação sistêmica e de ação local podem influenciar o tamanho e a reatividade da pupila. A pupila anormal pode falhar na resposta apropriada ou responder excessivamente por causa da hipersensibilidade por denervação. A farmacologia da pupila é complexa. Em resumo, agentes simpaticomiméticos e anticolinérgicos causam dilatação pupilar, e agentes parassimpaticomiméticos ou bloqueadores simpáticos causam constrição pupilar. Os agentes midriáticos incluem os anticolinérgicos atropina,

No entanto, apenas raramente a paralisia completa do terceiro nervo por aneurisma poupa a pupila. Quando a pupila é preservada, algumas outras funções geralmente são poupadas também. Barton resumiu a "regra da pupila" correta da seguinte maneira: a preservação completa da pupila com paralisia completa e isolada do NC III nunca se deve a um aneurisma. Em geral, a pupila é afetada precoce e notadamente com a compressão do terceiro nervo por herniação do unco (pupila de Hutchinson).

Quando as vias simpáticas oculares são envolvidas com o NC III, a pupila pode ficar na posição intermediária, porque a denervação simpática impede a dilatação completa da pupila. Isso é mais frequente em lesões do seio cavernoso quando há compressão de ambos os NCs III e das vias simpáticas pericarotídeas, deixando a pupila de tamanho médio, mas não reativa. Isso não deve ser confundido com preservação de pupila. As paralisias do NC III são, às vezes, complicadas pela reinervação anômala. Essa síndrome de desorientação pode causar constrição anormal da pupila com relação aos movimentos dos olhos, que podem imitar a preservação da pupila.

Os pacientes com pupila de Adie (pupila tônica, pupila de Holmes-Adie) são tipicamente mulheres jovens que, de repente, percebem a pupila dilatada unilateralmente, sem outros sintomas. A reação pupilar à luz pode parecer ausente, embora a iluminação prolongada possa provocar constrição lenta. A reação de aproximação, embora lenta, é mais preservada. Uma vez contraída, a pupila tônica torna a dilatar muito lentamente quando a iluminação é removida ou quando o paciente olha de novo para um ponto distante, muitas vezes causando uma reversão transitória da anisocoria. A patologia na pupila de Adie encontra-se no gânglio ciliar ou nos nervos ciliares curtos, ou em ambos, e sua natureza exata continua desconhecida. A denervação parassimpática leva, por fim, à hipersensibilidade da denervação; a pupila pode então se contrair quando se administram soluções de pilocarpina ou metacolina diluídas demais para afetarem o olho normal. Dos pacientes, 20% desenvolvem pupila tônica no outro olho. A síndrome de Adie é a associação da anormalidade da pupila com a depressão ou ausência dos reflexos tendíneos profundos, em especial nos membros inferiores. Com o tempo, a pupila pode ficar menor. A pupila de Adie antiga pode ser uma das causas de miose unilateral. A reação à luz nunca se recupera.

O termo "pupilas tectais" se refere às pupilas grandes com dissociação à luz para perto, que são às vezes observadas em lesões que afetam a parte superior do mesencéfalo. Essas pupilas podem estar associadas ao comprometimento do olhar para cima e ao nistagmo de convergência/retração da síndrome de Parinaud. As pupilas fixas e com dilatação variada, que refletem disfunção do mesencéfalo em pacientes em coma, indicam prognóstico sombrio. A intoxicação por glutetimida, famosa por causar pupilas fixas no coma induzido por fármacos, felizmente passou a ser rara. O glaucoma agudo de ângulo fechado pode causar cefaleia frontotemporal intensa e pupila dilatada e pouco reativa. Uma córnea turva pode ser indício de que o paciente não tem aneurisma e precisa consultar rapidamente um oftalmologista em vez de um neurologista ou neurocirurgião. Os midriáticos instilados deliberada ou acidentalmente levam à pupila dilatada e fixa. Esse tipo de bloqueio farmacológico pode ser distinguido pela falha de resposta à pilocarpina não diluída, que imediatamente contrai a pupila grande decorrente de qualquer outra etiologia.

Pupilas pequenas

As pupilas dos idosos são fisiologicamente menores. Muitos pacientes mais velhos usam colírio de pilocarpina para controlar o glaucoma de ângulo aberto crônico. Muitos medicamentos sistêmicos, como os opiáceos, podem causar diminuição simétrica das pupilas. Afecções neurológicas importantes que deixam a pupila muito pequena incluem a síndrome de Horner e a neurossífilis.

SÍNDROME DE HORNER

Na síndrome de Horner, a disfunção simpática produz ptose, miose e anidrose. A falta de estímulo simpático dos retratores acessórios das pálpebras causa ptose e enoftalmia aparente. A ptose da pálpebra superior decorrente da denervação do músculo de Müller é de apenas 1 a 3 mm, nunca tão grave quanto na paralisia completa do NC III, embora possa simular paralisia parcial desse nervo. A ptose pode ser sutil e com frequência não é percebida. A pálpebra inferior tem, em geral, 1 a 2 mm de elevação pela ausência do retrator acessório da pálpebra inferior, que mantém a pálpebra para baixo (ptose inversa). O estreitamento resultante da rima da pálpebra causa enoftalmia aparente. Como as fibras que medeiam a sudorese facial fazem trajeto pela carótida externa, as lesões distais à bifurcação da carótida não produzem anidrose facial, exceto talvez em uma pequena região medial da fronte que é inervada por fibras simpáticas que cursam com a carótida interna.

A pupila pequena tem dilatação insuficiente no escuro. A assimetria pupilar maior no escuro do que na luz geralmente significa síndrome de Horner. Lembre-se de que a anisocoria fisiológica produz o mesmo grau de assimetria pupilar no claro e no escuro. Em contrapartida, a paralisia do terceiro nervo e a pupila de Adie causam maior assimetria na claridade por causa da incapacidade de a pupila afetada se contrair. Examinar os olhos no claro e no escuro pode ajudar muito a seleção de pupilas assimétricas (ver Figuras 14.19 e 14.20). Caso o examinador erre ao pedir que o paciente focalize um ponto próximo durante o teste, a constrição pupilar no olho bom pode diminuir a assimetria e fazer com que a pupila anormal passe despercebida. Na síndrome de Horner, a pupila não só não dilata completamente como também dilata com menos rapidez. Nos primeiros segundos de redução da iluminação, a lentidão da dilatação da pupila pode fazer com que a anisocoria seja ainda mais pronunciada (atraso de dilatação). A anisocoria é maior 4 a 5 segundos depois que a luz é apagada do que depois de 10 a 12 segundos.

As causas da síndrome de Horner são numerosas e incluem: lesões troncoencefálicas (em especial na parte lateral bulbar), cefaleia em salvas, trombose ou dissecção da artéria carótida interna, doença do seio cavernoso, tumores pulmonares apicais, trauma cervical e outras (Figura 14.21). Essa síndrome pode ser uma manifestação isolada de siringomielia. As pupilas minúsculas e com mínima reatividade, comuns na hemorragia pontina, podem representar grave paresia oculossimpática bilateral aguda. A rara síndrome de Horner inversa (síndrome de Pourfour du Petit) é a midríase unilateral, às vezes com rubor facial e hiperidrose, que se deve à hiperatividade simpática transitória nos estágios iniciais de lesão que afeta as vias simpáticas de um dos olhos. Na síndrome do Arlequim, ocorre anidrose facial unilateral com rubor e sudorese contralaterais, induzidas por exercício, calor e emoção. Essa doença em geral é idiopática, mas pode ocorrer como manifestação de distúrbios subjacentes graves que incluem infarto do tronco encefálico de dissecção da artéria carótida. Não há achados oculares.

Os testes farmacológicos são realizados ocasionalmente para ajudar a determinar se a pupila miótica é causada pela síndrome de Horner. Em cerca de metade dos pacientes com a síndrome, a etiologia é aparente a partir de outros sinais e da anamnese. Na outra metade, a localização clínica é incerta; o teste farmacológico pode auxiliar a determinação do nível da lesão e orientar outras investigações. A interrupção das vias simpáticas entre o hipotálamo e a medula espinal (p. ex., síndrome de Wallenberg) causa a síndrome de Horner de primeira ordem. O neurônio de segunda ordem situa-se no centro cilioespinhal em C8-T2. A lesão que afeta essa porção da via (p. ex., siringomielia, lesão da raiz de C8) causa a síndrome de Horner de segunda ordem. O neurônio de terceira ordem encontra-se no gânglio simpático superior; a lesão nesse ponto ou distal a ele (p. ex., dissecção da artéria

carótida) causa síndrome de Horner de terceira ordem. Na síndrome de Horner de terceira ordem, o neurônio final na via morre e seus processos periféricos atrofiam e desaparecem. Na síndrome de primeira e segunda ordens, o neurônio de terceira ordem fica desconectado, mas intacto, e suas conexões terminais são sólidas e viáveis.

Os colírios à base de cocaína podem confirmar a presença da síndrome de Horner, mas não podem indicar o local da lesão; a hidroxianfetamina pode distinguir a terceira ordem de outros tipos de síndrome de Horner. A cocaína bloqueia a recaptação da norepinefrina dos terminais nervosos, intensificando seu efeito. Na síndrome de Horner de qualquer tipo, há menos liberação de norepinefrina, menos acúmulo no dilatador da pupila, e a cocaína não dilata a pupila afetada. Os colírios à base de hidroxianfetamina promovem liberação de norepinefrina, mas apenas de terminações nervosas intactas. Se o neurônio de terceira ordem estiver intacto, como ocorre com a síndrome de Horner de primeira ou segunda ordens, a pupila terá dilatação em resposta à hidroxianfetamina. Na síndrome de Horner de terceira ordem, não existem terminações nervosas viáveis no olho para liberar norepinefrina e a pupila não dilata. A Tabela 14.1 resume os testes farmacológicos da pupila na síndrome de Horner. A apraclonidina, um novo agonista alfa-2 seletivo usado para reduzir a pressão intraocular, também pode ser usado para demonstrar hipersensibilidade à denervação, e sua disponibilidade é muito mais fácil do que a da cocaína. Ela pode também reverter a ptose. A hipersensibilidade à denervação pode ocorrer 36 horas após o desenvolvimento da síndrome de Horner.

Outros achados na síndrome de Horner incluem perda do reflexo cilioespinal, hipotonia ocular e aumento da amplitude da acomodação e vasodilatação na distribuição afetada. A síndrome de Horner congênita pode causar heterocromia simpática da íris e outras alterações tróficas da cabeça e da face.

Thompson et al. descreveram um grupo de pacientes com ptose e miose unilateral de origem não relacionada simulando paresia oculossimpática, que chamaram pseudossíndrome de Horner. A maior parte dos pacientes apresentou anisocoria fisiológica simples acompanhada de ptose incidental em decorrência de DDL ou blefarocalásio.

Pupila de Argyll Robertson

As pupilas de Argyll Robertson (pupila AR; de Argyll Robertson, oftalmologista escocês) são pequenas (1 a 2 mm), irregulares no contorno e apresentam dissociação de reflexo à luz para perto e de aproximação. Sua reação à luz é deficiente ou inexistente, mas é muito boa na aproximação. A função da via visual anterior precisa ser normal. As pupilas de Argyll Robertson em geral são bilaterais assimétricas, mas podem ser simétricas e, raras vezes, unilaterais. Constituem o achado ocular clássico da neurossífilis e, quando presentes, exigem um teste sorológico apropriado. A lesão localiza-se na região periaquedutal, na área pré-tectal e na parte rostral

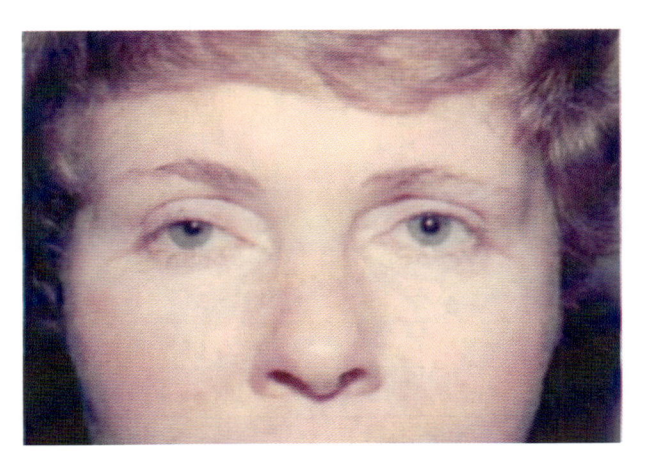

Figura 14.21 Paciente com síndrome de Horner. (Reimpressa de Campbell WW. *Clinical Signs in Neurology: A Compendium.* Philadelphia: Wolters Kluwer, 2016, com permissão.)

do mesencéfalo rostral, dorsal aos núcleos de EW. Outras doenças podem causar pupilas do tipo AR. Com o declínio da incidência de neurossífilis, as pupilas do tipo AR com dissociação dos reflexos fotomotor e de aproximação têm cada vez mais probabilidade de ter alguma outra etiologia. Outras causas de dissociação dos reflexos fotomotor e de aproximação são discutidas na próxima seção.

Pupilas com reações anormais

A interrupção dos ramos aferentes ou eferentes dos arcos reflexos pupilares ou a doença dos centros de controle da pupila no tronco encefálico podem alterar os reflexos à luz e de aproximação, assim como doenças locais do esfíncter da íris (p. ex., trauma antigo). As doenças da retina não afetam as reações da pupila, a menos que o envolvimento da mácula seja grave o suficiente para causar quase cegueira. A catarata e outras doenças do segmento anterior não prejudicam a transmissão de luz a ponto de influenciar a pupila. Por causa do extenso cruzamento lateral dos axônios de controle pupilar de um lado a outro através da comissura posterior, a luz ocasiona contração não só da pupila estimulada (resposta direta), mas também da outra (resposta consensual). O olho com um nervo óptico seccionado não produz resposta direta, mas tem a resposta consensual normal a um estímulo luminoso no olho contralateral, bem como constrição à tentativa de convergência (pupila amaurótica). Os graus menores de disfunção do nervo óptico podem, muitas vezes, ser detectados pela verificação de um defeito pupilar aferente (ver a seguir). A pupila congelada por paralisia do terceiro nervo não tem reflexo de aproximação e nenhuma resposta direta ou consensual à luz, mas o olho contralateral apresenta resposta consensual intacta à estimulação do lado anormal (Tabela 14.2).

Dissociação dos reflexos fotomotor e de aproximação

A reação da pupila à luz é, em geral, igual ou maior do que o reflexo de aproximação. Dissociação dos reflexos fotomotor e de aproximação refere-se à disparidade entre as reações à luz e à aproximação. A forma mais comum é uma resposta fotomotora fraca com boa constrição no reflexo de aproximação; isso é relativamente comum e as causas são variadas. O inverso, melhor reação à luz do que à aproximação, é raro, com mais frequência em razão da falta de esforço do paciente para atingir o alvo próximo. Nos casos de rotina, se a reação pupilar à luz for normal, o exame do reflexo de aproximação será de pouca utilidade.

As fibras que medeiam o reflexo pupilar à luz entram na parte dorsal do tronco encefálico, mas as fibras do reflexo de aproximação ascendem ao núcleo de EW pela face ventral. Os distúrbios que afetam o tronco encefálico rostral dorsal podem afetar o reflexo fotomotor, mas deixam o reflexo de aproximação intacto. Essa organização anatômica provavelmente explica muitos casos do fenômeno de dissociação dos reflexos fotomotor e de aproximação das pupilas. A pressão sobre as fibras pupilares na região do pré-teto e da comissura posterior (p. ex., por pinealoma) prejudica o reflexo fotomotor. Porém, ao mediar o reflexo de aproximação, o núcleo de EW e as fibras eferentes da pupila são poupadas, o que deixa o reflexo de aproximação intacto. As causas de dissociação do reflexo fotomotor incluem neurossífilis, outras lesões que afetam a parte rostral dorsal do mesencéfalo, neuropatia autonômica diabética (tabes diabética), doença de Lyme, alcoolismo crônico, lesões quiasmáticas (tabes hipofisária), distrofia muscular miotônica, amiloidose, pupila de Adie, regeneração anômala do NC III, sarcoidose, esclerose múltipla (EM) e doença grave da retina ou do nervo óptico.

Defeito pupilar aferente

Ao testar o reflexo fotomotor, a amplitude da constrição pupilar inicial e o ligeiro escape subsequente dependem muito das circunstâncias da iluminação. Portanto, o estado do reflexo fotomotor deve ser avaliado pela comparação dos dois olhos. A importância do reflexo pupilar à luz como indicador da função do nervo óptico é reconhecida desde a antiguidade; Hipócrates e Galeno conheciam o conceito básico. Na doença leve a moderada do nervo óptico, é difícil detectar qualquer alteração na reatividade da pupila à estimulação direta de luz. Como provocativamente apontado por Landau, Marcus Gunn (em 1902) descreveu o escape pupilar patológico, o que ele

Tabela 14.2	**Reflexo fotomotor direto e consensual.**			

Comparação do reflexo fotomotor direto e consensual e da constrição pupilar no reflexo de aproximação na lesão completa do nervo óptico direito e na lesão do nervo oculomotor direito. Nos dois casos, a pupila direita não responde à estimulação luminosa direta, e a distinção é feita por outras reações.

	Lesão completa do NC II OD		Lesão completa do NC III OD	
	Resposta do OD	**Resposta do OE**	**Resposta do OD**	**Resposta do OE**
Estímulo luminoso no OD	Nenhuma resposta	Nenhuma resposta	Nenhuma resposta	Normal
Estímulo luminoso no OE	Normal	Normal	Nenhuma resposta	Normal
Reflexo de aproximação	Normal	Normal	Nenhuma resposta	Normal

OD, olho direito; OE, olho esquerdo.

chamou de dilatação secundária sob exposição contínua (por 10 a 20 segundos), ou resposta pupilar de adaptação, em decorrência da doença do nervo óptico. Em 1959, Levitan descreveu a procura do sinal pupilar de Marcus Gunn balançando uma luz para frente e para trás entre os dois olhos (teste da lanterna oscilante, teste de luz alternante). Ele acreditava que mover a luz para frente e para trás ampliaria a assimetria do escape pupilar. Parece haver consenso de que o teste da lanterna oscilante é uma técnica muito útil, que pode comparar com rapidez e precisão a constrição inicial e o escape subsequente das duas pupilas. É uma técnica clínica essencial na avaliação de suspeita de neuropatia óptica e pode, muitas vezes, detectar uma diferença lado a lado, mesmo quando a lesão é leve e não há diferença detectável do reflexo fotomotor direto ao teste de cada olho individualmente (Figura 14.22).

Existem duas técnicas para o teste de luz alternante. Na primeira, a luz é mantida a cerca de 2,5 cm do olho e logo abaixo do eixo visual; a luz é alternada rapidamente, com pausas de 1 segundo de cada lado. O examinador observa apenas o olho estimulado, comparando a amplitude e a velocidade da constrição inicial nos dois olhos. A reação é relativamente mais fraca quando o olho comprometido está

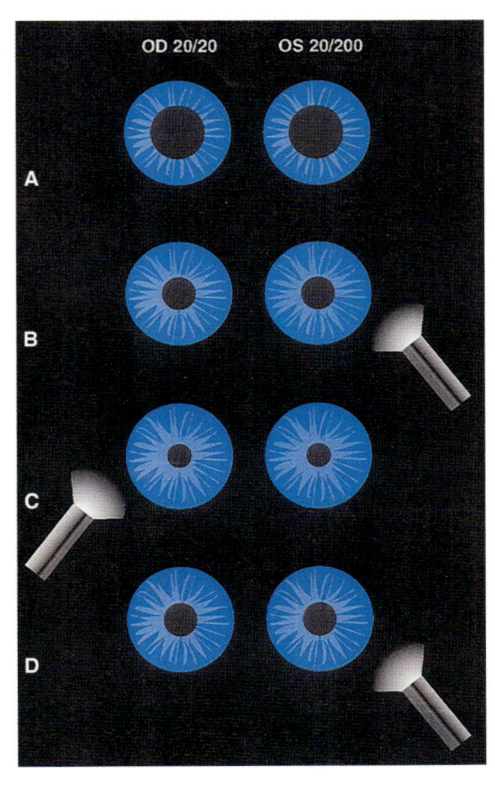

Figura 14.22 Defeito pupilar aferente relativo. Visão de 20/20 à direita; Visão de 20/200 à esquerda, decorrente de neuropatia óptica. **A.** As pupilas na luz difusa são iguais. **B.** A luz no olho direito resulta em contração parcial e lenta em cada olho. **C.** A luz direcionada para o olho direito resulta em reação rápida e normal dos dois olhos. **D.** A luz redirecionada com rapidez para o olho esquerdo resulta em dilatação de ambas as pupilas. A luz oscilante para frente e para trás revela anisocoria dinâmica. (De Tasman W, Jaeger E. *The Wills Eye Hospital Atlas of Clinical Ophthalmology.* 2nd ed. Baltimore: Lippincott Williams & Wilkins, 2001, com permissão.)

iluminado. Na outra técnica, a luz é mantida por um pouco mais de tempo. Com a estimulação do olho sadio, as pupilas se contraem de forma correta por causa do reflexo direto no olho estimulado e do reflexo consensual no olho oposto. Depois de 3 a 5 segundos de espera para que a pupila se estabilize, a luz é rapidamente direcionada para o olho comprometido. Na lesão do nervo óptico, o cérebro detecta uma diminuição relativa da intensidade da luz e a pupila pode dilatar um pouco menos em resposta. A pupila do outro olho também se dilata, porque o reflexo consensual que contrai a pupila é menos ativo do que seu reflexo direto, mas isso não se observa. Ao mover a luz de volta para o olho normal, a resposta direta mais ativa faz com que a pupila se contraia. Ao voltar para o olho afetado, a pupila dilata porque o reflexo fotomotor direto é mais fraco do que o reflexo consensual que mantinha a constrição. Conforme a luz vai para frente e para trás, a pupila do olho normal se contrai para direcionar a estimulação luminosa e a pupila do olho afetado se dilata com o estímulo da luz direta. Podem ser necessárias várias oscilações para encontrar a velocidade ideal que revele a anisocoria dinâmica. Ao longo de vários ciclos, pode ser surpreendente ver uma pupila dilatar-se de forma homogênea ao mesmo estímulo de luz que faz com que a outra se contraia. A resposta direta mais fraca ou a dilatação paradoxal da pupila estimulada pela luz é denominada DPA, ou pupila de Marcus Gunn. É um sinal neurológico extremamente útil e importante. O termo acompanhado por "relativo" (DPAR) enfatiza que a descoberta depende da diferença entre os dois olhos, isto é, o estado do sistema aferente e a atividade do reflexo fotomotor em um olho com relação ao outro. A forma mais curta, DPA, tem hoje uso mais difundido. O *hippus* ativo pode gerar dificuldade de interpretação. O *hippus* é aleatório; o DPA verdadeiro é constante em vários testes. Preste atenção ao primeiro movimento da pupila; se for de dilatação constante, o paciente tem DPA e não *hippus*.

Em geral, a magnitude do DPA é graduada. Em um esquema, o DPA 1+ refere-se à constrição inicial seguida por escape, 2+ indica nenhuma constrição inicial e a seguir, dilatação, 3+ indica nova dilatação imediata e 4+ significa pupila amaurótica. Uma graduação mais precisa é feita com filtros de densidade neutra. Pedir ao paciente para comparar a intensidade da luz nos dois olhos propicia uma estimativa subjetiva da gravidade do DPA.

A presença de DPA depende da assimetria do sinal aferente. O DPA bilateral não pode ocorrer, embora um defeito aferente bilateral grave possa causar dissociação dos reflexos fotomotor e de aproximação ou escape pupilar anormal. Um DPA pode ocorrer em neuropatia óptica bilateral só se o comprometimento for significativamente assimétrico. O DPA ocorre também em distúrbios do quiasma ou lesão no trato óptico. Uma lesão no pré-teto pode causar DPA contralateral sem perda de campo visual. As opacidades de meios não levam a DPA. Na verdade, a catarata madura pode dispersar a luz de modo a aumentar o reflexo fotomotor e gerar um pequeno DPA no olho oposto. Apenas uma doença retiniana ou macular grave pode causar DPA, que será leve. A maculopatia com visão 20/200 pode causar DPA 1+, enquanto a neuropatia óptica com visão 20/30 causaria DPA 3+ a 4+. Para ver a demonstração do teste da lanterna oscilante e do DPA, veja *RAPD Present*, da Dra. Kathleen B. Digre, John A. Moran Eye Center, Neuro-oftalmology Virtual Education Library [NOVEL], University of Utah, disponível no Videolink 14.5.

Distúrbios incomuns da pupila

Alguns distúrbios pupilares raros incluem pupilas paradoxais, midríase unilateral episódica, midríase segmentar episódica, pupilas ovais e corectopia (Boxe 14.2).

MOTILIDADE OCULAR

Os olhos se movem a serviço da visão, trazendo os objetos de interesse para o campo de visão e acompanhando-os quando se movem. Os movimentos oculares são divididos em ducções (movimentos monoculares), versões (movimentos binoculares conjugados) e vergências (movimentos binoculares não conjugados). Os movimentos verticais às vezes são divididos em supraducções/versões e infraducções/versões. Os diferentes sistemas de controle de movimento dos olhos (p. ex., sacada, perseguição, vergência) costumam funcionar harmoniosamente para proteger e manter a visão. O bulbo gira em torno de um ou mais dos três eixos primários que se cruzam em ângulos retos no centro de rotação, 15,4 mm atrás da córnea. O movimento é perpendicular ao eixo de rotação. Abdução e adução são a rotação no plano horizontal sobre o eixo vertical no sentido superoinferior. Elevação e depressão são movimentos para cima e para baixo em torno do eixo horizontal que vai de medial para lateral ao longo do olho. O terceiro tem trajeto anteroposterior; a rotação em torno desse eixo é chamada de torção. Intorção (inciclotorção) é o movimento da parte superior do olho em direção ao nariz; extorção (exciclotorção) é o movimento para longe do nariz.

Os olhos estão na posição primária quando o olhar está voltado diretamente para frente e os eixos visuais dos dois olhos são paralelos. As órbitas divergem e a posição primária deve ser obtida por contrações precisamente ajustadas dos músculos extraoculares, que são controlados pelo córtex cerebral. É um sistema delicado. Quando se olha um objeto, os músculos extraoculares movem os olhos de modo que os eixos visuais fiquem no ponto adequado para garantir que a imagem do objeto fique nos pontos correspondentes de cada mácula. O local onde os eixos visuais se encontram é chamado de ponto de fixação. Os movimentos normais dos olhos são conjugados para manter a visão binocular e a estereopsia. O FLM coordena as contrações dos músculos acoplados e o relaxamento de seus antagonistas para que os dois olhos se movam juntos.

Durante um movimento de ducção monocular, o músculo agonista se contrai e o antagonista relaxa. Quando o músculo reto medial de um olho se contrai, o lateral do mesmo olho deve relaxar. A lei de Sherrington descreve o equilíbrio entre a contração do agonista e a inibição do antagonista. Em certas afecções (p. ex., síndrome de Duane, síndrome de Parinaud), há falha na inibição do antagonista resultando em cocontração dos músculos. A cocontração faz com que o bulbo se retraia na órbita em vez de se mover de modo normal.

Durante os movimentos da versão binocular, os músculos extraoculares funcionam como pares acoplados (p. ex., o reto lateral em um olho com o reto medial no outro olho) (ver Figura 14.3). Os músculos acoplados são agonistas pareados para o movimento e, em cada olho, seus respectivos antagonistas, de acordo com a lei de Sherrington, devem ser inibidos reciprocamente. A lei de Hering, ou lei da inervação igual, afirma que a mesma quantidade de inervação vai para um músculo extraocular e para seu companheiro acoplado. O grau de inervação do par acoplado é sempre determinado pelo olho de fixação. A lei de Hering é importante para entender o tópico dos desvios primários e secundários.

Os pacientes com diplopia passam a ser sintomáticos por causa da confusão visual. A confusão é resultante das imagens discordantes da retina, isto é, uma real e outra não. A diplopia geralmente é precedida por visão borrada. Mesmo quando o desalinhamento ocular é óbvio, é comum que os pacientes tenham queixas inespecíficas, como visão borrada ou tontura, em vez especificar "visão dupla" franca. Os detalhes da anamnese costumam ser úteis para decifrar a causa da diplopia. A primeira etapa deve determinar se a diplopia é binocular ou monocular. Surpreendentemente, poucos pacientes foram observadores o suficiente para cobrir um olho e, portanto, responder a essa pergunta. Na diplopia binocular, cobrir um olho elimina a confusão visual. A diplopia monocular persiste quando se usa apenas o olho afetado. A diplopia monocular em geral é considerada um sintoma não orgânico, mas existem

---

Boxe 14.2

Anormalidades pupilares incomuns

As pupilas paradoxais se contraem no escuro. Esse fenômeno é visto em distúrbios congênitos da retina e do nervo óptico e seu mecanismo é desconhecido. A midríase unilateral episódica (dilatação pupilar episódica benigna) é a dilatação intermitente, às vezes alternada, da pupila que dura de minutos a horas, observada em mulheres jovens saudáveis, quase sempre seguida de cefaleia. A midríase segmentar episódica é uma alteração benigna na qual a pupila adquire um formato de vírgula intermitente e transitório por espasmo de um setor do músculo dilatador da pupila; pode ser uma forma benigna de midríase unilateral episódica. A midríase unilateral periódica foi relatada na enxaqueca e como um fenômeno ictal. As pupilas com margens recortadas ocorrem na amiloidose familiar. As pupilas ovais geralmente indicam patologia intracraniana importante e podem ser uma fase transitória na evolução da lesão do complexo nuclear do terceiro nervo. Corectopia (ectopia da pupila, sinal de Wilson) é o deslocamento cíclico e espontâneo da pupila do centro da íris; geralmente é observada em doenças graves do mesencéfalo.

muitas causas orgânicas, principalmente doenças oftalmológicas, como catarata, astigmatismo corneano, subluxação do cristalino, descolamento da retina e doença macular. Pacientes raros com lesões corticais desenvolvem poliopia, vendo várias imagens posteriores com qualquer um dos olhos, o que pode ser confundido com diplopia.

Os pacientes observadores podem ser capazes de afirmar se a diplopia é horizontal ou vertical, piora de perto ou a distância ou piora em determinada direção do olhar; todas são observações pertinentes. A diplopia horizontal geralmente resulta da disfunção dos músculos reto lateral ou medial. A diplopia vertical tende a resultar de distúrbios dos músculos oblíquos, com menos frequência dos retos, que atuam verticalmente. Pacientes com paralisia do sexto nervo têm dificuldade em desviar os olhos e tendem a ter mais diplopia a distância. Os músculos retos laterais não estão ativos quando os olhos convergem para a visão de perto, e os pacientes têm menos diplopia na visão de perto (leitura) em comparação com a de longe (dirigir). Por sua vez, os pacientes com fraqueza do reto medial têm dificuldade de convergir com diplopia mais intensa de perto do que de longe. A diplopia é mais acentuada com o olhar na direção do músculo envolvido. O paciente com paralisia do sexto nervo direito ou do terceiro nervo esquerdo tem mais diplopia no olhar direito. É comum que os pacientes com paralisia do quarto nervo descrevam obliquidade ou inclinação da imagem. O paciente com diplopia pode manter um olho fechado ou inclinar ou virar a cabeça para minimizar a confusão visual (torcicolo ocular). A causa ocular de posição anormal da cabeça é comum em crianças; as mais comuns são nistagmo congênito, paresia do músculo oblíquo superior, desvio vertical dissociado, síndrome de Brown (ver a seguir) e erros de refração.

A diplopia da MG varia muito com a hora do dia e a fadiga. A diplopia transitória pode cursar na insuficiência vertebrobasilar. A diplopia persistente de início súbito sugere um evento vascular isquêmico que envolve um NC específico, como na paralisia diabética do terceiro nervo ou do tronco encefálico. A paralisia isquêmica de NCs tende a se resolver em 2 a 3 meses. A diplopia progressiva cria a possibilidade de lesão compressiva envolvendo um NC. O traumatismo craniano ou da órbita com frequência causam diplopia. Pacientes com história de estrabismo congênito podem desenvolver diplopia mais tarde na vida por causa da descompensação do estrabismo e falha na fusão. A história de estrabismo, "olho preguiçoso", uso de óculos, tapa-olho ou visitas ao oftalmologista quando criança podem ser relevantes no paciente adulto.

Os sintomas associados podem ser importantes. A diplopia acompanhada por ptose pode causar paralisia do terceiro nervo, bem como na MG e outras doenças neuromusculares. Dor na cabeça ou no olho associadas à diplopia sugerem afecções como paralisia do terceiro nervo no diabetes, aneurisma da artéria comunicante posterior, enxaqueca oftalmoplégica, síndrome de Tolosa-Hunt (oftalmoplegia dolorosa) e arterite de células gigantes.

EXAME DOS MOVIMENTOS OCULARES

A avaliação dos movimentos oculares deve incluir uma análise da acuidade visual. Quando a acuidade está comprometida, o paciente pode não ser capaz de fixar o olhar adequadamente. Isso influencia os resultados de várias manobras usadas para avaliar a motilidade, principalmente o teste de oclusão. Observe a posição da cabeça do paciente. Muitos pacientes com desalinhamento ocular mantêm a cabeça em posição incomum. Em geral, viram ou inclinam a cabeça para reduzir a diplopia. Alguns pacientes têm estratégia diferente e mantêm a cabeça em uma posição que maximiza a diplopia para tornar a imagem falsa mais fraca e mais fácil de ignorar. Os pacientes com nistagmo congênito geralmente viram a cabeça para manter os olhos em uma zona nula, onde o nistagmo é menor. Observe a posição da pálpebra. A assimetria palpebral pode acompanhar o estrabismo vertical; a aparência depende do olho que está fixado.

Supondo-se acuidade visual razoável e cabeça em posição normal, o exame de motilidade começa com uma avaliação da fixação do olhar. O paciente normal pode fixar-se firmemente em um objeto de atenção, seja próximo ou distante. A incapacidade de manter a fixação estável normal pode ser causada por abalos de onda quadrada, abalos de macro-onda quadrada, oscilações macrossacádicas e outros distúrbios. Essas condições causam instabilidade de fixação ou intrusões sacádicas, desvios transitórios da fixação com retorno rápido. A intrusão sacádica pode ser mais aparente durante a visualização do fundo do olho. As intrusões sacádicas podem ser confundidas com nistagmo. Embora as intrusões sacádicas possam ocorrer em pessoas normais, principalmente em idosos, geralmente são um sinal de doença do tronco encefálico ou cerebelar. O paciente que apresente nistagmo maior que de primeiro grau também não permite a fixação estável normal.

Em casos de rotina, em que não há queixas oculares e a probabilidade de anomalias é baixa, o exame de motilidade ocular quase sempre se limita a avaliar os movimentos versionais de perseguição nas seis posições básicas do olhar, inclusive o olhar lateral total para os dois lados, bem como olhar para cima e olhar para baixo ao olhar para qualquer um dos lados (ver Figuras 14.2 e 14.3). O alvo deve traçar lentamente uma grande letra "H" para o paciente seguir. Alguns adicionam olhar primário mais olhar para cima e olhar para baixo no centro para perfazer nove posições básicas. Os movimentos dos olhos devem permanecer uniformes e conjugados. As seis posições básicas são projetadas para pesquisar disfunções de músculos ou nervos isolados, bem como anormalidades supranucleares do olhar horizontal. A avaliação do olhar para cima e para baixo na posição primária avalia os mecanismos supranucleares do olhar vertical.

As versões de perseguição são feitas pedindo-se ao paciente que siga um alvo mantido a 0,5 a 1,0 m de distância, como uma luz de exame, um ponteiro, uma caneta ou o dedo do examinador. Um alvo linear deve ser mantido perpendicular à direção do olhar, vertical para testar o olhar horizontal e horizontal para o olhar vertical. O uso de uma luz de exame adiciona a possibilidade de avaliar o reflexo da córnea, o que fornece evidências objetivas de desalinhamento. O reflexo da luz deve ser medial ao centro da pupila e em pontos correspondentes em cada olho. O paciente deve indicar se vê mais de um alvo em qualquer ponto. Os movimentos de perseguição normalmente são suaves. Em certos estados patológicos com perseguição anormal, os movimentos de rastreamento são interrompidos por sacadas sobrepostas, criando um movimento instável ou irregular, denominado perseguição sacádica (movimentos oculares em roda dentada). O achado não é específico e pode ocorrer bilateralmente com fadiga, desatenção, diminuição da consciência, distúrbios dos gânglios da base, doença hemisférica difusa, efeitos de drogas ou se a velocidade alvo for muito grande. A perseguição anormal em uma direção pode indicar lesão profunda e ipsilateral do lobo occipitoparietal que envolve as vias de perseguição.

Normalmente, os olhos podem mover-se em uma faixa de cerca de 45° para qualquer lado da posição primária. Em termos absolutos, no olho adulto normal, as excursões têm cerca de 10 mm para adução, abdução e elevação e cerca de 7 mm para depressão. É difícil manter os últimos 10° de abdução, e conservar essa posição pode resultar em nistagmo terminal, um fenômeno fisiológico normal. Em geral, os pacientes podem "esconder o limbo" com os dois olhos em olhar lateral total em cada direção, um pouco melhor na adução do que na abdução. No olhar lateral total, a parte temporal do limbo toca o canto lateral; no olhar medial total, o terço interno do limbo nasal fica quase oculto. O aparecimento de uma pequena orla na esclera em abdução extrema não é anormal. A quantidade de esclera aparente na abdução é, em geral, simétrica nos dois olhos. A esclera aparente em abdução total em um olho maior do que no outro pode ser um sinal sutil de comprometimento da abdução. A avaliação do olhar para cima e para baixo às vezes é difícil. O envelhecimento normal causa diminuição do olhar para cima, que varia de um indivíduo para outro. O melhor controle para avaliar se o olhar para cima é normal é o cônjuge do paciente.

O sistema de vergência entra em ação quando um objeto se move na direção do observador ou para longe dele. São necessários movimentos oculares não conjugados, convergência ou divergência. Nem sempre é preciso fazer o teste de convergência. Contudo, os mecanismos centrais que auxiliam a adução dos olhos na convergência são diferentes dos mecanismos de adução durante o olhar conjugado. Testar a convergência é útil em algumas circunstâncias, como quando o reflexo fotomotor pupilar não está totalmente normal (para buscar dissociação das pupilas perto da luz) ou quando há algo que sugira OIN.

O sistema sacádico pode ser testado fazendo com que o paciente refixe rapidamente entre dois alvos. O paciente é instruído a alternar o olhar entre um alvo, como o nariz do examinador, e um alvo excêntrico, como o dedo do examinador mantido de um lado. O examinador avalia a velocidade, a magnitude e a precisão das sacadas e compara a adução e as sacadas em cada olho e as sacadas nos dois olhos. A velocidade sacádica pode diminuir globalmente em algumas condições, como MG, ou seletivamente, como sacadas lentas de adução do olho envolvido na OIN unilateral. As sacadas podem ser hipométricas, ficando aquém do alvo e exigindo sacadas adicionais menores para atingir a fixação, ou hipermétricas, que ultrapassam o alvo e exigem sacadas de volta na direção oposta. Em alguns distúrbios, os movimentos reflexos do olho podem estar presentes quando outros movimentos são prejudicados. Os movimentos do RVO podem ser examinados fazendo com que o paciente fixe em um alvo e, em seguida, mova passivamente a cabeça de um lado para o outro ou para cima e para baixo.

AVALIAÇÃO DO DESALINHAMENTO OCULAR

O exame de diplopia e desalinhamento ocular pode ser subjetivo ou objetivo. Os testes subjetivos dependem da observação das imagens pelo paciente; os testes objetivos, da observação dos movimentos dos olhos pelo examinador durante certas manobras. As avaliações subjetivas comuns incluem os testes da lente vermelha e das varetas de Maddox, e os exames objetivos comuns à beira do leito são os testes reflexo fotomotor da córnea e os de oclusão (oclusão-desoclusão alternadas). Os testes objetivos requerem apenas que o paciente fixe o olhar, e não exigem nenhuma resposta subjetiva ou interpretação de cores e separação das imagens.

Testes subjetivos

Os testes subjetivos para diplopia dependem da descrição do paciente das imagens que vê. Eles são mais úteis logo depois do início de um distúrbio oculomotor. Com o passar do tempo, ocorre compensação, e o delineamento preciso do nervo ou músculo defeituoso torna-se mais difícil. O teste deve ser feito com distância de 1 m para evitar qualquer convergência que possa causar confusão. Pode ser útil fazer com que o paciente levante os dois dedos indicadores e demonstre a separação das imagens em cada posição do olhar.

Quando um paciente tem diplopia por fraqueza dos músculos extraoculares, ele vê duas imagens. A imagem real forma-se na mácula do olho normal. A imagem falsa é formada na retina, ao lado da mácula do olho parético. O cérebro está acostumado às imagens que se formam fora da mácula provenientes da visão periférica e, assim, projeta a imagem falsa na periferia. Quanto mais longe da mácula a imagem se formar, mais periférica será a interpretação errônea de sua origem. À medida que o olho se move na direção do músculo parético, a separação das imagens aumenta e a falsa imagem parece ser cada vez mais periférica. A imagem falsa geralmente também é mais fraca do que a real, porque a visão extramacular não é tão aguda. A nitidez, entretanto, depende da acuidade visual dos dois olhos.

Pense em um paciente com fraqueza lateral direita olhando para a direita. O olho esquerdo acerta o alvo com precisão; o olho direito não passa da linha mediana. A imagem real é formada na mácula esquerda. A imagem falsa é formada na hemirretina nasal do olho direito. O cérebro interpreta que o raio de luz que incide sobre a hemirretina nasal direita vem do lado direito do espaço. Quanto mais distante o raio de luz incide sobre a hemirretina nasal direita, mais distante à direita o cérebro interpreta sua origem. Essas considerações levam a três "regras de diplopia" para identificar o objeto falso: (a) a separação de imagens é maior na direção da ação do músculo fraco, (b) a imagem falsa é a mais periférica e (c) a imagem falsa origina-se no olho parético.

A imagem falsa pode ser identificada de diferentes maneiras. A mais simples é mover os olhos do paciente para a posição com maior separação de imagens e, a seguir, ocluir um olho. Se a imagem mais periférica desaparecer, o olho ocluído é o parético. Considere um paciente com diplopia máxima no olhar horizontal direito. Os músculos candidatos defeituosos são o reto lateral direito e o reto medial esquerdo. Se o examinador ocluir o olho esquerdo do paciente e a imagem do lado esquerdo do paciente desaparecer, o diagnóstico é fraqueza lateral direita. Isso ocorre porque a imagem que desapareceu era menos periférica; portanto, a imagem real e a falsa devem ter surgido do olho direito.

As lentes vermelhas (vidro vermelho) e os testes de Maddox são tentativas de atingir maior precisão. Eles podem ser especialmente úteis quando a diplopia é leve e o(s) músculo(s) fraco(s) não fica(m) aparente(s) no exame das versões oculares (Boxe 14.3). A teoria do teste da lente vermelha é sólida, mas, muitas vezes, os resultados na prática clínica não são totalmente claros. Um dos motivos é que a lente vermelha quebra a fusão em grau suficiente só para revelar forias não relacionadas, o que confunde os achados. Os resultados do teste das lentes vermelhas podem auxiliar a interpretação. Deve haver uma sinalização que indique se os campos de diplopia são desenhados de acordo com o que o paciente vê ou o que o examinador viu (Figura 14.23).

Testes objetivos

O teste de reflexo fotomotor da córnea (teste de Hirschberg) depende da observação da reflexão de uma luz de exame na córnea e da estimativa do grau de desvio ocular, dependendo da quantidade de deslocamento da reflexão do centro da pupila. O teste só pode ser feito de perto porque os reflexos a distância são indistintos, de modo que os efeitos de confusão do reflexo de aproximação devem ser considerados. Cada milímetro de deslocamento de luz do centro indica 18° de desvio do olho.

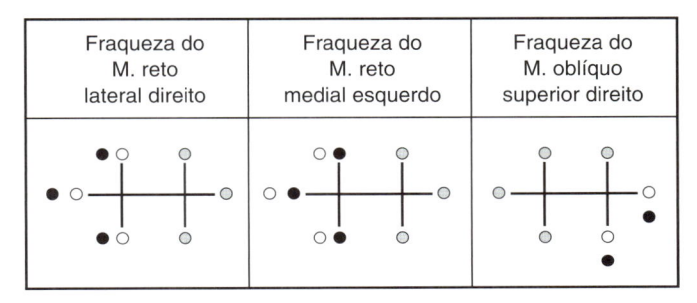

Fraqueza do M. reto lateral direito	Fraqueza do M. reto medial esquerdo	Fraqueza do M. oblíquo superior direito

Figura 14.23 Campos de diplopia de *lente vermelha*, desenhados conforme vistos pelo examinador. A *lente vermelha* é posta sobre o olho direito, e os olhos movem-se nas seis posições básicas do olhar enquanto o paciente olha para a luz de exame. Os *círculos brancos* representam imagens provenientes do olho esquerdo (*luz branca*), os círculos escuros, imagens do olho direito (*luz vermelha*) e os círculos intermediários, imagens de ambos os olhos (*luz rosa*).

Boxe 14.3

Testes da lente vermelha e das varetas de Maddox

A lente vermelha é um vidro vermelho transparente simples que é colocado, por convenção, sobre o olho direito do paciente. Quando uma luz de exame incide sobre os olhos de um paciente ortofórico, ele vê uma única luz rosa em todas as posições do olhar. As varetas de Maddox são um conjunto de cilindros em uma caixa de plástico que cria uma linha vertical ou horizontal, dependendo de como é segurada. A linha vertical é usada para avaliar a diplopia horizontal, e a linha horizontal, para a diplopia vertical. As varetas de Maddox são colocadas sobre o olho direito. Se o instrumento for segurado de forma a criar uma linha vertical, o paciente ortofórico vê uma linha branca dividida ao meio por uma linha vertical vermelha em todas as direções do olhar. A linha vermelha indica qual imagem está vindo do olho direito do paciente.

Pense outra vez em um paciente com diplopia máxima no olhar horizontal direito, com as lentes vermelhas sobre o olho direito. Ele vê uma luz rosa no olhar primário e esquerdo, mas uma luz vermelha e uma luz branca no olhar lateral direito. Se a luz vermelha for mais periférica, o paciente tem fraqueza no músculo reto lateral direito, porque a imagem mais periférica está vindo do olho direito. Se a luz branca for mais periférica, o paciente tem fraqueza do reto medial esquerdo.

Diplopia pode ser dividida em cruzada (heterônima) e não cruzada (homônima). Se a falsa imagem estiver do mesmo lado do olho que a vê, a diplopia é homônima; se a imagem estiver do lado oposto, a diplopia é heterônima. No teste das lentes vermelhas, se a imagem falsa vier do olho ipsilateral (p. ex., imagem vermelha à direita no olhar direito), é a diplopia não cruzada (é possível traçar uma linha diretamente da imagem falsa até o olho parético). Se a imagem falsa vier do olho contralateral (p. ex., imagem branca à direita no olhar direito), uma linha da imagem falsa para o olho parético cruza uma linha desenhada da imagem real para o olho não parético e a diplopia é considerada cruzada. Para o paciente com separação máxima de imagens no olhar horizontal direito, a diplopia não cruzada implicaria fraqueza do reto lateral direito e a cruzada, fraqueza do reto medial esquerdo. Obviamente, a fraqueza de qualquer músculo extraocular específico pode ser simulada por qualquer processo que impeça o relaxamento do antagonista, como, por exemplo, fibrose, contratura, infiltrações, encarceramento ou cocontração.

Testes de oclusão

A revisão elementar do estrabismo é útil para ajudar a entender os testes de oclusão (Boxe 14.4). Esses testes são baseados em forçar um olho ou o outro a fixar, pela oclusão de um deles, e determinar o desvio do olho não fixo enquanto ele está coberto. As variedades de teste de oclusão incluem o teste de oclusão-desoclusão e o teste de oclusão alternada. O teste de oclusão-desoclusão é usado pelos oftalmologistas principalmente para avaliar pacientes com estrabismo congênito com um desvio evidente. Quando os pacientes neurológicos têm desalinhamento óbvio, sua natureza geralmente é aparente. O teste de oclusão alternada é usado para avaliar desvios mais sutis.

A foria é um desvio latente controlado pela fusão. Impedir a fusão com a oclusão de um olho faz com que esse olho desvie para a direção nasal (esoforia) ou temporal (exoforia). Se a oclusão for trocada para o outro olho (oclusão alternada), o olho não ocluído é forçado a se mover para uma posição, de modo a assumir a fixação. Se ocorre um movimento de adução, significa que o olho se desviou para fora durante a oclusão (exoforia). Um movimento de abdução significa que o olho desviou para dentro (esoforia). A magnitude do desvio pode ser quantificada pela colocação de prismas de base interna ou externa de dioptrias crescentes diante do olho comprometido até que os movimentos de refixação não ocorram mais.

COMITÂNCIA

Uma foria ou tropia pode ser comitante (concomitante) ou incomitante (não concomitante). A comitância descreve a regularidade dos desvios em vários campos do olhar (Boxe 14.5). Em pacientes neurológicos, o estrabismo é

Boxe 14.4

Estrabismo

Estrabismo ou heterotropia significa discordância dos eixos visuais. O estrabismo pode ser paralítico e não paralítico. O estrabismo comum ou congênito ocorre quando os mecanismos corticais do cérebro, projetados para manter a visão binocular, falham por algum motivo, mas os olhos são normais. Esse tipo de estrabismo é muito comum em crianças. O estrabismo congênito é não paralítico. No estrabismo adquirido, um ou mais músculos oculares não funcionam normalmente e esse estrabismo em geral é paralítico (p. ex., paralisia do terceiro nervo). Existe um desalinhamento ocular, que é pior no campo de ação do(s) músculo(s) afetado(s).

Olhos perfeitos são ortofóricos (do grego *orthos*, "reto") em todos os campos do olhar; os eixos visuais têm paralelismo preciso durante todos os movimentos oculares de versão, mesmo sem estímulo para fusão. Qualquer desvio da perfeição é denominado heteroforia ou heterotropia, geralmente abreviadas para foria e tropia; na heterotropia, o desalinhamento é evidente em repouso. Esotropia é um desvio medial manifesto (estrabismo convergente ou interno; "olhos cruzados"); exotropia é um desvio lateral manifesto (estrabismo divergente ou externo; "olhos para fora"). Hipertropia é elevação e hipotropia é depressão. A heteroforia é uma tendência latente de desvio, que só se torna aparente quando o estímulo à fusão falha em certas circunstâncias, como fadiga, ou quando a fusão binocular é deliberadamente rompida, como ao cobrir um olho. A exoforia congênita é muito comum. A exoforia pode ocorrer com miopia e a esoforia com hipermetropia. Quando um olho com exoforia não se fixa, tende a retornar à sua posição anatômica de leve abdução.

Boxe 14.5

Comitância e desvios primário e secundário

O estrabismo comitante mostra o mesmo grau de desvio em todas as direções do olhar. O estrabismo congênito não paralítico é tipicamente comitante. O estrabismo paralítico, provavelmente observado em pacientes neurológicos, é caracterizado por incomitância; o desalinhamento ocular revelado pelo teste de oclusão varia com a direção do olhar e é maior na direção de ação do músculo parético. O paciente com fraqueza do músculo reto lateral direito não apresenta nenhuma anormalidade no teste de oclusão alternada enquanto olha para a esquerda, porque o reto lateral direito não tem função no olhar para a esquerda. No olhar primário, o olho ocluído pode derivar para a esoforia e a mudança para a oclusão do olho normal revela movimento abdutor de refixação do olho direito. No olhar lateral direito, a insuficiência do músculo reto lateral torna-se óbvia. O olho direito desvia ainda mais para a esquerda quando está ocluído do que no olhar primário, e quando é não ocluído, revela uma sacada de refixação com abdução maior. O desvio do olhar, portanto, varia com a direção do olhar, ausente no olhar esquerdo, discreto no olhar primário e moderado no olhar direito. Essa variabilidade é incomitância e é característica do estrabismo paralítico.

No estrabismo paralítico, o olho afetado é desviado do campo de ação do músculo envolvido. Na paralisia do NC VI direito, há ligeira adução do olho direito. Quando a visão é igual nos dois olhos, o olho esquerdo não envolvido se fixa de forma que, no olhar primário, o olho esquerdo fica fixo e o olho direito é desviado na direção do nariz. Esse desvio do olho direito é o desvio primário. Se o alvo for movido para o campo de ação do músculo parético, para a direita, e o olho esquerdo for ocluído de forma que o olho direito seja forçado a fixar, o músculo reto medial esquerdo (músculo conjugado ao reto lateral direito) recebe inervação igual e simultânea segundo a lei de Hering. Como o lateral direito está tentando contrair com vigor na tentativa de fixar, o reto medial esquerdo simultaneamente se contrai com força e, em oclusão, o olho esquerdo tem adução acentuada no olhar lateral direito. A retirada da oclusão revela o desvio do olho esquerdo, que é denominado desvio secundário. Em resumo, o desvio primário é o desvio do olho acometido com fixação do olho sadio; o desvio secundário é o desvio do olho sadio com a fixação do olho afetado.

tipicamente paralítico e incomitante. Os desvios primários e secundários estão relacionados com o olho anormal e com o olho que está fixando. No estrabismo paralítico, o desvio secundário é maior do que o primário.

NISTAGMO OPTOCINÉTICO (OPTICOCINÉTICO, OPTOMOTOR)

O NOC é um fenômeno fisiológico normal às vezes afetado por doenças. É o nistagmo conjugado induzido por uma sucessão de estímulos visuais em movimento. O NOC ocorre sempre que os olhos precisam seguir uma série de objetos que passam rapidamente, como postes de telefone passando perto da janela de um carro ou trem em movimento. O teste clínico envolve mover um alvo listrado, um tambor giratório ou uma fita de tecido com listras ou quadrados na frente do paciente e pedir que ele "conte" as listras ou quadrados desses objetos. Existem vários aplicativos para *smartphones* e dispositivos semelhantes para avaliar o NOC. Embora o NOC seja mais complexo, pode ser avaliado para fins clínicos com o teste de perseguição ipsilateral para a direção do movimento do alvo com sacadas contralaterais. A JPTO ipsilateral medeia a perseguição da listra adquirida por meio de conexões que passam no estrato sagital interno, na parte profunda do lobo parietal em direção medial às radiações geniculocalcarinas e adjacentes ao átrio do ventrículo lateral. Quando está próxima do limite, comunica-se com o lobo frontal ipsilateral que, por sua vez, produz um movimento sacádico na direção oposta para atingir o próximo alvo. Em indivíduos normais e alertas, um estímulo NOC induz nistagmo intenso com a fase rápida na direção oposta ao movimento da fita. A resposta fica mais intensa se o indivíduo olhar na direção da fase rápida. As respostas em uma direção são comparadas com as respostas da outra direção. O estímulo de movimento vertical pode avaliar o olhar para cima e para baixo. Para obter exemplos de respostas normais e obtusas de NOC, consulte o Videolink 14.6.

Os pacientes com hemianopsias decorrentes de doença do lobo occipital têm respostas de NOC normais apesar da incapacidade de ver o hemicampo do qual a fita se origina. Por causa da interrupção das vias do NOC, os pacientes com hemianopsias por doença das radiações ópticas no lobo parietal profundo apresentam respostas anormalmente reduzidas ou ausentes. O paciente é incapaz de perseguir de modo normal em direção ao lado da lesão e de gerar sacadas contraversivas para o hemicampo cego. A significância da assimetria do NOC reside na anatomia vascular e nas diferentes patologias que afetam os lobos parietal e occipital. Os tumores são raros no lobo occipital e muito mais comuns no lobo parietal. Além disso, as vias do NOC no lobo parietal profundo estão fora da distribuição da artéria cerebral posterior. Portanto, o paciente com hemianopsia e respostas normais de NOC tem maior probabilidade de ter lesão occipital, e de sofrer um acidente vascular cerebral. Nos NOCs assimétricos, é mais provável que a lesão resida no lobo parietal e também que seja não vascular, ou seja, um tumor (regra de Cogan). A resposta assimétrica do NOC tem RL positivo de 5,7 para detectar a doença do lobo parietal.

A principal utilidade clínica do teste de NOC é a investigação de pacientes com lesões parieto-occipitais, mas a fita de NOC tem outros usos. Pode ser usada para verificar de maneira básica a acuidade visual, em especial em bebês. As respostas do NOC podem ser evocadas a partir dos 4 a 6 meses de idade. O NOC também pode ser útil para estimar a função visual em pacientes com consciência deprimida. E pode fornecer indícios da presença de perda visual psicogênica. O teste de NOC pode demonstrar as sacadas adutoras lentas da OIN sutil e, às vezes, acentuar o nistagmo no olho em abdução. As sacadas para cima forçadas pelo NOC podem induzir nistagmo de retração-convergência em pacientes com síndrome de Parinaud. As anomalias do NOC podem ser observadas no início da PSP.

DISTÚRBIOS DA MOTILIDADE OCULAR

Os movimentos anormais dos olhos podem ter muitas causas. Os distúrbios podem ser amplamente divididos em periféricos (infranucleares e nucleares) e centrais (internucleares e supranucleares). Os distúrbios periféricos envolvem os músculos extraoculares (p. ex., MG ou miopatia ocular) ou os NCs (p. ex., compressão do quarto nervo craniano). Os distúrbios periféricos afetam os núcleos, fascículos ou troncos periféricos dos NCs. Embora os núcleos e fascículos sejam "centrais", as características clínicas das afecções que atingem essas estruturas são muito mais semelhantes a outros distúrbios infranucleares do que aos supranucleares. Os distúrbios centrais podem ser divididos em supranucleares, que envolvem os centros de controle optomotor, e internucleares, que envolvem as vias que conectam e coordenam a atividade dos núcleos motores oculares, principalmente o FLM. Muitos distúrbios oftalmológicos primários podem causar movimentos oculares anormais que podem ser confundidos com transtornos neurológicos (Tabela 14.3).

Tabela 14.3	Distúrbios que podem causar diplopia que imita paralisia de nervos cranianos.	
Distúrbio	**Distúrbio mimetizado**	**Característica distintiva**
Síndrome de Duane	Paralisia do nervo craniano (NC) VI	Retração do bulbo e estreitamento da rima das pálpebras em adução
Síndrome da bainha do tendão de Brown	Paralisia do M. oblíquo inferior	Estalido na elevação do olho
Miastenia *gravis*	Qualquer	Achados flutuantes

(continua)

Tabela 14.3	Distúrbios que podem causar diplopia que imita paralisia de nervos cranianos. (*Continuação*)	
Distúrbio	**Distúrbio mimetizado**	**Característica distintiva**
Doença ocular tireóidea	Qualquer	Exoftalmia, anormalidades da pálpebra, quemose, história de doença da tireoide, ducções forçadas anormais
Espasmo convergente	Paralisia do NC VI	Contração pupilar no olhar lateral
Restrição do M. reto medial	Paralisia do NC VI	Ducções forçadas anormais
Restrição do M. reto inferior	Paralisia do levantador	Ducções forçadas anormais
Restrição do M. reto superior	Paralisia do NC IV	Ducções forçadas anormais
Síndrome de Möbius	Paralisia do NC VI	Congênito, frequentemente bilateral
Insuficiência ou paralisia de divergência	Paralisia do NC VI	Sucções completas, incapacidade de divergência
Pseudotumor orbital	Qualquer	Proptose, ducções forçadas anormais
Decompensação de estrabismo congênito	Qualquer	Desvio é comitante

DISTÚRBIOS PERIFÉRICOS DA MOTILIDADE OCULAR

Os distúrbios de motilidade podem resultar de processos que envolvem a órbita, causando limitação mecânica do movimento ocular, miopatias oculares, transmissão neuromuscular, ou paralisia de um nervo oculomotor isolado.

Doença da órbita

Massas no interior da órbita podem inibir mecanicamente o movimento do bulbo, causando, com frequência, também proptose reveladora. Depois de um traumatismo orbital, os músculos extraoculares podem ser aprisionados em fragmentos da fratura, como o encarceramento do músculo reto inferior em uma fratura por explosão da órbita, produzindo uma limitação mecânica do olhar para cima e diplopia vertical. Outros exemplos de doenças da órbita que ocasionam dismotilidade ocular são pseudotumor orbital, linfoma e rabdomiossarcoma. Há limitação mecânica das excursões oculares em movimentos passivos e ativos. As ducções forçadas consistem em empurrar ou puxar o bulbo anestesiado para movê-lo passivamente através da amplitude limitada. O olho afetado por fraqueza de músculo ocular, MG ou paralisia do nervo oculomotor tem movimento livre e fácil em toda a extensão. O olho afetado por miopatia restritiva ou músculo encarcerado não se move melhor passivamente do que ativamente. A síndrome da bainha do tendão de Brown é uma limitação da movimentação livre do tendão oblíquo superior através da tróclea; na maioria das vezes é congênita. A restrição de movimento é análoga ao dedo em gatilho e leva ao comprometimento da fixação do olhar em adução, simulando paralisia do músculo oblíquo inferior (Videolink 14.7).

Doença muscular

A doença muscular primária dos olhos pode limitar a motilidade por causa da fraqueza ou restrição de movimento. Uma série de miopatias e distrofias musculares pode afetar os músculos oculares. Os distúrbios musculares podem ser divididos em miopatias e orbitopatias restritivas. A orbitopatia restritiva comum é a DOT, doença autoimune que causa deposição de mucopolissacarídeos e infiltração linfocítica nos músculos oculares, tornando-os volumosos, rígidos e incapazes de relaxar durante a contração do antagonista. Esse tipo de miopatia restritiva é facilmente confundida com fraqueza do antagonista (p. ex., miopatia restritiva do músculo reto medial simulando fraqueza do reto lateral). Os músculos afetados pela DOT também não se contraem normalmente. As ducções forçadas são feitas, muitas vezes, para esclarecer dúvidas. O reto inferior é o músculo mais envolvido na DOT, limitando o olhar para cima no lado afetado. É preciso ter sempre em mente a possibilidade de DOT ao lidar com distúrbios da motilidade ocular.

As miopatias oculares causam fraqueza nos músculos extraoculares, em geral acompanhada de ptose e fraqueza do fechamento ocular por miopatia dos músculos faciais. A fraqueza do fechamento ocular sugere como causas a miopatia ou o distúrbio de transmissão neuromuscular. Alguns outros distúrbios afetam os músculos oculares e faciais. As afecções comuns que ocasionam miopatia são oftalmoplegia externa progressiva crônica (OEPC) e distrofia muscular oculofaríngea (Boxe 14.6).

Distúrbios de transmissão neuromuscular

A MG, o distúrbio de transmissão neuromuscular mais comum, em geral afeta os músculos extraoculares, e abrange qualquer músculo ou combinação de músculos. O acometimento ocular é precoce em 50 a 70% dos pacientes e pode chegar a 90%. A apresentação típica é ptose e diplopia ou ambas. Em alguns pacientes, a doença é limitada aos olhos (miastenia pura). A maioria dos pacientes tem envolvimento ocular e, mais tarde, desenvolve MG generalizada, visto que a doença afeta os músculos bulbares e dos membros. Mesmo em pacientes com MG generalizada, o componente ocular permanece uma característica proeminente. A característica da MG é a fraqueza fatigável. A fraqueza piora com a contração repetitiva do músculo. A ptose na MG é "fatigável" e se agrava progressivamente com o olhar prolongado para cima. Os sinais palpebrais da MG já foram discutidos. Os pacientes podem desenvolver diplopia com olhar excêntrico sustentado, mesmo quando não estão presentes no início. A flutuação da ptose e da diplopia e a piora dos sintomas no final do dia são características.

▌Boxe 14.6

Miopatias oculares

A oftalmoplegia externa progressiva crônica (OEPC) é uma síndrome que tem várias etiologias, mas em geral é causada por miopatia mitocondrial. Causa inexorável ptose progressiva e fraqueza simétrica dos músculos oculares, provocando, por fim, ptose acentuada e olhos praticamente imóveis. Não é comum que os pacientes tenham diplopia. O exame mostra perda de movimentos oculares voluntários e reflexos, e o fenômeno de Bell está ausente. A biopsia muscular geralmente mostra fibras vermelhas rotas. A síndrome de Kearns-Sayre é um tipo de OEPC associada à retinopatia pigmentar, anomalias cardíacas, em especial bloqueio de condução com risco maior de morte súbita, ataxia, perda auditiva, retardo mental, disfunção endócrina, baixa estatura e aumento da proteínas no LCR. Todos têm início antes dos 20 anos.

A maioria das distrofias musculares clássicas não afeta os músculos oculares. Uma exceção é a distrofia oculofaríngea, que causa ptose bilateral proeminente e progressiva e disfagia, em geral, com início na quinta ou sexta década da vida. A peculiaridade da doença é a miopatia ocular acompanhada por fraqueza da faringe. As miopatias congênitas em geral não afetam os músculos oculares. Uma exceção é a miopatia miotubular, na qual pode haver envolvimento precoce e proeminente. A distrofia miotônica causa ptose proeminente. Pode afetar os músculos extraoculares, causando lentidão nas sacadas, mas o comprometimento importante não é característica típica da doença. A miotonia palpebral é comum, mas pode ocorrer na maioria dos distúrbios miotônicos e não é específica da distrofia miotônica. Raras vezes, os músculos extraoculares podem ser afetados por miosite inflamatória.

É comum que a ptose e a oftalmoparesia da MG sejam assimétricas e variem de um minuto para outro. Durante o exame neurológico, a ptose pode mudar de lado e a diplopia pode variar. Esses recursos, juntamente com a fraqueza que acompanha o fechamento dos olhos, são praticamente diagnósticos. A manifestação mais precoce da MG ocular é a desaceleração do movimento sacádico na refixação rápida.

A MG pode gerar fraqueza em qualquer músculo ou combinação de músculos. É raro, mas não inédito, ter oftalmoparesia sem ptose. A MG pode causar fraqueza em qualquer músculo isolado e deve ser considerada no diagnóstico diferencial sempre que a oftalmoparesia não se enquadrar em nenhum padrão específico. A MG também pode produzir oftalmoparesia que simula outras doenças. O comprometimento seletivo de um músculo reto medial pode produzir "pseudo-NOC miastênico" completo com nistagmo do olho abdutor (ver Figura 14.15 e Videolink 14.8). O comprometimento de um músculo reto lateral pode simular a paralisia do sexto nervo. A MG pode mimetizar a paralisia do olhar ou o padrão de qualquer nervo individual. Deve ser considerada no diagnóstico diferencial de praticamente qualquer paciente com oftalmoplegia externa; contudo, o comprometimento da pupila exclui MG. A capacidade de manipular os sinais oculares miastênicos ajuda muito no diagnóstico (Boxe 14.7).

Com exceção da ptose leve, a síndrome de Lambert-Eaton geralmente não afeta os olhos. O botulismo pode causar oftalmoparesia grave, muitas vezes, mas nem sempre, com acometimento pupilar. Outras doenças neuromusculares incomuns, como toxinas marinhas e síndromes miastênicas congênitas, também podem produzir oftalmoparesia.

PARALISIAS DE NERVOS ISOLADOS

Os mesmos processos básicos ocasionam paralisias do terceiro, quarto e sexto nervos cranianos, mas as frequências são distintas. Até 25% dos casos são idiopáticos e, destes, 50%

▌Boxe 14.7

Miastenia *gravis*

Manter o paciente em repouso com os olhos fechados por 30 minutos pode produzir melhora temporária da oftalmoparesia (teste do sono). A aplicação de compressa fria no olho pode aliviar e a compressa quente pode exacerbar tanto a ptose quanto a oftalmoparesia. Um modo conveniente de aquecer os olhos é usar um secador de cabelo em configuração baixa. O aquecimento de só um dos olhos pode produzir assimetrias substanciais. O teste de edrofônio (Tensilon) ou neostigmina (Prostigmina) é muito útil para avaliar um músculo com fraqueza definida antes e depois da injeção. A miastenia *gravis* (MG) pode induzir efeitos adaptativos centrais para compensar a fraqueza dos músculos extraoculares. Em decorrência da fadiga durante as sacadas, o sistema nervoso central pode começar a gerar um sinal mais forte de movimento sacádico para que o olho encontre o alvo. A administração de edrofônio pode causar resolução temporária da fraqueza, mas o efeito de adaptação central persiste e as sacadas tornam-se repentinamente hipermétricas, ultrapassando o alvo. O desenvolvimento de sacadas hipermétricas ou oscilações macrossacádicas depois da aplicação de edrofônio é altamente sugestivo e considerado, por alguns, diagnóstico de MG. Outros exames úteis são teste de anticorpo antirreceptor de acetilcolina, estimulação nervosa repetitiva e eletromiografia de fibra única.

---

têm recuperação espontânea. Alguns processos podem afetar mais de um nervo motor. Os traumas são a causa mais comum de paralisia do quarto nervo e a segunda causa mais comum de paralisia do terceiro e sexto nervos. A doença vascular microangiopática secundária a diabetes ou hipertensão é a etiologia mais comum de paralisias não traumáticas do terceiro e sexto nervos. Os aneurismas são uma etiologia importante de doença do terceiro nervo. O aumento da pressão intracraniana pode causar paralisia do terceiro nervo por causa de herniação do unco, e paralisia do sexto nervo como efeito inespecífico e não localizador. Qualquer um desses nervos pode ser afetado por neoplasias. A paralisia do terceiro nervo que se desenvolve depois de traumatismo craniano sem grande significância sugere a possibilidade de estiramento subclínico decorrente de massa subjacente. Meningite basilar, enxaqueca, infecções virais, imunizações, doença do seio cavernoso, sarcoide, vasculite e síndrome de Guillain-Barré são etiologias ocasionais; a lista de etiologias raras é longa.

Nervo oculomotor

A paralisia do NC III produz vários graus e combinações de fraqueza dos músculos extraoculares, ptose e comprometimento da pupila. Oftalmoplegia interna significa envolvimento limitado ao esfíncter pupilar e músculo ciliar; oftalmoplegia externa significa envolvimento apenas dos músculos; na oftalmoplegia completa, ambos. As etiologias identificáveis mais comuns são isquemia, aneurisma, tumor e trauma; cerca de 20% permanecem sem explicação. Diferenciar paralisias isquêmicas benignas das decorrentes de aneurismas é um desafio, principalmente porque ambas podem apresentar diplopia dolorosa; o atraso no diagnóstico aumenta a mortalidade. A disfunção do terceiro nervo é, quase sempre, um sinal sinistro, em especial no contexto de qualquer alteração de consciência. A herniação do unco decorrente de efeito de massa de qualquer tipo pode resultar em compressão, à medida que a extremidade temporal se comprime na incisura do tentório e aprisiona o NC III contra a borda angulosa do tentório. Os aneurismas da comunicante posterior ou distais da artéria carótida interna comumente causam paralisia do terceiro nervo (ver Figura 14.5). Na paralisia do terceiro nervo, os processos que afetam o núcleo ou fascículos no interior do tronco encefálico em geral produzem sinais associados das regiões adjacentes que permitem a localização (p. ex., síndrome de Weber ou Benedikt). Em seu longo curso por toda a extensão da base do cérebro, o NC III pode ser afetado isoladamente. No seio cavernoso ou na órbita, é comum que os déficits associados que se relacionam com o comprometimento de outras estruturas permitam a localização.

A paralisia completa do terceiro nervo causa ptose grave da pálpebra superior, comprometimento do olhar medial, para cima e para baixo e perda de acomodação, com pupila dilatada que não reage à luz direta ou consensualmente, nem com aproximação (ver Figura 14.12). Pode não haver queixa de diplopia se a pálpebra cobrir completamente o olho. Quando há diplopia, as imagens costumam ser oblíquas em razão da combinação de músculos fracos. O olho repousa em posição inferior e externa por causa da preservação das funções dos músculos reto lateral e oblíquo superior.

Em uma grande série, as paralisias do terceiro nervo foram completas em apenas 33%. Lesões incompletas de NC III, que causam paresia em vez de paralisia e afetam certas funções mais do que outras, são mais comuns do que as lesões completas. As lesões isquêmicas geralmente poupam a função pupilar. As lesões que afetam o mesencéfalo ou o trajeto do nervo depois de se dividir em suas divisões superior e inferior têm maior probabilidade de comprometer apenas certas funções (ver a seção "Pupilas grandes"). As lesões entre a fossa interpeduncular e o ponto de divisão tendem a causar paralisia de todas as funções, mas a paralisia divisional pode ocorrer a partir de uma lesão em qualquer lugar ao longo do trajeto do nervo. Muito raramente, a única manifestação de paralisia do terceiro nervo pode ser a pupila anormal. Dependendo da etiologia, a paralisia do NC III pode apresentar flutuações, mesmo em um curto período, principalmente quando há compressão do nervo. Uma paralisia do terceiro nervo em decorrência da herniação do unco pode se resolver imediatamente se a hérnia puder ser revertida.

Além da preservação da pupila, a característica clínica útil que distingue as lesões isquêmicas das mecânicas compressivas, é a reinervação anômala (síndrome de regeneração anômala, sincinesia oculomotora). A reinervação anormal é muito comum após lesões do nervo facial (ver Capítulo 16), e um processo semelhante pode acometer o NC III (Boxe 14.8). As afecções que rompem mecanicamente o nervo podem resultar em brotos de regeneração que crescem em tubos errados e, por fim, inervam alguma estrutura diferente da originalmente

---

Boxe 14.8

Regeneração anômala do NC III

A síndrome de desorientação do terceiro nervo tem certos aspectos característicos. A inervação dupla dos músculos causa uma falha no relaxamento recíproco normal do antagonista, violando a lei de Sherrington e causando cocontração e retração do bulbo em certos movimentos. O quadro clínico é estereotipado mas pode variar em grau. A tentativa de olhar para cima leva à adução e à retração do músculo reto superior até os retos medial e inferior com cocontração. A pálpebra superior pode retrair ao olhar para baixo (pseudossinal de Graefe), porque o músculo reto inferior inerva, de modo aberrante, o levantador. A pálpebra retrai na adução por causa da sincinesia dos músculos reto medial e levantador. A pálpebra pode cair na abdução, porque a inibição recíproca do músculo reto medial faz com que o músculo levantador relaxe.

A reinervação anômala também pode afetar a pupila. O reflexo fotomotor pupilar geralmente permanece fraco ou ausente, mas a pupila se contrai na adução ocular com convergência ou olhar horizontal. A constrição na convergência com reflexo fotomotor prejudicado imita a dissociação de reflexos fotomotor e de aproximação (pseudopupila de Argyll Robertson). O músculo ciliar é cerca de 30 vezes maior que o esfíncter da íris; a maioria dos neurônios no gânglio ciliar se dedica à acomodação, não à função pupilar. A grande preponderância dos axônios do músculo ciliar sobre os do esfíncter da pupila torna provável que o direcionamento incorreto da regeneração resulte em fibras de acomodação que inervam a pupila de modo anômalo, o que causa constrição da pupila com qualquer tentativa de fixação.

planejada. Por exemplo, as fibras que originariamente inervavam o músculo reto medial podem reinervar o músculo levantador da pálpebra. As causas comuns são aneurisma e traumatismo craniano, causas menos comuns são tumor e neurossífilis e o problema pode ser congênito. A síndrome de desorientação geralmente surge cerca de 3 meses depois do evento desencadeante. A reinervação aberrante não ocorre depois de paralisia isquêmica ou idiopática do terceiro nervo. Veja um exemplo impressionante de sincinesia bilateral do terceiro nervo resultante de lesão mesencefálica, no Videolink 14.9 (de Taieb et al.). As alterações da pálpebra são o inverso das encontradas na síndrome de Duane (Boxe 14.9).

Localização das lesões do nervo oculomotor

A paralisia do NC III pode ocorrer por causa de lesões em qualquer lugar ao longo de seu trajeto desde o núcleo oculomotor no mesencéfalo até a órbita. As causas comuns são trauma, tumor, diabetes, aneurisma, cirurgia e acidente vascular cerebral. As lesões do mesencéfalo são discutidas posteriormente no Capítulo 21; em geral, elas são acompanhadas por sinais de regiões adjacentes que permitem sua localização. Processos que afetam o núcleo do terceiro nervo podem causar padrões característicos de fraqueza não observados em lesões em outros locais. Por causa da inervação contralateral do músculo reto superior, uma lesão nuclear pode causar fraqueza do reto superior contralateral. O comprometimento do subnúcleo central caudal pode ocasionar ptose bilateral com paralisia do NC III que, de outra forma é unilateral ou ptose bilateral isolada. Por sua vez, os pacientes com doença no mesencéfalo podem ter paralisia do terceiro nervo que preserva a pálpebra se não houver acometimento do núcleo caudal central. Lesões incompletas envolvendo os fascículos do terceiro nervo no mesencéfalo podem causar paralisias parciais do NC III. O padrão de acometimento pode mimetizar paralisia divisional e sugerir doença do seio cavernoso ou órbita (pseudoparalisia divisional).

Os processos no trajeto subaracnóideo do nervo geralmente causam paralisia isolada unilateral do NC III com poucos achados associados para auxiliar na localização. Pode ocorrer dano incompleto que mimetiza paralisia divisional. A consideração diagnóstica mais urgente em uma paralisia isolada do terceiro nervo é o aneurisma da artéria comunicante posterior ou da artéria basilar. As paralisias do terceiro nervo decorrentes de aneurismas são tipicamente agudas, dolorosas e envolvem a pupila.

As paralisias isquêmicas do terceiro nervo são mais frequentes na microvasculopatia relacionada com o diabetes e a hipertensão. Pacientes com paralisia isquêmica em geral têm mais idade do que os que têm aneurismas. As paralisias microvasculares do terceiro nervo têm início súbito, doloroso, podem poupar a pupila, começar a se resolver em cerca de 2 meses e não resultar em regeneração anômala.

A paralisia traumática do NC III quase sempre ocorre só com lesões cranianas graves o suficiente para causar perda de consciência ou fratura do crânio. O aumento da pressão intracraniana com herniação do unco em geral comprime o nervo ipsilateral; o primeiro sinal é, quase sempre, a pupila anormal. A compressão do pedúnculo cerebral contralateral que causa hemiparesia localizadora falsa ipsilateral à lesão não é incomum (síndrome da incisura de Kernohan, Figura 14.24). O NC III pode ser acometido bilateralmente

---

Boxe 14.9

Síndrome de Duane

Existem três subtipos reconhecidos da síndrome de Duane; o tipo I representa cerca de 80% dos casos. A característica principal da síndrome de Duane tipo I é a limitação da abdução com os demais movimentos oculares normais. É causada por aplasia ou hipoplasia do núcleo do sexto nervo, como na síndrome de Möbius, mas é acompanhada de inervação anômala do músculo reto lateral pelo NC III. O paciente não consegue abduzir o olho e a adução induz a cocontração do reto lateral, causando a retração do bulbo para a órbita. A enoftalmia dinâmica causada pela cocontração deixa a rima da pálpebra estreita na adução (pseudoptose). A reinervação anômala do terceiro nervo faz com que a rima da pálpebra se alargue na adução; a síndrome de Duane faz com que ele diminua.

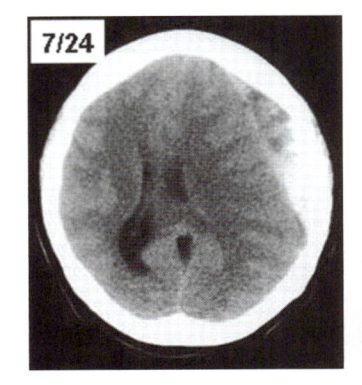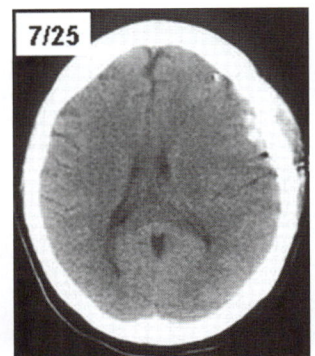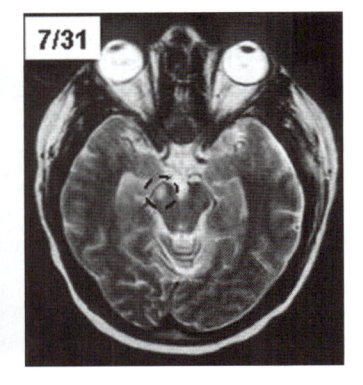

Figura 14.24 A TC do cérebro mostrou um hematoma subdural esquerdo com desvio da linha média de 1,5 cm (imagem 7/24). Após transfusão de plaquetas de emergência, o hematoma subdural foi evacuado. A TC do cérebro no dia seguinte mostrou a resolução do desvio (imagem 7/25). A RM do cérebro 1 semana depois mostrou lesão no pedúnculo cerebral na sequência ponderada em T2 (imagem 7/31). Não havia história de traumatismo cranioencefálico.

com lesões na região do mesencéfalo rostral, como herniação transtentorial central com hemorragia de Duret, síndrome do topo da artéria basilar por isquemia e aneurisma do topo da artéria basilar.

A doença do seio cavernoso geralmente afeta outras estruturas além do NC III, mas pode haver mononeuropatia. Na avaliação da paralisia completa do terceiro nervo é importante ter certeza de que o NC IV está intacto, pedindo ao paciente que tente olhar para baixo e em sentido medial; avalie se há um movimento discreto de entorção (mais bem apreciado observando-se os vasos sanguíneos conjuntivais). Para ver um exemplo de paralisia isquêmica do NC III poupadora de pupila com função preservada do NC IV, consulte *3rd nerve palsy with preserved 4th nerve function*, do Dr. Daniel R. Gold, Neuro-oftalmology Virtual Education Library [NOVEL], University of Utah, disponível no Videolink 14.10. Se a paralisia do terceiro nervo for acompanhada por acometimento do NC IV, a probabilidade de doença do seio cavernoso é alta. As síndromes do seio cavernoso são discutidas no Capítulo 21. As lesões na região anterior do seio cavernoso ou da órbita podem atingir seletivamente uma das divisões. A paralisia da divisão superior do terceiro nervo craniano dá origem a ptose e comprometimento do olhar para cima. Uma paralisia da divisão inferior causa fraqueza dos músculos reto medial e reto inferior e disfunção pupilar, porém, sem ptose ou fraqueza do reto superior. É comum que as lesões do NC III no ápice da órbita afetem também o NC II e possam ocasionar proptose.

Outras causas de paralisia isolada do terceiro nervo são tumores da bainha do nervo, doença de Lyme, sarcoidose, artérias basilares dolicoectásicas, enxaqueca oftalmoplégica, malformações arteriovenosas durais, síndromes pós-infecciosas, sinusite ou mucocele esfenoidal, carcinoma nasofaríngeo, herpes-zóster e infiltração ou inflamação meníngea.

Nervo troclear

O NC IV é delgado e tem longo trajeto intracraniano; esses dois fatores aumentam sua vulnerabilidade a lesões. A etiologia mais comum da paralisia adquirida do NC IV é o traumatismo craniano. Os casos não traumáticos são geralmente microvasculares, idiopáticos ou congênitos. Um paciente com paralisia congênita do quarto nervo pode descompensar na vida adulta e apresentar queixa como se o problema tivesse início recente. Outras causas de paralisia do quarto nervo são meningioma, síndrome de seio cavernoso, herpes-zóster, doença de Lyme, enxaqueca oftalmoplégica, sarcoidose, síndrome de Guillain-Barré, doença meníngea e síndrome de Tolosa-Hunt.

Os pacientes com paralisia desse nervo podem não ter queixa de diplopia, mas de visão borrada ou de algum problema vago ao olhar para baixo, como ao ler ou descer escadas. A diplopia é vertical ou diagonal e máxima no olhar para baixo. O paciente pode inclinar a cabeça para o lado oposto para eliminar a diplopia, encostar o mento no peito

para que o olho afetado se volte para cima e entre em extorsão, fora do campo de ação do músculo oblíquo superior fraco. Algumas paralisias do quarto nervo, principalmente em crianças, manifestam-se com inclinação da cabeça em vez de diplopia. No exame físico, verificam-se extorsão e deficiência da depressão do olho aduzido (Figura 14.25). O olho envolvido tem hipertropia ou hiperforia incomitante; com o paciente olhando para baixo e para dentro, o teste de oclusão alternada mostra refixações corretivas para baixo que indicam o deslocamento do olho afetado ocluído para cima. O teste de inclinação da cabeça de Bielschowsky consiste em inclinar a cabeça para cada lado, para localizar a paralisia do quarto nervo pelas mudanças resultantes da diplopia. Quando a diplopia melhora com a inclinação da cabeça para a esquerda e piora com a inclinação para a direita, o paciente tem paralisia do quarto nervo direito. Forçar a intorção do olho afetado agrava a diplopia. Veja uma excelente discussão sobre a avaliação da diplopia vertical à beira do leito em Prasad e Volpe. Veja também a demonstração do teste de inclinação da cabeça em paciente com paralisia do NC IV em *Fourth Nerve Palsy*, da Dra. Shirley Wray, Neuro-oftalmology Virtual Education Library [NOVEL], University of Utah, disponível no Videolink 14.11.

Exceto pelo fato de uma lesão nuclear causar paralisia do quarto nervo no lado contralateral, as lesões no nível nuclear e fascicular do mesencéfalo apresentam a mesma aparência clínica que as lesões que afetam o nervo propriamente dito no espaço subaracnóideo, seio cavernoso ou órbita. Os NCs III e IV podem ser afetados juntos por processos que acometem o mesencéfalo ou o seio cavernoso.

A mioquimia (microtremor) do oblíquo superior é uma contração espasmódica e intermitente desse músculo, que pode causar diplopia vertical transitória ou oscilopsia monocular. Sua etiologia é desconhecida, mas provavelmente está relacionada com outras afecções que causam mioquimia focal. Em casos raros, os pacientes podem desenvolver fraqueza do oblíquo superior.

Nervo abducente

As paralisias do sexto nervo são comuns e muitas se resolvem sem explicação. Na paralisia completa do NC VI, o olho não pode ser abduzido e muitas vezes fica em posição de adução (Figura 14.26). Os pacientes têm agravamento da diplopia

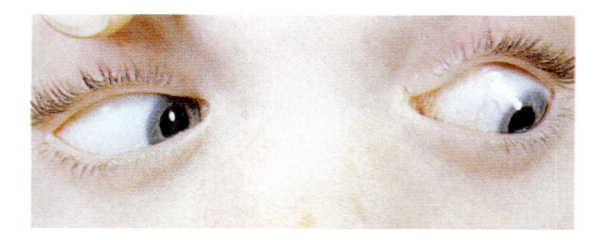

Figura 14.25 Paralisia do quarto nervo craniano direito. O paciente não consegue abaixar o olho aduzido na tentativa de olhar para baixo.

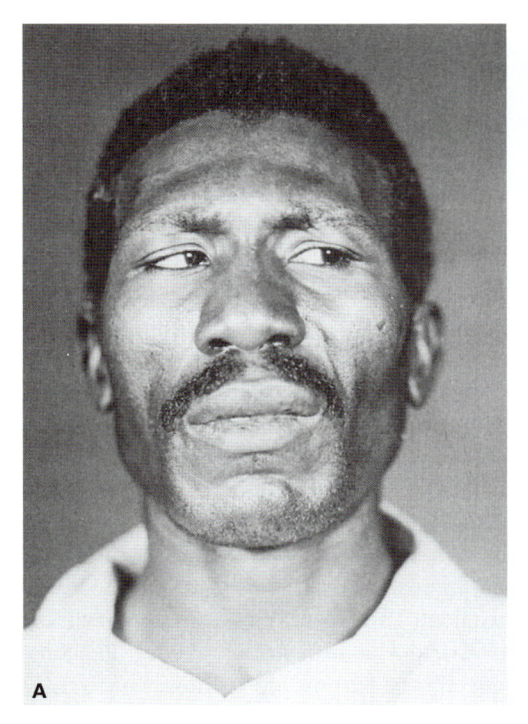 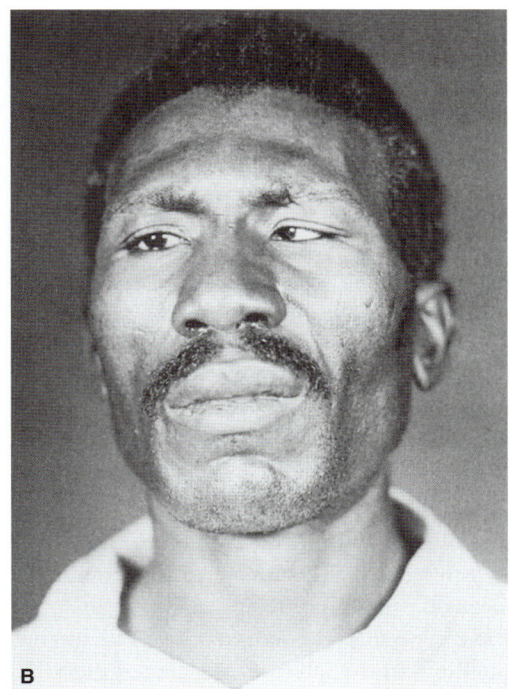

Figura 14.26 Paralisia do nervo abducente direito em paciente com neoplasia de fossa posterior. **A.** Paciente olhando para a esquerda. **B.** Paciente tentando olhar na direção de ação do músculo paralisado.

horizontal a distância. Pode haver esotropia na posição primária. O exame mostra estrabismo paralítico (não comitante), agravado na direção da ação do músculo envolvido. Paralisias incompletas são comuns, e a fraqueza discreta pode mostrar apenas esoforia no teste de oclusão alternado quando o paciente olha para o lado do músculo envolvido. Neoplasias, traumatismo, doença desmielinizante e neuropatia microvascular são as etiologias mais comuns. Muitos casos permanecem sem explicação.

Os sinais em regiões adjacentes em geral permitem a localização, quando o nervo é comprometido no tronco encefálico, no seio cavernoso ou na órbita. As síndromes pontinas são discutidas no Capítulo 21. As lesões do tronco encefálico não produzem necessariamente outros sinais e podem ocasionar paralisia do sexto nervo que aparenta ser isolada. O núcleo do NC VI contém neurônios motores do músculo reto lateral e interneurônios que se projetam para o FLM, de modo que a lesão que afeta o núcleo causa uma paralisia do olhar ipsilateral em vez da paralisia do sexto nervo.

A paralisia do sexto nervo ocorre pelo aumento da pressão intracraniana após um traumatismo cranioencefálico, por doença estrutural na fossa média ou posterior, por tumores nasofaríngeos, e por muitas outras razões. As paralisias do NC VI são os sinais mais comuns e mais clássicos de todos os sinais de localização falsa: são inespecíficos e não têm nenhuma relação anatômica obrigatória com as patologias do SNC que as provoca. A pressão intracraniana elevada com frequência produz disfunção do NC VI por causa do estiramento do nervo sobre o ápice da parte petrosa, porque o

aumento da pressão força as inserções do tronco encefálico inferiormente. A paralisia do sexto nervo é comum no pseudotumor cerebral. Veja *Bilateral 6th nerve palsies due to idiopathic intracranial hypertension*, do Dr. Daniel R. Gold, Neuro-ophthalmology Virtual Education Library [NOVEL], University of Utah, disponível no Videolink 14.12.

Síndrome de Gradenigo é paralisia do sexto nervo, dor facial e perda sensitiva em V_1 decorrente de lesões no ápice da parte petrosa (geralmente neoplásicas, traumáticas ou inflamatórias). Qualquer processo no seio cavernoso pode atingir o NC VI, em geral, juntamente com outras estruturas. A paralisia iatrogênica do NC VI pode ocorrer depois de punção lombar, mielografia e certos procedimentos neurocirúrgicos. Outras etiologias da paralisia do NC VI incluem síndrome de Möbius, herpes-zóster, enxaqueca oftalmoplégica, infecção viral e síndromes pós-virais. As paralisias bilaterais do sexto nervo não são incomuns. Pode ser causada por tumores ao longo do clivo, onde os dois nervos estão próximos, por processos meníngeos, como hemorragia subaracnóidea e meningite e com aumento da pressão intracraniana.

Outras causas de limitação da abdução

Nem todas as falhas de abdução são decorrentes de paralisia do NC VI. Algumas das outras causas são encarceramento do músculo reto medial por fratura orbital medial, DOT, MG, espasmo de convergência, insuficiência de divergência, síndrome de Duane, pseudotumor orbital e síndrome de Möbius (ver Tabela 14.3).

A síndrome de retração de Duane é uma causa comum de estrabismo congênito que pode mimetizar a paralisia do sexto nervo craniano (ver Boxe 14.9). Insuficiência de divergência e paralisia de divergência são afecções nas quais há deterioração da abdução com esotropia ao olhar a distância, mas abdução completa nos testes de ducção. Os pacientes apresentam diplopia horizontal, comitante e não cruzada de longe, sem anormalidade de perto. A insuficiência de divergência pode evoluir como uma anormalidade isolada, benigna, muitas vezes autolimitada, em indivíduos saudáveis ou em pacientes que apresentam outros achados neurológicos e doença subjacente do tipo que mais tipicamente causa paralisia do sexto nervo.

O espasmo de convergência causa esotropia no olhar lateral que pode simular paralisia do NC VI. O distúrbio comumente é funcional e causado por convergência voluntária que interrompe o olhar lateral normal. Quando o paciente olha para o lado, a convergência súbita interrompe a abdução e simula a fraqueza do músculo reto lateral. O mecanismo é traído pela constrição pupilar que acompanha o movimento dos olhos, o qual indica que o paciente está convergindo. Há um relato de espasmo de convergência como achado isolado em pacientes com compressão do mesencéfalo.

DISTÚRBIOS CENTRAIS DA MOTILIDADE OCULAR

Os distúrbios centrais podem ser divididos em supranucleares e internucleares. Os distúrbios supranucleares são os que afetam os centros supranucleares do olhar nos hemisférios e tronco encefálico, bem como outras áreas que influenciam os movimentos oculares, como os gânglios da base e o cerebelo. Os distúrbios internucleares afetam as conexões entre os núcleos dos nervos motores oculares no tronco encefálico.

Oftalmoplegia internuclear

As lesões do FLM causam OIN (Figura 14.27). O músculo reto medial contralateral não recebe nenhum sinal para se contrair quando a FRPP e o núcleo do sexto nervo atuam para iniciar o olhar lateral. Como resultado, olhar para um lado ocasiona abdução do olho ipsilateral, mas não a adução do outro. Normalmente, o olho em abdução também apresenta nistagmo sustentado ou com apenas algumas osculações (Videolink 14.13). A falha de adução do músculo reto medial é uma anormalidade isolada no olho afetado; a normalidade da pálpebra e da pupila distingue a OIN da paralisia do terceiro nervo. Alguns pacientes têm falha total de adução e alguns podem ter exotropia no olhar primário. Diz-se de pacientes com OIN bilateral e exotropia que têm síndrome de "olho-emparedado por OIN bilateral" (*WEBINO, wall-eyed bilateral INO syndrome*). A OIN costuma ser acompanhada por nistagmo vertical, na maioria das vezes, nistagmo evocado pelo olhar com fase rápida para cima.

É comum que o primeiro sinal detectável da OIN seja a lentidão das sacadas de adução em comparação com as de abdução, demonstrada por refixações rápidas ou NOCs. Por convenção, a OIN é rotulada pelo lado da falha de adução; a OIN direita produz falha de adução no olho direito. Muitas lesões do tronco encefálico podem causar OIN, mas as doenças comuns são EM e acidente vascular

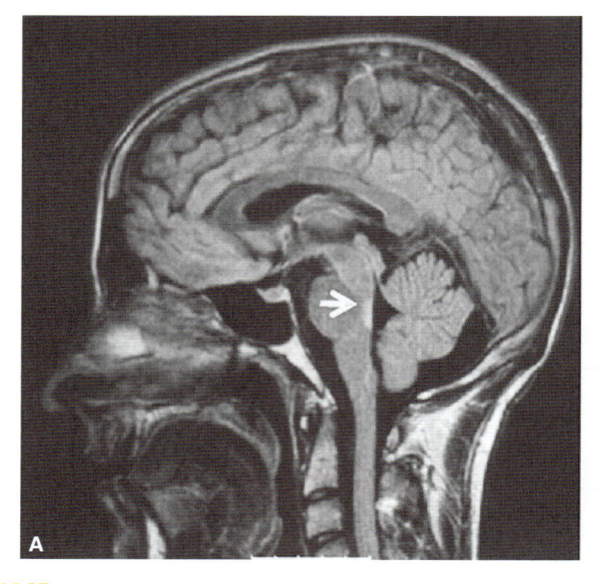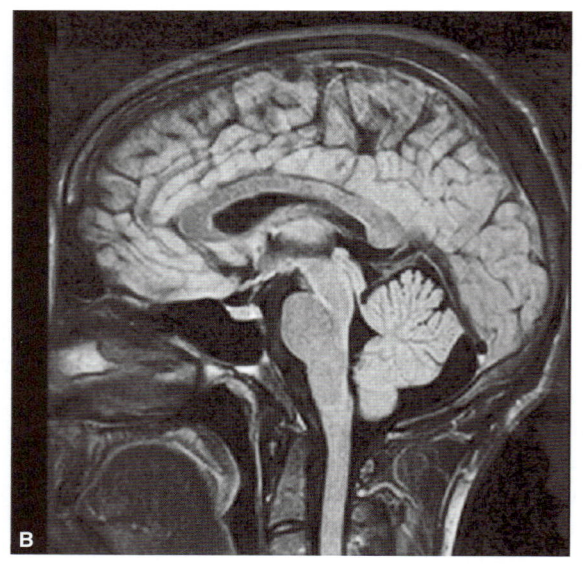

Figura 14.27 RM sagital demonstrando um foco de alta mudança de sinal em FLAIR no fascículo longitudinal medial no interior da parte posterior da ponte (*setas brancas*) em paciente com oftalmoplegia internuclear, de forma aguda (**A**) e com resolução (**B**). (Reproduzida de Auce P, Rajakulendran S, Nesbitt A et al. Neurological Picture. Internuclear ophthalmoplegia following African tick bite fever. *J Neurol Neurosurg Psychiatry* 2011;82[6]:681, com permissão de BMJ Publishing Group Ltd.)

do tronco encefálico. As OINs decorrentes de EM costumam ser bilaterais e atingir pacientes jovens; as que se devem à doença vascular do tronco encefálico são, com mais frequência, unilaterais e observadas em pacientes com mais idade. Doenças como MG, encefalopatia de Wernicke, DOT ou paralisia parcial do terceiro nervo podem causar uma "pseudo-OIN". A encefalopatia de Wernicke pode sobrevir sem alterações do estado mental.

Apesar da adução deficiente no olhar horizontal, alguns pacientes com OIN retêm a capacidade de convergência. As OINs foram divididas entre as com e sem preservação da convergência. Os centros de convergência situam-se no mesencéfalo, e quando a adução na convergência é prejudicada, a OIN pode ser classificada como rostral (anterior). Quando a convergência é preservada, a OIN pode ser classificada como caudal (posterior). Contudo, muitos indivíduos normais têm convergência prejudicada, e o valor de localização da capacidade de convergência não foi confirmado.

Paralisias e desvios do olhar

Os COFs movem os olhos no olhar horizontal conjugado contralateral. Os olhos normalmente permanecem fixos à frente por causa de um equilíbrio de estímulos dos COFs em cada hemisfério. A atividade epiléptica em um lobo frontal move os olhos em sentido contralateral. Em uma crise adversiva, os olhos e a cabeça desviam para um lado e, a seguir, a crise pode se generalizar. O desvio ocular sustentado pode ser uma manifestação (raramente, a única manifestação) de atividade convulsiva, até mesmo de estado de mal epiléptico. Nas lesões destrutivas do lobo frontal, na maioria por acidente vascular cerebral isquêmico, o paciente é incapaz de mover os olhos em direção contralateral, que indica paralisia ou, quando é menos grave, paresia do olhar. O hemisfério normal intacto mantém os estímulos tônicos, e o desequilíbrio que faz com que os olhos se movam em sentido contralateral, na direção ao lado afetado, isto é, um desvio do olhar. Os pacientes podem ter paralisia do olhar sem desvio. A presença de desvio do olhar geralmente significa paralisia do olhar para o lado oposto, mas pode, às vezes, sinalizar atividade convulsiva.

Considerações semelhantes são aplicadas às doenças pontinas. A FRPP comanda o olhar horizontal conjugado ipsilateral. A FRPP move os olhos em sentido ipsilateral, em contraste com os COFs, que forçam os olhos em direção contralateral. As lesões destrutivas da FRPP debilitam a capacidade do olhar ipsilateral, resultando em desvio do olhar na direção ao lado intacto, porque a FRPP normal puxa os olhos (ver *Unilateral Horizontal Gaze Palsy*, da Dr. Shirley Wray, Neuro-ophthalmology Virtual Education Library [NOVEL], University of Utah, disponível no Videolink 14.14). A FRPP é a via terminal comum do olhar horizontal, e as paralisias pontinas do olhar que envolvem a FRPP afetam todas as funções, voluntárias e reflexas.

Nem mesmo o choque térmico da água gelada consegue mover os olhos. Lesões grandes e bilaterais podem causar paralisia do olhar bilateral, e os únicos movimentos oculares preservados são verticais.

Nos pacientes cujos olhos repousem em posição excêntrica para um lado, as possibilidades são (a) atividade convulsiva do lobo frontal, (b) lesão destrutiva do lobo frontal e (c) lesão destrutiva da ponte. Pacientes com lesões frontais destrutivas desviam o olhar do lado da hemiparesia; pacientes com acidentes vasculares na ponte olham na direção da hemiparesia. Os desvios do olhar por lesão do lobo frontal são, em geral, de grande amplitude, pronunciados e clinicamente evidentes, ao passo que os desvios pontinos do olhar tendem a ser sutis e passam despercebidos com facilidade. Os desvios frontais do olhar tendem à resolução em poucos dias; os desvios pontinos persistem por muito mais tempo e, às vezes, são permanentes. Desvios epileptogênicos do olhar geralmente são denunciados por um componente de movimento espasmódico dos olhos e contrações sutis em outros locais.

Síndrome do um e meio

As fibras do FLM que emergem do núcleo do NC VI fazem decussação logo depois da origem e fazem trajeto nas proximidades da FRPP e do núcleo do sexto nervo no lado oposto. Uma lesão pontina medial pode afetar a FRPP de um lado e o cruzamento do FLM no lado contralateral. Por causa da lesão ipsilateral, o paciente apresenta paralisia do olhar do mesmo lado. A lesão do FLM provoca OIN do mesmo lado. Uma lesão na parte direita da ponte pode causar paralisia do olhar direito, com sobreposição de OIN direita, o que resulta em paralisia completa do olhar horizontal para a direita e incapacidade de aduzir o olho direito no olhar para a esquerda ("meia paralisia do olhar" para a esquerda). O único movimento ocular possível é a abdução do olho esquerdo (ver *One and Half Syndrome*, do Dr. Robert Daroff, Neuro-ophthalmology Virtual Education Library [NOVEL], University of Utah, Videolink 14.15). Fisher chamou essa constelação de achados de "síndrome do um e meio". As causas mais comuns são infarto e doença desmielinizante. Exotropia pontina paralítica refere-se aos pacientes na fase aguda, que apresentam exotropia na posição primária por causa da abdução preservada no olho contralateral.

Anormalidades do olhar vertical

Dois distúrbios comuns que afetam o olhar vertical são a síndrome de Parinaud e a PSP.

Síndrome de Parinaud

A principal característica da síndrome de Parinaud (em homenagem a Henri Parinaud, neurologista francês considerado o pai da neuro-oftalmologia) é o comprometimento do olhar para cima (ver Figura 14.18). Os pacientes não conseguem olhar para cima e, quando tentam, os olhos podem convergir espasmodicamente e retrair-se nas órbitas (nistagmo de convergência-retração). Os movimentos de retração de convergência aparecem prontamente durante sacadas forçadas para cima em resposta a uma fita de NOC em movimento para baixo. O movimento de retração é mais bem observado de lado. A síndrome de Parinaud geralmente resulta de lesão expansiva na região do terceiro ventrículo posterior e parte dorsal superior do mesencéfalo, por exemplo, um pinealoma; é conhecida também como síndrome mesencefálica dorsal do aqueduto de Sylvius ou síndrome pré-tectal, ou síndrome da comissura posterior. Outros sinais frequentes incluem retração da pálpebra (sinal de Collier) e pupilas anormais. As pupilas na síndrome de Parinaud têm reflexo fotomotor fraco, raramente ausente, e reflexo de aproximação muito melhor (pupilas tectais). As pupilas tendem a ser grandes, em parte porque os jovens têm pupilas maiores e as lesões nessa região tendem a ocorrer nessa população. Às vezes, a paresia do olhar para cima é suficiente para forçar o olhar para baixo continuamente com as pálpebras retraídas, o "sinal do sol poente", observado em crianças com hidrocefalia obstrutiva com dilatação globosa posterior do terceiro ventrículo e da parte rostral do aqueduto. As principais causas da síndrome pré-tectal na série de Keane foram hidrocefalia, acidente vascular cerebral e tumor. Veja todas as peculiaridades da síndrome de Parinaud no Videolink 14.16.

Paralisia supranuclear progressiva

Na PSP, as alterações degenerativas na parte rostral do tronco encefálico e no tálamo resultam em deterioração em primeiro lugar do olhar para baixo e a seguir, do olhar para cima e, por fim, em paresia global do olhar. Os movimentos reflexos dos olhos são preservados até a fase avançada da doença. As anomalias do olhar são acompanhadas por sinais parkinsonianos e pela tendência pronunciada à rigidez axial extensora. Os pacientes podem ter dificuldade especial com o movimento antissacádico.

Outros distúrbios do olhar vertical

O desvio oblíquo é um pequeno desalinhamento vertical dos olhos que quase sempre resulta de lesões pré-nucleares no tronco encefálico ou no cerebelo. O desvio mais comum é comitante e se mantém quase igual em todas as direções do olhar, sendo que a lesão costuma ser do lado do olho hipotrópico. Ocasionalmente, o desvio oblíquo é associado à OIN, com lesão do lado do olho hipertrópico. A reação de inclinação ocular (RIO) consiste em desvio oblíquo com torção dos olhos e inclinação da cabeça; a cabeça e os polos superiores de ambos os olhos se inclinam na direção do olho hipotrópico (Figura 14.28). Ocorre sobretudo na presença

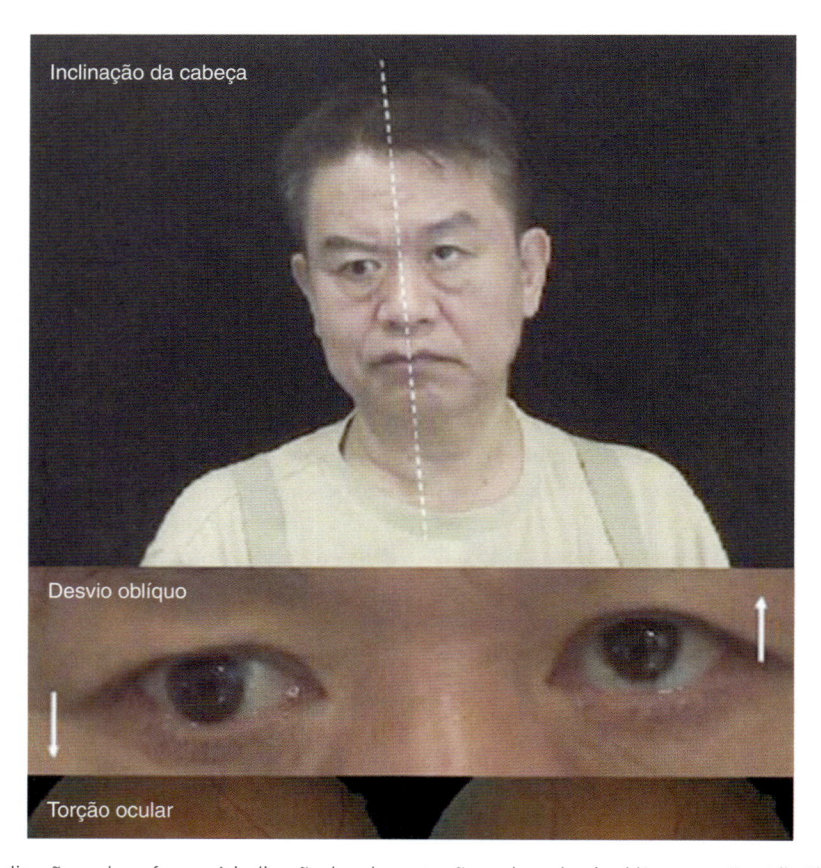

Figura 14.28 A reação de inclinação ocular refere-se à inclinação da cabeça, torção ocular e desvio oblíquo que são atribuídos à assimetria na via otolítica do utrículo. A inclinação da cabeça e a torção ocular ocorrem na direção do olho hipotrópico. (Reimpressa com permissão de Huh YE, Kim JS. Bedside evaluation of dizzy patients. *J Clin Neurol* 2013;9[4]:203-213. Copyright © 2013 Korean Neurological Association.)

de doença vestibular periférica, mas pode ser observada no infarto bulbar lateral. A RIO pode simular a paralisia do quarto nervo, porque ambos causam inclinação incomum da cabeça. A via responsável pela RIO é a linha mediana logo acima do núcleo do sexto nervo e ascende pelo FLM contralateral; as lesões na parte inferior da ponte causam RIO ipsilateral. As lesões mais rostrais causam RIO contralateral. As lesões cerebelares podem causar RIO ipsilateral ou contralateral, dependendo das estruturas afetadas. A paralisia isolada do olhar para baixo é rara, mas pode ocorrer com pequenas lesões estrategicamente localizadas na parte rostral do mesencéfalo. A paralisia dupla do levantador da pálpebra é uma paresia monocular de elevação que afeta os músculos reto superior e oblíquo inferior; e pode ocorrer com lesões pré-tectais. Foi descrito um relato de síndrome do um e meio vertical.

Nistagmo e outras oscilações oculares

O nistagmo é um movimento rítmico, bifásico e involuntário dos olhos. Ao confrontar um paciente com nistagmo ou movimentos de aparência semelhante, os exercícios clínicos usuais incluem as seguintes duas etapas: (a) decidir se o nistagmo indica patologia neurológica e (b) em caso positivo, se a patologia é central ou periférica. Existem formas fisiológicas de nistagmo, normais. Alguns abalos de nistagmo nos extremos do olhar lateral são comuns em indivíduos normais e não têm significado patológico. Há uma série de distúrbios que podem causar nistagmo, entre eles, doença ocular, efeitos de medicação, doença vestibular periférica e doença do SNC. O nistagmo também pode ser congênito. Vários esquemas classificam o nistagmo de muitas maneiras diferentes. Essa discussão concentra-se nos tipos de nistagmo mais encontrados na prática neurológica e na diferenciação entre o nistagmo que provavelmente significa doença neurológica (neuropatológico) e o tipo que não significa (não neuropatológico).

O nistagmo é classificado de várias maneiras: pendular (ambas as fases de igual amplitude e velocidade) ou espasmódico (uma fase rápida e uma fase lenta); central ou periférico; induzido ou espontâneo; e fisiológico ou patológico. Outras caracterizações incluem rápido/lento, grosseiro/fino, manifesto/latente, sensorial/motor e horizontal/vertical. O nistagmo pendular é classificado por seu plano de movimento, em geral, horizontal; e raras vezes significa doença neurológica – essa discussão é concentrada sobretudo no nistagmo espasmódico. O nistagmo espasmódico é classificado pela direção da fase rápida. A lei de Alexander afirma que o nistagmo espasmódico aumenta com o olhar na direção da fase rápida. O nistagmo de primeiro grau só se apresenta no olhar excêntrico (p. ex., nistagmo com fase rápida para a direita no olhar à direita). O nistagmo de segundo grau apresenta-se no olhar primário e aumenta em intensidade com o olhar na direção do componente rápido (p. ex., nistagmo de movimento à direita no olhar primário aumentando com

o olhar para a direita). No nistagmo de terceiro grau, o componente rápido continua a oscilar mesmo com o olhar na direção do componente lento (p. ex., nistagmo com oscilação à direita que persiste mesmo com o olhar para a esquerda). O nistagmo dissociado é diferente nos dois olhos (p. ex., o nistagmo no olho em abdução na OIN).

Nistagmo não neuropatológico

Nistagmo que não significa doença neurológica pode ser fisiológico ou causado por doença ocular (p. ex., visão deficiente), ou outros distúrbios.

Nistagmo fisiológico

Os tipos de nistagmo fisiológico incluem o terminal, o NOC e o vestibular induzido. Embora esses tipos de nistagmo sejam normais, eles podem estar alterados diante de uma doença, e dessa forma auxiliar na localização.

O nistagmo terminal é um nistagmo fino, com sustentação variável nos extremos do olhar lateral, especialmente com o olhar excêntrico suficiente para eliminar a fixação pelo olho em adução. Em algumas pessoas, o nistagmo terminal fisiológico aparece com apenas 30° de desvio da posição primária, em geral, com maior amplitude no olho em abdução. O nistagmo terminal típico é de baixa amplitude e irregular. A simetria no olhar para a direita e para a esquerda, o desaparecimento ao mover os olhos alguns graus na direção da posição primária e a ausência de outras anomalias neurológicas em geral servem para distinguir o nistagmo terminal do nistagmo patológico. O nistagmo terminal é a forma mais comum de nistagmo observada na prática clínica de rotina.

Embora o NOC seja uma resposta normal, suas características podem ser alteradas na doença. As alterações do NOC ocorrem sobretudo com lesões profundas do lobo parietal. As anomalias do NOC já foram analisadas (ver a seção "Nistagmo optocinético").

O nistagmo vestibular pode ser induzido por rotação (p. ex., cadeira de Barany) ou por irrigação do ouvido com água quente ou fria. Esse assunto complexo é discutido com mais detalhes no Capítulo 17.

Outros tipos de nistagmo não neuropatológico

Esses tipos de nistagmo não são fisiológicos, mas não resultam de doenças neurológicas.

Nistagmo voluntário

Alguns indivíduos normais têm a capacidade de fazer movimentos sacádicos muito rápidos para frente e para trás na horizontal, produzindo movimento pendular ocular de alta frequência e baixa amplitude impressionante, mas sem consequências (ver *Voluntary Nystagmus*, do Dr. Robert Daroff, Neuro-ophthalmology Virtual Education Library [NOVEL], University of Utah, disponível no Videolink 14.17). O nistagmo voluntário pode alarmar o médico que não viu anteriormente essas oscilações impressionantes. Os movimentos não podem ser sustentados por muito tempo, geralmente menos de 30 segundos.

Nistagmo induzido por fármacos e drogas

Álcool, sedativos hipnóticos, anticonvulsivantes e outras medicações comumente produzem nistagmo. Esse nistagmo induzido por fármacos e drogas geralmente é simétrico e evocado pelo olhar horizontal e vertical, sobretudo no olhar para cima e raras vezes no olhar para baixo. O nistagmo mais proeminente do que os poucos espasmos terminais de curta duração habituais em geral é causado por fármacos ou drogas.

Nistagmo congênito

Um paciente com história clara de nistagmo desde lactente não constitui um problema para o diagnóstico neurológico. Porém, às vezes, os pacientes com nistagmo congênito desconhecem sua presença; quando se apresentam posteriormente com queixas neurológicas, pode ser difícil classificar a significância do nistagmo. Para distinguir o nistagmo congênito dos demais, os seguintes recursos são úteis. O nistagmo congênito é mais frequente como abalos horizontais que permanecem horizontais mesmo no olhar para cima e para baixo (ou seja, não é evocado pelo olhar). Esse padrão é incomum em outras formas de nistagmo. Muitas vezes, os pacientes têm ponto nulo de menor intensidade do nistagmo e visão melhor com o olhar ligeiramente excêntrico. Eles podem virar ou inclinar a cabeça para manter o olhar nessa zona nula. É comum que o nistagmo seja menor com a convergência. O paciente típico com nistagmo congênito segura o material de leitura extremamente próximo e adota uma inclinação peculiar da cabeça e, mesmo assim, pode ter visão medíocre. Veja *Congenital Nystagmus*, da Dr. Shirley Wray, Neuro-ophthalmology Virtual Education Library [NOVEL], University of Utah, disponível no Videolink 14.18. Uma característica quase patognomônica do nistagmo congênito é a "inversão" dos NOCs. O movimento da fita de NOC de modo a causar um somatório esperado com a fase rápida do nistagmo congênito produz, ao contrário, a diminuição ou reversão paradoxal da direção do nistagmo. Pacientes com nistagmo congênito não são imunes a anormalidades adquiridas do sistema visual. Os registros do movimento dos olhos ajudam a diferenciá-lo de outros tipos de nistagmo. A confirmação de que é de longa duração apoia o diagnóstico.

Uma forma de nistagmo congênito, o nistagmo latente ocorre só quando um dos olhos é encoberto. Isso pode acontecer quando o examinador bloqueia a visão do paciente durante o exame oftalmoscópico, causando nistagmo espasmódico com o componente rápido em direção ao olho não ocluído. O nistagmo desaparece com a fixação binocular. O nistagmo latente pode existir isoladamente ou como manifestação do nistagmo congênito típico.

Doença ocular

Pacientes com deficiência visual acentuada podem desenvolver nistagmo pendular contínuo, e pode ocorrer nistagmo em indivíduos normais que trabalham em ambientes sempre escuros. O nistagmo induzido por perda visual geralmente diminui com a convergência. O nistagmo pendular pode ser monocular em um olho que tem perda visual. O *spasmus nutans* é um distúrbio encontrado em lactentes entre 6 e 12 meses de idade, mas o início pode ser posterior. A tríade clássica é nistagmo, balançar a cabeça de cima para baixo e torcicolo, mas nem todos os pacientes apresentam os três. O balanço da cabeça e o nistagmo são as manifestações comuns, com a inclinação da cabeça em terceiro lugar. O nistagmo é de baixa amplitude, alta frequência e não conjugado. O nistagmo pode ser monocular. A etiologia é incerta, possivelmente relacionada com privação sensorial, mas a condição é benigna e desaparece antes dos 4 anos de idade.

Nistagmo neuropatológico

O nistagmo é manifestação frequente em doença do sistema nervoso. Os tipos comuns incluem nistagmo vestibular, posicional, evocado pelo olhar e parético. A Tabela 14.4 resume tipos importantes, porém menos comuns de nistagmo e dos movimentos relacionados. O nistagmo vestibular e posicional são discutidos no Capítulo 17. Existem muitas fontes de vídeos *on-line* de diferentes tipos de nistagmo, em especial a Neuro-ophthalmology Virtual Education Library da University of Utah (https://novel.utah.edu) e o Canadian Neuro-Ophthalmology Group (http://www.neuroophthalmology.ca).

A atividade simétrica e igual dos sistemas vestibulares de cada lado mantém os olhos em linha reta para frente, na posição primária. O desequilíbrio vestibular faz com que os olhos se desviem para o lado menos ativo enquanto o lado normal supera a atividade tônica enfraquecida do lado hipoativo. No paciente alerta, os COFs geram uma sacada para levar os olhos de volta à posição primária, criando a fase rápida do nistagmo vestibular. Quando o córtex não gera uma sacada corretiva, como no coma, só o desvio tônico se desenvolve; os olhos desviam para a orelha irrigada com água gelada.

As alterações degenerativas nos estatocônios (otolitos) costuma produzir a síndrome de vertigem e nistagmo posicionais. O nistagmo sobrevém depois de latência de até 30 segundos, oscila na fase rápida em direção à orelha em posição inferior, apresenta fadiga rapidamente apesar de manter a posição e se adapta às repetidas tentativas de evocá-lo. O nistagmo posicional é um distúrbio muito comum. Embora em geral seja periférico, pode ocorrer com doença central (tumor, acidente vascular cerebral, EM, doença degenerativa). Ver mais detalhes no Capítulo 17.

Qualquer nistagmo não presente no olhar primário mas que apareça com o olhar em qualquer direção com a fase rápida na direção do olhar é denominado nistagmo evocado pelo olhar. O nistagmo fisiológico terminal normal é evocado pelo olhar, mas só está presente na horizontal e nos extremos

Tabela 14.4	Nistagmo e outros movimentos oculares anormais.		
Tipo de nistagmo	**Características**	**Local da doença**	**Possível doença ou distúrbio**
Nistagmo com fase rápida para cima	Nistagmo com fase rápida para cima no olhar primário	Verme do cerebelo (se o nistagmo aumentar) ou bulbo (se diminuir) no olhar para cima	Lesão cerebelar ou bulbar; meningite; EW; raramente, intoxicação por fármaco ou droga
Nistagmo com fase rápida para baixo	Nistagmo com fase rápida para baixo no olhar primário, máximo no olhar excêntrico para baixo ("fase rápida para baixo nos cantos")	Junção cervicobulbar	Malformação de Arnold-Chiari; invaginação basilar; EM; tumor do forame magno; degeneração espinocerebelar; EW; doença vascular; raramente intoxicação por fármaco ou droga
Nistagmo de convergência-retração	Movimentos de convergência e/ou retração simultânea do bulbo do olho na órbita	Parte rostral do mesencéfalo, área pré-tectal, comissura posterior, parte posterior do terceiro ventrículo	Lesões expansivas, sobretudo pinealoma; doença vascular; herniação transtentorial para cima
Nistagmo de rebote	Nistagmo horizontal com batimentos de curta duração na direção oposta ao retornar à posição primária	Cerebelo ou conexões cerebelares	EM; lesão cerebelar ou da fossa posterior
Nistagmo alternante periódico	Nistagmo horizontal com batimentos em um sentido por 1 a 3 min, pausa e, depois, batimentos no outro sentido, em ciclos contínuos	Tronco encefálico ou cerebelo	Anormalidade da junção craniocervical; EM; degeneração espinocerebelar; tumor; criptococose; neurossífilis; congênito; intoxicação por fenitoína
Nistagmo em gangorra	Nistagmo pendular; há elevação e intorção de um olho, com depressão e extorção do outro; às vezes associado à hemianopsia bitemporal	Parte anterior do terceiro ventrículo, região parasselar ou do quiasma óptico	Tumor, sobretudo craniofaringioma; traumatismo cranioencefálico; displasia septo-óptica; congênito
Nistagmo de Bruns	Amplo e grosseiro em uma direção e delicado na direção oposta	Ângulo pontocerebelar	Tumor
Oscilação ocular	Abalos para baixo com volta lenta à posição primária	Ponte (lesão geralmente volumosa e paciente comatoso)	Hemorragia ou infarto da ponte; ocorrem formas atípicas
Flutter ocular	Sacadas intermitentes, rápidas, consecutivas, que causam movimento de tremor ou vibração	Cerebelo ou conexões cerebelares do tronco encefálico; núcleo denteado	Iguais às da opsoclonia; o *flutter* e a opsoclonia são um *continuum*
Opsoclonia	Sacadas contínuas, involuntárias, aleatórias, caóticas em qualquer direção (sacadomania, olhos dançantes, movimentos oculares relâmpagos)	Cerebelo ou conexões cerebelares do tronco cerebral	Em crianças: neuroblastoma oculto (olhos dançantes - pés dançantes; síndrome de opsoclonia - mioclonia, síndrome de Kinsbourne); em adultos: carcinoma oculto do pulmão ou da mama; encefalite; doença cerebelar

O nistagmo é um abalo, a menos que seja indicado o contrário. EM, esclerose múltipla; EW, encefalopatia de Wernicke.

do olhar. O nistagmo anormal evocado pelo olhar ocorre aquém do olhar extremo e é mais sustentado do que o terminal. O nistagmo induzido por drogas ou medicamentos é evocado pelo olhar, geralmente na horizontal e no olhar para cima. O nistagmo com a mesma aparência na ausência de efeitos de medicamentos ou drogas é inespecífico, mas em geral indica doença do cerebelo ou das conexões cerebelares. O nistagmo do olhar parético é uma forma de nistagmo evocado pelo olhar observado em pacientes com paralisia incompleta do olhar. Em vez de ter incapacidade absoluta do olhar em uma direção específica, o paciente atinge o olhar lateral completo temporariamente, mas não é capaz de mantê-lo. Os olhos voltam para a posição neutra e então espasmodicamente se voltam para a direção desejada do olhar.

Outros distúrbios da motilidade ocular

Outros tipos de movimentos oculares anormais incluem balanço da cabeça, *flutter* ocular e opsoclonia (ver Tabela 14.4). O *flutter* ocular e a opsoclonia são tipos de intrusões sacádicas, sacadas espontâneas distantes da fixação; podem ser confundidos com nistagmo. Pacientes com apraxia oculomotora são incapazes de gerar sacadas no olhar horizontal e

desenvolvem movimentos compensatórios como piscar ou projetar a cabeça para desviar o olhar. As piscadas ou movimentos de cabeça ajudam a desencadear uma sacada. A ataxia-telangiectasia pode ocasionar dificuldades semelhantes do olhar. A doença de Parkinson pode gerar uma série de distúrbios oculomotores, inclusive sacadas hipométricas, perseguição uniforme deficiente, abalos de onda quadrada e retração palpebral. Crise oculógira são ataques de desvio conjugado involuntário dos olhos para cima, que podem ser transitórios ou durar horas. Às vezes, também há algum desvio para um lado, ou os olhos podem voltar-se para baixo. Classicamente associados ao parkinsonismo pós-encefalítico, esses episódios são agora considerados uma reação distônica das fenotiazinas e medicações relacionadas. As crises oculógiras dos medicamentos neurolépticos também podem sobrevir como síndrome tardia. Nas crises de ausência podem ocorrer breves espasmos do olhar para cima. A dismetria ocular é a sobreposição dos olhos na rápida refixação do olhar em direção a qualquer um dos lados ou ao retornar à posição primária que requer sacadas corretivas; também pode haver ultrapassagem nos movimentos seguintes, quando o objeto em questão é interrompido repentinamente.

VIDEOLINKS

Videolink 14.1. Sinal de espasmo palpebral e salto palpebral de Cogan. http://neurosigns.org/wiki/Cogan%27s_lid_twitch_and_ eyelid_hopping

Videolink 14.2. Sinal de cortina em miastenia *gravis*. http://neurosigns.org/ wiki/Curtain_sign_(enhanced_ptosis)

Videolink 14.3. Teste do edrofônio positivo na miastenia *gravis*. https:// collections.lib.utah.edu/details?id=188589&q=sort_type_ t%3A%2AMoving Image%2A+AND+edrophonium&fd= type_t%2Ctitle_t%2Cdescription_t%2Csubject_t%2 Ccollection_t&rows=50&sort=sort_title_t+asc&facet_setname_ s=ehsl_novel_%2A

Videolink 14.4. Síndrome de Duane. https://collections.lib.utah.edu/details? id=180331

Videolink 14.5. Demonstração de DPA pelo teste da lanterna oscilante. https:// collections.lib.utah.edu/details?id=180307&q=sort_type_ t%3A%2A MovingImage%2A+AND+relative+afferent+ pupillary+defect&fd=type_t%2Ctitle_t%2Cdescription_ t%2Csubject_t%2Ccollection_t&rows=50&sort=sort_title_ t+asc&facet_setname_ s=ehsl_novel_%2A

Videolink 14.6. Nistagmo optocinético. http://neurosigns.org/wiki/Optokinetic_ nystagmus

Videolink 14.7. Síndrome da bainha do tendão de Brown. http://www.youtube. com/watch?v=lBdEZU7Vkrs&NR=1

Videolink 14.8. Pseudo-NOC miastênico. http://www.neuroophthalmology. ca/case-of-the-month/eyemovements/intermittent- diplopia-and-troublesucking-on-a-straw

Videolink 14.9. Sincinesia bilateral do terceiro nervo. http://archneur. jamanetwork.com/multimediaPlayer.aspx?mediaid=2522009

Videolink 14.10. Paralisia isquêmica do NC III poupadora de pupila com função preservada do NC IV. https://collections.lib.utah.edu/details? id=187726&q=sort_type_t%3A%2AMoving Image%2A+AND+third+nerve&fd=type_t%2Ctitle_ t%2Cdescription_t%2Csubject_t%2Ccollection_t&rows= 50&sort=sort_title_t+asc&facet_setname_s=ehsl_novel_%2A

Videolink 14.11. Teste de inclinação da cabeça em paralisia do NC IV. https:// collections.lib.utah.edu/details?id=188602&q=sort_type_ t%3A%2AMovingImage%2A+AND+fourth+nerve+ palsy&fd=type_t%2Ctitle_t%2Cdescription_t%2Csubject_ t%2Ccollection_t&rows=50&sort=sort_title_t+asc&facet_ setname_ s=ehsl_novel_%2A

Videolink 14.12. Paralisia bilateral do sexto nervo por hipertensão intracraniana idiopática. https://collections.lib.utah.edu/details? id=1256233&q=creator_t%3A%22gold%22+AND+ curriculum_t%3A%22sixthnervepalsy%22&fd=title_ t%2Cdescription_t%2Csubject_t&sort=facet_title_t+ asc&facet_setname_s=ehsl_novel_novel

Videolink 14.13. Oftalmoplegia internuclear. http://neurosigns.org/wiki/ Internuclear_ophthalmoplegia

Videolink 14.14. Paralisia do olhar horizontal unilateral. https://collections.lib. utah.edu/details?id=188642&page=2&q=sort_type_t%3A %2AMovingImage%2A+AND+horizontal+gaze+palsy&fd= type_t%2Ctitle_t%2Cdescription_t%2Csubject_t%2 Ccollection_t&rows=50&sort=sort_title_t+asc&facet_setname_ s=ehsl_ novel_%2A

Videolink 14.15. Síndrome do um e meio. https://collections.lib.utah.edu/details? id=188473&q=sort_type_t%3A%2AMovingImage%2A+ AND+one+and+a+half+syndrome&fd=type_t%2Ctitle_ t%2Cdescription_t%2Csubject_t%2Ccollection_t&rows= 50&sort=sort_title_t+asc&facet_setname_s=ehsl_novel_%2A

Videolink 14.16. Síndrome de Parinaud. http://www.youtube.com/watch? v=u7D1-zj98 l8

Videolink 14.17. Nistagmo voluntário. https://collections.lib.utah.edu/details? id=188469&q=sort_type_t%3A%2AMovingImage%2A+ AND+%22voluntary+nystagmus%22&fd=type_t%2Ctitle_ t%2Cdescription_t%2Csubject_t%2Ccollection_t&rows= 50&sort=sort_title_t+asc&facet_ setname_s=ehsl_novel_%2A

Videolink 14.18. Nistagmo congênito. https://collections.lib.utah.edu/details? id=188527&q=sort_type_t%3A%2AMovingImage%2A+ AND+%22congenital+nystagmus%22&fd=type_t%2Ctitle_ t%2Cdescription_t%2Csubject_t%2Ccollection_t&rows= 50&sort=sort_title_t+asc&facet_setname_s=ehsl_novel_%2A

BIBLIOGRAFIA

Algahtani H, Shirah B, Algahtani R, et al. Idiopathic harlequin syndrome manifesting during exercise: a case report and review of the literature. *Case Rep Med* 2017; Epub Feb 21.

Auce P, Rajakulendran S, Nesbitt A, et al. Neurological picture. Internuclear ophthalmoplegia following African tick bite fever. *J Neurol Neurosurg Psychiatry* 2011;82:681.

Averbuch-Heller L. Neurology of the eyelids. *Curr Opin Ophthalmol* 1997;8:27–34.

Averbuch-Heller L, Leigh RJ, Mermelstein V, et al. Ptosis in patients with hemispheric strokes. *Neurology* 2002;58:620–624.

Barr D, Kupersmith MJ, Turbin R, et al. Isolated sixth nerve palsy: an uncommon presenting sign of multiple sclerosis. *J Neurol* 2000;247:701–704.

Barton JJS. Neuro-ophthalmology III: eye movements. In: Joynt RJ, Griggs RC, eds. *Baker's Clinical Neurology*. Philadelphia: Lippincott Williams & Wilkins, 2002.

Bhidayasiri R, Plant GT, Leigh RJ. A hypothetical scheme for the brainstem control of vertical gaze. *Neurology* 2000;54:1985–1993.

Biousse V, Newman NJ. Third nerve palsies. *Semin Neurol* 2000;20:55–74.

Boricean ID, Baˇrar A. Understanding ocular torticollis in children. *Oftalmologia* 2011;55:10–26.

Brazis PW. Localization of lesions of the oculomotor nerve: recent concepts. *Mayo Clin Proc* 1991;66:1029–1035.

Brazis PW. Isolated palsies of cranial nerves III, IV, and VI. *Semin Neurol* 2009; 29:14–28.

Brazis PW, Masdeu JC, Biller J. *Localization in Clinical Neurology*. 7th ed. Philadelphia: Wolters Kluwer/Lippincott Williams & Wilkins, 2017.

Breen LA, Hopf HC, Farris BK, et al. Pupil-sparing oculomotor nerve palsy due to midbrain infarction. *Arch Neurol* 1991;48:105–106.

Bruce BB, Biousse V, Newman NJ. Third nerve palsies. *Semin Neurol* 2007; 27:257–268.

Burde RM, Landau WM. Shooting backward with Marcus Gunn: a circular exercise in paralogic. *Neurology* 1993;43:2444–2447.

Buttner U, Kremmyda O. Smooth pursuit eye movements and optokinetic nystagmus. *Dev Ophthalmol* 2007;40:76–89.

Campbell WW. *Clinical Signs in Neurology: A Compendium*. Philadelphia: Wolters Kluwer Health, 2016.

Choi KD, Lee HS, Bae JW, et al. Teaching Video NeuroImages: positional exophthalmos in orbital varices. *Neurology* 2009;73:e8.

Cox TA. Pupillary escape. *Neurology* 1992;42:1271–1273.

Crippa SV, Borruat FX, Kawasaki A. Pupillary dilation lag is intermittently present in patients with a stable oculosympathetic defect (Horner syndrome). *Am J Ophthalmol* 2007;143:712–715.

Dacso CC, Bortz DL. Significance of the Argyll Robertson pupil in clinical medicine. *Am J Med* 1989;86:199–202.

David NJ. Optokinetic nystagmus. A clinical review. *J Clin Neuroophthalmol* 1989;9:258–266.

Donahue SP, Lavin PJ, Hamed LM. Tonic ocular tilt reaction simulating a superior oblique palsy: diagnostic confusion with the 3-step test. *Arch Ophthalmol* 1999;117:347–352.

Dresner SC, Kennerdell JS. Dysthyroid orbitopathy. *Neurology* 1985;35:1628–1634.

Eggenberger ER, Kaufman DI. Ocular motility review 1996. *J Neuroophthalmol* 1998;18:211–226.

Espinosa PS. Teaching NeuroImage: one-and-a-half syndrome. *Neurology* 2008; 70:e20.

Fisher CM. Oval pupils. *Arch Neurol* 1980;37:502–503.

Frohman TC, Galetta S, Fox R, et al. Pearls and Oysters: the medial longitudinal fasciculus in ocular motor physiology. *Neurology* 2008;70:e57–e67.

Galetta SL, Gray LG, Raps EC, et al. Pretectal eyelid retraction and lag. *Ann Neurol* 1993;33:554–557.

Galetta SL, Raps EC, Liu GT, et al. Eyelid lag without eyelid retraction in pretectal disease. *J Neuroophthalmol* 1996;16:96–98.

Gaymard B, Lafitte C, Gelot A, et al. Plus-minus lid syndrome. *J Neurol Neurosurg Psychiatry* 1992;55:846–848.

Hamilton SR. Neuro-ophthalmology of eye-movement disorders. *Curr Opin Ophthalmol* 1999;10:405–410.

Keane JR. Bilateral sixth nerve palsy. Analysis of 125 cases. *Arch Neurol* 1976;33:681–683.

Keane JR. Third nerve palsy: analysis of 1400 personally-examined inpatients. *Can J Neurol Sci* 2010;37:662–670.

Keane JR, Zaias B, Itabashi HH. Levator-sparing oculomotor nerve palsy caused by a solitary midbrain metastasis. *Arch Neurol* 1984;41:210–212.

Kerrison JB, Biousse V, Newman NJ. Isolated Horner's syndrome and syringomyelia. *J Neurol Neurosurg Psychiatry* 2000;69:131–132.

Kline LB, Bajandas FJ. *Neuro-ophthalmology Review Manual*. Thorofare: Slack, Inc., 2000.

Koller HP, Olitsky SE, O'Hara M, et al. Diagnosis and treatment of fourth nerve palsy. *J Pediatr Ophthalmol Strabismus* 2016;53:70–74.

Kremmyda O, Rettinger N, Strupp M, et al. Teaching video neuroimages: unilateral RIMLF lesion: pathologic eye movement torsion indicates lesion side and site. *Neurology* 2009;73(18):e92–e93.

Landau WM. Clinical neuromythology. I. The Marcus Gunn phenomenon: loose canon of neuro-ophthalmology. *Neurology* 1988;38:1141–1142.

Leigh RJ. Clinical features and pathogenesis of acquired forms of nystagmus. *Baillieres Clin Neurol* 1992;1:393–416.

Leigh RJ, Zee DS. *The Neurology of Eye Movements*. New York: Oxford University Press, 2006.

Levitan P. Pupillary escape in disease of the retina or optic nerve. *Arch Ophthalmol* 1959;62:768–779.

Liu GT, Volpe NJ, Galetta S. *Neuro-ophthalmology: Diagnosis and Management*. 2nd ed. Philadelphia: Saunders Elsevier, 2010.

MacDonald RJ, Stanich PP, Monrad PA, et al. Teaching Video NeuroImages: Wernicke encephalopathy without mental status changes. *Neurology* 2009;73:e97.

Martin TJ, Corbett JJ. *Neuro-ophthalmology*. St. Louis: Mosby, 2000.

Martin TJ, Corbett JJ, Babikian PV, et al. Bilateral ptosis due to mesencephalic lesions with relative preservation of ocular motility. *J Neuroophthalmol* 1996;16:258–263.

McGee S. *Evidence Based Physical Diagnosis*. 3rd ed. Philadelphia: Elsevier/Saunders, 2012.

McMillan HJ, Keene DL, Jacob P, et al. Ophthalmoplegic migraine: inflammatory neuropathy with secondary migraine? *Can J Neurol Sci* 2007;34:349–355.

Miller NR. The ocular motor nerves. *Curr Opin Neurol* 1996;9:21–25.

Miller NR, Subramanian PS, Patel VR. *Walsh and Hoyt's Clinical Neuro-ophthalmology: The Essentials*. 3rd ed. Philadelphia: Wolters Kluwer, 2016.

Mollan SP, Edwards JH, Price A, et al. Aetiology and outcomes of adult superior oblique palsies: a modern series. *Eye (Lond)* 2009;23:640–644.

Mughal M, Longmuir R. Current pharmacologic testing for Horner syndrome. *Curr Neurol Neurosci Rep* 2009;9(5):384–389.

Olsen T, Jakobsen J. Abnormal pupillary function in third nerve regeneration (the pseudo-Argyll Robertson pupil). A case report. *Acta Ophthalmol (Copenh)* 1984;62:163–167.

Peters GB III, Bakri SJ, Krohel GB. Cause and prognosis of nontraumatic sixth nerve palsies in young adults. *Ophthalmology* 2002;109:1925–1928.

Prasad S, Volpe NJ. Clinical reasoning: 36-year-old man with vertical diplopia. *Neurology* 2009;72:e93–e99.

Romano LM, Besocke AG. Teaching video neuroimages: recurrent oculomotor neuropathy with isolated ptosis vs ophthalmoplegic migraine. *Neurology* 2009;72(9):e44.

Rucker JC. An update on acquired nystagmus. *Semin Ophthalmol* 2008;23:91–97.

Sadun AA, Thompson HS, Corbett JJ, et al. Swinging flashlight test. *Neurology* 1989;39:154–156.

Saeki N, Yamaura A, Sunami K. Bilateral ptosis with pupil sparing because of a discrete midbrain lesion: magnetic resonance imaging evidence of topographic arrangement within the oculomotor nerve. *J Neuroophthalmol* 2000;20:130–134.

Sakamoto Y, Kimura K, Iguchi Y, et al. A small pontine infarct on DWI as a lesion responsible for wall-eyed bilateral internuclear ophthalmoplegia syndrome. *Neurol Sci* 2012;33:121–123.

Selhorst JB, Hoyt WF, Feinsod M, et al. Midbrain corectopia. *Arch Neurol* 1976;33:193–195.

Shin RK, Cheek AG. Teaching neuroimages: positive apraclonidine test in Horner syndrome. *Neurology* 2011;76:e100.

Shinoda K, Matsushita T, Furuta K, et al. Wall-eyed bilateral internuclear ophthalmoplegia (WEBINO) syndrome in a patient with neuromyelitis optica spectrum disorder and anti-aquaporin-4 antibody. *Mult Scler* 2011;17:885–887.

Singman EL, Matta NS, Silbert DI. Use of the Cogan lid twitch to identify myasthenia gravis. *J Neuroophthalmol* 2011;31:239–240.

Stahl JS, Leigh RJ. Nystagmus. *Curr Neurol Neurosci Rep* 2001;1:471–477.

Taieb G, Renard D, Jeanjean L, et al. Unusual third nerve synkinesis due to midbrain injury. *Arch Neurol* 2011;68:948–949.

Thompson HS, Corbett JJ, Cox TA. How to measure the relative afferent pupillary defect. *Surv Ophthalmol* 1981;26:39–42.

Thompson BM, Corbett JJ, Kline LB, et al. Pseudo-Horner's syndrome. *Arch Neurol* 2003;39:108–111.

Thurtell MJ. Diagnostic approach to abnormal spontaneous eye movements. *Continuum (Minneap Minn)* 2014;20(4 Neuro-ophthalmology):993–1007.

Thurtell MJ, Leigh RJ. Nystagmus and saccadic intrusions. *Handb Clin Neurol* 2011;102:333–378.

Thurtell MJ, Weber KP, Halmagyi GM. Teaching video NeuroImage: acquired or congenital gaze-evoked nystagmus? *Neurology* 2008;70:e96.

Weber KP, Thurtell MJ, Halmagyi GM. Teaching neuroImage: convergence spasm associated with midbrain compression by cerebral aneurysm. *Neurology* 2008;70:e49–e50.

Yotharak P, Aui-Aree N. Correlation between clinical grading and quantification by neutral density filter of relative afferent pupillary defect (RAPD). *J Med Assoc Thai* 2012;95(Suppl 4):S92–S95.

Zak R, Slamovits T, Burde R. Oculomotor brainstem anatomy: nuclei to fascicles. *J Neurooncol* 1994;18:241–248.

CAPÍTULO 15

Nervo Trigêmeo

ANATOMIA E FISIOLOGIA

O nervo trigêmeo, ou quinto nervo craniano (NC V), é o maior e um dos mais complexos NCs. Tem uma grande parte sensorial (porção maior; 170.000 fibras) e uma parte motora muito menor (porção menor; 7.700 fibras). O componente sensorial tem três divisões: a primeira divisão ou divisão oftálmica (NC V_1), a segunda divisão ou divisão maxilar (NC V_2) e a terceira divisão ou divisão mandibular (NC V_3). Os núcleos motores e os principais núcleos sensoriais localizam-se na parte média da ponte (Figura 15.1). O trato e o núcleo espinal, que medeiam a dor e a temperatura, estendem-se da ponte até a parte cervical superior da medula espinal. A raiz mesencefálica recebe fibras proprioceptivas. Portanto, as estruturas do núcleo do nervo trigêmeo estendem-se da parte rostral do mesencéfalo até a parte rostral da medula espinal. A porção sensorial inerva a face, os dentes, as cavidades oral e nasal, o couro cabeludo até o vértice, a dura-máter intracraniana e a vascularização cerebral, e fornece informações proprioceptivas para os músculos da mastigação. A porção motora inerva os músculos da mastigação. O NC V tem extensas conexões com outros NCs. Há uma pequena entrada para os sistemas de fibras musgosas e trepadeiras do cerebelo (fibras trigeminocerebelares). A ressonância magnética (RM) funcional com uso de estímulos sensoriais específicos ou tarefas motoras vem sendo empregada para localizar os núcleos do tronco encefálico.

Parte motora

O controle das funções motoras do trigêmeo pelo neurônio motor superior origina-se principalmente no terço inferior do córtex motor contralateral, embora cada núcleo motor do trigêmeo receba projeções de ambos os hemisférios cerebrais.

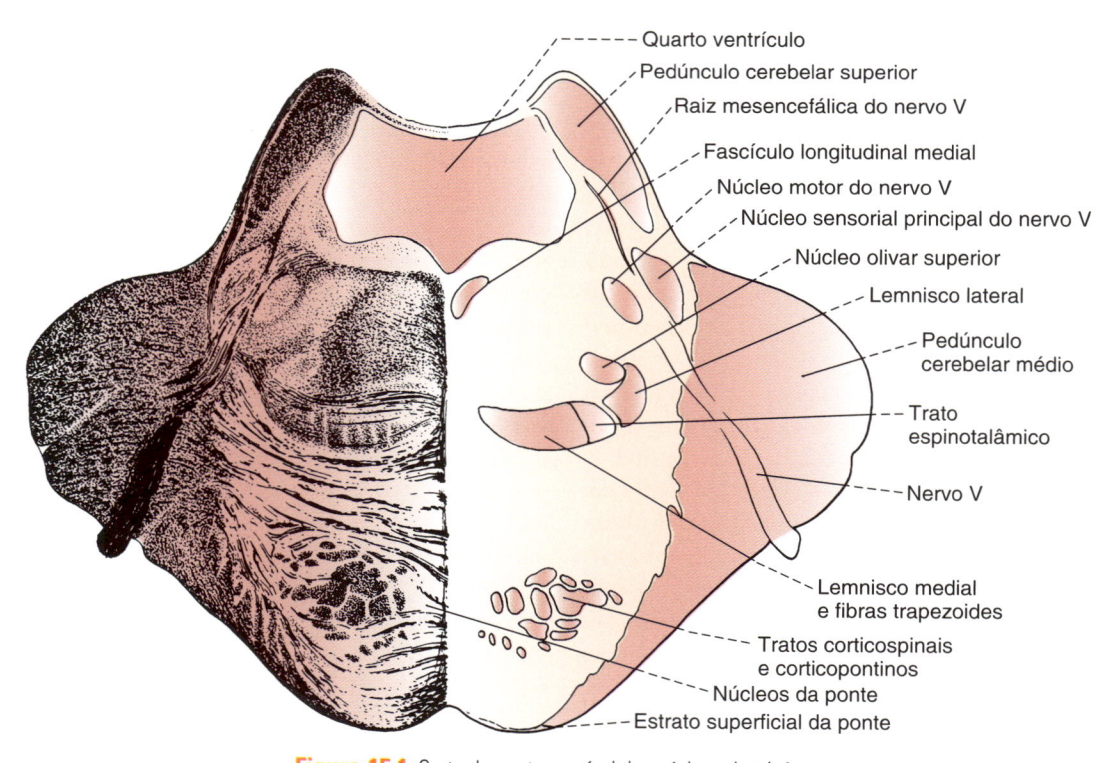

Quarto ventrículo
Pedúnculo cerebelar superior
Raiz mesencefálica do nervo V
Fascículo longitudinal medial
Núcleo motor do nervo V
Núcleo sensorial principal do nervo V
Núcleo olivar superior
Lemnisco lateral
Pedúnculo cerebelar médio
Trato espinotalâmico
Nervo V
Lemnisco medial e fibras trapezoides
Tratos corticospinais e corticopontinos
Núcleos da ponte
Estrato superficial da ponte

Figura 15.1 Corte da ponte no nível dos núcleos do trigêmeo.

As fibras descendem pelo trato corticobulbar até a ponte, onde fazem decussação (Figura 15.2). Há inervação extrapiramidal do córtex pré-motor e dos gânglios da base. Os músculos inervados pelo trigêmeo derivam do primeiro arco branquial, e o sistema é eferente visceral especial (EVE) ou motor branquial. As fibras saem lateralmente, o que é típico das fibras EVE, mas não formam uma alça interna como fazem outras fibras motoras branquiais.

A raiz motora sai da parte lateral da ponte, anteromedial à raiz sensorial. Ela passa abaixo do gânglio de Gasser, deixa o crânio através do forame oval e, a seguir, une-se à divisão sensorial mandibular em breve percurso, antes de se separar para inervar os músculos da mastigação e músculos associados.

A principal função da raiz motora é inervar os músculos da mastigação: masseter, temporal e pterigóideos medial e lateral. Os músculos masseteres fecham e projetam levemente a mandíbula; o masseter pode ser o músculo mais forte do corpo. Os músculos temporais fecham e retraem a mandíbula ligeiramente. Os pterigóideos mediais agem em sincronia para fecharem e projetarem a mandíbula. Os pterigóideos laterais, também sincrônicos, abrem e projetam a mandíbula. Os pterigóideos medial e lateral originam-se da base do crânio e se estendem lateralmente para se inserirem na face interna da mandíbula. Quando se contraem de um lado, puxam a mandíbula para o lado contralateral. Quando há fraqueza unilateral do pterigóideo, a mandíbula desvia para o lado do músculo fraco.

A mastigação é um movimento complexo de abertura, fechamento, protrusão, retração e lateralização da mandíbula. A raiz motora do NC V é responsável por todos esses movimentos intrincados. O NC V também inerva os músculos milo-hióideo, o ventre anterior do digástrico, o tensor do véu palatino e o tensor do tímpano. O milo-hióideo puxa o hioide para cima e para frente, levantando o assoalho da boca e pressionando a base da língua contra o palato. O ventre anterior do músculo digástrico eleva e avança o hioide quando a mandíbula está fixa. O músculo tensor do véu palatino estira o palato mole e ajuda a evitar que o alimento escape da parte oral da faringe para a parte nasal da faringe; e também dilata a tuba auditiva. O músculo tensor do tímpano, por meio da interação com o NC VIII, estira a membrana timpânica e ajuda a amortecer suas excursões em resposta à intensidade do som.

Parte sensorial

O gânglio do trigêmeo ou de Gasser (em homenagem a J. L. Gasser), o maior gânglio do sistema nervoso periférico, fica bem ao lado da ponte, em uma depressão rasa no ápice petroso chamado impressão trigeminal (*cavum* de Meckel). O gânglio tem forma de meia-lua, é convexo na parte anterolateral e também é conhecido como gânglio semilunar. Situa-se lateralmente à artéria carótida interna e à parte posterior do seio cavernoso. É análogo a um gânglio da raiz dorsal; contém neurônios sensoriais unipolares cujos processos centrais entram na parte lateral da ponte pela grande raiz sensorial que passa abaixo do tentório para conectar a face côncava do gânglio ao tronco encefálico. A raiz sensorial pode ser comprimida por alças vasculares, causando neuralgia do trigêmeo (NT). Os processos periféricos mediam sensações para o rosto e a cabeça. Existem dois tipos de neurônios sensoriais no gânglio de Gasser. Um medeia o trato discriminativo fino; o outro medeia principalmente dor e temperatura.

As fibras aferentes que transmitem o toque leve e a pressão entram no núcleo sensorial principal, encontrado no tegumento imediatamente lateral e posterior ao núcleo motor; a maioria das fibras faz sinapse nesse ponto e dá origem a neurônios de segunda ordem que seguem a linha mediana e ascendem no trato trigeminotalâmico ventral em direção ao núcleo ventral posteromedial (VPM) do tálamo (ver Figura 15.2). Algumas fibras ascendem ipsilateralmente no pequeno trato trigeminotalâmico dorsal para o VPM. Os dois conjuntos de fibras trigeminotalâmicas, que correm perto do lemnisco medial, às vezes são chamados de lemnisco trigeminal.

As fibras que medeiam dor e temperatura fazem trajeto muito mais tortuoso até o tálamo. O trato espinal, ou a raiz descendente do trigêmeo, estende-se do núcleo sensorial principal para baixo, através da ponte e da parte inferior da medula, até C3 ou mesmo C4 (ver Figura 15.2). Nesse local, o trato espinal passa a ser contínuo com o trato de Lissauer. O núcleo do trato espinal é uma coluna de células que fica imediatamente medial ao trato de fibras ao longo de seu curso. Na parte cervical da medula, o núcleo do trato espinal torna-se contínuo com a substância gelatinosa do corno posterior. As fibras que transmitem dor e temperatura entram no trato espinal do trigêmeo e descendem para vários níveis, dependendo de sua origem somatotópica, e fazem sinapse no núcleo adjacente do trato espinal. Os axônios dos neurônios de segunda ordem cruzam a linha mediana, agregam-se à parte ventral do trato trigeminotalâmico e ascendem para o VPM ao longo do lemnisco medial e dos tratos espinotalâmicos. As fibras provenientes da parte caudal enviam colaterais para os núcleos intralaminares e posteriores do tálamo. A partir do VPM, as fibras projetam-se através das radiações talâmicas para o córtex sensorial no giro pós-central, onde a sensibilidade facial ocupa o terço inferior. Algumas projeções do VPM terminam no giro pré-central. As fibras dos núcleos intralaminares projetam-se fora do córtex sensorial primário. As fibras sensoriais do NC VII, IX e X fornecem sensibilidade à região do meato acústico externo; essas fibras se unem ao sistema trigeminal centralmente.

A organização somatotópica do núcleo e do trato espinal é complexa. Existem três subnúcleos, de cima para baixo: núcleo (ou parte) oral, interpolar e caudal. A parte oral estende-se da parte média da ponte até o nível inferior da oliva, a parte interpolar da oliva inferior ao óbex, e a parte caudal, daí até a parte superior da medula cervical. No passado, pensava-se que as diferentes divisões do nervo trigêmeo descendiam para diferentes níveis no trato espinal. Esse conceito baseava-se, em parte, nas alterações da sensibilidade

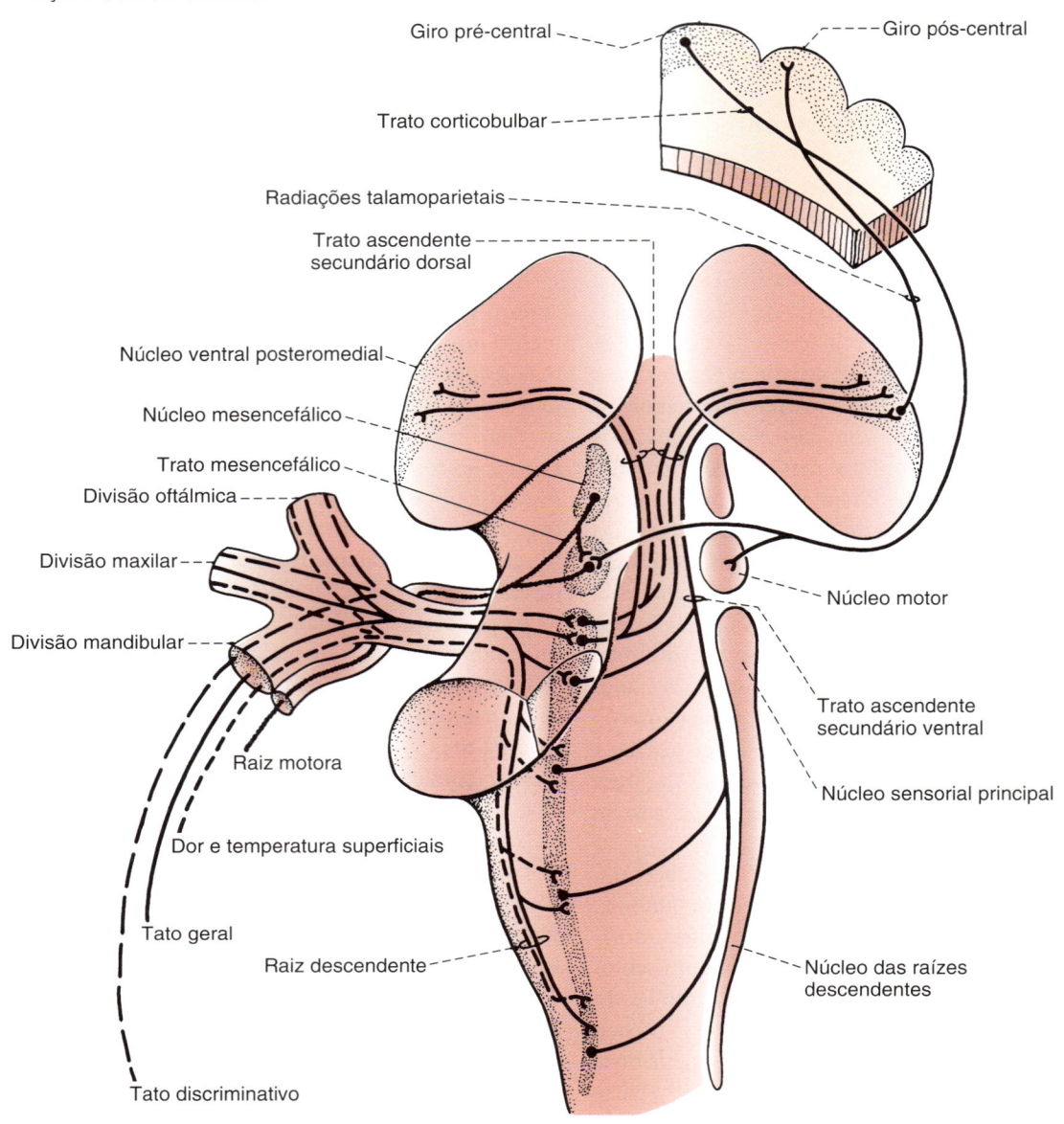

Giro pré-central

Giro pós-central

Trato corticobulbar

Radiações talamoparietais

Trato ascendente secundário dorsal

Núcleo ventral posteromedial

Núcleo mesencefálico

Trato mesencefálico

Divisão oftálmica

Divisão maxilar

Divisão mandibular

Núcleo motor

Trato ascendente secundário ventral

Núcleo sensorial principal

Raiz motora

Dor e temperatura superficiais

Tato geral

Raiz descendente

Núcleo das raízes descendentes

Tato discriminativo

Figura 15.2 Nervo trigêmeo e suas conexões.

da córnea depois de tratomia cirúrgica da medula cervical, que é feita para tratar a dor crônica. O pensamento atual é que todas as três divisões são representadas em todos os níveis do núcleo, embora V_1 possa não se projetar tão caudalmente quanto V_2 e V_3. Em termos somatotópicos, V_1 é representado mais anteriormente e V_2 e V_3 mais posteriormente (assemelhando-se a uma pequena face invertida com a fronte anterior, em corte transversal típico).

Dejerine, demonstrou, com material clínico e patológico, a organização somatotópica de "casca de cebola" (ver Figura 15.3). A face é representada como anéis concêntricos da região perioral à região pré-auricular. As fibras da parte anterior da face (lábio superior, boca e ápice do nariz) fazem sinapses mais rostralmente no núcleo do trato espinal; as fibras da parte posterior da face fazem sinapses mais caudalmente, adjacentes à entrada sensorial de C_2 e C_3. Por causa

dessa organização, ocorre ocasionalmente envolvimento seletivo e moderado da região perioral em comparação com a parte posterior da face (distribuição em balaclava). A distribuição em casca de cebola é importante para a compreensão dos padrões de perda da sensibilidade facial nas lesões intrínsecas do tronco encefálico e nas lesões da medula da parte cervical da coluna, em especial siringomielia e siringobulbia. Chang relatou uma demonstração clínica da organização da casca de cebola em um caso de síndrome da parte central da medula, em que as disestesias faciais recuavam do centro para a periferia. A perda de sensibilidade em casca de cebola era, aparentemente, comum na neurossífilis.

O terceiro componente sensorial, a raiz mesencefálica do nervo trigêmeo, acompanha a raiz motora e se estende em direção posterior e cefálica do nível do núcleo motor até o mesencéfalo. Esse componente transporta impulsos

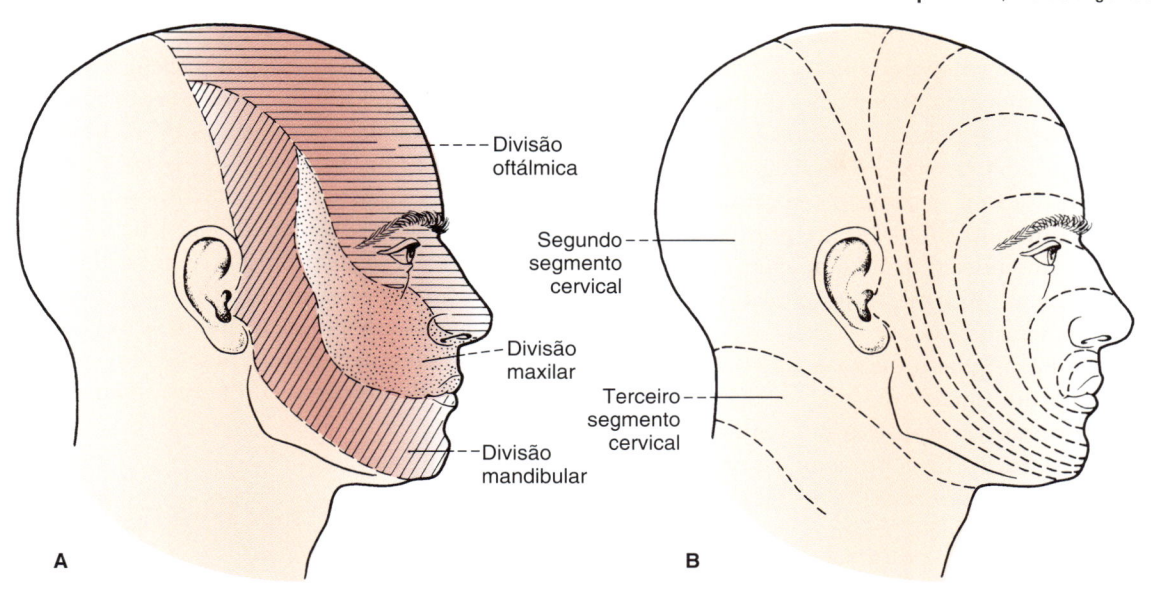

Figura 15.3 Distribuição cutânea do nervo trigêmeo. **A.** Distribuição periférica. **B.** Distribuição segmentar.

proprioceptivos dos músculos inervados pelo nervo trigêmeo e provavelmente também dos músculos extraoculares e da expressão facial. Os neurônios que medeiam a propriocepção são unipolares, mas residem no interior do tronco encefálico no núcleo mesencefálico do NC V, tornando-o, em essência, um gânglio ectópico da raiz dorsal no sistema nervoso central (SNC). As fibras proprioceptivas passam pelo gânglio de Gasser sem sinapses e terminam no núcleo mesencefálico. O núcleo mesencefálico medeia o reflexo mandibular. As projeções unem os tratos trigeminotalâmicos e ascendem para o VPM.

Divisões do nervo trigêmeo

As três divisões de NC V emergem do gânglio trigêmeo. Cada região tem um ramo meníngeo. Sem considerar esses ramos, a divisão oftálmica tem três ramos terminais principais; as outras duas divisões têm quatro cada uma. Os ramos terminais do NC V_1 são os nervos frontal, lacrimal e nasociliar. Os ramos terminais da divisão maxilar são o infraorbital, zigomático, alveolar superior e pterigopalatino. Os ramos terminais da divisão mandibular são bucal, lingual, alveolar inferior e auriculotemporal. A distribuição cutânea das divisões está resumida na Tabela 15.1.

A partir do gânglio de Gasser, V_1 – a menor das três divisões – faz trajeto para frente e entra no seio cavernoso; e segue lateralmente na parede do seio entre as dobras da dura-máter (ver Figura 14.6). Um ramo é enviado para as meninges do tentório do cerebelo logo após sair do gânglio. O NC V_1 avança através da fissura orbital superior e se divide em seus ramos terminais. Sua inervação sensorial é mostrada na Figura 15.3. Observe que o NC V_1 inerva a maior parte do nariz. A perda sensorial ao longo do nariz decorrente de lesão dos ramos distais de V_2 é mostrada na

Tabela 15.1	Divisões do nervo trigêmeo, forames pelos quais passam, seus ramos terminais e campos de inervação cutânea.		
Divisão	**Forame craniano**	**Ramos terminais**	**Inervação cutânea da divisão**
Oftálmica	Fissura orbital superior	Frontal Lacrimal Nasociliar Meníngeo	Ponte e lado do nariz, pálpebra superior, fronte, couro cabeludo até o vértice, globo ocular, glândula lacrimal, septo nasal, parede lateral da cavidade nasal, seio etmoidal, tentório do cerebelo
Maxilar	Forame redondo	Infraorbital Zigomático Alveolar superior Pterigopalatino Meníngeo	Bochecha, parte lateral da fronte, lateral do nariz, lábio superior, dentes e gengiva superiores, palato, parte nasal da faringe, cavidade nasal posterior, meninges da fossa craniana anterior e média
Mandibular	Forame oval	Bucal Lingual Alveolar inferior Auriculotemporal Meníngeo	Parte interna da bochecha, têmpora, couro cabeludo lateral, meato auditivo externo, membrana timpânica, articulação temporomandibular, mandíbula, dentes e gengiva inferiores, dois terços anteriores da língua, lábio inferior, mento, meninges da fossa craniana anterior e média

Figura 15.5. As fibras sensoriais que vão para o olho passam pelo gânglio ciliar sem sinapses e continuam como nervos ciliares curtos, que transmitem sensações do bulbo e transportam fibras simpáticas pós-ganglionares para o músculo constritor da pupila. Os nervos ciliares longos transportam sensações do corpo ciliar e da córnea, bem como fibras simpáticas para o músculo dilatador da pupila. As fibras proprioceptivas dos músculos extraoculares a princípio fazem trajeto em seus NCs, mas se juntam ao V_1 e seguem para o núcleo mesencefálico.

O ramo maxilar origina o nervo meníngeo médio ou recorrente para a dura-máter da fossa média, passa pela parede lateral do seio cavernoso e, em seguida, sai pelo forame redondo. Cruza a fossa pterigopalatina (esfenopalatina), onde são emitidos os ramos sensoriais para o palato e, a seguir, o nervo se divide nos ramos zigomático e alveolares superiores posteriores. Os nervos palatinos atravessam o gânglio esfenopalatino sem sinapses para inervar o palato duro e o mole. O nervo penetra na órbita pela fissura orbitária inferior e transita pelo canal infraorbital. Os ramos alveolares médio e anterior emergem no canal infraorbital. O ramo alveolar anterior sai pelo forame infraorbital e passa a ser o nervo infraorbital. As lesões do nervo infraorbital causam a síndrome da bochecha dormente (ver adiante).

A divisão mandibular, o maior dos ramos, emite um pequeno ramo meníngeo e, em seguida, sai pelo forame oval, e percorre uma curta distância com a raiz motora, formando um grande tronco. Esse tronco origina o ramo meníngeo (nervo espinhoso) e o ramo para o músculo pterigóideo medial. O ramo meníngeo é um pequeno ramo recorrente que entra novamente no crânio pelo forame espinhoso e faz trajeto ao lado da artéria meníngea média para inervar as meninges da fossa anterior e média. O tronco então se divide em um pequeno ramo anterior, principalmente motor, e um grande ramo posterior, principalmente sensorial. Os filamentos sensoriais do ramo anterior formam o nervo bucal. O ramo posterior divide-se em três grandes nervos terminais. Dois deles, o lingual e o auriculotemporal, são unicamente sensoriais. O terceiro, o alveolar inferior, também transporta fibras motoras para o músculo milohióideo e para o ventre anterior do digástrico. O nervo lingual transporta a sensação somática dos dois terços anteriores da língua. A sensação do paladar da mesma região é transmitida pelo nervo corda do tímpano pelo NC VII. Depois de sua origem, o nervo lingual entra no forame mandibular, atravessa o canal mandibular e emerge através do forame mentual como o nervo mentual para suprir a sensibilidade do mento. As lesões do nervo mentual produzem a síndrome do mento dormente (ver adiante).

Algumas peculiaridades sobre a inervação sensorial do nervo trigêmeo são clinicamente dignas de nota. Em geral, atribui-se a inervação da córnea ao NC V_1, embora haja alguma evidência de que a parte superior da córnea superior pode ser inervada pelo NC V_1 e sua parte inferior, pelo NC V_2, pelo menos em alguns pacientes. O NC V_1 inerva a maior parte do nariz, inclusive o septo nasal. O território do NC V_1 estende-se até o vértice do couro cabeludo e não termina na linha do cabelo. A Figura 15.4 demonstra o território da divisão oftálmica delineada por uma cicatriz pós-zóster. O NC V_2 inerva a face lateral inferior do nariz e da bochecha. A distribuição cutânea do NC V_2 é quase idêntica à do nervo infraorbital (ver Figura 15.5). As mudanças da sensibilidade nos dentes e na gengiva superiores podem ser úteis para distinguir lesão do NC V_2 de lesão do nervo infraorbital em pacientes com a síndrome da bochecha dormente.

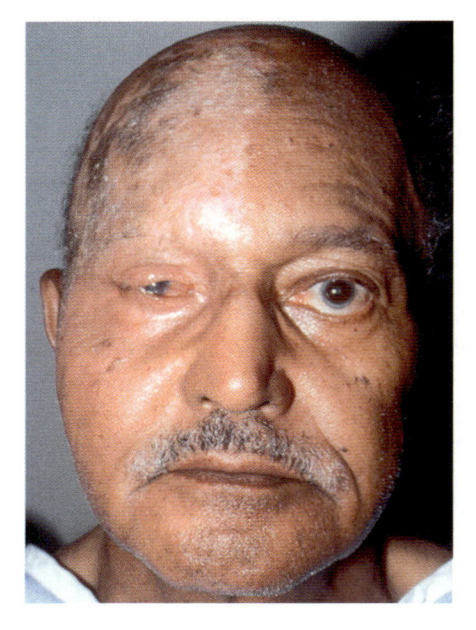

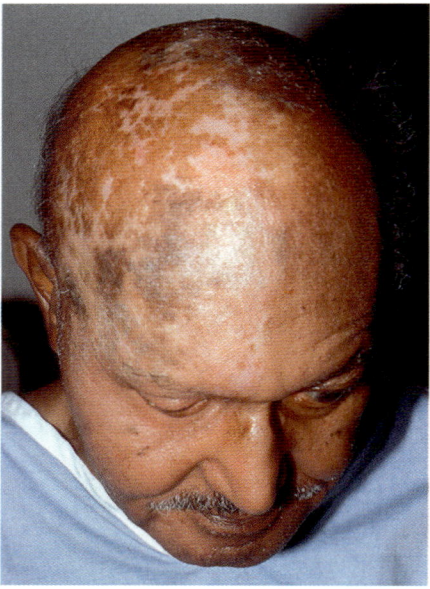

Figura 15.4 Um caso antigo de zóster na divisão oftálmica deixou cicatrizes graves que delimitam a distribuição do nervo craniano V_1. Observe que a cicatriz se estende até a linha interaural e compromete grande parte do nariz.

O principal ramo terminal do NC V$_3$ é o nervo mentual, que fornece sensibilidade ao mento e ao lábio inferior. A distribuição do NC V$_3$ não se estende até a linha da mandíbula; há um grande "entalhe" no ângulo da mandíbula inervado pelo nervo auricular magno (C$_2$-C$_3$). Esse entalhe da inervação de C$_2$-C$_3$ pode ser incrivelmente grande (Figura 15.6).

O NC V envia filamentos para quatro gânglios na cabeça: ciliar, esfenopalatino, ótico e submaxilar (Boxe 15.1).

EXAME CLÍNICO

Exame das funções motoras

A avaliação da função motora do nervo trigêmeo é realizada pelo exame dos músculos da mastigação. O volume e a força dos músculos masseteres e pterigóideos podem ser medidos por palpação, enquanto o paciente cerra os dentes.

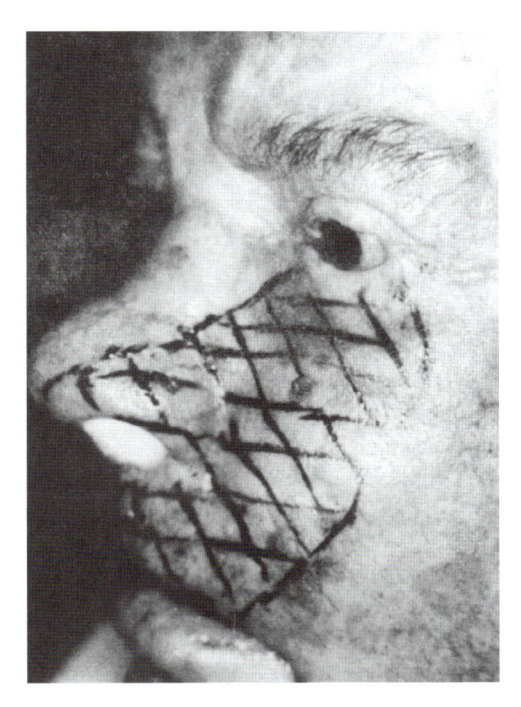

Figura 15.5 Paciente com neuropatia do infraorbital por infiltração carcinomatosa. Observe que a divisão maxilar inerva apenas o lado distal do nariz. O paciente tinha dormência apenas dos dentes e da gengiva anteriores, o que comprovou que a lesão era no forame infraorbital, não intracraniana. (Reimpressa de Campbell WW. The numb cheek syndrome: a sign of infraorbital neuropathy. *Neurology* 1986;36(3):421-423, com permissão.)

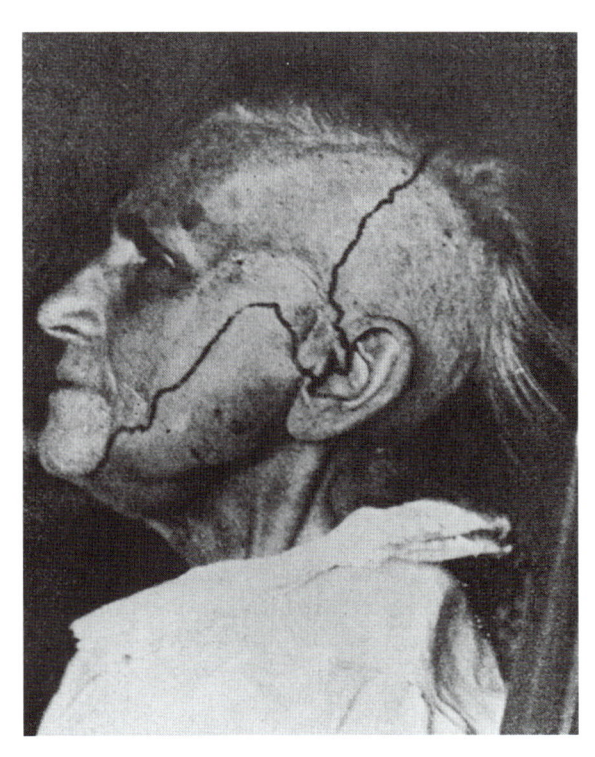

Figura 15.6 Distribuição da perda sensorial depois da secção completa da raiz do nervo trigêmeo. Observe a grande área no ângulo da mandíbula que é inervada por C2 através do nervo auricular magno e a inclusão do trago da orelha na distribuição do trigêmeo.

Boxe 15.1

Gânglios ciliares, esfenopalatino, ótico e submaxilar

O gânglio ciliar, localizado na parte posterior da órbita, recebe fibras sensoriais do ramo nasociliar do nervo craniano V$_1$ (a raiz longa do gânglio ciliar), fibras parassimpáticas do núcleo de Edinger-Westphal através da divisão inferior de NC III (a raiz curta) e fibras simpáticas do plexo simpático cavernoso, passando pelos longos nervos ciliares. Seus ramos, os nervos ciliares curtos, inervam o músculo ciliar, o esfíncter e o dilatador da pupila, e a córnea.

O gânglio esfenopalatino, localizado na fossa pterigopalatina, recebe fibras dos ramos esfenopalatinos do NC V$_2$, fibras parassimpáticas do nervo intermédio através do nervo petroso superficial maior e fibras simpáticas do plexo pericarotídeo através do nervo petroso profundo. Os nervos superficiais profundos e maiores unem-se para formar o nervo do canal pterigóideo (vidiano), antes de entrar no gânglio. O gânglio esfenopalatino envia ramos para os seios etmoidal e esfenoidal posterior, palatos duro e mole, tonsilas, úvula e parte nasal da faringe. As fibras lacrimais passam ao longo do ramo zigomático-temporal do NC V$_2$ para o ramo lacrimal de NC V$_1$ e, em seguida, para a glândula lacrimal.

O gânglio ótico, localizado na fossa infratemporal logo abaixo do forame oval, recebe um ramo motor e, possivelmente, um ramo sensorial do NC V$_3$, fibras parassimpáticas e sensoriais do NC IX através do nervo petroso menor e fibras simpáticas do plexo que circunda a artéria meníngea média. Envia ramos motores para os músculos tensor do tímpano e tensor do véu palatino e fibras secretoras para a glândula parótida através do nervo auriculotemporal.

O gânglio submaxilar, localizado próximo à glândula submaxilar, recebe fibras sensoriais do ramo lingual de NC V$_3$, fibras parassimpáticas do núcleo salivatório superior de NC VII através do corda do tímpano e de fibras simpáticas de um plexo ao redor da artéria maxilar externa. E envia fibras secretoras para as glândulas submaxilares e sublinguais e para a mucosa da boca e da língua.

Uma técnica eficaz é colocar os dedos ao longo da linha anterior, e não lateral, dos masseteres nos dois lados. Quando os dentes estão cerrados, os dedos movem-se para frente; esse movimento deve ser simétrico nos dois lados. A fraqueza motora unilateral do trigêmeo causa desvio da mandíbula na direção do lado fraco na abertura, porque a ação não tem a oposição do pterigóideo lateral contralateral. A língua também desvia para o lado da fraqueza nas lesões do NC XII. Tanto a língua quanto a mandíbula desviam para o lado fraco. O desvio para o mesmo lado ou para o lado oposto à lesão depende do tipo de lesão. A Figura 15.7 mostra um paciente com desvio de língua e mandíbula. Veja um paciente com desvio da mandíbula no Videolink 15.1.

A observação cuidadosa da abertura da mandíbula costuma ser o primeiro indício da presença de uma anormalidade. Às vezes, é difícil ter certeza se a mandíbula está desviando ou não. Observe a relação do entalhe da linha média entre os incisivos superiores e inferiores; é um indicador mais confiável do que o movimento labial. O ápice do nariz e as incisuras devem estar alinhados. Uma régua nos lábios pode ajudar a detectar o desvio. Outra técnica útil é desenhar uma linha vertical na linha mediana dos lábios superior e inferior usando um marcador. O desalinhamento das duas marcas verticais quando a mandíbula é aberta indica desvio. Se qualquer coisa sugerir um problema, peça ao paciente que mova o maxilar de um lado para o outro. Em caso de fraqueza unilateral, o paciente não consegue mover a mandíbula em direção contralateral.

Recapitulando, a fraqueza dos músculos pterigóideos direitos causa desvio da mandíbula para a direita durante a abertura espontânea e incapacidade de mover a mandíbula para a esquerda sob comando. Na fraqueza facial, pode haver desvio aparente da mandíbula e da língua, por causa da assimetria facial. Levantar o lado fraco com a mão às vezes elimina o pseudodesvio.

Outras técnicas para examinar a função motora do nervo trigêmeo são pedir que o paciente projete e retraia a mandíbula, observando qualquer tendência de desvio e fazendo o paciente morder um abaixador de língua com os dentes molares, comparando as impressões nos dois lados e a dificuldade de extraí-los quando estão presos pelos dentes molares de cada lado.

A fraqueza unilateral dos músculos inervados pelo NC V geralmente significa lesão do tronco encefálico, do gânglio de Gasser ou da raiz motora do NC V na base do crânio. A fraqueza bilateral importante dos músculos da mastigação com incapacidade de fechar a boca (mandíbula pendente) sugere doença do neurônio motor, distúrbio da transmissão neuromuscular, ou miopatia. Na atrofia significativa de um masseter, pode ficar aparente o achatamento da papada no lado envolvido (Figura 15.8). Na atrofia do músculo temporal, pode haver depressão da têmpora. Raramente ocorrem fasciculações ou outros movimentos involuntários anormais. Não existe um método confiável ou prático para examinar outros músculos inervados pelo NC V. A paralisia do tensor do tímpano pode causar dificuldade para ouvir notas altas. Devido à inervação bilateral, as lesões unilaterais do neurônio

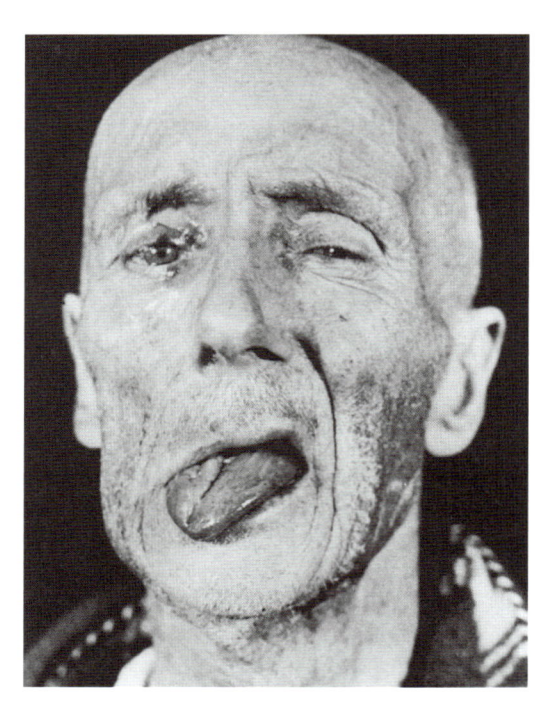

Figura 15.7 Paralisia infranuclear dos nervos trigêmeo, facial e hipoglosso direito em paciente com carcinoma metastático, mostrando desvio de língua e mandíbula para a direita.

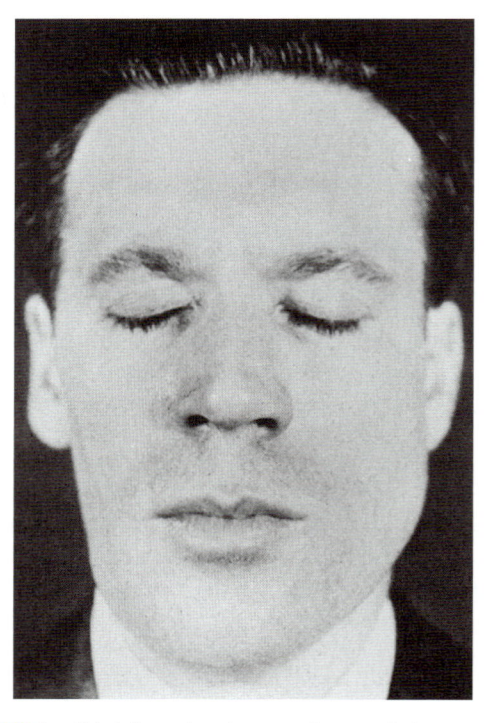

Figura 15.8 Paralisia infranuclear do nervo trigêmeo direito com atrofia dos músculos da mastigação.

motor superior raramente afetam de modo importante a função motora do trigêmeo. Pode haver fraqueza unilateral leve e transitória. O grau de envolvimento depende da extensão da decussação. Nas lesões supranucleares bilaterais, pode haver paresia acentuada.

Exame das funções sensoriais

Ao testar as sensações faciais, o toque, a dor e, ocasionalmente, a temperatura são examinados da mesma maneira que em outras partes do corpo (ver Capítulo 32), em busca de áreas com sensação alterada. É melhor perguntar ao paciente se os estímulos são iguais nos dois lados, em vez de sugerir que eles podem ser diferentes. A sensação deve ser comparada em cada divisão do trigêmeo e a região perioral comparada com a parte posterior da face para excluir o padrão de casca de cebola. Dor ou temperatura devem ser comparadas ao toque para excluir perda sensorial dissociada (achado comum na síndrome bulbar lateral). Às vezes é útil examinar as narinas, a gengiva, a língua e a parte interna das bochechas. A propriocepção não pode ser testada adequadamente, mas se pode testar a extinção e a capacidade de identificar figuras desenhadas na pele.

Existem três exercícios comuns na avaliação da sensação facial: (a) determinar se a perda sensorial é orgânica ou não orgânica, (b) determinar quais modalidades estão envolvidas e (c) definir a distribuição. As queixas de dormência facial são comuns e nem todas são orgânicas. Porém, a perda sensorial real na face pode ser um achado sério, ocasionalmente significando doença oncológica subjacente. Os vários métodos e truques para detectar perdas sensoriais não orgânicas não são inteiramente confiáveis, e devem ser realizados com cautela. Pacientes com perda sensorial não orgânica podem ter uma demarcação da área anormal na linha do cabelo em vez do vértice do couro cabeludo. No terço inferior da face, a perda sensorial funcional tende a seguir a linha da mandíbula e envolver a incisura sobre o músculo masseter, que não é inervado pelo trigêmeo (ver Figura 15.6). No entanto, os pacientes com lesões intramedulares podem ter comprometimento do ângulo da mandíbula. No tronco, a perda sensorial orgânica normalmente para antes da linha mediana em decorrência da sobreposição do lado oposto, e a divisão nessa linha sugere que é não orgânica. Esse achado não é confiável na face, porque há menos sobreposição da linha mediana, de modo que a perda sensorial orgânica na face pode estender-se só até a linha mediana. Os reflexos corneano e esternutatório (ver a seguir) devem ser normais na perda sensorial não orgânica. A percepção de vibração cindida ao longo da linha mediana sugere um sinal não orgânico. O osso frontal e a mandíbula são ossos não pareados e não deve haver diferença na sensibilidade vibratória em nenhum dos lados da linha mediana. Os pacientes que relatam diferença na sensibilidade vibratória nos testes apenas em um dos lados da linha mediana podem ter perda sensorial não orgânica. A confiabilidade desse

sinal não foi validada e pode induzir a erro. Outros sinais sugestivos de não organicidade são dissociação de sensibilidade dolorosa e térmica, variabilidade de um teste para outro, história de hipocondria, ganho secundário, *la belle indifference*, perda sensorial não anatômica e alteração dos limites da hipoalgesia. Gould et al. alertaram apropriadamente sobre a validade dos sinais e sintomas histéricos.

Exame dos reflexos

Os reflexos corneano, esternutatório e mandibular são os avaliados com mais frequência na análise do nervo trigêmeo.

Reflexo do masseter ou mandibular

Para desencadear o reflexo da mandíbula (ou do músculo masseter), o examinador coloca o dedo indicador ou polegar no meio do mento do paciente, mantendo a boca semiaberta e a mandíbula relaxada e em seguida, bate no dedo com o martelo de reflexo. A resposta é a contração com elevação da mandíbula. Outros métodos para evocar o reflexo incluem dar tapinhas no mento diretamente e colocar o abaixador de língua sobre a língua ou os incisivos inferiores e dar tapinhas na extremidade saliente. Todos eles causam resposta bilateral. Uma resposta unilateral pode, às vezes, ser provocada batendo no ângulo da mandíbula ou colocando uma lâmina sobre o dente molar inferior ao longo de um lado e batendo na extremidade protuberante.

Os impulsos aferentes desse reflexo são conduzidos pela parte sensorial do nervo trigêmeo para o núcleo mesencefálico e os impulsos eferentes, por sua porção motora. Em indivíduos normais, o reflexo da mandíbula é minimamente ativo ou ausente. Sua maior utilidade é distinguir a hiper-reflexia de membros decorrente de lesão na coluna cervical (em que o reflexo da mandíbula é normal) de um estado de hiper-reflexia generalizada (em que o reflexo mandibular é alto, assim como todos os outros reflexos). O reflexo mandibular é exagerado nas lesões que afetam as vias corticobulbar acima do núcleo motor, especialmente se for bilateral, como na paralisia pseudobulbar ou na esclerose lateral amiotrófica (ELA). Às vezes, geram oscilações ou espasmos clônicos mandibulares adicionais. Procure o vídeo de um reflexo mandibular hiperativo em Osama et al. O reflexo pode ser deprimido unilateralmente nas lesões que atingem o arco reflexo.

Reflexo corneano

O reflexo da córnea é obtido tocando-se levemente a córnea com um pedaço de algodão ou tecido. O teste é realizado para avaliar a função de NC V_1. O ideal é aplicar o estímulo na parte superior da córnea, porque a parte inferior pode ser inervada pelo NC V_2 em alguns indivíduos. Os estímulos devem ser aplicados por baixo ou do lado para que o paciente não possa vê-los (Figura 15.9). O estímulo deve ser aplicado

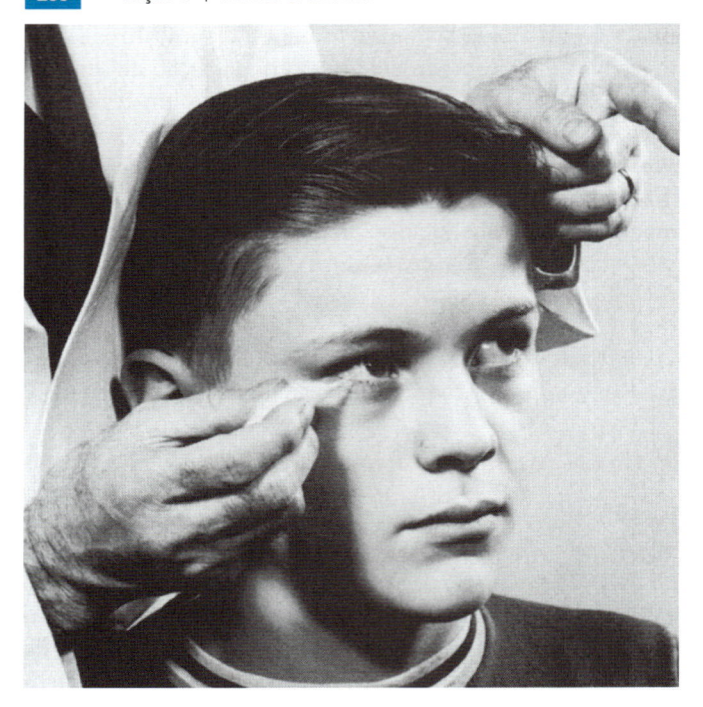

Figura 15.9 Evocação do reflexo corneano. O objeto de estimulação deve ser colocado fora da visão do paciente. O paciente deve olhar para cima quando o objeto é aproximado por baixo, ou lateralmente quando o objeto está do outro lado. O estímulo deve ser na córnea, não na esclera.

Na lesão unilateral do trigêmeo, as respostas diretas e consensuais podem estar ausentes; nenhum dos olhos pisca. A estimulação do olho oposto produz respostas diretas e consensuais normais. Na lesão unilateral do NC VII, a resposta direta pode ser prejudicada, mas o reflexo consensual deve ser normal. A estimulação do lado oposto produz resposta direta normal, mas a resposta consensual é comprometida. Esses padrões estão resumidos na Tabela 15.2. As lesões que envolvem as conexões polissinápticas trigeminofaciais do tronco cerebral podem comprometer as respostas diretas e consensuais. O reflexo da córnea pode ser deprimido nas lesões do hemisfério contralateral, sobretudo se houver envolvimento do tálamo. Como o trato espinal e do núcleo de NC V descendem até a parte superior da medula cervical, as lesões às vezes afetam o reflexo corneano. A anestesia da córnea pode ser uma complicação da tratotomia cervical realizada para tratar dor crônica. A sensibilidade da córnea pode ser prejudicada em usuários de lentes de contato, mesmo quando não estão sendo usadas.

Reflexo esternutatório (nasal, de espirro)

A estimulação da mucosa nasal com algodão, tecido ou algo semelhante causa enrugamento do nariz, fechamento dos olhos e, muitas vezes, uma exalação vigorosa semelhante a um espirro fraco, enquanto o nariz tenta se livrar do objeto estranho. O septo nasal e as passagens nasais anteriores são inervados pela divisão oftálmica, não a maxilar, do nervo trigêmeo.

O ramo aferente do arco reflexo é transportado pelo NC V_1, o ramo eferente, pelos NCs V, VII, IX, X e pelos nervos motores da medula espinal cervical e torácica. O centro do reflexo encontra-se no tronco encefálico e na parte superior da medula espinal. A mucosa nasal também pode ser estimulada por agentes irritantes inalados; este é um reflexo nasal que não deve ser confundido com o olfato (ver Capítulo 12). A principal utilidade clínica do reflexo esternutatório é a verificação cruzada do reflexo corneano. O reflexo de espirro comum pode, obviamente, ser provocado de várias maneiras. Um fenômeno interessante é o espirro fótico, fotoesternutatório ou reflexo do "ATCHIM" (explosão hélio-oftálmica autossômica dominante, em inglês, *"ACHOO" – autosomal dominant compelling helio-ophthalmic outburst*),

na córnea, não na esclera. Se houver qualquer evidência de infecção ocular, não se deve usar o mesmo algodão ou tecido nos dois olhos. Não se deve usar objetos grosseiros, como um objeto grande e áspero ou a ponta do dedo, mesmo em pacientes comatosos.

Em resposta ao estímulo da córnea, deve haver um piscar dos olhos ipsilateral (reflexo direto) e contralateral (reflexo consensual). O ramo aferente do reflexo é mediado pelo NC V_1, o ramo eferente, pelo NC VII. O reflexo de piscar é um teste eletrofisiológico no qual um estímulo elétrico é aplicado ao nervo trigêmeo e a resposta é registrada nos músculos faciais. Podem surgir mais informações sobre o NC V e o NC VII e sobre as conexões entre eles. Nas lesões do tronco encefálico, a localização eletrofisiológica da lesão corresponde bem aos achados de imagem.

Tabela 15.2 Padrões de anormalidade do reflexo corneano direto e consensual em lesões dos nervos trigêmeo e facial.		
	Reflexo corneano direto	**Reflexo corneano consensual**
Lesão completa do nervo trigêmeo		
Olho afetado estimulado	Ausente	Ausente
Olho oposto estimulado	Normal	Normal
Lesão completa do nervo facial		
Olho afetado estimulado	Ausente	Normal
Olho oposto estimulado	Normal	Ausente

isto é, espirro em resposta a olhar para uma luz forte, observado em muitos indivíduos normais. Pryse-Phillips comentou: "O acrônimo é um pouco forçado, mas continua a ser... o melhor da década".

Outros reflexos mediados pelo nervo trigêmeo

Outros reflexos mediados em parte pelo NC V são o reflexo orbicular do olho não focal e outras respostas trigeminofaciais (ver Capítulo 16), reflexo corneomandibular (ver Capítulo 40) e o reflexo de protrusão labial (do focinho) (ver Capítulo 40). Muitos outros reflexos foram descritos, mas são de valor limitado e raramente são usados. Os ramos aferentes desses reflexos são mediados pelo trigêmeo. Em alguns casos, o ramo eferente também é trigeminal (p. ex., o movimento da mandíbula); em outros, o ramo eferente é mediado por NC III, NC VII ou outras vias.

Distúrbios funcionais

As lesões do nervo trigêmeo podem causar fraqueza, movimentos involuntários anormais, perda sensorial ou outras anormalidades sensoriais, dor facial, anomalias tróficas, disfunção autonômica ou problemas nos reflexos mediados pelo nervo trigêmeo. Os distúrbios mais comuns são dor facial, sobretudo NT e dormência na face.

Disfunção motora

Por causa da inervação hemisférica bilateral, a fraqueza na distribuição do trigêmeo não é frequente nas lesões do neurônio motor superior, embora possa ocorrer leve fraqueza dos músculos contralaterais com reflexo mandibular exagerado. As lesões supranucleares bilaterais, como na paralisia pseudobulbar ou na ELA, podem causar fraqueza acentuada, em geral com reflexo mandibular bastante exacerbado. Em lesões supranucleares, não ocorre atrofia ou fasciculações.

A fraqueza significativa na distribuição motora do trigêmeo é resultado mais frequente de um distúrbio da transmissão neuromuscular ou de ELA. Os pacientes com miastenia *gravis* (MG) podem ter dificuldades de mastigação com fadiga mastigatória, sobretudo com alimentos difíceis de mastigar, como carne dura. Nos casos graves, a MG pode levar à incapacidade de fechar a boca (queda de mandíbula). Os pacientes com polimiosite grave, raramente com outras miopatias, também podem ter dificuldade com a força da mandíbula. Pacientes com arterite de células gigantes em geral têm claudicação mandibular com dor focal no masseter durante a mastigação, que pode ser confundida com fraqueza. É comum que a ELA cause queda de mandíbula, quase sempre com disfagia e dificuldade de engolir saliva, que exige que os pacientes mantenham constantemente materiais absorventes na boca. A queda da mandíbula também pode ocorrer na doença de Kennedy. A eletromiografia de agulha dos músculos inervados pelo trigêmeo pode demonstrar comprometimento

subclínico. As lesões em qualquer lugar ao longo do curso do neurônio motor inferior podem causar fraqueza acompanhada de atrofia, às vezes acentuada, fasciculações e diminuição do reflexo mandibular (ver Figura 15.7).

Os movimentos involuntários anormais comumente afetam a mandíbula. A distonia oromandibular gera uma variedade de movimentos anormais: abertura e fechamento da mandíbula, movimentos laterais, bruxismo e suas combinações (ver Videolink 15.2). A distonia da mandíbula pode ocorrer como parte de uma síndrome extrapiramidal decorrente de agentes psicoativos, e os movimentos anormais da mandíbula são manifestação comum de discinesias tardias. A síndrome de Meige consiste em distonia oromandibular e blefaroespasmo. Os movimentos de mastigação e ranger dos dentes às vezes estão presentes nas psicoses, e os movimentos de mastigação ou de lamber os lábios nas crises parciais complexas. Bruxismo pode ocorrer como um efeito colateral da levodopa. Raramente, uma crise focal limitada aos músculos da mastigação pode causar aperto das mandíbulas com mordida da língua ou bochechas. O trismo é um espasmo acentuado dos músculos da mastigação: os dentes ficam firmemente cerrados, os músculos, duros e firmes, e o paciente não consegue abrir a mandíbula. É uma manifestação clássica do tétano e às vezes ocorre em encefalite, raiva, reações distônicas agudas por conta de medicamentos neurolépticos e tetania. O trismo pode ocorrer na síndrome de Foix-Chavany-Marie (ver Capítulo 9). Algumas miopatias podem resultar em fibrose dos masseteres, causando trismo indolor. O trismo pode ser psicogênico. Pacientes com doença de Parkinson podem apresentar tremor na mandíbula. O espasmo hemimastigatório é uma síndrome de contrações ou espasmos unilaterais involuntários breves, às vezes dolorosos, dos músculos que fecham a mandíbula. Pode, por fim, resultar em hipertrofia do masseter. O espasmo hemimastigatório pode estar associado a outras condições, inclusive esclerodermia e hemiatrofia facial. A neuromiotonia dos músculos da mandíbula pode ocorrer depois da irradiação craniana.

Disfunção sensorial

As lesões supranucleares, em especial do lobo parietal ou das radiações sensoriais, podem aumentar o limiar sensitivo da face contralateral; a lesão talâmica pode causar hipoestesia facial com hiperpatia ou alodinia. As lesões do núcleo sensorial principal na ponte podem causar decréscimo da sensação tátil envolvendo pele e mucosas no lado envolvido, e perda de reflexos nos quais o arco aferente é mediado pelo nervo trigêmeo. Lesões do trato ou do núcleo espinal causam um distúrbio das modalidades de dor e temperatura e, em menor grau, da sensação tátil.

A dissociação da sensibilidade, com diferentes graus de envolvimento da sensação de toque leve em comparação com a dor e a temperatura, sugere lesão na substância do tronco encefálico (intrabulbar), em que as diferentes vias sensoriais fazem trajetos em pontos amplamente separados. As lesões extrabulbares são caracterizadas pela perda ou diminuição de todos os tipos de sensação exteroceptiva, disestesias, parestesias ou dor espontânea. A lesão central ou no gânglio de Gasser afeta todas as três divisões; a lesão periférica ao gânglio envolve apenas divisões ou ramos isolados. Também pode haver alterações reflexas, como ausência dos reflexos corneano ou esternutatório.

Lesões do nervo trigêmeo também podem causar alterações tróficas. Nas lesões do NC V_1, a sensação reduzida da córnea pode resultar em ulcerações da córnea e outras complicações oculares. O olho deve ser rigorosamente protegido quando a córnea é anestésica. A interação entre os sistemas trigeminal e olfatório tem influência poderosa na percepção de odores, e as alterações tróficas da mucosa nasal decorrentes de lesão do nervo trigêmeo podem causar anosmia secundária. A anestesia nasal pode resultar em erosão desfigurante da asa do nariz. Em consequência das muitas conexões do NC V com outros NCs, sobretudo os NCs VII e IX, a diminuição ou aumento de secreção lacrimal, salivar e mucosa pode acompanhar uma lesão do trigêmeo, em especial quando as funções são respostas reflexas mediadas por esse nervo. O próprio paladar, que não é função do trigêmeo, pode ser afetado pelas fibras gustativas transportadas através do nervo lingual até o corda do tímpano.

O distúrbio mais comum que envolve a função sensorial do trigêmeo é a NT ou tique doloroso. A NT causa paroxismos de dor facial unilateral fugaz, mas excruciante. Geralmente envolve a segunda ou a terceira divisão, raramente a primeira (o inverso do herpes-zóster [HZ]). Alguns pacientes têm acometimento do NC V_2 e do NC V_3. A dor lancinante dura apenas alguns segundos, ocasionalmente até 2 minutos, mas pode ocorrer várias vezes por dia. O paciente pode estremecer, de onde vem a designação de "tique". A estimulação de alguma área específica, uma zona de gatilho, na distribuição nervosa envolvida em geral provoca um paroxismo de dor. A dor pode ser provocada por atividades como falar, mastigar, escovar os dentes e por exposição ao frio ou vento no rosto. Os homens podem não barbear a zona de gatilho, e as mulheres, não usar maquiagem. O paciente pode ser relutante em permitir o exame neurológico da área envolvida, por medo de desencadear um paroxismo de dor. As zonas de gatilho são pequenas, às vezes em forma de pontos. A dor evocada por estímulo é uma das características mais marcantes da NT e tem alto valor diagnóstico. Pode ocorrer um período refratário de segundos ou minutos após um paroxismo provocado. A NT entra em períodos de remissão completa em até 63% dos pacientes.

A causa mais comum de NT é a compressão da raiz sensorial por uma alça dilatada da artéria basilar, na maioria das vezes, a artéria cerebelar inferior anterior ou a cerebelar superior. No entanto, estudos de imagem avançados mostraram que algum contato entre o nervo trigêmeo e os vasos próximos ocorre em indivíduos assintomáticos. Uma metanálise mostrou contato neurovascular em 89% dos nervos sintomáticos, mas também em 36% dos nervos assintomáticos, indicando alta sensibilidade, mas baixa especificidade. Deslocamento, distorção, achatamento ou atrofia das raízes nervosas são sinais sensíveis de compressão neurovascular com relevância clínica. A RM na NT raras vezes é anormal, exceto para as alças vasculares ou as anomalias relacionadas com compressão vascular.

As lesões estruturais poucas vezes causam dor facial semelhante à da NT, que é denominada NT secundária ou sintomática. Essas lesões podem causar perda sensorial na distribuição envolvida, disfunção motora ou afetar estruturas vizinhas. Os exemplos incluem esclerose múltipla (EM), tumores no gânglio de Gasser ou seus ramos e outros tumores no ângulo pontocerebelar. Entre os pacientes com sintomas semelhantes aos da NT, 6 a 16% relataram abrigar um tumor intracraniano, por exemplo, neuroma acústico. A presença de queixa de dormência, sensação prejudicada no exame, outras anormalidades neurológicas, história de progressão dos sintomas e duração dos sintomas de menos de 1 ano aumentam a probabilidade de um estudo de imagem anormal. Outros processos centrais que atingem as vias do trigêmeo no tronco encefálico, como siringobulbia e infarto, podem causar dor semelhante à da NT. A dor facial não é incomum na síndrome bulbar lateral de Wallenberg e raramente se assemelha à da NT.

Pacientes com NT idiopática ou clássica não têm déficit clínico motor ou sensorial na distribuição do nervo envolvido. A ausência de déficit sensorial é um critério para o diagnóstico de NT clássica. As alterações sensoriais sutis podem ser detectadas com testes quantitativos de sensibilidade. Os relatos indicam que cerca de um terço dos pacientes com NT decorrente de tumor ou EM têm déficit sensorial demonstrável, mas a ausência de déficit sensorial não exclui NT secundária.

Alguns pacientes desenvolvem dor persistente, não paroxística na distribuição atingida, que é descrita como indistinta e prolongada, queimação ou formigamento. A esse quadro, dá-se o nome de NT atípica ou NT2. O termo NT atípica pode causar confusão com a entidade de dor facial atípica. Alguns usaram o termo NT2 ou NT atípica para se referir ao que outros chamariam de dor facial atípica.

A NT é muito mais comum em pacientes com EM do que na população em geral; quase sempre é causada por lesão desmielinizante que atinge a zona de entrada da raiz do trigêmeo na ponte, embora a compressão vascular na área de entrada da raiz possa ocorrer também em pacientes com EM. A NT ocorre em 2 a 5% dos pacientes com EM, sendo esta encontrada em 2 a 14% dos pacientes que têm NT. A NT bilateral é bastante sugestiva de EM. A maioria dos pacientes com NT está na quinta década da vida ou mais; o início em pessoas jovens deve levar à consideração da NT sintomática, em especial decorrente de doença desmielinizante.

Algumas diretrizes diagnósticas publicadas tornaram, inadvertidamente, a classificação de NT mais difícil. A versão mais recente da Classificação Internacional das Cefaleias não inclui mais a NT sintomática ou secundária como categoria diagnóstica. Crucco et al. propuseram uma nova classificação e esquema de classificação de diagnóstico para a prática e a pesquisa. Nesse esquema, a NT clássica é definida como categoria específica em que a RM demonstra compressão vascular com alterações morfológicas da raiz do nervo trigêmeo. A NT secundária é aquela decorrente de uma doença neurológica subjacente importante, como tumor ou EM. A categoria de NT idiopática é reservada para a pequena proporção de pacientes nos quais os estudos de imagem são completamente normais, exceto pelo contato vascular incidental. A NT com dor contínua se refere aos pacientes que apresentam dor não paroxística entre as crises.

A técnica cirúrgica de descompressão microvascular isola o nervo de um vaso compressor. A descompressão microvascular é amplamente realizada e bastante eficaz. No passado, os procedimentos ablativos, como a rizotomia retrogasseriana, eram frequentes no gânglio de Gasser ou na raiz sensorial. Isso deixava o rosto do paciente com vários graus de dormência facial. Às vezes, o procedimento causava dormência facial, mas não aliviava a dor, deixando o paciente com dormência e dor, condição chamada anestesia dolorosa ou dor por desaferenciação. Os procedimentos ablativos usados atualmente em casos resistentes também podem causar anestesia dolorosa.

Muitas outras neuralgias craniofaciais foram descritas, mas a maioria dessas síndromes não passou pelo teste do tempo e sua existência como entidades reais permanece em dúvida. Elas incluem neuralgia de Sluder ou esfenopalatina, neuralgia do vidiano, síndrome de Costen e síndrome de Eagle. O termo dor facial idiopática persistente, anteriormente dor facial atípica, é usado para indicar uma síndrome de dor facial que não tem as características da NT. A dor facial atípica é constante e não paroxística, descrita como profunda e mal localizada, não restrita a uma única divisão do trigêmeo, não lancinante e não associada a nenhuma zona de gatilho. Em geral, nenhuma etiologia identificável é aparente e a dor é atribuída à depressão ou a outros fatores emocionais. Há evidências crescentes de que, em alguns casos, é uma síndrome de dor neuropática com anormalidades objetivas nos testes neurofisiológicos. Forssell et al. constataram que 75% de uma série de 20 pacientes com dor facial atípica tinham reflexo de piscar anormal no exame eletrodiagnóstico ou no teste quantitativo de sensibilidade térmica anormal. A dor fixa e contínua na face pode preceder o desenvolvimento de NT (pré-NT).

Pode sobrevir dor facial incomum na síndrome de Gradenigo por causa do envolvimento do gânglio de Gasser nas lesões petrosas. Os pacientes afetados podem ter dor e distúrbios sensoriais na distribuição de V_1, acompanhados de paralisia do NC VI (ver Capítulo 14). Na síndrome paratrigeminal de Raeder (síndrome oculossimpática paratrigeminal), há cefaleia, dor facial na distribuição de V_1 e paresia oculossimpática. Não há anidrose como na síndrome de Horner, porque essas fibras viajam pela artéria carótida externa. Pode haver ou não perda sensorial demonstrável no nervo trigêmeo. Outros NCs podem estar envolvidos. A lesão causadora situa-se na fossa craniana média, próxima do ápice petroso.

Cefaleia e paresia oculossimpática (ou síndrome de Horner) também podem ocorrer na cefaleia em salvas e em aneurismas dissecantes da carótida. O NC V_1 ou o V_2 ou ambos podem ser afetados por lesões no seio cavernoso (ver Capítulo 21). Na síndrome da fissura orbital superior, há comprometimento de V_1 e de outras estruturas que passam pela fissura (ver Capítulo 21). Somente quando V_2 é afetado, as lesões do seio cavernoso e da fissura orbitária superior podem ser diferenciadas clinicamente. Nurmikko destacou o valor de uma entrevista semiestruturada, com uma série de questões específicas, no diagnóstico diferencial das síndromes de dor facial.

O HZ agudo do nervo trigêmeo é extremamente doloroso. É comum em pacientes idosos ou imunocomprometidos e afeta o NC V_1 em 80% dos casos, causando dor e vesículas na testa, pálpebra e córnea (herpes oftálmico). A inflamação causa perda de neurônios no gânglio comprometido e redução dos axônios e da mielina no nervo afetado. As cicatrizes cutâneas são comuns (ver Figura 15.4). O comprometimento oftálmico pode causar ceratite, ulcerações corneanas, cicatrizes corneanas residuais e, às vezes, resultar em cegueira. Em alguns pacientes, apenas o olho, principalmente a córnea, é afetado. O zóster pode afetar qualquer uma das divisões do trigêmeo e pode haver envolvimento motor (Figura 15.10). Poucas vezes, o HZ do trigêmeo pode ser complicado por encefalite ou síndrome de hemiparesia contralateral retardada decorrente de arterite. A dor sem erupção cutânea é denominada *zoster sine zoster* ou *zoster sine herpete*.

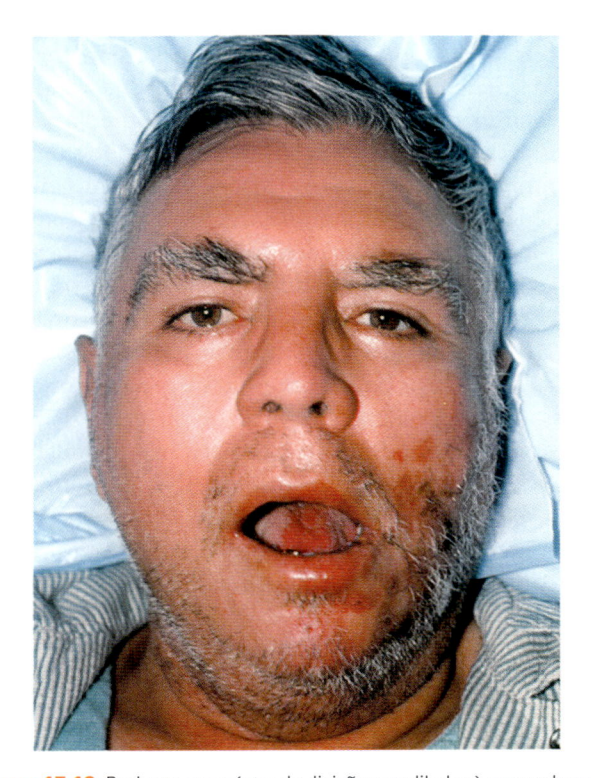

Figura 15.10 Paciente com zóster da divisão mandibular à esquerda envolvendo a raiz motora, que produziu fraqueza nos músculos pterigóideos e causou desvio da mandíbula para a esquerda. A erupção herpética situa-se na distribuição do NC V_3.

Neuralgia pós-herpética

Em alguns pacientes com HZ trigeminal, a dor da fase aguda evolui para uma síndrome de dor nevrálgica terrível e persistente chamada neuralgia pós-herpética (NPH). A dor que persiste por mais de 3 meses depois da erupção aguda é apropriadamente rotulada como NPH. A dor provavelmente está relacionada com a desaferenciação e é mediada centralmente. É tipicamente disestésica com componente de queimação constante, mas com paroxismos sobrepostos de dor lancinante, que podem ser provocados pelo toque em certos pontos da área afetada. Pode haver hipoestesia ou hiperestesia na área comprometida. A idade é um fator importante na predisposição à NPH; desenvolve-se em apenas 10% das pessoas com menos de 60 anos, mas em 40% dos que têm mais de 60 anos.

Dormência facial

A dormência facial isolada é um problema comum. A perda da sensibilidade facial pode ocorrer com lesões nas principais divisões do trigêmeo ou em seus ramos distais. Vários processos, alguns deles nocivos, podem ser responsáveis. A síndrome do mento dormente refere-se à hipoestesia e às vezes parestesias que afetam o lábio inferior e o mento, aproximadamente na distribuição do nervo mental (neuropatia mentual, sinal de Roger). Essa síndrome, em geral, deve-se a processo neoplásico, com metástase tanto no forame mentual da mandíbula quanto nas meninges intracranianas ou na base do crânio, com frequência, decorrentes de carcinoma de mama ou pulmão. As lesões do nervo alveolar inferior também podem ser responsáveis. A predileção pelo acometimento da distribuição do NC V$_3$ pode refletir a relativa proteção das demais divisões do trigêmeo no seio cavernoso, com maior exposição da terceira divisão a processos neoplásicos que afetam as meninges e a base do crânio. Os possíveis indícios de mento dormente com origem na base do crânio ou meníngea incluem distúrbios sensoriais que vão além do mento ou envolvimento de outros NCs. A perda de sensibilidade dos dentes anteriores e gengiva sugere um processo distal que afeta o nervo alveolar inferior. A preservação da sensibilidade oral ou a dissociação das modalidades sugere lesão intraparenquimatosa do SNC. Em uma série de 42 pacientes com mento dormente e com câncer, 50% tiveram metástases para a mandíbula, 22% tiveram meningite neoplásica e 14% tiveram metástases para a base do crânio. As causas não neoplásicas incluem procedimentos dentários, abscesso dentário, doença do tecido conjuntivo, doença falciforme, tumores ou cistos na mandíbula, erosão do forame mentual em pacientes edêntulos e trauma. Em uma série, a etiologia mais comum da síndrome do mento dormente foi dentária.

A síndrome da bochecha dormente é similar, mas é causada por lesão no nervo infraorbital com disseminação perineural de um tumor (ver Figura 15.5). Quando a hipoestesia também

envolve os dentes incisivos superiores mediais e laterais e os caninos (distribuição do ramo alveolar superior anterior) e gengiva adjacente, poupando os dentes e as gengivas mais posteriores, o processo patológico se localiza no forame infraorbital e torna improvável o comprometimento mais proximal da divisão maxilar. A disseminação perineural de câncer de pele é a etiologia mais comum. A gengiva e os dentes molares e pré-molares são inervados pelos nervos alveolares superior posterior e médio. A síndrome da bochecha dormente e pálpebra inferior flácida inclui fraqueza nos ramos distais do nervo facial em decorrência da infiltração do carcinoma nos nervos infraorbital e facial.

A síndrome do mento ou da bochecha dormente pode ser a manifestação inicial do câncer, e mais frequentemente se deve à progressão ou recidiva de doença oncológica conhecida. As causas incomuns de disfunção sensorial do trigêmeo são hemorragia pontina, granulomatose de Wegener, mononeuropatia hipertrófica localizada e lesão do mesencéfalo que afeta as fibras trigeminotalâmicas. O trauma pode afetar os ramos distais do trigêmeo. A neuropatia do trompetista afeta os músicos, causando dor e dormência no lábio superior por causa da lesão do nervo alveolar superior anterior.

A neuropatia sensorial do trigêmeo (NST) é uma síndrome de dormência facial isolada, em geral de início gradual, que pode envolver uma única divisão ou toda a face; ocasionalmente é bilateral. Alguns pacientes apresentam parestesias e disestesias. A patologia provavelmente envolve o gânglio. Alguns casos são idiopáticos e muitas doenças subjacentes, sobretudo distúrbios do tecido conjuntivo, podem causar NST (Tabela 15.3). Às vezes, a NST é parte de uma síndrome de neuropatia craniana múltipla, em especial em pacientes com esclerodermia. Alguns pacientes com NST idiopática mostraram realce com gadolínio no segmento da cisterna, sugerindo semelhança com a paralisia de Bell.

Tabela 15.3	Algumas causas de neuropatia sensorial do trigêmeo.
Idiopática	
Distúrbio do tecido conjuntivo	
Síndrome de Sjögren	
Esclerodermia	
Doença mista do tecido conjuntivo	
Outras	
Sarcoidose	
Granulomatose de Wegener	
Arterite de células gigantes	
Esclerose múltipla	
Tumor	
Diabetes	
Siringobulbia	
Toxinas	
Tricloroetileno	
Stilbamidina	
Mefloquina	

A perda de sensibilidade facial é comum em lesões do tronco encefálico; a maioria é vascular. Uma causa frequente é a síndrome bulbar lateral (de Wallenberg), que classicamente causa perda da sensação dolorosa e térmica na face ipsilateral e contralateral no corpo. Variações desse padrão foram bem relatadas, incluindo perda sensorial só de $V_{1,2}$ ou só de $V_{2,3}$. Em uma série de 50 pacientes, apenas 13 (26%) tinham o padrão clássico. Outros tinham perda de sensibilidade facial bilateral, perda de sensibilidade facial contralateral, apenas perda corporal e de membros, apenas perda facial sem afetar o corpo, ou nenhum sinal sensorial. Quando a perda sensorial na face ocorreu, foi mais frequente em distribuição de casca de cebola. A sensação intraoral pode ser preservada.

Outros distúrbios do nervo trigêmeo

A patologia que envolve o nervo trigêmeo e suas conexões pode resultar no direcionamento incorreto das fibras nervosas, produzindo efeitos incomuns e interessantes. As síndromes de inervação ocular anômala congênita são um grupo complexo de distúrbios que envolvem conexão incorreta anormal dos músculos extraoculares (ver Capítulo 14). O fenômeno de Marcus Gunn ou discinesia mandibulopalpebral, ocorre em pacientes com ptose congênita; a abertura da boca, a mastigação ou os movimentos laterais da mandíbula causam elevação reflexa exagerada da pálpebra ptótica (ver Videolink 15.3). Esse fenômeno pode resultar de impulsos proprioceptivos dos músculos pterigóideos mal direcionados para o núcleo oculomotor. A sincinesia trigeminoabducente decorre de comunicações anormais entre NC V e NC VI. O fechamento involuntário de um olho na abertura da boca (fenômeno de Marcus Gunn invertido ou sinal de Marin Amat) é uma sincinesia pela regeneração anômala do nervo facial; ocorre com mais frequência depois de paralisia de Bell (ver Capítulo 16). A síndrome auriculotemporal (de Frey) provoca rubor e transpiração excessiva na bochecha e na orelha de um lado, depois da ingestão de alimentos condimentados (sudorese gustativa). Essa síndrome se deve ao direcionamento incorreto das fibras secretoras da glândula parótida para as glândulas sudoríparas e terminações vasodilatadoras na distribuição do nervo auriculotemporal; geralmente ocorre após trauma ou infecção da glândula parótida ou lesão nervosa local.

A enxaqueca pode ser uma síndrome neurovascular relacionada com anormalidades no sistema trigeminovascular, na qual a serotonina desempenha um papel importante. Outras cefalalgias autonômicas do trigêmeo envolvem dor na distribuição de V_1 e sintomas autonômicos. Incluem a cefaleia em salvas, hemicrania paroxística e a cefaleia neuralgiforme unilateral de curta duração com síndrome de injeção conjuntival e lacrimejamento (síndrome SUNCT). Na angiomatose encefalotrigeminal (síndrome de Sturge-Weber ou doença de Weber-Dimitri), há nevos congênitos ou angiomas em um lado da face na distribuição trigeminal com angiomas leptomeníngeos ipsilaterais associados e calcificações intracorticais com complicações neurológicas concomitantes (Figura 15.11). A síndrome pescoço-língua é uma doença rara que envolve os nervos trigêmeo e cervicais superiores. A dor e a dormência na distribuição do nervo lingual e da raiz de C2 são desencadeadas pela rotação repentina da cabeça. Acredita-se que as fibras aferentes do nervo lingual se juntem ao nervo hipoglosso e enviem filamentos aos nervos cervicais superiores. Os sintomas são supostamente causados por uma pequena subluxação do processo articular de C2, na tentativa de ajustar essas estruturas próximas.

Localização de lesões do nervo trigêmeo

Em revisões da patologia regional do nervo trigêmeo da perspectiva das imagens, as lesões do tronco encefálico comuns foram neoplasias, doenças vasculares e processos desmielinizantes.

As causas mais comuns no segmento do tronco encefálico até a base do crânio – incluindo os segmentos de cisterna, *cavum* de Meckel e segmentos do seio cavernoso – foram compressão neurovascular, seguida por schwannoma acústico ou trigeminal, meningioma, linfoma, cisto epidermoide, lipoma, adenoma hipofisário, metástase e aneurisma. As anormalidades da base do crânio incluíram cordoma, condrossarcoma, metástases, displasias ósseas e doença de Paget. As divisões periféricas do nervo trigêmeo foram, em geral, envolvidas por doença inflamatória adjacente nos seios da face, disseminação perineural de doença oncológica e schwannoma. O trauma é uma causa comum de disfunção sensorial do nervo trigêmeo, em decorrência de procedimentos odontológicos e outros procedimentos cirúrgicos, injeções de anestésico dental e fraturas faciais.

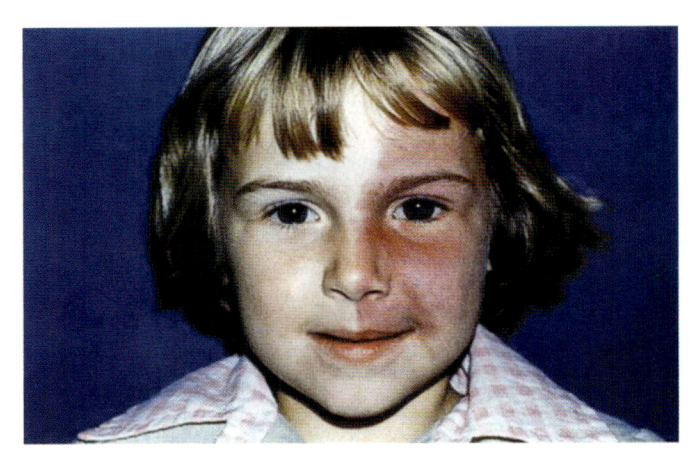

Figura 15.11 Criança com a síndrome de Sturge-Weber, com típico hemangioma em vinho do Porto na pele ao longo da distribuição do nervo trigêmeo esquerdo. (Reimpressa de Allingham RR, Darnji KF, Shields MB. *Shields' Textbook of Glaucoma*. 6th ed. Philadelphia: Wolters Kluwer Health/Lippincott Williams & Wilkins, 2011, com permissão.)

VIDEOLINKS

Videolink 15.1. I. Desvio da mandíbula. https://www.youtube.com/watch?v=cbW6ki4g0JE

Videolink15.2. Distonia oromandibular. http://neurosigns.org/wiki/Oromandibular_dystonia

Videolink 15.3. Fenômeno de Marcus Gunn (discinesia mandibulopalpebral). http://neurosigns.org/wiki/Jaw_winking

BIBLIOGRAFIA

Agostoni E, Frigerio R, Santoro P. Atypical facial pain: clinical considerations and differential diagnosis. *Neurol Sci* 2005;26(Suppl 2):S71–S74.

Akita K, Shimokawa T, Sato T. Positional relationships between the masticatory muscles and their innervating nerves with special reference to the lateral pterygoid and the midmedial and discotemporal muscle bundles of temporalis. *J Anat* 2000;197(Pt 2):291–302.

Becker M, Kohler R, Vargas MI, et al. Pathology of the trigeminal nerve. *Neuroimaging Clin N Am* 2008;18:283–307.

Bennetto L, Patel NK, Fuller G. Trigeminal neuralgia and its management. *BMJ* 2007;334:201–205.

Boerman RH, Maassen EM, Joosten J, et al. Trigeminal neuropathy secondary to perineural invasion of head and neck carcinomas. *Neurology* 1999;53:213–216.

Bowsher D. Trigeminal neuralgia: an anatomically oriented review. *Clin Anat* 1997;10:409–415.

Brazis PW, Vogler JB, Shaw KE, et al. The "numb cheek-limp lower lid" syndrome. *Neurology* 1991;41:327–328.

Brazis PW, Masdeu JC, Biller J. *Localization in Clinical Neurology*. 7th ed. Philadelphia: Wolters Kluwer/Lippincott Williams & Wilkins, 2017.

Calverly JR, Mohnac AM. Syndrome of the numb chin. *Arch Intern Med* 1963;112:819–821.

Campbell WW Jr. The numb cheek syndrome: a sign of infraorbital neuropathy. *Neurology* 1986;36:421–423.

Campbell WW. *Clinical Signs in Neurology: A Compendium*. Philadelphia: Wolters Kluwer Health, 2016.

Caranci G, Mercurio A, Altieri M, et al. Trigeminal neuralgia as the sole manifestation of an Arnold-Chiari type I malformation: case report. *Headache* 2008;48:625–627.

Caselli RJ, Hunder GG. Neurologic complications of giant cell (temporal) arteritis. *Semin Neurol* 1994;14:349–353.

Catalano PJ, Sen C, Biller HF. Cranial neuropathy secondary to perineural spread of cutaneous malignancies. *Am J Otolaryngol* 1995;16:772–777.

Chang HS. Cervical central cord syndrome involving the spinal trigeminal nucleus: a case report. *Surg Neurol* 1995;44:236–239.

Chang Y, Horoupian DS, Jordan J, et al. Localized hypertrophic mononeuropathy of the trigeminal nerve. *Arch Pathol Lab Med* 1993;117:170–176.

Colella G, Giudice A, Siniscalchi G, et al. Chin numbness: a symptom that should not be underestimated: a review of 12 cases. *Am J Med Sci* 2009;337:407–410.

Cruccu G, Leandri M, Feliciani M, et al. Idiopathic and symptomatic trigeminal pain. *J Neurol Neurosurg Psychiatry* 1990;53:1034.

Cruccu G, Truini A, Priori A. Excitability of the human trigeminal motoneuronal pool and interactions with other brainstem reflex pathways. *J Physiol* 2001;531:559–571.

Cruccu G, Finnerup NB, Jensen TS, et al. Trigeminal neuralgia: new classification and diagnostic grading for practice and research. *Neurology* 2016;87:220–228.

Cruccu G, Bonamico LH, Zakrzewska JM. Cranial neuralgias. *Handb Clin Neurol* 2010;97:663–678.

Currier RD, Giles CL, DeJong RN. Some comments on Wallenberg's lateral medullary syndrome. *Neurology* 1961;11:778–791.

Dean L. ACHOO syndrome. In: Pratt V, McLeod H, Dean L, et al., eds. *Medical Genetics Summaries [Internet]*. Bethesda: National Center for Biotechnology Information, 2012. Available from http://www.ncbi.nlm.nih.gov/books/NBK109193/. Updated on July 27, 2015.

Dillingham TR, Spellman NT, Chang AS. Trigeminal motor nerve conduction: deep temporal and mylohyoid nerves. *Muscle Nerve* 1996;19:277–284.

Ertekin C, Celebisoy N, Uludag B. Trigeminocervical reflexes elicited by stimulation of the infraorbital nerve: head retraction reflex. *J Clin Neurophysiol* 2001;18:378–385.

Evans RW, Agostoni E. Persistent idiopathic facial pain. *Headache* 2006;46:1298–1300.

Finsterer J, Erdorf M, Mamoli B, et al. Needle electromyography of bulbar muscles in patients with amyotrophic lateral sclerosis: evidence of subclinical involvement. *Neurology* 1998;51:1417–1422.

Forssell H, Tenovuo O, Silvoniemi P, et al. Differences and similarities between atypical facial pain and trigeminal neuropathic pain. *Neurology* 2007;69:1451–1459.

Fromm GH, Graff-Radford SB, Terrence CF, et al. Pre-trigeminal neuralgia. *Neurology* 1990;40:1493.

Frontera JA, Palestrant D. Acute trismus associated with Foix-Marie-Chavany syndrome. *Neurology* 2006;66:454–455.

Frucht S. Anterior superior alveolar neuropathy: an occupational neuropathy of the embouchure. *J Neurol Neurosurg Psychiatry* 2000;69:563.

Furukawa T. Numb chin syndrome in the elderly. *J Neurol Neurosurg Psychiatry* 1990;53:173–176.

Gass A, Kitchen N, MacManus DG, et al. Trigeminal neuralgia in patients with multiple sclerosis: lesion localization with magnetic resonance imaging. *Neurology* 1997;49:1142–1144.

Go JL, Kim PE, Zee CS. The trigeminal nerve. *Semin Ultrasound CT MR* 2001;22:502–520.

Goadsby PJ. Raeder's syndrome [corrected]: paratrigeminal paralysis of the oculopupillary sympathetic system. *J Neurol Neurosurg Psychiatry* 2002;72:297–299.

Gonella MC, Fischbein NJ, So YT. Disorders of the trigeminal system. *Semin Neurol* 2009;29:36–44.

Gould R, Miller BL, Goldberg MA, et al. The validity of hysterical signs and symptoms. *J Nerv Ment Dis* 1986;174:593–597.

Govsa F, Kayalioglu G, Erturk M, et al. The superior orbital fissure and its contents. *Surg Radiol Anat* 1999;21:181–185.

Graham SH, Sharp FR, Dillon W. Intraoral sensation in patients with brainstem lesions: role of the rostral spinal trigeminal nuclei in pons. *Neurology* 1988;38:1529–1533.

Hamlyn PJ, King TT. Neurovascular compression in trigeminal neuralgia: a clinical and anatomical study. *J Neurosurg* 1992;76:948.

Hargreaves RJ, Shepheard SL. Pathophysiology of migraine—new insights. *Can J Neurol Sci* 1999;26:S12–S19.

Hummel T, Livermore A. Intranasal chemosensory function of the trigeminal nerve and aspects of its relation to olfaction. *Int Arch Occup Environ Health* 2002;75:305–313.

Kakizawa Y, Seguchi T, Kodama K, et al. Anatomical study of the trigeminal and facial cranial nerves with the aid of 3.0-tesla magnetic resonance imaging. *J Neurosurg* 2008;108:483–490.

Kalladka M, Proter N, Benoliel R, et al. Mental nerve neuropathy: patient characteristics and neurosensory changes. *Oral Surg Oral Med Oral Pathol Oral Radiol Endod* 2008;106:364–370.

Kamel HA, Toland J. Trigeminal nerve anatomy: illustrated using examples of abnormalities. *AJR Am J Roentgenol* 2001;176:247–251.

Katusic S, Beard CM, Bergstralh E, et al. Incidence and clinical features of trigeminal neuralgia, Rochester, Minnesota, 1945–1984. *Ann Neurol* 1990;27:89.

Kehrli P, Maillot C, Wolff MJ. Anatomy and embryology of the trigeminal nerve and its branches in the parasellar area. *Neurol Res* 1997;19(1):57–65.

Kiernan JA, Rajakumar N. *Barr's The Human Nervous System: An Anatomical Viewpoint*. 10th ed. Philadelphia: Wolters Kluwer Health/Lippincott Williams & Wilkins, 2014.

Kim JS. Trigeminal sensory symptoms due to midbrain lesions. *Eur Neurol* 1993;33:218–220.

Kim JS, Choi-Kwon S. Sensory sequelae of medullary infarction: differences between lateral and medial medullary syndrome. *Stroke* 1999;30:2697–2703.

Kim HJ, Jeon BS, Lee KW. Hemimasticatory spasm associated with localized scleroderma and facial hemiatrophy. *Arch Neurol* 2000;57:576–580.

Kim JS, Kang JH, Lee MC. Trigeminal neuralgia after pontine infarction. *Neurology* 1998;51:1511–1512.

Kim JS, Lee MC, Kim HG, et al. Isolated trigeminal sensory change due to pontine hemorrhage. *Clin Neurol Neurosurg* 1994;96:168–169.

Kim JS, Lee JH, Lee MC. Patterns of sensory dysfunction in lateral medullary infarction. Clinical-MRI correlation. *Neurology* 1997;49:1557–1563.

Kodsi S. Marcus Gunn jaw winking with trigemino-abducens synkinesis. *J AAPOS* 2000;4:316–317.

Komisaruk BR, Mosier KM, Liu WC, et al. Functional localization of brainstem and cervical spinal cord nuclei in humans with fMRI. *AJNR Am J Neuroradiol* 2002;23(4):609–617.

Lance JW. Current concepts of migraine pathogenesis. *Neurology* 1993;43: S11–S15.

Lance JW, Anthony M. Neck-tongue syndrome on sudden turning of the head. *J Neurol Neurosurg Psychiatry* 1980;43:97–101.

Lossos A, Siegal T. Numb chin syndrome in cancer patients: etiology, response to treatment, and prognostic significance. *Neurology* 1992;42:1181–1184.

Macaluso GM, De Laat A. H-reflexes in masseter and temporalis muscles in man. *Exp Brain Res* 1995;107(2):315–320.

Majoie CB, Aramideh M, Hulsmans FJ, et al. Correlation between electromyographic reflex and MR imaging examinations of the trigeminal nerve. *AJNR Am J Neuroradiol* 1999;20:1119–1125.

Majoie CB, Hulsmans FJ, Castelijns JA, et al. Symptoms and signs related to the trigeminal nerve: diagnostic yield of MR imaging. *Radiology* 1998;209:557–562.

Majoie CB, Verbeeten B Jr, Dol JA, et al. Trigeminal neuropathy: evaluation with MR imaging. *Radiographics* 1995;15:795–811.

Marsot-Dupuch K, De Givry SC, Ouayoun M. Wegener granulomatosis involving the pterygopalatine fossa: an unusual case of trigeminal neuropathy. *Am J Neuroradiol* 2002;23:312–315.

Matsuka Y, Fort ET, Merrill RL. Trigeminal neuralgia due to an acoustic neuroma in the cerebellopontine angle. *J Orofac Pain* 2000;14:147–151.

May A, Goadsby PJ. The trigeminovascular system in humans: pathophysiologic implications for primary headache syndromes of the neural influences on the cerebral circulation. *J Cereb Blood Flow Metab* 1999;19:115–127.

Meaney JF, Watt JW, Eldridge PR, et al. Association between trigeminal neuralgia and multiple sclerosis: role of magnetic resonance imaging. *J Neurol Neurosurg Psychiatry* 1995;59:253–259.

Mellgren SI, Goransson LG, Omdal R. Primary Sjogren's syndrome associated neuropathy. *Can J Neurol Sci* 2007;34:280–287.

Merello M, Lees AJ, Leiguarda R, et al. Inverse masticatory muscle activity due to syringobulbia. *Mov Disord* 1993;8:359–360.

Mokri B. Raeder's paratrigeminal syndrome. Original concept and subsequent deviations. *Arch Neurol* 1982;39:395–399.

Murphy MA, Szabados EM, Mitty JA. Lyme disease associated with postganglionic Horner syndrome and Raeder paratrigeminal neuralgia. *J Neuroophthalmol* 2007;27:123–124.

Nakamura K, Yamamoto T, Yamashita M. Small medullary infarction presenting as painful trigeminal sensory neuropathy. *J Neurol Neurosurg Psychiatry* 1996;61:138.

Nemzek WR. The trigeminal nerve. *Top Magn Reson Imaging* 1996;8:132–154.

Nurmikko TJ. Altered cutaneous sensation in trigeminal neuralgia. *Arch Neurol* 1991;48:523.

Nurmikko T, Bowsher D. Somatosensory findings in postherpetic neuralgia. *J Neurol Neurosurg Psychiatry* 1990;53:135.

Nurmikko TJ. Recent advances in the diagnosis and management of trigeminal neuralgia. *Int J Pain Palliat Care* 2003;3:2–11.

Nurmikko TJ. Trigeminal neuralgia and other facial neuralgias. *Handb Clin Neurol* 2006;81:573–596.

Ordas CM, Cuadrado ML, Simal P, et al. Wallenberg's syndrome and symptomatic trigeminal neuralgia. *J Headache Pain* 2011;12:377–380.

Orrell RW, Marsden CD. The neck-tongue syndrome. *J Neurol Neurosurg Psychiatry* 1994;57:348–352.

Osama SM, Amin FACP, Shwani SS. Exaggerated Jaw Jerk. Available from http://www.youtube.com/watch?v=ctFvOasAKo0. Accessed on February 10, 2018.

Papanastassiou AM, Schwartz RB, Friedlander RM. Chiari I malformation as a cause of trigeminal neuralgia: case report. *Neurosurgery* 2008;63:E614–E615.

Pavesi G, Macaluso GM, Marchetti P, et al. Trigemino-facial reflex inhibitory responses in some lower facial muscles. *Muscle Nerve* 2000;23:939–945.

Reske-Nielsen E, Oster S, Pedersen B. Herpes zoster ophthalmicus and the mesencephalic nucleus. *Acta Pathol Microbiol Immunol Scand A* 1986;94:263.

Rorick MB, Chandar K, Colombi BJ. Inflammatory trigeminal sensory neuropathy mimicking trigeminal neurinoma. *Neurology* 1996;46:1455–1457.

Seidel E, Hansen C, Urban PP, et al. Idiopathic trigeminal sensory neuropathy with gadolinium enhancement in the cisternal segment. *Neurology* 2000;54:1191–1192.

Shankland WE II. The trigeminal nerve. Part I: an overview. *Cranio* 2000;18(4):238–248.

Shoja MM, Tubbs RS, Ghabili K, et al. Johan Georg Raeder (1889-1959) and paratrigeminal sympathetic paresis. *Childs Nerv Syst* 2010;26:373–376.

Singer PA, Chikarmane A, Festoff BW, et al. Trismus. An unusual sign in polymyositis. *Arch Neurol* 1985;42:1116–1118.

Soeira G, Abd el-Bary TH, Dujovny M, et al. Microsurgical anatomy of the trigeminal nerve. *Neurol Res* 1994;16(4):273–283.

Solomon S. Raeder syndrome. *Arch Neurol* 2001;58:661–662.

Sumner CJ, Fischbeck KH. Jaw drop in Kennedy's disease. *Neurology* 2002;59:1471–1472.

Szewka AJ, Purdy H, Topel J, et al. Teaching neuroimages: numb chin syndrome in an edentulous patient. *Neurology* 2011;77:e38.

ten Hove MW, Glaser JS, Schatz NJ. Occult perineural tumor infiltration of the trigeminal nerve. Diagnostic considerations. *J Neuroophthalmol* 1997;17:170–177.

Warden KF, Parmar H, Trobe JD. Perineural spread of cancer along the three trigeminal divisions. *J Neuroophthalmol* 2009;29:300–307.

Watt-Smith S, Mehta K, Scully C. Mefloquine-induced trigeminal sensory neuropathy. *Oral Surg Oral Med Oral Pathol Oral Radiol Endod* 2001;92:163–165.

Wilson-Pauwels L, Stewart PA, Akesson EJ, et al. *Cranial Nerves: Function and Dysfunction*. 3rd ed. Shelton: People's Medical Publishing House, 2010.

Woolfall P, Coulthard A. Pictorial review: trigeminal nerve: anatomy and pathology. *Br J Radiol* 2001;74:458–467.

CAPÍTULO 16

Nervo Facial

ANATOMIA E FISIOLOGIA

O nervo facial, ou sétimo nervo craniano (NC VII) é predominantemente motor e inerva os músculos da expressão facial e os músculos do couro cabeludo e da orelha, bem como o bucinador, o platisma, o estapédio, o estilo-hióideo e o ventre posterior do digástrico. Além disso, transporta fibras secretoras parassimpáticas para as glândulas salivares submandibulares e sublinguais, glândula lacrimal e mucosa das cavidades oral e nasal. Tem algumas funções sensoriais, das quais a mais importante é mediar o paladar dos dois terços anteriores da língua. Ele também transmite a sensação exteroceptiva do tímpano e do meato acústico externo, sensação proprioceptiva dos músculos que inerva e sensação visceral geral das glândulas salivares e do nariz e da faringe. Anatomicamente, a divisão motora do nervo é separada das porções sensoriais e parassimpáticas. Em seu trajeto, desde que emerge da ponte até suas ramificações terminais, vários ramos importantes são emitidos na seguinte ordem: nervo petroso maior (superficial), nervo para o estapédio e corda do tímpano.

O nervo pode ser entendido como uma série de segmentos: um segmento no tronco encefálico ou intrabulbar (dos núcleos do tronco encefálico até o ponto de saída), um segmento desde o ponto de saída até a entrada no meato acústico interno (MAI) ou segmento cisternal, um segmento do meato ou canal (trajeto através do MAI) até a entrada do canal do facial, um segmento labiríntico (daí para o gânglio geniculado), um segmento horizontal curto (do gânglio geniculado para a eminência piramidal da parede posterior da cavidade timpânica), um segmento mastoide (da eminência piramidal ao forame estilomastóideo) e um segmento extratemporal ou periférico (do forame estilomastóideo até o plexo intraparotídeo do nervo facial). Esses segmentos são discutidos em detalhe mais adiante. Os achados associados à paralisia do NC VII muitas vezes permitem identificar o segmento envolvido.

Parte motora

A inervação supranuclear para os músculos da expressão facial emerge do terço inferior do giro pré-central contralateral na área facial do homúnculo motor. As fibras descendem no trato corticobulbar através da coroa radiada, joelho da cápsula interna, porção medial dos pedúnculos cerebrais e na ponte e, a seguir, fazem decussação e convergem nos núcleos do nervo facial. A porção do núcleo que inerva a metade inferior ou os dois terços inferiores da face tem controle supranuclear predominantemente contralateral; a porção que inerva o terço ou a metade superior tem controle bilateral. Os músculos do terço inferior da face também podem receber inervação cortical mais abundante do que os músculos do terço superior e da fronte. Esse esquema aplica-se aos movimentos faciais voluntários. O controle supranuclear inconsciente, emocional e involuntário segue trajeto diferente. Os pacientes com lesões em certas partes do sistema nervoso podem ter diferentes graus de comprometimento dos sistemas voluntário e involuntário (ver adiante).

Estudos em seres humanos e primatas não humanos mostram a distribuição do controle motor da expressão facial com pelo menos cinco regiões corticais envolvidas: o córtex motor primário, o córtex pré-motor lateral ventral, a área motora suplementar e o córtex cingulado. Pesquisas recentes confirmam o paradigma há muito estabelecido de controle bilateral da porção superior da face e controle principalmente contralateral do terço inferior da face. O córtex motor primário, o córtex pré-motor lateral ventral e a área motora suplementar são essenciais para o controle voluntário das expressões faciais. As áreas corticais cinguladas recebem informações de diferentes estruturas do sistema límbico e são importantes para a expressão facial emocional.

Embora a maioria das fibras corticobulbares para os núcleos faciais façam decussação na ponte ou rostral à ponte, algumas descendem no trato piramidal anômalo para níveis bulbares, lá fazem decussação e ascendem contralateralmente na região bulbar dorsolateral para alcançar o núcleo facial. O trato piramidal aberrante é composto por fibras descendentes normais que deixam o trato piramidal no pedúnculo cerebral e fazem trajeto no lemnisco medial para a parte superior bulbar. O comprometimento do trato piramidal aberrante explica a ocorrência de paralisia facial do neurônio motor superior ipsilateral na síndrome bulbar lateral.

Um estudo que usou estimulação magnética transcraniana para investigar as projeções corticofaciais constatou que, na maioria dos pacientes, as fibras corticofaciais faziam trajeto na base da ponte e se cruzavam no nível do núcleo facial. Porém, em alguns indivíduos, as fibras corticofaciais formavam um "feixe aberrante" em posição paralemniscal na borda dorsal da base da ponte. Em outros pacientes, as fibras corticofaciais se alçavam para baixo na parte superior ventral bulbar, cruzavam a linha média e ascendiam na região bulbar dorsolateral em sentido ipsilateral ao núcleo facial. Os achados sugerem que a paresia facial por causa de lesão no tronco encefálico pode apresentar-se como paresia facial supranuclear contralateral por lesão no pedúnculo cerebral, na base da ponte, no feixe aberrante e na parte ventral bulbar. A paresia facial supranuclear ipsilateral à lesão pode resultar de lesão na parte lateral bulbar, e a paresia facial do tipo supranuclear pode ser imitada por uma lesão do nervo facial periférico na porção dorsolateral do bulbo, com envolvimento da parte inferior da ponte. Os núcleos faciais também recebem inervações bilaterais extrapiramidais, dos gânglios basais e hipotalâmicos, que se relacionam com a manutenção do tônus muscular facial e com os movimentos automáticos e emocionais.

O núcleo facial é um eferente visceral especial, ou branquiomotor que inerva os músculos do segundo arco branquial. Situa-se profundamente no tegumento caudal da parte ponte, anteromedial ao núcleo do trato espinal do NC V, anterolateral ao núcleo do NC VI e posterior ao núcleo olivar superior (ver Figuras 11.6 e 14.8). O núcleo motor do nervo facial tem subnúcleos laterais, mediais e dorsais organizados em colunas. O padrão de inervação subnuclear não é tão bem elaborado quanto o do núcleo oculomotor, mas acredita-se que o subnúcleo lateral inerva os músculos faciais inferiores e os bucinadores; o subnúcleo medial, os músculos auricular posterior, platisma e occipital e, provavelmente, o estapédio; e o subnúcleo dorsal, os músculos faciais superiores, através dos ramos temporal, orbital e zigomático. Outros esquemas de organização foram postulados.

Os axônios do nervo facial surgem da superfície dorsal do núcleo e viajam em sentido dorsomedial, movendo-se para cima e ao redor para circundar o núcleo abducente e formar o joelho interno do nervo facial. A alça interna das fibras do NC VII ao redor do núcleo de NC VI forma o colículo facial, uma protuberância na fossa romboide no assoalho do quarto ventrículo, um ponto de referência proeminente para os cirurgiões na área (ver Figura 11.4). O núcleo facial tem posição um tanto atípica, mais anterolateralmente do que o esperado, mesmo considerando suas relações de arco branquial. Na vida embrionária, o núcleo é mais dorsal e medial, próximo ao núcleo de NC VI, mas quando amadurece, se desloca e move para sua posição adulta deixando seus axônios para trás. Em seu curso, os axônios do nervo facial fazem trajeto próximo do núcleo e das fibras do NC VI, da formação reticular paramediana pontina, do NC V e do NC VIII, bem como dos longos tratos descendentes e ascendentes que passam pela ponte.

O nervo facial tem dois componentes, a raiz motora, que constitui cerca de 70% das fibras, e a raiz sensorial, que corresponde a 30% delas. A raiz sensorial forma o nervo intermédio (NI) e contém fibras sensoriais e autônomas.

As fibras autônomas fazem trajeto perto das fibras sensoriais que chegam através da ponte. Os filamentos intrapontinos do NC VII, portanto, consistem em fibras branquiomotoras e parassimpáticas de saída e fibras sensoriais de entrada (Figura 16.1).

O NC VII sai da ponte lateralmente na junção pontobulbar, imediatamente caudal às raízes do NC V entre a oliva e o pedúnculo cerebelar inferior (ver Figura 11.3). O NI é um pequeno feixe que em geral deixa a ponte mais próximo do NC VIII do que do NC VII e estende-se entre os troncos maiores através do ângulo pontocerebelar (APC). Em cerca de 20% das amostras, o NI não é identificável como estrutura separada no APC. Na entrada do MAI, a raiz motora do nervo facial se encontra em um sulco na superfície anterossuperior do nervo vestibulococlear, com o NI no meio. Nesse segmento, o NC VII tem cor branca mais pálida do que o NC VIII. O nervo facial nesse ponto encontra-se próximo à artéria cerebelar inferior anterior (ACIA). Em alguns indivíduos, a ACIA faz uma alça descendente para o MAI. Como acontece com as bainhas vaginais do nervo óptico, o espaço subaracnóideo estende-se ao longo do nervo facial até o gânglio geniculado.

Na extremidade inferior ou lateral do MAI, o nervo perfura as meninges e penetra no canal facial, ou aqueduto de Falópio. O ponto de entrada é a porção mais estreita do canal. O nervo facial e o NI se mesclam quando entram no canal. Ao atravessar o canal facial, o nervo dá duas voltas abruptas e tortuosas, criando dois joelhos externos. Em seu curso através da parte petrosa do osso temporal, desde sua entrada no canal facial até sua saída do forame estilomastóideo, o nervo apresenta três segmentos: labiríntico; horizontal ou timpânico; e mastoide ou vertical.

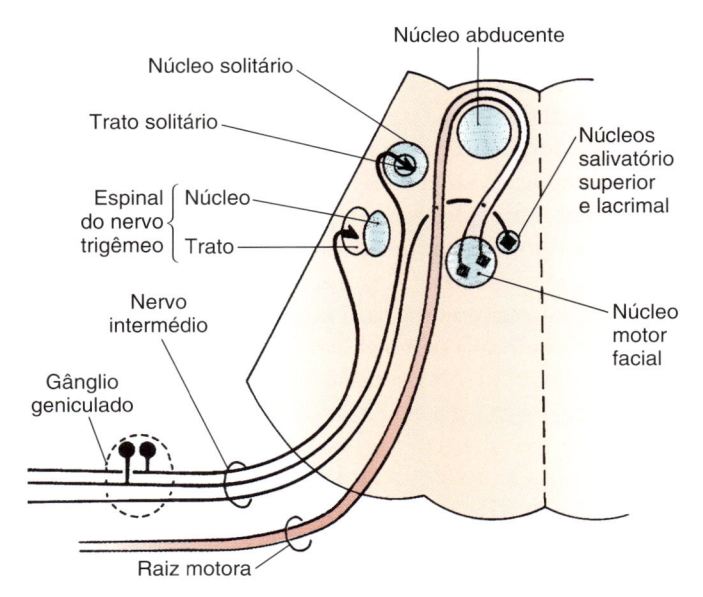

Figura 16.1 Componentes do nervo facial na ponte. (Modificada de Kiernan JA. *Barr's The Human Nervous System: An Anatomical Viewpoint.* 9th ed. Philadelphia: Wolters Kluwer Health/Lippincott Williams & Wilkins, 2009, com permissão.)

O segmento labiríntico encontra-se lateralmente entre a cóclea e o vestíbulo, em direção à parede medial da cavidade timpânica e faz trajeto perpendicular ao longo eixo da pirâmide petrosa. O segmento labiríntico termina no primeiro joelho externo, no qual se encontra o gânglio geniculado. Nesse ponto, o nervo faz uma volta abrupta e corre horizontalmente por cerca de 1 cm (o segmento horizontal ou timpânico), volta-se para trás e desce em arco atrás do segmento da cavidade timpânica (mastóideo ou vertical). O ramo do músculo estapédio tem origem na extremidade distal do segmento timpânico ou da extremidade superior do segmento mastóideo. No final do segmento timpânico, o nervo encontra o segundo joelho externo ao fazer uma curva de 90° para entrar no segmento mastóideo. O segmento mastóideo então desce em direção ao forame estilomastóideo, emite o nervo corda do tímpano cerca de 6 mm antes de sair e emerge no forame estilomastóideo. Os limites rígidos do canal ósseo podem deixar o nervo particularmente vulnerável a danos por inflamação e edema, um ponto de possível significância em algumas neuropatias do NC VII. Em pacientes com paralisia de Bell, o lado envolvido geralmente se correlaciona com o lado do canal facial mais estreito, conforme determinado por tomografia computadorizada (TC) de alta resolução. NC VII faz trajeto com o ramo labiríntico da ACIA, mas há evidências que sugerem que a vascularização é menor em seu segmento intrapetroso, em especial no segmento labiríntico, do que em outras partes ao longo do seu curso. Isso também pode ter relevância nas alterações patológicas na paralisia de Bell.

Pode haver variações anatômicas no curso do nervo através da parte petrosa do temporal, dividindo-se em dois ou três filamentos no gânglio geniculado ou distalmente a ele. Quanto mais proximal for a divisão em filamentos, mais bizarro será o curso subsequente. As fibras motoras do facial podem fazer trajeto no corda do tímpano aumentado, fazendo com que a parte distal do nervo facial se torne um filamento delgado que sai pelo forame estilomastóideo estreitado.

Logo depois da saída do nervo facial, emergem os ramos auricular posterior, digástrico e estilo-hióideo. O ramo auricular posterior inerva os músculos occipital, auricular posterior e auricular oblíquo. Os ramos digástrico e estilo-hióideo inervam, respectivamente, o ventre posterior do digástrico e o estilo-hióideo. O nervo volta-se para frente e passa para a glândula parótida. Na substância da parótida, bifurca-se em divisões temporofacial e cervicofacial no plexo intraparotídeo, na fenda entre os lobos superficial e profundo da glândula (Figura 16.2). O ramo temporofacial atravessa o processo zigomático cerca de 1 cm anterior à orelha, em que é vulnerável a lesões.

O nervo facial inerva todos os músculos da expressão facial, desde o couro cabeludo e a fronte até o platisma, incluindo os músculos extrínsecos e intrínsecos da orelha. Os músculos da expressão facial são responsáveis por todos os movimentos voluntários e involuntários da face, exceto os associados ao

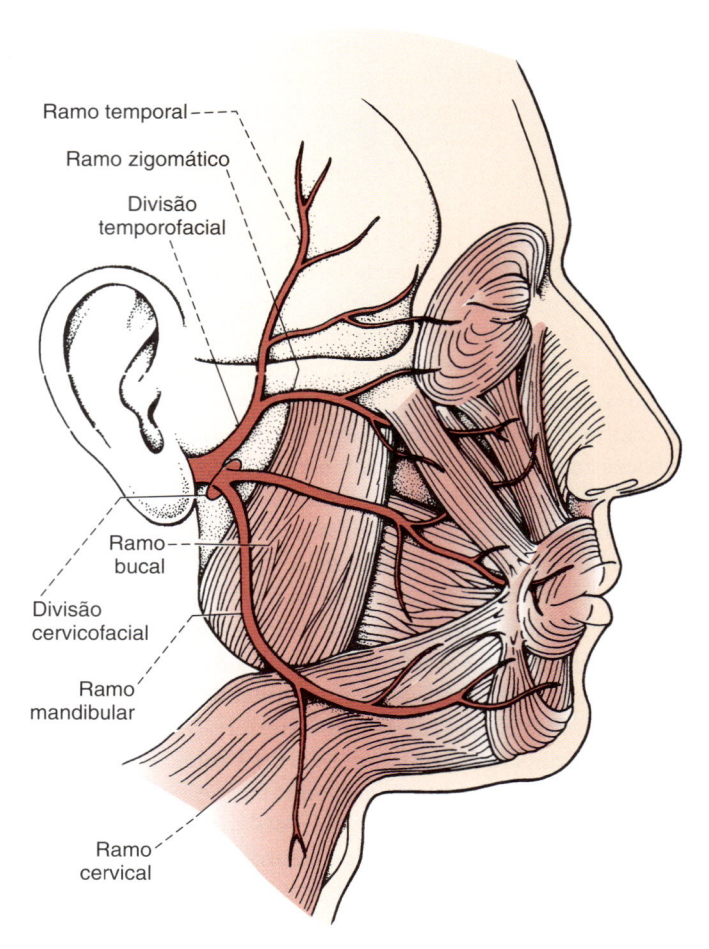

Figura 16.2 Ramos e distribuição do nervo facial.

movimento da mandíbula, e por toda a manifestação de emoções da face. Os músculos inervados pelos ramos terminais estão resumidos na Tabela 16.1.

Nervo intermédio

O NI é o componente sensorial e autônomo do nervo facial. Faz trajeto em posição intermediária entre os NCs VII e VIII através do APC, movendo-se cada vez mais para perto do tronco principal do nervo facial à medida que entra no canal facial. No primeiro joelho externo, o NI se funde com o gânglio geniculado. As células sensoriais localizadas no gânglio geniculado são aferentes somáticas gerais (ASGs) e aferentes viscerais especiais (AVEs). As fibras ASGs transportam impulsos exteroceptivos da região do meato acústico externo e da membrana timpânica. As fibras AVEs transmitem o paladar para os dois terços anteriores da língua. O componente autônomo do NI consiste em fibras parassimpáticas viscerais eferentes gerais pré-ganglionares dos núcleos salivatórios superiores e lacrimais, que consistem em células dispersas na formação reticular próximo à extremidade caudal do núcleo motor. Seus axônios destinam-se à glândula submandibular no trajeto até as glândulas sublinguais e submaxilares, glândulas lacrimais e glândulas da mucosa nasal.

Tabela 16.1	Músculos da face, suas ações e inervações.	
Ramo do nervo	**Músculo inervado**	**Ação do músculo**
Ramo temporal	Frontal	Levanta os supercílios e a pele sobre a raiz do nariz; puxa o couro cabeludo para frente, criando rugas transversais na fronte
	Corrugador do supercílio	Puxa os supercílios para baixo medialmente e produz rugas verticais na fronte (músculo do franzimento)
	Parte superior do orbicular do olho (orbicular das pálpebras)	Esfíncter palpebral; a porção palpebral estreita a fissura palpebral e fecha suavemente as pálpebras; a porção orbital puxa a pele da fronte, da têmpora e da bochecha na direção da parte medial da órbita, puxa o supercílio para baixo, puxa a pele da bochecha para cima; fecha os olhos com firmeza
	Occipital	Puxa o couro cabeludo para trás
	Prócero (piramidal do nariz)	Puxa o supercílio para baixo, produz rugas transversais na ponte do nariz
Zigomático	Parte inferior e lateral do orbicular do olho	Esfíncter palpebral
Bucal	Orbicular do olho	Esfíncter palpebral
	Bucinador	Comprime as bochechas, mantém o alimento sob pressão nas bochechas durante a mastigação
	Zigomático	Puxa a boca para trás e para cima
	Nasal (compressor das narinas)	Comprime a porção cartilagínea do nariz, puxa a asa do nariz em direção ao septo
	Levantador do ângulo da boca (canino)	Levanta o ângulo da boca
	Levantador do lábio superior (quadrado do lábio superior)	Eleva o lábio superior, dilata as narinas
Mandibular	Parte inferior do orbicular da boca	Esfíncter da boca; fecha os lábios; as fibras superficiais projetam os lábios; as fibras profundas puxam os lábios e os pressionam contra os dentes
	Mentual	Projeta o lábio inferior, enruga a pele do mento
	Risório	Retrai o ângulo da boca
	Abaixador do ângulo da boca (triangular)	Abaixa o ângulo da boca
	Abaixador do lábio inferior (quadrado do lábio inferior)	Puxa o lábio inferior para baixo e lateralmente
Cervical	Platisma	Puxa o lábio inferior e o ângulo da boca para baixo; abaixa o maxilar inferior; levanta e enruga a pele do pescoço

Trajeto e ramos do nervo facial

O primeiro ramo liberado no trajeto do nervo facial é o nervo petroso maior (superficial), que transporta fibras parassimpáticas pré-ganglionares (Figura 16.3). Essas fibras são transportadas pelo NI para o gânglio geniculado. Eles passam pelo gânglio sem fazer sinapses no nervo petroso maior, que avança através do hiato do canal facial para se unir ao nervo petroso profundo do plexo simpático carotídeo, de modo a formar o nervo vidiano, ou o nervo do canal pterigóideo, que faz trajeto para o gânglio esfenopalatino, de onde as fibras pós-ganglionares seguem para a glândula lacrimal.

Distal ao gânglio geniculado, o nervo facial continua a descender. Como mencionado, o nervo para o músculo estapédio tem origem na parte distal do segmento timpânico ou na parte superior do segmento mastóideo e passa em frente por um pequeno canal para alcançar o músculo. Embora haja alguma variabilidade, o corda do tímpano geralmente emerge do tronco principal ligeiramente acima do forame estilomastóideo e transporta fibras gustativas e aferentes viscerais gerais (AVGs), além de fibras parassimpáticas pré-ganglionares. Faz trajeto para frente e para cima em um diminuto canal na parede posterior da cavidade timpânica, adquire um revestimento de mucosa e, a seguir, penetra e atravessa a orelha média. Às vezes, é visível como um pequeno cordão branco atrás da membrana timpânica ao exame otoscópico. O corda do tímpano segue para baixo e para frente para sair do crânio e se juntar ao nervo lingual, um ramo da divisão mandibular do NC V, em sua borda posterior.

Fibras que transportam aferências somatossensoriais no corda do tímpano têm seus corpos celulares no gânglio geniculado. Os processos periféricos inervam parte do meato acústico externo, a membrana timpânica, a face lateral do pavilhão auricular e uma pequena área atrás da orelha e o processo mastoide. Essa distribuição tem variação individual acentuada. Seus processos centrais terminam no trato espinal e no núcleo do trigêmeo, e as conexões centrais são idênticas às do nervo trigêmeo. O NC VII também pode mediar dor profunda e pressão profunda na face.

A sensação do paladar dos dois terços anteriores da língua é transportada através do nervo lingual até o corda do tímpano e, em seguida, para o gânglio geniculado. O NC VII também pode transmitir a sensação gustativa da mucosa do palato mole através do gânglio esfenopalatino. Os processos centrais que conduzem o paladar e a sensibilidade dos AVGs terminam no núcleo do trato solitário. O trato solitário envia comunicações para os núcleos salivatórios superior e inferior, que enviam estímulos parassimpáticos para as glândulas salivares. Outras fibras fazem

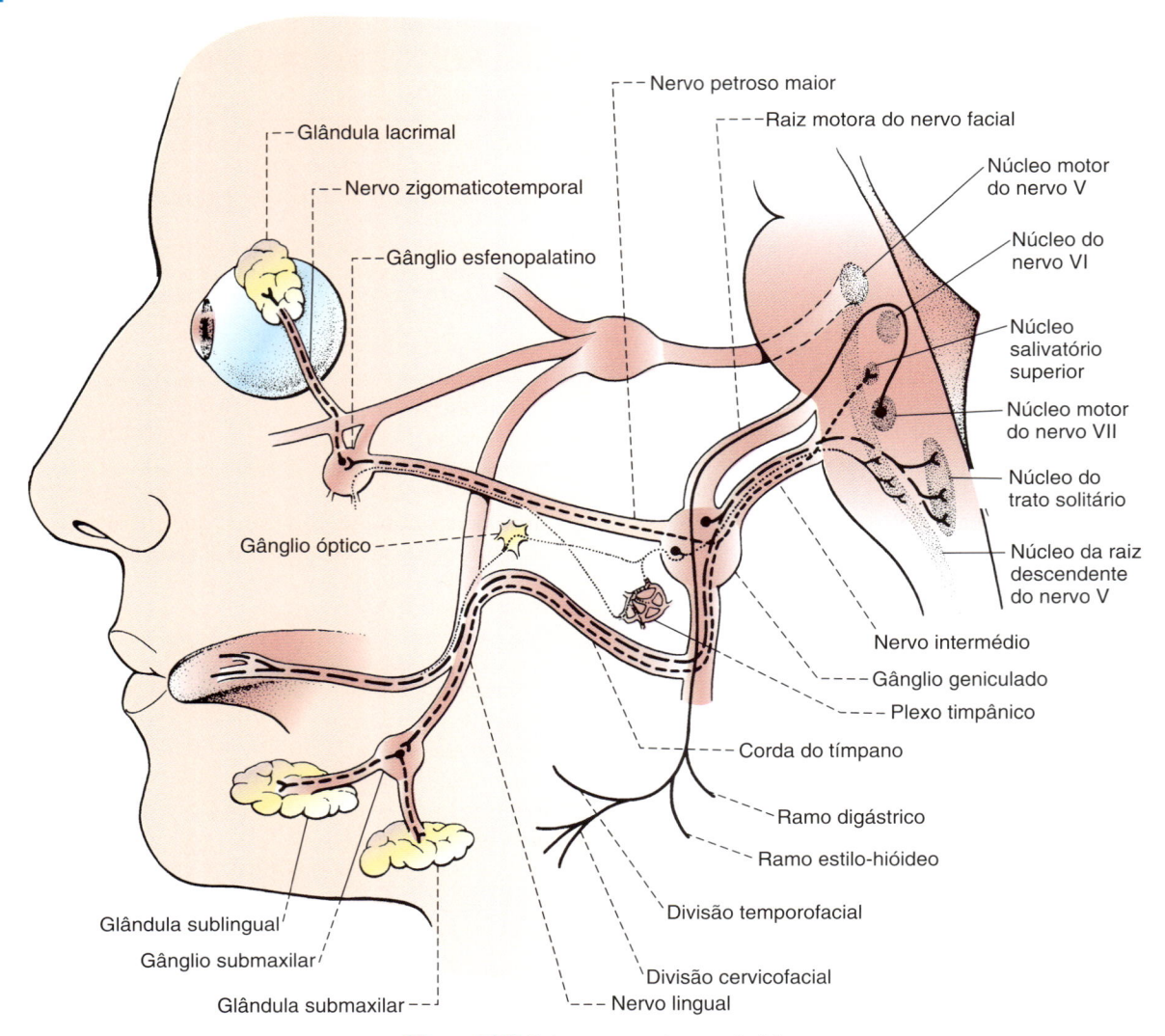

Glândula lacrimal

Nervo zigomaticotemporal

Gânglio esfenopalatino

Gânglio óptico

Glândula sublingual

Gânglio submaxilar

Glândula submaxilar

Nervo petroso maior

Raiz motora do nervo facial

Núcleo motor do nervo V

Núcleo do nervo VI

Núcleo salivatório superior

Núcleo motor do nervo VII

Núcleo do trato solitário

Núcleo da raiz descendente do nervo V

Nervo intermédio

Gânglio geniculado

Plexo timpânico

Corda do tímpano

Ramo digástrico

Ramo estilo-hióideo

Divisão temporofacial

Divisão cervicofacial

Nervo lingual

Figura 16.3 Trajeto e ramos do nervo facial.

sinapse na formação reticular; os neurônios da próxima ordem formam um componente do trato reticuloespinal bilateralmente para fazer sinapse com os neurônios simpáticos na coluna cinzenta intermediolateral da parte torácica superior da medula espinal. E enviam inervação simpática através do gânglio cervical superior para as glândulas salivares. As fibras que medeiam a sensação gustativa ascendem com o lemnisco medial contralateral ao tálamo. O córtex gustativo primário, localizado na porção anterior da ínsula e no opérculo frontal, medeia a percepção do paladar. As fibras gustativas também se comunicam com o hipotálamo e o sistema olfatório.

O nervo corda do tímpano também transporta fibras parassimpáticas pré-ganglionares para o gânglio submandibular. As fibras pós-ganglionares conduzem os impulsos secretores e vasodilatadores para as glândulas salivares submandibulares e sublinguais e para a mucosa da boca e da língua (ver Figura 16.3). Essas glândulas também recebem inervação simpática através do gânglio cervical superior e do plexo carotídeo. As fibras parassimpáticas causam vasodilatação e secreção abundante, fina e aquosa, rica em enzimas; as fibras simpáticas causam vasoconstrição e secreção mucoide escassa e espessa com baixo teor enzimático.

EXAME CLÍNICO

Exame das funções motoras

O exame das funções motoras do nervo facial concentra-se nas ações dos músculos da expressão facial. Muito se pode aprender com uma simples inspeção. Em repouso, a face é, geralmente, simétrica, pelo menos em indivíduos jovens. Com o envelhecimento, o desenvolvimento de linhas características pode causar assimetria que não indica doença. Às vezes, é um desafio distinguir pequenas assimetrias faciais sem significância clínica de fraqueza facial sutil. Observe o tônus dos músculos da expressão facial e procure atrofia e fasciculações. Observe a posição de repouso da face e se há alguma contração muscular anormal. Observe o padrão de piscar espontâneo quanto à frequência e à simetria. O paciente com parkinsonismo pode dar piscadas raras e ter face imóvel e inexpressiva, como "máscara". A distonia facial causa contração fixa anormal de uma parte da face, que transmite expressão de curiosidade. O sinal do prócero é característico da paralisia supranuclear progressiva (PSP) e da degeneração corticobasal. Observa-se contração dos músculos da fronte, principalmente prócero e corrugador, com franzimento e elevação dos supercílios, retração palpebral, alargamento das fissuras palpebrais e diminuição das piscadas. A expressão é de surpresa, espanto, perplexidade ou consternação (Figura 16.4). Sincinesias causam contrações anormais da face, muitas vezes sutis, sincronizadas com piscadas ou movimentos da boca. Sincinesia sugere paralisia remota do nervo facial com regeneração aberrante (Vídeo 16.1). A contração espontânea da face pode ser causada por espasmo hemifacial (EHF) (ver a seguir). Outros tipos de movimentos involuntários anormais que podem afetar os músculos faciais são tremores, tiques, espasmos mioclônicos, coreia e atetose (ver adiante).

Observe os sulcos nasolabiais quanto à profundidade e à simetria e veja se há alguma assimetria nas rugas da fronte ou na largura das fissuras palpebrais com a face em repouso. O sulco nasolabial achatado com rugas simétricas na fronte sugere paralisia facial central (neurônio motor superior), o sulco nasolabial achatado, com menos rugas na fronte do mesmo lado sugere paralisia periférica do nervo facial (neurônio motor inferior). A posição da pálpebra e a largura das fissuras palpebrais geralmente fornecem indícios clínicos sutis, mas importantes. A posição da pálpebra é discutida em detalhes no Capítulo 14. A fissura palpebral mais larga unilateralmente sugere lesão do nervo facial que causa perda de tônus do músculo orbicular do olho e do esfíncter do olho, que às vezes é confundido com ptose do olho oposto. É um equívoco comum acreditar que a paralisia do nervo facial causa ptose.

Algumas doenças causam anormalidade característica da expressão facial que, às vezes, pode ser reconhecida de relance, seja por causa da imobilidade facial, seja por alguma expressão facial peculiar. Exemplos de afecções neurológicas primárias incluem parkinsonismo e distúrbios extrapiramidais relacionados (fácies "em máscara"), PSP (distonia facial, sinal do prócero), síndrome de Möbius, distrofia miotônica (fácies "em machadinha", rosto miopático; Figura 16.5), distrofia muscular (rosto miopático, sorriso transversal), paresia geral (fácies paralítica), miastenia *gravis* (rosnado miastênico, veja adiante), paralisia do nervo facial (unilateral ou bilateral) e doença de Wilson (riso sardônico; ver Capítulo 30). Existem, é claro, várias síndromes congênitas que causam fácies dismórficas inconfundíveis.

Observe os movimentos durante a expressão facial espontânea à medida que o paciente fala, sorri ou franze a fronte. Certas paralisias faciais do neurônio motor superior são mais aparentes durante o sorriso espontâneo do que quando o paciente é solicitado a sorrir ou mostrar os dentes. Em lactentes, os movimentos faciais são observados durante o choro. Peça que o paciente sorria e puxe vigorosamente os ângulos da boca para expor os dentes. Observe a simetria da expressão, quantos dentes são vistos em cada lado e a amplitude e velocidade relativas da contração do terço inferior da face. Peça para o paciente fechar os olhos com força e observe a simetria da contração do terço superior da face. O grau de ocultação dos cílios dos dois lados é um indicador sensível da força dos músculos orbiculares dos olhos.

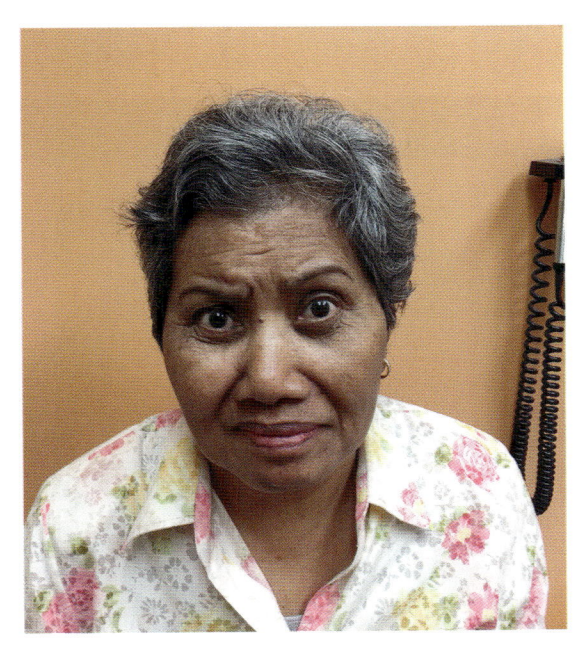

Figura 16.4 Sinal do prócero em paciente com paralisia supranuclear progressiva.

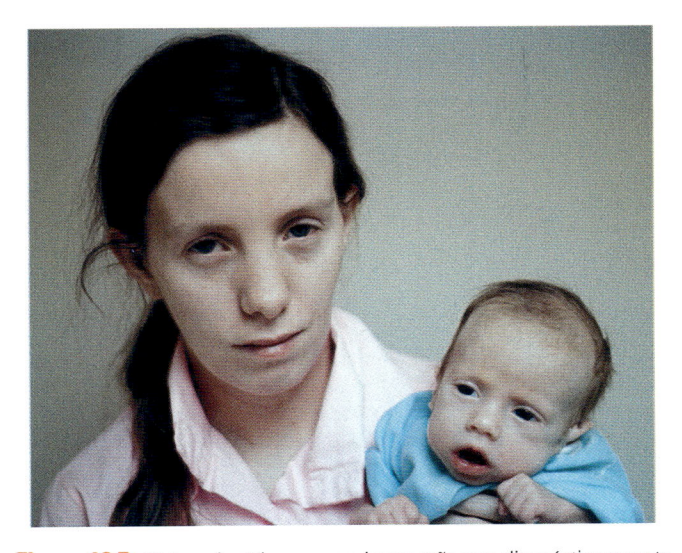

Figura 16.5 Fácies miopática em uma jovem mãe com diagnóstico recente de distrofia miotônica segurando seu bebê hipotônico, que tem a forma congênita. A mãe tem ptose bilateral, concavidade temporal e flacidez no terço inferior da face. O lactente apresenta ptose e o clássico "lábio superior em tenda". (Reproduzida de Campbell WW. *Clinical Signs in Neurology: A Compendium*. Philadelphia: Wolters Kluwer, 2016, com permissão.)

Outros movimentos úteis são pedir ao paciente para elevar os supercílios, separados ou juntos e observar a sua excursão e o grau de enrugamento da fronte; fechar um olho de cada vez; enrugar a fronte; inflar as bochechas; franzir o cenho; franzir os lábios; assobiar; sorrir e franzir os lábios alternadamente; contrair os músculos do mento e puxar os ângulos da boca para baixo exageradamente para ativar o platisma. Não existe um bom comando para a contração do platisma e o movimento deve ser demonstrado. O platisma também pode ser ativado fazendo com que o paciente abra a boca contra resistência ou cerre os dentes. O paciente pode sorrir espontaneamente após tentar assobiar, ou o examinador pode fazer um comentário divertido para avaliar o movimento emocional da face. Devido à escassez de expressão facial, os pacientes com doença de Parkinson podem deixar de sorrir após serem solicitados a assobiar: o sinal do assobio-sorriso (de Hanes).

Tentar empurrar suavemente o supercílio elevado para baixo pode detectar fraqueza leve. É difícil forçar a abertura do orbicular do olho firmemente fechado na ausência de fraqueza. Às vezes, a tração vigorosa com os polegares pode abrir um olho normal. Se o examinador puder forçar a abertura do olho com os dedos menores, o orbicular do olho está definitivamente fraco. Da mesma forma, é difícil forçar a abertura dos lábios fortemente contraídos em um indivíduo normal. Quando o esfíncter do orbicular da boca é afetado, o examinador pode conseguir forçar a saída do ar da bochecha inchada através dos lábios fracos. Testar os movimentos da orelha e do couro cabeludo raramente é útil, embora a perda da capacidade de mexer a orelha em alguém anteriormente capaz de fazê-lo tenha sido citado como um sinal sensível de paralisia facial periférica (PFP). O músculo estilo-hióideo e o ventre posterior do digástrico não podem ser testados de forma adequada. Na presença de fraqueza do estapédio, o

paciente pode se queixar de hiperacusia, em especial para tons baixos. Outros testes de função motora e sinais confirmatórios de paresia facial são discutidos nas seções seguintes. É importante buscar vesículas ou erupção herpética na orelha, indicativas de infecção por zóster, e palpar a parótida para excluir lesão expansiva em pacientes com paralisia facial periférica (PFP).

Exame dos reflexos

Os reflexos corneanos e outros mediados amplamente pelo NC V são discutidos no Capítulo 15. Sinais de liberação frontal, como protrusão labial, sucção e reflexos palmomentuais são discutidos no Capítulo 40. Vários outros reflexos mediados em grande parte pelo NC VII podem ser obtidos, mas são de pouco valor prático, porém, alguns merecem uma breve discussão e estão resumidos na Tabela 16.2.

Wartenberg escreveu detalhadamente sobre o reflexo orbicular do olho, que considerava um reflexo importante, e o "caos de nomenclatura relacionada com esse reflexo". A contração reflexa do orbicular do olho, que causa uma piscada – o reflexo não focal do orbicular do olho – pode ser provocada de diferentes maneiras (ver Vídeo 38.2). O limiar para a contração reflexa é muito baixo e a reação é muito rápida. Percutir com o dedo ou usar um martelo de reflexos em muitos locais diferentes sobre a fronte e sobre os olhos pode provocar o piscar de olhos reflexo. Wartenberg disse que o músculo "reage... facilmente a... uma infinidade de estímulos externos". Vários nomes foram dados aos métodos de indução do reflexo por estimulação de distintas regiões, todos basicamente com a mesma resposta. A versão mais usada atualmente é a percussão da glabela. Pacientes com doença de Parkinson são incapazes de inibir o reflexo de piscar (sinal de Myerson; não confundir com o reflexo de Myerson).

Tabela 16.2	Reflexos faciais.
Reflexo	**Técnica**
Orbicular do olho – focal	É mais bem provocado ao puxar uma prega de pele da têmpora lateral para o canto externo do olho, com o polegar e o indicador, e então percutir sobre o polegar ou o dedo. O estiramento repentino do músculo causa contração do orbicular do olho e seu fechamento.
Orbicular do olho – não focal (reflexo supraorbital, trigeminofacial, de McCarthy ou nasopalpebral, percussão da glabela, sinal de Myerson, dependendo do local do estímulo)	Percussão na face externa da crista supraorbital, na glabela ou ao redor da margem orbital; às vezes pode ser evocado pela percussão da fronte até a linha do cabelo. Causa piscadas bilaterais. Em geral, a resposta pode ser inibida; pacientes com doença de Parkinson e outras afecções, não conseguem suprimir a piscada.
Auditivo-palpebral, reflexo auro ou acusticopalpebral, cocleopalpebral ou cócleo-orbicular	Contração reflexa do orbicular do olho que causa fechamento geralmente bilateral, porém mais acentuado no lado ipsilateral, em resposta a um ruído alto repentino.
Reflexo visuopalpebral, visual orbicular, opticofacial, de piscada ou de ameaça	Resposta de fechamento ocular reflexo a uma luz forte ou a um estímulo visual repentino.
Reflexo pálpebro-oculogírigo (fenômeno de Bell)	O fechamento firme dos olhos faz com que o bulbo do olho gire para cima, uma resposta normal, mas óbvia apenas quando o fechamento dos olhos é fraco e a rotação ocular é vista através das pálpebras com fechamento incompleto. Método para testar o olhar para cima em pacientes com déficits de olhar para cima.
Sinal de Chvostek	Um espasmo ou contração tetânica semelhante à cãibra dos músculos faciais ipsilaterais, na percussão sobre o plexo intraparotídeo do nervo facial anterior à orelha; há vários graus de resposta. Um sinal de tetania, mas também ocorre com hiper-reflexia por disfunção do neurônio motor superior. Provavelmente um exemplo motor do sinal de Tinel.

Apesar do uso generalizado do epônimo, é de fato difícil encontrar qualquer referência clara ligando Myerson ao reflexo de percussão glabelar.

Um reflexo orbicular do olho mais específico é a resposta "muscular profunda" focal evocada de um lado pela percussão que estira o músculo (ver Videolink 38.2). Uma prega do músculo na têmpora é mantida entre o polegar e o indicador e, em seguida, é percutida para estirá-la na direção da orelha. Wartenberg considerava esse reflexo útil, porque ele pode ser proporcionalmente reduzido na PFP de acordo com a gravidade da paralisia, mas é normal ou aumentado na fraqueza facial de origem central.

Exame das funções sensoriais

O teste das funções sensoriais do NC VII é limitado ao paladar. Embora Hitselberg tenha descrito a hipoestesia da parede posterior do meato acústico externo em lesões da parte proximal do nervo facial, não há maneira confiável de avaliar a pequena contribuição sensorial do nervo para a pele da região da orelha externa. Os receptores periféricos são os cálculos gustatórios embutidos no epitélio da língua e, em menor extensão, no palato mole e na epiglote. Os cálculos gustatórios respondem basicamente a uma qualidade de sabor, mas isso não é exclusivo. O paladar também é transportado no NC IX e provavelmente no NC X.

Existem cinco sabores primários: amargo, azedo, doce, salgado e *umami* (delicioso ou saboroso). O *umami* (termo japonês) foi adicionado recentemente à lista. É uma resposta a compostos de alguns aminoácidos, particularmente o L-glutamato. Os muitos sabores encontrados na vida são uma combinação dos sabores primários, olfato e informações sensoriais orais ("sensação bucal"). As substâncias doces e salgadas são mais empregadas em testes clínicos à beira do leito por sua disponibilidade imediata; azedo e amargo são mais difíceis de obter. Os centros de referência em quimiossensibilidade em geral usam quatro substâncias para o teste: sacarose (doce), cloreto de sódio (salgado), quinina (amargo) e ácido cítrico (azedo). O NC VII só medeia o paladar nos dois terços anteriores da língua. Quando a língua é retraída para dentro da boca, há uma rápida dispersão da substância estudada para fora da área de interesse. Assim, a língua deve permanecer projetada durante o teste de uma substância isolada, e a boca deve ser enxaguada entre os testes. O sabor amargo deve ser o último a ser testado, porque deixa gosto residual mais forte.

Alguns examinadores preferem segurar a língua do paciente com a mão e um pedaço de gaze para evitar a retração. Como o paciente não conseguirá falar com a língua fora da boca, as instruções antes do teste devem ser claras. O paciente pode usar um esquema de sinalização, como levantar a mão, apontar para palavras escritas em um papel ou outra resposta não verbal semelhante. Um bastão aplicador úmido pode ser mergulhado em açúcar, adoçante artificial ou sal para revesti-lo com a substância de teste e,

em seguida, ser esfregado em um lado da língua do paciente. O paciente sinaliza se pode identificar a substância. A maioria dos pacientes identifica a substância em menos de 10 segundos. Como a sensação do paladar é menor na ponta da língua, é melhor aplicar a substância na face dorsal da língua, perto da junção dos terços anterior e médio. O sabor dos adoçantes artificiais, como sacarina e aspartame, é mais intenso, e essas substâncias podem ser melhores para o teste do que o açúcar comum. Veja a demonstração da técnica do teste do paladar no Videolink 16.1. Existem métodos mais sofisticados para detectar disfunções sutis nos pacientes cujas queixas primárias sejam paladar e olfato. Existem muitos centros de referência especializados no tratamento de distúrbios do paladar e do olfato (ver Capítulo 12). Atualmente, estão disponíveis no comércio as fitas de papel-filtro impregnadas com doce, azedo, salgado e amargo em diferentes concentrações (tiras de sabor). Raramente é necessário ou prático examinar o paladar no terço posterior da língua.

A situação mais comum que exige avaliação do paladar é a avaliação da paralisia do nervo facial. Se um paciente com padrão periférico de fraqueza facial tiver paladar prejudicado, a lesão é proximal à junção com o corda do tímpano. A lesão do forame estilomastóideo ou distal a ele (p. ex., na glândula parótida) não afeta o paladar.

Ageusia é a perda total do paladar. Na hipogeusia, a percepção do paladar é reduzida ou lenta. As perversões ou percepções anormais do paladar chamam-se parageusias. A variação individual do paladar é acentuada. A ageusia completa é rara, a menos que haja também perda de olfato. Se houver perda do paladar, deve-se primeiro eliminar a possibilidade de doença da língua. Algumas causas de alteração do paladar estão listadas na Tabela 16.3. Existem muitos medicamentos

Tabela 16.3	**Possíveis causas de distúrbios do paladar.**
Infecções orais e periorais (p. ex., candidíase, gengivite, periodontite)	
Paralisia de Bell	
Medicamentos	
Procedimentos odontológicos	
Prótese total e outros dispositivos odontológicos	
Idade	
Deficiência nutricional, como de vitamina B_{12}, deficiência de zinco, desnutrição, doença crônica)	
Lesões que envolvem as vias neurais do paladar	
Traumatismo craniano	
Exposição a substâncias químicas tóxicas	
Radioterapia de cabeça e pescoço	
Transtornos psiquiátricos (p. ex., depressão, anorexia nervosa, bulimia)	
Epilepsia (aura gustativa)	
Cefaleias de enxaqueca (aura gustativa)	
Síndrome de Sjögren	
Esclerose múltipla	
Distúrbios endócrinos (p. ex., diabetes melito, hipotireoidismo)	

Modificada de Bromley SM. Smell and taste disorders: a primary care approach. *Am Fam Physician* 2000;61:427-436, 438.

que alteram o paladar; alguns de uso comum na prática neurológica, entre eles carbamazepina, fenitoína, antidepressivos tricíclicos, dexametasona, hidrocortisona, penicilamina, lítio, metotrexato, levodopa ou levodopa/carbidopa, clozapina, trifluoperazina, baclofeno e dantroleno.

Exame das funções secretoras

As funções secretoras do NC VII em geral podem ser avaliadas pela anamnese e pela observação. O aumento do lacrimejamento é quase sempre aparente; o lacrimejamento pode ser determinado a partir da anamnese. A produção de lágrima pode ser quantificada pelo teste de Schirmer. As tiras de papel-filtro disponíveis no comércio são colocadas no saco conjuntival inferior e deixadas no local por 5 minutos. O avanço da umidade na tira é proporcional à umidade no olho; os resultados são expressos em milímetros. Esse teste é simples e não requer encaminhamento a um oftalmologista.

O reflexo lacrimal é o lacrimejamento, em geral bilateral, causado pela estimulação da córnea. O reflexo nasolacrimal é provocado por estimulação mecânica ou química da mucosa nasal, com substâncias irritantes, como amônia. As anormalidades de salivação geralmente são sugeridas pela anamnese. Otorrinolaringologistas e cirurgiões bucais podem usar técnicas especiais para quantificar o fluxo salivar.

DISTÚRBIOS FUNCIONAIS

As anormalidades motoras, sejam fraqueza ou movimentos anormais, são responsáveis pela prevalência das anomalias clínicas da função do nervo facial. As alterações de sensibilidade, em especial do paladar e da função secretora, ocorrem como efeitos colaterais e raramente são a principal manifestação da doença de NC VII. As alterações dessas funções podem ajudar a localizar a lesão ao longo do nervo, embora tenham pouco valor prático. Os principais ramos em sequência são o petroso superficial maior, o nervo para o estapédio e o corda do tímpano; depois disso, o nervo continua para os músculos faciais. O mnemônico "lágrima-ouvido-paladar-face" (*tear-hear-taste-face*) ajuda a lembrar a sequência.

Fraqueza facial

Existem dois tipos de fraqueza neurogênica do nervo facial: periférica ou do neurônio motor inferior e central ou do neurônio motor superior. A PFP pode resultar de lesão em qualquer lugar do núcleo do NC VII da ponte até os ramos terminais na face. A paralisia facial central (PFC) é causada por lesão que atinge as vias supranucleares que fazem sinapses no núcleo facial. A PFP resulta de lesão ipsilateral, enquanto a PFC, com raras exceções, resulta de lesão contralateral.

Paralisia facial periférica

A PFP causa fraqueza flácida de todos os músculos da expressão facial do lado envolvido, tanto no terço superior quanto no terço inferior da face, e a paralisia costuma ser completa (prosopoplegia). O lado afetado da face fica liso; não há rugas na fronte; o olho permanece aberto; a pálpebra inferior cede; o sulco nasolabial é achatado e o ângulo da boca cai (Figura 16.6). O paciente não consegue levantar o supercílio, enrugar a fronte, franzir o cenho, fechar os olhos, rir, sorrir, mostrar os dentes, inflar as bochechas, assobiar, franzir os lábios, retrair o ângulo da boca ou contrair os músculos do mento ou o platisma no lado afetado. Fala e sorri com um lado da boca, e a tentativa de movimento causa desvio da boca para o lado intacto. A bochecha é flácida e o alimento se acumula entre os dentes e a bochecha paralisada; o paciente pode morder a bochecha ou o lábio ao mastigar. Alimentos, líquidos e saliva podem escorrer pelo canto da boca. A bochecha pode inchar à expiração em decorrência da fraqueza do bucinador. A assimetria facial pode causar desvio aparente da língua (ver Capítulo 20 e Figura 15.7). O paciente com PFP incompleta pode ser capaz de fechar os olhos, mas não com força total contra resistência. A incapacidade de piscar com o olho envolvido é comum. A fissura palpebral é mais aberta do que o normal e pode haver incapacidade de fechar o olho (lagoftalmia). Durante o piscar espontâneo, a pálpebra afetada tende a se atrasar, às vezes de forma evidente. A PFP muito suave pode apenas deixar a piscada mais lenta e menos completa no lado comprometido. A tentativa de fechar o olho envolvido causa rotação superior reflexa do bulbo do olho (fenômeno de Bell). A íris pode desaparecer completamente para cima. Essa é uma resposta normal, mas apenas visível no paciente com fraqueza do músculo orbicular do olho. Para obter o sinal do levantador de Dutemps e Céstan, peça ao paciente que olhe para baixo e feche os olhos devagar; como a função do levantador da pálpebra superior não é mais neutralizado pelo orbicular do olho, a pálpebra superior do lado paralisado move-se ligeiramente para cima. O sinal de Negro é semelhante ao fenômeno de Bell, e o bulbo do lado paralisado desvia para fora e se eleva mais do que o normal quando o paciente levanta os olhos (não confundir com o signo do outro sinal de Negro, rigidez em roda dentada).

Um sinal sensível de fraqueza facial superior é a perda das vibrações finas palpáveis com as pontas dos dedos repousando levemente sobre as pálpebras, enquanto o paciente tenta fechar os olhos o mais firmemente possível (sinal de Bergara-Wartenberg). O sinal do platisma de Babinski é uma contração assimétrica do platisma, menor do lado envolvido, quando a boca é aberta (Figura 16.7). Os sons labiais e as vogais são produzidos com o franzimento dos lábios; pacientes com fraqueza facial periférica têm grande dificuldade para articular esses sons. A articulação dos sons labiais é discutida mais detalhadamente no Capítulo 9.

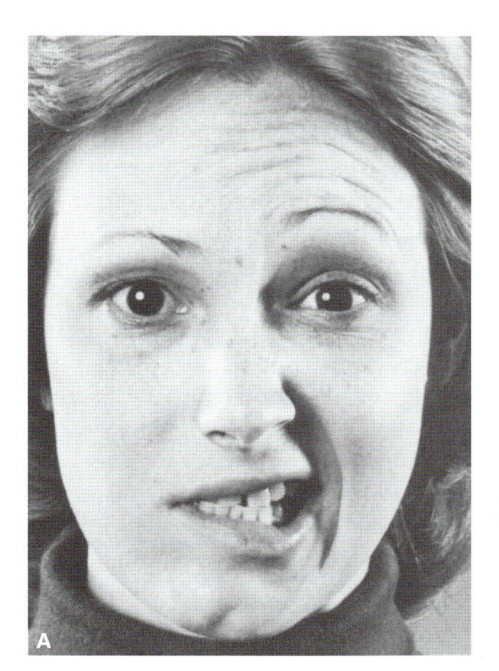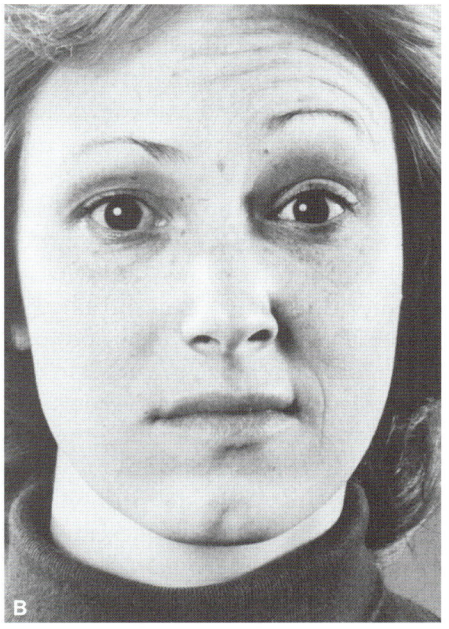

Figura 16.6 Paciente com paralisia do nervo facial à direita. **A.** Paciente tentando retrair os dois ângulos da boca. **B.** Paciente tentando elevar os supercílios.

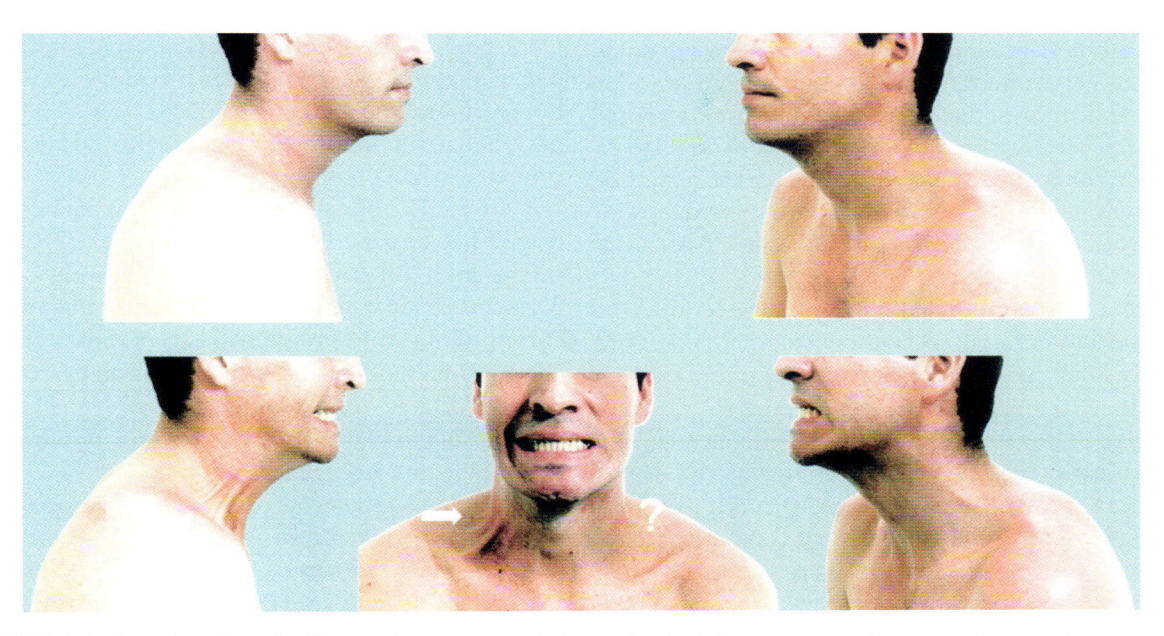

Figura 16.7 No lado direito do paciente, há diferença clara entre a aparência do músculo platisma em repouso (*canto superior esquerdo* na composição fotográfica) e durante o esforço voluntário para retrair ambos os ângulos da boca (*canto inferior esquerdo*). No lado esquerdo do paciente, a contração é apenas mínima (*parte superior e inferior direita*). Na vista frontal, o platisma direito totalmente contraído (*seta*) pode ser comparado diretamente com o músculo parético à esquerda (*ponto de interrogação*). Observe também a retração incompleta do ângulo esquerdo da boca. (Reimpressa de Leon-Sarmiento FE, Prada LJ, Torres-Hillera M. The first sign of Babinski. *Neurology* 2002;59[7]:1067, com permissão.)

A escala de House-Brackmann, o índice de Burres-Fisch e o índice de função do nervo facial podem ser úteis para quantificar o grau de fraqueza.

Em razão da fraqueza do esfíncter da pálpebra inferior, as lágrimas podem escorrer pela bochecha (epífora), em especial se houver irritação da córnea por conta da proteção inadequada dos olhos. A falta de lacrimejamento pode sinalizar envolvimento bastante proximal, acima da origem do nervo petroso superficial maior. Com fraqueza grave, o olho nunca fecha, mesmo durante o sono. O comprometimento dos músculos intrínsecos e extrínsecos da orelha, do estilo-hióideo e do ventre posterior do digástrico não pode ser demonstrado pelo exame clínico. O exame eletromiográfico com agulha pode avaliar alguns músculos, particularmente o auricular posterior e o ventre posterior do digástrico. A denervação nesses músculos indica lesão muito proximal e pode ajudar em alguns casos, particularmente na distinção entre síndrome de Möbius e trauma do nervo facial relacionado com o parto. A fraqueza do músculo estapédio pode originar hiperacusia, em especial de tons baixos que soam cada vez mais altos.

A fraqueza facial é evidente na contração voluntária e espontânea. Não há dissociação. Em uma lesão grave, o decorrer do tempo pode levar à atrofia dos músculos afetados. Na PFP, o membro motor do reflexo corneano direto é afetado, mas o consensual fica intacto; no olho oposto, o reflexo direto fica intacto, e o consensual, prejudicado (ver Tabela 15.3); em outras palavras, o olho envolvido não pisca, independentemente do lado estimulado, e o olho normal pisca, independentemente do lado estimulado. Os vários reflexos que envolvem os músculos inervados pelo NC VII são prejudicados. Alguns pacientes com PFP queixam-se de dormência da face. Às vezes, descrevem sensação de madeira que acompanha a imobilidade, mas em outras ocasiões, os pacientes parecem ter perda sensorial leve, que é real e obviamente esperada em lesão de um nervo predominantemente motor. A causa disso não é clara.

Em pacientes comatosos ou não cooperativos, os movimentos faciais podem ser desencadeados por pressão dolorosa sobre os nervos supraorbitais ou por outros estímulos dolorosos aplicados na face para provocar uma resposta de evitação. É preciso evitar marcas de punções no rosto de pacientes em coma. A estimulação com um bastão aplicador quebrado em geral é suficiente e causa menos danos ao tecido. O sulco entre as narinas e a bochecha é particularmente sensível para esses fins.

A fraqueza facial mínima em um lado deve ser diferenciada da contratura facial no lado oposto, que pode fazer com que o sulco nasolabial normal pareça achatado na comparação. A fraqueza facial genuína também deve ser diferenciada da assimetria de desenvolvimento, hemiatrofia facial, linhas características e ênfase habitual no uso de um lado da boca ("facial de Brooklyn"). A rima das pálpebras desiguais da ptose em um lado podem ser confundidas com fraqueza facial no lado oposto, com alargamento da rima; o erro usual é o inverso.

Localização da paralisia facial periférica do nervo

A PFP pode sobrevir a partir de lesão que afeta o núcleo do nervo facial na ponte ou em qualquer ponto ao longo do segmento infranuclear. A fraqueza dos músculos da expressão facial é a mesma que ocorre nas lesões em qualquer parte do nervo. A localização diagnóstica depende dos achados associados, como hiperacusia, lacrimejamento diminuído, paladar deficiente e envolvimento de estruturas neurais além do NC VII. A Tabela 16.4 resume a localização e o diagnóstico diferencial de PFP. A causa mais comum de PFP é, de longe, a paralisia de Bell.

Paralisia de Bell

A maioria dos casos de paralisia facial idiopática (paralisia de Bell, em homenagem a Sir Charles Bell [Boxe 16.1]), deve-se à ativação do herpes-vírus simples, mas não existe um método simples para confirmar esse mecanismo na prática clínica. O teste de reação em cadeia da polimerase (PCR) sugere reativação viral que leva à inflamação e à desmielinização. Herpes-zóster, síndrome de Ramsay Hunt (ver adiante), é, provavelmente, a segunda infecção mais comum associada à PFP. Outros vírus implicados são o citomegalovírus, o vírus Epstein-Barr, herpes-vírus humano 6 e coxsackie. Infelizmente, o tratamento antiviral não mostrou suficiente eficácia. Uma vacina intranasal inativada contra influenza foi associada a um aumento da incidência de paralisia de Bell e posteriormente retirada do mercado. Em termos patológicos, há presença de anormalidades em todo o curso ósseo do nervo, mas o dano no nervo concentra-se na parte labiríntica estreita do canal facial, provavelmente por conta da compressão por edema e do suprimento sanguíneo escasso nesse segmento. Durante muito tempo se acreditou que a isquemia tivesse um papel no desenvolvimento da paralisia de Bell. Pode haver uma predisposição genética em alguns casos. A paralisia de Bell é mais prevalente em mulheres grávidas ou que deram à luz recentemente. O risco é três vezes maior durante a gravidez, principalmente no terceiro trimestre ou na primeira semana pós-parto.

Certos critérios devem ser cumpridos para confirmar o diagnóstico de paralisia de Bell. Deve haver PFP difusa com início em 1 ou 2 dias, paralisia atingindo o auge em 3 semanas e recuperação total ou parcial em 6 meses. Um curso prolongado e progressivo sugere tumor, assim como o comprometimento distal de apenas alguns ramos ou a presença de uma massa parotídea. O envolvimento de ramos distais isolados também pode ocorrer por trauma, por exemplo, com fórceps obstétrico.

Os sintomas geralmente começam com dor atrás da orelha, seguida por fraqueza facial em 1 ou 2 dias. A dor raramente pode preceder a paralisia em até 2 semanas. Há fraqueza facial periférica que atinge os terços superior e inferior da face. A paralisia é completa em aproximadamente 70% dos pacientes. Algumas autoridades afirmam que muitas vezes há anormalidades sutis ou subclínicas em outros NCs. Cerca de 25% dos pacientes relatam algum grau de dormência facial, que muitas vezes é descartado como uma sensação singular relacionada com a imobilidade. Dependendo da relação da lesão com o gânglio geniculado, com a origem do nervo corda do tímpano e com a origem do ramo para o estapédio, os pacientes podem notar a perda do paladar nos dois terços anteriores ipsilaterais da língua, a secura do olho, ou a hiperacusia para tons graves. Os sintomas mais comuns que acompanham a paralisia são lacrimejamento excessivo, dor na orelha ou ao redor dela e anomalias no paladar. Tentar localizar a lesão testando o paladar e o lacrimejamento não

Tabela 16.4	Diagnóstico diferencial de lesões do nervo facial.		
Localização da lesão	**Possíveis achados associados**	**Etiologias prováveis**	**Exames diagnósticos úteis**
Nuclear	Sem achados de localização, ± fasciculações, ± outras evidências de doença do neurônio motor, disfunção com frequência bilateral	Doença do neurônio motor, síndrome de Möbius, neoplasia	Eletromiografia com agulha
Fibras intrapontinas	Sensação gustativa normal, ± hiperacusia, ± diminuição de lacrimejamento, fasciculações faciais, mioquimia facial, paralisia do NC VI ipsilateral ou do olhar lateral, fraqueza ipsilateral dos músculos da mastigação, hemiparesia contralateral de braço e perna	Infarto, hemorragia, neoplasia, siringobulbia, abscesso, mielinólise central pontina, tuberculoma, granuloma, trauma, esclerose múltipla; outras doenças desmielinizantes	RM, potenciais evocados auditivos, EMG do reflexo de piscar, eletromiografia com agulha do músculo facial
Ângulo pontocerebelar ou cisterna, imediatamente periférico à ponte ou entre a ponte e o canal facial	Zumbido, surdez e vertigem (envolvimento do NC VIII), dor facial ou disfunção sensorial (envolvimento de NC V), perda do paladar nos dois terços anteriores da língua, diminuição da secreção salivar e lacrimal (envolvimento do nervo intermédio), hiperacusia (lesão proximal ao ramo do estapédio), ataxia ipsilateral e nistagmo (envolvimento do cerebelo ou de conexões cerebelares)	Neoplasia (especialmente neuroma acústico), colesteatoma, traumatismo craniano, inflamação ou infiltração meníngea	Ressonância magnética com vistas do MAI, mielografia da fossa posterior por TC, potenciais evocados auditivos, EMG reflexo de piscar, eletromiografia com agulha do músculo facial, exame do LCR
Canal facial no gânglio geniculado	Hiperacusia, perda do paladar, diminuição do lacrimejamento, dor na região da orelha e mastóidea, erupção vesicular com síndrome de Ramsay Hunt, sinal de Battle ou olhos de guaxinim com fratura da base do crânio	Paralisia de Bell, herpes geniculado (síndrome de Ramsay Hunt), síndrome de Guillain-Barré, fratura do osso petroso, neoplasia, diabetes melito, sarcoidose, doença de Lyme, infecção pelo HIV	RM (gadolínio pode produzir intensificação do nervo facial), EMG do reflexo de piscar, eletromiografia com agulha, exame do LCR
Canal facial distal ao gânglio geniculado, mas proximal à origem do nervo estapédio	Hiperacusia, perda do paladar, diminuição da salivação, lacrimejamento normal	Igual ao anterior	Exames iguais aos anteriores
Canal facial entre a origem do nervo estapédio e a origem do corda do tímpano. Canal facial distal à origem do corda do tímpano	Sem alterações associadas, fraqueza isolada limitada aos músculos da expressão facial com paladar, audição e lacrimejamento normais	Igual ao anterior	Igual ao anterior
Depois que emerge do forame estilomastóideo	Sem alterações associadas, o comprometimento pode ser parcial por conta do envolvimento seletivo de determinada divisão ou de certos ramos do plexo parotídeo (plexo intraparotídeo do nervo facial) com fraqueza de alguns músculos da expressão facial, mas não de todos	Tumor ou abscesso parotídeo, trauma	Estudos de condução do nervo facial, eletromiografia com agulha, imagem da parótida

LCR, líquido cefalorraquidiano; TC, tomografia computadorizada; EMG, eletromiografia; MAI, meato acústico interno; RM, ressonância magnética.

Boxe 16.1

Sir Charles Bell

A paralisia de Bell leva o nome de Sir Charles Bell, cirurgião, anatomista e artista escocês. No início de sua carreira, publicou um livro sobre anatomia da expressão facial para artistas. Entre suas muitas contribuições (Moritz Romberg aclamou Bell o "Harvey de nosso século"), estava uma descrição da inervação dos músculos da face. Ele descreveu paralisias faciais de várias etiologias, incluindo um paciente que foi ferido no rosto por um boi. Ele próprio desenhou as ilustrações de suas dissecações. Faz sentido que a síndrome de Mona Lisa se refira à sincinesia facial que às vezes segue a paralisia de Bell, a suposta causa do meio sorriso enigmático de Gioconda no quadro de Da Vinci.

acrescenta precisão e tem pouco valor prático. Nos pacientes estudados durante a cirurgia, apenas 6% das lesões eram distais ao gânglio geniculado.

A disgeusia ocorre em cerca de 60% dos pacientes e a ageusia em cerca de 10%. Pode haver sialorreia e dificuldade para falar por causa da flacidez dos músculos faciais. Os pacientes em geral não conseguem fechar os olhos, líquidos e saliva podem escorrer do ângulo afetado da boca, assim como as lágrimas pela bochecha. A maioria dos pacientes com paralisia de Bell, doença de Lyme e herpes geniculado apresentará intensificação do nervo facial na ressonância magnética (RM) com gadolínio. É possível observar certa intensificação da imagem em indivíduos normais, mas esse sinal nos segmentos distal intrameatal e labiríntico parece ser específico da paralisia do nervo facial.

As taxas de incidência ajustadas por idade são mais altas nos idosos. Cerca de 1% dos casos são bilaterais. Cerca de 80% dos pacientes se recuperam totalmente em 6 meses; alguns apresentam sincinesia persistente por causa da regeneração aberrante, e é raro os paciente ficarem com paralisia total permanente. O prognóstico está relacionado com a idade, isto é, é melhor em crianças e pior em pacientes com mais de 55 anos. A condição pode reaparecer em 6 a 7% dos pacientes. Os pacientes com imagens sem intensificação podem ter prognóstico melhor.

A regeneração aberrante é comum depois de paralisia de Bell e após lesão traumática do nervo. Os axônios destinados a um músculo voltam a crescer para inervar outro músculo, de modo que há contração anormal da face fora da área que se pretende mover. Ao piscar, o canto da boca pode ter um pequeno espasmo. Ao sorrir, o olho pode fechar (Vídeo 16.1). Essas sincinesias podem ser proeminentes em alguns pacientes; com mais frequência são sutis, como uma leve contração do orbicular da boca em sincronia com o piscar dos olhos. Quando a direção errada é visível, o principal efeito do sorriso no lado afetado do rosto pode ser o fechamento dos olhos. O fechamento automático de um olho ao abrir a boca, sinal de Marin Amat ou fenômeno de Gunn invertido ou revertido (piscar invertido da mandíbula), foi explicado como movimento trigeminofacial associado. Contudo, ocorre principalmente nos pacientes que tiveram paralisia facial periférica e provavelmente é uma sincinesia intrafacial.

A regeneração aberrante também pode envolver fibras autonômicas e gustativas. A síndrome das lágrimas de crocodilo é um reflexo gustativo-lacrimal, caracterizado por lacrimejar ao comer, principalmente alimentos com muito sabor. Deve-se ao direcionamento incorreto dos axônios salivares para a glândula lacrimal. A síndrome auriculotemporal de Frey é semelhante, mas o que se observa é sudorese e rubor na bochecha em vez de lacrimejamento (ver Capítulo 15). Na síndrome do corda do tímpano, há inchaço unilateral e rubor da região submentoniana após a alimentação.

Outras causas de fraqueza facial periférica

Há muitas outras causas de PFP. Os processos comuns que envolvem os neurônios motores do núcleo do NC VII na ponte incluem doença do neurônio motor e síndrome de Möbius. O envolvimento clínico dos músculos faciais é mais provável na paralisia bulbar progressiva do que na esclerose lateral amiotrófica (ELA) esporádica clássica; a eletromiografia com agulha pode mostrar alterações subclínicas. Na atrofia muscular espinobulbar (síndrome de Kennedy), as fasciculações faciais e a fraqueza facial costumam ser proeminentes. A paralisia unilateral ou bilateral do nervo facial pode ser congênita. A síndrome de Möbius (paralisia oculofacial congênita) é a associação de paralisia congênita do nervo facial com paralisia dos músculos extraoculares, em especial do reto lateral por causa de hipoplasia ou aplasia dos núcleos do NC (Figura 16.8). O Videolink 16.2 mostra um vídeo dramático e corajoso da síndrome de Möbius de um paciente. Outros músculos inervados pelos NCs podem estar envolvidos, e pode haver outros defeitos de desenvolvimento. O distúrbio é esporádico. Segundo relatos, o envolvimento dos motoneurônios do nervo facial pode ser a única manifestação de uma crise aguda de poliomielite paralítica. A PFP foi relatada na neuropatia hereditária com tendência às paralisias por pressão.

As lesões que afetam as fibras do nervo facial na ponte podem causar PFP. Em geral, mas nem sempre, há achados associados que indicam que a lesão é intrabulbar. Lesões fasciculares podem ou não envolver lacrimejamento e paladar.

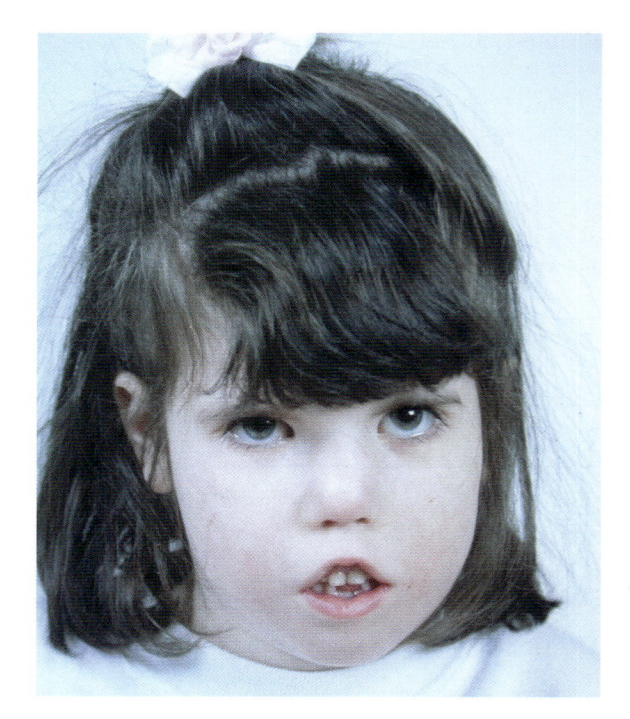

Figura 16.8 Criança com síndrome de Möbius com fácies semelhante a uma máscara e comissuras dos lábios inclinadas para baixo. (Reimpressa de Thorne C, Chung KC, Gosain A et al., eds. *Grabb and Smith's Plastic Surgery*. Philadelphia: Wolters Kluwer Health/Lippincott Williams & Wilkins, 2014, com permissão.)

Muitos distúrbios podem afetar as fibras intrapontinas do NC VII (ver Tabela 16.4). As lesões isquêmicas são comuns. A síndrome de Millard-Gubler é PFP ipsilateral e hemiparesia contralateral, que pode ser causada por acidente vascular cerebral, hemorragia ou tumor pontino. É frequente incluir a paralisia do NC VI como parte da síndrome de Millard-Gubler, mas a inclusão é errônea (ver Capítulo 21, Boxe 21.1). A síndrome de Foville é PFP ipsilateral e paralisia do olhar horizontal com hemiparesia contralateral (ver Capítulo 21, Boxe 21.1). A "síndrome do oito e meio" é uma síndrome do um e meio (ver Capítulo 14) em associação com paralisia facial em decorrência de uma lesão pontina. Foi relatada a combinação de PFP e paralisia do nervo abducente de forma isolada, sem hemiparesia, com infarto do tegumento pontino caudal. Também foi relatada a PFP na síndrome de Wallenberg por causa da extensão do infarto na parte caudal da ponte.

Outros processos que podem afetar as fibras do NC VII na ponte incluem abscessos, siringobulbia, doença desmielinizante e trauma. Em razão da proximidade do núcleo e das fibras do NC VII ao núcleo e às fibras do NC VI, as lesões pontinas causam com frequência paralisia facial ipsilateral e paralisia do músculo reto lateral ipsilateral. As lesões da ponte são discutidas com mais detalhes no Capítulo 21.

As lesões expansivas no APC, como neuroma acústico e meningioma, comumente se estendem e atingem o NC VII, o NI, os NCs VIII e V, os pedúnculos cerebelares e o cerebelo. Por causa da perda auditiva associada, pode não haver hiperacusia, embora a lesão seja proximal ao ramo do estapédio. Geralmente há surdez, alterações de sensibilidade facial, ataxia ipsilateral e nistagmo. As síndromes do APC são analisadas mais detalhadamente no Capítulo 17.

Na síndrome de Ramsay Hunt (herpes-zóster ótico, síndrome de Hunt, herpes geniculado), a PFP decorre da reativação do vírus da varicela zóster (VVZ) que envolve o gânglio geniculado. O herpes geniculado é uma das cinco condições associadas eponimicamente a James Ramsay Hunt (Boxe 16.2). Por causa da afecção bastante proximal, a fraqueza facial é acompanhada por comprometimento do paladar, hiperacusia e diminuição da secreção salivar e lacrimal. A dor na orelha e atrás dela pode ser pronunciada. Podem existir vesículas na membrana timpânica, no meato acústico externo, na face lateral do pavilhão auricular, e na fenda entre a orelha e o processo mastoide (Figura 16.9).

Ocasionalmente, a erupção herpética também pode afetar o pilar anterior do arco palatoglosso ou o pescoço. Hunt descreveu dois tipos: uma forma otálgica com dor de ouvido

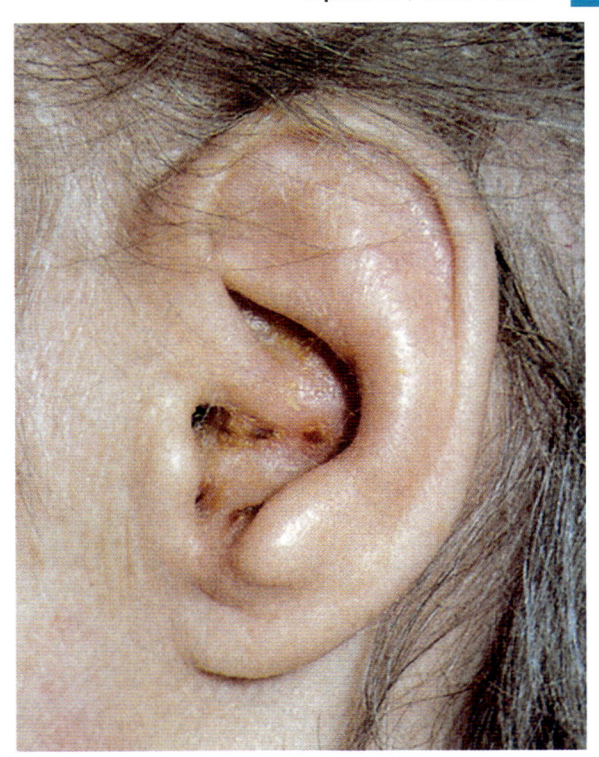

Figura 16.9 Vesículas no meato acústico externo em um caso de herpes geniculado (síndrome de Ramsay Hunt.)

e uma prosopálgica com dor profunda na face, principalmente na parte posterior da órbita, no palato, sendo que esta última pode resultar do acometimento de fibras sensoriais no nervo petroso superficial maior.

Alguns pacientes desenvolvem paralisia facial sem erupção na boca ou no ouvido, mas associada a evidências sorológicas ou de DNA de infecção por VVZ (*zoster sine herpete, zoster sine zoster*). A neuralgia pré-herpética é a dor e as disestesias que precedem o desenvolvimento de erupção cutânea. Em um estudo, 14% dos pacientes desenvolveram vesículas só depois do início da fraqueza facial. É provável que alguns pacientes com paralisia de Bell tenham a síndrome de Ramsay Hunt sem erupção herpética. Estima-se que até um terço dos casos idiopáticos de PFP podem dever-se a *zoster sine herpete*. Os estudos virológicos e de imagem mostraram que são frequentes o ataque viral extenso além do nervo facial. É comum constatar zumbido, perda auditiva, náuseas, vômito, vertigem e nistagmo decorrentes do comprometimento do NC VIII. Raramente, os sintomas cocleovestibulares superam a PFP, provavelmente por causa da reativação de VVZ nos gânglios do NC VIII. Outros NCs podem ser afetados. Em comparação com a paralisia de Bell, os pacientes com síndrome de Ramsay Hunt costumam ter paralisia mais grave no início e têm menos probabilidade de recuperação completa.

Pacientes com diabetes melito têm risco quatro a cinco vezes maior de desenvolver PFP aguda, e o diabetes está presente em cerca de 5 a 10% dos pacientes com PFP. O diabetes é particularmente provável em pacientes mais velhos

---

Boxe 16.2

Síndromes de Ramsay Hunt

Outros distúrbios às vezes denominados síndrome de Ramsay Hunt são a neuropatia do ramo palmar profundo do ulnar, a dissinergia cerebelar mioclônica, a doença de Parkinson juvenil e a atrofia dentato-rubro-pálido-luisiana.

e nos que têm PFP recorrente ou bilateral. Pode ocorrer fraqueza facial de progressão lenta com neoplasias que afetam a ponte ou o nervo facial perifericamente. A infecção pelo HIV e a doença de Lyme podem ocasionalmente se manifestar com neuropatia facial. A doença de Lyme pode causar de 10 a 25% dos casos de paralisia de Bell em áreas hiperendêmicas; pode não haver história de picada de carrapato ou eritema *migrans*, e alguns pacientes não são soropositivos no início. O líquido cefalorraquidiano (LCR) costuma ser normal, mas isso não é invariável. A PFP decorrente de doença de Lyme é particularmente propensa a ser bilateral.

As fraturas do osso petroso em traumatismo cranioencefálico fechado podem causar lesões no nervo facial. A fratura pode ser longitudinal ao longo do eixo da pirâmide petrosa ou transversal a ela, e o nervo facial pode sofrer lesão com qualquer tipo. Nas fraturas longitudinais mais comuns, a paralisia facial geralmente decorre de edema, não é imediata e tende a se resolver espontaneamente. Nas fraturas transversais, o nervo costuma estar lacerado, contundido ou rompido; a paralisia facial surge imediatamente e pode ser permanente. A ruptura do tímpano e o sangramento da orelha sugerem fratura longitudinal. A membrana timpânica aparece em vermelho brilhante, vermelho escuro, marrom ou azulado, dependendo da cor do líquido na orelha média (Figura 16.10). A otorreia de LCR é mais comum nas fraturas transversais (ver Capítulo 17).

A síndrome de Melkersson (síndrome de Melkersson-Rosenthal) é caracterizada por crises recorrentes de paralisia facial, edema facial e labial sem depressões e língua sulcada e fissurada congênita (língua *plicata* ou escrotal); às vezes é familiar e em geral tem início na infância. Sua causa é desconhecida. Paralisia facial bilateral (diplegia facial) refere-se à PFP bilateral; é muito menos comum, mas muito mais sinistra do que a PFP unilateral.

A fraqueza facial bilateral também pode ocorrer por causa de distúrbios neuromusculares, incluindo miastenia *gravis*, neuronopatia bulboespinal e doença muscular. A miastenia *gravis* pode causar fraqueza facial acentuada, com dificuldade

para fechar e abrir os olhos. O padrão de comprometimento do músculo perioral é imprevisível. Em alguns pacientes, o riso parece um esforço fraco e indiferente, seja qual for o humor subjacente, e pode ser mais vertical do que horizontal (Figura 16.11). O riso miastênico vertical pode parecer mais um rosnado e pode gerar consequências sociais (sorriso miastênico, rosnado miastênico). O ectrópio, que piora à tarde e responde a agentes anticolinesterase, é manifestação rara de fraqueza miastênica da órbita do olho (Figura 16.12). Algumas miopatias são bastante propensas a envolver os músculos faciais. As fácies miopáticas são típicas da distrofia muscular facioescapuloumeral (síndrome de Landouzy-Dejerine). As pálpebras caem, mas os olhos não se fecham com firmeza. Os lábios não se franzem, mas se projetam de modo desarticulado, deixando uma protrusão involuntária do lábio superior (boca de anta). Ao sorrir, o músculo risório puxa o ângulo da boca, mas o zigomático não consegue elevar os lábios e o sorriso é transversal (Videolink 16.3).

Na hemiatrofia facial (hemiatrofia facial progressiva, síndrome de Parry-Romberg, síndrome de Wartenberg), há falha congênita de desenvolvimento ou atrofia progressiva de pele, tecido adiposo subcutâneo e musculatura em uma metade da face, às vezes com alterações tróficas no tecido conjuntivo, cartilagem e osso (Figura 16.13). Alguns pacientes perdem a musculatura da língua. O distúrbio pode ser um tipo de esclerodermia localizada. As alterações associadas podem incluir alterações tróficas no cabelo, com perda de pigmentação e alopecia circunscrita, e vitiligo. A atrofia facial pode ser acompanhada por lesões clássicas de esclerodermia

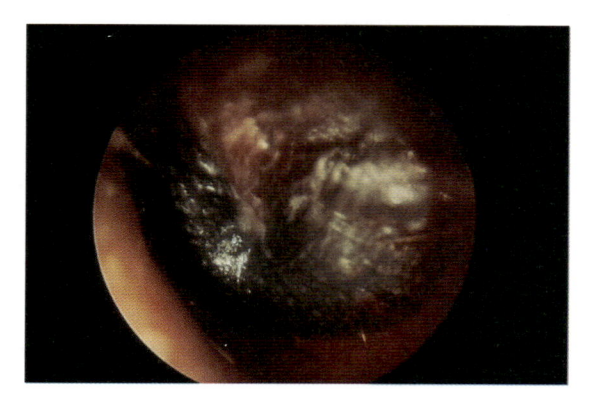

Figura 16.10 Hemotímpano por fratura do osso temporal esquerdo. (Reimpressa de Chung EK, Atkinson-McEvoy LR, Lai N. et al. *Visual Diagnosis and Treatment in Pediatrics*. 3rd ed. Philadelphia: Wolters Kluwer, 2015, com permissão.)

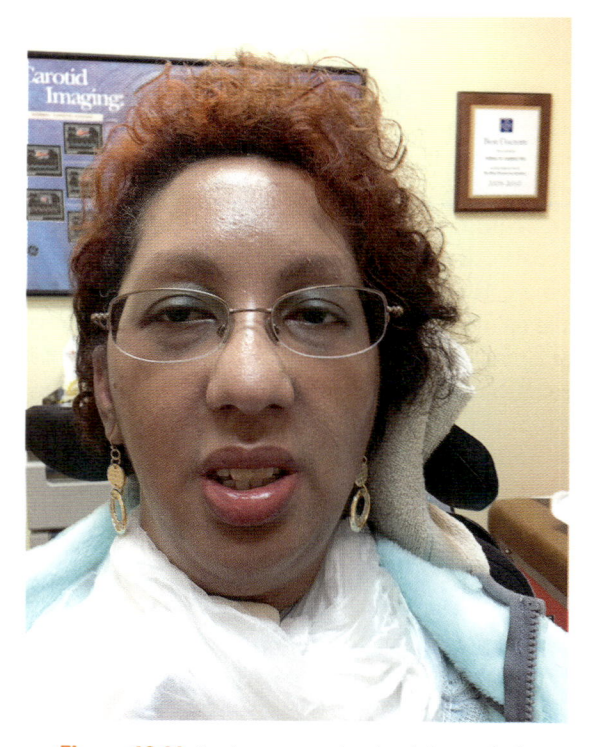

Figura 16.11 Sorriso ou rosnado miastênico vertical.

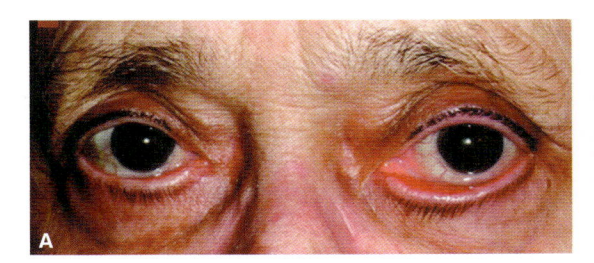 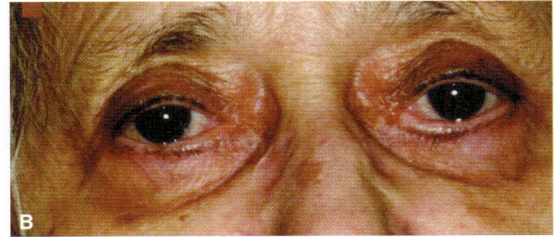

Figura 16.12 Miastenia *gravis*. **A.** Ectrópio assimétrico por fraqueza do músculo orbicular do olho. **B.** Melhora depois da administração de neostigmina. (Reimpressa de Solé G, Perez F, Ferrer X. Teaching NeuroImages: reversible ectropion in myasthenia gravis. *Neurology* 2009;73[16]:e83, com permissão.)

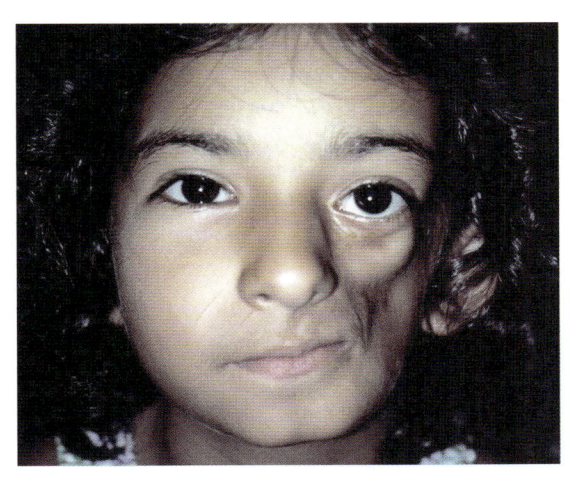

Figura 16.13 Hemiatrofia facial (síndrome de Parry-Romberg) com atrofia da pele, tecido adiposo subcutâneo e musculatura de uma metade do rosto.

linear na face ou em outro local. Raramente, há hemi-hipertrofia em vez de hemiatrofia. A doença pode ser um distúrbio de migração da crista neural.

Quando a fraqueza facial bilateral se deve à doença do NC VII, o diagnóstico diferencial inclui paralisia de Bell bilateral, sarcoidose, doença de Lyme, diabetes, traumatismo craniano, infecção pelo HIV, síndrome de Guillain-Barré, a variante de Fisher da síndrome de Guillain-Barré, meningite carcinomatosa ou linfomatosa, meningite tuberculosa ou fúngica, tumor pontino, síndrome de Melkersson-Rosenthal, pseudotumor cerebral, síndrome de Möbius e uma longa lista de outras doenças. A hanseníase pode causar paralisia facial bilateral com maior envolvimento do terço superior da face. Na série de pacientes internados por Keane com diplegia facial, as causas mais comuns foram paralisia de Bell, síndrome de Guillain-Barré, tumor meníngeo, tumor pré-pontino, polineuropatia craniana idiopática, tumor intrapontino, encefalite do tronco encefálico e sífilis. A PFP bilateral deve ser diferenciada de outras causas de fraqueza bifacial, como miopatias e miastenia *gravis*.

Em seu curso pela orelha média, o corda do tímpano pode ser danificado durante a cirurgia da orelha média. Curiosamente, o paladar alterado depois da cirurgia da orelha média costuma ser temporário, mesmo quando o corda do tímpano é seccionado bilateralmente. No entanto, as lesões bilaterais do corda do tímpano podem levar a xerostomia grave e persistente por causa do dano nas fibras autônomas. Há relato de síndrome de otalgia paroxística por compressão neurovascular do corda do tímpano com evidência de compressão do nervo intermédio por um ramo da ACIA no MAI demonstrada por angiografia por ressonância magnética (ARM).

Fraqueza facial de origem central

Na paralisia supranuclear do neurônio motor superior ou PFC, há fraqueza do terço inferior da face, com preservação relativa do terço superior. O terço superior da face tem inervação supranuclear tanto contralateral quanto ipsilateral, e a inervação cortical do núcleo facial pode ser mais extensa no terço inferior da face do que no superior. A paresia raramente é total.

A lesão que atinge as fibras corticobulbares em qualquer lugar antes de sua sinapse no núcleo do nervo facial causa PFC. As lesões mais frequentes são no córtex ou na cápsula interna. Às vezes, a lesão bastante caudal, como no bulbo, pode causar PFC por causa do envolvimento do trato piramidal aberrante. Existe uma variação individual considerável na inervação facial, e a extensão da fraqueza na PFC pode variar da metade inferior aos dois terços inferiores da face. O terço superior da face não é necessariamente poupado por completo, mas está envolvido sempre em menor grau do que o terço inferior da face. Pode haver fraqueza sutil do músculo orbicular do olho, a rima da pálpebra pode ser ligeiramente mais larga no lado afetado e pode haver vibrações palpáveis na pálpebra. Porém, o envolvimento dos músculos corrugador e frontal é incomum, e o paciente deve ser capaz de elevar o supercílio e enrugar a fronte com assimetria mínima. A incapacidade de piscar o olho envolvido de forma independente pode ser o único déficit visível. Há casos de pacientes com paralisia de Bell incompleta que têm oscilação relativa do terço superior da face, causando confusão com a PFC.

Mesmo que haja algum grau de acometimento do terço superior da face na PFC, o paciente sempre consegue fechar o olho, o fenômeno de Bell está ausente, o reflexo da córnea está presente e o reflexo do orbicular do olho pode estar exacerbado. Na PFC, o terço inferior da face é fraco, o sulco nasolabial é raso e a mobilidade facial é reduzida. No entanto, a fraqueza do terço inferior da face nunca é tão grave como com a PFP, o que sugere que pode haver alguma inervação cortical direta para o terço inferior, bem como para o superior. A distinção entre PFC e PFP em geral é fácil. A PFC normalmente faz parte de uma paralisia mais extensa por causa de lesão das vias do neurônio motor superior, e é raro que ocorra isoladamente, sem outras anomalias neurológicas; esse padrão foi relatado com uma lesão lacunar da base contralateral da ponte.

A PFC tem duas variações: (a) volitiva ou voluntária e (b) emocional ou mimética. Na maior parte dos casos de PFC, a assimetria facial está presente tanto quando o paciente é solicitado a sorrir ou mostrar os dentes, quanto durante os movimentos faciais espontâneos, como sorrir e gargalhar. Porém, movimentos espontâneos, deliberados e intencionais podem demonstrar diferentes graus de fraqueza (Figura 16.14). Quando a assimetria é mais aparente com um movimento do que com o outro, diz-se que a fraqueza facial é dissociada. A assimetria facial mais aparente com a expressão espontânea, como ao sorrir, denomina-se paralisia facial mimética, emotiva ou emocional (EFP, do inglês *emotional facial palsy*) (ver Figura 16.14C); a fraqueza mais acentuada na contração

voluntária, quando o paciente é solicitado a sorrir ou mostrar os dentes, é chamada de paralisia facial voluntária (PFV) (ver Figura 16.14E). Na PFV, os movimentos automáticos ou espontâneos podem não só estar preservados, mas também ser exagerados. A PFV pode resultar de lesões que afetam o centro cortical no terço inferior do giro pré-central, que controla os movimentos faciais ou o trato corticobulbar. A lesão, portanto, pode estar no córtex ou nas vias corticobulbares subcorticais, à medida que passa pela cápsula interna o pedúnculo cerebral ou a ponte acima do núcleo facial. A dissociação pode ser decorrente da inervação supranuclear bilateral para a parte inferior da face, preservando os movimentos emocionais espontâneos e não os movimentos volitivos. Na EFP, a fraqueza é mais acentuada com movimentos faciais espontâneos, e o paciente pode contrair os músculos inferiores da face sem dificuldade. A explicação anatômica da EFP não é clara. A fraqueza facial observada só com movimentos emocionais é mais comum nas lesões talâmicas ou estriato-capsulares, geralmente no infarto e rara nas lesões do tronco

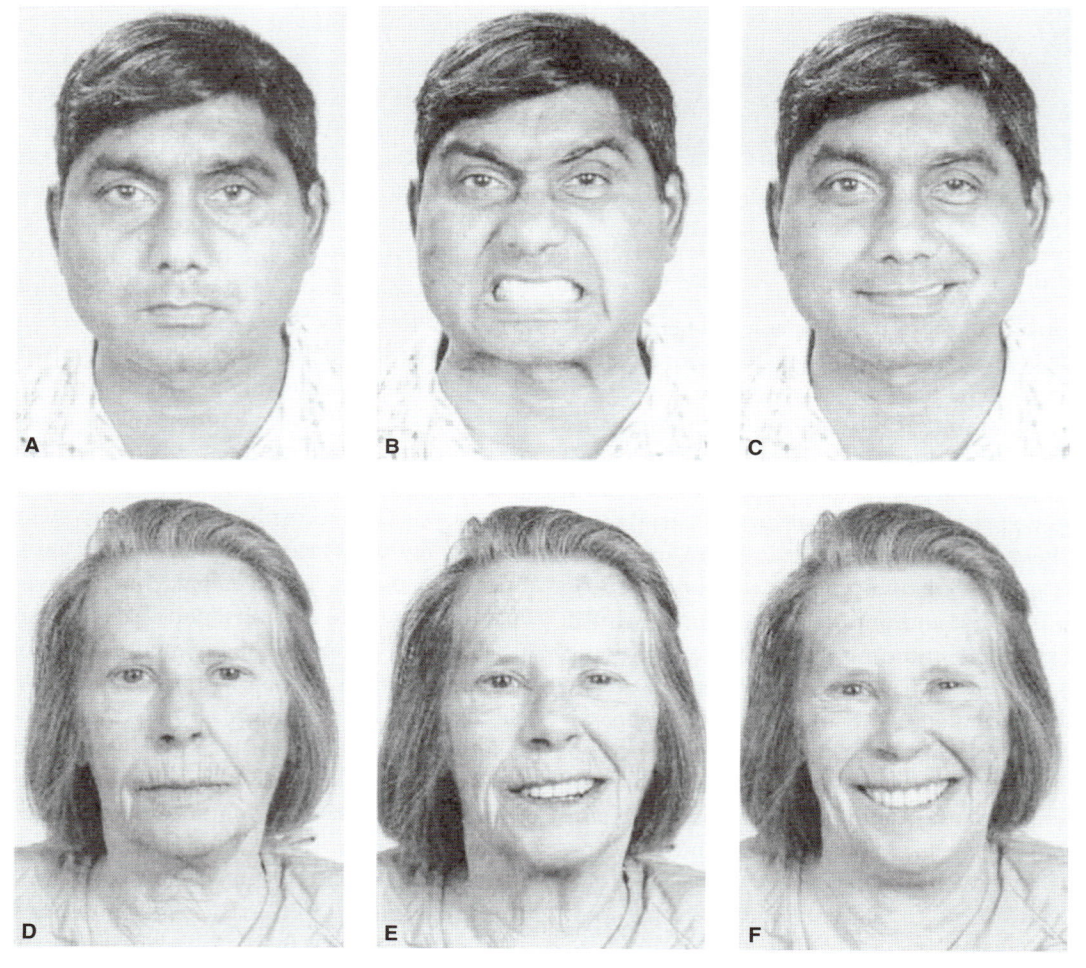

Figura 16.14 Paciente com tumor talâmico esquerdo com a face em repouso (**A**), ao expor voluntariamente os dentes (**B**) e ao sorriso reflexo (**C**); há paresia facial à direita no sorriso, mas não na contração voluntária, uma paralisia facial emocional. Paciente com lesão das fibras corticobulbares no joelho da cápsula interna esquerda com a face em repouso (**D**), ao expor os dentes voluntariamente (**E**) e no sorriso reflexo (**F**); há paresia facial à direita na contração voluntária, mas não no sorriso, uma paralisia facial volitiva. (De Ross RT, Mathiesen R. Images in clinical medicine. Volitional and emotional supranuclear facial weakness. *N Engl J Med* 1998;338[21]:1515. Copyright © 1998 Massachusetts Medical Society. Reimpressa com a permissão de Massachusetts Medical Society.)

encefálico. Foi descrita nas lesões do lobo frontal anterior ao giro pré-central com comprometimento da área motora suplementar. As fibras que medeiam a resposta emocional fazem trajeto por diferentes vias do trato corticobulbar. A assimetria facial foi descrita em pacientes com focos de crise do lobo temporal; o lado mais fraco geralmente é contralateral à lesão.

Movimentos faciais anormais

Algumas afecções que comprometem o rosto produzem movimentos anormais em vez de fraqueza. Os distúrbios comuns que causam movimentos faciais anormais incluem regeneração aberrante por causa da paralisia do nervo facial, blefaroespasmo, EHF e mioquimia facial.

Espasmo hemifacial

A sincinesia facial pode progredir para um estágio de EHF. Em geral, o EHF surge *de novo*, por conta da compressão intermitente de uma alça arterial ectática na circulação posterior, na maioria das vezes uma alça redundante da ACIA. A compressão geralmente ocorre próximo da região anterior da zona de saída da raiz. A fisiopatologia é semelhante à de alguns casos de neuralgia do trigêmeo (ver Capítulo 15). Acredita-se que as pulsações arteriais causem desmielinização e danos nos nervos focais, levando à transmissão efática e excitação ectópica. Estudos combinados usando RM e ARM podem demonstrar a compressão neurovascular. Um estudo de RM usando reconstrução 3D confirmou a ACIA como o vaso causador mais comum, sendo que as artérias e as veias cerebelar inferior posterior, vertebral e auditiva interna ocasionalmente causam compressão do nervo facial na região de entrada da raiz. No entanto, estudos radiográficos com RM 3T mostraram que algum contato entre o nervo facial e os vasos próximos, mesmo o suficiente para causar um leve desvio do nervo, é a regra e não a exceção.

A descompressão microvascular às vezes é feita e pode interromper efetivamente os movimentos. A resposta de propagação lateral é um fenômeno eletrofisiológico visto no EHF. A estimulação do ramo mandibular do nervo facial pode causar uma ação muscular composta do músculo orbicular do olho. Essa resposta não ocorre em indivíduos normais. A resposta de propagação lateral é uma evidência objetiva da transmissão efática de um ramo do nervo facial para outro. Durante a descompressão microvascular, a propagação lateral pode desaparecer quando o vaso invasivo é levantado do nervo, e a situação de resposta pode ser usada como indicador da eficácia da descompressão. O EHF também pode ocorrer com outras lesões extra-axiais ou intra-axiais, como aneurisma, tumor, esclerose múltipla ou meningite basilar.

O EHF é mais comum em pacientes com mais idade e é duas vezes mais comum em mulheres do que em homens. Os espasmos geralmente começam no músculo orbicular do olho e é menos frequente no orbicular da boca. Inicialmente, a contração muscular pode ser sutil e difícil de distinguir da sincinesia facial. O EHF pode envolver toda a distribuição do nervo facial ou apenas alguns de seus ramos e pode se propagar de um ramo para outro. Durante meses ou anos, o EHF se propaga de modo a atingir todos os músculos faciais de um lado, mas permanece estritamente limitado aos músculos inervados pelo nervo facial. À medida que o EHF se agrava, pode envolver os músculos auriculares mesmo quando o paciente não consegue mexer as orelhas deliberadamente; o platisma também pode ser afetado. O EHF totalmente desenvolvido causa contrações repetitivas, paroxísticas, involuntárias, espasmódicas, tônicas e clônicas dos músculos inervados pelo nervo facial no lado afetado da face. A boca desvia para o lado afetado, o sulco nasolabial se aprofunda, o olho fecha e o músculo frontal se contrai (Vídeo 16.2).

Os espasmos podem persistir durante o sono e são exacerbados pela mastigação ou pela fala. A sincinesia depois de PFP pode causar movimentos semelhantes aos do EHF. A diferença essencial é que a sincinesia é provocada por um movimento voluntário, enquanto o EHF é uma contração espontânea e involuntária. O EHF é com frequência associado a algum grau de fraqueza facial em decorrência de danos nos nervos subjacentes. Pouquíssimos pacientes podem ter neuralgia do trigêmeo e EHF, com dor lancinante que acompanham os espasmos faciais (tique convulsivo). A síndrome de Brissaud-Sicard é o EHF com hemiparesia contralateral por causa de uma lesão na ponte.

O sinal de elevação do supercílio de Babinski é visto apenas no EHF e consiste na cocontração dos músculos frontal e orbicular do olho, causando o fechamento ocular simultâneo e a elevação paradoxal do supercílio durante um espasmo. É impossível realizar esse movimento voluntariamente e não ocorre em blefaroespasmo, tique ou distúrbios psicogênicos do movimento. O sinal de elevação do supercílio tem sido chamado de "outro sinal de Babinski", mas pelo menos nove sinais levam o nome de Babinski e essa designação também foi usada para outros sinais, mais notadamente o sinal do platisma de Babinski.

O blefaroespasmo (espasmo da nictitante) causa contração involuntária que envolve principalmente os músculos orbiculares do olho e frontal. O blefaroespasmo costuma ser idiopático ou "essencial" e é uma forma de distonia focal (ver Capítulo 30, Vídeo 30.5). O blefaroespasmo é sempre bilateral e bastante simétrico. A síndrome de Meige é a associação de blefaroespasmo e distonia oromandibular. Pacientes com doença de Whipple do sistema nervoso central podem ter uma miorritmia oculofacial e, com mais frequência, oculomastigatória (Videolink 16.4).

O tique, ou espasmo nervoso habitual, pode causar um movimento semelhante a EHF ou blefaroespasmo. O tique geralmente causa retração do ângulo da boca, contração do músculo orbicular do olho ou do platisma ou piscar de olhos. Os movimentos são um pouco mais bizarros e intencionais, e outros músculos não inervados pelo NC VII podem ser acionados. Os esgares do rosto em geral são espasmos habituais. Os movimentos no EHF e no blefaroespasmo essencial são estereotipados. O paciente com tique pode suprimir os movimentos, ao menos temporariamente, enquanto os movimentos de EHF e blefaroespasmo estão além do controle volitivo e não podem ser suprimidos ou imitados.

Contratura facial parética espástica

Em vez de espasmo, pode haver uma contratura facial que causa expressão fixa com enrugamento da fronte, estreitamento da rima da pálpebra, estiramento ou torção do ângulo da boca e aumento da profundidade do sulco nasolabial. Uma contratura facial pode dar a impressão errônea de fraqueza no lado oposto. A contratura facial pode seguir-se a uma paralisia facial ou ocorrer *de novo*. Exames meticulosos podem revelar que os músculos afetados ainda estão paréticos, embora em estado de contratura. Este tipo de contratura facial parética espástica pode ocorrer com uma lesão progressiva da ponte e é uma suspeita de neoplasia. Quando a mioquimia facial e a contratura parética espástica ocorrem juntas, a probabilidade de neoplasia pontina é muito alta.

Mioquimia facial

A mioquimia facial é um tremor muscular involuntário e contínuo de caráter ondulante e sinuoso (ver Capítulo 30). Em geral, é unilateral. A mioquimia facial tem sido relatada com numerosas afecções intrínsecas ao tronco encefálico. É uma característica clássica da esclerose múltipla, mas também pode ocorrer com tumor pontino, tumores do APC, síndrome de Guillain-Barré, compressão do nervo facial, veneno de cascavel, hemorragia subaracnóidea, neoplasia meníngea, invaginação basilar e em associação com altos títulos de anticorpos contra o canal de K^+ controlado por voltagem (Videolink 16.5). A mioquimia facial pode ser subsequente à parada cardíaca, mesmo em alguns pacientes com morte cerebral. Nas lesões intraparenquimatosas, o próprio núcleo facial costuma estar intacto, mas o processo interrompe suas conexões, desinibindo algum gerador neural. A mioquimia leve, passageira, sobretudo no músculo orbicular do olho é comum e não tem significância clínica. Esses movimentos costumam piorar com a fadiga e com o hipercafeinismo. Os pacientes geralmente precisam ser tranquilizados.

Outros movimentos faciais anormais

As convulsões focais que envolvem a face podem ter focos epilépticos no córtex motor. As convulsões faciais podem fazer parte de uma crise versiva ou marcha jacksoniana. A doença dos gânglios da base ou do sistema extrapiramidal pode envolver os músculos faciais, o que causa hipocinesia ou hipercinesia (ver Capítulo 30). A doença de Parkinson causa hipocinesia. As formas de hipercinesia facial incluem discinesias, coreiformes, atetoides, distônicas, esgares e movimentos mioclônicos, e tremores. As discinesias orofaciais são comuns, na maioria das vezes como manifestação tardia do uso de substâncias psicoativas. Os músculos faciais, em especial o platisma, podem estar envolvidos na mioclonia palatal, que é um movimento rítmico e persistente em contraste com outras formas de mioclonia (ver Capítulo 30). A mioclonia facial pode ocorrer com dolicoectasia da artéria vertebral, hipocalcemia, síndrome da serotonina e outras doenças. As fasciculações faciais podem ocorrer em qualquer doença do neurônio motor; as fasciculações periorais e mentuais são frequentes na doença de Kennedy.

Comprometimento sensorial

Exceto por distúrbios do paladar, as anomalias sensoriais não são uma parte comum das lesões do nervo facial. O paladar pode ser afetado nas lesões do nervo facial proximal à origem do corda do tímpano. Podem ocorrer distúrbios permanentes do paladar depois da paralisia de Bell. A ocorrência conjunta de distúrbios do paladar e do olfato é comum. As anormalidades do paladar comumente se devem à disfunção olfatória (ver Capítulo 12). A disgeusia pode ser efeito direto ou indireto da doença oncológica. Hipergeusia e parageusias podem ocorrer em psicoses e transtorno conversivo. Alucinações gustativas podem ocorrer com crises parciais complexas e com tumores que afetam o unco ou o opérculo parietal. As alucinações gustativas e olfativas costumam ocorrer juntas. Os pacientes idosos às vezes desenvolvem disgeusia de origem obscura que pode levar à anorexia e perda de peso. O aumento da sensibilidade ao paladar ocorre em pacientes com doença de Addison, deficiência hipofisária e fibrose cística.

A neuralgia geniculada causa dor paroxística profunda na orelha, às vezes irradiando para o rosto. "O tique doloroso do corda do tímpano" também foi descrito. As lesões do nervo lingual podem causar perda do paladar e perda da sensação exteroceptiva no lado afetado da língua; geralmente também há dormência subjetiva.

Alterações secretoras

O NC VII está envolvido no lacrimejamento e na salivação; as lesões do nervo na parte proximal do gânglio geniculado podem causar distúrbios nessas funções. Ausência de salivação ocorre só nas lesões bilaterais. As lesões centrais, sobretudo as que envolvem o hipotálamo ou as conexões autônomas, podem causar alterações na função secretora. As alterações no fluxo lacrimal e salivar são com frequência resultado de medicamentos anticolinérgicos sistêmicos, muitas vezes causam boca seca, que ocorre na síndrome de Sjögren e em outras doenças do tecido conjuntivo e causa secreção deficiente das glândulas lacrimal, salivar e mucosas. Isso, por sua vez, causa secura nos olhos, boca e trato respiratório superior. A sialorreia (ptialismo) é o excesso de saliva. Ocorre na doença de Parkinson e quando os pacientes são incapazes de engolir, como no envolvimento bulbar com doença do neurônio motor.

O aumento ou diminuição da secreção lacrimal ou salivar pode ocorrer em base psicogênica. O lacrimejamento, é claro, é resultado mais frequente de um estímulo emocional. A salivação pode ser decorrente de odor, sabor, visão ou de pensar em alimentos. A xerostomia é comum em pacientes deprimidos e ansiosos.

VIDEOLINKS

Videolink 16.1. Demonstração da técnica de teste de paladar. http://www.youtube.com/watch?v=ldkpd88 KSUA&feature=mfu_in_order&list=UL

Videolink 16.2. Síndrome de Möbius. http://www.youtube.com/watch?v=3FJPvBcMNAE

Videolink 16.3. Fácies miopática. http://neurosigns.org/wiki/Myopathic_facies

Videolink 16.4. Miorritmia oculomastigatória na doença de Whipple no SNC. http://neurosigns.org/wiki/Oculomasticatory_myorhythmia

Videolink 16.5. Mioquimia facial após picada de cascavel. https://www.youtube.com/watch?v=KaM3-qy8 uqU

BIBLIOGRAFIA

Abboud O, Saliba I. Isolated bilateral facial paralysis revealing AIDS: a unique presentation. *Laryngoscope* 2008;118:580–584.

Adour KK. Mona Lisa syndrome: solving the enigma of the Gioconda smile. *Ann Otol Rhinol Laryngol* 1989;98:196–199.

Agarwal R, Manandhar L, Saluja P, et al. Pontine stroke presenting as isolated facial nerve palsy mimicking Bell's Palsy: a case report. *J Med Case Reports* 2011;5:287.

Baizabal-Carvallo JF, Jankovic J. Distinguishing features of psychogenic (functional) versus organic hemifacial spasm. *J Neurol* 2017;264(2):359–363.

Campos-Benitez M, Kaufmann AM. Neurovascular compression findings in hemifacial spasm. *J Neurosurg* 2008;109:416–420.

Cerrato P, Imperiale D, Bergui M, et al. Emotional facial paresis in a patient with a lateral medullary infarction. *Neurology* 2003;60:723–724.

Cho HJ, Kim HY. Interesting sign of Bell's palsy in an ear wiggler. *Neurol Sci* 2009;30:345–347.

Clement WA, White A. Idiopathic familial facial nerve paralysis. *J Laryngol Otol* 2000;114:132–134.

Compston A. Facial reflexes. *Brain* 2005;128(Pt 2):235–236.

Croxson G, May M, Mester SJ. Grading facial nerve function: House-Brackmann versus Burres-Fisch methods. *Am J Otol* 1990;11:240–246.

Eggenberger E. Eight-and-a-half syndrome: one-and-a-half syndrome plus cranial nerve VII palsy. *J Neuroophthalmol* 1998;18:114–116.

Evidente VG, Adler CH. Hemifacial spasm and other craniofacial movement disorders. *Mayo Clin Proc* 1998;73:67–71.

Gilchrist JM. AAEM case report #26: seventh cranial neuropathy. *Muscle Nerve* 1993;16:447–452.

Gilchrist JM. Seventh cranial neuropathy. *Semin Neurol* 2009;29:5–13.

Guinand N, Just T, Stow NW, et al. Cutting the chorda tympani: not just a matter of taste. *J Laryngol Otol* 2010;124:999–1002.

Gutmann L. AAEM minimonograph #37: facial and limb myokymia. *Muscle Nerve* 1991;14:1043–1049.

Gutmann L, Tellers JG, Vernino S. Persistent facial myokymia associated with K(+) channel antibodies. *Neurology* 2001;57(9):1707–1708.

Hunt JR. On herpetic inflammations of the geniculate ganglion: a new syndrome and its complications. *J Nerv Ment Dis* 1907;34:73.

James DG. All that palsies is not Bell's. *J R Soc Med* 1996;89:184–187.

Kakizawa Y, Seguchi T, Kodama K, et al. Anatomical study of the trigeminal and facial cranial nerves with the aid of 3.0-tesla magnetic resonance imaging. *J Neurosurg* 2008;108:483–490.

Kanoh N, Nomura J, Satomi F. Nocturnal onset and development of Bell's palsy. *Laryngoscope* 2005;115:99–100.

Karadan U, Manappallil RG, Jayakrishnan C, et al. Pontine haemorrhage disguised as Bell's palsy. *BMJ Case Rep* 2018;5:2018.

Keane JR. Bilateral seventh nerve palsy: analysis of 43 cases and review of the literature. *Neurology* 1994;44:1198–1202.

Kefalidis G, Riga M, Argyropoulou P, et al. Is the width of the labyrinthine portion of the fallopian tube implicated in the pathophysiology of Bell's palsy?: a prospective clinical study using computed tomography. *Laryngoscope* 2010;120:1203–1207.

Kim YH, Choi IJ, Kim HM, et al. Bilateral simultaneous facial nerve palsy: clinical analysis in seven cases. *Otol Neurotol* 2008;29:397–400.

Kinoshita T, Ishii K, Okitsu T, et al. Facial nerve palsy: evaluation by contrast-enhanced MR imaging. *Clin Radiol* 2001;56:926–932.

Krauss JK, Wakhloo AK, Scheremet R, et al. Facial myokymia and spastic paretic facial contracture as the result of anaplastic pontocerebellar glioma. *Neurosurgery* 1993;32:1031–1034.

Kugelberg E. Facial reflexes. *Brain* 1952;75:385.

Kuhweide R, Van de Steene V, Vlaminck S, et al. Ramsay Hunt syndrome: pathophysiology of cochleovestibular symptoms. *J Laryngol Otol* 2002;116:844–848.

Malhotra A. Marin-Amat syndrome: a case of acquired facial synkinesis. *BMJ Case Rep* 2013;18:2013.

Mansoor AM, Sullivan PD. Intrafacial synkinesis. *N Engl J Med* 2016;374(22):e27.

Morris HH, Estes ML. Bilateral facial myokymia following cardiopulmonary arrest. *Arch Neurol* 1981;38:393–394.

Morris AM, Deeks SL, Hill MD, et al. Annualized incidence and spectrum of illness from an outbreak investigation of Bell's palsy. *Neuroepidemiology* 2002;21:255–261.

Müri RM. Cortical control of facial expression. *J Comp Neurol* 2016;524:1578–1585.

Mutsch M, Zhou W, Rhodes P, et al. Use of the inactivated intranasal influenza vaccine and the risk of Bell's palsy in Switzerland. *N Engl J Med* 2004;350:896–903.

Naraghi R, Tanrikulu L, Troescher-Weber R, et al. Classification of neurovascular compression in typical hemifacial spasm: three-dimensional visualization of the facial and the vestibulocochlear nerves. *J Neurosurg* 2007;107:1154–1163.

Nielsen VK. Pathophysiology of hemifacial spasm. I. Ephaptic transmission and ectopic excitation. *Neurology* 1984;34:418.

Patel AA, Tanna N. In: Meyers AD, ed. *Facial Nerve Anatomy*. Available at: http://emedicine.medscape.com/article/835286-overview. Accessed July 11, 2011.

Pavone P, Garozzo R, Trifiletti RR, et al. Marin-Amat syndrome: case report and review of the literature. *J Child Neurol* 1999;14:266–268.

Pryse-Phillips W. *Companion to Clinical Neurology*. 3rd ed. Oxford: Oxford University Press, 2009.

Riaz G, Campbell WW, Carr J, et al. Facial myokymia in syringobulbia. *Arch Neurol* 1990;47:472–474

Roh JK, Kim BK, Chung JM. Combined peripheral facial and abducens nerve palsy caused by caudal tegmental pontine infarction. *Eur Neurol* 1999;41:99–102.

Ronthal M. Bell's palsy: pathogenesis, clinical features, and diagnosis. In: Shefner JM, Eichler AF, eds. *UpToDate*. Available at: www.uptodate.com. Accessed February 28, 2018.

Rowlands S, Hooper R, Hughes R, et al. The epidemiology and treatment of Bell's palsy in the UK. *Eur J Neurol* 2002;9:63–67.

Rubin DI, Matsumoto JY, Suarez GA, et al. Facial trigeminal synkinesis associated with a trigeminal schwannoma. *Neurology* 1999;53:635–637.

Sakas DE, Panourias IG, Stranjalis G, et al. Paroxysmal otalgia due to compression of the intermediate nerve: a distinct syndrome of neurovascular conflict confirmed by neuroimaging. Case report. *J Neurosurg* 2007;107:1228–1230.

Sarwal A, Garewal M, Sahota S, et al. Eight-and-a-half syndrome. *J Neuroimaging* 2009;19:288–290.

Solé G, Perez F, Ferrer X. Teaching NeuroImages: reversible ectropion in myasthenia gravis. *Neurology* 2009;73:e83.

Stamey W, Jankovic J. The other Babinski sign in hemifacial spasm. *Neurology* 2007;69:402–404.

Sweeney CJ, Gilden DH. Ramsay Hunt syndrome. *J Neurol Neurosurg Psychiatry* 2001;71:149–154.

Tzafetta K, Terzis JK. Essays on the facial nerve: part I. Microanatomy. *Plast Reconstr Surg* 2010;125:879–889.

Urban PP, Wicht S, Marx J, et al. Isolated voluntary facial paresis due to pontine ischemia. *Neurology* 1998;50:1859–1862.

Urban PP, Wicht S, Vucorevic G, et al. The course of corticofacial projections in the human brainstem. *Brain* 2001;124(Pt 9):1866–1876.

Valls-Solé J. Facial nerve palsy and hemifacial spasm. *Handb Clin Neurol* 2013;115:367–380.

Varanda S, Rocha S, Rodrigues M, et al. Role of the "other Babinski sign" in hyperkinetic facial disorders. *J Neurol Sci* 2017;378:36–37.

Vrabec JT, Isaacson B, Van Hook JW. Bell's palsy and pregnancy. *Otolaryngol Head Neck Surg* 2007;137:858–861.

Weijnen FG, van der Bilt A, Wokke JH, et al. What's in a smile? Quantification of the vertical smile of patients with myasthenia gravis. *J Neurol Sci* 2000;173:124–128.

Xanthopoulos J, Noussios G, Papaioannides D, et al. Ramsay Hunt syndrome presenting as a cranial polyneuropathy. *Acta Otorhinolaryngol Belg* 2002;56:319–323.

Yamashita M, Yamamoto T. Aberrant pyramidal tract in the medial lemniscus of the human brainstem: normal distribution and pathological changes. *Eur Neurol* 2001;45:75–82.

CAPÍTULO 17

Nervo Vestibulococlear (Acústico)

O nervo vestibulococlear, acústico ou oitavo nervo craniano (NC VIII) tem dois componentes, o vestibular e o coclear, mesclados em um único tronco. A porção coclear corresponde à audição; o nervo vestibular corresponde ao equilíbrio, à coordenação e à orientação no espaço. Ambos são nervos aferentes sensoriais especiais. Os dois componentes originam-se em receptores periféricos separados e têm conexões centrais distintas. Embora estejam unidos ao longo de seu trajeto através do crânio, eles diferem em termos de função e em suas relações anatômicas, e devem ser considerados separadamente.

NERVO COCLEAR

Anatomia e fisiologia

O som é uma forma de energia produzida por vibrações que criam uma onda sinusoidal de condensações e rarefações alternadas em um sistema em um meio condutivo, como o ar. As ondas sonoras convergem na membrana timpânica e são transmitidas pelos ossículos auditivos (martelo, bigorna e estribo) para a orelha interna ou labirinto. O labirinto é um complexo de cavidades, túneis, ductos e canais interconectados situados na porção petrosa do osso temporal (Figura 17.1). O vestíbulo, a cóclea e os canais semicirculares formam o labirinto ósseo, que é formado por osso compacto e pode ser dissecado para liberar o osso trabecular (esponjoso) que o circunda (Figura 17.2).

O labirinto ósseo é preenchido por perilinfa, um líquido aquoso fino semelhante ao líquido cerebrospinal. O labirinto membranoso (membranáceo) é uma organização de bolsas e ductos situada no interior do labirinto ósseo, em geral, seguindo seu contorno e preenchido por endolinfa (líquido de Scarpa [Antonio Scarpa, cirurgião, anatomista e artista italiano que descreveu muitas estruturas da orelha]). O labirinto membranoso tem dois componentes principais: o aparelho vestibular e o ducto coclear (Figura 17.3). Os ossículos estendem-se na cavidade da orelha média e transmitem as oscilações da membrana timpânica para a base do estribo, que fica na janela do vestíbulo (janela oval). Os ossículos funcionam como um amplificador e ajudam a compensar a perda de energia conforme as ondas sonoras

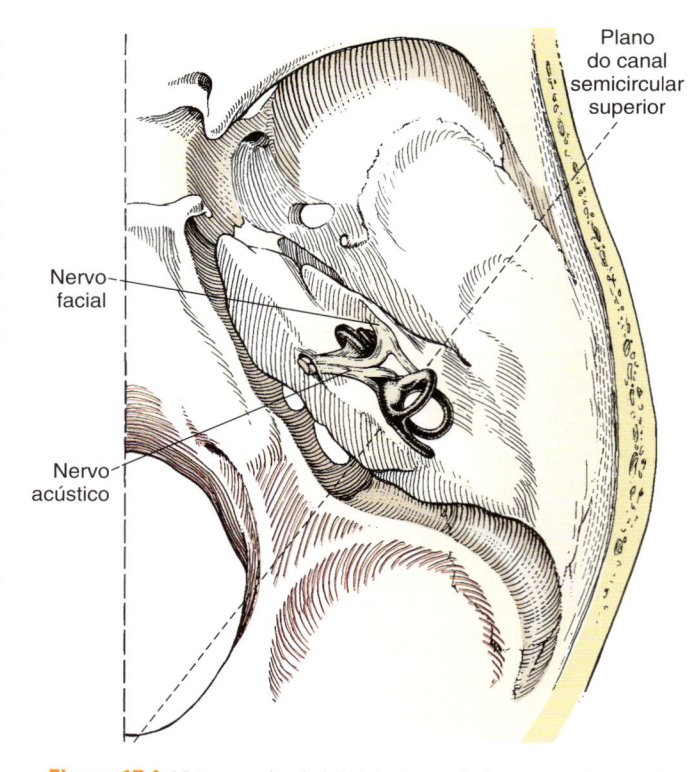

Figura 17.1 Vista superior do labirinto ósseo direito no osso temporal.

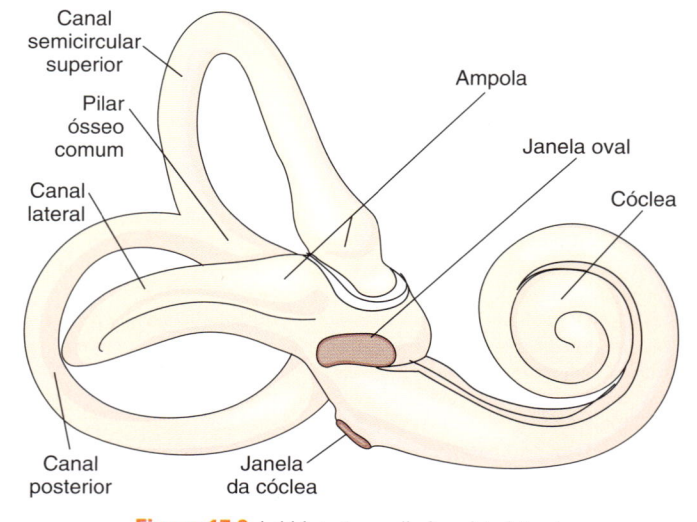

Figura 17.2 Labirinto ósseo direito, vista lateral.

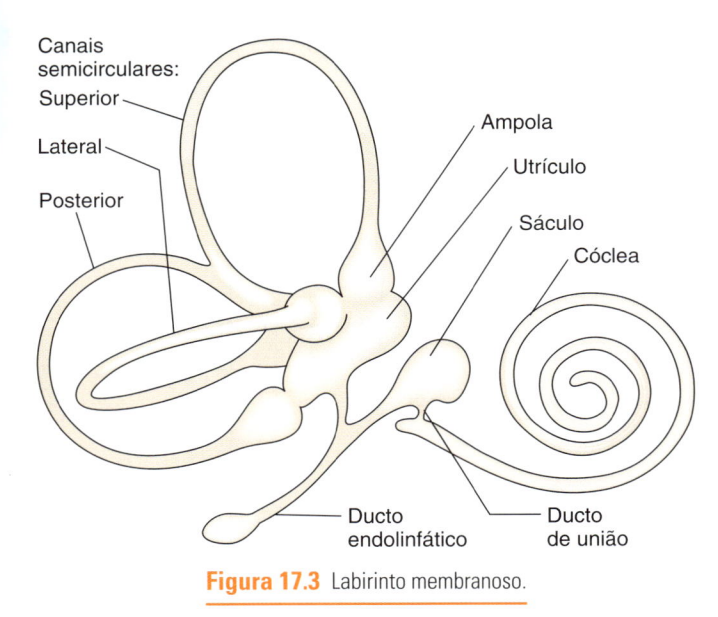

Figura 17.3 Labirinto membranoso.

do nervo coclear. A cavidade da orelha média atua como um dispositivo de combinação de impedâncias para transferir energia sonora da baixa impedância do ar para a alta impedância do líquido na cóclea.

O eixo central da cóclea é o modíolo; dele se projeta uma delicada prateleira óssea, a lâmina espiral, que divide parcialmente a passagem coclear em dois canais paralelos, quais sejam, a rampa do tímpano e a rampa do vestíbulo. A escala média, ou ducto coclear, faz parte do labirinto membranoso. Situa-se no centro das espirais da cóclea, completando a divisão entre a escala do tímpano e a escala do vestíbulo (Figura 17.4). Na extremidade do modíolo, o ducto coclear termina de modo cego; uma fenda estreita exatamente no ápice da cóclea, o helicotrema (do grego, "orifício em uma hélice"), permite a comunicação e o fluxo de perilinfa entre a rampa do tímpano e a rampa do vestíbulo.

A lâmina basilar do ducto coclear projeta-se da lâmina espiral do modíolo para a parede externa da cóclea. O gânglio espiral do nervo coclear encontra-se no canal espiral do modíolo (canal de Rosenthal). O órgão de Corti repousa sobre a lâmina basilar e contém células ciliadas internas e externas. As células ciliadas internas são os receptores ou órgãos terminais do nervo coclear. Do ápice de cada célula ciliada interna, um estereocílio estende-se até logo abaixo da membrana tectória (Figura 17.4). As ondas sonoras induzem vibrações na cóclea, que causam o movimento da lâmina basilar e da membrana tectória. Esse movimento flexiona os estereocílios, que ativam a célula ciliada, causando impulsos no gânglio espiral da cóclea.

são transmitidas do ar para a perilinfa atrás da janela oval. O músculo tensor do tímpano, que se insere no martelo, e o estapédio, que se insere no estribo, fornecem proteção reflexa contra ruídos repentinos e altos. A janela oval se abre para o vestíbulo da orelha interna, que se conecta de um lado à cóclea e do outro aos canais semicirculares. A cóclea descreve uma espiral de 2,5 a 2,75 voltas até atingir seu ápice. A base da cóclea é o meato acústico interno e contém uma miríade de fenestrações que acomodam os filamentos

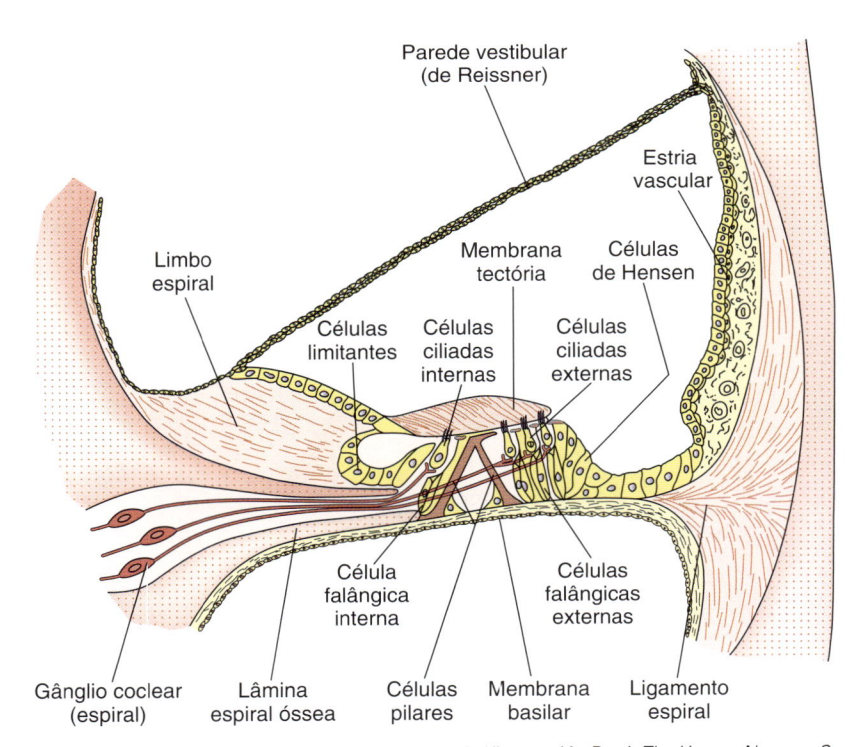

Figura 17.4 Estrutura do ducto coclear e do órgão espiral de Corti. (Modificada de Kiernan JA. *Barr's The Human Nervous System: An Anatomical Viewpoint.* 7th ed. Philadelphia: Lippincott-Raven, 1998, com permissão.)

Por causa da largura variável da lâmina basilar, o som com certa frequência induz oscilações harmônicas máximas em um certo ponto ao longo do ducto coclear com ativação focal de certas células ciliadas e codifica a frequência (Boxe 17.1). A janela da cóclea (redonda) situa-se abaixo da janela oval (ver Figura 17.2). É coberta por uma membrana delicada, a membrana timpânica secundária, que permite a complacência no sistema da perilinfa e possibilita que as ondas de vibração iniciadas na janela oval se dissipem.

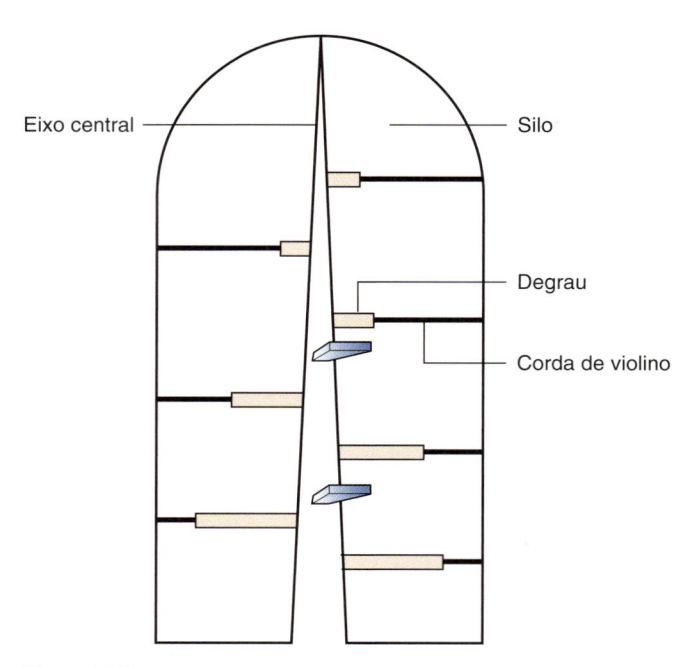

Figura 17.5 Ducto coclear e órgão de Corti como uma escada em espiral em um silo (ver Boxe 17.1).

Boxe 17.1

Organização tonotópica

O órgão de Corti tem organização tonotópica. A largura da lâmina basilar do ducto coclear é mínima na base da cóclea, em que a lâmina espiral do modíolo aproxima-se mais das espirais da cóclea. Essa parte da cóclea é mais eficientemente ativada pelas altas frequências. A lâmina basilar é mais larga perto do ápice e responde a tons graves. O complexo de células do gânglio espiral de células ciliadas internas em determinado ponto ao longo do órgão de Corti depende da frequência, responde a um tom particular e codifica esse tom por suas descargas no nervo coclear. A organização tonotópica continua em vários graus em todo o sistema auditivo.

Imagine uma escada em espiral no centro de um silo – os degraus, que dão voltas em torno de um eixo central, são mais largos embaixo e se estreitam progressivamente, sendo que de cada degrau estende-se uma corda de violino até a parede do silo (Figura 17.5). O eixo central representa o modíolo; os degraus, a lâmina espiral e as cordas de violino, a lâmina basilar. O som grave no silo faz vibrar as cordas longas perto do topo do silo; o som agudo afeta as cordas curtas perto da base. Envolve o silo dentro de uma concha para atingir a semelhança das curvas na escada com o ducto coclear.

Os estereocílios das células ciliadas externas são embutidos na membrana tectória e têm propriedades contráteis. Eles ajudam a ajustar e controlar as oscilações da membrana e, assim, regular em certo grau a ativação das células ciliadas internas. As células ciliadas externas recebem inervação do feixe eferente ou olivococlear, que se origina do núcleo olivar superior na ponte. Ao controlar as células ciliadas externas, o feixe olivococlear ajuda a regular o tráfego coclear aferente e pode estar envolvido na atenção aos estímulos auditivos.

O gânglio espiral consiste em neurônios bipolares de tipo I e II situados no modíolo. As células ciliadas internas fazem sinapses com os neurônios do tipo I, que constituem 95% do gânglio. Os axônios das células do gânglio espiral formam o nervo coclear, que contém cerca de 30.000 fibras (Figura 17.6). Os axônios das células do tipo I são mielinizados e formam a maior parte do nervo. As células do tipo II se conectam com as células ciliadas externas e modulam a atividade das células ciliadas internas (Boxe 17.1).

O nervo acústico atravessa o meato acústico interno (MAI), onde se encontra lateral e inferiormente ao nervo facial. Ele cruza o ângulo pontocerebelar, passa ao redor do pedúnculo cerebelar inferior e entra na parte superior do bulbo em sua junção com a ponte próxima ao recesso lateral do quarto

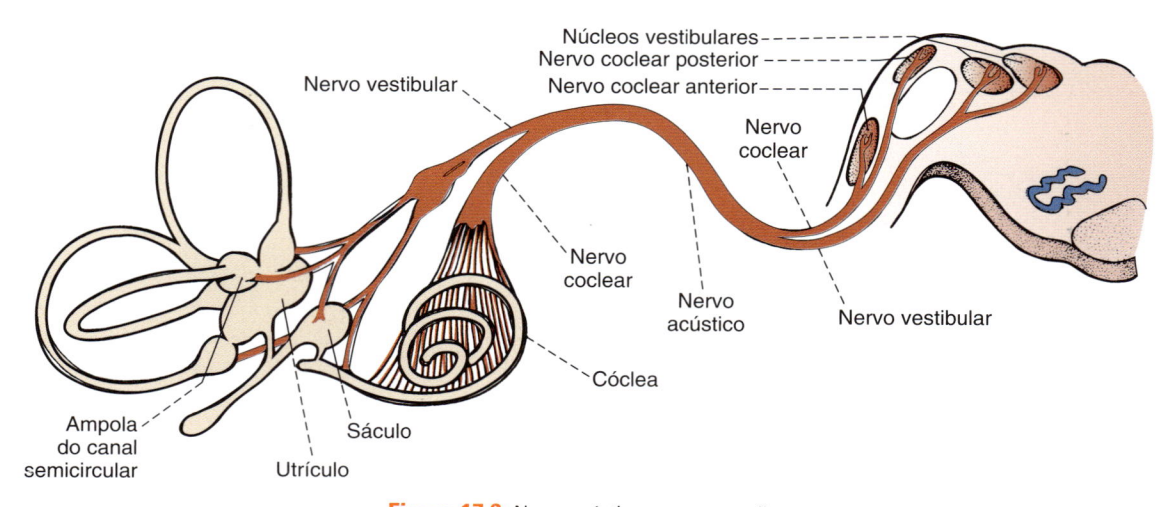

Figura 17.6 Nervo acústico e suas conexões.

ventrículo (Figura 17.7). Cada fibra que entra se bifurca para fazer sinapse nos núcleos cocleares dorsal (posterior) e ventral (anterior). O núcleo ventral pode ser dividido em porções anteroventral e posteroventral. Essa terminação dupla é o resultado de uma grande quantidade de redundância no sistema auditivo.

A organização tonotópica é mantida nos núcleos auditivos e em todos os centros superiores de retransmissão auditiva; a localização das fibras é relacionada com seu local de origem na cóclea, que, por sua vez, é um reflexo da frequência de ativação. Nos núcleos cocleares, o processamento dos tons de baixa frequência é anterior e o dos tons de alta frequência é posterior. Os neurônios de segunda ordem nos núcleos cocleares dão origem às estrias acústicas posterior, anterior e intermédia. A estria acústica dorsal consiste em fibras do núcleo coclear posterior que passam sobre o pedúnculo inferior, cruzam o assoalho do quarto ventrículo sob as estrias medulares (fibras de Piccolomini) e, em seguida, passam anteralmente para a ponte, perto do núcleo olivar superior, para se juntar ao lemnisco lateral contralateral (Figura 17.8). As estrias acústicas intermediária e anterior originam-se nos núcleos cocleares anteriores. A estria intermédia passa sobre o pedúnculo inferior e o tegmento para se juntar ao lemnisco lateral contralateral. As fibras da estria anterior passam ventralmente ao pedúnculo. Algumas cruzam a ponte como fibras trapezoidais para fazer sinapse no núcleo contralateral do corpo trapezoide e outras fazem sinapses ipsilateralmente no núcleo do corpo trapezoide.

As fibras auditivas ascendem do corpo trapezoide como o lemnisco lateral. As fibras na estria acústica posterior e intermédia dirigem-se para o colículo inferior contralateral, mais diretamente, e algumas depois da retransmissão no núcleo do lemnisco lateral. Essa via auditiva monaural cruzada transporta principalmente informações sobre a frequência do som. As fibras da estria coclear anterior cruzam-se e descruzam-se e podem fazer sinapse nos núcleos do corpo trapezoide, oliva superior ou lemnisco lateral. A via binaural, componente do complexo olivar superior, pode determinar a diferença de tempo entre as duas orelhas e auxiliar na localização do som. As fibras auditivas ascendentes enviam ramos colaterais para a formação reticular do tronco encefálico e os núcleos dos NCs V e VII; essas conexões medeiam vários reflexos relacionados com a audição.

As fibras dos lemniscos laterais ascendem para fazer sinapses no núcleo central do colículo inferior, um centro auditivo reflexo que também tem organização tonotópica. O colículo inferior é o núcleo retransmissor central da via auditiva e recebe estímulos tanto ascendentes quanto descendentes. Os axônios do colículo inferior passam pelo braço do colículo inferior até o corpo geniculado medial (CGM), um núcleo sensorial especial do tálamo que é a estação de retransmissão final na via auditiva. No CGM, as fibras que transmitem os tons altos ficam em posição medial, e as que transmitem tons baixos, em posição lateral. A partir do CGM, as fibras auditivas passam pelo ramo posterior da cápsula interna como o trato geniculotemporal ou radiação acústica, que percorre a porção sublentiforme da cápsula interna. As fibras terminam no córtex das convoluções temporais transversais (giro de Heschl) e no plano temporal adjacente do giro temporal superior. Os giros temporais transversais e partes do plano temporal constituem o córtex auditivo primário e secundário (áreas 41 e 42 de Brodmann). O córtex auditivo primário

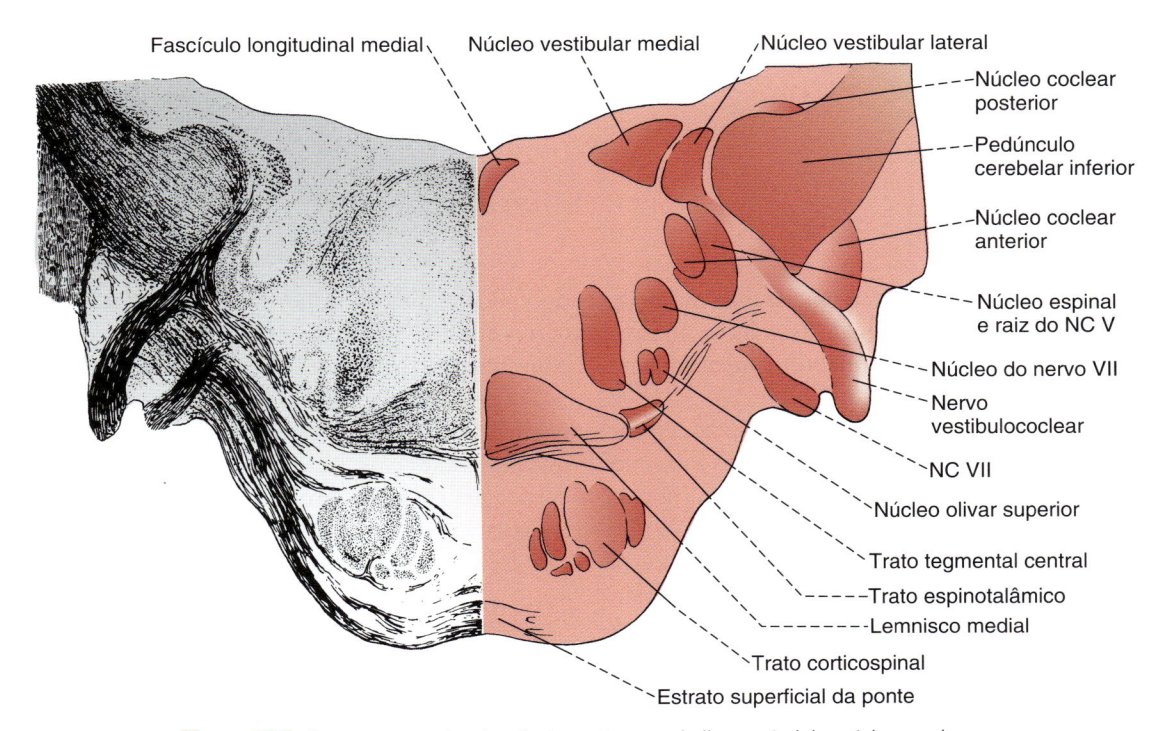

Figura 17.7 Corte transversal na junção da ponte com o bulbo no nível dos núcleos cocleares.

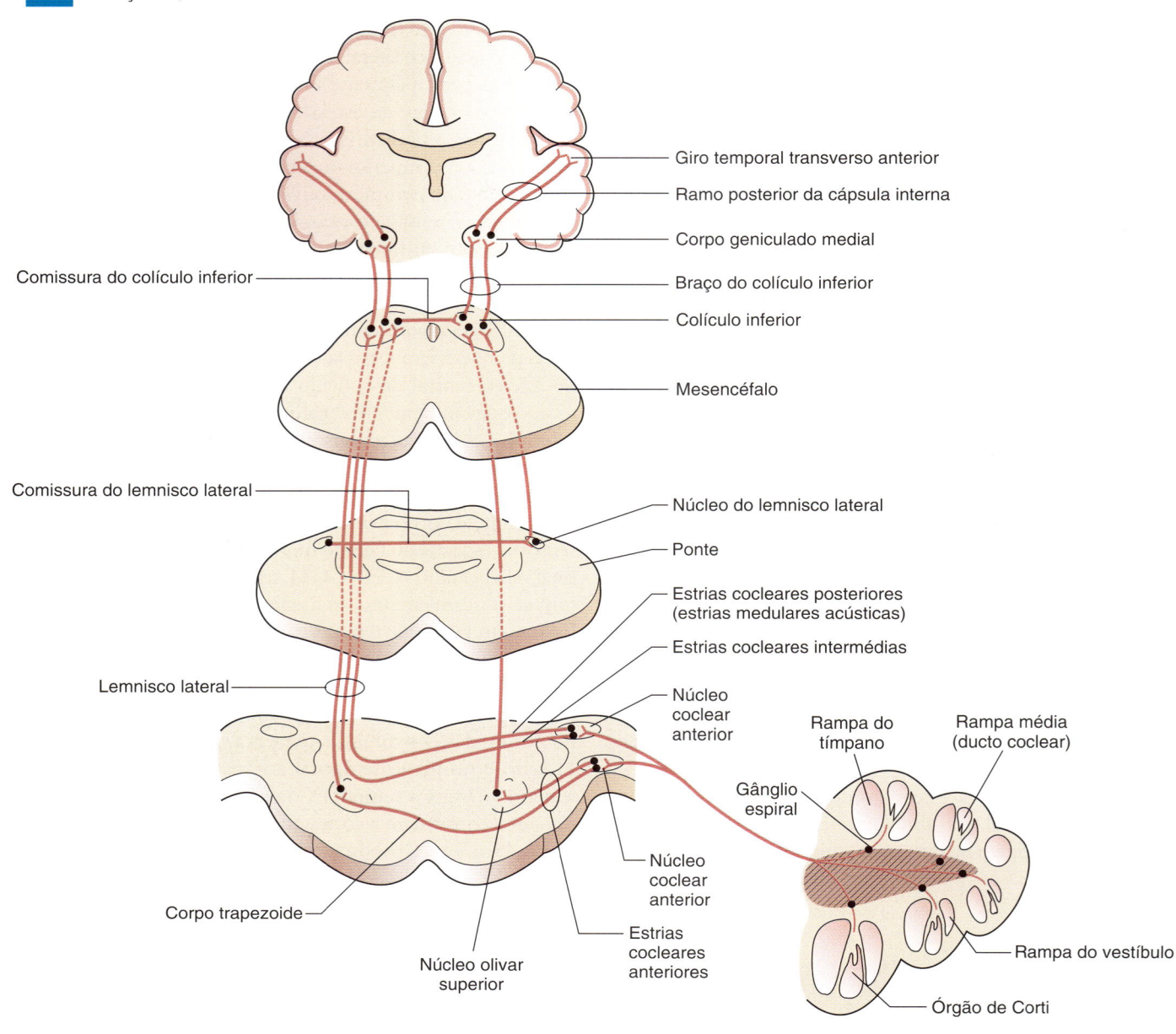

Figura 17.8 Via coclear.

tem organização tonotópica com frequências mediais altas e frequências laterais baixas. O córtex de associação auditiva (área de Wernicke no hemisfério dominante) é imediatamente posterior ao córtex auditivo primário.

Há um extenso cruzamento das vias auditivas centrais acima do nível dos núcleos cocleares. As comissuras conectam os núcleos do lemnisco lateral (comissura de Probst) e os colículos inferiores (comissura do colículo inferior). Há conexões através do braço do colículo inferior entre o núcleo central do colículo inferior de um lado e o CGM contralateral. Além disso, existe a via auditiva direta, com organização tonotópica, a de projeção central, e uma via adicional menos organizada, a de projeção em cinto. O sistema nuclear inclui o núcleo central do colículo inferior, porções do CGM e o córtex auditivo primário. A projeção em cinto inclui a região pericentral

do colículo inferior, a porção não laminada do CGM e o córtex auditivo secundário. O corpo caloso contém fibras que conectam os córtices auditivos dos dois hemisférios.

As projeções auditivas descendentes fazem trajeto em paralelo com as fibras ascendentes e estão relacionadas com os reflexos auditivos. As vias descendentes incluem os eferentes corticogeniculados, corticocoliculares, geniculocoliculares e coliculares. O feixe coclear eferente projeta-se da oliva superior até a cóclea (ver Boxe 17.1).

Exame clínico

Algumas informações sobre a audição podem ser obtidas simplesmente observando e medindo a capacidade do paciente de compreender tons suaves e altos e tons graves e agudos.

Observe os sinais de surdez, como tendência a virar a cabeça ao ouvir, ler os lábios ou falar em voz alta. Qualquer história de dificuldade auditiva, como obstáculos para usar o telefone, ou ouvir conversas em ambientes barulhentos, ou queixa de familiares, exige avaliação cuidadosa. Antes de testar a audição, deve-se fazer o exame para garantir que a membrana timpânica está intacta e excluir a presença de cera, pus, sangue, objetos estranhos e exsudato. A região mastóidea deve ser examinada quanto a inchaço e sensibilidade.

A perda auditiva de condução (PAC) deve-se à condução deficiente do som para a cóclea e pode ser decorrente de oclusão do meato acústico, doença da orelha média (p. ex., otite) ou anomalia da cadeia de ossículos (p. ex., otosclerose). A perda auditiva neurossensorial (PANS) decorre de doença da cóclea (p. ex., doença de Ménière) ou do NC VIII (p. ex., neuroma acústico). Em geral, a PAC afeta as frequências baixas e a PANS afeta as frequências altas. A doença de Ménière é uma exceção notável, que causa perda auditiva predominante para a baixa frequência, pelo menos no início de seu curso. A perda auditiva central deve-se a doenças das vias centrais. É muito rara por conta da bilateralidade e da redundância do sistema auditivo; as lesões unilaterais das vias auditivas centrais normalmente não causam déficits detectáveis por testes clínicos de rotina.

Existem muitas maneiras de avaliar a audição à beira do leito. Todas são rudimentares em comparação com as informações que podem ser obtidas com um audiograma formal. O tema da audiografia é complexo. O Boxe 17.2 resume alguns dos princípios básicos.

Os exames clínicos de audição à beira do leito podem, em teoria, usar qualquer instrumento disponível que seja capaz de produzir som. Como a capacidade de ouvir e compreender a fala é o aspecto funcional mais importante da audição, a voz sussurrada é útil. A incapacidade de sussurrar exatamente no mesmo nível para testar cada orelha e a variação inter e intraindividual da intensidade e tom da voz é uma limitação

---

Boxe 17.2

Audiometria

A avaliação detalhada da audição é feita com audiometria, que costuma ser uma bateria de testes. A faixa da audição humana é de 20 a 20.000 Hz (cerca de 11 oitavas). A fala geralmente está na faixa de 300 a 3.000 Hz. Existem muitas técnicas audiológicas; as mais usadas para fins neurológicos são audiometrias tonal e vocal. Um audiograma é um gráfico do limiar de audição para tons puros curtos em razão da frequência em escala logarítmica de decibéis. A condução aérea (CA), com fones de ouvido, avalia toda a via auditiva. A condução óssea (CO) envia um sinal direto para a cóclea, desviando das estruturas externas e da orelha média. O audiograma de tom puro exibe a gravidade de qualquer perda auditiva com relação aos valores de referência estabelecidos, e o padrão pode sugerir a etiologia. Assim como no teste do diapasão, a redução da CA com CO normal, uma lacuna aéreo-óssea, indica perda auditiva de condução, e a diminuição da CA e da CO indica perda sensorial ou neural. O audiograma de tom puro geralmente é normal nas lesões que afetam as vias auditivas centrais.

A audiometria de fala usa palavras e frases faladas em vez de tons puros. O limiar de recepção da fala é considerado o nível de intensidade em que o paciente consegue entender corretamente 50% do material apresentado. A discriminação da fala ou inteligibilidade é a proporção do material que o paciente pode entender quando é apresentado em nível que deve ser facilmente ouvido. A perda de discriminação é proporcional à gravidade da perda auditiva em pacientes com lesões cocleares. A discriminação deficitária, desproporcional à perda auditiva de tons puros, é característica de lesões retrococleares, como tumor do ângulo pontocerebelar. Em lesões do nervo craniano (NC) VIII, a discriminação pode até mesmo diminuir paradoxalmente à medida que a intensidade é aumentada.

O timpanograma mede a impedância da membrana timpânica. O timpanograma é anormal em afecções como otite média, perfuração da membrana timpânica, luxação dos ossículos, otosclerose, impactação de cerume e disfunção da tuba auditiva.

O reflexo do estapédio ou reflexo acústico mede a mudança da complacência em resposta a sons altos para avaliar a função do músculo estapédio. O arco reflexo é estabelecido via NC VIII, interneurônios do tronco encefálico e NC VII.

Quando não há perda auditiva grave, o reflexo do estapédio anormal pode sugerir lesão do NC VII ou VIII ou do tronco encefálico.

O potencial evocado auditivo (PEA), também conhecido como resposta evocada auditiva, ou potencial evocado auditivo do tronco encefálico (REATE/PEATE), é um potencial minúsculo produzido por estímulos auditivos e registrado por meio de eletroencefalografia (EEG). O potencial é discernível a partir da atividade de fundo no EEG muito mais predominante, por causa da associação temporal com os estímulos auditivos. Essa relação temporal só é aparente depois do cálculo da média de um grande número de respostas. A atividade EEG de fundo é aleatória e não vinculada ao tempo dos estímulos. Tende a se autocancelar quando há estímulos auditivos suficientes, e o sinal (REATE) gradualmente emerge do ruído (atividade de fundo do EEG). As ondas que ocorrem nos primeiros 10 ms depois do estímulo auditivo são potenciais de campo distante de curta latência decorrentes da atividade elétrica em vários pontos ao longo da via auditiva. Essas formas de onda são reproduzíveis e confiáveis. As REATEs são usadas principalmente para avaliar suspeitas de lesão no NC VIII e no tronco encefálico. Existem cinco a sete ondas no PEA; a correlação das formas de onda com estruturas anatômicas específicas é feita principalmente em estudos com animais e permanece um tanto incerta. A onda I é o potencial de ação do nervo auditivo. Acredita-se que a onda II reflita a atividade nos núcleos cocleares, embora possa ser gerada pelo segmento intracraniano do nervo auditivo. Presume-se que a onda III venha da parte superior da oliva e as ondas IV e V do colículo inferior. A origem das ondas VI e VII não é clara, mas a onda VI pode vir do corpo geniculado medial e a onda VII, das radiações auditivas.

A relação das formas de onda REATE com as vias anatômicas permite a localização da lesão com base nas mudanças das latências interpicos e nas diferenças das latências entre as duas orelhas. Um atraso entre as ondas I e III sugere lesão do oitavo nervo perto da cóclea e da parte inferior da ponte; um atraso de latência interpico entre as ondas III e V sugere lesão entre a parte inferior da ponte e o mesencéfalo. As principais aplicações clínicas das REATEs têm sido na avaliação de pacientes com tumores do ângulo pontocerebelar e doença desmielinizante e em coma e morte encefálica. É também de valor considerável na avaliação da audição de crianças e lactentes.

teórica, mas a perda auditiva com significância clínica é, quase sempre, detectada com esta técnica simples. A voz sussurrada tem sido recomendada como um excelente teste de triagem. A incapacidade de perceber a voz sussurrada tem uma razão de verossimilhanças (RV) de 6,1 (IC de 95%, 4,5 a 8,4) para perda auditiva clinicamente significante; a percepção normal tem RV de 0,03 (IC 95%, 0 a 0,24).

Apesar de causar incapacidade para o paciente, a PANS de alta frequência do tipo associado à presbiacusia e ao trauma acústico em geral não tem significância neurológica; o uso de sons agudos, como o tique-taque de um relógio, raramente fornece informações para fins de exame neurológico. Em certos tipos de surdez, a perda da discriminação da fala tem significância clínica, embora o tom puro e até mesmo os limiares da fala sejam normais. Poucas afecções de importância neurológica causam perda auditiva bilateral simétrica, e um exame projetado para detectar assimetria auditiva geralmente é suficiente. Outros sons úteis para o teste à beira do leito são os produzidos ao esfregar o polegar contra o indicador ao lado do meato acústico externo e os tons puros emitidos por um diapasão.

O teste detalhado da audição é monaural, de preferência durante a oclusão da orelha oposta, pressionando-se o trago sobre o meato. Para fins de triagem em situações de baixo rendimento, a oclusão da orelha oposta às vezes é omitida e, ocasionalmente, a fricção dos dedos é binaural. Em cada caso, o paciente é solicitado a comparar a intensidade do som entre as duas orelhas. O examinador também pode comparar a distância de cada orelha em que um som de mesma intensidade pode ser ouvido. Um método às vezes útil é colocar a oliva do estetoscópio nos ouvidos do paciente e em seguida sussurrar, arranhar de leve ou segurar um diapasão no auscultador e pedir que o paciente compare os sons ouvidos. Um lado do tubo pode ser obstruído para direcionar o som para um ouvido. O método de Ross consiste em ficar a uma distância fixa (p. ex., 1,80 m) em ângulo reto com o paciente, pedir que o paciente oclua o ouvido distante e sussurrar; repita para a outra orelha e compare a acuidade auditiva dos dois lados.

Ao sussurrar, certos tons são ouvidos melhor e a uma distância maior do que outros. Os sons sibilantes e as vogais curtas, como "a", "e" e "i", são ouvidas a uma distância maior do que as consoantes amplas como "l", "m", "n", "r", e vogais como "o" e "u". "Setenta e seis" e "sessenta e sete" podem ser ouvidos a uma distância maior do que "noventa e nove" e "cinquenta e três". Um ponto básico para o uso eficiente do sussurro é a imprevisibilidade do estímulo, por exemplo, os números "1, 2, 3" em um ouvido e "7, 8, 9" em outro. Os monossílabos são preferíveis a perguntas comuns do tipo "Como vai você?", nas quais ouvir uma pequena parte pode permitir ao paciente "ouvir" o resto no contexto. Alternar palavras e números é um teste desafiador de audição.

Os diapasões, em geral de 128, 256 ou 512 Hz são usados para fornecer informações mais específicas e para avaliar a condução aérea (CA) e a condução óssea (CO). Ao testar a CA, o diapasão deve ser mantido em movimento suave para evitar pontos nulos. O paciente pode ser solicitado a comparar o volume do diapasão fazendo com que vibre nas duas orelhas, ou o examinador pode comparar a distância de cada lado em que o diapasão começa ou cessa de ser ouvido. O amortecimento gradual das oscilações torna a precisão difícil. O examinador com boa audição pode comparar a CA e a CO do paciente com as suas próprias (teste de Schwabach). Ao avaliar a CO, é preciso ter certeza de que o paciente ouça o diapasão em vez de senti-lo. O funcionamento dos testes do diapasão tem sido questionado para o rastreamento geral. Porém, a principal utilidade dos testes de Weber e Rinne (ver a seguir) não é como ferramenta de rastreamento, mas, sim, como diferenciação inicial entre PANS e PAC em pacientes com queixa de sintomas unilaterais de perda auditiva ou zumbido.

O teste de Rinne compara a CA e a CO do paciente; pode ser feito de pelo menos duas maneiras. O diapasão ativado pode ser colocado primeiro no processo mastoide e, em seguida, imediatamente ao lado da orelha (ou vice-versa), e o paciente é questionado sobre qual é mais alto; deve ser sempre mais alto na orelha. O mais tradicional e mais demorado é colocar o diapasão no processo mastoide e quando não for mais ouvido movê-lo para o lado da orelha, em que ainda deve ser audível. O diapasão deve ser ouvido duas vezes mais por CA do que por CO. O teste de Rinne é normal quando a CA é melhor do que a CO, seja por avaliação subjetiva do volume, seja pelo tempo que o diapasão é ouvido nos dois locais. Na PAC, a CO é melhor do que a CA e o teste de Rinne é considerado negativo. O som não é conduzido normalmente através do canal ou da membrana timpânica pela cadeia de ossículos até a cóclea, mas os mecanismos neurossensoriais estão intactos; a CA é comprometida, mas a CO é preservada. Na PAC, a CO pode até ser exagerada porque a cavidade da orelha média torna-se câmara de ressonância. Na surdez neurossensorial, tanto a CA quanto a CO são prejudicadas, mas mantêm sua relação normal de CA melhor do que CO; o teste de Rinne é positivo ou normal. Quando a surdez neurossensorial for grave, a CO pode ser perdida, ao passo que a CA leve é preservada. Por causa do uso irregular dos termos positivo e negativo, é preferível afirmar que a CA é melhor do que a CO ou que o teste de Rinne é normal.

No teste de Weber, um diapasão vibrando é colocado na linha mediana do vértice do crânio. Ele pode ser colocado em qualquer lugar na linha mediana, sobre a ponte nasal, a fronte ou a maxila, mas funciona melhor sobre o vértice. É comum que o som seja ouvido igualmente em ambas as orelhas ou parece ressoar em algum lugar no centro da cabeça, "não lateralizado". Na PAC, o som é melhor no lado afetado ("lateralizado"). Um modo simples de lembrar esse fenômeno é o examinador colocar o diapasão sobre seu próprio vértice e, em seguida, induzir a perda de condução inserindo um dedo em uma orelha; o som será mais alto no lado do canal ocluído. Na surdez neurossensorial, o som é ouvido melhor na orelha normal.

Em resumo, com a PAC unilateral, a CA é menor que a CO (teste de Rinne negativo), e no teste de Weber há lateralização para o lado afetado. Na PANS unilateral, a CA é maior do que a CO (teste de Rinne positivo ou normal), e o de Weber lateraliza para o lado normal (Tabela 17.1).

As respostas de reflexo auditivo às vezes são úteis para avaliar a audição em crianças, pacientes com estado mental alterado e na histeria ou na simulação. O reflexo auditivo-palpebral é uma piscada ou fechamento reflexo do olho em resposta a um ruído alto e repentino. O reflexo cocleopupilar é a dilatação da pupila, ou contração seguida de dilatação, em resposta a um ruído alto. O reflexo auditivo-oculogírico é o desvio dos olhos na direção de um som. O reflexo muscular acústico geral é uma contração geral do corpo em resposta a um ruído alto e repentino.

A avaliação laboratorial da audição, feita principalmente por meio da audiometria eletrônica e dos potenciais evocados auditivos, encontra-se no Boxe 17.2.

Distúrbios funcionais

A disfunção do nervo coclear e de suas conexões geralmente causa diminuição ou perda da audição (hipoacusia ou anacusia), com ou sem zumbido. A hiperacusia é mais frequente com paralisia do músculo estapédio em doenças que afetam o NC VII, mas pode ocorrer uma aura epiléptica, na enxaqueca (sonofobia ou fonofobia) e em certos transtornos psiquiátricos e distúrbios relacionados com o uso de drogas. A disacusia é uma deficiência auditiva que não é basicamente perda de acuidade auditiva, e sim relacionada com a disfunção da cóclea ou das vias auditivas centrais. Diplacusia é uma condição em que há uma diferença na altura ou intensidade do mesmo som nas duas orelhas ou quando um único som é ouvido com dois componentes; em geral é causada pela doença da cóclea. Paracusia é perversão ou distorção da audição. A paracusia de Willis é um fenômeno interessante no qual a capacidade de ouvir melhora na presença de sons altos. Thomas Willis descreveu um paciente que ouvia melhor quando havia batidas de tambor altas nas proximidades. É uma manifestação da otosclerose. Os distúrbios da audição em lesões do sistema nervoso central (SNC) são raros.

A PAC decorre da interferência na transmissão do som para a cóclea. A PANS se deve à doença da cóclea ou de suas conexões centrais. Em essência, a PAC deve-se a uma doença externa à janela oval e a PANS, a uma doença central da janela oval. Na PAC, há principalmente perda de CA; a CO é preservada ou mesmo exacerbada (Tabela 17.1). O teste de Weber é referido para o lado comprometido. Os tons baixos são perdidos, assim como as consoantes amplas ou achatadas e vogais como "m", "n", "l", "r", "o" e "u". A diminuição da discriminação da fala é paralela à perda de tons puros. Não há recrutamento e a queda do tom é normal. Pacientes com PAC tendem a ouvir melhor a fala em ambientes ruidosos do que silenciosos. A perda auditiva mista com elementos de PAC e PANS não é rara. A Tabela 17.2 apresenta algumas causas de perda auditiva.

Na PANS unilateral, CA e CO são ambas reduzidas, mas a CA permanece melhor do que a CO (Tabela 17.1) e o Weber faz lateralização para a orelha normal. A perda auditiva é mais intensa nas frequências mais altas (Figura 17.9), e há maior dificuldade com consoantes sibilantes e agudas e vogais curtas, como nas palavras *cisne*, *lixo*, *duende*, *óculos* e *leite*. Um sussurro enunciado com clareza às vezes é mais facilmente entendido do que um grito alto e indistinto.

Tabela 17.2	Causas de perda de audição.

Perda auditiva de condução
    Obstrução do meato acústico externo (p. ex., cerume, corpos estranhos, água, sangue)
    Perfuração da membrana timpânica
    Doença da orelha média
    Doença da parte nasal da faringe com obstrução da tuba auditiva
Perda auditiva neurossensorial
    Doença da cóclea
        Trauma acústico
        Doença de Ménière
        Infecções
        Doenças congênitas (p. ex., rubéola congênita)
        Presbiacusia
    Doença do nervo coclear ou do núcleo
        Tumores (p. ex., neuroma acústico)
        Trauma (p. ex., fratura de crânio)
        Infecção (meningite, sífilis)
        Toxinas, drogas ou medicamentos
        Presbiacusia
        Lesões nucleares (p. ex., vascular, inflamatória ou neoplásica)
Lesões nas vias auditivas centrais

Tabela 17.1	Testes de Rinne e Weber.

Como regra, a acuidade auditiva é igual em ambas as orelhas, a condução aérea é maior do que a condução óssea (teste de Rinne normal ou positivo) bilateralmente, e o não há lateralização no teste de Weber (linha mediana). A tabela mostra o padrão no lado afetado por perda auditiva de condução ou neurossensorial *unilateral*.

	Acuidade auditiva	Teste de Rinne	Teste de Weber
Perda auditiva de condução	Diminuída	CO > CA (Rinne negativo ou anormal)	Lateraliza para o lado anormal
Perda auditiva neurossensorial	Diminuída	CA > CO (Rinne positivo ou normal)	Lateraliza para o lado normal

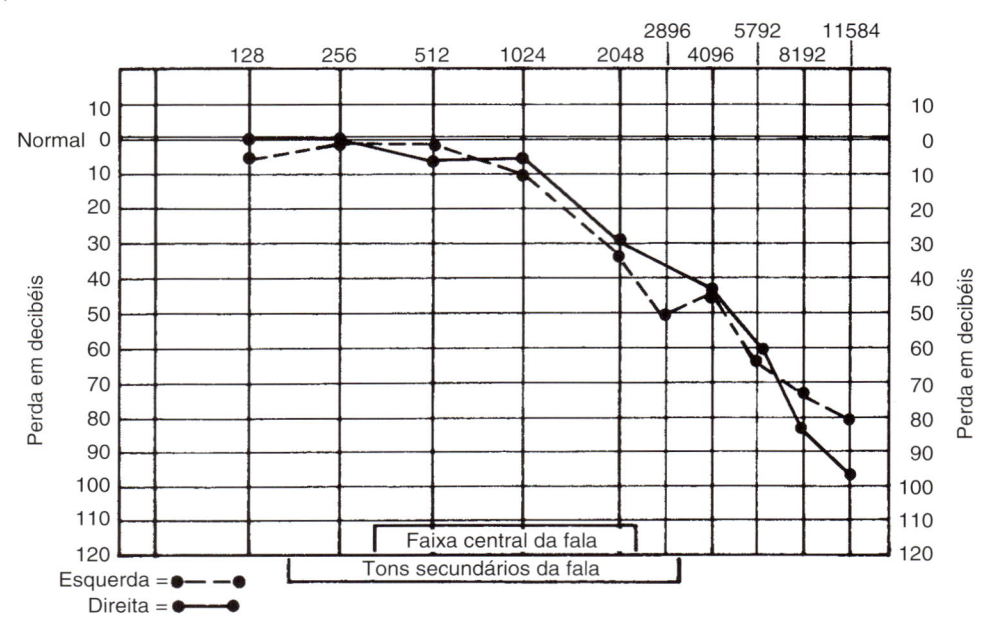

Figura 17.9 Audiograma de um paciente com surdez neurossensorial.

A PANS pode dever-se à doença da cóclea (surdez de órgão-alvo), como na doença de Ménière, ou à doença do NC VIII ou estruturas mais centrais (retrococleares), como no neuroma acústico. Na doença coclear é típica a perda de acuidade para tons puros com comprometimento paralelo de discriminação de fala, e recrutamento e queda de tom. O recrutamento é a intensidade anormal dos sons por disfunção coclear, o que pode causar aumento paradoxal da percepção de sons mais intensos, às vezes acompanhado de distorção sonora. O recrutamento ocorre quando o número de células ciliadas é reduzido, com perda da capacidade de processar gradações finas da intensidade sonora. Um pequeno aumento da intensidade ocasiona recrutamento exagerado de fibras nervosas respondentes, e a percepção é de um som muito alto. A redução do tom mede a adaptação auditiva avaliando a capacidade de manter a percepção contínua de um tom puro. Não há declínio do limiar de tom nas lesões cocleares. As lesões retrococleares tendem a causar perda de discriminação da fala desproporcional à perda de tons puros, ausência de recrutamento e adaptação auditiva anormal por declínio do tom. Existe controvérsia a respeito da existência ou não de uma síndrome puramente nuclear da doença de Ménière.

A PANS pode ser bilateral e de progressão lenta, como na presbiacusia, ou na exposição a medicamentos ototóxicos, por exemplo, antibióticos aminoglicosídeos ou diuréticos de alça. A gabapentina pode ocasionar perda auditiva reversível em pacientes com insuficiência renal. A PANS pode ser unilateral e progressiva, como na doença de Ménière ou no neuroma acústico. Pode ser unilateral e relativamente súbita, ao longo de horas a dias, na doença vascular (p. ex., oclusão da artéria do labirinto [AL]), infecção viral ou perda auditiva autoimune. A síndrome de PANS súbita e unilateral decorre da disfunção da cóclea ou do NC VIII, em geral, com recuperação variável, geralmente pobre. A patogênese é desconhecida, e autoimunidade, infecção viral e doença vascular são etiologias suspeitas. A AL pode surgir da artéria cerebelar inferior anterior (ACIA) ou diretamente da basilar. A isquemia isolada da AL causa perda auditiva, na maioria dos casos, associada à disfunção vestibular. A isquemia na distribuição de ACIA provoca outras manifestações do SNC (ver Capítulo 21).

Os nervos coclear e vestibular fazem trajeto juntos em uma bainha comum desde o tronco encefálico até seus respectivos órgãos terminais, e os distúrbios do oitavo nervo entre a cóclea e o tronco encefálico podem causar perda auditiva. Alguns processos de doença afetam ambas as divisões na periferia (p. ex., labirintite) ou centrais (p. ex., neoplasia do tronco encefálico). Em seu curso através do APC, o distúrbio mais importante que afeta essas divisões são as neoplasias. O neuroma acústico (neurinoma acústico, schwannoma acústico) é o mais comum, mas também podem surgir neurofibroma, meningioma, schwannoma do nervo facial, colesteatoma, cisto epidermoide e outros tumores. Os neuromas acústicos em geral se apresentam com perda auditiva progressiva e insidiosa; raramente, pode ocorrer surdez súbita, às vezes como manifestação inicial, provavelmente por causa de hemorragia intratumoral ou isquemia da AL. O desequilíbrio e a instabilidade vagos são sintomas mais comuns do que a vertigem verdadeira. As manifestações subsequentes dependem da direção da extensão do tumor. Na extensão anterior, são afetados os NCs V e VI e na extensão inferior, os NCs IX, X e XI são envolvidos. O NC VII em geral é comprometido nos dois casos, e provoca todos os sinais de uma lesão proximal remota (ver Capítulo 16). Quando a extensão é medial, há efeito de massa expansiva no tronco encefálico e cerebelo, muitas vezes levando a ataxia ipsilateral e evidência de aumento da pressão intracraniana. Outras afecções do NC VIII que podem causar perda auditiva são toxinas; siderose superficial; cicatriz pós-inflamatória, como na meningite; e problemas hereditários. Outros distúrbios que podem causar perda auditiva são doença de Ménière, labirintite, infecção viral (especialmente herpes), trauma, meningite, oclusão vascular (artéria do labirinto ou cerebelar inferior anterior), síndrome de Susac, síndrome de Cogan, doença de Fabry, fístula perilinfática, toxinas e medicamentos.

As lesões das vias auditivas centrais (tronco encefálico e conexões centrais) raramente causam perda clínica da audição, embora testes audiométricos detalhados e REATEs possam mostrar anormalidades. No entanto, lesões do mesencéfalo ou tumores na região posterior do terceiro ventrículo, ou na região do aqueduto, com compressão dos corpos geniculados mediais ou dos colículos inferiores, podem causar déficits auditivos bilaterais, presumivelmente pela proximidade das vias auditivas nessa região. Há relatos de deficiência de localização do som contralateral a uma lesão do lobo temporal. A afasia de Wernicke é caracterizada pela incapacidade de interpretar ou compreender palavras faladas apesar da audição normal; pode ocorrer nas lesões dominantes do lobo temporal. A surdez verbal pura decorre de dano bilateral nos lobos temporais posteriores superiores, causando incapacidade de compreender a fala com audição e leitura intactas. Outras síndromes corticais que envolvem a audição incluem agnosia auditiva, amusia e distúrbios na análise temporal dos sons.

Pseudo-hipoacusia é a perda auditiva na ausência de qualquer doença orgânica ou perda auditiva exagerada. É mais comum que a perda auditiva real tenha a gravidade exagerada do que se trate de simulação quando a audição é normal. A base do diagnóstico é a incongruência entre o desempenho em testes de audição e a ausência de anomalias verificáveis em testes objetivos. É mais fácil diagnosticar a pseudo-hipoacusia em crianças, porque elas são menos capazes de reproduzir anormalidades factícias em testes repetidos.

A perda auditiva não orgânica pode ser parcial ou total e unilateral ou bilateral. Muitas vezes é bilateral e total, e o paciente não tenta ouvir o que é dito nem ler os lábios do interlocutor. Na maioria dos casos, é um sintoma transitório relacionado com estresse emocional agudo. A perda de audição psicogênica pode estar associada a outros sintomas não orgânicos, como mutismo e cegueira. Quando também há distúrbios motores e sensoriais não orgânicos, a perda auditiva costuma ser incompleta e do mesmo lado. Na simulação, a surdez geralmente é unilateral e ocorre depois de traumatismo facial com possível ganho secundário. A perda auditiva pós-traumática orgânica tem associação típica com deficiência da função vestibular. As respostas normais do labirinto sugerem que a perda auditiva alegada é simulada ou exagerada. As respostas contraditórias aos testes de audição à beira do leito sugerem natureza não orgânica. As discrepâncias e as inconsistências em exames audiométricos repetidos são típicas. A REATE é normal.

Os pacientes que simulam surdez bilateral não se comportam como uma pessoa surda. Os surdos costumam elevar a voz durante a conversa e manter os olhos fixos no rosto e nos lábios do interlocutor, atentos a qualquer gesto que possa ajudar na compreensão. O surdo ávido por ouvir automaticamente direciona o ouvido melhor para quem fala. Leitores labiais experientes têm dificuldade com palavras parecidas; o simulador pode se sair melhor do que o esperado, porque as palavras são realmente ouvidas. Muitos testes foram desenvolvidos para detecção de surdez não orgânica. É melhor fazer o diagnóstico por meio de audiometria.

Zumbido

Zumbido é um ruído espontâneo nos ouvidos que tem origem dentro da cabeça. Existem muitos tipos e as causas são diversas. Em muitos casos, não é possível estabelecer a etiologia precisa. A causa identificável mais comum é a exposição ao ruído, seja aguda ou crônica. O zumbido objetivo é o ruído audível tanto pelo paciente quanto pelo examinador, como ocorre na estenose da carótida. A maioria dos zumbidos são subjetivos. Pode variar em tom e intensidade e pode ser contínuo ou intermitente. Pode ser descrito de várias maneiras, como toque, zumbido, sopro, assobio, apito ou ronco. Em geral, o zumbido é associado com a surdez. É comum na presbiacusia e em outros tipos de PANS e é característica bastante constante da otosclerose. É causado pela excitação anormal do aparelho auditivo ou de suas vias aferentes, mas o mecanismo exato geralmente não é claro. A maioria dos casos se deve à doença da cóclea ou do NC VIII e alguns são decorrentes de doenças do SNC. O zumbido costuma ser mais perceptível à noite, quando os ruídos ambientais diminuem, e pode interferir no sono. Para o paciente, o zumbido pode ser mais angustiante do que a surdez e pode causar depressão em idosos.

O zumbido pulsátil é sincronizado com o pulso; é na realidade um sopro. As causas incluem estenose carotídea, malformações arteriovenosas, em especial da dura-máter, tumores glômicos, zumbidos venosos e hipertensão. O zumbido pulsátil é bastante comum no pseudotumor cerebral e ocorre em casos de aumento da pressão intracraniana de outras origens. O ducto perilinfático conecta os espaços preenchidos pela perilinfa da cóclea e uma extensão do espaço subaracnóideo na região do forame jugular. As pulsações no espaço subaracnóideo são transmitidas para a cóclea por esse canal. O zumbido vascular pode ser afetado pela compressão da artéria carótida. O zumbido rítmico não sincronizado com o pulso pode ocorrer na mioclonia palatina (microtremor palatal). O zumbido evocado pelo olhar é associado aos movimentos dos olhos; pode ser decorrente de comunicações anormais entre os núcleos coclear e vestibular.

Outras causas de zumbido incluem impactação de cerume, medicamentos (particularmente substâncias ototóxicas), doença de Ménière, neuroma acústico, trauma acústico agudo ou crônico, doença de Paget, anemia, labirintite e malformação de Arnold-Chiari. Espasmo muscular, contração do tensor do tímpano, sons nasofaríngeos e estalidos da articulação temporomandibular também podem simular o zumbido. O zumbido pode ser psicogênico. Tipos bizarros de zumbido podem ocorrer em lesões pontinas e cerebrais. As alucinações auditivas podem ocorrer em lesões do lobo temporal, frequentemente como auras epilépticas. Alucinações mais bizarras ocorrem em estados psicóticos e induzidos por drogas. O zumbido unilateral, pulsátil, flutuante ou associado à vertigem tem maior probabilidade de apontar para uma doença grave subjacente.

NERVO VESTIBULAR

O vestíbulo do labirinto é conectado a cinco estruturas que fazem parte da função vestibular: o utrículo, o sáculo e os três canais semicirculares. Cada um desses componentes situa-se no labirinto membranoso, é banhado por endolinfa e contém neuroepitélio sensorial. O epitélio sensorial consiste em células com microvilosidades, conhecidas como células ciliadas. As células ciliadas são os receptores periféricos do aparelho vestibular. Cada célula ciliada tem um único cinocílio longo e uma série de estereocílios mais curtos. Os cílios aninham-se nas máculas do utrículo e do sáculo e nas cúpulas dos canais semicirculares. O movimento da mácula ou da cúpula curva os cílios. A endolinfa flui por todo o labirinto membranoso. As mudanças de fluxo da endolinfa em resposta a forças externas ou movimento da cabeça, bem como os efeitos da gravidade e as mudanças de posição da cabeça, afetam os impulsos neurais que surgem das áreas do epitélio sensorial. Essa é a base da função vestibular.

As células ciliadas funcionam como transdutores, convertendo a deformação mecânica de seus cílios em potenciais receptores. Em razão da localização dos estereocílios e do cinocílio, cada célula ciliada é estruturalmente polarizada. A orientação de cada célula ciliada e a organização de suas microvilosidades determinam sua resposta funcional aos estímulos mecânicos. Os cílios contêm filamentos de actina. A curvatura dos cílios em uma direção específica faz com que a célula se torne despolarizada ou hiperpolarizada. A curvatura na direção oposta evoca resposta oposta. A deformação causa fluxos iônicos em canais mecanicamente sensíveis no cílio. O afluxo de cálcio por causa da deformação mecânica despolariza a célula e causa a liberação de neurotransmissores. Alguns canais permanecem abertos mesmo nos cílios eretos, produzindo um nível moderado de atividade tônica no sistema vestibular. Os receptores enviam sinais aumentando ou reduzindo essa descarga tônica.

O utrículo e o sáculo constituem o órgão estatocônio (otolítico) e são referidos como labirinto estático. São destinados a detectar efeitos gravitacionais e aceleração linear, além de monitorar a posição da cabeça. O utrículo é um saco oblongo que se estende da porção posterossuperior da parte vestibular do labirinto membranoso (ver Figura 17.3). O sáculo é uma expansão menor situada perto da abertura da rampa do vestíbulo da cóclea. O ducto utriculossacular conecta o sáculo ao utrículo e ao ducto endolinfático, e o ducto *reuniens* o conecta à cóclea. A ampola óssea de um canal semicircular é uma expansão bulbosa no ponto no qual o canal se junta ao vestíbulo e tem cerca de duas vezes o diâmetro do restante do canal (ver Figura 17.2). Os ductos semicirculares são túbulos labirínticos membranosos que seguem os canais semicirculares da mesma forma que o ducto coclear segue as espirais da cóclea. As ampolas dos ductos se abrem no utrículo.

O utrículo e o sáculo contêm, cada um, uma mácula. Cobrindo as máculas, encontra-se uma camada gelatinosa, a membrana otolítica ou estatoconial. Nessa membrana há milhões de cristais, os otólitos (estatólitos, otocônios ou estatocônios). O utrículo e o sáculo respondem à aceleração linear e à gravidade por causa da massa dos otólitos. Eles monitoram a posição e o movimento da cabeça com relação à gravidade. Na ampola de cada canal semicircular existe uma estrutura gelatinosa chamada cúpula. Os canais semicirculares não respondem à gravidade porque não há otólitos neles e porque a cúpula tem a mesma gravidade específica que a endolinfa. Em vez disso, o movimento da cabeça faz com que a endolinfa flua e desloque a cúpula, e estimule ou iniba as células ciliadas.

A mácula do utrículo encontra-se em posição horizontal no assoalho do utrículo, paralela à base do crânio. A mácula do sáculo tem posição vertical na parede do sáculo. As células ciliadas são orientadas em todas as direções imagináveis. A curvatura dos cílios despolariza ou hiperpolariza a célula, dependendo da direção do movimento. Em razão da orientação multidirecional das células ciliadas e à geometria das máculas, o movimento da cabeça em qualquer direção pode ser detectado. Por causa de sua orientação, a mácula do utrículo responde ao máximo ao movimento da cabeça no plano sagital, enquanto a mácula do sáculo responde ao máximo ao movimento da cabeça no plano coronal.

Os canais semicirculares são o labirinto cinético ou dinâmico e destinam-se a detectar aceleração ou rotação angular. A crista ampular é um espessamento focal da membrana que reveste as ampolas dos canais semicirculares. As cristas são cobertas pelo neuroepitélio sensorial dos canais. As extremidades dos cílios das células ciliadas estão inseridas na cúpula, que forma uma cobertura abobadada sobre as cristas. Quando ocorre a rotação da cabeça, a endolinfa fica para trás, inclinando a cúpula e afetando as descargas neurais nas células ciliadas das cristas.

A função dos canais semicirculares é detectar a rotação. Sua orientação em três planos perpendiculares e sua estrutura oval garantem que o movimento da cabeça seja detectado em qualquer direção. Os três canais são o horizontal (lateral), vertical (anterior ou superior) e posterior (inferior). O labirinto está profundamente inserido na crista petrosa. Por sua vez, a crista petrosa forma um ângulo de cerca de 45° com relação ao plano sagital do crânio. Os canais são nomeados de acordo com suas relações anatômicas com o labirinto e entre si, mais do que por sua relação com o crânio.

Os nomes diferentes para o mesmo canal aumentam a dificuldade. A seguir, encontra-se uma aproximação útil para a orientação dos canais. O canal horizontal posiciona-se horizontalmente; os canais anterior e posterior são verticais. O canal horizontal é convexo lateralmente e também é chamado de canal lateral; na verdade, inclina-se para baixo de anterior para posterior em um ângulo de cerca de 30°. O canal posterior curva-se posteriormente e segue paralelo ao eixo longitudinal da parte petrosa do osso temporal em direção à base da pirâmide petrosa. O canal anterior fica perpendicular ao eixo longitudinal do osso petroso, anterior aos outros canais e em direção ao ápice do osso petroso. Além disso, estende-se acima dos outros canais e também é conhecido como canal superior. Se a cabeça for posicionada 30° para frente, os canais laterais são horizontais e os canais verticais são verticais.

Os canais são estimulados ao máximo pelo movimento no plano de seu eixo anatômico. O canal horizontal detecta melhor o movimento rotacional da cabeça na direção laterolateral ("não-não", isto é, com o mento encostado no peito para que o canal fique em posição totalmente horizontal). O canal posterior detecta melhor o movimento no plano anteroposterior ("sim-sim"), e o canal anterior é orientado para detectar o movimento de inclinação lateral. Os canais dos dois lados formam pares funcionais. Os canais horizontais funcionam em conjunto. O canal anterior de um lado é mais ou menos paralelo ao canal posterior do lado oposto, formando um par espacial. Há controvérsias quanto à correspondência real desses ângulos.

As células ciliadas de ambas as máculas e cristas produzem descarga tônica no nervo vestibular. A taxa de descarga aumenta e diminui em resposta à curvatura das células ciliadas. O fluxo da endolinfa na direção do utrículo é excitatório. Em geral, os dois labirintos estão em equilíbrio, com atividade simétrica nos dois nervos vestibulares e alterações recíprocas induzidas pelo movimento da cabeça. Quando esse equilíbrio é perturbado, surgem os sinais e os sintomas clínicos de vestibulopatia.

Os impulsos aferentes das células ciliadas fazem trajeto central através dos processos periféricos dos neurônios bipolares no gânglio vestibular (de Scarpa) no meato acústico interno. Os processos centrais das células ganglionares vestibulares formam o nervo vestibular. Existem três divisões periféricas do nervo vestibular, que surgem de diferentes porções do labirinto. Elas se unem para formar o nervo vestibular propriamente dito (ver Figura 17.6). O componente vestibular do NC VIII une-se ao componente coclear em uma bainha comum; o componente vestibular é o maior deles. O nervo passa pelo MAI em companhia do nervo facial e do nervo intermédio, cruza o ângulo pontocerebelar e entra no tronco encefálico entre o pedúnculo cerebelar inferior e a oliva. O nervo coclear é ligeiramente lateral e caudal ao componente vestibular. No interior do MAI, o NC VIII é lateral e inferior ao NC VII. Na junção pontobulbar, o NC VIII é ligeiramente lateral e posterior ao NC VII.

As fibras vestibulares aferentes passam entre o pedúnculo cerebelar inferior e o trato espinal do NC V. Elas se dividem em ramos ascendentes e descendentes que terminam principalmente nos quatro núcleos vestibulares: lateral, medial, superior e inferior (Figura 17.10). Os núcleos vestibulares localizam-se na parte rostral do bulbo e na parte caudal da ponte. Algumas fibras formam o trato vestibulocerebelar e passam diretamente para o cerebelo, sem sinapses nos núcleos vestibulares, no corpo justarrestiforme. O núcleo vestibular medial (de Schwalbe) é a maior subdivisão do complexo nuclear vestibular, estendendo-se do bulbo até a ponte. Encontra-se no assoalho do quarto ventrículo, abaixo das estrias medulares. O núcleo inferior (descendente, espinal, Roller) é lateral ao núcleo medial, entre este e o pedúnculo cerebelar inferior, e desce ainda mais até para atingir os níveis bulbares inferiores. Os subnúcleos lateral (de Deiters) e superior (de Bechterew) são menores que o medial e o inferior. O núcleo lateral é lateral à extremidade rostral do núcleo medial. O núcleo superior estende-se mais para cima na ponte do que outras subdivisões, formando uma proteção no complexo nuclear. As aferências vestibulares para os subnúcleos superior e medial emergem predominantemente dos canais semicirculares e menos dos órgãos com estatocônios. As aferências para os subnúcleos lateral e inferior surgem predominantemente dos órgãos com estatocônios e menos dos canais semicirculares. Os núcleos vestibulares também recebem fibras cerebelovestibulares aferentes através do corpo justarrestiforme (parte do pedúnculo cerebelar inferior), principalmente do lobo floculonodular, bem como aferentes da medula espinal e formação reticular.

Os núcleos vestibulares fazem conexões com quatro áreas primárias: cerebelo, medula espinal, sistema oculomotor e córtex. O corpo justarrestiforme é uma coleção de fibras mediais ao pedúnculo cerebelar inferior (corpo restiforme). As fibras vestibulocerebelares percorrem o corpo justarrestiforme e fazem parte das fibras musgosas para o cerebelo. O trato vestibulocerebelar direto (primário) contorna os núcleos vestibulares; suas fibras terminam principalmente no nódulo ipsilateral, na úvula e no núcleo fastigial. As fibras vestibulocerebelares indiretas (secundárias) emergem dos núcleos superior, medial e inferior e terminam principalmente no flóculo bilateralmente e nas mesmas áreas que recebem o impulso vestibulocerebelar direto. Os núcleos vestibulares também recebem fibras do cerebelo. O núcleo fastigial do cerebelo liga-se aos núcleos vestibulares pelo fascículo uncinado (feixe uncinado de Russell), que é a principal eferência do núcleo fastigial. O fascículo uncinado forma um arco distinto sobre o pedúnculo cerebelar superior e então desce no corpo justarrestiforme para entrar nos núcleos vestibulares. Diversas áreas do córtex recebem estímulos vestibulares e provavelmente não há um córtex vestibular primário.

Todos os quatro subnúcleos vestibulares podem enviar fibras para o fascículo longitudinal medial (FLM), mas a grande maioria das fibras que se estendem tem origem nos

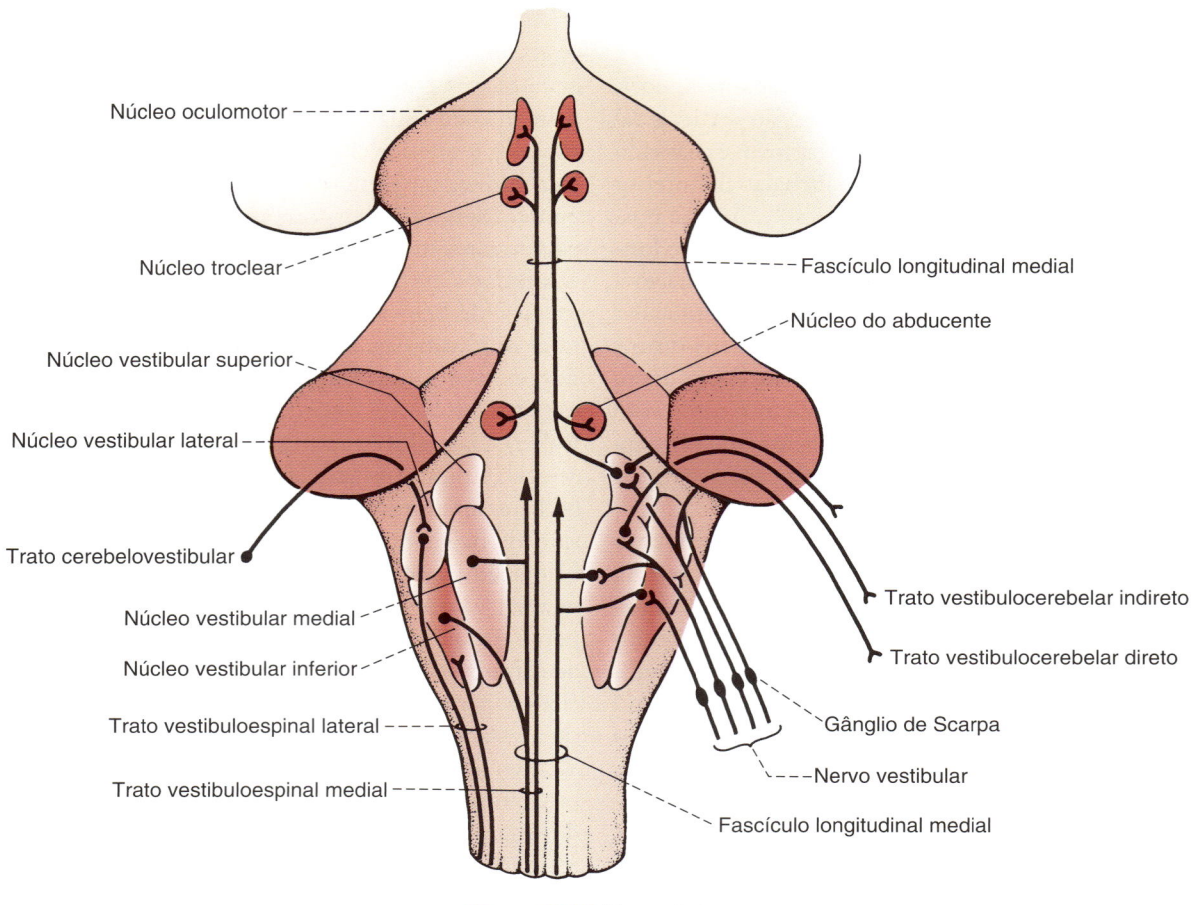

Figura 17.10 Via vestibular.

núcleos superior e medial. Essa via, por meio de conexões com os núcleos dos NCs III, IV e VI e os núcleos do NC XI e nervos cervicais superiores, é importante na regulação dos movimentos de olhos, cabeça e pescoço em resposta à estimulação dos canais semicirculares. As fibras dos núcleos superior e medial formam a via vestibulocerebelar indireta, e o núcleo medial recebe aferências cerebelares por meio de fibras cerebelovestibulares.

As fibras dos núcleos vestibulares lateral e inferior descem pela medula espinal ipsilateral como trato vestibuloespinal lateral, que é importante na regulação do tônus muscular e da postura, aumentando o tônus dos músculos extensores, sobretudo do tronco. Os impulsos dos núcleos vestibulares mediais descendem para a medula espinal cervical e torácica superior através do trato vestibuloespinal medial cruzado. O núcleo inferior envia projeções bilaterais para o MLF descendente e também fornece aferências vestibulares para o cerebelo. Os núcleos vestibulares também têm conexões com a formação reticular e através dela, com o núcleo eferente dorsal do nervo vago e com a medula espinal. Eles também enviam fibras eferentes de volta para o gânglio vestibular. As conexões vestibulares ascendentes estendem-se rostralmente até os núcleos talâmicos ventrolateral e ventral posterior e do tálamo ao córtex somatossensorial para fornecer percepção consciente da posição e do movimento da cabeça. Existem também projeções para a porção posterior do giro temporal superior que são importantes na função vestíbulo-ocular.

Fisiologia vestibular

O utrículo e o sáculo respondem à aceleração linear, enquanto os canais semicirculares respondem à aceleração angular. Essas respostas são mediadas pelas células ciliadas e transmitidas para o gânglio vestibular e posteriormente para os núcleos vestibulares. Em circunstâncias normais, a atividade neural nos labirintos é igual nos dois lados. É conveniente visualizar a ação de cada sistema vestibular como se "empurrasse" para o lado oposto. Quando os dois labirintos empurram igualmente, o sistema está em equilíbrio e a função é normal. Quando um labirinto está menos ativo, o labirinto oposto empurra os olhos, os membros e o corpo para o lado da menor atividade. As manifestações clínicas da disfunção vestibular incluem vertigem, oscilopsia, náuseas, vômito, nistagmo, hipermetria e lateropulsão.

O nistagmo resulta de uma sacada corretiva iniciada pelos campos oculares frontais em resposta ao desvio do olhar para o lado do labirinto menos ativo. O componente rápido do nistagmo está, portanto, na direção oposta do labirinto menos ativo. Sem informações visuais para corrigir os erros (ou seja, com os olhos fechados), os pacientes com labirinto agudamente hipoativo terão desvio dos membros na direção ao lado menos ativo no teste dedo-nariz. Quando tentam andar com os olhos fechados, movem-se na direção do lado do labirinto mais ativo. No teste de marcha Unterberger-Fukuda, eles se voltam para o lado menos ativo.

Quando há doença ou disfunção nos dois labirintos, como pode ocorrer, por exemplo, com efeitos de substâncias ototóxicas, não há desequilíbrio vestibular e, portanto, não há nistagmo, vertigem, hipermetria e manifestações semelhantes. Pacientes com doença labiríntica bilateral podem, no entanto, ter grande dificuldade de estabilidade e equilíbrio.

Exame clínico

Segundo o Dr. W. B. Matthews: "Pode haver poucos médicos tão dedicados... que não sintam uma ponta de desânimo quando descobrem que a queixa do paciente é a tontura". As condições que podem apresentar-se como tontura variam de triviais a fatais e são geralmente difíceis de avaliar e tratar. A nebulosidade da descrição da tontura que o paciente faz em geral é frustrante para o médico, porém em poucos outros distúrbios os detalhes da anamnese são tão essenciais para o diagnóstico correto. Por sorte, as afecções verdadeiramente sérias que se manifestam como tontura são raras.

A avaliação do paciente com tontura é um exercício clínico muito comum e muito se tem escrito sobre o assunto. Uma avaliação cuidadosa dos sintomas do paciente costuma ser útil, mas mesmo o clínico habilidoso às vezes fica inseguro depois de ouvir as queixas do paciente. O primeiro passo para compreender o sintoma é fazer com que o paciente descreva o que ele entende por "tontura". Os pacientes usam a palavra tontura para vertigem, bem como uma série de outras sensações, como atordoamento ou instabilidade, às vezes chamada pseudovertigem. A disfunção concomitante em vários sistemas pode causar tontura. Informações sensoriais conflitantes podem certamente causar tontura; a incompatibilidade sensorial de assistir a um filme com cenas de movimentos radicais sentado em uma cadeira estacionária ilustra o efeito. O simples fato

de estar em um local alto e olhar para baixo pode causar sensação de tontura (tema do filme *Um corpo que cai*, de Alfred Hitchcock). É importante determinar se há sintomas auditivos concomitantes, porque sua presença muda drasticamente o diagnóstico diferencial.

Em um estudo com 100 pacientes com tontura em ambiente ambulatorial, as causas foram: vestibulopatia (54), distúrbios psiquiátricos (16), multifatoriais (13), desconhecidas (8), pré-síncope (6), desequilíbrio (2) e hiperventilação (1). As condições tratáveis mais comuns foram vertigem posicional benigna ou paroxística benigna (VPPB) e distúrbios psiquiátricos. Outros estudos mostraram distribuição semelhante. Algumas das causas da tontura estão listadas na Tabela 17.3. A Tabela 17.4 lista as causas da tontura decorrente da disfunção das vias labiríntica ou vestibular. Antes de discorrer sobre a doença vestibular, justifica-se alguma discussão sobre a tontura inespecífica; os pacientes com essas queixas constituem uma grande proporção da população com tontura.

A hipoperfusão cerebral causa sensação de atordoamento, embriaguez ou síncope iminente, sem rotação, turbilhão ou qualquer ilusão de movimento ambiental. Essa hipoperfusão pode ocorrer em uma série de circunstâncias e todas podem levar o paciente a procurar atendimento médico por causa da "tontura". Na síndrome de hiperventilação, a constrição arterial cerebral induzida por hipocapnia e a hipoperfusão resultante induzem atordoamento com outros sintomas, como dor torácica, cefaleia, dormência e formigamento das mãos, pés e região perioral e, às vezes, síncope imediata. Muitas vezes, os pacientes não têm consciência da respiração exagerada, mas o alto volume-minuto da respiração produz secura da boca, que o paciente pode descrever espontaneamente ou respondendo a perguntas específicas. A hiperventilação induzida pode reproduzir o complexo de sintomas. A hiperventilação também pode induzir nistagmo em pacientes com neuroma acústico. A hipotensão ortostática ocasionada por medicação, longos períodos em pé, desidratação, aumento do tônus vagal ou disautonomia podem ser manifestadas como tontura ou sensação de desmaio iminente. Os sintomas associados são poucos, e apenas a anamnese

Tabela 17.3	Algumas causas de "tontura".		
Descrição dos sintomas	**Características**	**Possíveis etiologias**
Vertigem (rotação, turbilhão, inclinação, queda)	Ilusão de movimento próprio ou do ambiente	Disfunção do sistema vestibular periférico ou central
Desequilíbrio (pouca estabilidade, mas sem "tontura")	Equilíbrio deficiente, marcha instável	Disfunção vestibular bilateral; desaferenciação (neuropatia periférica, doença da coluna posterior); lesão do tronco encefálico; lesão cerebelar; distúrbio extrapiramidal; efeitos de medicamentos
Pré-síncope (atordoamento, embriaguez, tontura, sensação de desmaio iminente)	Atordoamento; muitas vezes com sintomas sistêmicos (p. ex., diaforese, náuseas, visão turva) como eventos incitantes	Hipoperfusão cerebral global (várias causas)
Múltiplos déficits sensoriais	Pacientes mais idosos, queixas vagas, dificuldade para caminhar	Diversos problemas concorrentes
Mal definido	Descrição teatral mas vaga e queixas inespecíficas	Psicogênica

Tabela 17.4	Algumas causas comuns de vertigem.
Distúrbios otológicos	
Vertigem posicional paroxística benigna	
Doença de Ménière	
Neuronite vestibular	
Distúrbios neurológicos	
Vertigem associada à enxaqueca	
Isquemia vertebrobasilar	

cuidadosa levará ao diagnóstico que atinja a relação da tontura com a postura. A hipoperfusão cerebral global também pode resultar da diminuição do débito cardíaco por vários mecanismos; a arritmia é a principal preocupação.

Pacientes idosos "desaferenciados" por processos distintos de doenças que afetam diferentes sistemas sensoriais podem apresentar queixas de tontura vaga, instabilidade e dificuldade de equilíbrio, sobretudo ao se virar (vertigem por várias deficiências sensoriais). Os pacientes aparentemente podem tolerar problemas em qualquer sistema aferente, mas quando vários sistemas estão envolvidos, sobrevêm desequilíbrio e tontura. Assim, é comum haver diversas combinações de deficiência visual (p. ex., catarata, degeneração macular), deficiência auditiva (presbiacusia), neuropatia periférica leve e espondilose cervical. O termo "presbilíbrio" tem sido usado para designar desequilíbrio causado pelo envelhecimento.

Vários termos foram empregados para descrever a fenomenologia clínica da doença vestibular; nem todos são úteis. A vertigem é a sensação de movimento ambiental (rotação, turbilhão, lateropulsão, inclinação). O termo "vertigem verdadeira" às vezes é usado para descrever esse sintoma. Quando se constata vertigem verdadeira, o problema geralmente é um distúrbio vestibular periférico agudo. A vertigem objetiva cria a sensação de que o ambiente está girando, ao passo que a vertigem subjetiva cria a sensação de que o paciente está girando. A ausência de vertigem verdadeira não exclui doença vestibular periférica, especialmente se houver patologia bilateral, como na ototoxicidade ocasionada por medicação. A vertigem central deve-se à doença do SNC; a vertigem periférica é decorrente de doença do aparelho vestibular periférico ou de suas conexões. Os pacientes com lesões no SNC podem não apresentar vertigem verdadeira. A vertigem verdadeira, sobretudo quando decorrente de lesão periférica, manifesta-se com frequência por sintomas vegetativos, como náuseas e vômitos, por conta de projeções para os centros bulbares do vômito, palidez e sudorese. O neuroma acústico causa perda unilateral gradual da função vestibular e é mais propenso a causar desequilíbrio do que a vertigem verdadeira. Algumas outras afecções graves podem ser apresentadas como tontura sem vertigem verdadeira, como disritmias cardíacas e hipotensão ortostática disautonômica. Os médicos não devem dar muita importância à presença ou ausência de vertigem verdadeira ao avaliarem a gravidade de uma queixa de tontura.

A tontura pode ser constante ou intermitente. Quando é intermitente, como na VPPB, uma das causas mais comuns de tonturas, os episódios podem ser tão frequentes que a descrição inicial pode dar a impressão de que os sintomas são constantes. Quando é intermitente, a duração das crises é importante e é um dos aspectos mais relevantes para distinguir entre vertigem central e periférica. Na vertigem por VPPB, as crises duram de 10 a 30 segundos; em outras vestibulopatias periféricas, como a doença de Ménière, as crises duram horas, e na insuficiência vertebrobasilar, os episódios duram minutos. Explorar os fatores precipitantes é muito útil. A tontura pode ser provocada por movimentos da cabeça ou do corpo, ficar em pé ou deitado ou, ainda, ocorrer espontaneamente. A presença de sintomas associados, como náuseas, vômito, marcha cambaleante, desvio dos olhos, oscilopsia, distúrbios do equilíbrio, prostração, zumbido, perda auditiva, autofonia (percepção da reverberação da própria voz) ou perda de consciência é importante. A Tabela 3.8 revê parte da anamnese a ser explorada em pacientes com tontura.

O útil teste da função vestibular à beira do leito inclui avaliação dos reflexos vestibuloespinais (hipermetria, Romberg, teste de marcha de Unterberger-Fukuda), testes dos reflexos vestíbulo-oculares (RVOs) (reflexo oculocefálico, teste de impulso cefálico, acuidade visual dinâmica e respostas calóricas) e pesquisa de nistagmo (espontâneo, posicional ou após balançar a cabeça). Nos testes vestibulares da função ocular, os pacientes devem usar as lentes corretivas habituais. Ao relembrar o padrão de resposta esperado, lembre-se que o sistema vestibular tende a empurrar (olhos, membros e corpo) para o lado oposto; quando o sistema está em equilíbrio, os olhos estão na linha média e os membros e o corpo podem encontrar um alvo com precisão. Em caso de doença, o labirinto comprometido geralmente é hipoativo e o labirinto não envolvido empurra para o lado anormal. Isso pode ser simulado em um voluntário normal com testes minicalóricos, instilando 2 a 5 mℓ de água gelada em uma orelha. A irrigação fria simula as lesões destrutivas agudas e, por um breve período, o indivíduo tem as mesmas manifestações clínicas dos pacientes com vestibulopatia periférica aguda (VPA). A demonstração calórica é um exercício valioso para um grupo de estagiários. Também é esclarecedor fazer testes calóricos frios bilaterais para demonstrar que quando os dois labirintos não funcionam, normalmente o indivíduo afetado ainda tem comprometimento acentuado, apesar de não haver desequilíbrio do labirinto. Os testes da função vestibular à beira do leito estão listados na Tabela 17.5.

Um exame sistemático do paciente com tontura vem sendo usado na Washington University e só requer 10 minutos em mãos experientes. Os componentes são: (a) observação de nistagmo espontâneo e evocado pelo olhar e supressão de fixação; (b) avaliação do movimento extraocular; (c) teste do reflexo vestíbulo-ocular; (d) testes de Dix-Hallpike e de posicionamento estático (decúbito lateral); (e) coordenação dos membros, buscando principalmente hipermetria e ataxia anteriores; e (f) marcha e teste de Romberg.

Tabela 17.5	Testes à beira do leito e sinais úteis a serem desencadeados na avaliação da função vestibular.

Nota: as lentes de Frenzel e/ou a hiperventilação podem provocar alguns desses sinais.

Observação de nistagmo espontâneo
Avaliação dos movimentos oculares
Teste do impulso da cabeça
Acuidade visual dinâmica
Vertical visual subjetiva
Nistagmo induzido por vibração
Nistagmo por agitação da cabeça
Teste de percussão da cabeça
Hipermetria
Manobra de Dix-Hallpike
Avaliação da marcha, especialmente em tandem
Teste de Romberg
Andar em linha reta com olhos fechados
Teste da marcha em estrela
Teste de marcha de Unterberger-Fukuda
Testes calóricos

Reflexos vestibuloespinais

Hipermetria é um desvio dos membros causado por doença cerebelar ou vestibular. Esses dois tipos de hipermetria têm padrões diferentes (Vídeo 43.2). O teste geralmente é feito nos membros superiores. Uma técnica rápida e eficaz é simplesmente pedir ao paciente que feche os olhos enquanto faz o teste cerebelar tradicional dedo-nariz. Se houver hipermetria, o membro desviará para o lado com relação ao alvo por causa da falta de correção visual. Esse método em geral revela a hipermetria quando ela estiver presente. O método tradicional consiste em fazer com que o paciente estenda o braço e coloque o dedo indicador estendido no dedo indicador do examinador; em seguida, com os olhos fechados, levante o braço diretamente acima da cabeça e, a seguir, coloque-o de volta precisamente no dedo do examinador. Com o desequilíbrio vestibular agudo, o labirinto normal (mais ativo) empurrará o membro na direção do lado anormal (menos ativo) e o paciente errará o alvo. A hipermetria sempre estará do mesmo lado do alvo e ocorrerá com qualquer um dos membros. Na lesão hemisférica cerebelar, os membros ipsilaterais têm ataxia e descoordenação; a hipermetria ocorre apenas no braço afetado e pode ser ao lado da lesão ou erraticamente para qualquer um dos lados do alvo. Na vestibulopatia, a hipermetria desaparece depois de um período de compensação e pode inclusive começar a ocorrer na direção oposta.

O teste de Romberg está descrito com mais detalhes no Capítulo 44. Esse teste, resumidamente, compara o equilíbrio enquanto o paciente fica de olhos abertos e olhos fechados. Os pés devem ficar o mais perto possível para que o paciente mantenha o equilíbrio com os olhos abertos. Um indivíduo normal pode ficar de pés juntos e os olhos abertos sem dificuldade, mas nem todos os pacientes conseguem. A observação essencial é a comparação do exame com os olhos abertos e fechados. A incapacidade de manter o equilíbrio com os olhos abertos e os pés juntos não significa teste de Romberg positivo. Na vestibulopatia unilateral, se houver perda de equilíbrio com os olhos fechados, o paciente tende a cair na direção do lado da lesão, porque o sistema vestibular normal o empurra. Quando o paciente tem nistagmo espontâneo por lesão vestibular, a queda ocorre na direção da fase lenta. Na doença vestibular periférica, a direção da queda pode ser afetada pela mudança da posição da cabeça; o paciente cai na direção da orelha anormal. Na vestibulopatia direita, quando o paciente está voltado para frente, o fechamento do olho ocasiona queda para a direita; quando olha por cima do ombro direito, a queda é para trás e olhando por cima do ombro esquerdo, a queda é para frente. O teste de Romberg sensibilizado (Romberg com um pé na frente do outro), feito com o paciente em pé com um pé na frente do outro e os olhos fechados, pode ser útil em algumas circunstâncias.

O paciente com vestibulopatia aguda pode ter dificuldade com a marcha em tandem, com tendência a cair para o lado da lesão, mas a marcha normal para frente pode ser normal, porque os indícios visuais compensam a anormalidade vestibular. Contudo, a marcha para frente com os olhos fechados pode ser informativa. Uma pessoa normal sem informações visuais é capaz de caminhar bem o bastante para apontar o dedo indicador para a palma da mão do examinador, fechar os olhos, caminhar cerca de 6 m e encostar o dedo na palma da mão do examinador. O paciente com vestibulopatia aguda pode desviar para o lado da lesão e terminar bem longe do alvo, o equivalente à hipermetria na marcha.

O teste de marcha de Unterberger-Fukuda é análogo. O paciente, com os olhos fechados, marcha no lugar por 1 minuto (Vídeo 43.2). O indivíduo normal continua olhando na mesma direção, mas as pessoas com vestibulopatia aguda giram lentamente na direção da lesão. No teste da marcha em estrela, o paciente, com os olhos fechados, dá vários passos para frente e, a seguir, vários passos para trás, repetidas vezes. O indivíduo normal começa e termina orientado aproximadamente ao longo da mesma linha. O paciente com vestibulopatia aguda desvia na direção do lado acometido caminhando para frente e continua a desviar durante a fase para trás. O trajeto resultante forma uma estrela de muitas pontas ("marcha em estrela"). Como ocorre na hipermetria, a direção de desvio da marcha, rotação no teste de marcha e achados semelhantes não indicam de forma confiável o lado da lesão em pacientes com vestibulopatia crônica depois da compensação. Esses testes vestibuloespinais podem ser anormais quando todos os outros testes clínicos da função vestibular são indefinidos.

Reflexos vestíbulo-oculares

O RVO tem a função de mover os olhos em igual velocidade, porém em direções opostas ao movimento da cabeça; isso mantém os olhos ainda no espaço e a fixação visual enquanto a cabeça está em movimento (ver Capítulo 14). Existem vários métodos de avaliação do RVO, entre eles o teste dos olhos de boneca, o teste do impulso da cabeça, a acuidade visual dinâmica e o teste calórico.

Reflexo oculocefálico (teste dos olhos de boneca)

A resposta oculocefálica é útil principalmente na avaliação de pacientes comatosos. A rotação da cabeça em uma direção faz com que os olhos se virem na direção oposta. Essa resposta indica que as vias que ligam os núcleos vestibulares do bulbo aos núcleos extraoculares da ponte e do mesencéfalo estão funcionando e que o tronco encefálico está intacto. Em um paciente alerta, mecanismos de fixação visuomotora e ocular entram em ação, limitando quaisquer conclusões sobre a função vestibular.

Teste do impulso da cabeça

O teste dos olhos de boneca usa movimentos laterais lentos da cabeça em um paciente comatoso. O teste do impulso da cabeça é feito com o paciente acordado. Movimentos rápidos e abruptos são feitos em cada direção enquanto o paciente tenta manter a fixação do olhar para frente, como no nariz do examinador (Figura 17.11). O mecanismo de perseguição ocular uniforme não é capaz de compensar os movimentos

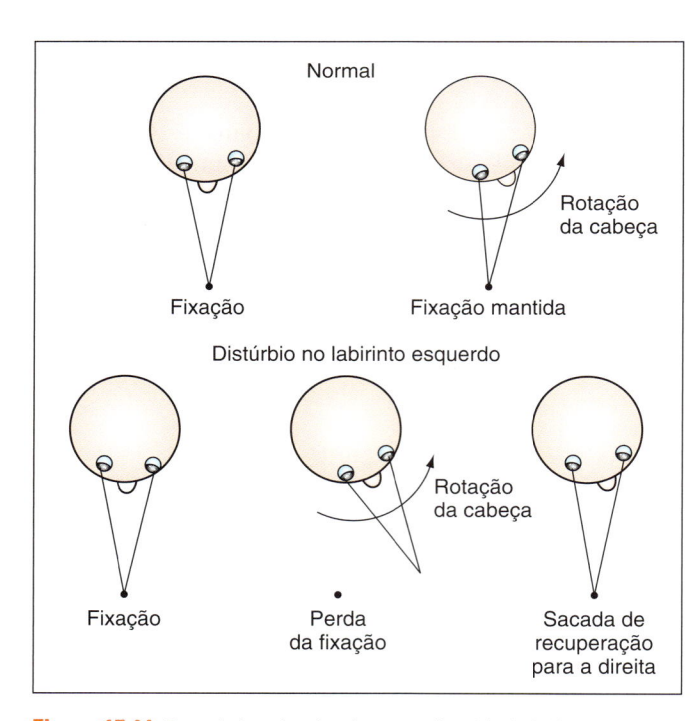

Figura 17.11 Teste do impulso da cabeça em distúrbio do labirinto esquerdo. O paciente normal mantém a fixação durante todo o tempo. O paciente com distúrbio do labirinto esquerdo perde a fixação com o movimento rápido da cabeça e precisa fazer um movimento sacádico de recuperação para a direita. (Modificada de Barraclough K, Bronstein A. Diagnosis in general practice: vertigo. *BMJ* 2009;339:b3493.)

da cabeça feitos em velocidade tão alta, mas normalmente o RVO mantém a fixação e os olhos mantêm-se no alvo. Quando o RVO está comprometido, a velocidade do movimento ocular compensatório é menor do que a velocidade de movimento da cabeça; o movimento dos olhos é atrasado com relação ao movimento da cabeça e é preciso que haja uma sacada corretiva de "recuperação" para reassumir a fixação na posição excêntrica. Para ver um vídeo do teste do impulso da cabeça, veja o Videolink 17.1.

Acuidade visual dinâmica

A capacidade de o RVO manter a fixação ocular significa que o paciente pode ler mesmo enquanto balança a cabeça para a frente e para trás. O teste de acuidade visual dinâmica é feito com a verificação da acuidade basal e, a seguir, determinando a acuidade durante o movimento rápido de cabeça. A degradação em mais de três linhas na tabela de Snellen sugere comprometimento da função vestibular. Um corolário sintomático da diminuição da acuidade dinâmica é a oscilopsia, uma ilusão visual de movimento do ambiente que causa oscilação durante a marcha ou ao viajar de carro, e dificuldade de ler placas estando em movimento.

Testes calóricos

Robert Bárány foi um otologista pioneiro na compreensão da função vestibular e de suas doenças. Em 1906, ele desenvolveu a prova calórica para a função vestibular que ainda é usada, mais de um século depois. Na verdade, ele não descreveu a manobra para testar a vertigem posicional, embora seu nome seja associado a ela.

As respostas calóricas são, com frequência, usadas para verificar a integridade do tronco encefálico em pacientes comatosos. Água gelada instilada no meato acústico diminui abruptamente a atividade tônica do labirinto no lado irrigado. O teste calórico com água fria em paciente comatoso com tronco encefálico intacto causa desvio tônico dos olhos na direção do lado de irrigação, pois o labirinto ativo normal empurra os olhos na direção do labirinto irrigado hipoativo. No paciente em vigília, o teste calórico com água fria causa nistagmo no qual o componente rápido afasta-se do lado irrigado, porque o córtex cerebral produz uma sacada compensatória com contrações na direção oposta à do desvio tônico. O conhecido mnemônico COWS (*cold opposite, warm same* [frio, lado oposto; morno, mesmo lado]) refere-se à fase rápida do nistagmo, não ao desvio tônico do olhar. O nistagmo é verificado só quando o córtex está funcionando normalmente. A irrigação com água morna tem efeito oposto. Veja o vídeo que mostra o teste calórico normal no Videolink 17.2. O teste calórico com água fria bilateral simultâneo induz o olhar tônico para baixo; o teste calórico com água morna, para cima.

É comum o uso de um grande volume de água gelada, 30 a 50 mℓ, em pacientes comatosos, porque é fundamental provocar a resposta se estiver presente. O teste calórico também pode ser feito para avaliar a função vestibular em pacientes com tontura, usando volumes muito menores, 2 a 10 mℓ de gelo moído semiderretido (miniteste calórico) ou volumes maiores de água não tão fria. A latência até o início do nistagmo e sua duração são comparadas nos dois lados. A diferença superior a 20% na duração do nistagmo sugere lesão no lado com resposta diminuída.

Estejam os pacientes em coma ou em vigília, a cabeça é posicionada de modo a deixar o canal horizontal na posição que propicie a resposta máxima. Em pacientes comatosos em decúbito dorsal, essa posição é de flexão de 30° da cabeça para pôr o canal horizontal em posição vertical. Nos pacientes em vigília, pode-se usar a mesma posição ou estender a cabeça, com o paciente sentado olhando para o teto.

Nistagmo

O nistagmo é discutido com mais detalhes no Capítulo 14. As características do nistagmo vestibular serão revisadas brevemente aqui. O nistagmo por doença vestibular pode ser espontâneo ou provocado por várias manobras. A observação minuciosa dos olhos pode revelar outras anormalidades importantes, como a instabilidade de fixação causada por abalos em macro-ondas quadradas, ou o desvio oblíquo (ver Capítulo 14).

Nistagmo espontâneo

A fase lenta do nistagmo vestibular espontâneo em geral ocorre na direção da lesão e a fase rápida, em direção oposta porque a lesão vestibular aguda costuma causar hipoatividade do labirinto. Os achados são semelhantes aos produzidos por irrigação da orelha com água gelada e ocorrem porque o labirinto normal empurra os olhos na direção do lado acometido e o córtex provoca uma sacada corretiva que se afasta do lado anormal. Em razão da influência dos três diferentes canais semicirculares, a fase rápida do nistagmo vestibular pode ocorrer em mais de uma direção e sua soma cria um componente rotatório misto raramente observado em outros distúrbios. Ao avaliar o nistagmo, a presença de um componente de torção sugere origem periférica. A amplitude aumenta com o olhar na direção da fase rápida.

Quando está presente apenas no olhar na direção da fase rápida (lei de Alexander, ver Capítulo 14), o nistagmo é denominado de primeiro grau. O nistagmo de segundo grau está presente no olhar primário. Em geral, o nistagmo vestibular é sutil e, embora frequente, passa facilmente despercebido na posição primária. O nistagmo de terceiro grau (componente rápido em sentido oposto ao do olhar) raramente ocorre em qualquer outro tipo de nistagmo. Vertigem, surdez e zumbido também ajudam a caracterizar o nistagmo como vestibular.

O nistagmo vestibular periférico, isto é, causado por doença do labirinto ou do oitavo nervo) é intensamente inibido por fixação visual. A inibição da fixação com lentes de Fresnel – a grafia Frenzel é um erro ortográfico comum (óculos de alta convexidade que bloqueiam a fixação visual) – costuma tornar o nistagmo mais óbvio por bloqueio da fixação e ampliação dos olhos. Quando são usadas as lentes de Fresnel, o nistagmo torcional costuma ser mais proeminente, porque os nistagmos vertical e horizontal são suprimidos com mais facilidade por fixação visual. Outra técnica é instruir o paciente a fechar as pálpebras com delicadeza, levantar parcialmente uma pálpebra e verificar se há movimentos anormais dos vasos da esclera. Assista a um vídeo que mostra o nistagmo vestibular, com demonstração do nistagmo de terceiro grau e da inibição pela fixação, no Videolink 17.3. O exame fundoscópico pode causar nistagmo vestibular sutil. A baixa iluminação diminui a fixação visual e o disco é ampliado. A contração rítmica do disco para o lado direito do paciente indica nistagmo com fase rápida para a esquerda. Os estudos formais do movimento ocular são feitos no escuro, com registro dos movimentos oculares por eletrodos para afastar os efeitos da fixação visual. A incapacidade da fixação visual de inibir o nistagmo sugere que este possa ter origem central, geralmente uma lesão cerebelar ou do tronco encefálico. O nistagmo espontâneo por lesão central pode ser puramente horizontal ou vertical.

Às vezes, o nistagmo é induzido pedindo-se ao paciente para girar rapidamente a cabeça para trás e para frente com os olhos fechados por cerca de 30 segundos e, em seguida, abrir os olhos (nistagmo por agitação da cabeça). Não há nistagmo em indivíduos normais, mas pacientes com desequilíbrio vestibular podem ter nistagmo espontâneo de curta duração com fase rápida em sentido oposto ao do lado anormal. Por outro lado, o paciente pode usar lentes de Fresnel enquanto balança a cabeça. Assista ao vídeo sobre nistagmo por agitação da cabeça em *Head-Shaking Nystagmus*, do Dr. Daniel R. Gold, Neuro-Ophthalmology Virtual Education Library [NOVEL], University of Utah, disponível no Videolink 17.4. Lee et al. descreveram recentemente um distúrbio caracterizado por vertigem espontânea recorrente e nistagmo interictal por agitação da cabeça. O nistagmo espontâneo pode ocasionalmente ser produzido por percussão na cabeça ou por vibração de baixa frequência aplicada à região mastóidea. A hiperventilação também pode ajudar a desencadear o nistagmo vestibular.

Nistagmo posicional

Quando o nistagmo não é espontâneo, é possível provocá-lo colocando-se a cabeça do paciente em posição específica. Para fazer a manobra de Dix-Hallpike (Hallpike ou Nylen-Bárány), passa-se o paciente da posição sentada para o decúbito dorsal, com a cabeça estendida 45° e girada 45° para um lado, de modo que a orelha fique em posição inferior. O paciente é recolocado em posição sentada e a manobra é repetida na direção oposta. Os sintomas devem surgir quando a orelha afetada está em posição inferior. Para assistir a vídeos sobre o teste de Dix-Hallpike, consulte Barraclough e Bronstein e *Posterior canal BPPV with fixation and with fixation removed*, do Dr. Daniel R. Gold, Neuro-Ophthalmology Virtual Education Library [NOVEL], University of Utah, disponível no Videolink 17.5.

Caso ocorra vertigem ou nistagmo, o paciente é mantido na posição que provocou os sintomas até que estes cessem e, a seguir, o movimento é repetido para verificar se há recorrência. O teste de decúbito lateral pode ser usado em pacientes incapazes de estender o pescoço ou de tolerar o decúbito dorsal. A cabeça é girada 45° em uma direção e o paciente deita-se sobre o ombro oposto. Na VPPB, o nistagmo surge após latência de aproximadamente 3 a 10 segundos, às vezes de até 40 segundos; persiste por 20 a 30 segundos, raramente por até 1 minuto e diminui aos poucos (fadiga ou habituação) depois de cerca de 30 segundos, ainda que a cabeça continue na posição de provocação. Muitas vezes, o nistagmo é torcional com o componente rápido em direção à orelha que está em posição inferior (geotrópica). Para assistir a um vídeo que mostra o nistagmo torcional na VPPB, consulte Barraclough e Bronstein. A resposta costuma ser muito maior em determinada posição da cabeça. De modo geral, o paciente tem a sensação de um turbilhão, às vezes náuseas e raramente vômito. Na VPPB com acometimento dos canais, exceto o posterior, a manobra de Dix-Hallpike pode ser negativa. O teste de rolamento, no qual se rola para um lado a cabeça do paciente em decúbito dorsal, pode provocar resposta na VPPB do canal horizontal.

Na canalitíase, a resposta é transitória, e a repetição da manobra várias vezes consecutivas provoca resposta menor a cada vez até que, por fim, cessem por adaptabilidade. O termo habituação é usado para se referir a um desses fenômenos, que são eles próprios, usados de modo inconsistente. Depois de um período de 10 a 15 minutos, é possível provocar a resposta novamente. Na cupulolitíase, a latência e a fatigabilidade estão ausentes porque os estatocônios aderidos estão em contato permanente com a cúpula.

Na maioria das vezes, o nistagmo posicional é causado por doença vestibular periférica. Embora rara, a vertigem posicional pode ocorrer quando há lesão central, sobretudo perto do quarto ventrículo, mas as características do nistagmo são diferentes. Na lesão central, pode não haver latência e muitas vezes o nistagmo surge assim que a cabeça é posta na posição de provocação. O nistagmo posicional central típico é vertical (com fase rápida para cima ou para baixo), sem o componente rotatório observado nas lesões periféricas. Quando presente, o nistagmo de torção pode ser ageotrópico, cuja fase rápida se afasta do solo. Além disso, o nistagmo e os sintomas associados podem persistir por um longo período, acima de 30 a 40 segundos, às vezes persistindo enquanto a posição da cabeça é mantida. Nas lesões centrais, pode haver desequilíbrio da intensidade do nistagmo, da vertigem e de náuseas, ao contrário das lesões periféricas nas quais o nistagmo, a vertigem e as náuseas geralmente têm intensidades comparáveis.

O nistagmo posicional pode ser dividido em tipo paroxístico, que é fugaz, fatigável, muitas vezes difícil de reproduzir e associado a vertigem acentuada, e em tipo estático, sem fadiga, que persiste enquanto a cabeça é mantida na posição de provocação, muitas vezes com pequena vertigem associada. O tipo estático pode ocorrer nas lesões vestibulares centrais ou periféricas, mas a ausência de supressão visual aumenta a probabilidade de lesão central. Outros testes que podem ser úteis no paciente com tontura são a manobra de Valsalva (em caso de fístula perilinfática, ver adiante), compressão do trago, hiperventilação e tentativas de provocar o fenômeno de Tullio (ver adiante).

A Tabela 17.6 resume as características do nistagmo posicional periférico e central e os achados relacionados.

Investigação clínica

Atualmente, os testes quantitativos mais usados para avaliação da função vestibular são eletronistagmografia, teste da cadeira giratória e posturografia. O Boxe 17.3 apresenta um resumo dos testes.

Tabela 17.6	Características do nistagmo posicional central e periférico em resposta à manobra de Dix-Hallpike.	
Achado	**Periférico**	**Central**
Latência	Sim, geralmente 3 a 10 s, raras vezes até 40 s	Não
Fatigabilidade* (habituação)	Sim, o episódio individual geralmente dura 10 a 30 s, raras vezes até 1 min	Não
Adaptabilidade* (fatigabilidade)	Sim, a repetição da manobra várias vezes consecutivas provoca resposta menor a cada vez	Não
Direção do nistagmo	Direção fixa, tipicamente rotatória mista, com batimento ascendente e pequeno componente horizontal; fase rápida do movimento de torção interna em direção à orelha em posição inferior, batimento ascendente em direção à fronte	Direção variável, muitas vezes totalmente vertical (batimento ascendente ou descendente) ou totalmente horizontal
Inibição do nistagmo por fixação visual	Sim	Não
Intensidade	Vertigem grave, acentuada, nistagmo intenso, náuseas	Vertigem leve, nistagmo menos evidente, náuseas discretas
Constância	Menos constante	Mais constante
Hipermetria	Na direção da fase lenta do nistagmo	Pode ocorrer na direção da fase rápida

*O uso dos termos adaptabilidade e fatigabilidade na literatura não é homogêneo.

Boxe 17.3

Eletronistagmografia e posturografia

A eletro-oculografia (EOG) é um método quantitativo de registro da direção, amplitude e velocidade dos movimentos oculares por medida de variações do potencial corneorretiniano com eletrodos. A EOG realizada durante a estimulação do labirinto para causar nistagmo é a eletronistagmografia (ENG). Os registros são feitos no escuro para minimizar a supressão visual. O labirinto horizontal pode ser estimulado por teste calórico com ar ou água ou por rotação. Atualmente não é possível estudar efetivamente os canais verticais ou o órgão dos estatocônios. O paciente pode girar a cabeça ativamente de um lado para outro (rotação ativa da cabeça), o examinador pode girar a cabeça do paciente (rotação passiva

da cabeça) ou o paciente pode sentar-se em uma cadeira giratória. O teste de rotação tem algumas vantagens com relação ao teste calórico, mas a desvantagem é que ambos os lados são testados simultaneamente.

A posturografia dinâmica computadorizada é uma técnica que explora a importância relativa dos vários estímulos sensoriais cruciais para o equilíbrio em pacientes com queixas de tontura ou desequilíbrio. Uma plataforma de força mede os movimentos compensatórios dos pés do paciente enquanto se manipulam as percepções visuais, somatossensoriais e vestibulares. A posturografia não é útil na localização da lesão e não fornece informações sobre a etiologia.

Distúrbios funcionais

A principal manifestação dos distúrbios do nervo vestibular é a vertigem e os sintomas relacionados, como desequilíbrio. A vertigem será usada nesta discussão como representante de todos os sintomas semelhantes. Uma das principais preocupações no atendimento de um paciente com vertigem é distinguir a vertigem central, causada por doença do SNC, da vertigem periférica, causada por doença vestibular periférica. A doença do aparelho vestibular periférico ou do NC VIII causa vertigem periférica. A doença das conexões vestibulares centrais causa vertigem central. Os núcleos vestibulares estão no SNC, na parte dorsolateral do bulbo; a doença nesse local pode ter efeitos semelhantes aos da doença periférica ou central. A vertigem central é menos comum que a periférica. Estudos epidemiológicos indicam que as causas centrais são responsáveis por cerca de 25% dos casos de tontura. Algumas causas centrais de tontura são distúrbios cerebrovasculares, enxaqueca, esclerose múltipla (EM), lesões do tronco encefálico, hipoperfusão cerebral global, distúrbios neurodegenerativos e efeitos de medicamentos.

Algumas características ajudam a fazer a distinção. A vertigem central costuma ser menos intensa e geralmente há outros sinais e sintomas neurológicos. Os distúrbios vestibulares periféricos causam mais náuseas, vômito e sintomas autônomos do que os distúrbios centrais. O desequilíbrio tende a ser mais intenso nas lesões centrais, e muitas vezes os pacientes não conseguem ficar de pé ou caminhar. Os sintomas associados são úteis quando presentes. Os sintomas aurais (perda auditiva, zumbido, dor ou plenitude auricular) sugerem causa periférica. A fraqueza ou dormência facial ocorre nas lesões do oitavo nervo no ângulo pontocerebelar. Os processos no tronco encefálico geralmente causam sinais adjacentes proeminentes; a vertigem isolada é rara. Por vezes, a vertigem pode ser manifestação de doença das vias vestibulares mais rostrais, incluindo o lobo temporal.

A distinção entre nistagmo central e periférico é comum na prática clínica. Sem dúvida, as manifestações mais comuns são a presença de sinais e sintomas auriculares no nistagmo periférico e a presença de sinais e sintomas relativos ao SNC no nistagmo central. O nistagmo vestibular periférico não

muda de direção, embora sua amplitude possa variar dependendo da direção do olhar, sendo fortemente inibido pela fixação visual. O nistagmo central geralmente muda de direção e pode não ser afetado pela fixação visual.

Em virtude dos efeitos de fixação e de outros mecanismos compensatórios, o nistagmo periférico poucas vezes é proeminente depois das primeiras 12 a 24 horas, mas o nistagmo central pode persistir durante semanas ou meses. O aparelho vestibular empurra não só os olhos, mas também os membros e o corpo para o lado oposto. Na VPA, há hipermetria, queda no teste de Romberg, rotação no teste da marcha e desvio na direção da fase lenta do nistagmo ao caminhar com os olhos fechados. O desvio dessas regras (p. ex., hipermetria na direção da fase rápida) sugere lesão central, mas pode ocorrer na lesão periférica compensada. O nistagmo periférico geralmente é posicional, e a vertigem e os sintomas vegetativos são proporcionais ao nistagmo. No nistagmo posicional, a latência de início, a fatigabilidade e a adaptabilidade apoiam um processo periférico. A vertigem mínima com nistagmo proeminente, ou ausência de latência, fatigabilidade e adaptabilidade sugerem um processo central. Com frequência, o nistagmo periférico tem um componente rotatório, e o nistagmo horizontal bate no mesmo sentido em todos os campos do olhar (pode ser até mesmo de terceiro grau). O nistagmo central tende a mudar de direção. A fixação visual inibe o nistagmo periférico, mas não tem efeito sobre o nistagmo central.

O acometimento dos núcleos vestibulares pode causar vertigem com características centrais. Os processos comuns que acometem o tronco encefálico e tendem a causar vertigem incluem isquemia, doença desmielinizante e neoplasias. As lesões do tronco encefálico menos comuns causadoras de disfunção vestibular central incluem malformação arteriovenosa, siringobulbia, hematoma, e degeneração espinocerebelar. As lesões no ângulo pontocerebelar afetam as partes auditiva e vestibular do NC VIII.

Os ataques isquêmicos transitórios vertebrobasilares, ou "insuficiência vertebrobasilar", costumam causar vertigem, na maioria das vezes associada a outros sinais e sintomas. Raras vezes, os pacientes podem ter vertigem transitória sem sintomas associados. Um exame à beira do leito em três etapas é divulgado como um método confiável para distinguir acidente vascular cerebral do tronco encefálico de VPB: HINTS (do inglês *head impulse, nystagmus, test of skew* [impulso da cabeça, nistagmo, teste de desvio]). Uma síndrome de vertigem aguda que simula labirintite pode ocorrer no infarto ou na hemorragia cerebelar aguda. Nas lesões cerebelares agudas, o paciente tende a cair em direção ao lado da lesão no teste de Romberg; o nistagmo também pode ser máximo durante o olhar em direção à lesão. Logo, o paciente pode cair na direção da fase rápida, o oposto do que ocorre na VPA.

Tontura, vertigem e desequilíbrio são comuns em pacientes com EM. Em um caso, uma lesão bulbar na EM causou sintomas clínicos semelhantes aos da neuronite vestibular. No entanto, os pacientes com EM não estão imunes ao surgimento da síndrome comum de VPPB, e a vestibulopatia periférica pode ser a causa mais comum de vertigem nesses pacientes do que a exacerbação da EM.

Há relação entre enxaqueca e vertigem episódica. A sensibilidade ao movimento é comum em pacientes com enxaqueca, e até 25% têm vertigem episódica. Crises isoladas de vertigem foram consideradas um equivalente da enxaqueca. A vertigem associada à enxaqueca pode ser um sintoma de enxaqueca ou um distúrbio relacionado (enxaqueca vestibular, vertigem migranosa ou vestibulopatia relacionada com a enxaqueca). Há forte associação epidemiológica entre vertigem e enxaqueca, mas ainda não se definiu se a vertigem associada à enxaqueca existe como um equivalente da enxaqueca. A vertigem associada à enxaqueca é uma entidade separada da enxaqueca da artéria basilar.

Às vezes, pacientes com enxaqueca também podem apresentar sintomas cocleares, talvez por espasmo da rede microvascular labiríntica. A enxaqueca pode simular a doença de Ménière. Em alguns pacientes pode haver o envolvimento de uma canalopatia. Existe um tipo maligno de vertigem associado à enxaqueca que pode ser muito incapacitante.

Os distúrbios do aparelho vestibular periférico são as causas mais comuns de vertigem e sintomas relacionados. A Tabela 17.4 lista algumas causas de vertigem periférica. Na VPPB, a vestibulopatia periférica mais comum, a vertigem é induzida por uma posição especial da cabeça ou pelo movimento rápido da cabeça. O quadro clássico é a ocorrência de vertigem quando o paciente se deita ou rola na cama à noite, inclina o corpo para frente ou olha para cima. Os pacientes podem ter queixa de diminuição do equilíbrio ou atordoamento entre os paroxismos de vertigem. As crises de VPPB são curtas, em geral duram de 10 a 30 segundos, e frequentes. A VPPB provavelmente é causada por estatocônios que se soltaram da mácula do utrículo e constituem fragmentos que flutuam e se depositam em um dos canais semicirculares (canalitíase) ou aderem ao gel da matriz da cúpula (cupulolitíase). O movimento dos fragmentos provoca as crises de vertigem. O deslocamento dos estatocônios provoca movimento da endolinfa e estimula as células ciliadas da cúpula. A consequência é a vertigem até que haja sedimentação dos estatocônios, daí a curta duração das crises.

A manobra de Dix-Hallpike causa o deslocamento do sedimento e reproduz os sintomas. O distúrbio afeta principalmente o canal semicircular posterior, a parte do labirinto vestibular em posição inferior, e um movimento da cabeça para trás causa vertigem. O canal horizontal é acometido em 10 a 30% dos casos e o canal anterior em cerca de 1%. Em uma série de 240 pacientes, as causas mais comuns identificadas foram traumatismo cranioencefálico (17%) e a neurolabirintite viral (15%). Raras vezes, pacientes com tumores da fossa posterior têm quadro clínico quase idêntico ao da VPPB. Na VPPB do canal horizontal, há nistagmo horizontal com batimentos para a orelha abaixada ao girar rapidamente a cabeça para qualquer lado na posição de decúbito dorsal. A maioria dos casos de VPPB do canal horizontal é causada mais por cupulolitíase do que por canalitíase.

Na neuronite vestibular (neurite, neurolabirintite), VPA ou labirintite, as crises mais graves deixam o paciente prostrado por vários dias. Embora muitas vezes esses termos sejam usados como sinônimos, tecnicamente a labirintite é acompanhada por disfunção coclear e comprometimento auditivo, enquanto a neuronite vestibular é puramente vestibular. Em geral, uma crise causa vertigem constante com duração de dias e é acompanhada por náuseas, vômito e sudorese. O paciente aparenta e se sente extremamente doente. Há nistagmo horizontal-torcional no olhar primário e outras evidências de desequilíbrio vestibular. Durante a fase aguda, o labirinto acometido pode ser hiperativo; depois da resolução, o labirinto acometido é hipoativo.

A remissão da fase aguda é lenta e demora semanas. A melhora é decorrente da recuperação da função neurológica e da compensação pelo SNC. Crises leves e curtas de vertigem semelhantes à VPPB podem acometer o paciente durante meses a anos após aparente recuperação. Muitas vezes, a VPA é uma inflamação viral ou pós-viral da parte vestibular do NC VIII. Pode ser simulada por doença hemorrágica ou isquêmica do tronco encefálico ou do cerebelo, EM, ou pelos efeitos de um fármaco ou toxina. Alguns casos de aparente labirintite provavelmente são causados por isquemia da artéria do labirinto (AL). A síndrome de Ramsay Hunt (ver Capítulo 16) também pode acometer o NC VIII e outros NCs.

Na doença de Ménière, as crises de vertigem geralmente duram de minutos a várias horas, muito mais demorados que os sintomas típicos da VPPB, porém mais curtos do que na VPA. Os pacientes descrevem outros sintomas, associados à vertigem ou independentes, entre eles perda auditiva (classicamente flutuante), zumbido e sensação de dor vaga ou de plenitude auricular. A associação de perda auditiva e vertigem é clássica. Muitas pessoas famosas foram acometidas por essa doença, com destaque para Jonathan Swift (Boxe 17.4). Alguns pacientes têm doença de Ménière puramente vestibular; a existência de um tipo puramente coclear é controversa. Às vezes, a doença da orelha interna pode causar quedas súbitas (*drop attacks*). A distinção entre doença de Ménière e síndrome de Ménière não é mais salientada. Um dos pacientes originais de Ménière teve hemorragia para o labirinto. Hallpike foi

---

Boxe 17.4

Doença de Ménière

Emily Dickinson, Peggy Lee, Alan Shepard e Vincent Van Gogh são algumas pessoas famosas acometidas pela doença de Ménière. Swift escreveu extensamente sobre a "instabilidade" e a surdez que o castigaram desde cedo. Ele escreveu algo como "minha amiga perda de equilíbrio vinha me visitar, depois minha amiga surdez e, por fim, elas se tornaram tão boas amigas, que vinham juntas me visitar".

---

quem diagnosticou a hidropisia endolinfática em um paciente com síndrome de Ménière, estabelecendo a doença de Ménière como uma entidade. A RM moderna confirmou a presença de hidropisia linfática em pacientes com doença de Ménière. A causa da hidropisia ainda é obscura.

Outros distúrbios que podem causar vertigem e ser confundidos com doença do NC VIII são fístula perilinfática e deiscência do canal semicircular superior. Na fístula perilinfática, há comunicação anormal entre as orelhas interna e média. Os pacientes apresentam vertigem episódica com ou sem perda auditiva, muitas vezes provocada por manobra de Valsalva ou esforço. A vertigem e o nistagmo podem ser induzidos por sons intensos (fenômeno de Tullio) em virtude da ativação física do sistema vestibular por vibrações sonoras. No canal semicircular superior, a deiscência é causada por um defeito do osso temporal sobre o canal superior, o que permite que a pressão induzida pelo som seja transmitida à orelha interna. A vertigem e o nistagmo podem ser induzidos por manobra de Valsalva ou som. A crise otolítica de Tumarkin é a queda súbita ao solo, seguida por recuperação imediata, que pode ocorrer na doença de Ménière.

Outras causas raras de vertigem são distúrbio convulsivo, sobretudo crises epilépticas parciais complexas com origem no lobo temporal (epilepsia vertiginosa ou tornado), ataxia episódica, vertigem paroxística benigna da infância, hipotireoidismo, mal do desembarque (mal do mar) e vertigem postural fóbica.

VIDEOLINKS

Videolink 17.1. Teste do impulso da cabeça. http://neurosigns.org/wiki/Head_impulse_test

Videolink 17.2. Respostas calóricas normais. http://www.youtube.com/watch?v=H4iQkFUgG6 k

Videolink 17.3. Nistagmo vestibular. http://www.youtube.com/watch?v=mghGeKkNBzQ

Videolink 17.4. Nistagmo por agitação da cabeça. https://collections.lib.utah.edu/details?id=187675&q=sort_type_t%3A%2A MovingImage%2A+AND+head+shaking+nystagmus&fd=type_ t%2Ctitle_t%2Cdescription_t%2Csubject_t%2Ccollection_ t&rows=50&sort=sort_title_t+asc&facet_setname_s=ehsl_ novel_%2A

Videolink 17.5. A manobra de Dix-Hallpike. https://collections.lib.utah.edu/details?id=187762&q=sort_type_t%3A%2AMovingImage %2A+AND+BPPV&fd=type_t%2Ctitle_t%2Cdescription_ t%2Csubject_t%2Ccollection_t&rows=50&sort=sort_title_t+ asc&facet_setname_s=ehsl_novel_%2A

BIBLIOGRAFIA

Alpini D, Caputo D, Pugnetti L, et al. Vertigo and multiple sclerosis: aspects of differential diagnosis. *Neurol Sci* 2001;22(Suppl 2):S84–S87.

Armato E, Ferri E, Pinzani A, et al. Cerebellar haemorrhage mimicking acute peripheral vestibulopathy: the role of the video head impulse test in differential diagnosis. *Acta Otorhinolaryngol Ital* 2014;34:288–291.

Asawavichiangianda S, Fujimoto M, Mai M, et al. Significance of head-shaking nystagmus in the evaluation of the dizzy patient. *Acta Otolaryngol Suppl* 1999;540:27–33.

Aw ST, Todd MJ, Aw GE, et al. Benign positional nystagmus: a study of its three-dimensional spatio-temporal characteristics. *Neurology* 2005;64:1897–1905.

Bagai A, Thavendiranathan P, Detsky AS. Does this patient have hearing impairment? *JAMA* 2006;295:416–428.

Baguley D, McFerran D, Hall D. Tinnitus. *Lancet* 2013;382:1600–1607.

Baloh RW. Approach to the evaluation of the dizzy patient. *Otolaryngol Head Neck Surg* 1995;112:3–7.

Baloh RW. Neurotology of migraine. *Headache* 1997;37:615–621.

Baloh RW. Dizziness: neurological emergencies. *Neurol Clin* 1998;16:305–321.

Baloh RW. Vertigo. *Lancet* 1998;352:1841–1846.

Baloh RW. Differentiating between peripheral and central causes of vertigo. *Otolaryngol Head Neck Surg* 1998;119:55–59.

Baloh RW. Prosper Ménière and his disease. *Arch Neurol* 2001;58:1151–1156.

Baloh RW. Episodic vertigo: central nervous system causes. *Curr Opin Neurol* 2002;15:17–21.

Baloh RW, Honrubia V, Jacobson K. Benign positional vertigo: clinical and oculographic features in 240 cases. *Neurology* 1987;37:371–378.

Baloh RW, Jacobson K, Honrubia V. Horizontal semicircular canal variant of benign positional vertigo. *Neurology* 1993;43:2542–2549.

Baloh RW, Jacobson K, Winder T. Drop attacks with Ménière's syndrome. *Ann Neurol* 1990;28:384–387.

Barraclough K, Bronstein A. Diagnosis in general practice: vertigo. *BMJ* 2009;339:b3493.

Bertholon P, Tringali S, Faye MB, et al. Prospective study of positional nystagmus in 100 consecutive patients. *Ann Otol Rhinol Laryngol* 2006;115:587–594.

Bhupal HK. Ramsay Hunt syndrome presenting in primary care. *Practitioner* 2010;254:33–35, 3.

Brazis PW, Masdeu JC, Biller J. *Localization in Clinical Neurology*. 7th ed. Philadelphia: Wolters Kluwer/Lippincott Williams & Wilkins, 2017.

Brodsky MC. Three dimensions of skew deviation. *Br J Ophthalmol* 2003;87:1440–1441.

Brodsky MC, Donahue SP, Vaphiades M, et al. Skew deviation revisited. *Surv Ophthalmol* 2006;51:105–128.

Casselman JW. Diagnostic imaging in clinical neuro-otology. *Curr Opin Neurol* 2002;15:23–30.

Cha YH, Kane MJ, Baloh RW. Familial clustering of migraine, episodic vertigo, and Meniere's disease. *Otol Neurotol* 2008;29:93–96.

Choi K-D, Kim JS. Hyperventilation-induced nystagmus in peripheral vestibulopathy and cerebellopontine angle tumor. *Neurology* 2007;69:1050–1059.

Cloutier JF, Saliba I. Isolated vertigo and dizziness of vascular origin. *J Otolaryngol Head Neck Surg* 2008;37:331–339.

Cunningham LL, Tucci DL. Hearing loss in adults. *N Engl J Med* 2017;377:2465–2473.

Delaney KA. Bedside diagnosis of vertigo: value of the history and neurological examination. *Acad Emerg Med* 2003;10(12):1388–1395.

Demer JL, Honrubia V, Baloh RW. Dynamic visual acuity: a test for oscillopsia and vestibuloocular reflex function. *Am J Otol* 1994;15:340–347.

Deplanque D, Godefroy O, Guerouaou D, et al. Sudden bilateral deafness: lateral inferior pontine infarction. *J Neurol Neurosurg Psychiatry* 1998;64:817–818.

Derebery MJ. The diagnosis and treatment of dizziness. *Med Clin North Am* 1999;83:163–177.

Dieterich M, Brandt T. Episodic vertigo related to migraine (90 cases): vestibular migraine? *J Neurol* 1999;246:883–892.

Dieterich M, Brandt T, Fries W. Otolith function in man. Results from a case of otolith Tullio phenomenon. *Brain* 1989;112(Pt 5):1377–1392.

Dix MR, Hallpike CS. The pathology, symptomatology and diagnosis of certain common disorders of the vestibular system. *Proc R Soc Med* 1952;45:341–354.

Drachman DA, Hart CW. An approach to the dizzy patient. *Neurology* 1972;22:323–334.

Dunniway HM, Welling DB. Intracranial tumors mimicking benign paroxysmal positional vertigo. *Otolaryngol Head Neck Surg* 1998;118:429–436.

Epley JM. Human experience with canalith repositioning maneuvers. *Ann N Y Acad Sci* 2001;942:179–191.

Evans RW, Baloh RW. Episodic vertigo and migraine. *Headache* 2001;41:604–605.

Fetter M. Assessing vestibular function: which tests, when? *J Neurol* 2000;247: 335–342.

Fife TD, Iverson DJ, Lempert T, et al. Practice parameter: therapies for benign paroxysmal positional vertigo (an evidence-based review): report of the Quality Standards Subcommittee of the American Academy of Neurology. *Neurology* 2008;70: 2067–2074.

Froehling DA, Silverstein MD, Mohr DN, et al. The rational clinical examination. Does this dizzy patient have a serious form of vertigo? *JAMA* 1994;271: 385–388.

Frohman EM, Zhang H, Dewey RB, et al. Vertigo in MS: utility of positional and particle repositioning maneuvers. *Neurology* 2000;55:1566–1569.

Frohlich AM, Sutherland GR. Epidemiology and clinical features of vestibular schwannoma in Manitoba, Canada. *Can J Neurol Sci* 1993;20:126–130.

Fukuda T. The stepping test. *Acta Otolaryngol* 1959;50:95.

Gilman S, Newman SW. *Manter and Gatz's Essentials of Clinical Neuroanatomy and Neurophysiology.* 10th ed. Philadelphia: FA Davis, 2003.

Giacomini PG, Ferraro S, Di GS, et al. Benign paroxysmal positional vertigo after intense physical activity: a report of nine cases. *Eur Arch Otorhinolaryngol* 2009;266:1831–1835.

Goebel JA. The ten-minute examination of the dizzy patient. *Semin Neurol* 2001;21:391–398.

Gould DJ, Fix JD. *Neuroanatomy.* 5th ed. Philadelphia: Wolters Kluwer Health/ Lippincott Williams & Wilkins, 2014.

Grad A, Baloh RW. Vertigo of vascular origin. Clinical and electronystagmographic features in 84 cases. *Arch Neurol* 1989;46:281–284.

Gresty MA, Bronstein AM, Brandt T, et al. Neurology of otolith function. Peripheral and central disorders. *Brain* 1992;115(Pt 3):647–673.

Grommes C, Conway D. The stepping test: a step back in history. *J Hist Neurosci* 2011;20:29–33.

Halmagyi GM, Curthoys IS. A clinical sign of canal paresis. *Arch Neurol* 1988;45:737–739.

Halmagyi GM, Cremer PD. Assessment and treatment of dizziness. *J Neurol Neurosurg Psychiatry* 2000;68:129–136.

Harner SG, Laws ER Jr. Clinical findings in patients with acoustic neurinoma. *Mayo Clin Proc* 1983;58:721–728.

Hervier B, Bordure P, Masseau A, et al. Auto-immune sensorineural deafness: physiopathology and therapeutic approach. *Rev Med Interne* 2010;31:222–228.

Hillman EJ, Bloomberg JJ, McDonald VP, et al. Dynamic visual acuity while walking in normals and labyrinthine-deficient patients. *J Vestib Res* 1999;9: 49–57.

Hoistad DL, Hain TC. Central hearing loss with a bilateral inferior colliculus lesion. *Audiol Neurootol* 2003;8:111–113.

Honaker JA, Boismier TE, Shepard NP, et al. Fukuda stepping test: sensitivity and specificity. *J Am Acad Audiol* 2009;20:311–314.

Honrubia V, Baloh RW, Harris MR, et al. Paroxysmal positional vertigo syndrome. *Am J Otol* 1999;20:465–470.

Hotson JR, Baloh RW. Acute vestibular syndrome. *N Engl J Med* 1998;339: 680–685.

Huppert D, Strupp M, Rettinger N, et al. Phobic postural vertigo—a long-term follow-up (5 to 15 years) of 106 patients. *J Neurol* 2005;252:564–569.

Ishiyama G, Ishiyama A, Jacobson K, et al. Drop attacks in older patients secondary to an otologic cause. *Neurology* 2001;57:1103–1106.

Jacobson GP, Newman CW, Safadi I. Sensitivity and specificity of the head-shaking test for detecting vestibular system abnormalities. *Ann Otol Rhinol Laryngol* 1990;99:539–542.

Jani NN, Laureno R, Mark AS, et al. Deafness after bilateral midbrain contusion: a correlation of magnetic resonance imaging with auditory brain stem evoked responses. *Neurosurgery* 1991;29:106–108.

Jeong HS, Oh JY, Kim JS, et al. Periodic alternating nystagmus in isolated nodular infarction. *Neurology* 2007;68:956–957.

Kattah JC, Talkad AV, Wang DZ, et al. HINTS to diagnose stroke in the acute vestibular syndrome: three-step bedside oculomotor examination more sensitive than early MRI diffusion-weighted imaging. *Stroke* 2009;40: 3504–3510.

Keane JR. Ocular skew deviation. Analysis of 100 cases. *Arch Neurol* 1975;32: 185–190.

Kerber KA, Burke JF, Skolarus LE, et al. A prescription for the Epley maneuver: www.youtube.com? *Neurology* 2012;79:376–380.

Kiernan JA, Rajakumar N. *Barr's The Human Nervous System: An Anatomical Viewpoint.* 10th ed. Philadelphia: Wolters Kluwer Health/Lippincott Williams & Wilkins, 2014.

Kim JS, Lopez I, DiPatre PL, et al. Internal auditory artery infarction: clinicopathologic correlation. *Neurology* 1999;52:40–44.

Kroenke K, Hoffman RM, Einstadter D. How common are various causes of dizziness? A critical review. *South Med J* 2000;93:160–167.

Kroenke K, Lucas CA, Rosenberg ML, et al. Causes of persistent dizziness. A prospective study of 100 patients in ambulatory care. *Ann Intern Med* 1992;117: 898–904.

Landau ME, Barner KC. Vestibulocochlear nerve. *Semin Neurol* 2009;29:66–73.

Lanska DJ, Remler B. Benign paroxysmal positioning vertigo: classic descriptions, origins of the provocative positioning technique, and conceptual developments. *Neurology* 1997;48:1167–1177.

Lee H, Kim JS, Chung EJ, et al. Infarction in the territory of anterior inferior cerebellar artery: spectrum of audiovestibular loss. *Stroke* 2009;40: 3745–3751.

Lee H, Yi HA, Lee SR, et al. Drop attacks in elderly patients secondary to otologic causes with Meniere's syndrome or non-Meniere peripheral vestibulopathy. *J Neurol Sci* 2005;232:71–76.

Lee SU, Choi JY, Kim HJ, et al. Recurrent spontaneous vertigo with interictal headshaking nystagmus. *Neurology* 2018;90(24):e2135–e2145.

Mathias CJ, Deguchi K, Schatz I. Observations on recurrent syncope and presyncope in 641 patients. *Lancet* 2001;357:348–353.

Matthews WB. *Practical Neurology.* Oxford: Blackwell, 1963.

Mazzola L, Lopez C, Faillenot I, et al. Vestibular responses to direct stimulation of the human insular cortex. *Ann Neurol* 2014;76:609–619.

Meador KJ, Swift TR. Tinnitus from intracranial hypertension. *Neurology* 1984;34:1258–1261.

Mendez MF, Geehan GR Jr. Cortical auditory disorders: clinical and psychoacoustic features. *J Neurol Neurosurg Psychiatry* 1988;51:1–9.

Minor LB. Clinical manifestations of superior semicircular canal dehiscence. *Laryngoscope* 2005;115:1717–1727.

Minor LB, Haslwanter T, Straumann D, et al. Hyperventilation-induced nystagmus in patients with vestibular schwannoma. *Neurology* 1999;53: 2158–2168.

Moon IS, Kim JS, Choi KD, et al. Isolated nodular infarction. *Stroke* 2009;40: 487–491.

Morelli N, Mancuso M, Cafforio G, et al. Ramsay-Hunt syndrome complicated by unilateral multiple cranial nerve palsies. *Neurol Sci* 2008;29:497–498.

Nascentes SM, Paulo EA, de Andrade EC, et al. Sudden deafness as a presenting symptom of acoustic neuroma: case report. *Braz J Otorhinolaryngol* 2007;73: 713–716.

Nedzelski JM, Barber HO, McIlmoyl L. Diagnoses in a dizziness unit. *J Otolaryngol* 1986;15:101–104.

Nelson JR. The minimal ice water caloric test. *Neurology* 1969;19:577–585.

Nodar RH. Tinnitus reclassified; new oil in an old lamp. *Otolaryngol Head Neck Surg* 1996;114:582–585.

Oas JG, Baloh RW. Vertigo and the anterior inferior cerebellar artery syndrome. *Neurology* 1992;42:2274–2279.

Ojala M, Palo J. The aetiology of dizziness and how to examine a dizzy patient. *Ann Med* 1991;23:225–230.

Parnes LS, Agrawal SK, Atlas J. Diagnosis and management of benign paroxysmal positional vertigo (BPPV). *Can Med Assoc J* 2003;169:681–693.

Pierce DA, Holt SR, Reeves-Daniel A. A probable case of gabapentin-related reversible hearing loss in a patient with acute renal failure. *Clin Ther* 2008;30:1681–1684.

Phillips J, Longridge N, Mallinson A, et al. Migraine and vertigo: a marriage of convenience? *Headache* 2010;50:1362–1365.

Ralli G, Atturo F, de FC. Idiopathic benign paroxysmal vertigo in children, a migraine precursor. *Int J Pediatr Otorhinolaryngol* 2009;73(Suppl 1):S16–S18.

Rintelmann WF, Schwan SA, Blakley BW. Pseudohypacusis. *Otolaryngol Clin North Am* 1991;24:381–390.

Saunders JE, Luxford WM, Devgan KK, et al. Sudden hearing loss in acoustic neuroma patients. *Otolaryngol Head Neck Surg* 1995;113:23–31.

Schwartz NE, Venkat C, Albers GW. Transient isolated vertigo secondary to an acute stroke of the cerebellar nodulus. *Arch Neurol* 2007;64:897–898.

Shin SH, Chun YM, Lee HK. A cochlear schwannoma presenting with sudden hearing loss. *Eur Arch Otorhinolaryngol* 2008;265:839–842.

Spoelhof GD. When to suspect an acoustic neuroma. *Am Fam Physician* 1995;52: 1768–1774.

Strupp M, Brandt T, Steddin S. Horizontal canal benign paroxysmal positioning vertigo: reversible ipsilateral caloric hypoexcitability caused by canalolithiasis? *Neurology* 1995;45:2072–2076.

Standring S, ed. *Gray's Anatomy: The Anatomical Basis of Clinical Practice*. 41st ed. New York: Elsevier Limited, 2016.

Tanaka Y, Kamo T, Yoshida M, et al. 'So-called' cortical deafness. Clinical, neuro-physiological and radiological observations. *Brain* 1991;114(Pt 6):2385–2401.

Tarnutzer AA, Lee SH, Robinson KA, et al. Clinical and electrographic findings in epileptic vertigo and dizziness: a systematic review. *Neurology* 2015;84: 1595–1604.

Torres-Russotto D, Landau WM, Harding GW, et al. Calibrated finger rub auditory screening test (CALFRAST). *Neurology* 2009;72:1595–1600.

Tsunoda A, Komatsuzaki A, Muraoka H, et al. A case with symptoms of vestibular neuronitis caused by an intramedullary lesion. *J Laryngol Otol* 1995;109: 545–548.

Verghese J, Morocz IA. Acute unilateral deafness. *J Otolaryngol* 1999;28: 362–364.

von Brevern M, Clarke AH, Lempert T. Continuous vertigo and spontaneous nystagmus due to canalolithiasis of the horizontal canal. *Neurology* 2001;56:684–686.

von Brevern M, Lempert T, Bronstein AM, et al. Selective vestibular damage in neurosarcoidosis. *Ann Neurol* 1997;42:117–120.

von Brevern M, Radtke A, Clarke AH, et al. Migrainous vertigo presenting as episodic positional vertigo. *Neurology* 2004;62:469–472.

Wall M, Rosenberg M, Richardson D. Gaze-evoked tinnitus. *Neurology* 1987;37:1034–1036.

Weber KP, Aw ST. Horizontal head impulse test detects gentamicin vestibulotoxicity. *Neurology* 2009;72:1417–1424.

Yang TH, Oh SY, Kwak K, et al. Topology of brainstem lesions associated with subjective visual vertical tilt. *Neurology* 2014;82:1968–1975.

CAPÍTULO 18

Nervos Glossofaríngeo e Vago

Os nervos glossofaríngeo (NC IX) e vago (NC X) estão muito próximos e têm funções semelhantes. Os dois têm ramos motores e autônomos, com núcleos de origem situados no bulbo. Ambos conduzem fibras aferentes somáticas gerais (ASGs) e aferentes viscerais gerais (AVGs) até tratos de fibras e núcleos no tronco encefálico associados ou idênticos, e ambos têm um componente parassimpático, ou eferente visceral geral, e um componente branquiomotor, ou eferente visceral especial (EVE). Os dois nervos deixam o crânio juntos, mantêm-se próximos no trajeto no pescoço e suprem algumas das mesmas estruturas. Com frequência são acometidos pelos mesmos processos patológicos, e pode ser difícil diferenciar entre o acometimento de um e do outro. Por esses motivos, os dois nervos são analisados em conjunto.

NERVO GLOSSOFARÍNGEO

Anatomia e fisiologia

O nervo glossofaríngeo, como indica o nome, é distribuído principalmente para a língua e a faringe. Conduz fibras sensoriais gerais, bem como fibras sensoriais especiais (gustativas) do terço posterior da língua. Também é responsável pela inervação sensorial da faringe, da área da tonsila, da superfície interna da membrana timpânica e da pele da orelha externa, e conduz fibras AVGs do glomo carótico e do seio carótico. Seus neurônios motores esqueléticos inervam o músculo estilofaríngeo, e seu componente parassimpático inerva a glândula parótida.

As influências do neurônio motor superior sobre o NC IX originam-se do córtex motor primário e descem nos tratos corticobulbares para fazer sinapse na porção rostral do núcleo ambíguo na parte dorsolateral do bulbo (Figura 18.1). A inervação cortical é bilateral. As células no núcleo ambíguo são branquiomotoras e inervam músculos derivados do terceiro, quarto e quinto arcos branquiais. De acordo com a tendência dos axônios EVEs de criar alças internas, as fibras do NC IX primeiro seguem em sentido posteromedial, em direção ao assoalho do quarto ventrículo e, depois, se voltam e seguem lateralmente e para frente. O nervo emerge do bulbo como 3 a 6 radículas no sulco entre a oliva e o pedúnculo cerebelar inferior, entre as fibras emergentes do NC VIII acima e do NC X abaixo e alinhado com elas (ver Figura 11.3). Essas radículas unem-se para formar um só nervo, que sai do crânio pelo forame jugular.

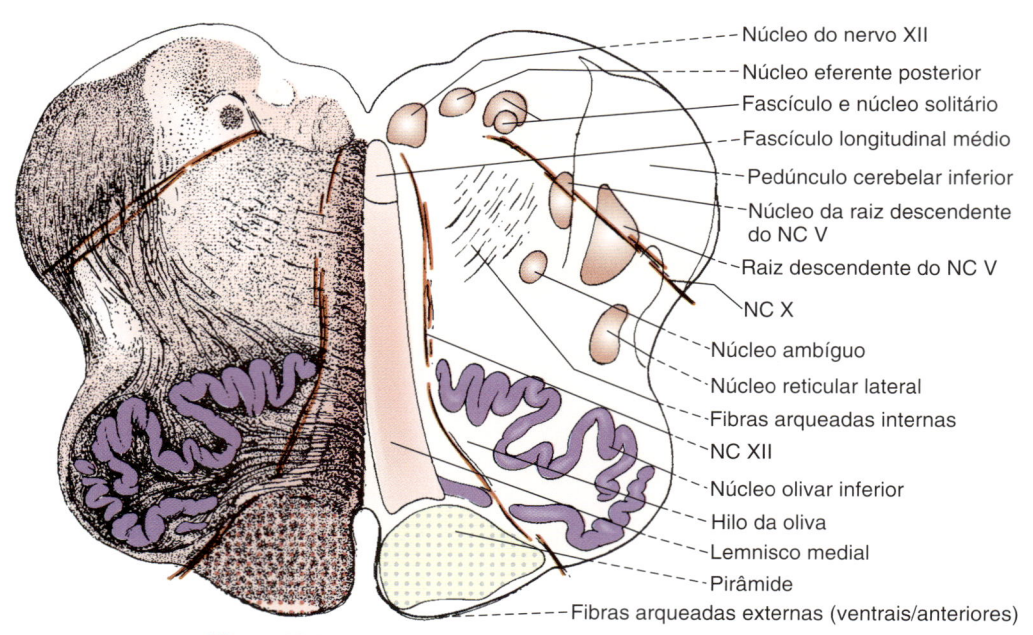

Figura 18.1 Corte transversal do bulbo no nível do núcleo olivar inferior.

O NC IX sai do crânio pelo forame jugular, em posição lateral e anterior aos NCs X e XI, dentro de uma bainha separada da dura-máter. Depois de sair do crânio, o NC IX entra na bainha carótica, desce entre a veia jugular interna e a artéria carótida interna, mergulha sob o processo estiloide e passa entre as artérias carótidas interna e externa. Curva-se para frente, descrevendo um arco na face lateral do pescoço até chegar à parede lateral da faringe e, depois, desaparece sob o músculo hioglosso para se dividir em seus ramos terminais. Dois gânglios situam-se sobre o nervo, em posição imediatamente caudal ao forame jugular: os gânglios superior (jugular) e inferior (petroso) do nervo glossofaríngeo (Figura 18.2). O gânglio superior do nervo glossofaríngeo é pequeno, inconstante, não tem ramos e, muitas vezes, encontra-se fundido ao gânglio inferior. O NC IX tem seis ramos terminais: (a) nervo timpânico (nervo de Jacobson), (b) ramo para o seio carótico, (c) ramos faríngeos, (d) ramos musculares, (e) ramos tonsilares e (f) ramos linguais. O NC IX tem importantes conexões com os NCs V, VII e X e os nervos simpáticos cervicais.

As fibras branquiomotoras do NC IX seguem até a faringe. O ramo muscular segue ao longo da margem posterior do músculo estilofaríngeo e termina no ventre do músculo. A maioria dos músculos da faringe é inervada tanto pelo NC IX quanto pelo NC X. Se o NC IX supre sozinho algum músculo, este é o estilofaríngeo. A Tabela 18.1 apresenta a descrição das ações do músculo estilofaríngeo.

O NC IX é responsável pela inervação parassimpática da glândula parótida e das mucosas da parte posteroinferior da boca e da faringe (Figura 18.2). Os núcleos parassimpáticos na parte inferior do tronco encefálico são os núcleos salivatórios superior e inferior e o núcleo motor posterior do NC X (NMPX), também conhecido como núcleo motor posterior ou eferente posterior do nervo vago. As fibras autônomas do NC IX originam-se principalmente do núcleo salivatório inferior, com algumas fibras do NMPX. As parassimpáticas atravessam os gânglios superior e inferior do nervo glossofaríngeo sem fazer sinapse. Logo abaixo do gânglio inferior, elas saem para formar o nervo timpânico, que ascende até a cavidade timpânica por um pequeno canal na face inferior do osso temporal entre o canal carótico e a fossa jugular (canalículo timpânico). O nervo timpânico se ramifica na cavidade timpânica e forma parte do plexo timpânico. O nervo petroso menor é uma continuação do nervo timpânico que sai do plexo timpânico, entra na fossa média do crânio por um curto intervalo e sai pelo forame oval para fazer sinapse no gânglio ótico. As fibras pós-ganglionares unem-se ao ramo auriculotemporal do nervo mandibular (ramo do NC V) e são distribuídas para a glândula parótida; esse é o nervo envolvido na sudorese gustativa (ver Capítulo 15).

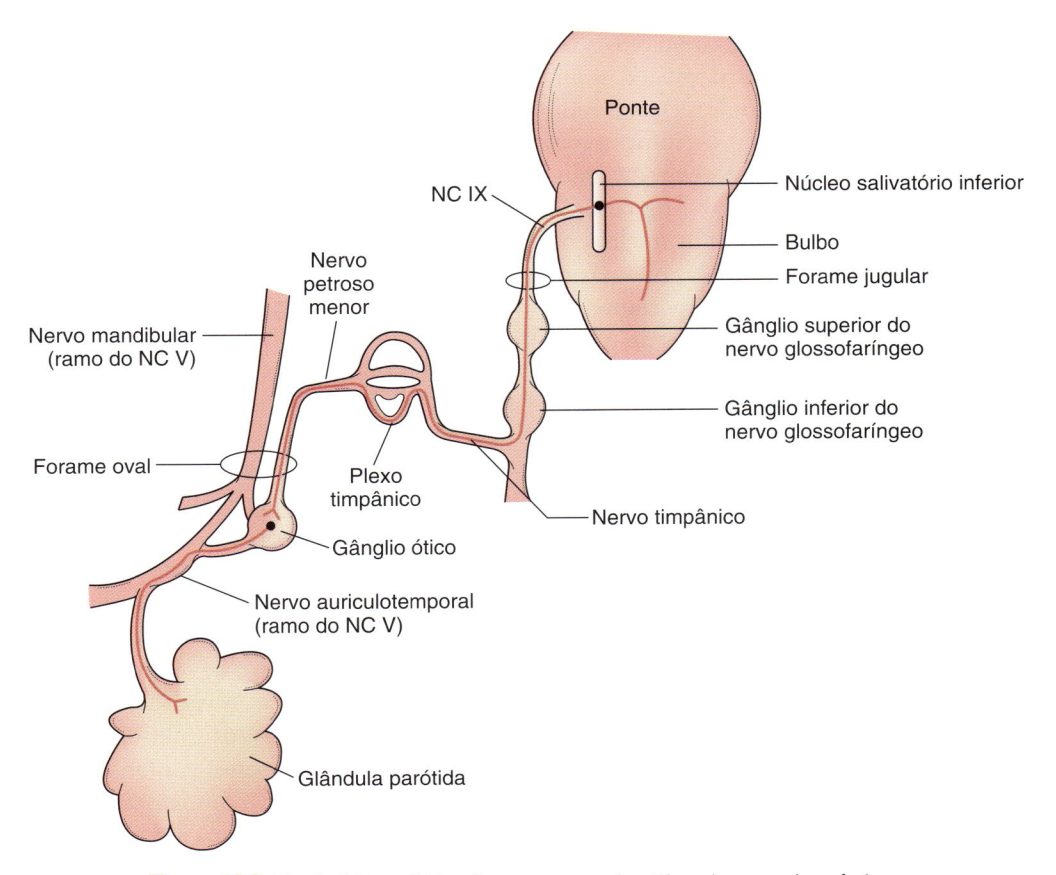

Figura 18.2 Distribuição periférica dos ramos parassimpáticos do nervo glossofaríngeo.

Tabela 18.1	Ramos dos nervos glossofaríngeo e vago, músculos inervados e suas ações.	
Ramo do nervo	**Músculo inervado**	**Ação do músculo**
NC IX		
Ramo muscular	Estilofaríngeo	Eleva e dilata a faringe
NC X		
Ramo faríngeo	Músculo da úvula	Encurta e curva a úvula para trás; ajuda a bloquear as vias nasais na deglutição
	Levantador do véu palatino	Eleva o palato mole e o puxa para trás; bloqueia as vias nasais na deglutição
	Palatofaríngeo	Puxa a faringe e a cartilagem tireóidea para cima e abaixa o palato mole; aproxima os arcos palatofaríngeos e fecha o orifício das fauces
	Salpingofaríngeo	Funde-se ao palatofaríngeo, eleva a parte superior e lateral da faringe
	Palatoglosso	Eleva a parte posterior da língua e estreita as fauces; abaixa o palato mole
	Constritores superior, médio e inferior da faringe	Achata e contrai a faringe na deglutição; empurra o alimento para o esôfago no ato final da deglutição; afeta a fala por modificação do formato do ressonador faríngeo
Nervo laríngeo superior	Cricotireóideo	Principal tensor das pregas (cordas) vocais; alonga as pregas pelo aumento da distância entre os processos vocais e o ângulo da tireoide
Nervo laríngeo recorrente	Cricoaritenóideos posteriores	Principais abdutores; separam as pregas vocais e abrem a glote por rotação externa das cartilagens aritenóideas
	Cricoaritenóideos laterais	Principais adutores; fecham a glote por rotação interna das cartilagens aritenóideas
	Tireoaritenóideos (vocais)	Puxam as cartilagens aritenóideas para frente para encurtar e relaxar as pregas vocais
	Aritenóideo	Músculo ímpar; desliza as cartilagens aritenóideas juntas e fecha a rima da glote

Os neurônios sensoriais do NC IX estão localizados nos gânglios superior e inferior do nervo glossofaríngeo. Há fibras ASGs que conduzem a sensibilidade exteroceptiva comum; fibras AVGs que conduzem informações do glomo carótico e do seio carótico, além da sensibilidade visceral da faringe e fibras aferentes viscerais especiais que conduzem o paladar. As fibras ASGs conduzem a sensação exteroceptiva das mucosas da cavidade timpânica, células mastóideas e canal auditivo via plexo timpânico e ramo timpânico. As informações sensoriais da faringe, da tonsila e do terço posterior da língua seguem pelos ramos faríngeos, tonsilares e linguais. Os processos centrais dessas células terminam nos núcleos do nervo trigêmeo, e suas conexões centrais são as mesmas de outras fibras AGSs. Uma das funções mais importantes do NC IX é a condução de fibras aferentes viscerais do glomo e do seio caróticos participantes do controle do reflexo da frequência cardíaca, da pressão arterial e da respiração. O ramo do NC IX para o seio carótico (nervo de Hering) origina-se logo abaixo do forame jugular e desce na artéria carótida interna até o seio carótico e o glomo carótico. Conduz impulsos dos quimiorreceptores do glomo carótico e dos barorreceptores do seio carótico e termina centralmente em células do terço médio do núcleo do trato solitário. Outras fibras que conduzem estímulos aferentes viscerais das mucosas da faringe, do palato mole e do terço posterior da língua atravessam o gânglio petroso (gânglio inferior do nervo glossofaríngeo) e terminam no trato e no núcleo solitários. Os ramos linguais do NC IX conduzem fibras do paladar (basicamente relativas aos sabores ácido e amargo) das papilas circunvaladas, da mucosa da base e dos calículos gustatórios no terço posterior da língua, das pregas glossoepiglótica e faringoepiglótica e da superfície lingual da epiglote.

Essas fibras terminam na parte rostral do núcleo do trato solitário (núcleo gustativo). Suas conexões centrais são as mesmas das fibras gustativas do NC VII.

Exame clínico

É difícil examinar o NC IX porque a maioria de suas funções ou todas elas são compartilhadas por outros nervos e porque muitas estruturas que ele inerva são inacessíveis. É possível examinar a sensibilidade álgica e tátil da faringe, região tonsilar e palato mole, além do reflexo do vômito. É difícil e raramente se tenta examinar o paladar no terço posterior da língua à beira do leito. Não é possível isolar as funções motoras daquelas do nervo vago. A pequena área de inervação sensorial exteroceptiva cutânea é compartilhada por outros nervos. Em teoria, pacientes com lesões do NC IX poderiam ter perda detectável da sensibilidade, mas não é possível detectá-la em pacientes submetidos à secção do nono nervo craniano por neuralgia do glossofaríngeo.

O único músculo que recebe sua inervação motora apenas do NC IX é o estilofaríngeo. O único déficit que poderia ser detectável é uma leve redução do arco palatino em repouso no lado acometido. Outras funções motoras palatinas são mediadas pelo NC X ou pela ação conjunta dos dois nervos. O reflexo salivar é o fluxo de saliva do ducto parotídeo após a estimulação gustativa. As vias aferentes são as fibras gustativas e as vias eferentes, os estímulos parassimpáticos dos núcleos salivatórios superior e inferior.

O reflexo do vômito é provocado por estimulação da faringe ou do palato. Alguns autores fazem distinção entre os reflexos faríngeo e palatino, referindo-se apenas ao primeiro como reflexo do vômito. No uso clínico comum, não há diferença entre esses dois e ambos são conhecidos como reflexo do vômito. O reflexo é provocado tocando-se a lateral da parte oral da faringe na região do pilar anterior das fauces com um abaixador de língua, bastão aplicador ou objeto semelhante (reflexo faríngeo) ou tocando-se um lado do palato mole ou da úvula (reflexo palatino). O reflexo faríngeo é o mais ativo dos dois. O reflexo também ocorre ao se tocar a base da língua ou a parede posterior da faringe. A via aferente do reflexo é mediada pelo NC IX e a via eferente pelos NCs IX e X. O centro do reflexo está no bulbo. A resposta motora é a constrição e elevação da parte oral da faringe. Isso causa a elevação da rafe mediana do palato e da úvula e a contração dos músculos constritores da faringe. A atividade nos dois lados é comparada. O reflexo do vômito é protetor, destina-se a impedir que substâncias nocivas ou objetos estranhos ultrapassem a cavidade oral. Existem três componentes motores: elevação do palato mole para fechar a parte nasal da faringe, fechamento da glote para proteger as vias respiratórias e constrição da faringe para evitar a entrada de substâncias.

Quando há fraqueza unilateral da faringe, a rafe desvia-se em direção ao lado normal. Esse movimento geralmente é considerável (Videolink 18.1). Pequenos movimentos da úvula e desvios triviais da rafe mediana não têm repercussão clínica. Em adultos normais, geralmente ocorrem tanto o reflexo palatino quanto o reflexo faríngeo, mas pode haver variação. Algumas pessoas normais podem não ter reflexo do vômito bilateralmente. A ausência unilateral significa lesão do neurônio motor inferior. Como a maioria dos músculos bulbares, a faringe recebe inervação supranuclear bilateral, e uma lesão cerebral unilateral não causa fraqueza detectável.

O reflexo do vômito costuma ser usado para prever se um paciente será ou não capaz de engolir. Sua diminuição em um paciente em vigília que apresenta déficit agudo é um previsor de dificuldade de deglutição. Na verdade, há pouca relação entre o reflexo do vômito e a deglutição normal, que é uma sequência coordenada harmoniosa de contrações musculares que impulsionam o bolo alimentar da boca para o esôfago. Há pouca semelhança entre a deglutição normal e o caos de um reflexo do vômito. Os centros corticais superiores precisam inibir o reflexo do vômito durante a deglutição normal. O reflexo do vômito é útil, mas é limitado na avaliação de proteção das vias respiratórias. Sua diminuição em um paciente em vigília que apresenta déficit agudo é um previsor de proteção inadequada das vias respiratórias e de aumento do risco de aspiração, mas o estado do reflexo de vômito não é um indicador totalmente confiável. Pacientes com reflexo de vômito aparentemente intacto ainda podem aspirar, mas o paciente com esse reflexo deprimido pode não estar sujeito à aspiração.

Davies et al. constataram ausência de reflexo do vômito em 37% das pessoas normais, o que pode explicar seu baixo valor preditivo na avaliação do risco de aspiração. Leder e Espinosa concluíram que o exame clínico, em que a avaliação do reflexo do vômito é um importante componente, subestimou a probabilidade de aspiração em pacientes de risco e a superestimou em pacientes que não estavam em risco. O nervo trigêmeo contribui para a sensibilidade palatina e possibilita a preservação paradoxal do reflexo do vômito em caso de lesão do NC IX. O reflexo do vômito pode ser hiperativo em alguns indivíduos normais, a ponto de causar ânsia de vômito e até vômito. A hiperatividade do reflexo do vômito pode ocorrer nas lesões cerebrais bilaterais, assim como na paralisia pseudobulbar e na esclerose lateral amiotrófica (ELA).

Distúrbios funcionais

As lesões supranucleares unilaterais não causam déficit em virtude da inervação corticobulbar bilateral. As lesões supranucleares bilaterais podem causar paralisia pseudobulbar (ver Capítulo 21).

As lesões isoladas do NC IX são raríssimas, se é que existem. Em todos os casos, o nervo é acometido com outros NCs, sobretudo o NC X. Os processos nucleares e infranucleares que podem afetar o NC IX incluem neoplasias intrabulbares e extrabulbares e outras lesões expansivas (p. ex., tumor do glomo jugular), traumatismo, como fratura ou dissecção cirúrgica da base do crânio, doença do neurônio motor, siringobulbia, abscesso retrofaríngeo, doença desmielinizante, traumatismo no parto e isquemia do tronco encefálico. A secção cirúrgica ou outro traumatismo do ramo para o seio carótico pode causar hipertensão transitória ou prolongada. O acometimento do NC IX pode estar relacionado com a disautonomia cardiovascular que às vezes acompanha a síndrome de Guillain-Barré. O NC IX pode ser acometido com outros NCs em lesões da base do crânio, como a síndrome do forame jugular (ver Capítulo 21).

Talvez a lesão mais importante do NC IX seja a neuralgia do glossofaríngeo (ou vago-glossofaríngeo) ou o "tique doloroso do nono nervo craniano". Nesse distúrbio, o paciente tem crises de dor lancinante originadas de um lado da região da garganta ou tonsilar, que se irradia ao longo do trajeto da tuba auditiva até a membrana timpânica, o meato acústico externo, atrás do ângulo da mandíbula, e a porção adjacente da orelha. Como na neuralgia do nervo trigêmeo, pode haver zonas de gatilho, as quais, normalmente, estão na parede da faringe, nas fauces, nas regiões das tonsilas ou na base da língua. A dor pode ser provocada ao falar, comer, engolir ou tossir. Pode causar síncope, crises convulsivas e raramente parada cardíaca por estimulação do reflexo do seio carótico. É preciso diferenciar a neuralgia do glossofaríngeo de outras neuralgias craniofaciais e da dor causada por lesão estrutural do nervo. Alguns especialistas diferenciam a neuralgia do glossofaríngeo, na qual há irradiação da dor da garganta para a orelha, da neuralgia de Jacobson, na qual a dor é limitada à orelha e à tuba auditiva. Na maioria das vezes, a neuralgia do glossofaríngeo é idiopática, mas foi descrita nas lesões que acometem a distribuição periférica dos nervos. É raro que a esclerose múltipla cause neuralgia do glossofaríngeo, embora muitas vezes esteja associada à neuralgia do trigêmeo.

A hipersensibilidade do seio carotídeo é causada por ativação acidental dos barorreceptores no seio, com consequente bradicardia e hipotensão. As causas identificáveis incluem constrição ao redor do pescoço (p. ex., colarinho apertado) ou massa no pescoço que comprime o seio, mas muitos casos são idiopáticos.

NERVO VAGO

Anatomia e fisiologia

O vago (do latim, "errante", em virtude de sua grande distribuição) é o NC mais longo e com distribuição mais ampla (Figura 18.3). Alguns dos núcleos de origem são os mesmos do NC IX, e o vago compartilha muitas funções com o NC IX. Conecta-se a quatro núcleos do tronco encefálico:

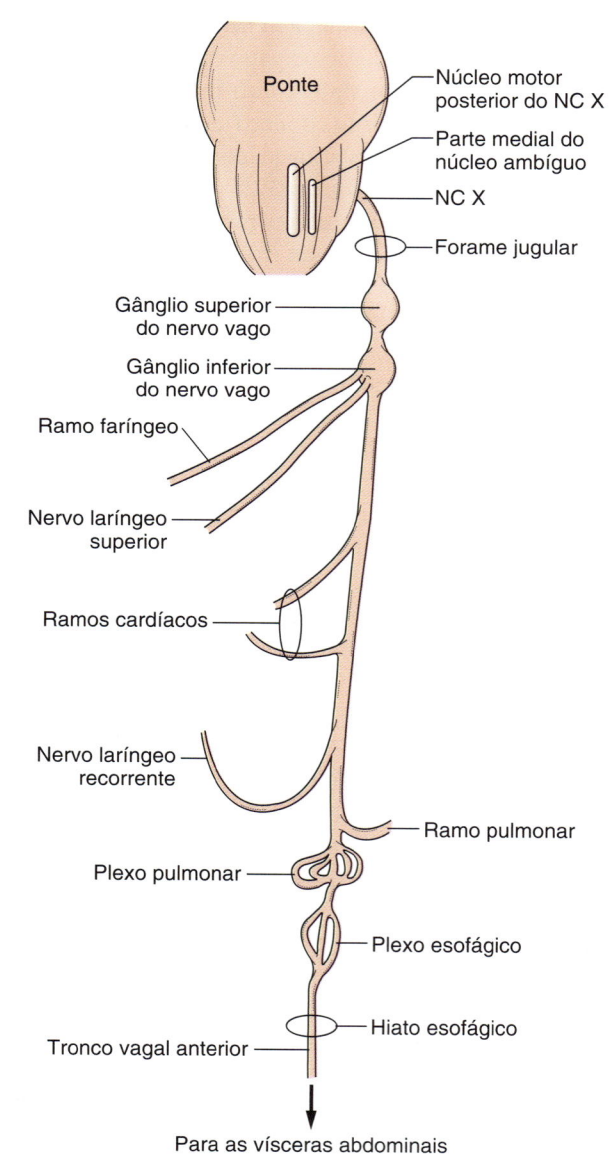

Figura com rótulos: Ponte; Núcleo motor posterior do NC X; Parte medial do núcleo ambíguo; NC X; Forame jugular; Gânglio superior do nervo vago; Gânglio inferior do nervo vago; Ramo faríngeo; Nervo laríngeo superior; Ramos cardíacos; Nervo laríngeo recorrente; Ramo pulmonar; Plexo pulmonar; Plexo esofágico; Hiato esofágico; Tronco vagal anterior; Para as vísceras abdominais.

Figura 18.3 Distribuição periférica dos ramos do nervo vago.

o núcleo ambíguo, o NMPX, o núcleo do trato espinal do NC V e o núcleo do trato solitário. Transporta as fibras sensoriais ASGs exteroceptivas da faringe, da laringe, da orelha e das meninges e as fibras AVGs da laringe, das vísceras torácicas e abdominais e dos receptores na aorta. O NC X conduz axônios motores esqueléticos do núcleo ambíguo até a faringe e a laringe, e axônios parassimpáticos do NMPX para os músculos lisos e glândulas da faringe e laringe e para as vísceras torácicas e abdominais. Os ramos terminais alcançam a flexura esquerda do cólon.

O nervo vago emerge do bulbo como uma série de radículas logo abaixo daquelas do nervo glossofaríngeo. O NC X sai do crânio pelo forame jugular na mesma bainha neural que a raiz craniana do NC XI e atrás do NC IX. No forame jugular, o nervo situa-se perto do bulbo jugular, uma dilatação da veia jugular interna que abriga o glomo jugular (corpo timpânico). O glomo jugular tem funções semelhantes às do glomo carótico. O NC X desce no pescoço na bainha carótica, entre a artéria carótida e a veia jugular interna até a margem superior da cartilagem tireóidea, depois entre a veia e a artéria carótida comum até a base do pescoço. Os ramos saem no forame jugular para inervar as meninges e a orelha; outros ramos saem em posição distal ao forame para inervar a faringe e a laringe. A principal parte do nervo entra no tórax. O vago tem dois gânglios sensoriais. O gânglio superior (jugular) do nervo vago está localizado na fossa jugular do osso temporal; o gânglio inferior (nodoso) está em posição imediatamente distal ao forame jugular. Existem 10 ramos terminais principais originados em diferentes níveis: (a) meníngeo, (b) auricular, (c) faríngeo, (d) carotídeo, (e) laríngeo superior, (f) laríngeo recorrente, (g) cardíaco, (h) esofágico, (i) pulmonar e (j) gastrintestinal. A Tabela 18.2 apresenta um resumo dos músculos inervados pelos ramos terminais.

Parte motora

O centro cortical que regula a função do nervo vago está localizado na parte inferior do giro pré-central; a inervação supranuclear é bilateral, mas basicamente cruzada. As fibras descem nos tratos corticobulbares e fazem sinapse no núcleo ambíguo. As fibras branquiomotoras seguem o mesmo trajeto intrabulbar circular das fibras do NC IX. Existem três ramos branquiomotores principais: faríngeo, laríngeo superior e laríngeo recorrente. A Tabela 18.1 apresenta um resumo das ações dos músculos inervados pelo nervo vago.

O ramo faríngeo segue entre as artérias carótidas interna e externa e entra na faringe, em que se ramifica para formar o plexo faríngeo. O plexo também recebe fibras do ramo laríngeo externo, do NC IX e do tronco simpático. O nervo vago, com uma contribuição da parte bulbar do NC XI, supre todos os músculos estriados do palato mole, da faringe e da laringe, exceto o estilofaríngeo (NC IX) e o tensor do véu palatino (NC V).

Tabela 18.2	Ramos terminais do nervo vago.

Nervo	Anatomia
Ramo meníngeo	Origina-se no gânglio jugular; faz trajeto recorrente ascendente pelo forame jugular; inerva a dura-máter da fossa posterior
Ramo auricular	Origina-se no gânglio vagal superior; recebe filamento do gânglio inferior do NC IX; envia fibras ASGs para a parte posterior da membrana timpânica, o meato acústico externo e a pele da parte posterior da orelha; comunica-se com o ramo auricular posterior do NC VII
Ramo faríngeo	Origina-se no gânglio inferior do nervo vago; atravessa a artéria carótida interna até a margem superior do músculo constritor médio da faringe; divide-se em numerosos filamentos que se unem a ramos do NC IX, nervos laríngeos superiores e nervos simpáticos para formar o plexo faríngeo. Inervação motora de todos os músculos do palato mole e da faringe, exceto o estilofaríngeo e o tensor do véu palatino; inervação sensorial da mucosa da faringe
Ramos para o glomo carótico	Originam-se no gânglio inferior do nervo vago, levam impulsos dos barorreceptores e quimiorreceptores até o terço médio do núcleo do trato solitário; formam plexo com ramos do NC IX
Ramo laríngeo superior	Origina-se no gânglio inferior do nervo vago; divide-se em ramos externo e interno. O ramo externo menor inerva o músculo cricotireóideo e envia ramos para o plexo faríngeo. O ramo interno é responsável pela inervação sensorial das superfícies internas da laringe até as pregas vocais
Nervos laríngeos recorrentes	Originam-se no tórax e ascendem de volta até a laringe, espiralam-se para trás, em torno da artéria subclávia; à esquerda, faz voltas ao redor do arco da aorta; ambos ascendem entre o esôfago e a traqueia, atrás da artéria carótida comum e da tireoide até a laringe; são distribuídos para todos os músculos da laringe, exceto o cricotireóideo; responsáveis pela sensibilidade da mucosa da laringe abaixo das pregas vocais
Ramos cardíacos	Ramos superior e inferior; o ramo superior origina-se do vago; o ramo inferior origina-se do tronco vagal e do nervo laríngeo recorrente à direita, à esquerda, apenas do nervo laríngeo recorrente; comunica-se com ramos cardíacos do sistema nervoso simpático para formar o plexo cardíaco
Ramos pulmonares	Originam-se no tórax; comunicam-se com filamentos da divisão simpática para formar os plexos pulmonares
Ramos esofágicos	Originam-se no tórax; unem-se a filamentos dos nervos esplâncnicos e das fibras simpáticas torácicas para formar o plexo esofágico
Ramos gastrintestinais	Originam-se no abdome; formam os plexos gástricos, celíaco e hepático

O nervo laríngeo superior origina-se distalmente ao ramo faríngeo e se divide em ramos interno e externo. O ramo interno é basicamente sensorial. O ramo externo inerva o músculo cricotireóideo. Todos os outros músculos da laringe são supridos pelos nervos recorrentes, exceto o aritenóideo, que pode receber algumas fibras do ramo interno do nervo laríngeo superior. Os dois nervos laríngeos recorrentes descem profundamente no tórax e depois fazem uma alça de volta para a laringe. À direita, o nervo laríngeo recorrente curva-se ao redor da artéria subclávia; à direita, ao redor do arco da aorta. Cada nervo dá origem a ramos cardíacos, traqueais e esofágicos, terminando de cada lado como o nervo laríngeo inferior para suprir os músculos intrínsecos da laringe.

Parte parassimpática

O componente parassimpático do NC X origina-se do NMPX, uma coluna celular longa imediatamente dorsolateral ao núcleo do nervo hipoglosso que se estende do polo superior da oliva inferior até a parte inferior do bulbo. Alguns neurônios parassimpáticos situam-se imediatamente adjacentes, na parte medial do núcleo ambíguo. Os neurônios no núcleo ambíguo inervam o coração, e os neurônios no NMPX suprem as outras vísceras inervadas pelo vago. As fibras seguem em sentido ventromedial e fundem-se às fibras branquiomotoras provenientes do núcleo ambíguo. As fibras autônomas saem do bulbo como fibras pré-ganglionares da divisão craniossacral do sistema nervoso autônomo. Elas terminam em gânglios próximos das vísceras que inervam e enviam fibras pós-ganglionares curtas diretamente para as estruturas musculares e glandulares inervadas. O nervo vago é o nervo parassimpático mais longo do corpo e mediador de muitas funções importantes, analisadas no Capítulo 45. Em suma, uma descarga vagal causa bradicardia, hipotensão, broncoconstrição, broncorreia, aumento do peristaltismo, aumento da secreção gástrica e inibição da função suprarrenal. Os centros vagais no bulbo que controlam essas funções estão sob o controle de centros superiores no córtex e no hipotálamo. A inibição da função vagal produz efeitos opostos.

No trajeto pelo tórax, o nervo vago direito dá origem a ramos pulmonares e esofágicos, atravessa o hiato esofágico no diafragma, posterior ao esôfago, e divide-se em ramos gástricos e celíacos. O nervo vago esquerdo também dá origem a ramos pulmonares e esofágicos, depois entra no abdome, anterior ao esôfago, e divide-se em vários ramos gástricos.

Parte sensorial

O gânglio superior do vago está localizado na parte superior do forame jugular. Comunica-se, por meio de vários ramos delicados, com a parte craniana do NC XI e com o gânglio petroso (gânglio inferior do nervo glossofaríngeo) do NC IX, com o NC VII e com o gânglio cervical superior. O gânglio inferior do nervo vago situa-se logo abaixo do forame jugular. A raiz craniana do NC XI atravessa o forame para se unir ao NC X. O gânglio inferior também se comunica com o NC XII, o gânglio cervical superior e a alça entre C1 e C2. Os dois gânglios do nervo vago são sensoriais e contêm neurônios unipolares que medeiam estímulos aferentes somáticos gerais, viscerais especiais e viscerais gerais. Os axônios branquiomotores e parassimpáticos atravessam os gânglios sem fazer sinapse. O gânglio superior conduz principalmente a sensibilidade somática, e a maior parte de sua comunicação é com o nervo auricular. O gânglio inferior transmite a sensibilidade visceral geral e o paladar.

A parte sensorial somática do nervo vago conduz a sensibilidade álgica, térmica e tátil da faringe, da laringe, do meato acústico, da superfície externa da membrana timpânica e das meninges da fossa posterior. Na laringe, fibras ASGs originadas acima das pregas (cordas) vocais seguem no ramo laríngeo interno do nervo laríngeo superior; as fibras originadas abaixo das pregas vocais seguem com o nervo laríngeo recorrente. As fibras aferentes viscerais seguem as mesmas vias. As fibras sensoriais gerais da região da orelha, do meato acústico e da membrana timpânica seguem no ramo auricular (nervo de Arnold). A estimulação do ramo auricular, como ao fazer cócegas no meato acústico, pode causar ativação reflexa do NMPX com tosse, vômito e até mesmo síncope (*Mitempfindung*; ver Capítulo 31). As fibras ASGs no NC X fazem sinapse no núcleo do trato espinal do NC V e são retransmitidas para o tálamo e o córtex sensorial.

As fibras que conduzem estímulos AVGs da faringe, da laringe, das vísceras inervadas pelo vago e de barorreceptores e quimiorreceptores na aorta seguem sobre os processos periféricos de neurônios no gânglio inferior do nervo vago. Os processos centrais terminam na parte caudal do trato solitário. Os ramos colaterais para a formação reticular, o NMPX e outros núcleos de NC medeiam importantes reflexos viscerais e participam da regulação da função cardiovascular, respiratória e gastrintestinal. Existem algumas fibras gustativas da região da epiglote e cartilagens aritenóideas que seguem com as fibras gustativas do NC IX e terminam no trato solitário rostral.

Funções normais

As funções normais mediadas pelos NCs IX e X incluem a deglutição, a fonação, e a proteção e modulação das vias respiratórias. O complexo processo da deglutição é dividido em dois estágios, controlados principalmente pelos NCs IX, X e XII. No primeiro estágio, a língua empurra o bolo alimentar para trás em direção às fauces. Durante o segundo estágio, a epiglote fecha sobre a entrada da laringe, e o bolo desliza ao longo de sua superfície posterior. Os músculos do palato mole e da parte nasal da faringe fecham-se acima do bolo para evitar a entrada na parte nasal da faringe. O bolo é dirigido para baixo e para trás na faringe, depois os músculos constritores se contraem, empurrando-o para baixo até o esôfago.

A laringe é constituída de várias cartilagens. As cartilagens tireóidea e cricóidea formam parte da estrutura externa. As aritenóideas são duas cartilagens situadas no interior; elas têm um processo muscular e um processo vocal. As cordas vocais verdadeiras são mucosas que cobrem os ligamentos vocais, que se estendem dos processos vocais das aritenóideas até a cartilagem tireóidea. A laringe é controlada por numerosos

músculos pequenos. As cartilagens aritenóideas podem deslizar ou girar; as duas ações modificam a configuração das pregas vocais. A rima da glote é a passagem entre as pregas vocais. A contração e o relaxamento dos músculos intrínsecos da laringe modificam a tensão ou o formato das cordas vocais e alteram a abertura da rima da glote. Os músculos da laringe têm três funções básicas: abduzem e abrem a rima da glote para possibilitar a entrada e a saída de ar, aduzem e fecham a rima da glote para proteger as vias respiratórias durante a deglutição, e controlam a tensão nas pregas vocais para possibilitar a fonação. Os músculos cricotireóideos, cricoaritenóideos posteriores e laterais e tireoaritenóideos são pares. O músculo aritenóideo é ímpar. A Tabela 18.1 e a Figura 18.4 apresentam um resumo das ações dos músculos intrínsecos da laringe.

Exame clínico

Apesar do tamanho e da importância do NC X, é difícil avaliá-lo à beira do leito. Às vezes, a avaliação formal da função autônoma oferece informações úteis.

Exame das funções motoras

Os ramos motores do NC X inervam o palato mole, a faringe e a laringe em distribuição igual à do NC IX, e o exame é feito da mesma maneira. O reflexo do vômito é analisado na seção sobre o NC IX.

O caráter da voz e a capacidade de engolir fornecem informações sobre as funções branquiomotoras do nervo vago. Nas lesões unilaterais agudas, a fala pode ser anasalada e a

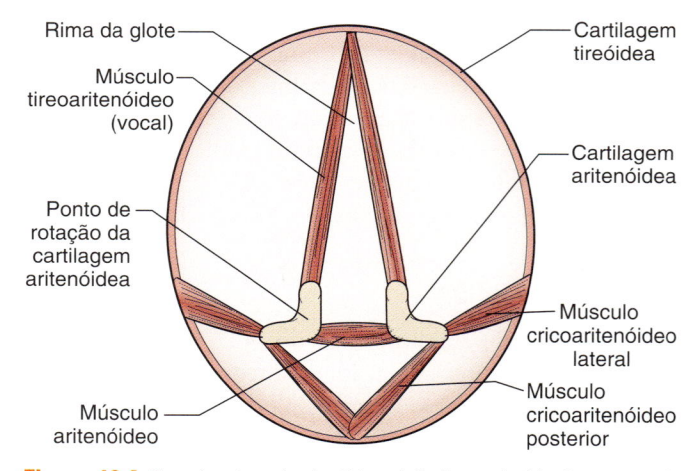

Figura 18.4 Os músculos cricotireóideos (não ilustrados) inclinam a cartilagem tireóidea para frente sobre a cartilagem cricóidea, tensionando as pregas vocais. Os músculos tireoaritenóideos seguem da cartilagem tireóidea até as cartilagens aritenóideas; a contração tensiona as cordas vocais. Os outros músculos fixam-se na cartilagem cricóidea. As duas cartilagens aritenóideas podem deslizar ou girar. A contração do músculo aritenóideo traciona as cartilagens aritenóideas juntas, com adução das pregas vocais e fechamento da rima da glote. O músculo cricoaritenóideo lateral causa a rotação medial do processo vocal da cartilagem aritenóidea, com adução das pregas vocais. O músculo cricoaritenóideo posterior causa rotação lateral do processo vocal, com abdução das cordas vocais.

disfagia é frequente, mais acentuada para líquidos que para sólidos, com tendência à regurgitação nasal por causa da insuficiência velofaríngea. O exame do palato mole inclui observação da posição do palato e da úvula em repouso e durante a respiração tranquila e a fonação. A rafe mediana do palato eleva-se na linha mediana durante a fonação. Na lesão unilateral do nervo vago, há fraqueza dos músculos levantador do véu palatino e da úvula, o que causa queda do palato e achatamento do arco palatino (Figura 18.5). A função preservada do tensor do véu palatino (inervado pelo NC V) pode evitar a queda acentuada do palato. À fonação, a rafe mediana desvia-se em direção ao lado normal. Pode haver perda do reflexo do vômito palatino no lado acometido por interrupção da via motora, não da via sensorial.

No acometimento bilateral do nervo vago, não há elevação do palato durante a fonação; pode ou não haver queda do palato, dependendo da função do músculo tensor do véu palatino. Há ausência bilateral do reflexo do vômito palatino e tendência acentuada à fala anasalada e à regurgitação nasal de líquidos. A fala é semelhante à de um paciente com fenda palatina (ver Capítulo 9).

A fraqueza da faringe também pode causar anormalidades da fala e da deglutição. Em geral, a disartria é mínima, a menos que também haja fraqueza do palato mole ou da laringe. A tosse espontânea e o reflexo da tosse podem estar comprometidos. Pode haver disfagia, porém sem a tendência à maior dificuldade com líquidos e à regurgitação nasal que ocorre na fraqueza do palato. A disfagia é acentuada apenas em lesões agudas unilaterais ou em lesões bilaterais. O exame da faringe inclui observação da contração dos músculos da faringe durante a fonação, registro da elevação da laringe durante a deglutição e teste do reflexo do vômito faríngeo. A fraqueza unilateral do músculo constritor superior da faringe pode causar um "movimento de cortina" (fenômeno da cortina de Vernet), com desvio da parede faríngea em direção ao lado não paralisado no teste do reflexo do vômito, ou no início da fonação. A elevação normal da laringe pode estar ausente de um lado nas lesões unilaterais e nos dois lados nas lesões bilaterais.

O NC X inerva as pregas vocais. O movimento normal das pregas vocais é necessário para três funções vitais: respiração, tosse e fala. Durante a inspiração e a expiração, há abdução das pregas para possibilitar o livre fluxo de ar; na fala, há adução e vibração das pregas para a fonação. Também há adução das pregas durante a tosse. Os movimentos dos vários músculos pequenos que controlam a laringe são complexos e têm diferentes efeitos sobre a função da laringe (ver Tabela 18.1). A Tabela 18.3 apresenta um resumo dos

Tabela 18.3	**Efeitos da fraqueza dos músculos da laringe.**
Músculo	**Efeito da fraqueza**
Cricotireóideo	Perda de tensão; alongamento da prega vocal na fonação; perda de tons altos; voz profunda, rouca e com fadiga fácil; inspiração normal com dispneia ou estridor
Tireoaritenóideo	Pequena dificuldade de abdução, mas leve comprometimento da adução; na paralisia bilateral, a glote apresenta-se oval em vez de linear durante a fonação; voz rouca; ausência de dispneia ou estridor
Aritenóideo	Glote fechada apenas na parte anterior; a laringe apresenta uma pequena fenda triangular posterior durante a fonação; a inspiração é normal
Abdutores unilaterais	A prega vocal está perto da linha mediana; não é possível abduzi-la durante a inspiração; voz rouca, mas a fonação e a tosse são pouco afetadas (a adução é normal); a dispneia é incomum porque há abdução da prega vocal normal durante a inspiração, mas pode haver estridor inspiratório
Abdutores bilaterais	Ambas as pregas vocais estão perto da linha mediana e não podem ser abduzidas; voz rouca, mas a fonação é pouco afetada e a tosse é normal porque a adução é preservada; dispneia intensa com estridor inspiratório
Adutores unilaterais	Paralisia de um músculo cricoaritenóideo lateral; rouquidão e comprometimento da tosse
Adutores bilaterais	As pregas vocais não são aduzidas durante a fonação e há perda da voz ou redução a um sussurro, a inspiração é normal sem estridor nem dispneia; a tosse é normal
Paralisia total unilateral	Tanto a adução quanto a abdução são afetadas; a prega vocal acometida está em posição cadavérica, imóvel em abdução média; voz grave e rouca; dificuldade para tossir; dispneia leve ou ausente; estridor inspiratório ausente ou presente apenas durante a inspiração profunda
Paralisia total bilateral	Ambas as pregas vocais estão em posição cadavérica; perda da fonação e da tosse; dispneia e estridor acentuados, principalmente durante a inspiração

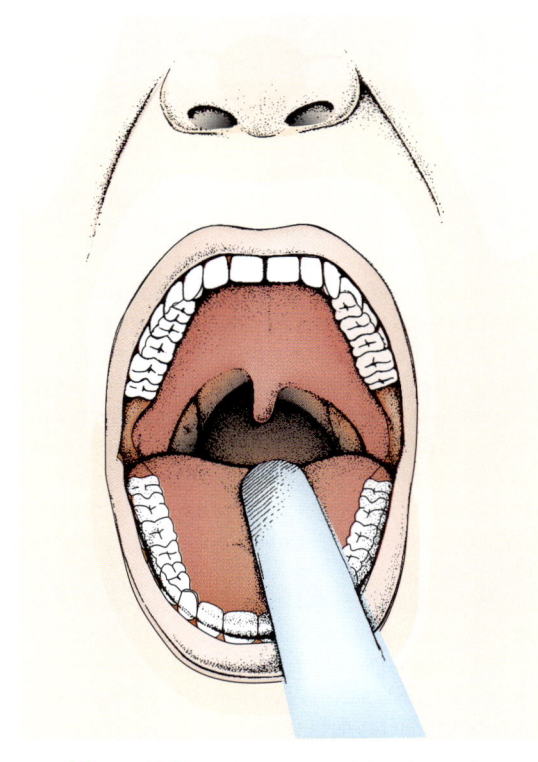

Figura 18.5 Paralisia unilateral do palato mole.

efeitos da fraqueza dos diferentes músculos da laringe. A lesão unilateral do nervo vago pode causar fraqueza ou paralisia da prega vocal. A disfunção das cordas vocais altera o caráter e a qualidade da voz e pode causar anormalidades da articulação, dificuldade respiratória e comprometimento da tosse.

A disfonia espasmódica é uma distonia focal comum que acomete as cordas vocais e causa alterações características da voz (ver Capítulo 30; e Videolink 18.2). Na maioria das vezes, a disfonia espasmódica causa espasmos anormais de adução das duas pregas vocais, o que torna a voz forçada e aguda. A disfonia abdutora é causada por contração espasmódica do músculo cricoaritenóideo posterior, o que impede a adução normal durante a fonação; a voz é soprosa e rouca. É mais provável que esse tipo de disfonia espasmódica seja confundido com uma lesão do NC X. A laringoscopia direta e indireta e a videoestroboscopia auxiliam o exame de rotina.

A causa mais comum de paralisia das pregas vocais é a lesão de um nervo laríngeo recorrente. A paralisia pode avançar da abdução leve, por acometimento apenas do músculo cricoaritenóideo posterior, até a paralisia completa, com a corda vocal em posição cadavérica. Na fraqueza leve das pregas vocais ou da faringe, a rouquidão e a disfagia podem ser notadas apenas quando a cabeça é girada para um lado. Às vezes, até mesmo a fraqueza acentuada de uma prega vocal afeta pouco a voz em virtude da preservação do movimento da prega normal.

Exame das funções autônomas

As funções autônomas do NC X foram resumidas anteriormente e são analisadas com mais detalhes no Capítulo 45.

Exame das funções sensoriais

Os elementos sensoriais somáticos do NC X foram analisados anteriormente. Eles não têm importância clínica e não é possível testá-los satisfatoriamente.

Exame dos reflexos

O NC X participa de vários reflexos autônomos (viscerais); a lesão desse nervo pode causar perda desses reflexos. Em alguns desses reflexos, como esternutatório, de sucção e de bocejo, o nervo vago tem papel de apoio. No Capítulo 15 é apresentada uma análise dos reflexos nasal, do espirro ou esternutatório. Os impulsos aferentes são conduzidos no NC V até o centro reflexo no tronco encefálico e na parte superior da medula espinal, e os impulsos eferentes são conduzidos principalmente pelo NC VII com algum excedente pelos NCs IX e X e o nervo frênico. Em outros reflexos, como os da deglutição, do vômito e da tosse, o nervo vago é dominante. Eles são mostrados no Boxe 18.1.

Distúrbios funcionais

A lesão unilateral do nervo vago causa fraqueza do palato mole, da faringe e da laringe. As lesões agudas podem causar dificuldade de deglutição de líquidos e sólidos, além de rouquidão ou qualidade nasal da voz. A única alteração sensorial definida é a anestesia da laringe por acometimento do nervo laríngeo superior. Raramente é possível demonstrar perda de sensibilidade atrás da orelha e no meato acústico externo. O reflexo do vômito está ausente no lado acometido.

Boxe 18.1

Reflexos mediados pelo nervo vago

O reflexo oculocardíaco (fenômeno ocular de Aschner) é a bradicardia causada por compressão do bulbo do olho. Também pode ser induzido por estimulação dolorosa da pele na região lateral do pescoço. A via aferente segue pelo NC V e a via eferente, pelo NC X. O reflexo é inconstante, não padronizado e influenciado pela emoção. Em geral, a diminuição da frequência de pulso não é maior que 5 a 8 bpm. A desaceleração pode ser acompanhada de extrassístoles. O reflexo oculocardíaco pode estar ausente em lesões do NC X. Às vezes, é usado para desacelerar uma frequência cardíaca muito alta, como nas taquiarritmias.

O reflexo do vômito causa peristaltismo reverso no esôfago e no estômago, com ejeção vigorosa de material gástrico. O centro do reflexo está na região do núcleo eferente posterior. O vômito tem várias causas. A estimulação da faringe, do palato, do esôfago, do estômago, do duodeno ou do trato gastrintestinal inferior pode ativar o reflexo. A via aferente segue pelo NC X, provavelmente até o trato solitário; daí o impulso é transmitido para o núcleo eferente posterior e também desce ao longo da medula espinal para contrair o diafragma e os músculos abdominais, relaxar o esfíncter cardíaco e contrair o esfíncter do piloro. O reflexo da deglutição é causado por estimulação da parede faríngea ou do dorso da língua. Os impulsos aferentes seguem pelos NCs V, IX e X e os impulsos eferentes pelos NCs IX, X e XII. O reflexo da tosse é ativado por estimulação da mucosa da faringe, da laringe, da traqueia ou da árvore brônquica. A estimulação da membrana timpânica ou do meato acústico externo também pode causar tosse. A via aferente do reflexo segue pelos NCs IX e X até o trato solitário, e os impulsos eferentes descem até os músculos da faringe, da língua, do palato e da laringe, bem como até o diafragma e os músculos torácicos e abdominais.

O soluço (singulto) é uma contração reflexa súbita do diafragma que causa inspiração vigorosa. O espasmo laríngeo associado provoca o fechamento brusco da glote, com interrupção súbita da inspiração e o som característico. Os nervos frênicos são a principal via, mas há contribuição do NC X. O bocejo é um reflexo respiratório complexo com inspiração profunda e prolongada, geralmente involuntária, pela boca aberta. Em geral, ocorre em caso de sonolência e fadiga, mas também pode ser provocado por sugestão ou monotonia. O bocejo também pode ocorrer na doença neurológica.

O reflexo do seio carótico é provocado por estimulação desse seio ou do glomo carótico por compressão da bifurcação da carótida. Causa diminuição da frequência cardíaca, queda da pressão arterial, redução do débito cardíaco e vasodilatação periférica. Quando a reação é exagerada, pode haver síncope. A via aferente do reflexo é mediada pelo NC IX e a via eferente, pelo NC X. O reflexo do seio carotídeo é comentado com mais detalhes com o NC IX.

Os reflexos autônomos (vômito, tosse e espirro) geralmente não são afetados. Pode haver taquicardia e perda do reflexo oculocardíaco no lado acometido, mas geralmente não há sintomas cardíacos. Os distúrbios gastrintestinais são discretos. A paralisia total bilateral do nervo vago é incompatível com a vida. Causa paralisia completa do palato, da faringe e da laringe, com disfagia e disartria intensas; taquicardia; respiração lenta e irregular; vômito; e atonia gastrintestinal. As lesões de ramos individuais do nervo vago são raras, exceto o acometimento do nervo laríngeo recorrente.

O principal efeito do aumento da atividade vagal é a bradicardia. O termo vasovagal refere-se aos efeitos do nervo vago sobre os vasos sanguíneos. As síncopes vasovagais (desmaio) são caracterizadas por bradicardia, hipotensão, vasoconstrição periférica e sensação de desmaio iminente, às vezes com perda da consciência. As síncopes vasovagais geralmente são induzidas por forte emoção ou dor. A bradicardia e o vômito em jato que ocorrem no aumento da pressão intracraniana podem ser mediados pelo nervo vago. As respirações de Cheyne-Stokes, Biot e Kussmaul; os tiques respiratórios; o bocejo forçado e outras anormalidades da respiração também podem ser mediados pelo nervo vago. Alguns distúrbios do sistema nervoso central podem causar espasmo dos músculos faríngeos. Outros distúrbios em que há aumento da atividade no sistema vagal raramente têm origem neurológica primária.

Os movimentos rítmicos do palato (mioclonia palatina, microtremor palatino ou nistagmo palatino) podem ocorrer em uma lesão do tronco encefálico, geralmente vascular (Vídeo 30.7). Os movimentos são mediados pelo NC X. No Capítulo 30, a mioclonia palatina é descrita com mais detalhes. A síndrome muito rara de neuralgia laríngea superior causa dor lancinante que se irradia da laringe para a orelha.

As lesões supranucleares unilaterais geralmente não causam disfunção da inervação bilateral; pode haver disfagia por lesão unilateral, mas é rara. As lesões supranucleares bilaterais, como na paralisia pseudobulbar, causam disfagia e disartria (ver Capítulo 21). Os distúrbios extrapiramidais podem causar dificuldade da deglutição e da fala. Os pacientes com doença de Parkinson geralmente têm disartria hipocinética (ver Capítulo 9). O espasmo laríngeo com estridor pode ocorrer na doença de Parkinson e em outros distúrbios extrapiramidais. A voz é afetada com frequência pelo tremor essencial.

As lesões nucleares do núcleo ambíguo podem ocorrer em qualquer doença intrínseca do tronco encefálico. Uma lesão nuclear de progressão lenta, como ocorre na ELA bulbar, na siringomielia e em algumas neoplasias, pode causar fasciculação nos músculos do palato, da faringe e da laringe. Os distúrbios da fala são discutidos no Capítulo 9. As lesões do núcleo ambíguo ou das fibras intrabulbares dos NCs IX e X costumam ocorrer na doença vascular, por exemplo, na síndrome bulbar lateral (de Wallenberg). As lesões nucleares geralmente são associadas ao acometimento de outros núcleos dos NCs e de tratos motores ou sensoriais longos. Em virtude da organização somatotópica, as lesões limitadas à parte rostral do núcleo ambíguo podem causar apenas fraqueza do palato e da faringe, preservando as funções da laringe.

Pode haver acometimento infranuclear nas lesões da base do crânio, do ângulo pontocerebelar, do forame jugular ou ao longo do trajeto dos nervos vagos. Fora do bulbo, o acometimento intracraniano pode ocorrer em processos das meninges, tumores extrabulbares, aneurismas, traumatismo, sarcoidose e fraturas do crânio. Outros NCs inferiores geralmente também são acometidos (ver Capítulo 21). As lesões no forame jugular ou no espaço retroparotídeo geralmente afetam alguma combinação dos NCs IX, X, XI, XII e do simpático cervical. No Capítulo 21, essas síndromes dos NCs inferiores são descritas. Paralisias isoladas ou múltiplas dos NCs inferiores podem ser manifestações de aneurisma dissecante da parte cervical da artéria carótida interna ou uma complicação de endarterectomia carotídea. A paralisia isolada do NC IX foi descrita como complicação de dissecção traumática da artéria maxilar interna.

O tronco principal do vago pode ser lesado no pescoço ou no tórax por traumatismo, aneurismas carotídeos ou outras lesões expansivas. A fraqueza da corda vocal e do diafragma ocorre em algumas formas de doença de Charcot-Marie-Tooth. Ramos individuais do nervo vago podem ser acometidos por processos patológicos no pescoço, na parte superior do mediastino, no tórax e no abdome. O nervo laríngeo recorrente é afetado com maior frequência; a lesão do nervo esquerdo é mais frequente que a do direito por causa de seu trajeto mais longo. Os nervos laríngeos recorrentes podem ser lesados por tumores do pescoço, sobretudo carcinoma da tireoide, adenopatia cervical, lesões metastáticas, doença de Hodgkin, linfossarcoma, aneurismas aórticos, estenose mitral com aumento do átrio esquerdo, pericardite, tumores do mediastino e apicais, feridas perfuroincisas no pescoço ou traumatismo acidental durante uma tireoidectomia ou outro procedimento cirúrgico. A fraqueza do nervo laríngeo recorrente causa disfonia flácida com soprosidade e leve estridor inspiratório; as funções palatofaríngeas são preservadas. A diplofonia pode ocorrer por desequilíbrio da frequência de vibração da prega vocal. A compressão do nervo laríngeo recorrente esquerdo entre a aorta e a artéria pulmonar por vários distúrbios cardiovasculares pode causar rouquidão (síndrome cardiovocal ou de Ortner). As paralisias bilaterais do nervo laríngeo recorrente prejudicam a abdução e aproximam as pregas vocais na linha mediana; a causa mais comum é a cirurgia da tireoide. Isso provoca dispneia e estridor inspiratório. Os ramos laríngeo superior e faríngeo podem ser acometidos no traumatismo ou em neoplasias ou abscessos do pescoço, mas a disfunção clínica é leve por causa da função basicamente sensorial do nervo; pode haver leve rouquidão em virtude da fraqueza do músculo cricotireóideo. O câncer de mama metastático com infiltração atrás da bainha carótica em C6 provoca uma combinação da disfunção dos nervos laríngeo recorrente e frênico e a síndrome de Horner associada. A rouquidão e a fadiga vocal por acometimento da laringe podem ser proeminentes em pacientes raros com miastenia *gravis*.

A síncope, às vezes associada à dor paroxística no pescoço, pode ocorrer em virtude de neoplasias do nervo do seio carotídeo. Provavelmente, o mecanismo é semelhante ao observado na síncope por neuralgia do glossofaríngeo. A síncope da deglutição é causada por disfunção, geralmente provocada por doença metastática, dos NCs IX e X. O paciente apresenta bradicardia e hipotensão em virtude do acometimento das terminações nervosas barorreceptoras.

VIDEOLINKS

Videolink 18.1. Desvio do palato. http://neurosigns.org/wiki/Palatal_deviation
Videolink 18.2. Disfonia espasmódica. http://neurosigns.org/wiki/Spasmodic_dysphonia

BIBLIOGRAFIA

Aguiar PH Jr, Tella OI Jr, Pereira CU, et al. Chiari type I presenting as left glossopharyngeal neuralgia with cardiac syncope. *Neurosurg Rev* 2002;25:99–102.

Ahn JY, Chung YS, Chung SS, et al. Traumatic dissection of the internal maxillary artery associated with isolated glossopharyngeal nerve palsy: case report. *Neurosurgery* 2004;55:710.

Arnold RW, Dyer JA Jr, Gould AB Jr, et al. Sensitivity to vasovagal maneuvers in normal children and adults. *Mayo Clin Proc* 1991;66:797–804.

Arts HA, Fagan PA. Vagal body tumors. *Otolaryngol Head Neck Surg* 1991;105:78–85.

Barbash GI, Keren G, Korczyn AD, et al. Mechanisms of syncope in glossopharyngeal neuralgia. *Electroencephalogr Clin Neurophysiol* 1986;63:231–235.

Bindoff LA, Heseltine D. Unilateral facial pain in patients with lung cancer: a referred pain via the vagus? *Lancet* 1988;1:812–815.

Bleach NR. The gag reflex and aspiration: a retrospective analysis of 120 patients assessed by videofluoroscopy. *Clin Otolaryngol* 1993;18:303–307.

Blumenfeld A, Nikolskaya G. Glossopharyngeal neuralgia. *Curr Pain Headache Rep* 2013;17:343.

Brazis PW, Masdeu JC, Biller J. *Localization in Clinical Neurology*. 7th ed. Philadelphia: Wolters Kluwer/Lippincott Williams & Wilkins, 2017.

Buchholz DW, Neumann S. Gag reflex and dysphagia. *Dysphagia* 1997;12:101–102.

Ceylan S, Karakus A, Duru S, et al. Glossopharyngeal neuralgia: a study of 6 cases. *Neurosurg Rev* 1997;20:196–200.

Chester AC. Referred vagal reflexes. *Ann Intern Med* 1992;117:444.

Davies AE, Kidd D, Stone SP, et al. Pharyngeal sensation and gag reflex in healthy subjects. *Lancet* 1995;345:487–488.

De SR, Ranieri A, Bilo L, et al. Cranial neuralgias: from physiopathology to pharmacological treatment. *Neurol Sci* 2008;29(Suppl 1):S69–S78.

Erman AB, Alexandra E, Kejner BS, et al. Disorders of cranial nerves IX and X. *Semin Neurol* 2009;29:85–92.

Flowers RH III, Kernodle DS. Vagal mononeuritis caused by herpes simplex virus: association with unilateral vocal cord paralysis. *Am J Med* 1990;88:686–688.

Gaul C, Hastreiter P, Duncker A, et al. Diagnosis and neurosurgical treatment of glossopharyngeal neuralgia: clinical findings and 3-D visualization of neurovascular compression in 19 consecutive patients. *J Headache Pain* 2011;12:527–534.

Hammond RR, Ebers GC. Chronic cough following cardiac transplantation: vagal Mitempfindung? *J Neurol Neurosurg Psychiatry* 1992;55:723–724.

Hayden MG, Tornabene SV, Nguyen A, et al. Cerebellopontine angle cyst compressing the vagus nerve: case report. *Neurosurgery* 2007;60:E1150.

Horner J, Buoyer FG, Alberts MJ, et al. Dysphagia following brain-stem stroke. Clinical correlates and outcome. *Arch Neurol* 1991;48:1170–1173.

Hughes TA, Wiles CM. Palatal and pharyngeal reflexes in health and in motor neuron disease. *J Neurol Neurosurg Psychiatry* 1996;61:96–98.

Irioka T, Ohta K, Machida A, et al. Vagus nerve palsy caused by varicella zoster virus infection without rash. *J Neurol* 2007;254:1750–1751.

Jacobs CJ, Harnsberger HR, Lufkin RB, et al. Vagal neuropathy: evaluation with CT and MR imaging. *Radiology* 1987;164:97–102.

Katusic S, Williams DB, Beard CM, et al. Incidence and clinical features of glossopharyngeal neuralgia, Rochester, Minnesota, 1945–1984. *Neuroepidemiology* 1991;10:266–275.

Kobata H, Kondo A, Iwasaki K, et al. Combined hyperactive dysfunction syndrome of the cranial nerves: trigeminal neuralgia, hemifacial spasm, and glossopharyngeal neuralgia: 11-year experience and review. *Neurosurgery* 1998;43:1351–1361.

Leder SB. Gag reflex and dysphagia. *Head Neck* 1996;18:138–141.

Leder SB, Espinosa JF. Aspiration risk after acute stroke: comparison of clinical examination and fiberoptic endoscopic evaluation of swallowing. *Dysphagia* 2002;17:214–218.

Levin B, Posner JB. Swallow syncope. Report of a case and review of the literature. *Neurology* 1972;22:1086–1093.

Lim YM, Lee SA, Kim DK, et al. Aneurysm of the extracranial internal carotid artery presenting as the syndrome of glossopharyngeal pain and syncope. *J Neurol Neurosurg Psychiatry* 2002;73:87–88.

Martino R, Foley N, Bhogal S, et al. Dysphagia after stroke: incidence, diagnosis, and pulmonary complications. *Stroke* 2005;36:2756–2763.

Minagar A, Sheremata WA. Glossopharyngeal neuralgia and MS. *Neurology* 2000;54:1368–1370.

Moussouttas M, Tuhrim S. Spontaneous internal carotid artery dissection with isolated vagus nerve deficit. *Neurology* 1998;51:317–318.

Mulpuru SK, Vasavada BC, Punukollu GK, et al. Cardiovocal syndrome: a systematic review. *Heart Lung Circ* 2008;17:1–4.

Myssiorek D. Recurrent laryngeal nerve paralysis: anatomy and etiology. *Otolaryngol Clin North Am* 2004;37:25–44, v.

Nusbaum AO, Som PM, Dubois P, et al. Isolated vagal nerve palsy associated with a dissection of the extracranial internal carotid artery. *AJNR Am J Neuroradiol* 1998;19:1845–1847.

Reddy GD, Viswanathan A. Trigeminal and glossopharyngeal neuralgia. *Neurol Clin* 2014;32:539–552.

Schmall RJ, Dolan KD. Vagal schwannoma. *Ann Otol Rhinol Laryngol* 1992;101:360–362.

Schott GD. Distant referral of cutaneous sensation (Mitempfindung). Observations on its normal and pathological occurrence. *Brain* 1988;111:1187–1198.

Sellars C, Campbell AM, Stott DJ, et al. Swallowing abnormalities after acute stroke: a case control study. *Dysphagia* 1999;14:212–218.

Smithard DG. Percutaneous endoscopic gastrostomy feeding after acute dysphagic stroke. Gag reflex has no role in ability to swallow. *BMJ* 1996;312:972.

Sturzenegger M, Huber P. Cranial nerve palsies in spontaneous carotid artery dissection. *J Neurol Neurosurg Psychiatry* 1993;56:1191–1199.

Sweasey TA, Edelstein SR, Hoff JT. Glossopharyngeal schwannoma: review of five cases and the literature. *Surg Neurol* 1991;35:127–130.

Tang SC, Jeng JS, Liu HM, et al. Isolated vagus nerve palsy probably associated with herpes simplex virus infection. *Acta Neurol Scand* 2001;104:174–177.

Vaghadia H, Spittle M. Newly recognized syndrome in the neck. *J R Soc Med* 1983;76:799.

Yanagisawa K, Kveton JF. Referred otalgia. *Am J Otolaryngol* 1992;13:323–327.

CAPÍTULO 19

Nervo Espinal Acessório

ANATOMIA E FISIOLOGIA

O nervo espinal acessório, nervo craniano XI (NC XI), é constituído de dois nervos que seguem juntos em um feixe comum por uma curta distância. A raiz craniana (ramo interno), menor, é eferente visceral especial (EVE) e acessória ao nervo vago. Originada de células na parte caudal do núcleo ambíguo, com alguma contribuição do núcleo motor posterior do nervo vago, emerge do bulbo lateralmente como quatro ou cinco radículas caudais aos filamentos vagais. A raiz craniana segue até o forame jugular, une-se à raiz espinal, seguindo com esta por apenas alguns milímetros para formar o tronco principal do NC XI. A raiz craniana comunica-se com o gânglio jugular do nervo vago e sai pelo forame jugular separadamente da raiz espinal. Depois atravessa o gânglio nodoso e funde-se ao nervo vago (Figura 19.1). É distribuída principalmente com o nervo laríngeo recorrente para os músculos do sexto arco branquial na laringe, e sua contribuição é indistinguível da do nervo vago, exceto por não haver contribuição do NC XI para o músculo cricotireóideo. Algumas fibras originadas no núcleo motor posterior podem contribuir com fibras parassimpáticas para os ramos cardíacos do nervo vago. Lachman et al. até questionaram a existência da raiz craniana do nervo acessório.

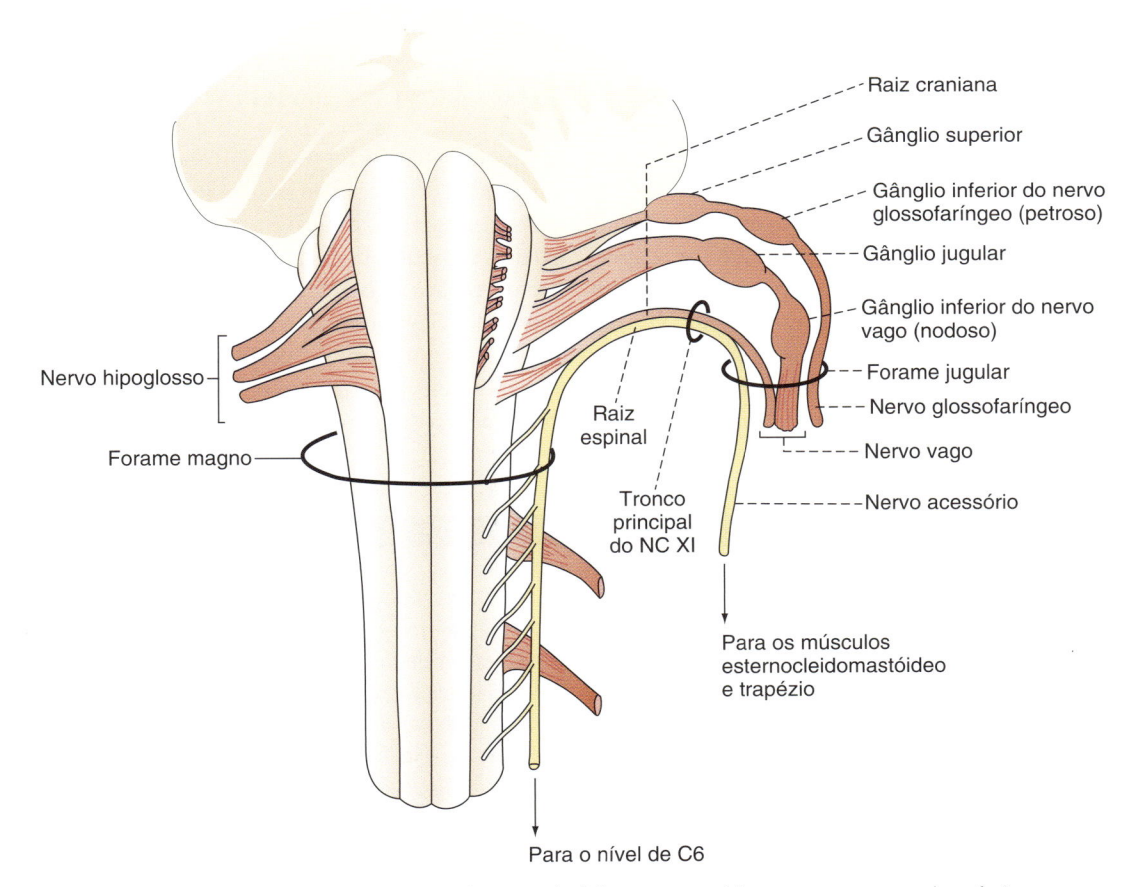

Figura 19.1 Relação entre as raízes craniana e espinal do nervo acessório e os nervos vago e glossofaríngeo.

A parte principal do NC XI é a raiz espinal (ramo externo). Sua função é inervar o músculo esternocleidomastóideo (ECM) e o trapézio. As fibras da raiz espinal originam-se das células motoras EVEs nos núcleos do nervo acessório no corno ventral de C2 a C5, ou até mesmo C6. A coluna celular do núcleo do nervo acessório ocupa posição análoga à do núcleo ambíguo no bulbo; a coluna celular que constitui o núcleo do nervo acessório tem organização somatotópica. A parte superior da medula espinal inerva principalmente o ECM ipsilateral; a parte espinal inferior inerva principalmente o trapézio ipsilateral. Acompanhando a tendência de os nervos relacionados com o arco branquial fazerem alças internas, seus axônios curvam-se em sentido posterolateral pelo funículo lateral e emergem como uma série de radículas lateralmente entre as raízes anterior e posterior. Estas se unem em um tronco que ascende entre os ligamentos denticulados e as raízes posteriores. O nervo entra no crânio pelo forame magno, ascende no clivo por curta distância e, depois, curva-se lateralmente. A raiz espinal une-se à raiz craniana por uma curta distância, provavelmente recebendo dela um ou dois filamentos, e sai pelo forame jugular em companhia dos NCs IX e X.

O NC XI emerge do crânio em posição posteromedial ao processo estiloide, desce no pescoço perto da veia jugular interna, atrás dos músculos digástrico e estilo-hióideo, e entra na superfície profunda da parte superior do ECM. Atravessa o ECM, enviando filamentos para ele, e sai na margem posterior, perto do ponto médio, seguindo próximo do nervo auricular magno. A seguir, o NC XI segue obliquamente pelo trígono cervical lateral sobre a superfície do músculo levantador da escápula, em posição superficial e muito próxima dos linfonodos do trígono cervical lateral. Cerca de três dedos acima da clavícula, o nervo entra na superfície profunda da margem anterior da parte superior (ou descendente) do músculo trapézio. No pescoço, o nervo acessório envia fibras para o plexo cervical, *rami trapezii*, e então segue até a superfície caudal do trapézio. A maior parte da comunicação com C2 a C4 conduz informações proprioceptivas do NC XI, que entram na medula espinal nos segmentos cervicais superiores. A inervação do ECM pode ser mais complexa que o mostrado na maioria dos textos de anatomia, talvez incluindo

fibras do NC X. Mais da metade dos pacientes submetidos à divisão do nervo acessório e das raízes motoras cervicais superiores para tratamento de distonia cervical apresentou atividade residual do ECM de magnitude suficiente para exigir outra cirurgia antes da paralisação efetiva do músculo.

A inervação do trapézio mostra alguma variabilidade individual. O nervo acessório é a principal inervação da parte descendente (superior) do músculo trapézio, mas Soo et al. mostraram que o plexo cervical pode contribuir com fibras motoras, sobretudo para as partes transversa (média) e ascendente (inferior) do músculo trapézio. Os neurônios da raiz espinal do NC XI se comunicam com os núcleos dos nervos oculomotor, troclear, abducente e vestibular pelo fascículo longitudinal medial. Essas conexões são importantes para controlar o desvio conjugado da cabeça e dos olhos em resposta a estímulos auditivos, vestibulares e de outros tipos.

A inervação supranuclear do NC XI origina-se da parte inferior do giro pré-central. As fibras do trato corticospinal lateral na medula espinal cervical comunicam-se com o núcleo do nervo acessório. Há alguma controvérsia, mas a maior parte das evidências atuais indica que tanto o ECM quanto o trapézio recebem inervação supranuclear bilateral. No entanto, os estímulos para os neurônios motores do ECM são predominantemente ipsilaterais e os estímulos para os neurônios motores do trapézio são predominantemente contralaterais (Boxe 19.1). O ECM gira a cabeça para o lado oposto, e sua inervação supranuclear é ipsilateral. Portanto, o hemisfério cerebral direito gira a cabeça para a esquerda.

O ECM atua com os outros músculos cervicais para flexionar a cabeça e girá-la de um lado para outro. Quando um ECM se contrai, a cabeça é tracionada em direção ao ombro ipsilateral e girada de modo que a região occipital é puxada em direção ao ombro ipsilateral, enquanto a face é girada em sentido oposto e para cima. Atuando em conjunto, os dois músculos flexionam o pescoço e movem a cabeça para frente e para baixo. Com a cabeça fixa, os dois músculos ajudam a elevar o tórax na inspiração forçada.

O trapézio retrai a cabeça e a puxa para o mesmo lado. Também eleva, retrai e gira a escápula e ajuda a abduzir o braço acima do plano horizontal. A contração de um trapézio

---

Boxe 19.1

Inervação cortical do músculo esternocleidomastóideo

O músculo esternocleidomastóideo (ECM) pode ser uma exceção do esquema geral de inervação hemisférica contralateral. Os especialistas discutem se o ECM recebe inervação cortical ipsilateral, contralateral ou bilateral. Ao estudarem a função do ECM durante a injeção intracarotídea de amobarbital (teste de Wada), DeToledo et al. demonstraram que alguns pacientes apresentaram fraqueza do ECM direito depois da injeção na artéria carótida interna direita, ao passo que outros tiveram leve ou nenhuma fraqueza. Isso sugeriu que os ECMs recebem inervação hemisférica bilateral com a estimulação máxima pelo hemisfério ipsilateral. Eles propuseram que o núcleo do

nervo acessório tem partes rostral e caudal e que a parte rostral (ECM) recebe projeções bi-hemisféricas, mas a inervação da parte caudal (trapézio) é predominantemente contralateral. Essa inervação seria análoga à supranuclear do núcleo do nervo facial, bilateral nas partes rostrais, mas contralateral nas partes caudais. Estudos de estimulação transcraniana concluíram que as projeções para o ECM eram bilaterais, mas predominantemente contralaterais, e que as projeções para o trapézio eram exclusivamente contralaterais. Alguns argumentaram que há decussação dupla do nervo, mas isso ainda não foi comprovado.

com o ombro em posição fixa puxa a cabeça para o mesmo lado. A contração de ambos leva a cabeça para trás e desvia a face para cima. Quando a cabeça está fixa, as fibras descendentes e transversas do trapézio elevam, giram e retraem a escápula e encurtam a distância entre a região occipital e o acrômio. As fibras ascendentes (inferiores) abaixam a escápula e levam-na em direção à linha mediana. Assim, o ECM e o trapézio atuam juntos para girar a cabeça de um lado para outro e para flexionar e estender o pescoço.

EXAME CLÍNICO

Não é possível distinguir entre as funções da raiz craniana do NC XI e do NC X, e o exame é limitado à avaliação das funções da raiz espinal. Uma complexa série de muitos músculos participa da movimentação da cabeça, incluindo os escalenos, os esplênios e os oblíquos da cabeça, os retos da cabeça, e os longos da cabeça e do pescoço. Na paralisia bilateral dos músculos inervados pelo NC XI, a rotação do pescoço está diminuída, mas não ausente, e a cabeça pode inclinar-se, ou até mesmo pender, para trás ou para frente, dependendo se há maior acometimento do ECM ou do trapézio.

Um ECM gira a cabeça para o lado oposto ou a inclina para o mesmo lado. Atuando em conjunto, os ECMs movem a cabeça para frente e fletem o pescoço. É preciso inspecionar e palpar os músculos para determinar o seu tônus e seu volume. Os contornos são bem delimitados mesmo em repouso. Nas lesões nucleares ou infranucleares, pode haver atrofia ou fasciculações.

Para avaliar a força do ECM, solicite ao paciente que gire totalmente a cabeça para um lado, segure-a nessa posição e, depois, instrua-o a tentar girar a cabeça de volta em direção à linha mediana, evitando inclinar ou curvar o pescoço. Em geral, o músculo destaca-se bem e é possível observar e palpar sua contração (Figura 19.2). Pode-se

detectar fraqueza considerável da rotação se o paciente tentar superar a resistência firme. A paresia unilateral do ECM causa pequena alteração na posição de repouso da cabeça. Mesmo na paralisia completa, outros músculos cervicais podem fazer algum grau de rotação e flexão; apenas às vezes há rotação perceptível da cabeça. É possível fazer o exame simultâneo dos dois ECMs instruindo o paciente a flexionar o pescoço enquanto o examinador exerce pressão sobre a fronte ou instruindo o paciente a girar a cabeça de um lado para outro. A flexão da cabeça contra resistência pode causar desvio da cabeça em direção ao lado paralisado. Na paralisia unilateral, o músculo acometido é plano e não se contrai nem se torna tenso quando o paciente tenta girar a cabeça para o outro lado ou fletir o pescoço contra resistência. A fraqueza dos dois ECMs causa dificuldade de flexão anterior do pescoço, e a cabeça pode assumir posição estendida. O reflexo do ECM pode ser produzido em resposta à percussão do músculo em sua origem clavicular. Em geral, há contração imediata. O reflexo é mediado pelos nervos acessório e cervical superior, mas é pouco importante no diagnóstico neurológico.

Na atrofia do trapézio, o contorno do pescoço se modifica, com depressão ou encurvamento do contorno do ombro e achatamento da crista do trapézio (Figura 19.3). A fraqueza acentuada do trapézio causa projeção do ombro para frente e para baixo, e a posição de repouso da escápula desloca-se para baixo. A parte superior da escápula tende a cair lateralmente, enquanto o ângulo inferior move-se para dentro. A rotação e o deslocamento da escápula são mais óbvios durante a abdução do braço.

A avaliação tradicional da força do trapézio é feita instruindo-se o paciente a erguer os ombros contra a resistência (Figura 19.4). No entanto, grande parte do movimento de erguer os ombros deve-se à ação do músculo levantador da

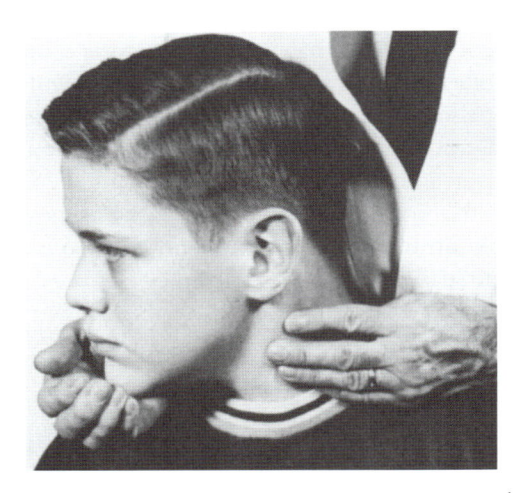

Figura 19.2 Exame do músculo esternocleidomastóideo (ECM). É possível ver e palpar o músculo que se contrai quando o paciente gira a cabeça para a direita contra a resistência.

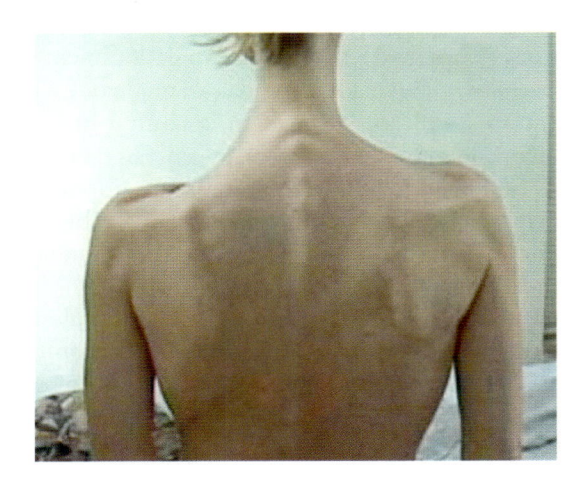

Figura 19.3 Paralisia do músculo trapézio esquerdo. Há depressão do contorno do ombro com o deslocamento inferior e lateral da escápula. (Reimpressa com permissão de Kelley MJ, Kane TE, Leggin BG. Spinal accessory nerve palsy: associated signs and symptoms. *J Orthop Sports Phys Ther* 2008;38[2]:78-86. https://doi.org/10.2519/jospt.2008.2454. Copyright © Journal of Orthopaedic & Sports Physical Therapy®.)

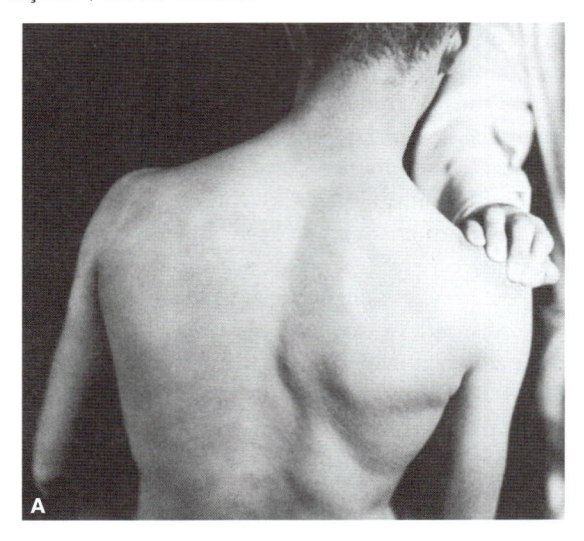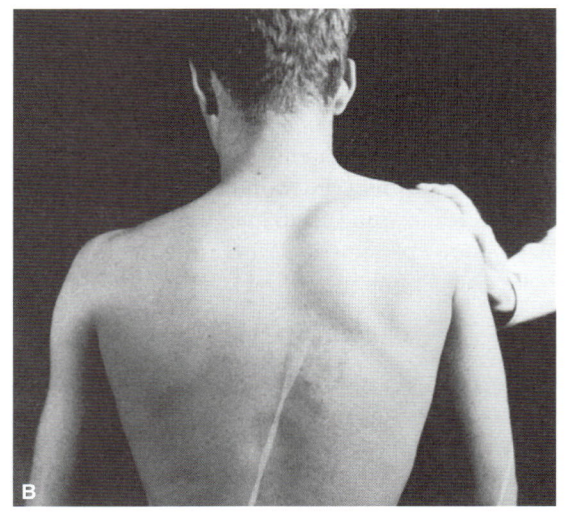

Figura 19.4 Exame do músculo trapézio. **A.** O examinador comprime o ombro para baixo contra a resistência do paciente. **B.** O paciente tenta elevar o ombro contra a resistência do examinador.

escápula. Uma técnica melhor para avaliar a parte descendente do trapézio é resistir à tentativa do paciente de aproximar o occipital do acrômio. Pode-se observar o movimento e ver e palpar a contração. Para examinar as partes média e inferior do trapézio, ponha o braço abduzido do paciente em posição horizontal, com a palma da mão voltada para cima, e tente empurrar o cotovelo para frente. A força muscular deve ser comparada dos dois lados. Esses movimentos estão comprometidos na fraqueza unilateral do trapézio.

O trapézio é um dos vários músculos que estabilizam a escápula e criam uma plataforma para os movimentos do úmero. O músculo serrátil anterior protrai a escápula, movendo-a para frente como no golpe de *jab* em uma luta de boxe. A ação do trapézio é sinérgica à dos principais agonistas, os romboides, na retração da escápula. O trapézio e o serrátil anterior atuam juntos para girar a escápula durante a abdução do braço. O trapézio é responsável pelo deslocamento cefálico progressivo da cavidade glenoidal, de modo que não haja limitação da abdução. Além disso, a contração da parte descendente do músculo trapézio acrescenta os poucos graus finais de abdução, depois de esgotadas as amplitudes de movimento das articulações glenoumeral do ombro e acromioclavicular, de modo que o braço possa ser levado diretamente acima da cabeça (ver Figura 27.4).

A fraqueza do trapézio perturba o ritmo escapuloumeral normal e prejudica a abdução do braço. O comprometimento da função da parte descendente do músculo trapézio causa fraqueza da abdução além de 90°. A fraqueza da parte transversa do músculo trapézio causa escápula alada mais perceptível durante a abdução lateral, ao contrário da escápula alada observada na fraqueza do serrátil anterior, que é mais acentuada com o braço na frente do corpo. Na verdade, na escápula alada por fraqueza do trapézio, a protrusão do ângulo inferior diminui durante a elevação anterior do braço; na escápula alada por fraqueza do serrátil anterior, essa protrusão aumenta. A escápula alada é discutida com mais detalhes no Capítulo 27. Veja os vídeos sobre a escápula alada nos Videolinks 19.1 e 19.2.

Na fraqueza do trapézio, o braço pende em nível mais baixo no lado afetado, e as pontas dos dedos tocam a coxa em um ponto mais baixo que no lado normal. A união das palmas das mãos com os braços estendidos anteriormente e um pouco abaixo do plano horizontal mostra que os dedos no lado afetado ultrapassam os dedos no lado normal. A queda do braço e do ombro causada por fraqueza do trapézio pode provocar dor e queixas sensoriais subjetivas no membro decorrentes da tração das estruturas musculoligamentares e, possivelmente, dos nervos sensoriais. A perda de mobilidade do ombro pode acarretar capsulite adesiva secundária, que restringe ainda mais o movimento.

É possível examinar simultaneamente os dois músculos trapézios instruindo o paciente a estender o pescoço contra a resistência. A paralisia bilateral causa fraqueza da extensão do pescoço. O paciente não consegue levantar o mento, e a cabeça pode tender a cair para frente (síndrome da cabeça caída, ver adiante). Os ombros parecem quadrados ou têm aparência caída, projetada para frente e para baixo em virtude da atrofia de ambos os músculos. No Capítulo 27 há uma análise da relação entre o músculo trapézio e os movimentos do cíngulo do membro superior, bem como o exame das funções de suas fibras inferiores.

DISTÚRBIOS FUNCIONAIS

A fraqueza dos músculos supridos pelo NC XI pode ser causada por lesões supranucleares, nucleares ou infranucleares. Em geral, o acometimento supranuclear causa, na pior das hipóteses, perda de função moderada porque a inervação é parcialmente bilateral na maioria dos pacientes.

Na hemiplegia, não costuma haver desvio da cabeça, mas os exames complementares podem mostrar fraqueza leve, raramente acentuada, do ECM, com dificuldade para girar a face em direção aos membros afetados. Nos casos de paresia importante do ECM, a cabeça pode estar girada na direção oposta à dos membros enfraquecidos, indicando fraqueza do ECM ipsilateral à lesão, com o ECM preservado girando a cabeça para o lado da lesão. Isso ocorre nas lesões das fibras corticonucleares do bulbo em qualquer nível, desde o córtex até o tronco encefálico. Pode haver depressão do ombro decorrente da fraqueza do trapézio no lado afetado.

As lesões supranucleares irritativas podem causar rotação da cabeça na direção oposta ao hemisfério em que ocorrem as descargas. Essa rotação da cabeça (ou da cabeça e dos olhos) pode ser parte de uma crise contraversiva, ipsiversiva ou jacksoniana e, com frequência, é a primeira manifestação da crise epiléptica. As lesões extrapiramidais também podem acometer o ECM e o trapézio, causando rigidez, acinesia ou hipercinesia (ver Capítulo 30). Os movimentos involuntários anormais da cabeça e do pescoço são observados na coreia, na atetose, na distonia muscular deformante e em outras discinesias. O ECM e o trapézio são acometidos com frequência na distonia cervical, uma distonia focal comum causadora de torcicolo, anterocolo ou retrocolo (ver Capítulo 30). A distonia cervical ocasionalmente causa hipertrofia da ECM (Figura 19.5).

As lesões da parte inferior do tronco encefálico ou da parte superior da medula espinal cervical podem causar fraqueza dissociada do ECM e do trapézio, dependendo da localização exata. O acometimento nuclear do nervo acessório pode ocorrer na doença do neurônio motor, na siringobulbia e na siringomielia. Nas lesões nucleares, muitas vezes a fraqueza é acompanhada de atrofia e fasciculações.

As lesões infranucleares ou periféricas – extrabulbares, mas no interior do crânio, no forame jugular ou no pescoço – são as causas mais comuns de comprometimento da função do nervo acessório. Os tumores no forame magno ou ao longo do clivo podem comprimir o NC XI, geralmente com acometimento concomitante dos NCs IX e X. Às vezes, as lesões do ângulo pontocerebelar estendem-se em sentido caudal, em direção ao forame magno, e afetam o NC XI. Os tumores mais caudais podem estender-se para cima; os mais comuns são neurinomas do nervo hipoglosso. Os neurinomas dos NCs IX ou X podem estender-se e acometer o NC XI. Outras neoplasias intracranianas extrabulbares incluem os meningiomas e os neurofibromas, que podem estender-se pelo forame jugular, com formato de haltere. As fraturas da base do crânio, a meningite ou os processos na base do crânio ou imediatamente distais dão origem a várias síndromes que refletem o acometimento dos NCs inferiores (ver Capítulo 21). A mais comum é a síndrome do forame jugular, na qual o nervo acessório é acometido com os NCs IX e X (ver Capítulo 21). Esses distúrbios afetam tanto o ECM quanto o trapézio.

No trígono cervical lateral do pescoço, o nervo acessório é muito vulnerável, em virtude de sua posição superficial, coberto apenas por pele e tecido subcutâneo. O nervo pode ser afetado por adenopatia cervical acentuada, neoplasias, traumatismo ou abscessos. Em geral, essas lesões são distais ao ECM e afetam apenas a função do trapézio. A causa mais comum de neuropatia do nervo acessório no trígono cervical lateral é trauma, muitas vezes iatrogênico. O trauma cirúrgico pode ser inevitável, como na dissecção radical do pescoço, ou acidental, como na biopsia de linfonodo. Os procedimentos implicados com maior frequência são biopsia de linfonodos e endarterectomia carotídea. A tração intraoperatória do ECM pode distender o ramo para o trapézio. O monitoramento intraoperatório pode diminuir a probabilidade de lesão. Em uma série de 111 pacientes com lesão do nervo acessório, 93% eram iatrogênicas e 80% delas foram causadas por biopsia de linfonodos.

A lesão por tração pode ocorrer quando o ombro é puxado para baixo e a cabeça é girada na direção oposta. O transporte de peso excessivo sobre o ombro pode causar lesão do nervo acessório por traumatismo local ou estiramento. Outras causas de neuropatia do nervo acessório são canulação da veia jugular, lesão por hiperextensão da parte cervical superior da coluna vertebral, dissecção da parte cervical da artéria carótida interna, amiotrofia neurálgica (síndrome de Parsonage-Turner), radioterapia, cirurgia de derivação da artéria coronária, mordedura humana no pescoço, luxação do ombro, tentativa de enforcamento, mononeurite múltipla e tumores neurais, como schwannoma ou neurinoma.

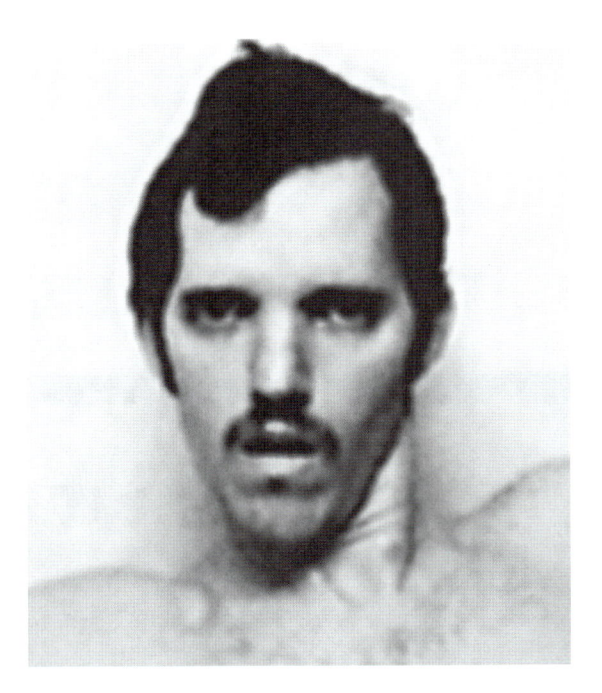

Figura 19.5 Hipertrofia acentuada do esternocleidomastóideo esquerdo decorrente de distonia cervical. (Modificada de Jankovic J, Tolosa E. *Parkinson's Disease & Movement Disorders*. 6th ed. Philadelphia: Wolters Kluwer, 2015, com permissão.)

Os casos idiopáticos espontâneos de paralisia isolada do nervo acessório, com frequência benignos e autolimitados, provavelmente são comparáveis a neuropatias focais semelhantes, como paralisia de Bell ou paralisia do nervo torácico longo, ou podem representar um tipo restrito de amiotrofia neurálgica. Nesses casos, o início geralmente é súbito com dor no trígono cervical lateral, que desaparece e é seguida por paralisia do nervo acessório.

Os distúrbios neuromusculares que afetam o ECM e o trapézio incluem doença das células do corno anterior, miastenia *gravis*, miopatias inflamatórias e distrofia facioescapuloumeral.

A atrofia e fraqueza dos dois ECMs é uma característica proeminente da distrofia miotônica (Figura 19.6). A "síndrome da cabeça caída", caracterizada por fraqueza acentuada do extensor do pescoço e incapacidade de manter a cabeça levantada, ocorre em vários distúrbios neuromusculares (Boxe 19.2; Figura 19.7).

Pacientes com neuropatias traumáticas do nervo acessório geralmente têm pior desfecho a longo prazo do que os pacientes com neuropatias de outras etiologias. O acometimento do membro dominante, o comprometimento da abdução do braço e a escápula alada estão associados a um

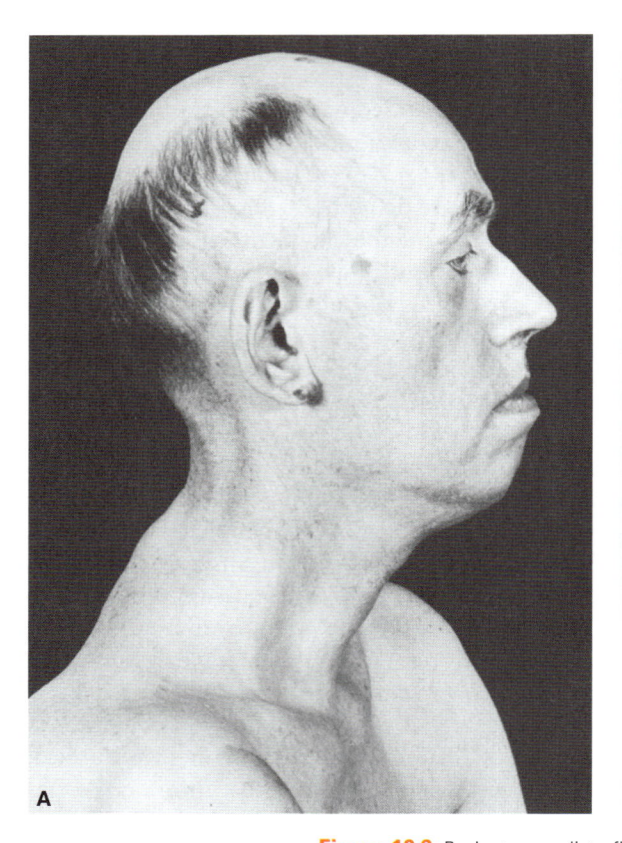 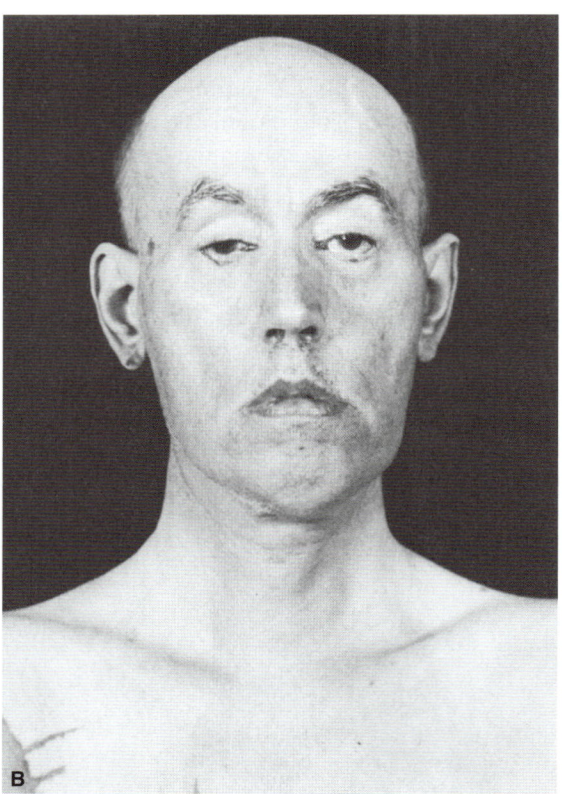

Figura 19.6 Paciente com distrofia miotônica. Há atrofia do ECM.

Boxe 19.2

Síndrome da cabeça caída

A fraqueza acentuada dos extensores do pescoço causa incapacidade de manter a cabeça levantada. As causas mais comuns da síndrome da cabeça caída (ptose da cabeça, flacidez da cabeça, camptocormia) são miopatia inflamatória, ELA e miastenia *gravis*. Nesses distúrbios, a fraqueza da musculatura paravertebral posterior pode ser precoce e seletiva, e a queda da cabeça pode ser a manifestação inicial da doença. É comum nos estágios mais avançados da distrofia facioescapuloumeral e em algumas formas de atrofia da musculatura vertebral. Alguns casos se devem a miopatia extensora cervical isolada relativamente benigna, uma miopatia não inflamatória restrita idiopática. A "síndrome da coluna vertebral" relacionada com a

fraqueza da musculatura paravertebral torácica pode causar postura semelhante da cabeça.

As causas raras incluem deficiência de maltase ácida com início na vida adulta, polineuropatia desmielinizante inflamatória crônica, miopatia por desmina, miopatia nemalínica, miopatia mitocondrial, miopatia por hipotireoidismo, hiperparatireoidismo, síndrome de Lambert-Eaton, miastenia *gravis* e distrofia miotônica. A síndrome da cabeça caída por fraqueza extensora cervical pode ser confundida com anterocolo por distonia cervical. Essa postura cervical flexionada também é comum na doença de Parkinson, mas a força de extensão do pescoço não é comprometida. A síndrome da cabeça caída também foi descrita na siringomielia.

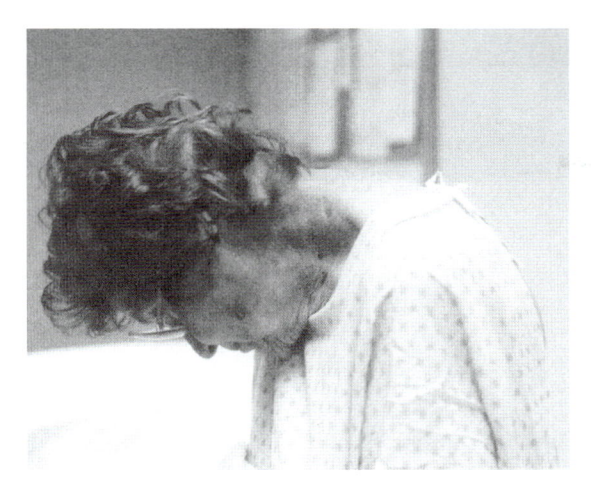

Figura 19.7 Síndrome da cabeça caída decorrente de miopatia extensora do pescoço isolada. (De Katz JS, Wolfe GI, Burns DK et al. Isolated neck extensor myopathy: a common cause of dropped head syndrome. *Neurology* 1996; 46[4]:917-921.)

mau prognóstico. A fraqueza do trapézio pode causar queda do ombro com consequente compressão do feixe neurovascular na abertura superior do tórax (desfiladeiro torácico).

VIDEOLINKS

Videolink 19.1. Escápula alada. http://www.youtube.com/watch?v=dfTe0nPclDE

Videolink 19.2. Escápula alada. http://neurosigns.org/wiki/Scapular_winging

BIBLIOGRAFIA

Al-Shekhlee A, Katirji B. Spinal accessory neuropathy, droopy shoulder, and thoracic outlet syndrome. *Muscle Nerve* 2003;28:383–385.

Askmark H, Olsson Y, Rossitti S. Treatable dropped head syndrome in hypothyroidism. *Neurology* 2000;55:896–897.

Barbagallo G, Arabia G, Valentino P, et al. Anti-GAD-associated inflammatory myopathy presenting with dropped head syndrome. *Neurol Sci* 2015;36: 1517–1519.

Berardelli A, Priori A. Corticobulbar and corticospinal projections to neck muscle motoneurons in man. A functional study with magnetic and electric transcranial brain stimulation. *Exp Brain Res* 1991;87:402–406.

Berry H, Ea M, Mrazek AC. Accessory nerve palsy: a review of 23 cases. *Can J Neurol Sci* 1991;18:337.

Brazis PW, Masdeu JC, Biller J. *Localization in Clinical Neurology.* 7th ed. Philadelphia: Wolters Kluwer/Lippincott Williams & Wilkins, 2017.

D'Amelio M, Di Benedetto N, Ragonese P, et al. Dropped head as an unusual presenting sign of myasthenia gravis. *Neurol Sci* 2007;28:104–106.

DeToledo JC, David NJ. Innervation of the sternocleidomastoid and trapezius muscles by the accessory nucleus. *J Neuroophthalmol* 2001;21:214–216.

DeToledo JC, Dow R. Sternomastoid function during hemispheric suppression by amytal: insights into the inputs to the spinal accessory nerve nucleus. *Mov Disord* 1998;13:809–812.

Dominick J, Sheean G, Schleimer J, et al. Response of the dropped head/bent spine syndrome to treatment with intravenous immunoglobulin. *Muscle Nerve* 2006;33:824–826.

Fitzgerald T. Sternomastoid paradox. *Clin Anat* 2001;14:330–331.

Friedenberg SM, Zimprich T, Harper CM. The natural history of long thoracic and spinal accessory neuropathies. *Muscle Nerve* 2002;25:535–539.

Gandevia SC, Applegate C. Activation of neck muscles from the human motor cortex. *Brain* 1988;111:801–813.

Goh KJ, Wong KT, Tan CT. Myopathic dropped head syndrome: a syndrome of mixed aetiology. *J Clin Neurosci* 2000;7:334–336.

Hayward R. Observations on the innervation of the sternomastoid muscle. *J Neurol Neurosurg Psychiatry* 1986;49:951–953.

Kastrup A, Gdynia HJ, Nagele T, et al. Dropped-head syndrome due to steroid responsive focal myositis: a case report and review of the literature. *J Neurol Sci* 2008;267:162–165.

Katz JS, Wolfe GI, Burns DK, et al. Isolated neck extensor myopathy: a common cause of dropped head syndrome. *Neurology* 1996;46:917–921.

Kierner AC, Zelenka I, Heller S, et al. Surgical anatomy of the spinal accessory nerve and the trapezius branches of the cervical plexus. *Arch Surg* 2000;135: 1428–1431.

Kim DH, Cho YJ, Tiel RL, et al. Surgical outcomes of 111 spinal accessory nerve injuries. *Neurosurgery* 2003;53:1106–1112.

Lachman N, Acland RD, Rosse C. Anatomical evidence for the absence of a morphologically distinct cranial root of the accessory nerve in man. *Clin Anat* 2002; 15:4–10.

London J, London NJ, Kay SP. Iatrogenic accessory nerve injury. *Ann R Coll Surg Engl* 1996;78:146–150.

Lu L, Haman SP, Ebraheim NA. Vulnerability of the spinal accessory nerve in the posterior triangle of the neck: a cadaveric study. *Orthopedics* 2002;25:71–74.

Manon-Espaillat R, Ruff RL. Dissociated weakness of sternocleidomastoid and trapezius muscles with lesions in the CNS. *Neurology* 1988;38:796–797.

Massey EW. Spinal accessory nerve lesions. *Semin Neurol* 2009;29:82–84.

Matz PE, Barbaro NM. Diagnosis and treatment of iatrogenic spinal accessory nerve injury. *Am Surg* 1996;62:682–685.

Midwinter K, Willatt D. Accessory nerve monitoring and stimulation during neck surgery. *J Laryngol Otol* 2002;116:272–274.

Mokri B, Silvert PL, Schievink WI, et al. Cranial nerve palsy in spontaneous dissection of the extracranial internal carotid artery. *Neurology* 1996;46:356–359.

Nalini A, Ravishankar S. "Dropped head syndrome" in syringomyelia: report of two cases. *J Neurol Neurosurg Psychiatry* 2005;76:290–291.

Nori S, Soo KC, Green RF, et al. Utilization of intraoperative electroneurography to understand the innervation of the trapezius muscle. *Muscle Nerve* 1997;20:279–285.

Ortiz O, Reed L. Spinal accessory nerve schwannoma involving the jugular foramen. *AJNR Am J Neuroradiol* 1995;16:986–989.

Parent A. *Carpenter's Human Neuroanatomy.* 9th ed. Baltimore: Williams & Wilkins, 1996.

Patten C, Hillel AD. The 11th nerve syndrome. Accessory nerve palsy or adhesive capsulitis? *Arch Otolaryngol Head Neck Surg* 1993;119:215–220.

Pierre PA, Laterre CE, Van den Bergh PY. Neuralgic amyotrophy with involvement of cranial nerves IX, X, XI and XII. *Muscle Nerve* 1990;13:704–707.

Rescigno JA, Felice KJ. Spinal accessory mononeuropathy following posterior fossa decompression surgery. *Acta Neurol Scand* 2002;105:326–329.

Rymanowski JV, Twydell PT. Treatable dropped head syndrome in hyperparathyroidism. *Muscle Nerve* 2009;39:409–410.

Sweeney PJ, Wilbourn AJ. Spinal accessory (11th) nerve palsy following endarterectomy. *Neurology* 1992;42:674–675.

Takeshi Y, Mai Y, Kinjo M, et al. Dropped head syndrome and the presence of rimmed vacuoles in a muscle biopsy in scleroderma-polymyositis overlap syndrome associated with anti-Ku antibody. *Intern Med* 2018;57(6):887–891.

Ueda T, Kanda F, Kobessho H, et al. "Dropped head syndrome" caused by Lambert-Eaton myasthenic syndrome. *Muscle Nerve* 2009;40:134–136.

Uemura M, Kosaka T, Shimohata T, et al. Dropped head syndrome in amyotrophic lateral sclerosis. *Amyotroph Lateral Scler Frontotemporal Degener* 2013;14:232–233.

Umapathi T, Chaudhry V, Cornblath D, et al. Head drop and camptocormia. *J Neurol Neurosurg Psychiatry* 2002;73:1–7.

Vengalil S, Preethish-Kumar V, Polavarapu K, et al. Fatty acid oxidation defects presenting as primary myopathy and prominent dropped head syndrome. *Neuromuscul Disord* 2017;27:986–996.

Willoughby EW, Anderson NE. Lower cranial nerve motor function in unilateral vascular lesions of the cerebral hemisphere. *Br Med J* 1984;289:791–794.

Wills AJ, Sawle GV. Accessory nerve palsies. *Pract Neurol* 2010;10:191–194.

Wilson-Pauwels L, Akesson EJ, Stewart PA, et al. *Cranial Nerves in Health and Disease.* 2nd ed. Toronto: BC Decker, 2002.

Pestronk A. Neuromuscular home page. Available at: http://neuromuscular.wustl.edu

Nervo Hipoglosso

ANATOMIA E FISIOLOGIA

O nervo hipoglosso (NC XII) tem função puramente motora, inervando a língua. Suas células de origem estão nos núcleos do nervo hipoglosso, extensões ascendentes das colunas cinzentas anteriores da medula espinal; são células grandes e multipolares, semelhantes aos neurônios motores do corno anterior. Os dois núcleos estendem-se por quase toda a extensão do bulbo, logo abaixo do assoalho do quarto ventrículo, perto da linha mediana, sob a face medial do trígono do hipoglosso (Figura 20.1). A organização do núcleo é somatotópica, e diferentes grupos celulares inervam diferentes músculos da língua. Da parte rostral para a caudal, a inervação é: músculos intrínsecos da língua, genioglosso, hioglosso e estiloglosso. Muitas fibras conectam os núcleos dos dois lados. Os axônios seguem em sentido ventrolateral pela formação reticular, em posição imediatamente lateral ao fascículo longitudinal medial e aos lemniscos mediais, e o nervo emerge do bulbo no sulco entre a pirâmide e a oliva inferior (sulco pré-olivar ou ventrolateral) como uma série de 10 a 15 radículas de cada lado, anteriores às radículas dos NCs IX, X e XI (ver Figuras 11.3 e 11.11).

As fibras do nervo hipoglosso reúnem-se em dois feixes que perfuram a dura-máter separadamente, atravessam o canal do nervo hipoglosso e então se unem. O nervo descende pelo pescoço até o nível do ângulo da mandíbula, depois segue para frente sob a língua (daí seu nome) para suprir seus músculos extrínsecos e intrínsecos (Figura 20.2). Na parte superior de seu trajeto, o nervo situa-se sob a artéria carótida interna e a veia jugular interna e perto do nervo vago. Passa entre a artéria e a veia, segue para a frente, acima do hioide, entre os músculos milo-hióideo e hipoglosso, e divide-se em muitas fibras para suprir os vários músculos da língua. O nervo envia ramos comunicantes para os gânglios inferiores do nervo vago e para

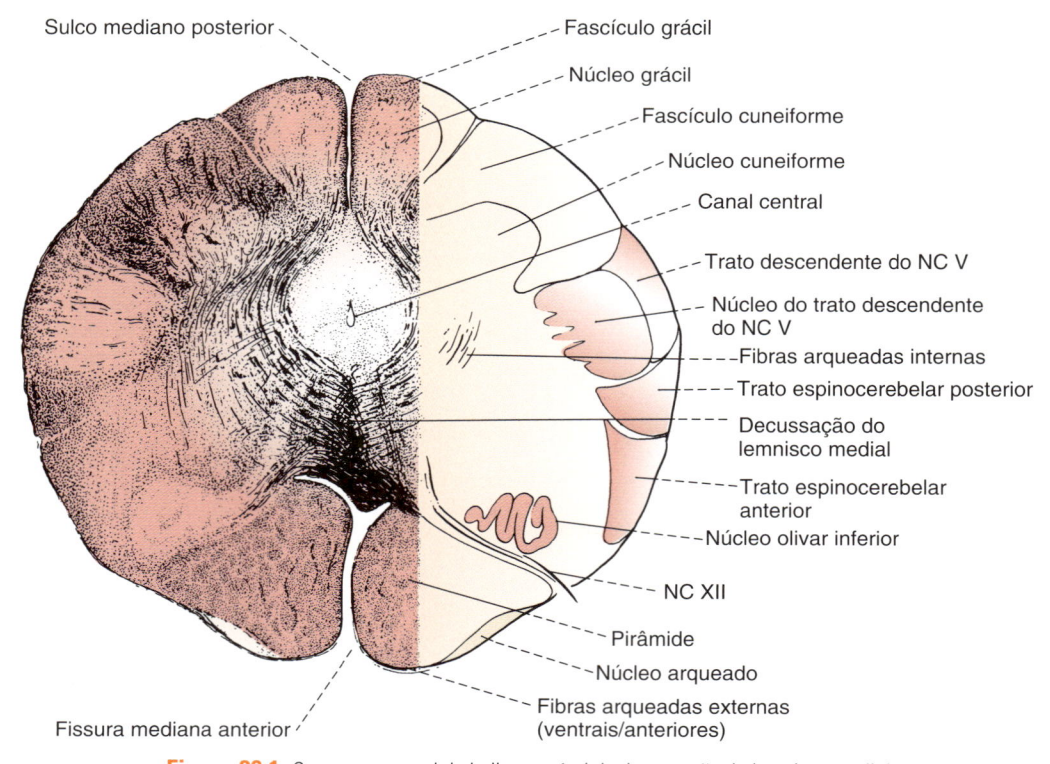

Sulco mediano posterior — Fascículo grácil — Núcleo grácil — Fascículo cuneiforme — Núcleo cuneiforme — Canal central — Trato descendente do NC V — Núcleo do trato descendente do NC V — Fibras arqueadas internas — Trato espinocerebelar posterior — Decussação do lemnisco medial — Trato espinocerebelar anterior — Núcleo olivar inferior — NC XII — Pirâmide — Núcleo arqueado — Fibras arqueadas externas (ventrais/anteriores) — Fissura mediana anterior

Figura 20.1 Corte transversal do bulbo no nível da decussação do lemnisco medial.

o plexo faríngeo. Na base da língua, situa-se perto do ramo lingual do nervo mandibular, responsável pela sensibilidade tátil nos dois terços anteriores da língua.

Os ramos do nervo hipoglosso são o meníngeo, descendente, tíreo-hióideo e muscular. Os ramos meníngeos enviam filamentos derivados dos ramos comunicantes com C1 e C2 para a dura-máter da fossa posterior. O ramo descendente une-se às fibras de C1, envia um ramo para o músculo omo-hióideo e, a seguir, une-se a um ramo comunicante descendente de C2 e C3 para formar a alça cervical (alça do hipoglosso) (Figura 20.2), que inerva os músculos omo-hióideo, esternohióideo e esternotireóideo. O ramo tíreo-hióideo inerva o músculo tíreo-hióideo. Os ramos descendente e tíreo-hióideo conduzem fibras do nervo hipoglosso, mas são derivados principalmente do plexo cervical.

Os ramos musculares, ou linguais, constituem a verdadeira distribuição do nervo hipoglosso. A língua tem músculos extrínsecos e intrínsecos. O NC XII supre os músculos intrínsecos, e todos os músculos extrínsecos da língua, exceto o palatoglosso, e possivelmente o gênio-hióideo. Os músculos extrínsecos pareados (genioglosso, estiloglosso, hioglosso e condroglosso) seguem do crânio ou do osso hioide até a língua. O genioglosso é o maior e mais importante dos músculos extrínsecos da língua. Origina-se no mento (do grego, *géneion*, "queixo") e se insere na língua. Os músculos intrínsecos (longitudinais superior e inferior, transverso e vertical) têm origem e término na língua. Os músculos extrínsecos protraem e retraem a língua e movem a raiz para cima e para baixo. Os músculos intrínsecos modificam o comprimento, a largura, a curvatura da superfície dorsal e viram a extremidade sem protrusão de um lado para outro. As ações dos músculos da língua estão resumidas na Tabela 20.1.

O centro cerebral que regula os movimentos da língua situa-se na parte inferior do giro pré-central perto da fissura

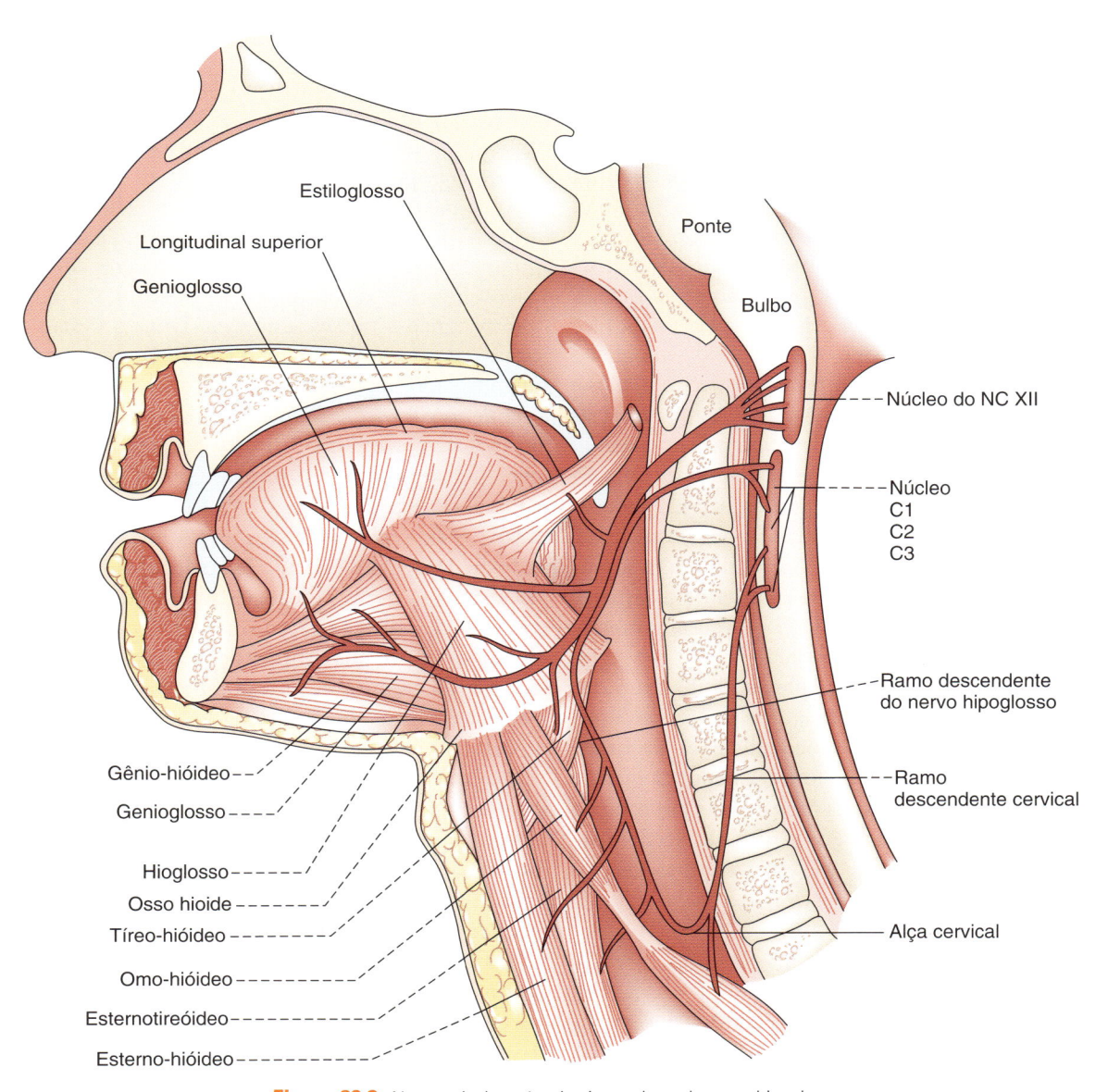

Figura 20.2 Alça cervical e músculos inervados pelo nervo hipoglosso.

Tabela 20.1	Ações dos músculos extrínsecos e intrínsecos da língua.

Músculo	Ação
Genioglosso	As fibras posteriores movem a raiz da língua para frente e protraem sua extremidade; as fibras anteriores abaixam e retraem a língua levando-a de volta para a boca; as fibras anteriores e posteriores juntas movem a língua para baixo e tornam sua face superior côncava de um lado a outro; as fibras posteriores de um lado empurram a língua para o lado oposto
Hipoglosso	Retrai a língua e abaixa suas laterais; torna a face superior convexa
Condroglosso	Abaixa e retrai; às vezes, é descrito como parte do hipoglosso
Estiloglosso	Ajuda a mover a raiz da língua para cima; pode ser classificado como um músculo extrínseco da língua, mas está mais relacionado com os músculos do palato mole; inervado pelo vago
Músculos intrínsecos (longitudinais superior e inferior, transverso, vertical)	Associados principalmente à modificação do formato da língua; encurtam, estreitam ou curvam a língua em diferentes direções. Os dois longitudinais encurtam a língua; o longitudinal superior vira e puxa a extremidade da língua para cima e torna o dorso côncavo; o longitudinal inferior puxa a extremidade para baixo e torna o dorso convexo; o transverso estreita e alonga a língua; o vertical achata e alarga a língua

de Sylvius. A representação cortical da língua em seres humanos é enorme em comparação com a de outros mamíferos e até mesmo de outros primatas. Em um paciente com pequena lesão cortical que cause desvio óbvio da língua, a lesão vista na RM estava localizada lateralmente ao botão pré-central, um ponto de referência anatômico confiável para a área motora da mão. Portanto, a lesão acometia a parte mais lateral do giro pré-central, lateral ao botão pré-central.

As fibras supranucleares seguem no trato corticobulbar pelo joelho da cápsula interna e do pedúnculo cerebral. Algumas fibras corticolinguais desviam-se para o lemnisco medial na ponte. Outras deixam o trato piramidal ventral principal, cruzam a linha mediana na junção pontobulbar, entrando no núcleo do nervo hipoglosso a partir da face lateral. O controle supranuclear para o músculo genioglosso é basicamente cruzado; a inervação para os outros músculos é bilateral, mas predominantemente cruzada. Alguns especialistas acreditam que toda a via supranuclear seja cruzada.

Os músculos supra-hióideos também influenciam o movimento da língua por meio da mudança da posição do osso hioide. O músculo gênio-hióideo é suprido por fibras de C1 que seguem no nervo hipoglosso. Os outros músculos supra-hióideos são o milo-hióideo e o ventre anterior do digástrico, inervados pelo NC V e o estilo-hióideo e o ventre posterior do digástrico, inervados pelo NC VII.

As fibras aferentes no nervo hipoglosso são basicamente proprioceptivas, mas também pode haver algumas aferências somáticas linguais. A síndrome pescoço-língua, caracterizada por dor no pescoço e dormência ou formigamento na metade ipsilateral da língua ao rodar a cabeça subitamente, foi atribuída à lesão de fibras aferentes linguais que seguem no nervo hipoglosso até as raízes espinais de C2 pelo espaço atlantoaxial.

EXAME CLÍNICO

O exame clínico da função do nervo hipoglosso consiste em avaliar a força, o volume e a destreza da língua – à procura principalmente de fraqueza, atrofia, movimentos anormais (sobretudo fasciculações) e comprometimento dos movimentos

rápidos. Veja em vídeo as fasciculações da língua no NEJM, no Videolink 20.1. Depois de avaliar a posição e a aparência da língua em repouso na boca, o paciente é instruído a protrair a língua, movê-la para dentro e para fora, de um lado para outro e para cima e para baixo, tanto devagar quanto com rapidez. A destreza é testada pedindo ao paciente que repita sons linguais, como "lá, lá, lá", ou a use palavras com os fonemas "t" ou "d". Veja a demonstração dos movimentos lentos da língua e da dificuldade com os sons labiais em um caso de paralisia pseudobulbar no Videolink 20.2. Pode-se testar a força motora pedindo ao paciente para pressionar a ponta da língua contra cada bochecha enquanto o examinador tenta movê-la com pressão do dedo. A língua normal é forte e não é possível movê-la. Um teste mais preciso é empurrar com força a lateral da língua em protrusão com um abaixador de língua e comparar a força nos dois lados.

Em caso de fraqueza unilateral, a língua se desvia em direção ao lado fraco durante a protrusão pela ação do músculo genioglosso normal, que protrai a ponta da língua puxando a raiz para a frente (Figura 20.3). A língua sempre desvia para o lado fraco (ver Videolink 20.3). O desvio para o mesmo lado ou para o lado oposto à lesão depende da especificidade da lesão. Há perda da capacidade de desviar a língua em protrusão em direção ao lado oposto. O paciente não é capaz de empurrar a língua contra a bochecha no lado normal, mas é capaz de empurrá-la contra a bochecha do mesmo lado para o qual há desvio. Em repouso, a língua pode desviar ou se enrolar um pouco em direção ao lado saudável por causa da ação sem oposição do estiloglosso, que puxa a língua para cima e para trás. Há comprometimento da capacidade de desviar a língua em protrusão em direção ao lado não parético e da capacidade de empurrá-la contra a bochecha no lado são, mas o paciente é capaz de empurrá-la contra a bochecha do lado paralisado. Os movimentos laterais da ponta da língua sem protrusão, controlados pelos músculos intrínsecos da língua, podem estar preservados. Em virtude do extenso entrelaçamento das fibras musculares de um lado a outro, o déficit funcional com fraqueza unilateral da língua pode ser mínimo, exceto pela dificuldade de mover os alimentos na boca e incapacidade de retirar alimentos da área

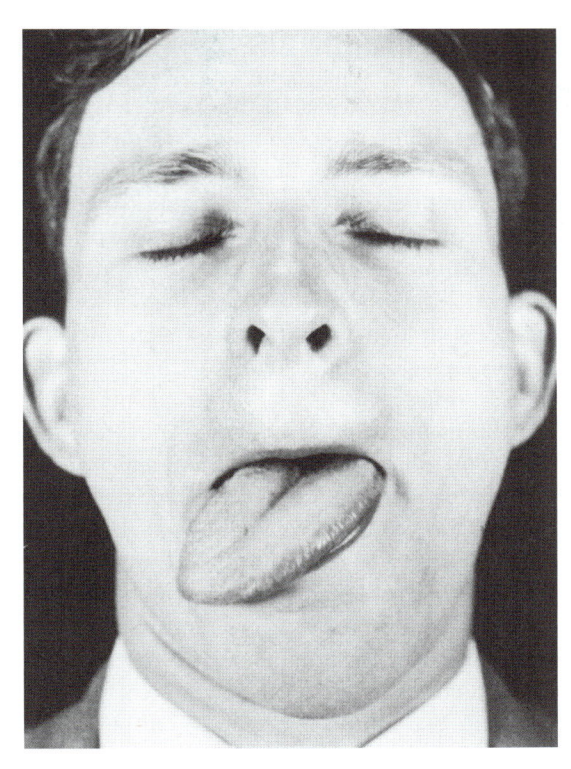

Figura 20.3 Paralisia infranuclear dos músculos inervados pelo nervo hipoglosso: atrofia unilateral e desvio da língua depois de lesão do nervo hipoglosso direito. (Modificada de https://library.med.utah.edu/neurologicexam/html/cranialnerve_abnormal.html#25, do Dr. Paul D. Larsen.)

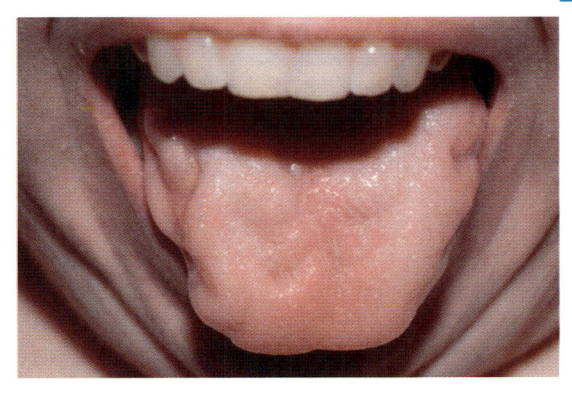

Figura 20.4 Atrofia da língua na ELA. (Reimpressa de Louis ED, Mayer SA, Rowland LP. *Merritt's Neurology*. 13th ed. Philadelphia: Wolters Kluwer, 2016, com permissão.)

entre os dentes e as bochechas de qualquer lado. Tanto na fraqueza quanto na incoordenação, os movimentos rápidos da língua podem ser prejudicados.

A fraqueza muscular facial ou o desvio da mandíbula dificultam a avaliação do desvio da língua. Muitas vezes, os pacientes com fraqueza considerável da parte inferior da face têm distorção da aparência facial normal, o que pode causar a aparência de desvio da língua, que na verdade não existe. A protrusão da língua pode causar aparência de desvio para o lado da fraqueza facial. Em virtude da ausência de mobilidade facial, o ângulo da boca não se move e a língua em protrusão encosta nele, o que causa a aparência de desvio da língua. A tração manual do lado fraco da face elimina o "desvio". Pode ser conveniente avaliar a posição da língua com relação ao ápice do nariz ou o espaço entre os incisivos superiores.

Se a paralisia não for acompanhada de atrofia, a língua pode parecer ligeiramente saliente e mais alta e volumosa no lado paralisado. Quando a atrofia é uma intercorrência, a perda de volume surge primeiro ao longo das bordas ou na extremidade, e a língua pode ter aparência recortada (Figura 20.4). O sulco mediano discreto normal pode se tornar acentuado. Na atrofia avançada, a língua é rugosa, sulcada e visivelmente menor. O epitélio e a mucosa do lado afetado formam pregas. Em virtude da atrofia do lado paralisado, a língua em protrusão pode curvar bastante em direção

ao lado atrofiado e adquirir formato de foice. Na paralisia bilateral, o paciente pode não conseguir protrair a língua ou protraí-la apenas de leve. Às vezes é possível confirmar a atrofia unilateral da língua por palpação.

Na paralisia bulbar progressiva e na esclerose lateral amiotrófica (ELA) avançada, a atrofia pode ser tão intensa que não é possível protrair a língua, que jaz inerte no assoalho da boca (glossoplegia). A atrofia pode ser acompanhada de fasciculações, sobretudo na doença dos neurônios motores. Na miastenia *gravis* (MG) de longa duração, a atrofia da língua pode levar à formação de três sulcos, um de cada lado e paralelos ao sulco mediano (língua em tridente), ver Videolink 20.4. Nas lesões suprassegmentares bilaterais, como na esclerose lateral primária, a língua pode ter volume normal, mas movimentar-se devagar. Em alguns pacientes, a língua é trêmula, e pode ser difícil distinguir esses tremores finos e rápidos das fasciculações, sobretudo durante a protrusão da língua. Os tremores geralmente desaparecem quando a língua está em repouso na boca, mas as fasciculações persistem. As numerosas fasciculações podem causar a aparência de "saco de vermes".

Além das fasciculações, às vezes ocorrem outros movimentos anormais da língua. Os tremores geralmente são acentuados ao protrair a língua ou falar. Os tremores grosseiros da língua podem ocorrer no parkinsonismo, no alcoolismo e na paresia geral; e pode haver tremor fino na tireotoxicose. A coreia pode causar movimentos espasmódicos irregulares da língua e muitas vezes o paciente é incapaz de manter a língua em protrusão (língua de cobra, de trombone, papa-moscas). Atetose, distonia, espasmos habituais e tiques podem acometer a língua; o espasmo lingual foi descrito no tétano. Com frequência, há acometimento acentuado da língua nas discinesias orofaciais ou bucolinguais, que geralmente ocorrem como um tipo de discinesia tardia após o uso de fenotiazinas e outros psicotrópicos. Discinesias semelhantes também podem ocorrer em pacientes com doença de Parkinson relacionadas com o uso de levodopa e agonistas da dopamina e na síndrome de Meige. O sinal do bombom é um movimento distônico ou discinético da língua caracterizado por protrusão ou movimentos laterais da língua dentro da boca, que produzem uma protuberância na bochecha, como se o paciente estivesse com um doce na boca. Segundo relatos, é útil para distinguir discinesias tardias, em que está presente, de casos de coreia, em que não está presente.

As mudanças morfológicas da língua podem ter significado diagnóstico em muitas doenças. A seguir, são apresentados alguns distúrbios de interesse neurológico. A anquiloglossia ("língua presa") pode simular paresia. A neoplasia de um lado da língua pode prejudicar a contração muscular e causar desvio da língua. A macroglossia pode sobrevir em hipotireoidismo, síndrome de Down, amiloidose, acromegalia, neurofibromatose, sarcoidose, gangliosidose GM1, doença do armazenamento de glicogênio, distrofia muscular de Duchenne, algumas formas de distrofia muscular do cíngulo dos membros, polimiosite, mucopolissacaridose, inclusive na língua, e em distúrbios locais que envolvem a língua como angioma, hamartomas e linfoma. Macroglossia pode ocorrer também em doença da fossa posterior e depois de cirurgia da fossa posterior. Raramente, a ELA pode causar macroglossia por infiltração gordurosa. A hipertrofia da língua pode ser resultado de distúrbios que causam movimento excessivo, como discinesias linguais. Há relatos de pseudo-hipertrofia da língua por denervação.

Glossite atrófica é a atrofia do epitélio e das papilas, o que torna a língua lisa, brilhante e, muitas vezes, avermelhada. Pode haver lesões pontilhadas eritematosas em consequência da atrofia e hiperemia das papilas. Não há atrofia neurogênica da musculatura. Quando avançada, a glossite atrófica pode causar dor e edema. A glossite atrófica ocorre em alguns estados de deficiência, sobretudo de vitamina B_{12}, folato, outras vitaminas do complexo B e ferro. Na anemia perniciosa, a língua é lisa, escorregadia e translúcida, com atrofia das papilas fungiformes e filiformes. Em alguns estágios, a língua é pálida; em outros, é vermelha. Na pelagra e na deficiência de niacina, a língua é lisa e atrófica; no quadro agudo, é vermelho escarlate, edemaciada e pode ter ulcerações. Na deficiência de riboflavina, a língua pode ser arroxeada ou magenta, com papilas fungiformes e filiformes edemaciadas e proeminentes, semelhantes a pedras de calçamento.

A fusão e a atrofia das papilas, além das fissuras, podem causar língua geográfica ou escrotal. A síndrome de Melkersson-Rosenthal causa paralisia do nervo facial e língua escrotal. A língua geográfica também ocorre como uma curiosidade benigna de etiologia desconhecida. A queimação na língua (glossodinia, glossalgia) sem lesões visíveis pode ser causada por glossite em fase inicial, abuso de tabaco, intoxicação por metais pesados, como sintoma da menopausa e na pelagra. A xerostomia e a irradiação local podem causar ressecamento e ulceração da língua. As fissuras longitudinais na língua ocorrem na glossite sifilítica. As ulcerações da língua podem ser observadas na sífilis primária (cancro lingual) e na doença de Behçet. Muitas vezes, o paciente morde a língua durante convulsões tônico-clônicas generalizadas.

DISTÚRBIOS FUNCIONAIS

As lesões do NC XII ou de suas conexões centrais podem causar fraqueza da língua. Não há alterações da sensibilidade. A fraqueza unilateral pode causar poucos sintomas; a fala e a deglutição são pouco afetadas. Na fraqueza bilateral acentuada, o paciente é incapaz de protrair ou movimentar lateralmente a língua; o primeiro estágio da deglutição é comprometido e há dificuldade de articulação, sobretudo na pronúncia de sons linguais. Raras vezes, a tendência de deslizamento posterior da língua para a garganta pode causar dificuldade respiratória.

A fraqueza da língua pode ser causada por lesão supranuclear, nuclear ou infranuclear. As lesões supranucleares causam fraqueza, mas não atrofia, e a fraqueza raramente é intensa. Como o músculo genioglosso – o principal responsável pela protrusão da língua – recebe principalmente inervação supranuclear cruzada, a língua se protrai em direção ao lado fraco, mas para o lado oposto ao da lesão supranuclear. A fraqueza supranuclear da língua pode ocorrer em uma lesão destrutiva do córtex cerebral ou do trato corticobulbar na cápsula interna, no pedúnculo cerebral ou na ponte. As lesões da ponte podem causar fraqueza supranuclear da língua dependendo da relação com as fibras corticolinguais que fazem decussação. As lesões mediais da ponte tendem a causar fraqueza contralateral da língua, ao passo que as lesões laterais causam fraqueza ipsilateral da língua. As lesões bulbares podem interromper fibras corticolinguais ipsilaterais. Em uma grande série de pacientes com acidente vascular cerebral isquêmico unilateral agudo acima da parte inferior do tronco encefálico houve desvio da língua em 29% deles, sempre em direção ao lado da fraqueza do membro, e foi mais comum em pacientes com infartos corticais ou subcorticais grandes que também apresentavam fraqueza facial e fraqueza intensa dos membros superiores.

As lesões supranucleares podem causar disartria por fraqueza e descoordenação da língua (língua espástica). A disartria é espástica e os movimentos da língua são lentos e irregulares. A disartria isolada foi descrita como manifestação de infarto lacunar com acometimento das vias corticolinguais supranucleares. A paralisia pseudobulbar por doença do neurônio motor superior bilateral pode causar fraqueza da língua, que pode parecer pequena e o paciente pode ser incapaz de protraí-la além dos dentes. Os distúrbios extrapiramidais podem tornar mais lentos os movimentos da língua, com fala "espessa" e dificuldade de protrusão.

Além da fraqueza, as lesões nucleares e infranucleares causam atrofia do lado afetado. A língua é protraída para o lado fraco, que também é o lado da lesão. As lesões nucleares progressivas, como a doença do neurônio motor, costumam causar fasciculação além de fraqueza. Qualquer disartria associada é flácida e há dificuldade especial de pronúncia das consoantes linguais. Os distúrbios comuns que podem atingir o núcleo do nervo hipoglosso incluem neoplasias, lesões vasculares e doença do neurônio motor. Distúrbios raros incluem siringobulbia, abscesso, granuloma, sífilis, polio-encefalite ou síndrome pós-poliomielite e mononucleose infecciosa. As lesões nucleares podem afetar estruturas adjacentes, como as vias sensoriais ascendentes ou descendentes motoras. A paralisia bulbar progressiva é um tipo de doença do neurônio motor que começa nos núcleos motores bulbares; é comum haver acometimento do nervo hipoglosso. Na atrofia muscular bulboespinal (doença de Kennedy), os músculos bulbares são afetados de maneira destacada. Existem tipos raros de doença do neurônio motor bulbar na infância (p. ex., doença de Fazio-Londe).

As lesões infranucleares podem acometer as fibras intra-bulbares entre o núcleo e o ponto de saída. Exceto pela doença do neurônio motor e por distúrbios semelhantes, as causas geralmente são as mesmas das lesões nucleares. Na síndrome bulbar medial (síndrome de Dejerine, bulbar anterior) ou na hemiplegia alternante inferior, a lesão acomete as fibras do hipoglosso que saem e a pirâmide adjacente, que causa fraqueza da língua e hemiparesia contralateral (ver Capítulo 21, Boxe 21.1). Há relato de um paciente com glossoplegia contralateral por lesão ventromedial da parte superior do bulbo. As lesões do tegmento bulbar podem acometer os NCs X, XI e XII (síndrome de Jackson [ver Capítulo 21]). Na série de Keane, com 578 casos de acometimento bilateral de um único NC, a paralisia do nervo hipoglosso foi responsável por apenas cinco (0,9%); destes, dois foram causados por tumor, um foi vascular e um foi decorrente de infecção. Porém, em uma série de 100 casos de paralisia do nervo hipoglosso, houve acometimento bilateral do nervo em um terço deles; tumores e traumatismos foram responsáveis pela maioria.

Os processos que afetam o trajeto intracraniano extra-bulbar do nervo incluem distúrbios com acometimento das meninges, como meningite infecciosa e neoplásica, hemorragia subaracnóidea, neoplasias e outras lesões expansivas (p. ex., schwannoma), inflamação e trauma. Processos envolvendo a base do crânio – como fraturas da base do crânio, impressão basilar, platibasia, malformação de Chiari, impactação do bulbo no forame magno por aumento da pressão intracraniana ou luxação das vértebras cervicais superiores – podem afetar o nervo antes de sair do crânio. As lesões ao longo do clivo podem causar paralisia bilateral do hipoglosso. As paralisias combinadas dos NCs VI e XII geralmente são causadas por lesão do clivo, na maioria das vezes maligna, ou por carcinoma da nasofaringe. As lesões do canal do nervo hipoglosso são raras. Lesões inflamatórias, neoplásicas ou traumáticas na região do côndilo occipital podem causar paralisia isolada do hipoglosso e um padrão de dor característico (síndrome do côndilo occipital), na maioria das vezes causada por doença metastática da base do crânio. A lesão bilateral do nervo hipoglosso pode ocorrer na fratura do côndilo occipital.

Os processos do trajeto extracraniano do nervo incluem traumatismo de vários tipos, sobretudo feridas penetrantes (entre elas cirurgia do pescoço, da boca ou da língua),

aneurismas da artéria carótida (sobretudo dissecções), aprisionamento vascular pela artéria vertebral, tumores ou infecções nos espaços retroparotídeo ou retrofaríngeo, adenopatia cervical profunda, irradiação craniana e tumores no pescoço, na base da língua ou nas glândulas salivares. A paralisia do nervo hipoglosso também pode ser uma síndrome idiopática benigna com resolução espontânea. As lesões mecânicas podem resultar em regeneração anômala, o que causa dificuldade progressiva com movimentos coordenados da língua. Raras vezes, tumores neurais primários acometem o NC XII fora do crânio. O NC XII pode ser acometido com outros NCs inferiores e os nervos simpáticos cervicais em lesões no espaço retroparotídeo (síndromes de Collet-Sicard ou de Villaret, ver Capítulo 21). Pode haver acometimento uni ou bilateral do NC XII na síndrome de Guillain-Barré, na neuropatia hereditária com suscetibilidade a paralisias por pressão, e nas polineuropatias relacionadas. O comprometimento da língua pode ocorrer na síndrome de Lewis-Sumner, e na neuropatia motora multifocal, causando confusão com ELA.

Exceto na MG, os distúrbios da junção neuromuscular e as miopatias raramente acometem a língua em grau de significância clínica. Pode haver fraqueza e fatigabilidade da língua na MG, mas geralmente só quando há acometimento acentuado. A língua com sulco triplo é característica (ver anteriormente). Muitas vezes é difícil distinguir a fraqueza bulbar por MG da fraqueza por doença do neurônio motor em fase inicial.

A língua pode ser acometida em distúrbios miotônicos, embora isso raramente cause sintomas. Uma técnica de avaliação da miotonia é pôr a borda de um abaixador de língua em posição transversal sobre a língua e, então, percuti-la com firmeza. A miotonia pode causar contração focal temporária ao longo da linha de percussão e visível estreitamento nesse ponto (ver Videolink 20.5). A aparência da constrição provocada foi denominada sinal do anel porta-guardanapo.

As convulsões podem envolver a língua, seja como parte de uma convulsão jacksoniana ou, raramente, de forma isolada. Os movimentos rítmicos e paroxísticos da língua foram descritos como manifestação de convulsões subcorticais. A língua pode participar dos movimentos rítmicos da mioclonia palatina. Os movimentos rítmicos e episódicos incomuns da língua podem ocorrer depois de um traumatismo craniano e do pescoço (língua em galope). Língua ondulante refere-se a uma discinesia que produz movimentos sepenteantes incessantes (ver Sheehy et al. para vídeo). A mioquimia da língua pode sobrevir à radioterapia do crânio (ver vídeo em Rison e Beydoun).

VIDEOLINKS

Videolink 20.1. Fasciculações da língua na ELA. https://www.youtube.com/watch?v=xuwdvBXcr30

Videolink 20.2. Movimentos lentos da língua na paralisia pseudobulbar. http://neurosigns.org/wiki/Pseudobulbar_palsy

Videolink 20.3. Desvio da língua. http://neurosigns.org/wiki/Tongue_deviation

Videolink 20.4. Língua trissulcada na miastenia *gravis*. http://neurosigns.org/wiki/Triple_furrow_ tongue_in_myasthenia_gravis

Videolink 20.5. Miotonia da língua (sinal do anel porta-guardanapo). http://www.nejm.org/doi/full/10.1056/NEJMicm1014605

BIBLIOGRAFIA

Aladdin Y, Siddiqi ZA, Khan K, et al. Hypoglossal-vertebral entrapment syndrome. *Neurology* 2008;71:461.

Axelsson G, Liedholm LJ. Multifocal motor neuropathy—unusual cause of hypoglossal palsy. *Lakartidningen* 2002;99:1448–1450.

Benito-Leon J, Alvarez-Cermeno JC. Isolated total tongue paralysis as a manifestation of bilateral medullary infarction. *J Neurol Neurosurg Psychiatry* 2003;74:1698–1699.

Brazis PW, Masdeu JC, Biller J. *Localization in Clinical Neurology.* 7th ed. Philadelphia: Wolters Kluwer/Lippincott Williams & Wilkins, 2017.

Burch J, Warren-Gash C, Ingham V, et al. Myasthenia gravis—a rare presentation with tongue atrophy and fasciculation. *Age Ageing* 2006;35:87–88.

Capobianco DJ, Brazis PW, Rubino FA, et al. Occipital condyle syndrome. *Headache* 2002;42:142–146.

Chang D, Cho SH. Medial medullary infarction with contralateral glossoplegia. *J Neurol Neurosurg Psychiatry* 2005;76:888.

Chauvet E, Sailler L, Carreiro M, et al. Symptomatic macroglossia and tongue myositis in polymyositis: treatment with corticosteroids and intravenous immunoglobulin. *Arthritis Rheum* 2002;46:2762–2764.

Combarros O, Alvarez de Arcaya A, Berciano J. Isolated unilateral hypoglossal nerve palsy: nine cases. *J Neurol* 1998;245:98–100.

Galassi G, Albertini G, Valzania F, et al. Cranial nerve involvement as presenting sign of multifocal motor neuropathy. *J Clin Neurosci* 2012;19:1733–1735.

Gelfand AA, Johnson H, Lenaerts ME, et al. Neck-tongue syndrome: a systematic review. *Cephalalgia* 2018;38:374–382.

Giuffrida S, Lo Bartolo ML, Nicoletti A. Isolated, unilateral, reversible palsy of the hypoglossal nerve. *Eur J Neurol* 2000;7:347–349.

Holle D, Kastrup O, Sheu SY, et al. Neurological picture. Tongue pseudohypertrophy in idiopathic hypoglossal nerve palsy. *J Neurol Neurosurg Psychiatry* 2009;80:1393.

İnan R, Barut BÖ, Serim A, et al. Hypoglossal nerve involvement in Lewis-Sumner syndrome: a case report. *Acta Neurol Belg* 2018;118(2):323–325.

Keane JR. Galloping tongue: post-traumatic, episodic, rhythmic movements. *Neurology* 1984;34:251–252.

Keane JR. Twelfth-nerve palsy. Analysis of 100 cases. *Arch Neurol* 1996;53:561–566.

Keane JR. Combined VIth and XIIth cranial nerve palsies: a clival syndrome. *Neurology* 2000;54:1540–1541.

Keane JR. Bilateral involvement of a single cranial nerve: analysis of 578 cases. *Neurology* 2005;65:950–952.

Laigle-Donadey F, Taillibert S, Martin-Duverneuil N, et al. Skull-base metastases. *J Neurooncol* 2005;75:63–69.

Lam CH, Stratford J. Bilateral hypoglossal nerve injury with occipital condylar fracture. *Can J Neurol Sci* 1996;23:145–148.

Lance JW, Anthony M. Neck-tongue syndrome on sudden turning of the head. *J Neurol Neurosurg Psychiatry* 1980;43:97–101.

Lin HC, Barkhaus PE. Cranial nerve XII: the hypoglossal nerve. *Semin Neurol* 2009;29:45–52.

Matsuda C, Shimizu T, Nakayama Y, et al. Macroglossia in advanced amyotrophic lateral sclerosis. *Muscle Nerve* 2016;54:386–390.

McKee HR, Escott E, Damm D, et al. Macroglossia in amyotrophic lateral sclerosis. *JAMA Neurol* 2013;70:1432–1435.

Moris G, Roig C, Misiego M, et al. The distinctive headache of the occipital condyle syndrome: a report of four cases. *Headache* 1998;38:308–311.

Orrell RW, Marsden CD. The neck-tongue syndrome. *J Neurol Neurosurg Psychiatry* 1994;57:348–352.

Parano E, Giuffrida S, Restivo D, et al. Reversible palsy of the hypoglossal nerve complicating infectious mononucleosis in a young child. *Neuropediatrics* 1998;29:46–47.

Quijano-Roy S, Galan L, Ferreiro A, et al. Severe progressive form of congenital muscular dystrophy with calf pseudohypertrophy, macroglossia and respiratory insufficiency. *Neuromuscul Disord* 2002;12:466–475.

Riggs JE. Distinguishing between extrinsic and intrinsic tongue muscle weakness in unilateral hypoglossal palsy. *Neurology* 1984;34:1367.

Rison RA, Beydoun SR. Teaching video NeuroImages: tongue myokymia following head and neck radiotherapy for nasopharyngeal carcinoma. *Neurology* 2009;72:e65.

Sheehy SH, Lawrence T, Thevathasan AW. Serpentine tongue: a lingual dyskinesia. *Neurology* 2008;70:e87.

Srivastava T, Singh S, Goyal V, et al. Hypoglossal nerve paralysis caused by high cervical epidural abscess. *Neurology* 2006;66:522.

Stricker T, Steinlin M, Willi UV, et al. Hypoglossal nerve palsy associated with deep cervical lymphadenopathy. *Neurology* 1998;50:1926–1927.

Umapathi T, Venketasubramanian N, Leck KJ, et al. Tongue deviation in acute ischaemic stroke: a study of supranuclear twelfth cranial nerve palsy in 300 stroke patients. *Cerebrovasc Dis* 2000;10:462–465.

Urban PP, Hopf HC, Connemann B, et al. The course of cortico-hypoglossal projections in the human brainstem. Functional testing using transcranial magnetic stimulation. *Brain* 1996;119:1031–1038.

Urban PP, Wicht S, Hopf HC, et al. Isolated dysarthria due to extracerebellar lacunar stroke: a central monoparesis of the tongue. *J Neurol Neurosurg Psychiatry* 1999;66:495–501.

Weiss MD, Oakley JC, Meekins GD. Hypoglossal neuropathy in Lewis-Sumner syndrome masquerading as motor neuron disease. *Neurology* 2006;67:175–176.

Williams JM, Fox JL. Neurinoma of the intracranial portion of the hypoglossal nerve. Review and case report. *J Neurosurg* 1962;19:248–250.

Wilson JR, Sumner AJ, Eichelman J. Aberrant reinnervation following hypoglossal nerve damage. *Muscle Nerve* 1994;17:931–935.

Winter WC, Juel VC. Hypoglossal neuropathy in hereditary neuropathy with liability to pressure palsy. *Neurology* 2003;61:1154–1155.

Yoon SS, Park KC. Neurological picture. Glossoplegia in a small cortical infarction. *J Neurol Neurosurg Psychiatry* 2007;78:1372.

21

Síndromes do Tronco Encefálico e de Múltiplos Nervos Cranianos

O tronco encefálico é uma estrutura compacta, composta por núcleos de nervos cranianos (NCs), fascículos nervosos e longos tratos ascendentes e descendentes, todos justapostos. As estruturas e os centros da formação reticular controlam muitas funções vitais. As doenças do tronco encefálico são graves e, muitas vezes, implicam risco de vida. O acometimento da intricada rede de estruturas neurais costuma levar a um grande número de achados clínicos. Geralmente, as síndromes do tronco encefálico incluem a disfunção de um ou mais NCs. Os déficits causados por disfunção de nervos cranianos individuais foram abordados nos capítulos anteriores. Este capítulo discorre sobre distúrbios que causam disfunção além da distribuição de um único NC, envolvendo mais de um nervo craniano, ou distúrbios que afetam estruturas do tronco encefálico além do núcleo do NC ou dos fascículos. A primeira parte trata de distúrbios intrabulbares do tronco encefálico, e a segunda aborda distúrbios que acometem vários NCs em seu trajeto extrabulbar.

Alguns podem afirmar que é suficiente reconhecer a existência de um distúrbio do tronco encefálico e definir o processo com maior precisão por meio de um exame por imagem. Entretanto, alguns distúrbios clínicos importantes podem causar disfunção acentuada do tronco encefálico sem que haja mudança drástica na aparência da imagem. Exemplos de processos que passam facilmente despercebidos em exames radiológicos são doença de Wernicke, paralisia bulbar progressiva (PBP), paralisia supranuclear progressiva, enxaqueca da artéria basilar, doença de Whipple, siringobulbia, atrofia olivopontocerebelar e síndrome de Gerstmann-Sträussler-Scheinker. Nos distúrbios causadores de déficit de múltiplos NCs, os exames de imagem muitas vezes são inúteis.

SÍNDROMES DO TRONCO ENCEFÁLICO

No tronco encefálico, os tratos motores descendentes antes da decussação assim como as vias sensoriais ascendentes que já cruzaram para o lado oposto estão muito próximos dos neurônios motores inferiores dos núcleos do NC. Com algumas exceções, os NCs inervam estruturas ipsilaterais da cabeça e do pescoço. Um processo que afete os tratos longos do tronco encefálico de um lado causará anormalidades no lado oposto do corpo. Por essa razão, as lesões focais do tronco encefálico são caracterizadas por síndromes "cruzadas" de disfunção do NC ipsilateral e disfunção do trato motor ou sensorial longo contralateral. Por exemplo, no lado direito da ponte, os núcleos dos NCs VI e VII estão próximos ao trato corticospinal direito, que se destina a decussar no bulbo para inervar o lado esquerdo do corpo. Os pacientes com lesão no lado direito da ponte apresentam achados relativos ao NC à direita, como paralisia do sexto ou do sétimo nervo, e hemiparesia à esquerda.

Com frequência, esse déficit cruzado está associado a sintomas indicativos de disfunção de outras estruturas do tronco encefálico ou de suas conexões. Em virtude das ricas conexões vestibulares e cerebelares, os pacientes com doença do tronco encefálico costumam apresentar tontura ou vertigem, instabilidade, desequilíbrio, incoordenação, dificuldade para caminhar, náuseas e vômito. Os músculos da faringe e da laringe são inervados por neurônios no tronco encefálico, e é comum a ocorrência de disartria ou disfagia. A disfunção dos NCs III, IV e VI ou de suas conexões pode causar anormalidade da motilidade ocular. A menos que o processo tenha comprometido o sistema reticular ativador ascendente, a capacidade mental do paciente é normal – desperto, alerta, capaz de conversar (embora talvez disártrico), sem demência, confusão mental, nem afasia. O quarto ventrículo e o aqueduto do mesencéfalo estão próximos; seu acometimento pode causar hidrocefalia obstrutiva. Embora a maioria dos processos patológicos que acometem o tronco encefálico ocorra em outras partes do encéfalo, alguns distúrbios caracterizam-se por acometerem principalmente o tronco encefálico (p. ex., mielinólise central pontina, meduloblastoma e atrofia olivopontocerebelar). Nas lesões vasculares, o déficit clínico depende dos ramos da artéria basilar acometidos pelo processo oclusivo: perfurantes paramedianos, circunferenciais curtos ou circunferenciais longos.

Do ponto de vista anatômico, as síndromes do tronco encefálico podem ser localizadas tomando-se como referência os níveis rostral ao caudal e medial ao lateral. A localização rostral para caudal é determinada pelo acometimento do NC. A anormalidade do NC III ou IV – ou a anormalidade do olhar vertical – indica lesão do mesencéfalo; a do NC VI ou VII – ou paralisia do olhar horizontal – indica lesão da ponte; do NC VIII, uma lesão da junção pontobulbar e dos NCs IX, X, XI ou XII, uma lesão bulbar. Tendo em vista a vasta extensão longitudinal do trato espinal do NC V, lesões em qualquer ponto desde a ponte até a medula espinal cervical podem causar anormalidades da sensibilidade na face.

Os tratos motores longos tendem a ocupar posição medial no tronco encefálico, e os tratos sensoriais longos, posição lateral. Os núcleos motores somáticos (extraoculares e do nervo hipoglosso) são paramedianos; os núcleos branquiomotores são mais laterais. O acometimento dos tratos motores descendentes ou dos núcleos motores somáticos indica lesão medial; o acometimento dos tratos sensoriais longos, dos núcleos branquiomotores e dos núcleos sensoriais especiais indica lesão lateral. Os pedúnculos cerebelares também ocupam posição lateral. Os núcleos sensoriais derivados da placa alar estão em posição lateral e são separados dos núcleos motores derivados da placa basal pelo sulco limitante (ver Figuras 11.2 e 11.4). Os ramos perfurantes paramedianos da artéria basilar irrigam as estruturas medianas; as artérias circunferenciais irrigam as estruturas laterais. Portanto, existem síndromes bulbares mediais e laterais, síndromes pontinas inferiores, intermédias e superiores mediais e laterais, e síndromes mesencefálicas. A artéria cerebelar inferior posterior (ACIP) irriga a parte lateral do bulbo; a artéria cerebelar inferior anterior (ACIA) irriga a parte inferolateral da ponte, e a artéria cerebelar superior (ACS) irriga a parte superolateral da ponte. As lesões paramedianas em geral são lacunares; na maioria das vezes, as lesões laterais são causadas por doença dos vasos circunferenciais maiores. As síndromes laterais bulbar e pontina costumam ser designadas de acordo com o território vascular: ACIP, ACIA e ACS.

A oclusão dos ramos pontinos mediais da artéria basilar pode acometer os núcleos dos NCs VI e VII ou suas fibras emergentes, o fascículo longitudinal medial (FLM), o trato corticospinal, o lemnisco medial e a formação reticular paramediana pontina. As manifestações clínicas podem incluir paralisia do nervo facial, paralisia do nervo abducente, paralisia do olhar horizontal, oftalmoplegia internuclear (OIN) ou diminuição do paladar ipsilateral, com fraqueza corticospinal e diminuição da sensibilidade lemniscal contralaterais. A trombose dos ramos pontinos laterais da artéria basilar causa isquemia, que pode acometer os pedúnculos cerebelares médio e superior, os núcleos vestibulares e cocleares, os núcleos motores dos nervos facial e trigêmeo, o núcleo sensorial do nervo trigêmeo e o trato espinotalâmico. Os achados podem incluir ataxia cerebelar ipsilateral e disfunção dos NCs V, VII e VIII, com perda de sensibilidade álgica e térmica contralateral no tronco e nos membros. A oclusão da artéria do labirinto causa surdez unilateral e comprometimento da função vestibular.

SÍNDROMES CLÁSSICAS DO TRONCO ENCEFÁLICO

Muitos dos pioneiros em neurologia descreveram os achados clínicos decorrentes de um processo focal afetando o tronco encefálico. Esses médicos eram de uma época em que doenças como tuberculoma, goma sifilítica e tumor eram muito mais frequentes do que hoje. Muitas síndromes clássicas do tronco encefálico descritas originalmente não eram causadas por isquemia, e os efeitos do tuberculoma, da goma e de lesões semelhantes não são limitados às distribuições vasculares. Portanto, o resultado foi um certo grau de divergência entre as descrições clássicas e a situação atual, na qual a maioria das síndromes do tronco encefálico é causada por isquemia. Também houve mudança considerável de muitas síndromes eponímicas por não respeitarem com precisão as descrições originais. Liu et al. destacaram a variabilidade nas descrições das síndromes de Claude, Benedikt e Nothnagel nos livros e observaram a diferença entre as descrições encontradas nos livros e nos artigos originais. O Boxe 21.1 apresenta uma análise das síndromes eponímicas clássicas do tronco encefálico, sobretudo do ponto de vista histórico, e a Tabela 21.1 resume as manifestações clínicas.

Wallenberg descreveu a síndrome bulbar lateral (SBL), o tipo mais comum de acidente vascular do tronco encefálico. O paciente original de Wallenberg apresentava oclusão da ACIP, mas, na maioria das vezes, a SBL é causada por isquemia na distribuição da ACIP decorrente de oclusão da artéria vertebral (Figura 21.1). As manifestações típicas são vertigem, náuseas e vômito, nistagmo, rouquidão, disfagia, disfonia, soluço, hemiataxia ipsilateral e parestesia ipsilateral da face e contralateral do corpo. Pode haver cefaleia occipital ou dor na parte posterior do pescoço no início; a dor intensa sugere a possibilidade de dissecção da artéria vertebral. A princípio, o paciente pode ser incapaz de falar e deglutir. A Tabela 21.1 apresenta um resumo dos achados clínicos.

Em uma série de casos de SBL comprovados por RM, os achados mais comuns foram síndrome de Horner e ataxia ipsilaterais, com hipoalgesia contralateral do corpo. Em geral, o nistagmo espontâneo é horizontal ou misto (horizontal-torcional). O nistagmo horizontal ocorre na direção oposta à lesão e pode ser de segundo ou terceiro grau. O nistagmo torcional com batimento dos polos superiores na direção oposta à lesão também é comum. O nistagmo é influenciado pela posição da cabeça e dos olhos e pela fixação. A disfagia é comum. Com frequência, é mais intensa do que se esperaria de uma lesão do núcleo ambíguo, e sugeriu-se a ruptura de conexões com um centro pré-motor da deglutição na parte dorsolateral do bulbo. Resolução parcial e sobrevivência são a regra; há recuperação da capacidade de deglutir e falar, embora possam persistir rouquidão residual, ataxia persistente

Boxe 21.1

Síndromes clássicas do tronco encefálico

Síndromes mesencefálicas

Weber descreveu um paciente com hematoma de um pedúnculo cerebral, que lesou os tratos corticospinal e corticobulbar e o terceiro nervo em sua saída. O paciente apresentava hemiparesia contralateral envolvendo face, braço, perna e paralisia ipsilateral completa do terceiro nervo. Benedikt descreveu um paciente com lesão peduncular semelhante causada por tuberculoma do mesencéfalo, que se estendia até o tegmento e acometia as regiões da substância negra e do núcleo rubro, causando tremor e movimentos involuntários dos membros hemiparéticos. Dois pacientes com quadro clínico semelhante não foram submetidos a exame anatomopatológico; um provavelmente tinha sífilis meningovascular. Claude descreveu um paciente com infarto do mesencéfalo sem acometimento das vias corticospinais; o quadro clínico era de paralisia do terceiro nervo ipsilateral e ataxia cerebelar contralateral por acometimento do pedúnculo cerebelar superior. Ainda há discussão sobre o grau de acometimento do núcleo rubro nas síndromes de Claude e Benedikt. Com base em exames clínicos e de RM, Seo concluiu que a lesão geralmente ocupa posição imediatamente caudal e medial ao núcleo rubro e que o tremor e a ataxia são causados por acometimento das vias eferentes cerebelares no pedúnculo cerebelar superior.

Essas três síndromes mesencefálicas são variações de um mesmo tema. A lesão é anterior, isto é, no pedúnculo cerebral, na síndrome de Weber, com consequente hemiparesia. É mais posterior, no tegmento, na síndrome de Claude, causando hemiataxia. Na síndrome de Benedikt a lesão é mais extensa, afeta tanto o tegmento quanto o pedúnculo, causando hemiparesia com tremor e ataxia dos membros acometidos; a síndrome de Benedikt é basicamente a combinação das síndromes de Weber e Claude. Como os fascículos do nervo craniano (NC) III distribuem-se ao longo do trajeto no mesencéfalo, a paralisia do terceiro nervo em qualquer uma dessas síndromes pode ser parcial.

A síndrome de Nothnagel (oftalmoplegia-ataxia) é diferente; é mais uma variante da síndrome de Parinaud, com paralisia do terceiro nervo unilateral ou bilateral e ataxia, acompanhada por deficiência do olhar vertical e outros sinais neurológicos. A lesão afeta o teto do mesencéfalo e muitas vezes é neoplásica. O paciente original de Nothnagel tinha um sarcoma da pineal.

Síndromes pontinas

Millard e Gubler descreveram separadamente pacientes com paralisia do nervo facial por acometimento do neurônio motor inferior ipsilateral e hemiparesia contralateral causada por lesão da ponte. Os casos de Gubler incluíram três com tumor, um com acidente vascular cerebral e outro com área de amolecimento acastanhada. Millard descreveu um caso decorrente de hemorragia pontina em uma carta ao editor da revista que publicou os relatos de Gubler. Em todos os casos, a lesão localizava-se na parte lateral da ponte e não acometia o NC VI; não havia distúrbio da motilidade ocular. Todavia, é comum ver nos livros a inclusão da paralisia do sexto nervo craniano em descrições da síndrome de Millard-Gubler. Gubler era um clínico experiente que descreveu vários casos; Millard acabara de concluir o curso de medicina, era basicamente um residente, e descreveu apenas um. Gubbler disse ao editor da revista que desse precedência a Millard, daí o epônimo.

Foville descreveu um paciente com paralisia facial por acometimento do neurônio motor inferior ipsilateral e paralisia do olhar horizontal, com hemiparesia contralateral; não haviam alterações patológicas, mas o início foi agudo. Em carta que comentava o caso de Foville, Landry descreveu um paciente com paralisia do sexto nervo e hemiplegia contralateral que incluía a face, causada por isquemia pontina em um paciente com sífilis. Yelloly tinha descrito um caso de paralisia do nervo abducente com hemiplegia contralateral 50 anos antes. Raymond descreveu um paciente com paralisia do sexto nervo e hemiplegia contralateral, mas não está claro se a origem da hemiplegia era pontina.

Síndromes bulbares

Existem duas síndromes bulbares primárias, a lateral (de Wallenberg) e a medial (de Dejerine). A Tabela 21.1 apresenta um resumo da rara síndrome bulbar medial. Em um estudo de correlação de imagens clínicas por ressonância magnética no infarto bulbar medial, a síndrome de Dejerine clássica (fraqueza ipsilateral da língua com hemiparesia e perda da sensibilidade lemniscal contralateral) foi observada em 64% dos pacientes; os demais tinham lesões parciais, cujo reconhecimento pode não ser tão imediato. Em uma série de 18 pacientes, a manifestação mais comum de acidente vascular cerebral bulbar medial foi um déficit sensorimotor unilateral. A raríssima síndrome bulbar medial bilateral causa tetraparesia e outras anormalidades. Há relato de fraqueza isolada da língua causada por infarto bulbar bilateral. A Tabela 21.1 apresenta a descrição de outras síndromes bulbares (de Avellis, de Jackson, de Schmidt, de Céstan-Chenais e de Babinski-Nageotte). Exceto pela esporádica paralisia facial por acometimento do neurônio motor superior na síndrome de Wallenberg, a função motora facial é preservada em todas as síndromes bulbares.

Tabela 21.1	Resumo das síndromes eponímicas clássicas do tronco encefálico.			
Síndrome	**Localização da lesão**	**Estruturas afetadas**	**Achados clínicos**	**Comentários**
De Parinaud	Parte dorsal do mesencéfalo	Região da lâmina do teto; pré-teto; substância cinzenta periaquedutal	Comprometimento do olhar para cima; nistagmo de convergência-retração; dilatação das pupilas com dissociação dos reflexos fotomotor e de aproximação	Em geral, causada por lesão expansiva na região posterior do terceiro ventrículo, na maioria das vezes pinealoma, ou por infarto do mesencéfalo
De Weber	Base do mesencéfalo	Fibras do NC III; pedúnculo cerebral	Paralisia do NC III ipsilateral; hemiparesia contralateral	Geralmente vascular
De Benedikt	Tegmento do mesencéfalo	Fibras do NC III; núcleo rubro; TCE	Paralisia do NC III ipsilateral; hemiparesia contralateral com ataxia, hipercinesia e tremor ("tremor rubral")	Geralmente vascular
De Claude	Tegmento do mesencéfalo	Fibras do NC III; núcleo rubro; PCS	Paralisia do NC III ipsilateral; ataxia contralateral e tremor ("tremor rubral")	Geralmente vascular

(*continua*)

Tabela 21.1 **Resumo das síndromes eponímicas clássicas do tronco encefálico.** (*Continuação*)

Síndrome	Localização da lesão	Estruturas afetadas	Achados clínicos	Comentários
De Nothnagel	Teto do mesencéfalo	NC III ipsilateral ou bilateral	Paralisias oculomotoras; ataxia	Geralmente neoplásica
De Millard-Gubler	Ponte	NC VII; TCE	Paralisia facial periférica ipsilateral; hemiparesia contralateral	Geralmente vascular; não há acometimento do NC VI; a utilização é inconsistente
De Foville (Raymond-Foville)	Ponte	NC VII; centro do olhar lateral, TCE	Paralisia facial e paralisia do olhar horizontal ipsilateral; hemiparesia contralateral	Geralmente vascular; a utilização é inconsistente
De Raymond (Yelloly, Landry)	Ponte	NC VI; TCE	Paralisia do nervo abducente ipsilateral; hemiparesia contralateral	Geralmente vascular, com frequência associada à síndrome de Foville; a utilização é inconsistente
De Wallenberg (síndrome bulbar lateral)	Tegmento bulbar lateral	Trato espinal do NC V e seu núcleo; núcleo ambíguo; fibras emergentes dos NCs IX e X; TEL; fibras simpáticas descendentes; núcleos vestibulares; pedúnculo cerebelar inferior; tratos espinocerebelares aferentes; núcleo cuneiforme lateral	Perda da sensibilidade álgica e térmica ipsilateral na face e contralateral no corpo; diminuição do reflexo corneano ipsilateral; fraqueza do palato mole ipsilateral; perda do reflexo do vômito ipsilateral; paralisia da prega vocal ipsilateral; síndrome de Horner central ipsilateral; nistagmo; ataxia cerebelar dos membros ipsilaterais; lateropulsão	Diversas variantes reconhecidas; paralisia facial do neurônio motor superior ipsilateral esporádica por acometimento do TCE anômalo; às vezes há preservação da sensibilidade facial; isquemia na distribuição da ACIP, porém na maioria das vezes por oclusão da artéria vertebral
De Avellis	Tegmento bulbar	NC X; TEL; núcleo ambíguo	Fraqueza do palato e das pregas vocais ipsilaterais; perda da sensibilidade álgica e térmica corporal contralateral	Geralmente por trombose da artéria vertebral; acometimento esporádico do LM e do TS com perda da sensibilidade tátil e proprioceptiva corporal contralateral; síndrome de Horner ipsilateral ocasional; hemiparesia contralateral ocasional
De Jackson	Tegmento bulbar	Fibras do NC X ou do núcleo ambíguo; NCs XI e XII	Paralisia flácida ipsilateral do palato mole, da faringe e da laringe; fraqueza flácida e atrofia do ECM, e do trapézio (parcial) e da língua	Também conhecida como paralisia dos nervos vago-acessório-hipoglosso; provavelmente causada por paralisia extrabulbar de múltiplos nervos cranianos
De Schmidt	Tegmento bulbar inferior	Núcleo ambíguo; núcleos bulbar e espinal do NC XI e/ou suas fibras radiculares	Paralisia ipsilateral do palato mole, da faringe e da laringe; fraqueza flácida e atrofia do ECM e do trapézio (parcial)	Também conhecida como síndrome do nervo vago-acessório; provavelmente causada por paralisia extrabulbar de múltiplos nervos cranianos
De Céstan-Chenais	Tegmento bulbar	Núcleo ambíguo; PCI; ramos simpáticos; TCE; LM	Fraqueza ipsilateral do palato mole, da faringe e da laringe; ataxia cerebelar; síndrome de Horner; hemiparesia contralateral com perda de função da coluna posterior	Causada por oclusão da artéria vertebral abaixo da origem da ACIP; é diferente da síndrome de Wallenberg em virtude do acometimento do TCE, do LM e da ausência de alterações da sensibilidade álgica e térmica
De Babinski-Nageotte (síndrome hemibulbar)	Partes medial e lateral do bulbo	Núcleo ambíguo; trato solitário; trato espinal do NC V; PCI; ramos simpáticos; TCE; LM; ± NC XII	Paralisia ipsilateral do palato mole, da faringe, da laringe, ± da língua; perda do paladar no terço posterior da língua; diminuição da sensibilidade álgica e térmica facial; ataxia; síndrome de Horner; hemiparesia contralateral; diminuição da função da coluna posterior; ± diminuição da sensibilidade álgica e térmica	Causada por lesões múltiplas ou dispersas, sobretudo na distribuição da artéria vertebral; semelhante, ou talvez igual, à síndrome de Céstan-Chenais
Bulbar medial (síndrome bulbar anterior de Dejerine, síndrome piramidal-hipoglosso, hemiplegia alternante do hipoglosso)	Parte medial do bulbo	Núcleo ou fibras do NC XII; pirâmide bulbar (na decussação ou perto dela); ± LM	Fraqueza ipsilateral da língua; hemiparesia contralateral (preservação da face); ± comprometimento da função da coluna posterior; preservação das funções do TEL	Causada por isquemia na distribuição do ramo perfurante paramediano ou da artéria espinal anterior, os achados podem ser bilaterais e de lateralidade variável por acometimento da decussação das pirâmides e variações da anatomia da artéria espinal anterior

NC, nervo craniano; TCE, trato corticospinal; PCI, pedúnculo cerebelar inferior; TEL, trato espinotalâmico lateral; LM, lemnisco medial; ACIP, artéria cerebelar inferior posterior; ECM, esternocleidomastóideo; TS, trato solitário; PCS, pedúnculo cerebelar superior.

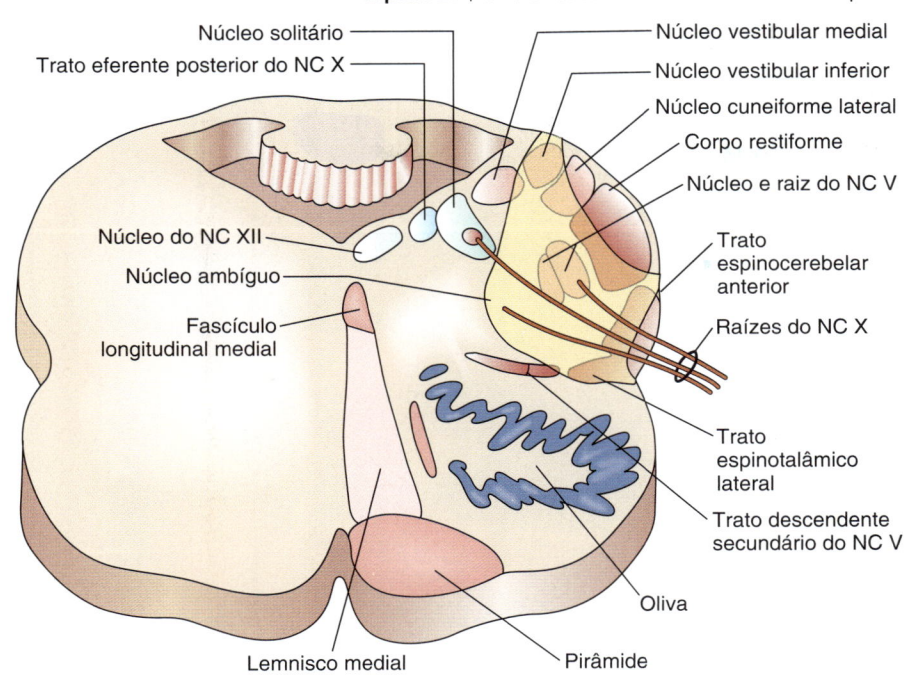

Figura 21.1 Corte transversal do bulbo que ilustra o local da lesão na síndrome bulbar lateral.

e alterações sensoriais. A aspiração é uma ameaça importante. A disfonia, a disfunção do palato mole ou a perda da sensibilidade facial sugerem maior risco. Embora a SBL geralmente seja isquêmica, também foi descrita em casos de aneurisma, abscesso, hematoma, malformação arteriovenosa, doença desmielinizante e neoplasia metastática. A SBL pode ter muitas manifestações incomuns (Boxe 21.2).

SÍNDROMES ANATÔMICAS DO TRONCO ENCEFÁLICO

O outro método de organização das síndromes do tronco encefálico é realizado por área anatômica ou do principal vaso sanguíneo afetado. As síndromes mesencefálicas são variações e combinações de paralisia do terceiro nervo ipsilateral e fraqueza, ataxia ou tremor dos membros contralaterais; a causa é a isquemia na distribuição dos vasos penetrantes paramedianos da parte rostral da artéria basilar. A SBL foi analisada na seção anterior e a síndrome bulbar medial, no Boxe 21.1.

As síndromes pontinas vasculares podem ser divididas em mediais e laterais e em superiores, mediais e inferiores. As síndromes pontinas mediais são causadas por doença dos vasos perfurantes paramedianos; as síndromes pontinas laterais são causadas por doença das artérias circunferenciais. A ACIA irriga a parte inferior lateral da ponte e a parte superior do bulbo, enquanto a ACS irriga a parte lateral superior da ponte. A parte média da ponte é suprida por uma artéria circunferencial curta. Assim como a isquemia da ACIP causa

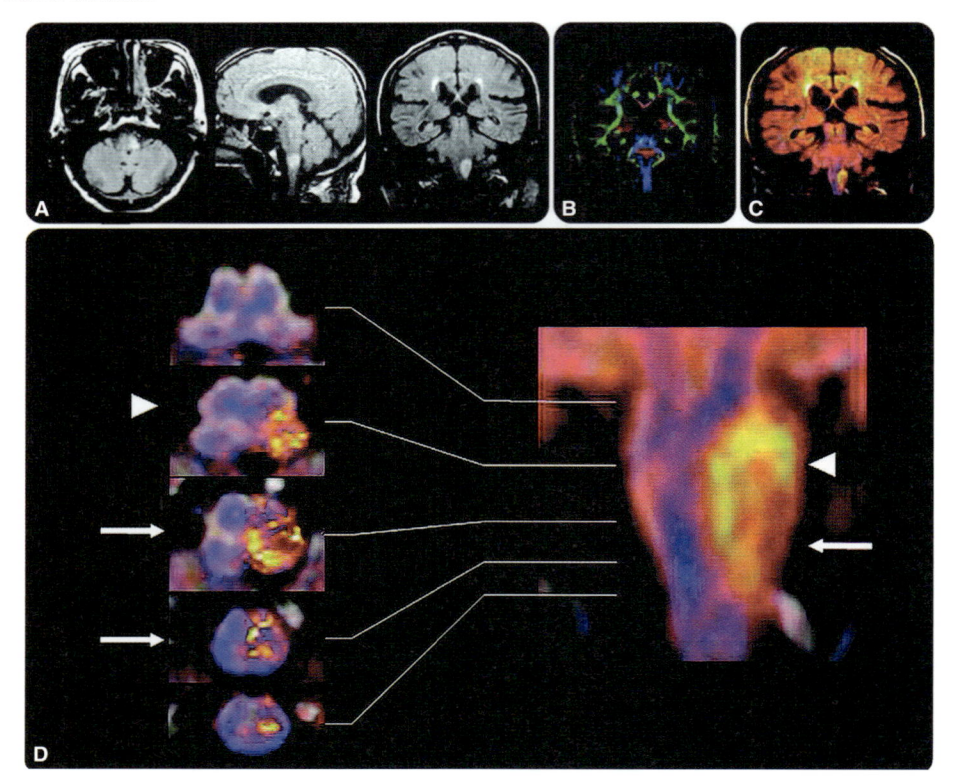

Figura 21.2 Características da imagem na síndrome de Opalski. Imagem de RM em inversão-recuperação atenuada por líquido. **A.** Mapa codificado por direção cujas cores refletem a orientação do tensor. **B.** Imagens superpostas. **C, D.** Um *halo amarelo* representa o infarto e as *linhas azuis* revestem os tratos piramidais (coronais); os tratos fundem-se na decussação (transversais). A extensão caudal da lesão inclui o trato corticospinal ipsilateral (*setas*) após a decussação (*pontas de setas*). (Reimpressa de Nakamura S, Kitami M, Furukawa Y. Opalski syndrome: ipsilateral hemiplegia due to a lateral-medullary infarction. *Neurology* 2010;75[18]:1658, com permissão.)

a SBL, a isquemia na distribuição da ACIA causa a síndrome pontina inferior lateral e a isquemia na distribuição da ACS causa a síndrome pontina superior lateral. Portanto, as síndromes pontinas mais reconhecidas são pontina inferior medial, pontina inferior lateral (ACIA), pontina média medial e lateral, pontina superior medial e pontina superior lateral (ACS). A Tabela 21.2 apresenta um resumo das síndromes pontinas vasculares. Em uma série de pacientes com lesão na distribuição da ACIA, apenas 29% apresentaram a síndrome completa da ACIA. As síndromes parciais foram características de doença de pequenos vasos; o acometimento mais disseminado indicou doença oclusiva da artéria basilar. Com frequência, a síndrome da ACS também é parcial. A oclusão pode acometer qualquer ramo da artéria basilar. O mecanismo é a oclusão aterotrombótica no ponto de origem do ramo, e o infarto costuma estender-se até a superfície ventral da ponte.

Os ataques isquêmicos transitórios vertebrobasilares (insuficiência vertebrobasilar, IVB) são episódios de isquemia do tronco encefálico por doença oclusiva da circulação posterior. Os sintomas dependem da região de isquemia no tronco encefálico. As manifestações clínicas de um ataque de IVB costumam ser bilaterais, com graus variados de fraqueza, dormência e disfunção de NC. Os sintomas associados indicativos de disfunção do tronco encefálico incluem diplopia, disartria, disfagia, vertigem, náuseas e vômito. Pode haver diminuição da visão por isquemia na área de distribuição da artéria cerebral posterior. As queixas sensoriais bilaterais são comuns, sobretudo parestesias periorais. Em geral, os ataques duram de poucos minutos a meia hora, às vezes mais.

A oclusão da artéria basilar pode ter início gradual ou curso flutuante com pródromos, mas muitas vezes os sintomas parecem catastróficos; a morte pode sobrevir em um curto período. Quando o início é agudo, há perda de consciência súbita com coma progressivo e flacidez dos membros ou rigidez em descerebração. O início pode ser subagudo, com pródromo de vertigem, náuseas, cefaleia e parestesias, que podem ocorrer até 2 semanas antes do acidente vascular cerebral, seguido por anormalidades bilaterais dos NCs e tratos longos (trombose basilar progressiva). Fisher descreveu "hemiparesia precursora" na trombose da artéria basilar, muitas vezes presente em um estágio inicial, quando os sinais relativos ao tronco encefálico estão ausentes ou são imperceptíveis, seguida em algumas horas por hemiplegia bilateral e coma ou por um estado de encarceramento (ver Capítulo 51). Na oclusão total, há hemiplegia de um lado e hemiplegia parcial do outro, ou tetraplegia. O acometimento das vias sensoriais ascendentes causa distúrbio da sensibilidade profunda e superficial do corpo, dos membros e, às vezes, da

Tabela 21.2	Resumo das síndromes do tronco encefálico organizadas por região anatômica e vaso sanguíneo afetado.		
Síndrome	**Estruturas afetadas**	**Achados clínicos**	**Comentários**
Pontina inferior medial	FRPP; núcleo ou fibras do NC VI; PCM; TCE; LM	Paralisia do NC VI ipsilateral ou do olhar horizontal; ataxia. Paresia e comprometimento da sensibilidade lemniscal dos membros contralaterais	Causada por oclusão do vaso perfurante paramediano
Pontina inferior lateral (síndrome da ACIA)	Núcleo ou fibras do NC VII; núcleos do NC VIII; PCM; PCI; TCE; núcleo principal e espinal do NC V; TEL; TS; flóculo e face inferior do hemisfério do cerebelo	Ataxia cerebelar ipsilateral; perda de sensibilidade álgica e térmica e diminuição da sensibilidade tátil leve da face; diminuição do paladar; síndrome de Horner central; surdez; paralisia facial periférica. Perda da sensibilidade álgica e térmica dos membros contralaterais	Causada por oclusão da ACIA
Pontina média medial	PCM; TCE; LM	Ataxia ipsilateral. Fraqueza contralateral do braço, da perna e da face; desvio do olhar; ± diminuição da sensibilidade lemniscal	Causada por oclusão do vaso perfurante paramediano
Pontina média lateral	PCM; núcleos ou fibras motores e sensoriais do NC V	Ataxia ipsilateral; fraqueza de músculos da mastigação; diminuição da sensibilidade facial	Causada por oclusão da artéria circunferencial curta
Pontina superior medial	PCS e/ou PCM; FLM; TTC; TCE; LM	Ataxia ipsilateral; OIN. Fraqueza contralateral do braço, perna e face; ± diminuição da sensibilidade lemniscal. Mioclonia palatina	Causada por oclusão do vaso perfurante paramediano
Pontina superior lateral (síndrome da ACS, síndrome de Mills)	PCS e PCM; TEL; parte lateral do LM; hemisfério superior do cerebelo	Ataxia ipsilateral; síndrome de Horner; desvio oblíquo. Diminuição contralateral da sensibilidade à dor, térmica e lemniscal. Vertigem; disartria; lateropulsão para o lado da lesão	Causada por oclusão da artéria cerebelar superior ou da parte distal da artéria basilar

ACIA, artéria cerebelar inferior anterior; NC, nervo craniano; TCE, trato corticospinal; TTC, trato tegmental central; PCI, pedúnculo cerebelar inferior; OIN, oftalmoplegia internuclear; TEL, trato espino-talâmico lateral; PCM, pedúnculo cerebelar médio; LM, lemnisco medial; FLM, fascículo longitudinal medial; FRPP, formação reticular pontina paramediana; ACS, artéria cerebelar superior; PCS, pedúnculo cerebelar superior; TS, trato solitário.

face. Em geral, as pupilas são mióticas e pouco reativas. Pode haver oscilações oculares e mioclonia palatina. Os sinais neurológicos são tipicamente variáveis e complexos. São comuns o coma e a rigidez em descerebração com instabilidade respiratória e circulatória.

Os pacientes em coma inicial têm prognóstico grave. O local de oclusão geralmente é no terço inferior da artéria basilar. O desfecho na doença isquêmica grave do tronco encefálico geralmente é desfavorável. A morte é um desfecho comum da oclusão total da artéria basilar. Os pacientes podem ser mantidos em um estado de encarceramento (ver Capítulo 51).

A síndrome do "topo da artéria basilar" é causada por isquemia na distribuição da parte distal da artéria basilar, geralmente embólica, que acomete a parte rostral do tronco encefálico, tálamo e partes dos hemisférios cerebrais irrigadas pelas artérias cerebrais posteriores. Podem ocorrer várias anomalias oculomotoras e pupilares, juntamente com anormalidades da visão e do comportamento, muitas vezes sem fraqueza considerável do membro.

Pacientes com hemorragia pontina apresentam um quadro clínico semelhante ao da oclusão da artéria basilar, mas é menos provável que ocorram sintomas sentinelas. Há coma, tetraplegia, paralisia facial bilateral, paralisia do olhar horizontal bilateral e pupilas puntiformes e pouco reativas. A hipertermia é comum. Exames de imagem costumam mostrar um grande hematoma na parte média da ponte. Poucos pacientes sobrevivem. O nível de consciência inicial e o tamanho do hematoma são altamente relacionados com o desfecho.

A pressão sobre o tronco encefálico decorrente do efeito de massa expansiva supratentorial pode causar herniação transtentorial lateral (síndrome do unco), com acometimento do terceiro nervo e sinais de compressão lateral do mesencéfalo, ou herniação transtentorial central, com constrição das pupilas, respiração de Cheyne-Stokes, sinais do trato corticospinal bilateral, rigidez de descorticação e comprometimento progressivo da função do diencéfalo, do mesencéfalo, da ponte e do bulbo. Em virtude dos padrões de drenagem venosa, o aumento da pressão intracraniana e a herniação no forame magno ou no tentório podem causar sangramento secundário para o mesencéfalo, a ponte ou o bulbo. As hemorragias de Duret são hemorragias secundárias para a parte superior do tronco encefálico decorrentes de aumento da pressão intracraniana e herniação transtentorial descendente. A hemorragia no tronco encefálico pode causar hipertermia, anormalidades respiratórias, coma e, por fim, morte de pacientes com tumores encefálicos, hemorragia subaracnóidea, hemorragia cerebral, traumatismo, massas supratentoriais de expansão rápida ou distúrbios semelhantes causadores de aumento da pressão intracraniana. Raramente os pacientes afetados sobrevivem; Stiver et al. descreveram uma exceção em um adulto jovem com traumatismo cranioencefálico.

Quando o aumento da pressão intracraniana causa herniação tonsilar, as tonsilas do cerebelo e da parte inferior do bulbo são forçadas para baixo através do forame magno. Embora seja uma complicação temida da punção lombar realizada em caso de aumento da pressão intracraniana, na verdade a herniação tonsilar é rara. A compressão bulbar causa comprometimento acentuado de todas as funções vitais, com bradicardia, queda ou elevação da pressão arterial, respiração lenta ou rápida, elevação acentuada da temperatura, crises convulsivas, inconsciência e morte. O reflexo (resposta, reação ou efeito) de Cushing (vasopressor) caracteriza-se por hipertensão, aumento da pressão diferencial, bradicardia e respiração lenta e irregular observados em pacientes com aumento da pressão intracraniana e compressão do tronco encefálico. A tríade completa ocorre em apenas cerca de um terço dos casos, e alguns pacientes podem ter hipertensão isolada. Ao exame *post mortem*, pode-se observar um cone de pressão sobre o bulbo.

Aneurismas das artérias basilar ou vertebral, ou de seus ramos, e hemangiomas podem causar compressão extrabulbar e acometer os NCs. Malformações arteriovenosas podem causar disfunção intra ou extrabulbar, dependendo de sua extensão e localização. O extravasamento de sangue ao redor da base do encéfalo por hemorragia subaracnóidea ou intracerebral pode afetar os NCs ao saírem do crânio.

Lacunas são infartos pequenos e profundos no território de uma arteríola penetrante profunda. A hipertensão é o principal fator predisponente. O tronco encefálico, sobretudo a ponte, é um local comum de infarto lacunar. As síndromes lacunares do tronco encefálico incluem acidente vascular cerebral motor puro, síndrome de disartria-mão desajeitada e hemiparesia atáxica (ataxia homolateral e paresia crural). O acidente vascular cerebral motor puro é a síndrome lacunar mais comum. Embora as síndromes lacunares, especialmente o acidente vascular sensorial puro e a hemiparesia atáxica, sejam altamente preditivas de infarto lacunar, em cerca de um em cada quatro pacientes a etiologia envolve um mecanismo não lacunar.

O Boxe 21.3 descreve em poucas palavras outras síndromes do tronco encefálico incomuns, geralmente vasculares.

> ### Boxe 21.3
> #### Outras síndromes do tronco encefálico
>
> A síndrome do um e meio é uma paralisia do olhar horizontal e oftalmoplegia internuclear ipsilateral (OIN) (ver Capítulo 14). A associação de paralisia do nervo facial por acometimento do neurônio motor inferior ipsilateral e a síndrome do um e meio foi denominada síndrome do oito e meio. A síndrome de Brissaud-Sicard é caracterizada por espasmo hemifacial ipsilateral e hemiparesia contralateral por lesão da ponte. A síndrome pontobulbar lateral é caracterizada por achados da síndrome bulbar lateral associada ao acometimento dos NCs VII e VIII compatível com extensão da lesão até a parte inferior da ponte. A síndrome de Raymond-Céstan é caracterizada por paralisia do olhar horizontal ou vertical, hemiparesia ou tetraparesia contralateral, hemianestesia e atetose, e oclusão de ramo da artéria basilar. A síndrome de Rasdolsky é caracterizada por contratura e paresia dos músculos masseter e facial causada por neoplasia do tegmento pontino ipsilateral. A síndrome de Marie-Foix é a hemiparesia e hipoalgesia contralateral com ataxia cerebelar ipsilateral por lesão da parte lateral da ponte. Outras manifestações incomuns da doença do tronco encefálico são anosognosia pontina, disfunção cognitiva, síndrome de Horner isolada dolorosa, nistagmo por agitação da cabeça, distonia da abertura da mandíbula, hemidistonia, síndromes de dor facial, nível de sensibilidade no tronco, hiper ou hipo-hidrose unilateral, inversão vertical da visão, crises epilépticas tônicas e movimentos semelhantes a convulsões.

Distúrbios não vasculares do tronco encefálico

Os gliomas do tronco encefálico são astrocitomas com infiltração difusa no tronco encefálico. A maioria envolve a ponte, mas podem afetar qualquer nível do tronco cerebral e, em geral, há uma combinação de paralisia de múltiplos nervos cranianos (PMNC), paralisia do olhar, sinais de trato longo e ataxia. Como a evolução é lenta, às vezes os sinais neurológicos são escassos apesar do tamanho do tumor. Em caso de obstrução ventricular, pode haver hidrocefalia e aumento da pressão intracraniana. Ependimomas e meduloblastomas também podem acometer o tronco encefálico. Tumores extrabulbares (neurofibromas, schwannomas, meningiomas, hemangiomas, metástases) podem causar efeitos compressivos. O curso das neoplasias do tronco encefálico é progressivo. O aumento da pressão intracraniana pode ser tardio, sobretudo em gliomas do tronco encefálico. As metástases e as neoplasias extrínsecas que se disseminam por extensão direta da parte nasal da faringe e áreas adjacentes podem causar acometimento disseminado dos NCs e erosão óssea com sinais de compressão do tronco encefálico. Tuberculomas, sarcoidose e outros granulomas podem resultar em um quadro semelhante ao de neoplasias.

A encefalite do tronco encefálico (encefalite de Bickerstaff) é uma síndrome clínica de disfunção aguda difusa ou multifocal do tronco encefálico com pleocitose do líquido cefalorraquidiano (LCR) e elevação do nível de proteínas. A infecção viral real raramente, ou nunca, foi documentada, e a doença em geral é mediada imunologicamente. Os pacientes desenvolvem oftalmoplegia e ataxia seguidas por disfunção gradual do tronco encefálico e alteração da consciência. A doença costuma ser precedida de infecção viral. Alguns pacientes têm autoanticorpos IgG anti-GQ1b, o mesmo anticorpo encontrado na síndrome de Miller Fisher (oftalmoplegia, ataxia e arreflexia). Não se deve confundir a encefalite de tronco encefálico de Bickerstaff com a enxaqueca de Bickerstaff (artéria basilar) (ver adiante). A encefalite de tronco encefálico pode ser paraneoplásica. Rombencefalite é a doença inflamatória que afeta o rombencéfalo (tronco encefálico e cerebelo). A variedade das etiologias é grande e inclui esclerose múltipla (EM), doença de Behçet, síndrome paraneoplásica, lúpus, infecção viral e tuberculose. A *Listeria monocytogenes* é bastante propensa a causar rombencefalite; foi responsável por 9% dos casos em uma série.

A doença desmielinizante costuma acometer o tronco encefálico. A OIN por lesão desmielinizante do FLM é manifestação clínica muito comum de EM, que pode causar lesões em outras partes do tronco encefálico e, às vezes, simular uma síndrome vascular. A encefalomielite disseminada aguda pode afetar o tronco encefálico, e às vezes o acometimento é limitado ao tronco encefálico.

Na mielinólise central pontina (síndrome de desmielinização osmótica), há perda simétrica e difusa de mielina na parte central da ponte. As lesões também são comuns em outros locais (mielinólise extrapontina). A mielinólise central pontina ocorre principalmente em alcoólatras ou em outros indivíduos desnutridos ou debilitados e após correção de hiponatremia grave. Em geral começa com diplopia, disfagia, disartria e outros indicadores de disfunção do tronco encefálico, seguidos por tetraplegia, mutismo e rigidez dos músculos extensores. A mielinólise central pontina tem evolução fulminante e muitas vezes é fatal.

As anomalias de desenvolvimento ou congênitas da junção craniocervical estão frequentemente associadas à disfunção do tronco encefálico. As paredes ósseas do forame magno e do canal vertebral superior estão muito próximas da parte inferior do tronco encefálico, da parte superior da medula espinal e do cerebelo. As anormalidades neurológicas podem ser causadas por compressão mecânica de anomalias ósseas, mas muitas vezes as falhas óssea e neural são partes do mesmo processo. A platibasia, a impressão basilar, a occipitalização do atlas e a espinha bífida cervical são exemplos de anormalidades ósseas primárias. A síndrome de Klippel-Feil é a fusão congênita de duas ou mais vértebras cervicais. Pode haver anormalidades associadas da junção craniocervical. As anormalidades neurológicas associadas podem incluir mielopatia, radiculopatia, siringomielia e movimentos espelhados.

A malformação de Arnold-Chiari (ou simplesmente de Chiari, que deu a maior contribuição) é uma anomalia congênita do desenvolvimento do tronco encefálico e do cerebelo. Ocorre herniação ou deslocamento das tonsilas do cerebelo para a parte cervical superior do canal vertebral. Em casos de anomalia de desenvolvimento mais graves, a parte inferior do verme, a parte inferior do bulbo e o quarto ventrículo podem estar deslocados abaixo do forame magno. As manifestações clínicas incluem cefaleia, ataxia cerebelar, nistagmo (geralmente com batimento inferior) e outros déficits do tronco encefálico. Há três variantes comuns. O tipo 1 é a malformação apenas do rombencéfalo; pode apresentar-se na vida adulta. Não é raro encontrar malformações de Chiari tipo 1 leves em imagens de RM obtidas por outros motivos, e elas podem ser totalmente assintomáticas. O tipo 2 é uma anomalia mais grave do rombencéfalo geralmente associada a meningomielocele lombar. O tipo 3 é igual ao tipo 2, exceto pelo fato de que a meningomielocele ou encefalocele ocorrem na região occipitocervical. A síndrome de Dandy-Walker é caracterizada por agenesia do verme do cerebelo com dilatação acentuada do quarto ventrículo, formando uma estrutura cística que ocupa a maior parte da fossa posterior.

A siringobulbia é uma cavidade em formato de fenda no tronco encefálico. A siringe no tronco encefálico geralmente é a extensão rostral de uma cavidade siringomiélica a partir da parte cervical da medula espinal em pacientes com malformação de Chiari tipo 1, mas raramente pode haver nova siringobulbia. Na siringobulbia, a siringe é mais comum no tegmento bulbar lateral. A cavidade geralmente é restrita à parte inferior do tronco encefálico, mas pode estender-se até a ponte e, raramente, acima. A cavidade e as consequentes manifestações clínicas geralmente são assimétricas, com

disfunção de NCs inferiores, dormência facial e nistagmo. A perda da sensibilidade facial pode ter distribuição em casca de cebola, a princípio poupando a ponta do nariz e a região perioral. Pode haver fraqueza e atrofia do nervo hipoglosso. A mioquimia facial é uma manifestação incomum. Pode haver acometimento autônomo e comprometimento respiratório.

Uma lesão em localização estratégica que afeta a decussação piramidal poderá causar padrões incomuns de fraqueza. Acredita-se que a decussação das fibras corticospinais que inervam os membros superiores ocorra em posição mais rostral e medial do que a das fibras que inervam os membros inferiores, embora esse conceito tenha sido questionado (ver Figura 11.12). O termo "paralisia cruzada" é empregado de duas maneiras. Uma delas refere-se à fraqueza dos dois braços, diplegia braquial, com preservação relativa das pernas, decorrente de uma lesão da parte rostral da decussação piramidal. Os achados são semelhantes aos da síndrome medular central da coluna cervical ou da síndrome do homem no barril decorrente do infarto cerebral em área limítrofe. A maior parte dos casos é provocada por traumatismo. O outro uso designa a paralisia corticospinal de um braço e da perna oposta (hemiplegia cruzada, síndrome da decussação piramidal). Isso pode ocorrer porque uma lesão afeta fibras do braço que já decussaram, mas ainda não houve decussação das fibras da perna, o que causa um padrão cruzado de fraqueza. A triparesia, com fraqueza de um braço e das duas pernas, foi descrita após infarto bulbar medial unilateral.

A síndrome de Gerstmann-Sträussler-Scheinker (GSS) é uma rara encefalopatia espongiforme autossômica dominante causada por mutação do gene da proteína priônica. Começa na meia-idade e tem curso progressivo, com ataxia, espasticidade, disartria, nistagmo e demência. A síndrome de GSS tem características genéticas e fenotípicas heterogêneas; entre as diferentes doenças priônicas, tem a evolução clínica mais longa e pode imitar outros distúrbios neurológicos, como degeneração cerebelar e doença desmielinizante.

A enxaqueca da artéria basilar (de Bickerstaff, tipo basilar, vertebrobasilar, da fossa posterior) é um tipo incomum de enxaqueca complicada por sintomas proeminentes relativos ao tronco encefálico, semelhantes aos da insuficiência vertebrobasilar. O distúrbio ocorre principalmente em mulheres jovens e em geral é seguido por cefaleia occipital.

A síndrome do forame magno pode causar alguns déficits clínicos incomuns e obscuros. As lesões na região do forame magno são geralmente massas extrabulbares compressivas (p. ex., meningioma). Os pacientes podem ter hemiparesia cruzada, com acometimento de um braço e da perna oposta, por causa do acometimento da decussação das pirâmides (ver anteriormente). Pode haver fraqueza e atrofia dos pequenos músculos da mão por motivos ainda obscuros. Essa atrofia dos músculos da mão também pode ocorrer como um falso sinal localizador na compressão da parte cervical superior da medula espinal. O nistagmo com batimento inferior no olhar primário é sugestivo de lesão na junção cervicobulbar, e o nistagmo costuma ser máximo no olhar inferior excêntrico.

Outros sintomas sugestivos de lesão do forame magno são cefaleia occipital, dor e rigidez cervical; sinal de Lhermitte; perda da sensibilidade em C2 e perda da sensibilidade nos membros superiores com distribuição em xale. Os tumores costumam ter características histológicas benignas e muitas vezes alcançam grande tamanho antes do diagnóstico. Em geral, a intrusão das massas provém da parte posterior e, portanto, os sinais da coluna posterior, dentre eles a pseudo-atetose, são comuns. As paralisias dos NCs inferiores são incomuns. A evolução pode oscilar, simulando EM.

Paralisia bulbar

Existem dois tipos principais de paralisia bulbar: paralisia bulbar progressiva (PBP) e paralisia pseudobulbar. Nos dois, os principais sintomas são disfagia e disartria; ambos têm evolução crônica. Apesar das semelhanças, as causas são diferentes.

A PBP é um tipo de doença do neurônio motor que ataca os músculos de inervação bulbar e causa fraqueza e atrofia de músculos supridos pelos NCs inferiores, muitas vezes acompanhadas por fasciculações. Está intimamente relacionada com a atrofia muscular vertebral progressiva, na qual o processo é limitado às células do corno anterior da medula espinal, e à esclerose lateral amiotrófica (ELA), na qual há acometimento dos núcleos bulbares, das células do corno anterior e das células piramidais no córtex motor.

Na PBP, há degeneração progressiva inexorável dos neurônios dos núcleos motores do tronco encefálico, sobretudo dos situados no bulbo. Geralmente ocorre em idade avançada, com início na faixa de 60 e 70 anos. É comum que a doença comece no núcleo do NC XII e ascenda. As manifestações iniciais habituais são atrofia, fraqueza e fasciculações da língua, e o comprometimento é bilateral desde o início. Em casos avançados, o paciente pode ser incapaz de protrair a língua ou de controlar o alimento na boca. O acometimento lingual é sucedido ou acompanhado por disfagia, geralmente para líquidos e sólidos, e por disartria. É comum a ocorrência de regurgitação nasal de líquidos, que pode causar sufocação e aspiração. O acometimento do palato mole, da laringe e da língua causa disartria flácida. A maior dificuldade inicial é a pronúncia de sons linguais e velares; mais tarde, os sons labiais são afetados. Em casos avançados, a fala é reduzida a ruídos laríngeos ininteligíveis. É frequente o escoamento de saliva para fora da boca. Os pacientes podem manter um lenço de papel ou tecido no queixo para absorver as secreções não deglutidas. Às vezes, a atrofia e as fasciculações estendem-se até o palato e a faringe, e o distúrbio pode ascender e acometer os núcleos motores dos nervos facial e trigêmeo. Às vezes, há acometimento dos músculos esternocleidomastóideo e trapézio. Pode haver acometimento autônomo com taquicardia. O desaparecimento dos reflexos do vômito palatino e faríngeo é precoce. Não há alterações sensoriais. A PBP é agressiva e inexorável, e a morte geralmente é causada por pneumonia por aspiração. A PBP pode ser a primeira

manifestação de ELA. Quando causa fraqueza bulbar proeminente, a ELA é denominada ELA bulbar. Na paralisia bulbar por ELA, também há manifestações no trato corticospinal. Em uma série de 32 pacientes com PBP, apenas dois não evoluíram para ELA, houvesse ou não sinais motores superiores ou denervação generalizada à EMG do membro. Os outros dois morreram no estágio de PBP.

O acometimento bulbar grave ocorre em outras neuronopatias motoras. Muitas vezes, é o aspecto terminal da doença de Werdnig-Hoffmann (atrofia da musculatura vertebral hereditária tipo 1). A doença de Fazio-Londe é a PBP em crianças. A doença de Kennedy (neuronopatia bulbospinal recessiva ligada ao X) causa quadro clínico semelhante ao da ELA, mas com progressão lenta e outras manifestações atípicas; disfagia ou disartria podem ser proeminentes na fase avançada. A polioencefalite bulbar pode ser parte da poliomielite paralítica, que causa paralisia da garganta, da língua e dos músculos respiratórios. A doença de Creutzfeldt-Jakob pode apresentar-se como paralisia bulbar.

Na paralisia pseudobulbar também há dificuldade acentuada de função bulbar, o que inclui a fala e a deglutição. Embora o quadro clínico seja semelhante, o mecanismo é totalmente diferente. A paralisia pseudobulbar é causada por lesões supranucleares bilaterais, que acometem as vias corticobulbares até os núcleos bulbares. A PBP e a ELA bulbar causam fraqueza do neurônio motor inferior; a paralisia pseudobulbar causa fraqueza do neurônio motor superior. Em pacientes com ELA bulbar, os dois processos podem estar em ação. Em virtude da inervação supranuclear bilateral, as lesões unilaterais do trato corticobulbar raramente causam disfunção bulbar considerável, porém, nas lesões supranucleares bilaterais a disfunção bulbar pode ser acentuada. Geralmente é acompanhada por outros sinais dos neurônios motores superiores. Pode haver fraqueza e espasticidade dos músculos da mastigação, reflexo mandibular exagerado e sinais de liberação frontal, como os reflexos de protrusão labial e sucção. A dificuldade de controle emocional, com riso e choro espontâneos não provocados (incontinência emocional), é comum. O riso patológico (riso louco ou *fou rire prodromique*) e o choro foram igualmente descritos com lesões do tronco encefálico. Alguns pacientes têm paresia dos músculos da expressão facial, o que causa a face em máscara. Em geral há anormalidades neurológicas consideráveis além da distribuição dos núcleos dos NCs, com sinais bilaterais do trato corticospinal.

A causa mais comum de paralisia pseudobulbar são os múltiplos infartos cerebrais. A síndrome também pode ocorrer na encefalite, na EM, no traumatismo, na anoxia cerebral, na esclerose lateral primária ou em outros processos patológicos causadores de lesões bilaterais do trato corticobulbar. As lesões podem estar localizadas no córtex ou na coroa radiada, na cápsula interna, nos pedúnculos cerebrais ou no tronco encefálico rostral aos centros nucleares. A fala é espessa e arrastada, mas também pode ter característica explosiva. Pode haver disfagia, regurgitação nasal, sufocação e escoamento de saliva para fora da boca. Os pacientes podem reter o alimento na boca por longos períodos. A tendência de sufocamento é menor do que na paralisia bulbar verdadeira, pois os reflexos do vômito estão preservados e podem ser hiperativos. Embora a língua possa estar visivelmente imóvel, não há atrofia nem fasciculações. O prognóstico na paralisia pseudobulbar não é mais favorável do que na PBP. O desfecho final nos dois distúrbios é a morte, muitas vezes por broncoaspiração. Dois tipos de paralisia pseudobulbar foram descritos; um é causado por lesões das fibras corticonucleares do bulbo e o outro, por acometimento dos núcleos da base ou das vias extrapiramidais. Na paralisia pseudobulbar estriada há outros sinais de acometimento dos núcleos da base, dentre eles rigidez, hipercinesias e quadro de parkinsonismo.

Outras afecções que podem causar fraqueza proeminente dos músculos bulbares ou outros sinais de disfunção do tronco encefálico são distúrbios da transmissão neuromuscular, algumas neuropatias e miopatias, além de algumas doenças neurológicas raras. A disartria e a disfagia da miastenia *gravis* (MG) podem assemelhar-se ao quadro de paralisia bulbar. No início da evolução, pode ser difícil distinguir entre ELA bulbar ou PBP e MG. Os sinais oftálmicos característicos de MG nem sempre estão presentes. Os sinais e os sintomas bulbares semelhantes aos da MG podem ocorrer no botulismo e na síndrome de Lambert-Eaton.

Os pacientes com anticorpos MUSK (do inglês *muscle-specific kinase*) na MG tendem a apresentar disfunção bulbar proeminente, fraqueza do pescoço e do cíngulo do membro superior e sintomas respiratórios; podem desenvolver atrofia muscular. Pode ocorrer fraqueza muscular bulbar nas distrofias musculares, sobretudo na distrofia oculofaríngea e em outras miopatias. A fraqueza bulbar pode complicar a síndrome de Guillain-Barré e outras polineuropatias. O acometimento do NC é característico da polineuropatia diftérica. No tétano, os espasmos faríngeos podem acompanhar o trismo. Na raiva, há contração espasmódica dos músculos durante a tentativa de deglutir. Na doença de Whipple com acometimento do sistema nervoso central (SNC) pode haver achados proeminentes no tronco encefálico. A miorritmia oculomastigatória, um distúrbio notável do movimento que acomete os olhos e a mandíbula, é característica, talvez patognomônica, da doença de Whipple do SNC. O comprometimento do tronco encefálico pode ser uma manifestação notável da doença de Leigh (encefalomiopatia necrosante subaguda). O tronco encefálico também pode ser lesado por radiação.

PARALISIA DE MÚLTIPLOS NERVOS CRANIANOS

Os processos intracranianos-extrabulbares ou extracranianos podem acometer mais de um NC. Uma doença pode acometer nervos homólogos nos dois lados (p. ex., paralisia facial bilateral) ou diferentes nervos no mesmo lado ou em lados opostos. Em alguns distúrbios, há acometimento de um grupo de nervos em uma região anatômica delimitada. O avanço pode seguir algum padrão anatômico ou ser imprevisível. Vários NCs podem ser afetados desde o início, ou o processo pode iniciar-se em um nervo, avançar e acometer outros. Pode ou não haver dor. A Tabela 21.3 lista alguns distúrbios que podem causar paralisia de múltiplos nervos cranianos (PMNC). A Tabela 21.4 apresenta algumas das síndromes eponímicas de múltiplos NCs.

Em uma série de Keane de 979 pacientes com PMNC, os nervos acometidos com maior frequência foram os NCs VI, VII, V e VIII. As combinações mais comuns envolveram os NCs III e IV, V e VI, e V e VII. As localizações mais comuns foram seio cavernoso, tronco encefálico e troncos nervosos individuais. As causas mais comuns foram neoplasia, doença vascular, traumatismo, infecção e síndromes de Guillain-Barré

Tabela 21.3	**Alguns processos patológicos que podem afetar múltiplos nervos cranianos.**

Meningite infecciosa aguda

Meningite infecciosa crônica

Sífilis

Doença de Lyme

Infecção viral (herpes-zóster, herpes simples, EBV, HIV, HTLV-1, CMV)

Neoplasia meníngea (metástases leptomeníngeas, meningite carcinomatosa, meningite linfomatosa, linfoma leptomeníngeo primário, neurolinfomatose)

Apoplexia hipofisária

Carcinoma da nasofaringe (tumor de Schmincke)

Neoplasia primária do clivo ou da base do crânio (tumor do glomo, meningioma, cordoma, outros)

Neoplasia metastática do clivo ou da base do crânio (tumores da próstata, da mama, do pulmão, da cabeça e do pescoço)

Doença dos seios cavernosos (síndrome de Tolosa-Hunt, lesão expansiva, outras)

Sarcoidose (predileção especial pelos NCs II, VII e VIII)

Granulomatose com poliangiite (de Wegener)

Vasculite (poliarterite nodosa, de Churg-Strauss, granulomatose linfomatoide, arterite de células gigantes, angiite granulomatosa)

Doença do tecido conectivo (lúpus eritematoso sistêmico, síndrome de Sjögren, esclerodermia, doenças mistas do tecido conectivo)

Crioglobulinemia

Lesão expansiva pré-pontina

Traumatismo da base do crânio

Aneurisma (dissecção carotídea, basilar fusiforme)

Endarterectomia carotídea

Doença óssea da base do crânio (doença de Paget, osteopetrose)

Diabetes melito

Síndrome de Guillain-Barré

Síndrome de Miller Fisher

Polineurite craniana

Amiloidose

Anomalias da junção craniocervical

Irradiação craniana

Polineuropatia craniana idiopática

Paquimeningite craniana hipertrófica idiopática

CMV, citomegalovírus; EBV, vírus Epstein-Barr; HTLV-1, vírus linfocitotrópico de células T humanas.

Tabela 21.4	**Resumo das síndromes com acometimento de múltiplos nervos cranianos.***			
Síndrome	**Localização da lesão**	**Estruturas afetadas**	**Achados clínicos**	**Comentários**
Fissura orbital superior (de Rochon-Duvigneau)	Fissura orbital superior	NCs III, IV, VI e V₁	Fraqueza dos NCs III, IV e VI; perda da sensibilidade na distribuição de V₁; ± proptose	Geralmente causada por tumor ou aneurisma carotídeo
Ápice da órbita	Ápice da órbita	As mesmas da síndrome da fissura orbital superior mais o NC II	As mesmas afetadas na síndrome da fissura orbital superior mais deficiência visual por acometimento do NC II	Geralmente causada por tumor, aneurisma, ou processo inflamatório (pseudotumor da órbita)
Assoalho da órbita (de Dejean)	Assoalho da órbita	Nervo motor ocular ou músculo extraocular, V₂	Diplopia, perda da sensibilidade na distribuição de V₂, exoftalmia	Lesão expansiva ou fratura explosiva na parede inferior da órbita
Seio cavernoso (de Foix-Jefferson)	Seio cavernoso	NCs III, IV, VI e V₁ ± V₂; ramos simpáticos pericarotídeos	Fraqueza dos NCs III, IV e VI; perda da sensibilidade na distribuição de V₁; ± proptose	As causas comuns são inflamação granulomatosa (síndrome de Tolosa-Hunt), tumor e aneurisma
Espaço retroesfenoidal (de Negro-Jacod)	Espaço retroesfenoidal	NCs II, III, IV, V e VI	Disfunção dos nervos listados	A causa habitual é uma neoplasia grande na fossa média do crânio
Ápice da parte petrosa (de Gradenigo)	Ápice da parte petrosa do osso temporal	NCs V e VI	Paralisia do sexto nervo e dor e/ou dormência facial	As causas habituais são inflamação (*petrosite do ápice*) e tumor
Ângulo pontocerebelar	Ângulo pontocerebelar	NCs VIII, ± VII e ± V; ± hemisfério do cerebelo	Perda auditiva; desequilíbrio; perda da sensibilidade facial; tumores grandes podem causar fraqueza facial, ataxia, aumento da PIC	A causa habitual é o neuroma acústico; outras lesões expansivas podem provocar o mesmo quadro (p. ex., meningioma)
Forame jugular (de Vernet)	Forame jugular	NCs IX, X e XI	Fraqueza na distribuição dos nervos afetados	As causas habituais são tumor do bulbo da veia jugular, aneurisma e traumatismo (p. ex., fratura da base do crânio)
Collet-Sicard (MacKenzie, Lannois-Jouty)	Espaço condilar lateral posterior	NCs IX, X, XI e XII	Fraqueza na distribuição dos nervos afetados	Geralmente é causada por neoplasia da base do crânio, sobretudo por tumor do glomo jugular; às vezes, por aneurisma carotídeo (incluindo dissecção)
Villaret	Espaço retrofaríngeo	NCs IX, X, XI e XII; ramos simpáticos carotídeos	Fraqueza na distribuição dos nervos acometidos; síndrome de Horner	Geralmente é causada por neoplasia da base do crânio, sobretudo por tumor do glomo jugular; às vezes, por aneurisma carotídeo (incluindo dissecção)
Tapia	Espaço retroparotídeo	NCs X, XII e ± XI; ramos simpáticos carotídeos	Fraqueza na distribuição dos nervos acometidos; síndrome de Horner	Geralmente é causada por tumor da parótida ou da base do crânio; às vezes, por aneurisma carotídeo (incluindo dissecção)
Garcin (hemibase)	Base do crânio	Variável, NCs III a XII	Paralisia unilateral da maioria ou de todos os NCs; ocasionalmente bilateral	Geralmente é causada por tumor da base do crânio, da parte nasal da faringe ou do espaço retrofaríngeo; pode ser causada por granuloma ou infecção

*A maioria é causada por doença extracraniana na região da base do crânio. Algumas são mais conhecidas pela descrição anatômica (p. ex., síndrome do forame jugular) e outras, pelo epônimo (p. ex., síndrome de Collet-Sicard). Em alguns casos, a designação é razoavelmente precisa e apropriada (p. ex., síndrome do seio cavernoso). Em outros, a descrição anatômica é inoportuna ou obscura, e o epônimo é mais conveniente. A tabela cita primeiro o uso que deve ser mais familiar à maioria dos leitores. NC, nervo craniano; PIC, pressão intracraniana.

de Miller-Fisher. Uma PMNC foi descrita em uma variante de Guillain-Barré. As causas mais comuns de neuropatia craniana recorrente foram diabetes e idiopáticas.

Uma consideração importante em caso de PMNC é a existência de algum processo que afete as meninges da base do crânio. Embora seja possível a ocorrência de distúrbios infecciosos e inflamatórios, a principal hipótese na disfunção indolor de vários NCs durante um período de dias a semanas é a meningite neoplásica, que pode ser carcinomatosa ou linfomatosa (carcinomatose ou linfomatose meníngea). A meningite neoplásica ocorre em até 15% dos pacientes com câncer sistêmico e pode ser a manifestação inicial em 5 a 10%. Os processos neoplásicos mais comuns que acometem as meninges são o carcinoma de pequenas células do pulmão, o melanoma e a leucemia mieloblástica. É raro que o carcinoma da mama se dissemine para as meninges, mas é uma causa comum de neoplasia meníngea por causa de sua frequência.

Os pacientes com meningite neoplásica geralmente apresentam a associação de cefaleia, sinais meníngeos e sinais de elevação da pressão intracraniana. A associação de dormência facial e paralisia de múltiplos NCs inferiores indica prognóstico sombrio. A combinação de paralisia dos NCs VI e XII é particularmente sugestiva de processo neoplásico com acometimento do clivo. A doença leptomeníngea por metástase de tumores sólidos tende a se apresentar com acometimento da medula espinal ou das raízes nervosas. O acometimento meníngeo difuso por neoplasias hematológicas malignas é mais propenso a se apresentar com PMNC. Muitas vezes é difícil obter a confirmação por exame citológico do LCE no início do processo; os marcadores bioquímicos podem ser úteis.

Outros processos neoplásicos e lesões expansivas na base do crânio também podem causar síndrome de PMNC. As neoplasias da base do crânio foram responsáveis por 13% dos casos na série de PMNC de Keane. Os carcinomas da nasofaringe (CNFs), como o linfoepitelioma (tumor de Schmincke), acometem pacientes mais jovens do que os cânceres da cabeça e do pescoço; pode haver associação com a infecção pelo vírus Epstein-Barr. Os CNFs costumam surgir na fossa de Rosenmuller e disseminar-se lateralmente até o espaço paranasofaríngeo e, depois, para a base do crânio. O tumor pode infiltrar-se na fossa pterigopalatina e no nervo maxilar, disseminar-se e acometer o seio cavernoso. Cerca de 20% dos pacientes têm acometimento dos NCs por ocasião do diagnóstico de CNF. A própria radioterapia para tratar o tumor pode causar neuropatia craniana, sobretudo do NC XII. Pode ser difícil distinguir a neuropatia induzida por radiação da recorrência do tumor.

Os CNFs podem causar erosão do clivo. Outros tumores do clivo também podem causar PMNC. O cordoma, um raro tumor ósseo primário, geralmente se apresenta em homens na sexta década de vida. O tumor é benigno ao exame histológico, mas localmente é invasivo e destrutivo. No caso de extensão posterior, pode causar paralisia dos NCs ou compressão do tronco encefálico. Outras neoplasias da base do crânio são metástases, meningiomas, linfoma, mieloma, histiocitose, neurinoma, tumor de células gigantes, hemangiopericitoma e vários tumores ósseos primários. A osteopetrose (doença de Albers-Schonberg ou dos ossos de mármore) causa aumento generalizado da densidade óssea e pode estreitar os forames de saída, com consequente PMNC. Outras afecções ósseas que podem ter comportamento semelhante são doença de Paget, displasia fibrosa e hiperostose craniana interna.

Lesões expansivas ao longo do clivo, embora não originadas diretamente dele, podem causar PMNC. A dolicoectasia vertebrobasilar pode causar neuropatia craniana por compressão ou isquemia. Pacientes com artéria basilar tortuosa de calibre normal são mais propensos a apresentar neuropatia craniana isolada, enquanto os pacientes com ectasia da artéria basilar ou aneurisma fusiforme gigante são mais propensos a ter PMNC. Raras vezes, o hematoma ao longo do clivo na região pré-pontina afeta vários NCs. Outros processos que podem afetar a região pré-pontina são glioma exofítico, dermoide, epidermoide e outras lesões císticas.

Na série de Keane, as doenças infecciosas foram responsáveis por 10% dos casos de PMNC. Os distúrbios especialmente propensos a causar neuropatia craniana incluem doença de Lyme, tuberculose, neurossífilis, criptococose e infecção pelo HIV.

O sistema nervoso é afetado em 5 a 15% dos pacientes com sarcoidose. As manifestações iniciais da doença podem ser neurológicas e raramente continuam limitadas ao sistema nervoso. Cerca de metade dos pacientes com neurossarcoidose tem acometimento dos NCs. Os NCs acometidos com maior frequência são II, VII e VIII. A paralisia facial periférica é a manifestação mais comum. Cerca de metade dos pacientes com acometimento de NC tem polineuropatia craniana; a mais comum é a paralisia bilateral do nervo facial. Outras complicações neurológicas comuns são meningite crônica, hidrocefalia, disfunção hipotalâmico-hipofisária, mielopatia, miopatia e neuropatia periférica. Há comprometimento neurológico em até 20% dos pacientes com doença de Behçet, incluindo PMNC por lesões meníngeas ou do tronco encefálico. Os nervos acometidos com maior frequência são os NCs II e VIII.

Várias formas de vasculite sistêmica podem causar PMNC; a mais comum é a granulomatose com poliangiite (de Wegener). Em uma série, as neuropatias cranianas foram a anormalidade neurológica mais comum. A arterite de células gigantes pode causar a combinação de neuropatias ópticas e extraoculares. Outros processos vasculíticos de interesse são granulomatose linfomatoide, neoplasia maligna linforreticular e vasculite por doença do tecido conjuntivo, sobretudo poliarterite nodosa.

A polineurite craniana é uma síndrome de PMNC que pode ser uma variante da síndrome de Guillain-Barré com acometimento dos NCs inferiores. Uma síndrome de PMNC aguda, dolorosa e sensível ao tratamento com esteroides pode representar um *continuum* com a síndrome de Tolosa-Hunt (ver a seção "Síndrome do seio cavernoso"), mas há relatos de acometimento de nervos fora do seio cavernoso (polineuropatia craniana idiopática). A síndrome de Bannwarth (meningopolirradiculite, síndrome de Garin-Bujadoux) é caracterizada por PMNC e polirradiculopatias dolorosas causadas por doença de Lyme. A maioria dos pacientes apresenta paresia facial periférica aguda com acometimento também de outros nervos e raízes espinais.

A paralisia dos NCs é esporádica na dissecção da artéria carótida; raras vezes, é a principal ou única manifestação. Cefaleia ipsilateral, síndrome de Horner e paralisia de NCs inferiores sugerem dissecção carotídea, mesmo que não haja sintomas isquêmicos cerebrais. O NC XII é sempre afetado, e outros NCs também podem ser afetados em alguns pacientes. Não há certeza sobre a etiologia. Pode haver compressão ou estiramento por dilatação aneurismática ou isquemia por acometimento das artérias segmentares que irrigam os nervos, sobretudo a artéria faríngea ascendente. A paralisia dos NCs também é uma complicação da endarterectomia carotídea.

O traumatismo foi responsável por 12% dos casos de PMNC na série de Keane. O traumatismo contundente, como em acidentes de trânsito ou quedas, é duas vezes mais comum do que o traumatismo penetrante. O traumatismo iatrogênico representa uma minoria importante, sobretudo as dissecções radicais da cabeça ou do pescoço.

DISTÚRBIOS DE GRUPOS DE NERVOS CRANIANOS

Em alguns locais, dois ou mais NCs são reunidos em um feixe em um espaço anatômico comum como o seio cavernoso ou o forame jugular. Uma doença focal pode afetar todo o grupo de nervos. A doença extrabulbar intradural acomete os nervos depois que saem do tronco encefálico, mas ainda dentro do crânio (p. ex., no ângulo pontocerebelar [APC]). As doenças extracranianas acometem um grupo de nervos logo depois que saem do crânio, mas antes que se dispersem (p. ex., no espaço retroparotídeo). Como nas síndromes do tronco encefálico, as muitas síndromes que acometem vários NCs têm um epônimo e uma descrição anatômica. Com frequência, as regiões anatômicas acometidas são tão misteriosas que o epônimo serve perfeitamente. A Tabela 21.4 resume essas síndromes. A maioria dos distúrbios que afetam grupos de NCs deve-se ao efeito expansivo. Com frequência, a massa é neoplásica. Tumores neurais primários, como schwannoma ou neurofibroma, originados de um NC podem causar compressão de nervos adjacentes. Muitas dessas síndromes são raras na prática neurológica. As síndromes relativamente comuns são as do seio cavernoso, do APC e do forame jugular (SFJ).

Síndrome do seio cavernoso

Os seios cavernosos são canais venosos complexos situados de cada lado do osso esfenoide e da sela turca e estendem-se desde a fissura orbital superior até o ápice da parte petrosa do osso temporal (Figura 21.3). Os dois lados são conectados pelos seios intercavernosos anterior e posterior. Uma camada delgada da dura-máter, a cápsula hipofisária, forma a parede medial do seio cavernoso. A artéria carótida interna, com seu plexo simpático pericarotídeo, atravessa o seio. Os NCs III, IV e V situam-se na parede do seio de cima para baixo. O NC VI encontra-se livre no lúmen do seio, em posição inferolateral à artéria carótida. A divisão oftálmica do NC V, atravessa o seio; e a divisão maxilar segue por uma curta distância através de sua parte posteroinferior.

Os distúrbios do seio cavernoso foram reconhecidos por Gowers em 1888, mas, alguns anos depois, os textos de C. Foix (neurologista francês) e G. Jefferson (neurocirurgião inglês, mais conhecido pela descrição da fratura de C1) promoveram amplo reconhecimento da existência da síndrome do seio cavernoso. O seio cavernoso pode ser acometido por tumor, trombose (asséptica ou séptica), aneurisma carotídeo, fístula carotideocavernosa, inflamação, infecção e outros processos. O acometimento dos NCs que atravessam o seio é variável. Os processos graves podem afetar todos os nervos, mas também ocorre a paralisia isolada do sexto nervo. Na série de Keane, com 151 pacientes, as causas mais comuns foram tumor, traumatismo, inflamação autolimitada, aneurismas e fístulas carotídeas, e infecção. Essas causas são responsáveis por 88% dos casos. Outras causas de síndrome do seio cavernoso são apoplexia hipofisária, metástase, linfoma ou leucemia, mieloma, neuroblastoma, mucormicose, aspergilose, tuberculose, fístula carotideocavernosa, traumatismo e sarcoidose.

Os aneurismas carotídeos intracavernosos podem comprimir e distorcer o conteúdo do seio cavernoso (ver Figura 21.2B). A fístula carotideocavernosa é uma comunicação entre a artéria carótida e o seio cavernoso. As fístulas podem ser traumáticas ou espontâneas, ocasionadas por ruptura de um aneurisma carotídeo intracavernoso. Além das paralisias dos NCs, os pacientes podem ter proptose pulsátil, quemose, sopro ocular e sinais de elevação da pressão venosa ocular. Vasos sanguíneos conjuntivais e episclerais arteriolizados e dilatados, de formato espiralado e tortuoso, são característicos (Figura 21.4). As neoplasias são comuns no seio cavernoso. Os tipos comuns de tumor são CNF, metástases, linfoma, adenoma hipofisário e meningioma.

Dois neurocirurgiões, E.S. Tolosa (espanhol) e W.E. Hunt (norte-americano) descreveram a inflamação granulomatosa, idiopática e de evolução lenta do seio cavernoso causando

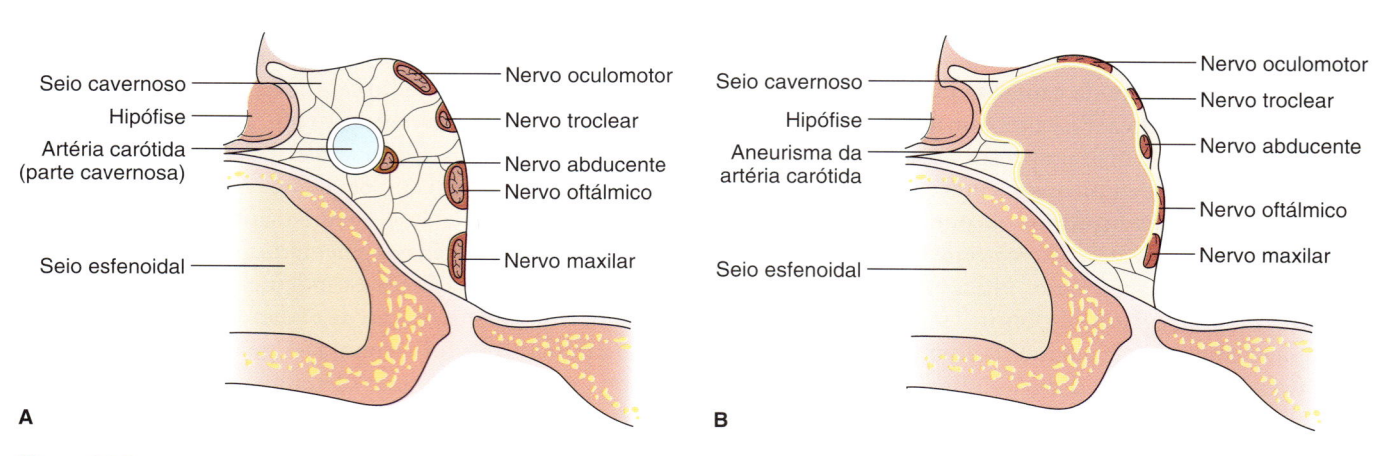

A
Seio cavernoso
Hipófise
Artéria carótida (parte cavernosa)
Seio esfenoidal
Nervo oculomotor
Nervo troclear
Nervo abducente
Nervo oftálmico
Nervo maxilar

B
Seio cavernoso
Hipófise
Aneurisma da artéria carótida
Seio esfenoidal
Nervo oculomotor
Nervo troclear
Nervo abducente
Nervo oftálmico
Nervo maxilar

Figura 21.3 **A.** O seio cavernoso ocupa posição imediatamente lateral à sela turca. Em seu interior estão a artéria carótida e os nervos cranianos (NCs) III, IV e VI e ramos do NC V. **B.** Achados patológicos no seio cavernoso não são raros e geralmente são reconhecidos pelo padrão de comprometimento dos NCs.

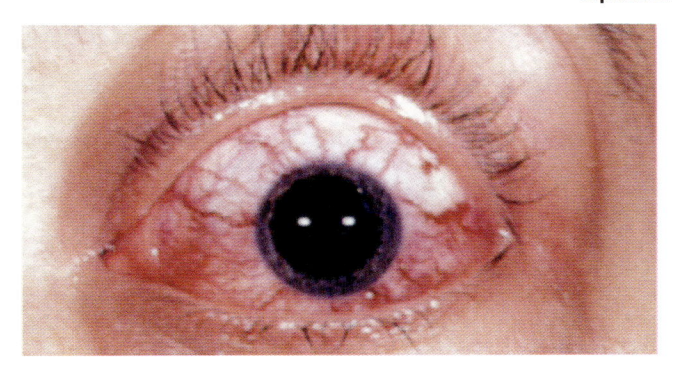

Figura 21.4 Vasos conjuntivais e episclerais tortuosos "em saca-rolhas" em um paciente com fístula carotideocavernosa.

dor e oftalmoplegia. Ao exame patológico observa-se inflamação granulomatosa não caseosa, semelhante à observada no pseudotumor orbital. Os pacientes apresentam cefaleia periorbital intensa e disfunção de um ou mais NCs intracavernosos. A síndrome de Tolosa-Hunt é extremamente sensível a esteroides, mesmo em pequenas doses, e a resposta aos esteroides foi usada como critério de diagnóstico. No entanto, outros distúrbios que acometem o seio cavernoso, entre eles tumores, infecção e aneurisma, também podem melhorar com o uso de esteroides. A RM pode mostrar, em imagens ponderadas em T2, tecido isointenso intensificado por gadolínio. Outro distúrbio relacionado com a síndrome do seio cavernoso é a síndrome paratrigeminal de Raeder (ou oculossimpática paratrigeminal) (ver Capítulo 15).

Síndrome do ângulo pontocerebelar

A lesão expansiva no APC geralmente é um neuroma acústico, mas há outros tumores e massas que têm origem nessa região (ver Capítulo 17). O neuroma acústico geralmente se origina na parte vestibular do NC VIII, dentro do meato acústico interno. Os sintomas iniciais habituais são perda auditiva e zumbido. O exame no início do curso da doença mostra perda auditiva neurossensorial e diminuição da função do labirinto no lado afetado. A vertigem é incomum porque o crescimento do tumor é lento e o sistema vestibular faz a compensação, embora os pacientes possam ter diminuição do equilíbrio. À medida que a massa se expande, a compressão do NC V causa perda da sensibilidade facial ipsilateral e diminuição do reflexo corneano. A pressão sobre o cerebelo ou seus pedúnculos causa ataxia e incoordenação. Pode haver acometimento do NC VII, com paralisia facial periférica e dos NCs VI, IX e X. Na fase avançada, o aumento da pressão intracraniana pode causar cefaleia, papiledema, e, às vezes, perda da consciência. O nistagmo é comum; pode ser grosseiro e lento ao olhar para o lado da lesão (nistagmo parético do olhar) e fino e rápido ao se olhar para o lado oposto ao da lesão (nistagmo vestibular). Essa combinação incomum é denominada nistagmo de Bruns (em homenagem a Ludwig Bruns, neurologista alemão [Videolink 21.1]).

Síndromes de nervos cranianos inferiores

As síndromes de NCs inferiores afetam unilateralmente os NCs IX a XII em várias combinações. Esses nervos saem do crânio logo acima do forame magno. Os NCs IX, X e XI saem através do forame jugular junto da veia jugular. O NC XII sai através do canal do nervo hipoglosso logo abaixo. Os NCs IX a XII são próximos entre si no início do trajeto, perto da artéria carótida, com seu plexo simpático pericarotídeo, e da veia jugular na parte superior do pescoço. O protótipo da síndrome de NCs inferiores é a síndrome do forame jugular (SFJ) (de Vernet), caracterizada por paralisia ipsilateral dos NCs IX, X e XI. A SFJ é causada por lesão no forame jugular ou no espaço retroparotídeo. A síndrome de Collet-Sicard ocorre quando o NC XII é afetado. A síndrome de Villaret é a síndrome de Collet-Sicard acrescida da síndrome de Horner (ver Tabela 21.4). Às vezes, usa-se o termo SFJ para designar qualquer associação de paralisias que afete os quatro últimos NCs.

Os tumores do glomo (paragangliomas, quemodectomas) originam-se dos glomos do sistema quimiorreceptor. Em geral, originam-se no bulbo da veia jugular (glomo jugular), na orelha média (glomo timpânico) e no gânglio inferior (nodoso) do nervo vago (glomo vagal). Ao exame, pode-se encontrar um pólipo vascular no canal auditivo ou atrás da membrana timpânica. Os tumores do glomo jugular são uma causa comum de SFJ. Esses tumores crescem lentamente, podem causar erosão do osso e estender-se para o interior do crânio. É muito mais difícil tratar os tumores do glomo quando há extensão intracraniana, e a presença de SFJ indica probabilidade de 50% de invasão da fossa posterior. O acometimento do NC XII aumenta a probabilidade para 75%. Outras causas descritas de SFJ são metástase, traumatismo, meningioma, glioma ectópico, cisto hidático, plasmacitoma, cordoma, otite externa maligna, abscesso retroparotídeo, arterite de células gigantes, herpes-zóster cefálico e trombose do bulbo da veia jugular. Os quatro NCs inferiores também seguem juntos logo antes de saírem do crânio e podem ser acometidos por afecções intracranianas como schwannoma, ependimoma e meningioma.

VIDEOLINK

Videolink 21.1. Nistagmo de Bruns. http://www.neuroophthalmology.ca/case-of-the-month/eye-movements/diplopia-and-an-unusual-nystagmus

BIBLIOGRAFIA

Agrawal A, Timothy J, Cincu R, et al. Bradycardia in neurosurgery. *Clin Neurol Neurosurg* 2008;110:321–327.

Amarenco P, Hauw J-J. Cerebellar infarction in the territory of the anterior and inferior cerebellar artery. A clinicopathological study of 20 cases. *Brain* 1990; 113:139.

Amarenco P, Hauw J-J. Cerebellar infarction in the territory of the superior cerebellar artery. A clinicopathological study of 33 cases. *Neurology* 1990;40: 1383–1390.

Amato AA, Prior TW, Barohn RJ, et al. Kennedy's disease: a clinicopathologic correlation with mutations in the androgen receptor gene. *Neurology* 1993;43: 791–794.

Arboix A, Padilla I, Massons J, et al. Clinical study of 222 patients with pure motor stroke. *J Neurol Neurosurg Psychiatry* 2001;71:239–242.

Arboix A, Grivé E, Sánchez MJ. Pure motor hemiparesis due to occlusion of the internal carotid artery. *Acta Neurol Belg* 2017;117:337–339.

Asmaro K, Pabaney AH, Rammo R, et al. Man-in-the-barrel syndrome: case report of ventral epidural abscess and review of the literature. *Surg Neurol Int* 2018;9:8.

Balm M, Hammack J. Leptomeningeal carcinomatosis: presenting features and prognostic factors. *Arch Neurol* 1996;53:626–632.

Bassetti C, Bogousslavsky J, Mattle H, et al. Medial medullary stroke: report of seven patients and review of the literature. *Neurology* 1997;48:882–890.

Beal MF. Multiple cranial nerve palsies—a diagnostic challenge. *N Engl J Med* 1990;322:461–463.

Bell HS. Paralysis of both arms from injury of the upper portion of the pyramidal decussation: "cruciate paralysis." *J Neurosurg* 1970;33:376–380.

Bone I, Hadley DM. Syndromes of the orbital fissure, cavernous sinus, cerebello-pontine angle, and skull base. *J Neurol Neurosurg Psychiatry* 2005;76(Suppl 3): iii29–iii38.

Brandt T. Diagnosis and thrombolytic therapy of acute basilar artery occlusion: a review. *Clin Exp Hypertens* 2002;24:611–622.

Brazis PW. Ocular motor abnormalities in Wallenberg's lateral medullary syndrome. *Mayo Clin Proc* 1992;67:365–368.

Brazis PW, Masdeu JC, Biller J. *Localization in Clinical Neurology*. 7th ed. Philadelphia: Wolters Kluwer/Lippincott Williams & Wilkins, 2017.

Caplan LR. Migraine and vertebrobasilar ischemia. *Neurology* 1991;41:55–61.

Carroll CG, Campbell WW. Multiple cranial neuropathies. *Semin Neurol* 2009;29:53–65.

Chamberlain MC. Neoplastic meningitis. *Oncologist* 2008;13:967–977.

Chamberlain MC. Lymphomatous meningitis as a presentation of non-Hodgkin lymphoma. *Clin Adv Hematol Oncol* 2011;9:419–420.

Chan DK, Silver FL. Basilar artery stenosis mimicking the lacunar syndrome of pure motor hemiparesis. *Can J Neurol Sci* 2003;30:159–162.

Charles N, Froment C, Rode G, et al. Vertigo and upside down vision due to an infarct in the territory of the medial branch of the posterior inferior cerebellar artery caused by dissection of a vertebral artery. *J Neurol Neurosurg Psychiatry* 1992;55:188–189.

Colnaghi S, Versino M, Marchioni E, et al. ICHD-II diagnostic criteria for Tolosa-Hunt syndrome in idiopathic inflammatory syndromes of the orbit and/or the cavernous sinus. *Cephalalgia* 2008;28:577–584.

Connolly B, Turner C, DeVine J, et al. Jefferson fracture resulting in Collet-Sicard syndrome. *Spine* 2000;25:395–398.

Currier RD, Bebin J. A medullary syndrome characterized by wild arm ataxia. *Neurology* 1999;53:1608–1609.

Currier RD, DeJong RN. The lateral medullary (Wallenberg's) syndrome. *Med Bull (Ann Arbor)* 1962;28:106–113.

deSouza RM, Zador Z, Frim DM. Chiari malformation type I: related conditions. *Neurol Res* 2011;33:278–284.

Dhamoon SK, Iqbal J, Collins GH. Ipsilateral hemiplegia and the Wallenberg syndrome. *Arch Neurol* 1984;41:179–180.

Dickman CA, Hadley MN, Pappas CT, et al. Cruciate paralysis: a clinical and radiographic analysis of injuries to the cervicomedullary junction. *J Neurosurg* 1990;73:850–858.

Eshbaugh CG, Siatkowski RM, Smith JL, et al. Simultaneous, multiple cranial neuropathies in diabetes mellitus. *J Neuroophthalmol* 1995;15:219–224.

Evyapan D, Kumral E. Pontine anosognosia for hemiplegia. *Neurology* 1999;53:647–649.

Ferbert A, Bruckmann H, Drummen R. Clinical features of proven basilar artery occlusion. *Stroke* 1990;21:1135–1142.

Field TS, Benavente OR. Penetrating artery territory pontine infarction. *Rev Neurol Dis* 2011;8(1–2):30–38.

Fisher CM. A lacunar stroke. The dysarthria-clumsy hand syndrome. *Neurology* 1967;17:614–617.

Fisher CM. Ataxic hemiparesis. A pathologic study. *Arch Neurol* 1978;35:126–128.

Fisher CM. The "herald hemiparesis" of basilar artery occlusion. *Arch Neurol* 1988;45:1301–1303.

Fisher M, Recht LD. Brain tumor presenting as an acute pure motor hemiparesis. *Stroke* 1989;20:288–291.

Fitzek S, Baumgartner U, Fitzek C, et al. Mechanisms and predictors of chronic facial pain in lateral medullary infarction. *Ann Neurol* 2001;49:493–500.

Fodstad H, Kelly PJ, Buchfelder M. History of the cushing reflex. *Neurosurgery* 2006;59:1132–1137.

Fung HC, Chen ST, Tang LM, et al. Triparesis: MRI documentation of bipyramidal medullary infarction. *Neurology* 2002;58:1130–1131.

Gan R, Sacco RL, Kargman DE, et al. Testing the validity of the lacunar hypothesis: the Northern Manhattan Stroke Study experience. *Neurology* 1997;48: 1204–1211.

Garrard P, Bradshaw D, Jager HR, et al. Cognitive dysfunction after isolated brainstem insult. An underdiagnosed cause of long-term morbidity. *J Neurol Neurosurg Psychiatry* 2002;73:191–194.

George TM, Higginbotham NH. Defining the signs and symptoms of Chiari malformation type I with and without syringomyelia. *Neurol Res* 2011;33: 240–246.

Georgiadis D, Schulte-Mattler WJ. Cruciate paralysis or man-in-the-barrel syndrome? Report of a case of brachial diplegia. *Acta Neurol Scand* 2002;105: 337–340.

Gil Polo C, Castrillo Sanz A, Gutiérrez Ríos R, et al. Opalski syndrome: a variant of lateral-medullary syndrome. *Neurologia* 2013;28:382–384.

Giroud M, Creisson E, Fayolle H, et al. Homolateral ataxia and crural paresis: a crossed cerebral-cerebellar diaschisis. *J Neurol Neurosurg Psychiatry* 1994;57: 221–222.

Gladstone JP. An approach to the patient with painful ophthalmoplegia, with a focus on Tolosa-Hunt syndrome. *Curr Pain Headache Rep* 2007;11: 317–325.

Glenn SA, Ross MA. Delayed radiation-induced bulbar palsy mimicking ALS. *Muscle Nerve* 2000;23:814–817.

Goel A. Basilar invagination, Chiari malformation, syringomyelia: a review. *Neurol India* 2009;57:235–246.

Gondim FA, Parks BJ, Cruz-Flores S. "Fou rire prodromique" as the presentation of pontine ischaemia secondary to vertebrobasilar stenosis. *J Neurol Neurosurg Psychiatry* 2001;71:802–804.

Gondim FA, Thomas FP, Oliveira GR, et al. Fou rire prodromique and history of pathological laughter in the XIXth and XXth centuries. *Rev Neurol (Paris)* 2004;160:277–283.

Gordon PH, Cheng B, Katz IB, et al. Clinical features that distinguish PLS, upper motor neuron-dominant ALS, and typical ALS. *Neurology* 2009;72: 1948–1952.

Gullapalli D, Phillips LH II. Neurologic manifestations of sarcoidosis. *Neurol Clin* 2002;20:59–83.

Hellmann MA, Djaldetti R, Luckman J, et al. Thoracic sensory level as a false localizing sign in cervical spinal cord and brain lesions. *Clin Neurol Neurosurg* 2013;115:54–56.

Hersch M. Loss of ability to sneeze in lateral medullary syndrome. *Neurology* 2000;54:520–521.

Hoitsma E, Faber CG, Drent M, et al. Neurosarcoidosis: a clinical dilemma. *Lancet Neurol* 2004;3:397–407.

Hopkins B, Khanna R, Dahdaleh NS. Revisiting cruciate paralysis: a case report and systematic review. *J Craniovertebr Junction Spine* 2016;7:265–272.

Ibrahim AG, Crockard HA. Basilar impression and osteogenesis imperfecta: a 21-year retrospective review of outcomes in 20 patients. *J Neurosurg Spine* 2007; 7:594–600.

Iizuka O, Hosokai Y, Mori E. Trigeminal neuralgia due to pontine infarction. *Neurology* 2006;66:48.

Inamasu J, Hori S, Ohsuga F, et al. Selective paralysis of the upper extremities after odontoid fracture: acute central cord syndrome or cruciate paralysis? *Clin Neurol Neurosurg* 2001;103:238–241.

Ito M, Kuwabara S, Odaka M, et al. Bickerstaff's brainstem encephalitis and Fisher syndrome form a continuous spectrum: clinical analysis of 581 cases. *J Neurol* 2008;255:674–682.

Jickling GC, Stamova B, Ander BP, et al. Profiles of lacunar and nonlacunar stroke. *Ann Neurol* 2011;70(3):477–485.

Karam C, Scelsa SN, Macgowan DJ. The clinical course of progressive bulbar palsy. *Amyotroph Lateral Scler* 2010;11:364–368.

Karmon Y, Kurzweil A, Lindzen E, et al. Gerstmann-Straussler-Scheinker syndrome masquerading multiple sclerosis. *J Neurol Sci* 2011;309:55–57.

Kataoka S, Miaki M, Saiki M, et al. Rostral lateral pontine infarction: neurological/topographical correlations. *Neurology* 2003;61:114–117.

Keane JR. Bilateral seventh nerve palsy: analysis of 43 cases and review of the literature. *Neurology* 1994;44:1198–1202.

Keane JR. Cavernous sinus syndrome. Analysis of 151 cases. *Arch Neurol* 1996;53: 967–971.

Keane JR. Combined VIth and XIIth cranial nerve palsies: a clival syndrome. *Neurology* 2000;54:1540–1541.

Keane JR. Multiple cranial nerve palsies: analysis of 979 cases. *Arch Neurol* 2005; 62:1714–1717.

Kim JS. Sensory symptoms in ipsilateral limbs/body due to lateral medullary infarction. *Neurology* 2001;57:1230–1234.

Kim JS, Kim HG, Chung CS. Medial medullary syndrome. Report of 18 new patients and a review of the literature. *Stroke* 1995;26:1548–1552.

Kim JS, Lee JH, Im JH, et al. Syndromes of pontine base infarction. A clinical-radiological correlation study. *Stroke* 1995;26:950–955.

Kim H, Chung CS, Lee KH, et al. Aspiration subsequent to a pure medullary infarction: lesion sites, clinical variables, and outcome. *Arch Neurol* 2000;57: 478–483.

Kinjo Y, Suda S, Sakamoto Y, et al. Ataxic hemiparesis associated with cortical infarct localized in the postcentral gyrus. *Intern Med* 2017;56:2503–2505.

Kleinschmidt-DeMasters BK, Rojiani AM, Filley CM. Central and extrapontine myelinolysis: then…and now. *J Neuropathol Exp Neurol* 2006;65:1–11.

Klimo P Jr, Rao G, Brockmeyer D. Congenital anomalies of the cervical spine. *Neurosurg Clin N Am* 2007;18:463–478.

Krasnianski M, Muller T, Stock K, et al. Between Wallenberg syndrome and hemimedullary lesion: Cestan-Chenais and Babinski-Nageotte syndromes in medullary infarctions. *J Neurol* 2006;253:1442–1446.

Kumar S, Fowler M, Gonzalez-Toledo E, et al. Central pontine myelinolysis, an update. *Neurol Res* 2006;28:360–366.

Kumral E, Afsar N, Kirbas D, et al. Spectrum of medial medullary infarction: clinical and magnetic resonance imaging findings. *J Neurol* 2002;249:85–93.

Kushner MJ, Bressman SB. The clinical manifestations of pontine hemorrhage. *Neurology* 1985;35:637–643.

Laigle-Donadey F, Doz F, Delattre JY. Brainstem gliomas in children and adults. *Curr Opin Oncol* 2008;20:662–667.

Landau WM. Cruciate paralysis. *J Neurosurg* 1992;77:329–330.

Lee H, Sohn CH. Axial lateropulsion as a sole manifestation of lateral medullary infarction: a clinical variant related to rostral-dorsolateral lesion. *Neurol Res* 2002;24:773–774.

Leon-Carrion J, van Eeckhout P, Dominguez-Morales Mdel R, et al. The locked-in syndrome: a syndrome looking for a therapy. *Brain Inj* 2002;16:571–582.

Liu GT, Crenner CW, Logigian EL, et al. Midbrain syndromes of Benedikt, Claude, and Nothnagel: setting the record straight. *Neurology* 1992;42: 1820–1822.

Lleo A, Sanahuja J, Serrano C, et al. Acute bulbar weakness: thyrotoxicosis or myasthenia gravis? *Ann Neurol* 1999;46:434–435.

Loher TJ, Krauss JK. Dystonia associated with pontomesencephalic lesions. *Mov Disord* 2009;24:157–167.

Love S. Demyelinating diseases. *J Clin Pathol* 2006;59:1151–1159.

Lyu RK, Chen ST. Acute multiple cranial neuropathy: a variant of Guillain-Barré syndrome? *Muscle Nerve* 2004;30:533–536.

MacGowan DJ, Janal MN, Clark WC, et al. Central poststroke pain and Wallenberg's lateral medullary infarction: frequency, character, and determinants in 63 patients. *Neurology* 1997;49:120–125.

Malik NN, Day AC, Clifton A, et al. Weber's syndrome as the presenting sign of multiple sclerosis. *Neuroophthalmology* 2007;31:15–17.

Manni JJ, Scaf JJ, Huygen PL, et al. Hyperostosis cranialis interna. A new hereditary syndrome with cranial-nerve entrapment. *N Engl J Med* 1990; 322:450–454.

Markus HS, van der Worp HB, Rothwell PM. Posterior circulation ischaemic stroke and transient ischaemic attack: diagnosis, investigation, and secondary prevention. *Lancet Neurol* 2013;12:989–998.

Matsumoto S, Okuda B, Imai T, et al. A sensory level on the trunk in lower lateral brainstem lesions. *Neurology* 1988;38:1515–1519.

Mattle HP, Arnold M, Lindsberg PJ, et al. Basilar artery occlusion. *Lancet Neurol* 2011;10:1002–1014.

Milhorat TH, Chou MW, Trinidad EM, et al. Chiari I malformation redefined: clinical and radiographic findings for 364 symptomatic patients. *Neurosurgery* 1999;44:1005–1017.

Mittal M, Hammond N, Husmann K, et al. Creutzfeldt-Jakob disease presenting as bulbar palsy. *Muscle Nerve* 2010;42:833–835.

Miwa H, Koshimura I, Mizuno Y. Recurrent cranial neuropathy as a clinical presentation of idiopathic inflammation of the dura mater: a possible relationship to Tolosa-Hunt syndrome and cranial pachymeningitis. *J Neurol Sci* 1998;154:101–105.

Mokri B, Silbert PL, Schievink WI, et al. Cranial nerve palsy in spontaneous dissection of the extracranial internal carotid artery. *Neurology* 1996;46:356–359.

Moragas M, Martinez-Yelamos S, Majos C, et al. Rhombencephalitis: a series of 97 patients. *Medicine (Baltimore)* 2011;90:256–261.

Morosini A, Burke C, Emechete B. Polyneuritis cranialis with contrast enhancement of cranial nerves on magnetic resonance imaging. *J Paediatr Child Health* 2003;39:69–72.

Moulin T, Bogousslavsky J, Chopard JL, et al. Vascular ataxic hemiparesis: a re-evaluation. *J Neurol Neurosurg Psychiatry* 1995;58:422–427.

Murata Y, Yamaguchi S, Kajikawa H, et al. Relationship between the clinical manifestations, computed tomographic findings and the outcome in 80 patients with primary pontine hemorrhage. *J Neurol Sci* 1999;167:107–111.

Nadeau SE. Neurologic manifestations of systemic vasculitis. *Neurol Clin* 2002; 20:123–150.

Nadeau SE. Neurologic manifestations of connective tissue disease. *Neurol Clin* 2002;20:151–178.

Nakamura S, Kitami M, Furukawa Y. Opalski syndrome: ipsilateral hemiplegia due to a lateral-medullary infarction. *Neurology* 2010;75:1658.

Nicolao P, Zoccarato M, Dalsasso M, et al. Bickerstaff's brainstem encephalitis: case report and Tc99m brain SPECT findings. *Neurol Sci* 2011;32:1153–1156.

Nishino H, Rubino FA, DeRemee RA, et al. Neurological involvement in Wegener's granulomatosis: an analysis of 324 consecutive patients at the Mayo Clinic. *Ann Neurol* 1993;33:4–9.

Nogues M, Lopez L, Meli F. Neuro-ophthalmologic complications of syringobulbia. *Curr Neurol Neurosci Rep* 2010;10:459–466.

van Oostenbrugge RJ, Twijnstra A. Presenting features and value of diagnostic procedures in leptomeningeal metastases. *Neurology* 1999;53:382–385.

Parizel PM, Makkat S, Jorens PG, et al. Brainstem hemorrhage in descending transtentorial herniation (Duret hemorrhage). *Intensive Care Med* 2002;28: 85–88.

Piradov MA, Pirogov VN, Popova LM, et al. Diphtheritic polyneuropathy: clinical analysis of severe forms. *Arch Neurol* 2001;58:1438–1442.

Polo A, Manganotti P, Zanette G, et al. Polyneuritis cranialis: clinical and electrophysiological findings. *J Neurol Neurosurg Psychiatry* 1992;55:398–400.

Pryse-Phillips W. *Companion to Clinical Neurology*. 3rd ed. Oxford: Oxford University Press, 2009.

Riaz G, Carr J, Campbell WW. Facial myokymia in syringobulbia. *Arch Neurol* 1990;47:472–474.

Ropper AH, Samuels MA, Klein J. *Adams and Victor's Principles of Neurology*. 10th ed. New York: McGraw-Hill Education Medical, 2014.

Sacco RL, Freddo L, Bello JA, et al. Wallenberg's lateral medullary syndrome. Clinical-magnetic resonance imaging correlations. *Arch Neurol* 1993;50:609–614.

Sacco S, Sara M, Pistoia F, et al. Management of pathologic laughter and crying in patients with locked-in syndrome: a report of 4 cases. *Arch Phys Med Rehabil* 2008;89:775–778.

Saposnik G, Caplan LR. Convulsive-like movements in brainstem stroke. *Arch Neurol* 2001;58:654–657.

Savitz SI, Caplan LR. Vertebrobasilar disease. *N Engl J Med* 2005;352: 2618–2626.

Schonewille WJ, Tuhrim S, Singer MB, et al. Diffusion-weighted MRI in acute lacunar syndromes. A clinical-radiological correlation study. *Stroke* 1999;30: 2066–2069.

Schwartz MA, Selhorst JB, Ochs AL, et al. Oculomasticatory myorhythmia: a unique movement disorder occurring in Whipple's disease. *Ann Neurol* 1986; 20:677–683.

Seijo-Martinez M, Varela-Freijanes A, Grandes J, et al. Sneeze related area in the medulla: localisation of the human sneezing centre? *J Neurol Neurosurg Psychiatry* 2006;77:559–561.

Sekula RF Jr, Arnone GD, Crocker C, et al. The pathogenesis of Chiari I malformation and syringomyelia. *Neurol Res* 2011;33:232–239.

Seo SW, Heo JH, Lee KY, et al. Localization of Claude's syndrome. *Neurology* 2001;57:2304–2307.

Sham JS, Cheung YK, Choy D, et al. Cranial nerve involvement and base of the skull erosion in nasopharyngeal carcinoma. *Cancer* 1991;68:422–426.

Shono Y, Koga M, Toyoda K, et al. Medial medullary infarction identified by diffusion-weighted magnetic resonance imaging. *Cerebrovasc Dis* 2010;30:519–524.

Silverman IE, Liu GT, Volpe NJ, et al. The crossed paralyses. The original brain-stem syndromes of Millard-Gubler, Foville, Weber, and Raymond-Cestan. *Arch Neurol* 1995;52:635–638.

Siva A, Altintas A, Saip S. Behcet's syndrome and the nervous system. *Curr Opin Neurol* 2004;17:347–357.

Smith JS, Shaffrey CI, Abel MF, et al. Basilar invagination. *Neurosurgery* 2010;66(3 Suppl):39–47.

Spengos K, Wohrle JC, Tsivgoulis G, et al. Bilateral paramedian midbrain infarct: an uncommon variant of the "top of the basilar" syndrome. *J Neurol Neurosurg Psychiatry* 2005;76:742–743.

Steele JC, Richardson JC, Olszewski J. Progressive supranuclear palsy: a heterogeneous degeneration involving the brain stem, basal ganglia and cerebellum with vertical gaze and supranuclear palsy, nuchal dystonia, and dementia. *Arch Neurol* 1964;10:333.

Stiver SI, Gean AD, Manley GT. Survival with good outcome after cerebral herniation and Duret hemorrhage caused by traumatic brain injury. *J Neurosurg* 2009;110:1242–1246.

Stracciari A, Guarino M, Ciucci G, et al. Acute upside down reversal of vision in vertebrobasilar ischaemia. *J Neurol Neurosurg Psychiatry* 1993;56:423.

Suthar PP, Rana PJ, Mehta C, et al. Top of basilar artery syndrome. *J Clin Diagn Res* 2015;9:TJ01.

Taieb G, Renard D, Jeanjean L, et al. Wallenberg syndrome and "neurotrophic" ulcerations. *Acta Neurol Belg* 2014;114:143–144.

Tan EK, Chan LL, Auchus AP. Hemidystonia precipitated by acute pontine infarct. *J Neurol Sci* 2005;234:109–111.

Thwaites GE, Tran TH. Tuberculous meningitis: many questions, too few answers. *Lancet Neurol* 2005;4:160–170.

Vinas FC, Rengachary S. Diagnosis and management of neurosarcoidosis. *J Clin Neurosci* 2001;8:505–513.

Wang Q, Xiang Y, Yu K, et al. Multiple cranial neuropathy variant of Guillain-Barré syndrome: a case series. *Muscle Nerve* 2011;44:252–257.

Yamamoto R, Johkura K, Nakae Y, et al. The mechanism of ipsilateral ataxia in lacunar hemiparesis: SPECT perfusion imaging. *Eur Neurol* 2015;73:106–111.

Yuki N, Susuki K, Hirata K. Ataxic Guillain-Barré syndrome with anti-GQ1b antibody: relation to Miller Fisher syndrome. *Neurology* 2000;54:1851–1853.

CAPÍTULO 22

Visão Geral do Sistema Motor

O exame das funções motoras inclui a verificação da força muscular, a avaliação do tônus e do volume muscular, e a observação de movimentos anormais. O exame da coordenação e da marcha está bastante relacionado com o exame motor. A coordenação costuma ser vista como uma função cerebelar, mas a integridade de todo o sistema motor é essencial para a coordenação normal e o controle dos movimentos motores finos. O Capítulo 43 discorre sobre o exame da função cerebelar. A estática (posição de pé) e a marcha (caminhada) são complexas e exigem muito mais do que a função motora; em geral, são avaliadas separadamente do exame motor (ver Capítulo 44).

O sistema nervoso central e o periférico participam da atividade motora, e é necessária a avaliação individual de vários componentes funcionais. O sistema motor desloca o corpo no espaço, move cada parte dele com relação às outras e mantém posturas e atitudes em oposição à gravidade e outras forças externas. Todos os movimentos, exceto os mediados pela divisão autônoma do sistema nervoso, são realizados por contração dos músculos estriados sob o controle do sistema nervoso.

NÍVEIS DE ATIVIDADE MOTORA

A intricada organização do sistema motor e seu desenvolvimento evolutivo desde as respostas simples de organismos unicelulares até os padrões de comportamento dos animais e do ser humano são responsáveis pela complexidade da função motora. Do ponto de vista anatômico e funcional existem alguns níveis motores filogenéticos, ou estágios de desenvolvimento, cuja complexidade aumenta com a evolução. Em vertebrados inferiores, as atividades motoras estão a cargo dos centros subcorticais, mas, com o maior desenvolvimento do córtex cerebral em mamíferos superiores, algumas dessas funções são bastante alteradas. Os centros mais primitivos preservam parte de suas funções originais, embora sejam modificados por controle cortical. Eles não são substituídos, mas incorporados a um sistema motor elaborado, subordinado ao córtex. Os sistemas filogeneticamente antigos e novos atuam juntos, e a eficiência de cada um deles depende de sua colaboração com o outro.

O desenvolvimento evolutivo da função motora, desde os movimentos simples até os complexos, é parcialmente duplicado no amadurecimento das habilidades motoras humanas. Por ocasião do nascimento, já existem reflexos simples medulares e do tronco encefálico. Um recém-nascido dá passos rudimentares (marcha reflexa) quando seguro na posição de pé. Os reflexos posturais e de endireitamento mais complexos surgem durante as primeiras semanas de vida. Com o amadurecimento do córtex e das vias comissurais, é possível executar ações que exigem funções sensoriais associadas (preensão e perseguição), seguidas por controle volitivo dos movimentos. Por fim, surge a capacidade de realizar ações que demandam maior habilidade com alto grau de precisão.

Mecanismos complexos determinam até mesmo o mais simples movimento voluntário. Todos os níveis de integração motora contribuem para a precisão do movimento. O início da contração do agonista (agonista primário) tem de ser acompanhado por relaxamento ou contração progressiva dos antagonistas e dos sinergistas. Movimentos suaves e acurados requerem a capacidade de interrupção a qualquer momento, e inversão e reinício com diferente grau de contração ou em outra direção. Movimentos estereotipados e padronizados, integrados em níveis inferiores, podem ser parte da ação. É preciso assumir posturas que possam ser modificadas ou deslocadas com facilidade e de imediato para ajustar o movimento seguinte. Durante todo esse processo, os elementos volitivos e os aspectos intencionais da ação são primordiais.

Conhecer a estrutura e a função dos diferentes níveis de controle motor, as relações entre os sistemas motores e as alterações da atividade motora que ocorrem em caso de doença ajuda a compreender os distúrbios do sistema motor.

Ao longo dos anos, muitos neurocientistas elaboraram variados esquemas hierárquicos com diferentes níveis de complexidade da atividade motora. Neste texto, consideramos os seguintes níveis: a unidade motora (neurônio motor inferior, via comum final) e os níveis segmentar (medula espinal), tronco encefálico, cerebelar, extrapiramidal e piramidal.

A escala mais baixa da atividade motora é a unidade motora, constituída de um neurônio motor alfa na medula espinal ou no tronco encefálico, seu axônio e todas as fibras musculares que ele inerva. O nível segmentar ou da medula espinal medeia reflexos segmentares simples, como o reflexo de retirada, e inclui a atividade de muitas unidades motoras e elementos de excitação e inibição de agonistas, sinergistas e antagonistas. Vários sistemas motores suprassegmentares descendentes modulam a atividade que ocorre no nível segmentar (Figura 22.1). O sistema piramidal (corticospinal)

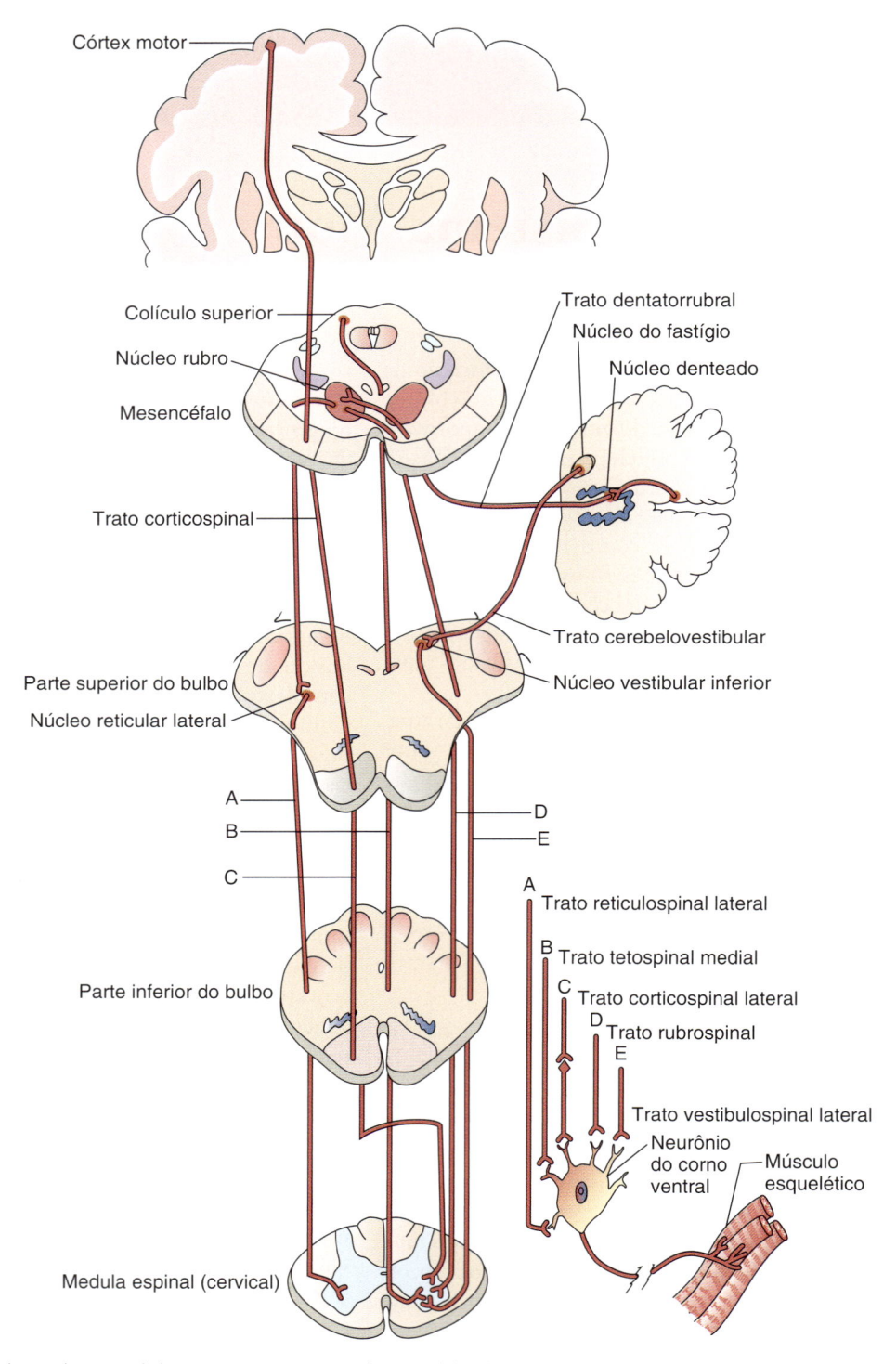

Figura 22.1 As vias descendentes mais importantes que atuam sobre as células do corno anterior da medula espinal (via comum final).

origina-se do córtex motor primário no giro pré-central. O sistema corticospinal é o principal mecanismo de controle motor suprassegmentar universal. A função do sistema corticospinal é modulada e ajustada pela atividade dos sistemas extrapiramidal e cerebelar. O sistema extrapiramidal origina-se principalmente nos núcleos da base. Os centros no tronco encefálico que dão origem às vias vestibulospinal, rubrospinal e relacionadas são importantes para os mecanismos posturais e os reflexos de bipedestação e endireitamento. O nível psicomotor, ou associativo cortical, está associado à memória, à iniciativa e ao controle consciente e inconsciente da atividade motora que se origina principalmente do córtex de associação motora anterior ao córtex motor (giro pré-central).

Esses níveis não são sistemas motores individuais e normalmente não agem de maneira individual ou separadamente. Os anatomistas continuam a ter dificuldade até mesmo para definir os constituintes de alguns desses níveis (p. ex., corticospinal ou piramidal *versus* núcleos da base ou extrapiramidal). Esses níveis são componentes do sistema motor como um todo; todos fazem parte do complexo aparelho motor. Cada um deles dá sua parcela de contribuição para o controle do neurônio motor inferior para o qual, como via comum final, convergem todos os sistemas de controle motor. A doença em cada um desses níveis dá origem a sinais e a sintomas característicos (Tabela 22.1). Alguns distúrbios do sistema motor podem acometer mais de um nível. Além disso, todos os movimentos intencionais são guiados por um fluxo constante de impulsos aferentes que agem em diversos níveis do sistema motor. As funções sensoriais e motoras são interdependentes no desempenho do movimento volitivo, e não é possível analisar o sistema motor separadamente do sistema sensorial. O comprometimento da sensibilidade pode afetar todos os aspectos do movimento – volitivo, reflexo, postural, tônico e fásico.

Um breve esboço da organização do sistema motor pode ajudar a criar uma base antes de analisar cada nível em detalhes (Figuras 22.1 e 22.2). Os córtices pré-motor e suplementar controlam o planejamento e o preparo preliminar dos movimentos, que depois são executados pelo córtex motor primário. O córtex motor primário também recebe

Tabela 22.1 — **Alterações da função motora.**

Nível	Fraqueza	Tônus	Volume e contorno	Fasciculações	Ataxia	Reflexos tendinosos profundos	Movimentos anormais	Movimentos associados patológicos
Lesões da unidade motora								
a. Neurônio motor inferior	Focal ou segmentar, bulbar	Flácido	Atrofia comum	Comuns	Ausente	Focalmente diminuídos	Nenhum, exceto fasciculações	Ausentes
b. Raiz nervosa, plexo, nervo periférico	Focal ou segmentar	Flácido	Atrofia comum	Ocasionais	Ausente	Diminuídos ou ausentes	Nenhum, exceto fasciculações raras	Ausentes
c. Junção neuromuscular	Difusa ou proximal, bulbar	Geralmente normal	Geralmente inalterados	Às vezes presentes por causa do tratamento anticolinesterásico	Ausente	Geralmente normais	Nenhum	Ausentes
d. Músculo	Difusa, proximal, ou distal	Normal ou flácido	Normal, atrofia, hipertrofia ou pseudo-hipertrofia	Nenhuma	Ausente	Normais, exceto se a fraqueza for muito acentuada	Nenhum	Ausentes
Lesão do trato corticospinal	Mono, hemi, para, tetraparesia, muitas vezes incompleta (distribuição piramidal)	Espástico	Normais	Nenhuma	Ausente	Aumentados, exceto se o processo for agudo	Nenhum	Presentes
Lesão extrapiramidal	Nenhuma ou leve	Rígido	Normais	Nenhuma	Ausente	Normais	Presentes	Ausentes
Lesão cerebelar	Nenhuma; a ataxia pode simular fraqueza	Hipotônico	Normais	Nenhuma	Presente	Pendulares ou normais	Nenhum, exceto tremor de intenção	Ausentes
Distúrbio não orgânico	Bizarra, colapsante, não há perda real da força, pode simular qualquer tipo	Normal ou variável, muitas vezes aumentada artificialmente	Normais	Nenhuma	Ausente, mas a incoordenação pode simular ataxia	Normais, pode haver deficiência do relaxamento e abalos simulados irregulares	Podem estar presentes	Ausentes

impulsos dos núcleos da base e do cerebelo (Figura 22.2). Os tratos corticospinal (piramidal) e corticobulbar originam-se do giro pré-central, descem através da coroa radiada e entram no ramo posterior da cápsula interna. No trajeto de descida, as cápsulas internas fundem-se aos pedúnculos cerebrais, que formam a base do mesencéfalo. As fibras corticobulbares terminam na parte inferior do tronco encefálico em núcleos dos nervos cranianos e outras estruturas. As fibras corticospinais reúnem-se em feixes compactos, as pirâmides, no bulbo. No nível da parte caudal do bulbo, 90% das fibras piramidais decussam para o lado oposto e descem por toda a extensão da medula espinal como trato corticospinal lateral. Cerca de 10% das fibras corticospinais descem ipsilateralmente no trato corticospinal anterior e decussam no nível da sinapse espinal local. As fibras piramidais inervam de preferência determinados grupos de neurônios motores inferiores.

As fibras do sistema motor descendente enviam ramos colaterais para outras estruturas a fim de ajudar a controlar e coordenar os movimentos. Essas estruturas, por sua vez, projetam-se de volta para o córtex e formam alças de *feedback* que garantem interações coordenadas entre os sistemas motores suprassegmentares (ver Figura 22.2). O tálamo, sobretudo os núcleos ventral lateral (VL) e ventral anterior (VA), é a estação de retransmissão para projeções dos outros centros de volta ao córtex. As projeções do núcleo VL destinam-se principalmente ao córtex motor primário e as do núcleo VA, às regiões pré-motoras.

Conforme descendem através da cápsula interna, as fibras do córtex motor enviam ramos colaterais para os gânglios da base. As fibras dos gânglios da base projetam-se para VA e VL que, por sua vez, projetam-se para o córtex, criando alças de *feedback*. A substância negra também se projeta no estriado e influencia sua atividade. O córtex motor e o cerebelo também fazem parte de um circuito. Os núcleos pontinos estão dispersos entre as fibras motoras descendentes e as fibras pontocerebelares que cruzam o plano mediano na base da ponte. As fibras corticopontinas fazem sinapse nos núcleos

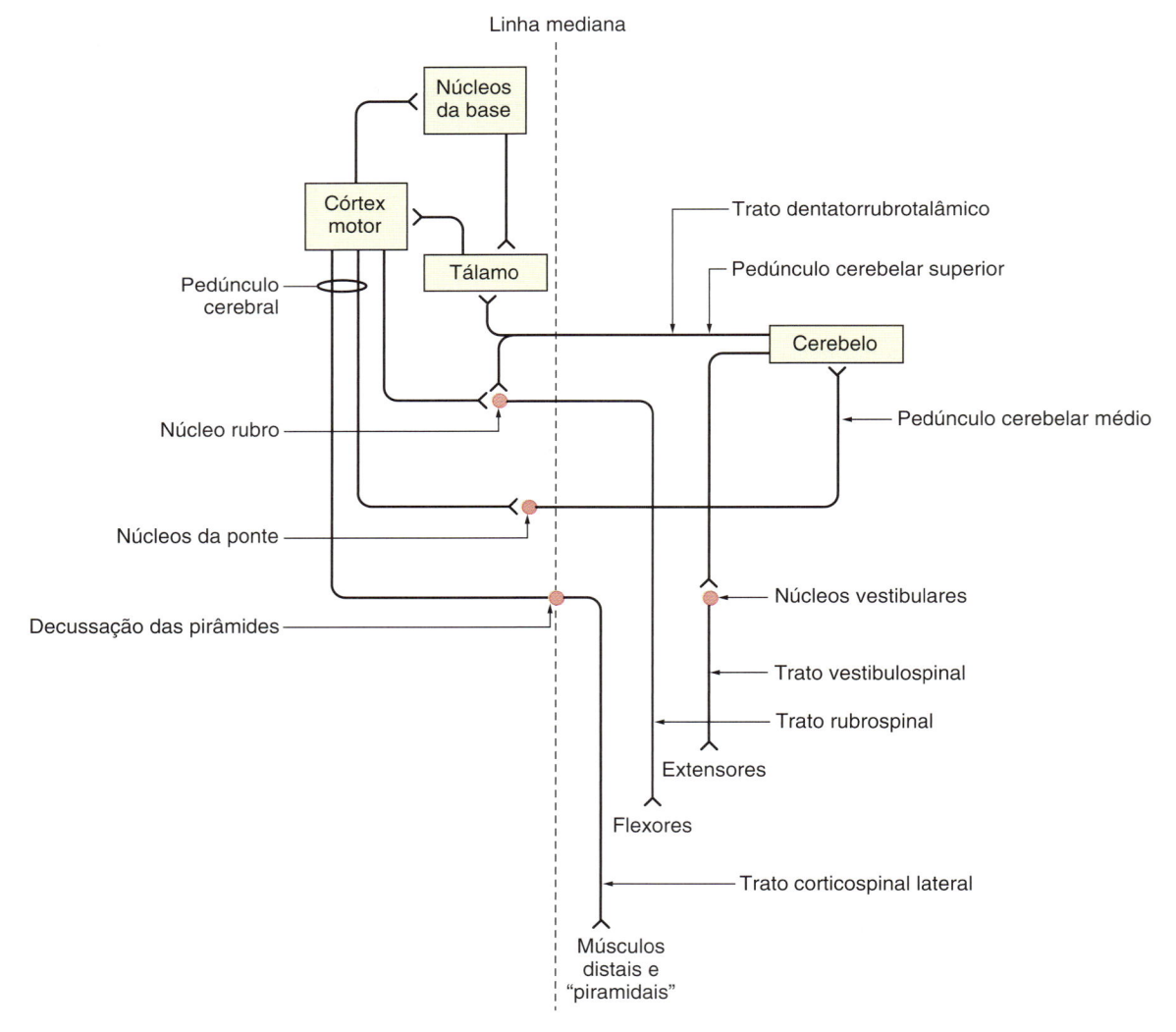

Figura 22.2 Principais conexões do sistema motor. Observe as alças de *feedback* entre o córtex e o cerebelo e entre o córtex e os núcleos da base. (Modificada de Campbell WW, Pridgeon RP. *Practical Primer of Clinical Neurology*. Philadelphia: Lippincott Williams & Wilkins, 2002, com permissão.)

pontinos que, então, dão origem às fibras pontocerebelares que cruzam a linha mediana e projetam-se até o hemisfério do cerebelo contralateral por meio do pedúnculo cerebelar médio. Por sua vez, o cerebelo projeta-se até o núcleo VL contralateral por meio do pedúnculo cerebelar superior, que faz decussação no mesencéfalo. O núcleo VL projeta-se até o córtex motor e completa o circuito. O cerebelo também recebe propriocepção inconsciente de fusos musculares e órgãos tendinosos de Golgi por meio dos tratos espinocerebelar e cuneocerebelar. O cerebelo também se projeta para os núcleos vestibulares ipsilaterais, que dão origem aos tratos vestibulospinais. O trato vestibulospinal lateral desce do núcleo vestibular lateral até a medula espinal, onde facilita o tônus dos músculos extensores ipsilaterais do tronco e das extremidades. À medida que descem, as fibras corticospinais enviam ramos colaterais para o núcleo rubro ipsilateral. O trato rubrospinal origina-se do núcleo rubro, faz decussação para o lado oposto logo em seguida e desce para facilitar o tônus dos músculos flexores, principalmente nos membros superiores. O trato tetospinal origina-se do colículo superior, cruza o plano mediano na decussação tegmental posterior e desce para influenciar os músculos do pescoço e da parte superior do dorso. Ele movimenta a cabeça em resposta a estímulos externos e mantém a posição da cabeça em relação à posição do corpo. O trato pontorreticulospinal (medial) não cruzado origina-se dos núcleos reticulares rostral e caudal da ponte e facilita os músculos extensores, sobretudo do tronco e proximais dos membros. O trato bulborreticulospinal (lateral) origina-se do núcleo gigantocelular reticular e tem apenas um pequeno componente cruzado; a maior parte dele não cruza a linha mediana. Ele segue em posição imediatamente anterior ao trato rubrospinal, inibe os músculos antigravitacionais e participa das funções autônomas.

Os hemisférios do cerebelo influenciam músculos ipsilaterais do corpo. O cerebelo projeta-se para o núcleo rubro contralateral, e o trato rubrospinal cruza então de volta. Em virtude da "decussação dupla", o trato rubrospinal controla os músculos ipsilaterais ao hemisfério do cerebelo em que se originou o impulso. O sistema vestibulospinal se mantém ipsilateral em toda a sua extensão. O córtex motor cerebral de um lado e o hemisfério do cerebelo do lado oposto atuam em conjunto para controlar o braço e a perna de determinado lado do corpo. Suas ações são coordenadas por projeções do cérebro para os núcleos da ponte, que enviam fibras para o lado contralateral do cerebelo, que, por sua vez, projeta-se de volta para o tálamo e o cérebro no lado original pela decussação do trato dentatotalâmico. O hemisfério do cerebelo direito recebe impulsos do córtex cerebral esquerdo através do pedúnculo cerebelar médio e se projeta de volta para o tálamo esquerdo e o córtex motor através do pedúnculo cerebelar superior. Desse modo, tanto o hemisfério cerebral esquerdo quanto o hemisfério do cerebelo direito controlam os movimentos do lado direito do corpo.

VISÃO GERAL DAS MANIFESTAÇÕES CLÍNICAS DE DOENÇA DO SISTEMA MOTOR

A manifestação mais comum de doença do sistema motor é a fraqueza. Outras anormalidades são alterações do tônus muscular, alterações do tamanho e do formato do músculo, movimentos involuntários anormais e deficiência da coordenação. Os próximos capítulos abordam com mais detalhes as funções motoras anormais.

Força e potência motora

A fraqueza é uma anormalidade comum e pode ter muitos padrões. A terminologia pode causar problemas. Por exemplo, a fraqueza pode ser generalizada ou localizada, simétrica ou assimétrica, proximal ou distal, do neurônio motor superior ou do neurônio motor inferior. Muitas vezes, o termo focal é usado para indicar assimetria; diz-se que um paciente com hemiparesia tem uma paresia focal. O termo generalizado costuma ser usado para indicar simetria, embora a fraqueza possa não ser realmente generalizada. Uma doença pode causar fraqueza em determinada distribuição com simetria bilateral (p. ex., as síndromes escapuloumerais), mas geralmente não é considerada focal, embora o acometimento seja muito localizado. A descrição mais correta de um paciente com síndrome do túnel do carpo bilateral ou paralisia do nervo fibular bilateral seria dizer que ele tem um padrão de fraqueza multifocal, ainda que a fraqueza seja bilateral e simétrica. O termo não focal costuma ser usado, sobretudo por não neurologistas, para descrever o exame neurológico dos pacientes. Em geral, o significado é de que o exame é normal, ou de que pelo menos não há assimetria. É um termo equivocado e não muito útil. Um paciente com síndrome de Guillain-Barré causadora de fraqueza generalizada e insuficiência respiratória iminente teria um exame não focal, apesar de estar gravemente doente.

A fraqueza focal pode acompanhar a distribuição de alguma estrutura no sistema nervoso periférico, como um nervo periférico ou uma raiz nervosa espinal. Pode afetar um lado do corpo em uma hemidistribuição. Esta pode afetar igualmente o braço, a perna e a face de um lado do corpo, ou o acometimento de uma ou mais áreas pode ser maior do que o de outras. Frequentemente, há deficiência seletiva dos grupos musculares inervados preferencialmente pelo trato corticospinal. A fraqueza não focal pode ser generalizada, de predomínio proximal ou de predomínio distal. Esses diversos padrões têm significância para o diagnóstico diferencial e a localização. A identificação do processo que causa fraqueza é auxiliada ainda por sinais associados, alterações de reflexos e perda da sensibilidade (ver Tabela 21.1).

Fraqueza generalizada

A fraqueza pode afetar os dois lados do corpo, de maneira mais ou menos simétrica. Na fraqueza generalizada verdadeira, também há comprometimento das funções motoras bulbares. Quando as funções bulbares estão intactas e há fraqueza dos dois braços e das duas pernas, diz-se que o paciente tem tetraparesia; se a fraqueza acomete apenas as pernas, o paciente tem paraparesia. As causas prováveis de fraqueza dos quatro membros são mielopatia, neuropatia periférica, distúrbio da junção neuromuscular ou miopatia.

Quando a causa é a mielopatia e o déficit é incompleto, com frequência é possível reconhecer o acometimento mais intenso dos músculos inervados preferencialmente pelo trato corticospinal. Em geral, os reflexos estão aumentados (embora possam estar diminuídos ou ausentes nos estágios agudos), e é comum haver alguma alteração da sensibilidade, às vezes há um "nível" sensorial espinal delimitado, os reflexos superficiais desaparecem e pode sobrevir disfunção intestinal e vesical. A doença generalizada do nervo periférico tende a acometer predominantemente os músculos distais. Não há acometimento preferencial dos músculos inervados pelo trato corticospinal, os reflexos geralmente são reduzidos, a perda da sensibilidade é frequente e não há distúrbio da função intestinal e vesical. Em um distúrbio da junção neuromuscular, a fraqueza do membro tende a ser mais intensa na parte proximal, a sensibilidade é preservada, os reflexos são normais e, em geral, os músculos bulbares são afetados. Na miopatia, a fraqueza geralmente é mais intensa na parte proximal, os reflexos são normais, a sensibilidade é normal e, com algumas exceções, a função bulbar é preservada, exceto por disfagia ocasional. Esses comentários são generalizações. Algumas neuropatias podem causar fraqueza proximal, e algumas miopatias podem afetar os músculos distais; nem todos os pacientes com distúrbio da transmissão neuromuscular têm acometimento bulbar.

Fraqueza localizada

Quando o braço e a perna de um lado do corpo estão fracos, diz-se que o paciente tem hemiparesia. Esse distúrbio pode variar da intensidade muito leve, caracterizada apenas por desvio pronador e diminuição do controle motor fino, até a paralisia total. A monoparesia é a fraqueza de apenas um membro, como a perna contralateral a um acidente vascular cerebral da artéria cerebral anterior. Os reflexos, em geral aumentados, exceto se o processo for agudo, e a perda de sensibilidade associada ajudam a identificar essa fraqueza focal como de origem central.

Uma mononeuropatia, como a paralisia do nervo radial ou lesão de raiz nervosa espinal, como na hérnia de disco, causa fraqueza limitada à distribuição do nervo ou da raiz afetada. A plexopatia pode causar fraqueza de todo o membro ou apenas na distribuição de alguns componentes do plexo. Nessas doenças do neurônio motor inferior geralmente há diminuição dos reflexos, muitas vezes associada à perda sensitiva. A localização da fraqueza focal por doença da raiz, do plexo e do nervo periférico requer excelente conhecimento de neuroanatomia periférica.

A doença do neurônio motor é um caso especial. Na esclerose lateral amiotrófica (ELA) característica, tanto os neurônios motores superiores quanto os inferiores são afetados. A ELA causa um quadro clínico de fraqueza e atrofia muscular por acometimento dos neurônios motores inferiores no corno anterior da medula espinal, combinada com fraqueza e hiper-reflexia por acometimento dos neurônios motores superiores no córtex cerebral que dá origem ao trato corticospinal. Há fraqueza do neurônio motor superior (doença do córtex cerebral) superposta à fraqueza do neurônio motor inferior (doença da medula espinal). A ELA geralmente começa com fraqueza focal, que muitas vezes acomete uma das mãos ou um dos pés.

A distribuição da fraqueza em múltiplos nervos e raízes, reflexos normais ou aumentados e não haver perda sensitiva geralmente são as primeiras sugestões quanto à natureza do problema. Na ELA, a fraqueza inicial tende a ser assimétrica e associada à hiper-reflexia. A atrofia e a hiper-reflexia de um membro é característica. À medida que o distúrbio progride, o quadro clínico evolui para fraqueza generalizada.

É muito raro que uma miopatia ou um distúrbio da junção neuromuscular cause fraqueza focal, embora essas afecções possam ter predileção por determinados músculos, como os músculos extrínsecos oculares na miastenia *gravis* ou os músculos da coxa na miopatia do quadríceps.

Outras anormalidades do sistema motor

O tônus muscular pode estar aumentado (hipertonia) ou diminuído (hipotonia). Existem duas variantes comuns de hipertonia: rigidez e espasticidade. Há rigidez quando o grau de aumento do tônus é mais ou menos igual durante toda a amplitude de movimento passivo de um membro e independe da velocidade do movimento. Ocorre espasticidade quando a hipertonia é mais acentuada perto do meio da amplitude de movimento e é mais aparente durante o movimento rápido do que durante o movimento lento passivo. Uma das principais características da espasticidade é que a hipertonia depende da velocidade, mais evidente com movimentos rápidos. Na rigidez em cano de chumbo (hipertonia plástica) há resistência uniforme durante toda a amplitude de movimento, qualquer que seja sua velocidade. *Gegenhalten* (paratonia) é o aumento do tônus de um membro mais ou menos proporcional à tentativa do examinador de movê-lo. Na rigidez em roda dentada há variação do tipo catraca, espasmódica e trêmula da hipertonia, causada principalmente por sobreposição de tremor. A hipertonia espástica geralmente é associada ao aumento dos reflexos tendinosos profundos, perda de reflexos superficiais e sinal de Babinski. A rigidez em roda dentada ocorre na doença de Parkinson e em distúrbios relacionados. A *Gegenhalten* geralmente é associada a outros sinais neurológicos anormais, dependendo da causa. A distonia refere-se ao distúrbio hipertônico transitório ou contínuo não classificado em outras categorias. A hipotonia ocorre em duas situações principais em adultos: miopatia e doença cerebelar. A hipotonia do lactente (bebê flácido) é um problema clínico comum. O diagnóstico diferencial de hipotonia do lactente é extenso, e a avaliação de um bebê hipotônico é um exercício frequente em neurologia pediátrica.

Volume e contorno dos músculos

A massa ou o volume dos músculos podem estar diminuídos (atrofia) ou aumentados (hipertrofia). A atrofia neurogênica é consequência de lesão das células do corno anterior, da raiz do nervo ou do nervo periférico que inerva um músculo e pode ser intensa. As doenças musculares geralmente causam apenas atrofia leve a moderada dos músculos acometidos. A atrofia por desuso ocorre em casos de imobilização, como em um membro engessado, geralmente é leve a moderada e a recuperação é rápida depois da retomada do uso.

A hipertrofia muscular verdadeira decorre do aumento do tamanho do músculo. Na maioria das vezes, é uma hipertrofia fisiológica por uso intenso, mas pode ocorrer em alguns distúrbios neuromusculares. A pseudo-hipertrofia é o aumento aparente do músculo por substituição do tecido muscular doente por gordura e tecido fibroso. Os músculos da panturrilha aumentados em pacientes com distrofia muscular de Duchenne são um exemplo clássico de pseudo-hipertrofia muscular.

Movimentos anormais

Os movimentos involuntários anormais ocorrem em vários distúrbios neurológicos. Surgem de muitas formas, que variam de tremor a coreia, fasciculações musculares e abalos mioclônicos. A única característica comum é que os movimentos são espontâneos e não estão sob controle volitivo. Os movimentos involuntários podem ser rítmicos ou aleatórios, fugazes ou prolongados, previsíveis ou imprevisíveis. Podem ser isolados ou acompanhados por outros sinais neurológicos. Os tipos comuns são tremor, coreia, atetose, hemibalismo, distonia, tiques e discinesias.

Coordenação

A coordenação e o controle dos movimentos motores finos são funções delicadas que exigem interação suave entre os diferentes componentes do sistema motor e da função sensorial normal. O cerebelo é um componente essencial, e a doença do cerebelo costuma prejudicar a coordenação quando não há fraqueza ou outras anormalidades motoras. No entanto, a diminuição da coordenação também pode ser manifestação de distúrbios do trato corticospinal ou extrapiramidais.

BIBLIOGRAFIA

Campbell WW, Pridgeon RP. *Practical Primer of Clinical Neurology*. Philadelphia: Lippincott Williams & Wilkins, 2002.

Gilman S, Newman SW. *Manter and Gatz's Essentials of Clinical Neuroanatomy and Neurophysiology*. 10th ed. Philadelphia: FA Davis, 2003.

Gould DJ, Fix JD. *Neuroanatomy*. 5th ed. Philadelphia: Wolters Kluwer Health/Lippincott Williams & Wilkins, 2014.

Kiernan JA, Rajakumar N. *Barr's The Human Nervous System: An Anatomical Viewpoint*. 10th ed. Philadelphia: Wolters Kluwer Health/Lippincott Williams & Wilkins, 2014.

Parent A. *Carpenter's Human Neuroanatomy*. 9th ed. Baltimore: Williams & Wilkins, 1996.

Standring S, ed. *Gray's Anatomy: The Anatomical Basis of Clinical Practice*. 41st ed. New York: Elsevier Limited, 2016.

CAPÍTULO 23

Nível da Unidade Motora

A unidade motora é constituída de um neurônio motor alfa (neurônio motor inferior), seu axônio e todas as fibras musculares inervadas por ele; é a via final comum de toda atividade motora, tanto voluntária quanto involuntária (Figura 23.1). Distúrbios clínicos podem afetar qualquer parte da unidade motora (corpo celular, raiz nervosa, plexo, nervo periférico, junção neuromuscular [JNM] ou músculo), e doenças em diferentes locais têm diferentes manifestações clínicas. As disfunções sensoriais, como dor e parestesia, podem ocorrer em lesões da raiz nervosa, do plexo e de partes da unidade motora no nervo periférico. Todavia, a unidade motora ainda é uma estrutura conceitual útil para que se compreendam os distúrbios do aparelho neuromuscular periférico.

UNIDADE MOTORA

Os neurônios motores alfa localizam-se no corno anterior da medula espinal e nos núcleos motores do tronco encefálico. O axônio segue através da raiz anterior e do nervo periférico até o músculo. O nervo periférico penetra no músculo no ponto motor e divide-se em ramos intramusculares, os quais se dividem em finos ramos dentro de um fascículo muscular e terminam em botões axônicos. Os botões terminais se comunicam com as placas motoras terminais de fibras musculares individuais através da fenda sináptica, formando as JNMs. Cada fibra muscular tem apenas uma placa terminal.

Os ramos axônicos terminais se dividem no músculo e inervam fibras musculares muito dispersas. Uma unidade motora pode ter desde um número reduzido de fibras musculares até mais de mil. A proporção de inervação indica o número de fibras musculares em uma unidade motora. A baixa proporção de inervação significa que poucas fibras musculares são inervadas por um axônio e é característica de músculos sob controle voluntário preciso e fino, como os músculos extraoculares ou laríngeos. Um músculo que faz um movimento grosseiro pode ter várias centenas de fibras musculares por unidade motora, por exemplo, o gastrocnêmio tem cerca de 2.000 delas. As proporções de inervação do bíceps braquial, tibial anterior e deltoide são de, respectivamente, 209, 329 e 239 fibras. A distribuição anatômica de fibras pertencentes à mesma unidade motora pode variar de um músculo para outro. As técnicas eletrofisiológicas de contagem de unidades motoras estimam que um músculo intrínseco da mão tenha cerca de 100 unidades motoras. Depois dos 60 anos, há declínio no número de unidades motoras ativas.

As unidades motoras variam de tamanho em um músculo. Motoneurônios menores têm territórios de unidades motoras menores. Para produzir contração muscular de grau uniforme, as unidades motoras são recrutadas mais ou menos, em ordem crescente de tamanho. Primeiro, são recrutados os pequenos neurônios motores, e o aumento progressivo da força de contração põe em ação os neurônios motores cada vez maiores: o princípio do tamanho.

As unidades motoras são classificadas em tipos 1 ou 2. Os músculos foram divididos, de modo geral, em músculo vermelho e músculo branco, carne escura e carne clara, muito antes que se compreendesse a razão dessa diferença. Agora se sabe que a cor vermelha ou escura é determinada por elementos do metabolismo oxidativo: mioglobina, mitocôndrias e uma rede vascular para distribuir oxigênio para as células musculares com metabolismo ativo. As colorações histoquímicas ajudam a distinguir os diferentes tipos de fibras musculares e, com frequência, é possível apreciar detalhes e anormalidades estruturais não observados em colorações de rotina por hematoxilina e eosina. A coloração histoquímica para miosina ATPase (adenosina trifosfatase) identifica duas

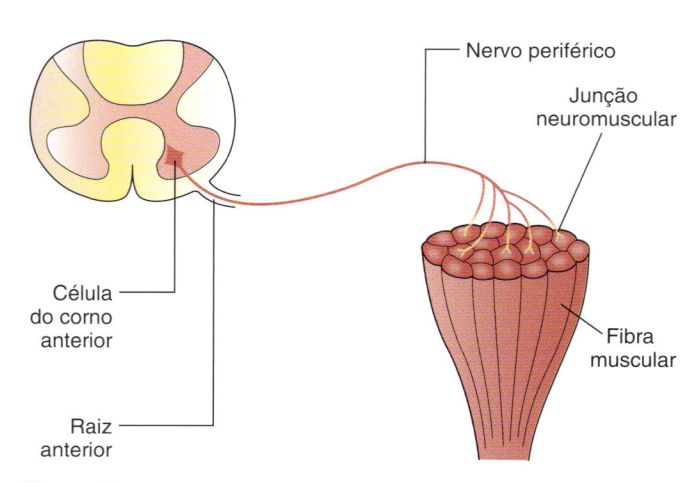

Figura 23.1 Unidade motora. Um neurônio motor alfa no corno anterior dá origem a um axônio, que se ramifica e subdivide na periferia para inervar fibras musculares distribuídas em um fascículo muscular.

populações diferentes de fibras musculares, denominadas tipos 1 e 2, que correspondem às unidades motoras tipo 1 e 2. A modificação do pH possibilita a divisão das fibras musculares de tipo 2 em 2A e 2B (Boxe 23.1). Um músculo contém, em média, cerca de 40% de fibras de tipo 1 e 60% de fibras de tipo 2. Contudo, essa proporção varia com a localização anatômica e a função do músculo, e músculos semelhantes podem variar de acordo com cada indivíduo. Todas as fibras em determinada unidade motora são do mesmo tipo, e há boa correlação entre as propriedades mecânicas e outros atributos de uma unidade motora e as reações histoquímicas de suas fibras musculares. A diversidade de tipos de fibras de um músculo é determinada por sua inervação e, em última análise, por sua função. Na eletromiografia com agulha, a soma da atividade elétrica de todas as fibras musculares de uma unidade motora – isto é, o potencial de ação de uma unidade motora – é registrada por um eletrodo de agulha inserido no músculo.

As fibras musculares de tipo 1 são ricas em enzimas oxidativas e mitocôndrias, mas têm pequena quantidade de glicogênio; destinam-se à contração mantida e de longa duração em condições aeróbicas. A carne vermelha (escura) é rica em fibras de tipo 1. As fibras de tipo 2 são ricas em glicogênio e enzimas glicolíticas, mas têm poucas enzimas oxidativas, mitocôndrias e lipídios. Destinam-se a explosões curtas de atividade em condições anaeróbicas. A carne branca é rica em fibras de tipo 2. O mnemônico *one, slow, red ox* (um touro lento e vermelho) ajuda a lembrar das informações essenciais: fibras de tipo 1, músculo lento, carne vermelha, metabolismo oxidativo.

Outro esquema funcional e fisiológico classifica as unidades motoras em três tipos: de contração rápida e sensível à fadiga (FF); de contração lenta e resistente à fadiga (S); e intermediárias (FR). As unidades de tipo FF são de contração rápida e sensíveis à fadiga, de tipo 2B ao exame histoquímico e ricas em glicogênio, mas pobres em enzimas oxidativas e destinadas à atividade fásica e de curta duração. As unidades de tipo S são de contração lenta, resistentes à fadiga, de tipo 1

Tabela 23.1 │ Atributos e características das fibras musculares tipos 1 e 2.

Atributo	Tipo 1	Tipo 2
Coloração da ATPase em pH 4,6	Escura	Clara
Coloração da ATPase em pH 9,4	Clara	Escura
Enzimas oxidativas	Elevadas	Baixas
Lipídio	Elevado	Baixo
Mitocôndria	Elevada	Escassa
Glicogênio	Baixo	Elevado
Enzimas glicolíticas	Baixas	Elevadas
Função	Contração prolongada	Contração breve
Velocidade da contração	Lenta	Rápida
Metabolismo	Aeróbico	Anaeróbico
Fadiga	Resistente	Sensível

ATPase, adenosina trifosfatase.

ao exame histoquímico, pobres em enzimas glicolíticas, mas ricas em enzimas oxidativas e destinadas à atividade tônica e prolongada. O tipo FR é intermediário, de contração rápida, porém mais resistente à fadiga do que o tipo FF, de tipo 2A ao exame histoquímico, rico em enzimas glicolíticas e atividade intermediária de enzimas oxidativas.

Miótomos

Um miótomo consiste em todos os músculos inervados por uma raiz específica. A maioria dos músculos esqueléticos é inervada por duas ou mais raízes, e os padrões de miótomos variam de uma pessoa para outra. Os primeiros anatomistas descreveram a inervação dos miótomos a partir de dissecções detalhadas, e alguns erros perpetuaram-se ao longo dos anos. Existem muitos diagramas de inervação diferentes, e a maioria varia em alguns detalhes. As informações ainda são errôneas, como a inclusão de inervação de C6 e C7 para os músculos tenares, que não corresponde à realidade clínica. O problema foi agravado por observações durante registros intraoperatórios que indicaram contribuições de origem inesperada para os músculos da perna e inervação anômala tão frequente a ponto de ser a regra, não a exceção. Liveson e Ma apresentaram diagramas obtidos de sete fontes distintas, separando "novos miótomos" de acordo com dados eletromiográficos.

Microanatomia do nervo periférico

Os nervos periféricos são compostos por miríades de axônios, envolvidos por mielina de espessura variável e sustentados por células de Schwann, todos imersos em matriz de tecido conjuntivo. O perineuro divide os nervos em compartimentos fasciculares internos distintos. A barreira hematonervosa é uma divisão fisiológica, criada pelo perineuro e pelo endotélio de capilares intrafasciculares. Regula o microambiente do nervo e atua como barreira contra difusão. As extremidades das fibras nervosas não são protegidas por perineuro e não têm barreira hematonervosa efetiva, um detalhe provavelmente

---

Boxe 23.1

Fibras musculares tipos 1 e 2

A coloração para miosina ATPase (adenosina trifosfatase) identifica as duas populações diferentes de fibras musculares tipos 1 e 2; as diferenças são resumidas na Tabela 23.1. Os cortes transversais mostram mistura aleatória dos dois tipos de fibras, que cria um desenho xadrez. A coloração das fibras de tipo 2 é escura e a das fibras de tipo 1 é clara em pH 9,4; as características de coloração invertem-se em pH 4,3. A pré-incubação em pH 4,6 identifica dois tipos de fibras de tipo 2: 2A e 2B. As fibras 2B são as glicolíticas clássicas de contração rápida e sensíveis à fadiga, enquanto as fibras 2A têm características intermediárias entre os tipos 1 e 2B, com alguma capacidade oxidativa, contração mais lenta e maior resistência à fadiga do que as fibras 2B. Processos patológicos podem causar anormalidades características da distribuição ou proporção dos tipos de fibra ou alterar principalmente um tipo específico de fibra.

importante na patogenia de algumas neuropatias periféricas. No interior de cada fascículo, o endoneuro separa axônios e suas células de Schwann (Figura 23.2). Os fascículos são unidos em troncos nervosos pelo epineuro, tecido conjuntivo frouxo que também contém vasos sanguíneos, linfáticos e *nervi nervorum*. O epineuro também tem papel importante de amortecimento. O epineuro interfascicular (interno) está entre os fascículos; o epineuro epifascicular (externo) envolve circunferencialmente todo o nervo.

Os fascículos se bifurcam, unem-se a fascículos adjacentes, voltam a se dividir e recombinam-se para criar uma complexa rede fascicular interna (Figura 23.3). Yoon et al. criaram imagens excelentes de fascículos isolados com RM 7T (Figura 23.4). Os nervos podem ser classificados como tipos monofascicular, oligofascicular e polifascicular. O padrão polifascicular é comum em regiões sujeitas a estresse mecânico e de intensa troca de fibras, como o plexo braquial. A troca fascicular plexiforme é mais acentuada na parte proximal, e o padrão fascicular só é constante por um curto trecho na região proximal de um nervo. Os fascículos que inervam um músculo ou zona sensorial tornam-se mais definidos e assumem posição mais constante quando se aproximam do órgão-alvo. Essa complexa topografia intraneural tem importantes implicações clínicas, cirúrgicas e eletrofisiológicas.

Os axônios são divididos em três grupos principais de acordo com o tamanho: mielínicos grandes, mielínicos pequenos e amielínicos. Os axônios mielínicos grandes têm de 6 a 12 μm de diâmetro, os axônios mielínicos pequenos têm de 2 a 6 μm e os axônios amielínicos têm de 0,2 a 2,0 μm. As fibras mielínicas pequenas são cerca de três vezes mais numerosas do que os axônios mielínicos grandes. A bainha de mielina aumenta a espessura. A condução é mais eficiente quando a proporção entre o diâmetro do axônio e o diâmetro total da fibra é de 0,5 a 0,7.

Os constituintes ultraestruturais dos axônios são elementos do citoesqueleto, neurofilamentos e neurotúbulos, que são sintetizados no corpo da célula e descem lentamente ao longo do axônio à razão de 3 mm/dia. Os neurotúbulos são constituídos por dímeros polimerizados de proteína tubular, com a formação de tubos ocos longitudinais com cerca de 20 nm de diâmetro e 1 mm de comprimento, unidos aos neurofilamentos por pontes cruzadas. Os neurofilamentos são organelas menores que mantêm a estrutura do axônio.

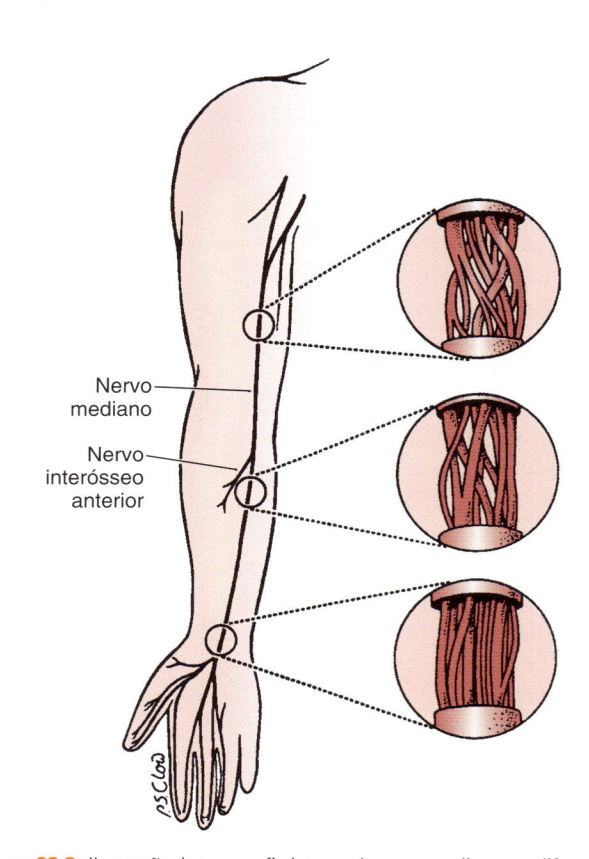

Figura 23.3 Ilustração da topografia interna do nervo mediano em diferentes níveis. Pode-se notar a complexidade da anatomia fascicular interna. O grau de formação de plexo entre os fascículos diminui na parte distal do nervo quando os feixes se aproximam dos músculos-alvo. (Modificada de Mackinnon SE, Dellon AL. *Surgery of the Peripheral Nerve*. 1st ed. New York: Thieme, 1988; com permissão concedida por meio do Copyright Clearance Center, Inc.)

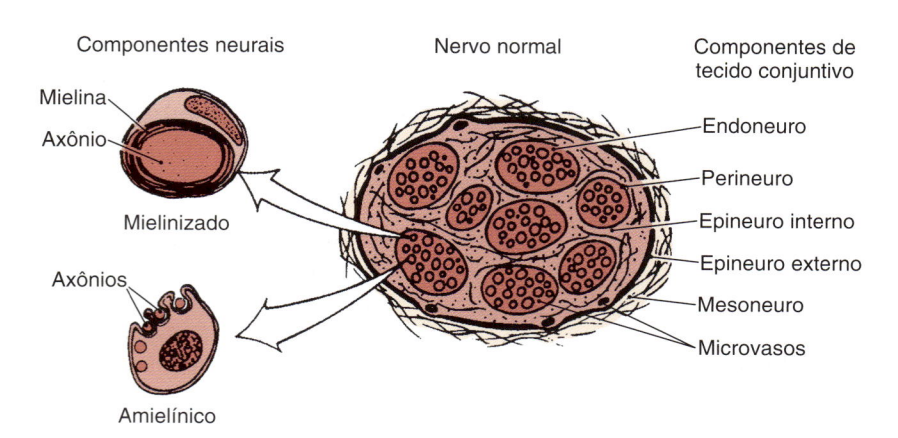

Figura 23.2 O nervo periférico normal é constituído por tecido conjuntivo e componentes do tecido neural. As fibras nervosas podem ser mielínicas ou amielínicas. (Modificada de Mackinnon SE, Dellon AL. *Surgery of the Peripheral Nerve*. 1st ed. New York: Thieme, 1988; com permissão concedida por meio do Copyright Clearance Center, Inc.)

Corte longitudinal   Corte transversal

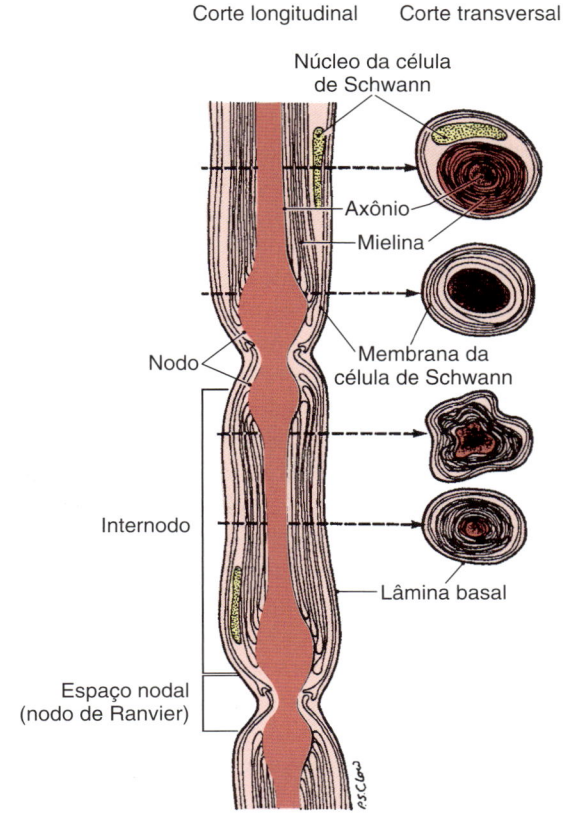

Figura 23.5 A ilustração de uma única fibra nervosa mielínica demonstra as relações entre os axônios, a célula de Schwann e a bainha de mielina em diferentes pontos. (Modificada de Mackinnon SE, Dellon AL. *Surgery of the Peripheral Nerve.* 1st ed. New York: Thieme, 1988; com permissão concedida por meio do Copyright Clearance Center, Inc.)

Figura 23.4 Os fascículos isolados do nervo tibial são claramente identificados em alta resolução na RM 7T, marcados pela *seta amarela*. A artéria tibial posterior é indicada pela *seta vermelha* e as veias tibiais posteriores são marcadas pelas *setas azuis*. (Modificada de Yoon D, Biswal S, Rutt B et al. Feasibility of 7T MRI for imaging fascicular structures of peripheral nerves. *Muscle Nerve.* 2018;57[3]:494-498. Copyright© 2017 Wiley Periodicals, Inc. Reimpressa com a permissão de John Wiley & Sons, Inc.)

Os neurotúbulos são responsáveis pelo transporte axônico anterógrado e retrógrado rápido (ver, a seguir, "Fisiologia do nervo periférico").

Em axônios mielínicos, uma única célula de Schwann envolve um único segmento internodal em camadas concêntricas de mielina (Figura 23.5). As incisuras de Schmidt-Lanterman são pedaços do citoplasma das células de Schwann sequestrados entre camadas de mielina. A membrana plasmática externa da célula de Schwann é contínua com a camada externa de mielina; a membrana interna da célula de Schwann está situada em posição imediatamente adjacente à superfície externa do axolema. A lâmina externa é uma condensação de matriz extracelular que envolve toda a superfície externa da célula de Schwann. Os nodos de Ranvier são lacunas na cobertura de mielina entre os territórios de células de Schwann adjacentes. O comprimento internodal varia com o tamanho da fibra; tem cerca de 1 mm nas fibras de grande diâmetro. Nos axônios amielínicos, uma única célula de Schwann, às vezes denominada célula de Remak, emite processos para sustentar vários axônios adjacentes, conferindo a cada um deles principalmente um revestimento citoplasmático e apenas um revestimento mínimo de mielina. Um complexo formado por vários axônios amielínicos e por sua célula Remak de sustentação é envolvido por uma lâmina externa.

Os nervos periféricos são irrigados por artérias segmentares penetrantes, em geral, derivadas de vasos adjacentes. As arteríolas penetrantes formam, então, uma extensa rede anastomótica longitudinal que segue dentro do nervo. As zonas limítrofes de perfusão precária no nervo podem explicar algumas das manifestações clínicas observadas em neuropatias isquêmicas, sobretudo na vasculite.

Fisiologia do nervo periférico

As fibras nervosas periféricas são classificadas de acordo com dois esquemas: os sistemas ABC e I/II/III/IV (ver Capítulo 31), que variam do maior (A, I) para o menor (C, IV). A velocidade de condução (VC) de uma fibra depende do seu diâmetro e de seu grau de mielinização; varia de menos de 1 m/s nas fibras pequenas amielínicas a mais de 100 m/s nas fibras grandes mielínicas. O potencial de ação composto do nervo – registrado *in vitro* em um nervo periférico misto – divide as fibras em grupos de acordo com sua VC. As fibras Aα e Aγ são eferentes de neurônios motores alfa e gama, respectivamente. As fibras Aβ e Aδ são principalmente aferentes cutâneas. As fibras do grupo B são autônomas pré-ganglionares. As fibras do grupo C são autônomas pós-ganglionares, aferentes viscerais e fibras de sensibilidade álgica e térmica. O sistema de identificação por algarismos romanos aplica-se apenas às fibras aferentes. As fibras Ia originam-se nas fibras de bolsa nuclear do fuso muscular e de receptores articulares, as fibras Ib têm origem nos órgãos tendinosos de Golgi, e as fibras II, nas fibras de cadeia nuclear do fuso muscular. As fibras de classe III são axônios cutâneos que correspondem mais ou menos às fibras Aδ, e as fibras tipo IV correspondem às fibras C. Algumas neuropatias têm predileção por determinados tipos e tamanhos de fibras. As neuropatias de grandes fibras (grossas) afetam a força, os reflexos e a propriocepção com preservação relativa da sensibilidade álgica e térmica, enquanto as neuropatias de pequenas fibras (finas) afetam principalmente a sensibilidade álgica e térmica e a função autônoma. Às vezes é possível distinguir clinicamente o acometimento de fibras sensoriais grandes e pequenas. As diferenças imunológicas e bioquímicas entre as fibras, que podem explicar o envolvimento diferencial, estão apenas começando a ser compreendidas. Por exemplo, a proteína de membrana L2 é expressa apenas em células de Schwann de axônios motores, e os nervos para os músculos extrínsecos do bulbo do olho são muito ricos em gangliosídio GQ1b, que pode estar relacionado com seu comprometimento na síndrome de Miller-Fisher.

O fluxo de axoplasma é constante; ele contém elementos que vão de uma extremidade à outra entre o corpo celular e a periferia. O fluxo axoplasmático anterógrado parte do corpo celular em sentido distal; o fluxo retrógrado é centrípeto. O fluxo anterógrado tem vários componentes. O transporte axônico lento, 1 a 3 mm/dia, transporta proteínas do citoesqueleto para a periferia para manutenção e renovação do axoplasma, com neurotransmissores, enzimas e outros componentes. O transporte axônico rápido, 400 mm/dia, leva principalmente vesículas ligadas à membrana que são impelidas pela cinesina, uma ATPase associada aos microtúbulos. As anomalias do transporte axônico provavelmente são importantes no mecanismo de neuropatias distais retrógradas (*dying back*) ou dependentes do comprimento. Várias substâncias causam neuropatia por desorganização dos elementos do citoesqueleto: alcaloides da vinca, taxoides e hexacarbonos, por exemplo. O fluxo retrógrado leva o material da periferia ao corpo celular; é o mecanismo pelo qual alguns vírus neurotróficos chegam ao sistema nervoso central.

Anatomia e fisiologia da junção neuromuscular

No sistema nervoso, sinais elétricos pré-sinápticos são convertidos em sinais químicos na sinapse e reconvertidos em sinais elétricos após a sinapse. A JNM é uma sinapse especializada por meio da qual os sinais elétricos no nervo periférico são convertidos em sinais químicos que, então, induzem a despolarização da membrana muscular pós-sináptica e, por conseguinte, a contração muscular. O distúrbio da transmissão neuromuscular (TNM) causa vários problemas clínicos diferentes, caracterizados principalmente por fraqueza e fadiga.

A extremidade do ramo intramuscular do nervo forma uma expansão bulbosa, ou seja, o botão terminal. A fenda sináptica primária separa o botão terminal da membrana

muscular pós-sináptica, que, por sua vez, é dividida em várias fendas sinápticas secundárias ou pregas juncionais. A membrana muscular pós-sináptica é recoberta por um conjunto denso de moléculas de receptores nicotínicos da acetilcolina (AChRs). As técnicas de fratura por congelamento mostram os AChRs como grandes partículas concentradas nas extremidades das pregas juncionais, que se estendem até cerca de metade das fendas sinápticas secundárias. O AChR é uma estrutura complexa, que consiste em duas subunidades alfa e em subunidades beta, gama e delta, mais um canal iônico. A principal região imunogênica do AChR é o local atacado por autoanticorpos na maioria dos casos de miastenia *gravis*. Além disso, existem moléculas de acetilcolina-esterase tanto nas membranas pré-sinápticas quanto nas pós-sinápticas (Figura 23.6).

O botão terminal é um local de intensa atividade metabólica. Está repleto de proteínas do citoesqueleto, mitocôndrias e diversas substâncias químicas. Sua característica mais importante é que contém vesículas, que são coleções de acetilcolina (ACh) ligadas à membrana. No citoplasma do botão terminal, a ACh está acondicionada em vesículas, que migram e se acumulam em locais de liberação primária (zonas ativas). As zonas ativas da membrana pré-sináptica tendem

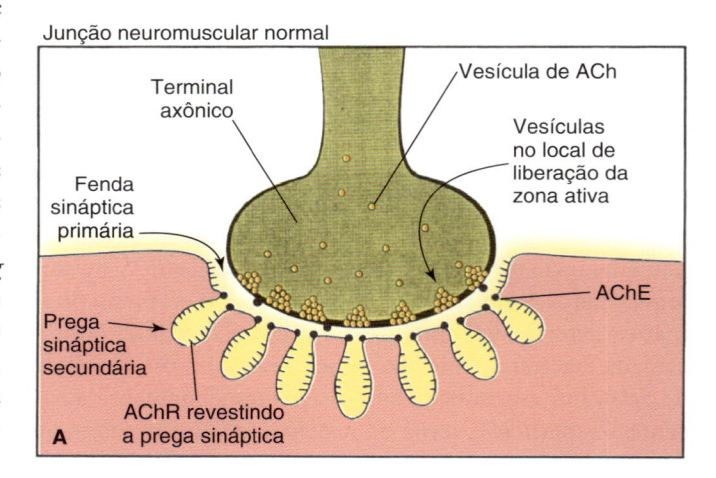

Junção neuromuscular normal

Terminal axônico

Vesícula de ACh

Vesículas no local de liberação da zona ativa

Fenda sináptica primária

AChE

Prega sináptica secundária

AChR revestindo a prega sináptica

A

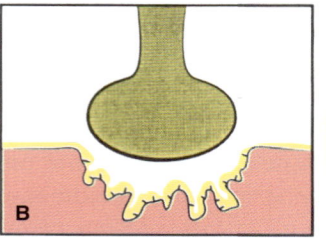

Junção neuromuscular na miastenia *gravis*

B

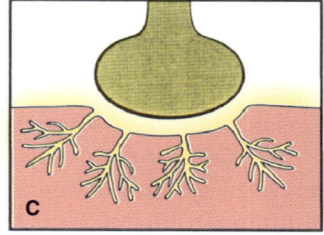

Junção neuromuscular na síndrome de Lambert-Eaton

C

Figura 23.6 **A.** Junção neuromuscular (JNM) normal. **B.** JNM na miastenia, degradada por ataque imunológico, simplificada e despovoada de receptores de acetilcolina. **C.** JNM na síndrome de Lambert-Eaton, extremamente complexa e convoluta com área de superfície aumentada. (De Campbell WW. *Essentials of Electrodiagnostic Medicine*. Philadelphia: Lippincott Williams & Wilkins, 1999. Modificada com a permissão do Dr. William W. Campbell.)

a se alinhar em frente às fendas sinápticas secundárias da membrana pós-sináptica. As zonas ativas são os locais tanto de exocitose das vesículas e ACh quanto de entrada de cálcio.

A membrana pré-sináptica contém canais de cálcio dependentes de voltagem. Em resposta à despolarização do nervo, esses canais possibilitam o afluxo de cálcio para o terminal pré-sináptico, o que facilita muito a liberação de neurotransmissor com o próximo impulso nervoso. O magnésio tem o efeito oposto, e inibe a liberação de transmissor. Depois de um impulso nervoso, o cálcio difunde-se para fora da terminação nervosa e quase desaparece em 100 a 200 ms. Os impulsos nervosos repetitivos também aumentam a mobilização de vesículas de ACh em direção às zonas ativas. Assim, a contração muscular voluntária prolongada tem efeito facilitador transitório sobre a liberação de transmissor. A estimulação nervosa repetitiva (ENR) é uma técnica neurofisiológica clínica usada para investigar distúrbios da TNM. O momento dos fluxos de cálcio é importantíssimo para determinar a resposta a diferentes frequências de ENR.

A liberação das vesículas de ACh é esporádica e irregular durante o repouso da membrana e ocorre em grande amplitude depois da despolarização do nervo. Cada vesícula contém cerca de 5.000 a 10.000 moléculas de ACh. Depois da ativação, as vesículas fundem-se com a membrana pré-sináptica e liberam o conteúdo de ACh na fenda sináptica primária. As moléculas de ACh se difundem rapidamente através da fenda sináptica primária e entram nas fendas secundárias. Sempre que duas moléculas de ACh encontram um AChR, ocorre interação química. Isso causa a abertura de canais de sódio na membrana pós-sináptica, com produção de despolarização localizada não propagada de curta duração. A despolarização produzida pelo conteúdo de uma vesícula é denominada

potencial da placa terminal em miniatura (PPTM). A soma de muitos PPTMs produz despolarização localizada não propagada na região da placa terminal, denominada potencial da placa terminal (PPT). Por sua vez, os PPTs somam-se e quando ultrapassam o limiar criam um potencial de ação da fibra muscular propagado do tipo tudo ou nada. A atividade elétrica somada de centenas de milhares de potenciais de ação da fibra muscular produz o potencial de ação da unidade motora, que pode ser registrado por eletromiografia com agulha.

Os eventos da TNM normal estão resumidos na Figura 23.7. Os defeitos da TNM podem ocorrer em vários pontos durante o processo.

Anatomia e fisiologia do músculo

O músculo é constituído de centenas a milhares de fibras musculares individuais (Figura 23.8). Cada fibra é um sincício multinucleado, aproximadamente cilíndrico e envolvido por uma cobertura de tecido conjuntivo de endomísio, que se estende por longa distância dentro de um fascículo muscular. As fibras são poligonais em corte transversal; o diâmetro varia de acordo com vários fatores, mas é relativamente constante em determinado músculo. Um fascículo muscular é um grupo de fibras reunidas dentro de uma bainha de perimísio. Os ramos intramusculares do nervo, capilares e fusos musculares também ocupam o perimísio.

O epimísio separa grupos de fascículos e também recobre todo o músculo. O epimísio de superfície, que envolve o músculo propriamente dito, é contínuo com a fáscia, que recobre o músculo e, por sua vez, com os tendões, responsáveis por sua fixação na origem e na inserção. Os núcleos que

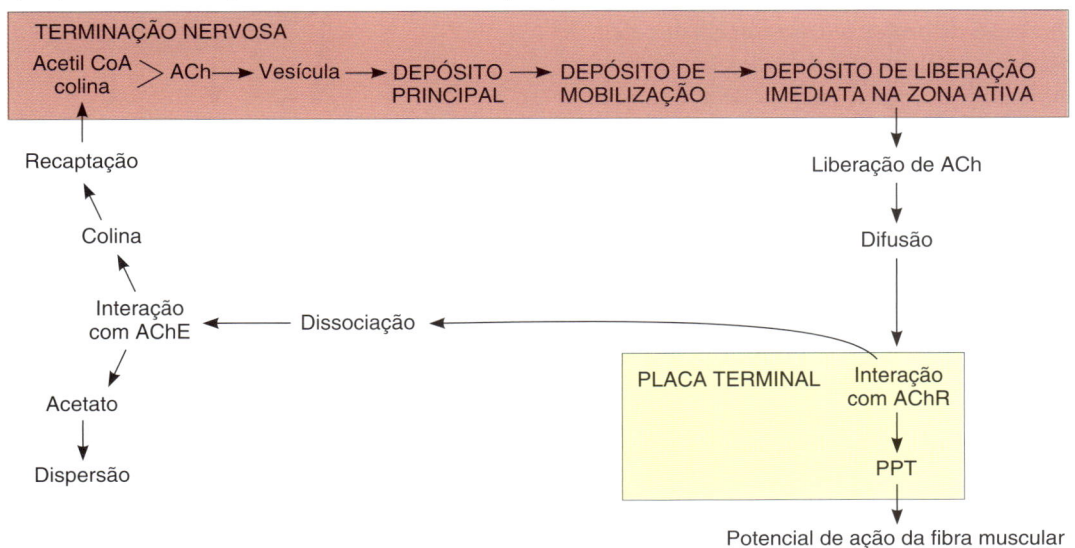

Figura 23.7 Esquema das etapas da transmissão neuromuscular normal. ACh, acetilcolina; AChR, receptor de acetilcolina; AChE, acetilcolinesterase; PPT, potencial da placa terminal. (De Campbell WW. *Essentials of Electrodiagnostic Medicine.* Philadelphia: Lippincott Williams & Wilkins, 1999. Modificada com a permissão do Dr. William W. Campbell.)

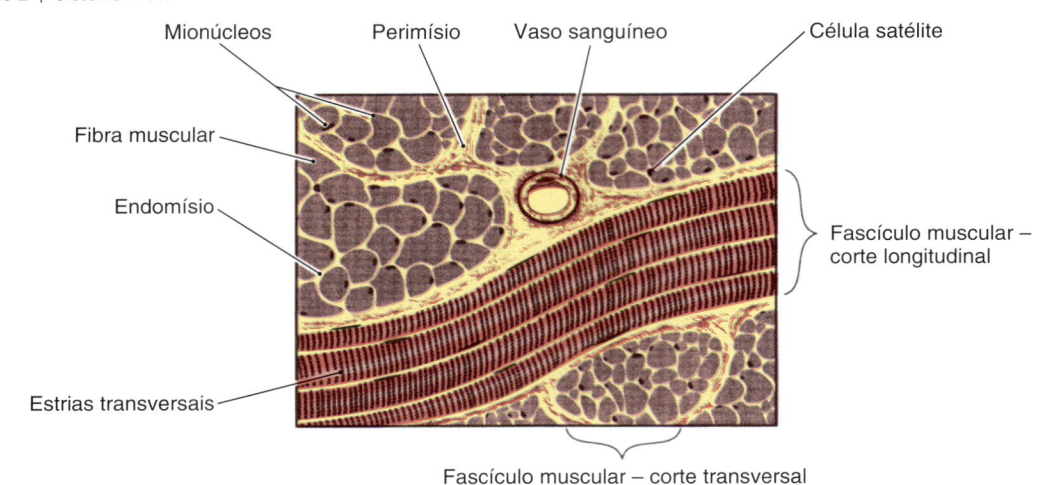

Figura 23.8 Corte transversal de músculo mostrando vários fascículos, com fibras musculares, septos de tecido conjuntivo e vasos sanguíneos. Observe o endomísio ao redor de cada fibra muscular, o perimísio, que envolve e separa os fascículos, e o epimísio, que circunda todo o músculo. Mionúcleos e células satélites situam-se na periferia e não podem ser diferenciados no exame histológico. As fibras longitudinais apresentam estrias transversais. (De Campbell WW. *Essentials of Electrodiagnostic Medicine*. Philadelphia: Lippincott Williams & Wilkins, 1999. Modificada com a permissão do Dr. William W. Campbell.)

sustentam uma fibra situam-se na periferia, logo abaixo da membrana sarcolêmica. A membrana basal densa é imediatamente externa ao sarcolema. As células satélites situam-se entre a membrana basal e o sarcolema. Essas células-tronco onipotentes e latentes, cujos núcleos se assemelham aos núcleos do sarcolema, podem servir como fonte de regeneração de fibras musculares depois de lesão. As organelas celulares, os grânulos de glicogênio e os lipídios são interpostos entre as miofibrilas e próximos dos núcleos do sarcolema.

Cada fibra muscular é constituída por milhares de miofibrilas que, por sua vez, são compostas por numerosos miofilamentos, os elementos contráteis (Figura 23.8). A miofibrila é constituída de segmentos idênticos repetidos denominados sarcômeros. Um sarcômero é ancorado em cada extremidade por uma condensação de proteína denominada disco Z. De cada disco Z originam-se filamentos delgados, compostos por uma longa dupla-hélice de duas cadeias de actina, que se projetam em direção ao centro do sarcômero. A partir de uma condensação no centro do sarcômero – a linha M –, filamentos espessos de miosina projetam-se externamente na direção das linhas Z. Nos locais de superposição dos filamentos de miosina e actina, o sarcômero parece mais denso e deixa passar menos luz – a banda anisotrópica ou A. Nas extremidades do sarcômero, onde existem apenas filamentos delgados de actina, a aparência é mais clara – a banda isotrópica ou I. Na zona paramediana, onde existem apenas filamentos de miosina, a aparência é intermediária – a zona H. A quantidade de filamentos de actina é duas vezes maior do que a de filamentos de miosina. Durante a contração muscular, os filamentos deslizam uns sobre os outros quando saliências laterais da molécula de miosina se encaixam na molécula de actina e a puxam. No momento de encurtamento máximo, os discos Z são aproximados e as bandas I desaparecem com a diminuição do comprimento total do sarcômero (Figura 23.9).

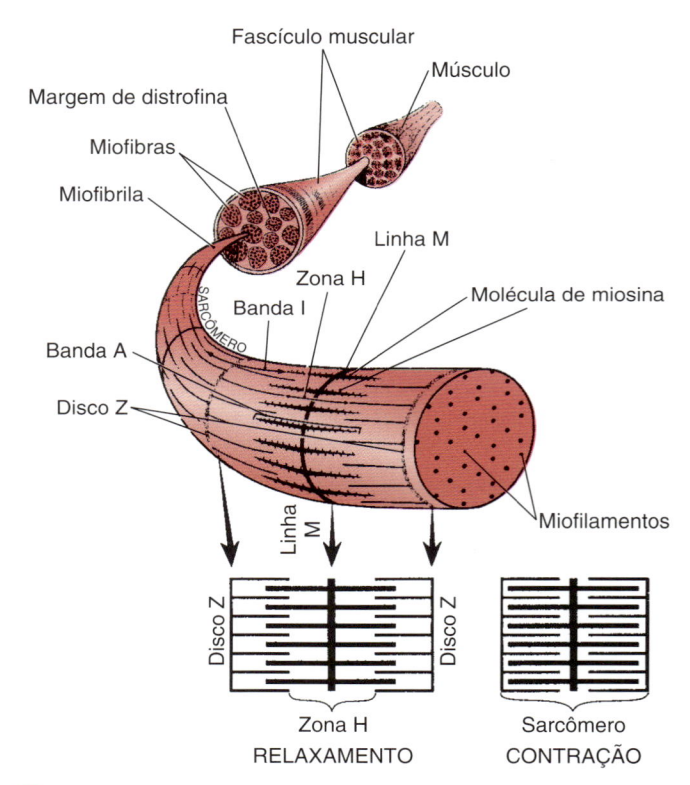

Figura 23.9 As miofibrilas são compostas por sarcômeros repetidos. O sarcômero estende-se de uma linha Z a outra e consiste na banda I (apenas filamentos de actina), na banda A (filamentos de actina e miosina superpostos), na zona H (só filamentos de miosina) e na linha M (condensação central dos filamentos de miosina). As moléculas de miosina têm pontes cruzadas que interagem com as moléculas de actina. Quando o músculo se encurta, a superposição das moléculas de miosina e actina aumenta à medida que os filamentos deslizam, aproximando as linhas Z e fazendo desaparecer a banda I. A distrofina está sob o sarcolema e ajuda a reforçá-lo contra o estiramento e a deformação. (De Campbell WW. *Essentials of Electrodiagnostic Medicine*. Philadelphia: Lippincott Williams & Wilkins, 1999. Modificada com a permissão do Dr. William W. Campbell.)

A miosina é composta por dois fragmentos: meromiosina pesada, que tem atividade ATPase, e meromiosina leve, que não tem essa atividade. A actina é formada por três fragmentos: actina, troponina e tropomiosina. No sulco entre as duas cadeias na actina há filamentos longos de moléculas de tropomiosina. As moléculas de troponina são pequenas unidades globulares localizadas em intervalos ao longo das moléculas de tropomiosina. A troponina consiste em três subunidades: T, I e C. A troponina T liga os componentes troponina à tropomiosina; a troponina I inibe a interação da miosina com a actina; e a troponina C contém os locais de ligação para o Ca^{2+}, que ajuda a iniciar a contração. A troponina pode se ligar ao cálcio de maneira reversível. Um complexo troponina-tropomiosina inibe a interação da miosina e da actina enquanto o músculo está em repouso. A ligação de cálcio à troponina desinibe a interação e possibilita a ocorrência de reações entre as pontes cruzadas na molécula de miosina e os locais ativos na molécula de actina. Outras proteínas importantes do músculo esquelético são a actinina, a titina e a desmina. A actinina liga a actina às linhas Z. A titina conecta as linhas Z às linhas M e garante um suporte para o sarcômero. A desmina confere estrutura às linhas Z.

Na junção das bandas A e I, sistemas tubulares transversais (T) formam-se como invaginações do plasmalema e ramificam-se como uma intricada rede no interior do sarcômero. Os túbulos T possibilitam a comunicação entre o interior do músculo e o espaço extracelular e são os condutos ao longo dos quais o potencial de ação é transmitido até o interior do sarcômero. O retículo sarcoplasmático (RS) é um labirinto interno fechado de vesículas que circundam as miofibrilas. O RS termina como dilatações focais, as cisternas terminais, que contêm cálcio. O túbulo T e as duas cisternas terminais contíguas a ele formam uma tríade. O potencial de ação levado ao interior da fibra pelo túbulo T provoca a liberação de cálcio pelas cisternas terminais, o que ativa a miosina ATPase e faz deslizarem os filamentos. Essa sequência é denominada acoplamento excitação-contração. Depois da contração, íons cálcio são sequestrados de volta para as cisternas terminais do RS.

Além dos elementos contráteis, o músculo esquelético contém importantes proteínas do citoesqueleto, que ajudam a garantir sua estrutura. Os elementos elásticos são essenciais para a contração e o relaxamento. Uma das principais proteínas do citoesqueleto é a distrofina, uma grande molécula que forma malha de reforço logo abaixo do sarcolema e liga o sarcômero ao sarcolema e à matriz extracelular. A distrofina não é diretamente ligada à membrana, mas ancorada a ela em cada extremidade por um complexo de glicoproteína (glicoproteína associada à distrofina), que transpõe a membrana e se liga externamente à laminina na matriz extracelular. A distrofina parece dar sustentação mecânica ao sarcolema para ajudar a estabilizá-lo e firmá-lo contra as forças de contração muscular. Distúrbios genéticos dessas proteínas do citoesqueleto são a base de muitas distrofias musculares.

BIBLIOGRAFIA

Anthony DC, Vogel FS. Peripheral nervous system. In: Damjanov I, Linder J, eds. *Anderson's Pathology*. 10th ed. St. Louis: Mosby, 1996:2799–2831.

Barrett KE, Barman SM, Boitano S, et al. *Ganong's Review of Medical Physiology*. 23rd ed. Los Altos: Lange, 2010.

Brown RH, Al-Chalabi A. Amyotrophic lateral sclerosis. *N Engl J Med* 2017; 377:162–172.

Campbell WW. Diagnosis and management of common compression and entrapment neuropathies. *Neurol Clin* 1997;15:549–567.

Campbell WW. *Essentials of Electrodiagnostic Medicine*. 2nd ed. New York: Demos Medical, 2014.

Campbell WW, Pridgeon RP. *Practical Primer of Clinical Neurology*. Philadelphia: Lippincott Williams & Wilkins, 2002.

Donofrio PD, Albers JW. AAEM minimonograph #34: polyneuropathy: classification by nerve conduction studies and electromyography. *Muscle Nerve* 1990; 13:889–903.

Drachman DB. Myasthenia gravis. *N Engl J Med* 1994;330:1797–1810.

Eisen A. Amyotrophic lateral sclerosis. *Intern Med* 1995;34:824–832.

Ernste FC, Reed AM. Idiopathic inflammatory myopathies: current trends in pathogenesis, clinical features, and up-to-date treatment recommendations. *Mayo Clin Proc* 2013;88:83–105.

Gath I, Stalberg E. In situ measurement of the innervation ratio of motor units in human muscles. *Exp Brain Res* 1981;43:377–382.

Gilhus NE. Myasthenia gravis. *N Engl J Med* 2016;375:2570–2581.

Jabaley ME, Wallace WH, Heckler FR. Internal topography of major nerves of the forearm and hand: a current view. *J Hand Surg [Am]* 1980;5:1–18.

Keesey J. Myasthenia gravis. *Arch Neurol* 1998;55:745–746.

Levin KH. Common focal mononeuropathies and their electrodiagnosis. *J Clin Neurophysiol* 1993;10:181–189.

Liveson JA, Ma DM. *Laboratory Reference for Clinical Neurophysiology*. Philadelphia: FA Davis Co., 1992:408–414.

Matloub HS, Yousif NJ. Peripheral nerve anatomy and innervation pattern. *Hand Clin* 1992;8:201–214.

McComas AJ. Invited review: motor unit estimation: methods, results, and present status. *Muscle Nerve* 1991;14:585–597.

Myers RR. Anatomy and microanatomy of peripheral nerve. *Neurol Clin* 1991; 2:1–20.

Nicolle MW. Myasthenia gravis and Lambert-Eaton myasthenic syndrome. *Continuum (Minneap Minn)* 2016;22(6, Muscle and Neuromuscular Junction Disorders):1978–2005.

Pham M, Bäumer P, Meinck HM, et al. Anterior interosseous nerve syndrome: fascicular motor lesions of median nerve trunk. *Neurology* 2014;82: 598–606.

Plotz PH, Dalakas M, Leff RL, et al. Current concepts in the idiopathic inflammatory myopathies: polymyositis, dermatomyositis, and related disorders. *Ann Intern Med* 1989;111(2):143–157.

Ruff RL. Neurophysiology of the neuromuscular junction: overview. *Ann N Y Acad Sci* 2003;998:1–10.

Sanders DB. Clinical neurophysiology of disorders of the neuromuscular junction. *J Clin Neurophysiol* 1993;10:167–180.

Stewart JD. Peripheral nerve fascicles: anatomy and clinical relevance. *Muscle Nerve* 2003;28:525–541.

Stewart JD. Magnificent MRI and fascinating selective nerve fascicle damage. *Neurology* 2014;82:554–555.

Tzartos SJ, Cung MT, Demange P, et al. The main immunogenic region (MIR) of the nicotinic acetylcholine receptor and the anti-MIR antibodies. *Mol Neurobiol* 1991;5:1–29.

Verschuuren J, Strijbos E, Vincent A. Neuromuscular junction disorders. *Handb Clin Neurol* 2016;133:447–466.

Vincent A, Palace J, Hilton-Jones D. Myasthenia gravis. *Lancet* 2001;357: 2122–2128.

Wertsch JJ, Oswald TA, Roberts MM. Role of intraneural topography in diagnosis and localization in electrodiagnostic medicine. *PMR Clinics North Am* 1994; 5:465–475.

Nível da Medula Espinal

Acima da unidade motora, o próximo nível de integração do sistema motor é a medula espinal, que tem início na junção cervicobulbar, termina no cone medular, e é levemente achatada em sentido anteroposterior. A superfície externa da medula espinal é marcada por fissuras e sulcos que, em sua maioria, têm pouca importância clínica. Uma fissura mediana anterior profunda e um sulco mediano posterior dividem parcialmente a medula em duas metades simétricas. As raízes anteriores e posteriores formam os nervos espinais organizados de maneira segmentar em 31 pares. Há oito pares de nervos cervicais, doze torácicos, cinco lombares, cinco sacros e um coccígeo (Figura 24.1). Em cada raiz posterior há um gânglio sensorial de nervo espinal (GSNE).

Em recém-nascidos, a medula espinal pode estender-se até L3. Durante a maturação, a coluna vertebral alonga-se mais do que a medula espinal, e a medula espinal do adulto é cerca de 25 cm mais curta do que a coluna vertebral. A variabilidade do nível inferior tem alguma correlação com o comprimento do tronco, sobretudo em mulheres. No exame radiológico, geralmente o cone é observado no espaço entre L1 e L2 em adultos; o cone é considerado baixo se a sua extremidade estiver abaixo do meio do corpo da vértebra L2. Como a medula espinal normalmente termina na altura do espaço entre L1 e L2, as punções lombares são feitas bem abaixo desse nível.

A diferença de comprimento entre a coluna vertebral e a medula espinal cria uma discrepância entre os segmentos da medula espinal e o nível vertebral, que aumenta aos poucos em sentido rostrocaudal. Na área cervical superior, o nível numérico da medula é cerca de um segmento maior do que o do processo espinhoso vertebral correspondente (p. ex., o processo espinhoso de C5 está na altura do segmento C6 da medula espinal). Nas áreas cervical inferior e torácica, há uma diferença aproximada de dois segmentos; na região lombar, há uma diferença de quase três segmentos (ver Figura 24.1). Por causa dessa distância, os nervos espinais abaixo da região cervical seguem para baixo antes de saírem através dos forames intervertebrais. De C1 a C7, as raízes dos nervos saem pelo forame acima das vértebras que têm os mesmos números. A raiz de C8 sai abaixo de C7 e estabelece o padrão de saída das raízes abaixo da vértebra com numeração semelhante, seguida pelo restante da coluna vertebral.

As raízes lombares e sacras descem quase verticalmente até o ponto de saída. Essa longa trilha de raízes dos segmentos inferiores da medula forma a cauda equina.

A medula espinal tem maior largura e diâmetro nas regiões cervical e lombossacra, formando as intumescências cervical e lombar, sede dos centros nucleares que inervam os membros. A intumescência cervical estende-se do segmento C3 a T2 da medula espinal e inerva os músculos do membro superior (Figura 24.2). A intumescência lombar estende-se do segmento L1 a S3 da medula espinal; e inerva os músculos do membro inferior. Há correspondência razoável entre os segmentos da intumescência cervical e os níveis vertebrais. A intumescência lombar corresponde aos níveis das vértebras T9 a T12. Abaixo de T12, a medula espinal afila-se para formar o cone medular.

Cada segmento da medula espinal dá origem a um nervo espinal misto que contém fibras motoras, sensoriais e viscerais (autônomas) (Figura 24.3). Os axônios motores originados das células do corno anterior da medula espinal seguem nos filamentos convergentes da raiz anterior do nervo espinal. Em cada raiz posterior, dentro do forame intervertebral e logo proximal à junção com a raiz anterior, há um GSNE constituído por neurônios unipolares. As raízes posteriores são formadas pelos processos centrais desses neurônios. A acetilcolina é o único neurotransmissor nas raízes anteriores; as raízes posteriores contêm vários neurotransmissores, como substância P, glutamato, peptídeo relacionado com o gene da calcitonina, polipeptídio intestinal vasoativo, colecistocinina, somatostatina e dinorfina. As raízes anteriores levam fibras motoras e autônomas para o nervo periférico; e se unem à raiz posterior e formam o nervo espinal misto. Na região toracolombar, ramos comunicantes brancos e cinzentos conectam o nervo espinal à cadeia simpática paravertebral (ver Figura 24.3).

A lei de Bell-Magendie (em homenagem a Sir Charles Bell e a François Magendie) declara que as raízes anteriores são motoras e as raízes posteriores, sensoriais; essa descoberta foi um evento profícuo nos primórdios da neurobiologia. No entanto, agora parece que pode haver algumas fibras nervosas aferentes nas raízes anteriores, e até 3% das fibras na raiz posterior podem ser eferentes. As raízes atravessam a dura-máter separadamente e, depois, unem-se nos forames intervertebrais logo distais ao GSNE para formar o nervo espinal misto. Depois que sai do forame intervertebral, o

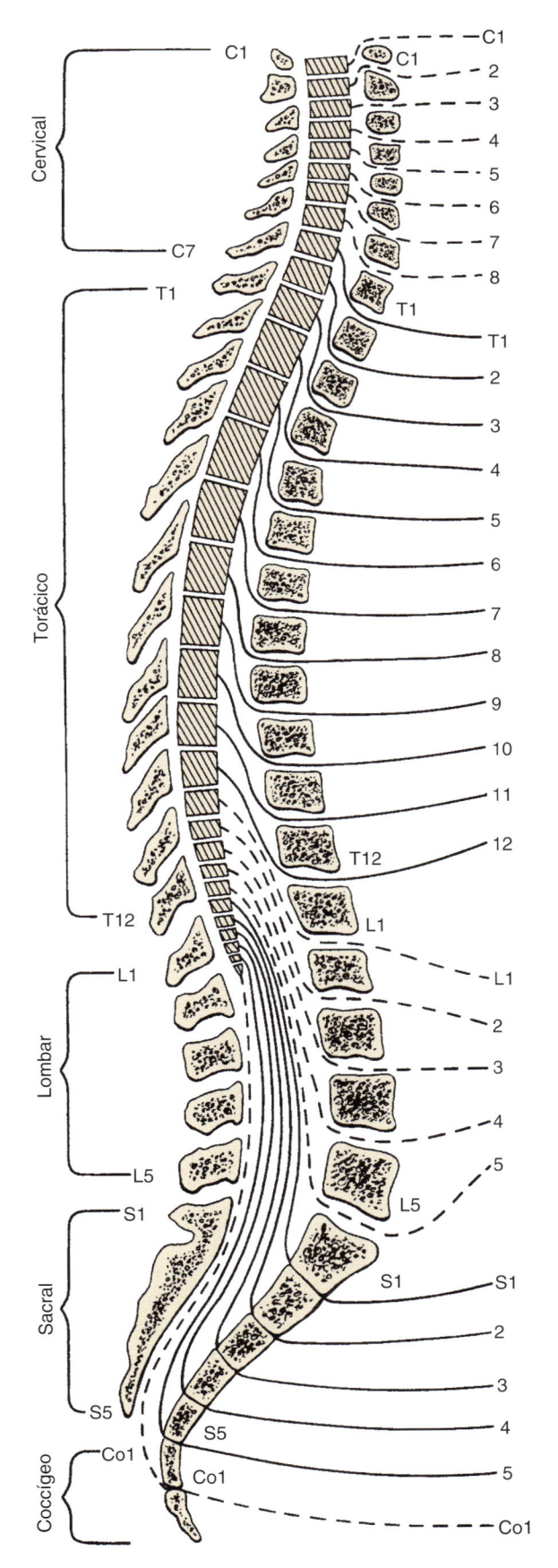

Figura 24.1 Relação dos segmentos da medula espinal e dos nervos espinais com os corpos vertebrais e os processos espinhosos.

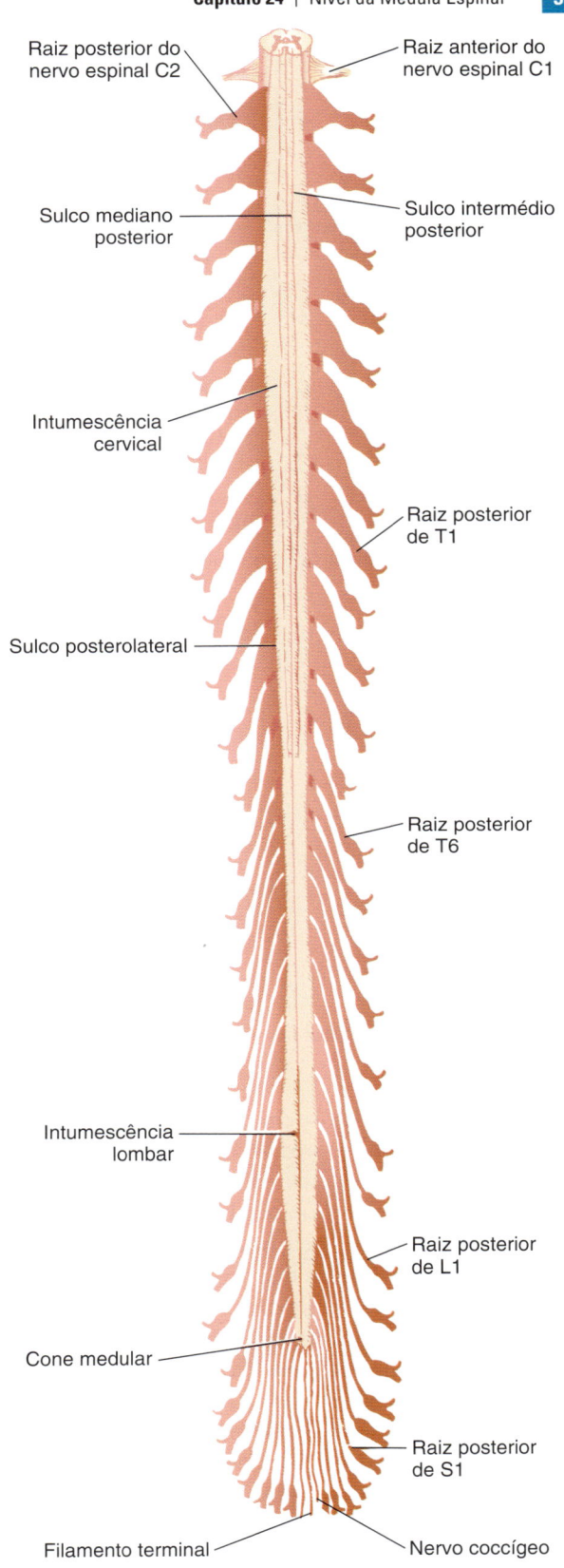

Figura 24.2 Vista posterior da medula espinal mostrando filamentos da raiz posterior fixados e gânglios sensoriais de nervos espinais. As letras e os números indicam nervos espinais correspondentes. (Modificada de Carpenter MB, Sutin J. *Human Neuroanatomy.* 8th ed. Baltimore: Williams & Wilkins, 1983, com permissão.)

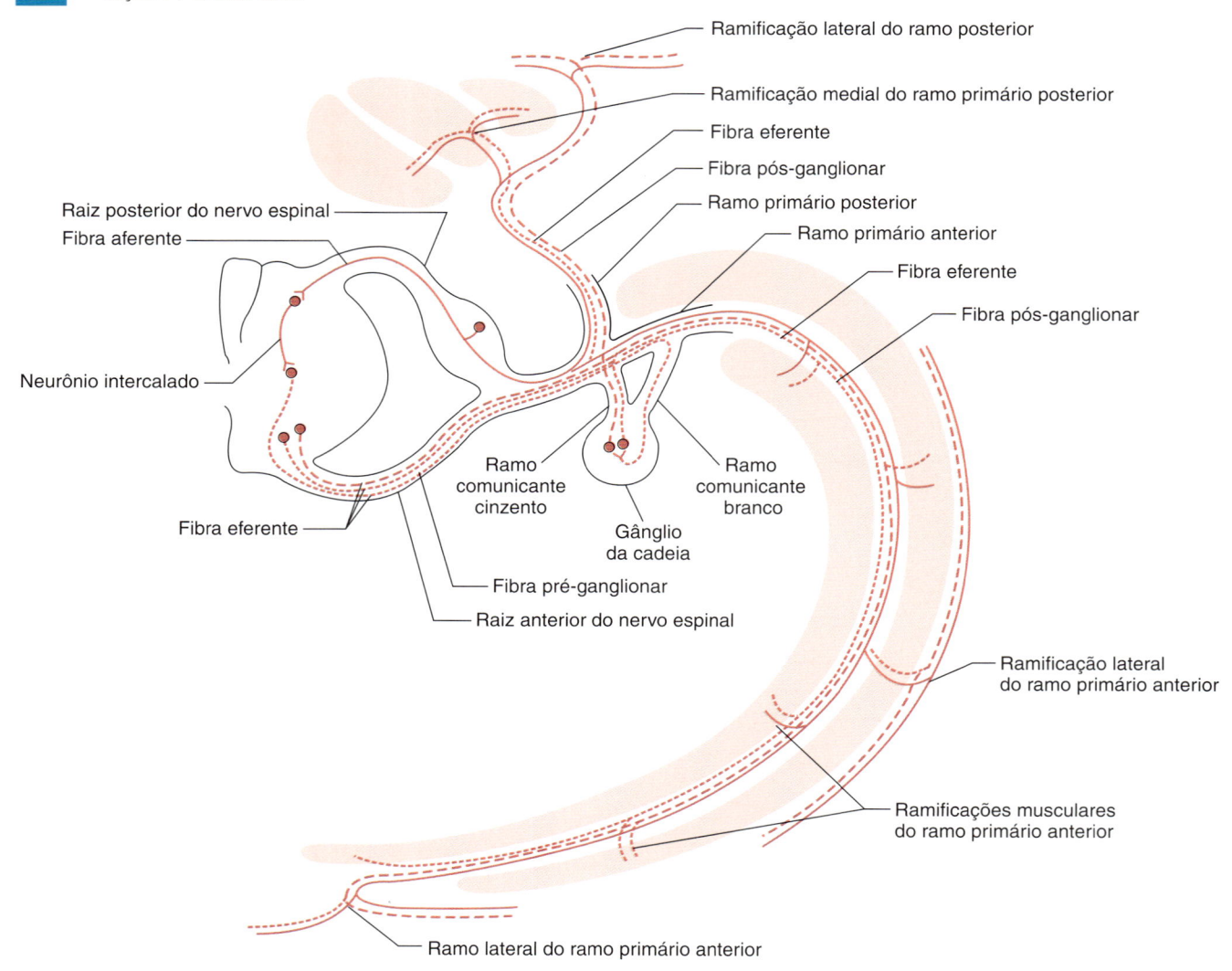

Figura 24.3 Nervo espinal segmentar mostrando o trajeto das fibras motoras, sensoriais e simpáticas pré-ganglionares e pós-ganglionares.

nervo espinal misto divide-se em ramos primários anteriores e posteriores. Os ramos primários posteriores, menores, inervam a pele do dorso e os músculos paravertebrais. Os ramos primários anteriores são continuações dos nervos espinais mistos e responsáveis pela inervação motora e sensorial de todas as outras estruturas do corpo. Os ramos primários anteriores das intumescências cervical e lombar formam os plexos braquial e lombossacral que inervam os membros. Os ramos primários anteriores da parte torácica da medula espinal continuam como nervos intercostais. Às vezes, o ramo primário anterior do nervo espinal misto é denominado raiz, sobretudo por cirurgiões e principalmente com relação ao plexo braquial. Quando os textos de anatomia afirmam que as raízes de C5 e C6 unem-se para formar o tronco superior referem-se, na verdade, aos ramos primários anteriores do nervo espinal. O mesmo acontece quando se diz que o nervo dorsal da escápula se origina da raiz de C5.

A delicada pia-aracnoide reveste intimamente a medula espinal. A membrana fibrosa e resistente da dura-máter forma uma bainha tubular firme ao redor das raízes nervosas que saem da medula. A medula espinal é separada das paredes do canal vertebral pelo espaço extradural, que contém tecido conjuntivo frouxo e um plexo venoso. O espaço subdural é um espaço virtual que contém pequena quantidade de líquido. O espaço subaracnóideo é uma cavidade bem definida preenchida por líquido cefalorraquidiano que se estende até o nível aproximado da segunda vértebra sacra, formando o saco tecal lombar. Muitas vezes, há metástases de neoplasias malignas sistêmicas para o amplo espaço extradural da medula espinal. Pode haver acúmulo de hematomas espinais no espaço extradural, subdural ou subaracnóideo. Os hematomas subaracnóideos podem estender-se ao longo de toda a extensão do espaço subaracnóideo. O hematoma espinal extradural e subdural causa dor intensa em punhalada no local da hemorragia (*coup de poignard*) seguida por paralisia progressiva abaixo do nível afetado. O abscesso epidural espinal manifesta uma tríade clássica de febre, dor nas costas e déficit neurológico.

A parte da medula espinal na qual se fixam as radículas de um par de nervos espinais é denominada segmento, embora não haja demarcação interna que os separe uns dos outros.

Cada segmento da medula espinal pode ter atividade independente para algumas funções básicas, como o reflexo de estiramento muscular segmentar. Cada segmento controla o tônus de repouso dos músculos que inerva. As unidades motoras que suprem os músculos do miótomo inervados por um segmento são responsáveis pela atividade voluntária. A função motora de um segmento da medula espinal é modulada e influenciada por impulsos suprassegmentares de vários tratos motores descendentes.

O parênquima da medula espinal é constituído de um centro de substância cinzenta, com forma de "H" ou de borboleta, circundado por substância branca formada por fibras nervosas longitudinais ascendentes e descendentes, em sua maioria mielínicas. A proporção relativa de substância branca e cinzenta varia de acordo com o nível da medula. No centro da substância cinzenta, percorrendo toda a extensão da medula e até uma curta distância do filamento terminal, há um diminuto canal central formado por uma camada única de células ependimárias. As duas metades da medula espinal são unidas por uma comissura constituída por uma parte central de substância cinzenta circundada por comissuras brancas anterior e posterior. Internamente, a substância cinzenta da medula espinal é dividida em funículos posterior,

lateral e anterior. O funículo posterior estende-se do sulco mediano posterior até a fixação das radículas posteriores no sulco posterolateral. Na área rostral aos segmentos torácicos superiores, um sulco intermédio posterior separa o fascículo grácil, medial, do fascículo cuneiforme, lateral. O funículo lateral situa-se entre as fixações das radículas espinais anterior e posterior. O funículo anterior estende-se das radículas anteriores até a fissura mediana anterior.

A substância cinzenta da medula espinal é formada pelos cornos anterior e posterior com uma concavidade lateral. Nas regiões torácica e lombar superior, uma coluna intermediolateral de neurônios autônomos viscerais forma um pequeno corno que se projeta lateralmente entre os cornos anterior e posterior. Os axônios simpáticos projetam-se através do corno anterior e da raiz anterior e, a seguir, nos ramos comunicantes cinzentos para entrar nos gânglios da cadeia simpática. A substância cinzenta contém neurônios, fibras nervosas, neuróglia de sustentação e vasos sanguíneos. A distribuição dos neurônios não é uniforme; eles estão reunidos em grupos funcionais formados por colunas de células que se estendem ao longo de muitos segmentos (Figura 24.4). A divisão mais elementar é feita em cornos posteriores, que contêm neurônios sensoriais, e cornos anteriores, que contêm

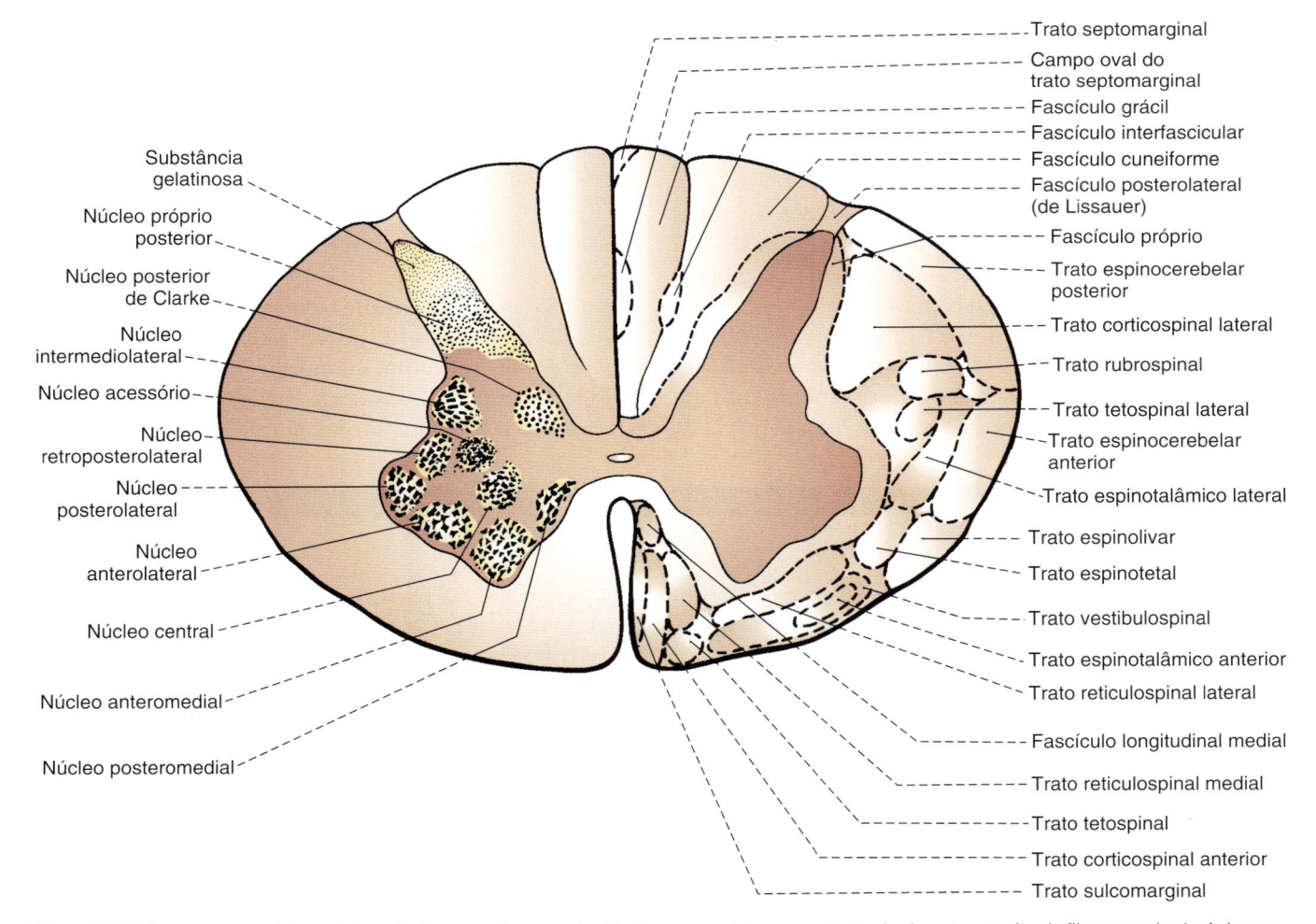

Figura 24.4 Corte transversal da medula espinal mostrando a organização de grupos celulares na substância cinzenta e as vias de fibras na substância branca.

neurônios motores. O corno posterior é relativamente estreito e coberto por uma meia-lua delgada de tecido, a substância gelatinosa (de Rolando). A extremidade do corno posterior é separada da superfície por um delgado trato de substância branca, o trato posterolateral (de Lissauer).

O corno anterior contém neurônios motores alfa (motores esqueléticos), neurônios motores gama (fusomotores), neurônios motores beta e interneurônios. Os motoneurônios alfa inervam os músculos esqueléticos estriados extrafusais comuns; os neurônios motores gama inervam as fibras do fuso muscular (intrafusais). Os neurônios motores beta inervam tanto as fibras intrafusais quanto as extrafusais. Todas essas fibras são classificadas como eferentes somáticas gerais. Em todos os níveis, há uma organização somatotópica dos neurônios motores. Um grupo de células mediais que se estende por toda a extensão da medula espinal inerva o tronco e os músculos proximais. Um grupo de células laterais encontrado apenas nas intumescências cervical e lombar inerva os músculos dos membros. A expansão dos cornos anteriores nas intumescências cervical e lombar reflete a presença dessa coluna celular lateral que supre os músculos dos membros. Tanto na intumescência cervical quanto na lombar, os neurônios que inervam os músculos proximais são mais rostrais e os que inervam os músculos distais são mais caudais; as células que inervam os extensores são mais ventrais com relação às células que inervam os flexores. Alguns neurônios motores são agregados em grupos nucleares bem definidos. O núcleo do nervo frênico é um conjunto central de células de C3 a C7 que inerva o diafragma. O núcleo de Onuf é um grupo ventrolateral de células em S1 e S2 que inerva os músculos estriados do períneo. Por motivos desconhecidos, as células do núcleo de Onuf são relativamente preservadas na doença do neurônio motor, mas ocorre acometimento desproporcional na atrofia de múltiplos sistemas.

Os conjuntos de neurônios na substância cinzenta da medula espinal não são tão bem definidos quanto os núcleos em outras partes do sistema nervoso. Em experiências com animais, Rexed identificou 10 regiões, ou lâminas, da

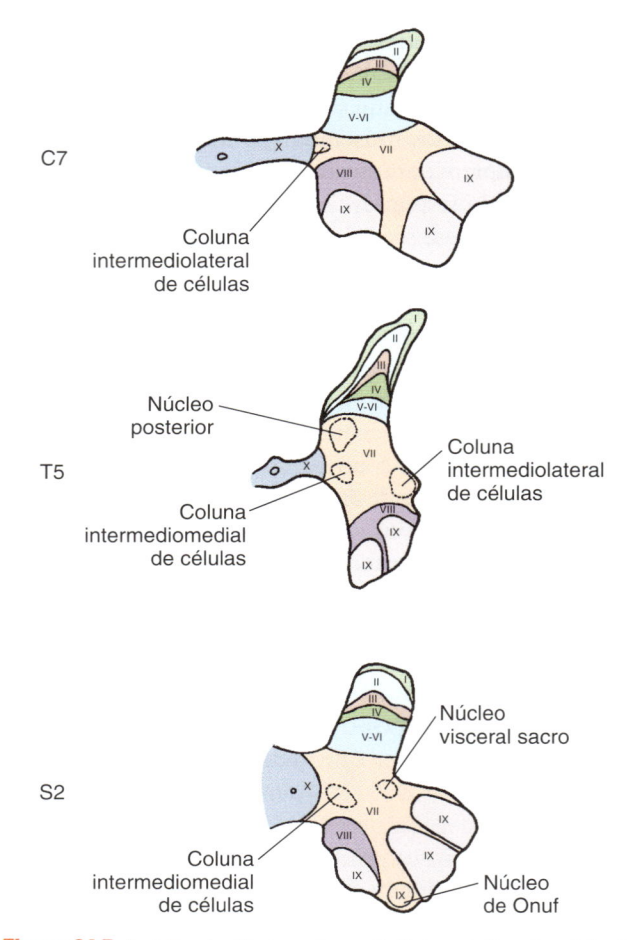

Figura 24.5 Posições das lâminas citoarquitetônicas de Rexed em três níveis da substância cinzenta da medula espinal. (Modificada de Kiernan JA. *Barr's The Human Nervous System: An Anatomical Viewpoint*. 9th ed. Philadelphia: Wolters Kluwer Health/Lippincott Williams & Wilkins, 2009, com permissão.)

substância cinzenta da medula espinal. As lâminas de Rexed são usadas com maior frequência do que os núcleos nomeados no estudo de neurônios da medula espinal (Figura 24.5, Boxe 24.1). Existem evidências que apoiam o esquema laminar também em seres humanos. As lâminas I a IV constituem a

---

Boxe 24.1

Lâminas de Rexed

A lâmina I consiste em grandes neurônios dispersos na região superficial do corno posterior que recebem impulsos aferentes do trato de Lissauer; esses neurônios estão relacionados principalmente com impulsos álgicos. A lâmina II, sobreposta à lâmina III, é aproximadamente coincidente com a substância gelatinosa. Essas regiões contêm interneurônios que recebem vias aferentes de dor e temperatura do trato de Lissauer, mas não contribuem para as vias sensoriais ascendentes longas. A lâmina IV contém neurônios sensoriais polimodais, ou de amplo espectro dinâmico, que são ativados por muitos estímulos diferentes. As células na lâmina IV dão origem ao trato espinotalâmico contralateral. As lâminas V e VI são indistinguíveis em seres humanos. As células nas lâminas IV e V a VI compõem o núcleo próprio. As lâminas V a VI recebem muitas fibras descendentes, sobretudo do trato corticospinal. A lâmina VII é a camada mais extensa da citoarquitetura. Entre

C8 e L3, a parte medial da lâmina VII contém o núcleo torácico posterior (de Clarke), que é a origem do trato espinocerebelar posterior. Na região lateral da lâmina VII está a coluna cinzenta intermediolateral, que contém neurônios simpáticos pré-ganglionares entre T1 e L2 e neurônios parassimpáticos pré-ganglionares entre S2 e S4. A lâmina VIII contém interneurônios participantes do controle motor, inclusive as células de Renshaw, que recebem colaterais dos neurônios motores da lâmina IX adjacente. A lâmina IX contém os neurônios motores. Em todos os níveis há um grupo nuclear medial que inerva músculos axiais e proximais, e nas intumescências cervical e sacra há um grupo nuclear lateral que inerva os músculos distais do membro. A lâmina X circunda o canal central e contém pequenos neurônios que recebem fibras aferentes da raiz posterior relacionadas com a sensibilidade à dor, temperatura e visceral.

maior parte do corno posterior e recebem aferências cutâneas primárias. A lâmina IX contém os neurônios motores que inervam os músculos estriados. Os pequenos neurônios tendem a inervar unidades motoras de tipo S (contração lenta, resistente à fadiga), e os neurônios maiores inervam as unidades motoras do tipo FF (contração rápida, sensível à fadiga) e FR (intermediárias, contração rápida, porém mais resistentes à fadiga do que FF).

A substância branca da medula espinal é constituída de tratos de fibras ascendentes e descendentes longos e de tratos intersegmentares e intrassegmentares curtos (ver Figura 24.4). As vias ascendentes levam impulsos sensoriais de vários tipos dos membros, do tronco ou do pescoço para centros superiores. Os principais tratos ascendentes são as colunas posteriores, o sistema espinotalâmico anterolateral e os tratos espinocerebelares.

As vias descendentes transportam impulsos originados nos centros superiores; esses impulsos terminam nos núcleos da medula espinal, nos quais têm funções reguladoras e inibidoras. A principal via descendente é o trato piramidal, que inclui os tratos corticospinal lateral (piramidal cruzado) e corticospinal anterior (piramidal não cruzado). O trato corticospinal lateral é um feixe volumoso que ocupa a maior parte do funículo lateral da medula. Contém fibras descendentes do trato piramidal originadas nas células piramidais gigantes de Betz no córtex motor, mas elas constituem apenas 3% do feixe; as fibras que formam a maior parte do trato são oriundas de outras áreas corticais. Os axônios corticospinais laterais saem para inervar neurônios motores segmentares ao longo de toda a medula, de modo que o trato se torna progressivamente menor à medida que desce.

Em seres humanos, as fibras do trato corticospinal originadas nas áreas 4 e 6 fazem sinapse não só com interneurônios, mas também diretamente com os grandes neurônios motores espinais multipolares na lâmina IX. A sinapse direta com neurônios motores do corno anterior é uma das características que definem o sistema corticospinal. As projeções diretas do giro pré-central para os neurônios motores espinais estão relacionadas com movimentos definidos e fracionados dos membros e com o controle motor fino, e a distribuição das fibras corticospinais pré-centrais segue principalmente para neurônios motores que suprem os músculos distais dos membros. Outros tratos descendentes que influenciam a atividade motora segmentar da medula espinal são os tratos rubrospinal, vestibulospinal, bulborreticulospinal, pontorreticulospinal, olivospinal e tetospinal. Os movimentos finos fracionados dos músculos distais dos membros são controlados principalmente pelos tratos corticospinal e rubrospinal; o controle dos músculos proximais e posturais é feito principalmente por vias extrapiramidais, sobretudo os tratos reticulospinal e vestibulospinal. Existem outros tratos não tão bem definidos, assim como vias intersegmentares, intrassegmentares e de associação. Há alguma mistura de fibras nos vários tratos, e as vias, cada uma delas, não são tão bem delimitadas quanto indicam os diagramas.

SUPRIMENTO SANGUÍNEO

O suprimento sanguíneo da medula espinal está sujeito a certa variação individual (Figura 24.6). A artéria espinal anterior é formada pela união dos ramos de cada artéria vertebral, que seguem em sentido caudal e unem-se na linha

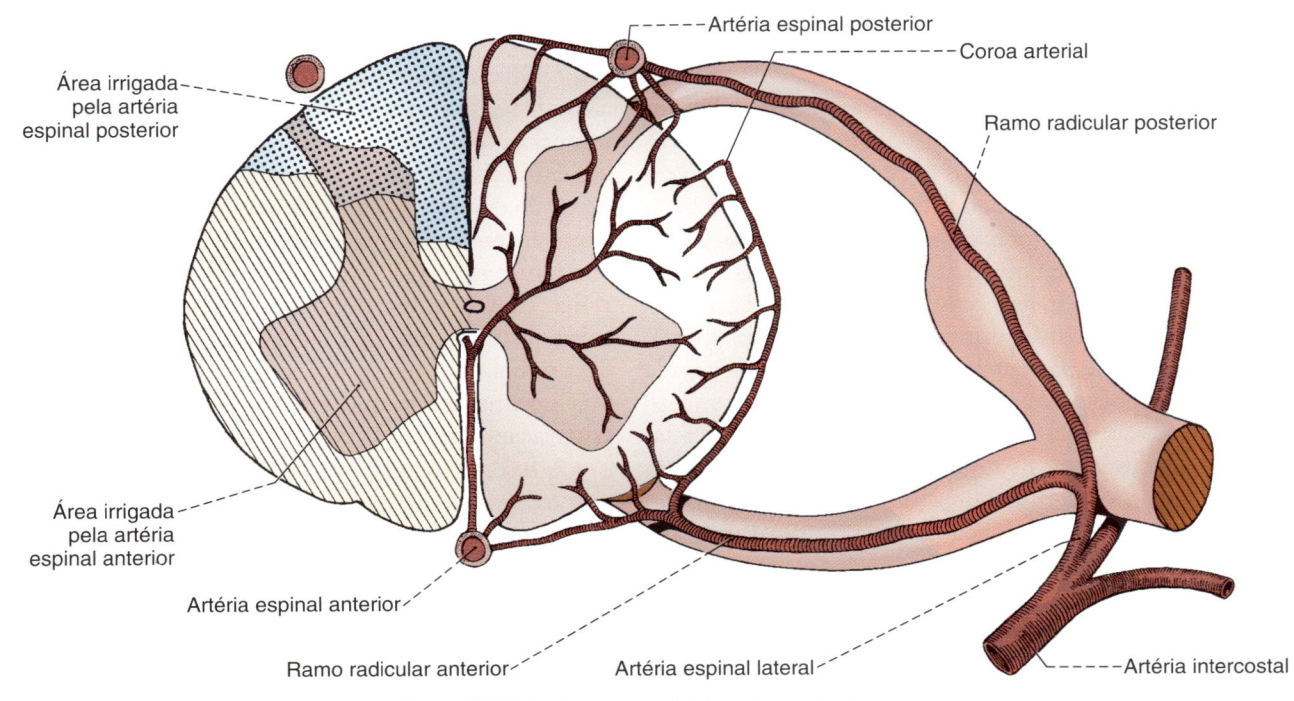

Figura 24.6 Suprimento arterial da medula espinal.

mediana perto do forame magno. Ela desce por toda a extensão da medula espinal, tem trajeto um tanto sinuoso e situa-se na fissura mediana anterior ou perto dela. Abaixo do quarto ou quinto segmento cervical, a artéria espinal anterior é alimentada ou reforçada por artérias medulares anteriores ímpares originadas das artérias espinais laterais. Esses vasos entram no canal vertebral pelos forames intervertebrais, e na região cervical são ramos da artéria cervical ascendente; no tórax, das artérias intercostais; e no abdome, das artérias lombares, iliolombares e sacrais laterais. Elas perfuram as bainhas de dura-máter das raízes espinais e dividem-se em ramos radiculares anterior e posterior. As artérias radiculares são assimétricas e, às vezes, estão ausentes. A maior artéria medular, a grande artéria radicular anterior de Adamkiewicz, origina-se entre T9 e L2, geralmente no lado esquerdo, e irriga a intumescência lombar. A irrigação sanguínea de qualquer nível da medula espinal é proporcional à área transversal de substância cinzenta, e o calibre da artéria espinal anterior é maior na altura das intumescências lombar e cervical.

As artérias espinais posteriores são, na verdade, canais plexiformes, e não vasos isolados distintos, situados perto dos sulcos posterolaterais e da entrada das radículas dos nervos espinais posteriores. Elas também têm origem nas artérias vertebrais, e as artérias medulares posteriores unem-se a elas em intervalos irregulares. As artérias centrais, ramos da artéria espinal anterior, originam-se alternadamente para as metades direita e esquerda da medula espinal em diferentes níveis para irrigar as partes anterior e central da medula. Ramos das artérias espinais anterior e posterior formam uma anastomose periférica, a coroa arterial, que irriga a periferia da medula, inclusive os funículos lateral e anterior. Essa anastomose é menos eficiente na região das colunas laterais. Na substância da medula, as artérias espinais posteriores suprem os cornos posteriores e a maior parte dos funículos posteriores; a artéria espinal anterior irriga a maior parte do restante da medula. Algumas zonas limítrofes entre as origens ascendente e descendente do suprimento sanguíneo são locais de circulação menos adequada na medula espinal. As partes cervical e lombossacral da medula espinal são mais vascularizadas do que a parte torácica. Os segmentos torácicos superiores próximos de T4 são tradicionalmente considerados muito vulneráveis à isquemia. Evidências mais recentes consideram a parte torácica inferior ou lombar superior da medula mais vulnerável. Foi constatado que pacientes com mielopatia após parada cardíaca ou hipotensão grave apresentavam acometimento predominante do nível lombossacral, com preservação relativa da região torácica; nenhum paciente apresentou lesão isolada da região torácica. Em uma série de 44 casos de infarto medular, o nível médio de déficit em casos de isquemia global foi em T9.

A drenagem venosa da medula espinal segue dos plexos capilares até plexos venosos periféricos que correspondem parcialmente ao suprimento arterial. A maior parte da drenagem venosa ocorre por meio dos forames intervertebrais para veias nas cavidades torácica, abdominal e pélvica, mas o plexo venoso espinovertebral avalvular (plexo de Batson) também ascende até a cavidade intracraniana e os seios venosos e pode ser um meio de transporte de células tumorais. As anormalidades do sistema venoso cerebrospinal foram implicadas na patogenia da esclerose múltipla (EM).

FISIOLOGIA E FISIOPATOLOGIA

Os reflexos medulares são respostas aos estímulos mediadas na medula espinal. Podem ser monossinápticos, com uma via aferente e outra eferente mediadas por apenas dois neurônios unidos por uma só sinapse, ou polissinápticos, quando há participação de um ou mais interneurônios. O reflexo medular pode ser segmentar (intrassegmentar), mediado em apenas um nível, ou intersegmentar, com participação de vários níveis. Os reflexos de alça longa contam com circuitos que chegam até o córtex cerebral, possibilitando a modulação de reflexos medulares por mecanismos suprassegmentares.

A unidade motora consiste em um neurônio motor alfa e todas as fibras musculares inervadas por ele (ver Capítulo 23). Um sistema paralelo de inervação origina-se de neurônios motores gama que inervam fusos musculares. Os fusos musculares, ou fusos neuromusculares, são estruturas pequenas (1 a 3 mm de comprimento em músculos pequenos, 7 a 10 mm em músculos grandes) e consistem em fibras musculares especializadas. Os fusos estão amplamente entremeados no músculo, fixados com o tecido conjuntivo paralelo às fibras musculares extrafusais maiores. Os músculos que exigem graduação precisam do controle contrátil, como os pequenos músculos da mão, têm maior densidade de fusos. As fibras extrafusais proporcionam a força para a contração muscular; os fusos musculares são responsáveis pela modulação e pelo controle dessa força, além de regularem o tônus muscular. A contração muscular sempre ocorre contra algum tônus basal. Quando o tônus muscular basal é alto ou baixo demais, a atividade voluntária não tem efetividade normal. Assim, o sistema eferente gama é um componente essencial do controle motor. As vias motoras extrapiramidais descendentes, como os tratos reticulospinal e vestibulospinal, têm grande influência sobre o sistema eferente gama. As vias do córtex motor e do cerebelo tendem a influenciar os neurônios motores alfa e gama ao mesmo tempo, um efeito denominado coativação alfagama.

Os fusos musculares são constituídos por um pequeno grupo de fibras musculares intrafusais circundadas por uma cápsula de tecido conjuntivo. O disparo tônico do neurônio motor gama provoca pequena contração das fibras intrafusais, deixando-as sob tensão. Os fusos enviam para a medula espinal informações sobre o nível de tensão. Existem dois tipos principais de fibras intrafusais: cadeia nuclear e bolsa nuclear, na proporção de três a quatro fibras de cadeia nuclear para cada fibra de bolsa nuclear. Nas fibras de bolsa nuclear, um conjunto de mionúcleos cria uma saliência no centro da fibra; nas fibras de cadeia nuclear, os mionúcleos são lineares. Existem dois tipos de fibras de bolsa nuclear: bolsa 1 e bolsa 2. As fibras de bolsa nuclear 2 são menores do que as de bolsa 1 e têm tamanho intermediário entre as fibras de bolsa 1 e da cadeia nuclear. Os fusos musculares fornecem ao sistema nervoso informações sobre o comprimento de um músculo e, se o comprimento estiver se modificando, sobre a velocidade de mudança. As fibras de bolsa 1 transportam informações dinâmicas sobre variações de comprimento; as fibras de bolsa 2 retransmitem dados sobre o comprimento estático do músculo. As fibras de cadeia nuclear só respondem ao comprimento do músculo estático.

A inervação eferente do fuso muscular origina-se em neurônios motores gama ou beta. Existem dois tipos de terminações nervosas eferentes: as terminações em placa ocorrem principalmente nas fibras de bolsa nuclear; as terminações em trilha são comuns nas fibras de bolsa e de cadeia nuclear. As fibras nervosas aferentes dos fusos musculares são do grupo Ia (aferentes primárias do fuso) e do grupo II (aferentes secundárias do fuso). As fibras aferentes do grupo Ia originam-se em terminações anulospirais primárias que formam espirais ao redor da região equatorial das fibras de bolsa nuclear; as fibras aferentes do grupo II originam-se nas terminações nervosas anulospirais e em buquê, principalmente nas fibras de cadeia nuclear. As fibras aferentes primárias do fuso são grandes, intensamente mielínicas e de condução rápida; elas são as fibras de condução mais rápida no sistema nervoso periférico. No nível central, elas fazem contato monossináptico com neurônios motores alfa que inervam músculos agonistas e sinergistas. Também enviam fibras colaterais para os neurônios motores gama que inervam o mesmo músculo, bem como fibras colaterais inibitórias para neurônios motores alfa que inervam músculos antagonistas (inibição recíproca). As fibras aferentes secundárias do fuso só fazem contato monossináptico com neurônios motores de músculos agonistas. As fibras aferentes do fuso são classificadas como aferentes somáticas gerais.

Renshaw descreveu o efeito da descarga de neurônios motores sobre neurônios motores vizinhos. Os neurônios motores alfa emitem fibras colaterais que fazem sinapse em interneurônios inibitórios adjacentes, os quais, então, modulam a descarga do neurônio motor alfa (alça inibitória recorrente de Renshaw, inibição lateral). As células de Renshaw estão presentes nas lâminas VII e VIII, em posição imediatamente medial aos neurônios motores na lâmina IX. A sinapse do neurônio motor alfa na célula de Renshaw é colinérgica. Tanto a glicina quanto o ácido gama-aminobutírico (GABA) – aminoácidos inibitórios – parecem participar do mecanismo de inibição recorrente das células de Renshaw sobre os neurônios motores. Os autoanticorpos antidescarboxilase do ácido glutâmico, uma enzima essencial na síntese de GABA, causam a síndrome da pessoa rígida, um distúrbio de rigidez generalizada e tônus aumentado por comprometimento dos mecanismos inibitórios.

Outro componente importante nesse sistema é o órgão tendinoso de Golgi (OTG), que, de sua posição no tendão, ajuda a regular o tônus muscular. Ao contrário da organização paralela dos fusos musculares, os OTGs são conectados em série com o músculo. O OTG é um mecanismo de *feedback* de força para o músculo em contração. Também pode ser um mecanismo protetor contra o estiramento excessivo do tendão muscular, seja por contração ativa do músculo, seja por estiramento passivo. Quando a tensão no tendão ultrapassa determinado nível, o tráfego aferente segue dos OTGs até o sistema nervoso central por fibras do grupo Ib para inibir a contração do agonista e causar a contração do antagonista. A inibição do agonista (inibição autogênica) é mediada por interneurônios glicinérgicos. No caso da força produzida por contração muscular ativa, a inibição autogênica ajuda a aliviar a tensão sobre o tendão, causando o relaxamento muscular. Os efeitos do sistema OTG/fibra Ib são opostos (inibição do agonista) aos do sistema fuso muscular/fibra Ia (facilitação do agonista). A modulação complementar do sistema motor no nível segmentar local é propiciada por fibras aferentes provenientes da pele e das articulações que ajudam a transportar outras informações sobre a posição do membro no espaço.

O exemplo mais simples de modulação segmentar medular da atividade da unidade motora é o reflexo de estiramento monossináptico. No estiramento súbito do músculo, como na percussão do tendão com um martelo de reflexo, o estiramento passivo do tendão distende o ventre muscular, o que causa o estiramento passivo dos fusos musculares. Esse alongamento das fibras intrafusais desencadeia uma série de impulsos nas fibras aferentes primárias do fuso, as quais fazem sinapse com neurônios motores alfa que inervam o músculo. Há disparos dos neurônios motores alfa e contração do músculo, que, então, por causa da organização paralela de fibras intrafusais e extrafusais, alivia a carga ou o estiramento dos fusos musculares. Assim, o músculo retorna a um estado de relaxamento. A sequência de percussão, contração e relaxamento é um reflexo de estiramento muscular ou miotático (mio + *teinein*, do grego, "estirar"). Como o estiramento do músculo é provocado por percussão do tendão, os termos reflexo tendinoso e reflexo profundo também são muito usados. A contração do agonista pode ser acompanhada de relaxamento do antagonista mediado por interneurônios inibitórios (reflexo miotático inverso). Se o tônus em repouso dos fusos musculares estiver aumentado e a tensão das fibras intrafusais for maior do que o nível normal, o estiramento passivo adicional provocado pela percussão do tendão produzirá uma resposta muito exagerada. Isso é denominado hiper-reflexia, fenômeno observado em lesões do neurônio motor superior.

Além do arco reflexo monossináptico, há reflexos medulares polissinápticos complexos que implicam excitação ou inibição de músculos agonistas, sinergistas e antagonistas, e até mesmo de músculos contralaterais. O reflexo de retirada é um movimento para escapar de um estímulo cutâneo, geralmente prejudicial (p. ex., flexão do membro inferior em resposta a um estímulo doloroso na planta do pé). As fibras nociceptivas cutâneas aferentes fazem sinapse em interneurônios excitatórios e inibitórios, o que causa flexão do quadril e da coxa, e dorsiflexão do pé, com inibição apropriada de seus antagonistas. A atividade reflexa é intersegmentar, dispersa por vários segmentos da medula. Mais complexo ainda é o reflexo extensor cruzado (de Phillipson), no qual a retirada do membro ipsilateral é acompanhada por extensão do membro contralateral para apoiar o corpo enquanto o membro estimulado escapa do estímulo. O reflexo extensor cruzado não é apenas polissináptico e intersegmentar, também há participação da metade contralateral da medula espinal. O reflexo flexor cruzado é caracterizado por flexão, em vez de extensão, da perna contralateral.

MANIFESTAÇÕES CLÍNICAS DE DESINIBIÇÃO DE SEGMENTOS DA MEDULA ESPINAL

A atividade dos neurônios motores na medula espinal é regulada e modulada pelas vias motoras descendentes. Quando a influência das vias motoras descendentes é suprimida, como em uma lesão da medula espinal, a consequência é a desinibição dos grupos de neurônios motores segmentares abaixo do nível da lesão, o que resulta em maior tráfego eferente gama de repouso. Isso aumenta o ganho nos fusos musculares e eleva seu tônus de repouso, com consequente espasticidade e hiper-reflexia.

Os reflexos medulares segmentares podem ser responsáveis por fenômenos motores muito elaborados. Um cachorro que faça movimentos fortes de chute com uma perna quando é coçado apresenta um reflexo medular intersegmentar polissináptico complexo. Em geral, as vias motoras descendentes, sobretudo o trato piramidal, inibem os reflexos segmentares e agem para suprimir a atividade excessiva. Como as vias motoras descendentes normalmente inibem a atividade segmentar, é mais fácil perceber a intensidade dos reflexos medulares quando há deficiência do controle suprassegmentar. No sistema nervoso imaturo do recém-nascido, as vias suprassegmentares não são totalmente desenvolvidas; vários reflexos medulares ocorrem normalmente, como os reflexos de marcha e de colocação, reflexo extensor cruzado e reflexo cervical tônico. No recém-nascido normal, os reflexos extensor cruzado e de colocação/marcha desaparecem por volta de 1 a 2 meses de idade; o reflexo tônico cervical, aos 3 meses; e o reflexo cutâneo-plantar em extensão, aos 12 meses. Em pacientes com mielopatia grave e interrupção rostral das vias suprassegmentares, a atividade reflexa medular pode ser proeminente, incluindo reflexos de retirada e extensor cruzado. O sinal de Babinski e as respostas de extensão plantar relacionadas são partes do reflexo de retirada que ocorrem na lesão das vias motoras descendentes. Uma variação mais bem desenvolvida é o reflexo de flexão tripla, no qual a extensão do hálux é acompanhada por dorsiflexão do pé e flexão do joelho e do quadril, basicamente um reflexo de retirada. Pacientes em morte cerebral podem apresentar movimentos reflexos medulares impressionantes, entre eles o dramático "sinal de Lázaro" (flexão bilateral dos braços, adução do ombro, elevação dos braços e mãos cruzadas). Todos eles são obviamente decorrentes de reflexos medulares locais, que se tornaram autônomos e não estão sob controle suprassegmentar.

SÍNDROMES E DISTÚRBIOS DA MEDULA ESPINAL

As síndromes comuns ou clássicas da medula espinal compreendem mielopatia transversa, síndrome de Brown-Séquard, síndrome medular central, síndrome siringomiélica, síndrome medular anterior, síndrome da coluna posterior, síndrome da coluna posterolateral, síndrome do corno anterior e síndrome do corno anterior-trato corticospinal.

A mielopatia transversa completa causa perda total da função abaixo do nível da lesão; na mielopatia incompleta, há alguma preservação da função (ver Capítulo 53). As causas comuns são traumatismo, compressão medular, mielite, causada por EM, neuromielite óptica, um processo parainfeccioso, ou uma síndrome clínica isolada. Os pacientes apresentam mielopatia transversa aguda se a compressão acometer a medula espinal propriamente dita. Se a compressão acometer a cauda equina, o paciente apresentará síndrome da cauda equina em vez de mielopatia transversa (ver Capítulo 47). A mielite transversa extensa longitudinalmente é caracterizada por inflamação intensa e disseminada da medula espinal, que causa hiperintensidade em imagens de ressonância magnética ponderadas em T2 e se estende por três ou mais segmentos vertebrais. É classicamente associada à neuromielite óptica, mas há muitas outras causas, como outras afecções inflamatórias, infecção, doenças oncológicas e distúrbios metabólicos.

Brown-Séquard descreveu o quadro clínico que sucede a hemissecção funcional da medula espinal. Na verdade, esse quadro é observado com maior frequência na compressão por tumor extramedular do que no traumatismo. Os pacientes com síndrome de Brown-Séquard apresentam disfunção do trato corticospinal e da coluna posterior ipsilateral à lesão e perda da sensibilidade álgica e térmica mediada pelo trato espinotalâmico contralateral à lesão. Pode haver indicação de disfunção da raiz na altura da lesão. A síndrome de Brown-Séquard-plus é associada a outros achados neurológicos que envolvem os olhos, o intestino ou a bexiga.

A síndrome medular central é uma das variantes sistematicamente recorrentes observadas na lesão incompleta da medula espinal cervical; há necrose e amolecimento da parte central da medula, com relativa preservação da periferia. Os pacientes têm fraqueza segmentar no nível acometido, por necrose da substância cinzenta do corno anterior, e apenas achados leves relativos ao trato longo, isto é, não há paraplegia nem tetraplegia. Em geral, a fraqueza segmentar afeta as mãos e a região distal dos membros superiores. A fraqueza da mão também pode ocorrer na lesão vários segmentos acima.

A síndrome medular anterior é causada por isquemia na distribuição da artéria espinal anterior (síndrome da artéria espinal anterior). Há disfunção de toda a medula espinal, com exceção das colunas posteriores. O quadro típico é paraplegia ou tetraplegia com perda da sensibilidade álgica e térmica abaixo do nível de lesão, porém com preservação da sensibilidade ao toque leve, postural e vibratória. Na síndrome da coluna posterolateral (degeneração combinada subaguda), na maioria das vezes por deficiência de vitamina B_{12}, há desmielinização e gliose das colunas posterior e lateral. Ao exame clínico, os pacientes afetados apresentam fraqueza, espasticidade e perda acentuada da sensibilidade vibratória

e postural, com relativa preservação da sensibilidade álgica e térmica. Uma síndrome semelhante pode ocorrer em casos de exposição ao óxido nitroso, mielopatia pelo HIV, deficiência de cobre ou intoxicação por zinco (Figura 24.7). A siringomielia, muitas vezes associada a malformações de Chiari, causa perda da sensibilidade dissociada com distribuição suspensa (ver Capítulo 36).

Na síndrome da coluna posterior, a disfunção é limitada às colunas posteriores. Sua principal causa é a mielopatia sifilítica, agora rara (*tabes dorsalis*; do latim, *tabes*, "consunção"). A degeneração isolada da coluna posterior, sem causa demonstrável, é um distúrbio raro e clinicamente benigno, que não avança para outros sistemas. A causa mais provável é uma doença degenerativa esporádica da medula. A síndrome do corno anterior é caracterizada por perda de células do corno anterior e ocorre em distúrbios como a atrofia da musculatura vertebral (hereditária ou adquirida) e a poliomielite. A síndrome do corno anterior-trato corticospinal causa uma combinação de espasticidade e disfunção das células do corno anterior e ocorre na esclerose lateral amiotrófica.

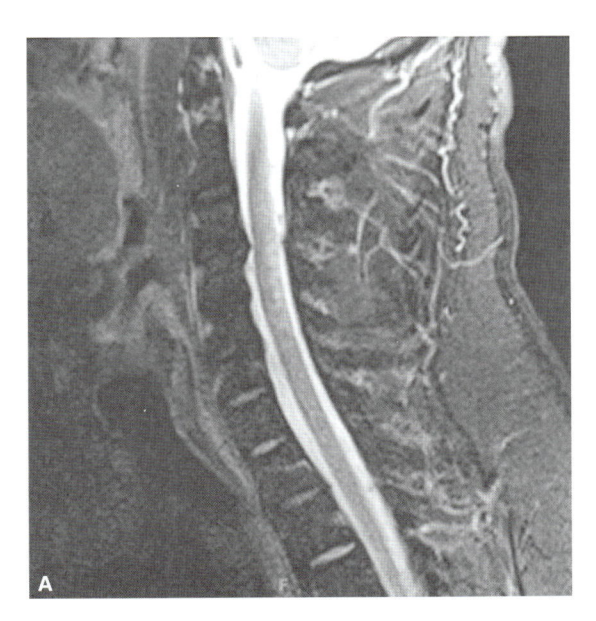

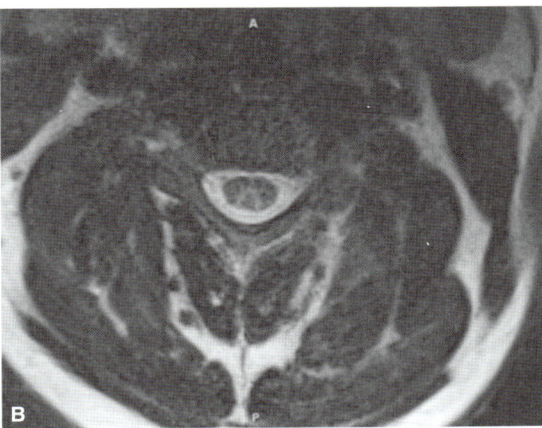

Figura 24.7 Mielopatia por uso abusivo de óxido nitroso. Imagem de RM sagital em inversão-recuperação em T1 curto mostra hiperintensidade na região cervical e torácica posterior da medula espinal (A); hiperintensidade em imagem axial em T2 (B). (Reimpressa de Probasco JC, Felling RJ, Carson JT et al. Teaching NeuroImages: myelopathy due to B12 deficiency in long-term colchicine treatment and nitrous oxide misuse. *Neurology.* 2011;77[9]:e51, com permissão.)

BIBLIOGRAFIA

Brown RH, Al-Chalabi A. Amyotrophic lateral sclerosis. *N Engl J Med* 2017;377: 162–172.

Bueri JA, Saposnik G, Maurino J, et al. Lazarus' sign in brain death. *Mov Disord* 2000;15:583–586.

Byrne TN. Metastatic epidural cord compression. *Curr Neurol Neurosci Rep* 2004;4:191–195.

Byrne TN, Borges LF, Loeffler JS. Metastatic epidural spinal cord compression: update on management. *Semin Oncol* 2006;33:307–311.

Cikes N, Bosnic D, Sentic M. Non-MS autoimmune demyelination. *Clin Neurol Neurosurg* 2008;110:905–912.

Duggal N, Lach B. Selective vulnerability of the lumbosacral spinal cord after cardiac arrest and hypotension. *Stroke* 2002;33:116–121.

Fox RJ, Diaconu C, Baus L, et al. No association of chronic cerebrospinal venous insufficiency with multiple sclerosis. *Can J Neurol Sci* 2016;43:195–197.

Frohman EM, Wingerchuk DM. Clinical practice. Transverse myelitis. *N Engl J Med* 2010;363:564–572.

Geiman EJ, Zheng W, Fritschy JM, et al. Glycine and GABA(A) receptor subunits on Renshaw cells: relationship with presynaptic neurotransmitters and postsynaptic gephyrin clusters. *J Comp Neurol* 2002;444:275–289.

Gilman S, Newman SW. *Manter and Gatz's Essentials of Clinical Neuroanatomy and Neurophysiology.* 10th ed. Philadelphia: FA Davis, 2003.

Gould DJ, Fix JD. *Neuroanatomy.* 5th ed. Philadelphia: Wolters Kluwer Health/ Lippincott Williams & Wilkins, 2014.

Gruener G, Biller J. Spinal cord anatomy, localization, and overview of spinal cord syndromes. CONTINUUM Lifelong Learning in Neurology. *Spinal Cord Root Plexus Disord* 2008;14:11–35.

Hohl JB, Lee JY, Horton JA, et al. A novel classification system for traumatic central cord syndrome: the central cord injury scale (CCIS). *Spine (Phila Pa 1976)* 2010;35:E238–E243.

Issaivanan M, Nhlane NM, Rizvi F, et al. Brown-Sequard-plus syndrome because of penetrating trauma in children. *Pediatr Neurol* 2010;43:57–60.

Jaiser SR, Winston GP. Copper deficiency myelopathy. *J Neurol* 2010;257: 869–881.

Jeffery DR, Mandler RN, Davis LE. Transverse myelitis. Retrospective analysis of 33 cases, with differentiation of cases associated with multiple sclerosis and parainfectious events. *Arch Neurol* 1993;50:532–535.

Kastrup O, Timman D, Diener HC. Isolated degeneration of the posterior column as a distinct entity—a clinical and electrophysiologic follow-up study. *Clin Neurol Neurosurg* 2010;112:209–212.

Kiernan JA, Rajakumar N. *Barr's The Human Nervous System: An Anatomical Viewpoint.* 10th ed. Philadelphia: Wolters Kluwer Health/Lippincott Williams & Wilkins, 2014.

Kitley J, Leite M, George J, et al. The differential diagnosis of longitudinally extensive transverse myelitis. *Mult Scler* 2012;18:271–285.

Kreppel D, Antoniadis G, Seeling W. Spinal hematoma: a literature survey with meta-analysis of 613 patients. *Neurosurg Rev* 2003;26:1–49.

Kumar N. Pearls: myelopathy. *Semin Neurol* 2010;30:38–43.

Lin RJ, Chen HF, Chang YC, et al. Subacute combined degeneration caused by nitrous oxide intoxication: case reports. *Acta Neurol Taiwan* 2011;20:129–137.

Mannen T. Neuropathological findings of Onuf's nucleus and its significance. *Neuropathology* 2000;20(Suppl):S30–S33.

Marignier R, Cobo Calvo A, Vukusic S. Neuromyelitis optica and neuromyelitis optica spectrum disorders. *Curr Opin Neurol* 2017;30:208–215.

Meinck HM, Thompson PD. Stiff man syndrome and related conditions. *Mov Disord* 2002;17:853–866.

Parent A. *Carpenter's Human Neuroanatomy.* 9th ed. Baltimore: Lippincott Williams & Wilkins, 1996.

Pawate S, Sriram S. Isolated longitudinal myelitis: a report of six cases. *Spinal Cord* 2009;47:257–261.

Pearce JM. The craniospinal venous system. *Eur Neurol* 2006;56:136–138.

Pittock SJ, Payne TA, Harper CM. Reversible myelopathy in a 34-year-old man with vitamin B_{12} deficiency. *Mayo Clin Proc* 2002;77:291–294.

Pouw MH, van Middendorp JJ, van Kampen A, et al. Diagnostic criteria of traumatic central cord syndrome. Part 3: descriptive analyses of neurological and functional outcomes in a prospective cohort of traumatic motor incomplete tetraplegics. *Spinal Cord* 2011;49:614–622.

Probasco JC, Felling RJ, Carson JT, et al. Teaching NeuroImages: myelopathy due to B_{12} deficiency in long-term colchicine treatment and nitrous oxide misuse. *Neurology* 2011;77:e51.

Prodan CI, Holland NR, Wisdom PJ, et al. Myelopathy due to copper deficiency. *Neurology* 2004;62:1655–1656.

Pryse-Phillips W. *Companion to Clinical Neurology.* 3rd ed. Oxford: Oxford University Press, 2009.

Renard D, Dutray A, Remy A, et al. Subacute combined degeneration of the spinal cord caused by nitrous oxide anaesthesia. *Neurol Sci* 2009;30:75–76.

Ropper AH, Samuels MA, Klein J. *Adams and Victor's Principles of Neurology.* 10th ed. New York: McGraw-Hill Education Medical, 2014.

Ruet A, Deloire MS, Ouallet JC, et al. Predictive factors for multiple sclerosis in patients with clinically isolated spinal cord syndrome. *Mult Scler* 2011;17:312–318.

Saposnik G, Bueri JA, Maurino J, et al. Spontaneous and reflex movements in brain death. *Neurology* 2000;54:221–223.

Schneider SP, Fyffe RE. Involvement of GABA and glycine in recurrent inhibition of spinal motoneurons. *J Neurophysiol* 1992;68:397–406.

Sonstein WJ, LaSala PA, Michelsen WJ, et al. False localizing signs in upper cervical spinal cord compression. *Neurosurgery* 1996;38:445–448.

Standring S, ed. *Gray's Anatomy: The Anatomical Basis of Clinical Practice.* 41st ed. New York: Elsevier Limited, 2016.

Traynor BJ, Codd MB, Corr B, et al. Clinical features of amyotrophic lateral sclerosis according to the El Escorial and Airlie House diagnostic criteria: a population-based study. *Arch Neurol* 2000;57:1171–1176.

Weidauer S, Nichtweiss M, Lanfermann H, et al. Spinal cord infarction: MR imaging and clinical features in 16 cases. *Neuroradiology* 2002;44:851–857.

Yazbeck PG, Al Rouhban RB, Slaba SG, et al. Anterior spinal artery syndrome after percutaneous vertebroplasty. *Spine J* 2011;11:e5–e8.

Young J, Quinn S, Hurrell M, et al. Clinically isolated acute transverse myelitis: prognostic features and incidence. *Mult Scler* 2009;15:1295–1302.

Zhao B, He L, Lai XH. A case of neuro-Behcet's disease presenting with lumbar spinal cord involvement. *Spinal Cord* 2010;48:172–173.

CAPÍTULO 25

Nível Corticospinal (Piramidal)

No uso comum, o nível corticospinal de integração motora também é denominado nível piramidal, nível cortical ou nível do neurônio motor superior. Do ponto de vista anatômico rigoroso, esses termos não são sinônimos. É possível levantar objeções à terminologia, porque as designações corticospinal, piramidal e neurônio motor superior não descrevem com precisão e sem ambiguidade a via motora descendente direta voluntária, mas não se adotou um termo melhor. O trato piramidal é apenas um dos sistemas motores descendentes que convergem na célula do corno anterior; existem outros "neurônios motores superiores". O trato corticobulbar supre estruturas do tronco encefálico do mesmo modo que o trato corticospinal (TCE) inerva a medula espinal, mas não atravessa as pirâmides e, portanto, não é "piramidal". Os neurônios que não fazem parte do sistema piramidal projetam-se do córtex para a medula espinal. Os termos piramidal e extrapiramidal tornaram-se anatomicamente vagos; alguns anatomistas sugerem que sejam abandonados. Os clínicos, porém, ainda os consideram úteis, porque as manifestações de lesões das vias motoras diretas (piramidais) e do sistema indireto (extrapiramidal) são diferentes.

ANATOMIA E FISIOLOGIA

Para fins clínicos, o TCE é o principal sistema eferente por meio do qual são iniciados e executados movimentos dotados de propósito. O TCE não é, de maneira alguma, o único mecanismo cortical de movimento; sua principal ação é integrar movimentos definidos, finos e altamente especializados das extremidades. É responsável pela contração de músculos agonistas, bem como pela inibição, ou o relaxamento gradativo, de músculos antagonistas necessários para a execução de movimentos especializados. Por sua integração e controle, as contrações musculares individuais são transformadas em atos motores complexos. O nível corticospinal não tem função independente. Em condições normais, e em caso de doença, está intimamente integrado a outros níveis de atividade motora, bem como a um fluxo constante de impulsos sensoriais aferentes. O TCE, com outras vias corticais e do tronco encefálico, envia constantemente a centros inferiores impulsos que costumam ter efeitos inibitórios. A doença das vias piramidais suprime esse efeito inibitório e acarreta função hiperativa e autônoma dos segmentos afetados da medula espinal. A consequência é a atividade excessiva dos centros inferiores normalmente inibidos por mecanismos de controle cortical.

A área 4 (área gigantopiramidal) do giro pré-central é o córtex motor primário (M-I); é a região com o menor limiar de estimulação para causar contração dos músculos no lado oposto do corpo. O córtex da M-I é agranular e heterotípico; seu elemento mais característico é a presença de neurônios piramidais gigantes (células de Betz) na lâmina V. A localização da função no giro pré-central é mostrada pelo homúnculo motor (ver Figura 6.5). O sistema corticospinal é relativamente novo do ponto de vista filogenético. Seu desenvolvimento só é completo em mamíferos e atinge o auge em primatas e seres humanos. A aquisição filogenética da fala e da função complexa das mãos provocou a expansão de áreas corticais que representam a língua, a boca, os lábios, o polegar e os dedos, deslocando a representação cortical dos membros inferiores e das regiões sacras para cima e para a superfície medial do hemisfério. As áreas correspondentes à língua, à face e aos dedos são excepcionalmente grandes e desproporcionais em comparação com a musculatura proximal. A extensão do giro pré-central para a face medial do lobo frontal forma a parte anterior do lóbulo paracentral. Os neurônios que controlam a musculatura dos membros inferiores e do períneo estão no lóbulo paracentral, exercendo um papel importante no controle dos esfíncteres intestinais e vesicais.

Existem conexões recíprocas entre o córtex motor primário e o córtex somatossensorial primário no giro pós-central. A M-I recebe fibras de associação das áreas pré-motoras e motoras suplementares e da ínsula. Essas conexões participam do preparo e do planejamento dos movimentos voluntários executados pelo córtex motor primário. Também há conexões entre os córtices motores primários nos dois hemisférios. A divisão posterior do núcleo ventral lateral do tálamo recebe estímulos do cerebelo e projeta-os para a área 4.

O termo trato piramidal deve-se ao fato de essas fibras constituírem a maior parte das pirâmides. Já se acreditou que o trato piramidal consistisse principalmente nos axônios das células de Betz no córtex motor primário. Porém, das cerca de um milhão de fibras existentes no TCE no nível das pirâmides, somente 20 a 30% têm origem na M-I e só 3% têm origem nas células de Betz. Essas fibras são grandes, intensamente mielinizadas e têm condução rápida. Além da contribuição da M-I, o TCE contém fibras do córtex pré-motor (área 6), da área motora suplementar e de regiões adjacentes, além do giro pós-central (áreas 3, 1 e 2). A maior parte do TCE origina-se em terços aproximadamente iguais das áreas 4

e 6, e do giro pós-central, com contribuição adicional do córtex parietal adjacente (área 5) e de outras partes do encéfalo, entre elas os lobos temporal e occipital, o giro do cíngulo e alguns centros subcorticais (Figuras 25.1 e 25.2).

A região pré-motora (área 6), imediatamente rostral à área 4, tem relação íntima com o córtex motor, tanto do ponto de vista anatômico quanto funcional. O córtex pré-motor é semelhante ao córtex motor do ponto de vista histológico, mas não tem as células piramidais gigantes.

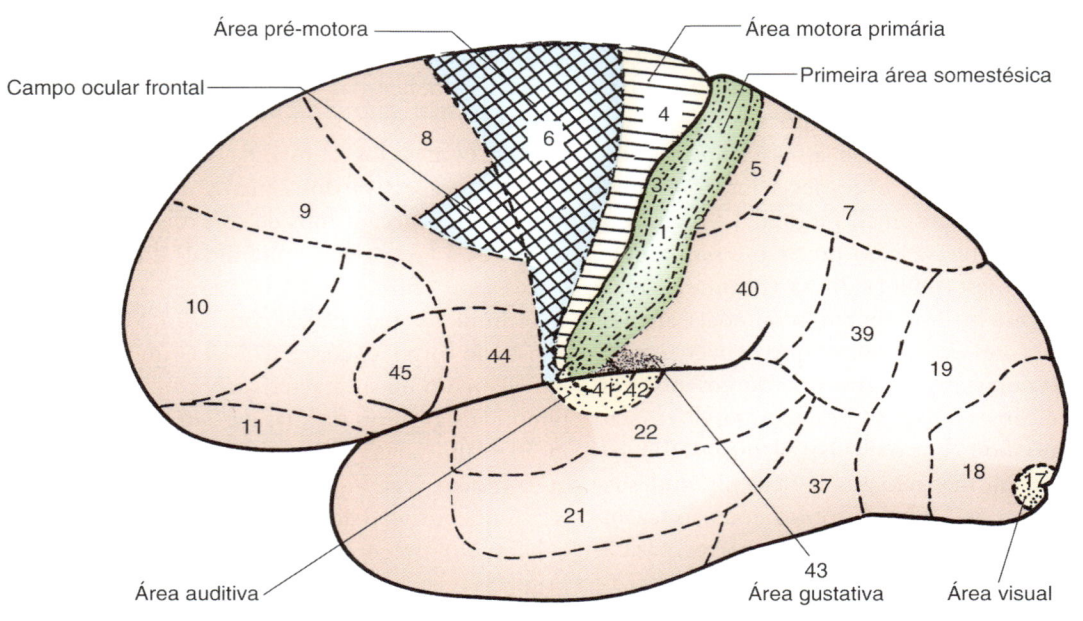

Figura 25.1 Vista lateral de algumas das áreas corticais clinicamente importantes do mapa citoarquitetônico de Brodmann. (Modificada de Kiernan JA. *Barr's The Human Nervous System: An Anatomical Viewpoint*. 7th ed. Philadelphia: Lippincott-Raven, 1998, com permissão.)

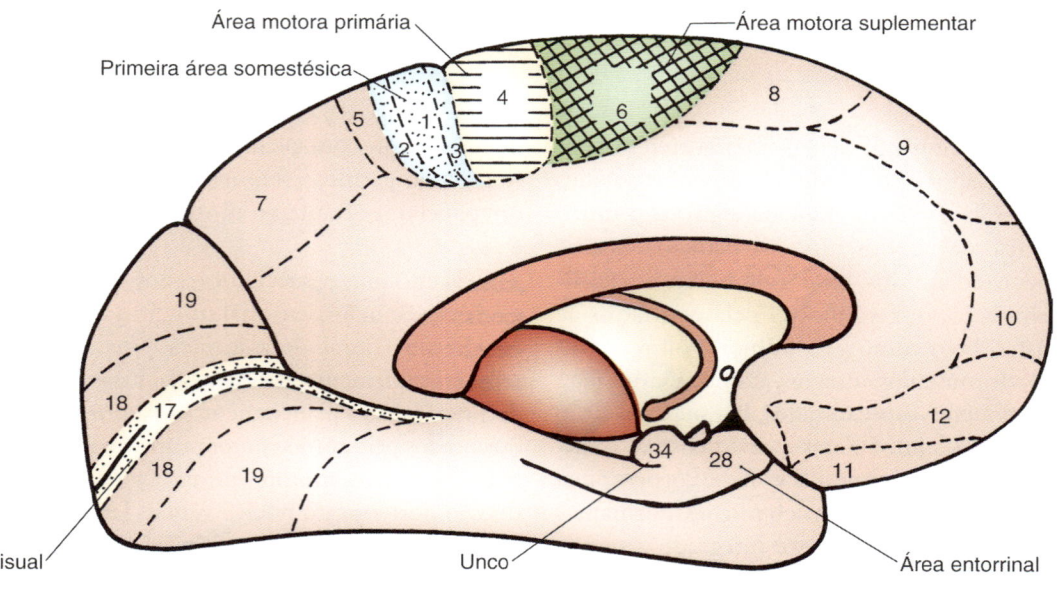

Figura 25.2 Vista medial de algumas das áreas corticais clinicamente importantes do mapa citoarquitetônico de Brodmann. (Modificada de Kiernan JA. *Barr's The Human Nervous System: An Anatomical Viewpoint*. 7th ed. Philadelphia: Lippincott-Raven, 1998, com permissão.)

Algumas fibras da área 6 seguem até a área 4 e descem com o TCE; outras descem com as fibras piramidais. O cruzamento de fibras do córtex pré-motor provavelmente é menos complexo que o das fibras do córtex motor. Além disso, a região pré-motora comunica-se com os núcleos da base e outras partes do sistema extrapiramidal, entre elas o núcleo subtalâmico, o núcleo rubro, o colículo superior, os núcleos vestibulares, a oliva e a formação reticular do tronco encefálico (Figura 25.3).

O TCE é importante no controle de respostas motoras isoladas e distintas, sobretudo o movimento voluntário fino de cada dedo; ele garante a rapidez e a agilidade dos movimentos das extremidades. O córtex pré-motor e suas vias estão associados a respostas coordenadas maiores, com movimentos mais estereotipados e parcialmente automáticos com participação do tronco e da parte proximal dos membros e com os mecanismos posturais. É o principal componente cortical do sistema extrapiramidal. A estimulação da área 6 causa movimentos contraversivos da cabeça e do tronco. A região pré-motora participa de movimentos guiados por estímulos visuais, auditivos e somatossensoriais. A área motora suplementar (M-II) é parte da área 6, situada na face medial do lobo frontal imediatamente anterior ao lóbulo paracentral (área 6ab). Comunica-se com o córtex motor primário e também com o córtex motor suplementar no hemisfério oposto. A M-II parece participar principalmente do planejamento e da integração dos movimentos bilaterais do corpo. A organização da M-II também é somatotópica, mas o homúnculo é mais grosseiro e menos detalhado do que em M-I. Essa área motora do cíngulo na metade anterior do giro do cíngulo projeta-se para o córtex motor primário e também envia fibras descendentes para o trato corticobulbar e os

TCEs. Há ainda uma área motora secundária na parte profunda do sulco central, na qual se fundem os giros pré-central e pós-central.

Os axônios dos neurônios motores do giro pré-central descem pela coroa radiada e pelo ramo posterior da cápsula interna, onde as fibras corticonucleares do bulbo são anteriores, seguidos posteriormente pelos dos membros superiores, tronco e membros inferiores. Cerca de 90% das fibras do TCE são pequenos axônios mielínicos com diâmetro de 1 a 4 µm, e a maioria das fibras remanescentes tem de 5 a 10 µm de diâmetro. O pequeno número de fibras originadas das células de Betz são muito grandes, com diâmetros de 10 a 22 µm. O ramo posterior da cápsula interna é a porção da cápsula entre o núcleo lentiforme e o tálamo. A parte retrolentiforme situa-se posteriormente ao núcleo lentiforme. Na parte rostral da cápsula interna, as fibras corticospinais situam-se na porção anterior do ramo posterior. À medida que as cápsulas descem, as fibras corticospinais deslocam-se em sentido posterior e ocupam uma posição do terço posterior ao quarto posterior do ramo posterior. Em indivíduos normais, muitas vezes é possível ver o TCE como leve hiperintensidade na porção posterior do ramo posterior da cápsula interna em imagens de ressonância magnética axiais ponderadas em T2. Essas áreas de hiperintensidade encontram-se perto da junção do ramo posterior com a parte retrolentiforme da cápsula. Acredita-se que a variação de sinal indique as fibras muito grandes, com mielinização intensa e de condução rápida que constituem o componente de células de Betz do trato piramidal. A degeneração do TCE, como ocorre na esclerose lateral amiotrófica ou na esclerose lateral primária, acentua essa variação de sinal e pode ajudar o diagnóstico (Figura 25.4).

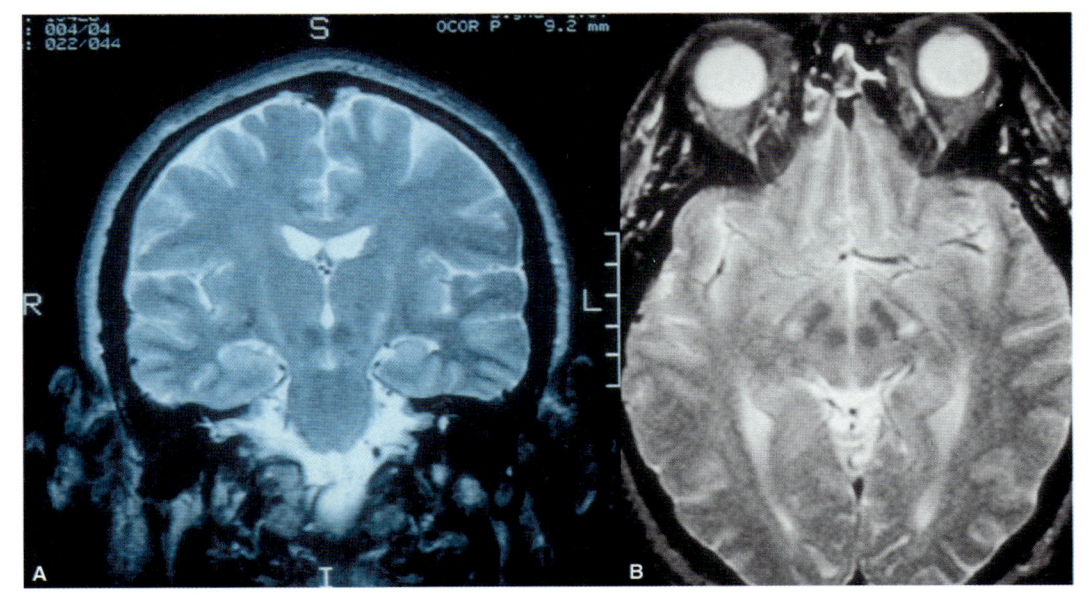

Figura 25.3 Degeneração dos tratos corticospinais na esclerose lateral primária. Em **(A)**, há faixas de sinal alto em vista coronal. Em **(B)**, a vista transversal demonstra áreas ovoides de alta intensidade de sinal nas porções posteriores das cápsulas internas.

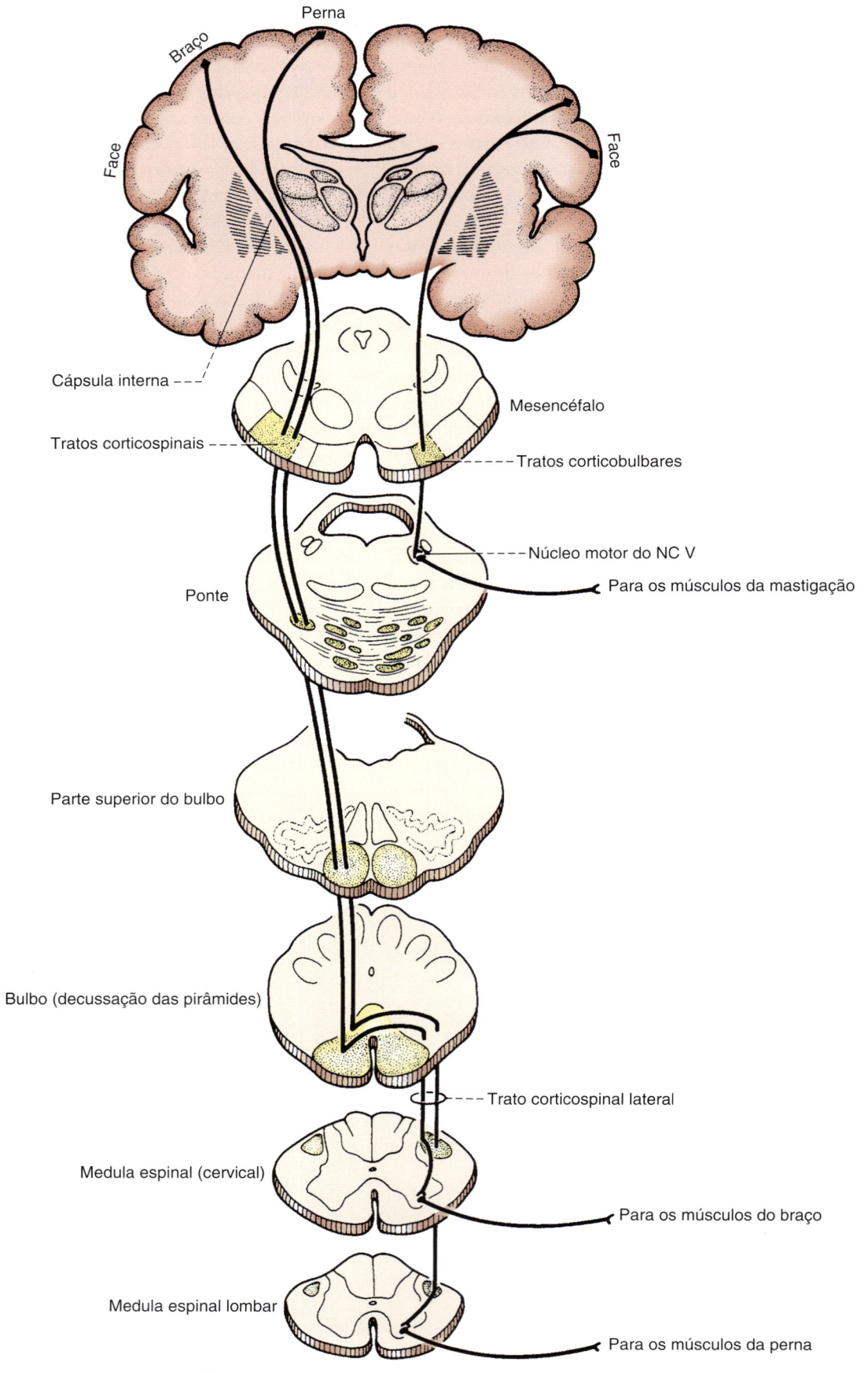

Perna

Braço

Face

Face

Cápsula interna

Mesencéfalo

Tratos corticospinais

Tratos corticobulbares

Núcleo motor do NC V

Para os músculos da mastigação

Ponte

Parte superior do bulbo

Bulbo (decussação das pirâmides)

Trato corticospinal lateral

Medula espinal (cervical)

Para os músculos do braço

Medula espinal lombar

Para os músculos da perna

Figura 25.4 Vias corticobulbares e corticospinais.

No nível do mesencéfalo, as fibras piramidais atravessam os três quintos intermediários do pedúnculo cerebral, com fibras corticonucleares do bulbo mais mediais (Figura 25.5). A maioria das fibras corticobulbares faz decussação antes de fazer sinapse com os núcleos específicos do nervo craniano, mas a maior parte da inervação cortical dos centros do tronco encefálico é do tipo cruzada e não cruzada. Em seguida, as fibras descendentes atravessam a parte basilar da ponte como fascículos separados e entram no bulbo. Na parte caudal do bulbo, os TCEs reúnem-se em duas colunas bem definidas das pirâmides bulbares, que constituem a base do bulbo (ver Figura 11.11). Aproximadamente 85 a 90% das fibras se cruzam na decussação das pirâmides, e a decussação das fibras destinadas ao membro superior ocorre em posição rostral à das fibras para o membro inferior (ver Figura 11.12). Há variação considerável da proporção de fibras cruzadas e não cruzadas do TCE no ser humano. Há relatos de casos de hemiplegia ipsilateral por não cruzamento do trato piramidal. Terakama et al. usaram ressonância magnética funcional, potenciais evocados motores e potenciais evocados somatossensoriais para avaliar um paciente com hemiplegia ipsilateral após hemorragia cerebral. Eles demonstraram que os membros afetados eram controlados pelo córtex cerebral ipsilateral. Em alguns casos, a ausência de cruzamento do TCE está associada a anomalias congênitas de vários tipos.

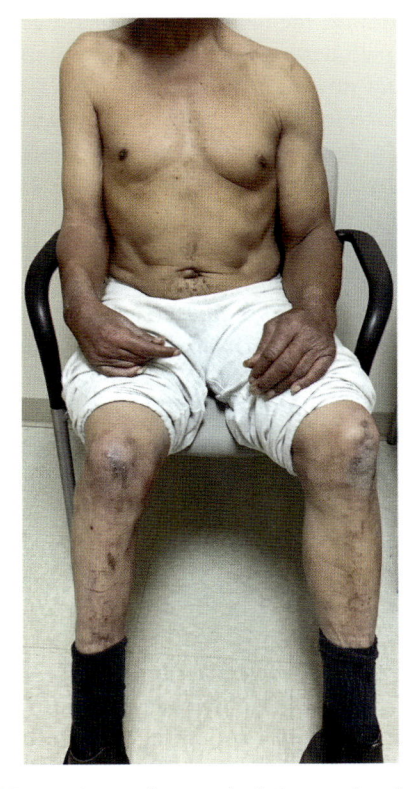

Figura 25.5 Este paciente sofreu uma lesão intracraniana importante aos 3 anos de idade, que causou convulsões refratárias e hemiplegia direita espástica com hemiatrofia.

As fibras que decussam descem no funículo lateral da medula espinal, no TCE lateral, em posição anterolateral ao corno cinzento posterior, medial ao trato espinocerebelar posterior, e posterior ao plano dos ligamentos denticulados para inervar os músculos do lado oposto do corpo. Na coluna lombossacra, quando não há trato espinocerebelar posterior, o TCE lateral toca a superfície da medula. Os TCEs laterais também podem conter outras fibras corticofugais além de algumas ascendentes. Cerca de 50% das fibras do TCE lateral terminam na região cervical, 20% na área torácica e 30% na parte lombossacra da medula. O trato termina aproximadamente no nível de S4. O TCE anterior menor geralmente contém cerca de 10 a 15% das fibras corticospinais; desce sem cruzar no funículo anterior ipsilateral e geralmente não se estende abaixo da região torácica média. Essas fibras cruzam na comissura branca anterior, no nível segmentar da medula espinal, antes de terminarem; e inervam principalmente os músculos axiais.

Os axônios dos tratos corticobulbares e dos TCEs terminam em núcleos motores dos nervos cranianos e nas células do corno anterior da medula espinal. Os que seguem até a medula terminam principalmente nas lâminas IV a VI, VII, VIII e IX no lado oposto ao hemisfério de origem. As fibras das áreas 4 e 6 terminam em posição mais ventral, sobretudo nas lâminas VII e VIII, e estão concentradas nas intumescências cervical e lombossacral. A maioria das fibras do TCE faz sinapse em um interneurônio, mas cerca de 10% terminam diretamente em neurônios motores alfa na lâmina IX. As fibras que se projetam diretamente do córtex para as células do corno anterior medeiam movimentos motores finos isolados e especializados das extremidades. Os impulsos seguem dos núcleos motores do tronco encefálico e das células do corno anterior até as junções neuromusculares de músculos estriados (via final comum). Uma única fibra corticospinal inerva mais de um neurônio na medula espinal, e algumas provavelmente inervam muitos. O trato piramidal influencia a atividade dos neurônios motores alfa e gama. A coativação alfagama mantém um nível constante de estiramento das fibras musculares intrafusais durante a contração e o relaxamento das fibras extrafusais.

O TCE inerva preferencialmente alguns músculos, e essa "distribuição piramidal" é importante do ponto de vista clínico. Os efeitos do trato vestibulospinal lateral são basicamente o oposto dos efeitos do TCE. O glutamato ou o aspartato podem ser os neurotransmissores excitatórios em alguns neurônios corticospinais. As fibras do lobo parietal que descem no trato piramidal terminam em neurônios sensoriais no corno dorsal e participam da modulação de impulsos sensoriais nas longas vias sensoriais ascendentes.

A descarga neuronal do córtex motor primário, como por estimulação elétrica ou atividade epiléptica, causa contrações musculares no lado oposto do corpo. A resposta emprega grupos de músculos em vez da simples contração de músculos isolados, mas pode haver representação fina de músculos e movimentos individuais no córtex motor. A estimulação da área 4 pode causar movimentos isolados dos dedos e dos músculos supridos pelos nervos cranianos. Com alguma superposição, as áreas que controlam os movimentos do polegar, indicador, hálux e face têm a distribuição mais ampla e o menor limiar. A estimulação da área 6 também causa resposta motora contralateral, porém é necessário um estímulo mais forte do que quando a área 4 é estimulada. Os movimentos resultantes são mais complexos e consistem em contrações lentas, sinérgicas, posturais ou padronizadas do tipo generalizado com a participação de grandes grupos musculares.

As lesões do TCE induzidas por experimentos de ablação em animais causam déficits variados, dependendo do animal e da área de ablação. Do ponto de vista filogenético, o controle motor voluntário é extrapiramidal em espécies submamíferas, piramidal/extrapiramidal misto em mamíferos não humanos e essencialmente piramidal em seres humanos. Os efeitos da secção completa das pirâmides bulbares (piramidotomia) ilustram as diferenças de função do TCE em diversas espécies. No chimpanzé, causa paralisia de todo o membro. No macaco *rhesus*, a mesma lesão causa paralisia dos músculos distais dos membros, com perda permanente dos movimentos independentes da mão e dos dedos. No gato, os déficits causados são mínimos. Por causa das diferenças dos efeitos das lesões no ser humano e em animais experimentais, esses experimentos foram pouco úteis para a compreensão da fisiopatologia do TCE humano.

Ainda há dúvidas sobre a relação entre o TCE e a espasticidade. Principalmente por causa dos experimentos com animais, acreditava-se que as lesões restritas ao trato piramidal pudessem causar fraqueza, mas não espasticidade nem hiperreflexia. O aumento do tônus depois de lesões do TCE pode estar mais relacionado com a disfunção do sistema extrapiramidal que do com o piramidal ou com a interrupção de outras fibras corticofugais que não as piramidais na via corticospinal. Embora as piramidotomias experimentais em animais possam não causar espasticidade, os dados em seres humanos indicam que a espasticidade acaba por surgir na maioria dos casos. Isso ocorre mesmo depois de lesões muito restritas das pirâmides bulbares, ainda que depois de um intervalo maior que o habitual nas outras lesões piramidais. É provável que haja flacidez inicial seguida por espasticidade no caso de infarto do TCE em qualquer nível. Nas lesões de desenvolvimento mais lento, a espasticidade tende a ser a manifestação inicial. A espasticidade provavelmente é consequência do desequilíbrio entre centros facilitadores e inibidores no mesencéfalo e nas formações reticulares do tronco encefálico, bem como do equilíbrio alterado entre os sistemas motores alfa e gama na medula espinal. A diminuição do limiar e o exagero dos reflexos de estiramento, um aspecto essencial da espasticidade, podem ser mediados pelos tratos reticulospinal e vestibulospinal, em vez de pelo TCE.

Com frequência, a hemiplegia humana é causada por lesões combinadas dos componentes motores e pré-motores do neurônio motor superior. Ocorrem várias respostas patológicas, como os sinais de Babinski, Chaddock e Hoffmann. No início, os membros afetados podem ser flácidos com diminuição dos reflexos, mas a espasticidade e o exagero dos reflexos costumam surgir em alguns dias. Os reflexos patológicos podem passar a ser permanentes.

MANIFESTAÇÕES CLÍNICAS DE DOENÇA DO NÍVEL CORTICOSPINAL

As vias corticospinais podem ser acometidas em diversos processos patológicos, entre eles doença vascular, neoplasia, degeneração, traumatismo e outros. As manifestações essenciais de uma lesão do TCE são perda dos movimentos voluntários especializados, ou diminuição da integração dos movimentos, com hiperatividade de centros segmentares inferiores por causa da desinibição. A perda do movimento voluntário é acompanhada do aumento do tônus nos músculos afetados. A paresia por uma lesão do trato piramidal tende a acometer membros inteiros ou alguns grupos musculares. As lesões piramidais perturbam os movimentos; qualquer músculo que participe do movimento será enfraquecido, seja qual for a inervação específica pelo neurônio motor inferior. Por sua vez, as lesões do neurônio motor inferior acometem músculos inervados por uma estrutura específica, como uma raiz nervosa ou um nervo periférico. Por exemplo, uma lesão do TCE causa fraqueza da rotação lateral do ombro. Esse movimento é realizado pelos músculos infraespinal e redondo menor. O redondo menor é suprido pelo nervo axilar e o infraespinal, pelo nervo supraescapular; ambos estão enfraquecidos apesar de suas diferentes inervações segmentares.

As lesões do trato piramidal não causam a atrofia muscular focal inicial e intensa observada nas lesões do neurônio motor inferior, mas pode haver atrofia leve e tardia da parte acometida decorrente do desuso (ver Capítulo 29). Nas lesões congênitas ou que ocorrem no início da vida, pode não haver crescimento normal dos membros acometidos, com hemiatrofia de graus variados na vida adulta (ver Figura 25.5). Pode ser difícil detectar essa hemiatrofia; a comparação do tamanho das unhas dos dedos polegares é uma técnica tradicional para a detecção de hemiatrofia sutil. Quando ocorre atrofia nos distúrbios do TCE, geralmente afeta os pequenos músculos da mão. Não há fasciculações.

Há aumento dos reflexos tendinosos profundos (de estiramento muscular) em vez de perda, como é comum na atrofia neurogênica por lesão do neurônio motor inferior e pode haver clônus (ver Capítulo 38). Os reflexos superficiais são diminuídos ou ausentes (ver Capítulo 39). É frequente o surgimento de vários reflexos patológicos, como o sinal de Babinski, muitas vezes denominados reflexos piramidais ou sinais do neurônio motor superior (ver Capítulo 40). Pode haver perda dos movimentos associados normais e presença de movimentos associados anormais (ver Capítulo 42). Alterações tróficas são incomuns, mas às vezes há edema, descamação, alterações pigmentares ou pele brilhante.

A lesão do trato piramidal causa fraqueza com distribuição característica. A fraqueza facial é limitada à região inferior da face, embora às vezes haja leve fraqueza do fechamento palpebral. Os movimentos faciais voluntários são mais afetados que os emocionais, e o movimento em resposta a estímulos emocionais pode ser normal (paralisia facial dissociada; ver Capítulo 16). O eventual acometimento detectável dos músculos supridos pelo nervo acessório é leve. Pode haver discreta fraqueza no lado afetado da língua, mas a função dos músculos da parte oral da faringe e da mandíbula é normal. A deglutição, a articulação, os movimentos do tronco e outras funções com inervação supranuclear bilateral são pouco afetadas. As ações voluntárias, especializadas e aprendidas são as mais comprometidas e há perda da capacidade de realizar movimentos finos, independentes e fracionados, sobretudo com as partes distais dos membros, com precisão e delicadeza. Os movimentos grosseiros e habituais ou que tenham pouco controle voluntário são relativamente preservados.

A fraqueza dos membros é um reflexo da inervação preferencial de determinados grupos musculares pelo TCE e tem padrão característico, isto é, a distribuição piramidal ou corticospinal. Quando é leve, a fraqueza só pode ser detectada na distribuição corticospinal. Os músculos distais, sobretudo da mão, recebem maior inervação piramidal que os músculos proximais e são mais afetados. No membro superior, a fraqueza acomete preferencialmente os músculos extensores do punho, dos dedos e do cotovelo, os supinadores, os rotadores laterais e os abdutores do ombro; os músculos flexores, pronadores e rotadores mediais têm preservação relativa. Nos membros inferiores, a fraqueza é mais acentuada nos músculos dorsiflexores do pé e dos dedos, flexores do joelho e flexores e rotadores mediais do quadril, com relativa preservação dos extensores, rotadores laterais e flexores plantares. Quando a fraqueza é grave, os músculos fortes não inervados pelo TCE sobrepujam os músculos fracos, produzindo a postura característica de hemiplegia espástica. O braço é mantido em adução, com leve rotação medial do ombro, flexão e pronação do cotovelo e flexão do punho e dos dedos. Ainda é possível flexionar mais o braço, mas a fraqueza é intensa na extensão. Há perda de movimentos isolados do punho e dos dedos; os movimentos do cotovelo e do ombro são menos afetados. No membro inferior, há fraqueza da flexão no quadril e do joelho; há extensão, adução e, com frequência, rotação externa do quadril, além de extensão do joelho. Há fraqueza dos músculos que fazem a dorsiflexão e eversão do pé, muitas vezes com deformidade de pé equinovaro, que causa flexão plantar e inversão do pé e dos dedos.

A espasticidade, ou aumento do tônus, é mais acentuada nos músculos flexores e pronadores do membro superior e extensores do membro inferior, mais evidente quando há tentativa de extensão ou supinação do membro superior ou flexão do membro inferior. O movimento passivo pode ser feito com pequena dificuldade se a amplitude for pequena, mas a resistência aumenta com a tentativa de fazer um movimento de maior amplitude. O movimento passivo lento pode ser feito com certa facilidade, mas o movimento rápido é "bloqueado" ou "preso", muitas vezes com aumento do tônus, seguido por diminuição súbita nos extremos da amplitude de movimento (fenômeno do canivete). As anormalidades do tônus muscular são analisadas com mais detalhes no Capítulo 28.

A paralisia que sucede lesões vasculares da cápsula interna é um exemplo comum dos efeitos da lesão do TCE. O exame logo depois do evento costuma mostrar paralisia flácida e arreflexia no lado oposto do corpo ("choque cerebral"), mas é logo seguida por espasticidade e hiper-reflexia. Quando as vias corticospinais são afetadas por uma lesão da medula espinal de início súbito, sobretudo se bilateral, também pode haver um período de flacidez e arreflexia associado à paralisia abaixo do nível da lesão. Esse é o período de "choque medular", que na maioria dos casos dá lugar, mais cedo ou mais tarde, à síndrome corticospinal. Durante a fase de choque neural, os reflexos plantares podem estar ausentes, assim como os superficiais. A síndrome piramidal, ou do neurônio motor superior, surge gradativamente ao longo de horas a semanas, com espasticidade, hiperatividade dos reflexos tendinosos, resposta plantar extensora e ausência persistente dos reflexos superficiais. Nas lesões da medula espinal também há disfunção intestinal, vesical e sexual.

O déficit motor nas lesões do TCE só ocasionalmente é completo. Isso pode ser consequência dos mesmos fatores e mecanismos, em sua maioria desconhecidos, responsáveis pela recuperação da função que sucede muitas dessas lesões. Alguns músculos podem ter inervação bilateral ou pode haver decussação incompleta no bulbo. O TCE recebe fibras de outras regiões do córtex além do córtex motor, e muitos centros motores no córtex ocupam uma grande área com superposição dos focos de localização. O córtex motor primário é apenas uma parte do sistema motor; outros centros corticais e subcorticais, como os córtices motores suplementar e secundário, podem assumir a função em caso de doença do sistema corticospinal. Fatores sensoriais influenciam o tipo e o grau de paralisia e o grau de recuperação motora; o prognóstico de retorno da função é menos otimista quando a perda sensorial é considerável. Na hemiplegia do lactente, a hemisferectomia realizada para controle das crises epilépticas pode não aumentar o déficit motor. A retirada do córtex com desenvolvimento normal de um adulto (p. ex., extirpação cirúrgica de neoplasia) causa hemiplegia espástica. No entanto, a retirada semelhante em pacientes com hemiparesia espástica desde o nascimento ou primeira infância causa déficit flácido transitório que, mais tarde, torna-se espástico, e a fraqueza residual após a cirurgia não é maior do que antes, às vezes até menor. Nesses pacientes, é provável que o outro hemisfério ou algumas estruturas subcorticais ou corticais tenham assumido anteriormente parte da função do córtex afetado.

Nas neoplasias cerebrais ou em outros processos patológicos que afetam o córtex motor, pode haver um tipo corticospinal de paresia, com convulsões jacksonianas recorrentes dos membros acometidos. A lesão da via piramidal depois de sua saída do córtex, contudo, causa apenas paresia e não há convulsões.

BIBLIOGRAFIA

Davidoff RA. The pyramidal tract. *Neurology* 1990;40:332–339.

Dol JA, Louwerse ES. Images in clinical medicine. Wallerian degeneration of the pyramidal tract on magnetic resonance imaging. *N Engl J Med* 1994; 331:88.

Hardy TA, Wang C, Beadnall HN, et al. Wallerian degeneration in the corticospinal tract following tumefactive demyelination: conventional and advanced magnetic resonance imaging. *Can J Neurol Sci* 2016;43:726–727.

Hosokawa S, Tsuji S, Uozumi T, et al. Ipsilateral hemiplegia caused by right internal capsule and thalamic hemorrhage: demonstration of predominant ipsilateral innervation of motor and sensory systems by MRI, MEP, and SEP. *Neurology* 1996;46: 1146–1149.

Jagiella WM, Sung JH. Bilateral infarction of the medullary pyramids in humans. *Neurology* 1989;39:21–24.

Kiernan JA, Rajakumar N. *Barr's The Human Nervous System: An Anatomical Viewpoint.* 10th ed. Philadelphia: Wolters Kluwer Health/Lippincott Williams & Wilkins, 2014.

Marti-Fabregas J, Pujol J. Selective involvement of the pyramidal tract on magnetic resonance imaging in primary lateral sclerosis. *Neurology* 1990;40:1799–1800.

Paulson GW, Yates AJ, Paltan-Ortiz JD. Does infarction of the medullary pyramid lead to spasticity? *Arch Neurol* 1986;43:93–95.

Penfield W, Rasmussen T. *The Cerebral Cortex of Man: A Clinical Study of Localization of Function.* New York: Macmillan, 1950.

Powers RK, Marder-Meyer J, Rymer WZ. Quantitative relations between hypertonia and stretch reflex threshold in spastic quadriparesis. *Ann Neurol* 1988;23: 115–124.

Pryse-Phillips W. *Companion to Clinical Neurology.* 3rd ed. Oxford: Oxford University Press, 2009.

Ropper AH, Fisher CM, Kleinman GM. Pyramidal infarction in the medulla: a cause of pure motor hemiplegia sparing the face. *Neurology* 1979;26:91–95.

Standring S, ed. *Gray's Anatomy: The Anatomical Basis of Clinical Practice.* 41st ed. New York: Elsevier Limited, 2016.

Terakawa H, Abe K, Nakamura M, et al. Ipsilateral hemiparesis after putaminal hemorrhage due to uncrossed pyramidal tract. *Neurology* 2000;54:1801–1805.

Welniarz Q, Dusart I, Roze E. The corticospinal tract: evolution, development, and human disorders. *Dev Neurobiol* 2017;77:810–829.

Wiesendanger M. Pyramidal tract function and the clinical "pyramidal syndrome." *Human Neurobiol* 1984;2:227.

Yagishita A, Nakano I, Oda M. Location of the corticospinal tract in the internal capsule at MR imaging. *Radiology* 1994;191:455–460.

Nível Extrapiramidal

O sistema extrapiramidal é muito mais um conceito funcional – derivado principalmente do estudo de pacientes com doença neurológica – do que uma estrutura anatômica ou fisiológica. Os pacientes com doenças do sistema extrapiramidal apresentam distúrbios que afetam o sistema motor, mas a fenomenologia clínica é bastante diferente da fraqueza, espasticidade e hiper-reflexia que caracterizam a síndrome piramidal. O termo extrapiramidal foi usado pela primeira vez por Wilson na descrição da degeneração hepatolenticular (doença de Wilson). Os pacientes com doença de Wilson apresentavam um tipo de distúrbio motor com características clínicas diferentes das observadas na doença do sistema piramidal que foi associado a lesões nos núcleos da base (NB). Como os NBs são o principal componente do sistema motor extrapiramidal, o termo extrapiramidal passou a ser usado para se fazer referência aos NBs e às suas conexões. Os distúrbios extrapiramidais constituem uma classe de doença neurológica que agora, na maioria das vezes, é denominada distúrbios do movimento, que podem causar movimentação excessiva (p. ex., coreia de Huntington), escassez de movimentos (como doença de Parkinson) ou distúrbio de postura, tônus, de reflexos de endireitamento ou outras manifestações.

O sistema extrapiramidal é antigo em termos filogenéticos. Grande parte de sua função ocorre por modulação do sistema piramidal, e não por projeções diretas para a medula espinal. O sistema extrapiramidal pode ser considerado uma rede neural que influencia o controle motor. Não tem relação direta com a produção de movimentos voluntários, mas está intimamente integrado a outros níveis do sistema motor para modular e regular a atividade motora que ocorre por meio do sistema piramidal.

ANATOMIA E FISIOLOGIA

Os anatomistas discordam quanto aos componentes que devem ser apropriadamente incluídos no sistema extrapiramidal e até mesmo sobre seu reconhecimento como entidade. Eles falam de "sistemas corticofugais não piramidais", mas são avessos a discutir o "sistema extrapiramidal". Grande parte deles censura a continuação do uso da expressão, e o termo sequer aparece em muitos grandes tratados de neuroanatomia. Existem outros sistemas motores não piramidais importantes que não têm relação com os NBs. Outras vias não piramidais, não relacionadas com os núcleos da base, são os tratos rubrospinal, vestibulospinal, olivospinal e reticulospinal. O sistema piramidal é o efetor final, já que o sistema extrapiramidal modula a atividade do sistema piramidal e não tem projeções próprias para a medula espinal. Apesar dessas limitações, o conceito de nível extrapiramidal continua a ter utilidade clínica. Embora o cerebelo seja um sistema motor não piramidal, não é considerado parte do sistema extrapiramidal.

Como mencionado no Capítulo 2, a nomenclatura dos NBs não é usada de maneira uniforme. Os NBs que mais contribuem para o sistema extrapiramidal e têm maior importância clínica são caudado, putame, globo pálido (GP), substância negra (SN) e núcleo subtalâmico (NST). Além dos circuitos motores que controlam o movimento voluntário, os NBs têm conexões límbicas que participam dos aspectos emocionais do movimento, além de conexões com o sistema oculomotor. Eles também desempenham um papel na cognição.

Com frequência, o caudado e o putame são denominados como estriado, em contraste com o GP, ou pálido. Às vezes, os três são incluídos como partes do estriado, sendo o caudado e o putame denominados neoestriados e o GP denominado paleoestriado e, com menor frequência, arquiestriado. Às vezes, os termos estriado e corpo estriado são usados como sinônimos; outras vezes, distingue-se o estriado como caudado e putame (ou caudado-putame) e o corpo estriado como caudado, putame e GP. Neste texto, estriado abrange o neoestriado, o caudado e o putame. Alguns especialistas incluem outras massas de substância cinzenta situadas na base do encéfalo como parte dos NBs, entre elas a substância inominada, o *nucleus accumbens*, o claustro, a amígdala, a substância perfurada anterior e o tubérculo olfatório. A maioria não tem relação funcional com o sistema motor dos NBs e geralmente não é considerada parte do sistema extrapiramidal para fins clínicos. Há um estriado dorsal, ou divisão dorsal do estriado, e um estriado ventral menor, ou divisão ventral. O estriado dorsal é constituído pelo caudado e putame; o estriado ventral consiste no *nucleus accumbens* e na parte anterior da substância perfurada anterior e do tubérculo olfatório. As conexões do estriado ventral são realizadas predominantemente com o sistema límbico. Do mesmo modo, há um pálido dorsal (o GP propriamente dito) e um pálido ventral (a parte posterior da substância perfurada anterior). Para fins clínicos, nem o estriado ventral nem o pálido ventral têm função importante na função motora voluntária.

O núcleo caudado está profundamente posicionado na substância do hemisfério cerebral, entre o ventrículo lateral e a ínsula (Figura 26.1). A cabeça do núcleo caudado é a massa piriforme de substância cinzenta saliente na superfície lateral do corno frontal do ventrículo lateral; sua cauda segue para trás no assoalho do ventrículo e, a seguir, para baixo e para a frente no teto do corno temporal. A cauda do caudado é contígua à amígdala, mas permanece separada dela. O sulco terminal separa o núcleo caudado do tálamo; e contém a estria terminal e a veia talamoestriada. O núcleo lenticular ou lentiforme é constituído pelo putame e pelo GP; o putame forma a parte lateral do complexo lentiforme e o GP, a parte medial. O claustro é uma ilha de substância cinzenta na substância branca subcortical da ínsula. As estruturas que separam o putame da ínsula são, pela ordem, a cápsula externa, o claustro e a cápsula extrema.

A cápsula interna estende-se perpendicularmente através da região dos NBs e complica muito sua anatomia e suas conexões. Os componentes importantes dos NBs e do sistema extrapiramidal são separados em lados opostos da cápsula. O putame

e o GP ocupam posição lateral à cápsula; o caudado, o tálamo, o NST e a SN, posição medial. Todas as conexões eferentes e muitas conexões aferentes dos NBs são feitas com o diencéfalo e o mesencéfalo, que são separados dos NBs pela cápsula interna e pelos pilares do cérebro. O caudado e o putame são quase idênticos do ponto de vista citológico e funcional, mas são separados pelo ramo anterior da cápsula interna. Fibras da cápsula interna e pilares do cérebro também separam a SN do GP, estruturas que têm estreita relação funcional.

O núcleo caudado e o putame são semicontínuos, separados pelas fibras contínuas do ramo anterior da cápsula interna (Figura 26.1). A alternância de filamentos cinzentos e brancos levou ao nome estriado (listrado). Os feixes de fibras de pequeno diâmetro e finamente mielinizadas ("lápis de Wilson") que cruzam o estriado em direção ao GP também contribuem para a aparência marmorizada. Inferiormente, logo acima da substância perfurada anterior, a cabeça do caudado funde-se com a parte inferior do putame e é contínua medialmente com o *nucleus accumbens*. O caudado e o putame são idênticos do ponto de vista histológico, pois têm a mesma origem embriológica. Eles contêm alguns neurônios grandes e muitos neurônios pequenos, com predomínio das células pequenas na proporção de 20:1. Os dendritos podem ou não ter espinhas. O tipo celular mais comum no estriado é o neurônio pequeno, que tem espinhas e contém ácido

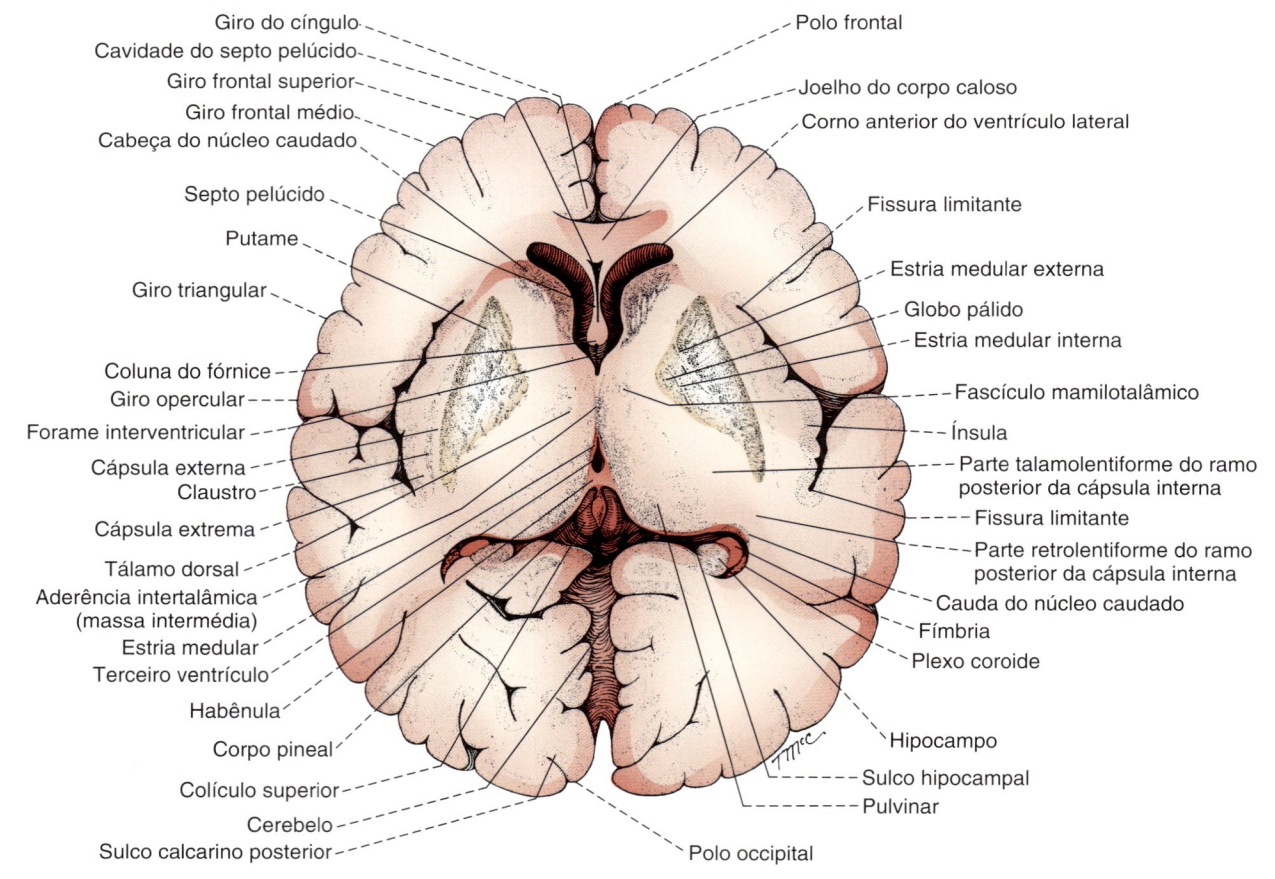

Figura 26.1 Desenho da superfície superior de um corte horizontal não corado do encéfalo humano adulto através da cápsula interna, dos núcleos da base (NBs) e do tálamo.

gama-aminobutírico (GABA), encefalina (ENK) e dinorfina ou substância P (SP). Os neurônios pequenos e com espinhas são o local de origem das fibras eferentes estriadas. Os neurônios pequenos e sem espinhas são colinérgicos.

A microestrutura do estriado consiste em uma matriz de células com coloração histoquímica positiva para acetilcolina (ACh), com áreas ou ilhas de células que contêm outros neurotransmissores. As ilhas são denominadas estriossomos, e o estriado é um mosaico de ilhas ou áreas de estriossomos na matriz de células colinérgicas. Os estriossomos contêm principalmente SP e ENK. Os neurônios encefalinérgicos têm receptores de dopamina D2; os neurônios com SP têm receptores D1. No caudado, os estriossomos têm uma concentração de dopamina maior do que a matriz. O padrão estriossomo-matriz não é tão evidente quanto no putame, que é constituído principalmente de matriz, ou no estriado ventral, que é constituído principalmente de estriossomos. Os neurônios colinérgicos da matriz são facilitadores para os neurônios de projeção e são inibidos pela dopamina.

O GP situa-se medialmente ao putame, logo, lateralmente ao terceiro ventrículo. Uma lâmina medular lateral separa o GP do putame. Internamente, o GP é dividido por uma lâmina medular medial em zona lateral ou externa (globo pálido lateral, GPe) e zona medial ou interna (globo pálido interno, GPi). O GP contém apenas cerca de 5% da quantidade de células existente no estriado, e todas são neurônios grandes. O neurotransmissor principal dos neurônios em todo o GP é o GABA e, menos frequentemente, a ACh. O neuropeptídio associado é a SP no GPi e a ENK no GPe.

A SN é a massa de substância cinzenta localizada no pedúnculo cerebral entre os pilares do cérebro e o tegmento do mesencéfalo na altura dos colículos superiores. A SN tem duas partes: a parte profunda ou zona compacta (SNc), que contém os grandes neurônios dopaminérgicos com melanina que dão nome à estrutura; e a parte mais superficial, a zona reticular (SNr), que contém grandes neurônios GABAérgicos não pigmentados e multipolares semelhantes aos observados no GP. A SNr é basicamente uma extensão mesencefálica do GPi e suas funções são muito semelhantes; essas estruturas são separadas apenas por fibras da cápsula interna e dos pilares do cérebro e as duas participam das funções eferentes dos NBs. A SNr recebe fibras aferentes através do sistema estriatonigral em pente, ou feixe em pente, que cruza os pilares do cérebro em direção oblíqua. O NST (*corpus Luysii*) é uma pequena massa de substância cinzenta, com formato de lente, situada na região talâmica ventral, imediatamente dorsal e medial ao pedúnculo cerebral (Figura 26.2).

Outras estruturas importantes que participam do sistema de controle motor extrapiramidal incluem tálamo, núcleo rubro (NR), formação reticular (FR) do tronco encefálico, núcleo olivar inferior no bulbo, zona incerta (ZI), núcleos vestibulares, núcleo pedunculopontino (NPP) e substância cinzenta da lâmina do teto. Há participação de vários núcleos talâmicos, às vezes denominados tálamo motor, entre eles o núcleo ventral lateral (VL), *pars oralis* (VLo); ventral lateral, *pars caudalis* (VLc); ventral posterior lateral, *pars oralis* (VPLo); e partes do ventral anterior (VA). O NR está localizado no tegmento do mesencéfalo na altura dos colículos superiores. Contém as partes

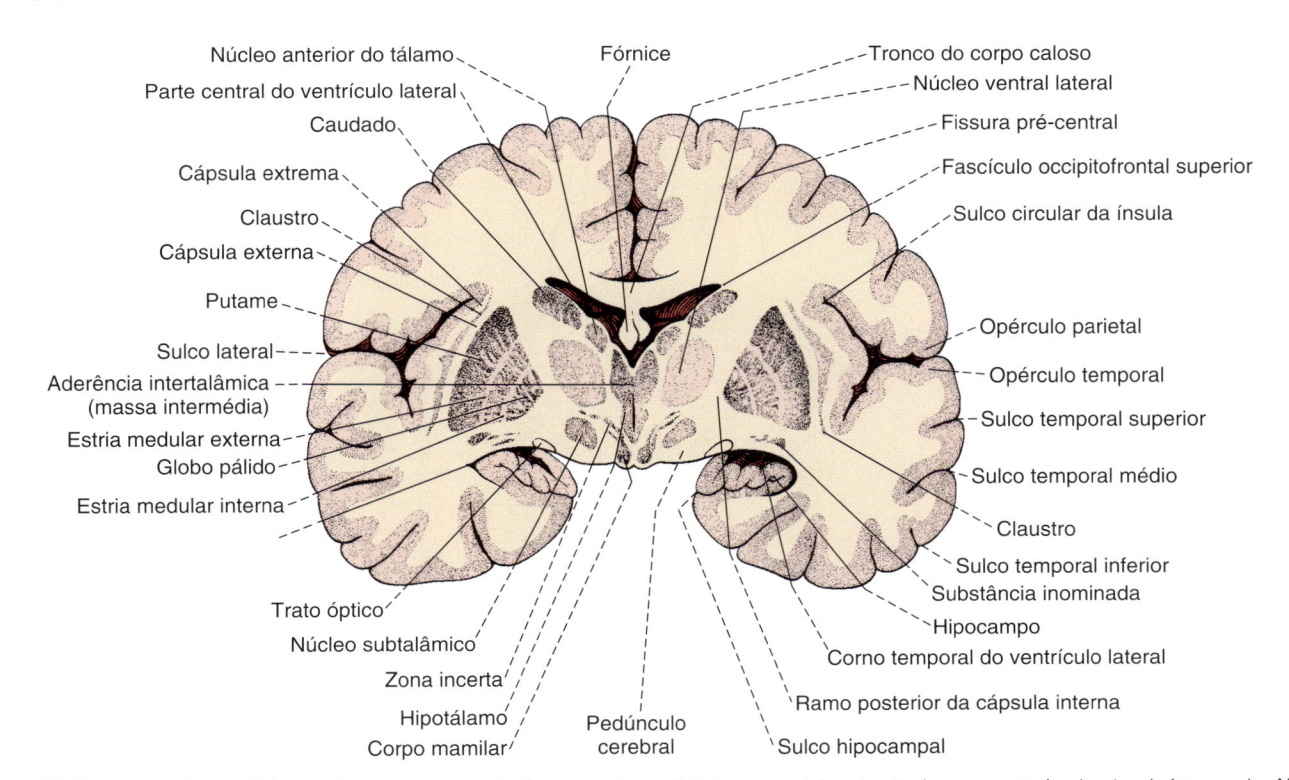

Figura 26.2 Desenho da superfície superior de corte coronal não corado do encéfalo humano adulto através do ramo posterior da cápsula interna, dos NBs e dos corpos mamilares.

magnocelular (de grandes células) e parvocelular (de pequenas células). A parte magnocelular, caudal, dá origem ao trato rubrospinal, e a parte parvocelular, ao trato tegmental central. Os grupos nucleares laterais e mediais da FR situam-se no tegmento do mesencéfalo, e outros constituintes da FR que inibem ou facilitam as respostas motoras estão em posição caudal no tronco encefálico. O NPP é um núcleo colinérgico situado em posição caudal à SN no tegmento do tronco encefálico, parcialmente coberto pelo pedúnculo cerebelar superior.

Recebe fibras aferentes principalmente do GPi/SNr e envia projeções colinérgicas para os neurônios dopaminérgicos na SNc. Pode participar da locomoção. Os pacientes com doença de Parkinson têm perda considerável de neurônios do NPP, e a disfunção do NPP pode ser importante na fisiopatologia dos distúrbios locomotores e posturais desses pacientes.

Os NGs têm abundantes conexões entre si e com estruturas do tronco encefálico, e também com o córtex cerebral e centros inferiores (Figura 26.3). A área do córtex envolvida

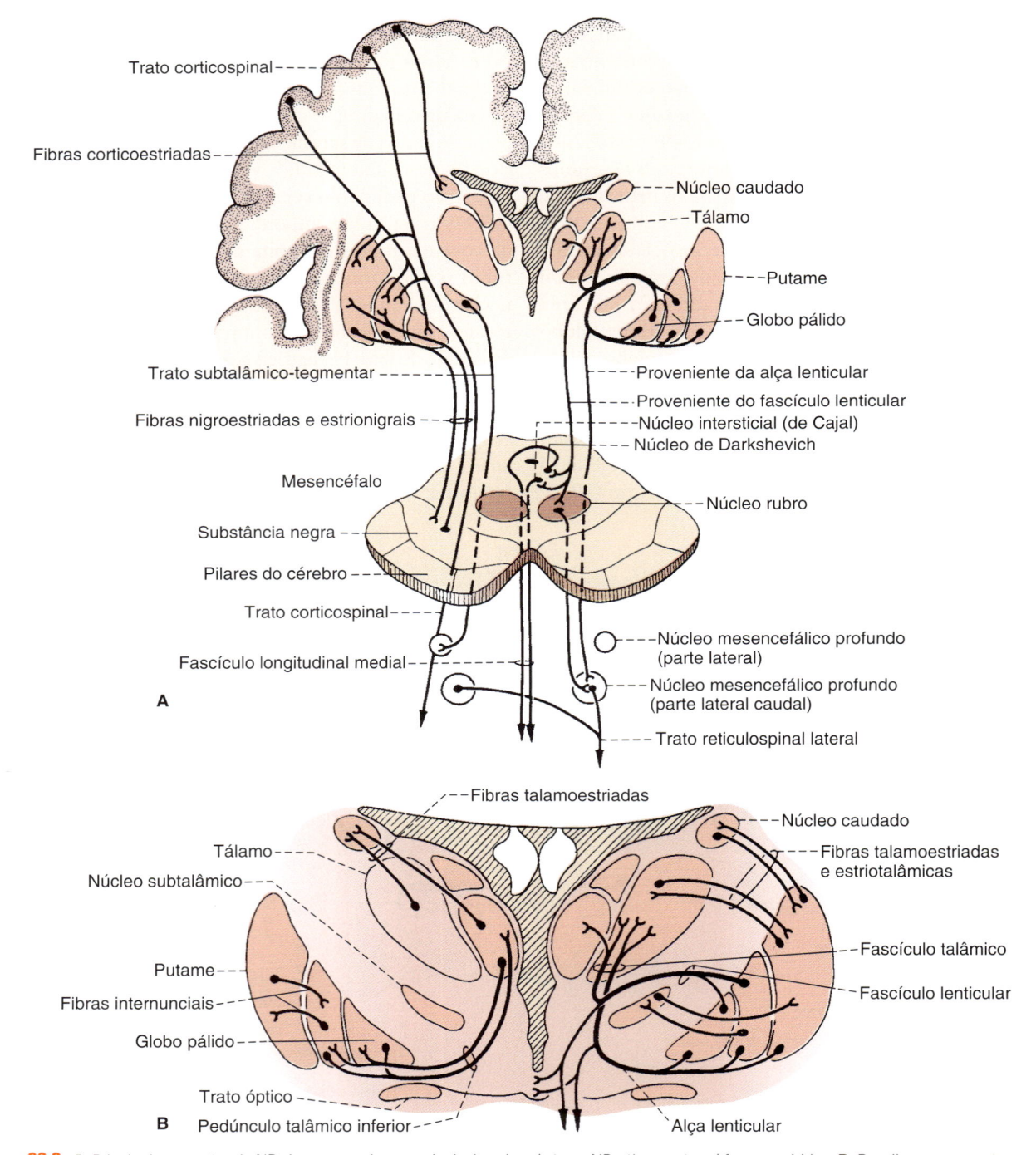

Figura 26.3 **A.** Principais conexões do NB. As partes talamocorticais das alças (córtex-NB-tálamo-córtex) foram omitidas. **B.** Detalhe que mostra as conexões entre os NBs e o tálamo.

é o córtex motor, que inclui as regiões motoras pré-centrais, entre elas as áreas suplementar e pré-motora. Em suma, o córtex cerebral projeta-se para o estriado, que, por sua vez, projeta-se para o GP e a SNr; as fibras eferentes seguem até o tálamo, que então se projeta de volta para o córtex cerebral, sobretudo para as áreas motoras. A Tabela 26.1 resume algumas das principais conexões.

Vias aferentes estriadas

O estriado recebe axônios glutaminérgicos organizados topograficamente e originados de pequenas células piramidais nas camadas V e VI de todo o neocórtex ipsilateral. Recebe também fibras aferentes do tálamo. Essas conexões levam impulsos sensoriais e cognitivos para o estriado. A cabeça do caudado recebe projeções do lobo frontal, o corpo recebe dos lobos parietal e occipital e a cauda recebe do lobo temporal. Os numerosos impulsos do lobo frontal para a cabeça do caudado explicam por que essa parte é muito maior do que o restante do núcleo. Essas conexões formam o substrato anatômico para o papel do caudado na cognição. O caudado também recebe fibras dos núcleos dorsomedial (DM) e VA do tálamo (fibras talamoestriadas), e do putame.

As conexões do putame são mais concentradas; ele recebe fibras das áreas corticais 4 e 6 e do lobo parietal, os centros motores perirrolândicos, que são basicamente as mesmas áreas que dão origem ao trato corticospinal. Tem uma grande conexão com o caudado e também recebe fibras da SN pelo feixe em pente.

Vias eferentes estriadas

O caudado envia fibras para o tálamo (fibras estriotalâmicas) e para o putame e o GP. As fibras eferentes primárias do estriado projetam-se para o GP e a SN. As fibras estriadopálidas do caudado atravessam diretamente o ramo anterior da cápsula interna, e as fibras oriundas do putame projetam-se medialmente através da lâmina medular lateral para o GP.

Vias aferentes palidais

As principais fibras aferentes do GP provêm do caudado e do putame. O NST também envia fibras para o GP no fascículo subtalâmico; algumas atravessam a cápsula interna até o segmento medial do GP; outras cruzam na comissura supraóptica (de Gudden). Também há fibras da SNc para o GP. O GP recebe ainda impulsos dos núcleos DM e VA, através de fibras talamoestriadas no pedúnculo talâmico inferior, e da área 6, e possivelmente da área 4, através de fibras colaterais corticospinais.

Vias eferentes palidais

As fibras eferentes palidais são as principais vias eferentes dos NBs. Há quatro feixes principais: (a) o fascículo lenticular; (b) a alça lenticular; (c) as fibras palidotegmentares, que se originam do GPi; e (d) as fibras palidossubtalâmicas, que se originam do GPe. Com frequência, as fibras palidofugais são discutidas em termos de suas relações com os "campos de Forel". August Forel fez alguns dos primeiros estudos anatômicos dos NBs e da região subtalâmica usando técnicas de degeneração. (Embora seu nome esteja inextricavelmente ligado à neuroanatomia da região subtalâmica, sua principal reputação provém dos estudos fundamentais sobre o comportamento social das formigas.)

Forel identificou campos ou regiões na área subtalâmica e dos NBs e denominou-os "H" (de *Haubenregionen*) por causa de sua semelhança com uma pluma de chapéu. Existem campos de Forel H, H_1 e H_2; estes se referem a diferentes feixes de fibras que seguem na região do NR, NST e ZI. O campo pré-rubral ou tegmentar (campo H de Forel) situa-se em posição logo rostral ao NR e contém principalmente fibras dentatotalâmicas do pedúnculo cerebelar superior contralateral e fibras rubrotalâmicas do NR ipsilateral ascendente em direção ao tálamo através da região subtalâmica. As fibras dentatotalâmicas e rubrotalâmicas formam uma cápsula em torno do NR; a parte dessa cápsula imediatamente rostral ao NR é o campo pré-rubral. As fibras

Tabela 26.1	Principais vias dos núcleos da base.		
Trato	**Origem**	**Terminação**	**Neurotransmissor**
Corticostriado	Córtex cerebral	Estriado*	Glutamato
Estriadopálido	Estriado	GP	GABA
Palidotalâmico**	GP	Tálamo	GABA
Palidossubtalâmico***	GPe	Núcleo subtalâmico	GABA
Estriadonigral	Estriado	SN	GABA
Nigroestriado	SNc	Estriado	Dopamina
Nigrotectal	SNr	Colículo superior	GABA
Nigrotalâmico	SNr	Tálamo	GABA

*Estriado dorsal, caudado e putame.
**Via fascículo e alça lenticular.
***Via fascículo subtalâmico.
GABA, ácido gama-aminobutírico; GP, globo pálido; GPe, globo pálido lateral; SN, substância negra; SNc, zona compacta; SNr, zona reticular.

palidofugais seguem até o campo pré-rubral e depois ascendem. Como essas fibras ascendem em direção ao tálamo, o campo pré-rubral divide-se em lâminas dorsal e ventral; a divisão dorsal é constituída de fascículo lenticular (campo H_2 de Forel), e a ventral, de o fascículo talâmico (campo H_1 de Forel).

Tanto a alça quanto o fascículo lenticular têm a mesma origem, o GPi, e o mesmo destino, o tálamo; a diferença é que o fascículo atravessa a cápsula interna e a alça descreve uma curva em torno dela. Ambos atravessam o campo H e se unem ao fascículo talâmico. O fascículo lenticular emerge da face dorsal do GPi, perfura a cápsula interna e se posiciona logo acima do NST e abaixo da ZI. A alça lenticular emerge da face ventral do GPi, segue em sentido ventromedial, faz uma curva em torno do ramo posterior da cápsula interna e entra no campo pré-rubral. Depois de atravessar a cápsula interna, o fascículo lenticular une-se à alça lenticular na margem medial da ZI; depois, os dois entram no fascículo talâmico logo acima da ZI.

O fascículo talâmico (campo H_1 de Forel) é um feixe complexo situado logo dorsalmente à ZI. Ele transporta fibras palidofugais, além de fibras rubrotalâmicas e dentatotalâmicas. O fascículo talâmico entra na fileira ventral rostral de núcleos talâmicos, principalmente VL e VA. Algumas fibras palidofugais separam-se do fascículo talâmico e entram no núcleo talâmico centromediano. As fibras dentatotalâmicas no fascículo talâmico destinam-se principalmente ao núcleo VL, mas algumas entram nos núcleos intralaminares. O núcleo VL participa da integração e da coordenação da função dos NBs e do cerebelo. Por sua vez, o núcleo VL projeta-se para a área 4 do córtex motor. O ponto onde o fascículo talâmico converge no núcleo VL tem singular importância estratégica para a função do sistema motor.

Núcleo subtalâmico

O núcleo subtalâmico (NST) tem conexões recíprocas com o GP via fascículo subtalâmico, um feixe que atravessa diretamente a cápsula interna. A conexão com o NST é a única via eferente pálida a se originar do GPe; todas as outras provêm do GPi. O NST envia fibras de volta ao GPe, bem como para o GPi, pelo fascículo subtalâmico.

Substância negra

A SN estende-se da ponte até a região subtalâmica e constitui a principal população de células dopaminérgicas do mesencéfalo; também há células colinérgicas. A SNc de um lado é contínua ao longo da linha mediana com a SNc do lado oposto. As células da SNc contêm neuromelanina, um subproduto da síntese de dopamina. As vias aferentes estriadonigrais do estriado usam GABA, SP ou encefalina como transmissores. A SNr recebe fibras estrionigrais do estriado, do GP e do NST. As vias eferentes primárias da SN seguem para o estriado, o teto do mesencéfalo e o tálamo (ver Tabela 26.1).

Existe uma relação funcional entre a SNr e o GPi; suas vias eferentes são GABAérgicas. As fibras nigroestriadas dopaminérgicas da SNc projetam-se para o estriado. O trato nigrotalâmico segue para os núcleos VA e DM. O trato nigrotetal conecta a SN ao colículo superior ipsilateral e pode participar do controle dos movimentos oculares. Também há conexões entre a SN, o NPP e a FR.

FISIOLOGIA DOS NÚCLEOS DA BASE

As conexões do sistema motor são complexas (ver Figura 22.2). Existem duas alças principais: os NBs e a cerebelar. As conexões essenciais na alça dos NBs são córtex → estriado → globo pálido → tálamo → córtex. As projeções do tálamo, do córtex e do NST são excitatórias; as vias eferentes do estriado e do pálido são principalmente inibitórias. As projeções do córtex para o estriado e do tálamo para o córtex são ambas excitatórias (glutaminérgicas). A via do estriado para o tálamo pode ser tanto excitatória como inibitória, dependendo da via. Os modelos atuais da função dos NBs incluem uma alça ou via direta e outra indireta para a conexão entre o estriado e o tálamo (Boxe 26.1). Em resumo, a alça direta é excitatória e a alça indireta é inibitória. A alça indireta contém o GPe e o NST, que não participam da via direta (Figura 26.4). O caudado, o putame e o NST constituem os núcleos de entrada dos NBs; o GPi e a SNr são os núcleos de saída. Os núcleos de entrada e saída são conectados pelas alças direta e indireta. Em suma, os núcleos de saída, GPi e SNr, causam inibição tônica do tálamo motor; os núcleos de entrada facilitam a atividade motora cortical por desinibição do tálamo ou inibem a atividade motora por aumento da inibição talâmica. A via direta facilita a excitação cortical e realiza o movimento voluntário. A via indireta inibe a excitação cortical e evita os movimentos indesejados. A doença da via direta causa hipocinesia, por exemplo, parkinsonismo; a doença da via indireta causa hipercinesia, por exemplo, coreia ou hemibalismo.

A SNc projeta fibras dopaminérgicas para o estriado, o que causa excitação ou inibição, dependendo do receptor. Existem cinco subtipos de receptores de dopamina, D1 a D5. Os receptores D1 e D2 são os principais implicados na regulação do movimento. O efeito da dopamina sobre a família D1 de receptores é excitatório; o efeito sobre receptores D2 é inibitório. A alça direta segue através dos receptores D1 e a alça indireta, através dos receptores D2. A excitação de receptores D1 por dopamina aumenta o efeito inibitório do estriado sobre o GPi/SNr através da via direta, o que diminui o efeito inibitório de GPi/SNr sobre o tálamo e aumenta a excitação talamocortical. O efeito final da dopamina sobre o receptor D1 é facilitar a alça direta e aumentar a excitação talamocortical. A inibição de receptores D2 pela dopamina diminui o efeito inibitório do estriado sobre o GPe através da via indireta, o que diminui o efeito inibitório do GPe sobre o NST. A desinibição do NST incrementa sua

Boxe 26.1

Vias direta e indireta

Em termos gerais, a via direta é mediada por receptores de dopamina D1 e facilita o movimento; a via indireta é mediada por receptores D2 e inibe o movimento. Na via direta, o córtex motor envia sinais ativadores glutaminérgicos para o caudado e o putame, e excita os receptores D1. As fibras estriadopálidas para a zona medial do globo pálido (GPi) e a zona reticular superficial (SNr) são inibitórias (GABAérgicas); as fibras do GPi para o tálamo também são inibitórias (GABAérgicas). Em repouso, GPi/SNr exercem influência inibitória sobre o tálamo, o que diminui a influência excitatória do tálamo sobre o córtex. A ativação da via direta inibe a atividade do GPi/SNr. As projeções da alça direta do estriado para o GPi inibem a via palidotalâmica inibitória e provocam excitação e facilitação cortical final. A alça direta excita as projeções talâmicas para o córtex, pela inibição da via palidotalâmica.

Na via indireta, o córtex motor envia sinais ativadores glutaminérgicos para o caudado e o putame e excita os receptores D2. As fibras estriadopálidas projetam-se para a zona lateral do globo pálido (GPe) e causam inibição (GABAérgicas). A atividade de repouso de GPe diminui. Fibras GABAérgicas inibitórias projetam-se do GPe para o núcleo subtalâmico (NST) pelo fascículo subtalâmico. O NST, a seguir, projeta-se para o GPi, mas suas fibras são excitatórias (glutaminérgicas). A atividade da via indireta reduz a inibição do NST, que, então, facilita a projeção inibitória do GPi para o tálamo, com diminuição final da atividade das vias talamocorticais. A alça indireta inibe as projeções talâmicas para o córtex por aumento da inibição mediada pela projeção palidotalâmica. A atividade na alça indireta impede a ativação de áreas corticais motoras que poderiam interferir no movimento voluntário executado pela via direta.

A atividade na alça direta aumenta a excitação cortical; a atividade na alça indireta a diminui. Quando a excitação cortical ocorre em nível normal, os movimentos voluntários são normais. Quando há diminuição patológica da ativação cortical por doença da via direta, os movimentos voluntários são inibidos; isso causa distúrbios hipocinéticos do movimento, como na doença de Parkinson. Quando há aumento patológico da ativação cortical por doença da via indireta, os movimentos são ampliados; isso causa distúrbios hipercinéticos do movimento, como na coreia. O resultado final comum na doença de Parkinson é o aumento da taxa de disparos do GPi, com consequente supressão da atividade dos circuitos talamocorticais (a teoria da taxa do GPi).

O modelo das vias direta e indireta e a teoria da taxa do GPi não explicam algumas características dos distúrbios do movimento, por exemplo, o componente hipercinético, tremor, em uma doença que provoque basicamente hipocinesia. Também não explicam alguns dos efeitos da estimulação encefálica profunda na doença de Parkinson nem a eficácia dos fármacos anticolinérgicos. Vários autores propuseram aperfeiçoamentos, modificações e alternativas, entre elas a teoria dos neurônios de trens de pulsos (*bursting neurons*), a teoria de sincronização, a teoria de osciladores pró-cinéticos/anticinéticos e os sistemas da teoria de osciladores. As alterações nos padrões de deflagração do GPi, em vez da simples taxa de disparo geral enfatizada nos diagramas tradicionais de conexão dos núcleos da base, podem explicar muitas manifestações da doença que não são bem explicadas pela teoria da taxa do GPi.

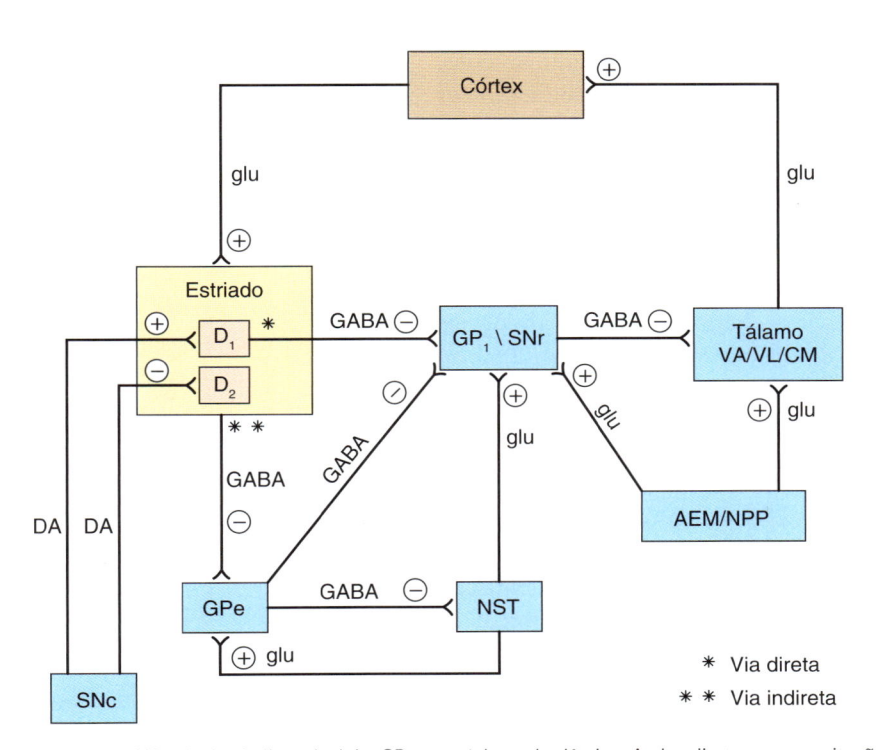

Figura 26.4 As alças direta e indireta dos NBs. A alça indireta inclui o GPe e o núcleo subtalâmico. A alça direta causa excitação do tálamo e do córtex e a alça indireta, inibição. (+: excitatório; −: inibitório; CM, núcleo talâmico centromediano; DA, dopamina; D1, receptor de dopamina D1; D2, receptor de dopamina D2; GABA, ácido gama-aminobutírico; GPe, globo pálido lateral; GPi, globo pálido interno; glu, ácido glutâmico; AEM, área extrapiramidal do mesencéfalo; NPP, núcleo pedunculopontino; NST, núcleo subtalâmico; SNc, zona compacta da substância negra; SNr, zona reticular da substância negra; VA, núcleo ventral anterior do tálamo; VL, núcleo ventral lateral do tálamo.)

capacidade de excitar GPi/SNr, aumentando os impulsos eferentes inibitórios de GPi/SNr e causando a diminuição da excitação talamocortical. O resultado é que o sistema nigroestriado facilita a atividade na alça direta, o que aumenta a excitação talamocortical, e inibe a atividade na alça indireta inibitória, o que também aumenta a excitação talamocortical. Quando há deficiência de dopamina, a ativação cortical diminui tanto pela redução da facilitação da alça excitatória direta quanto pela ausência de inibição da alça indireta inibitória.

O efeito inibitório dos neurônios de saída do NB afeta não só o tálamo motor mas também as áreas extrapiramidais do mesencéfalo. Os efeitos foram comparados a um freio. O aumento da frenagem por aumento da atividade do GPi/SNr inibe os geradores de padrão motor no córtex cerebral e no tronco encefálico; a diminuição da atividade do GPi/SNr diminui a frenagem e facilita a atividade motora cortical e do tronco encefálico. O NST aumenta a frenagem, enquanto o estriado a diminui. Os impulsos do estriado para GPi/SNr são organizados para promover inibição concentrada específica (reversão da frenagem) e facilitar seletivamente os movimentos desejados, enquanto os impulsos do NST causam excitação mais global do GPi/SNr (frenagem), talvez para inibir movimentos que possam competir com os desejados.

FISIOPATOLOGIA DOS NÚCLEOS DA BASE

Acredita-se que os distúrbios hipocinéticos do movimento, como no parkinsonismo, sejam decorrentes do aumento dos efeitos inibitórios normais dos neurônios de saída dos NBs. Os distúrbios hipercinéticos do movimento, como a coreia, o hemibalismo e a distonia, provavelmente são consequências da diminuição da inibição normal.

O distúrbio hipocinético de movimento mais comum é a doença de Parkinson. Ao exame patológico, há perda das células pigmentadas na SNc, bem como perda de outras células pigmentadas no sistema nervoso central, como o *locus cœruleus*. As células da SNc são a origem da via dopaminérgica nigroestriada. A perda de estímulos de dopamina para o estriado diminui a ativação talamocortical por efeitos mediados pelos receptores D1 e D2. Há diminuição da atividade na alça direta, mediada pelo receptor D1, que causa perda da inibição estriada de GPi/SNr e aumento da inibição do tálamo motor, com diminuição da ativação cortical. Também há diminuição da inibição da alça indireta, mediada pelo receptor D2. O NST é liberado do controle inibitório do GPe, o que aumenta a atividade do NST; isso, por sua vez, aumenta os efeitos inibitórios do GPi/SNr. Esses dois efeitos diminuem a estimulação talâmica para o córtex motor, que causa hipocinesia e bradicinesia. Há aumento da atividade através da via indireta em relação à direta, com consequente hiperatividade de GPi/SNr e subsequente inibição ou frenagem dos circuitos talamocorticais.

Nos distúrbios hipercinéticos do movimento, a inibição do tálamo motor pelo GPi/SNr é comprometida. O hemibalismo resulta de lesão do NST contralateral, geralmente de um infarto. A lesão do NST leva à perda de sua facilitação normal dos efeitos inibitórios do GPi/SNr. A perda da facilitação dos impulsos do GPi/SNr (menor frenagem) desinibe o tálamo motor e o córtex, resultando em movimentos hipercinéticos dos membros acometidos. Na doença de Huntington, há perda de neurônios encefalinérgicos com espinhas no estriado, que se projetam principalmente para o GPe. A perda desses neurônios remove a inibição do GPe, cujo efeito é inibir intensamente o NST, incapacitando-o. Como no hemibalismo, sem impulsos do NST, a inibição do tálamo motor por GPi/SNr diminui, soltando o freio, desinibindo o VL e aumentando a atividade talamocortical e a hipercinesia. Em termos experimentais, a coreia pode ser causada por lesão do NST, desinibição do GPe ou administração de agentes dopaminérgicos.

OUTRAS FUNÇÕES DOS NÚCLEOS DA BASE

Além das funções na regulação dos movimentos voluntários, os NBs também têm conexões implicadas na cognição, na emoção e no controle oculomotor. Os NBs têm ligação com partes do encéfalo implicadas no comportamento, na memória, na atenção e nos processos de recompensa. Na alça motora, as projeções corticais seguem para o putame; nas outras alças, elas seguem para o caudado. Na alça cognitiva, as projeções do lobo frontal para o caudado seguem através do GP até os núcleos VA e DM do tálamo, que enviam fibras de volta para o lobo frontal. As conexões cognitivas dos NBs são importantes no aprendizado de novas tarefas motoras. A alça límbica origina-se no córtex orbitofrontal e anterior do cíngulo, segue através do estriado ventral, sobretudo do *nucleus accumbens*, até o pálido ventral e, depois, para o núcleo DM, que se projeta de volta ao córtex. A alça límbica pode participar das expressões motoras da emoção. A alça oculomotora origina-se nas áreas corticais de controle do movimento ocular, incluindo os campos oculares frontais e o córtex parietal posterior, projeta-se para o caudado e, depois, para a SNr e o colículo superior. Os impulsos da SNr retornam ao córtex através dos núcleos VA e DM. A alça oculomotora participa do controle dos movimentos sacádicos dos olhos.

BIBLIOGRAFIA

Afifi AK. Basal ganglia: functional anatomy and physiology. Part 1. *J Child Neurol* 1994a;9:249–260.

Afifi AK. Basal ganglia: functional anatomy and physiology. Part 2. *J Child Neurol* 1994b;9:352–361.

Afifi AK. The basal ganglia: a neural network with more than motor function. *Semin Pediatr Neurol* 2003;10:3–10.

Albin RL, Young AB, Penney JB. The functional anatomy of basal ganglia disorders. *Trends Neurosci* 1989;12:366–375.

Bronstein JM, Tagliati M, Alterman RL, et al. Deep brain stimulation for Parkinson disease: an expert consensus and review of key issues. *Arch Neurol* 2011;68:165.

DeLong MR, Wichmann T. Circuits and circuit disorders of the basal ganglia. *Arch Neurol* 2007;64:20–24.

DeLong M, Wichmann T. Update on models of basal ganglia function and dysfunction. *Parkinsonism Relat Disord* 2009;15(Suppl 3):S237–S240.

FitzGerald MJT, Folan-Curran J. *Clinical Neuroanatomy and Related Neuroscience.* 4th ed. Edinburgh: W. B. Saunders, 2002.

Gilman S, Newman SW. *Manter and Gatz's Essentials of Clinical Neuroanatomy and Neurophysiology.* 10th ed. Philadelphia: FA Davis, 2003.

Gould DJ, Fix JD. *Neuroanatomy.* 5th ed. Philadelphia: Wolters Kluwer Health/ Lippincott Williams & Wilkins, 2014.

Herrero MT, Barcia C, Navarro JM. Functional anatomy of thalamus and basal ganglia. *Childs Nerv Syst* 2002;18:386–404.

Holt DJ, Graybiel AM, Saper CB. Neurochemical architecture of the human striatum. *J Comp Neurol* 1997;384:1–25.

Kiernan JA, Rajakumar N. *Barr's The Human Nervous System: An Anatomical Viewpoint.* 10th ed. Philadelphia: Wolters Kluwer Health/Lippincott Williams & Wilkins, 2014.

Kingsley RE. *Concise Text of Neuroscience.* 2nd ed. Philadelphia: Lippincott Williams & Wilkins, 2000.

Kopell BH, Rezai AR, Chang JW, et al. Anatomy and physiology of the basal ganglia: implications for deep brain stimulation for Parkinson's disease. *Mov Disord* 2006;21(Suppl 14):S238–S246.

Koprich JB, Johnston TH, Huot P, et al. New insights into the organization of the basal ganglia. *Curr Neurol Neurosci Rep* 2009;9:298–304.

Lozano AM, Snyder BJ, Hamani C, et al. Basal ganglia physiology and deep brain stimulation. *Mov Disord* 2010;25 Suppl 1:S71–S75.

Mink JW. The basal ganglia and involuntary movements: impaired inhibition of competing motor patterns. *Arch Neurol* 2003;60:1365–1368.

Montgomery EB Jr. Basal ganglia physiology and pathophysiology: a reappraisal. *Parkinsonism Relat Disord* 2007;13:455–465.

Obeso JA, Rodriguez-Oroz MC, Benitez-Temino B, et al. Functional organization of the basal ganglia: therapeutic implications for Parkinson's disease. *Mov Disord* 2008;23(Suppl 3):S548–S559.

Pahapill PA, Lozano AM. The pedunculopontine nucleus and Parkinson's disease. *Brain* 2000;123(Pt 9):1767–1783.

Parent A, Hazrati LN. Functional anatomy of the basal ganglia. I. The cortico-basal ganglia-thalamo-cortical loop. *Brain Res Brain Res Rev* 1995a;20:91–127.

Parent A, Hazrati LN. Functional anatomy of the basal ganglia. II. The place of subthalamic nucleus and external pallidum in basal ganglia circuitry. *Brain Res Brain Res Rev* 1995b;20:128–154.

Pollack AE. Anatomy, physiology, and pharmacology of the basal ganglia. *Neurol Clin* 2001;19:523–534.

Postuma RB, Land AE. Hemiballism: revisiting a classic disorder. *Lancet Neurol* 2003;2:661–668.

Pryse-Phillips W. *Companion to Clinical Neurology.* 3rd ed. Oxford: Oxford University Press, 2009.

Ring HA, Serra-Mestres J. Neuropsychiatry of the basal ganglia. *J Neurol Neurosurg Psychiatry* 2002;72:12–21.

Ropper AH, Samuels MA, Klein J. *Adams and Victor's Principles of Neurology.* 10th ed. New York: McGraw-Hill Education Medical, 2014.

Standring S, ed. *Gray's Anatomy: The Anatomical Basis of Clinical Practice.* 41st ed. New York: Elsevier Limited, 2016.

Welniarz Q, Dusart I, Roze E. The corticospinal tract: evolution, development, and human disorders. *Dev Neurobiol* 2017;77:810–829.

Wilson SAK. Progressive lenticular degeneration. A familial nervous disease associated with cirrhosis of the liver. *Brain* 1912;34:295.

CAPÍTULO 27

Força e Potência Motora

A força e a potência motora indicam a capacidade dos músculos de exercer força e despender energia. A diminuição da força é a fraqueza ou paresia; a ausência de contração muscular é a paralisia ou plegia. A fraqueza pode causar perda da velocidade, rapidez ou agilidade do movimento e diminuição da amplitude de movimento antes que haja perda da potência à avaliação formal da força. Outras manifestações de diminuição da função motora são fatigabilidade, variação da força em testes repetidos, diminuição da amplitude e da rapidez do movimento, perda de coordenação, movimentos irregulares e desajeitados, tremor, perda de movimentos associados e incapacidade de executar movimentos planejados.

Embora a apreciação da força exercida para iniciar ou resistir a movimentos seja o principal critério na avaliação da força, a observação e a palpação da contração do ventre muscular ou do movimento de seu tendão podem ser úteis. Às vezes, é possível sentir a contração de um músculo extremamente fraco quando não é possível vê-la. Na fraqueza não orgânica, é possível sentir a contração do músculo aparentemente fraco quando o paciente é instruído a fazer movimentos com músculos sinérgicos, ou pode-se sentir a contração dos antagonistas quando o paciente é instruído a contrair o músculo fraco. A fraqueza pode ser mascarada quando a tentativa de contrair um músculo fraco é acompanhada pela ativação de outros músculos para compensar a perda de potência. Nesses movimentos de substituição, ou "artifícios", o paciente explora um músculo forte com função semelhante para compensar a perda de ação de um músculo fraco. A observação atenta de alterações dos padrões normais de movimento e de movimentos de substituição pode indicar perda de função. Resistência é a capacidade de realizar a mesma atividade repetidamente. A perda de resistência, ou fatigabilidade anormal, pode ocorrer na miastenia *gravis*. Em contrapartida, um paciente com síndrome miastênica de Lambert-Eaton pode tornar-se transitoriamente mais forte com contrações sucessivas.

Para fins clínicos, em geral é possível avaliar satisfatoriamente a força muscular sem recorrer a equipamentos especiais. Embora costume ser suficiente, a impressão subjetiva do examinador é, na melhor das hipóteses, semiquantitativa e varia de acordo com a experiência e a habilidade do examinador. Há um elemento subjetivo, com considerável variabilidade inter e intraexaminadores. Quando são necessárias avaliações mais quantitativas, dispõe-se de dinamômetros, miômetros e ergômetros.

O exame de força avalia principalmente a contração muscular voluntária, ou ativa, em vez da contração reflexa. A força pode ser classificada como cinética (exercida para mudar de posição) e estática (exercida para resistir ao movimento a partir de uma posição fixa). Existem dois métodos para testar a força. O paciente pode pôr uma articulação em determinada posição e o examinador tenta movê-la. De modo alternativo, o paciente pode tentar mover uma articulação ou contrair um músculo contra a resistência fixa do examinador. Na maioria dos processos patológicos as duas são igualmente afetadas, e os dois métodos são intercambiáveis. Alguns pacientes podem compreender melhor o primeiro método e cooperar mais com ele, mas o método no qual se solicita que o paciente inicie o movimento pode detectar melhor a fraqueza leve. Há discordância sobre o método de aplicação de força pelo examinador. Alguns especialistas recomendam a aplicação lenta de resistência, na qual os esforços do paciente e do examinador são equivalentes; outros afirmam que um movimento rápido do examinador detecta melhor a fraqueza leve. Quando os músculos estão muito fracos, pode ser preciso avaliar a força sem resistência ou apenas contra a resistência oferecida pela gravidade.

Muitos fatores podem complicar o exame da força e dificultar a avaliação. A experiência adquirida depois de examinar muitos pacientes ajuda a reforçar a impressão que o examinador tem da perda de força, sobretudo quando o comprometimento é leve. Fadiga, doença sistêmica, incapacidade de compreender ou cooperar com a avaliação da força e muitos outros fatores podem causar uma impressão falsa ou distorcida da fraqueza. Na doença extrapiramidal a rigidez pode interferir com a potência muscular aparente, e a bradicinesia atrasa o início da contração muscular e retarda o movimento. Hipercinesias de vários tipos e ataxia podem dificultar a atividade motora. Também pode haver perda ou comprometimento do movimento em casos de dor, edema, espasmo, fraturas, luxações, aderências ou ancilose das articulações, contraturas de agonistas ou antagonistas, perda do sentido de posição, histeria, simulação e catatonia.

Há uma grande variação individual na velocidade dos movimentos voluntários. Ela pode aumentar nos casos de hipertireoidismo e mania, e diminuir nos casos de hipotireoidismo, depressão, parkinsonismo, fadiga e em diversas miopatias. A lentidão do movimento (bradicinesia) pode ser a primeira manifestação de doença extrapiramidal. As anomalias da uniformidade e regularidade do movimento podem ser causadas por ataxia, tremor ou coreia, mas a incoordenação também pode ser causada por fraqueza. A impersistência motora é a incapacidade de manter ações motoras voluntárias iniciadas em obediência a comandos verbais. O paciente é incapaz de sustentar uma atividade, como manter os olhos fechados ou a mão levantada. Pode ser um tipo de apraxia, e se costuma dizer que é mais frequente nas lesões do hemisfério esquerdo.

A fraqueza de um músculo precisa ser diferenciada da perda de amplitude de movimento por outras razões e da contratura dos antagonistas. Às vezes, é necessário usar movimentos passivos para distinguir se a limitação de movimento é causada por fraqueza, dor, espasmo muscular, ou alterações fibrosas ou ósseas. A limitação de movimento por fraqueza acentuada pode causar contratura e deformidade. Na contratura, não é possível alongar um músculo até seus limites normais sem que haja considerável resistência e dor. Pacientes com espasticidade têm risco especial de contraturas, sobretudo se não houver alongamento passivo periódico dos músculos. As contraturas são comuns principalmente nos músculos da panturrilha, com consequente flexão plantar do pé. A amplitude de movimento não é completa na tentativa de dorsiflexão passiva ("encurtamento do tendão do calcâneo"). Por fim, as contraturas podem causar alterações periartríticas, ancilose articular e deformidades fixas.

Na avaliação de contraturas e deformidades, é importante diferenciar entre as que têm origem neurogênica e as que decorrem de doença ortopédica, anomalias congênitas, posturas habituais, fatores ocupacionais ou outros que causem dificuldade mecânica do movimento. A deformidade do pé equino ou equinovaro pode ser causada por pé em gota na paralisia do nervo fibular; espasmo dos músculos da panturrilha na distonia do pé; espasticidade por lesão do trato corticospinal; anomalia do desenvolvimento, como o pé torto congênito; traumatismo ou artrite das articulações do tornozelo. É preciso diferenciar entre a limitação de movimento no ombro, que costuma complicar a hemiplegia e a doença da articulação do ombro ou do manguito rotador. A contratura em flexão da articulação radiocarpal associada à mão em gota prolongada por paralisia do nervo radial e à mão em garra por neuropatia ulnar têm de ser diferenciadas das deformidades observadas em distúrbios como artrite, contratura de Volkmann e contratura de Dupuytren.

Pode ser preciso modificar o exame motor, muitas vezes apenas com avaliação básica da função, em várias doenças, em pacientes confusos ou com estupor, e em lactentes e crianças pequenas. A detecção de fraqueza em pacientes com alteração da consciência ou coma requer o uso de técnicas especiais. No coma, a avaliação da função motora depende de movimentos espontâneos, da posição de um membro ou da retirada de um membro em resposta à estimulação dolorosa, com especial atenção a eventuais assimetrias de movimentos espontâneos ou reflexos nos dois lados. As únicas manifestações de hemiplegia em pacientes comatosos podem ser a ausência de contração dos músculos faciais de um lado após compressão da margem supraorbital, a queda do punho e do antebraço quando soltos com o cotovelo fletido apoiado sobre o leito e a extensão e rotação externa da coxa e da perna quando soltas depois de postas em flexão com o calcanhar apoiado no leito. Essas manifestações são analisadas no Capítulo 51. Em lactentes e crianças pequenas, o exame motor pode ser limitado principalmente à observação da atividade espontânea, da postura geral e da posição dos membros quando o paciente está em decúbito ventral, dorsal, sentado e de pé. A resistência ao movimento passivo, os reflexos motores e a palpação podem fornecer indicações indiretas sobre a força muscular.

A força pode ser avaliada em termos absolutos (p. ex., o examinador compara a potência do paciente ao que considera que deveria ser normal) ou em comparação com outros músculos do paciente. Na maioria das vezes, faz-se a comparação com um músculo homólogo do outro lado do corpo, como ao se compararem os dois músculos bíceps. Porém, a força proximal deve ser proporcional à força distal no mesmo paciente. O paciente com polimiosite pode ter fraqueza bilateral dos deltoides e, assim, não ser possível comparar um deltoide com o outro. Contudo, os deltoides podem ser obviamente mais fracos do que os extensores do punho, com um gradiente proximal-distal de aumento da força claramente anormal. Em geral, os músculos do lado dominante são um pouco mais fortes.

ESCALAS DE FORÇA

Medidas quantitativas e registros permanentes auxiliam o diagnóstico e a avaliação da progressão da doença ou de sua recuperação. No exame manual dos músculos, a força de cada um deles é testada e classificada quantitativamente de acordo com alguma escala. A classificação mais usada na avaliação da força é a escala de cinco níveis do MRC (Medical Research Council), elaborada na Grã-Bretanha durante a Segunda Guerra Mundial para avaliar pacientes com lesão dos nervos periféricos (Tabela 27.1). A escala do MRC foi amplamente aplicada na avaliação da força em geral; entretanto, concentra-se bastante na avaliação de músculos muito fracos (Vídeo 27.1). Em lesões graves de nervo periférico, a melhora do grau 0 (ausência de contração) para o grau 1 (tremulação) é muito importante, pois indica o início da reinervação. O paciente com lesão de nervo que se recupera até o grau 4 tem um excelente desfecho. Por sua vez, um paciente com polimiosite de grau 4 difuso tem doença

Tabela 27.1	A escala de força muscular do Medical Research Council.
0	Sem contração
1	Tremor ou esboço de contração muscular
2	Movimento ativo com eliminação da gravidade
3	Movimento ativo contra a gravidade
4−	Movimento ativo contra a gravidade e resistência leve
4	Movimento ativo contra a gravidade e resistência moderada
4+	Movimento ativo contra a gravidade e resistência forte
5	Potência normal

intensa e evolução desfavorável. Portanto, a escala de classificação da força mais usada tem limitações consideráveis ao se lidar com muitos pacientes.

Os níveis da escala do MRC são definidos com precisão, mas não são lineares. É um erro comum acreditar que os graus do MRC são uniformemente espaçados e que o grau 5 é normal, o grau 4 corresponde à fraqueza mínima ou leve, o grau 3, à fraqueza moderada, o grau 2, à fraqueza intensa, e assim por diante. Na verdade, qualquer situação abaixo do grau 5 indica fraqueza considerável. O grau 4 corresponde à fraqueza moderada, e abaixo dele há fraqueza intensa. Um paciente classificado no grau 4/5 difuso não tem fraqueza leve ou questionável, mas acometimento acentuado e grave. Não se deve confundir esforço insuficiente com fraqueza. A classificação de um músculo é dada pela potência máxima demonstrada, mesmo que apenas por um curto período.

A escala de força muscular usada por fisioterapeutas tem seis pontos; parte do zero (ausência de movimento) e passa por um esboço de contração, contração fraca, razoável e boa, até a contração normal. A escala usada na Mayo Clinic classifica a força muscular em uma escala de cinco pontos mais linear. A força normal é designada zero, a fraqueza leve é −1 e a paralisia total é −4.

Os diferentes níveis da escala do MRC são definidos com tamanha precisão, que há boa uniformidade entre examinadores desde que dominem os pontos de posicionamento correto e outros detalhes. Na prática clínica, muitas vezes a escala do MRC é expandida para incluir subgraus (p. ex., 5−, 4+). Por fim, o MRC considerou necessário incluir os graus 4− e 4+. Mendell e Florence elaboraram uma escala modificada formal do MRC. No uso geral, a definição dos subgraus não é tão precisa e a uniformidade interobservadores e até mesmo intraobservadores é muito menor. Tudo o que é possível é estabelecer diretrizes aproximadas. Antes de tentar descrever essas diretrizes, deve-se reconhecer a importância da diferença entre examinador e paciente.

É evidente que há considerável variação individual da força muscular, em parte dependente do tamanho, do sexo, da constituição física, da idade e do nível de atividade. Essa variabilidade afeta examinadores e pacientes. Há pacientes grandes e pequenos, jovens e idosos, homens e mulheres e

fisicamente fortes e relativamente fracos. O mesmo acontece com os médicos. Um médico do sexo masculino, alto, jovem e forte está em vantagem desleal ao examinar uma mulher baixa, idosa e doente. Ele pode acreditar que a paciente tem fraqueza quando, na verdade, ela é normal para a idade, o sexo e as circunstâncias. Por sua vez, uma médica baixa e relativamente fraca que examina um homem alto e forte pode não detectar um grau considerável de fraqueza em virtude da desigualdade de forças.

Como princípio geral, o teste de força confiável deve tentar superar determinado músculo. Os músculos são mais fortes quando há encurtamento máximo. Outro aspecto é o efeito de alavanca. É muito menos provável que a tentativa de sobrepujar um músculo, como o deltoide, com o uso de uma alavanca muito curta (com a mão do examinador entre o cotovelo e o ombro), tenha mais sucesso do que com o uso de uma alavanca longa (com o cotovelo do paciente estendido, o examinador empurra o punho para baixo). Um examinador pequeno e fraco é capaz de sobrepujar o deltoide de um homem mais forte mantendo o cotovelo do paciente estendido e usando as duas mãos para empurrar o punho para baixo. A técnica é importante.

Por meio da variação do comprimento da alavanca e do encurtamento muscular ocasionado, o examinador pode conceder ou retirar a vantagem mecânica para compensar a desigualdade de forças quando necessário. É preciso examinar dessa maneira muitos pacientes de idades, tamanhos e níveis de força diferentes para adquirir uma noção da força esperada de um músculo em determinado conjunto de circunstâncias.

Assim, a seguir é apresentada uma orientação útil para avaliação da potência dos principais grupos musculares por um examinador de tamanho e força médios que examine um paciente de tamanho médio e força normal presumida. Se for necessário usar toda a mão e dar um empurrão firme para sobrepujar o músculo, o grau de potência será 4+. Se for possível superar o músculo usando três dedos, o grau será 4. Se for possível sobrepujá-lo com um dedo, o grau será 4−. Alguns profissionais de saúde usam os graus 3− e 2− para descrever músculos que podem se mover contra a gravidade ou depois de eliminada a gravidade, mas não em toda a amplitude, e o grau 5− para indicar fraqueza limítrofe ou questionável.

Alguns músculos são "casos especiais". O melhor método de exame dos pequenos músculos da mão é compará-los ao músculo correspondente do examinador (p. ex., abdutor curto do polegar [ACP] comparado ao abdutor curto do polegar). Esse método foi esplendidamente descrito e ilustrado por John K. Wolf em *Segmental Neurology*. Normalmente, os músculos gastrocnêmios são tão potentes, que é praticamente inútil examiná-los usando a força da mão e do braço, a menos que estejam muito fracos. Em geral, é melhor instruir o paciente a caminhar nas pontas dos pés, saltar, apoiar todo o peso do corpo na ponta dos dedos de um pé ou fazer o exercício de elevação do calcanhar sobre uma perna.

PADRÕES DE FRAQUEZA

Existem padrões comuns de fraqueza. O reconhecimento de um padrão pode ajudar muito a localizar a lesão e fazer o diagnóstico diferencial. A identificação do processo causador de fraqueza é auxiliada ainda por sinais associados, como alterações de reflexos e perda da sensibilidade. A Tabela 27.2 compara as características da fraqueza do neurônio motor superior e do neurônio motor inferior. Já a Tabela 27.3 resume alguns padrões comuns de fraqueza e sua localização.

A fraqueza pode ser focal ou generalizada. Quando focal, pode acompanhar a distribuição de alguma estrutura no sistema nervoso periférico, como um nervo periférico ou uma raiz nervosa espinal; e pode afetar um lado do corpo em hemidistribuição. A hemidistribuição pode afetar igualmente o braço, a perna e a face de um lado do corpo, ou o acometimento de uma ou mais áreas pode ser maior do que o de outras. O trato corticospinal (TCE) inerva preferencialmente determinados grupos musculares e é frequente o comprometimento seletivo desses grupos (ver Capítulo 25). A fraqueza não focal pode ser generalizada ou pode haver predomínio proximal ou distal.

Tabela 27.2	Comparação das características da fraqueza do neurônio motor superior e do neurônio motor inferior.	
Característica	**Neurônio motor superior**	**Neurônio motor inferior**
Distribuição da fraqueza	Distribuição corticospinal; hemiparesia, tetraparesia, paraparesia, monoparesia, faciobraquial	Generalizada, predomínio proximal, predomínio distal ou focal. Não há acometimento preferencial de músculos com inervação corticospinal
Distribuição da perda sensorial	Padrão central	Ausente, distribuição em meia e luva ou distribuição do nervo periférico ou da raiz
Reflexos tendinosos profundos	Aumentados, exceto quando muito aguda	Normais ou diminuídos
Reflexos superficiais	Diminuídos	Normal
Reflexos patológicos	Sim	Não
Função esfincteriana	Às vezes é comprometido	Normal (exceto em lesões de cauda equina)
Tônus muscular	Aumentado	Normais ou diminuídos
Dor	Não	Algumas vezes
Outros sinais do SNC	Possivelmente	Não

SNC, sistema nervoso central.

Tabela 27.3	Padrões comuns de fraqueza nas lesões em diferentes localizações no neuroeixo.			
Localização da lesão	**Distribuição da fraqueza**	**Perda sensorial**	**RTPs***	**Possíveis sinais associados**
Artéria cerebral média	Braço e face contralaterais > perna**	S	Aum.	Afasia, apraxia, déficit do campo visual, paralisia do olhar
Artéria cerebral anterior	Perna contralateral > braço e face**	S	Aum.	Perda sensorial cortical na perna contralateral, sinais do lobo frontal, às vezes incontinência
Cápsula interna	Face contralateral = braço = perna**	N	Aum.	Nenhum ("acidente vascular cerebral motor puro")
Tronco encefálico	Nervo craniano ipsilateral e corpo contralateral**	S	Aum.	Variável, depende do nível
Medula cervical (transversal)	Ambos os braços e ambas as pernas**	S	Aum.	É comum haver disfunção intestinal, vesical ou sexual
Medula torácica (transversal)	As duas pernas**	S	Aum.	É comum haver disfunção intestinal, vesical ou sexual
Cauda equina	As duas pernas, assimétrica, padrão radicular múltiplo	S	Dim.	Disfunção intestinal, vesical ou sexual ocasionais; às vezes há dor
Células do corno anterior	Focal no início, generalizada mais tarde	N	Aum.	Atrofia, fasciculações, fraqueza bulbar
Uma raiz nervosa	Músculos do miótomo afetado	S	Dim.	Dor
Plexo	Padrão do plexo, completa ou parcial	Em geral	Dim.	A dor é comum, sobretudo na "plexite" braquial
Mononeuropatia	Músculos do nervo afetado	Em geral	Dim.	Atrofia variável, dor variável
Polineuropatia	Distal > proximal	Em geral	Dim.	Dor variável, atrofia tardia
Junção neuromuscular	Bulbar, partes proximais dos membros	N	Normal	Ptose, oftalmoparesia, fraqueza fatigável, fraqueza variável
Músculo	Proximal > distal	N	Normal	A dor é rara, muitos padrões possíveis (cíngulo dos membros, facioescapuloumeral etc.), pseudo-hipertrofia, miotonia

*Nas lesões corticospinais. Os RTPs podem estar normais ou diminuídos na fase aguda (choque neural).
**Fraqueza dos membros em distribuição do trato corticospinal.
Aum., aumentado; Dim., diminuído; S. sim; N, não; RTP, reflexo tendinoso profundo.

Fraqueza generalizada

O termo *fraqueza generalizada* refere-se ao fato de a fraqueza acometer os dois lados do corpo, de maneira mais ou menos simétrica. Quando um paciente tem fraqueza generalizada verdadeira, também há acometimento das funções motoras bulbares, como os movimentos faciais, a fala, a mastigação e a deglutição. A fraqueza de ambos os braços e ambas as pernas com função bulbar normal é denominada quadriparesia ou tetraparesia. A fraqueza de ambas as pernas é a paraparesia. Quando há fraqueza dos quatro membros, as causas prováveis são doença da medula espinal, neuropatia periférica, distúrbio da junção neuromuscular ou miopatia.

Quando a causa é a doença da medula espinal e o déficit é incompleto, com frequência é possível reconhecer o comprometimento mais intenso dos músculos preferencialmente inervados pelo TCE. Os reflexos geralmente estão aumentados (embora possam ser diminuídos ou ausentes nos estágios agudos); é comum haver alguma alteração da sensibilidade; às vezes, um "nível" medular delimitado; os reflexos superficiais desaparecem; e pode ocorrer disfunção intestinal e vesical. A doença generalizada do nervo periférico tende a afetar predominantemente os músculos distais, embora haja exceções. Não há acometimento preferencial dos músculos inervados pelo TCE; em geral, os reflexos estão diminuídos; a perda da sensibilidade é frequente e não há disfunção intestinal e vesical. No distúrbio da junção neuromuscular, a fraqueza tende a ser mais intensa na parte proximal; a sensibilidade é preservada; os reflexos são normais e, em geral, os músculos bulbares são afetados, sobretudo com ptose e oftalmoplegia. Quando o problema é um distúrbio muscular primário, a fraqueza geralmente é mais intensa na parte proximal; os reflexos são normais; a sensibilidade é normal e, com algumas exceções, a função bulbar é preservada, exceto por disfagia ocasional.

A esclerose lateral amiotrófica (ELA) causa um padrão característico de fraqueza. A fraqueza e a emaciação por acometimento do neurônio motor inferior são acompanhadas por fraqueza e hiper-reflexia decorrentes do acometimento do neurônio motor superior.

Fraqueza focal

A fraqueza do braço e da perna de um lado do corpo é denominada hemiparesia. Monoparesia é a fraqueza limitada a um membro. Diplegia é a fraqueza de partes iguais nos dois lados do corpo; o termo diplegia espástica refere-se à fraqueza das duas pernas que ocorre na paralisia cerebral; diplegia facial é a fraqueza nos dois lados da face. A fraqueza espástica de um braço e da perna oposta é denominada paralisia cruzada ou hemiplegia alternada.

Alguns padrões de fraqueza muscular indicam lesão do nervo periférico, do plexo ou da raiz. Na lesão do nervo periférico, todos os músculos localizados abaixo do nível da lesão estão em risco. Entretanto, cada vez mais se reconhece que nem todos os músculos distais a uma lesão de nervo periférico

são igualmente afetados. Quando há fraqueza de vários músculos de um membro, a localização depende do reconhecimento da estrutura de inervação comum. Na radiculopatia cervical, os músculos afetados são inervados por nervos periféricos e componentes diferentes do plexo braquial, mas todos pela mesma raiz. Por exemplo, as lesões do tronco médio do plexo braquial são raríssimas, portanto, a fraqueza do tríceps (nervo radial) e do pronador redondo (PR) (nervo mediano) sempre significa lesão da raiz de C7.

Uma neuropatia focal, como a paralisia do nervo radial, ou lesão de raiz nervosa espinal, como na hérnia de disco, causa fraqueza limitada à distribuição do nervo ou da raiz afetados. A plexopatia completa, como a plexopatia braquial traumática, pode causar fraqueza de todo o membro. As lesões parciais podem causar fraqueza apenas na distribuição de alguns componentes do plexo. Nessas doenças do neurônio motor inferior geralmente há diminuição dos reflexos, muitas vezes associada à perda sensorial. A localização da fraqueza focal por doença da raiz, do plexo e do nervo periférico requer excelente conhecimento de neuroanatomia periférica. É comum que a doença das células do corno anterior tenha início com fraqueza focal que pode simular mononeuropatia, mas avança para um padrão mais disseminado à medida que a doença evolui, culminando em fraqueza generalizada. Exceto pelo acometimento dos músculos extraoculares na miastenia *gravis*, é raro que uma miopatia ou um distúrbio da junção neuromuscular cause fraqueza focal.

FRAQUEZA NÃO ORGÂNICA (FUNCIONAL)

A fraqueza não orgânica decorrente de transtornos psiquiátricos – como histeria, transtorno de conversão, simulação ou depressão – é comum. Muitas vezes, o primeiro passo na avaliação da fraqueza é verificar se é orgânica ou não. Nem sempre é fácil fazer essa distinção. É comum pensar que pacientes com fraqueza não orgânica tenham doença neurológica, mas é quase tão comum pensar que pacientes com fraqueza real sejam histéricos ou simuladores. Os déficits orgânicos e funcionais podem coexistir, isto é, problema da sobreposição funcional ou psicogênica. Alguns pacientes fazem digressões por natureza; outros podem exagerar um déficit real por medo de que o médico não os leve a sério. Um paciente pode ter fraqueza real em uma área e fraqueza não orgânica em outra. Alguns pacientes com fraqueza orgânica podem deixar de oferecer resistência quando o examinador começa a sobrepujar um músculo, de modo que a fraqueza verdadeira pode parecer relacionada com esforço insuficiente. Quando um movimento causa dor, a resistência pode não ser total e o esforço pode ser instável.

A instrução costuma ser útil; o examinador estimula o paciente a não desistir, a continuar a empurrar ou puxar, independentemente do que aconteça. O simples incentivo para continuar tentando mesmo que esteja perdendo pode ser suficiente para melhorar o esforço. Alguns pacientes, apesar de tudo, não fazem esforço máximo. Seus esforços são irregulares e variáveis. Alguns elementos costumam ajudar a distinguir entre a fraqueza orgânica e a psicogênica. Os pacientes com fraqueza muscular orgânica genuína cedem suavemente enquanto o examinador vence o músculo fraco. O paciente oferece resistência uniforme durante todo o movimento. Se o examinador diminuir a resistência, o paciente começará a ganhar a batalha. Se o examinador reduzir o nível de resistência, o paciente com fraqueza não orgânica não continuará a empurrar ou puxar. Como alternativa, o paciente também deixará de fazer resistência, de maneira que, por menor que seja a força aplicada pelo examinador, o paciente não persiste e nunca vence o examinador. Na fraqueza não orgânica, a resistência é inconstante e costuma ceder subitamente. As contrações musculares são mal sustentadas e podem cessar de maneira súbita, em vez de gradual, enquanto o paciente resiste à força exercida pelo examinador. Alguns pacientes desistem por completo e deixam o músculo ou o membro cair; outros oferecem resistência variável durante toda a amplitude de movimento, com alternância de momentos de esforço e de ausência de esforço. Nos picos de contração, a força é normal; nos períodos de rebaixamento, a resistência é pequena ou nula. Esse padrão de força variável é denominado "colapso", "catraca", "retirada", "fuga" ou "reter e dar". É característico da fraqueza não orgânica. Pode haver aumento ou diminuição da força em testes repetidos na fraqueza não orgânica. É possível sentir a contração do músculo aparentemente fraco quando o paciente é instruído a fazer movimentos com músculos sinérgicos, ou a contração dos antagonistas quando o paciente é instruído a contrair o agonista (p. ex., há contração do tríceps quando se instrui o paciente a fletir o cotovelo). Os testes funcionais podem não confirmar a suspeita de fraqueza no teste de força. Por exemplo, pode haver fraqueza aparente à dorsiflexão do pé, mas o paciente não tem dificuldade para ficar de pé apoiado sobre o calcanhar.

O paciente com fraqueza não orgânica pode fazer pouco esforço para contrair os músculos necessários para executar um determinado movimento. Ele pode ficar calmo e indiferente enquanto demonstra a falta de força, mostrar poucos sinais de alarme diante da presença de paralisia completa e sorrir alegremente durante o exame. Se o examinador erguer e soltar um membro, ele poderá cair devagar na paralisia psicogênica para evitar lesão, enquanto na fraqueza real o membro cai rapidamente, sobretudo na paralisia flácida. Na paralisia psicogênica do braço, pode parecer que há paresia do latíssimo do dorso quando se instrui o paciente a aduzir o braço, mas sua contração pode ser normal durante a tosse. Na hemiplegia simulada, o paciente pode ser incapaz de aduzir o braço ou a perna afetada contra resistência; porém, se instruído a manter os dois braços junto ao corpo ou as duas pernas unidas, há forte contração dos adutores nos dois lados, porque é difícil aduzir um membro sem aduzir o outro aparentemente paralisado. No teste de paralisia dos músculos dos dedos, o paciente pode ser instruído a fazer a pronação dos antebraços e a entrelaçar os dedos, de modo que os dedos esquerdos estejam à direita e vice-versa (ver Figura 36.6); o examinador aponta, então, para cada dedo e pede que o paciente o movimente. É difícil identificar de imediato se o dedo indicado é o direito ou o esquerdo; se tentar responder de imediato, o paciente cometerá muitos erros. Testes semelhantes podem ser feitos instruindo-se o paciente a fazer movimentos individuais com as mãos atrás das costas.

O paciente com fraqueza funcional não consegue controlar os movimentos associados, que constituem a base dos sinais de Hoover e abdutores. O sinal de Hoover (marcha automática) ajuda a avaliar a suspeita de fraqueza não orgânica da perna. Quando um paciente normal em decúbito dorsal flexiona o quadril para levantar uma perna, a outra perna se move para baixo. O contramovimento de extensão da perna oposta é um movimento associado normal (ver Capítulo 42). O movimento de extensão de uma perna normalmente acompanha a flexão da outra, como ao caminhar. Na fraqueza orgânica da perna, a pressão do calcanhar contralateral para baixo ocorre quando o paciente tenta levantar a perna fraca, e o examinador poderá sentir a pressão de extensão se puser a mão sob o calcanhar apoiado no leito. Na fraqueza não orgânica da perna não há pressão do calcanhar contralateral para baixo, mas é possível sentir o movimento de extensão da perna "paralisada" quando a perna normal é erguida. O sinal de Hoover é a ausência do movimento de extensão esperado da perna normal ao tentar levantar a perna afetada e extensão involuntária normal da perna afetada ao levantar a perna normal.

Na busca de maneiras de distinguir a fraqueza real da fraqueza histérica na virada do século XX, Hoover considerou essa manobra mais útil do que o sinal de Babinski (ver Capítulo 40). O sinal do abdutor é semelhante e busca o movimento sinérgico da perna não parética quando o paciente é instruído a abduzir a perna parética. Na paresia não orgânica verifica-se abdução sinérgica da perna parética ao testar a perna sadia, e a perna sadia não exerce a potência normal de abdução e pode ser hiperabduzida quando se testa o membro parético. Isso pode ser útil quando há preservação relativa da força do extensor do quadril, que limita a utilidade do teste de Hoover. O teste do Spinal Injuries Center (SIC) é considerado positivo, indicando fraqueza não orgânica, quando pacientes incapazes de erguer os joelhos espontaneamente mantêm os joelhos no alto depois que são levantados pelo examinador. Consulte LaFrance e veja o vídeo que mostra os testes de Hoover, de abdução e do SIC. Os dinamômetros têm sido usados de várias maneiras na tentativa de provar que a fraqueza é não orgânica, e os pesquisadores desenvolveram métodos quantitativos computadorizados para detectar a fraqueza funcional com base nesses princípios.

Os pacientes com hemiparesia não orgânica têm maior probabilidade de apresentar fraqueza do esternocleidomastóideo, quase sempre ipsilateral, mas esse músculo raramente está envolvido na hemiparesia genuína em decorrência de sua inervação bilateral (ver Capítulo 19). No teste de queda do braço, a contração voluntária transitória na fraqueza funcional pode causar um breve "desligamento" antes do colapso do braço. No teste de tronco-coxa de Babinski, uma perna com fraqueza não orgânica falha em flexionar como esperado. Às vezes, a busca pela presença ou ausência de outros movimentos associados pode ajudar a diferenciar entre fraqueza orgânica e psicogênica (ver Capítulo 42). O paciente com fraqueza funcional pode demonstrar esforço considerável, fazendo caretas e emitindo sons ao tentar contrair o músculo fraco. Um movimento como o agachamento pode ser executado de uma maneira lenta e trabalhosa que realmente requer força maior do que o normal. O início da fraqueza funcional costuma ser repentino.

Na fraqueza psicogênica, o tônus muscular pode ser normal, reduzido ou variável, mas com frequência é aumentado com pseudorrigidez ou pseudoespasticidade. Quando há rigidez, ela é semelhante à resistência voluntária. A parte do corpo pode ser mantida com firmeza em uma posição bizarra. As anomalias do tônus costumam variar de um momento para outro, principalmente por influência da sugestão.

Tônus normal, reflexos tendinosos profundos (RTPs) normais, movimentos faciais normais em caso de hemiparesia, ausência de alterações tróficas, função esfincteriana normal apesar de paraparesia ou quadriparesia, afonia e marcha arrastada monoplégica podem sugerir que a fraqueza é não orgânica. É raro que a fraqueza funcional se manifeste em um nervo periférico, plexo ou distribuição radicular ou exiba um gradiente proximal/distal. As evidências não apoiam a noção de que a fraqueza funcional é mais comum à esquerda.

O DSM-V enfatiza a importância dos "sinais positivos" de não organicidade para apoiar um diagnóstico de transtorno de conversão. Muitos desses sinais positivos foram relatados, mas apenas uma minoria foi validada. Os sinais positivos que foram meticulosamente estudados em geral têm baixa sensibilidade, mas alta especificidade. Em um estudo piloto cuidadosamente realizado, Daum et al. concluíram que quatro sinais positivos eram altamente confiáveis no diagnóstico de fraqueza funcional: sinal de Hoover, retirada, cocontração e desvio sem pronação.

EXAME DA FORÇA E POTÊNCIA MOTORA

A avaliação da força de vários grupos musculares e seus movimentos pode ser complexa, dependendo do grau necessário de detalhes. A contração isolada de um músculo raramente é possível, porque músculos com funções similares participam de quase todos os movimentos. Também é necessário que haja contração normal de músculos sinergistas e fixadores e relaxamento de antagonistas. Ainda assim, geralmente é possível identificar e testar a ação predominante de um músculo. Algumas funções são realizadas pela ação sinérgica de muitos músculos (p. ex., flexão e extensão do tronco) e é preciso testar o grupo muscular, avaliando o movimento em vez de músculos individuais. É importante conhecer bem as ações primárias dos principais músculos e sua inervação por nervos periféricos, plexos e raízes. A avaliação da força de cada grande grupo muscular pertinente deve ser individual, com registro do grau de força.

O teste confiável da força requer o posicionamento apropriado do paciente, evitando-se movimentos indesejados. O teste pode ser feito em várias posições, dependendo do músculo a ser avaliado e de sua potência. O teste na posição sentada é suficiente na maioria das circunstâncias. É importante imobilizar a parte proximal de um membro ao testar os movimentos da parte distal. Por exemplo, ao testar a força de pronação do antebraço, não se deve permitir que o paciente faça a rotação medial do ombro para compensar a ausência de potência da pronação. Ao avaliar músculos muito fracos, é preciso eliminar a gravidade para detectar a potência residual. O músculo bíceps muito fraco (grau 2/5 do MRC), mesmo quando não consegue vencer a gravidade, pode ser capaz de fletir o cotovelo se o braço for elevado até a altura do ombro, de modo que seja possível mover o antebraço no plano horizontal. A queda do punho e dos dedos na paralisia do nervo radial produz tamanha desvantagem mecânica para a contração, que pode parecer que o paciente tem fraqueza da preensão e da abdução dos dedos, mas essas funções estão intactas quando se faz a extensão passiva do punho e dos dedos.

EXAME DE MOVIMENTOS E MÚSCULOS ESPECÍFICOS

O exame motor dos músculos supridos pelos nervos cranianos que têm função motora é analisado separadamente. No tronco e nos membros, a força e a potência dos músculos individuais e dos movimentos são avaliadas conforme as circunstâncias clínicas. Muitas são as fontes de consulta para aprender as técnicas de exame dos músculos. As diversas fontes apresentam algumas divergências acerca da inervação exata de músculos individuais e, às vezes, a inervação é variável ou anômala. As Tabelas 27.4 a 27.7 apresentam o esquema mais aceito de segmentos medulares e nervos periféricos responsáveis pela inervação dos músculos mais importantes. As Tabelas 27.8 e 27.9 mostram a inervação por raiz.

A ação de um músculo em referência a uma articulação pode variar dependendo da parte do músculo ativada e da posição articular. Partes de alguns grandes músculos, como o glúteo máximo, podem ter ações secundárias diferentes de outras partes. Por exemplo, a parte superior do glúteo máximo faz a abdução do quadril, ao passo que a parte inferior faz a adução. Ainda assim, cada músculo tem uma ação primária da qual todas as partes participam, neste caso

| Tabela 27.4 | Inervação dos músculos responsáveis por movimentos da cabeça e do pescoço. |

A inervação secundária é indicada entre parênteses.

Músculo	Inervação segmentar	Nervo periférico	Músculo	Inervação segmentar	Nervo periférico
Esternocleidomastóideo	XI craniano; C(1)2-C3	Nervo acessório	Esplênio da cabeça	C2-C4 (C1-C6)	
Trapézio	XI craniano; C(2)3-C4	Nervo acessório	Esplênio do pescoço	C2-C4 (C1-C6)	
Escaleno anterior	C4-C7		Semiespinal da cabeça	C1-C4	
Escaleno médio	C4-C8		Semiespinal do pescoço	C3-C6	
Escaleno posterior	C6-C8		Espinal do pescoço	C5-C8	
Longo da cabeça	C1-C4		Sacroespinal	C1-C8	
Longo do pescoço	C2-C6		Iliocostal do pescoço	C1-C8	
Reto anterior da cabeça	C1-C2	Nervo suboccipital	Longuíssimo da cabeça	C1-C8	
Reto lateral da cabeça	C1	Nervo suboccipital	Longuíssimo do pescoço	C1-C8	
Reto posterior da cabeça	C1	Nervo suboccipital	Intertransversários	C1-C8	
Oblíquo inferior da cabeça	C1	Nervo suboccipital	Rotadores	C1-C8	
Oblíquo superior da cabeça	C1	Nervo suboccipital	Multífidos	C1-C8	

| Tabela 27.5 | Inervação de músculos responsáveis por movimentos do cíngulo do membro superior e do membro superior. |

A inervação secundária é indicada entre parênteses.

Músculo	Inervação segmentar	Nervo periférico	Músculo	Inervação segmentar	Nervo periférico
Trapézio	XI craniano; C(2)3-4	Nervo acessório	Extensor comum dos dedos	C7-C8	Nervo radial
Levantador da escápula	C3-C4	Nervos para o m. levantador da escápula	Extensor do indicador	C7-C8	Nervo radial
	C5	Nervo dorsal da escápula	Extensor do dedo mínimo	C7-C8	Nervo radial
Romboide maior	C4-C5	Nervo dorsal da escápula	Extensor longo do polegar	C7-C8	Nervo radial
Romboide menor	C4-C5	Nervo dorsal da escápula	Extensor curto do polegar	C7-C8	Nervo radial
Serrátil anterior	C5-C7	Nervo torácico longo	Abdutor longo do polegar	C7-C8	Nervo radial
Deltoide	C5-C6	Nervo axilar	Pronador redondo	C6-C7	Nervo mediano
Redondo menor	C5-C6	Nervo axilar	Flexor radial do carpo	C6-C7	Nervo mediano
Supraespinal	C(4)5-6	Nervo supraescapular	Pronador quadrado	C7-C8	Nervo mediano
Infraespinal	C(4)5-6	Nervo supraescapular	Palmar longo	C7-C8	Nervo mediano
Latíssimo do dorso	C6-C8	Nervo toracodorsal	Flexor superficial dos dedos	C7-T1	Nervo mediano
Peitoral maior	C5-T1	Nervos peitorais lateral e medial	Flexor profundo dos dedos (metade radial)	C8-T1	Nervo mediano
Peitoral menor	C7-T1	Nervo peitoral medial	Lumbricais 1 e 2	C8-T1	Nervo mediano
Subescapular	C5-C7	Nervos subescapulares	Flexor longo do polegar	C7-T1	Nervo mediano
Redondo maior	C5-C7	Nervo subescapular inferior	Flexor curto do polegar (FCP) (cabeça lateral)	C8-T1	Nervo mediano
Subclávio	C5-C6	Nervo para o músculo subclávio	Abdutor curto do polegar	C8-T1	Nervo mediano
			Oponente do polegar	C8-T1	Nervo mediano
Coracobraquial	C6-C7	Nervo musculocutâneo	Flexor ulnar do carpo	C7-T1	Nervo ulnar
Bíceps braquial	C5-C6	Nervo musculocutâneo	Flexor profundo dos dedos (metade ulnar)	C8-T1	Nervo ulnar
Braquial	C5-C6	Nervo musculocutâneo	Interósseos	C8-T1	Nervo ulnar
Braquiorradial	C5-C6	Nervo radial	Lumbricais 3 e 4	C8-T1	Nervo ulnar
Tríceps braquial	C6-C8	Nervo radial	FCP (cabeça medial)	C8-T1	Nervo ulnar
Ancôneo	C7-C8	Nervo radial	Flexor curto do dedo mínimo	C8-T1	Nervo ulnar
Supinador	C6-C7	Nervo radial	Abdutor do dedo mínimo (ADM)	C8-T1	Nervo ulnar
Extensor radial longo do carpo	C(5)6-C7	Nervo radial	Oponente do dedo mínimo	C8-T1	Nervo ulnar
Extensor radial curto do carpo	C7-C8	Nervo radial	Palmar curto	C8-T1	Nervo ulnar
Extensor ulnar do carpo	C7-C8	Nervo radial	Adutor do polegar	C8-T1	Nervo ulnar

Tabela 27.6 **Inervação dos músculos responsáveis por movimentos do tórax e do abdome.**

A inervação secundária é indicada entre parênteses.

Músculo	Inervação segmentar	Nervo periférico	Músculo	Inervação segmentar	Nervo periférico
Diafragma	C3-C5	Nervo frênico	Piramidal	T11-T12	Nervos intercostais
Músculos intercostais (internos e externos)	T1-T12	Nervos intercostais	Músculo transverso do abdome	T7-L1	Nervos intercostais, ilioinguinais e ílio-hipogástricos
Levantadores das costelas	C8-T11	Nervos intercostais	Oblíquo interno	T7-L1	Nervos intercostais, ilioinguinais e ílio-hipogástricos
Transverso do tórax	T2-T7	Nervos intercostais			
Serrátil posterior superior	T1-T4	Nervos intercostais	Oblíquo externo	T7-L1	Nervos intercostais, ilioinguinais e ílio-hipogástricos
Serrátil posterior inferior	T9-T12	Nervos intercostais			
Reto do abdome	T5-T12	Nervos intercostais			

Tabela 27.7 **Inervação de músculos responsáveis por movimentos dos membros inferiores.**

A inervação secundária é indicada entre parênteses.

Músculo	Inervação segmentar	Nervo periférico	Músculo	Inervação segmentar	Nervo periférico
Psoas maior	L(1)2-L3(4)	Nervo para o músculo psoas maior	Semitendíneo	L5-S2	Nervo tibial
			Poplíteo	L5-S1	Nervo tibial
Psoas menor	L1-L2	Nervo para o músculo psoas menor	Gastrocnêmio	S1-S2	Nervo tibial
Ilíaco	L2-L3(4)	Nervo femoral	Sóleo	S1-S2	Nervo tibial
Quadríceps femoral	L2-L4	Nervo femoral	Plantar	S1-S2	Nervo tibial
Sartório	L2-L3	Nervo femoral	Tibial posterior	L5-S1	Nervo tibial
Pectíneo	L2-L3	Nervo femoral	Flexor longo dos dedos	L5-S1	Nervo tibial
Glúteo máximo	L5-S2	Nervo glúteo inferior	Flexor longo do hálux	L5-S1	Nervo tibial
Glúteo médio	L4-S1	Nervo glúteo superior	Bíceps femoral (cabeça curta)	L5-S2	Nervo fibular comum
Glúteo mínimo	L4-S1	Nervo glúteo superior	Tibial anterior	L4-L5	Nervo fibular profundo
Tensor da fáscia lata	L4-S1	Nervo glúteo superior	Fibular terceiro	L5-S1	Nervo fibular profundo
Piriforme	(L5)S1-S2	Nervo para o músculo piriforme	Extensor longo dos dedos	L5-S1	Nervo fibular profundo
Adutor longo	L2-L4	Nervo obturador	Extensor longo do hálux	L5	Nervo fibular profundo
Adutor curto	L2-L4	Nervo obturador	Extensor curto dos dedos	L5-S1	Nervo fibular profundo
Adutor magno	L2-L4	Nervo obturador	Extensor curto do hálux	L5-S1	Nervo fibular profundo
Adutor magno	L4-L5	Nervo isquiático	Fibular longo	L5-S1	Nervo fibular superficial
Grácil	L2-L4	Nervo obturador	Fibular curto	L5-S1	Nervo fibular superficial
Obturador externo	L2-L4	Nervo obturador	Flexor curto dos dedos	S1-S2	Nervo plantar medial
Obturador interno	L5-S1	Nervo para o músculo obturador interno	Flexor curto do hálux	S1-S2	Nervo plantar medial
			Abdutor do hálux	S1-S2	Nervo plantar medial
Gêmeo superior	L5-S1	Nervo para o músculo obturador interno	Lumbricais (1 ou 2 mediais)	S1-S3	Nervo plantar medial
Gêmeo inferior	L5-S1	Nervo para o músculo quadrado femoral	Quadrado plantar	S1-S2	Nervo plantar lateral
			Adutor do hálux	S2-S3	Nervo plantar lateral
Quadrado femoral	L5-S1	Nervo para o músculo quadrado femoral	Abdutor do dedo mínimo (ADM) do pé	S1-S3	Nervo plantar lateral
			Flexor curto do dedo mínimo	S2-S3	Nervo plantar lateral
Bíceps femoral (cabeça longa)	L5-S1	Nervo tibial	Lumbricais (2 ou 3 laterais)	S1-S3	Nervo plantar lateral
Semimembranáceo	L5-S1	Nervo tibial	Interósseos	S2-S3	Nervo plantar lateral

Tabela 27.8	**Principais músculos do membro superior inervados por diferentes raízes.**

Os parênteses indicam contribuição menor.

Raiz	Músculos inervados
C4	Levantador da escápula, romboides
C5	Levantador da escápula, romboides, supraespinal, infraespinal, redondos maior e menor, deltoide, bíceps, braquial, BR, serrátil anterior, peitoral
C6	Supraespinal, infraespinal, redondos maior e menor, deltoide, bíceps, braquial, BR, supinador, serrátil anterior, peitoral, FRC, pronador redondo, latíssimo do dorso, ERLC (tríceps)
C7	Serrátil anterior, peitoral, redondo maior, latíssimo do dorso, tríceps, ancôneo, pronador redondo, FRC, ERLC, ECD, EUC, supinador (EI, FUC, FSD, FLP, extensor longo/curto do polegar)
C8	Latíssimo do dorso, peitoral, tríceps, ancôneo, ECD, EUC, EI, extensor longo/curto do polegar, FUC, FSD, FPD, FLP, PQ, ACP, ALP, OP, AP, ADM, lumbricais, interósseos
T1	Peitoral T1, FUC, FSD, FPD, FLP, ACP, OP, AP, ADM, lumbricais, interósseos

ACP, abdutor curto do polegar; ADM, abdutor do dedo mínimo; ALP, abdutor longo do polegar; AP, adutor do polegar; BR, braquiorradial; ECD, extensor comum dos dedos; EI, extensor do indicador; EUC, extensor ulnar do carpo; ERLC, extensor radial longo do carpo; FRC, flexor radial do carpo; FUC, flexor ulnar do carpo; FSD, flexor superficial dos dedos; FLP, flexor longo do polegar; FPD, flexor profundo dos dedos; OP, oponente do polegar; PQ, pronador quadrado.

Tabela 27.9	**Principais músculos do membro inferior inervados por diferentes raízes.**

Os parênteses indicam contribuição menor.

Raiz	Músculos inervados
L2	Iliopsoas, sartório, quadríceps (adutores, grácil)
L3	Iliopsoas, sartório, adutores, grácil, quadríceps
L4	Grácil, glúteo médio, TFL, quadríceps, adutor magno, TA (iliopsoas, adutor longo)
L5	Glúteo máximo, isquiotibiais mediais, bíceps femoral, glúteo médio, TFL, fibular, TA, ELH, ELD, ECD, TP, FLD, FLH (adutor magno)
S1	Isquiotibiais mediais, bíceps femoral, glúteo máximo, gastrocnêmio, sóleo, FLD, FLH, ADMP, AH, ECD, lumbricais (glúteo médio, TFL, fibular, ELD, TP)
S2	Glúteo máximo, gastrocnêmio, sóleo, AH, ADMP, interósseos, lumbricais (isquiotibiais internos, cabeça curta do bíceps femoral)
S3	Interósseos, lumbricais, ADMP

ADMP, abdutor do dedo mínimo do pé; AH, abdutor do hálux; ELD, extensor longo dos dedos; ELH, extensor longo do hálux; ECD, extensor curto dos dedos; FLD, flexor longo dos dedos; FLH, flexor longo do hálux; TA, tibial anterior; TFL, tensor da fáscia lata; TP, tibial posterior.

a extensão do quadril. O ângulo da articulação em torno do qual um músculo atua pode influenciar sua ação de alavanca e o ângulo de tração. Em casos extremos, um músculo pode mover-se para o lado oposto do eixo de rotação e ter ação em uma posição articular diferente de sua ação em outra posição articular (inversão de ação). Por exemplo, os adutores do quadril têm ação secundária como flexores do quadril quando o quadril está estendido, mas atuam como extensores quando ele está fletido; o piriforme faz a rotação lateral do quadril estendido, mas a rotação medial do quadril fletido.

Exame dos movimentos e músculos do pescoço

Os principais movimentos do pescoço são flexão, extensão (retração), rotação e flexão lateral (inclinação, abdução). Muitos grupos musculares diferentes contribuem para os vários movimentos do pescoço. Com exceção do esterno-cleidomastóideo (ECM) e do trapézio, não é possível examiná-los individualmente, e faz-se a avaliação do movimento (p. ex., flexão do pescoço), não de músculos específicos. O nervo acessório, com o segundo, terceiro e quarto segmentos cervicais, supre os músculos ECM e trapézio. O ECM faz a flexão e rotação da cabeça e do pescoço; o trapézio faz a retração e a tração lateral do pescoço. Outros músculos que contribuem para a flexão do pescoço são o platisma, o supra-hióideo, o infra-hióideo, os escalenos e o grupo pré-vertebral de músculos (longo do pescoço, longo da cabeça, reto da cabeça).

Muitos músculos contribuem para a extensão do pescoço, entre eles o trapézio e os músculos paravertebrais. Ao se contraírem, muitos deles fazem a rotação unilateral da coluna. A musculatura paravertebral é um amálgama volumoso e complexo de grupos de músculos cuja principal função é a extensão e a rotação do pescoço e do tronco. Quatro subgrupos musculares principais combinam-se para formar os músculos paravertebrais: os esplênios, o eretor da espinha, o transversospinal e o interespinal-intertransversário. Todos esses músculos ocupam posição profunda e medial no sulco entre os processos transverso e espinhoso dos corpos vertebrais. Eles são denominados de acordo com o segmento vertebral em que estão (p. ex., transversospinal do pescoço). O esplênio da cabeça é um potente rotador ipsilateral dela; a contração bilateral dos esplênios estende o pescoço. A injeção de toxina botulínica para tratar a distonia cervical é comum nos músculos ECM, trapézio, esplênio da cabeça, escalenos, longuíssimo e elevador da escápula. Em geral, o complexo muscular paravertebral é inervado por vários níveis. Esses músculos originam-se de massa muscular precursora embriológica comum, e há extensa sobreposição longitudinal de sua inervação (ver Tabela 27.4).

O teste dos flexores do pescoço é feito instruindo-se o paciente a tentar encostar o queixo no tórax enquanto o examinador aplica força de extensão à frente (Figura 27.1). O teste dos extensores é feito instruindo-se o paciente a estender o pescoço contra a resistência do examinador aplicada na região occipital (Figura 27.2). A rotação do pescoço é feita pelo ECM contralateral e pelo esplênio da cabeça e trapézio ipsilaterais; o exame dos músculos ECM e trapézio é comentado no Capítulo 19. O teste da força dos flexores do pescoço pode ser feito com o paciente sentado ou em decúbito dorsal, e o teste de extensão do pescoço, com o paciente sentado ou em decúbito ventral. O teste de flexão do pescoço é a medida do tempo em que o paciente em decúbito dorsal consegue manter a cabeça levantada, com o queixo encostado no tórax; a maioria dos pacientes consegue

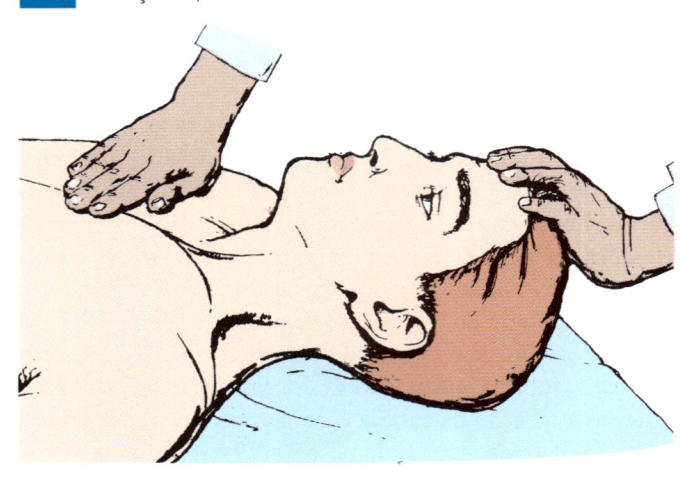

Figura 27.1 Exame da flexão do pescoço. O paciente tenta flexionar o pescoço contra resistência; é possível ver e palpar o esternocleidomastóideo, o platisma e outros músculos flexores.

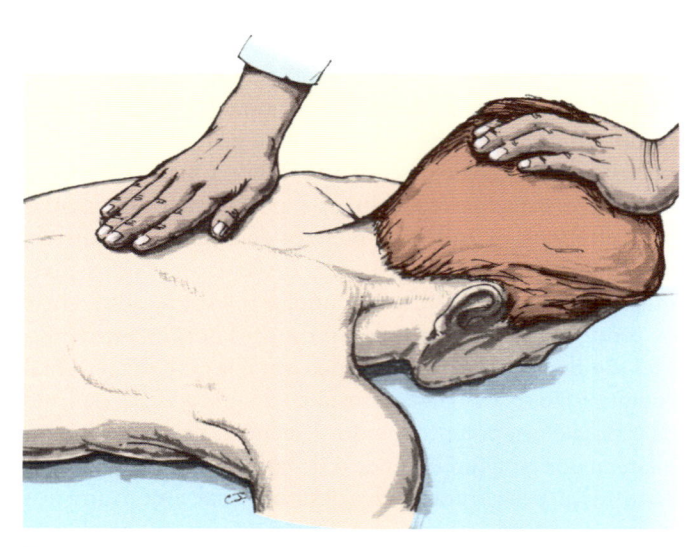

Figura 27.2 Exame da extensão do pescoço. O paciente tenta estender o pescoço contra resistência; é possível ver e palpar a contração do trapézio e de outros músculos extensores e pode-se avaliar a força do movimento.

manter a cabeça nessa posição por um tempo mínimo de 1 minuto. Às vezes esse teste é útil na avaliação de miopatias e distúrbios da junção neuromuscular, as principais causas de fraqueza dos músculos flexores ou extensores do pescoço. As anormalidades da posição do pescoço podem ocorrer em distúrbios sem fraqueza muscular, e às vezes são confundidas com os efeitos de um músculo enfraquecido. O paciente com meningismo pode apresentar retração da cabeça e o paciente com doença de Parkinson, flexão. A distonia cervical pode causar um número quase infinito de posições anormais da cabeça, entre elas torcicolo (rotação ou inclinação da cabeça), anterocolo (flexão da cabeça) e retrocolo (extensão da cabeça). O exame dos músculos do pescoço tem de ser feito com cuidado em qualquer paciente sob risco de doença da coluna cervical.

Exame de movimentos e músculos dos membros superiores

A Tabela 27.5 apresenta os músculos responsáveis e sua inervação.

Ombro

Os movimentos do ombro ocorrem nas articulações esternoclavicular, acromioclavicular e glenoumeral. Como a escápula está firmemente unida à clavícula na articulação acromioclavicular, os dois ossos tendem a se mover como uma unidade, e o movimento ocorre sobretudo na articulação esternoclavicular. Os movimentos da escápula são elevação, depressão, retração (afastamento da parede torácica), protração (aproximação da parede torácica) e rotação. A superfície ventral da escápula é uma concavidade conhecida como fossa subescapular, cuja maior parte é ocupada pelo músculo subescapular. O músculo serrátil anterior está entre o subescapular e a parede torácica e se insere em uma fina orla da escápula ao longo da margem vertebral e das áreas triangulares ligeiramente expandidas nos ângulos superior e inferior (Figura 27.3). O serrátil faz trajeto oblíquo desde sua origem nas oito costelas superiores ao longo da parede lateral do tórax até sua fixação na escápula. O trapézio é um músculo em formato de losango com ampla fixação

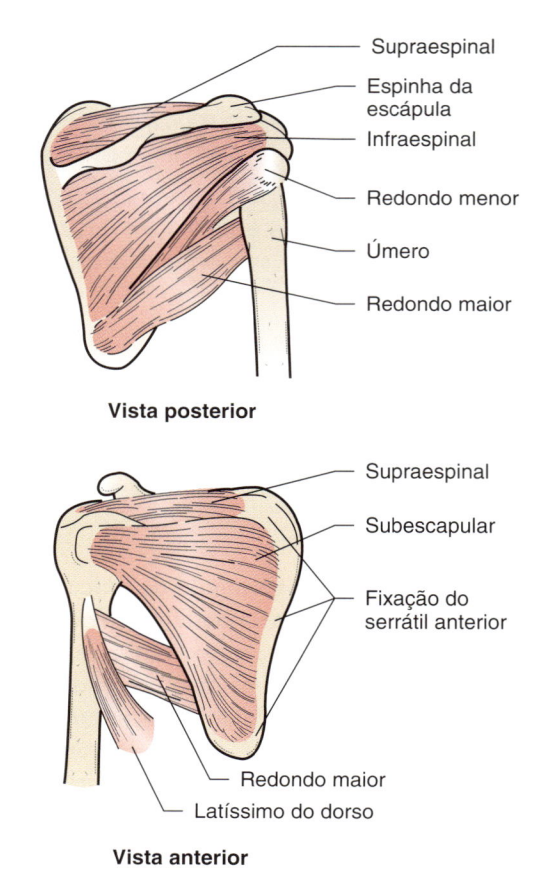

Vista posterior

Supraespinal
Espinha da escápula
Infraespinal
Redondo menor
Úmero
Redondo maior

Vista anterior

Supraespinal
Subescapular
Fixação do serrátil anterior
Redondo maior
Latíssimo do dorso

Figura 27.3 Músculos da escápula.

no cíngulo do membro superior. As fibras superiores inserem-se ao longo da margem posterior da clavícula e da espinha da escápula, as fibras médias e inferiores inserem-se ao longo da espinha da escápula. As fibras superiores e médias inserem-se lateralmente ao longo da espinha da escápula e as fibras inferiores, em posição mais medial. Os músculos romboides (maior e menor) originam-se nos processos espinhosos das vértebras torácicas superiores e inserem-se ao longo da margem medial da escápula. O levantador da escápula tem origem na vértebra cervical superior, e desce em direção diagonal para se inserir ao longo da parte superior da margem medial da escápula.

As fibras superiores do trapézio, auxiliadas pelo levantador da escápula, elevam a escápula e a ponta do ombro e giram a escápula para cima. As fibras médias giram a escápula para cima e auxiliam os romboides na retração. As fibras inferiores giram e abaixam a escápula, puxando-a em direção à linha mediana. A principal ação dos romboides é retrair a escápula, firmando o ombro para trás. O levantador da escápula atua com o trapézio para elevar a escápula. O serrátil anterior, auxiliado pelo peitoral menor, protrai a escápula, puxando-a anteriormente; é fundamental em todas as funções em que há necessidade de se pegar um objeto ou empurrar algo para a frente. A inserção expandida no ângulo inferior ajuda a puxar o ângulo inferior da escápula para frente ao redor da parede torácica. Também, com o trapézio, gira a escápula e eleva a ponta do ombro para abduzir o braço acima do plano horizontal. E ajuda a fixar a escápula enquanto outros músculos fazem a abdução ou flexão do braço.

A elevação da escápula, como ao erguer o ombro, é realizada pela parte descendente do músculo trapézio e pelo músculo levantador da escápula, auxiliados pelo ECM. O levantador da escápula é inervado por ramos diretos de C3 e C4, com contribuição de C5 por intermédio do nervo dorsal da escápula. O levantador da escápula eleva e gira a escápula de modo que seu ângulo inferior se aproxima da coluna vertebral. A depressão da escápula é realizada principalmente pela parte ascendente do trapézio e pelos músculos peitoral menor e subclávio.

A retração da escápula é feita principalmente pelos romboides e pela parte média do trapézio. Os romboides também aproximam as escápulas uma da outra, como quando se fica de pé em posição de sentido. Os romboides são inervados por um ramo direto da raiz nervosa de C5, e não pelo plexo braquial. O exame dos romboides é importante na diferenciação entre radiculopatia de C5 e plexopatia braquial do tronco superior. No movimento de protração, a escápula move-se para frente como ao dar um soco. Esse movimento é realizado principalmente pelo serrátil anterior (nervo torácico longo, C5-C7). O serrátil mantém a margem medial da escápula junto do tórax e puxa a escápula para frente e lateralmente. A rotação da escápula é feita pelos músculos trapézio, serrátil anterior, peitorais, romboides e latíssimo do dorso. A rotação escapular normal é essencial para a abdução eficiente do ombro.

Ritmo escapuloumeral

Dois movimentos participam da abdução do braço: escapulotorácico e glenoumeral. O movimento escapulotorácico é o movimento da escápula com relação à parede torácica; o glenoumeral é o movimento da articulação do ombro. Esses dois movimentos em geral ocorrem em harmonia para que o braço se mova com uniformidade. Quando o movimento da escápula não é normal, a elevação do braço também não é. No início da abdução, os músculos escapulares, sobretudo o serrátil anterior, fixam a escápula de modo que o deltoide traciona o úmero e não a escápula. Quando o deltoide abduz o ombro em direção a 90°, o serrátil anterior e o trapézio giram a escápula. O serrátil faz a tração anterior e lateral do ângulo inferior, mantendo a escápula próxima da parede torácica, enquanto as fibras descendentes do trapézio fazem a tração superior da extremidade lateral da clavícula e as fibras ascendentes fazem a tração inferior da parte medial da espinha da escápula (Figura 27.4). A interação harmoniosa dos movimentos da escápula e da articulação do ombro é denominada ritmo escapuloumeral. A cada dois graus de movimento da articulação do ombro, há um grau de rotação da escápula. Depois que o deltoide abduz o braço até a posição horizontal, a parte descendente do músculo trapézio eleva e gira a escápula ainda mais para possibilitar a elevação do braço acima da cabeça.

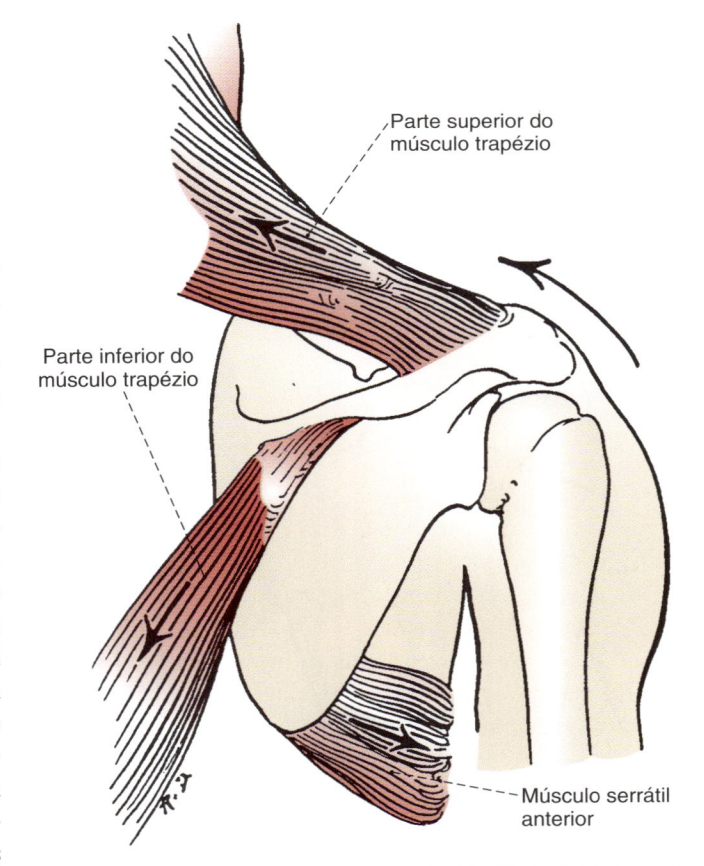

Figura 27.4 Rotadores superiores da escápula. (Modificada de Weibers DO, Dale AJD, Kokmen E et al., eds. *Mayo Clinic Examinations in Neurology.* 7th ed. St. Louis: Mosby, 1998. Copyright© 1998 Elsevier. Com permissão.)

Músculos escapulares

Para testar os romboides, instrui-se o paciente que, com a mão sobre o quadril, retraia o ombro contra a tentativa do examinador de empurrar o cotovelo para a frente (Figura 27.5). Se o paciente fixar os ombros para trás como na posição de sentido, será possível ver e palpar a saliência dos romboides ao longo da margem medial da escápula. Outro teste da função do romboide é fazer com que o paciente apoie o dorso da mão na região lombar e empurre para trás contra a resistência do examinador, aplicada na palma da mão. O romboide maior contrai-se com vigor para fazer a rotação inferior da escápula. O afastamento da mão da região lombar também é usado para avaliar o músculo subescapular. O levantador da escápula é avaliado por observação da elevação da escápula; raras vezes é possível detectar a fraqueza do levantador da escápula ao exame clínico.

É preciso testar separadamente as diferentes partes do trapézio. Um método de teste das fibras descendentes da parte superior é instruir o paciente a erguer os ombros contra resistência (ver Figura 19.4). Uma técnica ainda melhor é resistir à tentativa de o paciente aproximar o acrômio do occipital. As fibras transversas podem ser testadas instruindo-se o paciente a retrair a escápula contra resistência (Figura 27.6) ou a manter o braço abduzido em posição horizontal, com a palma da mão voltada para cima e tentando empurrar o cotovelo para a frente.

Na paralisia unilateral do trapézio, o paciente não consegue retrair o ombro ou abduzir o braço acima do plano horizontal. Por causa do peso do braço, a parte superior da escápula tende a cair lateralmente, enquanto o ângulo inferior move-se em sentido medial e a margem medial se eleva. A projeção do ombro para a frente e para baixo causa a queda de todo

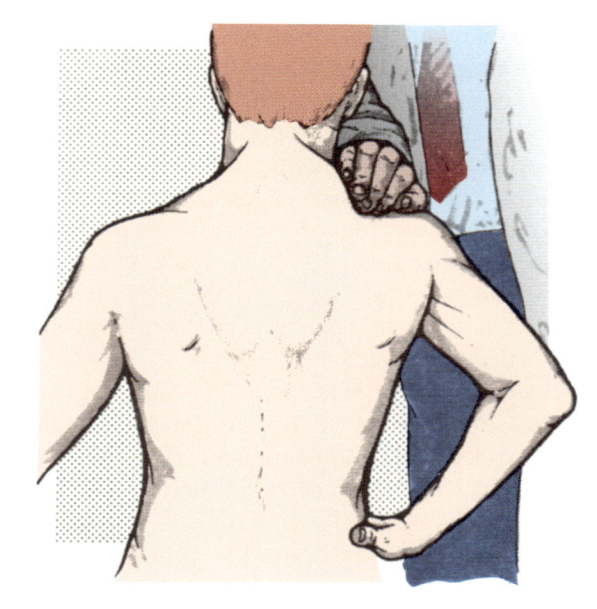

Figura 27.6 Exame do músculo trapézio. Durante a retração do ombro contra resistência, é possível ver e palpar as fibras transversas do músculo.

o braço, e as pontas dos dedos no lado afetado estão em posição mais baixa do que no lado normal. Na atrofia do trapézio, o ângulo superior da escápula pode ficar saliente sob a pele. A perda da capacidade de erguer os ombros é pequena, porque o levantador da escápula e os romboides são capazes de elevar a escápula, mas a inclinação normal entre a base do pescoço e o ombro torna-se um ângulo reto em virtude da perda de volume do trapézio. O paciente pode ser capaz de elevar os braços para frente com pouca ou nenhuma dificuldade, porque o serrátil anterior é o principal responsável pela fixação e rotação da escápula nesse plano.

O teste do músculo serrátil anterior pode ser feito instruindo o paciente a estender o braço para a frente ou empurrar algo para observar se há escápula alada (ver a próxima seção). Na fraqueza acentuada, basta o paciente tentar levantar o braço acima da cabeça para que se notem as anormalidades. Os graus mais sutis de fraqueza podem ser demonstrados instruindo-se o paciente a empurrar algo para frente contra resistência. O teste clássico é pedir ao paciente que empurre uma parede e verificar se as escápulas permanecem próximas da parede torácica nos dois lados (Figura 27.7).

Escápula alada

Normalmente, a margem medial da escápula continua próxima da parede torácica quando os braços são levantados. Porém, na fraqueza do serrátil anterior ou do trapézio, verifica-se a protrusão posterior da margem medial ou de toda a escápula, com afastamento da parede torácica. A consequência é a deformidade conhecida como "escápula alada" (Figura 27.8). O trapézio faz a rotação e a retração da escápula e atua principalmente durante a abdução lateral do braço no plano coronal do corpo. Na fraqueza do trapézio,

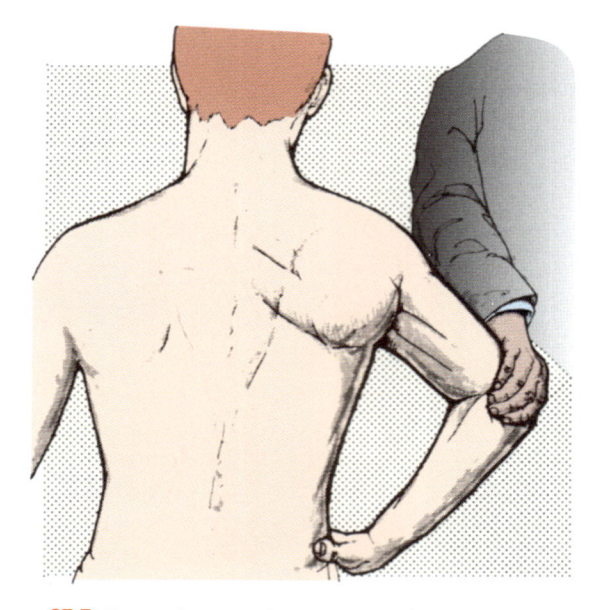

Figura 27.5 Exame dos músculos romboides. Com a mão no quadril, o paciente retrai o ombro contra a tentativa do examinador de empurrar o cotovelo para a frente; é possível ver e palpar os músculos que se contraem.

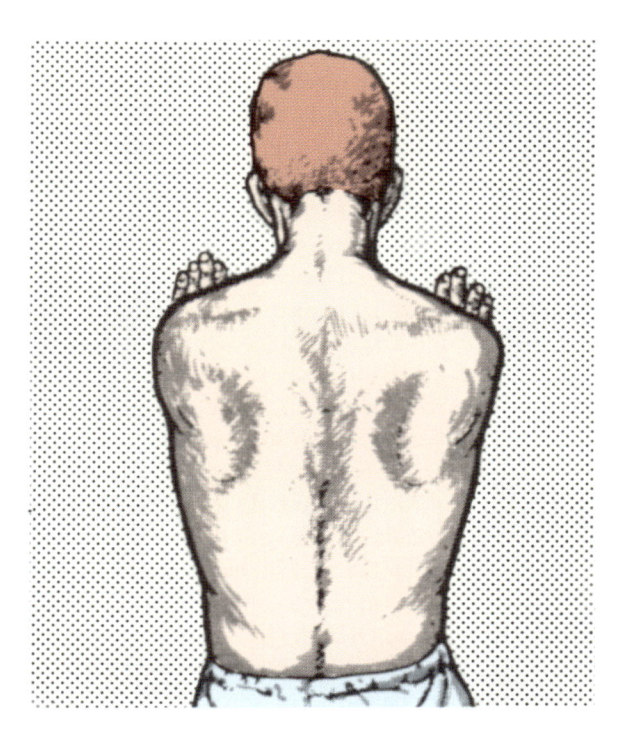

Figura 27.7 Exame do músculo serrátil anterior. O paciente empurra uma parede com os braços estendidos no plano horizontal à frente do corpo; em geral, a margem medial da escápula continua próxima da parede torácica.

a escápula alada é mais visível na tentativa de abdução do braço do que de elevação anterior. A escápula alada por fraqueza do trapézio torna-se mais visível se o paciente inclinar o corpo para a frente na cintura, de modo que a parte superior do corpo fique paralela ao solo e, a seguir, levantar os braços para os lados, como se fosse iniciar um "mergulho do cisne". Isso requer a forte ação do trapézio para retrair a escápula e acentua o deslocamento posterior do cíngulo do membro superior.

O serrátil anterior faz basicamente a protração da escápula e atua durante a elevação do braço para frente. Em caso de fraqueza do serrátil, há deslocamento medial do ângulo inferior e toda a margem medial desloca-se para cima na parede torácica. A fraqueza do serrátil anterior causa escápula alada mais evidente quando se tenta elevar o braço para frente, no plano sagital do corpo e menos visível na abdução dos braços. Essa diferença ajuda a distinguir entre a escápula alada por fraqueza do serrátil anterior (como na paralisia do nervo torácico longo) e a do trapézio (como na paralisia do nervo acessório). A escápula alada por fraqueza do serrátil pode ser intensificada quando se instrui o paciente a protrair a escápula contra resistência (Figura 27.7). Outro método para revelar a escápula alada discreta por fraqueza do serrátil é solicitar que o paciente abaixe devagar os braços estendidos. Esse movimento pode exacerbar a escápula alada, que, em determinado ponto durante a descida dos braços, salta subitamente para trás. A escápula alada também é analisada no Capítulo 19. O Videolink 27.1 mostra a escápula alada.

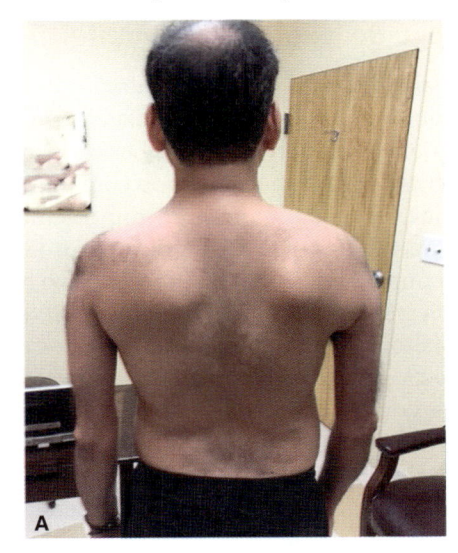

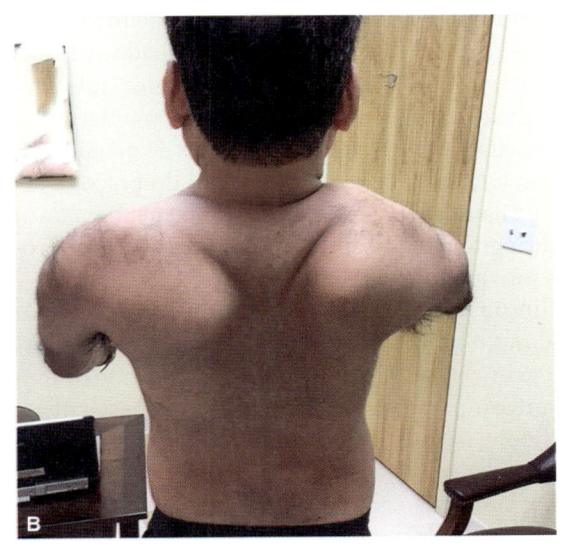

Figura 27.8 Escápula alada em paciente com distrofia muscular facioescapuloumeral. **A.** Com os braços em repouso. **B.** Com os braços levantados.

Nas distrofias musculares, sobretudo na distrofia facioescapuloumeral (FEU), é frequente a fraqueza de todos os músculos do cíngulo do membro superior, com escápula alada proeminente, em geral bilateral (ver Figuras 27.8 e 29.6). Outra manifestação de fraqueza do cíngulo do membro superior, mais frequente em pacientes com miopatia, é a alteração da posição dos braços. Normalmente, quando os braços pendem ao lado do corpo, os polegares estão voltados para a frente. Na fraqueza do cíngulo do membro superior, a escápula tende a deslizar lateralmente, de modo que mesmo em repouso a tendência é a leve rotação anterior dos ombros. Assim, ocorre rotação interna de todo o braço, o que faz com que o dorso da mão, e não o polegar, fique voltado para frente. Outro efeito, em especial quando também houver atrofia do músculo peitoral, pode ser o surgimento de uma prega diagonal que vai da prega axilar anterior em direção ao pescoço (Videolink 27.2).

Articulação do ombro (glenoumeral)

Os principais movimentos na articulação do ombro são abdução, adução, rotação lateral e medial, flexão, extensão e elevação do braço. É mais fácil perceber esses movimentos no plano da escápula do que no corpo como um todo.

O deltoide é o músculo mais proeminente na região do ombro. É inervado por C5 e C6 por intermédio do nervo axilar, um ramo do fascículo posterior do plexo braquial. O deltoide tem três partes: anterior, média e posterior. A parte média do deltoide e o supraespinal, auxiliados pelo subescapular e pela parte superior do infraespinal, abduzem o ombro. Na contração do deltoide, o braço é abduzido (elevado lateralmente) até o plano horizontal. A continuação da abdução, ou elevação acima do plano horizontal, é realizada pela ação associada do trapézio e do serrátil anterior, que promovem a rotação da escápula e inclinam o ângulo da cavidade glenoidal para cima. Nos primeiros 15°, o movimento de abdução pelo deltoide é auxiliado pelo supraespinal, e as ações sinérgicas dos músculos subescapular, infraespinal e redondo menor impedem a translação superior da cabeça do úmero. As fibras posteriores do deltoide também auxiliam a extensão e a rotação lateral do braço, e as fibras anteriores ajudam a flexão e a rotação medial; contudo, a eletromiografia mostra que o deltoide não é muito ativo nesses movimentos.

A função principal do deltoide é testada pela capacidade de abduzir o braço até 90° contra resistência (Figura 27.9) ou de manter o braço abduzido no plano horizontal, lateralmente ou para frente (o cotovelo pode estar fletido ou estendido) e de resistir à tentativa do examinador de empurrá-lo para baixo. A avaliação simultânea bilateral ajuda o paciente a manter o equilíbrio e também a comparar a força nos dois lados. Na fraqueza de grau 3/5 do MRC, o paciente é capaz de abduzir o braço contra a gravidade, mas não contra resistência considerável. Na fraqueza mais intensa, o paciente pode inclinar-se na direção oposta e levantar a ponta do ombro para auxiliar a tentativa (artifício de movimento). Quando a elevação ativa até o plano horizontal é impossível, o paciente consegue manter o braço elevado contra a gravidade. No grau 2/5 de fraqueza, o paciente pode ser capaz de abduzir o braço quando deitado, mas não quando ereto. Na paralisia completa, não é possível contrair o músculo. Quando a fraqueza do deltoide é causada por lesão das células do corno anterior, do plexo braquial ou do nervo axilar, ocorre atrofia imediata, que pode ser acentuada. Assim, a saliência do acrômio torna-se visível através do ventre muscular atrofiado, com aparência semelhante à da luxação do ombro. Por causa da sobreposição de miótomos, as lesões isoladas da raiz cervical não provocam o mesmo grau de atrofia. Na ELA ou na espondilose cervical, as fasciculações são frequentes.

O supraespinal ajuda a abduzir o ombro nos primeiros 15°. O ventre do músculo está na fossa supraespinal da escápula; é possível palpar e, às vezes, ver sua contração quando o braço é abduzido menos de 15° contra resistência (Figura 27.10). O supraespinal é inervado principalmente por C5 e C6 e pelo nervo supraescapular, que se origina diretamente do tronco superior do plexo braquial. Seu tendão cruza a articulação do ombro e se fixa no tubérculo menor do úmero, formando um componente do manguito rotador (ver Capítulo 47).

Os adutores primários do ombro são o peitoral maior e o latíssimo do dorso. É difícil distinguir suas ações de adução. O peitoral maior recebe inervação de todos os níveis do plexo

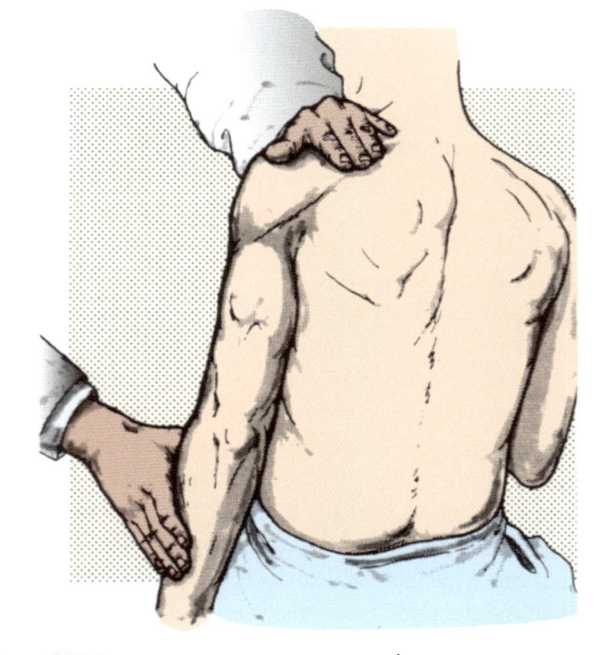

Figura 27.9 Exame do músculo deltoide. O paciente tenta abduzir o braço contra resistência; é possível ver e palpar o deltoide, que se contrai.

Figura 27.10 Exame do músculo supraespinal. É possível palpar a contração das fibras musculares nos estágios iniciais da abdução do braço.

braquial, C5-T1, por intermédio dos nervos peitorais medial e lateral. É o principal adutor do ombro e também é flexor e rotador medial. Quando o braço é imobilizado, o músculo ergue o tórax, como na escalada. É possível ver e palpar a contração das partes esternocostal e clavicular durante a tentativa de abdução horizontal do braço contra resistência (Figura 27.11). Também é possível avaliar e palpar o músculo instruindo-se o paciente a mover para a frente o braço abduzido no plano horizontal, tentar apertar uma das mãos contra a outra com os braços na frente do corpo ou tentar fazer a rotação medial dos antebraços com os cotovelos ao lado do corpo e fletidos, como se estivesse segurando um livro.

O latíssimo do dorso é suprido pelos segmentos C6-C8 por intermédio do nervo toracodorsal, um ramo do fascículo posterior do plexo braquial. Ele faz adução, extensão e rotação medial do ombro e pode ser avaliado de várias maneiras. O músculo age quando o paciente tenta aduzir o braço levantado contra resistência (Figura 27.12). Com o redondo maior, o latíssimo do dorso forma a prega axilar posterior, que fica proeminente quando o braço é aduzido contra resistência, e é fácil ver e palpar o ventre do músculo. Também é possível palpar o ventre do músculo quando o paciente tosse ou empurra o braço para baixo e para trás. Com o úmero em posição fixa, o latíssimo move a pelve e a parte inferior do tronco para a frente e para cima. Quando o braço pende ao lado do corpo, ele abaixa, retrai e gira a escápula.

A rotação lateral do ombro é realizada principalmente pelo músculo infraespinal, com uma pequena contribuição do redondo menor (nervo axilar, C5-C6). O infraespinal é inervado pelo nervo supraescapular, C5 e C6, que também inerva o supraespinal. Para avaliar esses músculos, o paciente tenta fazer a rotação lateral do ombro por rotação lateral e

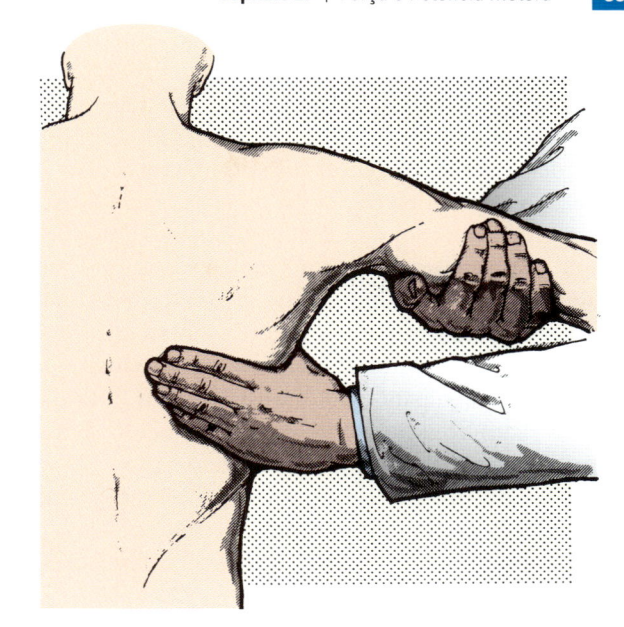

Figura 27.12 Exame do músculo latíssimo do dorso. Na adução do braço abduzido horizontal e lateralmente contra resistência, as fibras musculares em contração podem ser vistas e palpadas. Uma forma eficaz de comparar a força de contração do latíssimo nos dois lados é segurar com firmeza o ventre dos músculos por trás e fazer o paciente tossir.

posterior do antebraço contra resistência enquanto o cotovelo está fletido em um ângulo de 90° e mantido ao lado do corpo (Figura 27.13).

A rotação medial do ombro resulta principalmente da contração dos músculos subescapular e redondo maior. Esses músculos são testados instruindo-se o paciente a mover o antebraço medialmente contra resistência com o cotovelo

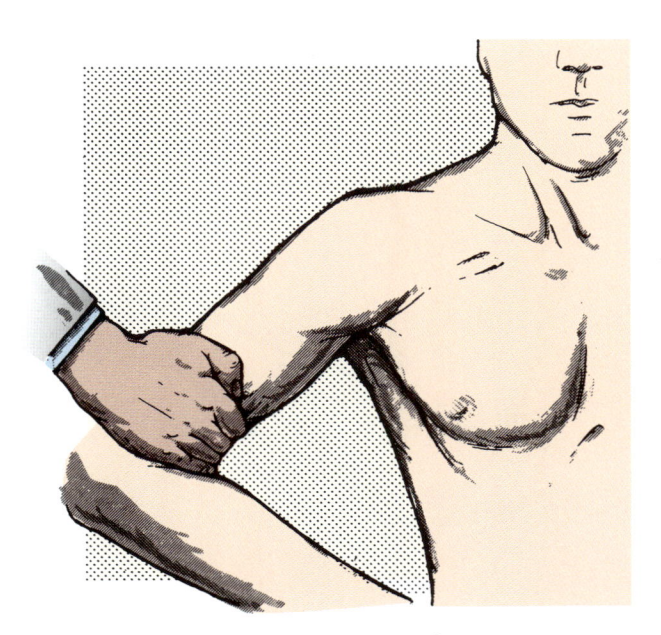

Figura 27.11 Exame do músculo peitoral maior. É possível ver e palpar a contração do músculo durante a tentativa de adução do braço contra resistência.

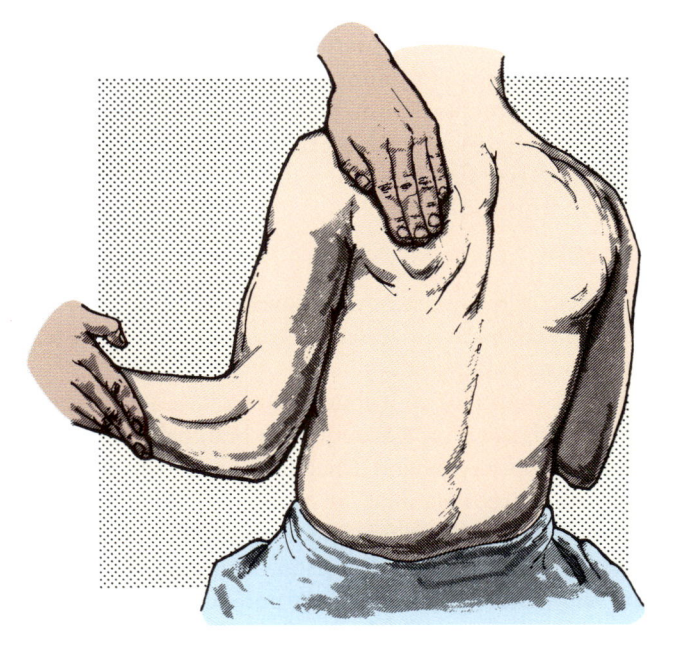

Figura 27.13 Exame dos rotadores laterais do braço. É possível ver e palpar o músculo infraespinal, que se contrai durante a rotação lateral do braço com o cotovelo fletido e junto do corpo.

fletido e ao lado do corpo, ou seja, o movimento oposto ao da rotação lateral. Também é possível avaliar a rotação medial instruindo-se o paciente a afastar o dorso da mão da região lombar contra resistência, como é feito no teste dos músculos romboides (ver a seção "Músculos escapulares").

A flexão do ombro (elevação do braço para frente no plano sagital do corpo) é realizada pelas fibras anteriores do deltoide e pelos músculos peitoral maior, subescapular, coracobraquial e bíceps. Os músculos, em especial o deltoide e o peitoral, podem ser palpados durante a tentativa de levantar o braço para frente contra resistência. A extensão do ombro (elevação do braço para trás) é realizada pelas fibras posteriores do deltoide juntamente com os músculos latíssimo do dorso, tríceps, subescapular e redondo maior. É possível testar essa ação instruindo o paciente a tentar estender o braço contra resistência. Os testes apresentados nos parágrafos anteriores são a melhor maneira de fazer o exame individual de cada músculo.

Manguito rotador

Os músculos subescapular, supraespinal, infraespinal e redondo menor formam o manguito rotador. O infraespinal e o redondo menor fazem a rotação lateral do úmero e o subescapular faz a rotação medial. O subescapular, o infraespinal e o redondo menor ajudam a evitar o deslizamento superior da cabeça do úmero quando o deltoide se contrai durante os estágios iniciais da abdução. O supraespinal, mais do que o deltoide, impede a migração da cabeça do úmero para baixo quando o braço está em posição pendente. As rupturas do manguito rotador são um problema clínico comum. A doença do manguito rotador costuma entrar no diagnóstico diferencial em pacientes com dor e fraqueza no braço. A ruptura do manguito rotador, sobretudo o comprometimento da abdução do braço por ruptura do músculo supraespinal ou de seu tendão (o componente do manguito rotador que se rompe com maior frequência), pode ser confundida com um processo neurológico (ver Capítulo 47).

Cotovelo

Os principais movimentos no cotovelo são flexão e extensão do antebraço, na articulação do cotovelo, e pronação e supinação na articulação radioulnar.

Muitos músculos contribuem para a flexão do cotovelo; os principais são o bíceps braquial, o braquial e o braquiorradial. O agonista primário depende da posição do antebraço. O músculo bíceps braquial é inervado por C5-C6 por intermédio do nervo musculocutâneo, ramo do fascículo lateral do plexo braquial. É um flexor do cotovelo e também um forte supinador do antebraço. A potência de supinação é máxima quando o antebraço está em posição de flexão e pronação. A potência de flexão é máxima quando o antebraço está em posição de supinação. O músculo braquial tem a mesma inervação; e flexiona o cotovelo seja qual for a posição

do antebraço. O nervo musculocutâneo atravessa o coracobraquial e pode ser comprimido nesse local, causando fraqueza dos músculos bíceps e braquial. O braquiorradial é inervado pelos segmentos C5-C6 por intermédio do nervo radial. Atua como flexor do cotovelo quando o antebraço é mantido a meio caminho entre a pronação e a supinação (polegar para cima). O braquiorradial atua como supinador quando o antebraço está em extensão e pronação, mas tem ação pronadora quando o antebraço está em flexão e supinação.

As funções do bíceps e do braquial são testadas pedindo ao paciente que tente flexionar o cotovelo contra resistência. A contração do bíceps pode ser vista e palpada, mas o braquial está em posição mais profunda (Figura 27.14). O músculo braquiorradial é avaliado por tentativas de flexionar o antebraço em semipronação (Figura 27.15). Mesmo na paralisia completa do bíceps e do braquial, o músculo braquiorradial ainda é capaz de flexionar parcialmente o cotovelo. Na fraqueza do músculo bíceps, o paciente pode recorrer a artifícios, colocando o antebraço em pronação média e usando o braquiorradial ou puxando o cotovelo para trás. Esta última posição assemelha-se ao movimento feito ao se encher um copo de chope e foi denominado "sinal do *barman*".

O tríceps braquial é o principal extensor do cotovelo. É inervado por C6, C7 e C8 por intermédio do nervo radial, um ramo do fascículo posterior do plexo braquial. Os ramos para o tríceps originam-se antes que o nervo entre no sulco do nervo radial. O ancôneo auxilia o tríceps na extensão. A avaliação desses músculos é feita colocando-se o cotovelo em posição intermediária entre flexão e extensão e pedindo que o paciente tente estender o cotovelo ou que mantenha a posição contra resistência do examinador (Figura 27.16). O músculo tríceps é menos potente quando o cotovelo está

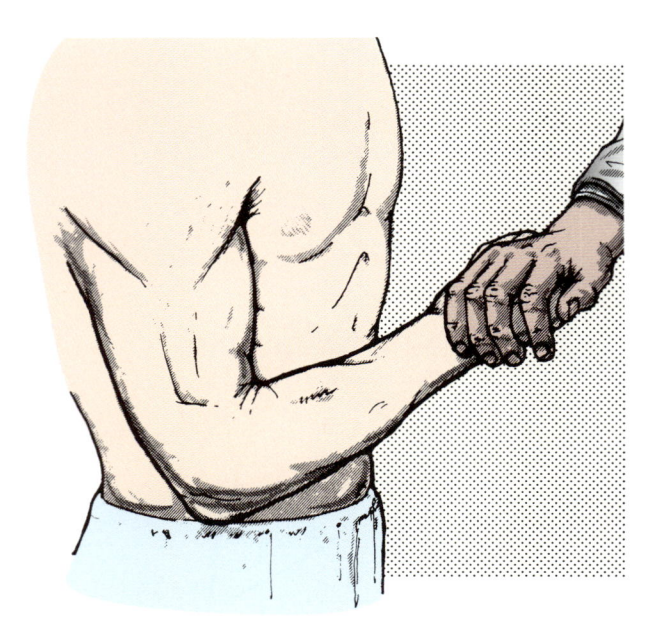

Figura 27.14 Exame do músculo bíceps braquial. Durante a tentativa de fletir o antebraço contra resistência é possível ver e palpar o músculo bíceps contraído.

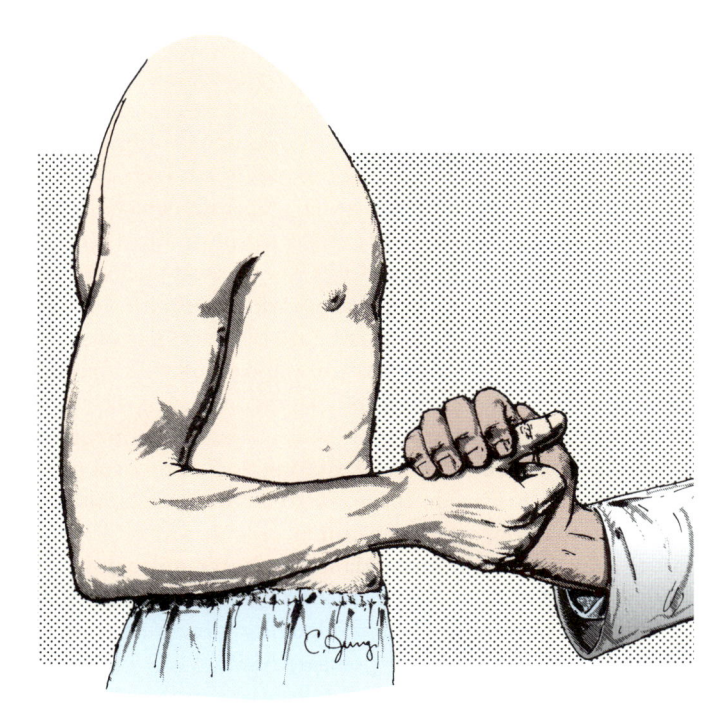

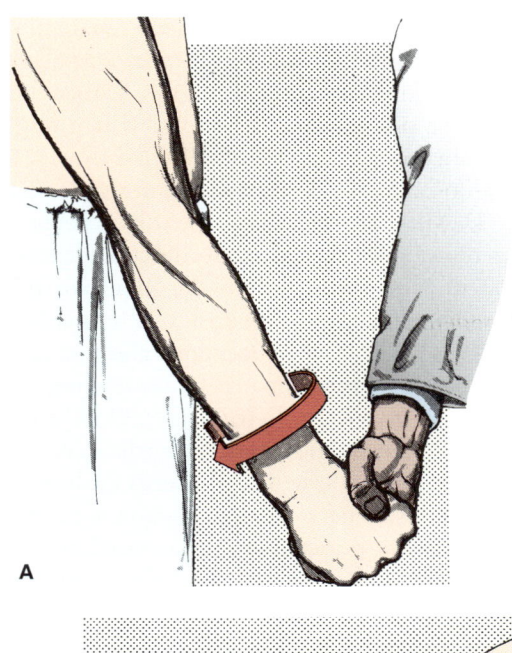

A

Figura 27.15 Exame do músculo braquiorradial. Durante a flexão do antebraço em semipronação (polegar para cima) contra resistência, é possível ver e palpar o músculo que se contrai.

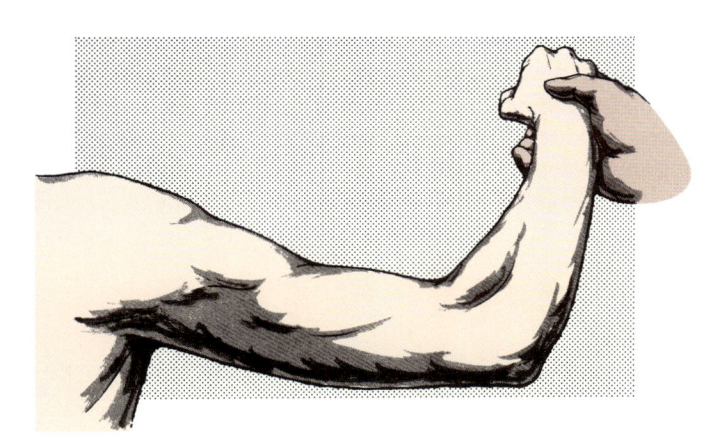

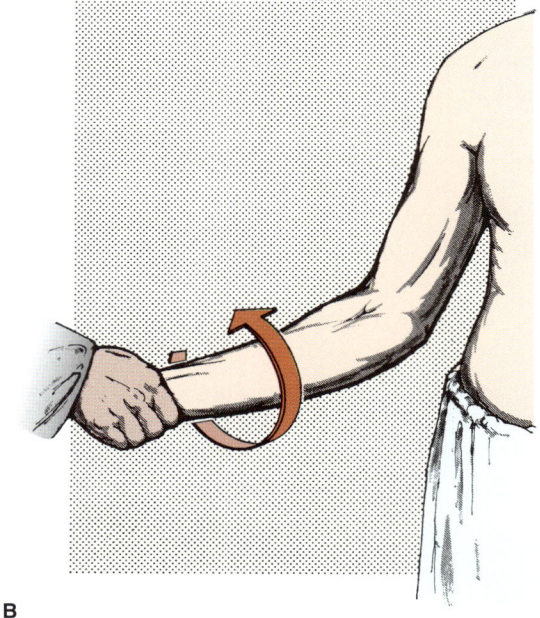

B

Figura 27.16 Extensão do antebraço. Durante a tentativa de estender o antebraço parcialmente fletido contra resistência, é possível ver e palpar a contração do tríceps.

Figura 27.17 Supinação do antebraço. **A.** Durante a tentativa de supinação do antebraço estendido contra resistência, é possível ver e palpar o músculo braquiorradial em contração. **B.** Durante a tentativa de supinação do antebraço fletido contra resistência, é possível ver e palpar o músculo bíceps em contração.

totalmente fletido, e pode ser mais fácil detectar a fraqueza leve com o exame nessa posição. Na fraqueza leve do tríceps, o examinador pode ser capaz de prender o tríceps em flexão extrema com um ou dois dedos do lado acometido, mas não do lado normal.

A supinação do antebraço é feita principalmente pelo músculo supinador, auxiliado por músculos mais fortes, sobretudo o bíceps, para movimentos que exijam potência.

O supinador tem camadas superficiais e profundas; a margem proximal da cabeça superficial é a arcada de Frohse. O nervo interósseo posterior passa abaixo da arcada e pode

ser comprimido nesse local. O supinador é inervado pelos segmentos C6 e C7, por intermédio do nervo interósseo posterior ou do nervo radial em indivíduos diferentes. O músculo bíceps é o mais potente supinador do antebraço; sua ação é mais forte quando o antebraço está em flexão e pronação. O supinador é menos potente, mas atua em todos os graus de flexão e supinação. A supinação é testada instruindo-se o paciente a fazer o movimento de supinação contra a resistência do examinador. Com o antebraço em extensão, há participação do braquiorradial; com o antebraço em flexão, o bíceps participa (Figura 27.17).

A pronação é ocasionada pelo pronador quadrado (PQ), que, nos movimentos que exigem potência, é auxiliado pelo pronador redondo (PR), muito mais forte. Outros músculos podem ter uma participação menor. O PR tem origem no tendão comum dos músculos flexores (TCMF), que se origina no epicôndilo medial. Como os outros músculos que têm origem no TCMF (flexor radial do carpo [FRC], palmar longo, flexor ulnar do carpo [FUC] e flexor superficial dos dedos [FSD]), o PR também é um flexor do cotovelo. Para testar o PR e o PQ, o paciente tenta fazer o movimento de pronação contra resistência (Figura 27.18). O PR tem uma cabeça umeral e uma cabeça ulnar. O nervo mediano penetra no antebraço entre as duas cabeças e supre o músculo (C6 e C7). O PQ é inervado pelo ramo interósseo anterior do nervo mediano (C7-C8). O nervo interósseo anterior origina-se do nervo mediano entre as duas cabeças do PR. O nervo interósseo anterior, e com menos frequência, o tronco principal do nervo mediano, pode ser comprimido entre as duas cabeças do PR (síndrome do pronador). Para isolar a ação do PQ, deve-se testar a pronação com o cotovelo estendido, quando o PR está alongado ao máximo e sua tração é a mais fraca possível. A flexão do cotovelo indicaria que o paciente está tentando usar o PR.

Carpo

Os principais movimentos no carpo são flexão e extensão; adução (flexão ulnar) e abdução (flexão radial) são movimentos menores.

A flexão do carpo é realizada principalmente pelos músculos FRC e FUC. O FRC origina-se no TCMF e é inervado pela raiz lateral do nervo mediano (C6-C7). Ao cerrar o punho, geralmente há leve extensão do carpo com a flexão dos dedos; o FRC opõe-se ao movimento de extensão do punho. O FCR também auxilia a flexão do cotovelo e a pronação do antebraço. Insere-se no segundo metacarpal e é um fraco abdutor do carpo. O FUC é inervado pelo nervo ulnar (C7-T1). Ele tem duas cabeças de origem no TCMF, no epicôndilo medial do úmero e no olécrano da ulna. As duas cabeças são unidas por uma aponeurose, a arcada umeroulnar (banda de Osborne). Depois de atravessar o sulco retroepicondilar, o nervo ulnar passa abaixo da aponeurose e pode ser comprimido por ela. O FUC fixa-se no osso pisiforme, na face medial do carpo. Além de flexionar o punho, também atua com o extensor ulnar do carpo (EUC) para fazer a adução (desvio ulnar) da mão. Outros músculos que auxiliam a flexão do punho incluem o palmar longo, o flexor profundo dos dedos (FPD), o FSD, o flexor longo do polegar (FLP) e o abdutor longo do polegar (ALP).

A flexão do carpo é testada pedindo-se ao paciente que resista à tentativa do examinador de estender o carpo (Figura 27.19). Tanto o FRC quanto o FUC são superficiais; é possível ver e palpar sua contração. Durante a flexão resistida do carpo, os tendões do FRC e do palmar longo destacam-se na face palmar do carpo; o nervo mediano está entre os dois tendões. É possível testar o FRC individualmente instruindo o paciente a flexionar o carpo em direção radial contra resistência dirigida ao polegar. É possível testar o FUC pedindo ao paciente para flexionar o carpo em direção ulnar, enquanto o examinador pressiona a região hipotenar. O FUC também é sinergista do abdutor do dedo mínimo (ADM), estabilizando o pisiforme; é possível ver e palpar sua contração durante a abdução do dedo mínimo contra resistência.

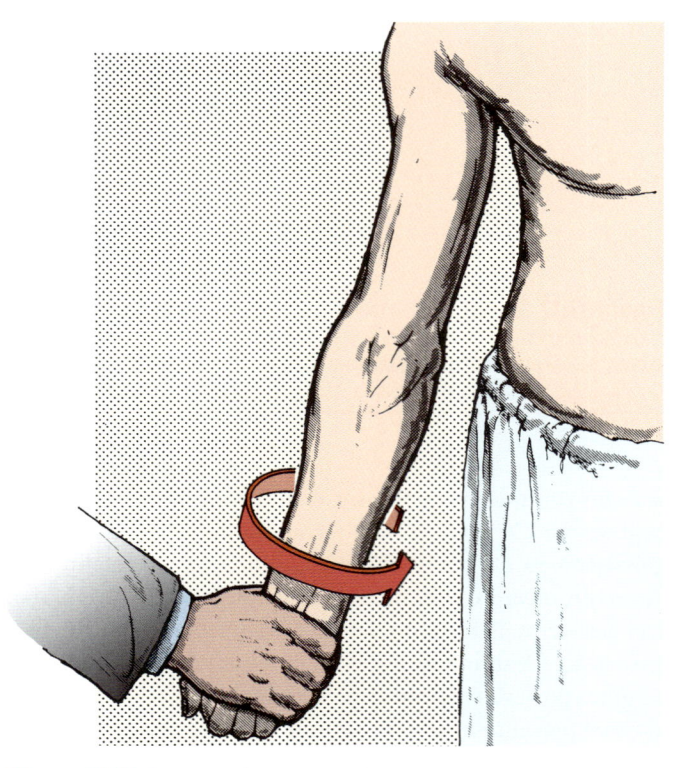

Figura 27.18 Pronação do antebraço. Durante a pronação do antebraço contra resistência, é possível ver e palpar a contração do pronador redondo.

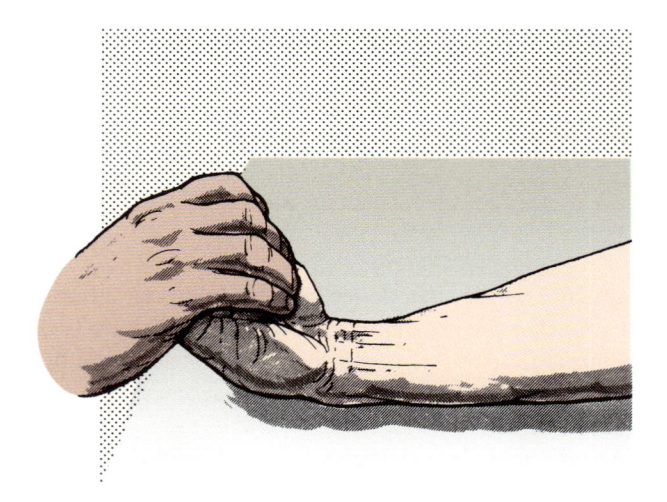

Figura 27.19 Flexão do carpo. Durante a flexão da mão no carpo contra resistência, é possível ver e palpar o tendão do flexor radial do carpo, na face radial do carpo, e o tendão do flexor ulnar do carpo, na face ulnar; também é possível ver e palpar o tendão do músculo palmar longo.

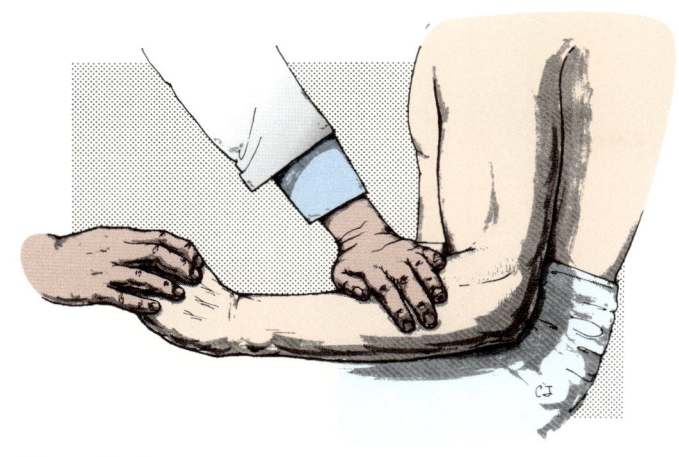

Figura 27.20 Extensão do carpo. Durante a tentativa de estender a mão no carpo contra resistência, é possível ver e palpar os ventres dos músculos extensor radial longo do carpo, extensor ulnar do carpo e extensor dos dedos.

A extensão (dorsiflexão) do carpo é realizada principalmente pelo extensor radial longo do carpo (ERLC), extensor radial curto do carpo (ERCC) e EUC. Os músculos extensores dos dedos têm pequena função de apoio. O ERLC (nervo radial, C6 e C7) é o mais potente extensor do carpo. O ERCC e o EUC são inervados pelo ramo interósseo posterior do nervo radial (C7-C8). Na neuropatia do interósseo posterior, há desvio radial do carpo em extensão por causa da tração desequilibrada do ERLC.

Para testar os músculos extensores do carpo, o antebraço é mantido em pronação com o carpo em extensão parcial. O paciente resiste à tentativa do examinador de flexionar o carpo (Figura 27.20). Na fraqueza leve, o examinador pode ser capaz de, com um ou dois dedos, manter o carpo em flexão extrema, contra os esforços do paciente para estendê-lo no lado afetado, mas não no lado normal. A fraqueza moderada dos músculos extensores causa flexão involuntária do carpo quando o paciente tenta cerrar o punho; a fraqueza acentuada causa queda do punho, um achado importante na paralisia do nervo radial.

A adução, ou desvio ulnar ou flexão do carpo, é realizada principalmente pelos músculos FUC e EUC; a abdução ou desvio ou flexão radial é realizada pelo FRC, pelo ERLC e pelo ERCC. Outros músculos podem dar pequenas contribuições. Esses movimentos também podem ser testados contra resistência.

Mãos e dedos

É difícil examinar os músculos das mãos e dos dedos. A inervação é complexa, e os numerosos movimentos de substituição possíveis podem causar erros de interpretação. Os movimentos possíveis são flexão, extensão, adução, abdução e oposição. Os músculos da mão podem ser divididos em extrínsecos e intrínsecos. Os músculos extrínsecos têm origem no antebraço e a inserção ocorre em estruturas da mão; os músculos intrínsecos têm origem e inserção na mão.

Flexão dos dedos

Os flexores primários dos dedos são o FSD e o FPD. Tanto o FSD quanto o FPD são inervados por C8 e T1. O FSD é suprido pelo principal tronco do nervo mediano. Seus tendões atravessam o túnel do carpo, divergem e inserem-se na face palmar das falanges médias. O FSD faz a flexão primária das articulações interfalângicas proximais (IFPs) dos quatro dedos; a continuação de sua ação flexiona as articulações metacarpofalângicas (MCFs) e, por fim, o carpo. Existem alças musculares separadas para cada dedo, de modo que a flexão das articulações IFPs pode ser independente. O FPD tem duas partes: (a) a cabeça lateral ou radial é inervada pelo ramo interósseo anterior do nervo mediano e (b) a cabeça medial ou ulnar, pelo nervo ulnar. Os quatro tendões do FPD atravessam o túnel do carpo, perfuram os tendões do FSD e inserem-se nas bases das falanges distais. A principal ação do FPD é a flexão das articulações interfalângicas distais (IFDs) dos dedos; a continuação dessa ação flexiona as demais falanges e, por fim, o carpo. A alça muscular e o tendão que fletem o indicador geralmente são separados; com frequência, há união parcial das demais alças do FPD, dificultando a flexão independentemente das outras articulações IFDs.

Os dedos são flexionados nas articulações MCFs pelos músculos interósseos e lumbricais. Na face dorsal da falange proximal de cada dedo há uma expansão extensora dorsal, um alargamento fibroso do tendão do músculo extensor dos dedos. Os tendões dos músculos extensores dos dedos fundem-se na expansão. Os interósseos dorsais situam-se entre os ossos metacarpais, dos quais se originam, e inserem-se nas falanges proximais. Eles também se inserem separadamente nas expansões dos músculos extensores e, portanto, estão funcionalmente conectados aos tendões dos extensores dos dedos. A adução e a abdução do dedo são avaliadas com relação a uma linha imaginária no centro do dedo médio. A partir da inserção na falange proximal, os interósseos dorsais fletem a articulação MCF. A partir de sua inserção na expansão dos extensores, eles estendem a articulação IFP e também abduzem os dedos. Os interósseos palmares menores originam-se das faces palmares dos ossos metacarpais, não da área entre eles, e inserem-se na lateral da expansão dos extensores de maneira a aduzir o dedo; eles também flexionam a articulação MCF e estendem a articulação IFP. Os interósseos são inervados pelos segmentos C8-T1 por intermédio do ramo palmar profundo do nervo ulnar.

Os músculos lumbricais originam-se nos tendões do FPD e inserem-se nas expansões dos extensores na face dorsal das falanges. Os dois lumbricais na parte ulnar da mão são inervados pelo ramo palmar profundo do nervo ulnar e os dois lumbricais na parte radial da mão, pelo nervo mediano, todos originados de C8-T1. Os lumbricais são flexores fracos das articulações MCFs. Sua função mais importante é estender as articulações IFPs.

O flexor curto do dedo mínimo faz a flexão e leve abdução da falange proximal do dedo mínimo. Dois outros músculos que atuam sobre o dedo mínimo são o ADM, que abduz o dedo mínimo, flexiona sua falange proximal e estende a falange média, e o oponente do dedo mínimo, que flexiona, aduz e faz ligeira rotação do quinto metacarpal. Os três músculos são inervados pelos segmentos C8-T1 por intermédio do nervo ulnar, proximal à origem do ramo palmar profundo. O músculo palmar curto tem a mesma inervação; ele enruga a pele da eminência hipotenar e aprofunda a cavidade da palma da mão. O sinal do palmar curto é o enrugamento da pele da eminência hipotenar durante a abdução do dedo mínimo em caso de fraqueza dos músculos intrínsecos da região ulnar da mão; e comprova que a lesão afeta o ramo palmar profundo.

A função do FPD é testada instruindo-se o paciente a fletir a falange distal de cada dedo contra resistência sem mover as falanges médias (Figura 27.21). A função do FSD é testada instruindo-se o paciente a fletir os dedos na articulação IFP sem mover a falange proximal (Figura 27.22). O paciente deve tentar relaxar a falange distal para eliminar toda a ação do FPD sobre a articulação IFP. Os músculos interósseos e lumbricais fletem as articulações MCFs e estendem as articulações interfalângicas (IFs). A fraqueza desses músculos intrínsecos da mão causa perda da flexão da articulação MCF e da extensão da articulação IFP, além de perda da adução e abdução dos dedos. A mão assume posição de repouso com extensão das articulações MCFs e flexão das articulações IFP e IFD (mão em garra). A causa mais comum da mão em garra (garra ulnar) é a neuropatia ulnar. A garra ulnar afeta principalmente os dedos anular e mínimo porque os músculos lumbricais e interósseos perdem a função.

O movimento de cerrar o punho requer a flexão de todas as articulações dos dedos. A força de preensão depende do grau de flexão nas articulações MCF e IFP, da posição do polegar

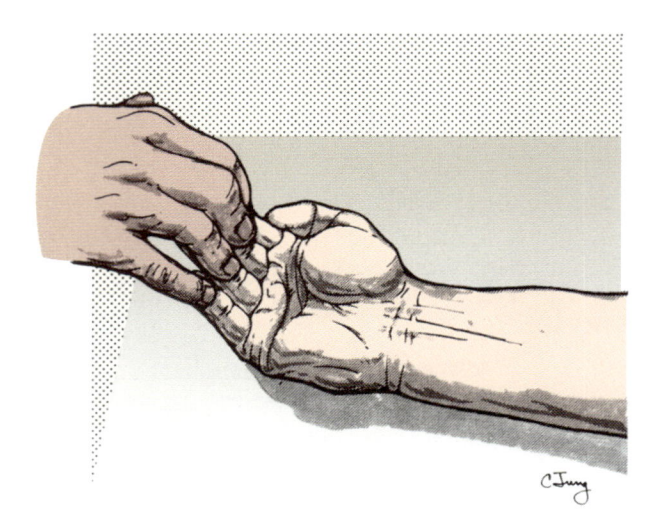

Figura 27.22 Exame do músculo flexor superficial dos dedos. O paciente resiste à tentativa de extensão dos dedos na primeira articulação interfalângica (IF).

e de sua capacidade de fletir e imobilizar os demais dedos, bem como das ações sinérgicas dos extensores do carpo na fixação do carpo. O fechamento firme da mão só é possível quando o carpo está estendido. A preensão costuma ser usada na avaliação da força dos membros superiores. O examinador não consegue soltar facilmente seus dedos da mão cerrada de uma pessoa com força de preensão normal. Pode-se usar um dinamômetro para fazer um teste quantitativo. De fato, ainda que seja usada com frequência, a força de preensão não é de grande utilidade na avaliação da função motora dos membros superiores em pacientes com doença neurológica pelas razões a seguir. Os flexores dos dedos e do punho não são inervados pelo trato corticospinal e provavelmente não estão enfraquecidos na lesão leve do TCE. A força de preensão é tão pouco afetada por doença do TCE que muitos pacientes com hemiparesia espástica intensa têm a mão firmemente cerrada, a ponto de haver dificuldade de limpeza da palma da mão. Além disso, a preensão é um movimento complexo que envolve muitos músculos, portanto, não é sensível à patologia periférica. Uma boa regra é que só se pode usar a preensão para avaliar a força quando se sabe o nome de todos os músculos participantes, além dos nervos periféricos, plexo braquial e raízes responsáveis por sua inervação. O examinador que conheça essas informações fará a avaliação individual dos músculos da mão, não da força de preensão.

Extensão dos dedos

Os músculos extensores longos dos dedos incluem o extensor comum dos dedos (ECD), o extensor do indicador (EI) e o extensor do dedo mínimo (EDM). Todos os extensores dos dedos são inervados pelos segmentos C7-C8, por intermédio do ramo interósseo posterior do nervo radial. Os tendões inserem-se na expansão extensora dorsal da falange proximal dos dedos. A principal ação do ECD é a extensão das

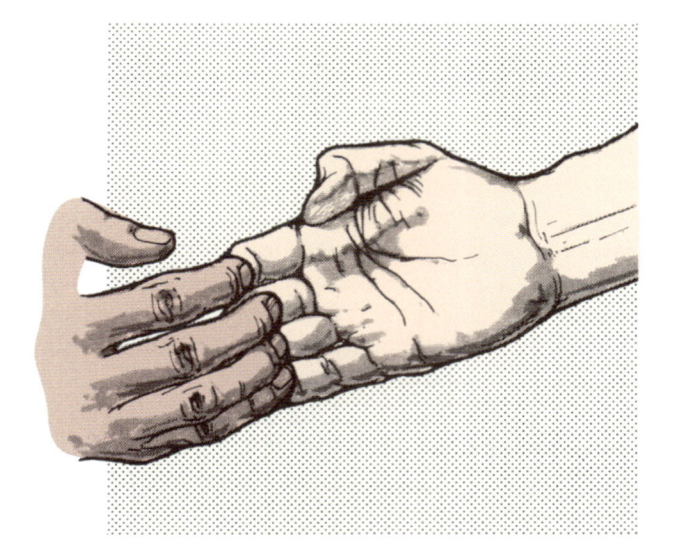

Figura 27.21 Exame do músculo flexor profundo dos dedos. O paciente resiste à tentativa de extensão das falanges distais sem mover as falanges médias.

articulações MCFs. No entanto, o ECD pode exercer alguma força para estender cada articulação que cruza, incluindo o carpo e, através dos complexos da expansão dos extensores, as articulações IFP e IFD. Sua ação sobre as articulações MCFs causa certo afastamento dos dedos, e pacientes com fraqueza dos interósseos podem recorrer a esse artifício para abduzir os dedos. O EI faz a extensão e a ligeira adução do dedo indicador. O EDM estende o dedo mínimo. Os interósseos e lumbricais também estendem as articulações IFP e IFD dos dedos.

Para testar a ação do ECD, do EI e do EDM, o paciente resiste à tentativa de empurrar os dedos para baixo nas articulações MCFs, com o antebraço em pronação e o carpo estabilizado (Figura 27.23). Uma técnica útil é que o examinador tente superar a força dos extensores dos dedos do paciente com os seus próprios. Como os músculos são

separados, a extensão dos dedos indicador e mínimo pode ser independente, mas é muito difícil estender o dedo médio ou anular sem mover o outro. O teste da função extensora dos lumbricais e interósseos é feito pedindo-se ao paciente que tente estender as articulações IFP e IFD contra resistência enquanto as articulações MCFs estão hiperestendidas e imóveis (Figura 27.24).

Polegar e seus músculos

O polegar tem um mecanismo complexo; não admira que tenha acarretado tamanha vantagem evolutiva. É capaz de se mover em muitas direções. A diferença de alguns dos movimentos é sutil (p. ex., flexão *vs.* adução), mas o músculo implicado e o significado clínico podem ser bastante distintos. Dois grupos de músculos controlam o movimento do polegar: os que estão no antebraço (músculos extrínsecos do polegar) e os que constituem a eminência tenar (músculos intrínsecos do polegar).

A mobilidade do polegar oponível requer controle muscular mais elaborado em comparação com a de outros dedos. Como os termos anatômicos clássicos que descrevem as direções do movimento não são facilmente aplicados ao polegar, descrevem-se outras direções: palmar, dorsal, ulnar e radial.

As articulações IF e MCF são capazes de fazer a flexão e a extensão. A articulação carpometacarpal pode mover-se em muitas direções. Na abdução palmar, o polegar move-se para cima, perpendicularmente ao plano da palma da mão; na abdução radial, o polegar afasta-se do plano da palma. Os movimentos de adução ulnar e palmar unem o primeiro e o segundo metacarpais. A oposição (anteposição) é o movimento de circundução do polegar com as articulações MCF e IF estendidas; há semipronação do polegar, e a face palmar da extremidade do polegar toca a face palmar da extremidade do dedo mínimo.

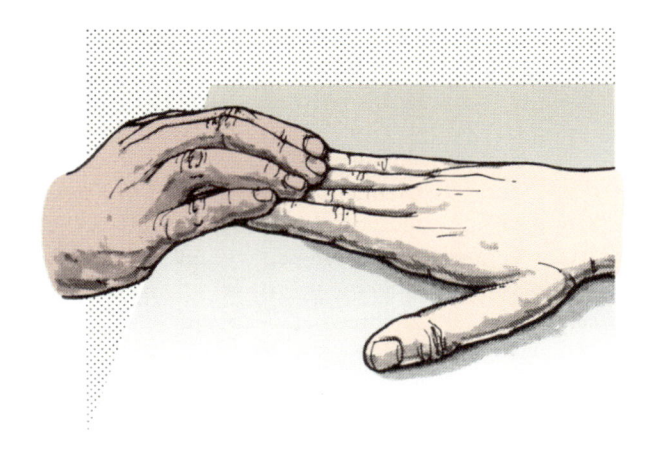

Figura 27.23 Exame do músculo extensor comum dos dedos. Com a mão estendida e as articulações IFPs mantidas em extensão, o paciente resiste à tentativa do examinador de fletir os dedos nas articulações metacarpofalângicas (MCFs).

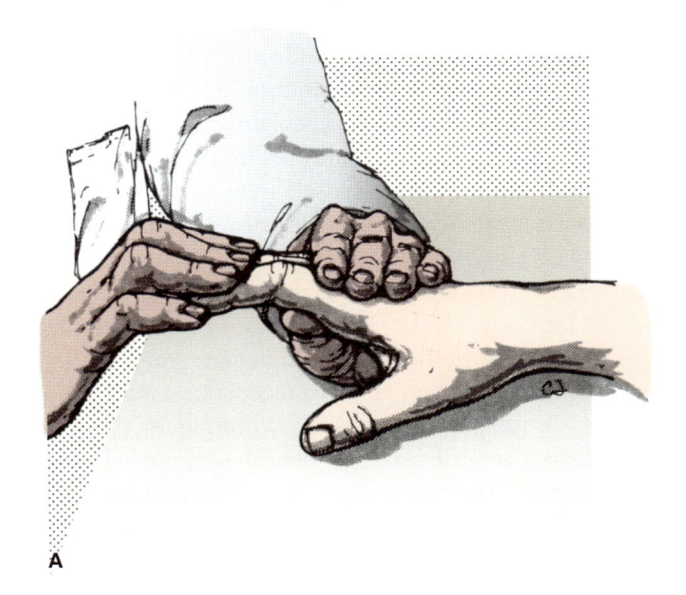

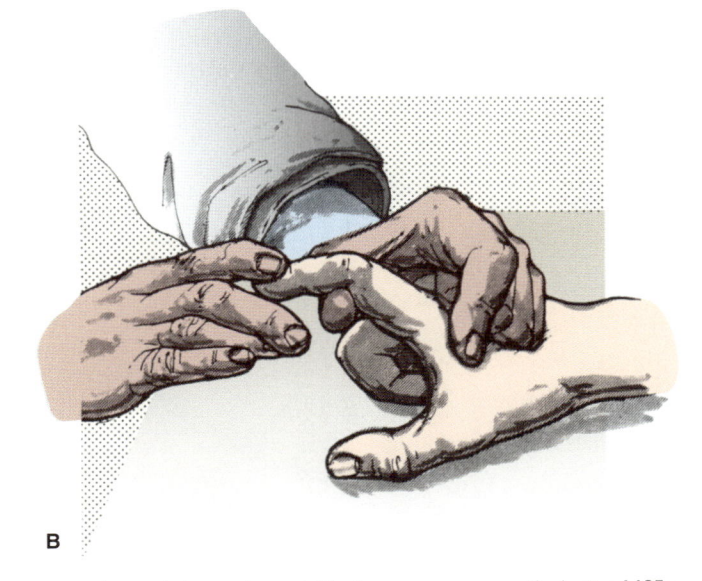

A   **B**

Figura 27.24 A e **B.** Extensão das falanges médias e distais. O paciente tenta estender os dedos contra resistência, sem mover as articulações MCFs.

Os músculos do antebraço que participam do controle do polegar são o ALP, o extensor longo do polegar (ELP), o extensor curto do polegar (ECP) e o FLP. O ALP faz a abdução e a pequena extensão do polegar. O ELP estende a falange distal; o ECP estende a falange proximal. Esses três músculos são inervados pelos segmentos cervicais C7-C8, por intermédio do ramo interósseo posterior do nervo radial. O ALP é o único músculo no compartimento flexor pronador do antebraço suprido pelo nervo radial. O FLP (ramo interósseo anterior do nervo mediano, C8-T1) flexiona a falange distal do polegar. Para testar o FLP, o paciente flexiona a falange distal do polegar com a falange proximal fletida e imobilizada (Figura 27.25). O ELP é testado pedindo-se ao paciente que estenda o polegar na articulação IF, sem mover a falange proximal (Figura 27.26). O ECP é testado instruindo-se o paciente a estender o polegar na articulação MCF, sem mover o osso metacarpal (Figura 27.27). A hiperextensão do polegar, sobretudo nas duas articulações, causa a saliência dos tendões do ELP, do ECP e do ALP, formando a "tabaqueira anatômica".

A eminência tenar é a massa de músculos na face palmar sobre o primeiro metacarpal. Os músculos que a compõem são o ACP, o oponente do polegar (OP) e o flexor curto do polegar (FCP). Os músculos ALP e ACP produzem abdução palmar. O OP faz a pronação do polegar, girando a superfície palmar do polegar para baixo, para encostar a extremidade do polegar no dedo mínimo. O FCP flexiona a articulação MCF do polegar. Ao avaliar o FCP, o paciente é instruído a fletir a articulação MCF do polegar enquanto mantém a articulação IF estendida. O FCP tem uma cabeça superficial, inervada pelo nervo mediano, e uma cabeça profunda, inervada pelo ramo palmar profundo do nervo ulnar, todos originários de C8-T1. Os demais músculos tenares são supridos pelos segmentos C8-T1 por intermédio do nervo mediano.

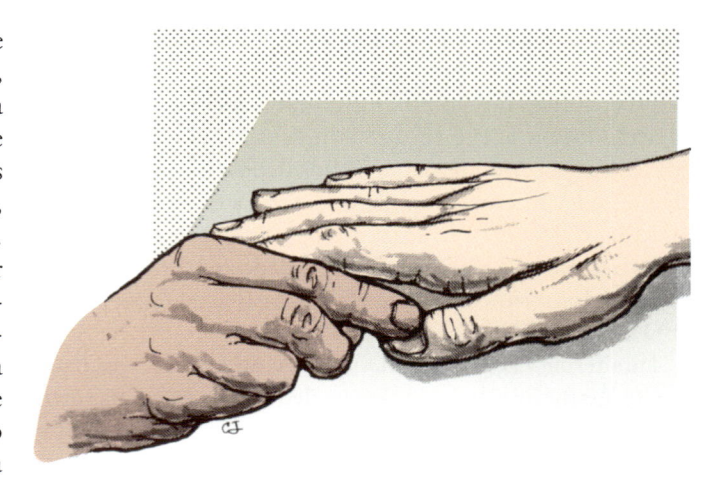

Figura 27.26 Exame do músculo extensor longo do polegar. O paciente tenta resistir à flexão passiva do polegar na articulação IF; é possível ver e palpar o tendão.

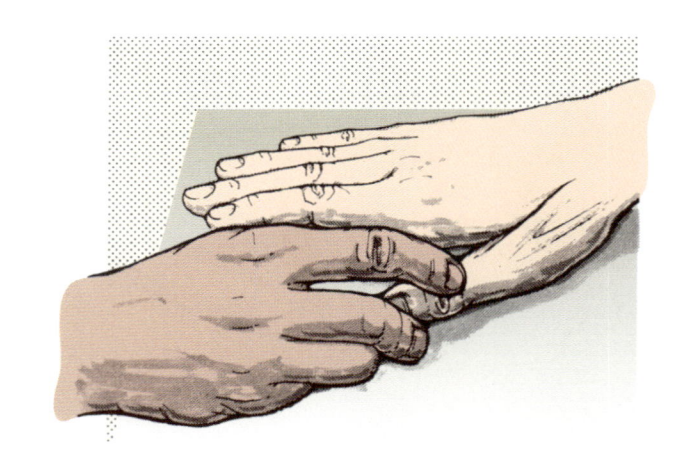

Figura 27.27 Exame do músculo extensor curto do polegar. O paciente tenta resistir à flexão passiva do polegar na articulação MCF; é possível ver e palpar o tendão.

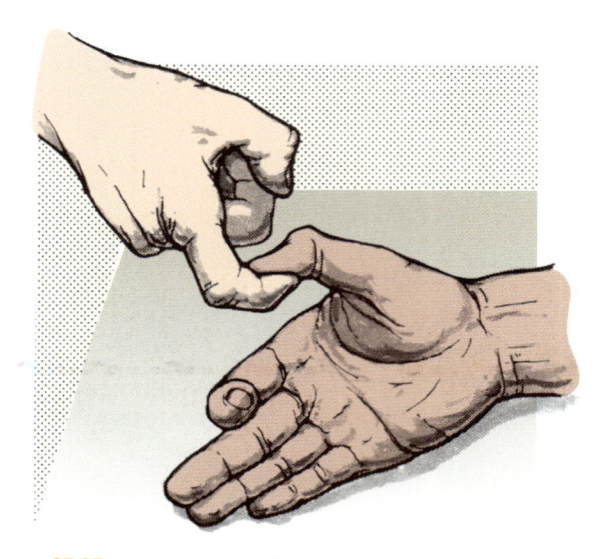

Figura 27.25 Exame do músculo flexor longo do polegar. O paciente resiste às tentativas de estender a falange distal do polegar, sem mover a falange proximal.

A abdução do polegar é realizada em dois planos: no mesmo plano da palma da mão (abdução radial) e perpendicular ao plano da palma (abdução palmar). Para avaliar a abdução radial, o polegar é movido para fora se a mão estiver no plano horizontal e para cima se a mão estiver no plano vertical, contra resistência. Esse movimento é executado pelos músculos ALP e ECP (Figura 27.28). O ACP é uma lâmina fina de músculo situada logo medialmente ao primeiro metacarpal, que faz a abdução palmar. Para testar a abdução palmar, o polegar é movido para cima perpendicularmente à palma da mão, dentro da margem radial da mão, contra resistência. É muito fácil que paciente e médico confundam abdução com extensão. Um artifício é usar um lápis ou outro objeto semelhante entre o polegar e a palma da mão, ou em posição radial ao polegar, perpendicular à palma. O paciente então levanta o polegar até um ponto verticalmente acima de sua posição original, mantendo-o paralelo ao lápis, com a unha do polegar perpendicular à palma da mão (Figura 27.29).

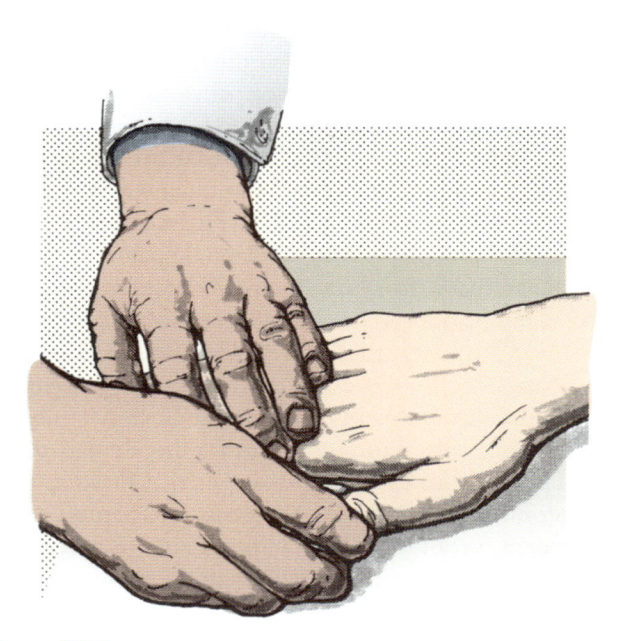

Figura 27.28 Abdução radial do polegar. O paciente tenta abduzir o polegar no mesmo plano que o da palma da mão; é possível ver e palpar o tendão do abdutor longo do polegar.

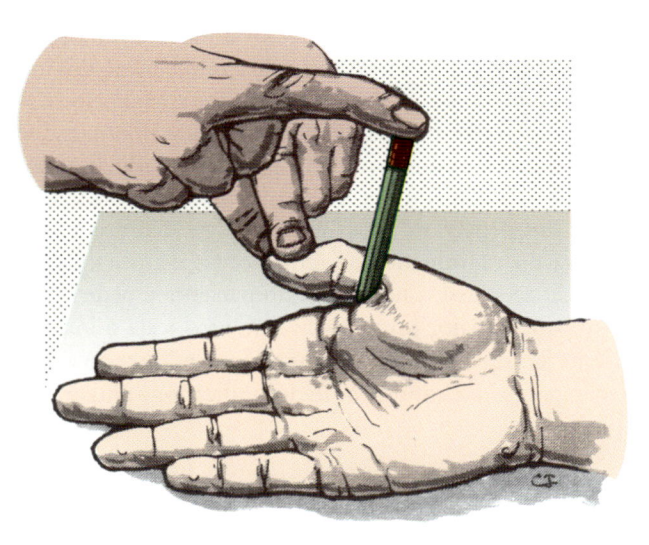

Figura 27.29 Abdução palmar do polegar. O paciente tenta, contra resistência, levar o polegar até um ponto verticalmente acima de sua posição original.

Na paralisia de abdução, o polegar é aduzido e girado, a unha do polegar fica paralela e perpendicular às unhas dos demais dedos no plano da palma da mão (mão simiesca ou de macaco; ver Figura 46.6).

Na maioria das vezes, a avaliação do ACP é feita instruindo-se o paciente a manter o polegar em abdução palmar total enquanto o examinador tenta forçar o polegar para baixo em direção à palma da mão. O examinador pode fazer isso de várias maneiras. Uma técnica comum é segurar o dorso da mão do paciente na palma da própria mão, encostar a face

palmar de seu polegar na face radial do polegar do paciente (geralmente mão direita contra mão direita) e fazer um movimento com os flexores longo e curto e o oponente para puxar o polegar do paciente para baixo. O paciente, usando apenas os abdutores do polegar, é superado em número e força e geralmente perde. Uma técnica melhor é usar ACP contra ACP. O examinador segura a mão do paciente como já descrito. Tanto o examinador quanto o paciente mantêm o polegar em abdução total, face radial contra face radial, articulação IF contra articulação IF; então, o examinador, usando apenas os abdutores do polegar, tenta pressionar o polegar do paciente para baixo. Normalmente são equivalentes. Se o ACP do paciente ceder, será possível fazer uma avaliação semiquantitativa do grau de fraqueza se o examinador usar músculos cada vez mais fracos contra o ACP do paciente. Isso às vezes auxilia o acompanhamento. Suponha que o ACP do paciente possa ser superado pelo ACP, primeiro interósseo dorsal (primeiro ID) e ADM do examinador na primeira consulta, mas depois do tratamento resista ao ADM do examinador. Isso significa que houve melhora. Se o ACP do paciente resistiu ao ADM do examinador inicialmente, mas não depois, houve agravamento da situação.

O "teste de confrontação" lado a lado é um método semelhante ao de músculo igual contra músculo igual para testar a força intrínseca da mão. O paciente empurra os próprios dedos mínimos ou indicadores abduzidos um contra o outro; se um lado estiver fraco, o dedo no lado forte força a adução do dedo no lado fraco. Consulte mais detalhes dessas técnicas refinadas, músculo a músculo em *Segmental Neurology*, do Dr. John K. Wolf.

A oposição do polegar é testada pedindo-se ao paciente que encoste o polegar no dedo mínimo (Figura 27.30). Com a unha do polegar em um plano aproximadamente paralelo à palma da mão, a face palmar da extremidade do polegar toca a face palmar da extremidade do dedo mínimo. Quando o OP é fraco, o paciente pode ser capaz de opor o polegar ao indicador ou dedo médio, mas não ao dedo mínimo.

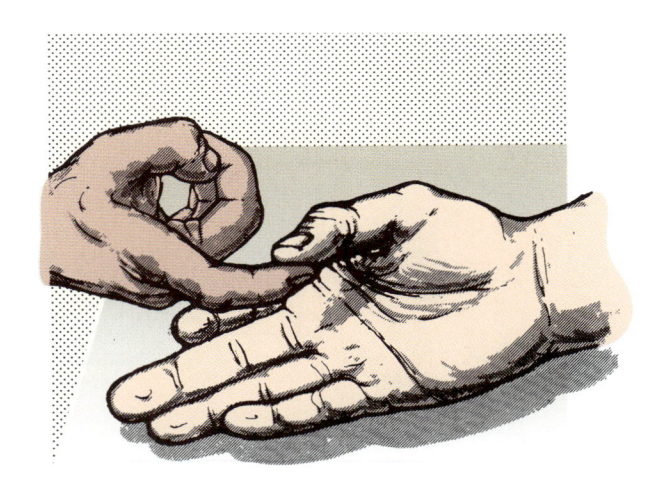

Figura 27.30 Exame do músculo oponente do polegar. O paciente tenta, contra resistência, encostar o polegar na ponta do dedo mínimo.

Ao se avaliar a oposição do dedo mínimo pelo oponente do dedo mínimo (nervo ulnar, C8-T1), o paciente move o dedo mínimo estendido na frente dos outros dedos e em direção ao polegar (Figura 27.31). É possível testar a oposição do polegar e do dedo mínimo com uma manobra. Quando ambos são opostos, suas extremidades estendidas se encontram e formam um arco sobre a palma da mão em concha (Figura 27.32). A força do movimento combinado pode ser medida pela capacidade do paciente de segurar um pedaço de papel entre o dedo e o polegar enquanto o examinador tenta arrancá-lo, ou o examinador pode tentar puxar seu dedo preso entre as pontas do polegar e do dedo mínimo. Os músculos flexores do polegar e do dedo mínimo e o abdutor curto do polegar provavelmente participam desses movimentos.

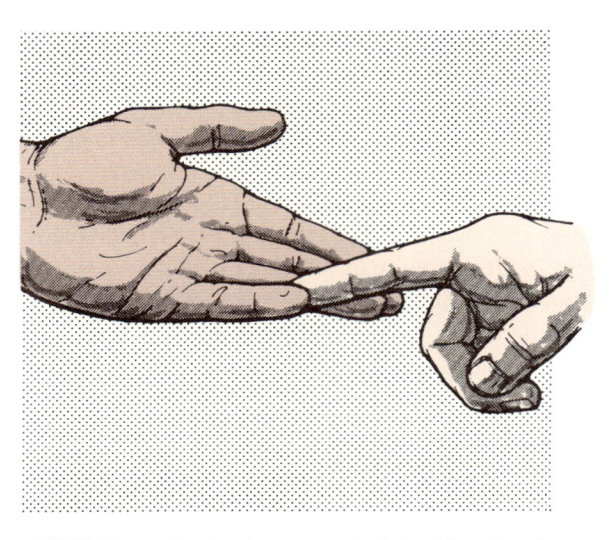

Figura 27.31 Exame do músculo oponente do dedo mínimo. O paciente tenta mover o dedo mínimo estendido na frente dos outros dedos e em direção ao polegar.

O adutor do polegar é o último músculo inervado pelo ramo palmar profundo do nervo ulnar (C8-T1). Aduz o polegar e flexiona o primeiro metacarpal. A adução do polegar também é feita em dois planos, isto é, no mesmo plano da palma da mão (adução ulnar) e perpendicularmente ao plano da palma (adução palmar). A adução ulnar é o movimento de encostar a face ulnar do polegar na face radial do segundo metacarpal, o polegar no mesmo plano da palma da mão, e a unha do polegar o mais paralela possível às unhas dos demais dedos, como na posição de continência. Na adução palmar, a face ulnar do polegar toca a face palmar do segundo metacarpal e do dedo indicador, de maneira que o polegar e o indicador estejam perpendiculares, entre si, com a unha do polegar em ângulo reto com as unhas dos demais dedos (Figura 27.33). Um teste comum da potência de adução em qualquer uma dessas posições é instruir o paciente a tentar segurar com força um pedaço de papel entre o polegar e a mão enquanto o examinador tenta retirá-la (Figura 27.34). Quando a adução do polegar é fraca o paciente pode fazer um movimento de substituição, fletindo a articulação IF com o FLP e tentando segurar o papel com a extremidade do polegar (sinal de Froment), um achado comum na neuropatia ulnar.

A adução dos dedos é o movimento de aproximação dos dedos; a abdução afasta os dedos. A adução é uma função dos interósseos palmares, e a abdução é uma função dos interósseos dorsais. A abdução do dedo mínimo é feita pelo ADM. A adução pode ser testada de várias maneiras. Com os dedos abduzidos e estendidos, o paciente pode tentar aduzir os dedos contra resistência (Figura 27.35). O paciente pode tentar segurar um pedaço de papel entre os dois dedos e resistir à tentativa do examinador de retirá-lo. O examinador pode entrelaçar seus dedos nos dedos do paciente e pedir que ele aperte com a maior força possível. Outro teste é instruir o paciente a fazer um "cone com os dedos", mantendo a palma da mão para cima, unindo os dedos indicador e anular acima

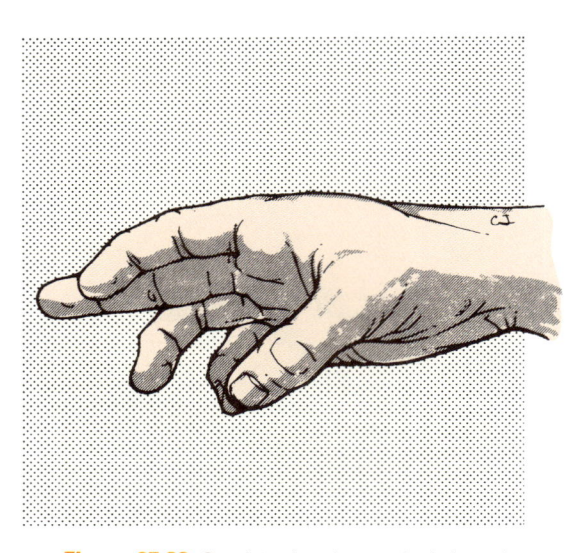

Figura 27.32 Oposição do polegar e do dedo mínimo.

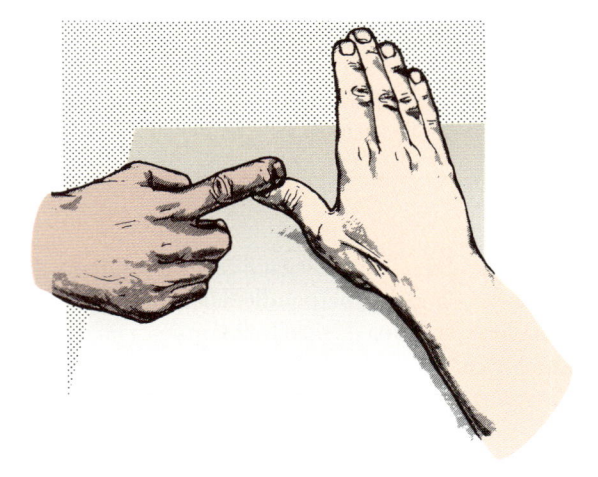

Figura 27.33 Adução palmar do polegar. O paciente, contra resistência, tenta aproximar o polegar da face palmar do dedo indicador; a unha do polegar é mantida perpendicular às unhas dos demais dedos.

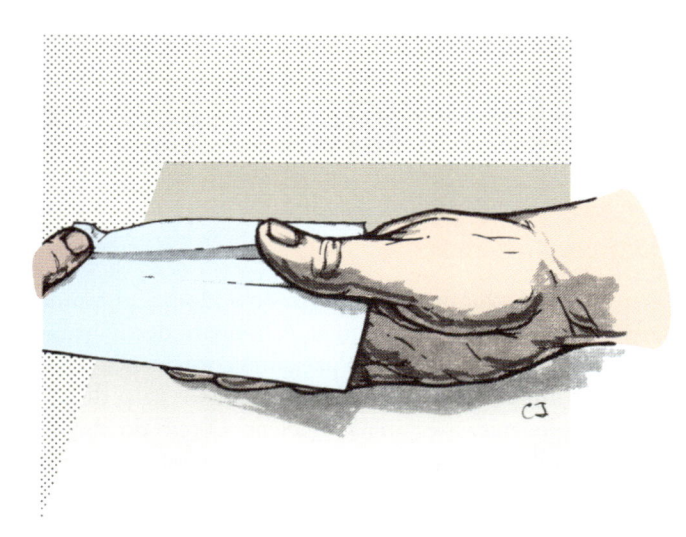

Figura 27.34 Adução ulnar do polegar. O paciente tenta segurar um pedaço de papel entre o polegar e a margem radial do dedo indicador, enquanto a unha do polegar é mantida paralela às unhas dos demais dedos. Na neuropatia ulnar, a articulação IF é flexionada para compensar a fraqueza do adutor do polegar (sinal de Froment, ver Capítulo 46).

O teste habitual de abdução é instruir o paciente a manter os dedos em extensão total e afastados e a resistir à tentativa do examinador de aproximá-los (Figura 27.36). Na maioria das circunstâncias, o exame concentra-se no primeiro ID e no ADM. Uma técnica usada com frequência é o examinador usar uma preensão do tipo garra, com a palma da mão contra o dorso dos dedos do paciente, paciente e examinador com a palma da mão voltada para baixo, o dedo mínimo do examinador em gancho ao redor do dedo mínimo do paciente e o polegar ao redor do indicador do paciente; a seguir, o examinador puxa o polegar e o dedo mínimo juntos para superar a potência dos abdutores do dedo do paciente. Isso implica uma desigualdade, pois os músculos usados pelo examinador são mais potentes do que os músculos que o paciente está usando, de modo que o examinador sempre supera os abdutores do dedo e tem de desenvolver uma percepção do grau de resistência que é normal. Uma técnica melhor é a comparação dos músculos do paciente e do examinador. Ambos voltam as palmas das mãos para baixo, com os dedos estendidos e abduzidos. Com a face radial do dedo indicador direito contra a face radial do indicador direito do paciente, a extremidade de cada dedo na altura aproximada da articulação IFP do outro, o examinador tenta superar o primeiro ID do paciente com seu próprio ID, músculo contra músculo (como descrito anteriormente para o ACP). A mesma técnica é usada com o ADM, mas o paciente e o examinador ficam com as palmas voltadas para cima. Se tanto o paciente quanto o examinador forem destros ou canhotos, esse método mostrará a vantagem de opor mão dominante contra mão dominante, mão não dominante contra mão não dominante. Em uma técnica mais eficiente, embora não ideal, para testar a abdução do dedo da mão direita, o paciente mantém a palma da mão direita voltada para baixo, com os dedos totalmente abduzidos. O examinador mantém a palma da mão direita para baixo e a palma da mão esquerda para cima, dedo

do dedo médio e, depois, o dedo mínimo sobre o dedo anular. Esse movimento requer boa potência de adução. Se, então, o paciente opuser o polegar ao dedo mínimo, todos os principais grupos musculares da mão terão sido testados em uma manobra rápida. Outro teste de adução é instruir que o paciente, com a palma da mão voltada para baixo, ponha o dedo médio em posição transversal ao dedo indicador o mais distante possível, tentando encostar a face ulnar do dedo médio na face radial do dedo indicador.

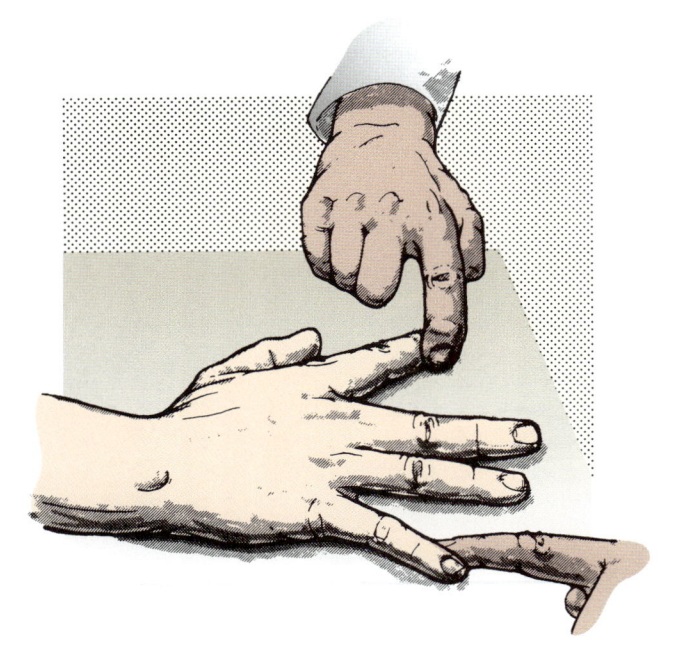

Figura 27.35 Adução dos dedos. O paciente tenta aduzir os dedos contra resistência.

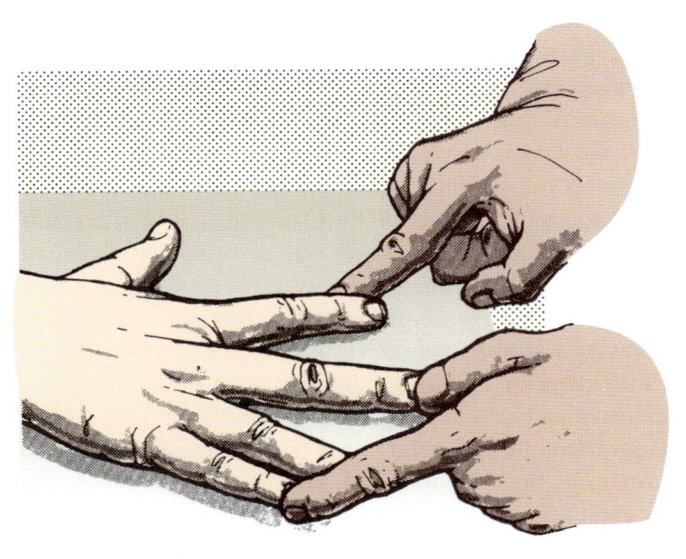

Figura 27.36 Exame da abdução dos dedos. O paciente resiste à tentativa do examinador de aproximar os dedos.

indicador direito contra dedo indicador direito do paciente e dedo mínimo esquerdo contra dedo mínimo direito do paciente. Usando esses músculos semelhantes, o examinador tenta aproximar os dedos do paciente.

Exame de movimentos e músculos do tórax, abdome e tronco

Com frequência, as ações dos grandes músculos do tronco, tórax e abdome são combinadas e é difícil avaliá-las individualmente (ver Tabela 27.6). Exceto pelos músculos respiratórios, a maioria desses músculos tem pequeno significado neurológico.

Músculos do tórax

Os principais músculos do tórax são os intercostais internos e externos e o diafragma. Os músculos fixados no esterno, nas clavículas e nas escápulas atuam como músculos acessórios da respiração. Os músculos intercostais são supridos pelos nervos intercostais, as divisões anteriores dos 12 nervos espinais torácicos. O diafragma é inervado pelos segmentos C3-C5 por intermédio dos nervos frênicos, originados diretamente das raízes nervosas. O diafragma é o principal músculo da respiração. Durante a inspiração tranquila, a contração intercostal expande os diâmetros anteroposterior e transversal do tórax, e o diâmetro vertical é aumentado pela descida do diafragma. Na inspiração profunda outros músculos entram em ação, entre eles os escalenos, o ECM e outros músculos que atuam sobre os ombros, as clavículas e as escápulas. O diafragma também se contrai durante vários atos expulsivos, como tosse, espirro, riso, vômito, soluço, micção, defecação e parto.

A fraqueza dos músculos intercostais causa adução das margens costais e respiração abdominal, com saliência e retração alternadas do epigástrio, enquanto a contração diafragmática aumentada compensa a fraqueza intercostal (respiração abdominal). É possível constatar retração dos espaços intercostais durante a inspiração, e não há elevação e separação das costelas. No caso de paralisia bilateral do diafragma, há aumento da excursão das margens costais e não há protrusão do epigástrio durante a inspiração. A sombra móvel causada pela retração dos espaços intercostais inferiores durante a inspiração (sinal de Litten) está ausente. Os atos expulsivos, sobretudo a tosse, são realizados com dificuldade. As contrações rápidas e vigorosas do diafragma são prejudicadas; uma das manifestações pode ser a incapacidade de inspirar com força pelo nariz. É difícil detectar a fraqueza diafragmática unilateral, mas a excursão da margem costal no lado afetado durante a inspiração tranquila pode estar um pouco aumentada e o sinal de Litten, ausente. A fluoroscopia, a ultrassonografia e os estudos de condução do nervo frênico, sem mencionar as provas de função pulmonar, são muito superiores ao exame físico na detecção do comprometimento diafragmático. A função do diafragma deve ser avaliada principalmente em pacientes com

lesões da medula espinal que acometam os segmentos C3-C5. Em caso de fraqueza diafragmática ou intercostal, os músculos acessórios que atuam na inspiração profunda entram em ação, e a respiração recruta os músculos escalenos, ECMs, serráteis e peitorais.

Músculos do abdome

Os músculos abdominais são o reto do abdome, piramidal, transverso do abdome e oblíquos. A fraqueza desses grupos musculares não é frequente em pacientes com doença neurológica. Os músculos abdominais são inervados pelas divisões anteriores dos nervos espinais torácicos. O reto do abdome flexiona a coluna vertebral e comprime as vísceras abdominais em situações como a defecação e o parto, além de auxiliar na expiração forçada.

Ao se fazer um exercício abdominal, há forte contração dos músculos do abdome durante a fase inicial do movimento, ao levantar a cabeça e os ombros. Depois que os ombros tenham sido elevados cerca de 20 cm, há forte contração dos flexores do quadril, que põem o tronco em posição vertical. Os músculos abdominais podem ser avaliados instruindo-se o paciente a levantar a cabeça contra resistência (Figura 27.37), a tossir ou a fazer um exercício abdominal. Se os músculos abdominais estiverem fracos, mas os flexores do quadril forem normais, haverá hiperextensão da coluna vertebral durante a tentativa de exercício abdominal. Se houver contração igual dos músculos abdominais nos quatro quadrantes, o umbigo não se moverá. No caso de paralisia dos músculos abdominais inferiores, como na mielopatia de T10, os músculos abdominais superiores tracionam o umbigo em sentido cefálico quando o paciente levanta a cabeça ou tenta fazer um exercício abdominal (sinal de Beevor, ver Videolink 27.3). Em situações mais raras, pode-se constatar movimento anormal do umbigo na fraqueza dos músculos abdominais superiores ou na fraqueza unilateral.

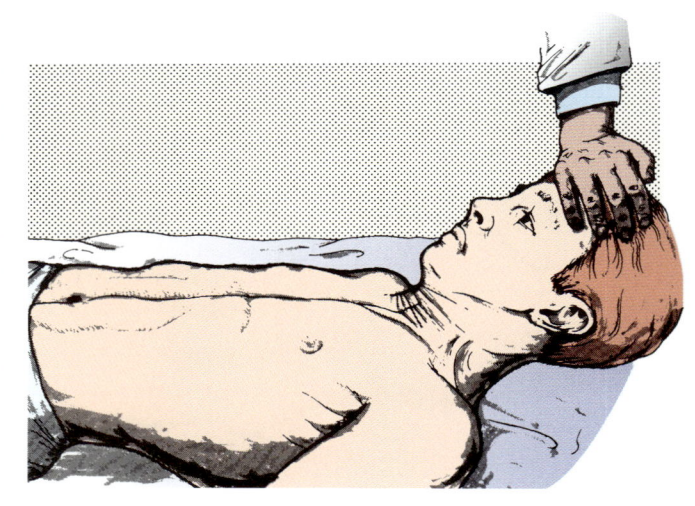

Figura 27.37 Exame dos músculos abdominais. O paciente em decúbito tenta levantar a cabeça contra resistência.

Músculos da pelve

Os músculos pélvicos, inclusive a bexiga e os músculos perineais e genitais externos, não são acessíveis ao exame clínico habitual. Pode-se fazer uma avaliação básica inicial por ativação de reflexos, por exemplo, cremastérico, bulbocavernoso e anocutâneo. Esses músculos são analisados no Capítulo 39. O Capítulo 45 apresenta a bexiga e algumas funções dos órgãos genitais.

Músculos da coluna vertebral

Os músculos que estendem e giram a coluna vertebral já foram apresentados na discussão sobre os músculos do pescoço. A maioria desses grupos musculares estende-se ao longo de toda a coluna e, para fins clínicos gerais, são considerados como um grupo, a saber: músculos eretores da espinha, paravertebrais ou paraespinais. O exame paravertebral é uma parte importante da eletromiografia com agulha. As anormalidades dos músculos paravertebrais ajudam a diferenciar entre a doença da raiz nervosa e a doença do plexo e do nervo periférico. Nas miopatias também são frequentes as anormalidades eletromiográficas dos músculos paravertebrais. Os movimentos da coluna vertebral são flexão, extensão, rotação e inclinação lateral. Os músculos responsáveis por esses movimentos são avaliados em massa por exame dos movimentos, e não de cada músculo. Todos os músculos paravertebrais são inervados pelos ramos primários posteriores dos nervos espinais.

Os músculos extensores da coluna vertebral são avaliados instruindo-se o paciente, em decúbito ventral, a levantar a cabeça e os ombros sem ajuda das mãos (Figura 27.38); continuando esse movimento, os indivíduos jovens e flexíveis podem ser capazes de elevar as pernas e de se equilibrar sobre o abdome. A capacidade de executar essas manobras indica normalidade, mas, para uma avaliação complementar, pode-se fazer pressão para baixo, contra o movimento de extensão do paciente. A causa mais comum de fraqueza paravertebral é a doença muscular primária, sobretudo as distrofias musculares, em especial a distrofia facioescapuloumeral (FEU). Pacientes com fraqueza dos músculos extensores da coluna vertebral costumam adotar postura lordótica, às vezes hiperlordótica. O motivo é que os músculos paraespinais normalmente funcionam como estais em uma torre de antena, ajudando a equilibrar a coluna vertebral acima da pelve. Durante a flexão do tronco para a frente, a contração dos músculos paravertebrais impede que a pessoa tombe. Os pacientes com fraqueza paravertebral não podem contar com os extensores da coluna para impedir a queda para a frente, portanto, inclinam-se para trás de maneira a contrabalançar e manter o equilíbrio. A consequência é a postura lordótica. Na distrofia FEU, a hiperlordose pode alcançar proporções bizarras, e o paciente inclina-se tanto para trás que a coluna vertebral assume uma posição quase horizontal. A lordose desaparece quando o paciente se deita. Quando pacientes com algumas distrofias, sobretudo a distrofia de Duchenne, precisam usar cadeira de rodas, a fraqueza paravertebral pode acarretar escoliose, muitas vezes de grau suficiente para exigir intervenção cirúrgica.

O exame dos músculos flexores da coluna vertebral é feito pedindo-se ao paciente em decúbito, que sente e, a seguir, fique em pé sem usar as mãos (Figura 27.39). Os músculos flexores do abdome e dos quadris também participam desse movimento. Os flexores e extensores da coluna vertebral podem ser testados pedindo ao paciente que tente encostar as pontas dos dedos das mãos nos dedos dos pés e voltar à posição ereta.

Exame dos movimentos e músculos dos membros inferiores

Os movimentos dos membros inferiores são menos complexos do que os dos membros superiores, e existem menos movimentos de substituição. A Tabela 27.7 apresenta a lista dos músculos pertinentes e de sua inervação. Alguns músculos do membro inferior têm ações complexas que parecem discordantes (p. ex., os músculos isquiotibiais fletem o joelho, mas estendem o quadril). A explicação para isso é a rotação do

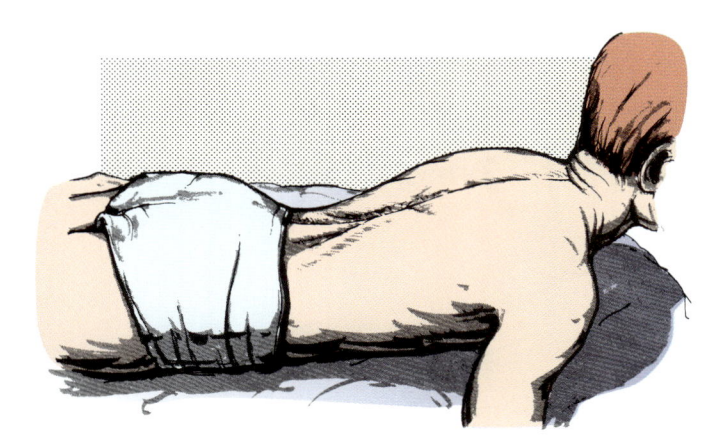

Figura 27.38 Exame dos músculos extensores da coluna vertebral. O paciente, em decúbito ventral, tenta levantar a cabeça e a parte superior do tronco.

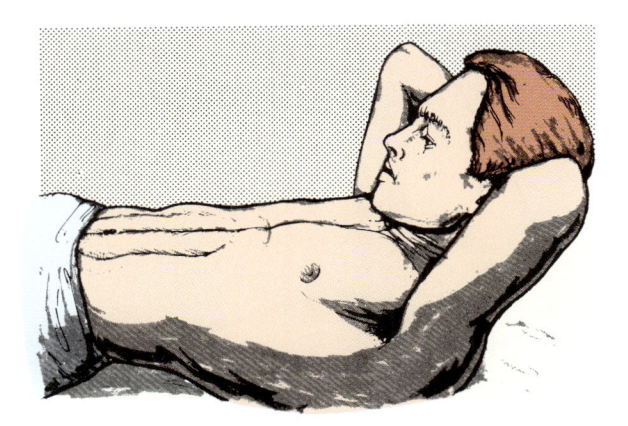

Figura 27.39 Exame dos músculos abdominais e flexores da coluna vertebral. O paciente, deitado, tenta sentar sem usar as mãos.

membro inferior para uma nova posição funcional ocorrida durante a evolução dos vertebrados terrestres. A face ventral da coxa passou a ocupar posição posterior, de maneira que a flexão do joelho é realizada para trás, embora a flexão do quadril ocorra para a frente.

Articulação do quadril

Os movimentos no quadril são flexão, extensão, abdução, adução e rotação medial e lateral. O principal flexor do quadril é o iliopsoas. Os músculos reto femoral, sartório e tensor da fáscia lata são importantes flexores acessórios do quadril. O iliopsoas tem duas partes, o psoas e o ilíaco, que têm a mesma função. O psoas é inervado por ramos do plexo lombossacro (L1-L4) e tem origem nos processos transversos e nos corpos das vértebras lombares. Os forames intervertebrais de L1-L4 estão entre esses dois pontos de origem, de modo que as raízes que formam o plexo lombar saem para dentro da substância do músculo e o plexo situa-se no interior dele. Essa anatomia é responsável pela grave lesão do plexo lombossacro que costuma ocorrer na hemorragia do músculo psoas. O ilíaco origina-se na fossa ilíaca e é inervado pelo nervo femoral (L2-L4).

A ação conjunta dos dois músculos iliopsoas, de cada lado, ajuda a manter a postura ereta por equilíbrio da coluna vertebral e da pelve sobre os fêmures, impedindo a inclinação para trás. Quando as pernas estão em posição fixa, eles flexionam o tronco e a pelve para frente, como ao se fazer um exercício abdominal. A força do flexor do quadril é testada instruindo-se o paciente a fletir o quadril contra resistência (Figura 27.40). Esse movimento pode ser feito na posição sentada ou em decúbito dorsal. Se o paciente estiver sentado, deve-se impedir que incline o corpo para trás. No teste em posição sentada, os flexores normais do quadril não podem ser superados por um examinador usando a força da mão e do braço à distância de um braço. Geralmente, se o examinador estiver próximo e usar o peso do corpo, conseguirá superar os flexores do quadril. Ao fazer o teste em decúbito dorsal, um paciente com fraqueza do flexor do quadril ainda pode ser capaz de elevar a perna com o joelho estendido; na fraqueza mais grave, só é possível flexionar o quadril com o joelho fletido. Outro teste do flexor do quadril é instruir o paciente, em decúbito dorsal, que tente manter os dois membros inferiores fletidos no quadril e estendidos no joelho, as pernas elevadas em ângulo de 45° com relação à cama, com os pés afastados. Essa é uma manobra calistênica difícil, que nem todos os pacientes conseguem fazer. Na fraqueza unilateral leve dos flexores do quadril, como em uma lesão do TCE, o membro inferior afetado desce mais rapidamente que o outro (queda da perna). Outra versão desse teste pode ser usada para pesquisa de fraqueza isquiotibial leve (ver a seção "Articulação do joelho").

O principal extensor do quadril é o glúteo máximo (nervo glúteo inferior, L5-S2). O glúteo máximo é o mais potente extensor e rotador lateral da coxa. Os extensores acessórios do quadril são os glúteos médio e mínimo, os isquiotibiais e os adutores do quadril. O glúteo máximo é importante para subir degraus, saltar e levantar de uma cadeira. A melhor técnica para testar a função do extensor do quadril é com o paciente em decúbito ventral, levantando o joelho fletido da mesa enquanto o examinador faz pressão para baixo (Figura 27.41). A flexão do joelho minimiza a contribuição dos músculos isquiotibiais. Também é possível testar o glúteo máximo com o paciente em decúbito lateral e o quadril estendido ou com o paciente sentado e tentando empurrar o joelho para baixo enquanto o examinador o sustenta levantado, ou, ainda, testando a capacidade de ficar em pé ereto a partir de uma posição inclinada para frente. Na fraqueza do cíngulo do membro inferior, sobretudo nas distrofias musculares, há fraqueza acentuada dos extensores do quadril, e o paciente usa as mãos para "escalar as pernas" e se levantar de uma posição inclinada para frente (manobra de Gowers; ver Figura 29.4; ver Videolink 27.4).

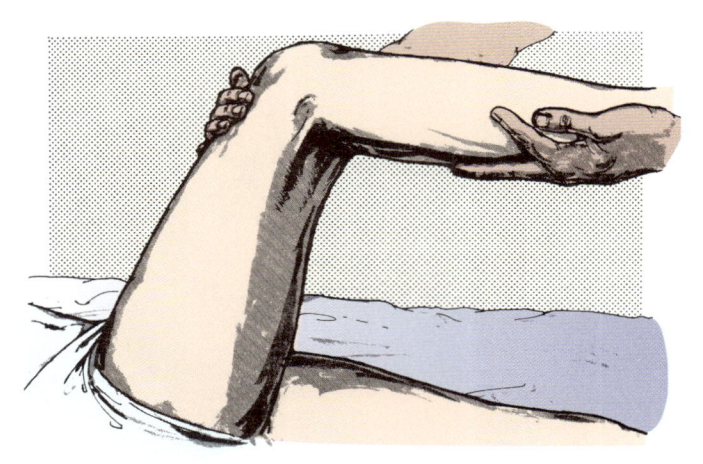

Figura 27.40 Exame dos músculos flexores da coxa. O paciente tenta fletir a coxa contra resistência; o joelho está flexionado e a perna fica apoiada sobre o braço do examinador.

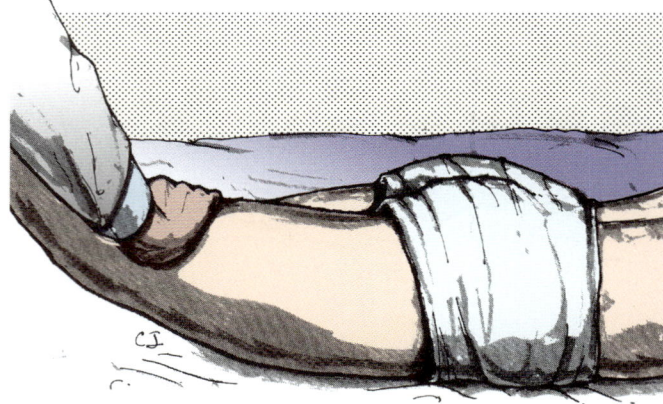

Figura 27.41 Exame dos músculos extensores da coxa no quadril. O paciente, em decúbito ventral com a perna fletida no joelho, tenta estender a coxa contra resistência; é possível ver e palpar a contração do glúteo máximo e de outros extensores.

Os abdutores primários do quadril são os músculos glúteo médio, glúteo mínimo e tensor da fáscia lata (TFL). Esses músculos são supridos pelos segmentos L4-S1 por intermédio do nervo glúteo superior. Eles também atuam como rotadores mediais do quadril. O TFL também contrai a fáscia lata e flexiona o quadril. Os abdutores do quadril podem ser testados em posição de decúbito dorsal ou sentada, instruindo-se o paciente a tentar manter os membros inferiores abduzidos com os tornozelos bem afastados, enquanto o examinador tenta aproximar os tornozelos (Figura 27.42). A fraqueza da abdução do quadril geralmente está presente nas miopatias que afetam a musculatura do cíngulo do membro superior.

Os abdutores do quadril são muito importantes na marcha. A cada passo, os abdutores da perna na fase de apoio produzem força suficiente para equilibrar todo o peso do restante do corpo e manter a pelve em posição horizontal. Sem a contração dos abdutores do quadril, este deslizaria lateralmente em direção à perna em fase de apoio enquanto a pelve se inclinasse e a perna em fase de apoio fosse aduzida. Na fraqueza dos abdutores do quadril há oscilação pélvica exagerada durante a fase de apoio, enquanto a pelve no lado da perna em fase de balanço desce (sinal de Trendelenburg). Quando é bilateral, o resultado é a marcha anserina, que se assemelha ao balanço exagerado do quadril das modelos. A marcha anserina é comum principalmente nas miopatias que enfraquecem a musculatura do cíngulo do membro inferior. Os processos que causam fraqueza unilateral dos abdutores do quadril, como a radiculopatia lombossacra, produzem sinal de Trendelenburg unilateral (ver Capítulos 44 e 47).

A adução do quadril é principalmente uma função dos três adutores: longo, curto e magno. O adutor magno é o mais longo e mais forte adutor do quadril. Outros músculos podem ter pequena participação. Os três adutores são inervados por L2-L4 por intermédio do nervo obturador. O adutor magno também recebe um ramo do nervo isquiático que transporta a inervação de L4 a L5. É possível testar os adutores com o paciente em decúbito dorsal, sentado ou em decúbito lateral. O paciente tenta aproximar as pernas enquanto o examinador

tenta mantê-las afastadas (Figura 27.43). Assim como os abdutores, os adutores são tão potentes, que é importante manter os joelhos do paciente estendidos para dar ao examinador a vantagem de uma alavanca longa. Ao fazer o teste com o paciente em decúbito, o examinador eleva a perna que está em posição superior enquanto o paciente tenta manter as pernas unidas; isso deve levantar todo o corpo, e a perna em posição inferior permanece junto da outra e acompanha o movimento de elevação. Quando os adutores superiores estão fracos, a perna abduzirá passivamente e o torso não se moverá para cima; quando os adutores inferiores estão fracos, a perna não acompanha o movimento de subida, permanecendo na cama.

A rotação medial ou interna do quadril é realizada principalmente pelos músculos abdutores do quadril (glúteos médio e mínimo e TFL), com alguma contribuição dos adutores. Para testar a rotação medial, o paciente fica em decúbito dorsal, com o quadril e o joelho flexionados, ou em decúbito ventral, com o joelho flexionado e, a seguir, tenta mover o pé lateralmente contra resistência, girando, assim, o quadril medialmente (Figura 27.44). Também é possível testar a

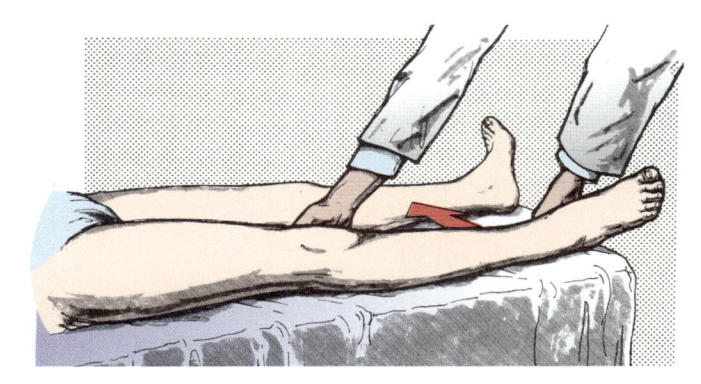

Figura 27.43 Exame da adução da coxa no quadril. O paciente em decúbito tenta aduzir a perna estendida contra resistência; é possível ver e palpar a contração dos músculos adutores.

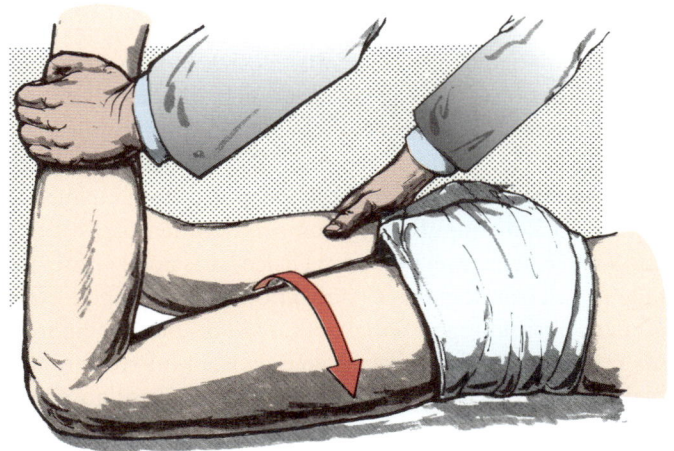

Figura 27.44 Exame da rotação medial da coxa. O paciente, em decúbito ventral com o joelho flexionado, tenta mover o pé lateralmente contra resistência, fazendo, assim, a rotação medial da coxa.

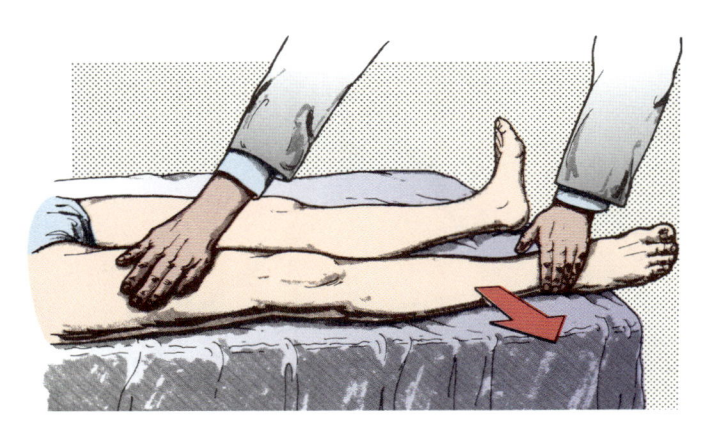

Figura 27.42 Abdução da coxa no quadril. O paciente em decúbito tenta mover a perna estendida para fora contra resistência; é possível palpar a contração do glúteo médio e do tensor da fáscia lata.

rotação medial com o paciente em decúbito dorsal e a perna estendida, girando o pé em sentido medial como se quisesse encostar o hálux na cama. A rotação medial do pé com o joelho estendido produz o mesmo movimento do quadril que o movimento lateral do pé com o joelho fletido. Na lesão unilateral do TCE (p. ex., acidente vascular cerebral agudo), os rotadores mediais são fracos. Quando o paciente está em decúbito dorsal, há rotação lateral da perna acometida em comparação com a outra. Essa assimetria da posição das pernas pode indicar hemiparesia em um paciente obnubilado.

A rotação lateral, ou externa, da coxa no quadril é realizada principalmente pelo glúteo máximo. O músculo piriforme faz a rotação lateral da coxa estendida, mas abduz a coxa fletida. A rotação lateral é testada por manobras semelhantes às usadas no teste da rotação medial, mas o paciente faz a rotação lateral do quadril tentando girar o pé medialmente contra resistência com o joelho flexionado. Na paralisia desses músculos há rotação medial de toda a perna.

Vários músculos curtos ao redor do quadril (obturadores, gêmeos, quadrado femoral, piriforme e pectíneo) provavelmente têm um papel mais importante como músculos posturais, mantendo a estabilidade do quadril, do que como músculos motores primários. O sartório (nervo femoral, L2-L3), o músculo mais longo do corpo, executa um grupo complexo de ações. É um abdutor, flexor e rotador lateral do quadril e um flexor e rotador medial do joelho. O sartório atua quando se tenta olhar a planta do próprio pé.

Articulação do joelho

Os principais movimentos da articulação do joelho são flexão e extensão. A flexão do joelho é realizada principalmente pelos músculos isquiotibiais (bíceps femoral, semimembranáceo e semitendíneo). Outros músculos podem contribuir. Os músculos isquiotibiais também são potentes extensores do quadril. O bíceps femoral (isquiotibial externo ou lateral) tem duas cabeças, uma longa e outra curta. O ventre da cabeça longa está sobre a cabeça curta, exceto logo acima da fossa poplítea. As duas cabeças são inervadas pelo nervo isquiático (L5, S1-S2), mas a cabeça longa é suprida pela divisão tibial e a cabeça curta, pela divisão fibular. A inervação da cabeça curta pela divisão fibular é importante para diferenciar lesões do nervo fibular no joelho de lesões da divisão fibular do nervo isquiático que, de outra maneira, podem ser indistinguíveis. O comprometimento da cabeça curta não é detectável por exame físico, mas pode ser detectado por eletromiografia. O nervo fibular comum no joelho está em posição logo medial ao tendão do bíceps femoral. Os músculos semimembranáceo e semitendíneo (isquiotibiais internos ou mediais) são supridos por ramos do nervo isquiático (L5, S1-S2).

Os flexores do joelho podem ser testados com o paciente em decúbito ventral (Figura 27.45), decúbito dorsal ou sentado. O paciente mantém o joelho em flexão parcial e resiste à tentativa do examinador de estendê-lo. Os flexores

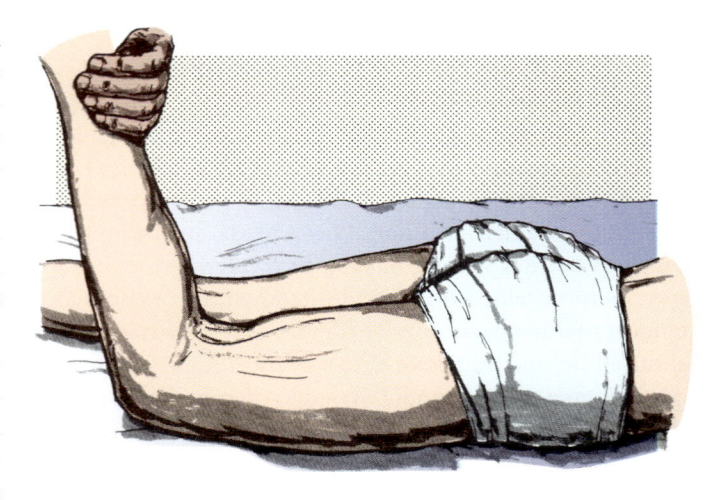

Figura 27.45 Exame da flexão no joelho. O paciente, em decúbito ventral, tenta manter a flexão da perna enquanto o examinador tenta estendê-la; é possível palpar o tendão do bíceps femoral lateralmente e os tendões do semimembranáceo e semitendíneo medialmente.

do joelho são potentes e normalmente não são superados. Outro teste é instruir o paciente, em decúbito ventral, a manter os dois joelhos fletidos a cerca de 45° com relação ao plano horizontal, com os pés um pouco afastados. Quando os flexores do joelho são fracos de um lado, como na lesão do TCE, a perna acometida desce aos poucos ou rapidamente (sinal da perna de Barré). O exame da flexão do joelho com o paciente em decúbito ventral torna mais fácil ver e palpar as contrações musculares e diminui a probabilidade de interpretação errada por ação simultânea dos músculos flexores do quadril. O exame do sartório pode ser feito instruindo-se o paciente a tentar fletir o joelho contra resistência, com o quadril em posição de flexão e rotação lateral (Figura 27.46).

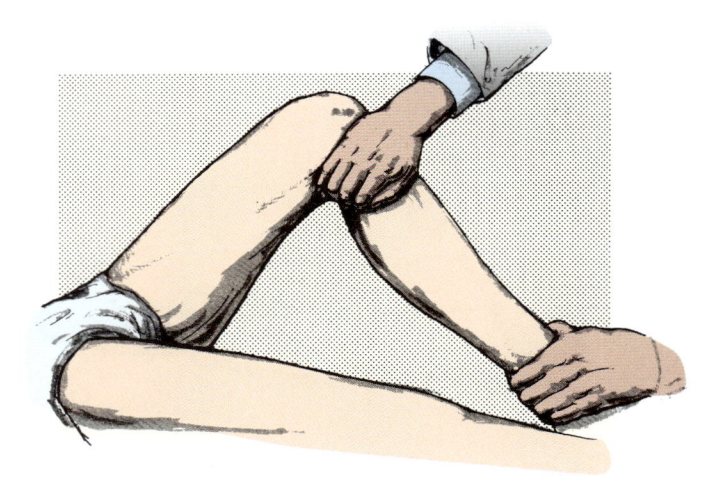

Figura 27.46 Exame do músculo sartório. Com a coxa em flexão e rotação lateral e o joelho em flexão moderada, o paciente tenta flexionar ainda mais o joelho contra resistência.

O quadríceps femoral (nervo femoral, L2-L4) é o extensor primário do joelho. É composto por quatro grandes músculos: reto femoral, vasto lateral, vasto medial e vasto intermédio, que são unidos em um tendão comum inserido na margem superior da patela. O quadríceps é muito potente. É capaz de produzir uma força de até 4.448 N, três vezes maior do que a força produzida pelos isquiotibiais. O reto femoral origina-se no ílio e desce direto no meio da coxa. Os outros três músculos têm origem na diáfise do fêmur e só cruzam a articulação do joelho. Como o reto femoral também cruza o quadril, atua como flexor do quadril e extensor do joelho. Às vezes, o vasto medial é dividido em duas partes: vasto medial longo e vasto medial oblíquo. Embora seja frequentemente examinada com o auxílio da eletromiografia, a cabeça oblíqua é, na verdade, a única parte do quadríceps incapaz de estender o joelho.

O quadríceps pode ser testado quando o paciente, sentado ou em decúbito dorsal, tenta estender o joelho contra a resistência do examinador (Figura 27.47). O quadríceps é tão potente, que é quase impossível sobrepujá-lo em um adolescente ou adulto normal, exceto quando se lança mão de enorme vantagem mecânica. Uma técnica que às vezes ajuda a avaliar a extensão do joelho é a "imobilização do segurança", geralmente usada no cotovelo para controlar desordeiros. Para examinar o quadríceps direito, o examinador, ao lado da face externa do joelho, estende o braço para alcançar a face interna, põe o cotovelo esquerdo, com o antebraço em pronação, sob o joelho fletido do paciente, põe a mão direita na posição mais abaixo possível sobre a região pré-tibial e segura o próprio antebraço direito com a mão esquerda, prendendo a perna do paciente pela frente e por trás. A seguir, o examinador puxa o cotovelo para cima e empurra a mão para baixo enquanto o paciente tenta estender o joelho (Figura 27.48).

Na fraqueza grave do quadríceps, o paciente sentado pode inclinar o corpo para trás ao tentar estender o joelho, procurando reunir alguma força de extensão ao possibilitar a contração do reto femoral através do quadril. O paciente terá

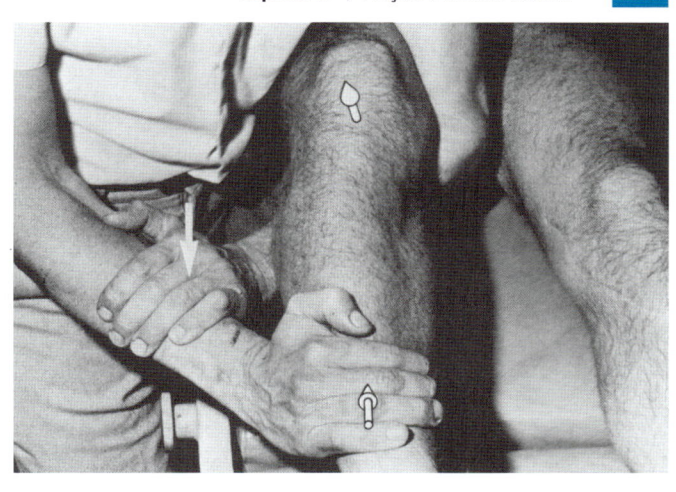

Figura 27.48 A "imobilização do segurança", um movimento vigoroso contra o quadríceps. (De Wolf JK. *Segmental Neurology*. Baltimore: University Park Press, 1981. Reimpressa com a permissão do Dr. John K. Wolf.)

grande dificuldade para se levantar da posição ajoelhada e subir escadas; ele conseguirá andar para trás, mas terá dificuldade de andar para frente.

Articulação do tornozelo

Os movimentos da articulação talocrural são flexão plantar, dorsiflexão, eversão e inversão. A flexão plantar (flexão) do pé é realizada principalmente pelos músculos gastrocnêmio e sóleo (tríceps sural). Outros músculos cruzam posteriormente ao eixo de rotação do tornozelo, mas, por fatores mecânicos, não são flexores plantares muito efetivos. O gastrocnêmio também auxilia a flexão do joelho. O tríceps sural eleva o calcanhar, como na marcha, e inverte o pé. Os músculos da panturrilha são inervados pelo nervo tibial (S1-S2).

A função desses músculos é avaliada manualmente pedindo-se ao paciente que faça flexão plantar do tornozelo enquanto o examinador oferece resistência por pressão contra a planta do pé (Figura 27.49). Os flexores plantares do tornozelo estão entre os músculos mais potentes do corpo. Normalmente não podem ser vencidos apenas pela força da mão e do braço, mesmo quando o examinador tem vantagem mecânica máxima. Uma boa técnica é usar o antebraço como alavanca, segurando o calcanhar do paciente com a mão e empurrando a região metatarsal com a face palmar do antebraço. Os flexores plantares normais mantêm a posição mesmo contra esse movimento vigoroso. Uma técnica melhor para avaliar a força dos flexores plantares é solicitar que o paciente fique de pé na ponta dos pés. Os pacientes normais conseguem facilmente sustentar todo o peso do corpo apoiados na ponta de um pé, saltar com um pé e até mesmo elevar várias vezes o calcanhar apoiados em um pé. O número de repetições e a facilidade de elevar o calcanhar nos dois lados podem ser comparados para detectar fraquezas sutis, como na radiculopatia de S1.

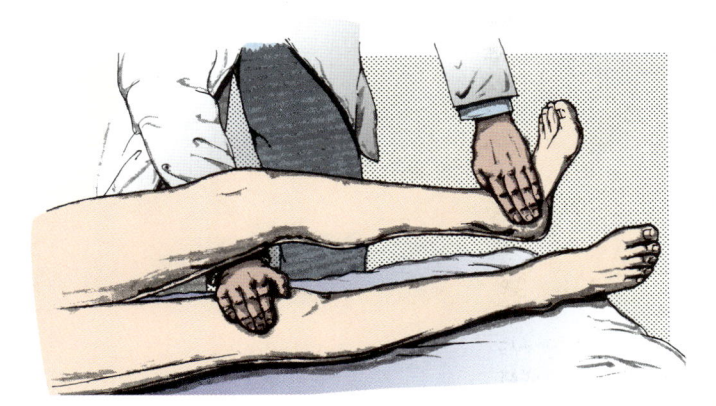

Figura 27.47 Exame da extensão da perna no joelho. O paciente em decúbito dorsal tenta estender a perna no joelho contra resistência; é possível ver e palpar a contração do quadríceps femoral.

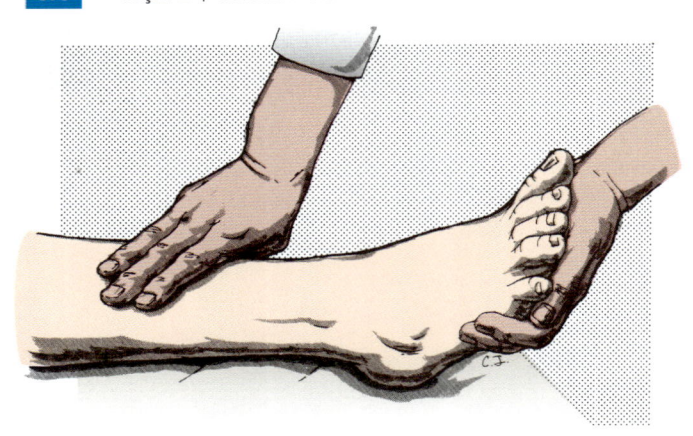

Figura 27.49 Exame da flexão plantar do pé. O paciente tenta fazer a flexão plantar do pé na articulação do tornozelo contra resistência; é possível ver e palpar a contração do gastrocnêmio e dos músculos associados.

A dorsiflexão (extensão) do tornozelo é realizada principalmente pelo músculo tibial anterior, auxiliado pelo extensor longo dos dedos (ELD) e pelo extensor longo do hálux (ELH). O músculo tibial anterior é suprido pelo nervo fibular profundo (L4-L5). Também atua como inversor, principalmente na dorsiflexão do tornozelo. Quando o pé está apoiado no solo, o músculo tibial anterior inclina a perna abaixo do joelho para frente, como ao caminhar. O teste dos dorsiflexores do pé é feito instruindo-se o paciente a puxar o pé para cima contra a resistência do examinador (Figura 27.50). Os dorsiflexores são potentes e normalmente não são vencidos, mesmo com máximo esforço do examinador. Às vezes é possível detectar a fraqueza sutil colocando o paciente em máxima desvantagem mecânica, com o pé em flexão plantar, e tentando manter o pé nessa posição enquanto o paciente tenta fazer a dorsiflexão. Essa técnica é mais útil na fraqueza unilateral, quando é possível comparar os dois lados. A dorsiflexão também pode ser testada solicitando-se que o paciente

fique em pé apoiado nos calcanhares, elevando os dedos o máximo possível. Os dedos no lado fraco não podem ser elevados até a mesma altura. O tibial anterior é o principal músculo inervado pelo miótomo L5, e a radiculopatia de L5 e a neuropatia fibular são as causas mais comuns de fraqueza.

Na fraqueza acentuada da dorsiflexão, observa-se o pé em gota. O paciente apresenta "marcha escarvante", levantando mais a perna afetada por flexão exagerada no quadril e no joelho, para possibilitar que os dedos saiam do solo durante a passada (ver Videolink 27.5). Na marcha normal, ocorre primeiro o toque do calcâneo. No pé em gota, pode haver um ruído duplo audível quando os dedos dos pés tocam o solo primeiro, seguidos pelo calcanhar. Pode haver incapacidade de levantar o antepé do solo ao tentar ficar de pé apoiado sobre o calcanhar. Às vezes, o termo pé em gota é usado para designar qualquer grau de fraqueza da dorsiflexão, mesmo quando é muito leve para causar uma marcha escarvante. O termo marcha escarvante também é usado para designar a marcha de passadas altas de chefe da banda observada em pacientes com ataxia sensorial que bate com força os pés no solo para reforçar a propriocepção (ver Capítulo 44).

A inversão no tornozelo é a elevação da margem interna do pé para virar a sola medialmente. Vários músculos podem realizar essa ação com diferentes graus de eficiência, determinada em parte pela posição de dorsiflexão ou flexão plantar do tornozelo. O músculo tibial posterior (nervo tibial, L5-S1), o inversor mais forte, também é um flexor plantar e é mais forte como inversor durante a flexão plantar do tornozelo. O tibial anterior atua como inversor na dorsiflexão do tornozelo. A inversão é testada instruindo-se o paciente a tentar inverter o tornozelo contra resistência (Figura 27.51). A fraqueza de inversão do tornozelo é um sinal clínico essencial, indicativo de que a causa do pé em gota é a radiculopatia de L5, e não a neuropatia fibular no joelho.

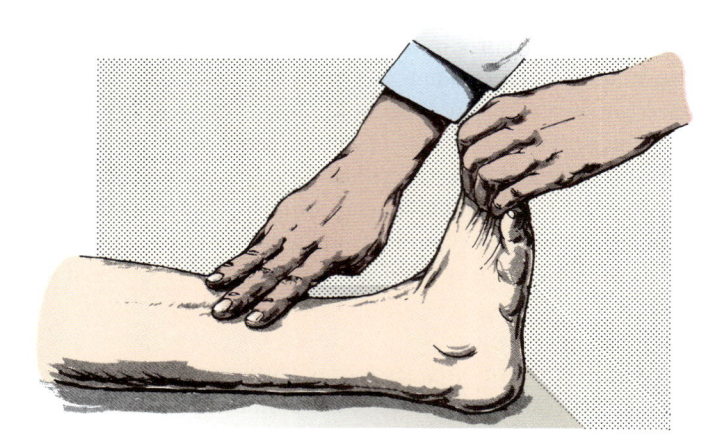

Figura 27.50 Exame da dorsiflexão (extensão) do pé. O paciente tenta fazer a dorsiflexão do pé contra resistência; é possível ver e palpar a contração do tibial anterior.

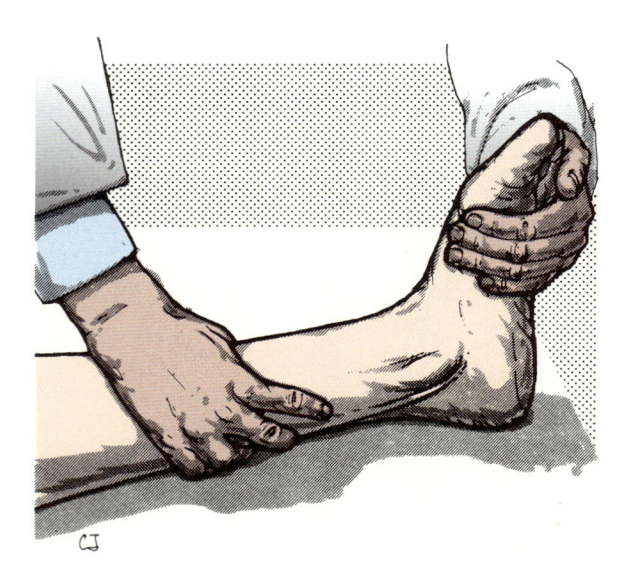

Figura 27.51 Exame da inversão do pé. O paciente tenta elevar a margem interna do pé contra resistência; é possível ver e palpar o tendão do tibial posterior logo atrás do maléolo medial.

A eversão, ou desvio lateral, é a elevação da margem externa do pé para virar a sola lateralmente. Esse movimento é realizado pelos músculos fibulares longo, curto e terceiro e pelo ELD. Os músculos fibulares são inervados pelos segmentos medulares L4-L5 e S1, os fibulares longo e curto por intermédio do nervo fibular superficial, e o fibular terceiro por intermédio do nervo fibular profundo. Na avaliação desses músculos, o paciente tenta everter o tornozelo contra resistência aplicada na margem lateral do pé (Figura 27.52).

Os eversores e inversores do tornozelo são muito importantes na estabilidade do tornozelo. Quando esses músculos estão fracos, o paciente é suscetível a entorses do tornozelo; um sintoma inicial de instabilidade do tornozelo é a dificuldade de caminhar sobre terreno acidentado ou irregular.

Músculos do pé e dos dedos

A função de cada músculo do pé e dos dedos não é tão bem definida quanto da mão, e não é possível fazer testes tão detalhados dos músculos. Os principais movimentos são extensão (dorsiflexão) e flexão (flexão plantar) dos dedos. A flexão plantar forma uma concavidade na planta do pé. A abdução e adução dos dedos dos pés são mínimas.

Os músculos extensores são extensor longo dos dedos (ELD), extensor curto dos dedos (ECD), extensor longo do hálux (ELH) e extensor curto do hálux (ECH). Todos esses músculos são inervados pelo nervo fibular profundo (ELH, L5; ELD e ECD, L5-S1).

Os extensores longos dos dedos estendem as articulações metatarsofalângicas (MTFs) e IFs e promovem a dorsiflexão da articulação do tornozelo. O ELD também é um eversor. O ECD ajuda o ELD a estender os quatro dedos mediais. A dorsiflexão dos dedos contra resistência pode ser usada para avaliar a função desses músculos. É possível palpar os tendões dos músculos extensores longos e o ventre do ECD durante essa manobra (Figura 27.53). Normalmente, o ECD forma uma saliência proeminente na face dorsolateral do pé. Seu ventre mais medial e maior é o ECH. O ECD é o músculo usado para registrar o potencial de ação muscular composto durante estudos de condução do nervo fibular. O ECD sofre atrofia facilmente em processos neurogênicos, e sua saliência pode desaparecer em pacientes com radiculopatia ou neuropatia periférica. A preservação do volume do ECD em caso de fraqueza da dorsiflexão do pé sugere um processo miopático (p. ex., miopatia distal, distrofia escapuloperoneal, distrofia facioescapuloumeral). A fraqueza do ELH é um sinal clínico essencial de radiculopatia de L5; às vezes ele é o único músculo enfraquecido. Uma boa técnica para avaliar a fraqueza sutil com comparação dos dois lados é testar o músculo usando um músculo da mão relativamente fraco, como o primeiro ID ou o ADM. Qualquer um desses músculos pode ser capaz de superar o ELH no lado fraco, mas não no lado normal. Quando há fraqueza acentuada do ELH sem fraqueza grave dos outros extensores do pé e dos dedos, o paciente pode ter "dedo em gota" em vez de "pé em gota".

A flexão dos dedos é realizada pelos músculos flexores longos e curtos dos dedos e do hálux e por alguns músculos intrínsecos da planta do pé. Esses músculos são testados instruindo-se o paciente a fletir os dedos contra resistência (Figura 27.54). Os flexores longos dos dedos são músculos da panturrilha, supridos pelo nervo tibial (L5, S1-S2). Esses músculos flexionam as falanges dos cinco dedos, atuando principalmente nas articulações IFs distais e também fazem a flexão plantar na articulação talocrural e invertem o pé. Os flexores curtos dos dedos (nervo plantar medial, S1-S2) atuam nas articulações IFs proximais e MTFs. A avaliação dos

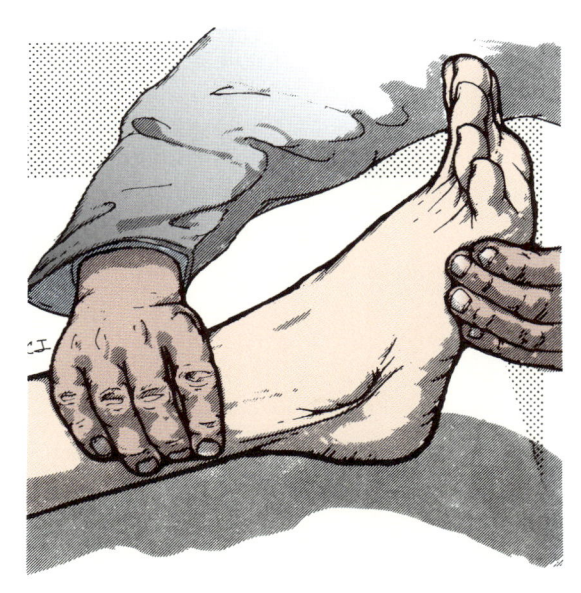

Figura 27.52 Exame da eversão do pé. O paciente tenta elevar a margem externa do pé contra resistência; é possível ver e palpar os tendões do fibular longo e fibular curto logo acima e atrás do maléolo lateral.

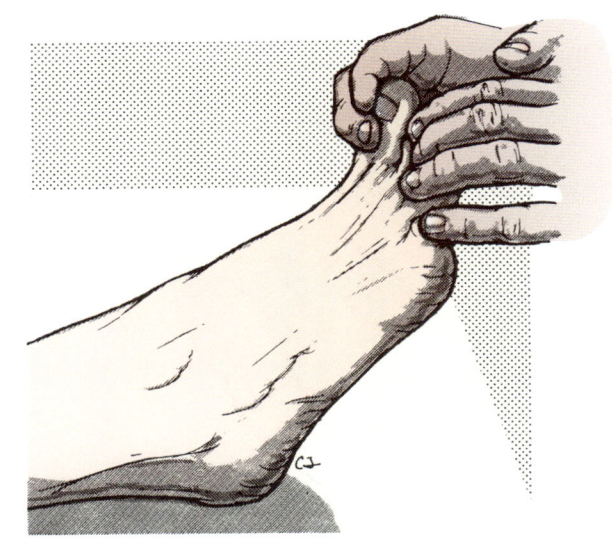

Figura 27.53 Exame da dorsiflexão (extensão) dos dedos. Nas tentativas de fazer a dorsiflexão dos dedos contra resistência, é possível ver e palpar os tendões dos músculos extensor dos dedos e extensor longo do hálux e o ventre do extensor curto dos dedos.

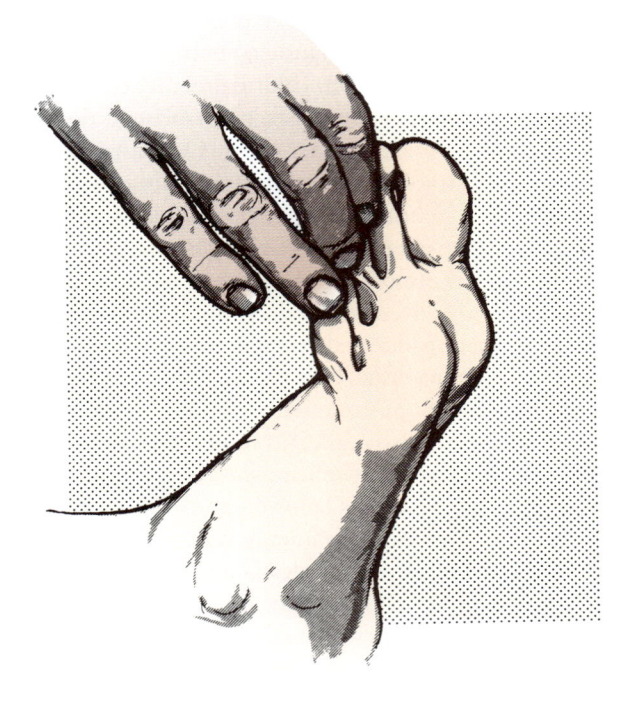

Figura 27.54 Exame da flexão dos dedos. O paciente tenta fletir os dedos contra resistência.

músculos intrínsecos plantares é difícil e não tem utilidade clínica. A abdução e a adução são movimentos fraquíssimos, e os flexores curtos dos dedos são mais potentes do que os outros músculos intrínsecos. Esses músculos podem ser testados juntos pedindo-se ao paciente que faça uma concavidade com a planta do pé (Figura 27.55). A maioria dos músculos intrínsecos do pé é mais importante na manutenção dos arcos longitudinais do pé do que na movimentação dos dedos.

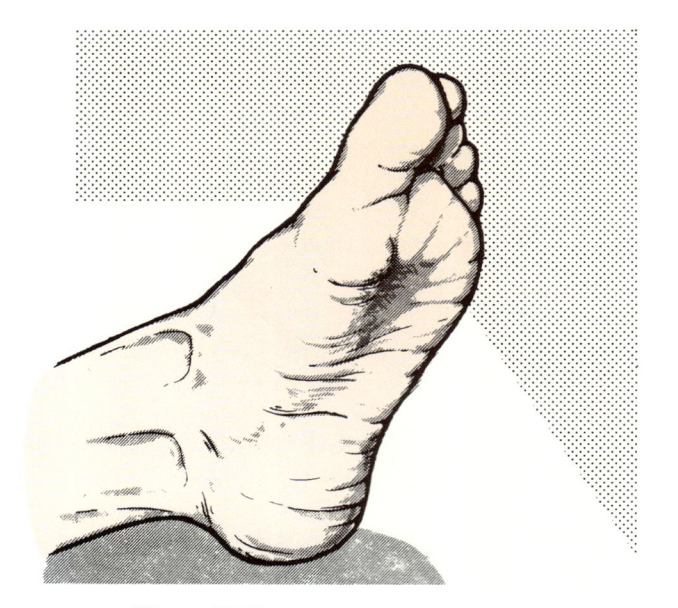

Figura 27.55 Concavidade da planta do pé.

EXAME PARA DETECÇÃO DE HEMIPARESIA LEVE

O exame motor não é concluído apenas com a avaliação formal da força. Os pacientes com lesões leves do TCE podem ter força normal em exames de rotina, mas o déficit neurológico pode ser detectado com manobras auxiliares. A mais importante delas é o exame do desvio pronador (sinal de Barré). Peça ao paciente que estenda os membros superiores para frente, com as palmas das mãos voltadas para cima e com os olhos fechados e observe a posição de cada membro (Figura 27.56). O paciente deve manter essa posição durante no mínimo 20 a 30 segundos. Nas pessoas sem afecções, as palmas das mãos permanecem estendidas, os cotovelos estendidos e os membros em posição horizontal. Qualquer desvio dessa posição será semelhante nos dois lados. Uma exceção à simetria habitual é que, às vezes, pode haver pronação ligeiramente maior da mão dominante com relação à não dominante, talvez porque os membros não dominantes tendam a ser mais flexíveis do que os dominantes, o que dificulta a extensão da mão dominante até a posição horizontal. A pronação leve, sem desvio do braço dominante para baixo (pseudodesvio) não é necessariamente anormal e deve ser interpretada de acordo com a situação clínica. No entanto, às vezes a maior pronação do braço não dominante é uma indicação de hemiparesia sutil. Exceto pelo pseudodesvio e pelos problemas ortopédicos ou musculoesqueléticos concorrentes, não deve haver diferença entre as posições dos dois membros.

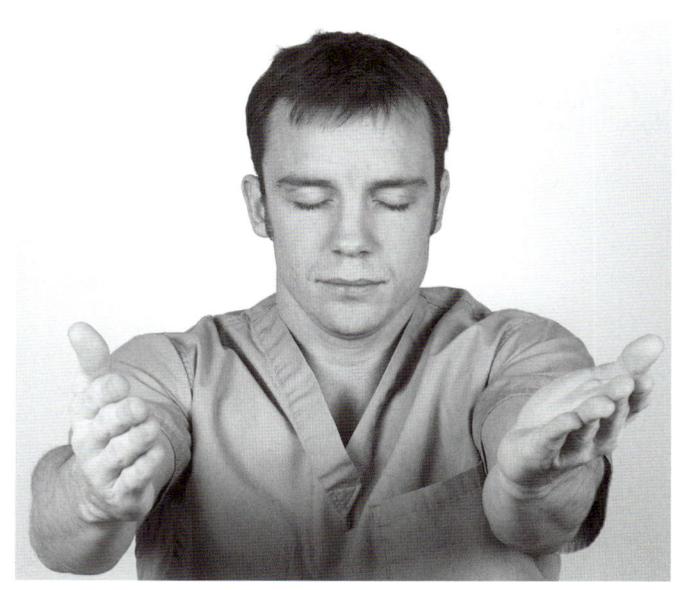

Figura 27.56 Técnica de avaliação do desvio pronador. Na lesão do trato corticospinal, os músculos seletivamente enfraquecidos são os abdutores do ombro e os rotadores laterais, os supinadores e os extensores do cotovelo. Esses músculos são superados por seus antagonistas, que causam pronação, flexão do cotovelo e desvio para baixo. Esta é uma ilustração de desvio leve do pronador do membro superior direito. Os pacientes com pequenas lesões do TCE podem apresentar desvio do pronador ou resultado anormal do teste de rolar os braços ou os dedos, sem fraqueza clinicamente detectável no teste formal de força.

O paciente com um leve déficit do TCE pode apresentar graus variados de "desvio pronador" (ver Vídeo 27.2). No desvio leve, há discreta pronação da mão e ligeira flexão do cotovelo no lado anormal. No desvio mais acentuado, a pronação é mais proeminente, a flexão do cotovelo é óbvia e pode haver desvio de todo o braço para baixo (Figura 27.57). Por causa do padrão de inervação do TCE, os músculos com fraqueza mínima inervados pelo TCE são superados pelos músculos não inervados pelo TCE. Na lesão leve do TCE, os músculos do membro superior com fraqueza mínima são os extensores, supinadores e abdutores. Eles são superados pelos músculos não acometidos e, portanto, mais fortes: pronadores, bíceps e rotadores mediais do ombro. Quando esses músculos superam a força dos músculos ligeiramente enfraquecidos inervados pelo TCE, ocorre pronação da mão, flexão do cotovelo e desvio do braço para baixo. A tendência à pronação e à flexão na hemiparesia leve também foi atribuída a uma leve hipertonicidade dos grupos dos músculos pronadores e flexores. Imagine o que aconteceria se esse movimento continuasse até o extremo: haveria hiperpronação da mão, flexão total do cotovelo e rotação medial do ombro, que é a posição da hemiparesia espástica (Figura 27.58). As posições anormais do membro superior no desvio mínimo do pronador e na hemiparesia espástica são causadas pelo mesmo fenômeno: os músculos não inervados pelo TCE superam em graus variáveis os músculos fracos inervados pelo TCE afetados pela doença. Outro sinal que às vezes é útil é o sinal do quinto dedo (ver Video-link 27.6). Com as mãos estendidas na posição de desvio, o dedo mínimo no lado hemiparético pode estar mais abduzido do que no lado normal.

Hachinski descreveu recentemente o sinal do polegar para cima como achado clínico sutil em um acidente vascular cerebral discreto. O polegar fica estendido (abduzido

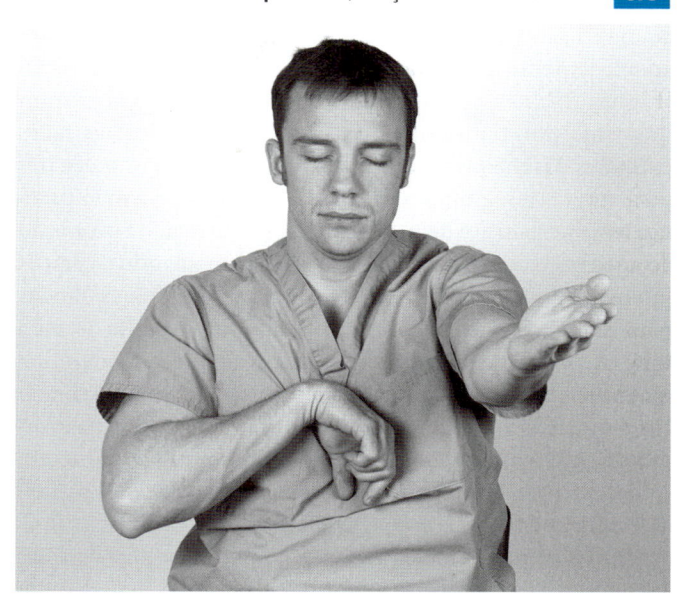

Figura 27.58 Desenvolvimento adicional do desvio do pronador, com a evolução do desvio acentuado para mostrar como a fraqueza intensa dos músculos inervados pelo trato corticospinal produz a postura da hemiparesia espástica. A base fisiopatológica do desvio pronador, da postura dos membros superiores na hemiparesia espástica plena e na rigidez de descorticação é a mesma; é apenas uma questão de grau. Lesões leves no TCE causam desvio leve do pronador; as lesões graves causam hemiparesia espástica.

radialmente), mas com as palmas voltadas para cima. Souques descreveu o "fenômeno interósseo" em 1907, no qual a elevação de um braço parético causou a abdução de todos os dedos. O fenômeno interósseo, ou sinal do dedo, em geral é classificado como movimento associado (ver Capítulo 42). Vários sinais sutis do neurônio motor superior que envolvem a abdução do dedo provavelmente estão todos relacionados com o fenômeno interósseo originalmente descrito por Souques, incluindo o sinal do quinto dedo; o sinal do polegar para cima; mão mielopática, uma postura da mão observada em pacientes com mielopatia espondilótica cervical e o sinal de escape do dedo, amplamente citado em livros didáticos de ortopedia e neurocirurgia como um sinal de mielopatia espondilótica cervical.

O exame do desvio pronador é uma parte muito importante do exame neurológico. Caso só seja possível fazer um teste motor no paciente, o melhor provavelmente é o exame do desvio do pronador. Enquanto aguarda o desvio, que não é imediato, o examinador pode esperar ou acelerar a ocorrência do desvio por percussão da palma da mão ou solicitando que o paciente gire a cabeça para frente e para trás, ou usar as duas técnicas. O exame para pesquisa de desvio costuma ser combinado com o teste de Romberg, já que ambos exigem que o paciente feche os olhos.

Às vezes, pode haver desvio anormal nas lesões de outras partes do sistema nervoso. A doença cerebelar pode causar algum grau de desvio, mas o movimento é para fora e geralmente um pouco para cima. Nas lesões do lobo parietal pode haver "desvio para cima", no qual o braço acometido eleva-se

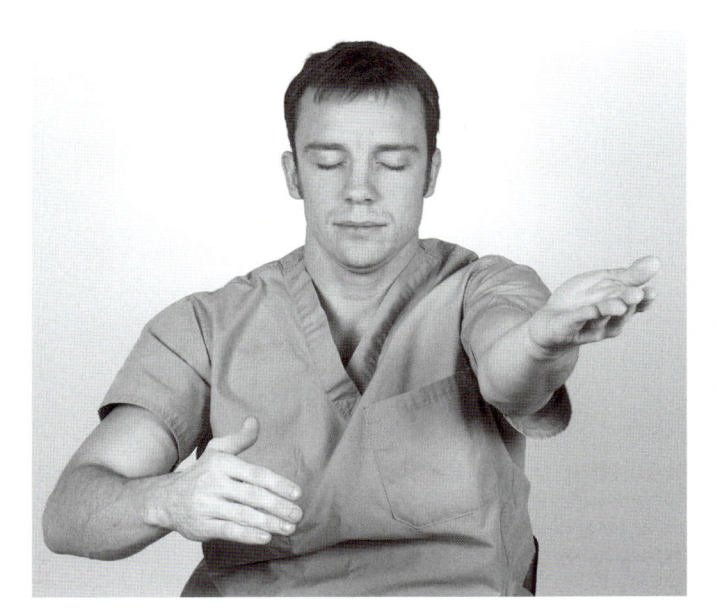

Figura 27.57 Desvio moderado com desenvolvimento posterior da postura.

acima da cabeça sem que o paciente tenha consciência disso, aparentemente por causa da perda do sentido de posição (Figura 27.59). Outros fenômenos de pronação foram descritos por Babinski e Wilson. No primeiro, as faces palmares das mãos são mantidas próximas, com os polegares para cima e, a seguir, são agitadas ou sacudidas; a mão parética assume posição de pronação. Nesta última, há pronação do antebraço com rotação medial no ombro quando os braços são mantidos acima da cabeça e as palmas das mãos voltadas para cima; como resultado, a palma afetada volta-se para fora. A pronação também pode ocorrer no lado parético quando os braços são abduzidos ativamente com o antebraço em supinação ou quando os braços são abduzidos passivamente com o antebraço em supinação e soltos subitamente. O desvio para baixo sem pronação foi relatada como sinal de fraqueza não orgânica.

Procedimentos semelhantes podem ser usados para detectar a fraqueza dos membros inferiores. O exame do desvio da perna é possível (ver a seção "Articulação do quadril"), mas está longe de ser tão útil quanto o desvio do braço e, portanto, raramente é realizado. É mais simples e útil verificar se o ritmo de batidas do pé é reduzido no lado afetado. No teste de queda da perna ou do joelho, o paciente fica em decúbito dorsal, com os quadris e os joelhos fletidos; os joelhos formam um ângulo aproximado de 45°, com os calcanhares apoiados sobre a mesa. Quando há lesão do TCE, o calcanhar afetado desliza gradualmente para baixo, com lenta extensão do joelho, além de extensão, rotação lateral e abdução do quadril.

Outras manobras úteis são o exame de rolar os antebraços, de rolar os dedos e de movimentos rápidos alternados (ver Vídeo 27.3). O rolamento anormal dos antebraços é um indicador claro de doença neurológica. Para testá-lo, o paciente é instruído a cerrar os punhos, manter os antebraços em posição horizontal de modo que haja superposição dos punhos e da parte distal dos antebraços, com as palmas voltadas mais ou menos na direção do umbigo, e depois girar os punhos ao redor um do outro, primeiro em uma direção e depois na outra (Figura 27.60).

Nos pacientes normais a excursão dos dois antebraços é aproximadamente igual, de maneira que os punhos e antebraços rodam simetricamente em torno um do outro. Na lesão corticospinal unilateral, o lado acometido não se move tanto quanto o lado normal, portanto, parece que o paciente imobiliza um antebraço e roda o outro antebraço ao seu redor (ver Vídeo 27.4). O rolamento dos dedos é uma versão ainda mais sensível do mesmo teste. O paciente é solicitado a girar os dedos indicadores estendidos em torno um do outro, movendo apenas os dedos. Mais uma vez, o dedo no lado anormal move-se menos do que no lado normal. No teste de rolamento do polegar, o paciente roda um polegar em torno do outro. O rolamento do antebraço tem sensibilidade de 17 a 87%, especificidade de 97 a 98%, razão de verossimilhança (RV) positiva de 15,6 e RV negativa de 0,6 na detecção de doença hemisférica contralateral. O rolamento do dedo indicador tem sensibilidade de 33 a 42%, especificidade de 92 a 98%, RV positiva de 6,0 e RV negativa de 0,7 na detecção de doença hemisférica contralateral. Em uma série de pacientes com hemiparesia, o rolamento do polegar foi mais sensível (88%) do que o desvio do pronador (47%), o rolamento do antebraço (65%) e o rolamento do dedo indicador (65%). Os pacientes com bradicinesia ou rigidez por doença extrapiramidal também podem mostrar excursão menor dos membros afetados.

O controle motor fino normal requer integridade funcional do TCE e do cerebelo. O teste de movimentos alternados rápidos é parte do exame cerebelar, mas a principal função

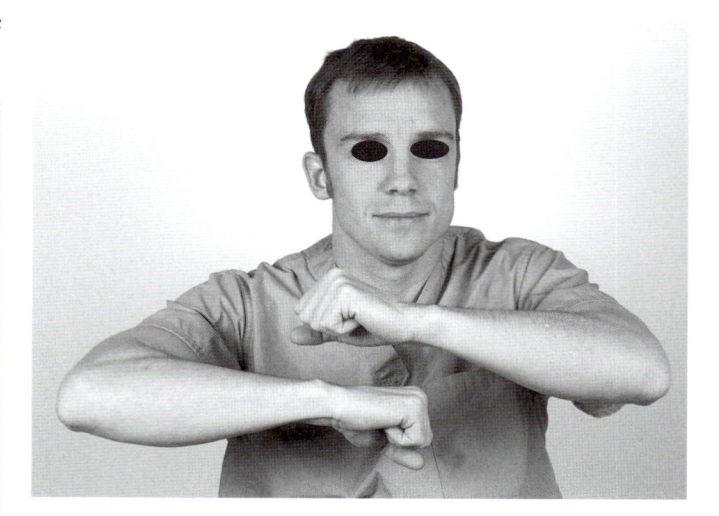

Figura 27.60 Teste de lesão do TCE por rolamento dos braços. A excursão do membro afetado tende a ser menor quando os antebraços rolam em torno um do outro, de modo que o membro normal tende a girar em torno do membro anormal, o qual tende a permanecer relativamente fixo. Os pacientes com lesões leves do TCE podem apresentar resultado anormal do teste de rolar os braços, sem que haja fraqueza clinicamente detectável no teste formal da força.

Figura 27.59 Desvio superior decorrente de lesão do lobo parietal com perda da percepção de posição.

do TCE é realizar movimentos fracionados distintos das extremidades distais. A doença do TCE ou do cerebelo pode interferir com o controle motor fino dos músculos distais. O controle motor fino normal também requer integridade das vias proprioceptivas. Tradicionalmente, diferentes testes foram realizados para pesquisar sinais do TCE e sinais cerebelares, mas ambos incluem movimentos alternados rápidos. Esse teste também é denominado avaliação da taxa de movimentos alternados, mas, na verdade, outros métodos além da taxa de movimentos fornecem informações úteis. O controle motor fino pode ser testado de várias maneiras; a mais vantajosa é a comparação da destreza e da precisão das duas mãos durante movimentos rápidos e repetitivos, levando-se em conta a dominância da mão. O paciente pode ser instruído a encostar as extremidades dos dedos indicador e polegar repetidas vezes, o mais rapidamente possível, como o sinal de OK. Qualquer dedo pode ser usado, mas o indicador e o dedo mínimo são os favoritos. Os movimentos são mais lentos e menos ágeis no lado anormal. Com frequência, esse teste é feito pedindo-se ao paciente para tocar a articulação IF em vez da extremidade do polegar. Pode-se fazer uma avaliação aproximada contando o número de toques em determinado período. Outros testes que exigem alto nível de coordenação incluem encostar rapidamente a extremidade de um dedo de cada vez no polegar, agitar os dedos como se estivesse salpicando água, aplaudir com uma das mãos e fazer movimentos rápidos e curtos com os dedos como se estivesse tocando piano. Os pacientes com distúrbios extrapiramidais, principalmente parkinsonismo, podem apresentar maior redução da amplitude que da taxa de movimento, sobretudo se a atividade continuar por mais do que alguns segundos. O controle motor fino do pé pode ser avaliado instruindo-se o paciente a bater o pé com rapidez e repetidas vezes no solo, se estiver de pé, e contra a palma da mão do examinador, se estiver em decúbito dorsal.

As anomalias dos movimentos associados também podem ser relativamente precoces na lesão de CST. Isso pode incluir a ausência de um movimento normal associado, como diminuição do balanço do braço ao caminhar, ou a presença de um movimento associado anormal, como o sinal de adução do polegar de Wartenberg, o sinal tronco-coxa de Babinski ou o sinal tibial anterior (ver Capítulo 42).

VIDEOLINKS

Videolink 27.1. Escápula alada. http://www.youtube.com/watch?v=dfTe0nPclDE
Videolink 27.2. Prega peitoral na fraqueza do cíngulo do membro superior. http://neurosigns.org/wiki/Pectoral_crease
Videolink 27.3. Sinal de Beevor. http://neurosigns.org/wiki/Beevor%27 s_sign
Videolink 27.4. Sinal de Gowers. http://neurosigns.org/wiki/Gower%27 s_sign
Videolink 27.5. Marcha escarvante. http://neurosigns.org/wiki/Steppage_Gait
Videolink 27.6. Sinal do quinto dedo. http://neurosigns.org/wiki/Digiti_quinti_sign

BIBLIOGRAFIA

Anderson NE. The forearm and finger rolling tests. *Pract Neurol* 2010;10:39–42.

Brendler SJ. The human cervical myotomes: functional anatomy studied at operation. *J Neurosurg* 1968;28:105–111.

Brooke MH. *A Clinician's View of Neuromuscular Disease*. 2nd ed. Baltimore: Williams & Wilkins, 1986.

Buschbacher R. Side-to-side confrontational strength-testing for weakness of the intrinsic muscles of the hand. *J Bone Joint Surg Am* 1997;79:401–405.

Campbell WW. *Clinical Signs in Neurology: A Compendium*. Philadelphia: Wolters Kluwer Health, 2016.

Campbell WW, Pridgeon RP. *Practical Primer of Clinical Neurology*. Philadelphia: Lippincott Williams & Wilkins, 2002.

Carter AB. The functional overlay. *Lancet* 1967;2:1196–1200.

Chabrol H, Peresson G, Clanet M. Lack of specificity of the traditional criteria for conversion disorders. *Eur Psychiatry* 1995;10:317–319.

Crimlisk HL, Bhatia K, Cope H, et al. Slater revisited: 6 year follow up study of patients with medically unexplained motor symptoms. *BMJ* 1998;316:582–586.

Daum C, Aybek S. Validity of the "Drift without pronation" sign in conversion disorder. *BMC Neurol* 2013;13:31.

Daum C, Hubschmid M, Aybek S. The value of 'positive' clinical signs for weakness, sensory and gait disorders in conversion disorder: a systematic and narrative review. *J Neurol Neurosurg Psychiatry* 2014;85:180–190.

Daum C, Gheorghita F, Spatola M, et al. Interobserver agreement and validity of bedside 'positive signs' for functional weakness, sensory and gait disorders in conversion disorder: a pilot study. *J Neurol Neurosurg Psychiatry* 2015;86425–86430.

Espay AJ, Aybek S, Carson A, et al. Current concepts in diagnosis and treatment of functional neurological disorders. *JAMA Neurol* 2018;75(9):1132–1141.

Gerscovich EO, Cronan M, McGahan JP, et al. Ultrasonographic evaluation of diaphragmatic motion. *J Ultrasound Med* 2001;20:597–604.

Gould R, Miller BL, Goldberg MA, et al. The validity of hysterical signs and symptoms. *J Nerv Ment Dis* 1986;174:593–597.

Hachinski V, Alsubaie R, Azarpazhooh MR. Upgoing thumb sign: a sensitive indicator of brain involvement? *Neurology* 2017;89:370–375.

Koehler PJ, Okun MS. Important observations prior to the description of the Hoover sign. *Neurology* 2004;63:1693–1697.

LaFrance WC Jr. Video NeuroImage: diagnosing conversion weakness with the Spinal Injuries Center test: when Hoover doesn't help. *Neurology* 2008;71:e57.

Lanska DJ. Functional weakness and sensory loss. *Semin Neurol* 2006;26:297–309.

Lehmkuhl LD, Smith LK. *Brunnstrom's Clinical Kinesiology*. 4th ed. Philadelphia: F.A. Davis Company, 1983.

Lempert T, Dieterich M, Huppert D, et al. Psychogenic disorders in neurology: frequency and clinical spectrum. *Acta Neurol Scand* 1990;82:335–340.

Lemyze M, Bart F. Hoover sign. *CMAJ* 2011;183:E133.

Liguori R, Krarup C, Trojaborg W. Determination of the segmental sensory and motor innervation of the lumbosacral spinal nerves. An electrophysiological study. *Brain* 1992;115:915–934.

Mace CJ, Trimble MR. Ten-year prognosis of conversion disorder. *Br J Psychiatry* 1996;169:282–288.

Massey EW, Pleet AB, Scherokman BJ. *Diagnostic Tests in Neurology: A Photographic Guide to Bedside Techniques*. Chicago: Year Book Medical Publishers, Inc., 1985.

McGee S. *Evidence Based Physical Diagnosis*. 3rd ed. Philadelphia: Elsevier/Saunders, 2012.

McWhirter L, Stone J, Sandercock P, et al. Hoover's sign for the diagnosis of functional weakness: a prospective unblinded cohort study in patients with suspected stroke. *J Psychosom Res* 2011;71:384–386.

Mendell JR, Florence J. Manual muscle testing. *Muscle Nerve* 1990;13:S16–S20.

Nowak DA. The thumb rolling test: a novel variant of the forearm rolling test. *Can J Neurol Sci* 2011;38:129–132.

Ono K, Ebara S, Fuji T, et al. Myelopathy hand. New clinical signs of cervical cord damage. *J Bone Joint Surg Br* 1987;69:215–219.

Phillips LH II, Park TS. Electrophysiologic mapping of the segmental anatomy of the muscles of the lower extremity. *Muscle Nerve* 2011;43:1–2.

Pleet AB, Massey EW. Palmaris brevis sign in neuropathy of the deep palmar branch of the ulnar nerve. *Ann Neurol* 1978;3:468–469.

Reuber M, Mitchell AJ, Howlett SJ, et al. Functional symptoms in neurology: questions and answers. *J Neurol Neurosurg Psychiatry* 2005;76:307–314.

Sawyer RN Jr, Hanna JP, Ruff RL, et al. Asymmetry of forearm rolling as a sign of unilateral cerebral dysfunction. *Neurology* 1993;43:1596–1598.

Slater E. Diagnosis of "hysteria". *Br Med J* 1965;1:1395–1399.

Slater ET, Glithero E. A follow-up of patients diagnosed as suffering from "hysteria". *J Psychosom Res* 1965;9:9–13.

Sonoo M. Abductor sign: a reliable new sign to detect unilateral non-organic paresis of the lower limb. *J Neurol Neurosurg Psychiatry* 2004;75:121–125.

Standring S, ed. *Gray's Anatomy: The Anatomical Basis of Clinical Practice*. 41st ed. New York: Elsevier Limited, 2016.

Stone J, Zeman A, Sharpe M. Functional weakness and sensory disturbance. *J Neurol Neurosurg Psychiatry* 2002a;73:241–245.

Stone J, Sharpe M, Carson A, et al. Are functional motor and sensory symptoms really more frequent on the left? A systematic review. *J Neurol Neurosurg Psychiatry* 2002b;73:578–581.

Stone J, Sharpe M, Rothwell PM, et al. The 12 year prognosis of unilateral functional weakness and sensory disturbance. *J Neurol Neurosurg Psychiatry* 2003;74:591–596.

Stone J, Smyth R, Carson A, et al. La belle indifference in conversion symptoms and hysteria: systematic review. *Br J Psychiatry* 2006;188:204–209.

Stone J, Warlow C, Sharpe M. The symptom of functional weakness: a controlled study of 107 patients. *Brain* 2010;133(Pt 5):1537–1551.

Stone J, Warlow C, Sharpe M. Functional weakness: clues to mechanism from the nature of onset. *J Neurol Neurosurg Psychiatry* 2012;83:67–69.

Tinazzi M, Simonetto S, Franco L, et al. Abduction finger sign: a new sign to detect unilateral functional paralysis of the upper limb. *Mov Disord* 2008;23:2415–2419.

Tremolizzo L, Susani E, Riva MA, et al. Positive signs of functional weakness. *J Neurol Sci* 2014;340:13–18.

Weibers DO, Dale AJD, Kokmen E, et al., eds. *Mayo Clinic Examinations in Neurology*. 7th ed. St. Louis: Mosby, 1998.

Wolf JK. *Segmental Neurology*. Baltimore: University Park Press, 1981.

Yamamoto T. Forearm-rolling test. *Neurology* 1995;45:2299.

Young A, Getty J, Jackson A, et al. Variations in the pattern of muscle innervation by the L5 and S1 nerve roots. *Spine* 1983;8:616–624.

Yugué I, Shiba K, Ueta T, et al. A new clinical evaluation for hysterical paralysis. *Spine (Phila Pa 1976)* 2004;29:1910–1913.

Ziv I, Djaldetti R, Zoldan Y, et al. Diagnosis of "non-organic" limb paresis by a novel objective motor assessment: the quantitative Hoover's test. *J Neurol* 1998;245:797–802.

Tônus Muscular

O tônus muscular é definido como a tensão no músculo relaxado ou a resistência ao movimento passivo quando não há contração voluntária. Em virtude do tônus de repouso, os músculos normais oferecem leve resistência ao movimento passivo mesmo no estado relaxado. Os atributos inerentes ao tecido muscular, como viscosidade, elasticidade e extensibilidade, contribuem para o tônus de repouso. Mesmo as fibras musculares aparentemente relaxadas têm leve tensão constante por meio da qual mantêm a posição de repouso, resistem a variações de comprimento, evitam a mobilidade articular indevida e assumem posição de contração quando necessário. O tônus muscular de repouso é maior nos músculos antigravitacionais, que mantêm o corpo em posição ereta.

O nível do tônus de um músculo em repouso depende da atividade no segmento da medula espinal responsável por sua inervação, principalmente no neurônio motor gama. Os impulsos eferentes do neurônio motor gama determinam o nível de contração das fibras intrafusais dos fusos musculares. Por sua vez, as fibras aferentes do fuso conduzem os impulsos até o segmento da medula espinal para completar a alça gama. As influências descendentes de centros motores superiores regulam e modulam a atividade no segmento medular local. A interação de todos esses fatores determina o nível do tônus de repouso. O estiramento passivo de um músculo com inervação segmentar normal pode causar seu encurtamento reflexo, o que é denominado reflexo de estiramento.

O tônus muscular basal mantém as posições e as atitudes normais do membro em repouso. A contração muscular ativa ocorre a partir do nível do tônus muscular de repouso, e o tônus de repouso normal é importante para a coordenação adequada do movimento. A atividade mediada pela formação reticular, os estatocônios, o aparelho vestibular e outros centros superiores são importantes na manutenção da contração contínua dos músculos antigravitacionais necessária para manter a posição ortostática e também para outros reflexos posturais e de endireitamento.

O tônus pode ser afetado por doenças em diferentes níveis do sistema nervoso. A interrupção do arco reflexo medular local abole o tônus muscular de repouso. A maioria dos tipos de hipertonia pode ser abolida por interrupção dos impulsos eferentes gama para as fibras intrafusais ou dos impulsos aferentes dos fusos musculares. O músculo desnervado é flácido e comporta-se como tecido não contrátil. A perda de impulsos das vias supraespinais que normalmente inibem os centros reflexos inferiores geralmente causa aumento do tônus. A perda do equilíbrio normal entre centros superiores facilitadores e inibidores pode diminuir ou aumentar o tônus.

EXAME DO TÔNUS

A avaliação do tônus é difícil, subjetiva e propensa a variar entre examinadores. Não existem métodos de avaliação quantitativa do tônus. Sua determinação baseia-se apenas no discernimento clínico do examinador; a avaliação exata requer experiência clínica. É difícil distinguir entre o leve aumento do tônus e o relaxamento insuficiente em um paciente tenso ou apreensivo. Avaliar o tônus é especialmente difícil em lactentes, que podem apresentar grande variação do tônus aparente em diferentes exames, tanto em condições de saúde quanto de doença.

Para o exame do tônus, é necessário que o paciente esteja relaxado e cooperativo. Uma conversa sobre assuntos triviais pode ajudar o paciente a relaxar. A simples observação pode detectar uma anormalidade da postura ou da posição de repouso indicativa de alteração do tônus. Às vezes a palpação muscular é útil, mas as pessoas musculosas podem ter músculos firmes apesar do tônus de repouso normal, enquanto outras podem ter aparente flacidez apesar da hipertonia subjacente. Os músculos podem ter consistência firme à palpação provocada por edema, inflamação, espasmo por dor, ou pseudo-hipertrofia.

A parte mais importante do exame do tônus é avaliar a resistência dos músculos relaxados à manipulação passiva, bem como a extensibilidade, a flexibilidade e a amplitude de movimento. É mais fácil detectar anormalidades do tônus nos músculos dos membros do que nos do tronco. O membro é movimentado passivamente, a princípio devagar e por toda a amplitude de movimento e, depois, em velocidades variadas. O examinador pode balançar o antebraço para frente e para trás e observar a excursão da mão, segurar um membro e soltá-lo subitamente ou observar a amplitude de movimento de uma parte em resposta à percussão leve. O exame bilateral de partes homólogas ajuda a comparar as diferenças de tônus nos dois lados do corpo.

Deve-se avaliar o tônus por movimentos lentos e rápidos e na amplitude de movimento parcial e total, e registrar a distribuição, o tipo e a intensidade de qualquer anormalidade. Algumas manobras específicas ajudam a avaliar o tônus anormal.

Teste do tônus de Babinski

Os braços são abduzidos nos ombros e os antebraços, flexionados passivamente nos cotovelos. Na hipotonia há aumento da flexibilidade e mobilidade, e a flexão dos cotovelos pode alcançar um ângulo mais agudo do que o normal. Na hipertonia, há diminuição da flexibilidade e não é possível fazer a flexão passiva além de um ângulo obtuso.

Teste de queda da cabeça

O paciente é colocado em decúbito dorsal, sem travesseiro, totalmente relaxado, com os olhos fechados e a atenção desviada. O examinador põe uma das mãos sob a região occipital do paciente e, com a outra mão, levanta subitamente a cabeça e a deixa cair. O normal é que a cabeça caia rapidamente sobre a mão protetora do examinador, mas em pacientes com rigidez extrapiramidal a queda da cabeça é tardia, lenta e suave em virtude da rigidez dos músculos flexores do pescoço. Quando há meningismo, ocorrem resistência e dor à flexão do pescoço.

Movimento de pêndulo das pernas

O paciente senta-se na borda de uma mesa, relaxado e com as pernas pendentes. O examinador estende as duas pernas até a mesma altura horizontal e solta (teste do pêndulo de Wartenberg, ver Videolink 28.1) ou empurra as duas pernas para trás de maneira brusca e com o mesmo impulso. Se o paciente estiver totalmente relaxado e for cooperativo, o normal é que haja oscilação das pernas, com diminuição gradual da amplitude até cessar, depois de seis ou sete oscilações. Na rigidez extrapiramidal o tempo de oscilação diminui, mas geralmente não há alteração qualitativa da resposta. Na espasticidade, o tempo de oscilação pode diminuir pouco ou não diminuir, mas os movimentos são espasmódicos e irregulares, o movimento anterior pode ser maior e mais brusco do que o posterior e pode haver um padrão em zigue-zague. Na hipotonia, a resposta tem amplitude aumentada e prolonga-se além do normal. Todas essas manobras tornam mais evidentes as anomalias laterais.

Teste de balanço dos ombros

O examinador põe as mãos sobre os ombros do paciente e os balança vigorosamente para frente e para trás, observando o movimento recíproco dos braços. Na doença extrapiramidal, há diminuição da amplitude de oscilação do braço no lado afetado. Na hipotonia, sobretudo quando associada à doença cerebelar, as excursões do braço são maiores do que o normal.

Teste de queda do braço

O examinador eleva subitamente os braços do paciente até a altura dos ombros e, a seguir, os solta. Na espasticidade ocorre atraso do movimento descendente do braço afetado, fazendo com que fique suspenso por um breve período (sinal de Bechterew ou Bekhterew); na hipotonia, a queda é mais abrupta do que o normal. Uma manobra semelhante é realizada levantando e soltando as pernas estendidas do paciente em decúbito.

Posição da mão

A hipotonia, em especial quando é associada a doença cerebelar ou coreia de Sydenham, pode fazer com que as mãos assumam postura característica. Com os braços e as mãos estendidos, há flexão dos punhos e hiperextensão dos dedos ("posição em colher") acompanhada de hiperpronação moderada. Com os braços levantados acima da cabeça, a hiperpronação é exagerada e as palmas das mãos ficam voltadas para fora. Esse fenômeno de hiperpronação é diferente do sinal do desvio pronador, no qual a hiperpronação é causada por fraqueza dos músculos com inervação corticospinal ou por aumento do tônus dos músculos pronadores.

IRRITABILIDADE MIOTÁTICA, MIOEDEMA E DOR À PALPAÇÃO

Além da inspeção, palpação e resistência ao movimento passivo usados na avaliação do tônus, às vezes convém observar a reação à percussão direta do ventre muscular. A contração idiomuscular é a contração breve e fraca de um ventre muscular depois de golpeado com um martelo de percussão, que causa leve depressão mesmo se não houver reflexo tendinoso profundo (RTP). A irritabilidade miotática é definida tanto como a resposta à percussão direta quanto como a capacidade de contração muscular em resposta ao estiramento súbito.

A resposta à percussão direta do músculo normal é muito leve e, na maioria dos músculos, é difícil vê-la ou palpá-la. A reação pode ser mais acentuada em doenças consumptivas, como a caquexia e a emaciação, e em algumas doenças do neurônio motor inferior. A hiperexcitabilidade a essa estimulação ocorre no tétano, na tetania e em alguns distúrbios eletrolíticos. Por vezes, após a percussão de um músculo com martelo de reflexo, uma onda de contração irradia-se ao longo do músculo a partir do ponto de percussão. Uma pequena elevação ou tumefação temporária pode persistir por vários segundos no ponto de estimulação. Essa saliência muscular estacionária é conhecida como mioedema. Não há atividade elétrica muscular associada. A contração idiomuscular causa leve depressão e o mioedema, uma saliência arredondada. O mecanismo de mioedema é mal compreendido, mas provavelmente é um fenômeno fisiológico normal. Sua presença não indica distúrbio neuromuscular, mas a resposta pode ser exagerada em algumas circunstâncias, sobretudo diante de miopatia hipotireoidiana e caquexia. O mioedema é eletricamente silencioso à eletromiografia. O hipotireoidismo também pode causar uma saliência muscular com atividade elétrica e propagação da contração, que se manifesta por uma salva de potenciais de ação da unidade motora normal após percussão (ver o vídeo em Loomis et al.). A miotonia é uma contração persistente depois da estimulação mecânica do músculo, bem diferente do mioedema (ver adiante). Na doença muscular com ondulações há contrações musculares ondulatórias, provocadas por estiramento muscular, que seguem lateralmente ao longo do músculo por 5 a 20 segundos. O fenômeno é mais proeminente nos grandes músculos proximais (ver Videolink 28.2).

Às vezes, pode haver dor à palpação do músculo. A compressão do ventre muscular, ou mesmo durante pressão muito leve, pode causar dor intensa. A dor disseminada à palpação muscular pode ocorrer na miopatia inflamatória, sobretudo na polimiosite e dermatomiosite, em algumas neuropatias e na poliomielite aguda. A dor focal à palpação ocorre no traumatismo ou após o exercício excessivo dos músculos.

ANORMALIDADES DO TÔNUS

Condições patológicas podem aumentar ou diminuir o tônus. Além disso, existem diferentes variedades de hipotonia e hipertonia. A hipotonia pode ser causada por doença da unidade motora e das vias proprioceptivas, lesões cerebelares e coreias. O músculo pode ser flácido, débil e de consistência mole à palpação. As articulações afetadas oferecem menor resistência ao movimento passivo. A excursão da articulação pode estar aumentada, com ausência da ação normal de "controle" ao movimento passivo extremo. Quando é levantado e solto, o membro acometido cai abruptamente. Um pequeno golpe causa a oscilação com excursão excessiva. Os RTPs geralmente estão diminuídos ou ausentes quando a hipotonia é causada por lesão da unidade motora ou das vias proprioceptivas.

Hipotonia

Quando a hipotonia decorre de doença da unidade motora, sempre há algum grau de fraqueza associada. A hipotonia decorrente de processos centrais (p. ex., doença cerebelar) não causa fraqueza; a força muscular é preservada embora o exame mostre hipotonia. A hipotonia do lactente (síndrome do bebê flácido) é um distúrbio clínico comum que causa diminuição generalizada do tônus muscular e afeta tipicamente recém-nascidos. As causas são muitas, tanto centrais quanto periféricas.

O tônus também pode estar diminuído quando a doença afeta o sistema aferente do fuso muscular. A *tabes dorsalis* afeta as fibras proprioceptivas na raiz posterior e pode causar hipotonia muscular com hiperextensibilidade articular. Pode haver hipotonia em algumas lesões do lobo parietal, provavelmente por distúrbios sensoriais. A hipotonia é observada em vários tipos de doença cerebelar, mas nunca é tão intensa quanto nas doenças do neurônio motor inferior. A hipotonia cerebelar não é associada à fraqueza e não há perda de reflexos, embora possa ser pendular; não há reflexos patológicos. Evidentemente, o tônus muscular é diminuído no sono profundo, no coma e em outros estados de comprometimento da consciência.

As crises súbitas de diminuição do tônus muscular durante a vigília sobrevêm à epilepsia acinética e à cataplexia. Nas crises epilépticas atônicas (acinéticas), há perda súbita espontânea do tônus muscular e o paciente pode cair (crise de queda). As crises menos intensas podem causar apenas queda da cabeça. Na cataplexia, ocorrem ataques de diminuição do tônus depois de emoções fortes, como gargalhadas ou acesso de raiva. Nas crises graves, o paciente cai no chão, mas não perde a consciência. Nas crises incompletas pode haver relaxamento dos músculos faciais, queda da mandíbula e da cabeça, e encurvamento dos ombros ou dos joelhos, mas sem queda. Com frequência, a cataplexia é um componente da narcolepsia. A paralisia do sono é um estado comum na narcolepsia, na qual um paciente tem diminuição difusa do tônus e é incapaz de se mover logo depois de acordar. A hemiparesia aguda após acidente vascular cerebral hemisférico pode estar associada à hipotonia ("choque" cerebral ou neural), que evolui gradualmente para hipertonia com o passar do tempo. Alguns distúrbios podem causar relaxamento articular anormal, que pode ser confundido com hipotonia muscular (p. ex., síndrome de Ehlers-Danlos).

Hipertonia

A hipertonia ocorre em muitas circunstâncias. É uma característica comum das lesões do trato corticospinal após a fase aguda. Pode ocorrer em distúrbios cerebrais difusos, na doença do sistema extrapiramidal, na doença de interneurônios da medula espinal (p. ex., síndrome da pessoa rígida) e até em distúrbios musculares quando há síndromes de atividade contínua das fibras musculares. As causas mais comuns de hipertonia são espasticidade e rigidez. O Videolink 28.3 apresenta uma análise e a demonstração de espasticidade em comparação com a rigidez, do Simpósio 25 Skills da Stanford Medicine, de 2015.

Rigidez extrapiramidal

A rigidez extrapiramidal é o aumento difuso do tônus muscular à movimentação passiva, que ocorre principalmente nas lesões dos núcleos da base. Há um grau razoavelmente constante de aumento do tônus que afeta tanto agonistas quanto antagonistas e é igualmente presente durante toda a amplitude de movimento de determinada articulação. Tanto os músculos flexores quanto os extensores são acometidos, com resistência ao movimento passivo em todas as direções. O aumento do tônus também está presente do início ao fim do movimento e não varia com sua velocidade. Esse tipo de rigidez é denominado "cano de chumbo". Os músculos afetados podem ser firmes e tensos à palpação. Depois de colocada em uma nova posição, a parte pode se manter assim, o que faz com que os membros adotem posturas desajeitadas. Tanto a excitação neuromediada dos músculos de encurtamento (reação de encurtamento) quanto a inibição dos músculos alongados contribuem para a rigidez; o mecanismo que predomina é associado à direção do movimento. O aumento da excitabilidade de interneurônios espinais mediado por vias motoras descendentes específicas pode ser a base da rigidez parkinsoniana.

Na rigidez em roda dentada, a hipertonia tem caráter de arrancos. A parte manipulada parece ceder em uma sucessão de pequenas etapas, como se o membro estivesse acoplado a uma roda dentada ou catraca pesada. A natureza em abalos da resistência pode ser causada por tremor superposto à rigidez em cano de chumbo. A rigidez em roda dentada é mais comum na doença de Parkinson e em outras síndromes parkinsonianas. Tem início nos músculos proximais e propaga-se em sentido distal. Qualquer músculo pode ser afetado, mas há acometimento predominante dos músculos do pescoço e do tronco e dos músculos flexores dos membros. A rigidez da doença extrapiramidal pode ser demonstrada pelos testes de queda da cabeça, de balanço dos ombros e outros semelhantes. A rigidez de um lado pode ser exagerada por movimentos ativos do membro contralateral (ver Capítulo 30).

A doença extrapiramidal geralmente é associada à hipocinesia e bradicinesia, mas não há paralisia real. Nos movimentos ativos repetidos, há diminuição gradual da sua velocidade e amplitude. Isso pode ser provocado pedindo-se ao paciente para abrir e fechar rapidamente os olhos ou a boca, abrir e fechar a mão ou fazer a oposição do polegar e outro dedo. Os pacientes também podem apresentar lentidão para iniciar o movimento, com limitação de sua amplitude, perda do movimento pendular de braços e pernas, incapacidade de fazer movimentos repetidos ou de manter dois movimentos voluntários simultâneos, além de comprometimento de movimentos associados, como o balanço dos braços ao caminhar.

A paratonia, uma alteração do tônus ao movimento passivo, muitas vezes manifestação de doença difusa do lobo frontal, foi dividida em paratonia inibitória e paratonia facilitadora. A *Gegenhalten* (paratonia inibitória, rigidez paratônica) é um tipo de rigidez em que a resistência ao movimento passivo parece proporcional ao vigor da tentativa de movimento. O aumento da resistência é proporcional ao esforço do examinador para mover a parte; quanto maior é a força com que o examinador empurra, maior parece ser a força com que o paciente empurra de volta. A impressão é de que o paciente está se opondo ativamente, mas a resposta é involuntária. Diz-se que a gravidade da *Gegenhalten* pode ser avaliada pela altura da voz do examinador exortando o paciente a relaxar.

No teste de colocação do membro, o examinador ergue passivamente o braço, instrui o paciente a relaxar, solta o braço e observa se ele continua levantado ou não. A manutenção do braço elevado quando não há parkinsonismo ou espasticidade indica paratonia. Na paratonia facilitadora (*Mitgehen*), o paciente coopera em excesso. O paciente auxilia ativamente os movimentos passivos, e o membro pode continuar a se mover mesmo depois de solto pelo examinador. No procedimento de Kral modificado, o examinador instrui o paciente sentado a relaxar e, depois, flexiona e estende passivamente o cotovelo várias vezes em toda a amplitude de movimento, soltando o braço quando a mão do paciente está na altura da coxa. A continuação do movimento é classificada em uma escala de 0 (ausência de movimento) a 4 (flexão total do cotovelo ou continuação dos ciclos de flexão e extensão).

Com o auxílio do método de Delphi, especialistas concordaram com a seguinte definição: a paratonia é um tipo de hipertonia, com resistência involuntária variável durante o movimento passivo; a natureza da paratonia varia da assistência ativa à resistência ativa; o grau de resistência depende da velocidade de movimento (p. ex., lento → baixa resistência, rápido → alta resistência); o grau de paratonia é proporcional à força aplicada; a resistência ao movimento passivo ocorre em qualquer direção e não há fenômeno de canivete. O Paratonia Assessment Instrument é um método de avaliação da paratonia. Veja no Videolink 28.4 um vídeo de treinamento em paratonia da Geriatric Medicine Research Unit da Dalhousie University.

Espasticidade

A espasticidade é causada por lesão das vias corticospinais. A hipertonia nos movimentos passivos difere da rigidez por não ser uniforme em toda a amplitude de movimento e variar com a velocidade de movimento. Além disso, a rigidez tende a acometer todos os músculos aproximadamente no mesmo grau, enquanto a hipertonia da espasticidade varia muito de um músculo para outro. Na espasticidade, a resistência pode ser pequena se o movimento passivo for lento, mas haverá um aumento súbito do tônus no meio do arco se o movimento for rápido, com interrupção ou bloqueio consequente, como se o músculo tivesse esbarrado em um batente. A relação entre hipertonia e velocidade de movimento é uma característica essencial para distinguir entre espasticidade e rigidez. No membro superior, convém avaliar se há espasticidade dos músculos pronadores. Com o cotovelo do paciente fletido em aproximadamente 90° e o antebraço em pronação total, o examinador faz a lenta supinação da mão do paciente. A menos que haja espasticidade intensa, a resistência a esse movimento lento é nula ou pequena. Se, depois de várias repetições lentas, o examinador fizer uma supinação muito rápida com a mão do paciente, haverá resistência súbita mais ou menos no meio do movimento, denominada "captura do pronador". Depois, haverá relaxamento da captura e será possível completar o movimento de supinação. Quando a hipertonia é intensa, essa manobra pode provocar clônus do pronador.

É possível usar uma técnica similar de movimento lento, seguido de movimento rápido, para detectar espasticidade do membro inferior. Com as mãos atrás do joelho, o examinador flexiona e estende lentamente o joelho do paciente em decúbito dorsal e relaxado. Com relaxamento adequado, o pé continua sobre o leito. Depois de várias repetições lentas a partir da posição de extensão total, o examinador puxa o joelho para cima de maneira abrupta e vigorosa. Quando o tônus é normal, o pé move-se rapidamente para trás, continuando em contato com o leito. Quando há espasticidade, o pé move-se para cima em um movimento de chute (chute espástico). No teste da queda do calcanhar ou do pé, o examinador mantém a perna do paciente flexionada no joelho e no quadril, uma das mãos sob o joelho, e a outra sustentando o pé. A seguir, solta o pé subitamente. A descida normal é suave, mas em caso de espasticidade do quadríceps o pé pode ficar suspenso e cair em uma sucessão de movimentos agitados.

Os músculos espásticos podem ou não se mostrar firmes e tensos à palpação. A amplitude de movimento dos membros espásticos e o grau de hipertonia costumam variar entre os exames. Não existem dispositivos de quantificação da espasticidade, e a avaliação clínica ainda é a técnica mais útil. A escala de Ashworth é usada com frequência para quantificar a espasticidade em uma escala de 1 (não há aumento do tônus muscular) a 5 (parte afetada rígida em flexão ou extensão). Sua validade e confiabilidade foram questionadas. Na presença de espasticidade, os RTPs são exagerados, e muitas vezes é possível provocar reflexos patológicos como sinais de Babinski e Chaddock. O clônus é frequente e pode haver movimentos anormais associados.

Muitas vezes, a fraqueza do neurônio motor superior é acompanhada de contração prolongada de grupos específicos de músculos. Na hemiparesia ou hemiplegia, a espasticidade é mais acentuada nos músculos flexores e pronadores do membro superior e nos músculos extensores do membro inferior, o que causa postura de flexão do braço e extensão da perna, a distribuição característica da hemiplegia cerebral (ver Figura 25.6). O braço é aduzido, flexionado no cotovelo e os punhos e dedos são flexionados; pode haver apreensão forçada. O membro inferior é estendido no quadril, no joelho e no tornozelo, com inversão e flexão plantar do pé; pode haver espasmo acentuado dos adutores do quadril. Nos membros superiores, há maior resistência passiva à extensão do que à flexão; nos membros inferiores, há maior resistência passiva à flexão do que à extensão. Nas lesões bilaterais, o tônus aumentado dos adutores do quadril causa marcha em tesoura, na qual uma perna é puxada em direção à outra a cada passo (ver Capítulo 44). Embora a espasticidade nos membros inferiores em geral afete mais intensamente os músculos extensores, alguns pacientes com mielopatia grave ou lesões cerebrais extensas apresentam hipertonia acentuada dos músculos flexores, e as pernas assumem a posição denominada paraplegia em flexão.

Rigidez catatônica

O tônus muscular anormal na catatonia é, em muitos aspectos, semelhante à rigidez extrapiramidal e pode estar fisiologicamente relacionado. Há resistência cérea ou em cano de chumbo ao movimento passivo que pode ser acompanhada de posturas anormais, maneirismos bizarros e evidência de psicose. É possível pôr os membros em qualquer posição, na qual eles se mantêm indefinidamente. A catatonia pode ser induzida por neurolépticos e evoluir para a síndrome maligna dos neurolépticos.

Rigidez em descerebração e descorticação

A rigidez em descerebração é caracterizada por rigidez acentuada e contração prolongada dos músculos extensores dos quatro membros; na rigidez em descorticação, há flexão dos cotovelos e punhos com extensão das pernas e dos pés. Essas entidades são discutidas mais detalhadamente no Capítulo 41.

Rigidez generalizada semelhante, com extensão do pescoço, pode ocorrer no meningismo intenso (opistótono), bem como na fase tônica de uma crise epiléptica generalizada. As crises convulsivas cerebelares ou da fossa posterior provavelmente são ataques de rigidez em descerebração por disfunção do tronco encefálico relacionada com o efeito de massa na fossa posterior.

Rigidez voluntária

Vários grupos musculares podem ser conscientemente tensionados ou firmados para proteção contra lesões ou em resposta à dor. A dificuldade de diferenciar entre tensão realmente volitiva e tensão inconsciente ou involuntária não é rara, sobretudo quando relacionada com situações de excitação, alarme, dor ou fadiga. Pessoas tensas, apreensivas, podem apresentar aumento permanente da tensão muscular e exagero dos reflexos tendinosos. O exagero dos reflexos é de amplitude de resposta, e o período de latência não é reduzido. No entanto, os reflexos podem ser inibidos porque a contração semivoluntária impede o movimento normal.

Rigidez involuntária

A rigidez involuntária, reflexa ou não orgânica pode assemelhar-se à rigidez voluntária. A rigidez de origem psicogênica pode ser bizarra e simular qualquer tipo de hipertonia. A rigidez histérica pode simular a descerebração ou a catatonia. Pode ser extrema, com retração cervical e opistótono, no qual apenas a cabeça e os calcanhares apoiam-se no leito (posição de arco; ver Capítulo 52).

Rigidez reflexa

Os músculos podem desenvolver rigidez reflexa, ou espasmo, em resposta a impulsos aferentes, sobretudo à dor. O espasmo muscular é um estado de contração involuntária permanente, acompanhado de encurtamento muscular. A contração anormal é visível e palpável. Exemplos comuns de espasmo muscular reflexo são o abdome em tábua dos transtornos abdominais agudos, a rigidez do pescoço e do dorso na meningite e o espasmo localizado dos membros depois de traumatismo. A rigidez reflexa pode suceder outros estímulos sensoriais, como o frio. A contratura muscular pode suceder o espasmo prolongado. Em algumas miopatias metabólicas (p. ex., doença de McArdle), o exercício causa cãibras musculares e espasmos dolorosos; a cãibra muscular é um tipo fisiológico de contratura decorrente do metabolismo anormal e não é acompanhada de atividade elétrica.

Miotonia

A miotonia é um distúrbio da membrana muscular que pode ocorrer em muitas enfermidades. O tônus geralmente é normal quando os músculos estão relaxados, mas a contração produz perseveração tônica involuntária temporária da contração muscular, com relaxamento lento (Vídeo 28.1). Movimentos súbitos podem causar espasmo intenso e incapacidade de relaxar. Na miotonia de preensão, o paciente tem dificuldade de soltar um objeto depois de segurá-lo com firmeza. A miotonia geralmente diminui com a repetição do movimento. Em casos raros, a miotonia aumenta com o movimento repetitivo (miotonia paradoxal). A miotonia de percussão é provocada por um golpe leve sobre o músculo. A percussão sobre a eminência tenar provoca abdução tônica prolongada e movimento de oposição com duração de vários segundos, sobre os quais o paciente não tem controle. A percussão sobre o extensor comum dos dedos para o dedo médio causa extensão brusca do dedo, seguida por queda lenta durante um período muito maior do que o normal. A miotonia de percussão também pode ser demonstrada em outros músculos. A iluminação oblíqua com uma pequena lanterna pode tornar mais visível a depressão ou concavidade, que desaparece lentamente. A percussão de um abaixador de língua cuja borda esteja apoiada transversalmente sobre a língua pode provocar contração miotônica segmentar e constrição circunferencial da língua (sinal do anel porta-guardanapos; ver Capítulo 20).

Outros tipos de rigidez

A rigidez muscular também pode ocorrer em casos de epilepsia, tetania e tétano. Na epilepsia, pode haver rigidez generalizada durante a fase tônica da crise convulsiva. Ocasionalmente, há crises tônicas sem fase clônica (crises epilépticas tônicas). Na tetania, há irritabilidade generalizada do sistema nervoso central e periférico, com espasmos musculares tônicos que causam hipertonia localizada ou generalizada, hipersensibilidade a estímulos, cãibras e fasciculações musculares (ver Capítulo 52).

No tétano geralmente há rigidez generalizada, com aumento do tônus muscular em todo o corpo. Na maioria dos casos, começa nos músculos da face e da mandíbula, propaga-se e afeta os músculos abdominais, os membros e os músculos espinais, com consequente rigidez abdominal, rigidez extensora e opistótono. No tétano cefálico, as manifestações da doença ocorrem principalmente nos músculos da cabeça e do pescoço (assista ao vídeo apresentado por You et al.). Há hipertonia simultânea dos músculos agonistas e antagonistas. O espasmo dos músculos da mastigação causa trismo. A retração dos ângulos da boca causa o meio-sorriso curioso denominado riso sardônico. Há aumento progressivo da intensidade dos paroxismos de espasmo, que se propagam para outros músculos. Os espasmos podem ocorrer espontaneamente, após contração voluntária ou após estímulos mecânicos, táteis, auditivos, visuais ou de outros tipos. Entre os espasmos costuma haver algum grau de rigidez muscular persistente. Há grande exacerbação dos reflexos, e a leve percussão sobre o tendão pode causar violentos espasmos do membro. As manifestações clínicas do tétano devem-se à ação da exotoxina do *Clostridium tetani* sobre os neurônios internunciais inibitórios do tronco encefálico e da medula espinal. Na síndrome da pessoa rígida (homem rígido) há espasmos musculares tônicos dolorosos e rigidez progressiva dos músculos do tronco, do pescoço, do abdome, do dorso e das partes proximais dos membros. O Capítulo 30 apresenta outros distúrbios que aumentam o tônus muscular.

VIDEOLINKS

Videolink 28.1. Teste do pêndulo de Wartenberg. https://www.youtube.com/watch?v=yYtGjvCcA7o

Videolink 28.2. Doença muscular com ondulações. https://www.youtube.com/watch?v=bdiwylu3Oro

Videolink 28.3. Análise e demonstração de espasticidade em comparação com a rigidez do Simpósio 25 Skills da Stanford Medicine, de 2015. https://www.youtube.com/watch?v=gLZoYLxdXCQ&index=5&list=PL5o6KWShAMajcL3piv2wiiVm0BIDyE9rL

Videolink 28.4. Vídeo de treinamento em paratonia. https://www.youtube.com/watch?v=Z-NjgIPbuEU&t=89 s

BIBLIOGRAFIA

Andersson PB, Rando TA. Neuromuscular disorders of childhood. *Curr Opin Pediatr* 1999;11:497–503.

Ashby P, Mailis A, Hunter J. The evaluation of "spasticity". *Can J Neurol Sci* 1987;14(3 Suppl):497–500.

Beversdorf DQ, Heilman KM. Facilitory paratonia and frontal lobe functioning. *Neurology* 1998;51:968–971.

Brown RA, Lawson DA, Leslie GC, et al. Observations on the applicability of the Wartenberg pendulum test to healthy, elderly subjects. *J Neurol Neurosurg Psychiatry* 1988;51:1171–1177.

Brown RA, Lawson DA, Leslie GC, et al. Does the Wartenberg pendulum test differentiate quantitatively between spasticity and rigidity? A study in elderly stroke and Parkinsonian patients. *J Neurol Neurosurg Psychiatry* 1988;51: 1178–1186.

Campbell WW. *Clinical Signs in Neurology: A Compendium.* Philadelphia: Wolters Kluwer Health, 2016.

Chatterjee A. Feeling frontal dysfunction: facilitory paratonia and the regulation of motor behavior. *Neurology* 1998;51:937–939.

Fowler EG, Nwigwe AI, Ho TW. Sensitivity of the pendulum test for assessing spasticity in persons with cerebral palsy. *Dev Med Child Neurol* 2000;42: 182–189.

Ghiglione P, Mutani R, Chiò A. Cogwheel rigidity. *Arch Neurol* 2005;62: 828–830.

Harris SR. Congenital hypotonia: clinical and developmental assessment. *Dev Med Child Neurol* 2008;50:889–892.

Hobbelen JS, Koopmans RT, Verhey FR, et al. Paratonia: a Delphi procedure for consensus definition. *J Geriatr Phys Ther* 2006;29:50–56.

Hobbelen JS, Koopmans RT, Verhey FR, et al. Diagnosing paratonia in the demented elderly: reliability and validity of the Paratonia Assessment Instrument (PAI). *Int Psychogeriatr* 2008;20:840–852.

Hornung K, Nix WA. Myoedema. A clinical and electrophysiological evaluation. *Eur Neurol* 1992;32:130–133.

Hughes BN, Hogue JS, Hsieh DT. Grip and percussion myotonia in myotonic dystrophy type 1. *J Pediatr* 2014;164:1234–1234.e1.

Ivanhoe CB, Reistetter TA. Spasticity: the misunderstood part of the upper motor neuron syndrome. *Am J Phys Med Rehabil* 2004;83(10 Suppl):S3–S9.

Johnston HM. The floppy weak infant revisited. *Brain Dev* 2003;25:155–158.

Lance JW. The control of muscle tone, reflexes, and movement: Robert Wartenberg Lecture. *Neurology* 1980;30:1303.

Lee HM, Huang YZ, Chen JJ, et al. Quantitative analysis of the velocity related pathophysiology of spasticity and rigidity in the elbow flexors. *J Neurol Neurosurg Psychiatry* 2002;72:621–629.

Lin CC, Ju MS, Lin CW. The pendulum test for evaluating spasticity of the elbow joint. *Arch Phys Med Rehabil* 2003;84:69–74.

Loomis C, Bird SJ, Levine JM. Teaching video neuroimages: involuntary muscle contractions in Hoffman syndrome. *Neurology* 2010;75:836.

Mayer NH. Clinicophysiologic concepts of spasticity and motor dysfunction in adults with an upper motoneuron lesion. *Muscle Nerve Suppl* 1997; 6:S1–S13.

Messina C. Pathophysiology of muscle tone. *Funct Neurol* 1990;5:217–223.

Pandyan AD, Johnson GR, Price CI, et al. A review of the properties and limitations of the Ashworth and modified Ashworth Scales as measures of spasticity. *Clin Rehabil* 1999;13:373–383.

Perlmutter JS. Assessment of Parkinson disease manifestations. *Curr Protoc Neurosci* 2009;Chapter 10:Unit10.1.

Pickett JB, Tatum EJ. Pendular knee reflexes: a reliable sign of hypotonia? *Lancet* 1984;2:236–237.

Powers RK, Marder-Meyer J, Rymer WZ. Quantitative relations between hypertonia and stretch reflex threshold in spastic hemiparesis. *Ann Neurol* 1988;23:115.

Rekand T. Clinical assessment and management of spasticity: a review. *Acta Neurol Scand Suppl* 2010;(190):62–66.

Sadeh M, Berg M, Sandbank U. Familial myoedema, muscular hypertrophy and stiffness. *Acta Neurol Scand* 1990;81:201–204.

Sehgal N, McGuire JR. Beyond Ashworth. Electrophysiologic quantification of spasticity. *Phys Med Rehabil Clin N Am* 1998;9:949–979.

Tucci V, Plazzi G. Cataplexy: an affair of pleasure or an unpleasant affair? *Neurosci Lett* 2009;450:90–91.

Tyrrell P, Rossor M. The association of gegenhalten in the upper limbs with dyspraxia. *J Neurol Neurosurg Psychiatry* 1988;51:995–997.

van der Meché FG, van Gijn J. Hypotonia: an erroneous clinical concept? *Brain* 1986;109(Pt 6):1169–1178.

Vendrame M, Zarowski M, Alexopoulos AV, et al. Localization of pediatric seizure semiology. *Clin Neurophysiol* 2011;122:1924–1928.

Wartenberg R. Some useful neurological tests. *JAMA* 1951;147:1645.

White DA. Catatonia and the neuroleptic malignant syndrome—a single entity? *Br J Psychiatry* 1992;161:558–560.

Woodbury MM, Woodbury MA. Neuroleptic-induced catatonia as a stage in the progression toward neuroleptic malignant syndrome. *J Am Acad Child Adolesc Psychiatry* 1992;31:1161–1164.

Xia R, Powell D, Rymer WZ, et al. Differentiation between the contributions of shortening reaction and stretch-induced inhibition to rigidity in Parkinson's disease. *Exp Brain Res* 2011;209:609–618.

Xia R, Rymer WZ. The role of shortening reaction in mediating rigidity in Parkinson's disease. *Exp Brain Res* 2004;156:524–528.

You S, Kim MJ, Jang EH, et al. Teaching Video NeuroImages: Cephalic tetanus as a pseudodystonic emergency. *Neurology* 2011;77:e77–e78.

Zhao J, Afra P, Adamolekun B. Partial epilepsy presenting as focal atonic seizure: a case report. *Seizure* 2010;19:326–329.

Volume e Contorno dos Músculos

A pesquisa das evidências de atrofia ou hipertrofia muscular é uma parte importante do exame motor. Normalmente, o desenvolvimento muscular varia bastante de uma pessoa para outra, mas alterações substanciais do tamanho ou do formato de músculos ou grupos musculares, sobretudo quando focais ou assimétricas, podem ser importantes.

A atrofia muscular (amiotrofia) causa diminuição do volume muscular e geralmente é acompanhada por alterações do formato ou do contorno. Os distúrbios neurológicos causadores de atrofia muscular são principalmente os que afetam os seguintes componentes da unidade motora: célula do corno anterior, raiz nervosa, nervo periférico ou o músculo. Os distúrbios da junção neuromuscular não causam atrofia muscular. A atrofia também pode decorrer de desuso ou inatividade, imobilização, tenotomia, isquemia muscular, desnutrição, distúrbios endócrinos e envelhecimento normal.

A hipertrofia muscular é o aumento do volume dos tecidos musculares. Pode surgir como consequência do uso excessivo dos músculos (hipertrofia fisiológica) ou ser patológica. O músculo hipertrofiado não é necessariamente mais forte do que o normal. A contração muscular anormal persistente pode causar hipertrofia. Os pacientes com miotonia congênita têm muscularidade difusa sem aumento significativo da força. Pacientes com distonia podem desenvolver hipertrofia dos músculos anormalmente ativos. Na distonia cervical (torcicolo espasmódico), é comum observar a hipertrofia do músculo esternocleidomastóideo. As distrofias musculares, sobretudo a distrofia de Duchenne, costumam causar pseudo-hipertrofia do músculo, na qual o aumento ocorre por infiltração de tecido adiposo e conectivo no músculo, sem aumento real do tamanho ou do número de fibras musculares.

EXAME DO VOLUME E DO CONTORNO DOS MÚSCULOS

O desenvolvimento muscular está sujeito a grande variação individual, em parte constitucional e em parte decorrente de treinamento, atividade e ocupação. Algumas pessoas têm músculos pequenos ou pouco desenvolvidos, enquanto outras têm músculos com desenvolvimento acentuado.

Os indivíduos sedentários, os idosos e os portadores de doenças crônicas podem ter músculos pequenos, sem sinais de perda ou de atrofia. Os atletas podem desenvolver hipertrofia muscular fisiológica. Em indivíduos normais os músculos podem ser maiores no lado dominante, até mesmo na mão e no pé. A avaliação do volume e do contorno deve ser correlacionada a outras partes do exame motor, em especial durante a avaliação da força e do tônus.

O volume e o contorno dos músculos podem ser avaliados por inspeção, palpação e mensuração. A inspeção geralmente compara partes simétricas nos dois lados do corpo, verificando se há achatamento, depressão ou saliência das massas musculares. Deve-se fazer um exame específico dos músculos da face e dos cíngulos dos membros superiores e inferiores, bem como das partes distais dos membros – principalmente das palmas das mãos, das eminências tenar e hipotenar e dos músculos interósseos. Uma técnica útil de comparação dos membros é olhar ao longo do eixo longitudinal. Mantenha os braços do paciente estendidos e próximos, e compare-os em toda a extensão, das pontas dos dedos aos ombros, para verificar se há alguma assimetria.

A palpação avalia o volume, o contorno e a consistência do músculo. Os músculos normais são semielásticos e recuperam o formato depois de comprimidos. Em caso de hipertrofia, os músculos são firmes e duros; na pseudo-hipertrofia, eles parecem aumentados, mas podem ter consistência flácida ou borrachenta à palpação. A consistência da pseudo-hipertrofia foi comparada à de um brinquedo de plástico gelatinoso, como a imitação de uma cobra pegajosa. Com frequência, os músculos atróficos têm consistência mole e polpuda. Os músculos degenerados que sofreram alterações fibróticas podem ser duros e firmes. Nos casos de infiltração ou substituição por gordura, os músculos podem ser flexíveis e flácidos.

As medidas podem ser muito úteis na avaliação de atrofia ou hipertrofia. Uma diferença pronunciada do tamanho do músculo pode ser reconhecida rapidamente, sobretudo quando limitada a um lado do corpo, um membro ou um segmento de membro. É mais difícil detectar diferenças pequenas e pode ser necessário usar uma fita métrica ou um plicômetro. As medidas devem ser feitas a partir de pontos fixos ou de referência, e os locais, como a distância acima ou abaixo do olécrano, da espinha ilíaca anterossuperior ou da patela, devem ser registrados. Os membros devem estar na mesma posição e em estados semelhantes de relaxamento. Também pode ser útil medir o comprimento dos membros.

A atrofia ou hipertrofia pode ser limitada a um músculo, a músculos inervados por uma estrutura específica (p. ex., um nervo ou uma raiz), a músculos inervados por determinados segmentos da medula espinal ou à metade do corpo; também pode ser multifocal ou generalizada. Na atrofia relacionada com a artrite e o desuso, pode haver diminuição acentuada de volume com pequena alteração da força. Por sua vez, nas miopatias a atrofia costuma ser leve apesar da surpreendente perda de potência. O exame da pele e dos tecidos subcutâneos também pode ser importante, sobretudo em distúrbios como a dermatomiosite.

ANORMALIDADES DO VOLUME E DO CONTORNO

Atrofia muscular

Muitos processos causam atrofia muscular. A atrofia neurogênica é consequência da doença da célula do corno anterior, da raiz ou do nervo periférico. A atrofia causada por outros processos neurológicos, como a hemiatrofia associada à hemiplegia congênita, não é considerada uma atrofia neurogênica típica, embora esteja relacionada com doença do sistema nervoso. O termo atrofia neurogênica, no sentido geralmente usado, significa doença que afeta alguma parte do neurônio motor inferior. A atrofia miogênica é a causada por doença muscular, como distrofia muscular. De modo geral, quando a fraqueza e a emaciação são proporcionais, é mais provável que o processo seja neurogênico; quando a fraqueza é desproporcionalmente maior do que a emaciação, é provável que o processo seja miopático. Quando parece haver emaciação de um músculo, mas não há fraqueza, é provável que a causa seja não neurológica, como no desuso.

Atrofia neurogênica

A célula do corno anterior e seus processos exercem um efeito trófico sobre o músculo esquelético. A natureza do efeito trófico ainda é mal compreendida, mas não é tão simples quanto o efeito dos impulsos nervosos. A estimulação elétrica do nervo periférico, às vezes realizada após lesão do nervo periférico ou paralisia de Bell, não ajuda a evitar nem a reverter a atrofia neurogênica. Os nervos podem participar da regulação das ações tróficas do fator de crescimento similar à insulina, do peptídeo relacionado com o gene da calcitonina e de outros fatores neurotróficos que influenciem o músculo esquelético. Quando uma lesão interrompe totalmente o neurônio motor inferior ou seus processos periféricos, há inércia e flacidez do músculo afetado, que deixa de se contrair de maneira voluntária ou reflexa. As fibras musculares diminuem de tamanho e observa-se emaciação ou atrofia de toda a massa muscular. Se não houver reinervação a tempo, o músculo poderá tornar-se fibrótico, com aumento do tecido conectivo e infiltração adiposa.

Quanto mais abrupta ou extrema for a interrupção da inervação, mais rápida será a emaciação. A atrofia pode preceder ou suceder outros sinais, como a fraqueza. Nas doenças de rápida progressão, a fraqueza precede a atrofia, mas nas doenças de evolução lenta, a atrofia pode preceder a fraqueza. Quando o processo patológico é limitado às células do corno anterior da medula espinal, a atrofia neurogênica tem distribuição segmentar. Alguns distúrbios causam destruição rápida das células do corno anterior e atrofia na distribuição dos segmentos afetados da medula espinal, que se desenvolve em um curto período (p. ex., poliomielite).

Nos distúrbios do neurônio motor de progressão mais lenta (p. ex., esclerose lateral amiotrófica [ELA]) há degeneração gradual, mas disseminada, dos núcleos motores do tronco encefálico e das células do corno anterior com atrofia muscular progressiva, que pode surgir antes da paralisia evidente (Figura 29.1). A distribuição da atrofia é importante. Para fazer o diagnóstico de doença do neurônio motor, é necessário demonstrar denervação difusa na distribuição de diversos nervos e raízes. Por fim, a doença torna-se disseminada, mas com frequência tem início segmentar em um membro. Raramente, pode se manter limitada a um membro (doença do neurônio motor monomélica, doença de Hirayama, síndrome de O'Sullivan-McLeod). É frequente o acometimento de grupos específicos de músculos. Na ELA clássica e na atrofia muscular espinal (AME) progressiva do tipo Aran-Duchenne, a atrofia geralmente acomete primeiro

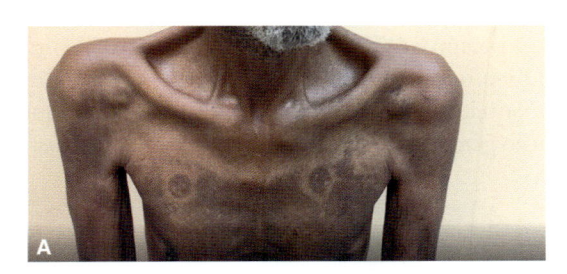
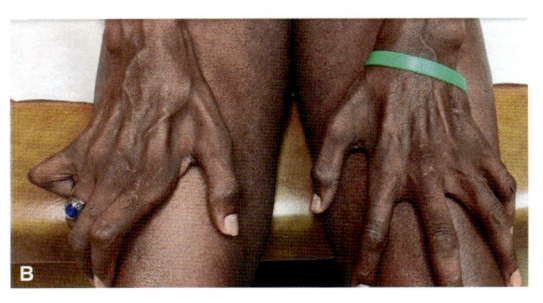

Figura 29.1 Paciente com esclerose lateral amiotrófica apresentando atrofia avançada dos músculos cíngulo do membro superior e dos braços (**A**), e dos músculos intrínsecos da mão (**B**).

a musculatura distal – os músculos tenares, hipotenares e interósseos da mão e os pequenos músculos do pé – e, a seguir, dissemina-se para as partes proximais dos membros. Em alguns pacientes, a ELA parece tender a afetar preferencialmente os músculos da metade lateral da mão, os músculos tenares supridos pelo nervo mediano e os primeiros músculos interósseos dorsais inervados pelo nervo ulnar, mas preserva os músculos hipotenares (síndrome da mão dividida). Embora não seja comum, esse padrão parece ser relativamente específico de distúrbios das células do corno anterior. Na paralisia bulbar progressiva, a atrofia é observada primeiro nos músculos supridos pelos nervos cranianos XII, X e VII. Nas síndromes hereditárias do neurônio motor, o acometimento costuma ser proximal. Na AME do tipo 1 (AME progressiva do lactente, doença de Werdnig-Hoffmann), a atrofia acomete primeiro os músculos do tronco, da pelve e dos ombros e, depois, propaga-se em direção à periferia. A distribuição proximal e o avanço lento da AME do tipo 3 (AME proximal juvenil, doença de Kugelberg-Welander) podem simular a distrofia muscular. A atrofia segmentar também pode suceder lesões focais da medula espinal com acometimento de células do corno anterior (p. ex., siringomielia). A velocidade de avanço depende do tipo de alteração patológica.

O comprometimento de raízes nervosas, elementos do plexo ou nervos periféricos causa atrofia dos músculos inervados pelo componente doente ou danificado (Figura 29.2). Nas lesões graves de um nervo periférico ou plexo nervoso, a atrofia pode sobrevir em um curto período. Em até 1 mês após a denervação, pode haver perda de 30% do peso do músculo afetado e perda de 50% em 2 meses; depois, a atrofia avança mais devagar e há substituição do músculo por tecido conjuntivo e infiltração por gordura. As lesões de apenas uma raiz nervosa geralmente não causam atrofia acentuada, porque a maioria dos músculos é inervada por mais de um nível. A emaciação acentuada em uma doença que pareça compatível com radiculopatia sugere o comprometimento de várias raízes. Na neuropatia periférica generalizada, a fraqueza e a emaciação geralmente são mais intensas nas partes distais dos

membros. O grau de atrofia depende da intensidade e da cronicidade da neuropatia. A neuropatia periférica hereditária, doença de Charcot-Marie-Tooth (atrofia muscular fibular), geralmente causa atrofia acentuada em distribuição característica na parte inferior das pernas (deformidade em garrafa de champanhe invertida; Figura 29.3).

A síndrome completa de disfunção do nervo periférico, com paralisia, atrofia, comprometimento da sensibilidade, arreflexia e alterações tróficas da pele e de outros tecidos, é consequência da interrupção de fibras motoras, sensoriais e autônomas. A interrupção apenas de fibras nervosas

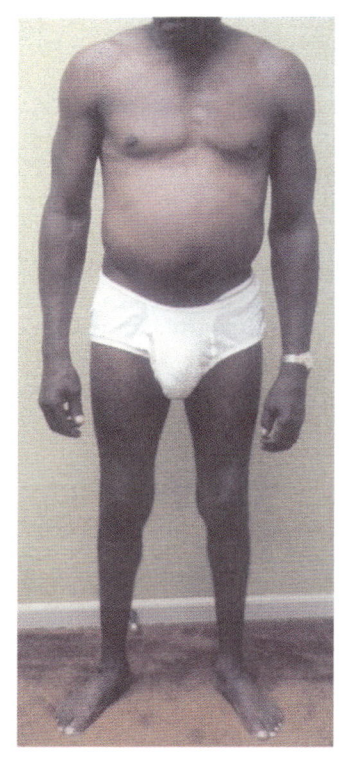

Figura 29.3 Paciente com doença de Charcot-Marie-Tooth do tipo 1. Apesar de a parte superior do corpo ser musculosa, observa-se atrofia acentuada dos membros inferiores abaixo dos joelhos.

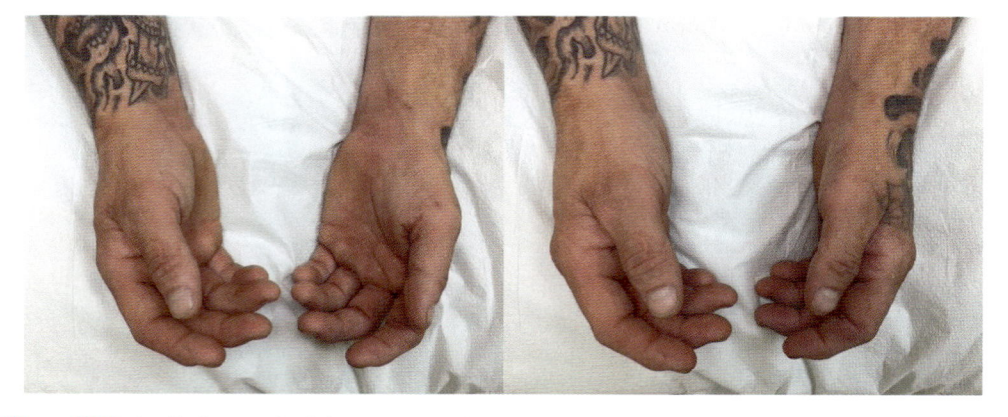

Figura 29.2 Atrofia do músculo abdutor curto do polegar esquerdo em encanador com síndrome do túnel do carpo.

sensoriais não causa atrofia muscular, exceto quando relacionada com o desuso, mas a perda da sensibilidade à dor pode predispor a lesões indolores, entre elas ulcerações depois de trauma leve e queimaduras. O sistema autônomo participa da função trófica por regulação da nutrição e do metabolismo do músculo e de outros tecidos. Em virtude da interrupção das vias autônomas, as doenças do neurônio motor inferior podem ser associadas a alterações tróficas da pele e dos tecidos subcutâneos: edema, cianose ou palidez, diminuição da temperatura, sudorese, alterações dos pelos e das unhas, alterações da textura cutânea, osteoporose e até mesmo ulcerações e escaras de decúbito. As fibras autônomas podem ser um fator na atrofia muscular por causa de "disfunção trófica" e perda de controle vasomotor.

As lesões do neurônio motor superior em adultos geralmente não são seguidas por atrofia dos músculos paralisados, exceto por alguma perda generalizada de volume muscular e emaciação secundária por desuso, que raramente é grave. Nas lesões existentes desde o nascimento ou início da infância, pode haver deficiência do crescimento do dimídio contralateral (ver Figura 25.5). Essa hemiatrofia congênita pode acometer um lado da face ou a face e a metade correspondente do corpo; é caracterizada por subdesenvolvimento não só dos músculos, mas também da pele, dos pelos, do tecido subcutâneo, do tecido conjuntivo, da cartilagem e do osso. A hemi-hipertrofia congênita é mais rara do que a hemiatrofia correspondente e em geral há outras anomalias associadas. Pode haver subdesenvolvimento de metade do corpo por deficiência do desenvolvimento ou atrofia do hemisfério cerebral oposto (hemiatrofia cerebral). Lesões cerebrais graves no início da vida podem causar hemiplegia, hemiatrofia, convulsões parciais ou hemiconvulsões e hemidistonia tardia (síndrome dos "quatro hemi"). Em caráter experimental, as lesões do córtex motor e das vias corticospinais descendentes podem acarretar atrofia muscular e, às vezes, emaciação acentuada com hemiplegia cerebral. Em geral, há alterações tróficas e sensoriais associadas, e a emaciação pode ser parcialmente secundária ao acometimento do giro pós-central ou do lobo parietal, cujas lesões acarretam atrofia contralateral. A perda de volume muscular associada a lesões do lobo parietal pode aparecer logo; o grau de atrofia depende do tamanho e da natureza da lesão, da extensão da hipotonia e da alteração sensorial. A distribuição é determinada pela localização do processo no lobo parietal. É mais intensa quando há acometimento do córtex motor ou das vias motoras juntamente com as áreas sensoriais do encéfalo. A hemiatrofia também pode ser uma complicação do hemiparkinsonismo. Raramente, a hemiatrofia é idiopática.

Outros tipos de atrofia muscular

A atrofia miogênica, ou miopática, é causada por doença muscular primária. Em alguns distúrbios, pode haver emaciação intensa sem fraqueza acentuada. Na maioria

deles, a alteração patológica primária é a atrofia de fibras do tipo 2. A emaciação com fraqueza leve ocorre por causa de desuso, envelhecimento, caquexia e algumas miopatias endócrinas. A fraqueza desproporcional à emaciação ocorre na miopatia inflamatória, na miastenia *gravis* e na paralisia periódica.

A emaciação muscular é comum na distrofia muscular e sua distribuição acompanha a da fraqueza. Nas distrofinopatias, a fraqueza e a atrofia afetam principalmente os músculos dos cíngulos dos membros inferiores e superiores (Figura 29.4). A fraqueza dos extensores do quadril e da coluna vertebral causa dificuldade de assumir a posição ereta, e o paciente "escala pelas coxas" (sinal ou manobra de Gowers) para ficar de pé (Videolink 29.1). À medida que a doença avança, há emaciação progressiva de todos os músculos dos ombros, dos braços acima do cotovelo, da pelve e das coxas. Diante de toda essa atrofia, alguns músculos, principalmente os da panturrilha, são paradoxalmente aumentados pela pseudo-hipertrofia (ver adiante). As síndromes dos cíngulos dos membros também afetam principalmente os cíngulos dos membros inferiores e superiores. Na distrofia facioescapuloumeral (Landouzy-Déjérine), a atrofia acomete predominantemente os músculos da face, o cíngulo dos membros superiores (sobretudo os músculos trapézio e periescapulares) e os braços acima do cotovelo, principalmente o bíceps (Figura 29.5). Com frequência, o comprometimento é assimétrico e, às vezes, há pseudo-hipertrofia do deltoide e de outros músculos do ombro.

Ocasionalmente, são observadas miopatias distais, que afetam os músculos das mãos e dos pés. A emaciação da parte distal dos membros, com relativa preservação das mãos e dos pés é, provavelmente, miopática. Já a atrofia por denervação afeta toda a parte distal dos membros, inclusive a mão ou o pé. Algumas miopatias causam surpreendente fraqueza e atrofia de alguns músculos ou grupos musculares. Na distrofia miotônica, a atrofia dos músculos esternocleidomastóideos é proeminente. As síndromes escapulofibulares acometem os músculos periescapulares e fibulares. O comprometimento do quadríceps é seletivo na miosite de corpos de inclusão e na distrofia muscular dos cíngulos dos membros do tipo 2B (deficiência de disferlina). Algumas miopatias têm a curiosa tendência de afetar certos músculos enquanto poupam grupos musculares próximos. A fascioescapuloumeral (FEU), de modo característico, causa emaciação do bíceps e do tríceps, preservando a musculatura deltoide e do antebraço e criando a aparência de braço "Popeye" (Figura 29.6). O losango no sinal do quadríceps refere-se a protuberâncias assimétricas de forma losangular observadas na parte anterolateral das coxas de pacientes com disferlinopatia (LGMD 2B e miopatia de Miyoshi) quando em pé com os joelhos ligeiramente flexionados. A atrofia proximal e distal faz com que a curiosa ilha de preservação se destaque. Outras formas musculares incomuns foram descritas como manifestação de disferlinopatia, como a atrofia seletiva do bíceps que resulta em "bíceps em forma de tigela".

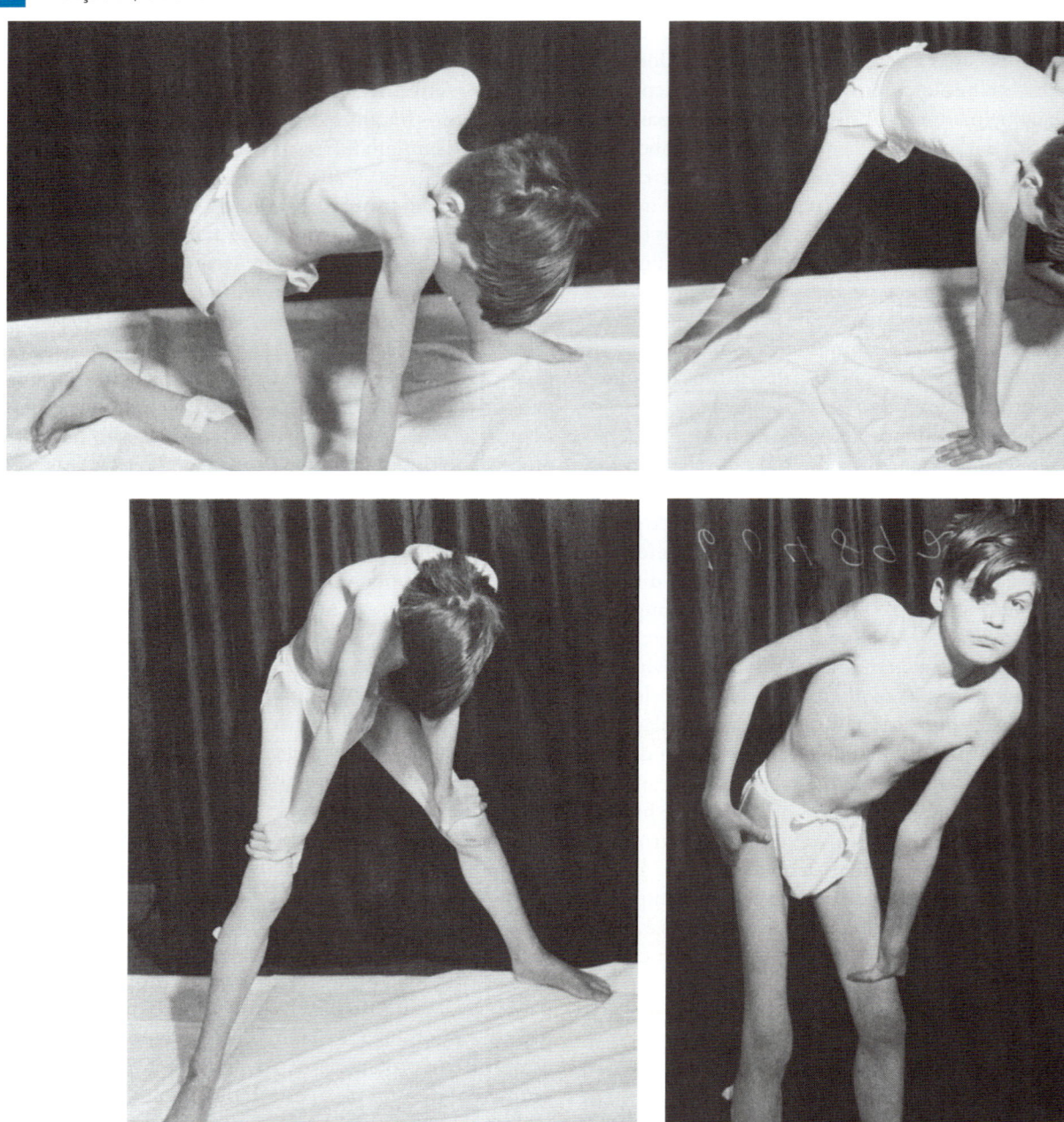

Figura 29.4 Menino com distrofia muscular de Duchenne, apresentando emaciação da musculatura nos ombros e nas coxas; a fraqueza e a atrofia dos glúteos causam dificuldade para assumir a posição ereta, e o paciente "escala pelas coxas" (manobra de Gowers) para ficar ereto.

A atrofia por desuso sucede a imobilização prolongada de uma parte do corpo. O início pode ser rápido e às vezes simula a atrofia neurogênica. A atrofia por desuso pode ocorrer no membro imobilizado, por exemplo, com gesso, no membro que não pode se mover normalmente por causa de doença articular, como a artrite, ou que tem paresia decorrente de lesão cerebral ou, ainda, após repouso prolongado. O quadríceps femoral é especialmente suscetível à atrofia por desuso causada por repouso ou por dor no joelho ou no quadril. O grau de emaciação muscular é maior do que o grau de fraqueza, que pode ser mínima ou ausente. A biopsia muscular mostra atrofia de fibras de tipo 2, com as primeiras alterações nas fibras do tipo 2B. Às vezes, há atrofia por desuso de membros afetados por paralisia não orgânica.

A atrofia artrogênica pode surgir associada à doença articular. É mais intensa e se desenvolve mais rapidamente na artrite aguda. Tanto a artrite reumatoide quanto a osteoartrite podem causar atrofia periarticular, com perda de volume muscular ao redor das articulações afetadas. A atrofia muscular periarticular pode ser ainda mais acentuada em pacientes

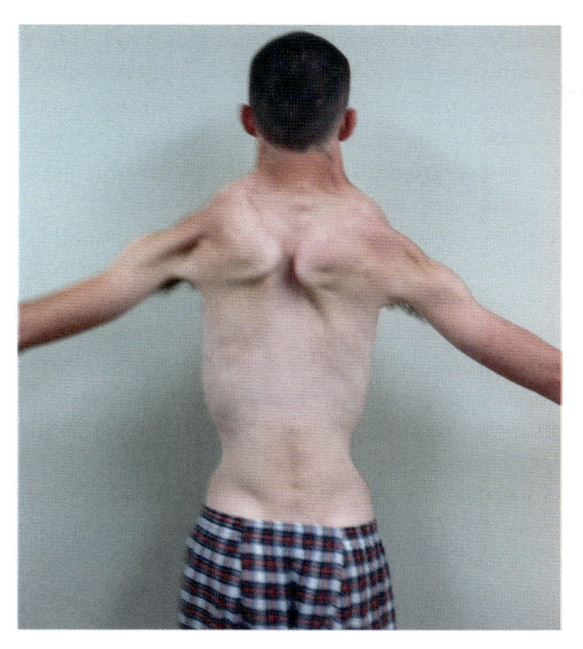

Figura 29.5 Paciente com distrofia muscular facioescapuloumeral com atrofia dos músculos dos ombros e dos braços acima do cotovelo e escápula alada pronunciada.

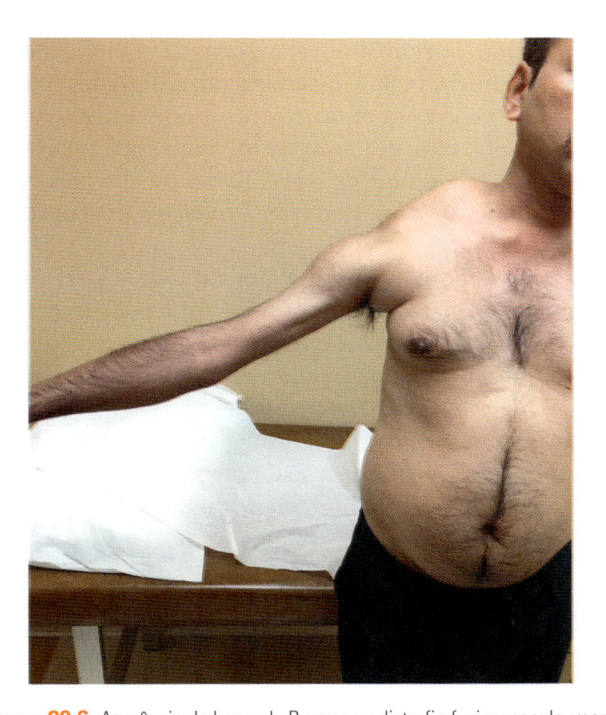

Figura 29.6 Aparência do braço de Popeye na distrofia facioescapuloumeral.

essencial para a nutrição e a oxigenação dos músculos, e a isquemia pode causar atrofia muscular, alterações cutâneas e outras alterações tróficas. Na contratura isquêmica de Volkmann, a atrofia acompanha o encurtamento muscular.

A disfunção endócrina de vários tipos pode causar atrofia e outras alterações musculares. Na miopatia tireotóxica, a atrofia tende a acometer principalmente o cíngulo do membro superior e pode causar escápula alada. Muitas vezes, são observadas fasciculações grosseiras nas áreas afetadas. No hiperparatireoidismo primário, a fraqueza pode estar associada a atrofia, hiper-reflexia e fasciculações que simulam a ELA (síndrome de Vical). A miopatia por excesso de corticosteroides, exógenos ou endógenos, pode ser associada à emaciação muscular. A fraqueza e a atrofia muscular também são achados frequentes no hipopituita-rismo por deficiência de hormônios da tireoide e do córtex suprarrenal. A emaciação muscular também ocorre no diabetes. A fraqueza e a atrofia distais são comuns na axonopatia distal diabética. A amiotrofia diabética (ou radiculoplexoneuropatia) é uma síndrome comum de fraqueza e atrofia bilateral, porém assimétrica, que acomete os músculos da pelve e da coxa causada por envolvimento do plexo lombossacral e de raízes nervosas e, em geral, associada a dor intensa. Pacientes diabéticos também podem ter lipoatrofia localizada ou áreas de atrofia muscular focal decorrentes de injeções repetidas de insulina na mesma área. A perda de tecido subcutâneo pode simular atrofia muscular. Na adipose dolorosa (doença de Dercum), os músculos podem ser substituídos por gordura.

A hipoplasia ou ausência congênita de um músculo pode ser confundida com atrofia. Pode haver ausência congênita de praticamente qualquer músculo, mas alguns são mais propensos, entre eles o abaixador do ângulo da boca, o palmar longo, o trapézio, o fibular terceiro e os músculos anteriores do abdome (síndrome do abdome em ameixa seca). Na síndrome de Holt-Oram, há ausência ou hipo-plasia dos músculos tenares. A síndrome de Poland é uma anomalia rara caracterizada por ausência unilateral dos músculos peitorais e anormalidades da mão ipsilateral; pode estar associada a várias outras anomalias congênitas. Outras síndromes de anormalidade muscular congênita são síndrome de retração de Duane, síndrome de Möbius e ptose congênita.

Hipertrofia e pseudo-hipertrofia muscular

O aumento dos músculos é menos frequente do que a atrofia. Na hipertrofia muscular verdadeira, o músculo é aumentado; na pseudo-hipertrofia, o músculo parece estar aumentado porque é substituído por tecido adiposo e fibroso. Pessoas extremamente musculosas podem apresentar desenvolvimento acentuado de alguns grupos musculares em decorrência da hipertrofia funcional ou fisiológica, frequente em atletas e indivíduos que fazem trabalhos pesados. O exame microscópico mostra aumento do diâmetro das fibras

com artrite associada ao HIV. A atrofia desse tipo pode ser, em parte, consequência de inatividade ou desuso, mas é provável que haja participação de outros fatores.

A atrofia muscular pode acompanhar a desnutrição, o emagrecimento, a caquexia e outras doenças consumptivas. A perda de massa muscular costuma ser maior do que o grau de fraqueza associada. O suprimento sanguíneo normal é musculares, sobretudo das fibras do tipo 2, sem aumento do número de fibras. Exceto pela hipertrofia fisiológica causada por exercício, a pseudo-hipertrofia é mais comum do que a hipertrofia verdadeira.

A pseudo-hipertrofia é comum em alguns tipos de distrofia muscular. A biopsia muscular mostra miopatia grave, com infiltração de tecido adiposo e conjuntivo. A pseudo-hipertrofia é comum nas distrofias de Duchenne e de Becker; a distrofia de Duchenne também é conhecida como distrofia muscular pseudo-hipertrófica. Muitas vezes a pseudo-hipertrofia causa aumento acentuado de certos músculos, sobretudo dos músculos da panturrilha e do infraespinal (Figura 29.7). A comparação da circunferência da panturrilha com a circunferência do joelho é mais elucidativa. Nos estágios iniciais da doença, os músculos aumentados podem parecer firmes e rígidos, continuam fortes e pode haver um elemento de hipertrofia verdadeira. Com o progresso da doença, a consistência passa a ser macia pastosa ou borrachenta.

A hipertrofia muscular é comum na miotonia congênita, sobretudo o tipo dominante (doença de Thomsen), em virtude da contração excessiva. Esses pacientes podem ter a impressionante muscularidade de um fisiculturista; embora eles possam parecer fortes e musculosos, a força é normal ou há leve fraqueza. A hipertrofia muscular verdadeira é uma síndrome hereditária que causa aumento dos músculos, geralmente dos membros, mas qualquer área pode ser afetada. As mutações no gene da miostatina podem causar hipertrofia muscular.

O aumento muscular, por hipertrofia verdadeira ou pseudo-hipertrofia, é uma característica esporádica de outros distúrbios neuromusculares, que incluem doença de Kugelberg-Welander, doença do núcleo central, miopatia centronuclear, distrofia muscular dos cíngulos dos membros autossômica recessiva, deficiência de maltase ácida, polimiosite, distrofia muscular facioescapuloumeral, miosite de corpos de inclusão, paralisia periódica hiperpotassêmica, paramiotonia congênita, miopatia miotônica proximal, síndrome de Isaac, miosite focal e nos portadores de distrofinopatia evidente. Às vezes, a denervação parcial crônica do músculo causa hipertrofia muscular focal, provavelmente por hipertrofia fisiológica compensatória de fibras ou partes do músculo não afetadas. A hipertrofia muscular foi descrita como manifestação de radiculopatia e raramente ocorre em outros processos neurogênicos. O uso ou abuso de esteroides androgênicos ou de agonistas beta-2-adrenérgicos pode causar hipertrofia muscular.

O aumento muscular pode ser manifestação de hipotireoidismo. Os músculos aumentados têm força reduzida, fatigabilidade e lentidão da contração e do relaxamento. A síndrome de Kocher-Debré-Semelaigne é a hipertrofia muscular difusa causada por hipotireoidismo, sobretudo no início da vida. A síndrome de Hoffman é a miopatia hipertrófica causada por hipotireoidismo em adultos. Nos estágios iniciais da acromegalia, pode haver hipertrofia muscular generalizada com aumento da força, mas em estágios mais avançados há fraqueza e amiotrofia. O edema e a inflamação dos músculos podem simular hipertrofia. O aumento do músculo também pode ser causado por infiltrados intersticiais, como ocorre em cisticercose, triquinose, sarcoidose e amiloidose. O aumento focal do músculo pode ocorrer em neoplasias benignas ou malignas. Os músculos masseteres podem aumentar por causa de bruxismo ou como um distúrbio familiar.

A perda da gordura corporal pode causar a aparência de aumento muscular. Nas lipodistrofias, que podem ser familiares e adquiridas, há perda de tecido adiposo, a qual pode ser focal ou generalizada, muitas vezes associada a complicações metabólicas, como diabetes melito e hipertrigliceridemia. A síndrome de Köbberling-Dunnigan é uma lipodistrofia parcial familiar que pode levar ao surgimento de muscularidade excessiva, sobretudo nas mulheres.

VIDEOLINK

Videolink 29.1. Sinal de Gowers. http://neurosigns.org/wiki/Gower%27 s_sign

BIBLIOGRAFIA

Appell HJ. Muscular atrophy following immobilisation. A review. *Sports Med* 1990;10:42–58.

Brooke MH. *A Clinician's View of Neuromuscular Disease.* 2nd ed. Baltimore: Williams & Wilkins, 1986.

Buchman AS, Goetz CG, Klawans HL. Hemiparkinsonism with hemiatrophy. *Neurology* 1988;38:527–530.

De Beuckeleer L, Vanhoenacker F, De SA Jr, et al. Hypertrophy and pseudohypertrophy of the lower leg following chronic radiculopathy and neuropathy: imaging findings in two patients. *Skeletal Radiol* 1999;28:229–232.

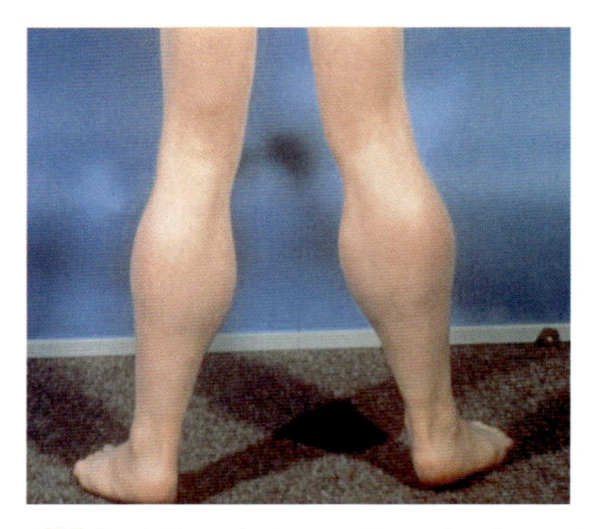

Figura 29.7 Pseudo-hipertrofia das panturrilhas na distrofia muscular de Duchenne. (Reimpressa de Schaaf CP, Zschocke J, Potocki L. *Basiswissen Humangenetik.* Heidelberg: Springer Midizin; 2008. Figura 31.11. Reproduzida, com autorização, da Springer no formato Book, por meio do Copyright Clearance Center.)

Delmont E, Roth S, Heudier P, et al. Primary hyperparathyroidism, a differential diagnosis of motor neuron diseases. *Rev Med Interne* 2001;22:1253–1255.

Edgerton VR, Roy RR, Allen DL, et al. Adaptations in skeletal muscle disuse or decreased-use atrophy. *Am J Phys Med Rehabil* 2002;81(11 Suppl):S127–S147.

Fokin AA, Robicsek F. Poland's syndrome revisited. *Ann Thorac Surg* 2002;74:2218–2225.

Garg A. Lipodystrophies. *Am J Med* 2000;108:143–152.

Harwood SC, Honet JC. Calf enlargement associated with neurologic disease: two uncommon cases. *Arch Phys Med Rehabil* 1988;69:48–50.

Kim DG, Hong YH, Shin JY, et al. Split-hand phenomenon in amyotrophic lateral sclerosis: a motor unit number index study. *Muscle Nerve* 2016;53:885–888.

Kugelberg E, Welander L. Heredofamilial juvenile muscular atrophy simulating muscular dystrophy. *Arch Neurol Psychiatry* 1956;75:500.

Lang AE. Hemiatrophy, juvenile-onset exertional alternating leg paresis, hypotonia, and hemidystonia and adult-onset hemiparkinsonism: the spectrum of hemiparkinsonism-hemiatrophy syndrome. *Mov Disord* 1995;10:489–495.

Mastropasqua M, Spagna G, Baldini V, et al. Hoffman's syndrome: muscle stiffness, pseudohypertrophy and hypothyroidism. *Horm Res* 2003;59:105–108.

Mehrotra P, Chandra M, Mitra MK. Kocher Debre Semelaigne syndrome: regression of pseudohypertrophy of muscles on thyroxine. *Arch Dis Child* 2002;86:224.

Menon P, Kiernan MC, Vucic S. ALS pathophysiology: insights from the split-hand phenomenon. *Clin Neurophysiol* 2014;125:186–193.

Nair KS. Age-related changes in muscle. *Mayo Clin Proc* 2000;75(Suppl):S14–S18.

O'Donnell PP, Leshner RT, Campbell WW Jr. Hypertrophia musculorum vera in familial ataxia. *Arch Neurol* 1986;43:146–147.

Pestronk A. http://www.neuro.wustl.edu/neuromuscular/.

Pradhan S, Mittal B. Infraspinatus muscle hypertrophy and wasting of axillary folds as the important signs in Duchenne muscular dystrophy. *Clin Neurol Neurosurg* 1995;97:134–138.

Pryse-Phillips W. *Companion to Clinical Neurology.* 3rd ed. Oxford: Oxford University Press, 2009.

Reimers CD, Schlotter B, Eicke BM, et al. Calf enlargement in neuromuscular diseases: a quantitative ultrasound study in 350 patients and review of the literature. *J Neurol Sci* 1996;143:46–56.

Ruff RL, Weissmann J. Endocrine myopathies. *Neurol Clin* 1988;6:575–592.

Soraru' G, Negrin P, Angelini C. Unilateral calf hypertrophy due to S1-radiculopathy. *Neuromuscul Disord* 2000;10:514.

Thajeb P. The syndrome of delayed posthemiplegic hemidystonia, hemiatrophy, and partial seizure: clinical, neuroimaging, and motor-evoked potential studies. *Clin Neurol Neurosurg* 1996;98:207–212.

Walton JN, Karpati G, Hilton-Jones D, eds. *Disorders of Voluntary Muscle.* 6th ed. Edinburgh: Churchill Livingstone, 1994.

Wilbourn AJ. The "split hand syndrome". *Muscle Nerve* 2000;23:138.

Wildermuth S, Spranger S, Spranger M, et al. Kobberling-Dunnigan syndrome: a rare cause of generalized muscular hypertrophy. *Muscle Nerve* 1996;19:843–847.

Anormalidades do Movimento

O s distúrbios de movimento podem acometer qualquer parte do corpo. Em geral, são provocados por doenças de várias partes do sistema motor, e as causas são numerosas. A natureza do movimento depende tanto do local da lesão quanto da doença subjacente. Às vezes, lesões em locais diferentes causam movimentos idênticos, mas diferentes processos etiológicos que comprometem a mesma parte do sistema motor podem causar anomalias distintas de movimento.

Os distúrbios do movimento perturbam a função motora não por causarem fraqueza, mas por provocarem movimentos anormais, involuntários e indesejados (distúrbios de movimento hipercinéticos) ou por impedirem o movimento livre normal (distúrbios de movimento hipocinéticos). Os distúrbios de movimento hipocinéticos geralmente são acompanhados de estados de aumento anormal do tônus muscular. Nos distúrbios de movimento, a doença afeta principalmente os núcleos da base: caudado, putame, globo pálido, substância negra ou núcleo subtalâmico. As ricas conexões entre os subcomponentes dos núcleos da base e entre os núcleos da base e outros sistemas motores, assim como os numerosos neurotransmissores participantes, tornam complexas e variadas as manifestações clínicas de doença dos núcleos da base. Dependendo da localização precisa da anormalidade, do tipo celular específico acometido e do neurotransmissor afetado, o quadro clínico varia da diminuição anormal do movimento (acinesia/bradicinesia da doença de Parkinson [DP]) ao aumento anormal do movimento (coreia, hemibalismo, distonia).

DISTÚRBIOS HIPOCINÉTICOS DO MOVIMENTO

O arquétipo dos distúrbios de movimento hipocinéticos é a DP. Outras doenças produzem quadro clínico semelhante, caracterizado por diminuição do movimento e rigidez; elas foram agrupadas como síndromes acinético-rígidas. Cerca de 80% dos casos de síndromes acinético-rígidas são causados pela DP (Tabela 30.1). Às vezes, os termos síndrome de Parkinson ou Parkinson-plus são usados para designar esses outros distúrbios, e as características semelhantes à DP são denominadas parkinsonismo ou parkinsonianas. O parkinsonismo é um diagnóstico clínico adequado quando há tremor de repouso, bradicinesia, rigidez e diminuição dos reflexos

Tabela 30.1	Diagnóstico diferencial da doença de Parkinson.
DP	
Síndromes parkinsonianas	
Paralisia supranuclear progressiva	
Atrofia de múltiplos sistemas (AMS)	
AMS-parkinsoniana (degeneração estriadonigral)	
AMS-cerebelar (degeneração olivopontocerebelar, forma esporádica)	
AMS-autônoma (síndrome de Shy-Drager)	
Doença difusa dos corpos de Lewy	
Degeneração corticobasal	
Parkinsonismo induzido por fármacos	
Distonia sensível à dopa	
Outras síndromes acinético-rígidas não Parkinson	
Doença de Huntington (forma rígida ou juvenil)	
Doença de Wilson	
Tremor essencial	
Depressão	
Artrite, polimialgia, fibromialgia	

posturais. A DP é apenas uma das causas de parkinsonismo, e é preciso diferenciá-la de outros distúrbios que também possam apresentar algumas de suas manifestações típicas como componentes sintomáticos.

Doença de Parkinson

A doença de Parkinson é causada por degeneração de neurônios na via nigroestriada dopaminérgica. É o segundo distúrbio de movimento mais comum depois do tremor essencial (TE), e afeta cerca de 1% da população com mais de 50 anos. Entre 65 e 90 anos há aumento exponencial da prevalência, que alcança 3% da população acima de 65 anos. Suas principais manifestações são bradicinesia, rigidez, tremor, face inexpressiva e instabilidade postural. A assimetria é característica e, muitas vezes, a doença tem início de modo assimétrico; a lateralização dos sinais pode ser tamanha, que justifique a denominação hemi-DP, e há persistência de alguma assimetria mesmo quando a doença está bem estabelecida. As principais manifestações variam de acordo com cada caso. Em alguns, o principal sintoma é o tremor; em outros é a rigidez, a bradicinesia, ou a perda de movimentos associados.

Os subtipos reconhecidos da DP são acinético, de tremor e de instabilidade postural. O tremor de repouso assimétrico é a manifestação inicial mais comum da DP e ocorre em cerca de 75% dos pacientes.

A DP causa hipertonia acentuada, ou rigidez que afeta principalmente os músculos axiais e os grupos proximais e flexores dos membros, com aumento do tônus à movimentação passiva. A rigidez é rítmica, denominada rigidez em roda dentada (sinal de Negro), provavelmente em consequência da sobreposição do tremor. A roda dentada pode ser detectada quando o examinador move passivamente o cotovelo ou o punho e instrui o paciente a cerrar os dentes, olhar para o teto ou, com a mão oposta, cerrar o punho, traçar círculos no ar ou imitar o arremesso de uma bola. A rigidez é uniforme em toda a amplitude de movimento, sem a redução nos extremos de amplitude que ocorre na espasticidade.

Na DP, os movimentos são lentos e escassos. A rigor, acinesia significa ausência de movimento; bradicinesia, lentidão de movimento, e hipocinesia, diminuição da quantidade ou da amplitude de movimento, mas muitas vezes o termo bradicinesia é usado para fazer referência às três situações. A bradicinesia não é causada apenas por rigidez e pode ter base fisiopatológica independente. O paciente perde os movimentos associados e automáticos, apresenta face em máscara, sorri pouco e não balança os braços ao caminhar (Figura 30.1). Os movimentos normais de inquietação e adventícios são diminuídos ou ausentes. Em virtude da rigidez e da bradicinesia, a força pode parecer diminuída, mas (embora a DP também seja denominada paralisia agitante e Parkinson se referisse ao distúrbio como "paralisia tremulante") não há perda real da potência, como nas lesões corticospinais. A rigidez e a bradicinesia acometem movimentos, não músculos ou grupos musculares, e tornam a locomoção e a atividade motora lenta e difícil. Em situação de estresse emocional agudo muitas vezes é possível usar os membros rápida e efetivamente, como ocorre quando um paciente imóvel foge de um incêndio (cinesia paradoxal).

O tremor da DP é um movimento grosseiro de "rolar pílula", assim denominado por causa de sua semelhança com o movimento dos antigos farmacêuticos ao fazerem pílulas (Vídeo 30.1). O tremor é rítmico, grosseiro, com frequência de 2 a 6 Hz, e pode ocorrer nas mãos, nos pés, na mandíbula, na língua, nos lábios e na faringe, mas não na cabeça. Em geral, é um tremor de repouso que diminui durante o movimento voluntário e desaparece durante o sono. Parkinson afirmou que o tremor ocorria "enquanto o membro está em repouso e sem uso". O tremor varia, aumentando de amplitude, mas não de frequência quando o paciente está agitado. Muitas vezes, é mais visível quando o paciente está caminhando. Alguns pacientes apresentam tremor de 7 a 8 Hz e baixa amplitude, que ocorre durante o movimento voluntário e é suprimido pelo relaxamento.

Os pacientes com DP têm deficiência de equilíbrio, tendência a cair e dificuldade para caminhar. O acometimento da marcha e do equilíbrio não é acentuado na maioria

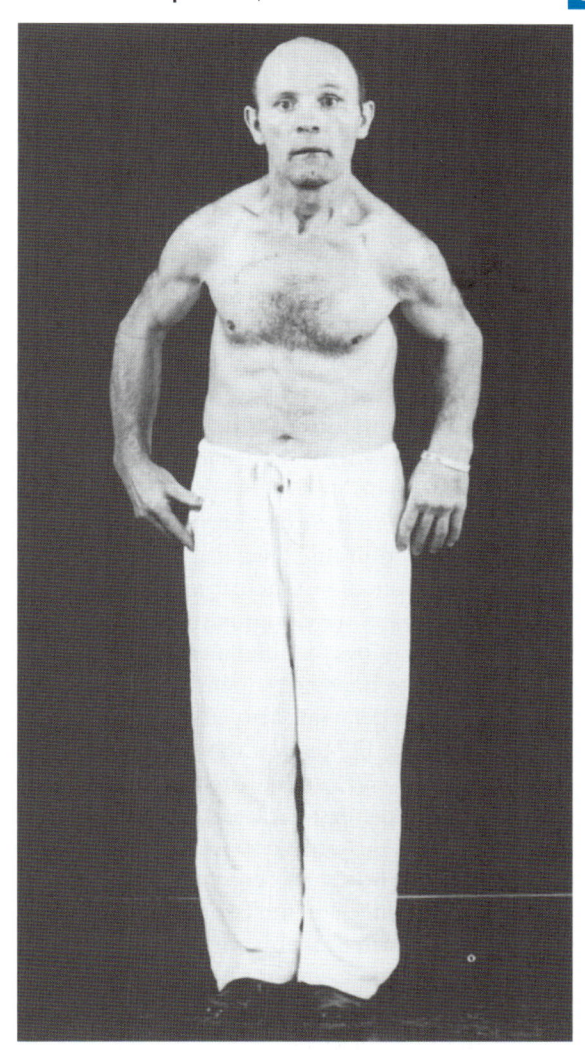

Figura 30.1 Paciente com doença de Parkinson que apresenta rigidez, fácies em máscara e postura típica.

dos pacientes com DP inicial, e a instabilidade postural intensa no início da evolução sugere outro diagnóstico, como a paralisia supranuclear progressiva (PSP) (ver adiante). A anormalidade da marcha é estereotípica: lenta, com passos arrastados e, às vezes, muito curtos; postura de inclinação do corpo para frente e flexão dos membros (postura simiesca); diminuição do balanço automático dos braços e tendência a girar o corpo "em bloco" (Vídeo 30.2). Pode sobrevir queda da cabeça e camptocormia. O parkinsonismo da metade inferior do corpo (arteriosclerótico) causa dificuldade da marcha desproporcional a outras manifestações (ver Capítulo 44). A diminuição dos reflexos posturais propicia a tendência de cair para a frente (propulsão) e, na tentativa de evitar a queda, o paciente caminha com velocidade crescente, mas com passos muito curtos, configurando a marcha com festinação. As quedas são comuns. Um paciente que esteja de pé e seja levemente empurrado para trás ou para a frente não consegue manter o equilíbrio e cai na direção em que é empurrado. Quando um paciente, sentado em uma cadeira, é subitamente inclinado para trás, não há extensão reflexa normal da perna para evitar a perda de equilíbrio (sinal da perna de Souques).

A imobilidade facial e a ausência de expressividade são características comuns da DP (hipomimia, face em máscara; Vídeo 30.3). A diminuição da frequência do piscar (5 a 10 piscadas por minuto em vez da frequência normal de 12 a 20), acompanhada por leve retração palpebral (sinal de Stellwag, também observado na doença ocular tireoidiana), estabelece um olhar fixo (olhar reptiliano). Hanes descreve o sinal de sorriso-assobio como uma forma eficiente de trazer à tona a fácies em máscara na DP. Quando o indivíduo normal é convidado a assobiar, ele o faz e depois sorri, provavelmente em resposta ao aparente absurdo do pedido. O paciente com parkinsonismo não sorri depois de assobiar por causa da bradicinesia que afeta os músculos faciais.

As anomalias de fonação e articulação são comuns (bradilalia). A voz costuma ser suave, soprosa, monótona e trêmula. A imobilidade dos lábios e da língua causa imprecisão articulatória. Quando o paciente supera temporariamente a bradicinesia vocal, as palavras saem em uma rajada curta. A fala dos pacientes com DP tende a ser suave, rápida e sussurrante. Muitas vezes, não conseguem falar alto nem gritar. Também há lentidão da mastigação e da deglutição, e a diminuição da deglutição é a grande responsável pelo escoamento de saliva para fora da boca que ocorre algumas vezes.

O fenômeno do congelamento é comum na DP. No meio de um ato motor, o paciente subitamente congela, fica paralisado, e incapaz de se mover por um curto período em decorrência da ativação simultânea de agonistas e antagonistas (Vídeo 30.2). O congelamento pode ocorrer ao começar a andar (hesitação de início), ao virar (hesitação de virada), ao se aproximar de um obstáculo e mesmo ao caminhar e comer. O comprometimento associado das estruturas do mesencéfalo pode causar alterações do movimento ocular, entre elas instabilidade de fixação, sacadas hipométricas, convergência insuficiente e comprometimento do olhar para cima. A crise oculógira, o desvio involuntário forçado dos olhos, geralmente para cima, é manifestação de DP pós-encefalítica e pode ocorrer no parkinsonismo induzido por fármacos, mas não ocorre na DP idiopática.

Na DP não há atrofia, fasciculações, alterações reflexas nem reflexos patológicos do tipo observado em distúrbios do trato corticospinal (ver Tabela 22.1). Pode haver alterações reflexas em caso de acometimento associado do trato corticospinal, mas isso não ocorre na DP idiopática. Mesmo quando os sinais extrapiramidais são assimétricos, os reflexos continuam normais e iguais. Às vezes, ocorrem fragmentos de distonia. O "dedo estriatal" (distonia do dedo) é uma resposta de extensão plantar aparente, sem abertura dos dedos em leque, que ocorre isoladamente, sem outros sinais sugestivos de disfunção do trato corticospinal, em pacientes com distúrbios extrapiramidais como a DP (Figura 30.2). O dedo estendido pode ser parte de uma distonia do pé, que inclui

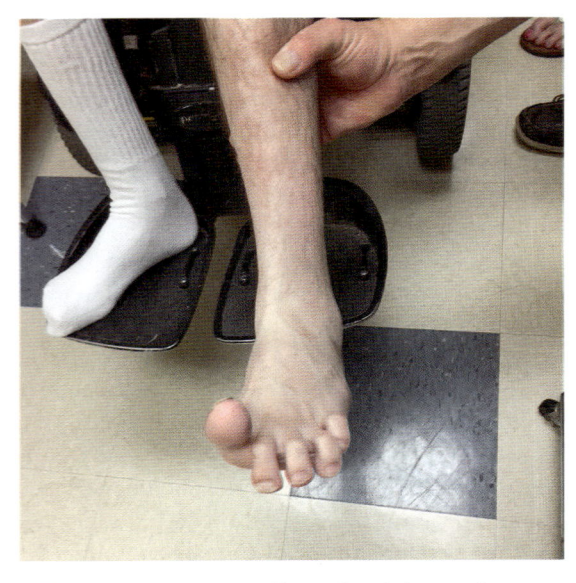

Figura 30.2 O "dedo do pé estriatal" (dedo distônico) assemelha-se à extensão do dedão do pé do sinal plantar de Babinski, mas é tônico e sustentado, sem abertura dos dedos e ocorre sem estimulação plantar; aparece na doença extrapiramidal, neste caso a doença de Wilson.

inversão do tornozelo, curvatura em arco da planta e flexão dos outros dedos (pé estriatal). A mão parkinsoniana tem leve extensão no carpo e flexão nas articulações metacarpofalângicas, com extensão e adução dos dedos. É frequente a exacerbação dos reflexos dos músculos orbiculares dos olhos e da boca. O sinal de Myerson (reflexo da percussão glabelar) é o ato de piscar em resposta à percussão sobre a glabela. Na DP, o paciente é incapaz de inibir a resposta e continua a piscar indefinidamente; pessoas normais não continuam a piscar com a percussão repetitiva (ver Capítulo 16). Os pacientes com DP podem ter várias manifestações não motoras, como anosmia, hiperidrose, seborreia, constipação intestinal, sonolência, transtorno de comportamento do sono REM, dificuldade de virar na cama, blefarospasmo, apraxia da abertura das pálpebras, depressão e demência. As manifestações não motoras podem ocorrer antes do surgimento dos sintomas motores.

Nos estágios iniciais da DP, os sinais típicos costumam ser sutis e os pacientes podem se queixar apenas de rigidez, dificuldade na escrita manual (principalmente micrografia) ou dificuldade de deslocamento. A rigidez e a dor miálgica podem sugerir um diagnóstico de artrite, polimialgia ou fibromialgia. Muitas vezes, a máscara facial e a bradicinesia levam a um diagnóstico errado de depressão. O início da PD também pode ser confundido com os efeitos do envelhecimento. O tremor de repouso, a postura fletida e a leve rigidez em roda dentada são indícios importantes da possibilidade de início de parkinsonismo nesses pacientes. O diagnóstico clínico de DP no momento da apresentação nem sempre é correto. O padrão de progressão da doença e a resposta aos medicamentos são outros fatores importantes para determinar se o paciente tem DP ou uma das outras síndromes acinético-rígidas.

A doença avançada é caracterizada por dificuldade crescente da marcha e agravamento do tremor e da bradicinesia, flutuações motoras relacionadas com o tratamento com levodopa, alterações de comportamento, disfagia, dificuldade de fala, sialorreia não passível de tratamento e distúrbio do sono (Vídeo 30.3). Pode haver certo grau de embotamento cognitivo em 20 a 40% dos pacientes. A demência grave é rara; quando presente, sobretudo no início da evolução, deve-se cogitar a possibilidade de demência com corpos de Lewy. A depressão afeta cerca de um terço dos pacientes, e a psicose e as alucinações, cerca de um quarto dos pacientes. As alucinações proeminentes e não visuais precoces aumentam a possibilidade de demência com corpos de Lewy. A ausência de tremor nos estágios iniciais pode sugerir síndrome de Parkinson-plus. A idade avançada no início da doença, a depressão grave, a demência e a apresentação acinético-rígida são fatores de risco de progressão rápida da doença. O tremor pode começar a ceder nos estágios muito avançados.

A DP costuma afetar pacientes idosos com média de idade em torno dos 60 anos, mas alguns casos começam relativamente cedo na vida. A descrição nosológica desses pacientes é inconsistente. A doença de Parkinson juvenil (DPJ) tem início antes dos 20 anos, e a doença de Parkinson com início na juventude (DPIJ), entre 20 e 50 anos, mas às vezes os termos são usados como sinônimos. Ramsay Hunt foi o primeiro a descrever a DPJ, que é uma das várias "síndromes de Ramsay Hunt" (ver Boxe 16.2). A DPIJ provavelmente é a mesma entidade que a DP idiopática, com início em uma idade mais jovem. Em uma série de 953 indivíduos com DPIJ, a causa era genética em 17%. Por sua vez, a DPJ abrange um grupo heterogêneo de distúrbios. Muitos pacientes com DPJ têm um distúrbio genético causado pela mutação do gene parkin. Os pacientes com mutações do gene parkin podem ter manifestações clínicas atípicas, como distonia inicial e flutuação diurna acentuada dos sintomas. Na DPIJ há tendência de progressão mais gradual de sinais e sintomas parkinsonianos e complicações precoces relacionadas com o tratamento. A suscetibilidade à DP de início tardio foi associada a polimorfismos ou mutações de vários genes.

O diagnóstico de DP é principalmente clínico, e o diagnóstico diferencial inclui basicamente outros distúrbios causadores de tremor, dos quais o TE é o mais comum, e outras síndromes acinético-rígidas. As manifestações clínicas sugestivas de DP são tremor de repouso intenso, assimetria dos sinais e preservação do equilíbrio e dos reflexos posturais nos estágios iniciais da doença, além de boa resposta à terapia de reposição com levodopa. Os outros distúrbios degenerativos com características parkinsonianas geralmente causam outros sinais neurológicos, como limitação do olhar, sinais cerebelares, sinais piramidais, demência grave, apraxia e outros sinais do lobo parietal, ou disautonomia, embora essas outras manifestações possam não ser aparentes no início do curso da doença. No passado, o diagnóstico de DP exigia duas das três características parkinsonianas (tremor, rigidez, bradicinesia). De acordo com estudos patológicos, o uso desses critérios acarretou uma taxa de erro de 24%. O uso dos critérios revisados (critérios do UK Brain Bank) de tremor de repouso, assimetria e boa resposta à levodopa aumentou a exatidão e resultou em confirmação patológica do diagnóstico em 99% dos casos segundo estudos de correlação clinicopatológica. O distúrbio mais comum confundido com DP é a paralisia supranuclear progressiva (PSP) (ver adiante).

Alguns fármacos podem induzir um distúrbio reversível similar à DP. Os agentes mais comuns que causam parkinsonismo induzido por fármacos são os antipsicóticos, sobretudo os compostos piperazínicos de alta potência, como o haloperidol. Os neurolépticos atípicos têm efeitos antipsicóticos tão potentes quanto os das substâncias tradicionais, porém são menos propensos a induzir parkinsonismo. O parkinsonismo induzido por fármacos pode ser muito semelhante à DP, a ponto de causar sinais assimétricos. Embora os bloqueadores do receptor de dopamina, em especial os que bloqueiam o receptor D2, sejam as causas mais comuns, outros medicamentos podem induzir parkinsonismo. Alguns pacientes são muito mais propensos a desenvolver efeitos colaterais extrapiramidais do que outros, mas a maioria dos indivíduos acaba por desenvolver parkinsonismo se tratada com altas doses. A metoclopramida é um bloqueador da dopamina usado com maior frequência no tratamento de doenças gastrintestinais; e pode ter efeitos colaterais extrapiramidais.

Diante de sinais e sintomas clínicos característicos e da idade típica de início, não há necessidade de avaliação extensa. Os exames de imagem geralmente apresentam resultados normais. A história medicamentosa completa, o exame neurológico abrangente em busca de anormalidades não extrapiramidais e o rastreamento de hipotensão ortostática são úteis. Algumas características sugerem outro diagnóstico, como demência proeminente e alucinações no paciente com demência com corpos de Lewy, disautonomia intensa no paciente com atrofia de múltiplos sistemas (AMS), disartria e idade precoce de início na doença de Wilson. A imagem de tomografia computadorizada por emissão de fóton único (SPECT) do sistema transportador de dopamina pode confirmar ou excluir a perda de neurônios dopaminérgicos nigroestriatais e ajudar a distinguir a DP de algumas das doenças que podem mimetizá-la, como o TE. Essas varreduras não podem distinguir entre DP e condições como AMS e PSP.

Ao exame patológico, a doença é caracterizada por despigmentação e degeneração cística da parte compacta da substância negra com perda celular e presença de corpos de Lewy intracitoplasmáticos nos neurônios sobreviventes. Um importante constituinte químico dos corpos de Lewy é a alfassinucleína, uma proteína sináptica. Defendeu-se a participação da agregação anormal de alfassinucleína na patogenia da DP, na demência com corpos de Lewy e na atrofia de múltiplos sistemas, e esses distúrbios foram agrupados como sinucleinopatias. Na DP há depleção de dopamina; a substituição por seu precursor, levodopa, foi bem-aceita como terapia efetiva desde os estudos de referência da década de 1960. A causa da DP ainda é desconhecida, mas provavelmente é multifatorial, talvez com a participação de fatores hereditários, de influências ambientais que possam afetar seletivamente as células nigrais dopaminérgicas e de efeitos tóxicos de radicais livres.

A fisiopatologia do parkinsonismo é complexa. A deficiência de dopamina acaba por aumentar a estimulação do segmento interno do globo pálido e dos núcleos subtalâmicos, com inibição excessiva do tálamo e supressão do sistema motor cortical (ver Capítulo 26). As modalidades de tratamento farmacológico incluem anticolinérgicos, fármacos liberadores de dopamina, agonistas da dopamina que estimulam diretamente o receptor da dopamina no estriado, inibidores da catecol-*O*-metiltransferase e levodopa. A dopamina e a acetilcolina ficam equilibradas no estriado, e os anticolinérgicos influenciam esse equilíbrio com o aumento do efeito da dopamina. Esses fármacos foram o primeiro tratamento disponível para a DP. A descoberta da L-dopa como tratamento da DP foi um importante avanço da medicina. A história dessa descoberta é contada no livro *Tempo de despertar* (*Awakenings*), do neurologista britânico Oliver Sacks, e em sua adaptação para o cinema. Mais de 90% dos pacientes com DP respondem muito bem no início da reposição com levodopa. A ausência de uma boa resposta inicial sugere a possibilidade de outro diagnóstico, embora alguns dos simuladores de DP, sobretudo a AMS, também possam ter boa resposta inicial.

Alguns outros distúrbios importantes no diagnóstico diferencial da DP são atrofia de múltiplos sistemas, PSP, degeneração corticobasal (DCB) e doença difusa dos corpos de Lewy.

Atrofia de múltiplos sistemas

A AMS causa degeneração dos núcleos da base, cerebelo, células do corno anterior, córtex cerebral e tronco encefálico em várias combinações e geralmente inclui características parkinsonianas. Pacientes com AMS podem apresentar ataxia cerebelar, demência, amiotrofia, parkinsonismo, disfunção do trato corticospinal, disautonomia e disfunção urinária.

Existem três subtipos de AMS: AMS-P (parkinsoniana), AMS-C (cerebelar) e AMS-A (autônoma). Na AMS-P (antes denominada degeneração estriatonigral), a principal manifestação é o parkinsonismo; representa cerca de 80% dos casos de AMS. Cerca de 10% dos pacientes com parkinsonismo evoluem para AMS-P. Na AMS-C (antes denominada forma esporádica de atrofia olivopontocerebelar), as principais manifestações são cerebelares. Na AMS-A (antes denominada síndrome de Shy-Drager), a principal manifestação é a disautonomia, sobretudo a hipotensão postural. Deve-se suspeitar de AMS no paciente com parkinsonismo atípico com sinais cerebelares e/ou disfunção autônoma intensa, geralmente hipotensão ortostática. Há alguma sobreposição de achados patológicos nos diferentes tipos de AMS. As inclusões citoplasmáticas gliais que contêm alfassinucleína, recém-descobertas, confirmam que esses três distúrbios são formas diferentes da mesma doença. A disautonomia é causada por degeneração dos neurônios na coluna cinzenta intermediolateral da medula espinal torácica e lombar. O comprometimento do controle vasomotor periférico na AMS pode tornar os dedos frios, escuros e arroxeados (sinal das mãos frias; Figura 30.3).

O parkinsonismo é a manifestação motora mais frequente de AMS. A AMS-P foi associada à simetria relativa dos achados, incontinência urinária, quedas frequentes, ausência de tremor e presença frequente de sinais piramidais ou cerebelares. AMS-A é uma combinação de sinais e sintomas

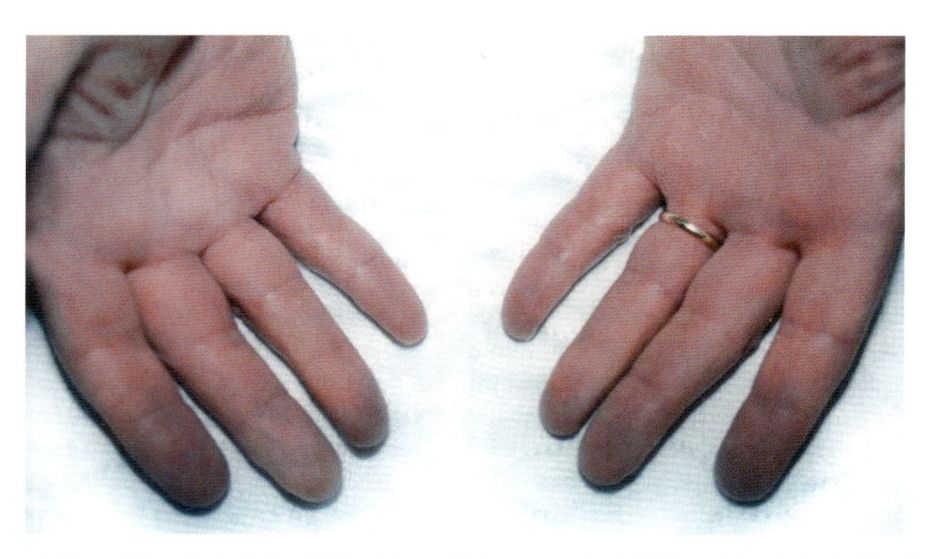

Figura 30.3 Dedos escuros e violáceos, típicos de atrofia de múltiplos sistemas. (Reimpressa de Reich SG. The cold hands sign in MSA. *Neurology* 2003;60[4]:719, com permissão.)

parkinsonianos associados à disautonomia intensa, que na maioria das vezes manifesta-se como hipotensão ortostática. As principais manifestações de AMS-C são ataxia e disfunção do tronco encefálico. Cerca de um quarto dos pacientes com AMS-C apresenta manifestações parkinsonianas no período de 5 anos; essa evolução tem um prognóstico sombrio para a sobrevida.

Paralisia supranuclear progressiva

Na PSP (síndrome de Steele-Richardson-Olszewski, síndrome de Richardson), as alterações degenerativas na parte rostral do tronco encefálico e no tálamo comprometem primeiro o olhar para baixo, depois o olhar para cima, até que, por fim, há paresia global do olhar. Atualmente são reconhecidos três subtipos: síndrome de Richardson clássica (PSP-SR), PSP com parkinsonismo (PSP-P) e acinesia pura com congelamento da marcha. Na PSP-P, o quadro clínico é semelhante ao observado no início da DP. Na PSP-SR, as anormalidades do olhar são acompanhadas por sinais parkinsonianos, demência do tipo lobo frontal, instabilidade postural, paralisia pseudobulbar e tendência acentuada à rigidez axial extensora, sobretudo com comprometimento dos músculos cervicais e, às vezes, retrocolo evidente. A dificuldade da marcha é acentuada e a tendência de cair é manifestação inicial e evidente. Alguns compararam o andar hipereto com braços abduzidos visto no PSP ao de um pistoleiro. As quedas costumam ocorrer para trás por causa do aumento do tônus extensor e da instabilidade postural. Há dificuldade específica para descer escadas em virtude da combinação de retrocolo e comprometimento do olhar para baixo. O tremor geralmente não é acentuado; a doença não responde bem à levodopa. A princípio, as anormalidades do olhar acometem o olhar voluntário, vertical e sacádico, poupando os movimentos oculares reflexos; o nome da doença refere-se a esse distúrbio da motilidade ocular supranuclear. O distúrbio da motilidade pode avançar para oftalmoplegia completa na fase terminal.

A distonia facial pode contorcer a face, sobretudo os músculos frontais, provocando uma expressão característica de "surpresa permanente" ou espanto com elevação dos supercílios, retração palpebral e diminuição do ato de piscar (sinal do prócero; ver Figura 16.4). A expressão facial é bem diferente da hipomimia e da máscara da DP. O distúrbio da motilidade ocular característico pode não ocorrer na fase inicial da evolução e, em raros casos, nunca aparece. O "sinal do aplauso" é a incapacidade de parar de aplaudir depois de ser instruído a bater palmas três vezes. A princípio, foi apregoado como um método para distinguir a PSP da DP e da demência frontotemporal. Estudos posteriores mostraram o sinal do aplauso na demência cortical e sugeriram que é um sinal inespecífico de disfunção do lobo frontal. A ressonância magnética (RM) pode mostrar atrofia característica do mesencéfalo com preservação relativa da ponte (o "sinal do beija-flor" em imagens sagitais medianas). A medida da razão mesencéfalo/ponte por RM e as medidas combinadas, como

área do mesencéfalo/área da ponte e principalmente o índice de parkinsonismo por ressonância magnética, são muito úteis para distinguir a PSP de outras síndromes parkinsonianas.

Síndrome corticobasal

Na DCB (degeneração corticobasal), as anomalias afetam os núcleos da base e o córtex cerebral. O exame patológico mostra gliose e perda neuronal frontoparietal assimétrica, com neurônios tumefeitos e acromáticos, inclusões neuronais e gliais imunorreativas a tau e degeneração nigral. Ao exame clínico, a síndrome corticobasal (SCB) é tipicamente muito assimétrica a princípio, com rigidez, bradicinesia e, por vezes, tremor, acompanhada por evidência de disfunção cortical superior, como apraxia, agnosia, perda sensorial cortical, mioclonia focal ou sinais piramidais. Constata-se cada vez mais que nem todos os pacientes com SCB têm DCB ao exame patológico. Muitos têm outras doenças, na maioria das vezes PSP ou doença de Alzheimer. Por sua vez, alguns pacientes com quadro clínico de PSP, demência frontotemporal ou doença de Alzheimer podem apresentar DCB ao exame patológico.

Em geral, a SCB começa com dispraxia, rigidez ou contração espasmódica de um braço e o fenômeno do membro alienígena é comum. Pode haver postura distônica, além de mioclonia espontânea e reflexa dos membros acometidos. Os membros afetados tornam-se rígidos, espásticos e, por fim, inúteis. A combinação de parkinsonismo unilateral resistente à levodopa, acompanhado de apraxia ideomotora dos membros acometidos, é muito sugestiva. Com frequência, a RM mostra atrofia cortical assimétrica. O comprometimento cognitivo pode surgir à medida que a doença progride e passa a ser generalizada. O distúrbio progride lentamente e não responde à levodopa. A proteína tau é uma proteína associada aos microtúbulos que, quando agregada, causa entrelaçamentos neurofibrilares. Outros distúrbios estão associados a anormalidades da proteína tau, sobretudo PSP e a demência frontotemporal, coletivamente denominadas taupatias.

Doença difusa dos corpos de Lewy

Na doença difusa dos corpos de Lewy, o quadro clínico habitual é a demência progressiva com características parkinsonianas em um paciente idoso. Essa é a segunda demência degenerativa mais comum depois da doença de Alzheimer (ver Capítulo 8). O parkinsonismo pode ocorrer na fase inicial ou avançada, com gravidade variável. As características parkinsonianas geralmente são mais simétricas e mais leves do que na DP. Observa-se tremor, porém menos comum e menos grave do que na DP. Outra característica é o comportamento psicótico, com alucinações visuais, *delirium* e paranoia. Também são manifestações clínicas comuns oscilações cognitivas, disautonomia, transtornos do sono, sobretudo o distúrbio comportamental do sono REM e a sensibilidade a neurolépticos.

Doença de Wilson

A doença de Wilson (degeneração hepatolenticular) é um distúrbio autossômico recessivo raro causado por deposição anormal de cobre no encéfalo, sobretudo nos núcleos da base, no fígado, nos olhos e em outros tecidos, em virtude de um defeito genético em uma ATPase implicada no transporte de cobre (ATP7B), geralmente acompanhada por um defeito na ceruloplasmina, proteína transportadora de cobre. O defeito genético compromete a excreção do cobre, levando ao acúmulo sistêmico. O nível sérico de ceruloplasmina é baixo em 95% dos pacientes. A ceruloplasmina participa da transferência de cobre para enzimas que contêm cobre, como a citocromo oxidase, e a disfunção dessas enzimas pode ser a base das manifestações clínicas.

A idade habitual de início é entre 10 e 20 anos, e as principais manifestações são tremor, rigidez, distonia e movimentos involuntários anormais de vários tipos, disartria, demência, características parkinsonianas, espasticidade, sinais cerebelares e anormalidades psiquiátricas (ansiedade, depressão, psicose). O tremor pode estar presente em repouso e ser aumentado por movimentos voluntários. O mais característico é o tremor de "bater de asas" da parte proximal dos membros superiores, que consiste em um movimento de subida e descida do cotovelo, lento e de grande amplitude, quando o braço é mantido com o ombro abduzido e o cotovelo flexionado (ver Videolink 30.1). No exame patológico verifica-se degeneração simétrica dos núcleos lenticulares, com perda neuronal disseminada e proliferação de astrócitos tipo II de Alzheimer.

Os anéis de Kayser-Fleischer são meias-luas castanho-esverdeadas que surgem na córnea, produzidas por depósitos de cobre na membrana de Descemet (Figura 30.4); quase sempre estão presentes em pacientes com acometimento neurológico, mas podem não ser visíveis sem lâmpada de fenda. Raramente, a doença pode apresentar-se sem os anéis. O exame com lâmpada de fenda também pode detectar catarata em girassol, causada por deposição de cobre na lente (cristalino).

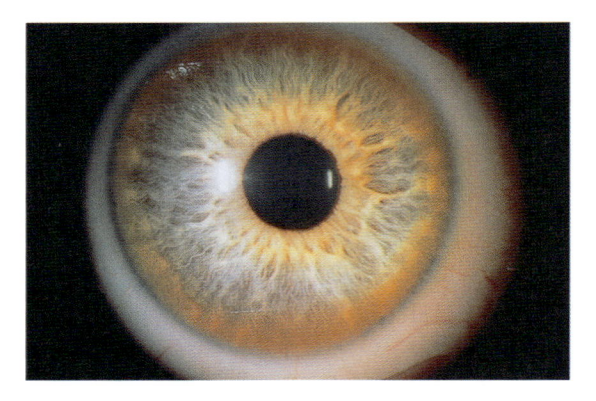

Figura 30.4 Depósitos de cobre na membrana de Descemet que produzem o anel acastanhado de Kayser-Fleischer na doença de Wilson. (Reproduzida de Chern KC, Saidel MA. *Ophthalmology Review Manual.* 2nd ed. Philadelphia: Wolters Kluwer Health/Lippincott Williams & Wilkins, 2012, com permissão.)

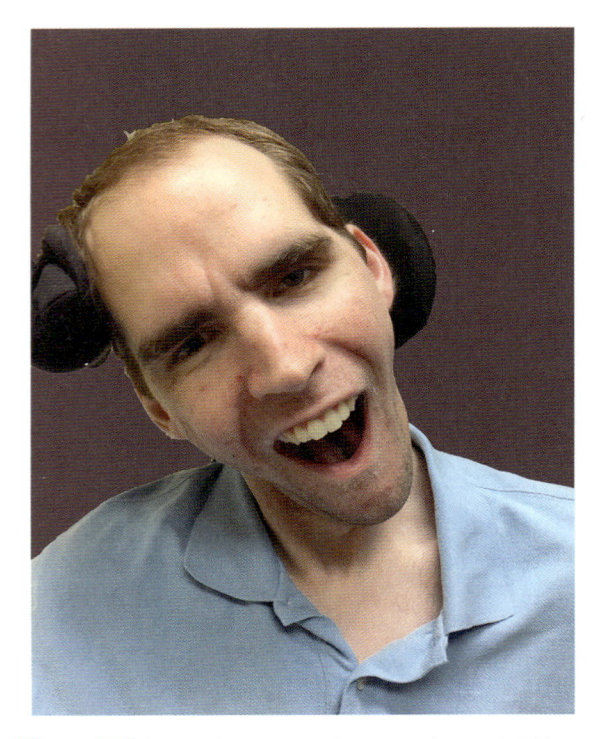

Figura 30.5 Riso sardônico em paciente com doença de Wilson.

O riso sardônico é um "sorriso" forçado incomum, causado por distonia facial, e pode ser observado na doença de Wilson e em outros distúrbios (Figura 30.5). Outras manifestações da doença são cirrose, hepatite atípica, anemia hemolítica e doença renal. Os pacientes podem ter somente hepatopatia, somente doença encefálica ou ambas. Em uma série de 282 pacientes observados ao longo de três décadas, a média de idade ao diagnóstico foi de 16 anos, e observou-se predomínio de manifestações neurológicas (69%); as manifestações neurológicas predominantes foram parkinsonismo (62%) e distonia (35%).

Neurodegeneração associada à pantotenato quinase

A neurodegeneração associada à pantotenato quinase (NAPQ, neurodegeneração com acúmulo cerebral de ferro tipo 1, síndrome de Hallervorden-Spatz) é um distúrbio autossômico recessivo raro em que há coloração castanho-ferrugem macroscopicamente visível no globo pálido e na substância negra em decorrência do depósito de ferro. O fenótipo clínico é variável. A doença em geral surge entre a primeira e a quarta década de vida, com rigidez, movimentos involuntários, ataxia e distonia, seguidos de sinais piramidais e demência progressiva. Os achados da RM são peculiares. As sequências ponderadas em T2 apresentam baixa intensidade de sinal simétrica bilateral no globo pálido, que se deve ao depósito de ferro que circunda um foco de alta intensidade de sinal por causa da gliose. Essa imagem com padrão de "olho de tigre" é praticamente diagnóstica de NAPQ.

Atrofia dentato-rubro-pálido-luisiana

A atrofia dentato-rubro-pálido-luisiana é uma degeneração heredofamiliar, causada por repetições CAG, na qual as alterações patológicas acometem principalmente o núcleo denteado, o globo pálido lateral, e os núcleos rubro e subtalâmico. As manifestações clínicas são coreoatetose, distonia, demência, mioclonia e ataxia; a doença costuma ser considerada uma das síndromes de ataxia hereditária. A maioria dos casos relatados foi no Japão. Um grupo de casos ocorreu nos EUA, na região do rio Haw, na Carolina do Norte (síndrome do Haw River).

DISTÚRBIOS HIPERCINÉTICOS DO MOVIMENTO

Hipercinesia é o aumento do movimento. As hipercinesias são movimentos involuntários anormais que ocorrem em vários distúrbios neurológicos. Suas muitas formas variam de tremor a coreia, fasciculações musculares e espasmos mioclônicos. Pode haver participação de qualquer nível do sistema motor, desde o córtex motor até o próprio músculo. A única característica comum é que os movimentos são espontâneos e, na maioria das vezes, não estão sob controle volitivo. Podem ser rítmicos ou aleatórios, fugazes ou contínuos e previsíveis ou imprevisíveis, e podem ser isolados ou acompanhados de outros sinais neurológicos. A Tabela 30.2 resume algumas dessas características.

No exame de movimentos anormais, deve-se observar: (a) parte do corpo acometida ou localização exata dos movimentos; (b) a extensão do movimento ou sua distribuição com ação à parte de um músculo, um músculo inteiro, movimento das articulações ou padrões mais complexos ou combinados em uma sequência de movimentos distintos; (c) padrão, ritmicidade, uniformidade, multiformidade e regularidade da recorrência – pode haver recorrência regular ou rítmica de atividade do mesmo músculo ou grupos musculares, ou padrão irregular de variação constante do movimento de diferentes partes; (d) progresso, velocidade e frequência de cada movimento; (e) amplitude e força do movimento;

(f) relação com postura, repouso, atividade ou esforço voluntário, atividade involuntária, vários estímulos, fadiga e hora do dia; (g) resposta ao calor e ao frio; (h) relação com tensão e agitação emocional; (i) grau de inibição dos movimentos pela atenção ou por truques sensoriais; e (j) ocorrência ou não dos movimentos durante o sono. Em geral, os movimentos involuntários são aumentados por estresse e ansiedade e diminuem ou desaparecem com o sono. É preciso distinguir os movimentos realmente involuntários dos movimentos voluntários complexos ou bizarros, como maneirismos ou compulsões.

Pode ser possível nomear movimentos que se encaixem em um padrão clínico bem definido, mas muitas vezes é melhor descrever a anormalidade. Às vezes a palpação é útil, sobretudo quando os movimentos são muito delicados e limitados a um músculo. A gravação em vídeo costuma ser de grande auxílio no diagnóstico e tratamento de distúrbios do movimento.

TREMOR

O tremor é uma série de movimentos oscilatórios, involuntários, relativamente rítmicos e sem finalidade aparente. A excursão pode ser pequena ou grande e pode incluir uma ou mais partes do corpo. Um tremor simples atinge apenas um grupo muscular; o tremor composto atinge vários grupos musculares e pode ter vários elementos combinados, que resultam em uma série de movimentos complexos (p. ex., flexão e extensão alternadas associadas a pronação e supinação alternadas). Não somente o agonista e o antagonista, mas também os músculos de fixação e sinergistas podem fazer parte dos movimentos. O tremor pode estar presente em repouso ou durante a atividade. Alguns tremores intensificam-se quando o paciente estende os braços e mantém os dedos estendidos e separados. Movimentos lentos e atividades como escrever e desenhar círculos ou espirais podem revelar o tremor.

Os tremores podem ser classificados de várias maneiras: por localização, frequência, amplitude, ritmicidade, relação com o repouso e o movimento, etiologia e doença subjacente. Outros fatores importantes são relação com fadiga, emoção, insegurança, calor, frio e uso de medicamentos, álcool ou drogas ilícitas. O tremor pode ser uni ou bilateral e na maioria das vezes acomete partes distais dos membros – dedos ou mãos –, mas também pode afetar braços, pés, pernas, língua, pálpebras, mandíbula e cabeça; às vezes, parece acometer todo o corpo. Quanto à frequência, o tremor pode ser lento, médio ou rápido. O tremor com oscilações de 3 a 5 Hz é considerado lento; e de 10 a 20 Hz, rápido. Segundo a amplitude, o tremor pode ser fino, grosseiro ou médio. O tremor pode ser constante ou intermitente, rítmico ou relativamente arrítmico, embora certa ritmicidade esteja implícita no próprio vocábulo tremor. O "tremor" irregular pode ser causado por mioclonia.

Tabela 30.2	Movimentos involuntários anormais como um espectro de movimentos.	
Regulares/previsíveis	**Intermediários**	**Fugazes/imprevisíveis**
Tremor	A maioria das distonias	Fasciculações
Hemibalismo	Mioquimia	Mioclonia
Mioclonia palatina	Atetose	Coreia
	Tique	Discinesias
	Estereotipias	
	Miorritmia	

A relação com o repouso ou a atividade é a base da classificação em dois tipos de tremor primário: de repouso e de ação. Os tremores de repouso (estáticos) estão presentes principalmente durante o relaxamento (p. ex., mãos apoiadas sobre o colo) e diminuem durante a atividade daquela parte do corpo. O tremor de repouso é observado principalmente na DP e em outras síndromes parkinsonianas.

Os tremores de ação surgem durante alguma atividade e são divididos nos subtipos postural, cinético, de ação específica e isométrico. Só ocorrem em repouso quando são muito intensos. O tremor postural fica evidente quando os membros são mantidos em posição antigravitacional, por exemplo, braços abertos e estendidos. Os tipos comuns de tremor postural são o tremor fisiológico aumentado e o TE. O tremor cinético surge durante o movimento voluntário e pode ocorrer no início, no meio ou no fim do movimento. O exemplo mais comum é o tremor de intenção (terminal), que é uma forma de tremor de ação observado principalmente na doença cerebelar (ver Capítulo 43). O tremor surge quando há necessidade de precisão para tocar um alvo, como no teste dedo-nariz-dedo ou dedo do pé-dedo da mão, e agrava-se progressivamente durante o movimento. A aproximação do alvo faz com que o membro balance, em geral no sentido laterolateral, perpendicular ao trajeto, e a amplitude da oscilação aumenta ao se aproximar o fim do movimento. Alguns tremores são incluídos em mais de uma classificação em potencial. A maioria dos tremores é acentuada por excitação emocional, e muitos indivíduos normais apresentam tremor com ansiedade, apreensão e fadiga. O tremor do tipo estremecimento (calafrio intenso) pode ser provocado pelo frio, mas movimentos idênticos podem ser psicogênicos.

O tremor fisiológico está presente em indivíduos normais. A frequência varia de 8 a 12 Hz; é, em média, de 10 Hz no adulto jovem e um pouco mais baixa em crianças e idosos. A frequência em um indivíduo é a mesma em diferentes locais do corpo. O tremor visível provocado em pessoas normais por ansiedade, medo, fadiga (tremor do escalador, perna de Elvis) e outros distúrbios com aumento da atividade adrenérgica é o tremor fisiológico acentuado ou intensificado. Um exemplo típico de tremor fisiológico intensificado é observado no hipertireoidismo. O tremor acomete principalmente os dedos e as mãos, podendo ser fino e difícil de ver. Pode ocorrer ao se pôr o membro em posição de tensão postural, fazer movimentos voluntários com a menor velocidade possível ou manter as pontas dos dedos indicadores o mais próximo possível sem que cheguem a se tocar. Pode ser mais fácil perceber o tremor colocando-se um pedaço de papel sobre os dedos estendidos; o balanço do papel pode ser óbvio, embora o tremor não seja visível. O tremor fisiológico pode estar presente tanto em repouso quanto durante uma atividade, mas é acentuado por atividade, ansiedade e estresse emocional. Tremor semelhante é causado pelos efeitos do álcool, da nicotina, da cafeína, das anfetaminas, da efedrina e outros estimulantes (Tabela 30.3). O tremor fino das pálpebras fechadas é observado no hipertireoidismo (sinal de Rosenbach).

Tabela 30.3	Alguns fármacos que causam tremor.
Simpaticomiméticos (epinefrina, pseudoefedrina, isoproterenol, metaproterenol, albuterol, terbutalina, ritodrina)
Antibióticos aminoglicosídeos (amicacina, canamicina, tobramicina)
Metilxantinas (aminofilina, teofilina)
Anfetaminas
Anticolinérgicos
Anti-histamínicos
Bupropiona
Carisoprodol, orfenadrina (relaxantes musculares de ação central)
Antipsicóticos
Ciclosporina
Benzodiazepínicos (diazepam, oxazepam)
Inibidores seletivos da recaptação da serotonina
Outros antidepressivos (mirtazapina, amoxapina, trazodona, clomipramina)
Lítio
Suplementos tireoidianos
Antiarrítmicos (mexiletina, amiodarona, quinidina)
Antagonistas opioides (naloxona)
Fenitoína
Tramadol
Ácido valproico
Vasopressina
Ioimbina

O tremor de amplitude e frequência médias é comum na ansiedade e pode ocorrer se não houver doença neurológica. O tremor geralmente é postural, mais evidente com as mãos estendidas, agravado pelo movimento, e pode interferir com a atividade motora. O TE costuma ter amplitude e frequência médias, mas pode ser grosseiro quando grave. O tremor de intenção da esclerose múltipla (EM) e da doença cerebelar geralmente tem amplitude média e pode variar de leve a grave; também pode ser grosseiro e irregular, sobretudo quando associado a ataxia. Os tremores grosseiros ocorrem em várias doenças e costumam ser lentos. O tremor parkinsoniano é um dos mais característicos. O tremor grosseiro também ocorre na doença de Wilson e em outras síndromes extrapiramidais. O tremor da paresia geral e do alcoolismo também pode ser grosseiro, sobretudo se os movimentos forem disseminados, como no *delirium tremens*. O tremor psicogênico e o tremor associado a doenças do mesencéfalo e do cerebelo também podem ser grosseiros e lentos.

Tremor parkinsoniano

O tremor de repouso, estático ou não intencional é mais frequente em doenças dos núcleos da base e vias extrapiramidais (Vídeo 30.1). O tremor mais característico desse tipo é observado na DP e nas várias síndromes parkinsonianas (ver a seção "Doença de Parkinson" anteriormente). O tremor é lento, grosseiro e composto. A frequência pode variar de 2 a 6 Hz, com média de 4 a 5 Hz. O movimento da mão é caracterizado por contração alternada de agonistas e antagonistas, com participação de músculos flexores, extensores, abdutores e adutores dos dedos e do polegar, juntamente com movimentos do carpo e do braço, entre eles flexão, extensão, pronação e supinação. Em consequência disso há um movimento repetitivo do polegar nos dois primeiros dedos, além do movimento do carpo, com o clássico movimento de "rolar pílulas". O tremor é relativamente rítmico, presente em repouso, e pode haver inibição temporária com o movimento. Pode desaparecer enquanto o membro se ocupa de uma atividade voluntária. Por causa da alternância uniforme dos movimentos em intervalos regulares, às vezes é denominado tremor alternante. A princípio o tremor pode ser unilateral e até mesmo começar em um único dedo, mas acaba por se tornar bilateral na maioria dos casos. Desaparece durante o sono e é agravado por estimulação emocional, fadiga e ansiedade. Um tremor semelhante ao do parkinsonismo também pode ocorrer em outras síndromes extrapiramidais.

Tremor essencial

O TE é o mais comum dos distúrbios de movimento (Vídeo 30.1). A frequência é maior e a amplitude é menor do que a do tremor da DP. A etiologia e a fisiopatologia ainda são obscuras, mas as evidências recentes sugerem anormalidade cerebelar.

Com frequência, o TE é familiar. A prevalência de TE aumenta com a idade, podendo surgir entre a segunda e a sexta década de vida, e sua progressão tende a ser lenta. O TE é um tremor postural e de ação que tende a afetar as mãos, a cabeça e a voz. É agravado pela ansiedade. O movimento da cabeça pode ser anteroposterior (afirmativo, sim-sim) ou lateral (negativo, não-não). O tremor senil é o TE durante a senescência com história familiar negativa.

Um problema comum é diferenciar o tremor da DP inicial e o TE. O tremor da DP é mais evidente em repouso, enquanto o TE ocorre ao se manter uma postura durante longo período, como as mãos estendidas, ou durante a ação. O tremor parkinsoniano pode persistir com as mãos estendidas, mas costuma diminuir, ao menos momentaneamente, quando o paciente faz um movimento deliberado, ao passo que o TE costuma ser agravado com qualquer tentativa de ação precisa. O paciente com TE pode ter grande dificuldade para beber água de um copo, mas o paciente com DP consegue fazer isso sem derramar uma gota. A cabeça e a voz são acometidas com frequência no TE, mas apenas raramente na DP, embora o tremor na DP possa acometer os lábios e a mandíbula. O álcool e os betabloqueadores costumam melhorar o TE, mas não têm efeito sobre o tremor parkinsoniano. Alguns pacientes que parecem ter TE acabam por desenvolver DP.

Outros tipos de tremor

O tremor cerebelar é de baixa frequência e ocorre principalmente quando o dedo se aproxima de um alvo (tremor de intenção); e pode ter um componente postural (ver Capítulo 43).

O tremor rubral (de Holmes, das vias eferentes do cerebelo, mesencefálico) é um tremor grave, de grande amplitude e relativamente lento (2 a 5 Hz) que afeta os músculos proximais e distais, presente em repouso, mas agravado pelo movimento. O quadro clínico assemelha-se a uma combinação de tremor parkinsoniano e cerebelar. Pode ser unilateral e geralmente é causado por acidente vascular cerebral ou traumatismo. Antes era considerado resultante de uma anormalidade do núcleo rubro, mas agora se acredita que seja causado por lesão das fibras nigroestriatais e eferentes do cerebelo que atravessam o mesencéfalo.

O tremor ortostático (síndrome das pernas trêmulas) é uma variante do TE que afeta as pernas. É um tremor isométrico, que fica mais aparente na posição de pé e diminui durante a marcha. O tremor neuropático é grosseiro, postural e de ação, observado em pacientes com neuropatia periférica. O tremor distônico típico é postural e irregular localizado semelhante ao TE, porém mais irregular e assimétrico. Em geral, mas nem sempre, há sinais de distonia. O tremor da cabeça no paciente com distonia cervical e o tremor da mão no paciente com câimbra do escritor são exemplos. Os tremores específicos de tarefas surgem durante uma atividade em particular (p. ex., tremor primário da escrita). Geralmente, o tremor não orgânico ou psicogênico é complexo e não se ajusta bem ao esquema de classificação. O paciente pode ter tremor de ação e de repouso, com rápida variação das manifestações clínicas e incapacidade desproporcional ao tremor. As manifestações típicas são início abrupto com incapacidade máxima imediata, início em um membro com generalização rápida, resolução e recorrência espontâneas, distratibilidade fácil, sincronização e refratariedade ao tratamento antitremor convencional.

COREIA

A coreia (do grego, "dança") é caracterizada por hipercinesia involuntária, irregular, sem finalidade, aleatória e arrítmica (Vídeo 30.4). Os movimentos são espontâneos, abruptos, breves, rápidos, espasmódicos e descontínuos. Os movimentos individuais são distintos, mas variam em tipo e localização, causando um padrão irregular de movimentos caóticos, multiformes, com variação constante, que parecem seguir de uma parte do corpo para outra. Às vezes, um observador casual pode acreditar que os movimentos tenham propósito, mas eles são aleatórios e não têm objetivo. Estão presentes em repouso, mas são intensificados por atividade, tensão, estresse emocional e insegurança. O paciente pode conseguir inibir temporária e parcialmente os movimentos, que desaparecem durante o sono.

A distribuição dos movimentos coreiformes é variável. Eles podem ocorrer em um membro, em metade do corpo (hemicoreia) ou ser generalizados. A localização mais característica é a parte distal dos membros superiores, mas também ocorrem na parte proximal, membros inferiores, tronco, face, língua, lábios e na faringe. Pode haver contrações musculares repetidas, e careteamentos faciais, que mudam constantemente de caráter e localização. O acometimento do trato vocal pode causar anormalidade da voz, dificuldade de manter a fonação ou afonia.

Os movimentos anormais interrompem a coordenação harmoniosa dos agonistas primários, sinergistas e antagonistas. Eles influenciam e distorcem os movimentos voluntários, que podem ser curtos, espasmódicos e descontínuos. A dificuldade de executar movimentos rápidos e repetitivos e os problemas na realização de uma sequência de movimentos da mão indicam o distúrbio da função motora. Movimentos indesejados constantes das mãos podem interferir nas atividades da vida diária. Quando se solicita que o paciente mantenha as mãos estendidas, pode haver movimentos aleatórios constantes de dedos isolados (movimento de tocar piano). Se o paciente segurar o dedo do examinador com a mão cerrada, haverá contrações constantes de dedos isolados (pegada da ordenhadeira). Muitas vezes, é possível provocar os movimentos coreiformes pedindo ao paciente que faça dois movimentos simultâneos. O paciente consegue apenas tocar o nariz com o dedo ou protrair a língua, mas, ao tentar fazer ambos ao mesmo tempo, ocorrem os espasmos. Ele também pode ter dificuldade para mastigar e deglutir.

O paciente pode tentar incorporar um movimento involuntário espontâneo a um movimento semi-intencional para mascarar a coreia (paracinesia). Se um movimento coreiforme elevar subitamente a mão do paciente, ele pode continuar o movimento e coçar o nariz. Quando a coreia é generalizada, o paciente fica em estado constante de movimento, com movimentos adventícios contínuos dispersos aleatoriamente.

Além dos movimentos anormais, há hipotonia dos músculos esqueléticos, com diminuição da resistência ao movimento passivo. As mãos estendidas são mantidas com hiperextensão dos dedos com flexão e curvatura dorsal do carpo (posição em colher). Os dedos são separados e o polegar é abduzido e curva-se para baixo. A elevação dos braços acima da cabeça pode causar hiperpronação das mãos. Frequentemente, a impersistência motora, isto é, incapacidade de manter uma contração, acompanha a coreia. Muitas vezes, o paciente não consegue manter a língua fora da boca por mais que um curto período; quando instruído a fazer isso, a língua projeta-se para fora e volta rapidamente (língua de cobra, em dardo, papa-moscas ou de trombone). O paciente pisca com maior frequência.

Não há paralisia, mas a hipotonia e as hipercinesias constantemente repetidas podem interferir com o movimento voluntário em grau suficiente para causar considerável deterioração da função motora. A hipotonia pode acarretar reflexos tendinosos profundos pendulares. Muitos distúrbios podem causar coreia, entre eles a doença de Huntington (DH) e a coreia de Sydenham.

Doença de Huntington

A DH (doença ou coreia de Huntington) é um distúrbio neurodegenerativo, autossômico dominante, fatal, progressivo com penetrância variável, causado por expansão instável da repetição de trinucleotídios CAG no cromossomo 4. O gene produz uma proteína denominada huntingtina. A proteína mutante resulta em um trato de poliglutamina expandido e um acúmulo de agregados do tipo β-amiloide deletérios, que afetam principalmente o caudado e o putame. O início costuma ocorrer entre 35 e 50 anos de idade, mas a doença pode surgir na infância ou na senescência. Com frequência, surge mais cedo quando a doença é de herança paterna. A idade de início é inversamente proporcional ao comprimento das repetições de trinucleotídios. As repetições tendem a aumentar de tamanho em gerações sucessivas, o que causa início precoce (antecipação), sobretudo quando a transmissão é paterna. Os exames de DNA confirmam o diagnóstico, mesmo em indivíduos pré-sintomáticos.

Huntington descreveu três características principais: demência, distúrbio emocional e natureza familiar do distúrbio. A doença é inexoravelmente progressiva e, por fim, fatal. A evolução típica tem duração de 15 a 20 anos. Existem alguns tratamentos sintomáticos, mas nenhum deles interrompe o progresso da doença. Os movimentos coreiformes podem levar o paciente a se queixar de dispraxia ou tremor. Os movimentos são semelhantes aos da coreia de Sydenham, porém um pouco mais lentos, com menos espasmos e mais bizarros, disseminados e violentos. Podem ser aparentemente intencionais, e o mesmo padrão pode ser repetido muitas vezes. Com frequência, são acometidos os maiores grupos musculares e as partes proximais das extremidades; pode haver elevação dos ombros ou movimentos de agitação do braço e movimentos de torção e chicotada intermediários entre os de coreia e os de atetose. Pode haver esgares acentuados dos músculos faciais. Os movimentos dos dedos e das mãos costumam ser acentuados durante a marcha. A coreia pronunciada dos braços e das pernas durante a marcha pode causar deambulação bizarra, com passos muito altos (ver Videolink 30.2). Nos estágios mais avançados da doença, a coreia pode progredir para atetose ou distonia. A rigidez pode tornar-se uma característica evidente nas fases mais avançadas da doença coreiforme. Na DH juvenil, com início antes dos 20 anos, a rigidez costuma ser mais proeminente do que a coreia (variante de Westphal, rígida ou pseudoparkinsoniana).

A DH é acompanhada de deterioração intelectual progressiva. Em geral, a deterioração cognitiva surge quase ao mesmo tempo que os movimentos anormais, mas pode precedê-los e progredir paralelamente. A maioria dos pacientes desenvolve transtornos psiquiátricos, em particular, alterações da personalidade e transtornos do humor. O grau de demência é desproporcional à doença cortical e pode refletir o comprometimento relacionado com a função do caudado na cognição. Os pacientes atingem o estado vegetativo cerca de 10 a 15 anos depois do início.

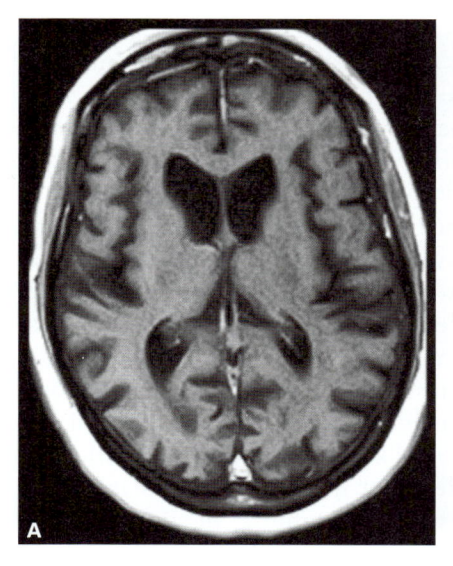 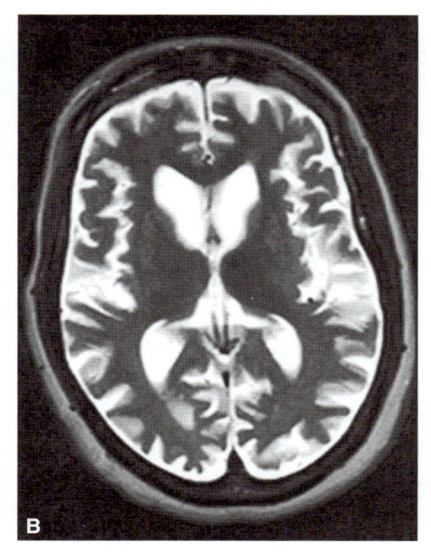 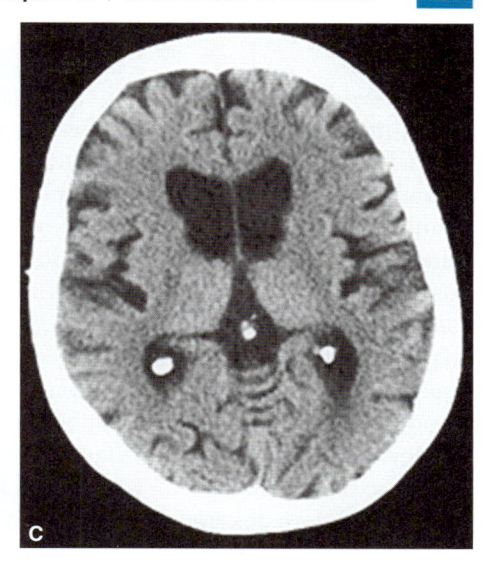

Figura 30.6 Imagens de RM ponderada em T1 (**A**), RM ponderada em T2 (**B**) e TC axial (**C**) mostram atrofia do caudado e aumento do corno frontal. (De Sethi KD. Magnetic resonance imaging in Huntington's disease. *Mov Disord* 1991;6[2]:186. Copyright© 1991 Movement Disorder Society. Reimpressas com a permissão de John Wiley & Sons, Inc.)

Ao exame neuropatológico, a atrofia é mais intensa no caudado, no putame e no córtex cerebral. A princípio, a perda neuronal afeta os neurônios espinhosos encefalinérgicos do estriado. A perda de neurônios estriatais encefalinérgicos reduz a influência inibitória do estriado sobre o segmento externo do globo pálido, tornando possível que ele aumente a inibição do núcleo subtalâmico. O resultado é a diminuição da influência facilitadora do núcleo subtalâmico sobre o segmento interno do globo pálido, com redução da inibição do tálamo motor (liberação do freio), aumento da atividade talamocortical e consequente hipercinesia (ver Capítulo 26). Os exames de imagem podem mostrar atrofia do caudado, o que leva a um formato quadrado do ventrículo lateral (Figura 30.6). A atrofia cortical afeta principalmente as regiões frontal e temporal. As doenças análogas à DH 1 e 2 são distúrbios hereditários muito semelhantes à DH do ponto de vista clínico e patológico.

Outros tipos de coreia

A coreia de Sydenham (coreia menor, coreia reumática, dança de São Guido ou São Vito) ocorre na infância e na adolescência e é relacionada com a infecção estreptocócica. Assim como a febre reumática, tornou-se rara em países desenvolvidos. Depois da recuperação, o paciente pode ainda apresentar movimentos coreiformes mínimos ou leves, semelhantes a tiques e difíceis de diferenciar da coreia. Alguns outros distúrbios associados à coreia são coreia gravídica (durante a gravidez), lúpus eritematoso sistêmico, síndrome antifosfolipídica, neurossífilis (geralmente com infecção concomitante pelo HIV), hipertireoidismo, policitemia vera, hiperglicemia não cetótica, doença de corpos de poliglicosana do adulto, doença de Behçet e neuroacantocitose. Em crianças, a coreia pode ocorrer depois de cirurgia cardíaca. A coreia de Sydenham pode recorrer, às vezes, como coreia gravídica. Existe ainda um tipo de coreia não progressiva que é herdada como traço recessivo (coreia hereditária benigna).

As lesões estruturais dos núcleos da base, como infarto, neoplasia ou traumatismo, ocasionalmente podem causar coreia. Pode ocorrer nos erros inatos do metabolismo, como a síndrome de Lesch-Nyhan, doença de Niemann-Pick e gangliosidose. A coreia é quase universal nas síndromes de neuroacantocitose, na qual várias anormalidades neurológicas são associadas a acantócitos no esfregaço periférico. Alguns pacientes têm uma anormalidade genética que envolve a proteína coreína. Outros podem ter diminuição ou ausência de betalipoproteínas (doença de Bassen-Kornzweig). A neuroferritinopatia é um distúrbio autossômico dominante que apresenta várias manifestações extrapiramidais, entre elas a coreia, da terceira à quinta década de vida e é, com frequência, confundida com a Doença de Huntington. O baixo nível sérico de ferritina é comum, mas não invariável.

A coreia pode ser um efeito colateral transitório de muitos medicamentos, como agentes psicotrópicos, fenitoína, antihistamínicos, levodopa, metilfenidato, lítio, contraceptivos orais, estrogênio, antidepressivos tricíclicos, isoniazida e outros. As drogas ilícitas podem causar coreia, entre elas a cocaína ("dança do *crack*") e as anfetaminas. O abuso de cocaína também é associado a outros distúrbios do movimento, entre eles distonia, exacerbação da síndrome de Tourette, tiques multifocais, opsoclonia-mioclonia e comportamento estereotipado. A coreia pode ser uma manifestação persistente de exposição passada ou atual a fármacos psicoativos como parte da síndrome de discinesia tardia. Pode ser um efeito remoto de carcinoma ou parte de distúrbios degenerativos familiares multissistêmicos. A hemicoreia pode ser causada por lesões estruturais dos núcleos da base contralaterais (ver a seção "Hemibalismo").

ATETOSE

Na atetose (doença de Hammond) as hipercinesias são mais lentas, mais prolongadas e de maior amplitude do que na coreia. Elas são involuntárias, irregulares, grosseiras, um tanto rítmicas e do tipo serpenteante e sinuoso. Podem atingir membros, face, pescoço e tronco. Nos membros, afetam principalmente as partes distais, os dedos, as mãos e os dedos dos pés. Os movimentos são caracterizados por qualquer combinação de flexão, extensão, abdução, pronação e supinação, muitas vezes alternados e em graus variados (Figura 30.7). Eles passam aleatoriamente de uma parte do corpo para outra, e há mudança também aleatória da direção do movimento. Os membros afetados estão em movimento constante (atetose significa "sem posição fixa"). A hiperextensão dos dedos e do carpo e a pronação do antebraço podem alternar com a flexão completa dos dedos e do carpo e a supinação do antebraço. Os esgares faciais, mais lentos e prolongados do que na coreia, costumam acompanhar os movimentos dos membros, e pode haver sincinesia de outras partes do corpo. As hipercinesias podem não ser constantes ou contínuas. Muitas vezes, os movimentos são provocados ou intensificados por atividade voluntária de outra parte do corpo (fenômeno de transbordamento); eles desaparecem durante o sono. Os movimentos voluntários ficam comprometidos e a ação coordenada pode ser difícil ou impossível. A atetose geralmente é unilateral; o comprometimento bilateral é denominado atetose dupla.

A atetose geralmente é congênita, causada por lesão perinatal dos núcleos da base, e pode ser associada a outros déficits neurológicos (paralisia cerebral atetósica). Pode ser uni ou bilateral. As alterações patológicas predominantes ocorrem no caudado e no putame, embora também possa haver comprometimento cortical. A atetose dupla pode estar associada ao *status marmoratus* dos núcleos da base, que geralmente é causado por lesão anóxica ao nascimento. A atetose adquirida pode ser causada por doença ou traumatismo em fase mais avançada da vida. Muitas de suas causas coincidem com as da coreia e, na verdade, muitos pacientes têm manifestações de atetose além de coreia. A coreoatetose é caracterizada por movimentos com frequência e ritmo entre a coreia e a atetose e podem representar um modo de transição. Os movimentos atetoides lentos começam a se fundir à distonia. Pseudoatetose (atetose sensorial) é um termo usado para descrever movimentos ondulantes e de contorção semelhantes dos membros, causados por perda do sentido de posição decorrente de lesão do lobo parietal ou desaferenciação periférica por distúrbios como tabes dorsal, esclerose posterolateral e doença do nervo periférico (Figura 30.8). Os movimentos são mais acentuados quando os olhos são fechados e geralmente não há aumento do tônus muscular associado.

Distonia

A distonia refere-se a contrações musculares espontâneas, involuntárias e sustentadas que forçam movimentos ou posturas anormais das partes afetadas do corpo, às vezes com contração simultânea de agonistas e antagonistas. A distonia quase sempre afeta membros, pescoço, tronco, pálpebras,

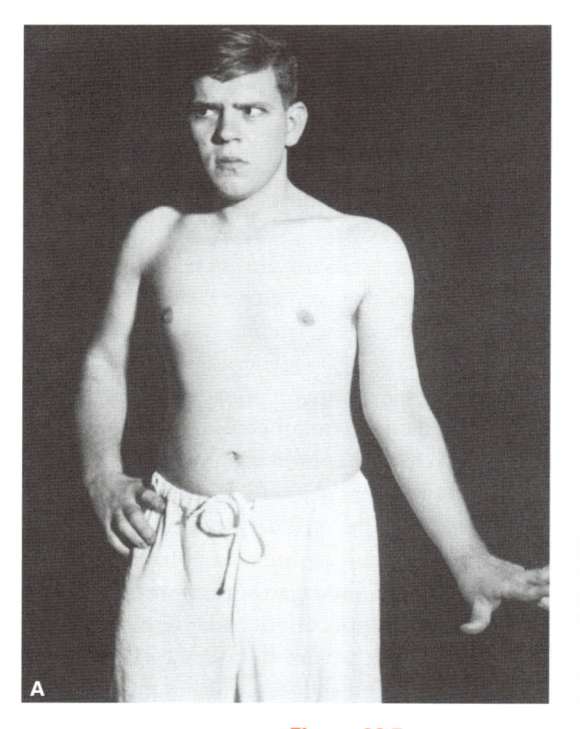
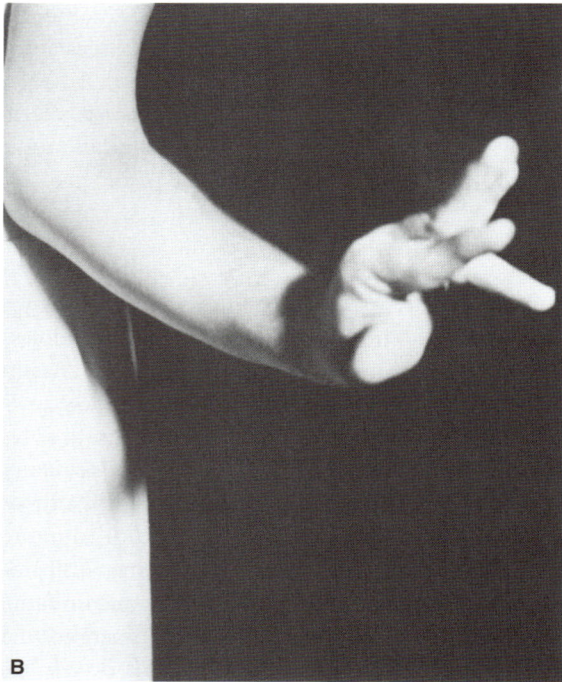

Figura 30.7 **A** e **B.** Paciente com atetose unilateral congênita.

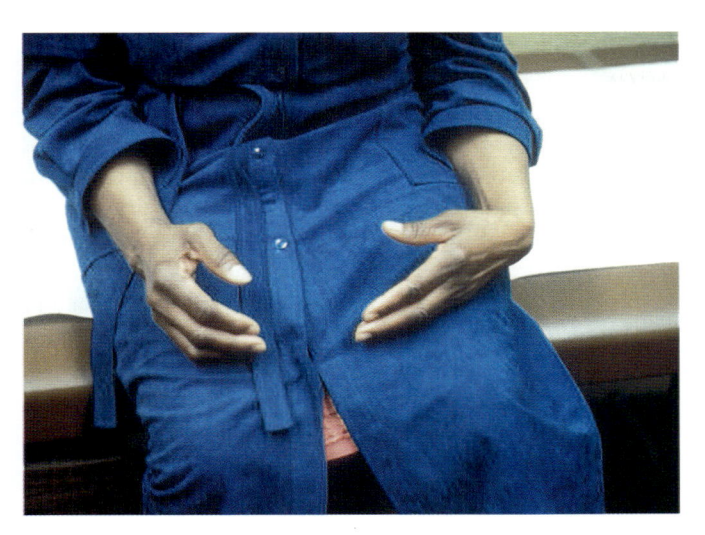

Figura 30.8 Pseudoatetose da mão em paciente com lesão do lobo parietal.

face ou pregas vocais. Pode ser constante ou intermitente e generalizada, segmentar, focal, multifocal, ou ter hemidistribuição. Os movimentos distônicos são padronizados e tendem a recorrer no mesmo local, em contraposição com a natureza aleatória e fugaz da coreia. A velocidade da distonia varia muito, de lenta, contínua e tipo cãibra (distonia atetoide) a rápida e tremulante (distonia mioclônica). Quando a duração é muito curta (menos de 1 segundo), o movimento pode ser chamado de espasmo distônico; quando é mais longa (vários segundos), movimento distônico; e quando prolongada (minutos a horas), postura distônica. Por vezes, a distonia é associada a movimentos trêmulos rítmicos e rápidos (tremor distônico). A distonia de ação ocorre durante movimentos voluntários. Como na atetose, pode haver transbordamento, com distonia provocada pelo uso de outra parte do corpo.

A distonia generalizada ocasiona movimentos involuntários semelhantes à atetose em muitos aspectos, mas que afetam partes maiores do corpo, muitas vezes provocando posturas distorcidas dos membros e do tronco. Os movimentos são lentos, bizarros e, às vezes, grotescos, de caráter ondulante, serpenteante, sinuoso e giratório, e tendem à contração contínua no auge do movimento (distonia de torção, espasmo de torção). A distonia generalizada pode surgir na parte distal, geralmente no pé, com flexão plantar e inversão, e a seguir, é propagada para o lado oposto, os membros superiores, o tronco, a face e a língua. Em casos graves, há movimentos serpenteantes dos músculos do ombro, cíngulo do membro inferior e tronco. Há rotação axial peculiar da coluna vertebral, com torção acentuada, lordose, escoliose e inclinação dos ombros e da pelve. Também pode haver disartria, esgares faciais e torcicolo. Com frequência, os músculos são mantidos em estado constante de hipertonia, e as contrações musculares podem causar dor intensa. Os movimentos são involuntários, mas aumentados por atividade voluntária e emoção. Por fim, as posturas passam a ser fixadas por contraturas, com desenvolvimento de deformidades. Às vezes, o termo distonia é usado para descrever as posturas ou posições assumidas pelo paciente, bem como a própria hipercinesia. A distonia pode ser intermitente ou paroxística, com duração de minutos.

A distonia muscular deformante (DMD, distonia de torção idiopática) é uma doença progressiva rara que geralmente começa na infância. A DMD-1 (distonia DYT1) é autossômica dominante (AD), e a DMD-2 (distonia DYT2) é recessiva; existem muitas outras formas genéticas de distonia. A distonia também ocorre na doença de Wilson, na degeneração hepatocerebral adquirida, na NAPQ, no *kernicterus*, na DH à medida que progride, na DP e, às vezes, nas lesões estruturais dos núcleos da base. A distonia pode ser um efeito colateral farmacológico, sobretudo como manifestação relacionada com a dose de levodopa e de outros fármacos dopaminérgicos. Outros fármacos causadores são cimetidina, anticonvulsivantes, bloqueadores dos canais de cálcio e ansiolíticos. A distonia tardia é relacionada com o tratamento com fenotiazinas e outros psicotrópicos. A distonia sensível à dopa (conhecida como doença de Segawa e muitos outros termos) é outro tipo de distonia generalizada comum que surge na infância ou na adolescência e é caracterizada por acentuada variação diurna da intensidade e alta sensibilidade a pequenas doses de levodopa. É uma possibilidade no diagnóstico diferencial de paralisia cerebral, paraplegia espástica esporádica, paraplegia espástica hereditária e doença de Parkinson juvenil (DPJ). Os erros de diagnóstico são frequentes. A hemidistonia encontra-se no espectro da hemicoreia e do hemibalismo, mas é causada por uma lesão do estriado contralateral.

As distonias focais são distúrbios que causam contrações involuntárias em distribuição limitada. Um tipo de distonia focal relativamente comum é a distonia cervical (torcicolo espasmódico; ver Capítulo 19), que afeta os músculos do pescoço e, às vezes, do ombro, causando rotação da cabeça contínua ou espasmódica para um lado, muitas vezes com algum elemento de inclinação da cabeça. O torcicolo é o movimento de torção ou rotação; variantes menos comuns de distonia cervical são retrocolo (movimento de extensão) e anterocolo (movimento de flexão). No início, a torção e a rotação podem ser intermitentes ou estar presentes apenas em paroxismos (espasmódicos), porém mais tarde, na evolução da síndrome, há contração persistente dos músculos acometidos com consequente desvio da cabeça. Muitos, senão a maioria, dos pacientes com distonia cervical descobrem que podem corrigir a posição da cabeça pondo uma das mãos ou um dedo em algum ponto da face ou fazendo alguma outra manobra de estimulação sensorial ou contrapressão leve (gesto antagonista, truque sensorial, sinal da contrapressão; Figura 30.9). Notoriamente refratária ao tratamento clínico, a distonia cervical muitas vezes é tratada com injeção de quantidades ínfimas de toxina botulínica para enfraquecer os músculos com contração anormal.

A cãibra do escritor (grafospasmo) é uma distonia focal dos músculos da mão ou do antebraço provocada pelo uso, na maioria das vezes ao escrever. Existem várias outras distonias focais, ocupacionais ou de tarefas específicas que são

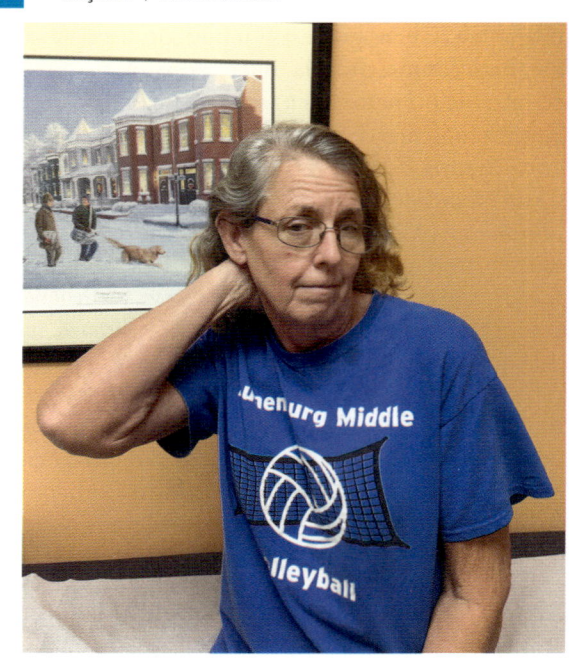

Figura 30.9 Truque sensorial na distonia cervical. A paciente descobriu que manter a mão direita atrás do pescoço ajudava a manter a cabeça reta. Ela deixou o cotovelo direito flexionado com tanta frequência que desenvolveu uma neuropatia ulnar direita no cotovelo.

relacionadas com atividades repetitivas. Os músicos podem desenvolver distonia da mão ou da embocadura. O *yips* em jogadores de golfe pode ser uma distonia de ação específica. O blefarospasmo (distonia facial superior) causa o fechamento involuntário dos dois olhos. Os espasmos podem ser breves ou sustentados. Pacientes com espasmos contínuos apresentam cegueira funcional durante os paroxismos. O fechamento involuntário de um olho geralmente é causado por espasmo hemifacial inicial. A distonia oromandibular acomete a boca, os lábios e a mandíbula. A combinação de blefarospasmo e distonia oromandibular constitui a síndrome de Meige (de Brueghel; Vídeo 30.5). A mandíbula do leiloeiro é uma distonia oromandibular de tarefa específica. A disfonia espasmódica é a distonia das pregas vocais (ver Capítulo 9). A distonia da dançarina do ventre é caracterizada por movimentos involuntários que afetam a musculatura abdominal. Distonias focais de origem periférica foram descritas com relação a lesões de nervo, plexo ou raiz nervosa. A distonia segmentar é mais extensa do que a distonia focal e inclui regiões contíguas do corpo (p. ex., distonia cervical acompanhada de distonia oromandibular).

HEMIBALISMO

O hemibalismo é uma síndrome neurológica intensa de movimentos de arremesso, violentos e incessantes de um lado do corpo (Vídeo 30.6). A causa clássica é o infarto ou a hemorragia na região do núcleo subtalâmico contralateral; a lesão provoca desinibição do tálamo motor e do córtex, com movimentos hipercinéticos contralaterais. As séries de casos com neuroimagens modernas mostraram que apenas uma minoria tem lesões no núcleo subtalâmico. A hiperglicemia não cetótica também é uma etiologia comum. Os movimentos balísticos do hemibalismo assemelham-se aos da coreia, porém são mais acentuados. A distinção clínica entre hemicoreia grave e hemibalismo torna-se arbitrária. Assim como na coreia, os movimentos hemibalísticos são involuntários e sem finalidade, mas são muito mais rápidos e vigorosos e incluem as partes proximais dos membros. Quando totalmente desenvolvido, há movimentos contínuos, violentos, de oscilação, arremesso, rolagem, agitação e debatedura dos membros acometidos. Os movimentos são incessantes durante a marcha e só desaparecem com o sono profundo. Em geral, são unilaterais e afetam apenas metade do corpo; sua intensidade pode causar o movimento de todo o corpo. Raramente são bilaterais (bibalismo ou parabalismo) ou afetam apenas um membro (monobalismo). Os movimentos podem poupar a face e o tronco. O hemibalismo é de difícil tratamento, muito incapacitante e, às vezes, fatal, em consequência da exaustão e da inanição.

DISCINESIAS

Todos os movimentos hipercinéticos são tecnicamente discinesias, mas o termo costuma ser usado para abranger movimentos involuntários que não se encaixam bem em outra categoria. O termo discinesia é mais usado para designar movimentos involuntários anormais relacionados com medicação. As discinesias são uma complicação comum, relacionada com a dose do tratamento da DP com levodopa e agonistas da dopamina. Podem ser paroxísticas em alguns distúrbios. As discinesias paroxísticas são súbitas e inesperadas quando o paciente tem comportamento motor normal nos demais aspectos. As discinesias podem ser precipitadas por movimento (discinesia cinesiogênica paroxística) ou outros fatores, como estresse, calor ou fadiga (discinesia não cinesiogênica paroxística). As discinesias hipnogênicas paroxísticas ocorrem durante o sono.

DISCINESIAS OROFACIAIS

As discinesias orofaciais são movimentos involuntários da boca, da face, da mandíbula ou da língua que podem ser contorção dos músculos faciais, franzimento da boca e dos lábios, movimentos de "boca de peixe" e movimentos de contorção da língua. Estes costumam surgir como discinesias tardias (DTs), depois do uso de fenotiazinas e outros psicotrópicos.

As DTs são movimentos involuntários que geralmente se desenvolvem em pacientes que receberam fenotiazinas ou compostos relacionados como tratamento de psicose importante e por períodos prolongados. As discinesias também podem ocorrer logo após o início da terapia com psicotrópicos e podem estar associadas ao uso de outros fármacos. Os movimentos costumam incluir principalmente a boca, a língua e a mandíbula, com movimentos incessantes de mastigação, estalar e lamber os lábios, além de protrusão da língua, que são difíceis de erradicar. Alguns pacientes não têm consciência de que fazem esses movimentos. Parece provável que o bloqueio prolongado dos receptores de dopamina cause hipersensibilidade por denervação do receptor. Não é raro que os movimentos surjam pela primeira vez quando a dose do bloqueador de dopamina é reduzida; muitas vezes podem ser controlados, ao menos temporariamente, reiniciando-se ou aumentando-se as doses. A DT tem propensão a ocorrer em pacientes idosos, em geral mulheres. Infelizmente, o termo DT costuma ser usado para designar todos os movimentos orofaciais involuntários, que podem surgir sem exposição a fármacos, sobretudo em pacientes idosos ou edentados. Outros movimentos anormais podem ser um fenômeno tardio, entre eles tremor, distonia, acatisia, tiques e coreia. A síndrome de coelho é um tremor perioral rítmico, geralmente associado ao uso de psicotrópicos. Os movimentos são mais rápidos e regulares e não acometem a língua, o que ajuda a distingui-los da DT.

MIOCLONIA

O termo mioclonia foi usado para designar vários fenômenos motores. Em geral, a mioclonia pode ser definida como a ocorrência de contrações involuntárias, isoladas ou repetitivas, abruptas, de curta duração, rápidas, como uma descarga elétrica, espasmódicas, arrítmicas, assinérgicas, que acometem partes dos músculos, músculos inteiros ou grupos de músculos. Os movimentos são mais rápidos do que os vistos na coreia. A mioclonia é observada principalmente nos músculos dos membros e do tronco, mas o acometimento costuma ser multifocal, difuso ou disseminado. Pode afetar os músculos da face, mandíbula e maxilar, língua, faringe e laringe. É possível que haja comprometimento sucessivo ou simultâneo de muitos músculos. A mioclonia pode ser simétrica nos dois lados do corpo; essa sincronia pode ser uma característica própria da mioclonia. As contrações súbitas e semelhantes a choque costumam ser paroxísticas e ocorrer em intervalos regulares durante repouso ou atividade e podem ser ativadas por estímulos emocionais, mentais, táteis, visuais e auditivos. Os movimentos mioclônicos, como as fasciculações e a mioquimia, costumam ser fracos demais para causar movimento articular. Afetam com mais frequência músculos inteiros ou grupos de músculos e causam movimentos clônicos dos membros e podem ser violentos, a ponto de arremessar um membro e até mesmo jogar o paciente no chão. Em alguns distúrbios, sobretudo na doença de Creutzfeldt-Jakob (ver a seção "Hiperecplexia" adiante),

há resposta de sobressalto exagerada, que causa espasmo mioclônico generalizado de todo o corpo. A mioclonia também pode ser sutil, um movimento rápido de um dedo ou um pé.

A mioclonia foi classificada de várias maneiras, entre elas: positiva ou negativa; epiléptica ou não epiléptica; sensível a estímulos (reflexa) ou espontânea; rítmica ou arrítmica; pela anatomia (periférica, espinal, segmentar, do tronco encefálico ou cortical); e pela causa (fisiológica, essencial, epiléptica e sintomática). O asterixe pode ser considerado uma mioclonia negativa, o relaxamento transitório, indesejado e anormal de um grupo muscular. O termo mioclonia, no sentido usado, refere-se à mioclonia positiva: espasmos anormais. A mioclonia reflexa cortical é a mioclonia focal deflagrada por estimulação ou movimento da parte afetada.

Os movimentos mioclônicos podem ocorrer em vários distúrbios e seus significados variam. A mioclonia fisiológica ocorre em pessoas normais. Os espasmos hípnicos são abalos mioclônicos que ocorrem durante o processo de adormecer, mas desaparecem durante o sono. Os soluços são outro tipo de mioclonia fisiológica. Na mioclonia essencial não há anormalidades associadas; pode ser esporádica ou familiar. A paramioclonia múltipla é um distúrbio da vida adulta que provoca contrações paroxísticas dos músculos dos membros e do tronco. A etiologia é desconhecida, e sua existência tem sido questionada.

A mioclonia é frequente na epilepsia. Muitos pacientes epilépticos têm espasmos mioclônicos aleatórios esporádicos da musculatura axial ou proximal dos membros, que podem aumentar de frequência imediatamente antes de uma crise epiléptica. Começando por volta da puberdade, os pacientes com epilepsia mioclônica juvenil (síndrome de Janz) apresentam convulsões tônico-clônicas generalizadas que estão associadas a espasmos mioclônicos frequentes que afetam predominantemente os braços, sobretudo ao despertar. Os espasmos mioclônicos intensos da lactância são caracterizados por abalos violentos, súbitos e frequentes, com flexão do pescoço e do tronco e adução ou abdução e extensão dos braços e das pernas (espasmos do lactente, síndrome de West). O corpo pode inclinar-se para a frente ("tique de *salaam*" ou espasmo saudatório, espasmos em canivete).

As epilepsias mioclônicas progressivas são um grupo de distúrbios que incluem a síndrome de Unverricht-Lundborg e a doença com corpos de Lafora. A epilepsia mioclônica progressiva também pode ocorrer sem os corpos de Lafora e na doença de Gaucher tipo 3, sialidose, gangliosidose, lipofuscinose ceroide e epilepsia mioclônica com fibras vermelhas rotas. Na dissinergia cerebelar mioclônica, uma das várias síndromes de Ramsay Hunt, a mioclonia é acompanhada de degeneração cerebelar progressiva e crises epilépticas.

A mioclonia ocorre sem crises epilépticas importantes em várias outras doenças, inclusive distúrbios metabólicos (sobretudo encefalopatia urêmica e anóxica), panencefalite esclerosante subaguda, NAPQ, doença de Creutzfeldt-Jakob, doença de Alzheimer, doença de Wilson, DH, DCB, encefalite viral, paresia geral, encefalopatia de Hashimoto e lipidose. A opsoclonia é caracterizada por movimentos oculares aleatórios, caóticos e muito rápidos (ver Capítulo 14). A opsoclonia acompanhada de mioclonia (síndrome de opsoclonia-mioclonia, síndrome da dança dos olhos, síndrome de Kinsbourne) pode ser uma encefalopatia pós-infecciosa ou uma síndrome paraneoplásica, cuja principal causa é um neuroblastoma oculto. A mioclonia de ação ou de intenção ocorre com o uso do membro acometido. Uma síndrome de mioclonia de ação ou intenção pode ser sequela de anoxia cerebral (síndrome de Lance-Adams).

Às vezes a mioclonia é benigna, sem maior importância e até mesmo de base psicogênica. Movimentos de difícil diferenciação da mioclonia podem ser não orgânicos. A mioclonia noturna benigna pode ocorrer em pessoas saudáveis. Também há relatos de mioclonia cinesiogênica paroxística.

A mioclonia típica é arrítmica e difusa, mas o termo também foi usado para designar fenômenos motores rítmicos e localizados. A mioclonia palatina é caracterizada por movimentos rítmicos involuntários do palato mole e da faringe, às vezes da laringe, dos músculos oculares e do diafragma, e, em casos esporádicos, de outros músculos. Os movimentos geralmente não são influenciados por fármacos nem pelo sono. O palato pode mover-se para cima e para baixo ou contrair-se ritmicamente para um lado (Vídeo 30.7). Há movimento lateral da parede posterior da faringe e movimento para cima e para baixo da laringe. Os movimentos do diafragma ou da laringe podem causar um ruído respiratório de grunhido. Às vezes, a abertura e o fechamento da tuba auditiva causam um estalido associado aos movimentos que é ouvido pelo paciente e, às vezes, pelo examinador.

A mioclonia palatina ocorre nas formas essencial e sintomática. A mioclonia palatina sintomática ocorre nas lesões das conexões entre os núcleos olivar inferior, denteado e rubro. O triângulo de Guillain-Mollaret (mioclônico) é um circuito: oliva inferior → pedúnculo cerebelar inferior → núcleo denteado → pedúnculo cerebelar superior → núcleo rubro → trato tegmental central → oliva inferior. As lesões em qualquer parte desse circuito, na maioria das vezes um infarto do tronco encefálico, podem causar mioclonia palatina e suas variantes. As lesões do trato tegmental central podem causar hipertrofia (pseudo-hipertrofia) da oliva. Há gliose do amículo olivar, com aumento visível do tamanho da oliva, que pode ser observado por RM.

A mioclonia palatina também é conhecida como microtremor palatino. Os tremores são causados por contrações alternadas de agonistas-antagonistas, e a mioclonia rítmica é causada por ciclos de contração-relaxamento de um agonista. Além disso, os tremores costumam desaparecer no sono e esses movimentos palatinos, não. Não está claro se a mioclonia palatina é mais bem caracterizada como mioclonia rítmica ou como tremor.

ASTERIXE

Observado principalmente na encefalopatia metabólica, sobretudo na encefalopatia hepática, o asterixe é a incapacidade de manter o tônus muscular normal (Vídeo 30.8). Com os braços abertos e os pulsos estendidos, "como se quisesse parar o trânsito", o lapso no tônus postural pode fazer com que as mãos caiam subitamente, com recuperação rápida, causando um movimento oscilatório lento e irregular que suscitou o termo "tremor hepático". Quando é intenso, todo o braço pode cair. O fenômeno pode ocorrer em outras partes do corpo (p. ex., incapacidade de manter a dorsiflexão do pé [tremor do pé]). O asterixe unilateral pode ocorrer nas lesões encefálicas focais, sobretudo do tálamo contralateral. Na encefalopatia metabólica, pode haver tremor postural de alta frequência que surge após um período de 2 a 30 segundos de latência e é atenuado pelo movimento (miniasterixe, tremor metabólico). Em pacientes comatosos, o asterixe nas articulações do quadril às vezes é provocado por flexão e abdução passivas dos quadris, de modo que as coxas formem um "V". Nessa posição, os joelhos podem oscilar para cima e para baixo.

MIORRITMIA

O termo miorritmia designa movimentos alternados, rítmicos e lentos (tipicamente, 2 a 3 Hz) semelhantes a um tremor. As principais características de diferenciação são a frequência lenta e o acometimento, que costuma ser generalizado. Pode ser intermitente ou contínua, sincrônica ou assincrônica, quando afeta várias partes do corpo; é ausente durante o sono. Os movimentos podem afetar um ou vários membros, a cabeça, os olhos ou várias combinações. A miorritmia foi descrita na doença cerebrovascular, encefalite antirreceptor NMDA, encefalopatia de Hashimoto e outras doenças. A miorritmia oculomastigatória é caracterizada por movimentos pendulares de vergência dos olhos em sincronia com contrações dos músculos mastigatórios. É um distúrbio do movimento distintivo que parece ser específico da doença de Whipple do sistema nervoso central (SNC) (ver Videolink 30.3).

TIQUES

As hipercinesias apresentadas até agora foram movimentos involuntários. Em outro tipo de movimento anormal o paciente tem algum grau de consciência do movimento, mas precisa fazê-lo em resposta a alguma força interna irresistível. O paciente apresenta tensão e inquietude, que são temporariamente aliviadas por determinado movimento. Esses movimentos foram denominados "não voluntários". Os exemplos são tiques, acatisia, estereotipias, compulsões e pernas inquietas.

Os tiques (espasmos de hábito) são movimentos rápidos, irregulares, porém repetitivos, e mais frequentes em crianças do que em adultos. A pessoa que tem tique está sujeita a ter um ou vários deles. Pode-se definir um tique como um movimento coordenado, repetitivo, aparentemente dotado de propósito, que afeta um grupo de músculos em suas relações sinérgicas normais. Os tiques são movimentos estereotipados, recorrentes, que podem parecer ter um propósito, mas são relativamente involuntários, constituídos de breves contrações de músculos inteiros ou grupos de músculos, sempre acompanhados de movimentos da parte afetada. Os pacientes conseguem inibir temporariamente os movimentos quando se concentram, mas eles logo retornam quando a atenção é desviada para alguma outra atividade. A inibição voluntária causa tensão crescente intolerável e um desejo irresistível de mover, que é temporariamente aliviado ao ceder a um tique. Os tiques são exagerados pela tensão emocional e cessam durante o sono.

Os tiques podem envolver qualquer parte do corpo. Exemplos comuns de tiques motores simples são piscar repetitivo, contorções faciais ou elevação dos ombros. Os tiques podem ser mais complexos e também afetar o trato vocal (tique fônico ou vocal), produzindo ruídos de limpar a garganta e vocalizações bizarras, como latidos e grunhidos ou sons semelhantes a um soluço.

Os pacientes com síndrome de Gilles de la Tourette (mal dos tiques) apresentam tiques multifocais, comportamento compulsivo, gestos imitativos, movimentos estereotipados, grunhidos e gemidos, além de evidências de comportamento regressivo. Há vocalizações explosivas, e o paciente pode proferir xingamentos e palavras obscenas sobre os quais não tem controle (coprolalia). O distúrbio surge na infância e é mais frequente em meninos, geralmente na pré-adolescência. Os tiques são muito comuns e geralmente benignos; os pacientes com síndrome de Tourette têm tiques complexos, exagerados, que, juntamente com as outras manifestações da doença, podem ser muito incapacitantes (ver Videolink 30.4). O grande repertório de tiques e a combinação de tiques motores e vocais distinguem a síndrome de Tourette dos tiques comuns. A doença é hereditária, provavelmente AD, de expressividade variável e relacionada com alguma disfunção de receptores da dopamina. É provável que o célebre literato Dr. Samuel Johnson, conhecido por sua excentricidade e autor do primeiro dicionário da língua inglesa, sofresse da síndrome de Tourette.

ACATISIA

Os pacientes com acatisia sentem uma inquietude interna e um desejo irresistível de se mover, que, portanto, os fazem estar quase sempre em movimento. Na maioria das vezes, é causada por tratamento com agentes bloqueadores da dopamina. Pacientes com DP podem ter acatisia, mas não conseguem se mover em resposta a ela.

ESTEREOTIPIA

A estereotipia é uma atividade motora repetitiva, padronizada e sem propósito, embora muitas vezes pareça ter finalidade. O ato de balançar o pé, que é comum, e outros maneirismos são exemplos de estereotipias simples. Estereotipias mais complexas podem incluir comportamentos ritualistas, como as compulsões do transtorno obsessivo-compulsivo. As estereotipias são mais comuns nos transtornos psiquiátricos: ansiedade, transtorno obsessivo-compulsivo, esquizofrenia, autismo e retardo mental. Também podem ser parte de distúrbios neurológicos, como a discinesia tardia e a síndrome de Tourette. O movimento de entrelaçar as mãos na síndrome de Rett é uma estereotipia. *Punding* é o comportamento estereotipado, complexo e sem propósito observado no abuso de cocaína e anfetamina e em pacientes com DP tratados com agentes dopaminérgicos. As estereotipias podem assemelhar-se a tiques motores, mas não têm a mesma supressibilidade, variabilidade ou compulsão com tensão crescente para fazer o movimento. Os maneirismos são um pouco mais complexos e estereotipados e geralmente são realizados de maneira mais vagarosa. Podem surgir apenas em situação de estresse emocional ou quando o paciente participa de alguma atividade específica.

HIPERECPLEXIA

A hiperecplexia (doença do sobressalto, sobressalto patológico) designa distúrbios caracterizados por um reflexo de sobressalto excessivo na ausência de outras indicações de doença neurológica, às vezes acompanhada de ecolalia, comportamento automático ou obediência automática (ver Videolink 30.5). Pode ser esporádica ou hereditária. As variantes do distúrbio descritas em diferentes regiões geográficas receberam nomes pitorescos (franceses saltadores do Maine, *latah*, *myriachit*). A resposta de sobressalto exagerada também pode ocorrer na doença de Creutzfeldt-Jakob, na doença de Tay-Sachs, na síndrome da pessoa rígida e nas lipidoses.

DISCINESIAS RELACIONADAS COM O SONO

À exceção da mioclonia palatina, os movimentos involuntários não costumam ocorrer durante o sono. No entanto, existem alguns distúrbios que ocorrem basicamente nesse período. A síndrome das pernas inquietas (SPI, síndrome de Ekbom) é um distúrbio comum que causa sensações desagradáveis e difíceis de descrever nas pernas, com alívio temporário pelo movimento. Os sintomas costumam surgir à noite quando o paciente está adormecendo. Muitas pessoas afetadas levantam e caminham um pouco para obter alívio. A publicação de apoio aos pacientes é denominada Night-Walkers (caminhantes noturnos). Em muitos pacientes, a

SPI é acompanhada de movimentos espontâneos das pernas durante o sono (movimentos periódicos no sono, mioclonia noturna), mais bem documentados por polissonografia. A causa provável do distúrbio é uma perturbação central do metabolismo da dopamina. A síndrome das pernas inquietas vermelhas é a SPI associada a telangiectasias nas pernas. Os pacientes com estenose vertebral podem ter dor na perna em decúbito, semelhante à SPI (maldição de vésper; ver Capítulo 47). Também pode haver inquietação nos braços e no abdome.

FASCICULAÇÕES

As fasciculações são movimentos finos, rápidos, tremulantes ou vermiculares causados por contração de um feixe, ou fascículo, de fibras musculares. Em geral, sua extensão não é suficiente para causar movimento articular, exceto dos dedos, às vezes. Variam em tamanho e intensidade, desde muito fracas e pequenas, que causam apenas leves ondulações na superfície cutânea, até grosseiras e impossíveis de ignorar. Elas são aleatórias, irregulares, fugazes e inconstantes. Algumas vezes, são numerosas; outras vezes, é necessário fazer uma busca cuidadosa. As fasciculações sempre parecem ocorrer quando o examinador não está olhando e costumam ser vistas de soslaio.

São provocadas por fadiga e frio. Durante a avaliação de fasciculações, o paciente deve estar aquecido, confortável e totalmente relaxado. Publicações afirmam que as fasciculações podem ser provocadas por estimulação mecânica do músculo (p. ex., percussão leve), e os neurologistas costumam executar o ritual de percutir o músculo com um martelo de reflexo e perscrutar se há fasciculação. É discutível se isso realmente ocorre. É necessária boa iluminação para ver as fasciculações; a iluminação oblíqua é melhor. Pode ser mais difícil vê-las em mulheres do que em homens, por causa do tecido adiposo subcutâneo sobrejacente. Quando não são visíveis, às vezes é possível palpá-las ou ouvi-las com o estetoscópio. Muitos pacientes não têm consciência das fasciculações; outros conseguem vê-las e/ou senti-las. A eletromiografia com agulha detecta sua presença, mesmo quando não são visíveis. A ultrassonografia de alta resolução pode mostrar fasciculações não visíveis na superfície. As fasciculações continuam no sono. Elas são exageradas pela administração de fármacos colinérgicos (p. ex., piridostigmina). O hipercafeínismo é uma causa comum de fasciculações em indivíduos normais. Os termos fibrilação e fasciculação já foram usados como sinônimos. Porém, os potenciais de fibrilação são as contrações de fibras musculares isoladas, pequenas demais para serem visíveis através da pele; só podem ser detectados por eletromiografia com agulha. As fasciculações são contrações de um grande grupo de fibras, parte de uma unidade motora ou toda ela. São muito mais grosseiras do que as fibrilações e é possível vê-las através da pele intacta.

As fasciculações são uma manifestação característica da doença do neurônio motor (Vídeo 30.9). São muito úteis como marcadores da doença, e o diagnóstico deve ser cauteloso quando não for possível demonstrá-las. O mecanismo exato ainda é discutível. Já se acreditou que as fasciculações representassem os suspiros agonizantes de neurônios motores doentes, mas os dados atuais indicam que elas provavelmente têm origem mais distal no neurônio, talvez em brotos periféricos instáveis e imaturos. Na esclerose lateral amiotrófica (ELA), a abundância de fasciculações pode ser uma indicação de que o avanço da doença será rápido. As fasciculações de pequenos músculos da mão na doença crônica das células do corno anterior, sobretudo na atrofia da musculatura vertebral, podem causar espasmos leves e de pequena amplitude no dedo da mão, denominados minipolimioclonias (poliminimioclonias), que evidentemente não são mioclonias verdadeiras.

Embora as fasciculações sejam mais características das neuronopatias motoras, ocorrem em qualquer processo de denervação crônica, entre eles a radiculopatia e a neuropatia periférica. As fasciculações também ocorrem quando as células do corno anterior são acometidas por doenças intrínsecas da medula espinal, como a siringomielia ou um tumor. Exceto pela tireotoxicose, as miopatias geralmente não causam fasciculações. Na doença por denervação crônica que aumenta o território da unidade motora, a contração muscular leve pode ativar um número de fibras musculares maior do que o normal, com uma contração visível, denominada fasciculação de contração. O significado não é igual ao das fasciculações espontâneas. Na doença de Kennedy (atrofia muscular bulboespinal), as fasciculações de contração ocorrem no queixo em resposta ao leve franzir dos lábios. As fasciculações de contração podem ser observadas esporadicamente em indivíduos normais, sobretudo nos pequenos músculos da mão.

As fasciculações não acompanhadas de atrofia ou fraqueza nem sempre indicam processo patológico grave. Cerca de 70% da população, sobretudo os trabalhadores da área de saúde, têm fasciculações benignas ocasionais. Alguns pacientes, idosos em sua maioria, têm fasciculações importantes sem outras anormalidades. Elas são mais frequentes na panturrilha, e os pacientes percebem os movimentos, enquanto, surpreendentemente, a maioria dos pacientes com ELA parece ignorar as fasciculações. O exame clínico é normal quanto aos demais aspectos, e a eletromiografia com agulha é normal, exceto pelas fasciculações. Não há método infalível de distinguir entre fasciculações benignas, malignas e isoladas; a avaliação é feita pelas suas associações. O curso não progressivo é mais tranquilizador do que a simples avaliação eletrodiagnóstica normal. De 121 pacientes com fasciculações benignas acompanhados por até 32 anos, nenhum apresentou ELA. Em outro relato, 6,7% dos pacientes com ELA tiveram fasciculações como manifestação inicial isolada da doença. A síndrome de cãibra-fasciculação é causada por hiperexcitabilidade do nervo periférico.

MIOQUIMIA

A mioquimia (do grego *kyma*, "onda") designa movimentos de tremor involuntários, espontâneos, localizados, transitórios ou persistentes que afetam alguns feixes musculares de um único músculo, mas que em geral não são extensos o suficiente para causar o movimento de uma articulação. Os movimentos são um pouco mais grosseiros, lentos, ondulatórios (vermiformes), geralmente mais prolongados e incluem uma área local maior do que as fasciculações. Em geral, não são afetados pelo movimento nem pela posição e persistem durante o sono. A eletromiografia de agulha mostra que a mioquimia clínica é acompanhada de descargas elétricas, que são descargas mioquímicas ou, com menor frequência, descargas neuromiotônicas. As descargas mioquímicas, o fenômeno elétrico, podem ou não ser acompanhadas de mioquimia clínica, as ondulações vermiculares visíveis na superfície cutânea.

A mioquimia é frequente em indivíduos normais, causando contrações focais e persistentes de um músculo, na maioria das vezes, o orbicular do olho. Em geral, a mioquimia ocorre isoladamente, sem evidência de doença neurológica associada; é exacerbada por fadiga, ansiedade e cafeína. A mioquimia em indivíduos normais e as fasciculações benignas podem representar alterações semelhantes da fisiologia muscular. A mioquimia ocorre em várias doenças; acredita-se que seja decorrente de perturbações bioquímicas do microambiente neural causadas por desmielinização, toxina (como o veneno de cascavel ou sais de ouro), edema, diminuição da concentração de Ca^{++} ionizado, ou outros fatores (ver Videolink 30.6). O gerador encontra-se em algum lugar ao longo do axônio do motor.

A mioquimia pode ser generalizada ou focal/segmentar. O tipo focal é muito mais comum do que o generalizado. O músculo oblíquo superior pode apresentar contrações episódicas que produzem um movimento de intorção monocular de baixa amplitude (microtremor), o que pode causar oscilopsia monocular e diplopia perturbadoras. Pode ser uma síndrome de compressão microvascular, com contato entre o nervo troclear e uma estrutura vascular que pode ser observada por imagens de ressonância magnética de alta resolução com cortes finos. Às vezes, a mioquimia ocorre nos músculos da face em pacientes com EM ou outras lesões do tronco encefálico ou dos nervos cranianos, como glioma pontino, siringe ou síndrome de Guillain-Barré. A mioquimia facial geralmente é transitória, mas pode persistir por longos períodos quando é causada por canalopatia ou por lesão estrutural, como glioma pontino ou siringobulbia. Outros movimentos faciais anormais, entre eles as sincinesias causadas por regeneração anômala do nervo facial e espasmo hemifacial, são apresentados no Capítulo 16. A mioquimia focal de membros é especialmente característica de lesão por radiação de um nervo ou plexo. É rara a associação de mioquimia com síndromes de compressão nervosa. A mioquimia pode ser observada, juntamente com fasciculações, nas neuronopatias

motoras. O local do marca-passo varia com o distúrbio. O padrão de resposta das descargas mioquímicas ao sono, anestesia, bloqueios nervosos e curare sugere origem distal em muitos casos.

A mioquimia generalizada (síndrome de Isaacs, síndrome de atividade contínua da fibra muscular, neuromiotonia) causa rigidez muscular generalizada e contração persistente por atividade contínua subjacente da fibra muscular. A eletromiografia com agulha mostra disparo repetitivo espontâneo de potenciais da unidade motora, com a produção de descargas mioquímicas e neuromiotônicas. A síndrome de Morvan (coreia fibrilar de Morvan) é uma afecção dúbia também associada à mioquimia clínica. A mioquimia generalizada também ocorre na ataxia episódica com mioquimia.

SÍNDROME DA PESSOA RÍGIDA

A síndrome da pessoa rígida (homem rígido, Moersch-Woltman) é causada por hiperexcitabilidade de células do corno anterior relacionada com a interferência nos mecanismos inibitórios da medula espinal mediados pelo ácido gama-aminobutírico. Há rigidez progressiva, muitas vezes dolorosa, entrecortada por espasmos musculares intensos, que afetam principalmente os músculos axiais e paravertebrais. A rigidez axial causa hiperlordose e contrações intensas dos músculos paravertebrais. Coincidentes com a rigidez, há espasmos provocados por movimento ou estímulos externos. A maioria dos pacientes tem anticorpos contra a descarboxilase do ácido glutâmico. Na síndrome do membro rígido, os sintomas são limitados a um membro. A síndrome da pessoa rígida com espasmos caracteriza-se pela rigidez muscular e espasmos que afetam as pernas. A encefalomielite progressiva com rigidez e mioclonia tem quadro clínico semelhante à síndrome da pessoa rígida clássica, mas sua progressão é mais rápida.

ESPASMOS

Os espasmos são contrações involuntárias de um músculo ou grupo de músculos. A contração tônica pode alterar a posição ou limitar o movimento. Podem ocorrer em praticamente qualquer músculo. Com frequência, a contração muscular espasmódica, tônica e dolorosa é denominada câimbra. Os espasmos que limitam o movimento podem ser de defesa ou proteção. O espasmo prolongado pode causar rigidez reflexa ou ser seguido por contratura muscular. Muitas vezes, os espasmos têm origem reflexa em decorrência de irritação periférica que afeta músculos ou nervos. A dor é uma causa comum de espasmo defensivo e rigidez reflexa. O espasmo muscular também pode ser voluntário ou uma resposta ao medo ou à empolgação. O espasmo carpopedal é manifestação comum de tetania e hiperventilação (ver

Capítulo 52). Os espasmos musculares também podem ser consequência de processos centrais. Espasmos musculares prolongados e graves ocorrem na tetania e no tétano. Espasmos tônicos dolorosos característicos ocorrem na EM e na síndrome da pessoa rígida.

OUTRAS HIPERCINESIAS

Na síndrome das pernas dolorosas e movimentos dos dedos, há movimento contínuo e involuntário dos dedos e dor nas pernas (ver Videolink 30.7). Às vezes o distúrbio é manifestação de neuropatia periférica, mas em muitos casos a lesão responsável não é clara. As variantes são a síndrome dos braços dolorosos e movimentos dos dedos e a síndrome das pernas indolores e movimentos dos dedos. O espasmo do coto de amputação (*jumpy stump*) é o movimento involuntário de um membro amputado.

DISTÚRBIOS FUNCIONAIS DO MOVIMENTO

Os distúrbios funcionais (psicogênicos, não orgânicos) do movimento simulam praticamente qualquer tipo de distúrbio do movimento. Os distúrbios psicogênicos não correspondem a nenhum tipo orgânico de movimento involuntário anormal; eles são bizarros, mudam periodicamente e são influenciados pelo estado emocional e pela sugestão. O início costuma ser súbito. Caso um distúrbio de movimento seja bizarro e desafie a classificação, deve-se ter em mente a possibilidade de que seja psicogênico. Os comportamentos motores peculiares são frequentes nas doenças psiquiátricas mais importantes, como a esquizofrenia. Contudo, o caráter bizarro e a dificuldade de caracterização nem sempre significam que um distúrbio de movimento seja psicogênico.

O tremor psicogênico é tipicamente complexo e não se encaixa bem no esquema de classificação do tremor. O paciente pode ter características clínicas que mudam rapidamente, incluindo repouso variável, componentes posturais e cinéticos e incapacidade desproporcional ao tremor. As características típicas incluem início abrupto com grave comprometimento e incapacidade máxima imediata, início em um membro com rápida generalização, resolução espontânea e recorrência, diminuição do tremor com distração, refratariedade ao tratamento antitremor convencional e entretenimento. O arrastamento neural é uma alteração da frequência do tremor, de modo a corresponder a uma tarefa executada por outra parte do corpo. O paciente com tremor psicogênico de 10 Hz na mão direita a quem foi solicitado dar tapinhas na coxa esquerda com a mão esquerda em 3 Hz logo terá um tremor de 3 Hz na mão direita. Normalmente, a amplitude e a frequência do tremor têm relação inversa, mas o tremor psicogênico pode ser paradoxalmente de alta amplitude e alta frequência, em especial quando a atenção está focada no tremor.

VIDEOLINKS

Videolink 30.1. Tremor em bater de asas na doença de Wilson. https://www.youtube.com/watch?v=_LJXgDQV2Vo

Videolink 30.2. Marcha coreiforme. http://neurosigns.org/wiki/Hyperkinetic_gait_disorders

Videolink 30.3. Miorritmia oculomasticatória na doença de Whipple no SNC. http://neurosigns.org/wiki/Oculomasticatory_myorhythmia

Videolink 30.4. Múltiplos tiques e coprolalia na síndrome de Tourette. http://neurosigns.org/wiki/Tics

Videolink 30.5. Hiperecplexia. https://www.youtube.com/watch?v=c0IYpOLWdSU

Videolink 30.6. Mioquimia facial após picada de cascavel. www.youtube.com/watch?v=KaM3-qy8uqU

Videolink 30.7. Pernas dolorosas e movimentos dos dedos. http://neurosigns.org/wiki/Painful_legs_and_moving_toes

BIBLIOGRAFIA

Adler CH, Crews D, Kahol K, et al. Are the yips a task-specific dystonia or "golfer's cramp"? *Mov Disord* 2011;26:1993–1996.

Alvarez MV, Driver-Dunckley EE, Caviness JN, et al. Case series of painful legs and moving toes: clinical and electrophysiologic observations. *Mov Disord* 2008;23:2062–2066.

Armstrong MJ. Progressive supranuclear palsy: an update. *Curr Neurol Neurosci Rep* 2018;18:12.

Asmus F, Horber V, Pohlenz J, et al. A novel TITF-1 mutation causes benign hereditary chorea with response to levodopa. *Neurology* 2005;64:1952–1954.

Azher SN, Jankovic J. Camptocormia: pathogenesis, classification, and response to therapy. *Neurology* 2005;65:355–359.

Azher SN, Jankovic J. Clinical aspects of progressive supranuclear palsy. *Handb Clin Neurol* 2008;89:461–473.

Bader B, Walker RH, Vogel M, et al. Tongue protrusion and feeding dystonia: a hallmark of chorea-acanthocytosis. *Mov Disord* 2010;25:127–129.

Baizabal-Carvallo JF, Cardoso F, Jankovic J. Myorhythmia: phenomenology, etiology, and treatment. *Mov Disord* 2015;30:171–179.

Bajaj N, Hauser RA, Grachev ID. Clinical utility of dopamine transporter single photon emission CT (DaT-SPECT) with (123I) ioflupane in diagnosis of parkinsonian syndromes. *J Neurol Neurosurg Psychiatry* 2013;84:1288–1295.

Barclay CL, Bergeron C, Lang AE. Arm levitation in progressive supranuclear palsy. *Neurology* 1999;52:879–882.

Barker RA, Revesz T, Thom M, et al. Review of 23 patients affected by the stiff man syndrome: clinical subdivision into stiff trunk (man) syndrome, stiff limb syndrome, and progressive encephalomyelitis with rigidity. *J Neurol Neurosurg Psychiatry* 1998;65:633–640.

Batla A, Nehru R, Vijay T. Vertical wrinkling of the forehead or procerus sign in progressive supranuclear palsy. *J Neurol Sci* 2010;298:148–149.

Berkovic SF, Bladin PF. Rubral tremor: clinical features and treatment of three cases. *Clin Exp Neurol* 1984;20:119–128.

Bhatia KP. Paroxysmal dyskinesias. *Mov Disord* 2011;26:1157–1165.

Blexrud MD, Windebank AJ, Daube JR. Long-term follow-up of 121 patients with benign fasciculations. *Ann Neurol* 1993;34:622–625.

Bokhari MR, Bokhari SRA. Hallervorden Spatz Disease (Pantothenate Kinase-Associated Neurodegeneration, PKAN). *StatPearls [Internet]*. Treasure Island: StatPearls Publishing, 2018. Available at: http://www.ncbi.nlm.nih.gov/books/NBK430689/

Borchert A, Moddel G, Schilling M. Teaching video NeuroImages: paroxysmal kinesigenic dyskinesia. *Neurology* 2009;72:e118.

Boxer AL, Geschwind MD, Belfor N, et al. Patterns of brain atrophy that differentiate corticobasal degeneration syndrome from progressive supranuclear palsy. *Arch Neurol* 2006;63:81–86.

Brinar VV, Barun B, Zadro I, et al. Progressive ataxia and palatal tremor. *Arch Neurol* 2008;65:1248–1249.

Brown P, Marsden CD. The stiff man and stiff man plus syndromes. *J Neurol* 1999;246:648–652.

Burke JR, Wingfield MS, Lewis KE, et al. The Haw River syndrome: dentatorubropallidoluysian atrophy (DRPLA) in an African-American family. *Nat Genet* 1994;7:521–524.

Burkhard PR, Delavelle J, Du PR, et al. Chronic parkinsonism associated with cirrhosis: a distinct subset of acquired hepatocerebral degeneration. *Arch Neurol* 2003;60:521–528.

Catena M, Fagiolini A, Consoli G, et al. The rabbit syndrome: state of the art. *Curr Clin Pharmacol* 2007;2:212–216.

Caterino M, Squillaro T, Montesarchio D, et al. Huntingtin protein: a new option for fixing the Huntington's disease countdown clock. *Neuropharmacology* 2018;135:126–138.

Caviness JN, Truong DD. Myoclonus. *Handb Clin Neurol* 2011;100:399–420.

Cetlin RS, Rodrigues GR, Pena-Pereira MA, et al. Teaching video NeuroImages: excessive grinning in Wilson disease. *Neurology* 2009;73:e73.

Chhibber S, Greenberg SA. Teaching video NeuroImages: widespread clinical myokymia in chronic inflammatory demyelinating polyradiculoneuropathy. *Neurology* 2011;77:e33.

Collins SJ, Ahlskog JE, Parisi JE, et al. Progressive supranuclear palsy: neuropathologically based diagnostic clinical criteria. *J Neurol Neurosurg Psychiatry* 1995;58:167–173.

da Silva-Junior FP, Machado AA, Lucato LT, et al. Copper deficiency myeloneuropathy in a patient with Wilson disease. *Neurology* 2011;76:1673–1674.

Dale RC. Tics and Tourette: a clinical, pathophysiological and etiological review. *Curr Opin Pediatr* 2017;29:665–673.

Dawson TM, Dawson VL. Molecular pathways of neurodegeneration in Parkinson's disease. *Science* 2003;302:819–822.

Delmaire C, Vidailhet M, Elbaz A, et al. Structural abnormalities in the cerebellum and sensorimotor circuit in writer's cramp. *Neurology* 2007;69:376–380.

Demirkiran M, Jankovic J, Lewis RA, et al. Neurologic presentation of Wilson disease without Kayser-Fleischer rings. *Neurology* 1996;46:1040–1043.

Deuschl G, Bergman H. Pathophysiology of nonparkinsonian tremors. *Mov Disord* 2002;17(Suppl 3):S41–S48.

Deuschl G, Krack P, Lauk M, et al. Clinical neurophysiology of tremor. *J Clin Neurophysiol* 1996;13:110–121.

Dickson DW, Lin W, Liu WK, et al. Multiple system atrophy: a sporadic synucleinopathy. *Brain Pathol* 1999;9:721–732.

Dobyns WB, Goldstein NP, Gordon H. Clinical spectrum of Wilson's disease (hepatolenticular degeneration). *Mayo Clin Proc* 1979;54:35–42.

Dubinsky RM, Gray CS, Koller WC. Essential tremor and dystonia. *Neurology* 1993;43:2382–2384.

Dubois B, Slachevsky A, Pillon B, et al. "Applause sign" helps to discriminate PSP from FTD and PD. *Neurology* 2005;64:2132–2133.

Edwards MJ, Deuschl G. Tremor syndromes. *Continuum (Minneap Minn)* 2013;19(5 Movement Disorders):1213–1224.

Eisen A, Stewart H. Not-so-benign fasciculation. *Ann Neurol* 1994;35:375–376.

Ellul MA, Cross TJ, Larner AJ. Asterixis. *Pract Neurol* 2017;17:60–62.

El-Youssef M. Wilson disease. *Mayo Clin Proc* 2003;78:1126–1136.

Espay AJ, Aybek S, Carson A, et al. Current concepts in diagnosis and treatment of functional neurological disorders. *JAMA Neurol* 2018;75(9):1132–1141.

Fanciulli A, Wenning GK. Multiple-system atrophy. *N Engl J Med* 2015;372:249–263.

Ferenci P. Diagnosis of Wilson disease. *Handb Clin Neurol* 2017;142:171–180.

Findley LJ. Classification of tremors. *J Clin Neurophysiol* 1996;13:122–132.

Findley LJ. Expanding clinical dimensions of essential tremor. *J Neurol Neurosurg Psychiatry* 2004;75:948–949.

Finke C, Jumah MD, Jons T, et al. Teaching video NeuroImages: an endoscopic view of symptomatic palatal tremor. *Neurology* 2010;74:e16.

Fishman PS, Oyler GA. Significance of the parkin gene and protein in understanding Parkinson's disease. *Curr Neurol Neurosci Rep* 2002;2:296–302.

Galvin JE, Price JL, Yan Z, et al. Resting bold fMRI differentiates dementia with Lewy bodies vs Alzheimer disease. *Neurology* 2011;76:1797–1803.

Gilman S, Low PA, Quinn N, et al. Consensus statement on the diagnosis of multiple system atrophy. *J Neurol Sci* 1999;163:94–98.

Gilman S, Little R, Johanns J, et al. Evolution of sporadic olivopontocerebellar atrophy into multiple system atrophy. *Neurology* 2000;55:527–532.

Golbe LI. Young-onset Parkinson's disease: a clinical review. *Neurology* 1991;41(2 Pt 1):168–173.

Hanes FM. Two clinically useful signs. *J Am Med Assoc* 1943;121:1152–1153.

Hardie RJ, Pullon HW, Harding AE, et al. Neuroacanthocytosis. A clinical, haematological and pathological study of 19 cases. *Brain* 1991;114(Pt 1A):13–49.

Hawley JS, Weiner WJ. Hemiballismus: current concepts and review. *Parkinsonism Relat Disord* 2012;18:125–129.

Hayat GR, Kulkantrakorn K, Campbell WW, et al. Neuromyotonia: autoimmune pathogenesis and response to immune modulating therapy. *J Neurol Sci* 2000;181:38–43.

Heckmann JG, Lang CJ, Neundörfer B, et al. Neuro/Images. Kayser-Fleischer corneal ring. *Neurology* 2000;54:1839.

Hobson DE. Clinical manifestations of Parkinson's disease and parkinsonism. *Can J Neurol Sci* 2003;30(Suppl 1):S2–S9.

Houlden H, Baker M, Morris HR, et al. Corticobasal degeneration and progressive supranuclear palsy share a common tau haplotype. *Neurology* 2001;56(12):1702–1706.

Isaacson SH, Fisher S, Gupta F, et al. Clinical utility of DaTscan™ imaging in the evaluation of patients with parkinsonism: a US perspective. *Expert Rev Neurother* 2017;17:219–225.

Jan MM. Misdiagnoses in children with dopa-responsive dystonia. *Pediatr Neurol* 2004;31:298–303.

Jankovic J, Ashoori A. Movement disorders in musicians. *Mov Disord* 2008;23:1957–1965.

Jellinger KA. Recent developments in the pathology of Parkinson's disease. *J Neural Transm Suppl* 2002;62:347–376.

Josephs KA. Current understanding of neurodegenerative diseases associated with the protein tau. *Mayo Clin Proc* 2017;92:1291–1303.

Kamath S, Bajaj N. Crack dancing in the United Kingdom: apropos a video case presentation. *Mov Disord* 2007;22:1190–1191.

Kelly DM, Kelleher EM, O'Shea A, et al. Teaching video NeuroImages: primary writing tremor: lessons from a patient with multiple sclerosis. *Neurology* 2016;87:e131.

Kim YJ, Pakiam AS, Lang AE. Historical and clinical features of psychogenic tremor: a review of 70 cases. *Can J Neurol Sci* 1999;26:190–195.

Koutsis G, Karadima G, Kladi A, et al. The challenge of juvenile Huntington disease: to test or not to test. *Neurology* 2013;80:990–996.

LaBan MM. "Vespers Curse" night pain—the bane of Hypnos. *Arch Phys Med Rehabil* 1984;65:501–504.

Lang AE. Corticobasal degeneration: selected developments. *Mov Disord* 2003;18(Suppl 6):S51–S56.

Langston JW, Tan LC. Juvenile parkinsonism: a term in search of an identity. *Eur J Neurol* 2000;7:465–466.

Lanska DJ. Early controversies over athetosis: I. Clinical features, differentiation from other movement disorders, associated conditions, and pathology. *Tremor Other Hyperkinet Mov (NY)* 2013;3. pii: tre-03-132-2918-1.

Lees AJ, Hardy J, Revesz T. Parkinson's disease. *Lancet* 2009;373:2055–2066.

Litvan I, Grimes DA, Lang AE, et al. Clinical features differentiating patients with postmortem confirmed progressive supranuclear palsy and corticobasal degeneration. *J Neurol* 1999;246(Suppl 2):II1–II5.

Longoni G, Agosta F, Kosti VS, et al. MRI measurements of brainstem structures in patients with Richardson's syndrome, progressive supranuclear palsy-parkinsonism, and Parkinson's disease. *Mov Disord* 2011;26:247–255.

Louis ED. Samuel Adams' tremor. *Neurology* 2001;56:1201–1205.

Louis ED. Linking essential tremor to the cerebellum: neuropathological evidence. *Cerebellum* 2016;15:235–242.

Louis ED, Faust PL, Vonsattel JP, et al. Neuropathological changes in essential tremor: 33 cases compared with 21 controls. *Brain* 2007;130(Pt 12):3297–3307.

Luzzi S, Fabi K, Pesallaccia M, et al. Applause sign: is it really specific for Parkinsonian disorders? Evidence from cortical dementias. *J Neurol Neurosurg Psychiatry* 2011;82:830–833.

Margolis RL, Ross CA. Diagnosis of Huntington disease. *Clin Chem* 2003;49:1726–1732.

McKeith IG, Dickson DW, Lowe J, et al. Diagnosis and management of dementia with Lewy bodies: third report of the DLB Consortium. *Neurology* 2005;65:1863.

Mhoon JT, Nandigam K, Juel VC. Teaching video NeuroImages: painful legs and moving toes syndrome. *Neurology* 2010;75(2):e6.

Michaud M, Chabli A, Lavigne G, et al. Arm restlessness in patients with restless legs syndrome. *Mov Disord* 2000;15:289–293.

Mink JW. The basal ganglia and involuntary movements: impaired inhibition of competing motor patterns. *Arch Neurol* 2003;60:1365–1368.

Morelli M, Arabia G, Novellino F, et al. MRI measurements predict PSP in unclassifiable parkinsonisms: a cohort study. *Neurology* 2011a;77:1042–1047.

Morelli M, Arabia G, Salsone M, et al. Accuracy of magnetic resonance parkinsonism index for differentiation of progressive supranuclear palsy from probable or possible Parkinson disease. *Mov Disord* 2011b;26:527–533.

Mori F, Piao YS, Hayashi S, et al. Alpha-synuclein accumulates in Purkinje cells in Lewy body disease but not in multiple system atrophy. *J Neuropathol Exp Neurol* 2003;62:812–819.

Morimatsu M. Procerus sign in progressive supranuclear palsy and corticobasal degeneration. *Intern Med* 2002;41:1101–1102.

Muller J, Wissel J, Masuhr F, et al. Clinical characteristics of the geste antagoniste in cervical dystonia. *J Neurol* 2001;248:478–482.

Noda S, Ito H, Umezaki H, et al. Hip flexion-abduction to elicit asterixis in unresponsive patients. *Ann Neurol* 1985;18:96–97.

Pahwa R, Lyons KE. Essential tremor: differential diagnosis and current therapy. *Am J Med* 2003;115:134–142.

Pal G, Lin MM, Laureno R. Asterixis: a study of 103 patients. *Metab Brain Dis* 2014;29:813–824.

Pankratz ND, Wojcieszek J, Foroud T. Parkinson disease overview. In: Pagon RA, Bird TD, Dolan CR, et al., eds. *GeneReviews [Internet]*. Seattle: University of Washington, 1993.

Pharr V, Uttl B, Stark M, et al. Comparison of apraxia in corticobasal degeneration and progressive supranuclear palsy. *Neurology* 2001;56:957–963.

Quinn N, Schrag A. Huntington's disease and other choreas. *J Neurol* 1998;245:709–716.

Rajagopalan S, Andersen JK. Alpha synuclein aggregation: is it the toxic gain of function responsible for neurodegeneration in Parkinson's disease? *Mech Ageing Dev* 2001;122:1499–1510.

Ramsden DB, Parsons RB, Ho SL, et al. The aetiology of idiopathic Parkinson's disease. *Mol Pathol* 2001;54:369–380.

Rana AQ, Vaid HM. A review of primary writing tremor. *Int J Neurosci* 2012; 122:114–118.

Reich SG. The cold hands sign in MSA. *Neurology* 2003;60:719.

Reich SG. Psychogenic movement disorders. *Semin Neurol* 2006;26:289–296.

Renard D, Taieb G, Castelnovo G, et al. Teaching video NeuroImages: painful legs, moving toes associated with partial transverse myelitis. *Neurology* 2010;75:e74.

Respondek G, Höglinger GU. The phenotypic spectrum of progressive supranuclear palsy. *Parkinsonism Relat Disord* 2016;22(Suppl 1):S34–S36.

Rice JE, Thompson PD. Movement disorders I: parkinsonism and the akinetic-rigid syndromes. *Med J Aust* 2001;174:357–363.

Riley DE, Lang AE. Non-Parkinson akinetic-rigid syndromes. *Curr Opin Neurol* 1996;9:321–326.

Rio J, Montalban J, Pujadas F, et al. Asterixis associated with anatomic cerebral lesions: a study of 45 cases. *Acta Neurol Scand* 1995;91:377–381.

Rizek P, Kumar N, Jog MS. An update on the diagnosis and treatment of Parkinson disease. *CMAJ* 2016;188:1157–1165.

Rowin J, Lewis SL. Copper deficiency myeloneuropathy and pancytopenia secondary to overuse of zinc supplementation. *J Neurol Neurosurg Psychiatry* 2005;76:750–751.

Sarva H, Deik A, Ullah A, et al. Clinical spectrum of stiff person syndrome: a review of recent reports. *Tremor Other Hyperkinet Mov (N Y)* 2016;6:340.

Satoh M, Narita M, Tomimoto H. Three cases of focal embouchure dystonia: classifications and successful therapy using a dental splint. *Eur Neurol* 2011; 66:85–90.

Schneider SA, Bhatia KP. Huntington's disease look-alikes. *Handb Clin Neurol* 2011;100:101–112.

Schwartz MA, Selhorst JB, Ochs AL, et al. Oculomasticatory myorhythmia: a unique movement disorder occurring in Whipple's disease. *Ann Neurol* 1986; 20:677–683.

Scolding NJ, Smith SM, Sturman S, et al. Auctioneer's jaw: a case of occupational oromandibular hemidystonia. *Mov Disord* 1995;10:508–509.

Sharma P, Eesa M. Teaching NeuroImage: posttraumatic palatal tremor. *Neurology* 2008;71:e30.

Shimizu N, Asakawa S, Minoshima S, et al. PARKIN as a pathogenic gene for autosomal recessive juvenile parkinsonism. *J Neural Transm Suppl* 2000;58: 19–30.

Stoessl AJ, Rivest J. Differential diagnosis of parkinsonism. *Can J Neurol Sci* 1999; 26(Suppl 2):S1–S4.

Stover NP, Watts RL. Corticobasal degeneration. *Semin Neurol* 2001;21:49–58.

Stremmel W, Meyerrose KW, Niederau C, et al. Wilson disease: clinical presentation, treatment, and survival. *Ann Intern Med* 1991;115:720–726.

Subramanian I, Vanek ZF, Bronstein JM. Diagnosis and treatment of Wilson's disease. *Curr Neurol Neurosci Rep* 2002;2:317–323.

Tadic V, Kasten M, Brüggemann N, et al. Dopa-responsive dystonia revisited: diagnostic delay, residual signs, and nonmotor signs. *Arch Neurol* 2012;69: 1558–1562.

Tagawa A, Ono S, Shibata M, et al. A new neurological entity manifesting as involuntary movements and dysarthria with possible abnormal copper metabolism. *J Neurol Neurosurg Psychiatry* 2001;71:780–783.

Taly AB, Meenakshi-Sundaram S, Sinha S. Wilson disease: description of 282 patients evaluated over 3 decades. *Medicine (Baltimore)* 2007;86:112.

Tani T, Piao Y, Mori S, et al. Chorea resulting from paraneoplastic striatal encephalitis. *J Neurol Neurosurg Psychiatry* 2000;69:512–515.

Tarsy D, Simon DK. Dystonia. *N Engl J Med* 2006;355:818–829.

Thenganatt MA, Jankovic J. Parkinson disease subtypes. *JAMA Neurol* 2014;71: 499–504.

Timmermann L, Gross J, Kircheis G, et al. Cortical origin of mini-asterixis in hepatic encephalopathy. *Neurology* 2002;58:295–298.

Topper R, Schwarz M, Lange HW, et al. Neurophysiological abnormalities in the Westphal variant of Huntington's disease. *Mov Disord* 1998;13:920–928.

Tsuji S. Dentatorubral-pallidoluysian atrophy. *Handb Clin Neurol* 2012;103: 587–594.

van Dijk JG, van der Velde EA, Roos RA, et al. Juvenile Huntington disease. *Hum Genet* 1986;73:235–239.

Volles MJ, Lansbury PT Jr. Zeroing in on the pathogenic form of alpha-synuclein and its mechanism of neurotoxicity in Parkinson's disease. *Biochemistry* 2003;42:7871–7878.

Wadia PM, Lang AE. The many faces of corticobasal degeneration. *Parkinsonism Relat Disord* 2007;13(Suppl 3):S336–S340.

Walker RH, Jung HH, Dobson-Stone C, et al. Neurologic phenotypes associated with acanthocytosis. *Neurology* 2007;68:92–98.

Walker RH, Jung HH, Danek A. Neuroacanthocytosis. *Handb Clin Neurol* 2011; 100:141–151.

Whitwell JL, Jack CR Jr, Boeve BF, et al. Imaging correlates of pathology in corticobasal syndrome. *Neurology* 2010;75:1879–1887.

Williams DR, Holton JL, Strand C, et al. Pathological tau burden and distribution distinguishes progressive supranuclear palsy-parkinsonism from Richardson's syndrome. *Brain* 2007;130(Pt 6):1566–1576.

Winkler AS, Reuter I, Harwood G, et al. The frequency and significance of 'striatal toe' in parkinsonism. *Parkinsonism Relat Disord* 2002;9:97–101.

Xia C, Dubeau F. Teaching video NeuroImages: dystonic posturing in anti-NMDA receptor encephalitis. *Neurology* 2011;76:e80.

Yokochi M. Development of the nosological analysis of juvenile parkinsonism. *Brain Dev* 2000;22(Suppl 1):S81–S86.

Zhang YQ. Teaching video NeuroImages: regional myokymia. *Neurology* 2010; 74(23):e103–e104.

Visão Geral do Sistema Sensorial

O sistema sensorial põe o indivíduo em comunicação com o meio ambiente. Cada sensação depende de impulsos originados por estimulação de receptores ou órgãos terminais. Esses impulsos são levados ao sistema nervoso central (SNC) por nervos sensoriais e, a seguir, são transportados por tratos de fibras até centros superiores para reconhecimento consciente, ação reflexa ou outras consequências da estimulação sensorial. A sensibilidade somática abrange todos os sentidos, exceto os especiais. Esta seção abrange apenas as modalidades sensoriais somáticas gerais; os sentidos especiais – olfato, visão, paladar, audição e sensibilidade vestibular – são analisados com os nervos cranianos que os medeiam.

O sistema sensorial é classificado de várias maneiras. Sherrington dividiu a sensibilidade em exteroceptiva, interoceptiva e proprioceptiva. A sensibilidade exteroceptiva fornece informações sobre o ambiente externo, inclusive as funções somatossensoriais e os sentidos especiais. O sistema interoceptivo transporta informações sobre as funções internas, a pressão arterial ou a concentração de componentes químicos nos líquidos corporais. A propriocepção detecta a orientação dos membros e do corpo no espaço. Os anatomistas diferenciam a sensibilidade somática da visceral destacando as variedades gerais e especiais de cada uma delas. As fibras aferentes somáticas gerais conduzem informações exteroceptivas e proprioceptivas; as fibras aferentes viscerais gerais conduzem impulsos de estruturas viscerais. As fibras aferentes somáticas especiais conduzem os sentidos especiais; as fibras aferentes viscerais especiais medeiam o olfato e o paladar. Outros termos usados para classificar os tipos de sensibilidade, como epicrítica, protopática, vital e gnóstica, têm interesse histórico, mas caíram em desuso.

Os sistemas sensoriais podem atuar em nível consciente ou inconsciente. Os sistemas sensoriais especiais inconscientes ajudam a regular o ambiente interno. O controle da posição do membro no espaço tem um componente consciente – as vias da coluna posterior – e um componente inconsciente – as vias espinocerebelares. O sistema somatossensorial consciente é formado por dois componentes: o sistema de posição/vibração/tato discriminatório fino e o sistema de dor/temperatura/tato grosseiro. As diferentes modalidades sensoriais são transportadas por fibras nervosas com tamanho, diâmetro e mielinização variáveis. Os impulsos sensoriais são transportados para o gânglio sensorial do nervo espinal e, depois, para o SNC. Depois de uma ou mais sinapses, os impulsos ascendem por tratos de fibras específicos e chegam às áreas sensoriais centrais do encéfalo. O tato fino, a posição e a vibração são conduzidos no sistema da coluna posterior/lemnisco medial. Essas sensações provenientes da cabeça e da face são processadas pelo núcleo principal do nervo trigêmeo na ponte. A dor e a temperatura do corpo são transportadas pelos tratos espinotalâmicos, e o trato espinal e o núcleo do trigêmeo transportam essas sensações para a cabeça e o rosto. A Figura 31.1 mostra as principais vias sensoriais.

RECEPTORES SENSORIAIS

O receptor constitui a interface entre o sistema nervoso sensorial e o ambiente. Existem muitos tipos diferentes de receptores na pele, nos tecidos subcutâneos, músculos, tendões, periósteo e nas estruturas viscerais que medeiam a transdução de vários tipos de informações sensoriais em impulsos nervosos. Os órgãos terminais sensoriais são encontrados na pele e nas mucosas de todo o corpo. Eles são mais densos na língua, nos lábios, nos órgãos genitais e nas pontas dos dedos e mais esparsos nos braços acima do cotovelo, nas nádegas e no tronco. Uma fibra nervosa pode inervar mais de um receptor, e cada órgão terminal pode receber filamentos

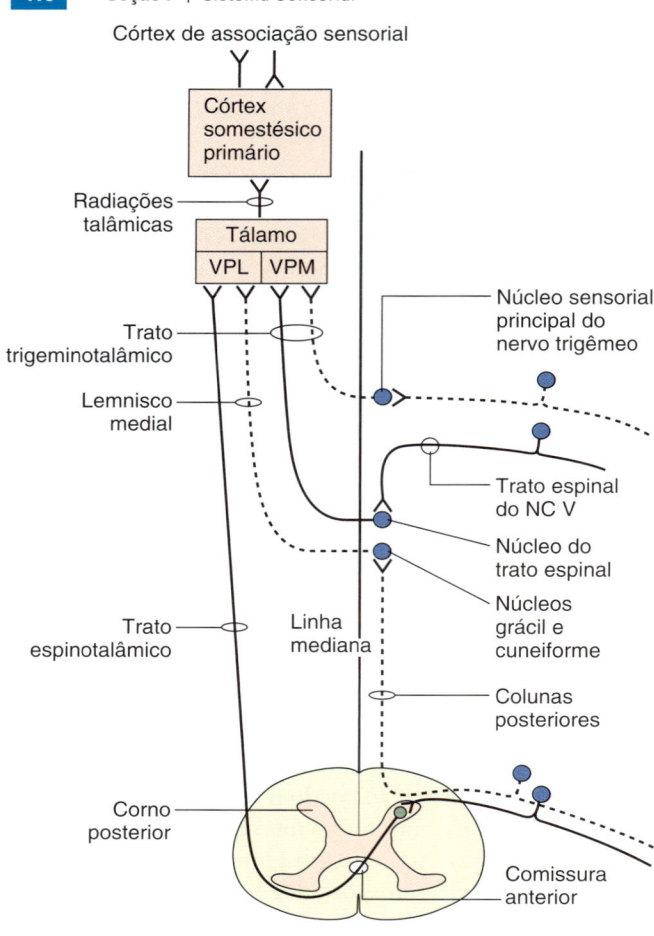

Figura 31.1 As vias associadas ao tato leve, pressão, posição e vibração do corpo e da face são indicadas pela *linha tracejada*, as fibras de dor e temperatura do corpo e da face são indicadas pela *linha contínua*. As fibras dessas diversas origens acabam por convergir nos núcleos ventrais posteriores do tálamo, que se projeta por radiações talâmicas até o córtex sensorial primário no giro pós-central. V, trigêmeo; VPL, ventral posterolateral; VPM, ventral posteromedial.

de mais de uma fibra nervosa. Os receptores podem responder a mais de um tipo de estímulo, mas têm "especificidade", porque seu limiar é mínimo para um tipo específico de estímulo. Os receptores polimodais respondem de forma eficiente a mais de uma modalidade, especialmente a estímulos que causam danos aos tecidos e dor. Um estímulo "adequado" para um receptor é o tipo de estímulo que tem o limiar mais baixo para ativação do receptor.

A estimulação do receptor altera a permeabilidade de sua membrana, o que dá origem a um potencial receptor ou gerador, um potencial local, não propagado, cuja intensidade é proporcional à intensidade do estímulo. Os receptores podem adaptar-se a um estímulo em vários graus. Alguns deles são de adaptação rápida e mais sensíveis a estímulos de ativação/desativação. Outros são de adaptação lenta e monitoram constantemente um estímulo. Os receptores são a parte terminal de um nervo sensorial e são contínuos com ele. Os potenciais receptores induzem potenciais de ação no

nervo, e a frequência da descarga do potencial de ação geralmente é proporcional à amplitude do potencial receptor, que, por sua vez, é proporcional à intensidade do estímulo aplicado. Cada neurônio tem um campo receptivo específico, que consiste em todos os receptores aos quais pode responder. Os campos receptivos formam mapas mais ou menos delimitados no sistema nervoso, nos quais regiões específicas do corpo são representadas em regiões específicas do cérebro. Alguns sistemas têm um mapa muito bem organizado (p. ex., o homúnculo somatossensorial no giro pós-central). Em outros sistemas, os mapas são rudimentares. No córtex, os neurônios que medeiam a mesma modalidade e têm campos receptivos semelhantes são organizados em fileiras verticais, que se estendem da superfície cortical até a substância branca, denominadas colunas corticais.

Os receptores podem ser terminações nervosas livres (TNLs) ou encapsulados ou conectados a componentes não neurais especializados para formar o órgão do sentido. Os elementos não neurais não são excitáveis, mas ajudam a formar uma estrutura que estimula e excita com eficiência a fibra nervosa sensorial. Os exteroceptores respondem a estímulos externos e se localizam nas interfaces entre o corpo e o ambiente ou perto delas. Exteroceptores sensoriais especiais medeiam a visão, a audição, o olfato, o paladar e a função vestibular. Os órgãos sensoriais gerais ou cutâneos incluem as terminações receptoras livres e encapsuladas na pele. Os proprioceptores respondem à estimulação de tecidos mais profundos, como os músculos e os tendões, e destinam-se principalmente a detectar o movimento e a posição de partes do corpo. Os receptores em torno dos folículos pilosos são ativados por distorção dos pelos.

Os receptores podem ser classificados, de acordo com a modalidade específica à qual são mais sensíveis, como mecanorreceptores, termorreceptores, quimiorreceptores, fotorreceptores e osmorreceptores. Os mecanorreceptores respondem à deformação, como o tato ou a pressão. A estimulação de mecanorreceptores causa deformação física do receptor e a consequente abertura dos canais iônicos. Existe uma grande variação na densidade dos receptores sensoriais entre as diferentes regiões da superfície corporal. Além disso, a densidade do receptor diminui com o avançar da idade.

Os receptores também podem ser classificados morfologicamente, mas a correlação entre função e morfologia está longe de ser tão estreita quanto se supunha. Existem terminações nervosas livres (TNLs), terminações epidérmicas e terminações encapsuladas. As TNLs são fibras terminais finas e amielínicas que se ramificam na pele, fáscia, ligamentos, tendões e em outros tecidos conjuntivos do corpo. Elas medeiam várias modalidades sensoriais; algumas são exclusivamente nociceptores. As TNLs são as terminações das fibras sensoriais C ou das fibras A-delta (ver a seção "Classificação das fibras nervosas", adiante) e estão localizadas tanto na pele glabra quanto na pilosa. As TNLs das fibras nervosas amielínicas são principalmente nociceptivas, mas também podem ser termorreceptoras ou mecanorreceptoras. As terminações das células de Merkel (discos ou meniscos táteis) são terminações nervosas especializadas situadas logo abaixo da epiderme, sobretudo na pele glabra, e ao redor de folículos pilosos que atuam como mecanorreceptores. Nas terminações nervosas encapsuladas, as células não neurais formam uma cápsula ao redor do axônio terminal. Entre os exemplos estão órgãos tendinosos de Golgi, fusos musculares, terminações de Ruffini, terminações peritríquias e corpúsculos de Meissner e Pacini.

Existem evidências de que as anormalidades podem ser limitadas a receptores sensoriais em algumas neuropatias que antes se acreditava que afetassem seletivamente pequenas fibras nervosas.

CLASSIFICAÇÃO DAS FIBRAS NERVOSAS

No sistema nervoso periférico, os axônios são divididos em três grupos principais de acordo com o tamanho: mielínicos grandes, mielínicos pequenos e amielínicos. As fibras maiores são aferentes do fuso e fibras motoras originadas de neurônios motores alfa. As menores, fibras amielínicas, conduzem a dor e as fibras autônomas pós-ganglionares. Os axônios mielínicos grandes têm 6 a 12 μm de diâmetro, os axônios mielínicos pequenos têm 2 a 6 μm e os axônios amielínicos têm 0,2 a 2 μm. As fibras mielínicas pequenas são cerca de três vezes mais numerosas do que os axônios mielínicos grandes. A velocidade de condução (VC) de uma fibra depende de seu diâmetro e do grau de mielinização. A condução é mais rápida nas fibras grandes do que nas pequenas, e também nas fibras mielínicas mais do que nas amielínicas. A VC varia de menos de 1 m/s nas fibras amielínicas pequenas a mais de 100 m/s nas fibras mielínicas grandes. Nas fibras mielínicas grandes, o diâmetro da fibra (em μm) $\times$ 6 aproxima-se da VC (em m/s).

As fibras nervosas periféricas são classificadas por tamanho e VC de acordo com dois esquemas: os sistemas ABC e I/II/III/IV (ver Capítulo 23). O esquema ABC inclui fibras motoras e sensoriais. As fibras A-alfa e A-gama são motoras. O grupo A-alfa também inclui fibras aferentes de receptores encapsulados na pele, articulações e músculos, entre elas as fibras aferentes primárias do fuso. As fibras A-beta e A-delta são basicamente aferentes cutâneas. As fibras do grupo B são autônomas pré-ganglionares. As fibras do grupo C são autônomas pós-ganglionares, aferentes viscerais gerais e fibras de sensibilidade álgica e térmica. O sistema I/II/III/IV aplica-se apenas às fibras aferentes. Os grupos I a III são formados por fibras mielínicas; e o grupo IV é constituído de fibras amielínicas. As fibras Ia são aferentes do fuso originadas de fibras de bolsa nuclear; as fibras Ib originam-se dos órgãos tendinosos de Golgi; e as fibras II são aferentes do fuso originadas de fibras de cadeia nuclear. As fibras do grupo III são axônios cutâneos aproximadamente iguais às fibras A-delta. As fibras do grupo IV correspondem às fibras C e são basicamente

nociceptivas. As fibras simpáticas não transmitem sensação, mas podem modular a atividade dos neurônios centrais que processam a dor.

Além das relações entre o diâmetro da fibra nervosa, a VC e a modalidade sensorial, a vulnerabilidade a diversos tipos de lesão varia de acordo com o tamanho e o tipo de fibra. A cocaína, que bloqueia primeiro a condução nas fibras menores, causa perda de sensibilidade na seguinte ordem: dor lenta, frio, calor, dor rápida, tato e posição. A pressão, que bloqueia primeiro a condução das fibras maiores, causa perda da sensibilidade na seguinte ordem: posição, vibração, pressão, tato, dor rápida, frio, calor e dor lenta. A maioria das neuropatias periféricas afeta fibras grandes e pequenas, mas, em algumas condições, há comprometimento principalmente das fibras grandes ou pequenas.

DERMÁTOMOS

As raízes nervosas sensoriais são responsáveis pela inervação cutânea de dermátomos específicos. A inervação dos dermátomos das extremidades é complexa, em parte por causa da migração dos brotos dos membros durante o desenvolvimento embrionário. Assim, os dermátomos C4-C5 confinam com T1-T2 na parte superior do tórax, e os dermátomos L1-L2 são próximos dos dermátomos sacrais na face interna da coxa, perto dos órgãos genitais. Os mapas de dermátomos geralmente disponíveis são de três fontes principais: de Head e Campbell, de Foerster, e de Keegan e Garrett, que usaram métodos muito diferentes. Head e Campbell estavam interessados principalmente no herpes-zóster e mapearam os dermátomos de acordo com a distribuição das erupções herpéticas. Foerster fez rizotomias posteriores em pacientes com dor crônica. Ele mapeou a distribuição de uma raiz intacta depois de seccionada uma ou mais das raízes acima e abaixo dela, ou por estimulação elétrica do coto de uma raiz seccionada, e observação da área de vasodilatação cutânea. A observação de sobreposição de dermátomos originou-se em parte desse trabalho, e durante algum tempo muitos acreditaram que a lesão de uma única raiz não causaria déficit detectável. Keegan e Garrett examinaram uma grande série de pacientes com comprometimento clínico de várias raízes e mapearam os déficits sensoriais ocasionados por lesões de uma única raiz; houve correlação cirúrgica em 53% dos pacientes. A perda da sensibilidade por acometimento isolado de uma única raiz, como ocorre clinicamente, cria um mapa de dermátomos diferente do mapa produzido quando a sensibilidade é preservada em uma zona de anestesia, conforme verificado por Foerster. Está claro que a sobreposição de dermátomos é tal que o déficit clínico por lesão de uma raiz isolada costuma ser muito mais restrito do que o esperado pela geografia anatômica do dermátomo. Os déficits no teste com alfinete são menores do que no tato leve. A Figura 36.5 mostra as distribuições de dermátomos descritas por Keegan e Garrett.

ANATOMIA DA RAIZ POSTERIOR

Os gânglios sensoriais de nervo espinal (GSNEs) de forma ovalada situam-se na raiz posterior do forame intervertebral, em posição imediatamente lateral ao ponto onde a raiz posterior perfura a dura-máter. A cápsula de tecido conjuntivo ao redor de cada GSNE é contínua com o epineuro da raiz espinal. O GSNE é constituído de neurônios, células satélites e um estroma de sustentação altamente vascularizado. Os neurônios do GSNE são unipolares. Um único processo "dendroaxônico" amielínico sai da célula e bifurca-se em ramos periféricos e centrais. Os processos periféricos conduzem impulsos aferentes na direção do corpo celular; eles são dendritos funcionalmente alongados, porém, do ponto de vista estrutural, são mais semelhantes aos axônios e, por convenção, são denominados axônios. Grandes neurônios sensoriais podem ser encontrados isoladamente ou em pequenos grupos, proximais ou distais ao GSNE.

Às vezes, todo o GSNE está em localização intraespinal ectópica, bem proximal à posição habitual, o que o torna vulnerável ao acometimento por hérnia do núcleo pulposo ou esporão osteofítico. Esses GSNEs ectópicos foram confundidos com tumores, com resultados lamentáveis. Muitas vezes, verifica-se ausência do GSNE da raiz posterior de C1.

A raiz posterior é dividida em uma zona medial, que transporta informações proprioceptivas em grandes fibras, e uma zona lateral, que transporta informações de dor e temperatura em pequenas fibras. Quando a raiz posterior sai do GSNE para entrar na medula espinal, é possível ver dois fascículos distintos que correspondem às divisões medial e lateral. Depois que a raiz posterior se une à medula espinal, as vias mediadoras de diferentes modalidades sensoriais divergem e seguem trajetos centrais muito diferentes através da medula espinal e da parte inferior do tronco encefálico, aproximando-se ao ascenderem através da parte superior do tronco encefálico e, por fim, voltando a convergir ao entrarem no tálamo.

As principais vias somatossensoriais centrais são esquematizadas na Figura 31.1 e discutidas com mais detalhes nos capítulos subsequentes.

EXAME CLÍNICO

A função sensorial é dividida clinicamente em modalidades primárias e secundárias ou modalidades corticais. As modalidades primárias para fins clínicos, incluem tato leve, dor, temperatura, sentido de posição articular (propriocepção) e vibração. As modalidades corticais ou secundárias são aquelas que requerem síntese e interpretação das modalidades primárias pela área de associação sensorial no lobo parietal e incluem discriminação de dois pontos, estereognosia, grafestesia, localização tátil, e outras. Quando as modalidades primárias são normais em determinada região do corpo, mas as modalidades corticais estão comprometidas, a causa pode ser uma lesão do lobo parietal. As sensações de prurido e cócegas estão

intimamente associadas à dor; é provável que sejam detectadas pelas mesmas terminações nervosas e desapareçam depois de procedimentos para aliviar a dor.

Muitos termos têm sido usados, nem sempre de maneira uniforme, para descrever as anormalidades sensoriais. A definição de estesia é percepção, sensação ou sensibilidade (do grego, *aesthesis*, "sensação"). Algesia é sensibilidade à dor (do grego, *algos*, "dor"). Hipoalgesia é a diminuição, e analgesia é a ausência, da sensibilidade à dor. A forma combinatória "algia" designa qualquer distúrbio doloroso. Hipoestesia é a diminuição, e anestesia é a ausência, de toda a sensibilidade. Hiperestesia refere-se ao aumento da sensibilidade. Os termos hiperalgesia, hiperpatia e alodinia referem-se à dor sentida depois de estímulo que normalmente não é doloroso, ou a uma resposta exagerada a um estímulo que deveria ser minimamente doloroso. A alodinia é frequente depois de lesão de nervo periférico no contexto de uma síndrome de dor regional complexa em que há perda sensorial, mas uma vez que o limiar sensorial é excedido, a resposta é excessiva. Esses pacientes também podem ter resposta dolorosa a qualquer estímulo, até mesmo uma lufada de ar. Parestesia é uma sensação anormal; disestesia é uma sensação anormal, desagradável ou dolorosa. A Tabela 31.1 resume algumas das definições. Os termos raramente usados e os de interesse principalmente histórico foram omitidos. Ao descrever os achados do exame de sensibilidade, é preferível simplesmente referir-se a um aumento ou diminuição da sensação a uma modalidade particular. Evitar os termos derivados do grego pode eliminar a fusão.

As anormalidades sensoriais podem ser caracterizadas por aumento, diminuição, ausência ou perversão/distorção da sensibilidade. Um exemplo de aumento da sensibilidade é a dor – uma sensação desagradável ou desconfortável resultante da estimulação excessiva de alguns órgãos do sentido, fibras ou tratos. As perversões da sensibilidade assumem a forma de parestesias, disestesias e sensações fantasmas. A degeneração e perda de sensibilidade são consequência da diminuição da acuidade dos órgãos ou receptores sensoriais, comprometimento da condução nas fibras ou nos tratos sensoriais ou disfunção de centros superiores que ocasiona deficiência da capacidade de percepção ou reconhecimento.

O exame da sensibilidade é realizado para verificar se existem áreas de ausência, diminuição, exagero ou perversão da sensibilidade e para determinar o tipo de sensibilidade afetada e grau e distribuição da anormalidade. Os achados incluem perda, diminuição ou aumento de um ou mais tipos de sensibilidade; dissociação da sensibilidade com perda de um tipo, mas não de outros; perda da capacidade de reconhecer diferenças nos graus de sensibilidade; erros de interpretação (perversões) das sensações; ou áreas de hiperestesia localizada. Pode haver mais de um deles simultaneamente.

O exame da sensibilidade provavelmente é a parte mais difícil e tediosa do exame neurológico. É mais provável que informações úteis sejam obtidas se o examinador realizar um exame prático direcionado para os objetivos. Alguns

Tabela 31.1	**Definições geralmente aceitas de termos comuns relativos ao sistema sensorial e às anormalidades da sensibilidade.**
Termo	**Definição**
Alestesia	Percepção de um estímulo sensorial em local diferente do local de sua ocorrência; a alestesia tátil é a percepção de algo em local diferente do estímulo; a alestesia visual é a visão de algo diferente do que realmente é. *Mitempfindung* refere-se à sensibilidade cutânea reflexa (a distância)
Alodinia	Aumento da sensibilidade à dor; dor em resposta a estímulo normalmente não doloroso
Analgesia	Ausência de sensibilidade à dor
Anestesia	Ausência de toda sensibilidade
Astereognosia	Ausência de sensibilidade tátil espacial; incapacidade de identificar objetos pelo tato
Cinestesia	Sensibilidade ao movimento
Disestesias	Sensação pervertida anormal desagradável ou dolorosa, espontânea ou depois de um estímulo normalmente indolor (p. ex., queimação em resposta ao toque); frequentemente associada à parestesia
Hiperalgesia	Aumento da sensibilidade à dor; dor em resposta a estímulo normalmente não doloroso
Hiperestesia	Maior sensibilidade aos estímulos sensoriais, muitas vezes com acréscimo de qualidade desagradável
Hiperpatia	Aumento da sensibilidade à dor; dor em resposta a estímulo normalmente não doloroso
Hipoalgesia	Diminuição da sensibilidade à dor
Hipoestesia	Diminuição da sensibilidade a estímulos sensoriais
Palestesia	Sensibilidade vibratória
Parestesias	Sensações espontâneas anormais experimentadas na ausência de estimulação específica (sensações de frio, calor, dormência, formigamento, queimação, agulhadas, sensação de insetos rastejando pelo corpo, peso, compressão ou prurido)

examinadores preferem avaliar as funções sensoriais no início do exame, quando é maior a chance de que o paciente esteja alerta e atento. A fadiga prejudica a atenção e aumenta o tempo de reação, e os achados são menos confiáveis quando o paciente se cansa durante o exame. Outros afirmam que o exame de rotina da sensibilidade é a parte mais subjetiva e menos útil do exame neurológico e preferem deixá-lo para o fim. Se uma das queixas do paciente envolver a sensibilidade, é preferível realizar o exame sensorial no início do que mais tarde. Como os resultados dependem muito de respostas subjetivas, é necessária a cooperação total do paciente para que as conclusões sejam corretas. Às vezes, as evidências objetivas, como a retirada da parte estimulada, a expressão facial de dor, o piscar e as mudanças na fisionomia, podem auxiliar a delimitação de áreas de alteração da sensibilidade. A acuidade da percepção e a interpretação de estímulos são diferentes nos indivíduos, nas várias partes do corpo e no mesmo indivíduo em diferentes circunstâncias.

O exame confiável da sensibilidade requer que o paciente compreenda o procedimento e esteja pronto e disposto a cooperar. A comunicação precisa é vital. O objetivo e o método dos testes devem ser explicados em termos simples, de modo que o paciente compreenda as respostas esperadas. Durante o exame, o paciente deve estar aquecido, confortável e relaxado. Os melhores resultados são obtidos quando o paciente está confortavelmente deitado em um ambiente aquecido e silencioso. É importante ganhar a confiança do paciente. Não é possível obter resultados satisfatórios quando o paciente está desconfiado, com dor, desconfortável, temeroso, confuso ou distraído por sensações como ruído ou fome. Se ele estiver sentindo dor ou desconforto, ou tiver sido sedado recentemente, o exame deve ser adiado. As áreas examinadas devem ser descobertas, mas é melhor expor as várias partes do corpo o menos possível. Os olhos do paciente devem estar fechados ou as áreas examinadas cobertas para eliminar distrações e evitar a interpretação errada dos estímulos. No entanto, às vezes é útil, ao realizar um exame sensorial diante de suspeita de neuropatia periférica, fazer com que o paciente observe enquanto os estímulos são movidos de distal para proximal para relatar com mais precisão uma área de alteração. O teste de propriocepção e vibração é sempre melhor com os olhos fechados. Sempre que possível, devem-se comparar áreas homólogas do corpo.

Os detalhes e a técnica usados no exame da sensibilidade dependem da anamnese. Por exemplo, um paciente sem queixas sensoriais encaminhado para avaliação de cefaleia ou vertigem requer apenas um exame de triagem. No paciente com suspeita de síndrome do túnel do carpo, radiculopatia, neuropatia periférica ou lesão do lobo parietal, a conduta necessária é muito diferente. Bastante tempo pode ser gasto no exame sensorial quando não há queixas sensoriais, mas investir muito pouco tempo pode levar a erros quando certas informações são essenciais para um diagnóstico preciso.

Em primeiro lugar, o examinador deve verificar se o paciente tem consciência de alterações subjetivas na sensibilidade ou apresenta sensações espontâneas anormais. Os sintomas sensoriais podem ser divididos em sintomas negativos, ausência de sensibilidade e sintomas positivos, e descargas sensoriais anormais, como parestesias e disestesias. Os sintomas positivos e negativos podem ocorrer juntos. Pergunte se o paciente sentiu dor, parestesias ou perda da sensibilidade; se alguma parte do corpo parece dormente, morta, quente ou fria; se ele teve alguma sensação como formigamento, queimação, prurido, ferroadas, pressão, distensão, sensação de que insetos rastejam pelo corpo, peso ou constrição. Caso algum desses sintomas tenha ocorrido, verifique tipo, caráter, intensidade, distribuição, duração e periodicidade, bem como os fatores de exacerbação e alívio. É preciso diferenciar a dor espontânea da dor à palpação. A dor e a dormência podem ser concomitantes, como na dor talâmica e na neuropatia periférica. A maneira como o paciente descreve a dor ou distúrbio sensorial e as respostas afetivas associadas, a natureza dos termos usados, a localização e os fatores precipitantes e de alívio podem auxiliar na diferenciação entre distúrbios orgânicos e não orgânicos. Muitas vezes, as anormalidades não orgânicas estão associadas ao afeto impróprio (excessiva emotividade ou indiferença), têm caráter ou localização vagos, e as reações a elas não são compatíveis com o grau de incapacidade.

Se o paciente não tiver sintomas sensoriais, o teste poderá ser feito com rapidez, tendo em mente o principal suprimento nervoso sensorial e segmentar da face, do tronco e dos membros. Em algumas situações, é necessário exame mais minucioso da sensibilidade. Se houver sintomas sensoriais específicos, por exemplo, sintomas motores como atrofia, fraqueza ou ataxia, se forem detectadas áreas de anormalidade sensorial ao exame ou se a situação clínica sugerir a probabilidade de anormalidades sensoriais, será necessário fazer um exame detalhado da sensibilidade. A ocorrência de alterações tróficas, sobretudo de úlceras e vesículas indolores, também é uma indicação para exame minucioso da sensibilidade, já que estas podem ser as primeiras manifestações de um distúrbio da sensibilidade do qual o paciente não tem ciência. Em pacientes com cooperação limitada, pode ser desejável examinar primeiro as áreas de queixas sensoriais e depois o restante do corpo. É difícil realizar um exame sensorial adequado dos membros inferiores, a menos que os sapatos e as meias sejam retirados.

Quanto mais simples for o método de exame, mais satisfatórias serão as conclusões. Explique ao paciente o que deve ser feito e demonstre em uma área considerada normal como é o estímulo. Depois, peça que ele feche os olhos e comece o exame. O indivíduo deve ser instruído a dizer o tipo de estímulo percebido e sua localização, e o examinador deve ter cuidado para não sugerir respostas. Normalmente as respostas são imediatas, e um atraso constante da resposta pode indicar um atraso anormal da percepção. Existem dois padrões gerais de exame: de lado a lado e de distal para proximal. O exame deve comparar um lado com o outro e enfocar os principais dermátomos e distribuições dos nervos periféricos, embora o exame mais curto possa ser adequado em algumas circunstâncias clínicas. O exame no sentido distal-proximal é adequado quando uma neuropatia periférica é parte do diagnóstico diferencial. Se o paciente tiver queixa de uma área delimitada de sensação anormal, como uma área em um braço ou perna, pode ser útil começar o teste em um local distante ou em uma área homóloga do membro oposto, para que o paciente entenda como é o estímulo na região normal. Em seguida, prossiga para a área em questão e defina a extensão da anormalidade. A distribuição

das anormalidades pode ser traçada sobre a pele com um marcador e registrada em um mapa (ver Figura 36.5), indicando áreas de alteração nas várias modalidades por linhas horizontais, verticais ou diagonais, pontilhados ou cores diferentes. Uma legenda ajuda a explicar o significado dos vários símbolos e cores, assim como a observação sobre a cooperação e a percepção do paciente e uma estimativa da fidedignidade do exame. Os mapas sensoriais são úteis para comparação com os resultados de exames subsequentes no acompanhamento da evolução da doença e para comparação com os resultados de outros examinadores.

A exatidão na localização de estímulos de dor, térmicos e táteis também é informativa. A localização tátil é um teste sensível da função sensorial; pode haver perda da localização antes que haja alteração detectável do limiar de sensibilidade. A localização tátil é mais fiel nas superfícies palmares dos dedos, sobretudo no polegar e no indicador. O paciente deve nomear ou apontar a área estimulada, comparando as respostas nos dois lados do corpo.

Às vezes, os resultados do exame sensorial parecem duvidosos e confusos. O processo pode tornar-se maçante e é difícil interpretar os achados. As alterações sensoriais decorrentes de sugestão são notoriamente frequentes em indivíduos com labilidade emocional, mas a sugestão pode levar a achados não orgânicos em pacientes com doença orgânica. É preciso ter cuidado ao tirar conclusões. Para obter resultados confiáveis, pode ser necessário adiar o exame da sensibilidade se o paciente estiver cansado, ou repetir o teste mais tarde. O exame de sensibilidade sempre deve ser repetido pelo menos uma vez para confirmar os achados. O exame da sensibilidade, mais do que qualquer outra parte do exame neurológico, requer paciência e observação detalhada para que a interpretação seja confiável.

A seguir são apresentadas algumas das dificuldades que podem ser encontradas ao realizar o exame da sensibilidade. O paciente não cooperativo pode ser indiferente ao exame sensorial ou opor-se ao uso de estímulos dolorosos. O paciente excessivamente cooperativo, por sua vez, pode exagerar pequenas diferenças e relatar alterações inexistentes. Algumas áreas do corpo, como as fossas antecubitais, as fossas supraclaviculares e o pescoço, são mais sensíveis do que outras; alterações aparentes da sensibilidade nessas regiões podem levar a conclusões enganosas, inclusive níveis falsos de sensibilidade na parte superior do tórax. Um indivíduo normal pode relatar um aumento da sensibilidade a um alfinete quando um estímulo agudo se move do dorso do pé para a parte distal da perna. Isso não é um gradiente sensorial anormal, mas, sim, decorre da diminuição da densidade dos receptores sensoriais na pele da parte dorsal do pé, imediatamente distal ao tornozelo. O último de uma série de estímulos idênticos pode ser interpretado como mais forte. Mesmo que a sensibilidade à dor esteja ausente, o paciente ainda pode ser capaz de identificar um estímulo agudo como um alfinete. Às vezes, na siringomielia com perda da sensibilidade álgica, mas com preservação da sensibilidade tátil, o paciente pode reconhecer a ponta do alfinete em uma área de analgesia e dar respostas confusas e incoerentes. É difícil avaliar os achados sensoriais em indivíduos com baixa capacidade intelectual, dificuldades de linguagem, ou turvação da consciência, mas há casos em que pode ser necessário fazer o exame apesar desses obstáculos. Em pacientes com alteração do estado mental ou diminuição do nível de consciência, pode-se fazer um teste grosseiro da dor com alfinete ou beliscões, comparando as respostas nos dois lados do corpo. Nesses indivíduos, pode ser possível apenas determinar se o paciente reage ou não a estímulos dolorosos em várias partes do corpo. Uma criança pode ter medo do teste, e é preciso assegurar a ela no início que o exame será curto e não doloroso. Em crianças pequenas, muitas vezes é melhor verificar a sensibilidade no final do exame, sobretudo quando se aplicam estímulos apenas levemente desconfortáveis, porém ameaçadores. Isso também pode ser válido no caso de alguns adultos apreensivos.

BIBLIOGRAFIA

Bell J, Bolanowski S, Holmes MH. The structure and function of Pacinian corpuscles: a review. *Prog Neurobiol* 1994;42:79–128.

Bell-Krotoski J, Weinstein S, Weinstein C. Testing sensibility, including touch-pressure, two-point discrimination, point localization, and vibration. *J Hand Ther* 1993;6:114–123.

Birder LA, Perl ER. Cutaneous sensory receptors. *J Clin Neurophysiol* 1994;11: 534–552.

Campbell WW, Pridgeon RP. *Practical Primer of Clinical Neurology.* Philadelphia: Lippincott Williams & Wilkins, 2002.

Davidoff RA. The dorsal columns. *Neurology* 1989;39(10):1377–1385.

DeMyer W. Pointers and pitfalls in the neurologic examination. *Semin Neurol* 1998;18:161–168.

Foerster O. The dermatomes in man. *Brain* 1933;56:1–39.

Freeman C, Okun MS. Origins of the sensory examination in neurology. *Semin Neurol* 2002;22:399–408.

Gilman S. Joint position sense and vibration sense: anatomical organization and assessment. *J Neurol Neurosurg Psychiatry* 2002;73:473–477.

Gilman S, Newman SW. *Manter and Gatz's Essentials of Clinical Neuroanatomy and Neurophysiology.* 10th ed. Philadelphia: FA Davis, 2003.

Head H, Campbell AW. The pathology of herpes zoster and its bearing on sensory localization. *Brain* 1900;23:353–523.

Head H, Campbell AW, Kennedy PG. The pathology of Herpes Zoster and its bearing on sensory localisation. *Rev Med Virol* 1997;7:131–143.

Kandel ER. *Principles of Neural Science.* 5th ed. New York: McGraw-Hill Medical, 2013.

Keegan J. Dermatome hypalgesia associated with herniation of intervertebral disk. *Arch NeurPsych* 1943;50:67–83.

Keegan JJ, Garrett FD. The segmental distribution of the cutaneous nerves in the limbs of man. *Anat Rec* 1948;102:409–437.

Mochizuki H, Kakigi R. Central mechanisms of itch. *Clin Neurophysiol* 2015;126:1650–1660.

Pryse-Phillips W. *Companion to Clinical Neurology.* 3rd ed. Oxford: Oxford University Press, 2009.

Saade NE, Baliki M, El Khoury C, et al. The role of the dorsal columns in neuropathic behavior: evidence for plasticity and non-specificity. *Neuroscience* 2002;115:403–413.

Shibasaki H. Central mechanisms of pain perception. *Suppl Clin Neurophysiol* 2004;57:39–49.

Stone J, Vermeulen M. Functional sensory symptoms. *Handb Clin Neurol* 2016;139:271–281.

Standring S, ed. *Gray's Anatomy: The Anatomical Basis of Clinical Practice.* 41st ed. New York: Elsevier Limited, 2016.

Vierck CJ Jr, Cooper BY. Cutaneous texture discrimination following transection of the dorsal spinal column in monkeys. *Somatosens Mot Res* 1998;15:309–315.

Williams D, Conn J, Talley N, et al. Reviewing the evidence base for the peripheral sensory examination. *Int J Clin Pract* 2014;68:756–760.

Wolf JK. *Segmental Neurology.* Baltimore: University Park Press, 1981.

Sensibilidade Exteroceptiva

A s sensações exteroceptivas originam-se em receptores periféricos em resposta a estímulos externos e a variações no ambiente. Existem quatro tipos principais de sensações somáticas gerais: dor, térmica ou percepção da temperatura, tato leve ou tato-pressão e percepção da posição ou propriocepção. Alguns incluem prurido (coceira) como uma modalidade separada, e há evidências crescentes de uma modalidade que transmite as propriedades afetivas positivas (agradáveis) do toque.

SENSIBILIDADE DOLOROSA E TÉRMICA

Anatomia e fisiologia

Os impulsos que conduzem a sensação de dor superficial têm origem em nociceptores – terminações nervosas livres ou ramificadas na pele e nas mucosas. Alguns nociceptores respondem a tipos específicos de estímulos, enquanto outros são polimodais. Os termorreceptores para as sensações de calor e frio são terminações nervosas livres localizadas na derme. Estímulos quentes e frios ativam fibras diferentes. A dor e a sensação térmica são transportadas por pequenas fibras nervosas A-delta mielínicas e C amielínicas até o gânglio sensorial de nervo espinal (GSNE), no qual está o primeiro corpo celular (Figura 32.1). Os impulsos em resposta ao calor ou frio moderado seguem principalmente por fibras A-delta e por algumas fibras C. A resposta à dor associada aos extremos de temperatura é conduzida por fibras C. Os axônios de neurônios pequenos e de tamanho intermediário no GSNE atravessam a divisão lateral da raiz posterior e entram no trato posterolateral da medula espinal (trato de Lissauer), onde se ramificam em sentido longitudinal por um ou dois segmentos. Os axônios saem do trato de Lissauer, entram no corno cinzento posterior e fazem sinapse nas lâminas I a V. Os neurônios de segunda ordem para o sistema espinotalâmico

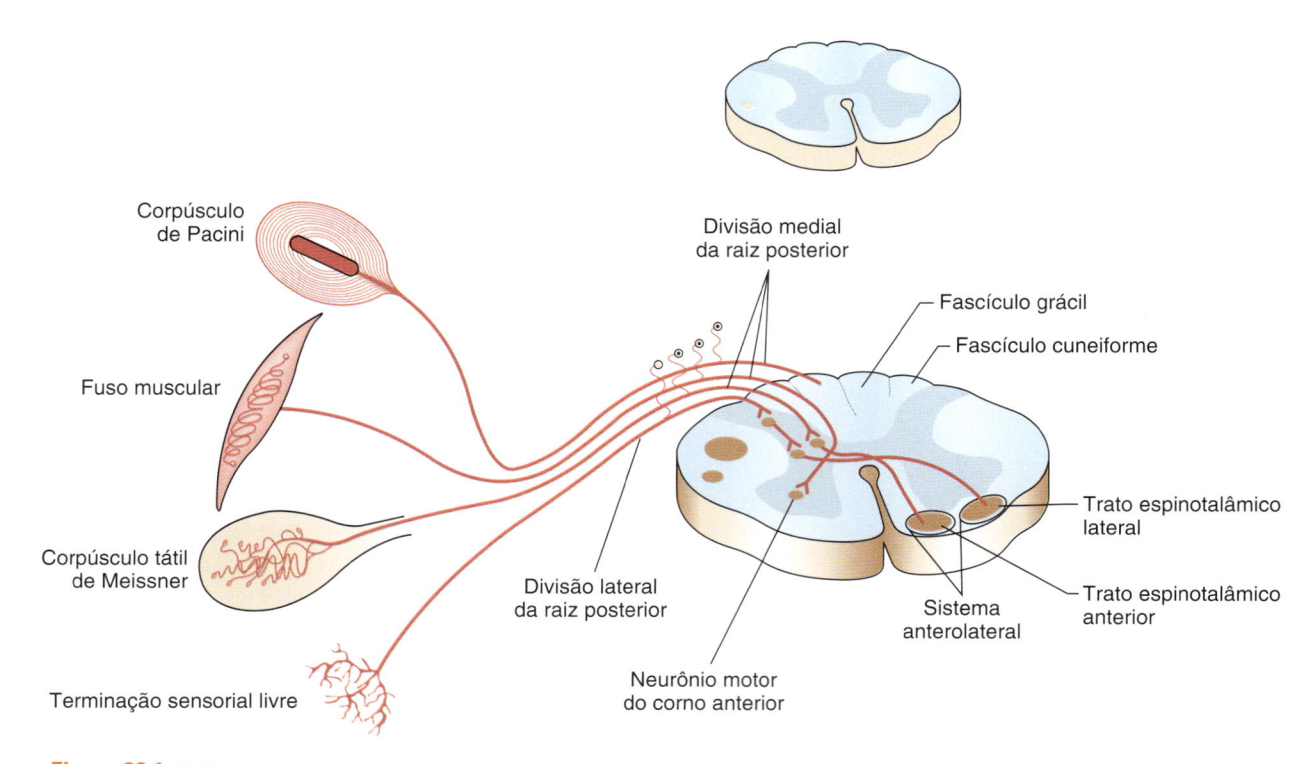

Figura 32.1 O diagrama da medula espinal e da raiz posterior mostra os receptores periféricos e as terminações de fibras na medula espinal.

localizam-se principalmente nas lâminas I, II e V (ver Capítulo 24). As outras células do corno posterior relacionadas são interneurônios na via de dor. O corno posterior contém vários neurotransmissores; acredita-se que os principais mediadores dos impulsos de dor sejam a substância P e o glutamato. A atividade nos neurônios do trato espinotalâmico (TE) do corno posterior é modulada por vias descendentes. A estimulação de algumas regiões encefálicas inibe a resposta de células TE a estímulos nocivos. As influências descendentes originam-se no núcleo magno da rafe, na substância cinzenta periaquedutal, na formação reticular do tronco encefálico, na substância cinzenta periventricular, no núcleo ventral posterolateral (VPL) do tálamo e no córtex parietal, e seguem principalmente no trato corticospinal e no funículo posterolateral. Essas vias são importantes nos mecanismos de controle da dor.

A maioria dos axônios originados de neurônios espinotalâmicos de segunda ordem cruzam a linha mediana na comissura branca anterior e reúne-se nos TEs anterior e lateral; uma pequena parte das fibras ascende no mesmo lado. As fibras que cruzam na comissura branca anterior são afetadas precocemente na siringomielia. No passado, os anatomistas acreditavam que o TE anterior transportasse o tato grosseiro e o TE lateral transportasse a dor e a temperatura; as informações atuais sugerem que todas essas modalidades são transportadas nos dois tratos, portanto, na atualidade, às vezes os TEs lateral e anterior são reunidos como sistema anterolateral ou ventrolateral (SAL), ou simplesmente trato ou sistema espinotalâmico. Na clínica, ainda convém considerar as vias de dor e temperatura no TE como um sistema distinto. O TE ascende em posição anterolateral, logo medial ao trato espinocerebelar anterior (Figura 32.2). Mescladas com as fibras do TE encontram-se as fibras espinorreticulotalâmicas ascendentes, que contribuem para o SAL. A organização do TE é somatotópica, e a distribuição das fibras tem importância clínica. As fibras inferiores, sacrais e lombares, que entram primeiro, sofrem deslocamento lateral progressivo pelas fibras que entram em seguida. À medida que o trato ascende, as fibras sacrais passam a ocupar posição mais lateral e superficial, ficando mais próximas da superfície da medula (Figura 32.3), e as fibras cervicais são mais mediais. Há ainda uma leve rotação, de modo que as fibras sacrais também passam a se localizar um pouco mais posteriores à medida que o trato ascende. Ao nível do mesencéfalo, as fibras dos membros inferiores e sacrais são posteriores, e as do membro superior e do tronco são anteriores. Como as fibras sacrais ocupam posição mais lateral, as lesões intramedulares, como uma neoplasia, podem causar "preservação sacral", a preservação da sensibilidade com distribuição em sela em caso de perda da sensibilidade abaixo de determinado nível medular. Por sua vez, uma lesão que comprima a parte superior da medula espinal poderá comprometer preferencialmente as fibras espinotalâmicas sacrais, causando disfunção sacral inicial. Acredita-se que as fibras que conduzem a dor profunda estejam mais próximas da linha mediana do que as fibras que conduzem a dor superficial. As fibras espinorreticulotalâmicas no SAL conduzem a dor difusa e mal localizada de estruturas profundas e viscerais. Podem também participar dos aspectos afetivos da dor.

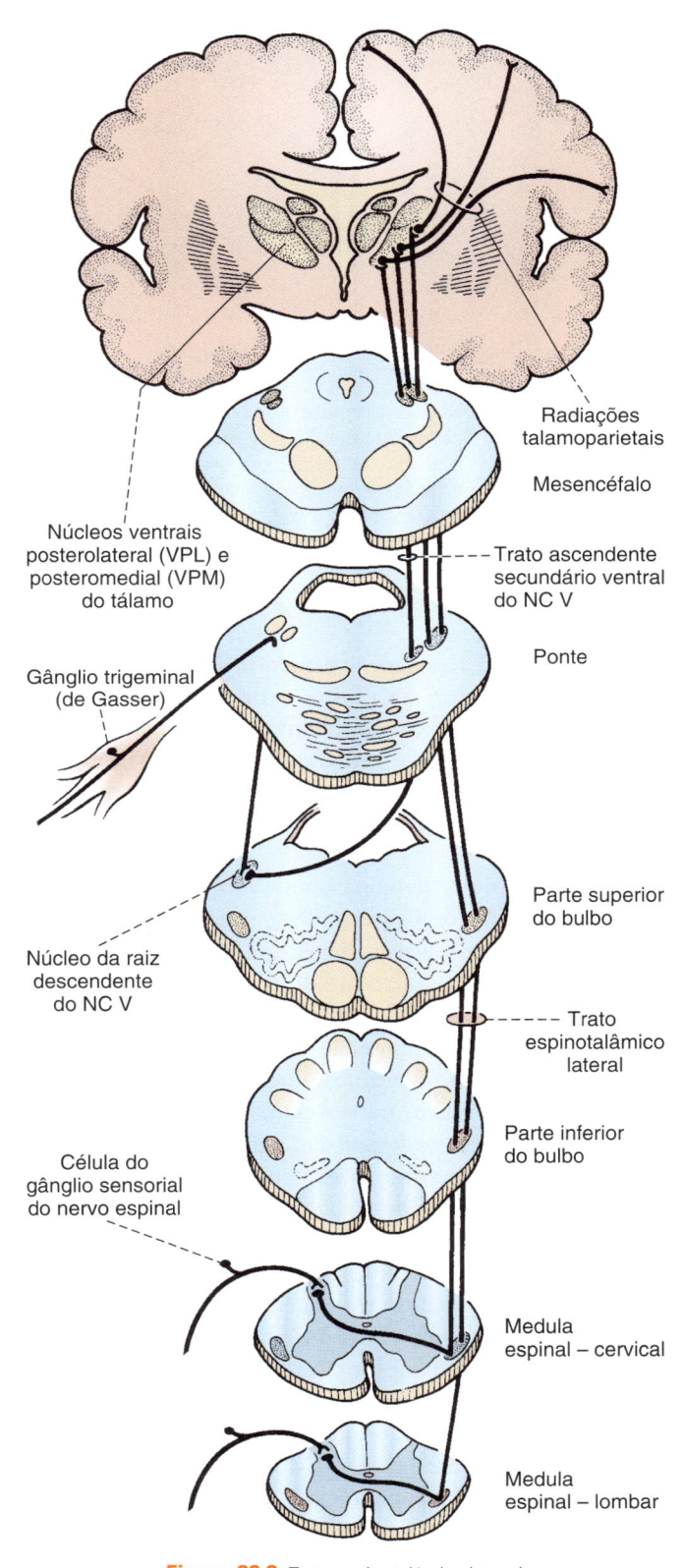

Radiações talamoparietais

Mesencéfalo

Núcleos ventrais posterolateral (VPL) e posteromedial (VPM) do tálamo

Trato ascendente secundário ventral do NC V

Gânglio trigeminal (de Gasser)

Ponte

Parte superior do bulbo

Núcleo da raiz descendente do NC V

Trato espinotalâmico lateral

Parte inferior do bulbo

Célula do gânglio sensorial do nervo espinal

Medula espinal – cervical

Medula espinal – lombar

Figura 32.2 Trato espinotalâmico lateral.

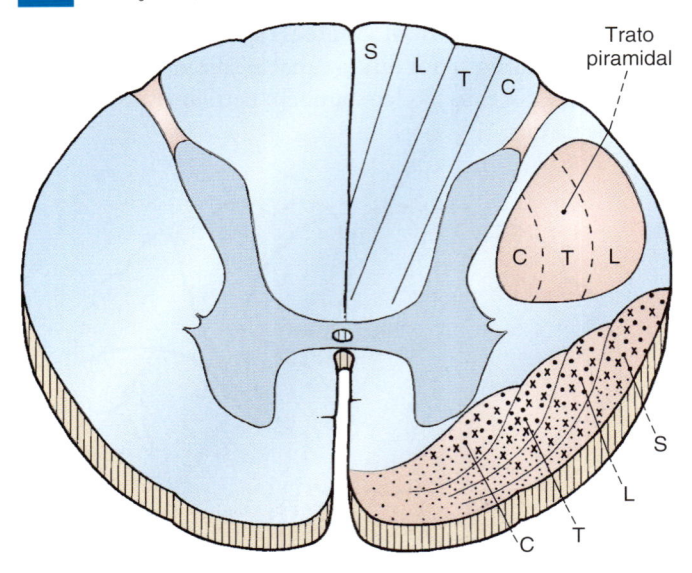

Figura 32.3 O diagrama de corte transversal da região cervical da medula espinal mostra a disposição de fibras nos tratos espinotalâmico e piramidal e nas colunas dorsais. Os *pontos maiores* indicam fibras que conduzem a sensação térmica, as *cruzes* indicam fibras que conduzem a sensação de dor e os *pontos pequenos* indicam fibras que conduzem impulsos táteis. *C, T, L* e *S* indicam fibras cuja origem ou destino são os níveis cervical, torácico, lombar e sacral da medula espinal.

No bulbo, o TE tem posição periférica, dorsolateral ao complexo olivar inferior; na ponte, situa-se lateralmente ao lemnisco medial (LM) e medialmente ao pedúnculo cerebelar médio; no mesencéfalo, é periférico, dorsal ao LM e imediatamente dorsolateral ao núcleo rubro. Passa próximo dos colículos e entra no diencéfalo logo medial ao braço do colículo inferior.

As fibras de dor e temperatura da face entram na ponte através do gânglio de Gasser e descem no trato espinal do nervo trigêmeo em níveis variáveis, onde fazem sinapse em neurônios no núcleo adjacente do trato espinal (ver Capítulo 15). Esses neurônios de segunda ordem fazem decussação e formam o trato trigeminotalâmico, que segue próximo das fibras ascendentes espinotalâmicas e lemniscais (ver Figura 15.2). Os outros nervos cranianos que conduzem a sensação exteroceptiva de dor têm gânglios semelhantes ao GSNE e vias correspondentes ao trato trigeminotalâmico. Os capítulos sobre cada nervo craniano discorrem sobre eles.

Na parte superior lateral do mesencéfalo, todas as fibras somatossensoriais começam a convergir. As fibras do TE são unidas na parte rostral do tronco encefálico pelas fibras do LM que migram lateralmente e por fibras trigeminotalâmicas ascendentes, de modo que, por fim, todas as fibras associadas à função somatossensorial seguem juntas à medida que se aproximam do tálamo. Os tratos entram juntos nos núcleos ventrobasilares e ventral posterior do tálamo; as fibras sensoriais do corpo terminam no núcleo VPL e as fibras sensoriais faciais, no núcleo ventral posteromedial (VPM). Os núcleos VPL e VPM têm organização somatotópica detalhada. A partir do tálamo, as fibras seguem nas radiações talâmicas

através do ramo posterior da cápsula interna até o córtex somestésico primário no giro pós-central para reconhecimento consciente. O córtex somestésico primário comunica-se com o córtex de associação sensorial parietal e com outras áreas corticais. As fibras talamocorticais também se projetam até a margem superior da fissura de Sylvius.

Nas radiações talamoparietais, as fibras que transportam a sensibilidade do membro inferior curvam-se medialmente até a face medial superior do hemisfério adjacente à fissura longitudinal medial; as fibras da parte superior do corpo seguem até a porção média da superfície do lobo parietal; as fibras da face terminam na porção inferior lateral do giro pós-central (ver Figura 6.7). As fibras do trato espinor-reticulotalâmico conduzem informações nociceptivas no SAL. Há sinapses na formação reticular do tronco encefálico e na parte medial do tálamo. As fibras espinorreticulotalâmicas terminam nos núcleos intralaminares do tálamo. Os neurônios talâmicos que medeiam a dor projetam-se tanto para o lobo parietal quanto para o córtex límbico. As projeções dos núcleos intralaminares terminam no hipotálamo e no sistema límbico e provavelmente medeiam as respostas afetiva e autônoma à dor. As evidências tanto em seres humanos quanto em primatas não humanos sugerem que a parte posterior da ínsula e o opérculo medial são um importante alvo cortical do sistema espinotalâmico e que a dor opérculo-insular (parasylviana) pode existir como entidade distinta.

As vias descendentes modulam a dor. As fibras do córtex frontal e do hipotálamo projetam-se para a substância cinzenta central do mesencéfalo. A via descendente de modulação da dor desce na parte posterior do funículo lateral até o corno posterior. As fibras descendentes do *locus cœruleus*, dos núcleos da rafe e de outras áreas do tronco encefálico também modulam a resposta à dor. Essas vias descendentes são importantes no controle endógeno da dor e na analgesia com opiáceos.

Exame clínico

Existem muitos métodos para testar a sensibilidade à dor superficial. Um método simples e comum, tão confiável quanto qualquer outro, é usar um alfinete de segurança dobrado em ângulos retos, de modo que seja possível segurá-lo pelo fecho. O instrumento deve ser aguçado o suficiente para provocar uma sensação levemente dolorosa, mas não a ponto de causar sangramento. A agulha hipodérmica é aguçada demais, a menos que a ponta seja passada por uma superfície dura para torná-la romba. É frequente o uso de um aplicador de madeira quebrado, que geralmente é satisfatório desde que as pontas sejam aguçadas. É possível obter pontas agudas segurando o aplicador nas extremidades ao quebrá-lo. Existem à venda dispositivos estéreis descartáveis, com uma ponta aguda e a outra romba. Embora não seja necessário que o instrumento usado para estimulação seja estéril, ele deve ser descartado após o uso em apenas um paciente, para evitar o risco de transmissão de doenças em caso de perfuração acidental da pele. Não há lugar na neurologia moderna para instrumentos cortantes reutilizáveis, como a roda de Wartenberg, mas existem instrumentos descartáveis desse tipo. Vários instrumentos de teste da sensibilidade foram usados experimentalmente. Existem à venda instrumentos de avaliação quantitativa da sensibilidade (Vídeo 32.1).

Um artifício útil é segurar o alfinete ou o corpo do aplicador levemente com os dedos e deixá-lo deslizar entre as pontas dos dedos a cada estimulação. Isso ajuda a manter a intensidade do estímulo mais uniforme do que quando se apoia a ponta do dedo sobre a extremidade do instrumento para tentar controlar a força com a mão ou o punho. A experiência ensina a medir a intensidade do estímulo aplicado e a reação esperada. A correlação entre a avaliação clínica da dor superficial, temperatura e tato, e a avaliação quantitativa é relativamente boa.

É melhor que o paciente mantenha os olhos fechados durante o exame. O paciente deve ser solicitado a avaliar se o estímulo é tão agudo de um lado quanto do outro e se é tão agudo distalmente quanto proximalmente. Sugira sempre que os estímulos devem ser iguais, por exemplo, dizendo "Este parece igual ao outro?". Evite frases como "Este parece diferente?" ou "Qual deles parece mais agudo?" A sugestão de que deve haver diferença incentiva alguns pacientes a fazer uma análise excessiva e os predispõe a achados espúrios e a um exame cansativo e, muitas vezes, duvidoso. Uma técnica comum é solicitar que o paciente compare um lado com o outro em termos monetários ou percentuais, por exemplo, "Se este lado (estimulando o lado aparentemente normal) valesse 1 dólar (ou 100%), quanto valeria este (estimulando o lado aparentemente anormal)?". O paciente que faz uma análise excessiva, mas é neurologicamente normal, costuma responder com uma estimativa da ordem de "95 centavos", enquanto o paciente com perda real e clinicamente significativa da sensibilidade tende a responder "5 centavos" ou "25 centavos". A aplicação alternada de estímulos agudos e rombos, como ao usar a ponta aguda e a romba de um alfinete de segurança, pedindo ao paciente para dizer "agudo" ou "rombo" costuma ser útil, mas pode não indicar a perda sutil da sensibilidade que só é detectável em comparação com uma área não afetada. É possível demonstrar alterações leves em pacientes cooperativos solicitando que indiquem as alterações da sensação quando a ponta de um alfinete é arrastada de leve sobre a pele. Um paciente cooperativo com distribuição bem definida da perda de sensibilidade pode ser capaz de mapear muito bem a área afetada se for instruído sobre como proceder e ficar sozinho por um curto período com os instrumentos e um marcador. A seguir, a área afetada pode ser comparada com um mapa que mostre a distribuição da sensibilidade (ver Videolink 32.1). Conforme observado no Capítulo 31, se a queixa apresentada for uma área discreta de sensação alterada, comece o teste em uma área presumivelmente normal, prossiga para a área envolvida e mapeie a extensão da anormalidade.

O tempo de latência da resposta à estimulação é eliminado e o delineamento é mais preciso quando o exame derivar de áreas de menor sensibilidade para aquelas com maior sensibilidade, e não o contrário. Se houver hipoalgesia, deve-se ir das áreas de sensibilidade diminuída para as áreas de sensibilidade normal; se houver hiperalgesia, procede-se da área normal para a área de hiperalgesia. Pode haver nítida linha de demarcação entre as áreas de sensibilidade normal e anormal, uma mudança gradual ou, por vezes, uma zona de hiperestesia entre elas. Às vezes, convém passar da área normal para a área dormente. Na mielopatia, o nível sensorial vertebral idêntico nos sentidos rostral-caudal e caudal-rostral sugere lesão muito focal e destrutiva; quando os dois níveis estão muito distantes, a lesão costuma ser menos grave.

Se o teste for rápido demais, a área de alteração sensorial poderá ser mal interpretada. A aplicação de estímulos muito próximos pode causar somação espacial; a estimulação muito rápida pode causar somação temporal. Qualquer uma delas pode levar a achados errôneos. Se a estimulação for rápida demais, ou se a condução for tardia, determinada resposta poderá ser referente a uma estimulação prévia. Os estímulos devem ser aplicados em intervalos irregulares para evitar que sejam previstos pelo paciente. Se o paciente souber quando esperar um estímulo, poderá haver resposta aparentemente normal mesmo em uma área de anestesia. Devem ser incluídos estímulos de controle periódicos, sobretudo se o paciente estiver comparando estímulos agudos e rombos (p. ex., uso da extremidade romba do alfinete enquanto pergunta se é aguda), para se ter certeza de que o paciente compreendeu as instruções e está prestando atenção.

O teste de sensibilidade térmica é difícil. A sensibilidade térmica pode ser testada com tubos de ensaio contendo água quente e fria ou com vários objetos com condutividade térmica diferente. O ideal é que os estímulos sejam de 5 a 10°C para testar a sensibilidade ao frio e de 40 a 45°C para o calor. Os extremos da água corrente são de cerca de 10 e 40°C. Temperaturas muito mais baixas ou mais altas do que essas provocam dor em vez de sensações térmicas. Normalmente, não é possível detectar uma diferença de cerca de 1°C na faixa aproximada de 30°C. Os tubos devem estar secos, pois a umidade pode ser interpretada como frio. A forquilha do diapasão é naturalmente fria e adequada para uma avaliação rápida da capacidade de perceber o frio. Porém, ela se aquece rapidamente se houver contato repetido com a pele; a aplicação alternada de cada extremidade da forquilha e a agitação do diapasão no ar entre os estímulos ajuda a evitar esse aquecimento. Também se pode manter a forquilha em água corrente fria. Alguns profissionais aquecem deliberadamente uma extremidade da forquilha por fricção e, em seguida, testam a capacidade de discriminar entre o lado quente e o lado frio do diapasão. A viabilidade dessa técnica é limitada, pois o lado frio se aquece muito rapidamente com o contato com a pele. A latência para a detecção da temperatura é maior do que para outras modalidades sensoriais, e pode ser necessário estender a aplicação do estímulo.

No exame geral, é suficiente verificar se o paciente consegue distinguir estímulos quentes e frios. Na neuropatia periférica, às vezes ocorre um gradiente quando o paciente começa a sentir frio ou calor com mais normalidade. Para detectar comprometimento mais sutil na sensibilidade à temperatura, a Clínica Mayo desenvolveu discos de condutância de temperatura variável (aço, cobre, vidro, plástico) para determinar se os pacientes podiam discernir variações térmicas sutis.

Na maior parte dos casos, a sensibilidade ao calor e ao frio, são igualmente prejudicadas. Raramente, uma modalidade pode ser mais afetada do que a outra; a área de diminuição da sensibilidade ao calor costuma ser a maior. A sensibilidade álgica e a térmica são, em geral, afetadas por lesões do sistema sensorial, e raramente é preciso testar as duas. O teste de sensibilidade térmica é mais difícil e não é feito com frequência. A avaliação da sensibilidade térmica pode ser útil quando o paciente não tolera o estímulo com alfinete, tem respostas confusas ou incoerentes ao teste da sensibilidade à dor ou ainda para ajudar a mapear uma área de perda de sensibilidade. Em alguns casos, o déficit é mais coerente com o teste de sensibilidade térmica do que com alfinetes. Os testes de sensibilidade térmica podem não ser muito confiáveis em pacientes com insuficiência circulatória ou vasoconstrição, que causam diminuição da temperatura acral.

O teste de quantificação sensorial (TQS) usa métodos neurofisiológicos para examinar a sensibilidade. Emprega estímulos de diferentes tipos medidos com grande exatidão e usa paradigmas rigorosos para registrar as respostas. A sensibilidade térmica é testada por administração de pulsos de calor e frio e determinação do limiar de detecção. Os extremos de temperatura avaliam a dor. Os testes são caros, demorados e devem ser administrados por técnicos treinados. Existe boa correlação entre o TQS e os métodos clínicos. O TQS é muito útil para estudos longitudinais, mas tem pouca utilidade clínica.

SENSIBILIDADE TÁTIL

Anatomia e fisiologia

Os receptores cutâneos que medeiam o tato leve ou a sensibilidade tátil geral incluem terminações nervosas livres, terminações de células de Merkel e terminações encapsuladas, como os corpúsculos de Meissner e de Pacini e as terminações de Ruffini. Todos os receptores encapsulados atuam como mecanorreceptores com fibras nervosas aferentes dos grupos II e III. Os corpúsculos de Pacini são estruturas grandes, lamelares, localizadas no tecido subcutâneo das palmas das mãos, das plantas dos pés, dos dedos, dos órgãos genitais e de outras áreas sensíveis; eles atuam como mecanorreceptores de adaptação rápida. São especialmente sensíveis à vibração, sobretudo na faixa de frequência de 40 a 1.000 Hz. Os corpúsculos táteis de Meissner estão localizados principalmente na pele espessa sem pelos, como a das mãos, dos pés e dos lábios, e são mais desenvolvidos nas polpas dos dedos. Também respondem à vibração na faixa de baixa frequência (10 a 400 Hz) e têm sensibilidade máxima na faixa de 100 a 200 Hz. Os receptores das células de Merkel também são mecanorreceptores de adaptação lenta que respondem à vibração de baixa frequência. As terminações de Ruffini são mecanorreceptores de adaptação lenta localizados na pele pilosa e glabra, nas cápsulas articulares, nas inserções dos tendões e em outras áreas. São especialmente sensíveis ao estiramento ou à depressão da pele.

A sensibilidade tátil leve é transmitida por grandes e pequenas fibras nervosas periféricas mielínicas a células unipolares do GSNE. Os neurônios mediadores do tato discriminativo fino são as maiores células do GSNE. A sensação tátil segue por várias vias diferentes no sistema nervoso central. Os processos centrais entram na medula espinal através da divisão medial das raízes posteriores e se bifurcam em fibras ascendentes e descendentes (Figura 32.4). Então, as fibras que transportam a sensibilidade tátil localizada e discriminativa fina, sem fazer sinapse, ascendem na coluna posterior ipsilateral. As fibras que conduzem o tato grosseiro fazem sinapse em vários segmentos de seu ponto de entrada, e os axônios dos neurônios da próxima ordem cruzam até o SAL oposto. Outras fibras táteis fazem sinapse no corno posterior e ascendem no funículo posterolateral até o núcleo cervical lateral em C1-C2, onde os axônios dos neurônios da ordem subsequente fazem decussação e juntam-se ao LM. Nas colunas posteriores, as fibras da região lombossacra reúnem-se perto da linha mediana, e as fibras de regiões sucessivamente mais rostrais reúnem-se em posição cada vez mais lateral, produzindo laminação somatotópica, o inverso dos TEs (ver Figura 32.3). Nos TEs, as fibras sacrais são mais laterais; nas colunas posteriores, as fibras inferiores são mais mediais. Todas as fibras abaixo de T8 aproximadamente são agrupadas no fascículo grácil; as fibras análogas acima de T8 formam o fascículo cuneiforme.

As fibras do sistema anterolateral transmitem as sensações de tato leve e pressão leve, sem localização exata. As fibras da coluna posterior são associadas a sensibilidade altamente discriminatória e com localização exata, o que inclui a discriminação espacial e a de dois pontos. Por causa da sobreposição e duplicação da função e das vias multissinápticas para a sensibilidade tátil geral, a sensibilidade tátil é a modalidade sensorial menos propensa a ser totalmente abolida por lesões da medula espinal, e seus distúrbios podem não fornecer informações localizadoras. A mielopatia cuja intensidade é suficiente para abolir o tato leve costuma impedir a deambulação. Todavia, a perda do toque leve é comum na neuropatia periférica, e identificar a gravidade e a extensão da perda da sensação de toque é extremamente útil.

Os axônios dos fascículos grácil e cuneiforme fazem sinapse com os neurônios de segunda ordem nos núcleos grácil e cuneiforme na junção cervicobulbar. Os neurônios de segunda

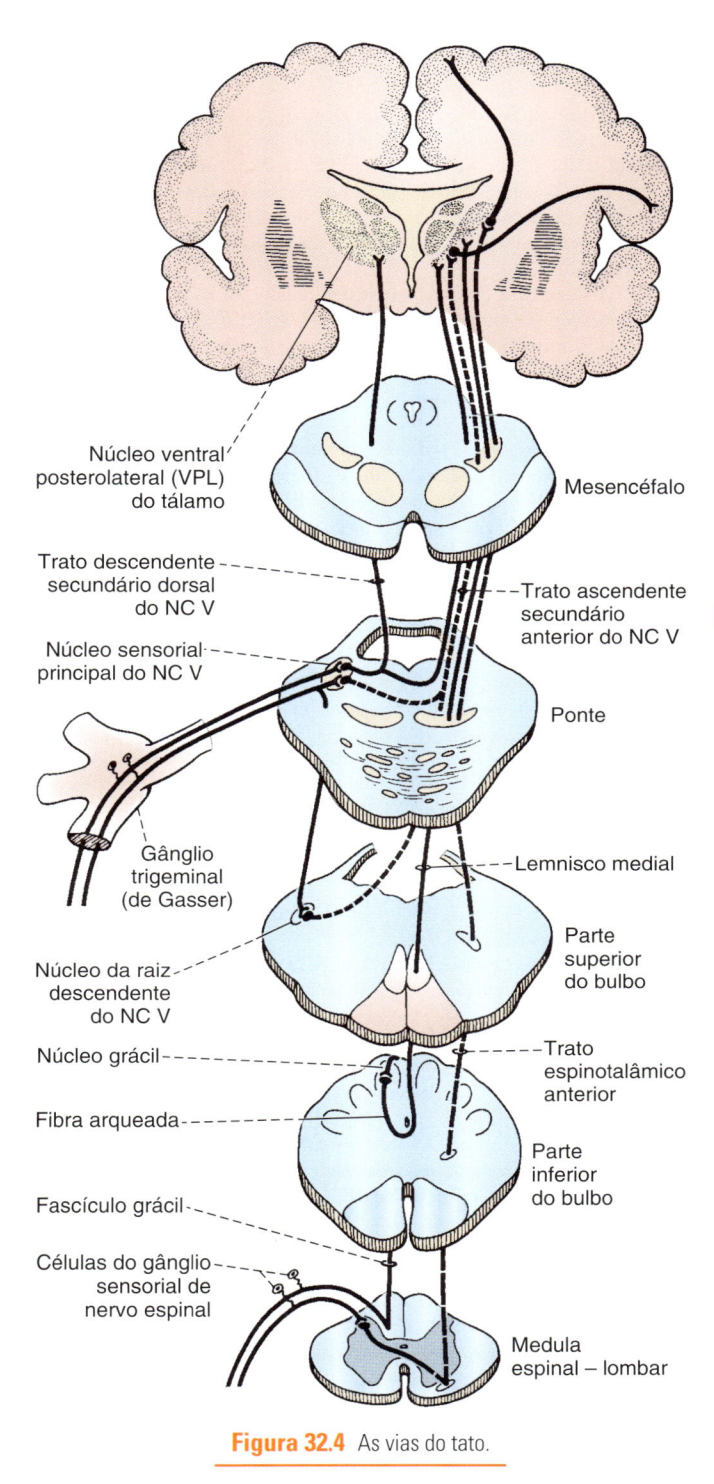

Núcleo ventral posterolateral (VPL) do tálamo

Mesencéfalo

Trato descendente secundário dorsal do NC V

Trato ascendente secundário anterior do NC V

Núcleo sensorial principal do NC V

Ponte

Gânglio trigeminal (de Gasser)

Lemnisco medial

Parte superior do bulbo

Núcleo da raiz descendente do NC V

Núcleo grácil

Trato espinotalâmico anterior

Fibra arqueada

Parte inferior do bulbo

Fascículo grácil

Células do gânglio sensorial de nervo espinal

Medula espinal – lombar

Figura 32.4 As vias do tato.

ordem dirigem-se anteriormente como fibras arqueadas internas, cruzam a linha mediana e acumulam-se no LM. No interior do bulbo, o LM é uma faixa vertical de fibras situadas ao longo da rafe mediana; na ponte, o trato torna-se mais horizontal e desloca-se para uma posição anterior; no mesencéfalo, o trato migra e se situa em posição bem mais lateral e oblíqua. A organização somatotópica é mantida no LM. No bulbo, as fibras do núcleo grácil localizam-se em posição anterior e as do núcleo cuneiforme, em posição posterior (homúnculo ereto). Enquanto ascende no tronco encefálico, o LM desloca-se gradualmente de uma posição vertical, paramediana, para uma posição horizontal (homúnculo sentado e, depois, deitado). Na ponte, as fibras do núcleo grácil ocupam posição lateral e as fibras do núcleo cuneiforme, posição medial. No mesencéfalo, as fibras do núcleo grácil estão em posição dorsolateral (homúnculo em posição de Trendelenburg). As fibras do lemnisco recebem fibras análogas mediadoras da sensibilidade facial que fizeram decussação depois da sinapse no núcleo principal do nervo trigêmeo na ponte. Todas essas fibras terminam no tálamo, do qual se projetam as radiações talamocorticais para o córtex somatossensorial. A distribuição dos impulsos táteis nos núcleos talâmicos e suas radiações para o córtex parietal costumam acompanhar a distribuição dos impulsos de dor e temperatura.

Exame clínico

Os Capítulos 32 a 35 versam sobre as técnicas de exame sensorial. A interpretação e a localização sensorial são abordadas no Capítulo 36.

Existem muitos métodos de avaliação da sensibilidade tátil. O tato leve pode ser testado com um fiapo de algodão, um lenço de papel, uma pena, uma escova macia, acariciando-se de leve os cabelos ou até mesmo por um toque muito leve com as pontas dos dedos. Colocar um tufo de algodão na ponta de um bastão aplicador com ponta de algodão serve bem ao propósito. É possível ter uma ideia do tato leve observando-se as respostas à estimulação com a extremidade romba no teste com alfinete. Podem-se usar filamentos de Semmes-Weinstein, um estesiômetro, ou filamentos de Von Frey para fazer uma avaliação mais detalhada e quantitativa. Esses métodos empregam filamentos de diferentes espessuras para aplicar estímulos de intensidade graduada e variável.

Métodos simples são suficientes para exames de rotina. Basta verificar se o paciente reconhece e localiza aproximadamente estímulos táteis leves e diferencia as intensidades. O peso do estímulo não deve ser pesado a ponto de pressionar os tecidos subcutâneos. Peça ao paciente que diga "agora" ou "sim" ao sentir o estímulo ou que nomeie ou aponte a área estimulada. Deve-se levar em conta a maior espessura da pele nas palmas das mãos e plantas dos pés e a maior sensibilidade da pele nas fossas. São usados estímulos semelhantes para avaliar funções sensoriais discriminatórias, como a localização tátil e a discriminação de dois pontos. É melhor evitar a pele pilosa, porque a estimulação sensorial decorrente do movimento dos pelos pode ser confundida com o estímulo de teste; a pele pilosa é extremamente sensível ao toque. A discriminação de dois pontos é considerada tanto uma modalidade tátil delicada quanto uma sensibilidade mais complexa que exige interpretação cortical; ela pode ser reduzida tanto por lesões periféricas quanto corticais.

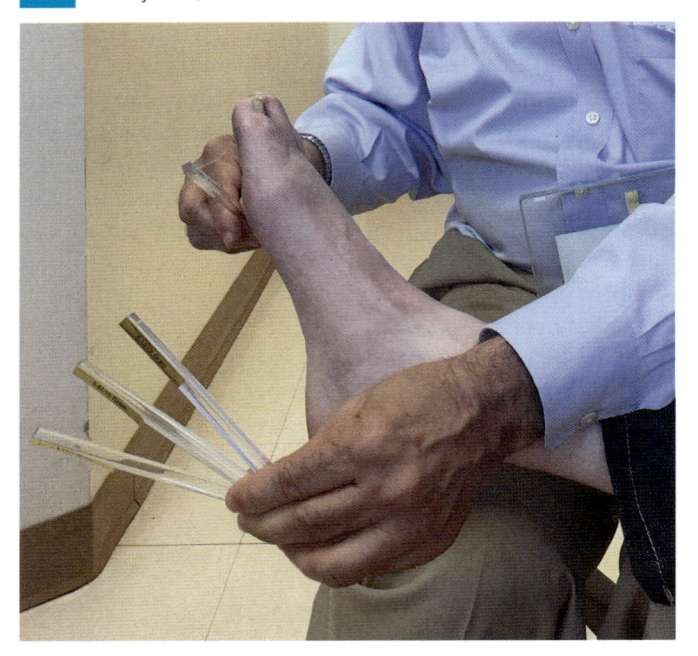

Figura 32.5 Exame da sensação protetora plantar usando monofilamentos de Semmes-Weinstein.

Os monofilamentos de Semmes-Weinstein são usados agora, em vez de fios de cabelo de von Frey, depois que o uso em clínicas de hanseníase mostrou que os pacientes que não conseguiam detectar o filamento de 10 g na superfície plantar do pé provavelmente desenvolveriam úlceras (Figura 32.5). Esse conceito, então, passou a ser usado na neuropatia diabética. O TQS detalhado à beira do leito é tedioso.

Com o auxílio da refletância indolor e não invasiva da microscopia confocal *in vivo* da pele, os pesquisadores são capazes de ver e determinar a quantidade de corpúsculos de Meissner (CMs) em papilas dérmicas. A comparação da densidade dos CMs pode ser muito útil para a detecção não invasiva e o acompanhamento de pacientes com neuropatia sensorial. A avaliação da camada de fibras nervosas da epiderme em biopsia de pele tem sido usada para avaliar pacientes com neuropatias de fibras finas e está rapidamente se tornando uma ferramenta clínica útil para avaliar o grau de perda de fibras finas em pacientes com estudos eletrofisiológicos normais e a sugestão de comprometimento de fibras finas (pequenas) predominantes no exame neurológico. Outras alterações detectáveis na neuropatia são distorção da estrutura dos CMs, adelgaçamento focal ou perda de mielina, e internódios de mielina curtos.

VIDEOLINK

Videolink 32.1. Distribuições sensoriais de nervos periféricos. http://www.neuroguide.com/nerveindex.html

BIBLIOGRAFIA

Bourne S, Machado AG, Nagel SJ. Basic anatomy and physiology of pain pathways. *Neurosurg Clin N Am* 2014;25:629–638.

Cohen MS, Wall EJ, Brown RA, et al. 1990 AcroMed Award in basic science. Cauda equina anatomy. II: Extrathecal nerve roots and dorsal root ganglia. *Spine* 1990;15:1248–1251.

Defrin R, Ohry A, Blumen N, et al. Sensory determinants of thermal pain. *Brain* 2002;125:501–510.

Dyck PJ. Enumerating Meissner corpuscles: future gold standard of large fiber sensorimotor polyneuropathy? *Neurology* 2007;69:2116–2118.

Friehs GM, Schrottner O, Pendl G. Evidence for segregated pain and temperature conduction within the spinothalamic tract. *J Neurosurg* 1995;83:8–12.

Fuller G. *Neurological Examination Made Easy*. 5th ed. New York: Churchill Livingstone–Elsevier, 2013.

Garcia-Larrea L. Insights gained into pain processing from patients with focal brain lesions. *Neurosci Lett* 2012;520:188–191.

Garcia-Larrea L. The posterior insular-opercular region and the search of a primary cortex for pain. *Neurophysiol Clin* 2012;42:299–313.

Gilman S. *Clinical Examination of the Nervous System*. New York: McGraw-Hill, 2000.

Gilman S, Newman SW. *Manter and Gatz's Essentials of Clinical Neuroanatomy and Neurophysiology*. 10th ed. Philadelphia: FA Davis, 2003.

Herrmann DN, Boger JN, Jansen C, et al. In vivo confocal microscopy of Meissner corpuscles as a measure of sensory neuropathy. *Neurology* 2007;69:2121–2127.

Ikoma A, Rukwied R, Stander S, et al. Neurophysiology of pruritus: interaction of itch and pain. *Arch Dermatol* 2003;139:1475–1478.

Kandel ER. *Principles of Neural Science*. 5th ed. New York: McGraw-Hill, 2013.

Kennedy WR, Selim MM, Brink TS, et al. A new device to quantify tactile sensation in neuropathy. *Neurology* 2011;76:1642–1649.

Kiernan JA, Rajakumar N. *Barr's The Human Nervous System: An Anatomical Viewpoint*. 10th ed. Philadelphia: Wolters Kluwer/Lippincott Williams & Wilkins, 2014.

Kikuchi S, Sato K, Konno S, et al. Anatomic and radiographic study of dorsal root ganglia. *Spine* 1994;19:6–11.

Krumova EK, Geber C, Westermann A, et al. Neuropathic pain: is quantitative sensory testing helpful? *Curr Diab Rep* 2012;12:393–402.

Massey EW, Pleet AB, Scherokman BJ. *Diagnostic Tests in Neurology: A Photographic Guide to Bedside Techniques*. Chicago: Year Book Medical Publishers, Inc., 1985.

McGlone F, Reilly D. The cutaneous sensory system. *Neurosci Biobehav Rev* 2010;34:148–159.

Nathan PW, Smith MC, Cook AW. Sensory effects in man of lesions of the posterior columns and of some other afferent pathways. *Brain* 1986;109:1003–1041.

Nathan PW, Smith M, Deacon P. The crossing of the spinothalamic tract. *Brain* 2001;124:793–803.

Nolano M, Provitera V, Crisci C, et al. Quantification of myelinated endings and mechanoreceptors in human digital skin. *Ann Neurol* 2003;54(2):197–205.

Noseworthy JH, Murray TJ, Lee SHA. Risks of the neurologist's pin. *N Engl J Med* 1979;301:1288.

Posnick JC, Zimbler AG, Grossman JA. Normal cutaneous sensibility of the face. *Plast Reconstr Surg* 1990;86:429–433.

Ropper A, Samuels M, Klein J. *Adams and Victor's Principles of Neurology*. 10th ed. New York: McGraw-Hill Medical, 2014.

Ross RT. *How to Examine the Nervous System*. 4th ed. Totowa: Humana Press, 2006.

Shy ME, Frohman EM, So YT, et al. Quantitative sensory testing: report of the Therapeutics and Technology Assessment Subcommittee of the American Academy of Neurology. *Neurology* 2003;60:898–904.

Siao P, Cros DP. Quantitative sensory testing. *Phys Med Rehabil Clin N Am* 2003;14:261–286.

Standring S, ed. *Gray's Anatomy: The Anatomical Basis of Clinical Practice*. 41st ed. New York: Elsevier Limited, 2016.

Weibers DO, Dale AJD, Kokmen E, et al., eds. *Mayo Clinic Examinations in Neurology*. 7th ed. St. Louis: Mosby, 1998.

Wolf JK. *Segmental Neurology*. Baltimore: University Park Press, 1981.

CAPÍTULO 33

Sensibilidade Proprioceptiva

As sensações proprioceptivas originam-se dos tecidos mais profundos do corpo, sobretudo de músculos, ligamentos, ossos, tendões e articulações. Propriocepção ou cinestesia é a percepção da posição ou do movimento de uma parte do corpo e tem um componente consciente e outro inconsciente. O componente consciente faz trajeto com as fibras mediadoras do tato discriminativo fino; o componente inconsciente compõe as vias espinocerebelares. As sensações proprioceptivas conscientes que podem ser testadas clinicamente são de movimento, posição, vibração e pressão.

ANATOMIA

Os receptores primários da propriocepção, ou cinestesia, são os fusos musculares. Outros órgãos dos sentidos periféricos relacionados com a propriocepção estão localizados nos músculos, tendões e nas articulações, em especial os corpúsculos de Pacini. Estes respondem a pressão, tensão, estiramento ou contração das fibras musculares, movimento articular, mudanças de posição do corpo ou de suas partes e estímulos relacionados. As fibras aferentes cutâneas também contribuem para a propriocepção. Os proprioceptores são essenciais para a coordenação e a graduação normal da contração muscular e para a manutenção do equilíbrio. Os impulsos proprioceptivos conscientes seguem, ao longo de grandes fibras mielínicas (fibras grossas), da periferia para o neurônio de primeira ordem no gânglio sensorial de nervo espinal (GSNE) e, em seguida, pela divisão medial da raiz posterior (ver Figura 32.1). A seguir, essas fibras entram nos fascículos grácil e cuneiforme ipsilaterais sem fazer sinapse e ascendem até os núcleos grácil e cuneiforme na parte inferior do bulbo, onde fazem sinapse. Os tratos espinocervical e espinocerebelar posterior também transmitem impulsos proprioceptivos.

Axônios do neurônio de segunda ordem fazem decussação como fibras arqueadas internas e ascendem no lemnisco medial (LM) até o tálamo (Figura 33.1). A organização somatotópica nas colunas posteriores e nas vias lemniscais é igual à do tato leve (ver Figura 32.3). Outras fibras do GSNE mediadoras da cinestesia fazem sinapse no corno posterior e ascendem no funículo posterolateral até o núcleo cervical lateral, onde se juntam ao LM. Em seguida, as radiações talamoparietais atravessam o ramo posterior da cápsula interna e as fibras são distribuídas para o córtex.

Os impulsos proprioceptivos da cabeça e do pescoço entram no sistema nervoso central com os nervos cranianos. Muitos terminam na raiz mesencefálica do nervo trigêmeo; outros acompanham os nervos motores dos músculos que suprem. Os impulsos provavelmente atingem o tálamo através do LM. Recentemente, pesquisadores que receberam o prêmio Nobel de Medicina por seu trabalho descreveram a neurofisiologia cognitiva superior da percepção de posição. As células de grade (*grid cells*) no córtex entorrinal medial criam uma representação neural do espaço, popularmente conhecida como GPS interno do cérebro.

SENTIDOS DE MOVIMENTO E POSIÇÃO

O sentido de movimento, também conhecido como sentido cinético ou cinestésico, ou percepção do movimento ativo ou passivo, é a consciência do movimento de várias partes do corpo. O sentido de posição, ou postura, é a consciência da posição do corpo ou de suas partes no espaço. Essas sensações dependem de impulsos provocados pelo movimento da articulação e pelo alongamento e encurtamento dos músculos. Geralmente, os sentidos de movimento e posição são testados em conjunto pela movimentação passiva de uma parte e observação da percepção do movimento pelo paciente e do reconhecimento da direção, da força e da amplitude de movimento, o ângulo mínimo de movimento que o paciente é capaz de detectar e a capacidade de avaliar a posição da parte no espaço.

Em geral, no membro inferior, o teste começa na articulação metatarsofalângica do hálux, e, no membro superior, em uma das articulações interfalângicas distais. Se essas articulações distais forem normais, não há necessidade de testar articulações mais proximais. O teste é feito com o paciente de olhos fechados. É extremamente útil instruir o paciente, de olhos abertos, sobre as respostas esperadas antes de iniciar o teste. Por maior que seja o esforço, respostas absurdas são frequentes. O examinador deve segurar o dedo do paciente totalmente relaxado pelas laterais, afastado dos dedos adjacentes, paralelo ao plano de movimento, e exercendo a menor

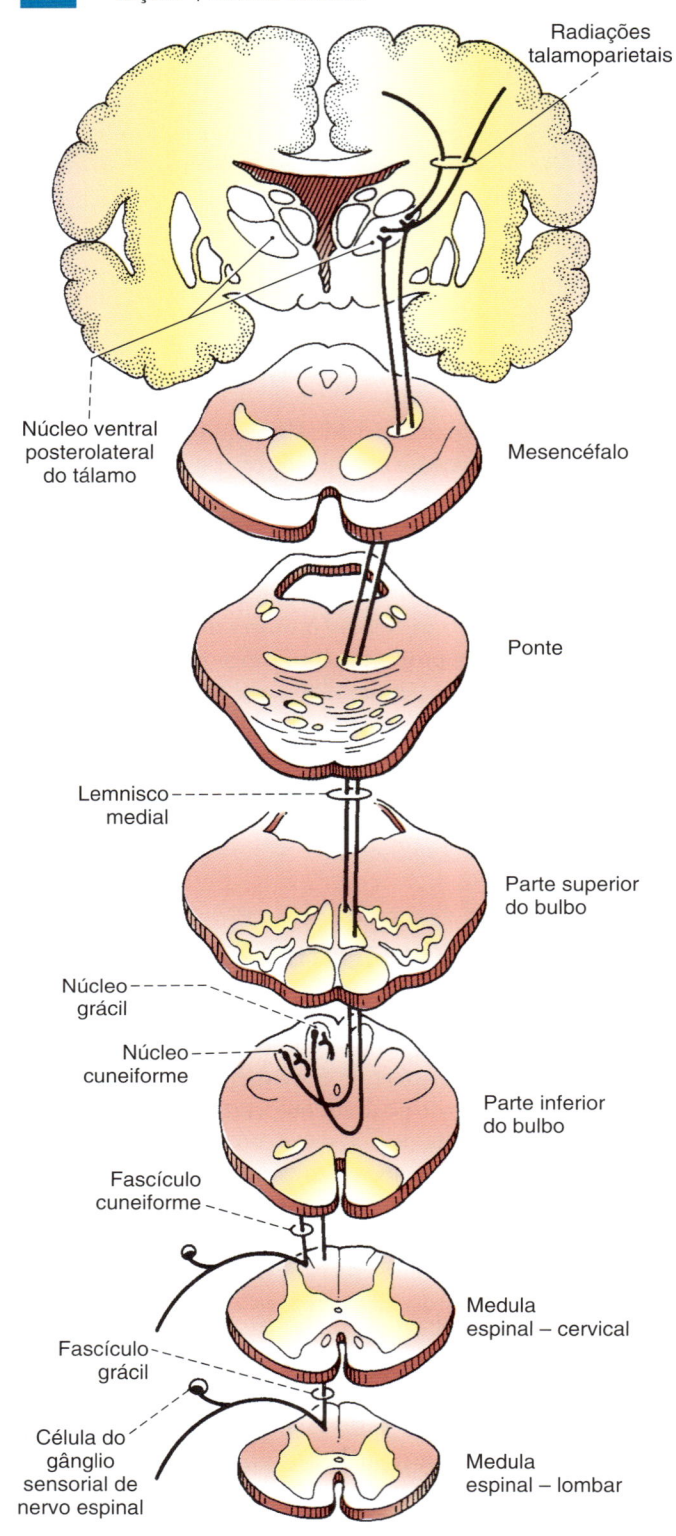

Figura 33.1 Vias do sentido de posição e do tato discriminativo fino através das colunas posteriores e do lemnisco medial.

pressão possível para eliminar indícios de variação da pressão. Ao segurar o dedo no sentido dorsoventral, a preensão deve ser firme e uniforme, de modo que a diferença de pressão para produzir o movimento não dê indícios da direção. O paciente deve relaxar e não tentar fazer nenhum movimento

ativo do dedo que possa ajudar a identificar sua posição. A parte é movida passivamente para cima ou para baixo, e o paciente é instruído a indicar o sentido do movimento com relação à última posição (Figura 33.2). Os pacientes são informados de que a resposta é uma escolha obrigatória entre duas opções, para cima ou para baixo, mas é impossível dissuadir alguns deles de indicar a posição absoluta (p. ex., baixo), ainda que o movimento tenha sido de elevação a partir de uma posição mais baixa; um número surpreendente insiste em dizer ao examinador que o dedo está "reto" quando é movido para essa posição. Muitas vezes é útil pedir apenas que o paciente informe ao detectar o movimento e, em seguida, deslocar o dedo para cima e para baixo em movimentos bem pequenos, aumentando a excursão gradualmente até que o paciente perceba o movimento. É mais fácil detectar movimentos rápidos do que movimentos muito lentos; tente fazer as excursões durante cerca de 1 a 2 segundos. Indivíduos jovens e saudáveis conseguem detectar movimentos do hálux de cerca de 1 mm ou 2° a 3°; nos dedos das mãos, movimentos praticamente invisíveis, de 1° ou menos, na articulação interfalângica distal são detectados com exatidão. O avanço da idade provoca o aumento do limiar do sentido de movimento e posição. Para quantificar a propriocepção à beira do leito, mova a articulação (dedo do pé, dedo da mão, tornozelo etc.) quatro vezes e registre a proporção de respostas corretas.

O comprometimento mínimo do sentido de posição causa primeiro a perda do sentido de posição dos dedos, seguida pela perda do sentido de movimento. No pé, essa sensibilidade é perdida no quinto dedo do pé antes de desaparecer no hálux; na mão, o acometimento do dedo mínimo pode preceder o do anular, médio, indicador ou polegar. A perda de pequenos movimentos na amplitude média tem significado dúbio, sobretudo em idosos. A perda da capacidade de detectar os extremos de movimento do hálux é anormal em

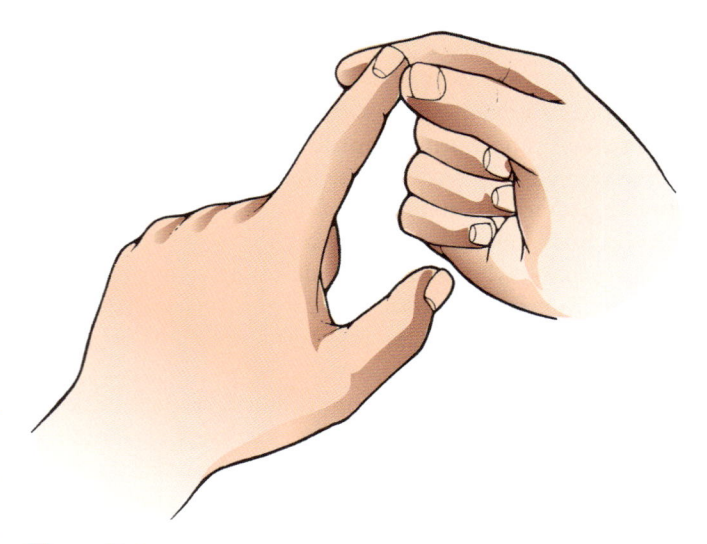

Figura 33.2 Método de teste do sentido de posição, que é realizado do mesmo modo no pé.

qualquer idade. Os erros entre esses dois extremos exigem correlação clínica. Se houver perda dos sentidos de movimento e posição dos dedos, é preciso examinar as articulações mais proximais, como tornozelo, carpo, joelho ou cotovelo. As anormalidades nessas grandes articulações sempre são acompanhadas de ataxia sensorial significativa e de outras anomalias neurológicas.

O sentido de posição também pode ser testado colocando os dedos de uma das mãos do paciente em determinada posição (p. ex., o sinal de "OK"), enquanto seus olhos estão fechados e, em seguida, pedindo que ele descreva a posição ou a imite com a outra mão. Às vezes isso é denominado cópia parietal, porque os dois lobos parietais (e suas conexões) devem estar intactos: um lado para registrar a posição e o outro para copiá-la. O pé pode ser movido passivamente, enquanto os olhos estão fechados, e o paciente é instruído a apontar o hálux ou o calcanhar. Com as mãos estendidas e os olhos fechados, a perda do sentido de posição poderá causar oscilação ou queda de uma das mãos. Pode-se erguer ou abaixar passivamente uma das mãos estendidas e solicitar que o paciente ponha a outra mão na mesma altura. Pode-se mover passivamente uma das mãos e pedir que o paciente, com os olhos fechados, segure o polegar ou o indicador da mão oposta. O desempenho anormal nesses últimos testes não indica o lado comprometido em caso de lesão unilateral.

A perda do sentido de posição pode causar movimentos espontâneos involuntários (pseudoatetose; ver Figura 30.8). Pode sobrevir pseudoatetose por causa da perda proprioceptiva grave na deficiência de vitamina E juvenil. A redução da capacidade de perceber a direção do movimento passivo da pele pode indicar comprometimento do sentido de posição superficial à articulação. Em geral, esse comprometimento também é associado ao déficit do sentido articular. Os métodos disponíveis para avaliar os sentidos de movimento e posição são todos relativamente grosseiros e podem não revelar, pelos procedimentos do teste, o comprometimento funcional de modo adequado.

A coordenação normal requer a integridade da função sensorial proprioceptiva para manter o sistema nervoso informado sobre a posição dos membros e do corpo no espaço de momento a momento. Os pacientes com déficits proprioceptivos graves (acinestesia) podem apresentar ataxia e descoordenação muito semelhantes às observadas na doença cerebelar, exceto por serem muito mais intensas quando os olhos estão fechados. A incoordenação decorrente da perda proprioceptiva é denominada ataxia sensorial. A ataxia e a incoordenação são bastante influenciadas pela visão. Os estímulos visuais possibilitam a correção consciente de erros e a compensação, em certa medida, da perda proprioceptiva. Pode haver algum grau de incoordenação com os olhos abertos, mas o desempenho é consideravelmente pior com os olhos fechados. A incoordenação pode ser aparente nos testes usuais para avaliar a função cerebelar, como dedo ao nariz e calcanhar ao joelho. Ao tentar ficar em pé e

caminhar, o paciente com ataxia sensorial pode desconhecer a posição dos pés ou a postura do corpo. Ele pode andar muito bem com os olhos abertos, mas, com os olhos fechados, cambaleia e pode cair. Embora a postura de pé com os olhos abertos seja estável, com os olhos fechados ele tende a balançar e cair. O teste de Romberg explora o desequilíbrio causado pela perda da sensibilidade proprioceptiva. O paciente é capaz de ficar com os pés juntos e os olhos abertos, mas balança ou cai com os olhos fechados; esse é um dos primeiros sinais da doença da coluna posterior. A marcha da ataxia sensorial e o sinal de Romberg são analisados com mais detalhes no Capítulo 44. A doença clássica causadora de ataxia sensorial é a *tabes dorsalis*, raramente vista nos dias atuais. Atualmente, é mais provável encontrar ataxia sensorial em pacientes com neuropatia periférica grave (sobretudo se acometer fibras grandes), ganglionopatia da raiz posterior ou deficiência de vitamina B_{12}. A perda proprioceptiva profunda que se estende dos dedos dos pés aos joelhos e dos dedos das mãos aos cotovelos deve levantar suspeita de ganglionopatia da raiz dorsal (neuronopatia sensorial) decorrente de efeito remoto de câncer.

SENTIDO DE VIBRAÇÃO (PALESTESIA)

Sensibilidade vibratória é a capacidade de perceber vibração quando um diapasão oscilante é apoiado sobre determinadas proeminências ósseas. Para fins clínicos, esse diapasão pode ser considerado um tipo específico de sensibilidade, porém é mais provável que resulte da combinação de outras sensibilidades. O osso pode funcionar basicamente como um ressonador. Os receptores de estímulos vibratórios são principalmente os mecanorreceptores de adaptação rápida, como os corpúsculos de Pacini, localizados em posição profunda na pele, nos tecidos subcutâneos, nos músculos, no periósteo e em outras estruturas mais profundas, e os discos de Merkel e corpúsculos de Meissner nas camadas mais superficiais da pele. Os discos de Merkel e os corpúsculos de Meissner respondem melhor a frequências relativamente baixas e os corpúsculos de Pacini, a frequências maiores. As oscilações do diapasão provocam os impulsos que são codificados para que um ciclo da onda senoidal produza um potencial de ação. A frequência de potenciais de ação na fibra nervosa aferente indica a frequência de vibração. A intensidade de vibração está relacionada com o número total de fibras nervosas sensoriais ativadas.

Os impulsos são retransmitidos com as sensações proprioceptivas e táteis através de fibras nervosas grandes mielínicas (fibras grossas) e entram na medula espinal através da divisão medial da raiz posterior. Tradicionalmente, considerava-se que a vibração ascendesse na medula espinal com outros impulsos proprioceptivos nas colunas posteriores, mas é provável que haja participação de outras vias, principalmente da parte posterior do funículo lateral. Ao entrarem na medula espinal, algumas fibras ascendem nas colunas posteriores.

Outras se bifurcam e enviam um ramo para as camadas mais profundas do corno posterior e outro para as colunas posteriores. Os axônios dos neurônios de segunda ordem no corno posterior ascendem no trato espinocervical no funículo posterolateral ipsilateral e terminam no núcleo cervical lateral. Os axônios de neurônios no núcleo cervical lateral cruzam a comissura anterior e ascendem até o bulbo, onde se juntam ao LM. As fibras do funículo posterolateral podem ser a mais importante via mediadora da sensibilidade vibratória no homem. Essa divergência das vias dos sentidos de posição e de vibração pode explicar, em parte, a dissociação às vezes encontrada ao exame clínico entre alterações nos sentidos de posição e de vibração. Na degeneração combinada subaguda, não é incomum a perda do sentido de vibração ser muito mais intensa do que a perda do sentido de posição, ao contrário do que ocorre na *tabes dorsalis*. Na lesão do lobo parietal, muitas vezes há comprometimento do sentido de posição e preservação do sentido de vibração. Fibras talamocorticais dos núcleos mediais ventral posterolateral e ventral posteromedial projetam-se para as áreas somatossensoriais primárias no giro pós-central e terminam em neurônios sensíveis à vibração.

Na maioria das vezes, usa-se um diapasão de 128 Hz com cursor. A sensibilidade no hálux pode ser testada na cabeça dos metatarsais, nos maléolos, na tíbia, na espinha ilíaca anterossuperior, no sacro, nos processos espinhosos das vértebras, no esterno, na clavícula, nos processos estiloides do rádio e da ulna e nas articulações dos dedos. É possível avaliar a vibração percebida na pele por meio de testes nas pontas dos dedos ou até mesmo na pele sobre músculos e outros tecidos. A percepção tanto da intensidade quanto da duração da vibração depende, em grande parte, da força com que o diapasão é percutido e do tempo decorrido entre o momento em que é posto em movimento e o momento de aplicação. Existem disponíveis no comércio dispositivos que fazem a mediação quantitativa da sensibilidade vibratória; a principal aplicação é a avaliação e o tratamento de pacientes com neuropatia periférica. Por causa do tempo e do custo, o teste quantitativo de vibração (TQV) é reservado para situações especiais e os testes clínicos de rotina são empregados com maior frequência.

Para os testes clínicos, o diapasão é percutido e colocado sobre uma proeminência óssea, primeiro no dorso da articulação interfalângica do hálux, e mantido lá até que o paciente pare de sentir a vibração. O teste deve comparar a sensibilidade de cada lado e nas partes distal e proximal. Se a sensibilidade à vibração estiver ausente na parte distal, desloca-se o estímulo no sentido proximal até as articulações metatarsofalângicas, depois até o tornozelo, o joelho, as espinhas ilíacas e assim por diante. As áreas do membro superior mais testadas incluem as articulações distais dos dedos, os estiloides do rádio e da ulna, o olécrano e as clavículas. A perda gradual da sensibilidade, como a que progride dos dedos dos pés para o tornozelo e o joelho, indica problema no nervo periférico. A perda uniforme de vibração além de determinado ponto, por exemplo, as cristas ilíacas, indica mielopatia. Em alguns pacientes com mielopatia, é possível detectar um "nível de vibração" colocando a forquilha sobre processos espinhosos sucessivamente mais rostrais.

Um problema comum é a incapacidade de instruir adequadamente o paciente sobre a resposta desejada. O examinador novato percute o diapasão, encosta-o no hálux do paciente e diz: "Você sentiu isso?". A definição de "isso" é um problema difícil. O paciente com perda da sensibilidade vibratória pode sentir o toque do cabo do diapasão, interpretar de maneira errada a que "isso" o examinador se refere e responder afirmativamente. Assim, déficits muito intensos da sensibilidade vibratória podem passar totalmente despercebidos. Coloque sempre o diapasão em movimento, encoste-o em alguma parte presumivelmente normal do corpo e diga ao paciente "está vibrando ou zumbindo"; depois, amorteça o movimento da forquilha, reaplique o estímulo e diga ao paciente "está apenas tocando", ou algo semelhante que diferencie com clareza a natureza dos dois estímulos; depois, continue com o teste.

Se a sensibilidade vibratória for normal, o paciente pode sentir o diapasão sobre o hálux até quase o término da vibração. Se estiver comprometida, quando o diapasão não for mais perceptível na parte distal, será transferido para locais cada vez mais proximais até que se encontre um nível onde seja normal. Também é importante comparar a palestesia em locais homólogos nos dois lados. A percepção da vibração por curto período ao mudar de lado depois que a vibração tenha cessado no outro não é anormal; provavelmente está relacionada com a adaptação sensorial. A assimetria consistente da sensibilidade vibratória é anormal; a percepção da vibração por mais de 3 a 5 segundos a mais de um lado do que do outro provavelmente é anormal. A anormalidade mais sutil seria deixar de perceber a vibração por um curto período ao passar do lado normal para o anormal, mas não vice-versa. É importante incluir algumas aplicações de controle golpeando o diapasão de maneira que o paciente escute o zumbido e, depois, rapidamente segurando e diminuindo a vibração da forquilha antes de encostar o cabo. O paciente que afirma sentir a vibração não compreendeu as instruções. Alguns pacientes com neuropatia periférica com formigamento constante nos pés podem acreditar que sentiram a vibração mesmo quando o diapasão está silencioso.

Normalmente, o limiar de percepção de vibração é um pouco maior nos membros inferiores do que nos membros superiores. A perda da sensibilidade vibratória progride com o avanço da idade, e os idosos podem não ter sensibilidade no hálux. O melhor controle é uma pessoa normal com idade semelhante, como o cônjuge do paciente. Se o paciente e o examinador tiverem aproximadamente a mesma idade, o examinador poderá comparar a percepção do paciente com a sua própria.

A percepção da vibração é uma modalidade sensorial, porque o sistema nervoso tem que ser preciso ao perceber, transmitir e interpretar um estímulo que se modifica com rapidez. Uma alteração fisiológica precoce causada por desmielinização é o prolongamento do período refratário do nervo, que leva à incapacidade da fibra acometida de seguir uma sequência de impulsos. A capacidade de seguir uma sequência de estímulos é uma das primeiras funções comprometidas na desmielinização do sistema nervoso periférico ou central. O teste da sensibilidade vibratória mede essa capacidade funcional, e a perda da sensibilidade vibratória é um indicador sensível de disfunção do sistema nervoso periférico ou das colunas posteriores, sobretudo quando há algum grau de desmielinização.

A quantificação da sensibilidade vibratória é bastante simples, com registro do local onde o paciente consegue percebê-la e durante quanto tempo (p. ex., "ausente no hálux e na cabeça do primeiro osso metatarsal, presente por 5 segundos sobre os maléolos mediais [diapasão de 128 Hz]"). Se, ao retornar, o paciente tiver perdido a sensibilidade vibratória nos maléolos, a doença está progredindo. Se, durante o acompanhamento, a vibração for percebida por 12 segundos sobre os maléolos e por 3 segundos sobre as cabeças dos metatarsais, o paciente está melhorando.

Em uma grande série de pacientes, comparou-se o teste clínico rotineiro ao TQV. Os médicos especialistas em doenças neuromusculares superestimaram mais do que subestimaram a perda vibratória em comparação com o TQV. O diapasão graduado de Rydel-Seiffer faz uma avaliação mais quantitativa da sensibilidade vibratória (Figura 33.3). Esse método não é mais demorado do que o teste qualitativo de vibração de rotina, e alguns sugeriram que substitua o teste tradicional (ver Videolink 33.1). Os resultados correspondem aos do TQV, que é mais dispendioso e demorado. Em uma série de 184 indivíduos, constatou-se correspondência entre o teste quantitativo de vibração com o diapasão de Rydel-Seiffer e a amplitude do potencial de ação de nervo sensorial registrado por métodos eletrofisiológicos.

A sensibilidade vibratória pode ser comprometida ou perdida em lesões dos nervos periféricos, das raízes nervosas, do GSNE, das colunas posteriores e nas lesões que afetam o LM e outras conexões centrais. Em pacientes com doença da coluna posterior ou dos nervos periféricos, a perda da sensibilidade vibratória nos membros inferiores ocorre muito antes da perda nos membros superiores. A constatação de um limiar vibratório normal na parte distal dos membros inferiores geralmente dispensa a necessidade do teste proximal ou dos membros superiores, desde que não haja sintomas específicos nessas áreas. A diminuição moderada da percepção vibratória nos membros inferiores ou uma diferença entre os membros inferiores e superiores pode ser clinicamente significativa. A perda acentuada da sensibilidade vibratória na parte distal (p. ex., o hálux), com transição para uma área normal mais proximal (p. ex., o joelho), é mais compatível com neuropatia periférica. O comprometimento da sensibilidade vibratória por doença da coluna posterior tende a ser uniforme em todos os locais nos membros acometidos. Por vezes, nas lesões localizadas da medula espinal, pode-se constatar um "nível" de perda da sensibilidade vibratória no teste

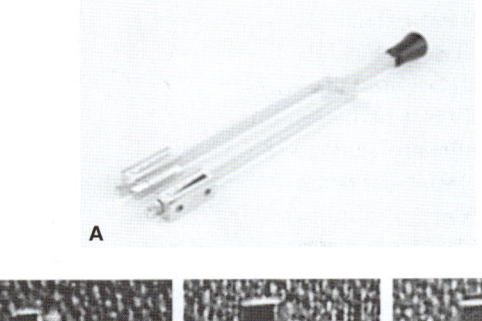

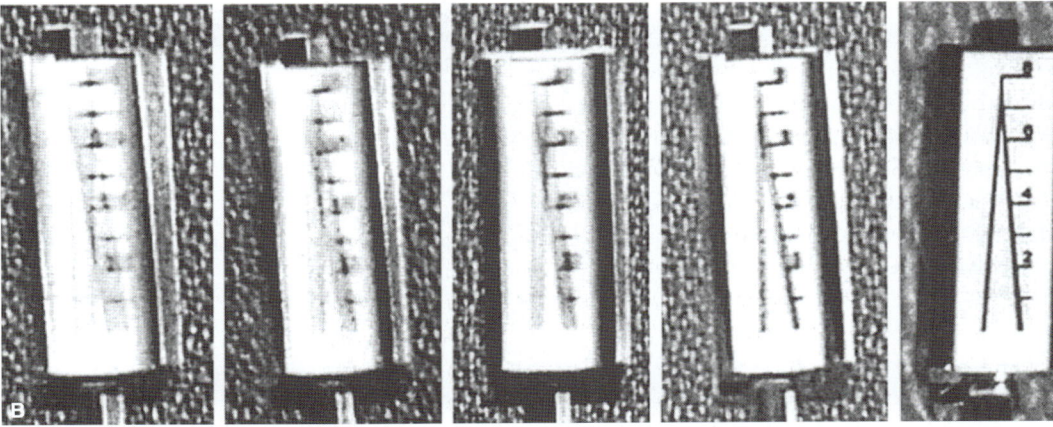

Figura 33.3 **A.** Diapasão de Rydel-Seiffer. **B.** Diapasão em movimento; escala arbitrária de 0 a 8 em repouso (*direita*). A interseção dos dois *triângulos brancos* virtuais ascende de 0 a 8 com a diminuição da amplitude de vibração dos braços (da *esquerda* para a *direita*). (Reimpressa de Pestronk A, Florence J, Levine T et al. Sensory exam with a quantitative tuning fork: rapid, sensitive and predictive of SNAP amplitude. *Neurology* 2004;62[3]:461-464, com permissão.)

sobre os processos espinhosos. A perda do sentido de posição e de vibração nem sempre é paralela, e em alguns distúrbios clínicos um deles é muito mais afetado e muito mais cedo do que o outro. Como o osso é um ressonador muito eficiente, alguns pacientes com déficits intensos da sensibilidade vibratória na parte distal dos membros inferiores podem perceber as vibrações transmitidas no quadril e na pelve. Quando a sensibilidade vibratória parecer mais preservada do que o esperado, pergunte ao paciente qual é o local da sensação.

SENSIBILIDADE À PRESSÃO

A sensibilidade à pressão ou ao toque-pressão está intimamente relacionada com a sensibilidade tátil, mas abrange a percepção da compressão das estruturas subcutâneas, não do tato leve cutâneo. Também está intimamente relacionada com o sentido de posição e é mediada pelas colunas posteriores. A sensibilidade à pressão é testada por um toque firme sobre a pele ou por compressão de estruturas profundas (massas musculares, tendões, nervos), usando pressão digital ou um objeto rombudo. O paciente deve detectar e localizar a pressão. A compressão forte sobre os músculos, os tendões e os nervos testa a sensibilidade à dor profunda.

SENSIBILIDADE À DOR PROFUNDA OU DOR POR PRESSÃO

A dor originada dos tecidos mais profundos do corpo é mais difusa e menos bem localizada do que a dor superficial. As vias para a dor profunda são iguais às da dor superficial. A dor profunda pode ser avaliada por compressão dos músculos, tendões ou testículos, por compressão de nervos superficiais ou do bulbo do olho, ou por hiperflexão extrema forçada da articulação interfalângica de um dedo. A compressão firme da base de uma unha com um martelo ou com o cabo do diapasão também causa dor considerável. A perda da sensibilidade à dor profunda é um achado clássico na *tabes dorsalis*, causada por acometimento do GSNE. A resposta à estimulação álgica superficial ou profunda pode ser simplesmente retardada antes de ser perdida. O sinal de Abadie é a ausência de dor em resposta à compressão do tendão do calcâneo, que normalmente é bastante desconfortável; o sinal de Biernacki é a ausência de dor à compressão do nervo ulnar; e o sinal de Pitres é a perda da dor à compressão dos testículos. Todos são sinais clássicos de *tabes dorsalis*.

VIDEOLINK

Videolink 33.1. O diapasão quantitativo de Rydel-Seiffer. http://neurosigns.org/wiki/Vibration_testing_with_the_Rydel-Seiffer_tuning_fork

BIBLIOGRAFIA

Alanazy MH, Alfurayh NA, Almweisheer SN, et al. The conventional tuning fork as a quantitative tool for vibration threshold. *Muscle Nerve* 2017;57(1):49–53.

Allen C. Testing joint-position sense: does it matter how you hold the toe? *Pract Neurol* 2017;17(6):497–498.

Bosco G, Poppele RE. Proprioception from a spinocerebellar perspective. *Physiol Rev* 2001;81:539–568.

Botez SA, Liu G, Logigian E, et al. Is the bedside timed vibration test reliable? *Muscle Nerve* 2009;39:221–223.

Burns TM, Taly A, O'Brien PC, et al. Clinical versus quantitative vibration assessment: improving clinical performance. *J Peripher Nerv Syst* 2002;7:112–117.

Davidoff RA. The dorsal columns. *Neurology* 1989;39:1377.

Dyck PJ. Enumerating Meissner corpuscles: future gold standard of large fiber sensorimotor polyneuropathy? *Neurology* 2007;69:2116–2118.

Findlater SE, Desai JA, Semrau JA, et al. Central perception of position sense involves a distributed neural network—evidence from lesion-behavior analyses. *Cortex* 2016;79:42–56.

Fuller G. *Neurological Examination Made Easy.* 5th ed. Edinburgh: Churchill Livingstone, 2013.

Gilman S. *Clinical Examination of the Nervous System.* New York: McGraw-Hill, 2000.

Gilman S. Joint position sense and vibration sense: anatomical organisation and assessment. *J Neurol Neurosurg Psychiatry* 2002;73:473–477.

Gilman S, Newman SW. *Manter and Gatz's Essentials of Clinical Neuroanatomy and Neurophysiology.* 10th ed. Philadelphia: FA Davis, 2003.

Hilz M, Axelrod FB, Hermann K, et al. Normative values of vibratory perception in 530 children, juveniles and adults aged 3–79 years. *J Neurol Sci* 1998;159:219–225.

Jackson CE, Amato AA, Barohn RJ. Case of the month: isolated vitamin E deficiency. *Muscle Nerve* 1996;19:1161–1165.

Johnson EO, Babis GC, Soultanis KC, et al. Functional neuroanatomy of proprioception. *J Surg Orthop Adv* 2008;17:159–164.

Kandel ER. *Principles of Neural Science.* 5th ed. New York: McGraw-Hill, 2013.

Kaplan FS, Nixon JE, Reitz M, et al. Age-related changes in proprioception and sensation of joint position. *Acta Orthop Scand* 1985;56:72.

Liniger C, Albeanu A, Bloise D, et al. The tuning fork revisited. *Diabet Med* 1990;7:859–864.

Lockard BI, Kempe LG. Position sense in the lateral funiculus? *Neurol Res* 1988;10:81–86.

Massey EW, Pleet AB, Scherokman BJ. *Diagnostic Tests in Neurology: A Photographic Guide to Bedside Techniques.* Chicago: Year Book Medical Publishers, Inc., 1985.

Moser EI, Moser MB, McNaughton BL. Spatial representation in the hippocampal formation: a history. *Nat Neurosci* 2017;20:1448–1464.

Nathan PW, Smith MC, Cook AW. Sensory effects in man of lesions of the posterior columns and of some other afferent pathways. *Brain* 1986;109:1003.

Panosyan FB, Mountain JM, Reilly MM, et al. Rydel-Seiffer fork revisited: beyond a simple case of black and white. *Neurology* 2016;87:738–740.

Pestronk A, Florence J, Levine T, et al. Sensory exam with a quantitative tuning fork: rapid, sensitive and predictive of SNAP amplitude. *Neurology* 2004;62:461–464.

Peters EW, Bienfait HM, de Visser M, et al. The reliability of assessment of vibration sense. *Acta Neurol Scand* 2003;107:293–298.

Ross RT. *How to Examine the Nervous System.* 4th ed. Totowa: Humana Press, 2006.

Ross ED, Kirkpatrick JB, Lastimosa AC. Position and vibration sensations: functions of the dorsal spinocerebellar tracts? *Ann Neurol* 1979;5:171–176.

Rowland DC, Roudi Y, Moser MB, et al. Ten years of grid cells. *Annu Rev Neurosci* 2016;39:19–40.

Schwartzman RJ. *Neurologic Examination.* 1st ed. Malden: Blackwell Publishing, 2006.

Standring S, ed. *Gray's Anatomy: The Anatomical Basis of Clinical Practice.* 41st ed. New York: Elsevier Limited, 2016.

Weibers DO, Dale AJD, Kokmen E, et al., eds. *Mayo Clinic Examinations in Neurology.* 7th ed. St. Louis: Mosby, 1998.

Wolf JK. *Segmental Neurology.* Baltimore: University Park Press, 1981.

CAPÍTULO 34

Sensibilidade Interoceptiva ou Visceral

As sensações interoceptivas são sensações viscerais gerais originadas nos órgãos internos. As sensações viscerais especiais (olfato e paladar) são analisadas com os nervos cranianos. As fibras aferentes viscerais gerais são encontradas nos nervos cranianos VII, IX e X e nos nervos autônomos toracolombares e sacros. Essas fibras aferentes fazem trajeto com as fibras eferentes até as vísceras. Os corpos celulares situam-se na raiz posterior e nos gânglios cranianos associados; os impulsos entram no sistema nervoso central pelas raízes posteriores e ascendem até centros superiores através de vias próximas das que conduzem impulsos aferentes somáticos gerais.

As fibras aferentes viscerais participam de reflexos viscerais e autônomos inconscientes e provavelmente também conduzem sensações viscerais como fome, náuseas, excitação sexual, distensão vesical e dor visceral. Os impulsos aferentes das vísceras podem chegar à consciência por várias vias. Alguns seguem em nervos somáticos e outros com nervos autônomos eferentes. Alguns fazem sinapse no corno posterior, e axônios dos neurônios da ordem subsequente cruzam para o trato espinotalâmico oposto, em que as fibras que transportam a dor visceral ocupam posição medial às que conduzem as sensações de dor superficial e temperatura. Outros podem fazer trajeto no trato espinotalâmico ipsilateral. Muitos ascendem por um longo trecho no trato de Lissauer antes de fazerem sinapse, e alguns ascendem por longas fibras intersegmentares na substância branca na margem do corno posterior, chegando ao hipotálamo e ao tálamo sem que haja decussação. Em consequência das múltiplas vias e da redundância, a localização da dor visceral não é precisa. O giro reto pode ser a estação final da sensibilidade aferente visceral em vez do córtex parietal.

Na anamnese, os sintomas relacionados com a função visceral e transmitidos por fibras aferentes viscerais incluem repleção gástrica e saciedade precoce, desconforto gástrico, espasmo intestinal, sensação de pressão no tórax, sensação de repleção vesical ou retal, desejo de urinar, sensação de ingurgitamento dos órgãos genitais ou dor nos órgãos internos.

As vísceras geralmente são insensíveis aos estímulos habituais causadores de dor, mas espasmo, inflamação, traumatismo, pressão, distensão ou tensão sobre as vísceras podem causar dor intensa, em que parte é consequência do comprometimento dos tecidos adjacentes. As terminações de dor são encontradas na pleura parietal sobre a parede torácica e o diafragma, embora provavelmente nenhuma esteja presente na pleura visceral nem nos pulmões. O peritônio parietal é sensível, sobretudo à distensão, mas o peritônio visceral provavelmente não é sensível.

Muitas vezes, a localização da dor visceral é vaga ou difusa e tende a ser descrita pelo paciente como profunda. Além da dor sentida na víscera propriamente dita, pode haver dor reflexa para outras áreas, e a área onde a dor reflexa incide pode ser hiperalgésica ao estímulo. Às vezes, também pode haver dor e espasmo muscular na mesma área. Os neurônios de variação dinâmica ampla (VDA) no corno posterior respondem tanto a estímulos sensoriais somáticos comuns quanto a estímulos nocivos. Eles respondem progressivamente à medida que aumenta a intensidade do estímulo. As vias aferentes viscerais nociceptivas ativam os mesmos neurônios VDA que respondem às sensações somáticas.

A convergência das sensações somáticas e viscerais na mesma população de neurônios pode ser uma explicação para a dor referida. As áreas de dor referida e hiperalgesia encontradas na doença das várias vísceras são mal localizadas e variam muito. A dor referida pode ser sentida no dermátomo ou no segmento cutâneo diretamente sobre o órgão acometido em consequência de inervação segmentar correspondente na área de distribuição cutânea dos nervos espinais do nível segmentar da medula espinal que supre a víscera; a dor também pode ser sentida bem longe da área afetada, por causa do deslocamento da víscera durante o desenvolvimento embrionário. A dor por acometimento do apêndice é sentida diretamente sobre o apêndice; a dor da angina de peito pode irradiar-se ao longo do braço esquerdo; e a dor renal é relatada na região inguinal. O nervo frênico (C3-C5) é sensorial e motor para o diafragma e as estruturas adjacentes – o tecido conectivo extrapleural e extraperitoneal na vizinhança da vesícula biliar e do fígado. Por conseguinte, na doença da vesícula biliar, do fígado ou da parte central do diafragma, pode haver dor e hiperestesia não só na víscera afetada, mas também na lateral do pescoço e no ombro, na distribuição de C3-C5 ou na área inervada pelas raízes posteriores dos nervos cujas raízes anteriores suprem o diafragma. Outras áreas de dor visceral relatada são os níveis torácicos médios para o estômago, o duodeno, o pâncreas, o fígado e o baço;

os níveis torácicos superiores para o coração; os níveis torácicos superiores e médios para os pulmões; e os níveis torácicos baixos e lombares superiores para o rim. Com algumas exceções, a dor reflexa ocorre no mesmo lado do corpo em que está localizado o órgão acometido.

A anatomia das vias da dor influencia as técnicas de tratamento cirúrgico da dor visceral crônica. Como as fibras aferentes viscerais ocupam posição medial nos tratos espinotalâmicos, é preciso realizar cordotomia para controlar a dor visceral, com uma incisão mais profunda do que a realizada para alívio da dor somática. Além disso, como os impulsos aferentes das vísceras ascendem por uma distância maior antes da decussação, é preciso fazer a cordotomia em um nível mais alto. Como a dor visceral pode ser transportada por vias cruzadas e não cruzadas, pode ser necessário que a cordotomia para controle da dor visceral seja bilateral.

A sensibilidade visceral, embora clinicamente importante, não é avaliada de maneira satisfatória pelo exame neurológico de rotina. Existem técnicas especiais que podem oferecer algumas informações, como exames para avaliação das sensações de distensão, dor, calor e frio na bexiga durante o exame cistométrico.

BIBLIOGRAFIA

Gilman S. *Clinical Examination of the Nervous System*. New York: McGraw-Hill, 2000.

Gilman S, Newman SW. *Manter and Gatz's Essentials of Clinical Neuroanatomy and Neurophysiology*. 10th ed. Philadelphia: FA Davis, 2003.

Kandel ER. *Principles of Neural Science*. 5th ed. New York: McGraw-Hill, 2013.

Standring S, ed. *Gray's Anatomy: The Anatomical Basis of Clinical Practice*. 41st ed. New York: Elsevier Limited, 2016.

CAPÍTULO 35

Funções Sensoriais Cerebrais

As funções sensoriais cerebrais são aquelas que empregam as áreas sensoriais primárias do córtex para perceber o estímulo e as áreas sensoriais de associação a fim de interpretar o significado do estímulo e contextualizá-lo. Essas funções também são denominadas modalidades secundárias ou corticais. O termo sensibilidade combinada descreve a percepção que inclui a integração de informações de mais de uma das modalidades primárias para o reconhecimento do estímulo. O processamento sensorial cortical é basicamente uma função dos lobos parietais. O lobo parietal analisa e sintetiza as variedades individuais da sensação; além disso, correlaciona a percepção do estímulo à memória de estímulos passados idênticos ou semelhantes e ao conhecimento dos estímulos relacionados com o objetivo de interpretar o estímulo e auxiliar a discriminação e o reconhecimento.

O córtex parietal recebe, correlaciona, sintetiza e refina as informações sensoriais primárias. Não está relacionado com sensações mais grosseiras, como o reconhecimento da dor e da temperatura, que fica a cargo do tálamo. O córtex é importante na discriminação dos graus mais finos ou mais críticos das sensações, reconhecendo a intensidade, percebendo as semelhanças e as diferenças e avaliando os aspectos gnósticos, ou de percepção e reconhecimento, de cada sensação. Também é importante para localizar, reconhecer as relações espaciais e o sentido postural, perceber o movimento passivo e reconhecer as diferenças de formato e peso e de características bidimensionais. Esses elementos da sensibilidade são mais do que simples percepções e seu reconhecimento requer a integração dos vários estímulos em conceitos concretos, além da evocação de engramas.

As funções sensoriais corticais são de percepção e discriminativas em vez da simples noção de informações da estimulação de terminações nervosas sensoriais primárias. As modalidades corticais de maior importância clínica são estereognosia, grafestesia, discriminação de dois pontos, atenção sensorial e outras funções gnósticas ou de reconhecimento. A perda dessas variedades de sensações combinadas pode ser considerada uma variedade de agnosia, ou perda da capacidade de reconhecer o significado de estímulos sensoriais. É preciso que as modalidades primárias estejam relativamente preservadas antes de se concluir que um déficit da sensibilidade combinada é consequência de lesão do lobo parietal.

A incapacidade unilateral de identificar um objeto pelo tato só pode ser denominada astereognosia e atribuída a uma lesão do sistema nervoso central quando as modalidades sensoriais primárias são normais. O comprometimento muito leve das modalidades primárias para explicar a dificuldade de reconhecimento também pode ser apropriadamente denominado astereognosia; fazer esse julgamento requer experiência.

Estereognosia é a percepção, compreensão, reconhecimento e identificação do formato e da natureza de objetos pelo tato. A incapacidade de fazer isso configura a astereognosia. A astereognosia só pode ser diagnosticada se as sensações cutâneas e proprioceptivas estiverem intactas; se o comprometimento for significativo, os impulsos primários não alcançarão a consciência para interpretação. Existem várias etapas no reconhecimento de objetos. Em primeiro lugar, ocorre a percepção do tamanho, seguida pela apreciação do formato em duas dimensões, da forma em três dimensões e, por fim, a identificação do objeto. Essas etapas podem ser analisadas individualmente. A percepção de tamanho é testada com o uso de objetos de formatos iguais, mas tamanhos diferentes; a percepção de formato bidimensional, com objetos de formato simples (círculo, quadrado, triângulo), recortados em papel rígido ou plástico, e a percepção da forma tridimensional com objetos sólidos geométricos (cubo, pirâmide, bola). Por fim, o reconhecimento é avaliado solicitando-se que o paciente apalpe objetos simples colocados em sua mão (p. ex., chave, botão, moeda, pente, lápis, alfinete de segurança, clipe de papel). Para fazer um teste mais preciso, solicita-se ao paciente que diferencie moedas, identifique letras em baixo-relevo em uma placa de madeira ou conte o número de pontos em uma peça de dominó.

É óbvio que a estereognosia só pode ser testada nas mãos. Se a fraqueza ou falta de coordenação impedir o manuseio do objeto de teste, o examinador poderá passar os dedos do paciente sobre o objeto. A demonstração de excelente preservação da estereognosia na mão paralisada é uma confirmação admirável da natureza restrita do déficit no acidente vascular cerebral motor puro. Quando a estereognosia está comprometida, pode haver atraso na identificação ou diminuição dos movimentos normais de exploração enquanto o paciente manipula o objeto desconhecido. O teste de estereognosia normalmente compara as duas mãos, e qualquer déficit será unilateral. A incapacidade de reconhecer objetos pelo tato com uma das mãos, se as modalidades primárias estiverem intactas, é a agnosia tátil. O reconhecimento da textura é um tipo relacionado de sensibilidade combinada, na qual o paciente tenta reconhecer semelhanças e diferenças entre objetos de texturas variadas, como algodão, seda, lã, madeira, vidro e metal. A astereognosia em geral é acompanhada de agrafestesia e de outros déficits corticais; pode ocorrer isoladamente como o primeiro sinal de disfunção do lobo parietal.

A grafestesia (discriminação de figuras traçadas, escrita de números) é a capacidade de reconhecer letras ou números traçados sobre a pele com um lápis, um alfinete de ponta romba ou um objeto semelhante. É uma variedade discriminativa fina da sensibilidade cutânea. Muitas vezes o teste é feito sobre as polpas dos dedos, a palma da mão ou o dorso do pé. Letras ou números com altura aproximada de 1 cm são traçados sobre as polpas dos dedos, e de tamanho maior em outros locais. Devem ser usados números de fácil identificação e que não sejam semelhantes (p. ex., usar 3 e 4 em vez de 3 e 8). Na verdade, não parece importar se os números são escritos como seriam "lidos" ou "de cabeça para baixo" e, apesar da tentação, não é necessário "apagar com borracha" entre os estímulos. A perda dessa capacidade sensorial é conhecida como agrafestesia ou grafanestesia.

Até mesmo o comprometimento mínimo das modalidades sensoriais primárias pode causar agrafestesia. Uma função relacionada é a capacidade de indicar a direção de um arranhão leve de 2 a 3 cm na pele (sensibilidade tátil de movimento, cinestesia cutânea direcional), que pode ser um indicador sensível de função das colunas posteriores e do córtex somatossensorial primário. A perda da grafestesia ou do sentido de movimento tátil com preservação da sensibilidade periférica implica lesão cortical, sobretudo quando a perda é unilateral.

A discriminação de dois pontos, ou espacial, é a capacidade de diferenciar, com os olhos fechados, a estimulação cutânea de um ponto e a de dois pontos. O melhor instrumento de teste é um discriminador de dois pontos específico para esse fim. Os substitutos comuns são compasso de eletrocardiograma, e compasso ou um clipe de papel dobrado em forma de "V", com as duas pontas ajustadas em distâncias diferentes. Existem dois tipos de discriminação de dois pontos: estática e móvel. Para testar a discriminação estática de dois pontos, o instrumento de teste é mantido no lugar por alguns segundos sobre o local a ser testado. Para testar a discriminação móvel de dois pontos sobre a polpa de um dedo, o discriminador seria levado da prega da articulação interfalângica distal na direção da ponta do dedo durante vários segundos.

Os estímulos de um ponto ou de dois pontos são aplicados aleatoriamente, e verifica-se a distância mínima que pode ser distinguida como dois pontos. As instruções exatas são vitais. É melhor começar com um estímulo de dois pontos, relativamente distantes ("esses são dois pontos"), depois de um ponto ("esse é um ponto") e depois dois pontos

juntos ("esses são dois pontos tão próximos, que parecem um só"). Em seguida, os estímulos de um e dois pontos são variados aleatoriamente, aproximando-se os pontos cada vez mais até que o paciente comece a errar. O resultado é registrado como a distância mínima entre dois pontos que possibilita a percepção constante como dois pontos separados. Essa distância varia bastante em diferentes partes do corpo. A discriminação normal entre dois pontos é de cerca de 1 mm na extremidade da língua, 2 a 3 mm nos lábios, 2 a 4 mm nas pontas dos dedos, 4 a 6 mm no dorso dos dedos, 8 a 12 mm na palma da mão, 20 a 30 mm no dorso da mão e 30 a 40 mm no dorso do pé. É necessária separação maior para diferenciação no antebraço, no braço, no tronco, na coxa e na perna. Todas as vezes, é preciso comparar os achados nos dois lados do corpo. Para dois pontos móveis a técnica é igual, exceto pelo fato de que o instrumento é arrastado lentamente através da área de teste. A discriminação de dois pontos móveis é um pouco maior do que a de dois pontos estacionários. Os dois pontos móveis testam os mecanorreceptores de adaptação rápida e podem ter algumas vantagens no tratamento de pacientes com lesões de nervos periféricos.

A discriminação de dois pontos requer uma sensibilidade tátil aguçada. A via é principalmente nas colunas posteriores e no lemnisco medial. A perda da discriminação de dois pontos com preservação de outras sensibilidades táteis discriminativas e proprioceptivas pode ser o sinal mais sutil de lesão do lobo parietal oposto. A perda da discriminação de dois pontos limitada à distribuição de um nervo periférico ou de uma raiz é útil no diagnóstico e no tratamento. A discriminação de dois pontos também pode ser usada para demonstrar um nível sensorial no tronco em caso se mielopatia.

A extinção, desatenção ou negligência sensorial é a perda da capacidade de perceber dois estímulos sensoriais simultâneos. É um teste dos mecanismos de atenção sensorial em vez da função somatossensorial. Pode ser isolada em lesões do lobo parietal ou associada a outros déficits de atenção no hemiespaço em lesões mais extensas. A mais extrema é a desatenção a todo o hemiespaço contralateral (anosognosia; ver Capítulo 10).

O teste da extinção tátil usa estímulos duplos simultâneos em locais homólogos nos dois lados do corpo. O tato leve é mais usado. Há extinção quando o paciente não percebe um dos estímulos. Se forem usados alfinetes (igualmente agudos), o estímulo no lado anormal poderá ser percebido como rombo em comparação com o lado normal. A extinção também pode ser testada de um lado, tocando-se a face e a mão simultaneamente. Em geral, a área mais rostral é a dominante; quando a face e a mão são estimuladas, há extinção da percepção na mão (o teste face-mão). A extinção do estímulo da mão pode ser normal. A anormalidade mais sutil ocorre quando um estímulo da mão no lado normal extingue um estímulo da face no lado anormal, mas esse teste leva a utilidade da técnica ao limite.

A extinção sensorial pode ser a única manifestação de uma lesão. É possível quantificar aproximadamente a gravidade da extinção aumentando a intensidade do estímulo no lado anormal. Quando se usa a ponta de um dedo no lado normal, o paciente com extinção leve extingue um estímulo nas pontas de dois dedos no lado anormal, mas um conjunto de ponta de um dedo/pontas de três dedos é percebido como estimulação bilateral. Na extinção grave, pode ser necessário um estímulo em toda a mão ou até mesmo um aperto firme no lado anormal para que o paciente perceba que a estimulação foi bilateral. É possível fazer um teste semelhante com um alfinete.

A extinção tátil é mais provável na lesão do lobo parietal, mas foi descrita em lesões do tálamo ou das radiações sensoriais. A estimulação simultânea dupla acima e abaixo do nível presumido de uma lesão de medula espinal com perda sensorial relativa, mas não absoluta, pode ajudar a demonstrar o nível da lesão. Caso o paciente só perceba o estímulo superior, desloca-se o estímulo inferior em sentido rostral até que a intensidade de ambos seja igual; isso pode indicar o nível segmentar da lesão.

A capacidade de localizar estímulos sensoriais também depende dos lobos parietais. Para testar essa função, toque o paciente em um lado e peça que ele aponte com o dedo indicador oposto o ponto tocado pelo examinador. Ao testar uma das mãos, o paciente deverá ser capaz de localizar com precisão o ponto tocado; em outras regiões do corpo, a exatidão da localização pode variar como ocorre com a discriminação de dois pontos. A lesão parietal direita interfere na localização do toque no lado esquerdo do corpo; a lesão parietal esquerda causa déficits de localização bilateralmente.

A autotopagnosia (somatotopagnosia, agnosia da imagem corporal) é a incapacidade de identificar partes do corpo, orientar o corpo ou compreender a relação entre partes individuais – distúrbios do esquema corporal. O paciente pode ter perda completa da identificação pessoal de um membro ou de metade do corpo. Pode deixar a mão cair da mesa para o colo e acreditar que algum outro objeto caiu ou sentir um braço ao lado do corpo e não perceber que é o seu próprio braço. A falta da consciência da metade do corpo é denominada agnosia do hemicorpo. A agnosia dos dedos é a incapacidade de nomear ou reconhecer os dedos. Na maioria das vezes, a agnosia dos dedos é parte da síndrome de Gerstmann (agnosia dos dedos, agrafia, acalculia e desorientação direita-esquerda). Anosognosia é a ausência da consciência, ou negação da existência, da doença. Muitas vezes, o termo é usado mais ou menos como sinônimo de somatotopagnosia para fazer referência a pacientes que negam a existência da hemiplegia ou não reconhecem as partes do corpo paralisadas como suas. A anosognosia é mais frequente nas lesões do lobo parietal direito. O Capítulo 10 analisa esses distúrbios com mais detalhes.

BIBLIOGRAFIA

Bender MB, Stacy C, Cohen J. Agraphesthesia. A disorder of directional cutaneous kinesthesia or a disorientation in cutaneous space. *J Neurol Sci* 1982; 53:531–555.

Dellon AL. The moving two-point discrimination test: clinical evaluation of the quickly adapting fiber/receptor system. *J Hand Surg [Am]* 1978;3:474–481.

Fuller G. *Neurological Examination Made Easy*. 5th ed. Edinburgh: Churchill Livingstone, 2013.

Gardner EP, Sklar BF. Discrimination of the direction of motion on the human hand: a psychophysical study of stimulation parameters. *J Neurophysiol* 1994;71:2414–2429.

Gilman S. *Clinical Examination of the Nervous System*. New York: McGraw-Hill, 2000.

Gilman S, Newman SW. *Manter and Gatz's Essentials of Clinical Neuroanatomy and Neurophysiology*. 10th ed. Philadelphia: FA Davis, 2003.

Hankey GJ, Edis RH. The utility of testing tactile perception of direction of scratch as a sensitive clinical sign of posterior column dysfunction in spinal cord disorders. *J Neurol Neurosurg Psychiatry* 1989;52:395–398.

Hermann RP, Novak CB, Mackinnon SE. Establishing normal values of moving two-point discrimination in children and adolescents. *Dev Med Child Neurol* 1996;38:255–261.

Kandel ER. *Principles of Neural Science*. 5th ed. New York: McGraw-Hill Medical, 2013.

Lundborg G, Rosén B. The two-point discrimination test—time for a re-appraisal? *J Hand Surg Br* 2004;29:418–422.

Massey EW, Pleet AB, Scherokman BJ. *Diagnostic Tests in Neurology: A Photographic Guide to Bedside Techniques*. Chicago: Year Book Medical Publishers, Inc., 1985.

Robertson SL, Jones LA. Tactile sensory impairments and prehensile function in subjects with left-hemisphere cerebral lesions. *Arch Phys Med Rehabil* 1994;75:1108–1117.

Ross RT. *How to Examine the Nervous System*. 4th ed. Totowa: Humana Press, 2006.

Schwartzman RJ. *Neurologic Examination*. 1st ed. Malden: Blackwell Publishing, 2006.

Standring S, ed. *Gray's Anatomy: The Anatomical Basis of Clinical Practice*. 41st ed. New York: Elsevier Limited, 2016.

van Nes SI, Faber CG, Hamers RM, et al. Revising two-point discrimination assessment in normal aging and in patients with polyneuropathies. *J Neurol Neurosurg Psychiatry* 2008;79:832–834.

Weibers DO, Dale AJD, Kokmen E, et al., eds. *Mayo Clinic Examinations in Neurology*. 7th ed. St. Louis: Mosby, 1998.

Wolf JK. *Segmental Neurology*. Baltimore: University Park Press, 1981.

Wolny T, Linek P, Michalski P. Inter-rater reliability of two-point discrimination in acute stroke patients. *Neurorehabilitation* 2017;41:127–134.

CAPÍTULO 36

Localização Sensorial

A diminuição ou perda da sensibilidade podem ser causadas por lesão de nervos periféricos, das raízes nervosas, da medula espinal, do tronco encefálico ou de centros encefálicos superiores, assim como as sensações anormais, como a dor ou a parestesia. A localização depende do padrão e da distribuição da anormalidade sensorial.

As modalidades primárias podem ser comprometidas por doenças do nervo periférico, da raiz espinal ou das vias sensoriais no sistema nervoso central (SNC). Quando as modalidades primárias são normais em determinada região do corpo, mas as modalidades corticais estão comprometidas, a causa pode ser uma lesão do lobo parietal. Quando algumas modalidades primárias são mais prejudicadas do que outras, diz-se que a perda sensorial é "dissociada". As vias condutoras de dor e temperatura (tratos espinotalâmicos) fazem trajeto em local diferente das vias condutoras de tato, pressão, posição e vibração (colunas posteriores, funículo posterolateral e lemnisco medial). As vias sensoriais, depois de seguirem de maneira divergente por grande parte de seu trajeto central, voltam a convergir à medida que se aproximam do tálamo e permanecem juntas nas projeções talamocorticais. Quando as vias estão próximas umas das outras, como ocorre no nervo periférico, na raiz espinal ou no tálamo, os processos patológicos tendem a afetar todas as modalidades primárias em grau aproximadamente igual. Quando as vias estão distantes umas das outras, como ocorre na medula espinal e no tronco encefálico, uma doença pode afetar um tipo de sensibilidade sem afetar o outro, o que causa a perda dissociada de sensibilidade. Um exemplo comum de perda sensorial dissociada é o acidente vascular bulbar lateral, ou síndrome de Wallenberg. Há um padrão muito característico de perda sensorial, que só acomete a sensibilidade dolorosa e térmica e poupa completamente o tato leve. A perda da sensibilidade dolorosa e térmica abrange a metade ipsilateral da face em virtude do acometimento do trato espinal do nervo craniano V, e a metade contralateral do corpo, por causa da lesão do trato espinotalâmico lateral, poupando as vias do tato leve que seguem na linha mediana no lemnisco medial. Uma causa clássica, mas não comum, de perda sensorial dissociada é a siringomielia. As fibras sensoriais de dor e temperatura que cruzam na comissura anterior são afetadas; as fibras sensoriais do tato leve que fazem trajeto nas colunas posteriores são bem afastadas do local da doença e continuam intactas. Assim, a siringomielia causa perda característica da sensibilidade dolorosa e térmica com preservação do tato leve.

O acidente vascular da artéria espinal anterior é outro exemplo de perda sensorial dissociada. O infarto afeta os dois terços anteriores da medula, poupando as colunas posteriores, que são irrigadas pelas artérias espinais posteriores. Os pacientes apresentam déficits motores densos e perda significativa da sensibilidade dolorosa e térmica, mas a sensibilidade ao tato, pressão, posição e vibração é normal. Os pacientes com síndrome de Brown-Séquard apresentam dissociação extrema das modalidades, com perda da sensibilidade dolorosa e térmica de um lado do corpo e perda da sensibilidade ao tato, pressão, posição e vibração do outro lado.

Por sua vez, as doenças que afetam um tronco nervoso periférico ou uma raiz espinal tendem a acometer todas as fibras sensoriais que seguem nesse nervo ou nessa raiz. A perda sensorial abrange todas as modalidades, mas não necessariamente com o mesmo grau. Às vezes, as polineuropatias generalizadas têm predileção por fibras grandes (grossas) ou pequenas (finas) e causam comprometimento diferente na sensibilidade dolorosa e térmica, ao contrário do que ocorre com o tato e a pressão. Essas neuropatias são incomuns e tendem a ser generalizadas. Quando há dissociação sensorial intensa em uma região do corpo, a doença quase sempre afeta o SNC, especificamente nas regiões em que as diferentes vias sensoriais fazem trajeto em locais muito divergentes.

O outro elemento a considerar no esclarecimento da causa da perda sensorial, além das modalidades acometidas, é a distribuição da anormalidade. Evidentemente, déficits em distribuição "hemi" sugerem doença do SNC, provavelmente com acometimento do córtex ou do tálamo. Déficits cruzados, que afetam a face de um lado e o corpo do outro, sugerem doença do tronco encefálico e os déficits que acometem os dois lados do corpo abaixo de determinado nível (p. ex., T5) sugerem doença da medula espinal. Os níveis medulares com "preservação sacral" sugerem doença intraparenquimatosa da medula espinal em vez de mielopatia por pressão externa. Os déficits causados por doença generalizada do nervo periférico costumam acometer as regiões mais distais do corpo, com distribuição em "meia e luva". A perda sensorial causada por disfunção de nervo periférico, raiz nervosa ou plexo nervoso segue o padrão de inervação da estrutura específica. A Figura 36.1 mostra alguns padrões comuns de perda sensorial. Na perda sensorial com hemidistribuição, há certo grau de cruzamento laterolateral ou superposição da inervação ao longo da linha mediana anterior, que é maior no tronco do

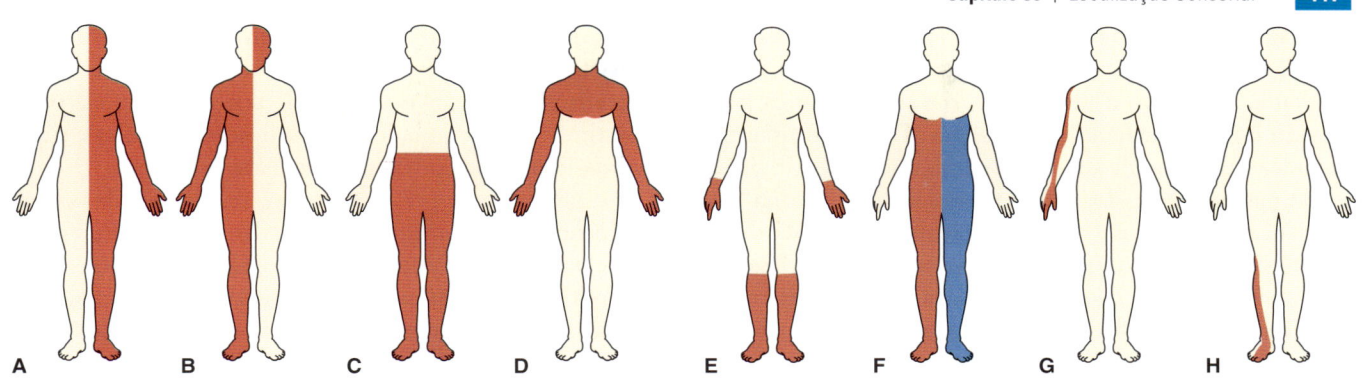

Figura 36.1 Alguns padrões comuns de perda sensorial. **A.** Perda hemissensorial por lesão hemisférica. **B.** Perda cruzada da sensibilidade dolorosa e térmica causada por lesão bulbar lateral. **C.** Nível torácico médio da medula espinal. **D.** Perda dissociada suspensa da sensibilidade dolorosa e térmica causada por siringomielia. **E.** Perda distal simétrica da sensibilidade causada por neuropatia periférica. **F.** Perda da sensibilidade cruzada espinotalâmica em um lado com perda da sensibilidade em coluna posterior no lado oposto decorrente de síndrome de Brown-Séquard. **G.** Perda da sensibilidade em dermátomos causada por radiculopatia cervical. **H.** Perda da sensibilidade em dermátomos causada por radiculopatia lombossacra.

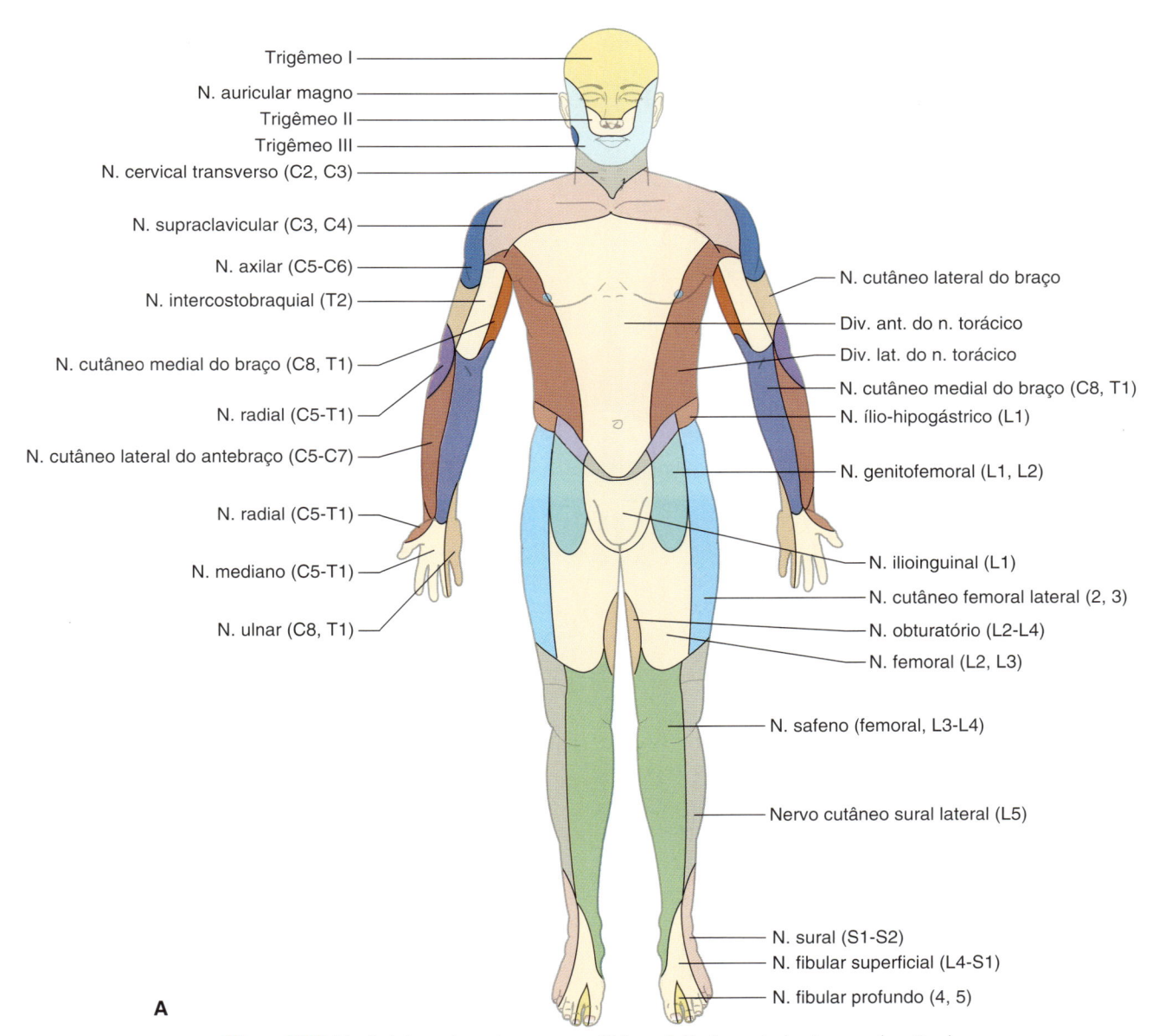

Figura 36.2 Distribuição cutânea dos nervos periféricos. **A.** Na face anterior do corpo. (*continua*)

que na face. Por causa dessa sobreposição na linha mediana, a perda sensorial orgânica geralmente termina quase na linha mediana, enquanto a perda sensorial não orgânica pode "dividir a linha mediana" (ver a seção "Perda sensorial não orgânica (funcional)", adiante). A avaliação da sensibilidade sacral não faz parte do exame neurológico de rotina. Em alguns casos, é preciso examinar a sensibilidade na distribuição da sela (p. ex., quando há possibilidade de lesão no cone medular ou na cauda, quando há evidência de mielopatia ou quando há disfunção vesical, intestinal ou sexual).

A função sensorial e a atividade motora são interdependentes, e a diminuição da sensibilidade pode acarretar incapacidade motora grave. Isso é especialmente evidente nas lesões do lobo parietal, mas a disfunção motora também pode ocorrer em lesões das raízes posteriores, dos nervos periféricos, das colunas posteriores da medula espinal ou de

outras vias sensoriais centrais. Em contrapartida, a disfunção motora pode afetar a discriminação sensorial. Quando se colocam pesos iguais nas mãos de um paciente, ele pode subestimar o peso no lado com disfunção cerebelar e superestimá-lo no lado com disfunção extrapiramidal.

A diminuição ou perversão da sensibilidade pode ocorrer em doenças que acometam os *receptores sensoriais*, mas geralmente não surge em doenças neurológicas primárias. A dor e o prurido por irritação cutânea, os desnudamentos traumáticos e as queimaduras podem ser causados por anomalias dos receptores ou dos filamentos nervosos para eles, e a diminuição da sensibilidade em calosidades e cicatrizes pode ser consequência do acometimento dos órgãos terminais e de filamentos menores.

Em *neuropatias periféricas focais*, a área de anormalidade sensorial corresponde à distribuição do nervo específico acometido. A Figura 36.2 mostra as áreas de pele supridas

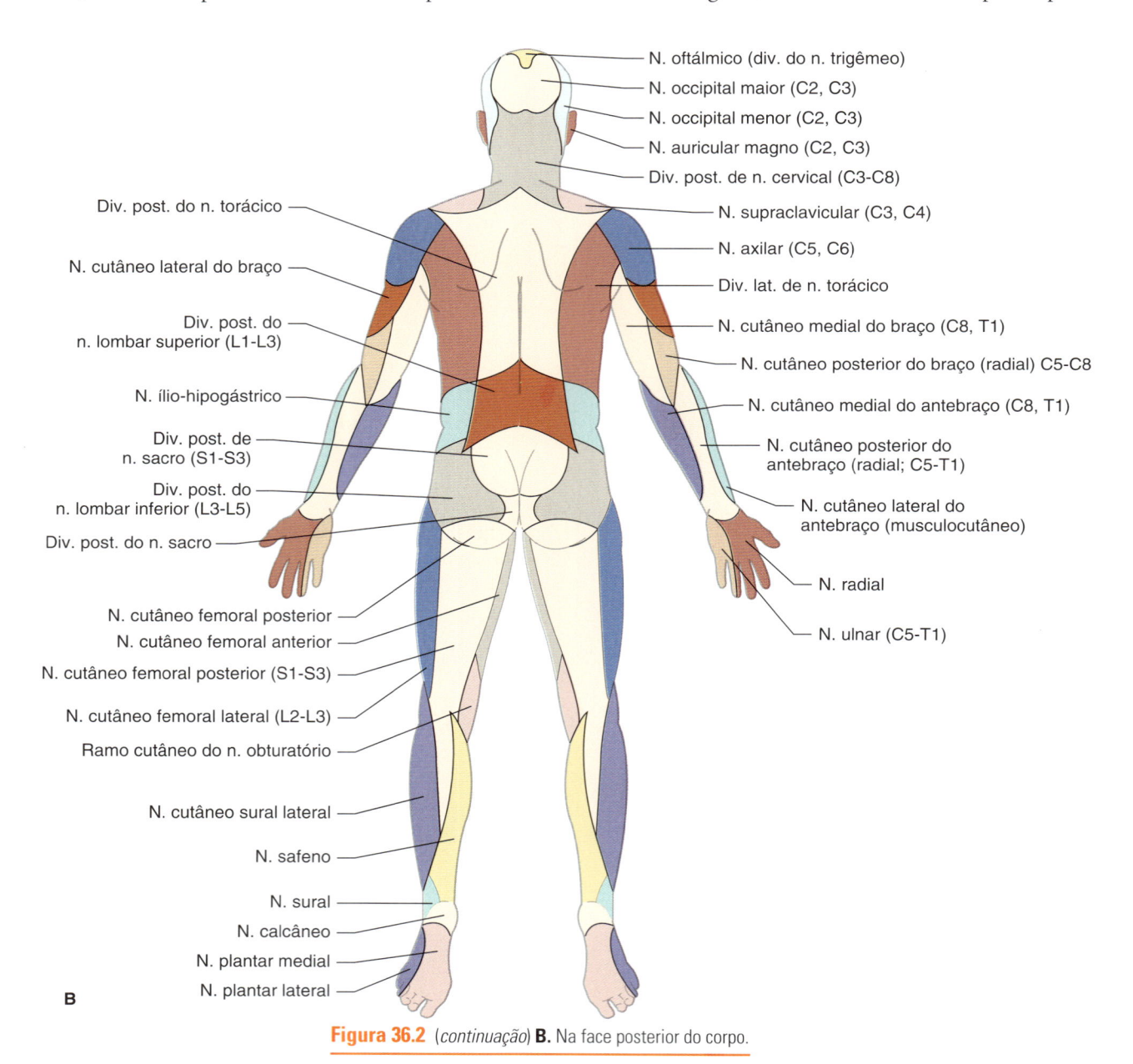

Figura 36.2 (*continuação*) **B.** Na face posterior do corpo.

por vários nervos. Na área comprometida, todas as modalidades sensoriais são afetadas em maior ou menor grau. As distribuições sensoriais podem variar um pouco de uma pessoa para outra, e a área mapeada pode não corresponder exatamente à publicada em textos ou atlas. O site http://www.neuroguide.com/nerveindex.html é uma excelente demonstração pictórica/gráfica da distribuição de nervos periféricos. A Figura 36.3 mostra parte da variabilidade do suprimento cutâneo do nervo radial superficial.

A área demonstrável de perda da sensibilidade dolorosa e térmica geralmente é menor do que a área de perda da sensibilidade tátil leve e do que as distribuições de nervos periféricos ou dermátomos que são publicadas. O déficit da sensibilidade tátil leve costuma corresponder melhor à distribuição de um nervo do que a perda da sensibilidade no teste com alfinete. Em pacientes com lesões focais do nervo ou da raiz, pode ser possível identificar, com exame meticuloso, uma zona densa de perda sensorial intensa, correspondente à área de inervação autônoma, circundada por áreas da perda sensorial mais leve na zona de sobreposição de nervos adjacentes (Figura 36.4). Por vezes, há disseminação da perda sensorial além do campo de um nervo lesado. Os pacientes podem ter alodinia ou hiperpatia na área da perda da sensibilidade. O Capítulo 46 descreve as anormalidades sensoriais e outras

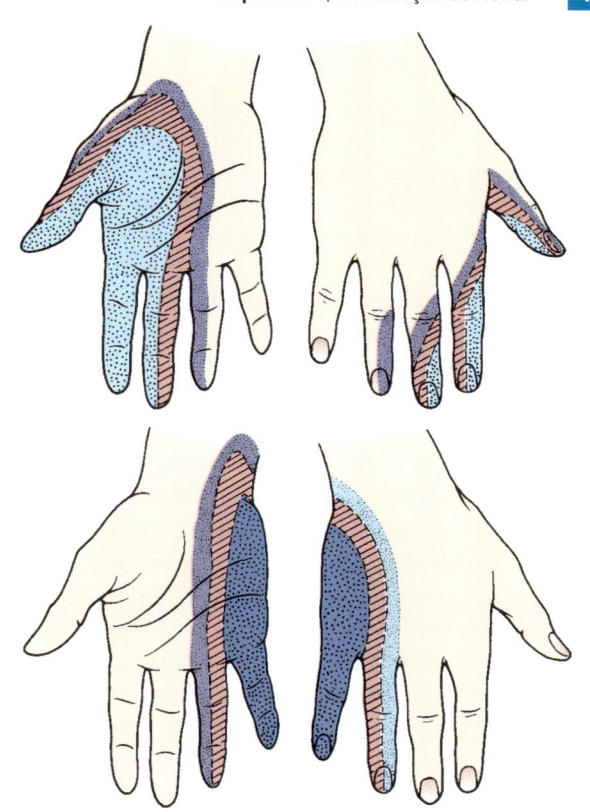

Figura 36.4 Transição das alterações sensoriais nas lesões dos nervos mediano e ulnar. A área menor tem anestesia total, diminuição da sensibilidade na área subsequente e apenas leve diminuição da sensibilidade na área adjacente. (Modificada de Tinel J. *Nerve Wounds*. Rothwell F [trans]. New York: William Wood & Co., 1917.)

anormalidades neurológicas associadas a lesões de nervos específicos. O exame sensorial é importante no diagnóstico de traumatismos de nervos periféricos e na avaliação do progresso da regeneração do nervo. Em distúrbios dos plexos braquial e lombossacro, a perda sensorial segue os mesmos princípios adotados na neuropatia focal, mas está localizada em algum componente do plexo, por exemplo, na parte lateral do ombro na plexopatia braquial superior e na parte medial do antebraço e da mão na plexopatia braquial inferior.

Nas *neuropatias periféricas generalizadas*, muitas vezes a vibração é a primeira modalidade afetada, mas em casos graves há comprometimento de todas as modalidades exteroceptivas, proprioceptivas e combinadas. Algumas neuropatias periféricas generalizadas são puramente sensoriais, outras são puramente motoras, mas a maioria é sensorimotora. A maioria das axonopatias depende do comprimento, e a distribuição da perda sensorial geralmente acomete sobretudo os segmentos distais, o que causa a distribuição da diminuição da sensibilidade em meia e luva. Contudo, as margens da área afetada podem ser mal delimitadas, sem bordas nítidas entre as áreas normais e as hipoestésicas. Quando graves, as axonopatias dependentes do comprimento causam perda da sensibilidade em uma faixa sobre a face anterior do tronco por causa do acometimento de nervos intercostais (padrão em couraça ou escudo). Mesmo a

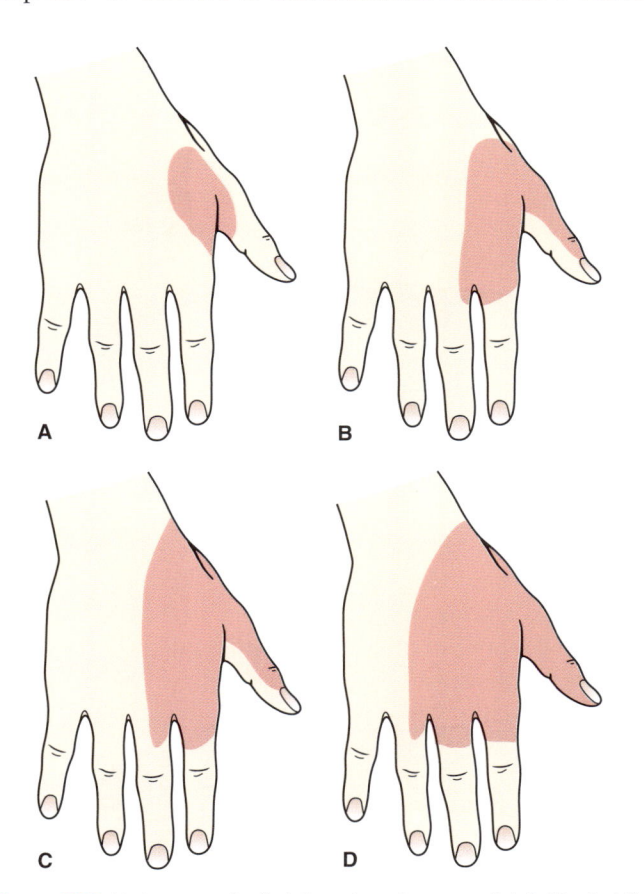

A   **B**

C   **D**

Figura 36.3 Variações na distribuição cutânea do nervo radial. **A.** Distribuição frequente. **B.** Distribuição típica. **C.** Distribuição frequente. **D.** Anestesia além do limite habitual. (Modificada de Tinel J. *Nerve Wounds*. Rothwell F [trans]. New York: William Wood & Co., 1917.)

neuropatia distal retrógrada (*dying back*) pode causar perda sensorial "em gorro", ou perda sensorial global, poupando apenas uma faixa na linha mediana posterior. A perda sensorial na hanseníase pode ser limitada a regiões acrais dependentes de temperatura. As axonopatias causam perda de reflexos dependente de comprimento; primeiro desaparecem os reflexos aquileus e, depois, os reflexos mais proximais à medida que a doença progride. As neuropatias desmielinizantes geralmente causam apenas leve perda sensorial com perda global dos reflexos. As neuropatias raras, como a doença de Tangier e a porfiria, têm predileção por fibras curtas.

Algumas neuropatias generalizadas têm predileção pelo acometimento predominante de fibras grossas ou finas. As causas de neuropatias sensoriais de fibras grossas incluem uremia, síndrome de Sjögren, deficiência de vitamina B_{12}, determinadas toxinas (piridoxina, cisplatina, metronidazol) e alguns casos de diabetes melito (pseudotabes). As causas de neuropatias de fibras finas incluem amiloidose, neuropatia autônoma sensorial hereditária e alguns casos de diabetes melito (pseudossiringomielia). As neuropatias de fibras grossas são tipicamente associadas à perda de reflexos e, quando graves, ao comprometimento motor. As neuropatias de fibras finas geralmente causam dor em queimação sem perda motora e com preservação dos reflexos. A doença de nervos periféricos também pode causar parestesias ou dor constante ou lancinante. Os nervos propriamente ditos podem ser sensíveis

e dolorosos à palpação; também pode haver dor ao estiramento brusco dos nervos afetados e maior suscetibilidade à isquemia. Às vezes há hiperalgesia ou alodinia na área afetada, embora o limiar sensorial seja elevado.

A doença dos *gânglios sensoriais de nervo espinal* (GSNEs) ou dos gânglios do nervo craniano correspondente, também é associada a alterações da sensibilidade. Os GSNEs podem ser afetados por processos autoimunes, com degeneração e inflamação dos neurônios. Pode ocorrer início subagudo de dor, parestesia e perda da sensibilidade, que afeta mais as fibras grossas do que as finas. A força é preservada, mas os reflexos desaparecem. A ataxia sensorial incapacitante é frequente e pode ser acompanhada de pseudoatetose. Em geral, há aumento do nível de proteína no líquido cefalorraquidiano. Embora seja um clássico efeito remoto de carcinoma pulmonar de pequenas células, a neuronopatia sensorial está associada a vários outros distúrbios, entre eles intoxicação por piridoxina, síndrome de Sjögren e linfoma. No herpes-zóster, a dor é intensa e lancinante na distribuição dos gânglios afetados. A *tabes dorsalis*, agora rara, prejudica a sensibilidade dolorosa profunda e superficial. Pode haver dores lancinantes transitórias e espontâneas como um "relâmpago".

As lesões da *raiz nervosa*, em geral causadas por compressão, são acompanhadas de diminuição ou perda da sensibilidade, dor ou parestesia, mas a distribuição é segmentar e corresponde ao dermátomo afetado (Figura 36.5). Assim como na

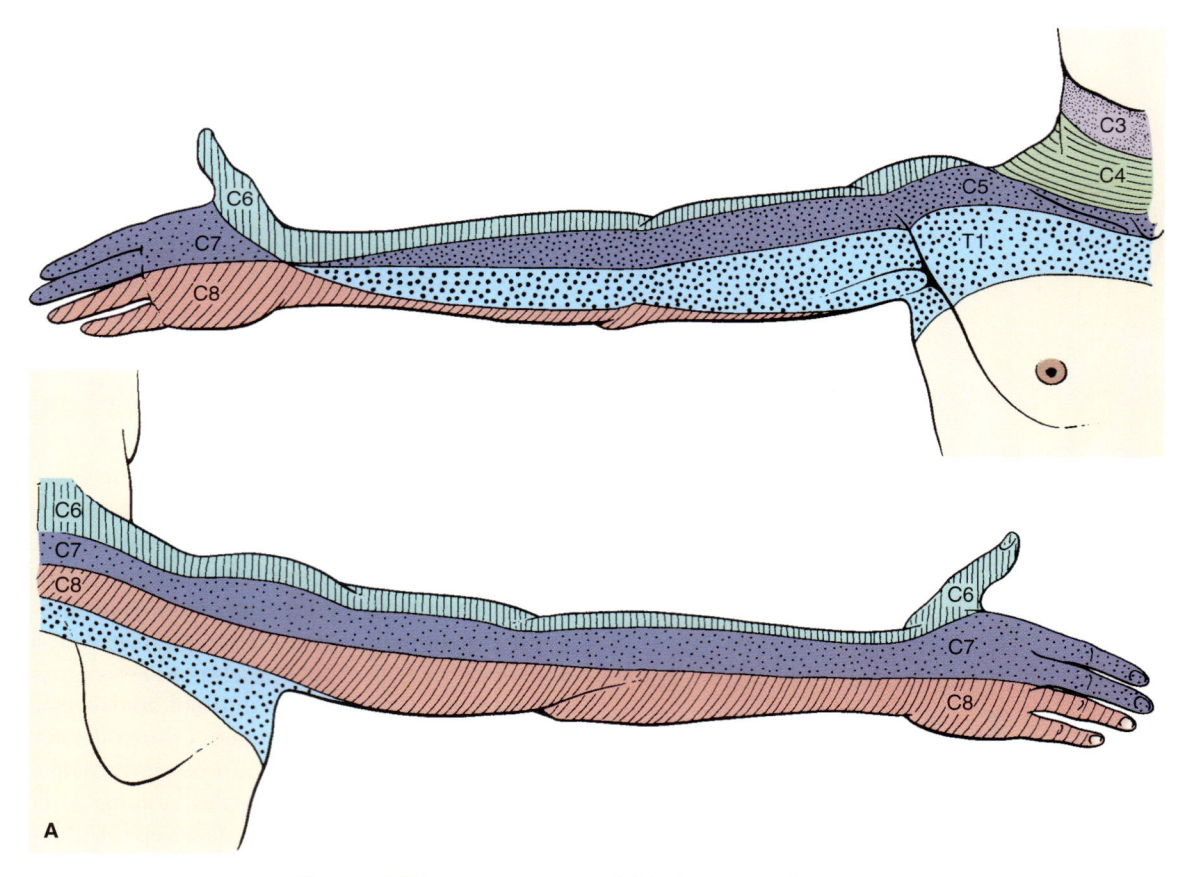

Figura 36.5 Inervação segmentar. **A.** Membro superior. (*continua*)

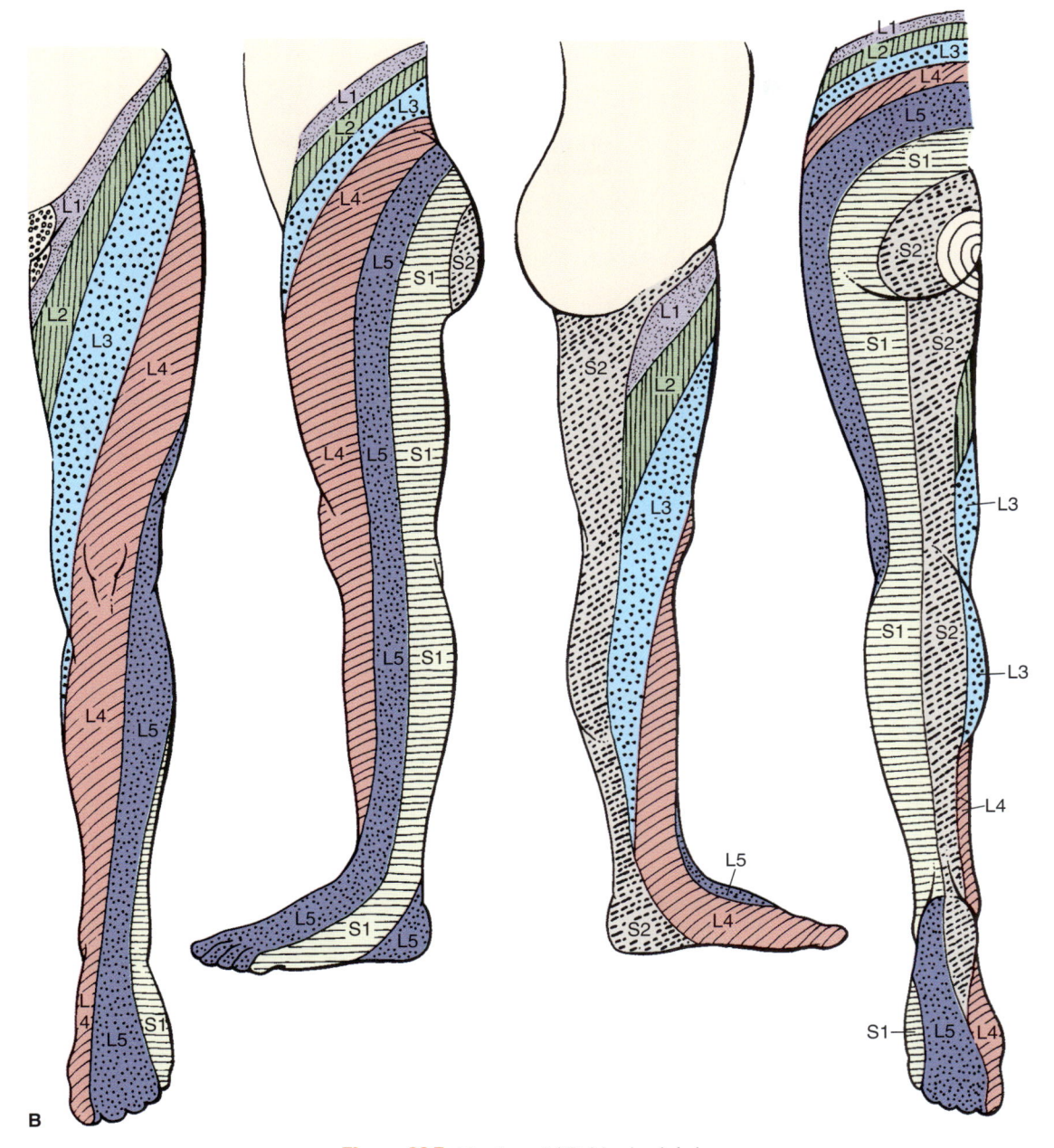

Figura 36.5 (*Continuação*) **B.** Membro inferior.

neuropatia focal, na radiculopatia compressiva o déficit tátil é maior e costuma corresponder melhor ao dermátomo apresentado na literatura do que o déficit observado no teste com alfinete. A dor pode ser constante ou intermitente e costuma ser aguda, perfurante e lancinante. Intensifica-se com movimento, tosse ou esforço. Pode haver tanto hipoalgesia quanto hiperalgesia. O exame pode revelar sinais de compressão da raiz nervosa (ver Capítulo 47). Por causa da sobreposição de dermátomos, pode ser difícil demonstrar as alterações quando só uma raiz é afetada.

Nas lesões da *medula espinal* e do *tronco encefálico*, pode haver comprometimento de uma ou várias modalidades de sensibilidade ou perversão da sensibilidade na forma de dor ou parestesia. A mielopatia pode ter padrões sensoriais diferentes, como síndrome transversa, síndrome medular central, síndrome da coluna posterior, síndrome de Brown-Séquard, síndrome medular anterior ou síndrome do cone medular (ver Capítulos 24 e 47). Em uma síndrome medular transversa a área sensorial comprometida pode abranger todos os níveis abaixo da lesão, mas às vezes o nível sensorial está bem abaixo do nível da lesão. Há relatos de falsa localização de um nível sensorial torácico em lesões da coluna cervical e do tronco encefálico. Pode ocorrer dor radicular, parestesias ou perda sensorial em forma de faixa no nível da lesão. A preservação sacral pode ser observada em lesões intrabulbares. A compressão da medula cervical na espondilose pode causar

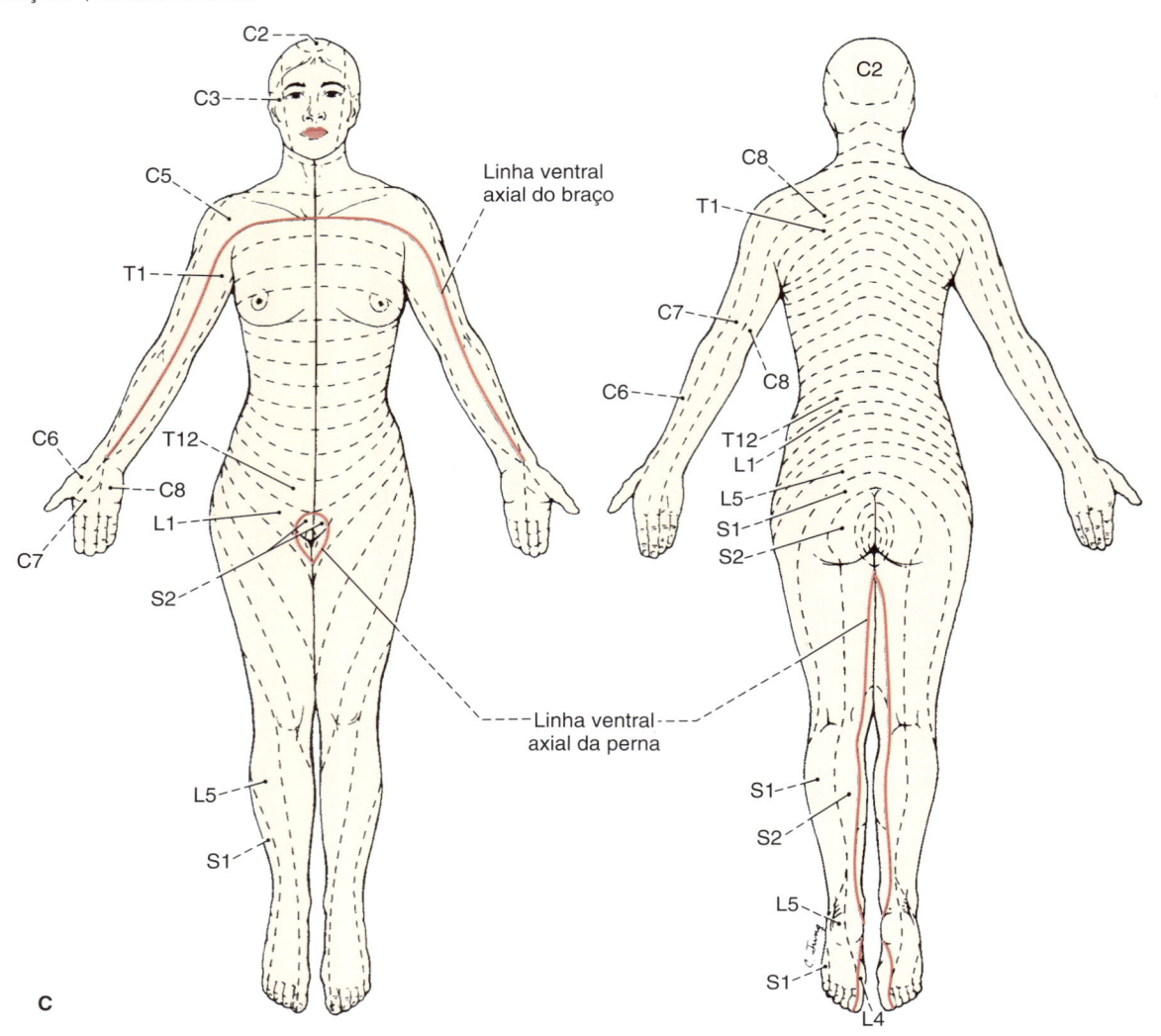

Figura 36.5 (*Continuação*) **C.** Aspectos anterior e posterior do corpo. (Modificada de Keegan JJ, Garrett FD. The segmental distribution of the cutaneous nerves in the limbs of man. *Anat Rec* 1948;102:409-437.)

distribuição em luva da perda de sensibilidade nas mãos. A perda sensorial geralmente é dissociada, com comprometimento de algumas modalidades e preservação de outras. Em virtude da redundância das vias do tato, o teste de sensibilidade dolorosa e térmica pode ser mais útil do que o de sensibilidade tátil para avaliar a doença do SNC. A avaliação da capacidade de detectar a direção do movimento da pele, acima e abaixo do nível da lesão e a busca de um nível vibratório podem ser úteis. A perda de sensibilidade dissociada suspensa ocorre na siringomielia.

As lesões altas na medula cervical e no bulbo podem prejudicar mais a sensibilidade cinestésica nos membros superiores do que nos membros inferiores. O distúrbio da sensibilidade proprioceptiva e o aumento do limiar de sensibilidade cutânea podem causar estereoanestesia, termo usado esporadicamente quando a dificuldade é causada por lesões infracerebrais que são difíceis de diferenciar de astereognosia. Essas lesões podem causar extinção e até mesmo autotopagnosia. Os pacientes com lesões da ponte, do bulbo ou da medula espinal

podem ter dor "central". O sinal de Lhermitte, sensações elétricas ou dolorosas súbitas que descem pelo corpo ou se propagam para o dorso ou os membros quando há flexão do pescoço, causadas por acometimento das colunas posteriores, pode ocorrer nas lesões focais da medula cervical, na esclerose múltipla ou em outros processos degenerativos.

O padrão de retorno da sensibilidade na recuperação de lesões medulares é variável; o comprometimento pode recuar em sentido descendente de maneira segmentar; a recuperação pode começar na distribuição sacral e ascender, ou pode ser recuperação gradual da função em toda a área afetada. Primeiro há retorno da sensibilidade à pressão, cuja recuperação costuma ser a mais completa, seguido pelas sensibilidades tátil, dolorosa, ao frio e ao calor.

Os impulsos sensoriais que chegam à consciência para a interpretação do córtex parietal devem passar primeiro pelo *tálamo*. Acredita-se que o tálamo seja a estação terminal da dor, do calor, do frio e do contato pesado, em que os impulsos sensoriais produzem um tipo de percepção grosseiro e não crítico. As lesões talâmicas costumam prejudicar todas as modalidades sensoriais no lado oposto do corpo. Pequenas lesões limitadas ao núcleo ventral posterolateral podem causar parestesia sem que haja perda demonstrável da sensibilidade. A lesão grave e extensa pode causar comprometimento grosseiro de todos os tipos de sensibilidade. Há diminuição acentuada da sensibilidade associada ao contato pesado, à postura, ao movimento passivo e à pressão profunda e aumento do limiar das sensibilidades tátil leve, térmica e dolorosa. Com frequência, as lesões talâmicas estão associadas a perversões da sensibilidade, como parestesia e hiperestesia, hiperpatia dolorosa ou alodinia. Algumas lesões talâmicas diminuem a sensibilidade ao frio, mas não ao calor.

Na síndrome de dor talâmica (Dejerine-Roussy), há diminuição ou elevação do limiar de todos os tipos de sensibilidade no lado oposto do corpo, sem anestesia completa. A latência para detecção também pode ser elevada. Os estímulos supralimiares despertam sensações desagradáveis e qualquer estímulo, mesmo o mais leve, pode causar dor desagradável, muitas vezes, dor em queimação. Estímulos quentes e frios leves ou sensações cutâneas leves causam desconforto acentuado. A reação excessiva é denominada hiperpatia, hiperalgesia ou alodinia, dependendo do estímulo. A deficiência da sensação acompanhada de dor intratável nas regiões de hipoestesia é denominada anestesia dolorosa. Além das alterações sensoriais, geralmente há hemiparesia e hemianopsia e, com menor frequência, hemiataxia, coreoatetose e respostas emocionais imotivadas. A ataxia talâmica refere-se à incoordenação que pode se desenvolver no caso de lesão que afeta o tálamo, provavelmente em decorrência do acometimento do trato dentatorrubrotalâmico e das vias sensoriais ascendentes à medida que entram no tálamo. Os pacientes desenvolvem achados "cerebelares", mas estão associados à perda sensorial (síndrome de hemiataxia-hipoestesia) e, às vezes, dor. Além de ataxia e tremor, as lesões talâmicas podem causar distonia, mioclonia e coreia. Quando afetam a mão, o distúrbio é chamado de "mão talâmica" (ver Videolink 36.1).

Na maioria dos casos, a dor de origem central está associada a lesões talâmicas, mas às vezes é consequência do acometimento de outras vias centrais de dor. A ínsula posterior e o opérculo medial adjacente são uma área receptora importante para o sistema espinotalâmico e foi proposta como uma terceira região somatossensorial (S3) dedicada ao processamento de entradas espinotalâmicas (ver Capítulo 32). A dor central por lesão do opérculo parietal foi denominada síndrome pseudotalâmica ou dor parassylviana.

Às vezes, a estimulação prazerosa, como a colocação da mão aquecida sobre a pele no lado afetado, é muito acentuada. Essa reação exagerada deve-se a uma lesão talâmica ou à liberação da função talâmica do controle cortical normal por lesão de centros superiores. Todo estímulo que atua no tálamo produz um efeito excessivo na metade anormal do corpo, sobretudo no que diz respeito ao elemento afetivo – a sensação agradável ou desagradável que provoca.

O acometimento das *radiações sensoriais* no ramo posterior da cápsula interna causa prejuízo variável, às vezes extenso, de todos os tipos de sensibilidade no lado oposto do corpo. Como as fibras sensoriais são muito próximas, a perda da sensibilidade é mais intensa do que nas lesões corticais isoladas. As alterações são semelhantes às que sucedem a lesão talâmica, mas a dor é rara.

As lesões do *córtex parietal* raramente causam perda total da sensibilidade, mas há aumento do limiar da sensibilidade exteroceptiva e proprioceptiva no lado oposto do corpo. Com frequência, a perturbação da sensibilidade é maior no membro superior do que no membro inferior. As partes distais dos membros são mais afetadas do que as proximais, com transição gradual para percepção mais normal nas áreas mais próximas do ombro e do quadril. O acometimento da mão e da face é comum em virtude de sua extensa representação cortical. Lesões pequenas podem causar déficits restritos que simulam doença do nervo periférico ou da raiz nervosa.

As lesões parietais causam principalmente distúrbios da sensibilidade discriminativa. O exame detalhado e crítico das funções sensoriais pode ser necessário para detectar lesões do lobo parietal. O limiar dos estímulos dolorosos aumenta muito pouco nas lesões parietais, embora a percepção no teste com alfinete possa ser menos aguçada do que no lado normal; nas lesões mais profundas, a elevação do limiar é mais clara. A noção qualitativa de calor e frio está presente, mas há perda da discriminação de variações leves da temperatura, sobretudo nas faixas intermediárias. A percepção do toque leve é pouco perturbada, mas pode haver alteração profunda da discriminação tátil e da localização. É frequente o comprometimento acentuado do sentido de posição na ataxia sensorial e na pseudoatetose, mas a sensibilidade vibratória raramente é afetada (outro caso de dissociação do sentido de vibração e posição). A astereognosia é comum, mas pode ser necessário usar objetos pequenos e grandes para detectar o déficit; às vezes, um atraso na resposta quando objetos são postos na mão afetada, que não ocorre na outra mão, pode indicar acometimento mínimo. O teste simultâneo bilateral da estereognosia, com a colocação de objetos idênticos nas duas mãos, pode ser útil. A desatenção ou extinção sensorial é um achado diagnóstico precoce e importante observado com frequência nas lesões do lobo parietal (ver Capítulos 10 e 35). Outros achados possíveis são abarognosia, agrafestesia, comprometimento da discriminação de dois pontos, autotopagnosia, anosognosia ou síndrome de Gerstmann. A capacidade de distinguir dois estímulos cutâneos no mesmo lado do corpo, separados por um breve intervalo, também é prejudicada nas lesões do lobo parietal.

Em uma série de 20 pacientes com acidente vascular cerebral limitado ao lobo parietal, constataram-se três síndromes sensoriais principais: (a) síndrome sensorial pseudotalâmica caracterizada por comprometimento da sensibilidade elementar faciobraquiocrural (tato, dor, temperatura, vibração) por lesão na região inferoanterior do córtex parietal, do opérculo parietal, da parte posterior da ínsula e da substância branca subjacente; (b) síndrome sensorial cortical caracterizada por perda isolada da sensibilidade discriminativa (estereognosia, grafestesia, sentido de posição), que abrange uma ou duas partes do corpo, causada por lesão na região superoposterior do córtex parietal; e (c) uma síndrome atípica com perda sensorial que abrange todas as modalidades de sensibilidade em distribuição parcial, provavelmente uma variante das outras duas.

Com frequência, descargas espontâneas do córtex parietal causam parestesia contralateral que pode configurar uma crise epiléptica sensorial focal ou a aura sensorial que precede uma convulsão motora jacksoniana. É raro que as descargas espontâneas do córtex parietal causem dor.

PERDA SENSORIAL NÃO ORGÂNICA (FUNCIONAL)

Um dos indícios óbvios de que a perda sensorial não é orgânica é a falha ao acompanhar qualquer tipo de distribuição anatômica. A demarcação entre normal e anormal ocorre em algum ponto anatômico estratégico sem significado neurológico, como uma articulação ou prega cutânea, que ocasiona achados como dormência circunferencial abaixo do cotovelo, do punho, do ombro, do tornozelo ou do joelho. A perda sensorial facial não orgânica costuma cessar na linha do cabelo e no ângulo da mandíbula, uma distribuição não anatômica. Um nível sensorial medular verdadeiro no tronco tem inclinação descendente de trás para frente, enquanto um nível funcional pode ser perfeitamente horizontal; a perda sensorial não orgânica pode ser muito diferente na frente e atrás.

O termo perda sensorial em meia e luva é usado para descrever tanto a perda sensorial não orgânica quanto a neuropatia periférica. A chave para compreender essa utilização confusa é o tipo de meia. Quando a perda sensorial decorrente de uma neuropatia periférica dependente do comprimento estende-se aproximadamente até o nível dos joelhos, aparece nas mãos, causando perda da sensibilidade em luva e meia três quartos; na perda sensorial não orgânica, o comprometimento pode ser distal aos punhos e tornozelos, isto é, distribuição em luva e meia de cano curto.

Na perda sensorial funcional, o limite entre as áreas normal e anormal geralmente é abrupto e bem demarcado, mais nítido do que na perda de sensibilidade orgânica, e pode variar de um exame para outro ou até mesmo de minuto a minuto. As respostas geralmente são inconsistentes. Apesar da perda total da sensibilidade cutânea, o paciente pode ter estereognosia e grafestesia intactas, ou, apesar da perda total da sensibilidade de posição, o paciente pode ser capaz de realizar movimentos hábeis e finos sem dificuldade e não apresenta sinal de Romberg. No teste dedo-nariz, o examinador pode tocar um dedo da mão "anestesiada" e pedir ao paciente para tocar o próprio nariz com ele. O paciente com perda da sensibilidade exteroceptiva orgânica não sabe qual foi o dedo tocado; o paciente com perda funcional da

sensibilidade usa o dedo correto, mas não consegue encontrar o próprio nariz. A mão que vagueia antes de, por fim, encontrar o nariz sugere tendências histriônicas. No teste de busca, o paciente mantém a mão acometida no ar e procura-a com a mão não afetada. Na perda não orgânica pode não haver dificuldade, mas na perda genuína da sensibilidade proprioceptiva o desempenho é insatisfatório nas duas mãos.

As alterações sensoriais ao longo da linha mediana podem dar indícios úteis. No tronco, a perda sensorial orgânica normalmente para antes da linha mediana em razão da sobreposição do lado oposto, e a divisão nessa linha sugere que é não orgânica. Na perda sensorial psicogênica, a alteração pode ocorrer abruptamente na linha mediana ou mesmo além dela. Esse achado não é confiável na face porque há menos sobreposição da linha mediada na face, de modo que a perda sensorial facial orgânica pode estender-se até a linha média. Na hemianestesia não orgânica, a alteração na linha mediana pode incluir o pênis, a vagina e o reto, um achado raro nas lesões orgânicas. Pode haver inclusive divisão da sensibilidade vibratória na linha mediana, e o paciente afirma perceber uma diferença na intensidade da vibração quando o diapasão é posto bem à direita ou à esquerda da linha mediana sobre a mandíbula, o crânio, o esterno ou a sínfise púbica, cada um deles uma estrutura óssea isolada, ou quando se comparam as extremidades mediais das clavículas ou os dentes incisivos mediais. Em todos esses locais, a vibração é transmitida para os dois lados, e os pacientes com hemianestesia orgânica não percebem diferença na vibração ao longo da linha mediana. A confiabilidade desse sinal não foi validada e pode induzir a erro. Outros sinais supostamente sugestivos de não organicidade são dissociação de sensibilidade dolorosa e térmica, variabilidade de um teste para outro, história de hipocondria, ganho secundário, perda sensorial não anatômica e alteração dos limites da hipoalgesia.

Em geral, emprega-se um subterfúgio clínico para estabelecer que a perda sensorial é inorgânica, como pedir ao paciente para responder "*Sim* se você sentir, *não* se não sentir" (teste sim-não ou toque-sem toque). Muitas vezes é possível confundir o paciente e confirmar a ausência de alterações orgânicas verificando a sensação enquanto as mãos estão em alguma posição desconcertante em que é difícil dizer qual lado é qual, como cruzadas atrás das costas ou giradas com os dedos entrelaçados (Teste de Bowlus-Currier; Figura 36.6).

Os autores testemunharam a falha de todos esses "truques" (*i. e.*, indicam que a perda sensorial não é real quando, na verdade, é) em um ou outro momento, exceto um: a síndrome SHOT. Nessa síndrome o paciente afirma ter perdido a visão (*Sight*), a audição (*Hearing*), o Olfato e o Tato, todos no mesmo lado. Esse padrão é totalmente impossível do ponto de vista anatômico e sua presença indica, com certeza, que a dormência do hemicorpo não é orgânica.

As técnicas para provar que um déficit é psicogênico ocuparam um lugar apreciado na neurologia desde os dias de Charcot. Porém, muitas das técnicas de exame apontadas como prova de não organicidade são falíveis, particularmente

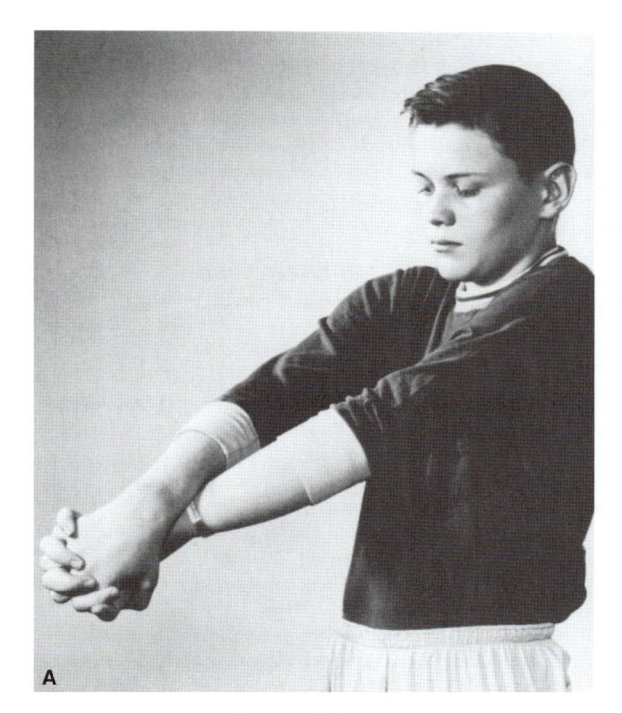 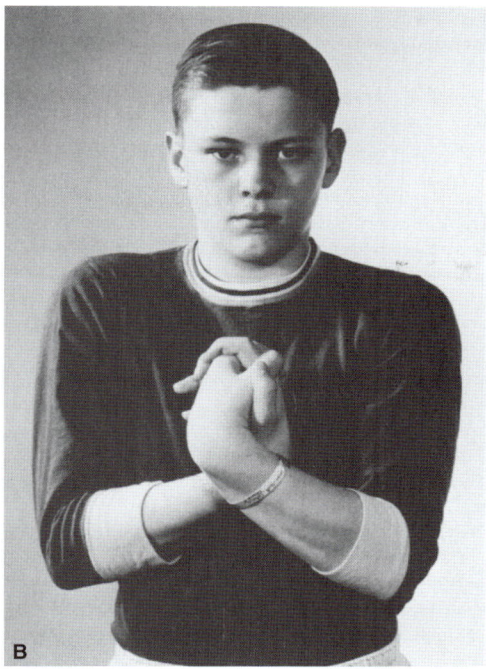

Figura 36.6 A e **B.** Manobra usada na avaliação de hemianestesia histérica.

para achados sensoriais. A maioria dos achados da anamnese e dos exames clínicos considerados úteis na separação dos déficits funcionais e orgânicos não foi estudada. A atitude de *la belle indifference* não tem valor para discriminar doenças reais das não orgânicas. Elementos como ganho secundário aparente, déficits não anatômicos e variabilidade de achados no exame não foram estudados ou as investigações mostraram que não são sensíveis nem específicas para distúrbios funcionais. Um estudo de 30 internações consecutivas em serviços de neurologia com danos agudos no sistema nervoso estrutural foi avaliado quanto à presença de sete das características mais aceitas de não organicidade: história de hipocondria, ganho secundário, *la belle indifference*, perda sensorial não anatômica, divisão mediana de dor ou vibração, limites mutáveis de hipoalgesia e fraqueza colapsante. Todos os indivíduos apresentaram pelo menos um desses achados, e a maioria apresentou três ou quatro. Desses pacientes, 29 tiveram pelo menos um achado sensorial "não fisiológico" no exame, incluindo 23% com perda sensorial não anatômica e 70% com divisão da linha mediana.

VIDEOLINK

Videolink 36.1. Mão talâmica. http://neurosigns.org/wiki/Thalamic_hand

BIBLIOGRAFIA

Adams KK, Jackson CE, Rauch RA, et al. Cervical myelopathy with false localizing sensory levels. *Arch Neurol* 1996;53:1155–1158.

Bassetti C, Bogousslavsky J, Regli F. Sensory syndromes in parietal stroke. *Neurology* 1993;43:1942–1949.

Bogousslavsky J, Regli F, Uske A. Thalamic infarcts: clinical syndromes, etiology, and prognosis. *Neurology* 1988;38:837–848.

Booij HA, Hamburger HL, Jöbsis GJ, et al. Stroke mimicking conversion disorder: two young women who put our feet back on the ground. *Pract Neurol* 2012;12:179–181.

Bowlus WE, Currier RD. A test for hysterical hemianalgesia. *N Engl J Med* 1963;269:1253–1254.

Bowsher D, Leijon G, Thuomas KA. Central poststroke pain: correlation of MRI with clinical pain characteristics and sensory abnormalities. *Neurology* 1998;51:1352–1358.

Brazis PW, Masdeu JC, Biller J. *Localization in Clinical Neurology*. 7th ed. Philadelphia: Wolters Kluwer/Lippincott Williams & Wilkins, 2017.

Crimlisk HL, Bhatia K, Cope H, et al. Slater revisited: 6 year follow up study of patients with medically unexplained motor symptoms. *Br Med J* 1998;316:582–586.

Deleu D, Lagopoulos M, Louon A. Thalamic hand dystonia: an MRI anatomo-clinical study. *Acta Neurol Belg* 2000;100:237–241.

Espay AJ, Aybek S, Carson A, et al. Current concepts in diagnosis and treatment of functional neurological disorders. *JAMA Neurol* 2018;75(9):1132–1141.

Fisher CM. Pure sensory stroke and allied conditions. *Stroke* 1982;13:434–447.

Fuller G. *Neurological Examination Made Easy*. 5th ed. Edinburgh: Churchill Livingstone, 2013.

Garcia-Larrea L. The posterior insular-opercular region and the search of a primary cortex for pain. *Neurophysiol Clin* 2012;42:299–313.

Ghika J, Bogousslavsky J, Henderson J, et al. The "jerky dystonic unsteady hand": a delayed motor syndrome in posterior thalamic infarctions. *J Neurol* 1994;241:537–542.

Gilman S. *Clinical Examination of the Nervous System*. New York: McGraw-Hill, 2000.

Gilman S, Newman SW. *Manter and Gatz's Essentials of Clinical Neuroanatomy and Neurophysiology*. 10th ed. Philadelphia: FA Davis, 2003.

Gould R, Miller BL, Goldberg MA, et al. The validity of hysterical signs and symptoms. *J Nerv Ment Dis* 1986;174:593–597.

Gutrecht JA, Zamani AA, Slagado ED. Anatomic-radiologic basis of Lhermitte's sign in multiple sclerosis. *Arch Neurol* 1993;50:849–851.

Hellmann MA, Djaldetti R, Luckman J, et al. Thoracic sensory level as a false localizing sign in cervical spinal cord and brain lesions. *Clin Neurol Neurosurg* 2013;115:54–56.

Kandel ER. *Principles of Neural Science.* 5th ed. New York: McGraw-Hill Medical, 2013.

Kim JS. Pure sensory stroke. Clinical-radiological correlates of 21 cases. *Stroke* 1992;23:983–987.

Kim JH, Greenspan JD, Coghill RC, et al. Lesions limited to the human thalamic principal somatosensory nucleus (ventral caudal) are associated with loss of cold sensations and central pain. *J Neurosci* 2007;27:4995–5004.

Lanska DJ. Functional weakness and sensory loss. *Semin Neurol* 2006;26: 297–309.

Lempert T, Dieterich M, Huppert D, et al. Psychogenic disorders in neurology: frequency and clinical spectrum. *Acta Neurol Scand* 1990;82:335–340.

Mace CJ, Trimble MR. Ten-year prognosis of conversion disorder. *Br J Psychiatry* 1996;169:282–288.

Massey EW, Pleet AB, Scherokman BJ. *Diagnostic Tests in Neurology: A Photographic Guide to Bedside Techniques.* Chicago: Year Book Medical Publishers, Inc., 1985.

Matsumoto S, Okuda B, Imai T. A sensory level on the trunk in lower lateral brainstem lesions. *Neurology* 1988;38:1515–1519.

Mauguière F, Desmedt JE. Thalamic pain syndrome of Dejérine-Roussy. Differentiation of four subtypes assisted by somatosensory evoked potentials data. *Arch Neurol* 1988;45:1312–1320.

Ochiai H, Yamakawa Y, Minato S, et al. Clinical features of the localized girdle sensation of mid-trunk (false localizing sign) appeared in cervical compressive myelopathy patients. *J Neurol* 2002;249:549–553.

Paciaroni M, Bogousslavsky J. Pure sensory syndromes in thalamic stroke. *Eur Neurol* 1998;39:211–217.

Rafael H. False localizing signs in upper cervical spinal cord compression. *Neurosurgery* 1997;40:217–218.

Ross RT. Dissociated loss of vibration, joint position and discriminatory tactile senses in disease of spinal cord and brain. *Can J Neurol Sci* 1991;18:312–320.

Ross RT. *How to Examine the Nervous System.* 4th ed. Totowa: Humana Press, 2006.

Schmahmann JD, Leifer D. Parietal pseudothalamic pain syndrome. Clinical features and anatomic correlates. *Arch Neurol* 1992;49:1032–1037.

Schwartzman RJ. *Neurologic Examination.* 1st ed. Malden: Blackwell Publishing, 2006.

Simmons Z, Biller J, Beck DW, et al. Painless compressive cervical myelopathy with false localizing sensory findings. *Spine (Phila Pa 1976)* 1986;11:869–872.

Slater ET, Glithero E. A follow-up of patients diagnosed as suffering from "hysteria". *J Psychosom Res* 1965;9:9–13.

Sonstein WJ, LaSala PA, Michelsen WJ, et al. False localizing signs in upper cervical spinal cord compression. *Neurosurgery* 1996;38(3):445–448.

Standring S, ed. *Gray's Anatomy: The Anatomical Basis of Clinical Practice.* 41st ed. New York: Elsevier Limited, 2016.

Stone J, Smyth R, Carson A, et al. La belle indifference in conversion symptoms and hysteria: systematic review. *Br J Psychiatry* 2006;188:204–209.

Stone J, Reuber M, Carson A. Functional symptoms in neurology: mimics and chameleons. *Pract Neurol* 2013;13:104–113.

Stone J, Vermeulen M. Functional sensory symptoms. *Handb Clin Neurol* 2016;139:271–281.

Voskuhl RR, Hinton RC. Sensory impairment in the hands secondary to spondylotic compression of the cervical spinal cord. *Arch Neurol* 1990;47:309–311.

Weibers DO, Dale AJD, Kokmen E, et al., eds. *Mayo Clinic Examinations in Neurology.* 7th ed. St. Louis: Mosby, 1998.

Wolf JK. *Segmental Neurology.* Baltimore: University Park Press, 1981.

CAPÍTULO | **37**

Introdução aos Reflexos

O exame dos reflexos é importante por vários motivos. Sua alteração pode ser a primeira e mais sutil indicação de um distúrbio da função neurológica. A avaliação dos reflexos é a parte mais objetiva do exame neurológico. Os reflexos estão sob controle voluntário em menor extensão do que a maioria dos outros componentes do exame neurológico, e é difícil simular suas anormalidades. Eles não dependem tanto da atenção, da cooperação ou da inteligência do paciente e podem ser avaliados em indivíduos que não conseguem ou não querem cooperar em outras partes do exame. Nessas circunstâncias, o exame dos reflexos avalia melhor a integridade dos sistemas motor e sensorial do que outros métodos. Embora o exame dos reflexos seja um componente essencial, é apenas uma parte do exame neurológico e deve ser apreciado no contexto de outros achados.

O reflexo é uma resposta involuntária a um estímulo sensorial. Os impulsos aferentes originados de um órgão sensorial provocam a resposta de um órgão efetor. É dividido em componentes segmentar e suprassegmentar. O componente segmentar é formado por um centro reflexo local na medula espinal ou no tronco encefálico e suas conexões aferentes e eferentes. O componente suprassegmentar consiste em vias centrais descendentes, que controlam, modulam e regulam a atividade segmentar. A doença das vias suprassegmentares pode aumentar a atividade de alguns reflexos, diminuir a atividade de outros e ocasionar o surgimento de reflexos que não ocorrem normalmente. O reflexo pode ser motor, sensorial ou autônomo.

O estímulo é recebido pelo receptor, que pode ser uma terminação sensorial na pele, nas mucosas, no músculo, no tendão, no periósteo ou, em tipos especiais de reflexos, na retina, na cóclea, no aparelho vestibular, na mucosa olfatória, nos bulbos gustativos ou nas vísceras. A estimulação do receptor inicia um impulso que segue pela via aferente até o sistema nervoso central (SNC), no qual há sinapse em um centro reflexo que ativa o corpo celular do neurônio eferente. O neurônio eferente transmite o impulso para o efetor: a célula, o músculo, a glândula ou o vaso sanguíneo, que então responde. Um distúrbio na função de uma parte do arco reflexo – receptor, via aferente, centro do reflexo, via eferente ou aparelho efetor – interrompe o arco reflexo, com consequente diminuição ou perda do reflexo.

A maioria dos reflexos avaliados durante o exame clínico é mais complexa do que o reflexo primitivo que acabamos de descrever. Todas as partes do sistema nervoso estão intimamente conectadas; é raro que uma parte reaja sem afetar outras partes ou ser afetada por elas. Quase imediatamente depois de entrar no SNC, a fibra aferente envia ramos colaterais para células em centros superiores e inferiores no mesmo lado e no lado oposto. A ativação de um grupo muscular agonista é acompanhada por inibição do grupo muscular antagonista (lei de Sherrington da inervação recíproca); quando os extensores de um membro estão contraídos, os flexores estão relaxados. As vias de associação podem conduzir o impulso até o córtex cerebral para modificação reflexa ou voluntária da resposta. Os reflexos complexos exigem conexões entre vários segmentos no mesmo lado e em lados opostos da medula espinal, do tronco encefálico e do encéfalo. Quanto mais complexo é o reflexo, maior é o número de neurônios associados e de mecanismos participantes. Estímulos mais intensos causam a excitação de um número maior de neurônios: o fenômeno de irradiação.

A atividade reflexa é essencial para a atividade normal. Os reflexos nociceptivos ajudam a evitar estímulos prejudiciais. A atividade reflexa é importante para manter o corpo em seu ambiente diário, manter a posição ortostática, ficar em pé, caminhar e movimentar os membros. É parte integrante da resposta a estímulos visuais, gustativos, auditivos e vestibulares e é importante nas funções viscerais.

Os reflexos foram nomeados de várias maneiras: de acordo com o local de produção, a parte do corpo estimulada, os músculos participantes, a parte do corpo que responde, os movimentos subsequentes, a articulação acionada ou o nervo implicado. Muitos têm os nomes de um ou mais indivíduos que os descreveram pela primeira vez. Há centenas de reflexos identificados. Como muitos não têm importância clínica e não é possível incluir a avaliação de todos os reflexos no exame de rotina, somente os mais importantes para o diagnóstico clínico serão descritos. Eles são, em sua maioria, respostas musculares. Na clínica, as anormalidades reflexas causadas por doença das vias motoras descendentes costumam ser conhecidas como sinais dos neurônios motor superior, corticospinais ou piramidais, mas o mais provável é que as anomalias sejam decorrentes da disfunção de vias motoras relacionadas, e não do trato corticospinal propriamente dito (ver Capítulo 25).

Reflexos Tendinosos Profundos ou de Estiramento Muscular

Quando um músculo normal é passivamente estirado, suas fibras se contraem para resistir ao estiramento. O estiramento pode ser causado pela gravidade, por manipulação ou por outros estímulos. Nos reflexos, a contração é consequência da estimulação direta ou indireta dos órgãos sensoriais no músculo, por um estímulo aplicado a seus tendões, ao osso em que está fixado, ou à pele sobrejacente. No reflexo de estiramento monossináptico, o alongamento súbito estira os fusos musculares, que enviam impulsos pelas fibras aferentes primárias do fuso até a medula espinal. As fibras aferentes do fuso fazem sinapse diretamente, sem a participação de interneurônios, nos neurônios motores alfa que inervam o músculo, o que causa a contração reflexa do músculo (ver Figura 32.1). Essa sequência de alongamento, contração e relaxamento é um reflexo de estiramento (tendinoso, tendinoso profundo, de estiramento muscular, miotático ou proprioceptivo). A resposta de alguns músculos é mais forte do que a de outros.

Os reflexos de estiramento têm função protetora, sobretudo na posição de pé e durante a marcha; eles ajudam a neutralizar qualquer força súbita e inesperada. Por causa de seu papel crucial na manutenção da postura ereta, os músculos extensores das pernas, o quadríceps e os músculos da panturrilha têm reflexos de estiramento mais bem desenvolvidos do que os flexores. Esse aspecto importante da fisiologia é explorado clinicamente pelo estiramento artificial, com o uso do martelo de reflexos para percutir o tendão do músculo.

Os reflexos provocados pela aplicação de um estímulo de estiramento aos tendões ou ao periósteo ou, às vezes, a ossos, articulações, fáscia ou estruturas aponeuróticas, geralmente são conhecidos como reflexos de estiramento muscular ou tendinosos profundos (RTPs). O reflexo é causado pelo estiramento muscular súbito decorrente da percussão do seu tendão. Às vezes, o tendão é estirado pela percussão de uma estrutura na qual está fixado, como no reflexo mandibular. O termo profundo ajuda a distinguir esses reflexos dos reflexos superficiais ou cutâneos, que são muito diferentes.

Alguns especialistas criticam o termo reflexo tendinoso profundo, argumentando que implica que o receptor esteja localizado no tendão, o que evidentemente não acontece. Essa relação entre o termo e a localização do receptor está na mente e na opinião do crítico. Erb introduziu o termo reflexo tendinoso em 1875, quando ele e Westphal publicaram artigos abordando o assunto no mesmo número do mesmo periódico. Em 1885, Gowers recomendou que o termo fosse deixado de lado. Assim, durante mais de 100 anos, foi moda opor-se ao termo RTP. É difícil ler um texto sobre exame neurológico sem encontrar pelo menos uma farpa, quando não uma declaração, com relação a isso. Na verdade, o termo RTP é muito mais usado que reflexo de estiramento muscular (REM). O número de médicos que conhecem o acrônimo RTP é muito maior. A maioria dos médicos que se depara com a abreviatura REM pensaria que se refere à etapa de movimento rápido dos olhos durante o sono, mas quase todos, neurologistas e não neurologistas, reconhecem RTP. Gowers sugeriu o termo miotático (do grego *myo*, "músculo" + *tatic*, "estirar"), mas muitos neurologistas, para não mencionar outros médicos, ficariam confusos ante esse termo formal e obscuro. Por motivos pragmáticos e de simplicidade, optamos por RTP neste texto.

As principais áreas de problema na pesquisa dos RTPs são os instrumentos insatisfatórios e a técnica inadequada. A melhor maneira de pesquisar esses reflexos é usar um martelo de percussão de borracha de alta qualidade. Para obter o reflexo apropriado, é preciso aplicar um golpe curto para estirar rapidamente o tendão. Um martelo de reflexo pesado e de alta qualidade é muito útil para essa tarefa, mas muitos médicos usam o martelo mais barato que encontram, geralmente instrumentos inadequados, ineficazes e de qualidade inferior. Os piores martelos são os martelos Taylor, quase um tacape, oferecidos como brinde pelas indústrias farmacêuticas; eles não têm peso e valem só o que se paga por eles. Um martelo Taylor genuíno de boa qualidade é o mínimo aceitável, e esses martelos em geral são inadequados nas mãos de profissionais inexperientes. Existem vários martelos de boa qualidade a preços razoáveis. Às vezes, outros objetos são usados, e isso parece ser um ponto de honra para alguns médicos (usar qualquer coisa, menos um martelo de reflexo). Eles substituem o martelo pelos dedos, pela borda de um estetoscópio, ou qualquer outro objeto que esteja à mão, às vezes chegando às raias do absurdo. A fidedignidade desse exame dos reflexos repousa no esforço dedicado a usar um instrumento adequado. O martelo de borracha macia é o preferível. O uso de um martelo antigo, ressecado e rígido pode causar dor e interferir na resposta. O martelo nunca deve causar equimose no paciente ou no examinador. Os primeiros 10 minutos do vídeo *Demonstration of Teaching the Reflex Exam*, do Dr. Abraham Verghese, no Simpósio 25 Skills, de Stanford, que ocorreu em 2015 (ver Video-link 38.1), têm uma excelente explanação de um clínico geral sobre martelos de reflexo, dignos de qualquer neurologista.

É muito mais difícil descrever a técnica correta do que demonstrá-la. O golpe do martelo deve ser rápido, direto, curto e forte, porém não além do necessário. O golpe mais efetivo é aplicado rapidamente com um movimento curto do punho, segurando-se o cabo do martelo perto da extremidade e deixando-o girar através das pontas dos dedos não muito firmes. A colocação do dedo indicador no topo do cabo e o uso de movimento do cotovelo, erros comuns, tornam muito mais difícil obter a velocidade adequada da cabeça do martelo. Outro erro comum é "bicar": aplicar um golpe tímido e em desaceleração, puxando para trás no último instante.

O paciente deve estar confortável, relaxado e em posição correta. É possível ajudar o relaxamento desviando a atenção do paciente com uma conversa sobre assuntos leves. A posição ideal geralmente é a meio caminho da amplitude de movimento do músculo a ser testado. Às vezes, como no reflexo aquileu, o posicionamento inclui leve estiramento passivo do músculo. É preciso aplicar um estímulo adequado no ponto apropriado. Métodos de reforço são necessários quando não for possível obter o reflexo da maneira habitual. A parte do corpo a ser testada deve estar em posição ideal para a resposta. Para comparar os reflexos nos dois lados do corpo, a posição dos membros deve ser simétrica. Durante o exame do reflexo, o paciente deve manter a cabeça reta, já que, ao olhar para um lado, que é o impulso habitual, pode alterar o tônus reflexo, sobretudo nos braços (reflexo cervical tônico). Os RTPs podem sofrer algum grau de influência do esforço mental voluntário. Alguns indivíduos, pela simples concentração, são capazes de alterar de algum modo a excitabilidade reflexa. A assimetria reflexa induzida mentalmente é possível e pode ter relevância clínica em alguns casos.

O examinador pode sentir e ver a contração. Muitas vezes, é útil colocar uma das mãos sobre o músculo, sobretudo quando as respostas são lentas. Às vezes, a contração reflexa do quadríceps pode ser palpada mesmo quando insuficiente para produzir contração visível ou movimento do joelho. Os critérios para avaliar a atividade de um reflexo são a velocidade e o vigor da resposta, a amplitude de movimento e a duração da contração. Em geral, a ausência de reflexo produz um som abafado quando o tendão é percutido.

Os RTPs mais examinados são os reflexos bicipital, tricipital, braquiorradial, patelar (quadríceps) e aquileu (do tornozelo) (Vídeo 38.1). Ocasionalmente outros RTPs são úteis (Vídeo 38.2). A Tabela 38.1 resume os níveis dos reflexos. Os reflexos podem ser classificados

Tabela 38.1	Reflexos tendinosos profundos (de estiramento muscular) comumente pesquisados.	
Reflexo	**Nível segmentar**	**Nervo periférico**
Bíceps	C5-C6	Musculocutâneo
Tríceps	C7-C8	Radial
Braquiorradial	C5-C6	Radial
Quadríceps	L3-L4	Femoral
Aquileu	S1	Isquiático

como ausentes, lentos ou diminuídos, normais, exagerados e muito hiperativos. Para registro clínico, a maioria dos neurologistas classifica os RTPs numericamente, da seguinte maneira: 0 = ausente, 1+ (ou +) = presente, mas diminuído; 2+ (ou ++) = normal; 3+ (ou +++) = aumentado, mas não necessariamente em grau patológico; e 4+ (ou ++++) = muito hiperativo, patológico, muitas vezes com batimentos extras ou clônus sustentado associado (ver Capítulo 40). O "+" depois do número é mais tradicional do que informativo, e às vezes é omitido. Algumas vezes, os sinais são usados para indicar assimetria leve, mas geralmente um grau 2 significa 2+. Outro nível, traço (ou +/−) é acrescentado com frequência para indicar um reflexo, na maioria das vezes o reflexo aquileu, que parece estar ausente ao exame de rotina, mas pode ser provocado com reforço. Alguns acrescentam um grau 5+ para o paciente com espasticidade extrema e clônus. Na escala de 0 a 4, os RTPs de nível 1+ ainda são normais, porém um pouco lentos, de difícil provocação e hipoativos, mas, na opinião do examinador, não são patológicos. Os reflexos de grau 3+ são "normais rápidos", mais rápidos do que 2+, às vezes muito rápidos, mas não são acompanhados de nenhum outro sinal de doença do neurônio motor superior, como aumento do tônus, flexão dorsal dos dedos do pé ou clônus sustentado. A normalidade dos reflexos superficiais, o tônus normal do membro inferior e a flexão plantar dos dedos são sinais tranquilizadores, que indicam rapidez normal dos reflexos em vez de patologia. Alguns usam 3+ para indicar o achado de clônus disseminado ou não sustentado, e todos os outros reflexos normais, mesmo os muito rápidos, são identificados como 2+. Os reflexos de grau 4+ são sempre patológicos. A resposta é muito rápida, o limiar é baixo e a zona reflexogênica é ampla, com sinais associados de disfunção do trato corticospinal. Existem outras escalas, mas não são muito usadas. A Clínica Mayo usa uma escala na qual 0 é normal e os reflexos estão aumentados (1+ a 4+) ou diminuídos (1− a 4−). A representação dos reflexos pode ser feita de várias maneiras, por exemplo, como mostram a Tabela 38.2 e a Figura 38.1. Quando os reflexos estão muito ativos, podem sobrevir reflexos de músculos que não foram alongados diretamente, mesmo em pacientes normais. Da resposta podem participar músculos adjacentes ou até mesmo contralaterais, e a contração de um músculo pode ser acompanhada pela contração de outros músculos. Isso é conhecido como disseminação, ou

Tabela 38.2	Método de registro dos reflexos de estiramento muscular comumente pesquisados.	
	Direita	**Esquerda**
Bíceps	2+	2+
Tríceps	2+	2+
Braquiorradial	2+	2+
Patelar	2+	2+
Aquileu	2+	2+
Plantar	Para baixo	Para baixo

Os graus 0 a 4+ (ver texto) são usados para todos, exceto o reflexo plantar, que pode ser para baixo (normal), ausente (0), duvidoso (+/−) ou para cima (anormal). Outros reflexos podem ser acrescentados e apresentados em gráfico quando necessário.

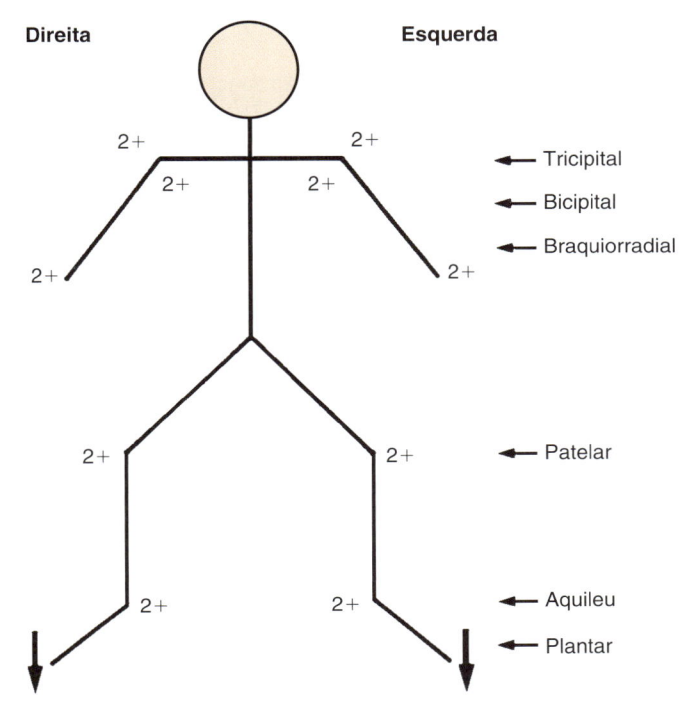

Figura 38.1 Outro método de registro dos reflexos de estiramento muscular pesquisados com maior frequência. A classificação é apresentada no texto e na Tabela 38.2.

Em alguns pacientes os RTPs podem apresentar diminuição acentuada, ou até mesmo aparentemente abolidos, embora não haja outras evidências de doença do sistema nervoso. Nessas circunstâncias, as técnicas de reforço costumam ser úteis. O reforço do reflexo provavelmente conta com mecanismos supraespinais, fusimotores e de alça longa. Um reflexo pode ser reforçado ou provocado por vários métodos. Na manobra de Jendrassik, o paciente tenta afastar as mãos com os dedos fletidos e entrelaçados, palmas voltadas de frente uma para outra, enquanto o tendão é percutido (Figura 38.2). O efeito é muito curto, com duração de apenas 1 a 6 segundos, e é máximo só por 300 milissegundos. É claro que a manobra de Jendrassik só é útil nos reflexos dos membros inferiores. Outras técnicas são solicitar ao paciente que feche uma das mãos ou ambas ou que segure com firmeza o braço da cadeira, a grade da cama ou o braço do examinador. O reforço também pode ser obtido instruindo-se o paciente a olhar para o teto, cerrar os dentes, tossir, apertar os joelhos um contra o outro, inspirar profundamente, contar, ler em voz alta ou repetir versos durante o teste do reflexo. Um ruído repentino e alto ou um estímulo doloroso em outra parte do corpo, como puxar um fio de cabelo ou fazer incidir uma luz forte nos olhos, também podem ser métodos de reforço.

Outros procedimentos além da distração também ajudam a reforçar o reflexo, como um pequeno aumento da tensão do músculo avaliado. Um método simples e efetivo para reforçar o reflexo patelar ou aquileu consiste em instruir o paciente a manter uma leve contração contínua do músculo cujo tendão é testado (p. ex., leve flexão plantar, empurrando

irradiação, dos reflexos. É normal que a percussão do tendão do músculo braquiorradial também cause leve flexão do dedo. Quando há espasticidade e hiper-reflexia, a contração do bíceps ou do braquiorradial pode ser acompanhada de flexão acentuada dos dedos e adução do polegar. A extensão do joelho pode ser acompanhada de adução do quadril, ou pode haver extensão bilateral dos joelhos. Pode ser difícil definir o grau de disseminação que ainda está dentro dos limites normais. Em algumas circunstâncias, a resposta esperada à percussão de um tendão é ausente, mas, em vez disso, há contração dos músculos inervados por segmentos adjacentes (p. ex., reflexo braquiorradial invertido). Outras vezes, não há reflexo e a percussão do tendão causa uma contração invertida ou paradoxal (p. ex., flexão do cotovelo ao tentar pesquisar o reflexo tricipital).

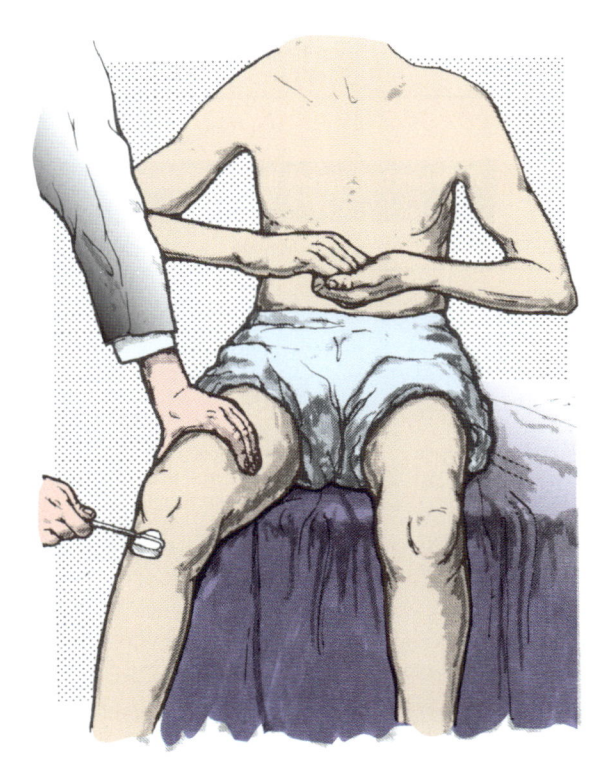

Figura 38.2 Método de reforço do reflexo patelar.

a região metatarsal medial plantar contra o assoalho ou a mão do examinador para reforçar o reflexo aquileu). O paciente pode tensionar o quadríceps por leve extensão do joelho contra resistência durante o teste do reflexo patelar. O reforço pode aumentar a amplitude de um reflexo lento ou revelar um reflexo latente que não poderia ser obtido de outra maneira. Os reflexos normais com reforço, embora ausentes sem reforço, podem ser considerados normais. A contração muscular leve por incapacidade de relaxar pode explicar os reflexos levemente hiperativos frequentes em pacientes tensos ou ansiosos.

Os RTPs são úteis na avaliação de fraqueza. Na maioria das circunstâncias, a fraqueza acompanhada de hiporreflexia tem origem no neurônio motor inferior, e a fraqueza acompanhada de hiper-reflexia origina-se no neurônio motor superior. Achados de reflexos patológicos (ver Capítulo 40) e anormalidades de movimentos associadas (ver Capítulo 42) também são úteis no diagnóstico diferencial (Tabela 38.3). As seções subsequentes apresentam os reflexos dos membros superiores, do tronco e dos membros inferiores. O Capítulo 15 aborda o reflexo massetérico ou mandibular.

REFLEXOS DOS MEMBROS SUPERIORES

Os reflexos bicipital, tricipital, braquiorradial e flexor dos dedos são os mais importantes do membro superior. Os reflexos menos úteis estão resumidos na Tabela 38.4.

Tabela 38.3 Padrões de reflexos em diferentes distúrbios neurológicos.

Local ou tipo de lesão	Reflexos de estiramento muscular	Reflexos superficiais	Reflexos patológicos	Movimentos associados
Junção neuromuscular	Normais ou diminuídos	Normais	Ausentes	Normais
Músculo	Geralmente normais; pode haver diminuição proporcional à fraqueza	Normais	Ausentes	Normais
Nervo periférico	Diminuídos a ausentes	Normais ou diminuídos a ausentes na distribuição dos nervos acometidos	Ausentes	Normais
Trato corticospinal (síndrome do neurônio motor superior)	Hiperativos (sobretudo na velocidade ou resposta)	Diminuídos a ausentes	Presentes	Movimentos associados patológicos presentes
Sistema extrapiramidal	Normais; às vezes, levemente aumentados ou diminuídos	Normais ou levemente aumentados	Ausentes	Ausência de movimentos associados normais
Cerebelo	Pendulares	Normais	Ausentes	Normais
Psicogênico	Normais ou aumentados (sobretudo na amplitude de resposta)	Normais ou aumentados	Ausentes	Normais ou bizarros

Tabela 38.4 Reflexos tendinosos profundos de utilidade menos frequente.

Reflexo	Método	Resposta
Reflexo escapuloumeral	Percutir a borda vertebral da escápula, seja na extremidade da coluna ou em sua base, perto do ângulo inferior	Retração da escápula (romboides); possível elevação da escápula e adução e rotação externa do úmero (trapézio, latíssimo, infraespinhoso e redondo menor)
Reflexo de extensão do carpo	Com o antebraço em pronação e o punho pendente, percutir os tendões extensores do punho	Contração dos músculos extensores e extensão no carpo. Em algumas circunstâncias, pode haver flexão do carpo e dos dedos (o reflexo carpometacárpico; ver Capítulo 40).
Reflexo de flexão do carpo	Com a mão em supinação e os dedos levemente flexionados, percutir os tendões flexores do carpo na face volar do antebraço no ligamento transverso do carpo ou acima dele	Contração dos músculos flexores da mão e dos dedos
Reflexo do polegar	Percutir o tendão flexor longo do polegar logo acima do pronador quadrado	Flexão da falange distal do polegar
Reflexos glúteos	Percutir a porção inferior do sacro ou a face posterior do ílio perto da origem do músculo glúteo máximo	Contração do músculo e extensão da coxa. O reflexo é mais bem induzido com o paciente deitado e com peso no lado oposto com flexão moderada da coxa ipsilateral; também pode ser evocado com o paciente em pronação
Reflexo do extensor longo do hálux	Com um dedo, o examinador empurra a face dorsal do hálux para baixo	Percutir o dedo do pé faz com que sua extensão seja mais sentida do que vista
Reflexo do tibial posterior	Percutir o tendão do tibial posterior logo acima e atrás do maléolo medial	Inversão do pé

Reflexo bicipital

O examinador, com o braço relaxado e o antebraço em leve pronação e a meio caminho entre flexão e extensão, põe a face palmar do polegar ou de outro dedo estendido sobre o tendão do músculo bíceps e, então, percute a face extensora com o martelo de reflexo (Figura 38.3). A pressão sobre o tendão deve ser leve; a pressão excessiva com o polegar ou outro dedo dificulta muito a obtenção do reflexo. As mãos podem ficar apoiadas no colo do paciente, ou o examinador pode segurar o braço do paciente com o cotovelo apoiado na mão. A principal resposta é a contração do músculo bíceps com flexão do cotovelo. Já que o bíceps também é um supinador, é frequente certo grau de supinação. Se o reflexo for exagerado, a zona reflexogênica será aumentada e o reflexo poderá até mesmo ser obtido por percussão da clavícula; pode haver propagação anormal com flexão associada do carpo e dos dedos e adução do polegar.

Reflexo tricipital

Esse reflexo é provocado por percussão do tendão do tríceps logo acima de sua inserção no olécrano da ulna. O braço é colocado a meio caminho entre flexão e extensão e pode ser apoiado no colo do paciente, sobre a coxa ou o quadril, ou sobre a mão do examinador (Figura 38.4). A resposta é a contração do músculo tríceps com extensão do cotovelo. O erro mais comum ao se provocar o reflexo tricipital é a percussão demasiado tímida. O reflexo tricipital paradoxal ou invertido é a flexão do cotovelo em resposta à percussão do tendão do tríceps. Essa reação ocorre quando há danos no arco aferente do reflexo tricipital, como nas

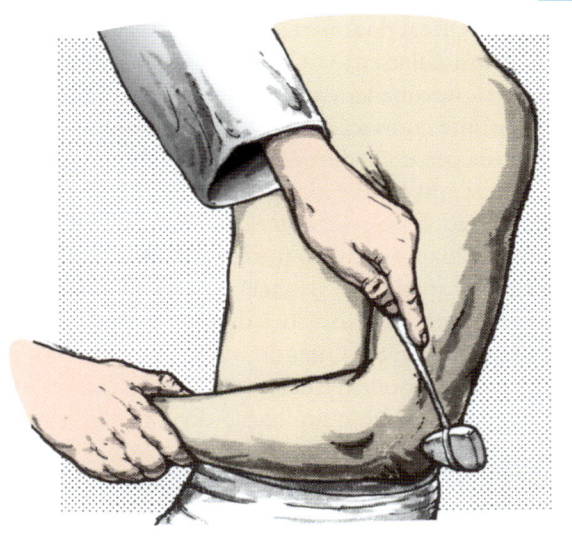

Figura 38.4 Método para examinar o reflexo tricipital.

lesões do sétimo e do oitavo segmentos cervicais, sobretudo quando há um elemento de espasticidade, como na espondilose cervical com radiculomielopatia.

Reflexo braquiorradial (estilorradial ou supinador)

A percussão logo acima do processo estiloide do rádio com o antebraço em semiflexão e semipronação causa flexão do cotovelo, com supinação variável (Figura 38.5). A supinação é mais acentuada com o antebraço em extensão e pronação, mas a flexão é menor. O principal músculo implicado é o braquiorradial. Pode-se percutir o tendão não só em sua inserção na face lateral da base do processo estiloide do rádio, mas também no local aproximado de junção dos terços médio e distal do antebraço ou em seu tendão de origem, acima do

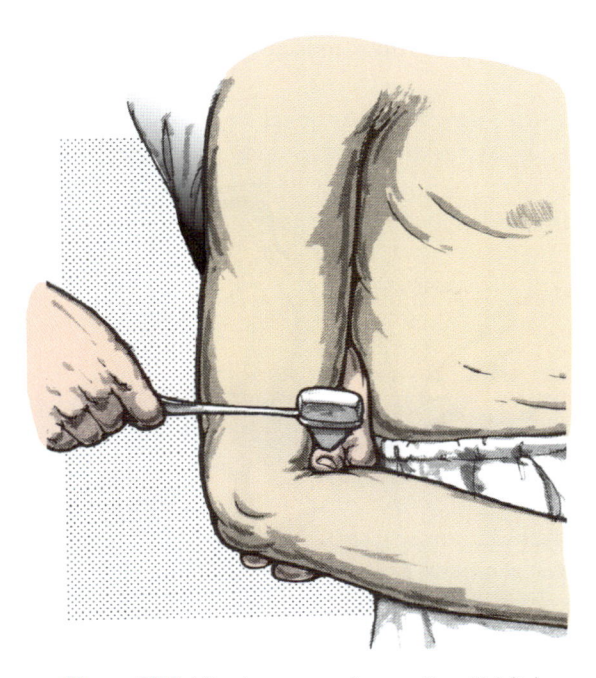

Figura 38.3 Método para examinar o reflexo bicipital.

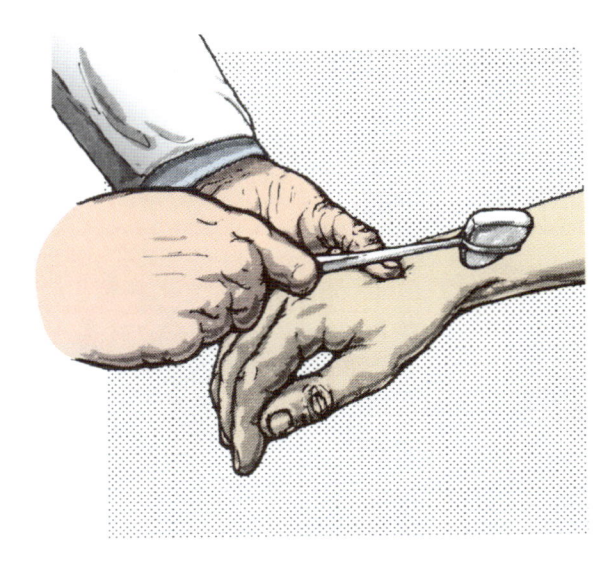

Figura 38.5 Método para examinar o reflexo braquiorradial.

epicôndilo lateral do úmero. O erro mais comum é percutir o ventre muscular em vez do tendão. O músculo torna-se tendinoso aproximadamente no meio do antebraço. É possível provocar uma contração local a partir de qualquer músculo por meio da percussão direta do ventre do músculo. A intenção ao provocar um RTP é alongar o músculo por estiramento de seu tendão. É possível obter uma contração idiomuscular por percussão do ventre do músculo braquiorradial no terço proximal do antebraço; isso não é um RTP. Se o reflexo for exagerado, haverá flexão associada do carpo e dos dedos, com adução do antebraço. Quando o ramo aferente do reflexo é comprometido, pode haver contração dos flexores da mão e dos dedos sem flexão e supinação do cotovelo; isso é denominado inversão do reflexo.

Os reflexos bicipital, tricipital e braquiorradial devem ser obtidos sem dificuldade em indivíduos normais. Os reflexos do membro superior apresentados adiante são de pequeno grau em pessoas normais. Eles podem ser visíveis em caso de hiper-reflexia.

Reflexo flexor dos dedos (sinal de Wartenberg)

Esse é um dos vários sinais atribuídos a Robert Wartenberg. Para evocar o reflexo flexor dos dedos, a mão do paciente é posta em supinação, apoiada sobre uma mesa ou superfície sólida, com os dedos levemente fletidos. O examinador põe os próprios dedos contra os dedos do paciente e percute de leve o dorso dos próprios dedos com o martelo de reflexo (Figura 38.6). A resposta é a flexão dos dedos e da falange distal do polegar do paciente (Vídeo 38.2). O reflexo pode ser reforçado instruindo o paciente a flexionar levemente os dedos durante a percussão. Outra técnica é pedir ao paciente para manter a mão levantada, com a palma voltada para baixo, enquanto o examinador toca os dedos com a palma

voltada para cima, e a percussão é feita de baixo para cima. A inervação, como no reflexo de flexão do carpo, é feita pelos nervos mediano e ulnar (C8-T1). É difícil para o examinador inexperiente pesquisar esse reflexo, que muitas vezes está ausente em pessoas normais. Contudo, Wartenberg considerava-o um dos mais importantes reflexos do membro superior. O Capítulo 40 descreve os sinais de Trömner e Hoffmann, que são variações patológicas dessa resposta.

Reflexo deltóideo

A percussão sobre a inserção do músculo deltoide na junção do terço superior e médio da face lateral do úmero resulta em leve abdução do braço (nervo axilar, C5-C6).

Reflexo peitoral

O examinador, com o braço do paciente em posição intermediária entre abdução e adução, põe o dedo o mais perto possível do tendão do músculo peitoral maior, próximo de sua inserção no tubérculo maior do úmero (Figura 38.7). A percussão do dedo causa adução e leve rotação medial do braço no ombro (Vídeo 38.2). A contração do músculo pode ser palpável nos indivíduos normais, mas em geral não é possível vê-la. Em pacientes com mielopatia espondilótica cervical, a hiperatividade do reflexo peitoral indica compressão da medula espinal nos níveis C2-C3 e/ou C3-C4. Esse reflexo é mediado pelos nervos peitorais medial e lateral (torácico anterior) (C5-T1).

Reflexo clavicular

Em pacientes com hiper-reflexia do membro superior, a percussão da face lateral da clavícula é seguida por contração extensa de vários grupos musculares do membro superior

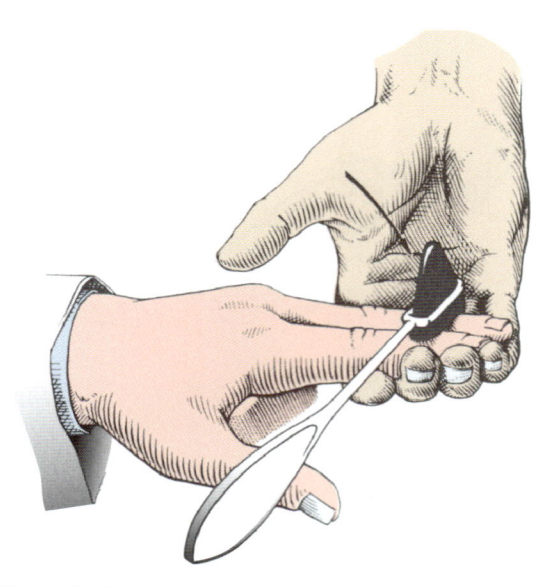

Figura 38.6 Método para examinar o reflexo flexor dos dedos.

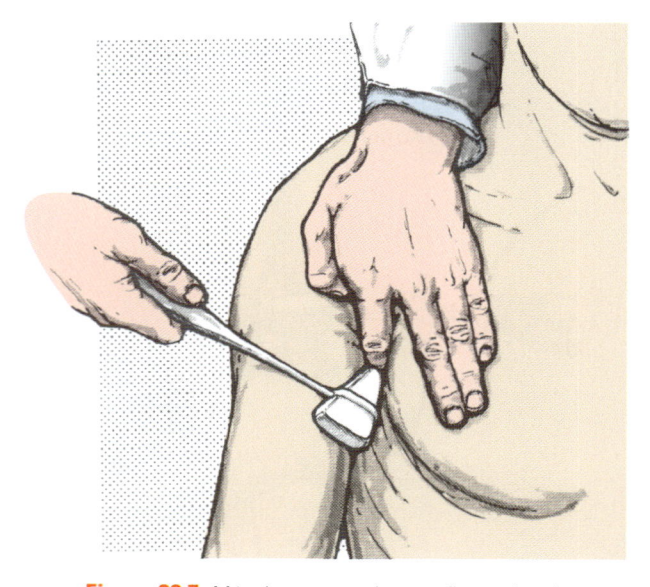

Figura 38.7 Método para examinar o reflexo peitoral.

(ver Videolink 38.2). Há variações individuais, mas normalmente a resposta deve ser igual nos dois lados. Esse não é um reflexo específico, mas uma indicação de propagação do reflexo. A resposta é mínima, em geral ausente, exceto em caso de hiper-reflexia dos membros superiores. O reflexo clavicular ajuda a comparar a atividade reflexa nos dois membros superiores.

Reflexo dos pronadores

Com o cotovelo em semiflexão e o antebraço em semipronação, a percussão sobre a superfície volar da parte distal do rádio ou sobre a face dorsal do processo estiloide da ulna pode causar breve supinação seguida de pronação do antebraço (Vídeo 38.2). Também pode haver flexão do carpo e dos dedos. Os principais músculos que participam dessa resposta são o pronador redondo e o pronador quadrado. Pode haver exacerbação precoce desse reflexo em caso de lesões do trato corticospinal.

REFLEXOS DO TRONCO

Os reflexos dos músculos do tronco são mínimos ou ausentes em indivíduos normais.

Reflexos dos músculos abdominais (abdominais profundos)

As melhores respostas são obtidas pressionando levemente para baixo com os dedos e percutindo bruscamente com um martelo de reflexo (ver Videolink 38.3). A resposta é a contração dos músculos abdominais e o desvio do umbigo na direção do local do estímulo. A inervação é feita pelos nervos intercostais (divisões anteriores de T5-T12), bem como pelos nervos ilioinguinal e ílio-hipogástrico. Os reflexos musculares abdominais têm presença apenas mínima em indivíduos normais. Eles são mais significativos se forem exacerbados ou se houver dissociação entre os reflexos abdominais profundos e superficiais (ver Capítulo 39). Os reflexos abdominais profundos vivos com reflexos abdominais superficiais abolidos sugerem lesão do trato corticospinal.

Reflexos ilíacos

A percussão sobre a crista ilíaca é seguida por contração dos músculos abdominais inferiores. Esse reflexo é mediado pelos nervos intercostais inferiores (T10-T12).

Reflexos da sínfise púbica

A percussão sobre a sínfise púbica é seguida por contração dos músculos abdominais e movimento descendente do umbigo. O paciente deve estar em decúbito, com os músculos abdominais relaxados e a coxa em leve abdução e rotação medial. Quando se aplica um estímulo unilateral por percussão

a 1,5 a 2 cm da linha mediana, não ocorre só a "resposta superior" já descrita, mas também uma "resposta inferior", ou reflexo puboadutor, com contração dos músculos adutores da coxa no lado estimulado e algum grau de flexão do quadril. Esta última resposta também é observada se o reflexo estiver exacerbado. O reflexo da sínfise púbica é mediado pelos nervos intercostal, ilioinguinal e ílio-hipogástrico (T11-T12 e segmentos lombares superiores). Quando há espasticidade, a percussão sobre a sínfise pode causar adução das duas pernas. Os reflexos periosteal costal, ilíaco e da sínfise púbica podem ser considerados variações dos reflexos dos músculos abdominais profundos nos quais o estímulo é dirigido para o local de inserção.

REFLEXOS DOS MEMBROS INFERIORES

Reflexo patelar (reflexo quadricipital, reflexo patelar)

O reflexo patelar é a contração do músculo quadríceps femoral, com consequente extensão do joelho, em resposta à percussão do ligamento da patela. A percussão firme sobre o tendão move a patela para baixo, estira o quadríceps e provoca a contração reflexa. Se o reflexo for brusco, a contração será forte e a amplitude do movimento será grande. Se o examinador puser uma das mãos sobre o músculo e, com a outra mão, percutir o ligamento da patela logo abaixo dela, é possível palpar a contração e observar a rapidez e a amplitude da resposta. A palpação ajuda a avaliar a latência entre o momento do estímulo e a resposta.

O reflexo da patela pode ser provocado de várias maneiras. O paciente pode sentar-se em uma cadeira com os joelhos em leve extensão e os calcanhares apoiados no assoalho ou sentar-se sobre a mesa de exame com as pernas pendentes (Figura 38.8). Se o paciente estiver deitado no

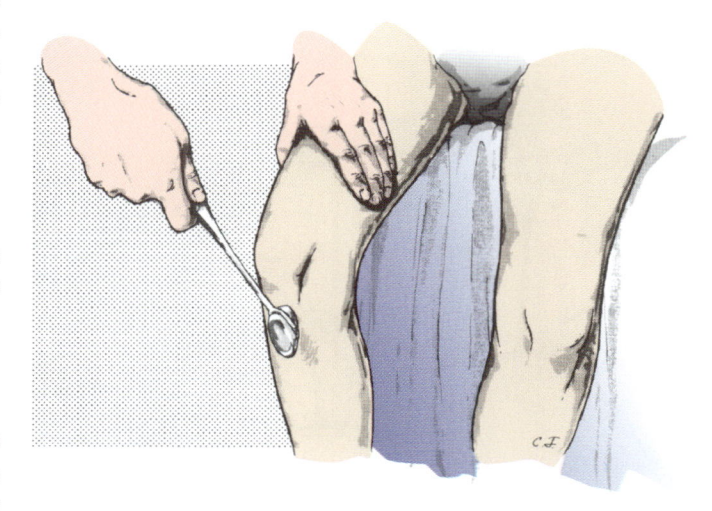

Figura 38.8 Método para examinar o reflexo patelar (quadricipital) com o paciente sentado.

leito, o examinador deverá fazer a flexão parcial do joelho colocando uma das mãos sob ele e percutir o tendão (Figura 38.9). As respostas podem ser comparadas nos dois lados levantando ambos os joelhos simultaneamente, apoiando-os sobre um antebraço enquanto os calcanhares do paciente apoiam-se levemente sobre o leito, antes de percutir os ligamentos. Se o paciente estiver usando um pijama largo, o examinador pode suspender as pernas segurando o pijama enquanto usa a outra mão para percutir o tendão. Outra técnica é instruir o paciente a sentar com uma perna cruzada sobre a outra e percutir o ligamento da patela da perna que está em posição superior, mas esse método não facilita a comparação dos dois lados. A Figura 38.10 mostra o médico usando esse método. O reflexo patelar é mediado pelo nervo femoral (L2-L4).

Se houver propagação do reflexo, a extensão do joelho pode ser acompanhada de adução do quadril, que às vezes é bilateral, ou pode ocorrer extensão bilateral dos joelhos. Se o reflexo for exacerbado, é possível obter a resposta com a percussão do ligamento não só no local habitual, mas também acima da patela (reflexo suprapatelar); é possível percutir o tendão diretamente ou, com o paciente em decúbito, o examinador pode colocar o dedo indicador sobre a margem superior da patela e percutir o dedo para empurrar a patela para baixo. A contração do quadríceps causa um movimento ascendente brusco do ligamento, em conjunto com a extensão da perna (Figura 38.11). A exacerbação acentuada do reflexo patelar pode ser acompanhada de clônus patelar (ver Capítulo 40). Um reflexo patelar invertido pode ser observado nas lesões do nervo ou das raízes nervosas que irrigam o quadríceps: a percussão do ligamento da patela resulta em contração dos músculos isquiotibiais e flexão do joelho.

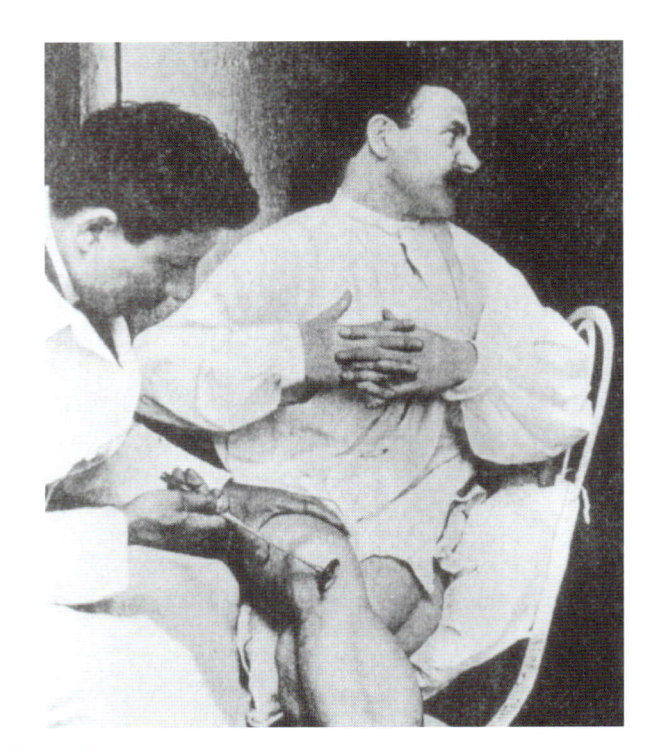

Figura 38.10 Método para examinar o reflexo patelar com uma perna cruzada sobre a outra, com martelo de Babinski. (Reimpressa de Lanska DJ. The Babinski reflex hammer. *Neurology* 1999;53[3]:655, com permissão.)

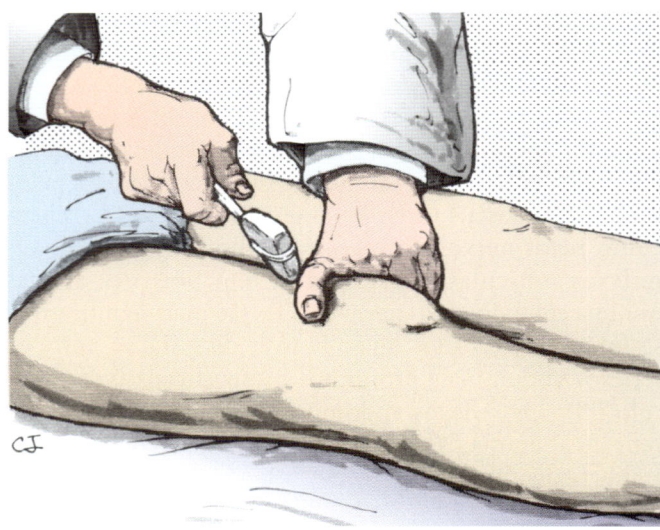

Figura 38.11 Método para examinar o reflexo suprapatelar.

Reflexo aquileu (reflexo do tornozelo, reflexo do tríceps sural)

O reflexo aquileu é obtido por percussão do tendão de Aquiles logo acima de sua inserção no calcâneo. A consequente contração dos músculos crurais posteriores, gastrocnêmio, sóleo e plantar, causa flexão plantar do pé no tornozelo. Se o paciente estiver sentado ou deitado no leito, a coxa deve ser mantida em abdução e rotação lateral moderadas e o

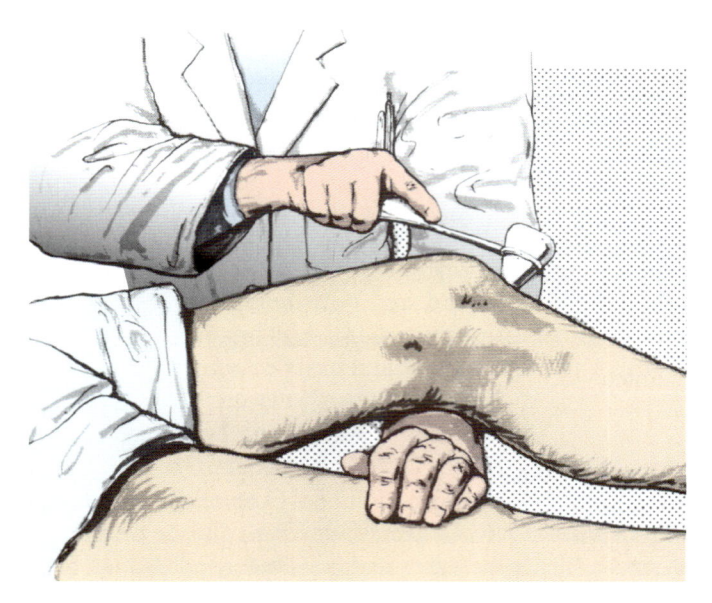

Figura 38.9 Método para examinar o reflexo patelar (quadricipital) com o paciente em decúbito.

joelho flexionado. Quando o paciente estiver em decúbito dorsal, o acesso ao tendão requer que os membros inferiores fiquem em posição de pernas de rã, com os joelhos afastados e os tornozelos próximos. Alguns preferem que o paciente cruze a perna a ser examinada sobre a região pré-tibial ou o tornozelo da outra perna ("posição de número quatro", pois as pernas formam um 4). O examinador deve pôr uma das mãos sob o pé, puxando-o levemente para cima de maneira a fazer a dorsiflexão passiva do tornozelo até aproximadamente um ângulo reto (Figura 38.12). O reflexo aquileu é mediado pelo nervo tibial (S1).

Sem dúvida, o reflexo aquileu é o mais difícil de dominar. Existem duas variáveis essenciais: o estiramento correto e a percussão eficiente. Das duas, a mais difícil de aprender é o estiramento correto. A dorsiflexão insuficiente deixa o tendão frouxo e capaz de absorver o golpe sem que haja estiramento do músculo. A dorsiflexão passiva excessiva tensiona demais o tendão e impede seu estiramento. Se houver dificuldade de obter o reflexo, pode-se pedir ao paciente que pressione levemente o pé contra a mão do examinador para tensionar o músculo e reforçar o reflexo. A comparação com a condução de um veículo, solicitando que o paciente aperte o acelerador para alcançar uma velocidade de "30 km/h", mostra a necessidade de contração de baixo nível, mas de graduação precisa, que então é facilmente ajustada para cima ou para baixo até o nível correto. O reflexo também pode ser pesquisado solicitando-se que o paciente se ajoelhe sobre uma cadeira ou uma superfície semelhante, com os pés projetados em ângulo reto; os tendões de Aquiles são percutidos com o paciente nessa posição (Figura 38.13). Esse método, introduzido por Babinski, é útil principalmente para comparar a atividade reflexa nos dois lados. Outro método para exame em decúbito dorsal é a percussão da região metatarsal medial plantar ou a percussão sobre a mão do examinador espalmada na planta do pé. Esse reflexo de estiramento plantar é considerado equivalente ao reflexo aquileu para fins clínicos.

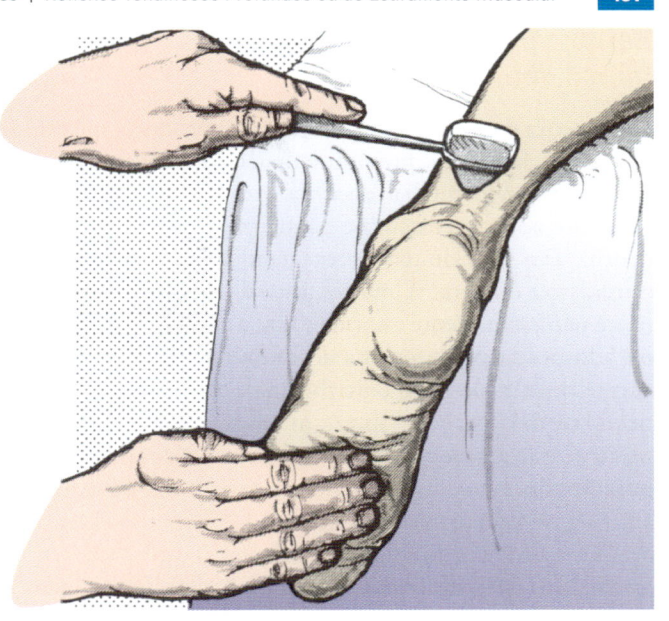

Figura 38.13 Método para examinar o reflexo aquileu (tríceps sural) com o paciente ajoelhado.

Se o reflexo aquileu for hiperativo, poderá ser pesquisado por percussão de outras áreas da planta do pé, o reflexo medioplantar, ou por percussão da face anterior do tornozelo, o reflexo aquileu paradoxal. Um reflexo hiperativo também pode causar batimentos extras ou até mesmo clônus quando o tendão for percutido. Quando houver dispersão do reflexo, a percussão do tendão de Aquiles pode causar flexão do joelho. Embora o reflexo de Aquiles, quando evocado cuidadosamente, deva estar presente em indivíduos normais, ele tende a diminuir com a idade, e sua ausência bilateral em idosos não tem necessariamente significado clínico. Ainda que seja de conhecimento geral que o reflexo aquileu pode estar ausente em idosos normais, de 200 pacientes consecutivos atendidos em uma clínica geriátrica, 188 tinham esse reflexo quando se usou a técnica de percussão plantar em vez de percussão do tendão de Aquiles; só 1,5% tinha o reflexo aquileu abolido atribuível apenas à idade. Outro estudo que comparou a percussão plantar e a percussão do tendão em pacientes idosos constatou melhor concordância intraobservadores e interobservadores com a percussão plantar. As diferenças de técnica podem explicar parte da discrepância entre estudos que avaliam a prevalência de ausência do reflexo aquileu em pessoas idosas.

Os reflexos patelar e aquileu são os RTPs mais importantes nos membros inferiores. Os reflexos a seguir são menos importantes. A resposta pode ser mínima ou até mesmo estar ausente em indivíduos normais. Como pode ser difícil examinar esses reflexos até mesmo em indivíduos normais, a comparação entre os dois lados é essencial. Para ser relevante, a ausência precisa ser unilateral. A exacerbação desses reflexos difíceis de pesquisar sugere doença do trato corticospinal.

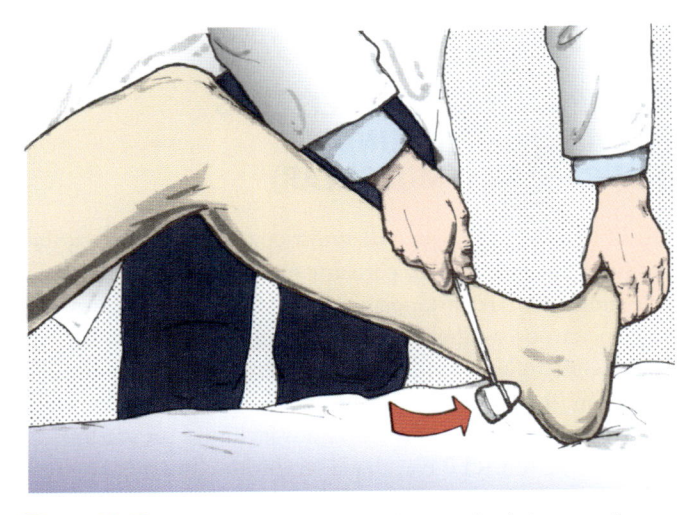

Figura 38.12 Método para examinar o reflexo aquileu (tríceps sural) com o paciente em decúbito.

Reflexo dos adutores (nervo obturatório, L2-L4)

Com a coxa em leve abdução, a percussão sobre o epicôndilo medial do fêmur na proximidade do tubérculo adutor ou sobre o côndilo medial da tíbia provoca a contração dos músculos adutores da coxa e o movimento do membro para dentro. Em caso de reflexo exagerado, pode haver adução cruzada ou bilateral. Uma resposta de adução cruzada leve não é necessariamente anormal, mas a adução cruzada forte, ou adução da perna oposta ao examinar o reflexo patelar, sugere doença do trato corticospinal. Em caso de hiper-reflexia, também se pode obter um reflexo adutor enquanto o paciente está sentado mediante a percussão dos processos espinhosos das vértebras sacrais ou lombares (reflexo medular do adutor) ou percussão da crista ou das espinhas superiores do ílio. A ausência de reflexo dos adutores com reflexo patelar normal foi descrita como sinal da hérnia estrangulada do obturador (sinal de Hannington-Kiff). O reflexo puboadutor foi descrito com o reflexo da sínfise púbica.

Reflexo dos isquiotibiais mediais (isquiotibiais internos)

Esse reflexo é pesquisado por percussão dos tendões dos músculos semitendíneo e semimembranáceo logo acima de suas inserções na tíbia. O exame pode ser feito com o paciente sentado ou em decúbito, com abdução e leve rotação externa da perna e flexão do joelho. O examinador coloca os dedos sobre os tendões na face posterior medial do joelho e os percute com o martelo de reflexo. A resposta é a flexão de joelho (Vídeo 38.2). Esse reflexo é mediado pela parte tibial do nervo isquiático, principalmente pela raiz de L5. Pode ser útil na avaliação da suspeita de radiculopatia de L5. Para assistir a um vídeo que mostra o reflexo dos isquiotibiais mediais, consulte Perloff et al.

Reflexo dos isquiotibiais laterais (isquiotibiais externos)

Esse reflexo é examinado com a percussão do tendão do músculo bíceps femoral logo acima de sua inserção. O examinador, após posicionar o paciente sentado, em decúbito dorsal ou lateral sobre o lado oposto e o joelho em flexão moderada, põe os dedos sobre o tendão na face posterior lateral do joelho e os percute (Figura 38.14). A resposta é a flexão de joelho (Vídeo 38.2). O reflexo também pode ser examinado por percussão da cabeça da fíbula (reflexo fibular). Esse reflexo é mediado pela parte tibial do nervo isquiático, principalmente pela raiz de S1. Às vezes, o reflexo dos isquiotibiais laterais ajuda a identificar se a ausência do reflexo aquileu é causada por neuropatia periférica ou radiculopatia. Quando a causa é neuropatia, geralmente há preservação do reflexo dos isquiotibiais laterais, mas na radiculopatia esse reflexo pode estar diminuído com o reflexo aquileu.

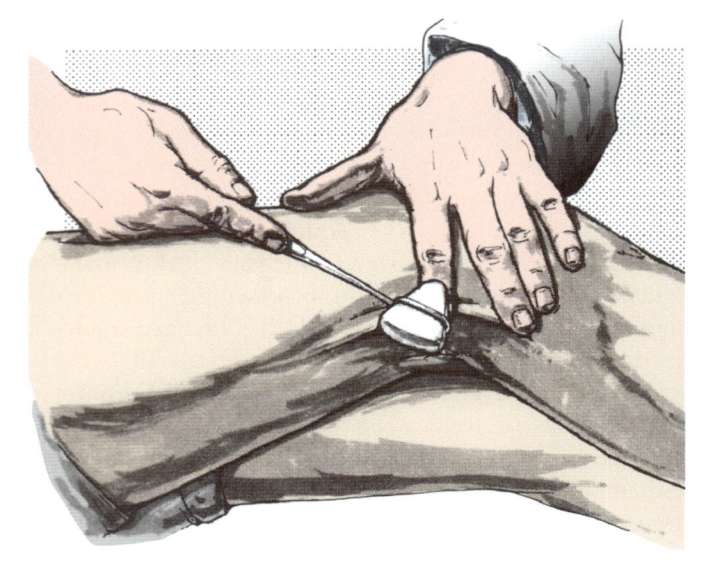

Figura 38.14 Método para examinar o reflexo do bíceps femoral.

Reflexo fibular (tibial anterior)

Depois de posicionar o pé do paciente em flexão plantar e inversão, o examinador faz pressão firme com o dedo sobre as extremidades distais do primeiro e segundo metatarsais. A percussão brusca do dedo é seguida por eversão e dorsiflexão do pé. O reflexo é causado pela contração de músculos supridos pelos nervos fibular profundo e superficial (L4-S1). O reflexo fibular pode ser útil na avaliação de suspeita de radiculopatia de L5 (ver Videolink 38.4).

Reflexos musculares plantares

Há muitos reflexos nos quais a resposta é a flexão dos dedos do pé. O exame é difícil em indivíduos normais, o significado clínico é limitado e só são importantes quando exacerbados. Eles são analisados com os reflexos patológicos no Capítulo 40.

INTERPRETAÇÃO DOS REFLEXOS TENDINOSOS PROFUNDOS (ESTIRAMENTO MUSCULAR)

Os RTPs mais úteis para o diagnóstico clínico são o bicipital, tricipital, braquiorradial, patelar e aquileu (ver Tabela 38.1); na maioria das circunstâncias, e com o uso de boa técnica, eles podem ser observados em todas as pessoas normais. Um ou mais desses reflexos podem estar ausentes em alguns indivíduos sem outros sinais de doença do sistema nervoso. Estão presentes até mesmo na maioria dos lactentes prematuros. A atividade de um RTP é avaliada segundo o limiar, a latência, a velocidade, o vigor e a duração da contração, a amplitude de movimento e a ocorrência de propagação ou irradiação do reflexo. Entre eles, o período latente entre o momento de aplicação do estímulo e o momento da resposta é o mais importante para a avaliação clínica de doenças. Evidentemente, a avaliação precisa dos reflexos depende da experiência do examinador. Sem dúvida, o fator mais importante é a diligência e o treinamento para aprendizado das técnicas. A avaliação depende da interpretação individual do examinador. Não há padrão e há certo grau de variação normal da atividade do reflexo. O que é normal em um indivíduo pode ser uma resposta aumentada ou diminuída em outro. Em algumas pessoas, os reflexos são dinâmicos; em outras, são lentos. Em circunstâncias normais, os reflexos devem ser iguais nos dois lados.

ANORMALIDADES DOS REFLEXOS TENDINOSOS PROFUNDOS (ESTIRAMENTO MUSCULAR)

Os RTPs anormais são hipoativos ou hiperativos. Quando são hipoativos, a resposta varia de diminuição ou lentidão até ausência total do reflexo. Os reflexos hiperativos são caracterizados por graus variados de diminuição da latência, aumento da velocidade e do vigor da resposta, aumento da amplitude de movimento, diminuição do limiar, extensão da zona reflexogênica e prolongamento da contração muscular. As doenças nas quais essas várias modificações ocorrem são analisadas nas seções a seguir. A Tabela 38.3 resume os padrões de reflexos observados em lesões em vários locais.

Os reflexos são avaliados em termos absolutos e relativos. Os reflexos claramente hiperativos ou hipoativos falam por si só. Porém, um reflexo normal em termos absolutos pode ser considerado anormal em comparação com os outros reflexos do paciente. Os reflexos devem ser comparados nos dois lados do corpo, dos braços às pernas, e dos joelhos aos tornozelos. Os RTPs normalmente são simétricos, e reflexos normais sob outros aspectos podem ser anormais se forem diferentes do esperado. Por exemplo, um reflexo bicipital 1+ em um paciente com suspeita de radiculopatia cervical, embora "normal", pode ser considerado anormal se o reflexo bicipital no lado oposto for 2+. Os RTPs em geral são semelhantes nos membros superiores e inferiores. Pequenas diferenças são aceitas, mas uma diferença acentuada pode ser importante (p. ex., na mielopatia torácica, os RTPs nas pernas podem ser muito mais ativos do que nos braços, embora não sejam claramente patológicos). A existência de gradiente proximal-distal também pode ser importante. Reflexos aquileus simétricos 1+ quando todos os outros reflexos são 2+ podem indicar neuropatia periférica leve. Quando a assimetria for o achado principal, às vezes é difícil identificar se um lado está aumentado ou o outro lado, diminuído.

Reflexos hipoativos

Quando um reflexo é hipoativo, há uma reação lenta e/ou diminuição da amplitude de resposta. Pode ser necessário aumentar a intensidade do estímulo para provocar o reflexo ou percussões repetidas, já que um único estímulo pode ser subliminar. Um RTP está ausente se não for obtido mesmo com reforço. A depressão ou ausência de um reflexo é consequência da disfunção de algum componente do arco reflexo. A interferência com a via aferente pode ser causada por lesões do nervo sensorial, da raiz posterior, do gânglio sensorial de nervo espinal ou de vias intrabulbares entre a zona de entrada de raiz posterior e o corno anterior (p. ex., siringomielia). As anormalidades da unidade motora e da via comum final que compõem a via eferente do arco reflexo ocorrem em muitos distúrbios, mas sobretudo na radiculopatia e nas lesões de nervos periféricos. Em processos neurogênicos, a perda dos RTPs é desproporcional à atrofia e à fraqueza. Na lesão de um nervo periférico, um reflexo pode não retornar até que grande parte da função motora tenha sido recuperada. Às vezes há arreflexia persistente depois de lesões da raiz nervosa ou do nervo periférico, mesmo após retorno completo das funções motora e sensorial. Na miastenia *gravis*, os reflexos só são afetados quando há acometimento grave e extenso, mas na síndrome de Lambert-Eaton a depressão dos reflexos é comum. Na paralisia periódica, pode haver ausência temporária dos RTPs durante as crises. Nas miopatias, a perda dos reflexos é proporcional à atrofia e à fraqueza. Quando a atrofia e a fraqueza forem graves, os reflexos podem desaparecer. Em muitos tipos de distrofia muscular, os reflexos proximais desaparecem precocemente, enquanto os reflexos distais podem persistir até os estágios mais avançados da doença.

Os RTPs também podem estar diminuídos ou ausentes em vários outros distúrbios. Com frequência, estão ausentes no coma profundo, na narcose, na sedação intensa e no sono profundo. Eles estão caracteristicamente ausentes durante o bloqueio nervoso, a anestesia caudal e a raquianestesia. Também estão ausentes no choque medular depois de lesão transversal súbita da medula espinal, mas reaparecem abaixo do nível da lesão depois de um período de 3 a 4 semanas e geralmente tornam-se hiperativos. Na síndrome de Adie, as pupilas tônicas são acompanhadas de depressão ou ausência de reflexos.

O prolongamento da fase de relaxamento, sobretudo do reflexo aquileu, é um achado clássico do hipotireoidismo (sinal de Woltman); os reflexos voltam ao normal com o tratamento (Videolink 38.5). Contudo, a maioria dos pacientes com prolongamento aparente da fase de relaxamento do reflexo aquileu é eutireóidea. Pernas e pés frios podem causar prolongamento do reflexo aquileu. O relaxamento torna-se mais lento com a idade, sobretudo no sexo feminino. A contração lenta e o retardo do relaxamento também podem ocorrer em outros distúrbios, entre eles a doença do neurônio motor inferior. O retardo do relaxamento ocorre ainda em distúrbios miotônicos. Na neuropatia diabética, pode haver prolongamento do tempo de reflexo ou diminuição ou ausência dos reflexos antes que haja outras evidências de acometimento do sistema nervoso. Os reflexos podem parecer diminuídos ou ausentes em distúrbios neurológicos nos quais haja espasticidade intensa ou rigidez com contraturas e nas doenças articulares caracterizadas por inflamação, contraturas e anquilose. A aparente hiporreflexia deriva da ausência de motilidade articular ou de dor ao movimento articular; a observação meticulosa pode mostrar contração muscular, embora não haja movimento articular.

Reflexos hiperativos

A hiperatividade dos reflexos é caracterizada por diminuição do limiar do reflexo; diminuição da latência, tempo entre a percussão do tendão e a contração reflexa; exagero da potência e da amplitude do movimento; prolongamento da contração reflexa; extensão da zona reflexógena; e propagação da resposta reflexa. Quando o limiar estiver diminuído, o reflexo pode ser provocado por um estímulo mínimo e é possível obter com facilidade os reflexos que normalmente não são obtidos. Às vezes, RTPs muito hiperativos podem ser provocados por uma levíssima percussão. Outra manifestação de diminuição do limiar reflexo pode ser um alargamento da área na qual se pode obter o reflexo, e a estimulação de locais a alguma distância do habitual pode provocar a resposta; o reflexo patelar pode ser pesquisado por percussão da tíbia ou do dorso do pé e os reflexos bicipital e outros reflexos do braço, por percussão da clavícula ou da escápula. Também pode haver propagação anormal da resposta. Um estímulo pode evocar respostas repetitivas e, às vezes, clônus sustentado.

Os RTPs tornam-se hiperativos nas lesões do sistema corticospinal ou piramidal. É provável que a espasticidade e a hiper-reflexia estejam relacionadas com o acometimento de várias estruturas nas vias motoras descendentes nos níveis cortical, subcortical, do mesencéfalo e do tronco encefálico. A hiper-reflexia é consequência de uma diminuição do limiar do reflexo decorrente de aumento da excitabilidade do *pool* de neurônios motores inferiores relacionado com a disfunção de algumas dessas estruturas ou de todas elas. Do ponto de vista clínico, os termos piramidal, corticospinal ou neurônio motor superior são usados para abranger essas alterações. Uma lesão em qualquer nível do sistema corticospinal ou em outros componentes relacionados do neurônio motor superior, desde o córtex motor até logo acima do segmento de origem de um arco reflexo, é acompanhada de espasticidade e hiper-reflexia. A postura característica na hemiplegia é a flexão dos membros superiores, com fraqueza mais intensa dos extensores, e extensão dos membros inferiores, com fraqueza mais intensa dos flexores. Por conseguinte, os reflexos flexores são exacerbados em maior grau nos membros superiores e os reflexos extensores, nos membros inferiores. Os reflexos podem estar presentes em lesões da medula espinal apesar da ausência de sensibilidade. Um reflexo pode ser aumentado se o tônus do músculo antagonista estiver diminuído (p. ex., pode haver aumento do reflexo patelar em caso de fraqueza dos músculos isquiotibiais).

O exagero dos RTPs pode ocorrer em distúrbios psicogênicos e em situações de ansiedade, medo e agitação (ver Tabela 38.3). Os reflexos variam nesses distúrbios; podem ser normais ou estar diminuídos em razão da tensão voluntária ou involuntária do músculo antagonista, porém o aumento é mais frequente. Alguns indivíduos normais, especialmente mulheres jovens, têm reflexos vivos em termos fisiológicos. A hiperatividade pode ser acentuada, mas a exacerbação não é da velocidade nem no limiar da resposta, e sim na excursão ou na amplitude da resposta. O pé pode dar um chute distante no ar e manter-se em extensão por um tempo depois da percussão do tendão patelar, mas a contração e o relaxamento ocorrem em ritmo normal. Com frequência, ao analisar um reflexo, a resposta é bilateral com reflexo extra e supérfluo em partes mais distantes, o que inclui abalos em todo o corpo. Não há aumento da zona reflexógena em lesões psicogênicas e, embora possa haver movimentos reflexos repetidos irregulares (clônus espúrio), não há clônus verdadeiro. Além disso, não há outros sinais de doença orgânica do sistema corticospinal. Para ajudar a distinguir os reflexos fisiologicamente rápidos dos patológicos, é particularmente útil prestar atenção especial ao tônus dos membros inferiores, ao estado dos reflexos abdominais e às respostas plantares. Se os dedos dos pés estão para baixo, os abdominais intactos e o tônus dos membros inferiores for normal, é improvável que os RTPs sejam patológicos.

Nas lesões do sistema extrapiramidal, não há regularidade das alterações dos reflexos (ver Tabela 38.3). A atividade do reflexo depende do tônus muscular e do grau de rigidez. Em geral, os reflexos são ligeiramente exacerbados em razão do aumento do tônus muscular, mas esse achado não é constante. A rigidez pode causar depressão ou ausência dos reflexos. Em doenças do cerebelo, os reflexos podem ser diminuídos (ver Tabela 38.3) e pendulares: o exame do reflexo patelar quando o pé está pendente pode causar uma série de movimentos pendulares do pé e da perna, para frente e para trás, até que o membro finalmente pare. O aumento da oscilação pode ser consequência da hipotonia dos músculos extensores e flexores e da perda da influência de restrição que eles normalmente exercem uns sobre os outros. A resposta pendular também é observada na coreia, mas é mais frequente o retardo da fase de relaxamento: se o tendão patelar for percutido quando o pé estiver pendente, o joelho poderá ser mantido em extensão por alguns segundos antes de relaxar em virtude da contração prolongada do quadríceps. Na coreia, pode ser necessário aplicar o estímulo várias vezes até obter a resposta.

Inversão de reflexos (paradoxais, indiretos)

Ocasionalmente, a percussão de um tendão produz resultados inesperados. Quando os reflexos estão muito ativos, podem sobrevir reflexos de músculos que não foram alongados diretamente, mesmo em pacientes normais. A resposta pode envolver músculos adjacentes ou mesmo contralaterais, como na resposta adutora cruzada. É normal que a percussão do tendão braquiorradial também cause leve flexão dos dedos, bem como contração do bíceps em alguns pacientes. Isso é conhecido como disseminação, ou irradiação, dos reflexos.

Os reflexos invertidos são respostas mais bizarras do que simples propagação. O termo inversão foi usado pela primeira vez por Babinski para descrever "inversão do reflexo radial". Essas respostas são encontradas com mais frequência quando o reflexo segmentar está ausente ou prejudicado e também há hiper-reflexia subjacente, que reduz o limiar de ativação de outros músculos. Essas respostas também foram chamadas de reflexos "indiretos" porque o reflexo ocorre sem o estiramento direto do músculo que se contrai. A maior parte das evidências sugere que esses reflexos invertidos e paradoxais são mediados por vibração na periferia.

Existem muitos exemplos desses reflexos invertidos ou paradoxais: contração dos flexores dos dedos à percussão da parte distal do rádio (reflexo braquiorradial invertido), contração do bíceps ao provocar o reflexo do tríceps (espasmo paradoxal do tríceps), contração dos isquiotibiais ao evocar o reflexo patelar (reflexo invertido do joelho) e contração dos isquiotibiais ao provocar o reflexo aquileu. Essas respostas são mais comuns em face da hiperexcitabilidade central segmentar combinada com o comprometimento do arco reflexo local, como o reflexo braquiorradial invertido na radiculomielopatia espondilótica cervical.

Os reflexos paradoxais mais fáceis de entender são o reflexo invertido do tríceps e o reflexo invertido do joelho, que são verdadeiramente "invertidos" porque a resposta é o oposto do esperado, isto é, flexão do cotovelo ou do joelho com percussão do tríceps ou tendão patelar. O reflexo invertido do tríceps aparece quando o arco aferente do reflexo está danificado, como na radiculopatia de C7 ou C8, principalmente quando acompanhada por um elemento de espasticidade. É preciso ter cuidado para não percutir muito distalmente; a percussão sobre o olécrano pode fazer com que o cotovelo flexione em decorrência da biomecânica e dos vetores de força envolvidos, simulando um reflexo invertido do tríceps quando ele não é evocado. Essa resposta tem sido chamada de reflexo do olécrano, mas é mais um erro técnico no ponto do golpe do que um reflexo verdadeiro. No reflexo invertido do joelho, há flexão em vez de extensão do joelho.

Os reflexos do joelho e tricipital invertidos são diretos: a resposta é o oposto do esperado. Outros reflexos "invertidos" são relacionados com a ativação de músculos diferentes do antagonista. Quando há espasticidade e hiper-reflexia, a contração reflexa do bíceps ou braquiorradial pode ser acompanhada por flexão pronunciada dos dedos e adução do polegar. No reflexo braquiorradial invertido, com frequência denominado periosteal radial invertido ou reflexo supinador invertido, não há inversão verdadeira, isto é, extensão do cotovelo, mas sim uma perversão ou aberração do reflexo, com flexão do polegar e do dedo, talvez porque a onda de vibração ativa o arco reflexo do flexor do dedo.

No reflexo paradoxal do tornozelo, a flexão plantar do pé é produzida percutindo a parte anterior do tornozelo em pacientes com hiper-reflexia. O reflexo aquileu não é necessariamente deprimido, como acontece com outros reflexos invertidos ou pervertidos, e a resposta é normal, mas deve-se à propagação da zona reflexogênica. A vibração transmitida para o músculo sóleo foi a explicação à qual se recorreu.

VIDEOLINKS

Videolink 38.1. Análise do martelo de reflexo. https://www.youtube.com/watch?v=1-0Gq6s_Eoo&t=374s

Videolink 38.2. Reflexo clavicular. http://neurosigns.org/wiki/Clavicle_reflex

Videolink 38.3. Dissociação dos reflexos abdominais. http://neurosigns.org/wiki/Dissociation_of_the_abdominal_reflexes

Videolink 38.4. Reflexo fibular. http://neurosigns.org/wiki/Peroneal_reflex

Videolink 38.5. Prolongamento do reflexo aquileu no hipotireoidismo. https://www.nejm.org/doi/10.1056/NEJMicm1713796?url_ver=Z39.88-2003&rfr_id=ori:rid:crossref.org&rfr_dat=cr_pub%3dwww.ncbi.nlm.nih.gov

BIBLIOGRAFIA

Berlin L. A peroneal muscle stretch reflex. *Neurology* 1971;21:1177.

Bhattacharyya KB. Deep tendon reflex: the background story of a simple technique. *Neurol India* 2017;65:245–249.

Boes CJ. The history of examination of reflexes. *J Neurol* 2014;261:2264–2274.

Boyle RS, Shakir RA, Weir AI, et al. Inverted knee jerk: a neglected localising sign in spinal cord disease. *J Neurol Neurosurg Psychiatry* 1979;42:1005.

Carel RS, Korczyn AD, Hochberg Y. Age and sex dependency of the Achilles tendon reflex. *Am J Med Sci* 1979;278:57–63.

Chandrasekhar A, Abu Osman NA, Tham LK, et al. Influence of age on patellar tendon reflex response. *PLoS One* 2013;8:e80799.

Dick JP. The deep tendon and the abdominal reflexes. *J Neurol Neurosurg Psychiatry* 2003;74:150–153.

Esene IN, Meher A, Elzoghby MA, et al. Diagnostic performance of the medial hamstring reflex in L5 radiculopathy. *Surg Neurol Int* 2012;3:104.

Estanol BV, Marin OS. Mechanism of the inverted supinator reflex. A clinical and neurophysiological study. *J Neurol Neurosurg Psychiatry* 1976;39:905–908.

Felsenthal G, Reischer MA. Asymmetric hamstring reflexes indicative of L5 radicular lesions. *Arch Phys Med Rehabil* 1982;63:377–378.

Fuller G. *Neurological Examination Made Easy.* 5th ed. Edinburgh: Churchill Livingstone, 2013.

Gilman S. *Clinical Examination of the Nervous System.* New York: McGraw-Hill, 2000.

Gregory JE, Wood SA, Proske U. An investigation into mechanisms of reflex reinforcement by the Jendrassik manoeuvre. *Exp Brain Res* 2001;138:366–374.

Hannington-Kiff JG. Absent thigh adductor reflex in obturator hernia. *Lancet* 1980;1:180.

Impallomeni M, Kenny RA, Flynn MD, et al. The elderly and their ankle jerks. *Lancet* 1984;1:670.

Jensen OH. The medial hamstring reflex in the level-diagnosis of a lumbar disc herniation. *Clin Rheumatol* 1987;6:570–574.

Kiely P, Baker JF, O'hEireamhoin S, et al. The evaluation of the inverted supinator reflex in asymptomatic patients. *Spine (Phila Pa 1976)* 2010;35:955–957.

Kochar DK, Agarwal N, Sharma BV, et al. Paradoxical triceps jerk, a neglected localising sign in clinical neurology. *Neurol India* 2001;49:213.

Lanska DJ. The history of reflex hammers. *Neurology* 1989;39:1542–1549.

Lanska DJ. The Babinski reflex hammer. *Neurology* 1999;53:655.

Louis ED. Erb and Westphal: simultaneous discovery of the deep tendon reflexes. *Semin Neurol* 2002;22:385–390.

Martinelli P, Minardi C, Ciucci G, et al. Neurophysiological evaluation of areflexia in Holmes-Adie syndrome. *Neurophysiol Clin* 1999;29:255–262.

Massey EW, Pleet AB, Scherokman BJ. *Diagnostic Tests in Neurology: A Photographic Guide to Bedside Techniques*. Chicago: Year Book Medical Publishers, Inc., 1985.

O'Keeffe ST, Smith T, Valacio R, et al. A comparison of two techniques for ankle jerk assessment in elderly subjects. *Lancet* 1994;344:1619–1620.

Perloff MD, Leroy AM, Ensrud ER. Teaching video neuroimages: the elusive L5 reflex. *Neurology* 2010;75:e50.

Pryse-Phillips W. *Companion to Clinical Neurology*. 3rd ed. Oxford: Oxford University Press, 2009.

Ross RT. *How to Examine the Nervous System*. 4th ed. Totowa: Humana Press, 2006.

Schwartz RS, Morris JGL, Crimmins D, et al. A comparison of two methods of eliciting the ankle jerk. *Aust NZ J Med* 1990;20:116.

Stam J. The tibialis anterior reflex in healthy subjects and in L5 radicular compression. *J Neurol Neurosurg Psychiatry* 1988;51:397–402.

Stam J, Speelman HD, van Crevel H. Tendon reflex asymmetry by voluntary mental effort in healthy subjects. *Arch Neurol* 1989;46:70.

Vrancken AF, Kalmijn S, Brugman F, et al. The meaning of distal sensory loss and absent ankle reflexes in relation to age: a meta-analysis. *J Neurol* 2006;253:578–589.

Wartenberg R. *The Examination of Reflexes: A Simplification*. Chicago: Year Book Medical Pub, 1945.

Watson JC, Broaddus WC, Smith MM, et al. Hyperactive pectoralis reflex as an indicator of upper cervical spinal cord compression. Report of 15 cases. *J Neurosurg* 1997;86:159–161.

Zabelis TN, Karandreas NT, Constantinidis TS, et al. The effect of Jendrassik manoeuvre on the latency, amplitude and left-right asymmetry of tendon reflexes. *Electromyogr Clin Neurophysiol* 1998;38:19–23.

Ziff M, Stark RJ. How to assess tendon reflexes of the lower limb in the elderly. *J Neurol Sci* 2017;372:196–200.

CAPÍTULO 39

Reflexos Superficiais (Cutâneos)

Reflexos superficiais são respostas à estimulação da pele ou de mucosas. Os reflexos cutâneos são evocados em resposta a um estímulo cutâneo superficial, como um toque leve ou um arranhão. A resposta ocorre na mesma área geral de aplicação do estímulo (sinal local). O estímulo demasiado doloroso pode provocar uma reação defensiva em vez do reflexo desejado. Os reflexos superficiais são polissinápticos, ao contrário dos reflexos de estiramento, que são monossinápticos. Os reflexos superficiais têm resposta mais lenta ao estímulo do que os reflexos de alongamento; sua latência é mais longa, eles se cansam mais facilmente e não têm presença constante quanto os reflexos tendinosos. A principal utilidade dos reflexos superficiais é que são abolidos nas lesões do trato piramidal, que provocam a característica combinação de aumento dos reflexos tendinosos profundos e diminuição ou ausência dos reflexos superficiais. Os reflexos superficiais obtidos com maior frequência são os abdominais e o cremastérico. A ausência unilateral dos reflexos abdominais superficiais pode ser um indicador precoce e sensível de lesão do trato corticospinal. Muitos dos reflexos superficiais são obscuros, têm pequeno significado clínico e interesse basicamente histórico.

REFLEXOS SUPERFICIAIS DOS MEMBROS SUPERIORES

Reflexo palmar

Um leve estímulo deslizante através da palma da mão é seguido por flexão dos dedos ou fechamento da mão. A resposta é mínima ou está ausente em indivíduos normais depois dos primeiros meses de vida. Quando exagerado, é denominado reflexo de preensão, que é analisado com mais detalhes no Capítulo 40. A inervação sensorial e motora provém de C6-T1 por intermédio dos nervos mediano e ulnar.

Reflexo escapular ou interescapular

O ato de arranhar a pele sobre a escápula ou no espaço interescapular provoca a contração dos músculos escapulares com retração e, às vezes, elevação da escápula; pode haver adução

e rotação lateral do braço associadas. Esse reflexo está relacionado com o reflexo escapuloumeral profundo (ver Capítulo 38), e a inervação é semelhante.

REFLEXOS ABDOMINAIS SUPERFICIAIS

Os reflexos abdominais superficiais são caracterizados por contração dos músculos abdominais, provocadas por um estímulo deslizante leve ou um arranhão na parede abdominal anterior, que puxa a linha alba e o umbigo na direção do estímulo (Figura 39.1). Pode-se dividir a resposta em reflexos abdominais superiores e inferiores. O umbigo está na altura de T10. A parede abdominal anterior pode ser dividida em quatro quadrantes por linhas verticais e horizontais que atravessam o umbigo. Um leve deslizamento da mão ou um arranhão em cada quadrante provoca o reflexo, puxando o umbigo na direção do estímulo. O estímulo pode seguir na direção do umbigo, afastar-se ou seguir paralelamente a ele; os estímulos em direção ao umbigo parecem ser mais efetivos. A resposta é uma contração curta e rápida seguida por relaxamento imediato. O reflexo é mediado pelos nervos intercostais (T7-T10) nos quadrantes superiores

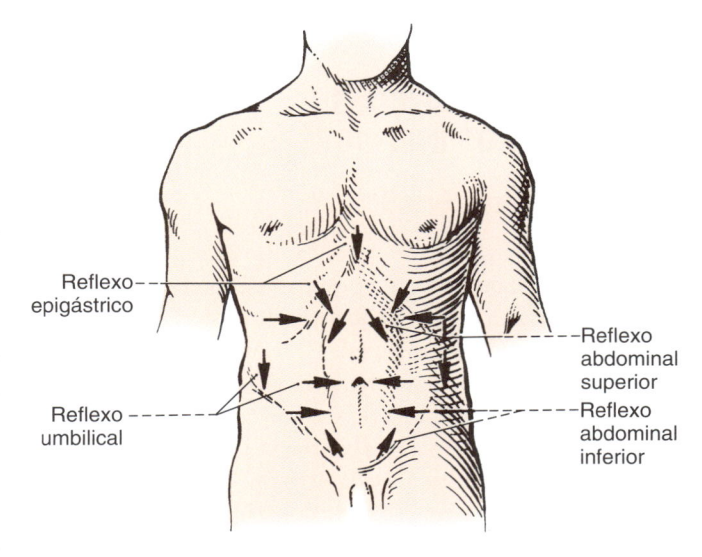

Reflexo epigástrico

Reflexo umbilical

Reflexo abdominal superior

Reflexo abdominal inferior

Figura 39.1 Locais de estimulação empregados no exame de vários reflexos abdominais superficiais.

(reflexos supraumbilicais) pelos nervos intercostais, ílio-hipogástricos e ilioinguinais (T10 até segmentos lombares superiores). No reflexo hipogástrico de Bechterew, a aplicação de um estímulo deslizante na face interna da coxa causa contração dos músculos abdominais inferiores ipsilaterais.

Geralmente, as respostas são rápidas e ativas em indivíduos jovens com bom tônus abdominal anterior. Podem ser lentas ou estar ausentes em indivíduos normais com baixo tônus abdominal, em pessoas obesas ou em mulheres que já deram à luz. O reflexo epigástrico é semelhante, mas pesquisado por um estímulo que se move do processo xifoide na direção do umbigo; em geral, não há retração nem movimento do umbigo.

Pode ser difícil obter ou avaliar reflexos abdominais superficiais em indivíduos sensíveis. Eles podem estar ausentes em distúrbios abdominais agudos (sinal de Rosenbach) e na distensão abdominal ou vesical, assim como no mesmo lado de uma incisão de cirurgia abdominal ou toracotomia posterolateral. A latência é maior e as respostas são mais lentas em crianças e idosos do que em adultos jovens. Em um estudo de 65 adolescentes e adultos jovens, 14% dos indivíduos apresentavam reflexos abdominais assimétricos, 15% não apresentavam resposta em nenhum quadrante e 11% não tinham reflexo em pelo menos um quadrante; nenhum indivíduo apresentou reflexos em um lado e ausência no outro. A dissociação dos reflexos abdominais, com ausência de reflexos superficiais e exacerbação de reflexos profundos, sugere lesão de trato corticospinal (ver Videolink 39.1). Em caso de diminuição ou ausência fisiológica dos reflexos abdominais superficiais, geralmente os reflexos nos quadrantes inferiores são afetados primeiro. Na paralisia abdominal unilateral, pode haver inversão do reflexo, com desvio do umbigo para o lado oposto. A ausência de reflexos abdominais superficiais em pacientes com escoliose foi sugerida como indicador de siringomielia. É possível examinar um reflexo abdominal com métodos eletrofisiológicos; suas características assemelham-se ao reflexo de piscar.

REFLEXOS SUPERFICIAIS DOS MEMBROS INFERIORES

Reflexo cremastérico

Esse reflexo é provocado ao se aplicar um estímulo deslizante, arranhar de leve ou beliscar a pele na face interna superior da coxa. A resposta é a contração do músculo cremaster com rápida elevação do testículo ipsilateral. O reflexo é mediado pelos nervos ilioinguinal e genitofemoral (L1-L2). É preciso não confundir o reflexo cremastérico com o reflexo escrotal, ou do músculo dartos, que provoca a contração lenta, sinuosa, vermicular da pele do escroto ao se aplicar um estímulo deslizante sobre o períneo ou a coxa ou encostar um objeto frio no escroto. O reflexo cremastérico pode estar ausente em homens idosos, em indivíduos com hidrocele ou varicocele, nos que têm torção do testículo e nos que tiveram orquite ou epididimite.

Reflexo glúteo

A aplicação de um estímulo deslizante sobre a pele das nádegas pode causar contração dos músculos glúteos. O músculo glúteo máximo é inervado pelo nervo glúteo inferior (L4-S2), e a pele dessa área é inervada pelos ramos cutâneos dos ramos posteriores dos nervos lombares e sacrais.

Reflexo plantar

Normalmente, a estimulação da superfície plantar, do calcanhar para a parte anterior, é seguida por flexão plantar do pé e dos dedos (Figura 39.2). Há variação individual da resposta e alguma variabilidade dependente do local de estimulação máxima. A flexão é a resposta normal após os primeiros 12 a 18 meses de vida. A variação patológica do reflexo plantar é o sinal de Babinski (ver Capítulo 40). Pode ser difícil obter o reflexo plantar normal em indivíduos com calosidades plantares. Em pacientes sensíveis, pode haver a retirada voluntária com flexão do quadril e do joelho, mas todo indivíduo normal tem algum grau de flexão plantar dos dedos em resposta à estimulação da planta do pé. O reflexo plantar tônico com contração lenta e prolongada foi descrito como um sinal de doença do lobo frontal e extrapiramidal. Esse reflexo é mediado pelo nervo tibial (L4-S2).

Reflexo anal superficial

O reflexo anocutâneo é caracterizado por contração do esfíncter externo em resposta a um estímulo deslizante ou com alfinete da pele ou da mucosa na região perianal. O reflexo é mediado pelo nervo anal inferior (S2-S5). A avaliação do reflexo anal superficial é importante principalmente quando houver suspeita de lesão da cauda equina ou do cone medular. O Capítulo 45 aborda o reflexo do esfíncter interno do ânus.

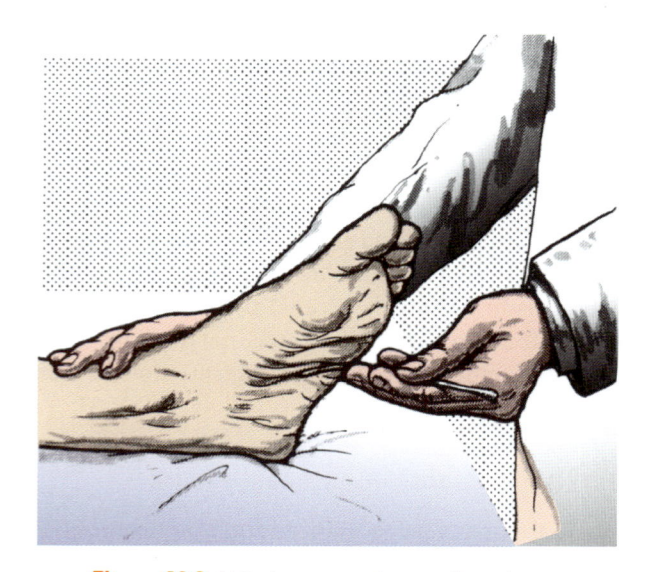

Figura 39.2 Método para examinar o reflexo plantar.

Reflexo bulbocavernoso

O reflexo bulbocavernoso (RBC) é relacionado com o reflexo anal porque ambos causam contração do esfíncter do ânus, mas no RBC o estímulo é aplicado na glande do pênis ou no clitóris (reflexo clitoroanal). É mais fácil palpar a resposta com um dedo enluvado inserido no reto. São necessárias algumas advertências e explicações preliminares, mas o estímulo ainda deve ser uma surpresa. No homem, a preensão, o beliscão ou o pinçamento da glande com os dedos provoca a resposta, percebida como a contração do esfíncter sobre o dedo. Nas mulheres, é muito mais difícil provocar essa resposta e o significado de sua ausência é mais ambíguo. O RBC é útil sobretudo na avaliação da integridade da cauda equina, das raízes sacrais inferiores e do cone medular. E pode se alterar em alguns casos de atrofia multissistêmica.

ANORMALIDADES DOS REFLEXOS SUPERFICIAIS

A Tabela 38.3 resume o efeito que lesões em vários locais exercem sobre os reflexos superficiais. Assim como os reflexos profundos, os reflexos superficiais são diminuídos ou ausentes em lesões que afetam a continuidade do arco reflexo. Além disso, uma lesão em qualquer ponto ao longo da via corticospinal costuma causar diminuição ou ausência dos reflexos superficiais. A alteração do reflexo é contralateral à lesão acima da decussação piramidal e ipsilateral à lesão abaixo da decussação piramidal. A doença do trato corticospinal causa dissociação de reflexos, ausência de reflexos superficiais e exagero de reflexos profundos. Portanto, os reflexos superficiais, sobretudo os abdominais e cremastérico, têm significado especial quando sua ausência está associada ao aumento dos reflexos tendinosos profundos ou quando estão ausentes diante de sinais de acometimento do trato corticospinal. A dissociação de reflexos abdominais por si só pode ter importância diagnóstica. Às vezes, os reflexos abdominais superficiais mostram-se preservados na doença evidente do trato corticospinal. Os reflexos superficiais estão ausentes em lactentes e surgem depois de cerca de 6 meses a 1 ano de idade; seu aparecimento pode depender da mielinização dos tratos corticospinais. Quando é possível obter reflexos abdominais em lactentes, verifica-se que são diferentes da resposta em adultos normais, com reação difusa, muitas vezes com movimento associado das pernas. Às vezes, os reflexos abdominais e cremastéricos podem estar ausentes em pessoas sem outros sinais de doença neurológica.

Às vezes, há exagero moderado dos reflexos superficiais, dentre eles os reflexos abdominais, no parkinsonismo e em outros distúrbios extrapiramidais. Os reflexos abdominais também podem estar aumentados, muitas vezes em grau acentuado, em razão da tensão e da ansiedade. Ocasionalmente, essa hiperatividade é tão extrema que se diz que o umbigo "persegue o alfinete" quando o instrumento de estimulação é deslocado em círculos sobre a superfície do abdome. Os reflexos superficiais podem ajudar a distinguir entre hiper-reflexia fisiológica e patológica. Na hiper-reflexia fisiológica, geralmente os reflexos abdominal e cremastérico estão presentes e ativos, mas na hiper-reflexia patológica por lesão do neurônio motor superior, em geral estão ausentes. Os reflexos superficiais são normais nas lesões do cerebelo. As alterações nos reflexos superficiais devem ser interpretadas à luz de todos os outros resultados do exame neurológico e de estudos neurodiagnósticos relacionados. Os sinais nítidos relativos ao trato corticospinal (ver Capítulo 40) são mais importantes do que as alterações dos reflexos superficiais.

VIDEOLINK

Videolink 39.1. Dissociação dos reflexos abdominais. http://neurosigns.org/wiki/Dissociation_of_the_abdominal_reflexes

BIBLIOGRAFIA

Cai ZY, Niu XT, Pan J, et al. The value of the bulbocavernosus reflex and pudendal nerve somatosensory evoked potentials in distinguishing between multiple system atrophy and Parkinson's disease at an early stage. *Acta Neurol Scand* 2017;136:195–203.

Fujimori T, Iwasaki M, Nagamoto Y, et al. The utility of superficial abdominal reflex in the initial diagnosis of scoliosis: a retrospective review of clinical characteristics of scoliosis with syringomyelia. *Scoliosis* 2010;5:17.

Gosavi TD, Lo YL. Images in clinical medicine. Superficial abdominal reflex. *N Engl J Med* 2014;370:e29.

Huang HJ, Zhu XY, Wang X, et al. The Bulbocavernosus reflex in the differential diagnosis of multiple system atrophy with predominant parkinsonism and Parkinson's disease. *Front Neurol* 2018;8:697.

Lehoczky T, Fodors T. Clinical significance of the dissociation of abdominal reflexes. *Neurology* 1953;3:453.

Madonick MJ. Statistical control studies in neurology VIII. The cutaneous abdominal reflex. *Neurology* 1957;7:459.

Pryse-Phillips W. *Companion to Clinical Neurology*. 3rd ed. Oxford: Oxford University Press, 2009.

Saifuddin A, Tucker S, Taylor BA, et al. Prevalence and clinical significance of superficial abdominal reflex abnormalities in idiopathic scoliosis. *Eur Spine J* 2005;14:849–853.

Satomi K, Horai T, Hirakawa S. Electrophysiological study of superficial abdominal reflexes in normal men. *Electroencephalogr Clin Neurophysiol* 1993;89:113–119.

Schmitz D, Safranek S. Clinical inquiries. How useful is a physical exam in diagnosing testicular torsion? *J Fam Pract* 2009;58:433–434.

Schwarz GM, Hirtler L. The cremasteric reflex and its muscle—a paragon of ongoing scientific discussion: a systematic review. *Clin Anat* 2017;30:498–507.

Teasdall RD. Asymmetry of the superficial abdominal reflex in normal subjects. *Johns Hopkins Med J* 1970;126:276–278.

Wang ZY, Chen YH, Xu YY, et al. Altered bulbocavernosus reflex in patients with multiple system atrophy. *Neurol Res* 2016;38:138–143.

Wester C, FitzGerald MP, Brubaker L, et al. Validation of the clinical bulbocavernosus reflex. *Neurourol Urodyn* 2003;22(6):589–591.

Yngve D. Abdominal reflexes. *J Pediatr Orthop* 1997;17:105–108.

Zadeh HG, Sakka SA, Powell MP, et al. Absent superficial abdominal reflexes in children with scoliosis. An early indicator of syringomyelia. *J Bone Joint Surg Br* 1995;77:762–767.

CAPÍTULO 40

Reflexos Patológicos

Reflexos patológicos são respostas que geralmente não ocorrem em indivíduos normais. Alguns são respostas mínimas e obtidas com dificuldade em indivíduos normais, mas que se tornam proeminentes e ativas em caso de doença, enquanto outros não são observados de todo em pessoas normais. Muitos são exageros e perversões do estiramento muscular normal e de reflexos superficiais. Alguns estão relacionados com reflexos posturais ou com reflexos de defesa primitivos que normalmente são suprimidos por inibição cerebral, mas são intensificados quando o neurônio motor inferior é separado da influência dos centros superiores. Outros são respostas normalmente observadas no sistema nervoso imaturo do lactente, que depois desaparecem e só reaparecem mais tarde quando surge alguma doença. A diminuição do limiar ou a extensão da zona reflexogênica contribuem para muitos reflexos patológicos.

Influências motoras descendentes normalmente controlam e modulam a atividade no nível da medula espinal segmentar local para assegurar a contração muscular eficiente e a coordenação apropriada de agonistas, antagonistas e sinérgicos. A doença das vias motoras descendentes causa a perda desse controle normal, acarretando o extravasamento da atividade do grupo de neurônios motores responsáveis por determinado movimento para áreas adjacentes, com recrutamento consequente de músculos que normalmente não participam do movimento. Alguns reflexos patológicos também podem ser classificados como "movimentos associados", relacionados com essa propagação da atividade motora. Nem sempre é claro se a melhor classificação para determinada resposta anormal seria reflexo ou um movimento associado (ver Capítulo 42). Respostas que estejam mais no domínio de um movimento associado às vezes são chamadas clinicamente reflexos (p. ex., o sinal de adução do polegar de Wartenberg, um movimento associado, às vezes é denominado reflexo de Wartenberg; ver Capítulo 42).

A maioria dos reflexos patológicos está relacionada com doenças do trato corticospinal e das vias associadas. Também ocorrem nas doenças do lobo frontal e, às vezes, em distúrbios do sistema extrapiramidal. Há muita confusão acerca dos nomes de reflexos e métodos de provocação, e em muitos casos houve distanciamento considerável com relação à descrição original. Muitas das respostas são simples variações do método para evocar as mesmas respostas ou modificações do mesmo reflexo. Algumas dessas respostas obscuras, raramente usadas e de interesse principalmente histórico estão resumidas nas Tabelas 40.1 a 40.3. O padrão típico de reflexo nas lesões do trato corticospinal, a síndrome do neurônio motor superior, é o exagero de reflexos tendinosos profundos (RTP), o desaparecimento de reflexos superficiais e o surgimento de reflexos patológicos (ver Tabela 38.3).

Tabela 40.1	Outros sinais extensores dos dedos dos pés (métodos alternativos para evocar dorsiflexão dos dedos dos pés em lesões do trato corticospinal).
Sinal	**Estímulo**
Sinal de Gordon	Compressão dos músculos da panturrilha
Sinal de Schaefer	Pressão profunda sobre o tendão do calcâneo
Sinal de Bing	Estimulação do dorso do pé com um alfinete
Sinal de Moniz	Flexão plantar passiva forçada no tornozelo
Sinal de Throckmorton	Percussão sobre a face dorsal da articulação metatarsofalângica do hálux, em posição logo medial ao tendão do ELH
Fenômeno de Strumpell	Pressão vigorosa sobre a região tibial anterior
Resposta de Cornell	Estimulação com arranhão no dorso do pé ao longo da face interna do tendão do ELH
Gonda (Allen)	Estiramento enérgico para baixo ou soltura do segundo, terceiro ou quarto dedos dos pés; se for difícil obter a resposta, flexione o dedo lentamente, pressione a unha, torça o dedo e segure-o por alguns segundos
Stransky	Abdução forçada e liberação do quinto dedo
Allen e Cleckley	Elevação rápida do segundo dedo ou aplicação de pressão na região metatarsal plantar correspondente ao dedo
Szapiro	Pressão contra o dorso do segundo ao quinto dedos, causando flexão plantar passiva firme enquanto se estimula a superfície plantar do pé

ELH, extensor longo do hálux.

Tabela 40.2 — **Outros reflexos patológicos dos membros inferiores.**

Reflexo	Estímulos	Resposta
Sinal de Marie-Foix	Compressão dos dedos dos pés ou forte flexão plantar dos dedos ou do pé	Extensão dos dedos dos pés, sobretudo do hálux, mais dorsiflexão do tornozelo e flexão do quadril e do joelho (tríplice flexão)
Sinal de Rossolimo	Percussão na planta do pé (região metatarsal plantar) ou na face plantar dos dedos; uma batida rápida levantando as extremidades dos dedos dos pés (ver Figura 40.3, Vídeo 40.1)	Flexão plantar rápida dos dedos, sobretudo dos menores; em pessoas normais não há movimento ou há leve dorsiflexão dos dedos
Reflexo de Mendel-Bechterew (dorsocubóideo, tarsofalângico)	Percussão ou estímulo deslizante na face externa do dorso do pé na região do cuboide ou sobre o quarto e o quinto metatarsais	Idêntica à do sinal de Rossolimo
Reflexo de Bechterew	Percussão da parte média da planta do pé ou do calcanhar	Resposta em flexão plantar
Reflexo medioplantar de Guillain e Barré	Percussão da região plantar média do pé	Flexão plantar com abertura em leque dos dedos
Reflexo do calcanhar de Weingrow	Percussão na base do calcanhar	Flexão plantar com abertura em leque dos dedos
Reflexo tibial anterior antagonista de Piotrowski	Percussão do ventre do músculo tibial anterior	Flexão plantar do tornozelo e, às vezes, dos dedos
Reflexo paradoxal do tornozelo de Bing	Percussão da superfície anterior da articulação talocrural	Flexão plantar do pé
Reflexo adutor do pé (sinal de Hirschberg)	Estímulo deslizante na margem interna do pé (não da planta), desde o hálux até o calcanhar	Adução, inversão e flexão plantar leve do pé (contração do músculo tibial posterior)
Sinal de Balduzzi	Idêntico ao do reflexo adutor	Idêntica à do reflexo adutor, mas com resposta contralateral ou bilateral
Sinal de von Monakow	Estímulo deslizante ao longo da margem lateral do pé	Eversão e abdução do pé
Reflexo do quinto dedo do pé de Puusepp	Toque leve na borda lateral do pé	Abdução lenta do quinto dedo do pé

Tabela 40.3 — **Outros reflexos patológicos dos membros superiores.**

Reflexo	Estímulo	Resposta
Rossolimo da mão	Percussão da face palmar das articulações MCFs ou da superfície volar das pontas dos dedos	Flexão dos dedos e supinação do antebraço
Mendel-Bechterew da mão (reflexo carpometa-carpal ou carpofalângico de Bechterew)	Percussão da face dorsal das áreas carpal e metacarpal ou percussão do dorso da mão ou dos dedos	Flexão dos dedos e da mão
Reflexo de flexão (fenômeno da mão de Dejerine)	Percussão dos tendões dos músculos flexores na superfície volar do antebraço	Flexão dos dedos e da mão
Reflexo adutor do polegar de Marie-Foix	Estimulação superficial da palma da mão na região hipotenar ou arranhão na face ulnar da palma	Adução e flexão do polegar, às vezes com flexão de dedos adjacentes, mais raramente com extensão do dedo mínimo
Reflexo de Foxe	Compressão da região hipotenar com os dedos	Idêntica à do reflexo de Marie-Foix
Sinal de Oppenheim	Fricção da superfície externa do antebraço	Idêntica à do reflexo de Marie-Foix
Sinal de Schaefer	Compressão de tendões flexores no carpo com os dedos	Idêntica à do reflexo de Marie-Foix
Sinal de flexão de Gordon	Compressão dos músculos do antebraço com a mão	Idêntica à do reflexo de Marie-Foix
Reflexo de adução ulnar de Pool	Estimulação de qualquer parte da palma da mão inervada pelo nervo ulnar	Adução do polegar
Sinal do carpo de Chaddock	Pressão ou arranhão na depressão na parte ulnar dos tendões do FRC e PL no carpo, ou pressão sobre o tendão do PL; às vezes, estimulação em pratica-mente qualquer lugar na parte ulnar da face palmar do antebraço até o cotovelo	Flexão do carpo com extensão e simultânea separação dos dedos
Sinal de extensão de Gordon	Pressão sobre a face radial do osso pisiforme	Extensão e, às vezes, abertura em leque dos dedos flexionados
Reflexo de extensão-adução de Dagnini	Percussão da face radial do dorso da mão	Extensão e leve adução do carpo
Sinal de Bachtiarow	Estimulação descendente ao longo do rádio com o polegar e o indicador	Extensão e leve adução do polegar
Reflexo extensor tônico dos dedos (Vernea e Botez)	Estimulação superficial do dorso dos dedos em pacientes com reflexo de preensão	Extensão tônica dos dedos; pode ser seguida por resposta de preensão

FRC, flexor radial do carpo; MCF, metacarpofalângico; PL, palmar longo.

As expressões sinais de liberação frontal (SLF) e reflexos primitivos, fetais, do desenvolvimento ou atávicos referem-se a respostas que estão normalmente presentes no sistema nervoso em desenvolvimento, mas desaparecem em maior ou menor grau com o amadurecimento. Ainda que sejam normais em lactentes e crianças, nas pessoas com mais idade podem indicar doença neurológica, embora alguns possam reaparecer na senescência normal. Muitos deles são exacerbações de reflexos normais. Em geral, as respostas consideradas SLFs incluem os reflexos palmomentoniano (RPM), de preensão, de protrusão labial, de sucção e outros.

Os SLFs são mais frequentes em pacientes com demência grave, encefalopatia difusa (metabólica, tóxica, pós-anóxica), depois de traumatismo cranioencefálico e em outras situações em que a doença geralmente é difusa, mas acomete sobretudo os lobos frontais ou as áreas de associação frontais. O significado e a utilidade de alguns desses sinais de liberação ou reflexos primitivos foram questionados. Jacobs e Grossman, investigando os reflexos palmomentoniano, de protrusão labial e corneomandibular, encontraram pelo menos um deles em 50,5% dos indivíduos normais na terceira à nona década de vida. O RPM surgiu primeiro e foi o reflexo mais frequente em todas as idades, ocorrendo em 20 a 25% de indivíduos normais na terceira e quarta décadas de vida. Pesquisou-se mais de um reflexo em 20% do grupo e, em cerca de 2%, os três reflexos estavam presentes. O reflexo flexor dos dedos de Hoffmann e suas variantes, que algumas vezes são classificados como SLFs e outras como sinais corticospinais, estão presentes da mesma maneira em uma proporção considerável de indivíduos normais. Sem dúvida, esses reflexos são um fenômeno normal em uma proporção considerável da população saudável. Devem ser interpretados com prudência e de acordo com o contexto clínico. Mesmo quando são vivamente ativos em situação clínica adequada, os reflexos primitivos não têm grande valor de localização e sugerem, ao contrário, disfunção difusa e generalizada dos hemisférios.

REFLEXOS PATOLÓGICOS NOS MEMBROS INFERIORES

Os reflexos patológicos nos membros inferiores são mais constantes, de evocação mais fácil, e mais importantes do ponto de vista clínico do que os dos membros superiores. As mais importantes dessas respostas podem ser classificadas como (a) caracterizadas principalmente por dorsiflexão dos dedos do pé e (b) caracterizadas por flexão plantar dos dedos do pé. Sem dúvida, o reflexo patológico mais importante é o sinal de Babinski, e a busca por elevação do dedo do pé é um elemento tradicional de todo exame neurológico. Além disso, há algumas respostas variadas. A busca de reflexos patológicos nos membros superiores é muito menos proveitosa e com frequência é omitida.

Respostas corticospinais caracterizadas principalmente por extensão (dorsiflexão) dos dedos dos pés

Sinal de Babinski

Em indivíduos normais, a estimulação da pele da superfície plantar é seguida por flexão plantar dos dedos (ver Figura 39.2). No reflexo plantar normal, a resposta costuma ser bem rápida, a flexão do hálux é menor do que a dos demais dedos e a reação é mais intensa quando o estímulo é aplicado ao longo da região medial da superfície plantar. Na doença do sistema corticospinal, pode haver extensão (dorsiflexão) dos dedos, sobretudo do hálux, com separação ou abertura em leque variável dos quatro dedos laterais: o sinal de Babinski ou resposta plantar extensora (Figura 40.1, Vídeo 40.1).

Babinski atuava em uma área clínica dominada por Charcot e concentrada na histeria; seu principal objetivo era encontrar sinais clínicos confiáveis para distinguir entre doenças orgânicas e não orgânicas do sistema nervoso. Babinski descreveu dois componentes do reflexo plantar anormal. Primeiro, descreveu a extensão dos dedos do pé (1896) como *phénomène des orteils* (dorsiflexão dos dedos do pé): "a estimulação da planta do pé com alfinete (…) provoca flexão da coxa sobre a pelve, da perna sobre a coxa e do pé sobre a perna, mas os dedos, em vez da flexão, fazem um movimento de extensão sobre o metatarso". Essa é, de fato, a descrição de uma resposta de tríplice flexão. Ele também ressaltou que foi mais fácil obter a resposta de extensão com estimulação da parte externa da planta do pé, ao contrário da resposta plantar normal. Em 1903, descreveu a abdução dos dedos menores do pé, mais tarde rotulados por outros como *signe de l'éventail* (abertura em leque). O sinal de Babinski foi considerado o sinal mais importante da neurologia clínica. É um dos indicadores mais relevantes de doença do sistema corticospinal em qualquer nível, desde o córtex motor até as vias descendentes.

O sinal de Babinski é obtido por estimulação da superfície plantar com um objeto de ponta romba, como um bastão aplicador, o cabo de um martelo de reflexo, um abaixador de língua quebrado, a unha do polegar ou a ponta de uma chave. Muito já se escreveu sobre os melhores instrumentos para exame do reflexo plantar. Henry Miller, célebre neurologista inglês, afirmou que o único instrumento adequado era a chave de um Bentley. Nos EUA, os diferentes tipos de chaves usadas por neurologistas, ao contrário dos neurocirurgiões, são de uma frivolidade maçante. Segundo consta, Babinski preferia uma pena de ganso.

A força do estímulo é uma variável importante. Não é verdade que o estímulo deva ser deliberadamente "nocivo", embora a maioria dos pacientes considere-o no mínimo um tanto desconfortável, ainda que o examinador procure ser cuidadoso. Afirmou-se que a provocação de respostas plantares evidencia as tendências masoquistas dos médicos. Todo médico deve ser submetido à estimulação plantar para ter noção do desconforto. Quando a resposta é de forte extensão,

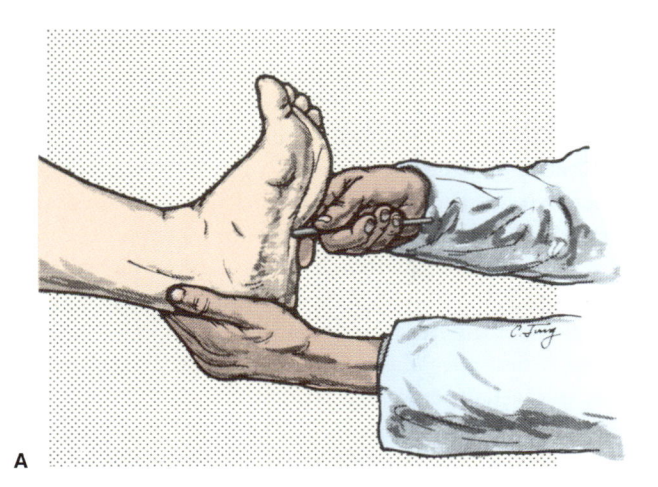

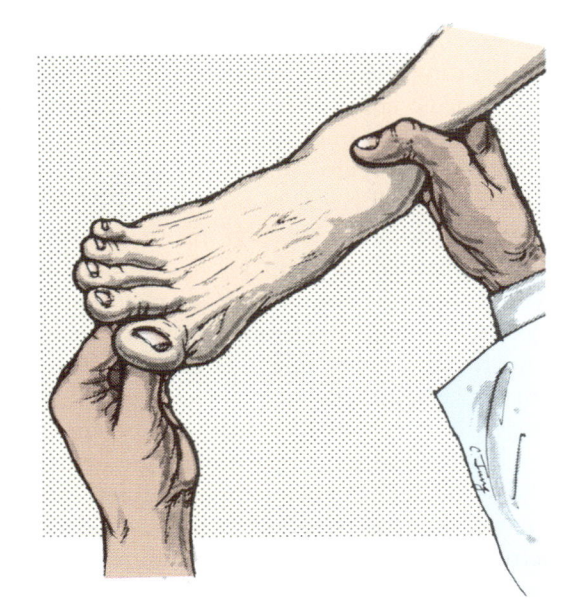

Figura 40.1 Método de elicitar o sinal de Babinski, (**A**) com instrumento pontiagudo e (**B**) com o polegar.

A estimulação plantar deve ser realizada em posição bem lateral, na distribuição sensorial da raiz de S1/nervo sural. A estimulação plantar mais medial pode não atingir uma resposta positiva, embora presente. Na verdade, a estimulação muito medial pode provocar uma resposta de preensão plantar com forte flexão dos dedos. O estímulo deve começar perto do calcanhar e ascender na lateral do pé em ritmo calculado, não muito rápido, e geralmente termina nas articulações metatarsofalângicas. Em geral, a resposta já ocorre quando o estímulo chega à parte média do pé. Se houver dificuldade para obter a resposta, o estímulo deverá continuar ao longo da região metatarsal em sentido medial a partir do quinto dedo, com interrupção pouco antes da base do hálux. Os erros mais comuns são a estimulação insuficientemente firme, a aplicação em posição muito medial e deslocamento rápido demais, de modo que não haja tempo para ocorrer a resposta. Os únicos movimentos relevantes são os do hálux. A abertura em leque dos dedos laterais sem movimento anormal do hálux raramente tem importância clínica, e a ausência dessa abertura não anula a significância da extensão do hálux. A localização da lesão pode influenciar o padrão de movimento do quinto dedo dos pés.

O paciente deve estar relaxado e ser alertado sobre a possibilidade de desconforto. O joelho deve estar estendido; a flexão do joelho pode abolir a elevação do dedo. A melhor posição é o decúbito dorsal, com extensão dos quadris e dos joelhos e os calcanhares apoiados no leito. Alguns neurologistas só examinam os reflexos plantares com o paciente em decúbito. Se o paciente estiver sentado, o joelho deve estar estendido e o pé deve estar apoiado na mão do examinador ou em seu joelho. Às vezes, a resposta pode ser reforçada pela rotação da cabeça do paciente para o lado oposto. A reação pode ser inibida se o pé estiver frio e aumentada se estiver aquecido.

Em geral, o movimento do hálux para cima é rápido, às vezes é confundido com a retirada pelos profissionais inexperientes. A resposta pode ser dorsiflexão lenta, tônica, às vezes clônica do hálux e dos demais dedos com abertura em leque, ou separação dos dedos. O movimento lento do hálux foi descrito como "elevação majestosa". A natureza do estímulo pode estar relacionada com a velocidade do movimento dos dedos. Os estímulos primordialmente proprioceptivos (p. ex., Gonda, Stransky, Szapiro) são mais propensos a gerar resposta lenta e tônica; e os estímulos exteroceptivos, a ter extensão rápida e curta (consulte Amir e Helsen para ver um vídeo que mostra o reflexo de Stransky). Às vezes há extensão inicial seguida de flexão; com menor frequência, a extensão é precedida de breve flexão. Pode haver extensão apenas do hálux ou extensão do hálux com flexão dos demais dedos. O sinal de Puusepp é a abdução tônica e lenta do quinto dedo em resposta à estimulação plantar e pode estar presente quando não há extensão do hálux.

O sinal de Babinski é uma parte do reflexo de flexão primitivo. O sistema nervoso central é organizado segundo os padrões de movimento, e um dos padrões mais básicos

a estimulação necessária é mínima. Babinski observou a resposta plantar extensora quando um vento levou algumas cortinas a tocarem os pés de pacientes com lesão da medula espinal. Alguns relatos descrevem Babinski usando uma pluma. O estímulo deve ser leve, mas firme o bastante para provocar uma resposta consistente. Alguns pacientes são muito sensíveis à estimulação plantar, e basta um estímulo leve para provocar resposta consistente; os estímulos mais fortes podem levar à retirada do pé e causar confusão. Se o dedo sobe rapidamente, um mero estímulo na ponta do dedo poderá ser suficiente para provocar a resposta. Se não houver resposta, é necessário usar objetos cada vez mais pontiagudos e aplicações cada vez mais firmes. Embora alguns pacientes necessitem de um estímulo bem firme, não é necessário arranhar agressivamente a planta do pé. Devem-se evitar tanto as cócegas, que podem causar a retirada voluntária, quanto a dor, que pode causar flexão como resposta nociceptiva.

é evitar ou afastar-se de um estímulo nocivo. Em vertebrados superiores, a resposta de flexão inclui flexão do quadril e do joelho e dorsiflexão do tornozelo e dos dedos do pé, todas com o objetivo de afastar a parte ameaçada do perigo. Embora os músculos relacionados sejam extensores anatômicos e denominados extensores (p. ex., extensor longo do hálux [ELH]), fisiologicamente os flexores encurtam um membro, portanto a "extensão" do dedo do pé é, na verdade, parte da resposta de flexão. Em lactentes, a resposta primitiva de flexão persiste, e a resposta plantar extensora é normal até cerca de 1 ano de idade. A resposta plantar em lactentes foi estudada em várias ocasiões, com resultados variáveis; Gingold et al. obtiveram respostas extensoras em 100% dos lactentes ao nascimento, em 10,9% aos 6 meses e em nenhum com 1 ano de idade. Há vários exemplos de lactentes com dedos levantados em quadros do período do Renascimento que retratam a Madona com o Menino (Boticelli registrou a resposta plantar extensora 400 anos antes de Babinski). O amadurecimento dos sistemas motores descendentes suprime a resposta primitiva de flexão. Isso pode ser necessário para a deambulação normal, caso contrário, nossas pernas e pés poderiam ser flexionados inesperadamente, só por pisarmos em uma pedrinha. A mielinização do trato corticospinal ocorre aproximadamente no fim do primeiro ano de vida, mais ou menos quando os bebês começam a andar.

Quando uma doença se situa no trato corticospinal, a resposta primitiva de flexão pode reaparecer, e a primeira indicação clínica disso é o sinal de Babinski. Em doenças mais graves e extensas, ocorre toda a resposta de flexão, de maneira que a estimulação da planta do pé causa dorsiflexão não só do dedo, mas também do tornozelo, além de flexão do quadril e do joelho (a resposta de "tríplice flexão", que por alguma curiosa razão tem quatro partes). Além disso, com frequência há contração do tensor da fáscia lata, que causa rotação medial no quadril e, mais raramente, abdução do quadril (reflexo de Brissaud). O reflexo de Brissaud pode ser útil nos raros pacientes que não têm o hálux ou ele está paralisado, como no sinal de Puusepp. Todos esses movimentos são parte de um mecanismo reflexo medular de defesa, também conhecido como reflexo de automatismo medular (Marie), reflexo de encurtamento patológico, sinergia flexora reflexa, reflexo de retirada e reflexo de flexão em massa. A dorsiflexão dos dedos pode ser o único efeito visível, mas também há contração dos músculos da coxa e da perna, que pode ser detectada por palpação. A resposta pode ser bilateral e, nesse caso, é denominada reflexo flexor cruzado.

Há muitas outras respostas do trato corticospinal nos membros inferiores caracterizadas pela dorsiflexão dos dedos. Na doença grave do trato corticospinal, o limiar para elevação do dedo é menor, a zona reflexogênica é mais larga e um número cada vez maior dos outros componentes do reflexo de flexão primitivo aparecem como parte da resposta. Isso levou a uma grande quantidade de variações do método de exame da resposta plantar extensora de Babinski. Foster Kennedy referiu-se aos 30 anos seguintes à virada do século XX como "temporada aberta da caça ao reflexo". Grant referiu-se a isso como "ataque ao hálux". Muitos profissionais de saúde buscaram a imortalidade epônimica por meio da descrição de diferentes técnicas para elevar os dedos, outros componentes do reflexo e outras variações sobre o tema. As modificações são numerosas demais para mencionar todas. A variação mais útil é o sinal de Chaddock, e o método de Oppenheim também é empregado muitas vezes. Outras respostas foram relegadas à categoria de sinais menores dos dedos, que atualmente constituem truques clínicos (ver Tabela 40.1). Ocasionalmente, alguns são úteis nos casos em que, por alguma razão, não seja possível estimular a superfície plantar.

O sinal de Chaddock é provocado por estimulação da face lateral do pé, não da planta, começando aproximadamente abaixo do maléolo lateral, perto da junção da pele dorsal e plantar, levando o estímulo do calcanhar para frente até o quinto dedo (Vídeo 40.1). O primeiro a descrever o reflexo foi Yoshimura, mas em japonês, portanto a observação se perdeu. No sinal de "Chaddock invertido", o estímulo é aplicado a partir do quinto dedo em direção ao calcanhar. O sinal de Chaddock, o único sinal alternativo dos dedos realmente útil (segundo Sapira, na sua época o melhor neurologista em St. Louis era C.G. Chaddock; o segundo melhor era C.G. Chaddock embriagado), pode ser mais sensível do que o sinal de Babinski, porém é menos específico. Ele produz retirada menor do que a estimulação plantar. Os dois reflexos são complementares; um pode ocorrer sem o outro, mas geralmente os dois estão presentes. Para evocar o sinal de Oppenheim, o examinador costuma arrastar com força as articulações metacarpofalângicas fletidas desde a região infrapatelar até o tornozelo ao longo da superfície anteromedial da tíbia (Vídeo 40.1). A resposta é lenta e costuma ocorrer perto do fim da estimulação. Segundo consta, Oppenheim fez isso arrastando o cabo de seu martelo de reflexo em sentido descendente na região pré-tibial. Um recurso comum é combinar as técnicas de Oppenheim e de Babinski para fazer com que um dedo suspeito se denuncie, mas esse método é mais doloroso e menos útil do que o de Chaddock.

Quando a resposta é muito ativa e a zona reflexogênica é extensa, a elevação do dedo pode ocorrer com estímulos tão pequenos quanto puxar as cobertas ("lençol de Babinski") ou retirar rapidamente a meia ou o sapato. Às vezes há um "Babinski espontâneo", que ocorre sem manipulação evidente do pé. Pode até haver respostas contralaterais ou bilaterais. A resposta pode ocorrer com a extensão passiva do joelho ou a flexão passiva do quadril e do joelho. Às vezes, os dedos são mantidos em posição tônica de dorsiflexão e abrem-se em leque. Essa tonicidade dos dedos pode causar problemas, com lesão da pele no dorso do hálux por fricção contra o sapato (um exemplo do efeito impróprio de um reflexo de flexão primitivo não suprimido). Às vezes, a toxina botulínica é injetada no ELH para controlar a extensão persistente do dedo. É preciso distinguir a resposta plantar extensora do "dedo estriatal" (ver Figura 30.2).

O reflexo de flexão primitivo completo pode tornar-se tônico e permanente. Isso ocorre com mais frequência em pacientes com mielopatia grave, geralmente traumática, e leva à postura denominada paraplegia em flexão. A exacerbação do reflexo de flexão causa espasmos flexores involuntários que mantêm as pernas intensamente fletidas com frequência cada vez maior e por períodos cada vez mais longos, até que não seja mais possível fazer a extensão ativa e nem mesmo a passiva. Por fim, isso termina em uma postura de flexão tônica, com flexão fixa permanente dos quadris e joelhos e dorsiflexão dos tornozelos e dedos. As contraturas articulares secundárias são comuns. Nos casos mais graves, as pernas e as coxas ficam totalmente flexionadas e os joelhos pressionados contra o abdome. Mesmo depois do desenvolvimento de uma postura de flexão fixa, qualquer outro estímulo pode agravar o grau de flexão.

Problemas na interpretação da resposta plantar

A resposta plantar extensora é um dos sinais mais confiáveis, fidedignos e sistemáticos em neurologia clínica. Muitos estudos examinaram a confiabilidade interobservadores do método de Babinski e chegaram a conclusões muito diferentes, mas, em geral, boas, e sua presença é, com raras exceções, evidência fidedigna de doença neurológica orgânica (como Babinski esperava originalmente). Um estudo pequeno, mas polêmico, questionou se o sinal de Babinski deve ser parte do exame neurológico de rotina, afirmando que sua validade e confiabilidade interobservadores eram limitadas. Os autores sugeriram que as batidas lentas dos pés (*foot tapping test*) eram um sinal clínico mais útil. A reação ao artigo foi um editorial e um turbilhão de mensagens contestando as conclusões e a metodologia. Um estudo pequeno e recente que usou EMG de superfície e videografia de alta velocidade mostrou concordância substancial interobservadores.

Van Gijn e Bonke investigaram o efeito de polarização de outros sinais e sintomas na interpretação dos reflexos plantares. Eles constataram que os médicos colocam o dedo do pé no contexto clínico e isso afeta a interpretação. A anamnese e outros achados ao exame exercem considerável influência, e muitos neurologistas têm uma tendência significativa sobre a direção esperada do movimento do dedo antes de tocar o pé. Ao que parece, o conhecimento prévio facilita a designação de uma resposta ambígua como extensora.

O sinal de Babinski é valioso em termos clínicos, mas não é perfeito, e a resposta à estimulação plantar pode ser difícil de avaliar em certas condições. O problema mais comum é distinguir entre a elevação do dedo e a retirada voluntária, sobretudo quando há sensibilidade excessiva na superfície plantar. Às vezes, até mesmo um médico experiente fica em dúvida ou faz uma interpretação incorreta. O sinal de Babinski

é parte de um reflexo de retirada, portanto a flexão do quadril e do joelho não é, de modo algum, indicador confiável de que o movimento de retirada seja voluntário. A retirada voluntária raramente causa dorsiflexão do tornozelo e é comum haver flexão plantar dos dedos e mais provável quando o estímulo é intenso demais e desconfortável. O exame é mais fácil quando o paciente compreende a importância de se manter imóvel e recebe alguma explicação sobre a importância desse teste aparentemente fútil e cruel. Alguns pacientes sentem cócegas e retiram o pé até mesmo com um estímulo leve. Se o paciente for muito sensível, é conveniente segurar o tornozelo com firmeza. Alguns acreditam que a retirada será menor se o próprio paciente fizer a estimulação plantar (autoBabinski); outros (inclusive este autor) não veem utilidade nesse método. Alguns afirmam que a pressão sobre a base do hálux inibe a resposta extensora de retirada, mas não elimina a extensão associada à doença do trato corticospinal. A rotação medial da perna durante a "retirada" indica o recrutamento do tensor da fáscia lata para o movimento (componente de reflexo de Brissaud) e aumenta a probabilidade de que a resposta seja reflexa e não voluntária.

A observação mais importante é o movimento inicial do hálux. Com a estimulação repetida da planta do pé, o movimento extensor pode diminuir e desaparecer. Portanto, a observação crucial é o primeiro movimento do dedo na primeira estimulação. Às vezes, a retirada torna impossível ter certeza se houve realmente extensão do dedo ou não; essas são respostas plantares ambíguas. Em alguns pacientes não é possível obter uma resposta plantar, ocasião em que se diz que os plantares são mudos ou silenciosos. A resposta plantar extensora também pode se manifestar em formas frustas. Pode haver flexão do quadril e do joelho sem movimento dos dedos. A assimetria das respostas plantares pode ser relevante; um dedo que não se abaixe com tanto vigor quanto o outro pode ser suspeito, mesmo que não haja elevação franca. A elevação do dedo é mais provável no fim do dia ou quando o paciente está cansado.

Um dedo do pé pode ocasionalmente não se elevar quando esperado, apesar da boa técnica. Em alguns casos, é possível provocar um ou vários dos outros sinais extensores do dedo, em especial o de Chaddock, quando não for possível obter o sinal de Babinski. O sinal de Oppenheim ou de Gordon pode exigir um desconforto mais extenso do que o sinal de Babinski ou de Chaddock. Às vezes, é vantajoso tentar duas manobras simultaneamente (p. ex., Babinski e Oppenheim ou Babinski e Gordon) para revelar uma resposta extensora latente por meio de reforço. Em um estudo sobre a regularidade do reflexo de Babinski e de suas variantes, a combinação dos reflexos de Chaddock e Babinski foi a mais confiável.

Algumas vezes não há extensão do dedo porque a inervação do neurônio motor inferior para o ELH está interrompida (p. ex., radiculopatia, paralisia do nervo fibular, neuropatia periférica, esclerose lateral amiotrófica [ELA]), caso em que o dedo está paralisado também para a contração voluntária. A contração dos outros músculos que participam do reflexo de flexão primitivo pode denunciar doença do neurônio motor superior. As lesões do lobo frontal podem causar hiperatividade do reflexo de preensão plantar (ver próxima seção), levando os dedos do pé para baixo. O dedo pode não se elevar durante a fase de choque neural de lesões agudas do trato corticospinal. Há casos em que a resposta plantar se mantém inexplicavelmente flexora apesar da abundância de outros sinais do trato corticospinal. Isso pode acontecer na ELA, em parte por causa do acometimento do neurônio motor inferior dos extensores do dedo. Em outros casos, a ausência de um sinal no dedo ainda é um paradoxo curioso. No pé cavo e no pé com arco elevado, é difícil avaliar a resposta por causa da dorsiflexão fixa dos dedos.

Às vezes, observa-se uma resposta plantar extensora em pacientes sem outros sinais de doença do trato corticospinal e em um pequeno percentual de indivíduos que parecem neurologicamente normais quanto aos demais aspectos. Esse pode ser o único sinal residual de uma doença prévia. Em doença extensa que afete tanto os núcleos da base quanto o trato corticospinal, pode não haver a resposta extensora. É muito provável que a integridade das vias extrapiramidais seja essencial para sua produção. A resposta plantar extensora não ocorre em lesões exclusivas dos núcleos da base; sua presença em alguns distúrbios extrapiramidais, como a doença de Parkinson, sugere o acometimento associado do trato corticospinal. A paralisia dos flexores dos dedos pode causar uma resposta plantar-extensora falso-positiva.

Nem sempre uma resposta plantar extensora significa doença estrutural; pode ser uma manifestação transitória de disfunção fisiológica das vias corticospinais. Às vezes, é possível encontrar o sinal de Babinski em casos de anestesia profunda e narcose, intoxicação por drogas e álcool, coma metabólico como o hipoglicêmico, sono profundo, estado pós-ictal e outros distúrbios de consciência alterada. A resposta plantar volta ao normal com a recuperação da consciência. Durante a respiração de Cheyne-Stokes, a elevação do dedo pode ocorrer durante a fase apneica e desaparecer durante a fase de respiração ativa.

Respostas do trato corticospinal caracterizadas por flexão plantar dos dedos

Os recém-nascidos apresentam um reflexo de preensão no pé e na mão, com flexão e adução dos dedos em resposta à aplicação de leve pressão na superfície plantar, sobretudo nas partes distal e medial. A preensão plantar normalmente desaparece ao fim do primeiro ano. O reflexo de preensão do pé pode reaparecer em adultos junto com um reflexo de preensão na mão, na doença do lobo frontal oposto. A preensão plantar pode ser evocada por estimulação da região média da planta do pé em direção aos dedos com o cabo do martelo de reflexo, o que causa flexão dos dedos e preensão do martelo (Figura 40.2).

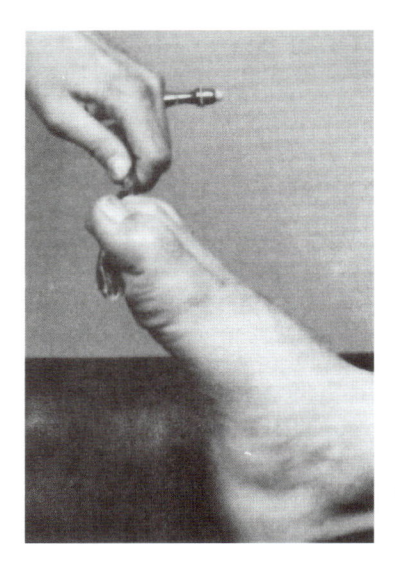

Figura 40.2 Reflexo de preensão plantar. Flexão brusca dos dedos para segurar o cabo do martelo de reflexo. (Reimpressa de Massey EW, Pleet AB, Scherokman BJ. *Diagnostic Tests in Neurology: A Photographic Guide to Bedside Techniques.* Chicago: Year Book Medical Publishers, 1985. Copyright© 1985 Elsevier. Com permissão.)

Além do reflexo plantar superficial, há um reflexo muscular plantar caracterizado por contração dos flexores do dedo depois de estiramento súbito. Essa resposta raramente, ou nunca, é perceptível em condições normais, porém é mais óbvia na hiperatividade reflexa e, portanto, em lesões do trato corticospinal. A flexão plantar dos dedos também pode ser provocada por estimulação de outras partes do pé e do tornozelo. O mais conhecido desse grupo de reflexos é o sinal de Rossolimo (Tabela 40.2, Figura 40.3, Vídeo 40.1). A presença do sinal de Rossolimo é útil para distinguir uma resposta plantar extensora da retirada. Muitos outros

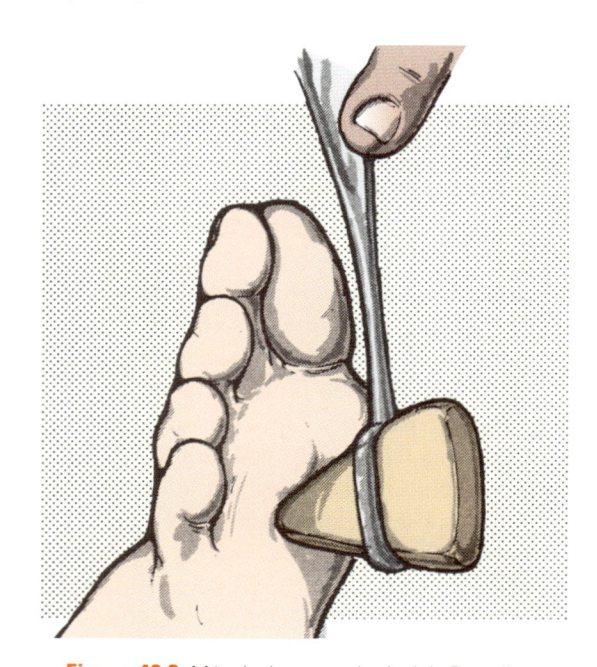

Figura 40.3 Método de exame do sinal de Rossolimo.

foram descritos, todos eles variações do mesmo reflexo, evocados por estimulação de partes ligeiramente diferentes do pé (Figura 40.4). Ao descrever a Figura 40.4 em seu prefácio à monografia de Wartenberg "The Examination of Reflexes", Foster Kennedy disse: "[…] uma confusão de nomes de descritores de reflexo foi colocada em posições apropriadas em torno de um pé, como se fossem filhotes a mamar. Todos eles descrevem pequenas distinções sem diferenças, sem real importância e geralmente pouco úteis". Essas variações são basicamente manifestações de um reflexo muscular plantar exagerado, comparáveis às variações do reflexo flexor dos dedos nos membros superiores (ver a seção "Sinais de Hoffmann e Trömner e os reflexos flexores da mão e dos dedos", adiante). Alguns correspondem a métodos alternativos de provocação do reflexo aquileu e podem refletir a dispersão da zona reflexogênica.

Outros reflexos patológicos dos membros inferiores

No reflexo extensor cruzado, a estimulação do pé ou da perna de um lado causa flexão do membro com extensão da outra perna (reflexo de Phillipson). A resposta é semelhante ao reflexo extensor cruzado do animal com transecção completa da medula espinal. Clinicamente, em geral está presente em pacientes com lesões graves da medula espinal. No reflexo extensor de propulsão, a pressão sobre o pé, estando a perna em flexão passiva, causa extensão reflexa. Também ocorre na mielopatia grave. Pode haver extensão semelhante ao se colocar em flexão uma perna paralisada por lesão medular e pinçar a pele na região lombar ou perineal ou na região adutora da coxa. A extensão pode ser seguida de flexão. Por vezes, há extensão e flexão alternadas das pernas, produzindo uma pisada ou o movimento de marchar. O reflexo de massa ocorre em pacientes com mielopatia grave depois da fase de choque medular. A estimulação abaixo do nível da lesão causa resposta substancial, que inclui não só a flexão da perna, mas também contrações musculares da parede abdominal, com frequente esvaziamento da bexiga e do intestino, sudorese, eritema reflexo, respostas pilomotoras e hipertensão. A zona reflexógena pode estender-se até a bexiga, de maneira que a distensão vesical pode precipitar todo o complexo de reflexos. O priapismo e até mesmo a ejaculação podem ser parte da resposta.

REFLEXOS PATOLÓGICOS NOS MEMBROS SUPERIORES

As respostas reflexas anormais nos membros superiores são menos constantes, de mais difícil pesquisa e, em geral, menos relevantes para o diagnóstico do que as encontradas nos

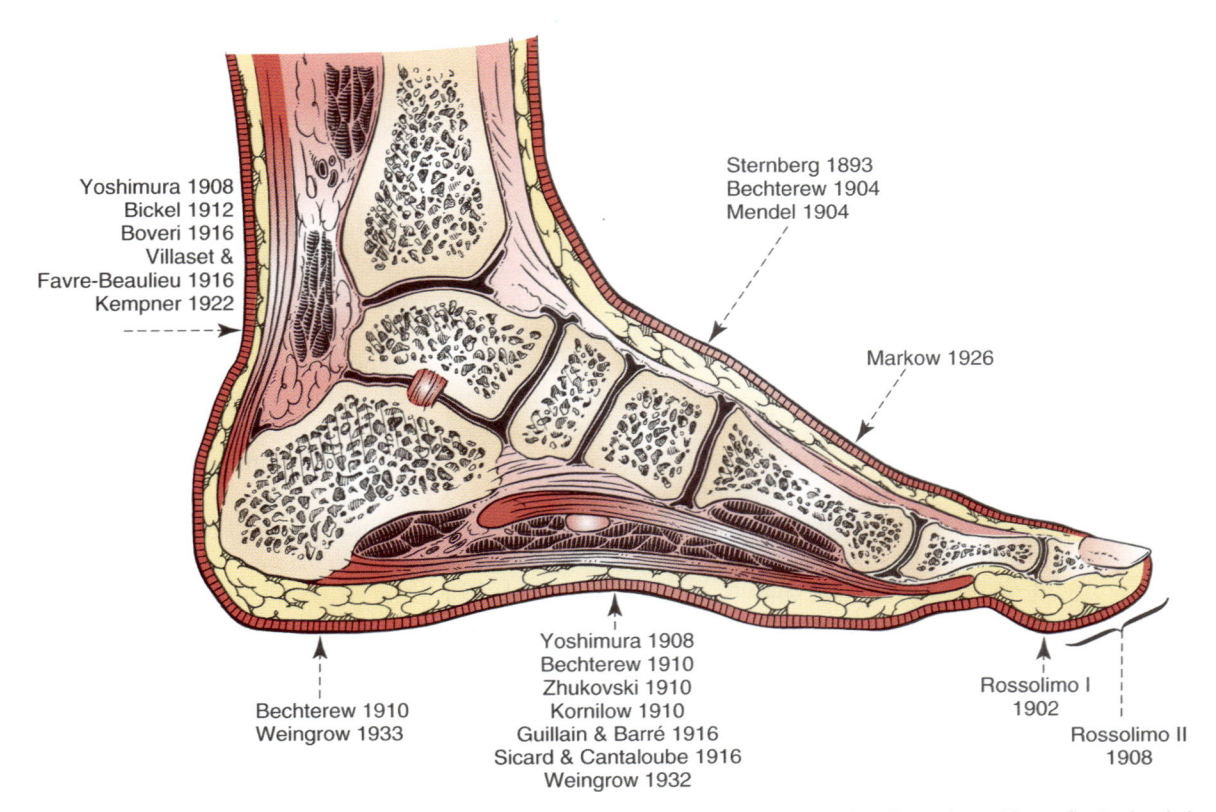

Figura 40.4 Reflexo muscular plantar: locais na superfície do pé em que a percussão com um martelo de reflexos é seguida por flexão dos dedos. A figura apresenta os nomes dos autores que descreveram esses reflexos e as datas de publicação. Muitos desses reflexos receberam o nome de seus descobridores. O Dr. Wartenberg acreditava que os 20 reflexos mostrados aqui representam o mesmo reflexo. (Modificada de Wartenberg R. Studies in reflexes: III. History, physiology, synthesis and nomenclature. *Arch Neurol Psychiatry* 1944;52:359-382; a figura também aparece em Wartenberg R. *The Examination of Reflexes: A Simplification.* Chicago: Year Book Medical Publishers, 1945.)

membros inferiores. Existe muita confusão acerca da nomenclatura desses reflexos, com muitas variações e modificações da mesma resposta. Os reflexos patológicos dos membros superiores são divididos em duas categorias principais: SLF e exageros ou variações do reflexo flexor dos dedos. Os reflexos de preensão e o RPM geralmente são classificados como SLF. As respostas relacionadas com os flexores dos dedos costumam ser manifestação da espasticidade e hiper-reflexia que ocorrem em lesões do trato corticospinal, portanto, os sinais de Trömner e Hoffmann geralmente são classificados como sinais do trato corticospinal. Essas respostas só ocorrem em lesões acima do segmento C5 ou C6 da medula espinal cervical.

Reflexo de preensão (preensão forçada)

O reflexo de preensão geralmente é classificado como SLF. A preensão forçada é uma resposta flexora involuntária dos dedos e da mão depois de estimular a pele da superfície palmar dos dedos ou da mão. O paciente é instruído a não se agarrar à mão do examinador. Há quatro variações e modificações: (a) se os dedos do examinador forem colocados na mão do paciente, sobretudo entre o polegar e o indicador, ou se a pele palmar for estimulada suavemente, haverá flexão lenta dos dedos. Os dedos do paciente podem se fechar em volta dos dedos do examinador em uma preensão suave que pode ser relaxada quando solicitado. Esse é o reflexo de preensão simples, uma exacerbação do reflexo palmar normal. (b) Se os dedos fletidos do paciente forem suavemente estendidos pelos dedos do examinador, serão flexionados contra os dedos do examinador com uma resposta de "gancho" ou tração. (c) Na resposta de preensão mais intensa, a força da preensão aumenta com as tentativas de o examinador retirar a mão ou de fazer a extensão passiva dos dedos do paciente, e há perda da capacidade de relaxamento da preensão voluntariamente ou quando solicitado. A preensão pode ser tão firme, que o examinador consegue levantar o paciente do leito. Esse é o reflexo de preensão forçado, que é parte do fenômeno de resistência oposicional, ou *Gegenhalten*, no qual a contração muscular ocorre em resposta ao contato e como resistência a mudanças de posição e postura. (d) A visão da mão do observador próxima, mas sem tocar a mão do paciente, ou até mesmo um toque muito leve na mão do paciente entre o polegar e o indicador enquanto os olhos estão fechados, leva o paciente a tatear com a mão, o que é conhecido como resposta de perseguição (*groping*). Outros objetos podem substituir os dedos do examinador para pesquisar a resposta de preensão (p. ex., a cabeça do martelo de reflexo).

A preensão palmar normalmente está presente ao nascimento e pode ser suficiente para que se suspenda o lactente por sua própria preensão. A resposta começa a diminuir aos 2 a 4 meses de vida. Reaparece principalmente em associação a lesões neoplásicas ou vasculares extensas dos lobos frontais ou com processos degenerativos cerebrais, que geralmente são contralaterais, mas às vezes são ipsilaterais. Embora o reflexo de preensão geralmente seja classificado como um SLF ou reflexo primitivo, também pode ser uma indicação de disfunção do trato corticospinal na hemiplegia espástica. As respostas de preensão são exacerbações das reações normais e ocorrem como fenômenos de liberação; a resposta de perseguição é uma reação mais complexa, modificada pela integração visual e tátil no nível cortical. Alguns pacientes que têm respostas de preensão bilaterais apresentam o fenômeno de autopreensão, no qual uma mão segura o antebraço contralateral. Quando o sinal é unilateral, sugere lesão do lobo frontal ou parietal contralateral. Quando é bilateral, não tem valor localizador.

Reflexo palmomentoniano de Marinesco-Radovici

O RPM, ou reflexo palma-queixo, é a contração dos músculos mentual e orbicular da boca, que causa enrugamento da pele do queixo com leve retração e, às vezes, elevação do ângulo da boca em resposta ao ato de riscar ou arranhar a palma da mão ipsilateral. A melhor técnica de evocação do reflexo é riscar a eminência tenar com um objeto de ponta romba, do carpo na direção do polegar ou vice-versa, ou percutir essa área. O RPM é tão frequente em pessoas normais que só se considera importante o exagero marcante da resposta ou uma assimetria visível entre os dois lados. Se a resposta for acentuada, a zona reflexógena pode ser ampla, incluindo a área hipotenar. Nas pessoas saudáveis, é improvável a ocorrência de uma área de gatilho fora da palma. Em pacientes neurológicos, às vezes é possível provocar o reflexo por estimulação do antebraço, tórax, abdome ou até mesmo da planta do pé; sugeriu-se que o nome fosse substituído por "reflexo mental". Também pode haver propagação do reflexo além da região do queixo; o acometimento do platisma foi denominado reflexo palmocervical. O RPM é débil e fatigável em pessoas normais e mais forte e persistente quando há doença. O RPM pode auxiliar o diagnóstico diferencial de paralisia facial – está ausente na paralisia facial periférica e pode ser exacerbado na paresia facial central. O reflexo policomentual é a mesma resposta, e ocorre quando há estimulação da superfície palmar do polegar. O valor de localização e o significado clínico desses reflexos são limitados. Um RPM unilateral pode ocorrer em lesões bilaterais, contralaterais ou ipsilaterais. A via participante do RPM ainda é incerta, mas está claro que um RPM unilateral não tem valor de localização. O RPM foi analisado em detalhes por Owen e Mulley.

Sinais de Hoffmann e Trömner e reflexos flexores dos dedos e da mão

O reflexo flexor dos dedos (sinal de Wartenberg, um de muitos) é a flexão dos dedos e da falange distal do polegar em resposta a um estímulo de estiramento aplicado com um martelo de reflexos (ver Figura 38.6). Os sinais de Trömner e Hoffmann são métodos alternativos de desencadeamento do estímulo de estiramento. Eles são proeminentes quando há hiperatividade de outros RTPs dos membros superiores, como em lesões do trato corticospinal. Esses sinais não são necessariamente patológicos e são frequentes, até certo grau, em indivíduos normais. A exemplo do RPM, eles só têm importância clínica quando a atividade é intensa ou há assimetria acentuada. Um sinal de Hoffmann ou Trömner completo e muito ativo, sobretudo se unilateral ou associado a outras anormalidades reflexas ou a uma história compatível, certamente é sugestivo, quando não diagnóstico, de acometimento do trato corticospinal.

Para evocar o sinal de Hoffmann, a mão relaxada do paciente é mantida em posição de dorsiflexão do carpo e flexão parcial dos dedos. Com uma das mãos, o examinador segura o dedo médio parcialmente estendido com o indicador e o polegar ou com os dedos indicador e médio. Com um movimento rápido e enérgico do outro polegar, o examinador aperta ou belisca a unha do dedo médio do paciente, forçando a flexão aguda e súbita da parte distal do dedo, seguida por liberação repentina (Figura 40.5). O retorno da falange distal à posição inicial estira os flexores do dedo. Quando há sinal de Hoffmann, isso é seguido por flexão e adução do polegar e por flexão do dedo indicador e, às vezes, também por flexão dos outros dedos. Caso só haja resposta do polegar ou do indicador, o sinal é "incompleto". No sinal de Trömner, o examinador segura o dedo médio do paciente parcialmente estendido, deixando a mão pendente e, com a outra mão, golpeia ou move rapidamente a polpa do dedo (Figura 40.6). A resposta é igual à observada no teste de Hoffmann. Os dois métodos são equivalentes e qualquer um deles pode ser usado; às vezes ambos são denominados teste de Hoffmann.

Foram descritos muitos outros reflexos flexores dos dedos e da mão. A maioria é de variações ou exageros do reflexo flexor dos dedos ou da combinação do reflexo flexor dos dedos com o reflexo flexor do punho; alguns estão relacionados com a preensão forçada. Esses reflexos não têm grande utilidade clínica e são resumidos na Tabela 40.3. Em alguns reflexos, a flexão da mão pode ser seguida por extensão, ou respostas extensoras em vez de flexão. Esses reflexos extensores, assim como os reflexos flexores, são sinais de

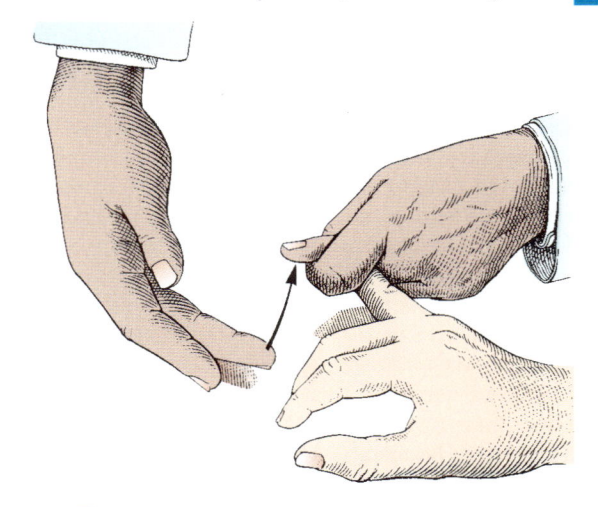
Figura 40.6 Método de exame do sinal de Trömner.

hiperatividade reflexa e só sugerem acometimento do trato corticospinal se forem unilaterais ou associados a outras alterações dos reflexos. Esses reflexos, embora peculiares e interessantes, provavelmente têm pouca importância clínica e também são resumidos na Tabela 40.3.

Outros reflexos corticospinais dos membros superiores

Alguns outros reflexos podem ser encontrados nos membros superiores em casos de doença do trato corticospinal. Entre eles estão o sinal de Klippel-Feil, o sinal de Leri, o sinal de Mayer, o reflexo de flexão e os reflexos nociceptivos de Riddoch e Buzzard. Todos têm restrita importância clínica e são apresentados resumidamente no Boxe 40.1.

OUTROS SINAIS DE LIBERAÇÃO FRONTAL

Além do RPM e do reflexo de preensão já analisados, outros frequentemente incluídos, como SLF, são os reflexos do orbicular dos olhos ou glabelar, de protrusão labial, sucção, retração da cabeça e corneomandibular. O reflexo do orbicular dos olhos é discutido no Capítulo 16 e o reflexo de retração da cabeça, no Capítulo 15. O reflexo do orbicular da boca (protrusão labial) é caracterizado por franzimento e protrusão dos lábios em resposta à compressão firme do filtro do lábio superior para trás, percussão mínima dos lábios ou passagem rápida de um abaixador de língua sobre os lábios. Quando exacerbado, o reflexo pode incluir não só o franzimento e a protrusão dos lábios, mas também movimentos de sucção e até mesmo de degustação, mastigação e deglutição. O reflexo de sucção é normal em lactentes; a estimulação da região perioral é sucedida por movimentos de sucção com os lábios, a língua e a mandíbula. A resposta pode ser evocada por toque leve, batida leve ou percussão dos lábios. Um reflexo de voracidade

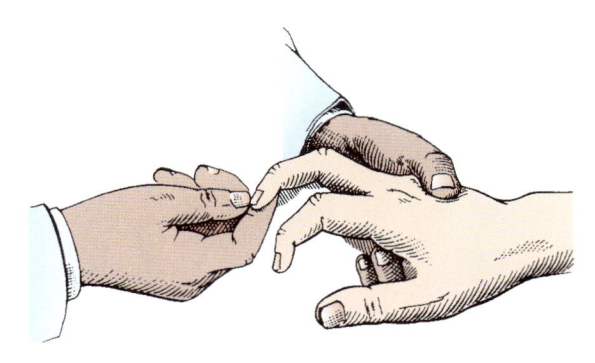
Figura 40.5 Método de exame do sinal de Hoffmann.

Outros reflexos corticospinais dos membros superiores

Sinal de Klippel-Feil. Flexão involuntária, oposição e adução do polegar em resposta à extensão passiva dos dedos quando há algum grau da contratura em flexão.

Sinal de Leri. Para testar esse sinal, o examinador segura com uma das mãos o antebraço do paciente em supinação e leve flexão, e com a outra faz a flexão forçada dos dedos e do carpo do paciente. Em pessoas normais, essa manobra é acompanhada por contração do bíceps e flexão do cotovelo. Essa resposta está ausente nas lesões do sistema corticospinal e é conhecida como sinal de Leri.

Sinal de Mayer. O examinador segura a mão do paciente com a palma para cima, dedos levemente fletidos e polegar em leve flexão e abdução. A seguir, aplica pressão lenta, mas firme, sobre as falanges proximais, sobretudo do terceiro e quarto dedos, flexionando-os nas articulações metacarpofalângicas e comprimindo-os contra a palma. Normalmente, isso causa adução e oposição do polegar com flexão na articulação metacarpofalângica e extensão na articulação interfalângica (reflexo dedo-polegar). A ausência da resposta é o sinal de Mayer, observado em lesões do trato corticospinal. Às vezes, está ausente em pessoas normais, e essa ausência deve ser bilateral.

Os sinais de Leri e Mayer têm pouca importância clínica, pois pode ser difícil ou impossível obter a resposta normal em pessoas sem outros sinais de doença neurológica.

Reflexo de flexão de Seyffarth. A flexão passiva forçada do carpo é acompanhada por flexão do cotovelo em indivíduos normais (sinal de Leri). No reflexo de flexão, a tentativa de extensão passiva do cotovelo durante sua fase de flexão reforça o reflexo de flexão e causa sua disseminação para os músculos do ombro. Nas lesões do lobo frontal, a contração associada dos músculos proximais é muito aumentada e pode ser obtida até mesmo com flexão radial passiva do carpo.

Reflexos nociceptivos de Riddoch e Buzzard. Na hemiplegia espasmódica, o estímulo de arranhar ou beliscar a face medial do membro superior, as paredes da axila ou a parte superior do tórax provoca movimentos do membro superior, com abdução e rotação lateral do ombro e flexão das articulações do cotovelo, do carpo e dos dedos. Na tetraplegia, sobretudo por lesão cervical alta, os mesmos estímulos provocam resposta extensora com adução e rotação medial do ombro, extensão do cotovelo e pronação do antebraço. É mais fácil evocar a resposta flexora por estimulação da mão ou antebraço; a resposta extensora é iniciada mais facilmente por um estímulo no braço ou na parede axilar. Essas reações posturais estão relacionadas com os reflexos de automatismo medular.

(busca) ocorre quando os lábios, a boca e até mesmo a cabeça desviam na direção de um estímulo tátil ao lado da boca ou na bochecha. Uma resposta muito exagerada pode incluir movimentos de abertura automática da boca, estalar os lábios, mastigação e até deglutição, mesmo quando o objeto não chega a tocar os lábios e só se aproxima. Essa resposta exagerada também é reconhecida como reflexo de Atz, de mastigação ou de "devoração". O reflexo de sucção desaparece depois da lactância, quando a sucção deixa de ser um fenômeno reflexo e torna-se voluntária. Como outro SLF, pode reaparecer em alguns pacientes com doença cerebral difusa. No reflexo de buldogue ou de mastigação, um abaixador de língua inserido na boca causa o fechamento reflexo da mandíbula, segurando o abaixador com tanta força que é difícil retirá-lo. O paciente pode manter indiferentemente o abaixador saindo da boca como se fosse uma situação comum. A percussão da extremidade do abaixador pode provocar movimentos de protrusão labial. No reflexo corneomandibular, a estimulação da córnea ocasiona movimento contralateral da mandíbula. Pode ser um movimento associado em vez de um reflexo verdadeiro e indica interrupção supranuclear do trato corticotrigeminal ipsilateral. Diz-se que é o único sinal ocular na ELA.

CLÔNUS

O clônus é caracterizado por uma série de contrações musculares involuntárias rítmicas induzidas pelo estiramento passivo súbito de um músculo ou tendão. Com frequência, acompanha a espasticidade e a hiperatividade dos RTPs observadas na doença do trato corticospinal. O clônus é mais frequente no tornozelo, no joelho e no carpo, e às vezes ocorre em outras partes. O clônus do tornozelo é caracterizado por uma série de flexões e extensões alternadas do tornozelo (Vídeo 40.2). A pesquisa é mais fácil quando o examinador sustenta a perna, de preferência com uma das mãos sob o joelho ou a panturrilha, segura o pé por baixo com a outra mão e faz a dorsiflexão rápida do pé enquanto mantém leve pressão sobre a planta ao fim do movimento (Figura 40.7). A perna e o pé devem estar bem relaxados, o joelho e o tornozelo em flexão moderada e o pé em ligeira eversão. A resposta é uma série de contrações alternadas. O clônus não sustentado desaparece após alguns batimentos; o clônus sustentado persiste enquanto o examinador continua a manter leve pressão de dorsiflexão no pé. O clônus do tornozelo simétrico

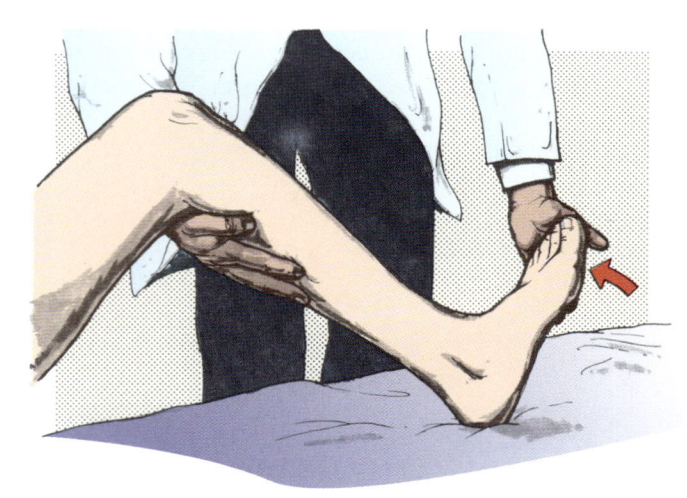

Figura 40.7 Método de exame do clônus do tornozelo.

não sustentado pode ocorrer em pessoas normais com RTPs fisiologicamente vivos. O clônus sustentado nunca é normal. Na espasticidade grave, o clônus pode ser espontâneo ou desencadeado por um estímulo muito leve. A leve pressão de flexão plantar, como a que ocorre ao se pisar no acelerador de um carro, pode causar espasmos violentos, incontroláveis e repetitivos do pé. Às vezes, uma única percussão no tendão para obter o reflexo aquileu provoca clônus.

O clônus patelar é caracterizado por uma série de movimentos rítmicos da patela para cima e para baixo. Pode ser provocado se o examinador segurar a patela entre o dedo indicador e o polegar e fizer um movimento descendente súbito e enérgico, mantendo a pressão para baixo ao fim do movimento. A perna deve estar estendida e relaxada. O clônus patelar pode aparecer durante a pesquisa do reflexo patelar ou suprapatelar. O clônus do carpo ou dos dedos pode ser produzido por extensão passiva repentina do carpo ou dos dedos. A supinação repentina do antebraço pode provocar clônus do pronador. O clônus da mandíbula ocorre em casos esporádicos. O clônus não orgânico é raro. O clônus falso (pseudoclônus) em distúrbios psicogênicos é mal sustentado e irregular em frequência, ritmo e excursão. No tornozelo, o clônus verdadeiro geralmente pode ser interrompido por flexão plantar passiva enérgica do pé ou do hálux; o clônus falso não é alterado por essa manobra.

Pelo menos dois mecanismos podem participar da produção do clônus. No clônus do tornozelo, o estiramento súbito do músculo tríceps sural provoca uma contração praticamente análoga a um reflexo de estiramento que causa uma contração com consequente flexão plantar do pé. O pé desce. Essa contração aumenta a tensão nos órgãos tendinosos de Golgi no tendão do tríceps sural, enviando uma grande quantidade de impulsos através de fibras Ib, que então inibem a contração do tríceps sural e facilitam a contração de seu antagonista, o músculo tibial anterior. O pé sobe. Isso, por sua vez, provoca estiramento passivo do tríceps sural e o ciclo se repete. Uma explicação mais simples é a alternância de reflexos de estiramento. A dorsiflexão enérgica do pé pode iniciar um reflexo de estiramento nos flexores plantares, e a flexão plantar provoca um reflexo de estiramento nos dorsiflexores, com consequente oscilação rítmica por alternância de contração e relaxamento do agonista e do antagonista.

BIBLIOGRAFIA

Ambesh P, Paliwal VK, Shetty V, et al. The Babinski sign: a comprehensive review. *J Neurol Sci* 2017;372:477–481.

Amir R, Helsen G. Teaching video NeuroImages: the Stransky sign: a forgotten clinical sign. *Neurology* 2010;75:e11.

Berger JR, Fannin M. The "bedsheet" Babinski. *South Med J* 2002;95:1178–1179.

Brain R, Wilkinson M. Observation on the extensor plantar reflex and its relationship to the functions of the pyramidal tract. *Brain* 1959;82:297.

Campbell WW. *Clinical Signs in Neurology: A Compendium.* Philadelphia: Wolters Kluwer Health, 2016.

Chansakul C. Palmocervical reflex: a hyperactive palmomental reflex? *Neurology* 2010;74:91.

Cone TE Jr, Khoshbin S. Botticelli demonstrates the Babinski reflex more than 400 years before Babinski; pediatrics in art. *Am J Dis Child* 1978;132:188.

Dafkin C, Green A, Kerr S, et al. The interrater reliability of subjective assessments of the Babinski reflex. *J Mot Behav* 2016;48:116–121.

Deng T, Jia JP, Zhang T, et al. Cortical versus non-cortical lesions affect expression of Babinski sign. *Neurol Sci* 2013;34:855–859.

Ditunno JF, Bell R. The Babinski sign: 100 years on. *Br Med J* 1996;313:1029–1030.

Fuller G. *Neurological Examination Made Easy.* 5th ed. Edinburgh: Churchill Livingstone, 2013.

Gilman S. *Clinical Examination of the Nervous System.* New York: McGraw-Hill, 2000.

Goetz CG. History of the extensor plantar response: Babinski and Chaddock signs. *Semin Neurol* 2002;22:391–398.

Gotkine M, Haggiag S, Abramsky O, et al. Lack of hemispheric localizing value of the palmomental reflex. *Neurology* 2005;64:1656.

Grant R. The neurological assault on the great toe (1893–1911). *Scott Med J* 1987;32:57–59.

Heliopoulos I, Vadikolias K, Tsivgoulis G, et al. Corneomandibular reflex (Wartenberg reflex) in coma: a rarely elicited sign. *JAMA Neurol* 2013;70:794–795.

Hindfelt B, Rosen I, Hanko J. The significance of a crossed extensor hallucis response in neurologic disorders: a comparison with the Babinski sign. *Acta Neurol Scand* 1976;53:241–250.

Isaza Jaramillo SP, Uribe Uribe CS, García Jimenez FA, et al. Accuracy of the Babinski sign in the identification of pyramidal tract dysfunction. *J Neurol Sci* 2014;343:66–68.

Jacobs L, Gossman MD. Three primitive reflexes in normal adults. *Neurology* 1980;30:184–188.

Koehler PJ, Bruyn GW, Pearce JMS, eds. *Neurological Eponyms.* Oxford: Oxford University Press, 2000.

Kumar SP, Ramasubramanian D. The Babinski sign—a reappraisal. *Neurol India* 2000;48:314–318.

Ladino LD, Isaza S, Delgado J, et al. Diagnostic yield of the palmomental reflex in patients with suspected frontal lesion. *J Neurol Sci* 2015;359:156–160.

Lance JW. The Babinski sign. *J Neurol Neurosurg Psychiatry* 2002;73:360–362.

Landau WM. Plantar reflex amusement: misuse, ruse, disuse, and abuse. *Neurology* 2005;65:1150–1151.

Lanzino G, diPierro CG, Laws ER Jr. One century after the description of the "sign": Joseph Babinski and his contribution to neurosurgery. *Neurosurgery* 1997;40:822–828.

Massey EW, Sanders L. Babinski's sign in medieval, Renaissance, and baroque art. *Arch Neurol* 1989;46:85–88.

Massey EW, Pleet AB, Scherokman BJ. *Diagnostic Tests in Neurology: A Photographic Guide to Bedside Techniques.* Chicago: Year Book Medical Publishers, Inc., 1985.

Miller TM, Johnston SC. Should the Babinski sign be part of the routine neurologic examination? *Neurology* 2005;65:1165–1168.

Neelon FA, Harvey EN. Images in clinical medicine. The Babinski sign. *N Engl J Med* 1999;340:196.

Okuda B, Kawabata K, Tachibana H, et al. Primitive reflexes distinguish vascular parkinsonism from Parkinson's disease. *Clin Neurol Neurosurg* 2008;110:562–565.

Okun MS, Koehler PJ. Babinski's clinical differentiation of organic paralysis from hysterical paralysis: effect on US neurology. *Arch Neurol* 2004;61:778–783.

Owen G, Mulley GP. The palmomental reflex: a useful clinical sign? *J Neurol Neurosurg Psychiatry* 2002;73:113–115.

Pérez-Bovet J, Rimbau-Muñoz J. Dejerine hand phenomenon. *JAMA Neurol* 2015;72:940.

Pryse-Phillips W. *Companion to Clinical Neurology.* 3rd ed. Oxford: Oxford University Press, 2009.

Rayner PH. The Babinski sign. Eliciting the sign brings out doctors' masochistic tendencies. *Br Med J* 1997;314:374.

Rehman HU. Babinski sign. *Neurology* 2002;8:316–318.

Ross RT. *How to Examine the Nervous System.* 4th ed. Totowa: Humana Press, 2006.

Shibasaki H, Hallett M. *The Neurological Examination: Scientific Basis for Clinical Diagnosis.* Oxford/New York: Oxford University Press, 2016.

Singerman J, Lee L. Consistency of the Babinski reflex and its variants. *Eur J Neurol* 2008;15:960–964.

Tacik P, Krasnianski M, Zierz S. Puusepp's sign—clinical significance of a forgotten pyramidal sign. *Clin Neurol Neurosurg* 2009;111:919–921.

Tashiro K. Kisaku Yoshimura and the Chaddock reflex. *Arch Neurol* 1986a;43:1179–1180.

Tashiro K. Reversed Chaddock method: a new method to elicit the upgoing great toe. *J Neurol Neurosurg Psychiatry* 1986b;49:1321.

Tatu L. A newly discovered Babinski sign in a renaissance painting. *Eur Neurol* 2017;77:195.

van Gijn J. The Babinski reflex. *Postgrad Med J* 1995;71:645–648.

van Gijn J. The Babinski sign: the first hundred years. *J Neurol* 1996;243:675–683.

Van Gijn J, Bonke B. Interpretation of plantar reflexes: biasing effect of other signs and symptoms. *J Neurol Neurosurg Psychiatry* 1977;40:787–789.

Wartenberg R. *The Examination of Reflexes: A Simplification.* Chicago: Year Book Medical Publishers, 1945.

Whittle IR, Miller JD. Clinical usefulness of the palmomental reflex. *Med J Aust* 1987;146:137–139.

Wilkins RH, Brody IA. Babinski's sign. *Arch Neurol* 1967;17:441–445.

Willoughby EW, Eason R. The crossed upgoing toe sign: a clinical study. *Ann Neurol* 1983;14:480–482.

Reflexos Posturais e de Endireitamento

Os reflexos posturais e de endireitamento são um grupo complexo de reações importantes, sobretudo em neurologia pediátrica. A postura é principalmente de origem reflexa, e a contração muscular involuntária cria o tônus necessário, em especial nos músculos antigravitacionais, para manter a postura ereta e a posição normal. Os núcleos vestibulares, sobretudo os laterais, são especialmente importantes para manter a contração dos músculos antigravitacionais. A posição ortostática pode ser considerada um reflexo postural, e qualquer interferência com os mecanismos mediadores dos reflexos posturais pode afetar a postura normal. É difícil estudar os reflexos posturais e de endireitamento. Grande parte de nosso conhecimento provém da neurologia experimental, mas a possibilidade de aplicação clínica é limitada em virtude das diferenças neurofisiológicas entre o bípede ereto e os quadrúpedes experimentais.

A manutenção da orientação da cabeça em relação ao corpo e da cabeça e do corpo no espaço são funções básicas. Os complexos mecanismos reflexos da postura ortostática e de endireitamento contam com a participação do sistema vestibular, principalmente do utrículo, dos impulsos proprioceptivos dos músculos, dos tendões e das articulações, dos impulsos exteroceptivos da superfície do corpo e dos estímulos visuais. As respostas de endireitamento abrangem, no mínimo, cinco tipos de reflexos: (a) reflexos labirínticos de endireitamento que atuam nos músculos do pescoço, (b) reflexos de endireitamento do pescoço que agem sobre o corpo, (c) reflexos de endireitamento do corpo que agem sobre a cabeça e reflexos visuais de endireitamento que atuam sobre a cabeça e o corpo. Os impulsos vestibulares originam-se de estatocônios dos utrículos e, em menor escala, dos sáculos; esses órgãos respondem a mudanças de posição da cabeça, que influenciam o tônus corporal. Os estímulos proprioceptivos que participam dos reflexos de endireitamento do pescoço originam-se em músculos, tendões e outras estruturas profundas do pescoço e são mediados pelos dois ou três nervos e segmentos cervicais superiores e, talvez, pelo nervo acessório. Eles atuam principalmente sobre a cabeça, mas por intermédio da cabeça atuam no corpo como um todo. As vias aferentes mediadoras dos reflexos de endireitamento do corpo são análogas e têm origem nos tecidos do tronco e dos membros. Os reflexos visuais de endireitamento são mediados pelo mesencéfalo e pelos centros vestibulares. Quando os olhos se voltam na direção de um objeto, a cabeça e o corpo os acompanham. Embora a visão contribua para a postura, a falta de visão não compromete os reflexos posturais ou de endireitamento se os demais mecanismos estiverem intactos. Ao contrário, a perda de propriocepção, como ocorre na doença da coluna posterior da medula espinal, pode ser compensada em parte por estímulos visuais.

As anormalidades dos reflexos posturais e de endireitamento são clinicamente importantes em crianças; em alguns adultos, em particular nos que têm distúrbios extrapiramidais, distúrbios da marcha e do equilíbrio, e distúrbios vestibulares; e em idosos. A perda de reflexos posturais é manifestação importante da doença de Parkinson, e um comprometimento semelhante provavelmente está relacionado com a tendência de queda dos idosos.

REFLEXOS POSTURAIS E DE ENDIREITAMENTO NO LACTENTE E NA CRIANÇA

A mielinização do sistema nervoso começa durante o segundo trimestre de gestação e continua por um longo período, bem depois do nascimento e talvez até a adolescência. A fase mais rápida de mielinização ocorre durante os primeiros 6 meses depois do nascimento. As épocas de mielinização são diferentes nos diversos sistemas, e a ordem de mielinização está relacionada com o aparecimento e o desaparecimento dos reflexos posturais e de endireitamento observados em crianças. A demonstração desses reflexos ajuda a determinar a idade gestacional e avaliar a função do sistema nervoso imaturo.

Os reflexos geralmente demonstráveis no recém-nascido normal são os reflexos de Moro, cervical tônico, de busca e de sucção, de preensão, colocação, marcha e encurvamento do tronco.

Reflexo de Moro

É o reflexo de sobressalto. Um estímulo súbito, como ruído alto ou movimento rápido na direção do corpo causa abdução e extensão dos quatro membros, extensão da coluna vertebral e extensão dos dedos com abertura em leque, seguidos por flexão e adução dos membros. O reflexo é proeminente durante os primeiros 3 meses de vida; a seguir, a resposta desaparece de forma gradual, provavelmente com o desenvolvimento da mielinização. As crianças com déficits motores de origem cerebral podem apresentar o reflexo pleno durante anos; a resposta pode ser unilateral quando apenas um lado for afetado.

Reflexo de Landau

Está presente em lactentes normais durante o primeiro ou os dois primeiros anos de vida. Se um lactente for mantido em decúbito ventral na mão do examinador, com o corpo paralelo ao assoalho, ocorre extensão da cabeça e da coluna vertebral de modo que o corpo forme um arco com a convexidade para baixo. Com o corpo nessa posição, a flexão passiva da cabeça causa flexão da coluna vertebral, dos braços e das pernas, e o corpo forma um arco cuja convexidade está voltada para cima. Se a criança for posta em decúbito dorsal, haverá flexão do pescoço, da coluna, dos braços e das pernas. Essa postura provavelmente é uma combinação da ação dos estatocônios e dos reflexos tônicos do pescoço.

Reflexos tônicos cervicais

A rotação passiva da cabeça em direção a um ombro aumenta o tônus extensor no mesmo lado e o tônus flexor no lado oposto (Figura 41.1). O braço do lado para o qual a cabeça está voltada é estendido, enquanto o braço oposto é flexionado. A postura foi comparada à de uma estocada de esgrima. Se a cabeça e o pescoço estão flexionados, os braços flexionam e as pernas se estendem. Se a cabeça e o pescoço estão estendidos, os braços estendem e as pernas flexionam. Reflexos desse tipo são encontrados com frequência na forma incompleta em lactentes normais, mas desaparecem por volta de 4 a 6 meses de vida. Mais tarde, podem ser demonstráveis em pacientes com descerebração "alta", ou decorticação, por doença da parte superior do tronco encefálico ou no nível talamodiencefálico. O paciente deita com os braços semiflexionados sobre o tórax e as pernas em extensão, mas a rotação, a flexão ou a extensão da cabeça causam as respostas descritas anteriormente. Esses reflexos podem contribuir para os movimentos associados observados na hemiplegia espástica e na diplegia cerebral.

Resposta de endireitamento cervical

Essa resposta é uma variação do reflexo tônico do pescoço. O lactente é posto em decúbito dorsal e sua cabeça é girada para um lado. A resposta positiva causa rotação do ombro, do tronco e da pelve para o mesmo lado, às vezes seguida por rotação de todo o corpo. A resposta deve ser aproximadamente igual nos dois lados. O reflexo surge por volta da época em que os reflexos tônicos do pescoço desaparecem e pode ser obtido em quase todos os lactentes por volta dos 10 meses; e desaparece perto da época em que a criança consegue se levantar sem assumir a posição de decúbito ventral.

Resposta de paraquedas

A resposta de paraquedas surge entre 8 e 9 meses de idade, e persiste. Para pesquisá-la, o lactente é levantado em decúbito ventral e subitamente lançado de cabeça em direção à mesa de exame ou ao solo. Quando a resposta está presente, há imediata extensão e leve adução dos braços, e os dedos separam-se como se tentasse evitar a queda. A assimetria da resposta indica fraqueza ou espasticidade unilateral do membro superior. A ausência de resposta é observada em distúrbios motores graves e na demência. A resposta não depende da visão e pode ser obtida em crianças de olhos vendados.

Reação de colocação

Com o lactente seguro em posição vertical, encosta-se o dorso de cada pé na borda da mesa de exame, o que faz com que ele ponha o pé sobre a mesa. Em geral, essa resposta desaparece ao fim do primeiro ano de vida.

Reações de sustentação e de marcha

Quando se segura o lactente em posição vertical, o firme contato de seus pés com o topo da mesa de exame causa contração dos membros inferiores, como para sustentar o peso. Esse reflexo geralmente é seguido por movimentos automáticos de passos ou de marcha. Em geral, essas respostas estão presentes ao nascimento e desaparecem aos poucos.

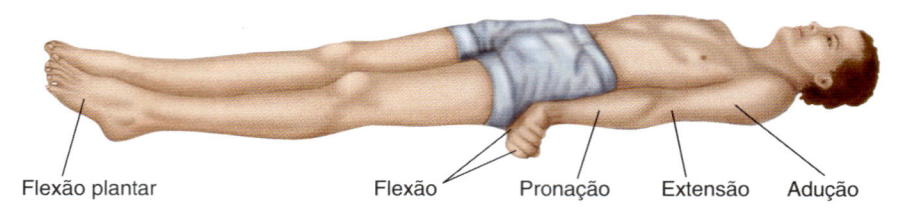

Flexão plantar Flexão Pronação Extensão Adução

Figura 41.1 Na rigidez de descerebração, os braços são aduzidos e estendidos na altura dos cotovelos, com os antebraços pronados e punhos e dedos flexionados. As pernas são estendidas na altura dos joelhos e giradas medialmente com flexão plantar dos pés. A postura pode ocorrer espontaneamente ou em resposta a estímulos externos, como luz, ruído ou dor. (Reimpressa com permissão de Bickley LS, Szilagyi P. *Bates' Guide to Physical Examination and History Taking.* 8th ed. Philadelphia: Lippincott Williams & Wilkins, 2003.)

RIGIDEZ EM DESCEREBRAÇÃO E DECORTICAÇÃO

Lesões graves do tronco encefálico costumam causar aumento do tônus nos músculos extensores, ou antigravitacionais, dos membros e da coluna vertebral. Esse fenômeno é conhecido como rigidez de descerebração. Em pacientes com rigidez de descerebração extrema há opistótono, com extensão rígida dos quatro membros, a cabeça levada para trás e as mandíbulas cerradas. Há rotação interna dos braços nos ombros, extensão dos cotovelos e hiperpronação, com os dedos estendidos nas articulações metacarpofalângicas e flexionados nas articulações interfalângicas. As pernas são estendidas nos quadris e nos joelhos, enquanto os tornozelos e dedos estão em flexão plantar (Figura 41.1). A posição é uma exacerbação ou caricatura da posição ortostática normal. Os reflexos tendinosos profundos são exagerados, os reflexos tônicos do pescoço e labirínticos estão presentes e os reflexos de endireitamento, abolidos.

A rigidez de descerebração pode suceder lesões graves do tronco encefálico em qualquer nível entre os colículos superiores ou a decussação da via rubrospinal e a parte rostral dos núcleos vestibulares. Os núcleos vestibulares aumentam o tônus extensor, e sua integridade é necessária para que haja a rigidez de descerebração. Esses núcleos estão intactos, mas isolados do mesencéfalo, especificamente dos núcleos rubros e dos tratos rubrospinais. A atividade na formação reticular também é importante, sobretudo nos núcleos reticulares da ponte e no trato reticulospinal medial, o que também facilita o tônus muscular extensor. Em condições experimentais, a rigidez de descerebração é abolida pelo corte das vias vestibulospinais. Nos pacientes, quando o processo se estende para afetar o bulbo, a descerebração desaparece. A causa mais comum de rigidez de descerebração em seres humanos é o traumatismo, e a postura extensora é um indicador de prognóstico desfavorável. A incidência de rigidez descerebrada em traumatismo cranioencefálico grave chega a 40%, e a presença de postura extensora aumenta drasticamente a mortalidade. A investigação com ressonância magnética mostrou correlação significativa entre a rigidez de descerebração e a presença de lesões mesencefálicas.

A rigidez de decorticação é caracterizada por flexão dos cotovelos e punhos com extensão das pernas e dos pés (Figura 41.2). A lesão é mais alta do que a causadora de rigidez de descerebração, preservando a função dos tratos rubrospinais, o que aumenta o tônus flexor nos membros superiores.

É mais fácil compreender o significado funcional dos tratos rubrospinal e vestibulospinal observando o progresso da rigidez de decorticação para a rigidez de descerebração e para a flacidez da morte encefálica. Depois de deterioração rostrocaudal em determinado nível, o paciente deita-se com os braços flexionados e as pernas estendidas – rigidez de decorticação. Isso ocorre porque as vias rubrospinais ainda estão intactas e aumentam o tônus flexor dos membros superiores, produzindo a postura de flexão dos braços e extensão das pernas. Com o avanço da deterioração rostrocaudal a atividade dos tratos rubrospinais cessa, mas os tratos vestibulospinais continuam intactos, o que facilita o tônus extensor dos quatro membros e resulta em postura de extensão dos braços e das pernas. Essa é a rigidez de descerebração. Com o avanço da deterioração rostrocaudal, a atividade dos tratos vestibulospinais cessa, e o paciente apresenta flacidez nos quatro membros, um estado terminal.

BIBLIOGRAFIA

Bricolo A, Turazzi S, Alexandre A, et al. Decerebrate rigidity in acute head injury. *J Neurosurg* 1977;47:680–689.

Capute AJ, Wachtel RC, Palmer FB, et al. A prospective study of three postural reactions. *Dev Med Child Neurol* 1982;24:314–320.

Carey JH, Crosby EC, Schnitzlein HN. Decorticate versus decerebrate rigidity in subhuman primates and man. *Neurology* 1970;20:396–397.

Carey JH, Crosby EC, Schnitzlein HN. Decorticate versus decerebrate rigidity in subhuman primates and man. *Neurology* 1971;21:738–744.

Davis RA, Davis L. Decerebrate rigidity in humans. *Neurosurgery* 1982;10: 635–642.

Feldman MH. The decerebrate state in the primate. II. Studies in man. *Arch Neurol* 1971;25:517–525.

Kawai Y, DeMonbrun AG, Chambers RS, et al. A previously healthy adolescent with acute encephalopathy and decorticate posturing. *Pediatrics* 2017;139. pii: e20153779.

Nawashiro H, Wada K, Kita H. Decerebrate posture following bilateral middle cerebral artery occlusion. *Intern Med* 2011;50:2063.

Pryse-Phillips W. *Companion to Clinical Neurology*. 3rd ed. Oxford: Oxford University Press, 2009.

Woischneck D, Skalej M, Firsching R, et al. Decerebrate posturing following traumatic brain injury: MRI findings and their diagnostic value. *Clin Radiol* 2015;70:278–285.

Wehbe E, Saad D, Delgado F, et al. Reversible hepatic decerebration: a case report and review of the literature. *Eur J Gastroenterol Hepatol* 2010;22:759–760.

Zafeiriou DI, Tsikoulas IG, Kremenopoulos GM. Prospective follow-up of primitive reflex profiles in high-risk infants: clues to an early diagnosis of cerebral palsy. *Pediatr Neurol* 1995;13:148–152.

Zafeiriou DI. Primitive reflexes and postural reactions in the neurodevelopmental examination. *Pediatr Neurol* 2004;31:1–8.

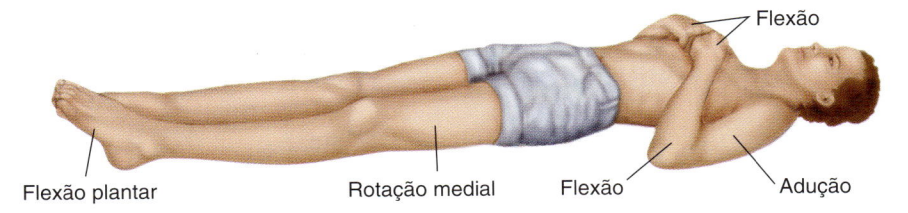

Figura 41.2 Na rigidez de decorticação, os cotovelos, punhos e dedos são flexionados com as pernas estendidas e com rotação medial. (Reimpressa com permissão de Bickley LS, Szilagyi P. *Bates' Guide to Physical Examination and History Taking.* 8th ed. Philadelphia: Lippincott Williams & Wilkins, 2003.)

Movimentos Associados

Movimento associado (MA) é o movimento automático, espontâneo, involuntário e não intencional que acompanha algum outro movimento voluntário (ou involuntário). Em geral, o movimento associado, ou sincinético, serve para fixar uma parte do corpo enquanto a outra é ativada voluntariamente. Os MAs muitas vezes são consequência da ativação dos músculos sinérgicos e de fixação participantes de um movimento específico, ou da propagação da ativação para grupos de neurônios motores adjacentes. Em condições normais, essa atividade é suprimida pelas vias motoras descendentes, mas torna-se clinicamente aparente em caso de doença. As vias corticospinais estão relacionadas sobretudo com movimentos isolados, fracionados e finos das extremidades. A doença nas vias corticospinais pode eliminar movimentos distais finos isolados, mas não afeta movimentos em massa dos músculos proximais. Os movimentos em massa geralmente têm um papel secundário de apoio, sobretudo na fixação da parte a ser movimentada. No entanto, quando há paralisia dos movimentos distais, o movimento primário restante pode ser o movimento em massa associado. Os MAs, em certa medida, são reflexos posturais ou de endireitamento que têm distribuição peculiarmente ampla. Eles podem ser homólogos clínicos de movimentos observados em animais descerebrados.

Os MAs são manifestações da função motora mais complexas do que os reflexos simples, porém são mais primitivos do que os movimentos voluntários. É provável que sejam iniciados e controlados principalmente pelo sistema extrapiramidal e suas conexões, embora também haja participação do sistema corticospinal. Por serem respostas motoras, muitas vezes anormais, poderiam ser abordadas na discussão do sistema motor, e não dos reflexos, mas sua relação fisiológica com várias respostas reflexas e sua correlação a várias anormalidades dos reflexos justificam sua inclusão nesta seção.

MOVIMENTOS ASSOCIADOS FISIOLÓGICOS

Muitos MAs são fisiológicos; na verdade, têm um papel em toda atividade motora normal. A atividade dos músculos antagonistas, sinérgicos e de fixação em qualquer resposta motora pode ser considerada MA. De maneira geral, o termo é usado para designar respostas mais difundidas. Exemplos comuns de MAs normais são: balanço pendular dos braços durante a marcha; atividade dos músculos da expressão facial durante a fala; contorções faciais ou esgares durante esforço físico violento; movimentos da cabeça e do pescoço associados aos movimentos dos olhos; contração do músculo frontal com a elevação dos olhos; rotação dos olhos, da cabeça ou do corpo em resposta à estimulação vestibular ou auditiva; extensão normal do punho com a flexão dos dedos; e acompanhamentos corporais generalizados de bocejo, alongamento, tosse e esforço mental. Em algumas doenças, os MAs normais podem diminuir ou desaparecer. Os MAs normais são abolidos em doenças do sistema extrapiramidal, sobretudo nas síndromes parkinsonianas, nas quais a expressão facial em máscara e a ausência de balanço dos braços ao caminhar são manifestações proeminentes. Em outros distúrbios, os MAs normais podem ser exagerados e pode haver MAs anormais. Nas lesões do sistema corticospinal, podem surgir vários MAs normalmente ausentes. A Tabela 38.3 correlaciona o local de uma lesão ao padrão de MA. Os MAs geralmente ausentes em indivíduos normais são apresentados nos próximos parágrafos.

MOVIMENTOS ASSOCIADOS PATOLÓGICOS

Os MAs anormais ou patológicos em geral são atividades de grupos musculares paréticos provocadas por movimento ativo de outros grupos e que predominam na doença das vias corticospinais. Podem estar sempre presentes, ser revelados em exames especiais, ou ser evidentes apenas durante a atividade física ou períodos de estresse emocional. É comum que acompanhem movimentos voluntários enérgicos de outra parte do corpo e ocorram no lado hemiplégico. Os MAs são movimentos lentos e vigorosos das partes já espásticas que levam à adoção de novas posturas. Eles têm um período latente, maior do que os movimentos primários. Quanto maior a espasticidade, maior a extensão e a duração dos MAs.

Movimentos associados generalizados

Os MAs generalizados ocorrem na hemiplegia, quando tendem a enfatizar ou intensificar a postura hemiplégica característica. Com frequência, ocorrem em resposta ao esforço físico. O esforço e a tentativa de preensão com a mão parética podem aumentar a espasticidade, com o aumento da flexão do punho, do cotovelo e do ombro, o que às vezes é acompanhado por movimentos faciais no lado acometido. A nova postura pode ser mantida até que haja relaxamento da preensão. Um movimento automático e involuntário, como o bocejo, pode fazer com que o braço afetado se estenda no cotovelo, nos punhos e nos dedos, permanecendo rigidamente nessa nova posição até o fim do bocejo. Movimentos como tossir ou alongar o corpo podem causar reações semelhantes. Esses movimentos podem suscitar no paciente ou em outras pessoas a falsa esperança de melhora. Os reflexos tônicos do pescoço também podem influenciar esses MAs generalizados. A rotação da cabeça na direção do lado hemiplégico pode aumentar o tônus extensor no mesmo lado, e a rotação para o lado normal pode ser seguida por aumento do tônus flexor no lado parético ou flexão do braço e extensão da perna.

Movimentos simétricos (imitativos ou contralaterais) associados (movimentos especulares)

O lactente normal tende a apresentar movimentos de um membro acompanhados por movimentos involuntários semelhantes do membro oposto; isso cessa à medida que ele adquire coordenação e força muscular. Esses movimentos podem persistir em certa extensão em crianças, na maioria das vezes na forma de movimentos especulares transitórios, ou movimentos imitativos involuntários das partes contralaterais do corpo; podem estar presentes apenas como escrita espelhada. Às vezes, observam-se movimentos semelhantes em adultos em processo de aquisição de novos padrões de movimento ou que exercem esforço físico ou mental excessivo. Os movimentos especulares costumam desaparecer ou se tornar imperceptíveis na adolescência; sua persistência em qualquer grau acentuado deve ser considerada patológica (ver Videolink 42.1). Eles podem ocorrer em pacientes com lesões encefálicas, distúrbios do desenvolvimento cerebral e displasias da parte superior da medula espinal; nessas circunstâncias, geralmente há anormalidades associadas da função motora, do tônus e dos reflexos. Por vezes, os movimentos especulares persistentes são familiares e não são acompanhados de outros sinais de doença neurológica.

Em alguns distúrbios neurológicos, os movimentos voluntários vigorosos de um membro podem ser acompanhados por movimentos involuntários idênticos do membro contralateral. Em geral, são observados no membro parético quando o membro saudável oposto é movimentado com vigor, embora às vezes esses movimentos possam aparecer no membro saudável em tentativas extremas de mover o membro afetado (sobretudo na doença extrapiramidal). Eles surgem principalmente durante o esforço para fazer um movimento rápido ou árduo. Ao apertar a mão do examinador com a mão saudável, a mão parética pode flexionar. Qualquer movimento vigoroso no lado normal pode ser seguido por uma duplicação

tônica semelhante, mas lenta, do movimento no lado parético. Pode haver propagação da resposta, que avança para um MA generalizado no qual o paciente assume as posições características. As sincinesias imitativas, por si sós, têm pequeno significado localizador, ocorrendo nas lesões em várias partes do neuroeixo. Elas são úteis na avaliação neurológica em conjunto com outros achados.

Movimentos associados coordenados

Os MAs coordenados são movimentos involuntários de grupos musculares sinérgicos que acompanham o movimento voluntário de um membro parético. Eles são exacerbações ou perversões de movimentos sinérgicos e cooperativos comuns e podem ser classificados em três grupos: (a) movimentos, normalmente ausentes, que acompanham movimentos de um membro parético; (b) MAs coordenados contralaterais; e (c) MAs, normalmente presentes, que são abolidos na hemiplegia cerebral. Essas respostas podem ser úteis na diferenciação entre déficits orgânicos e não orgânicos.

Movimentos associados coordenados no membro parético

Os MAs coordenados que acompanham o movimento voluntário de membros acometidos em pacientes com hemiparesia são caracterizados por propagação do movimento de um músculo ou grupo de músculos para outros. Eles não aparecem na pessoa normal ou na fraqueza não orgânica. Os mais conhecidos são o sinal de adução do polegar de Wartenberg, o sinal do tronco-coxa de Babinski e o sinal tibial de Strümpell; a Tabela 42.1 apresenta outros. Às vezes, o desvio do pronador (sinal de Barré) é incluído como MA, porém é mais bem compreendido como indicação de fraqueza na distribuição do trato corticospinal (ver Capítulo 27). Às vezes, o sinal de Klippel-Feil, o fenômeno de Marie-Foix e as respostas reflexas de Riddoch, Buzzard e outros são classificados como MAs anormais, mas todos são caracterizados por resposta a um estímulo específico e, portanto, são descritos no Capítulo 40.

Sinal de adução do polegar de Wartenberg

A flexão ativa das falanges terminais dos quatro dedos de mão parética em torno de um objeto firme ou contra a resistência oferecida pelos dedos do examinador, fletidos da mesma maneira, é seguida por adução, flexão e oposição do polegar (Figura 42.1, ver Vídeo 42.1). Em um membro normal, o polegar se mantém em abdução e extensão.

Sinal do tronco-coxa de Babinski ou flexão combinada do tronco e da coxa

O paciente, em decúbito dorsal com as pernas abduzidas, tenta sentar-se com os braços cruzados sobre o tórax. Normalmente, as pernas continuam imóveis e os calcanhares abaixados.

Tabela 42.1	Outros sinais de movimentos associados (MAs).	
	Nome	**Sinal**
MAs coordenados no membro parético		
	Sinal do dedo (fenômeno interósseo) de Souques	A elevação e extensão ativa do braço parético são seguidas por hiperextensão e abdução involuntária dos dedos (ver Capítulo 27)
	Sinal do pronador de Strümpell	A flexão ativa do antebraço parético é seguida por pronação e flexão da mão; se o paciente conseguir levar a mão ao ombro, o dorso da mão toca o ombro; se o antebraço for fletido em supinação ou for flexionado em supinação ou passivamente flexionado e supinado pelo examinador, assumirá imediatamente uma posição de pronação
	Sinal radial de Strümpell	As tentativas de fechar os dedos ou cerrar o punho no lado parético são acompanhadas de dorsiflexão do carpo
	Resposta de flexão do antebraço	A flexão dos quadris e joelhos no agachamento aumenta a flexão do antebraço parético; a flexão do antebraço também é aumentada por flexão e diminuída por extensão do pescoço
	Reflexo de extensão quadrúpede	Ao inclinar ou curvar o corpo para frente, como se fosse pôr as mãos no chão, há extensão do braço hemiparético fletido
	Extensão combinada do tronco e da coxa	O paciente, sentado na borda da mesa de exame e segurando-se nela, inclina-se para trás tanto quanto os braços puderem se estender. Normalmente, as pernas e os pés pendentes não mudam de posição; na paresia corticospinal, há extensão do quadril e do joelho e flexão do tornozelo
	Sinal da perna de Raimiste	Com abdução ou adução forçada da perna normal e contra resistência, a perna parética executa um movimento idêntico (ver sobre o sinal do abdutor no Capítulo 27)
	Resposta de abdução na articulação do quadril	Se o paciente com fraqueza corticospinal ficar de pé ereto e marcar o tempo, haverá um movimento de abdução no quadril enquanto o quadril e o joelho no lado parético são flexionados
	Sinal da tosse de Huntington	A tosse e o esforço causam flexão do quadril, extensão do joelho e elevação do membro inferior parético
	Sinal do reforço de Babinski	No paciente sentado, com as pernas pendendo livremente, a manobra de Jendrassik causa extensão do joelho no lado parético
MAs coordenados contralaterais		
	Resposta braquiorradial	A extensão do cotovelo fletido no lado normal causa flexão do cotovelo no lado parético
	Sinal de Sterling	Na fraqueza facial do neurônio motor superior, o platisma não se contrai como faz normalmente quando o paciente abre a boca o máximo possível, faz caretas ou encosta o queixo no tórax
	Sinal de preensão	Os dedos do examinador são introduzidos na mão fechada do paciente; a preensão relaxa quando há flexão passiva do carpo, mas se intensifica quando há extensão do carpo
Outras alterações da função motora		
	Sinal do braço de Raimiste	O cotovelo do paciente é posto sobre uma mesa e a mão e o antebraço são mantidos na vertical pelo examinador; quando é solta, a mão saudável permanece na posição vertical, mas a mão parética apresenta flexão com ângulo aproximado de 130°, um sinal de flacidez, não de espasticidade; isso pode ocorrer logo após o início de hemiparesia orgânica
	Sinal de pronação de Neri	O paciente é colocado em decúbito dorsal, com os membros superiores em extensão e pronação e, quando o examinador faz a flexão e supinação do antebraço, o braço parético volta à posição de pronação; semelhante aos sinais do pronador de Strümpell e de Babinski
	Sinal de hipercinesia reflexa de Claude	Movimentos reflexos, de extensão ou de retração, depois de estimulação dolorosa de um membro, embora a parte pareça totalmente paralisada
	Fenômeno de Grasset e Gaussel	O paciente normal em decúbito dorsal pode levantar qualquer perna separadamente ou levantar as duas ao mesmo tempo. Em lesões piramidais, pode também ser capaz de levantar qualquer membro separadamente, mas não pode levantá-los juntos. Se o paciente levantar o membro parético, ele cai na tentativa de levantar o normal

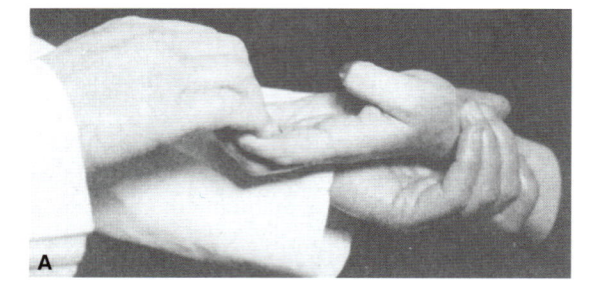
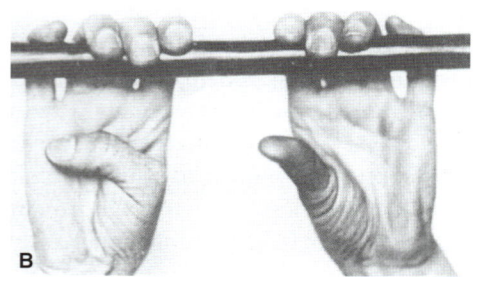

Figura 42.1 Sinal de adução do polegar de Wartenberg. **A.** O paciente flexiona os quatro últimos dedos contra a resistência dos quatro dedos fletidos em gancho do examinador. O polegar move-se na direção da palma da mão. Paralisia espástica leve da mão. **B.** Com os dedos fletidos em torno de uma barra horizontal fixa, o paciente é instruído a puxá-la para baixo. O polegar direito faz um MA na direção da palma da mão. Hemiplegia espástica direita. (Reimpressa de Wartenberg R. *Diagnostic Tests in Neurology*. Chicago: Year Book Medical Publishers, 1953. Copyright© 1953 Elsevier. Com permissão.)

Na hemiparesia corticospinal, o quadril flexiona-se com a flexão do tronco e há elevação involuntária do membro parético (Figura 42.2). Os dedos podem separar-se em leque. O membro normal continua sobre o leito ou se eleva um pouco, mas não tanto quanto o membro parético. Na paraparesia, a elevação das duas pernas é igual. Na fraqueza não orgânica, há elevação da perna normal, mas não da parética ou não há elevação de nenhuma das pernas. O mesmo fenômeno ocorre se o paciente em pé inclinar-se para frente (Figura 42.3).

Sinal tibial de Strümpell

Normalmente, a flexão vigorosa do quadril e do joelho é acompanhada por flexão plantar. Na fraqueza do membro inferior por lesão do trato corticospinal, a flexão voluntária do quadril e do joelho é acompanhada por dorsiflexão involuntária e inversão do pé parético; também pode haver dorsiflexão do hálux ou de todos os dedos. O paciente é incapaz de fletir o quadril e o joelho sem fazer a dorsiflexão do pé (Figura 42.4). A resposta será acentuada se o movimento for realizado contra resistência. O sinal também pode ser evocado por flexão do joelho com o paciente em decúbito ventral (Figura 42.5).

Movimentos associados coordenados contralaterais

Os MAs coordenados nos quais a resposta seja contralateral são semelhantes aos MAs simétricos, mas a resposta nem sempre é imitativa e pode contar com a participação de outros músculos além dos usados no movimento primário.

Contração contralateral associada do tríceps

Em geral, a contração do músculo bíceps de um braço é associada à contração do tríceps contralateral e à extensão do cotovelo oposto. Na hemiparesia orgânica, essa extensão contralateral está presente no braço normal quando há flexão vigorosa do braço parético, mas é ausente no braço parético quando há flexão do braço normal.

O sinal de Hoover explora um MA de marcha automático nas pernas visando detectar fraqueza não orgânica (ver Capítulo 27). A Tabela 42.1 descreve outros MAs contralaterais.

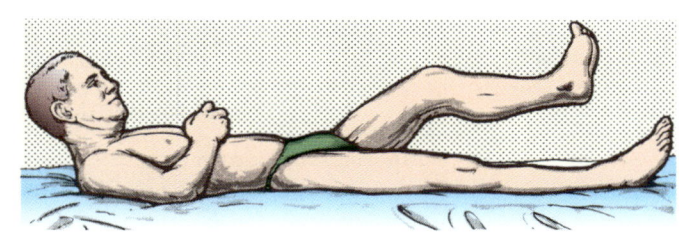

Figura 42.2 Sinal tronco-coxa em paciente com hemiparesia esquerda.

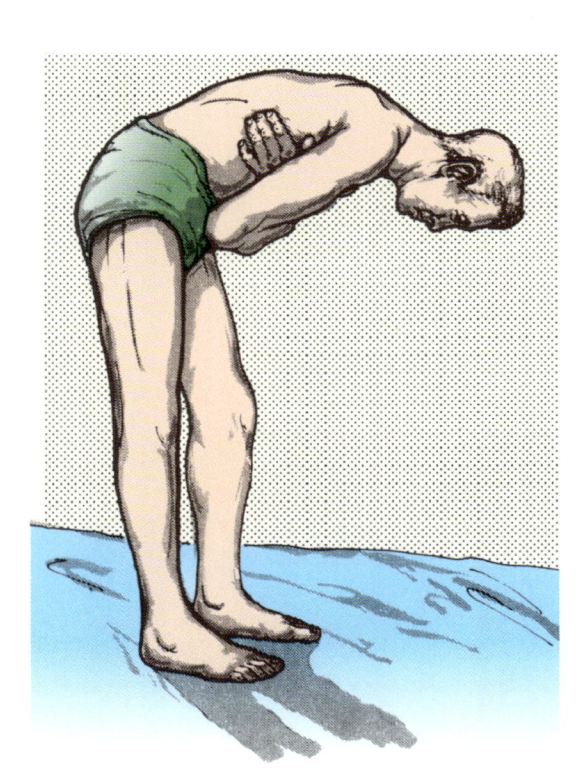

Figura 42.3 Flexão combinada da coxa e da perna em paciente com hemiparesia esquerda.

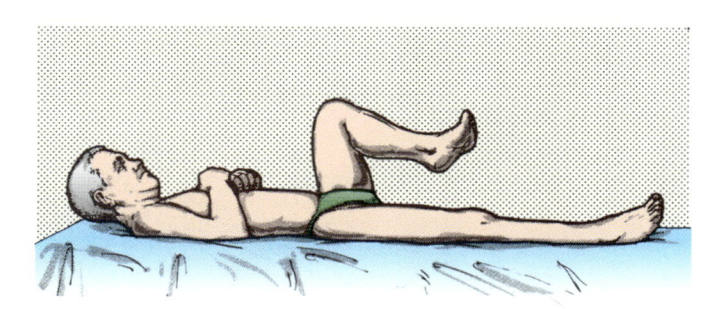

Figura 42.4 Sinal tibial em paciente com hemiparesia esquerda.

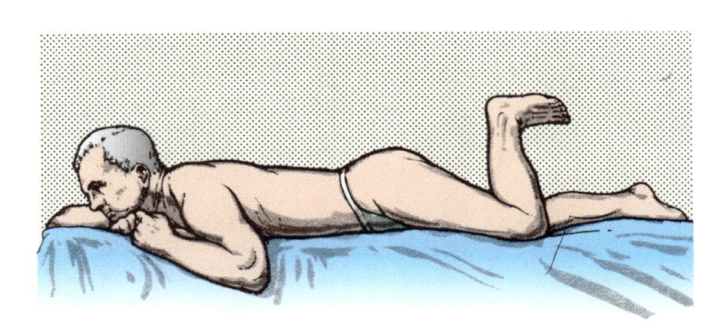

Figura 42.5 Sinal tibial provocado com o paciente em decúbito ventral.

Perda de movimentos associados coordenados

Certos MAs coordenados normalmente presentes estão abolidos nas lesões piramidais. Movimentos associados e automáticos normais, como o balanço dos braços na marcha e movimentos sinérgicos usados para levantar e sentar, também são perdidos em distúrbios do sistema extrapiramidal, sobretudo nas síndromes parkinsonianas.

OUTRAS ALTERAÇÕES DA FUNÇÃO MOTORA

Os sinais de Leri e Mayer são discutidos no Boxe 40.1; o sinal de platisma de Babinski e o sinal de preensão são resumidos na Tabela 42.1. Outras alterações na função motora que podem ser consideradas anormalidades dos MAs estão resumidas na Tabela 42.1.

VIDEOLINK

Videolink 42.1. Movimentos especulares. https://www.youtube.com/watch?v=pkZuK7tfv9k

BIBLIOGRAFIA

Archibald KC, Weichec CF. A reappraisal of Hoover's test. *Arch Phys Med Rehabil* 1970;51:234.

Cincotta M, Borgheresi A, Balzini L, et al. Separate ipsilateral and contralateral corticospinal projections in congenital mirror movements: neurophysiological evidence and significance for motor rehabilitation. *Mov Disord* 2003;18:1294–1300.

Farmer SF, Ingram DA, Stephens JA. Mirror movements studied in a patient with Klippel-Feil syndrome. *J Physiol* 1990;428:467–484.

Kaulen LD, Baehring JM. Mirror movements in a patient with brain tumor. *JAMA Neurol* 2018;75:512.

Kim YH, Jang SH, Chang Y, et al. Bilateral primary sensori-motor cortex activation of post-stroke mirror movements: an fMRI study. *Neuroreport* 2003;14:1329–1332.

Koehler PJ, Okun MS. Important observations prior to the description of the Hoover sign. *Neurology* 2004;63:1693–1697.

Largo RH, Caflisch JA, Hug F, et al. Neuromotor development from 5 to 18 years. Part 2: associated movements. *Dev Med Child Neurol* 2001;43:444–453.

Mehndiratta MM, Kumar M, Nayak R, et al. Hoover's sign: clinical relevance in neurology. *J Postgrad Med* 2014;60:297–299.

Pearce JM. A note on Hoover's sign. *J Neurol Neurosurg Psychiatry* 2003;74:432.

Sonoo M. Abductor sign: a reliable new sign to detect unilateral non-organic paresis of the lower limb. *J Neurol Neurosurg Psychiatry* 2004;75:121–125.

Vidal JS, Derkinderen P, Vidailhet M, et al. Mirror movements of the non-affected hand in hemiparkinsonian patients: a reflection of ipsilateral motor overactivity? *J Neurol Neurosurg Psychiatry* 2003;74:1352–1353.

Wartenberg R. *Diagnostic Tests in Neurology*. Chicago: Year Book Medical Publishers, 1953.

Função do Cerebelo

O cerebelo é encarregado de proporcionar refinamento ao sistema motor. Embora não tenha participação primária nos mecanismos de produção da força muscular, ele é necessário para o controle e a regulação normais da contração muscular. A sua principal função, do ponto de vista clínico, é a coordenação do movimento. O cerebelo é a parte do encéfalo em que o córtex motor cerebral atinge a síntese e a coordenação de contrações musculares individuais necessárias para os movimentos voluntários normais. Sem ele, os movimentos são grosseiros, descoordenados, desajeitados e trêmulos, e é impossível realizá-los de forma precisa. As lesões cerebelares não causam fraqueza, mas perda da coordenação e incapacidade de calcular e regular, como afirmou Gordon Holmes: "a velocidade, a amplitude e a força" do movimento. Embora a força e a potência motoras sejam preservadas, há comprometimento acentuado dos movimentos ativos.

Para fazer qualquer movimento, sobretudo uma ação complexa que requeira a participação de muitos grupos musculares, é preciso coordenar adequadamente as contrações dos músculos agonistas, antagonistas, sinérgicos e de fixação. Ao iniciar um movimento, os agonistas contraem-se para executá-lo; os antagonistas relaxam ou modificam o seu tônus para facilitá-lo; os sinergistas reforçam o movimento; e os músculos de fixação impedem deslocamentos e mantêm a postura adequada do membro. Ao terminar o movimento, os antagonistas contraem-se e os agonistas relaxam. Os músculos que entram em ação devem ser controlados e coordenados como um maestro conduziria uma orquestra, regulando precisamente a ação de cada um dos naipes de instrumentos musicais. O cerebelo é o maestro: essencial para a sinergia da contração muscular e o centro de coordenação dos movimentos voluntários. Não é responsável pela força e não toca nenhum instrumento, mas sem ele, a sinfonia do movimento normal degenera-se em uma "cacofonia" de contrações musculares desorganizadas.

Uma importante manifestação das lesões cerebelares é a ataxia (do grego *a*, "sem"; *taxis*, "ordem"), uma tradução aproximada seria "desorganização". A característica essencial da ataxia é que não há organização normal dos movimentos. Embora o termo seja genérico e indique movimento caótico e desorganizado, é usado na clínica principalmente para designar as anormalidades do controle motor – entre elas, incoordenação, tremor e comprometimento dos movimentos alternados rápidos (MAR) – que ocorrem nas lesões cerebelares. A ataxia não é específica da doença cerebelar, e é preciso excluir lesões em outras partes do sistema nervoso antes de atribuí-la a esta doença. O comprometimento da propriocepção pode causar ataxia sensorial, e lesões das vias originadas no lobo frontal podem causar ataxia do lobo frontal. Outras manifestações comuns de doença cerebelar são nistagmo, perturbação do equilíbrio e dificuldade para caminhar.

ANATOMIA

O cerebelo situa-se na fossa posterior, abaixo do tentório do cerebelo. Nas partes inferior e anterior, é separado da parte dorsal da ponte pelo quarto ventrículo e do bulbo e da dura-máter, a qual recobre a membrana atlantoccipital, pela cisterna magna. No exame macroscópico, o cerebelo é dividido em três partes: (a) os hemisférios do cerebelo, duas massas laterais maiores; (b) o verme, uma pequena parte mediana ímpar que conecta os hemisférios (Figuras 43.1 e 43.2) e (c) o lobo floculonodular (FN), uma estrutura pequena na linha mediana, situada sobre a parte anterior

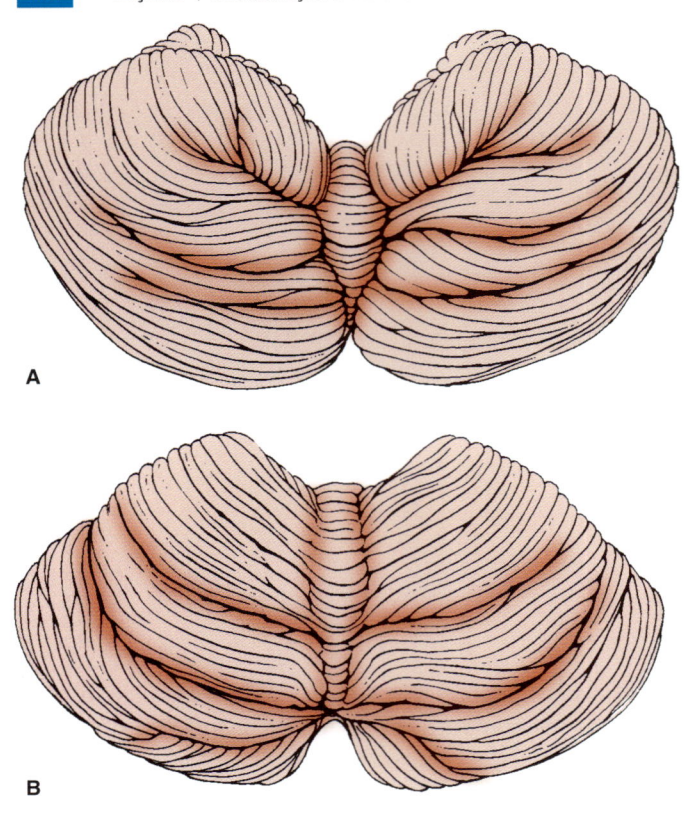

A

B

Figura 43.1 Vistas anterior (**A**) e posterior (**B**) do cerebelo humano. Ver o nome dos lobos e lóbulos na Figura 43.4.

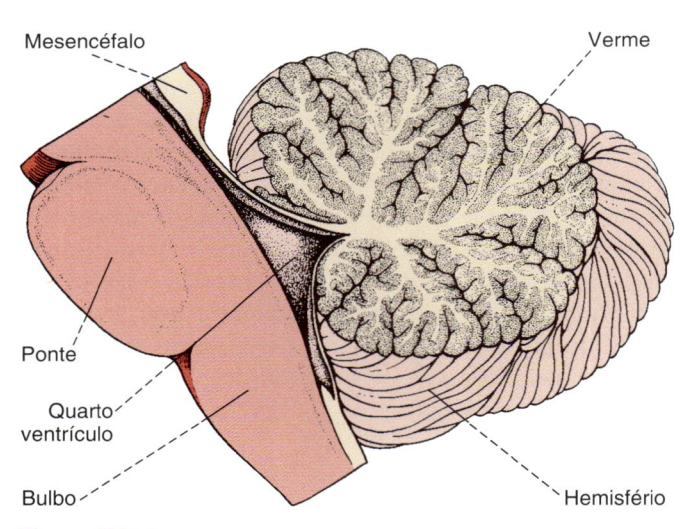

Mesencéfalo

Verme

Ponte

Quarto ventrículo

Bulbo

Hemisfério

Figura 43.2 Corte longitudinal mediano através de cerebelo, ponte e bulbo humanos.

da superfície inferior. O lobo FN é formado por dois flóculos laterais e o nódulo mediano (Figura 43.3). O verme é separado dos hemisférios pelos sulcos paramedianos. As tonsilas do cerebelo são massas pequenas e arredondadas, localizadas na parte inferior dos hemisférios do cerebelo, logo acima do forame magno.

Anatomia macroscópica

O cerebelo é dividido em três lobos: anterior, posterior e FN. Cada lobo contém uma porção do verme e uma do hemisfério (ver Figura 43.3). A fissura primária transversal profunda divide o cerebelo em lobos anterior e posterior; a posterolateral separa o lobo FN do lobo posterior. Os anatomistas dividem o cerebelo por fissuras e sulcos e, além disso, em 10 lóbulos com nomes obscuros e sem relevância clínica (Figura 43.4). Em termos de conexões aferentes e eferentes, o cerebelo também pode ser organizado em três zonas sagitais paralelas: vermiana, paravermiana e lateral. Como já mencionado, os anatomistas dividem o cerebelo em três partes funcionais: (a) os hemisférios, responsáveis pela coordenação dos membros; (b) os vermes anterior e superior (ou apenas vermes), responsáveis pela marcha e por outras funções axiais e (c) o lobo FN ou vestibulocerebelo. O lobo FN é o mais antigo do ponto de vista filogenético e é denominado arquicerebelo; tem extensas conexões com os núcleos vestibulares e está associado principalmente aos movimentos dos olhos e ao equilíbrio do corpo. Também recebe vias aferentes visuais dos colículos superiores e do córtex visual. As principais funções do arquicerebelo são o controle dos movimentos dos olhos e a orientação geral do corpo no espaço, como as posições para cima e para baixo. A próxima área do cerebelo a se desenvolver é o paleocerebelo ou espinocerebelo. Em seres humanos, o paleocerebelo é formado pelo verme anterior e superior e o córtex paravermiano adjacente; ele corresponde aproximadamente ao lobo anterior anatômico. O paleocerebelo desenvolveu-se durante um período da evolução em que o controle dos membros não era objeto de interesse; tem relação principalmente com a postura, o tônus muscular, o controle dos músculos axiais e a locomoção. Existem extensas conexões entre o verme e as vias da medula espinal. Em termos filogenéticos, a parte mais recente do cerebelo é o neocerebelo, ou os hemisférios do cerebelo, o qual compõe a sua maior parte; ele corresponde aproximadamente ao lobo posterior. Os hemisférios estão relacionados com a coordenação do movimento e são responsáveis pelo controle motor fino e pelos movimentos precisos dos membros. As vias aferentes primárias para os hemisférios provêm dos núcleos da ponte, os quais recebem as fibras corticopontinas do córtex cerebral.

Outro modo de analisar o cerebelo é por meio de suas conexões aferentes primárias: o cerebelo vestibular (estímulos dos núcleos vestibulares para o lobo FN), o espinocerebelo (estímulos dos tratos espinocerebelares para o verme anterior) e o pontocerebelo (estímulos dos núcleos da ponte para os hemisférios).

O cerebelo é composto de uma parte central de substância branca, recoberta por uma camada delgada de substância cinzenta: o córtex cerebelar. Na parte profunda da substância branca, há várias massas cinzentas: os núcleos cerebelares. Os núcleos denteados, os maiores dos núcleos cerebelares, são estruturas de substância cinzenta situadas na parte profunda da substância branca de cada hemisfério (ver Figura 43.3).

No hilo de cada núcleo denteado, estão os núcleos emboliformes; e em posição medial aos núcleos emboliformes, estão os núcleos globosos. Juntos, os núcleos globosos e emboliformes são chamados de núcleo interpósito.

Na substância branca do verme, no teto do quarto ventrículo, estão os núcleos fastigial, ou do teto. Da região medial para a lateral, os núcleos profundos são fastigial, globoso, emboliforme e denteado. As principais conexões do

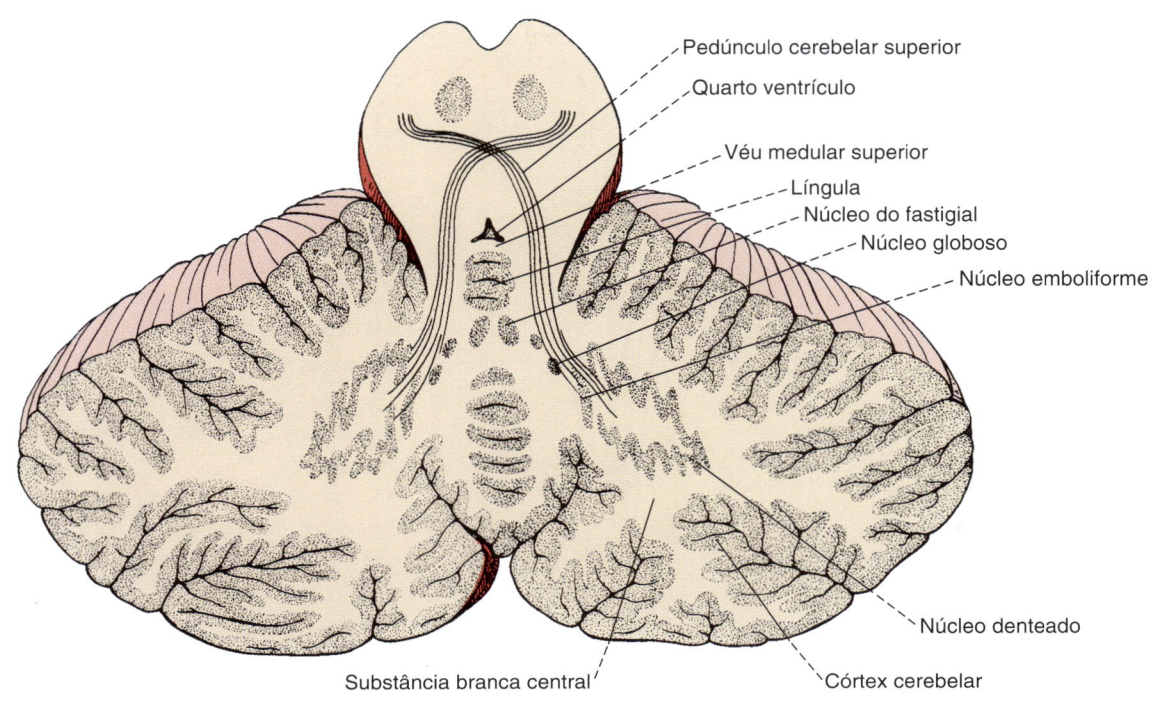

Figura 43.3 O corte horizontal através do cerebelo humano mostra a disposição da substância cortical cinzenta e as localizações dos núcleos na substância branca.

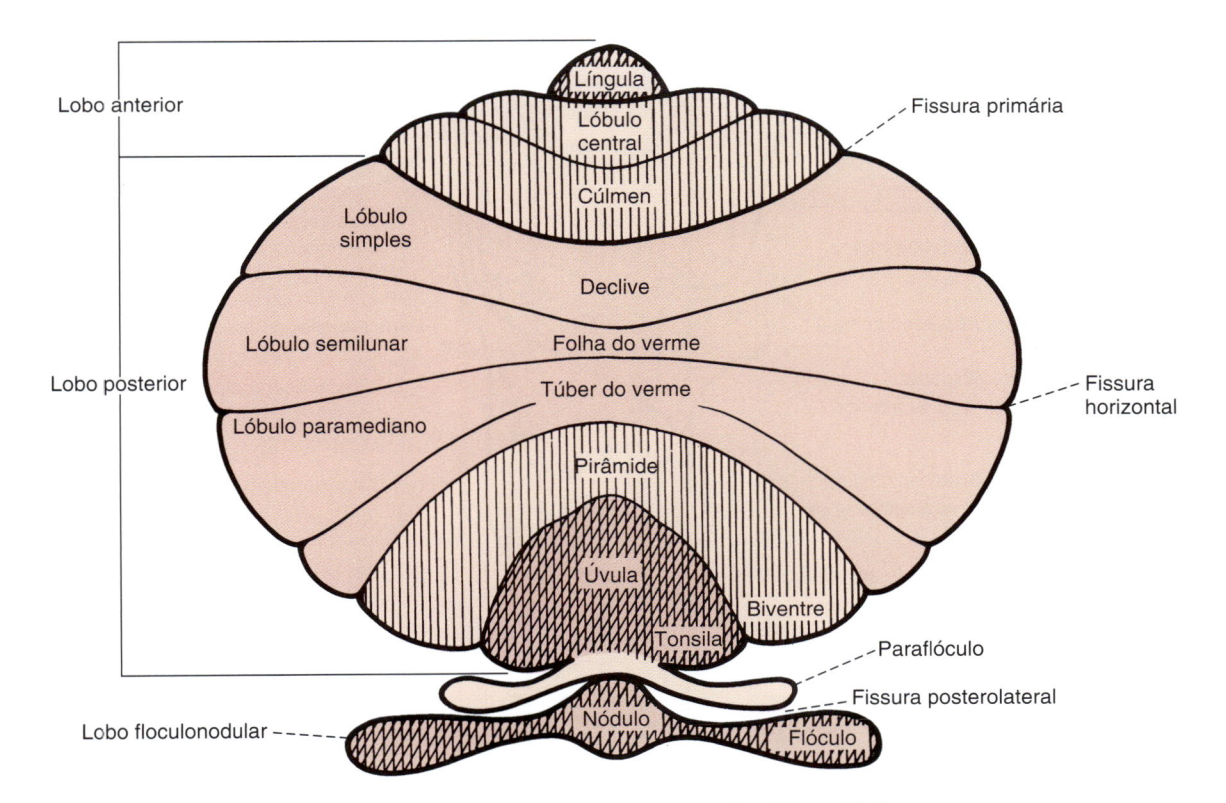

Figura 43.4 Diagrama do cerebelo mostrando os lobos e lóbulos.

cerebelo são feitas com o sistema vestibular, a medula espinal e o córtex cerebral (Figura 43.5). Ao exame microscópico, o córtex é composto de três camadas: a externa, nuclear ou molecular; a de células de Purkinje; e a interna ou granular (Figura 43.6).

O lobo FN é uma parte primitiva do cerebelo relacionada principalmente com a função vestibular. As conexões do lobo FN são basicamente, se não totalmente, vestibulares. O lobo FN recebe impulsos aferentes dos labirintos e dos centros vestibulares, da medula espinal e do tronco encefálico

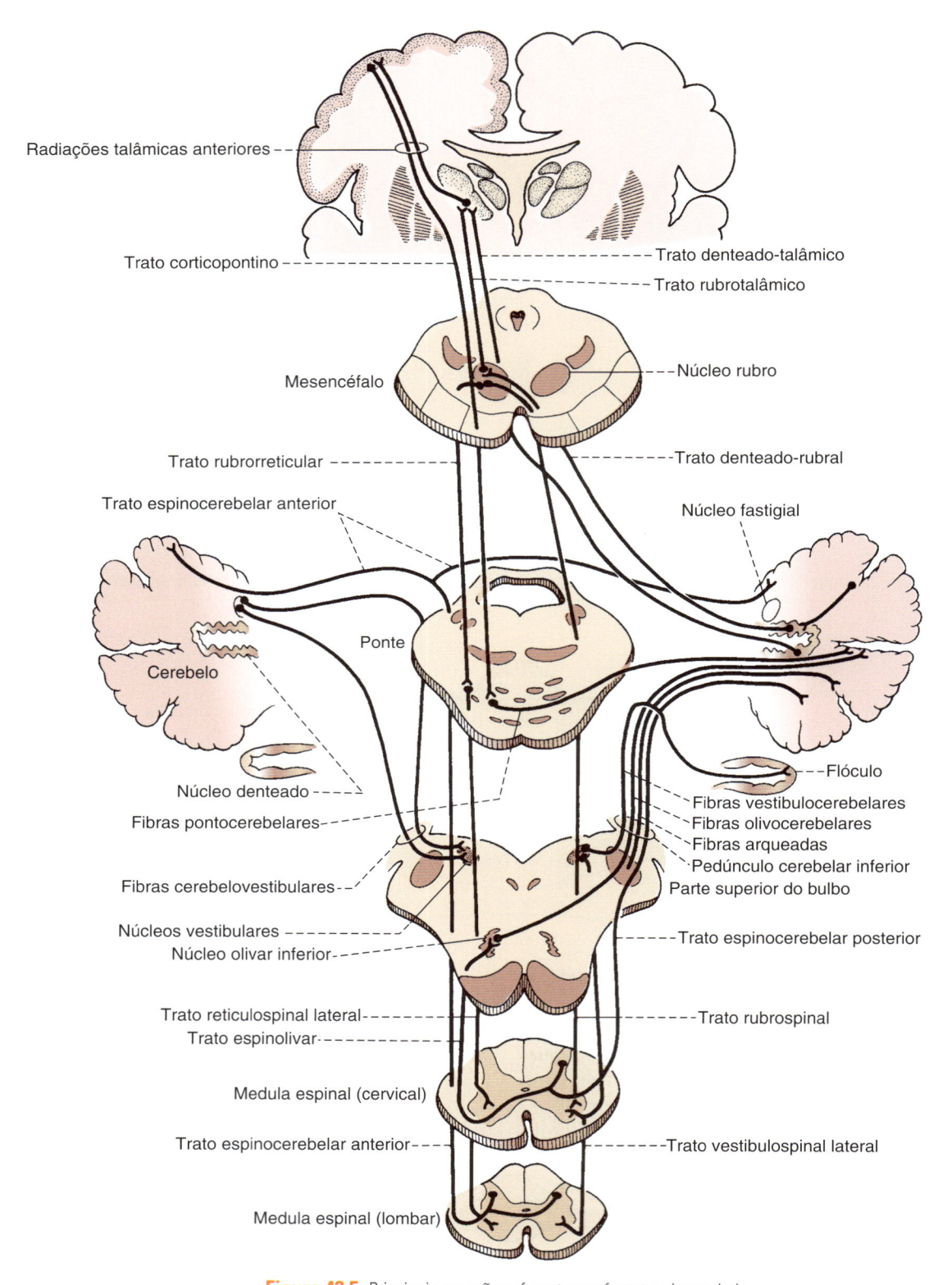

Figura 43.5 Principais conexões aferentes e eferentes do cerebelo.

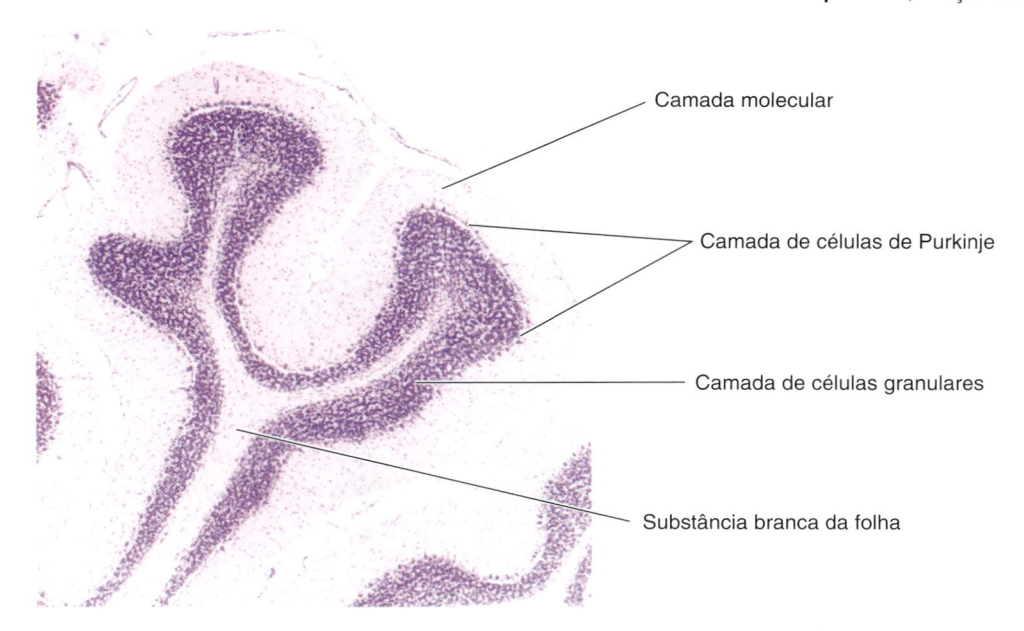

Camada molecular

Camada de células de Purkinje

Camada de células granulares

Substância branca da folha

Figura 43.6 O corte transversal da folha do cerebelo mostra as três camadas do córtex e a substância branca subjacente (*cresil violeta*). (Reimpressa de Kiernan JA. *Barr's The Human Nervous System: An Anatomical Viewpoint.* 9th ed. Philadelphia: Wolters Kluwer Health/Lippincott Williams & Wilkins, 2009, com permissão.)

– o que inclui a formação reticular e os corpos olivares – e envia projeções para os núcleos vestibulares, os tratos vestibulospinais e a formação reticular. O cerebelo e os centros vestibulares atuam em conjunto para manter o equilíbrio, a orientação do corpo no espaço e a regulação do tônus muscular e da postura. É difícil distinguir as manifestações clínicas da doença do lobo FN dos achados vestibulares sempre associados, em especial o nistagmo. Em geral, a disfunção isolada do lobo FN é causada por ependimomas e meduloblastomas em crianças.

O paleocerebelo comunica-se com a medula espinal, o tronco encefálico e os centros vestibulares. As principais conexões aferentes do lobo anterior provêm do trato espinocerebelar anterior, embora receba fibras trigeminocerebelares, estímulos dos núcleos vestibulares e algumas fibras corticocerebelares. As descargas seguem para os núcleos vestibulares, o tronco encefálico e a medula espinal.

O neocerebelo (pontocerebelo) comunica-se com o córtex cerebral. É extremamente desenvolvido em mamíferos em associação ao crescimento dos hemisférios cerebrais. Em primatas, os hemisférios superam o resto do cerebelo. Suas conexões aferentes são principalmente corticopontinas, ou corticopontocerebelares, embora haja algumas fibras espinocerebelares; o neocerebelo emite descargas através do núcleo denteado para o núcleo rubro e o tálamo e, portanto, para o córtex cerebral.

O cerebelo é conectado ao tronco encefálico pelos três pedúnculos cerebelares. O pedúnculo cerebelar inferior (PCI) conecta o cerebelo à medula espinal e ao bulbo. O PCI situa-se medialmente ao pedúnculo cerebelar médio (PCM) e é dividido em duas partes: os corpos restiforme e justarrestiforme. As fibras ascendentes no corpo restiforme incluem: os tratos espinocerebelar posterior e cuneocerebelar (originados do núcleo cuneiforme acessório); as fibras arqueadas externas posteriores e anteriores dos núcleos grácil e cuneiforme; e as vias olivocerebelares, trigeminocerebelares e reticulocerebelares. Logo medial ao PCI encontra-se o corpo justarrestiforme, constituído de fibras que seguem diretamente entre os núcleos vestibulares e o lobo FN. O corpo restiforme é um sistema aferente; o corpo justarrestiforme contém fibras vestibulocerebelares e cerebelovestibulares. O justarrestiforme é principalmente eferente. Embora apresente fibras vestibulocerebelares aferentes primárias do nervo vestibular, e vestibulocerebelares secundárias dos núcleos vestibulares, seu componente primário são as cerebelovestibulares do verme e do lobo FN (trato fastigiobulbar). Outras fibras cerebelovestibulares seguem do núcleo fastigial até os núcleos vestibulares no fascículo unciforme, o qual entra no tronco encefálico adjacente ao PCI. O PCM conecta o cerebelo à ponte e, através dele, percorre os tratos pontocerebelares; esses são os neurônios finais da via corticopontocerebelar vindos principalmente das áreas frontal, temporal e de outras áreas do córtex para se comunicar com o hemisfério contralateral do cerebelo.

O pedúnculo cerebelar superior (PCS, braço conjuntivo) contém as principais fibras eferentes do cerebelo e as vias denteadorrubrais e denteadotalâmicas. Este também transporta o trato espinocerebelar anterior aferente, bem como as fibras cerebelovestibulares no fascículo unciforme. Os tratos cerebelotegmental, cerebelotectal e tetocerebelar também fazem trajeto no PCS. As fibras aferentes chegam ao córtex cerebelar principalmente pelos tratos que atravessam os pedúnculos médio e inferior, mas o trato espinocerebelar anterior entra via PCS.

Anatomia microscópica

A camada molecular do córtex cerebelar abriga as arborizações dendríticas das células de Purkinje, as fibras radiais das células gliais de Bergmann, as células em cesto e estreladas, e as fibras trepadeiras e paralelas (ver Figura 43.6). As árvores dendríticas achatadas das células de Purkinje estendem-se perpendicularmente ao eixo longitudinal da folha do cerebelo. As fibras trepadeiras são as ramificações terminais de fibras do núcleo olivar inferior que ascendem através da camada granular para se comunicar com os dendritos de Purkinje na camada molecular. Cada fibra trepadeira forma uma sinapse excitatória com uma única célula de Purkinje. As fibras trepadeiras também fazem sinapse nos neurônios dos núcleos cerebelares profundos. As paralelas são axônios das células granulares que ascendem até a camada molecular, na qual se bifurcam e enviam ramos em direções opostas ao longo do eixo de uma folha e terminam nos dendritos das células de Purkinje. Elas cruzam os dendritos das células de Purkinje como fios de telefone sobre as partes transversais de um poste telefônico.

A camada de células de Purkinje contém o pericário das grandes células de Purkinje e das pequenas células gliais de Bergmann (epiteliais). A camada de células granulares situa-se entre a substância branca e a camada de células de Purkinje; contém células granulares, de Golgi e em escova, e glomérulos cerebelares (Figura 43.7). As células granulares enviam seus axônios à camada molecular, na qual se ramificam para formar fibras paralelas. As fibras musgosas são o sistema aferente predominante para o cerebelo. Elas se originam na medula espinal, no trigêmeo, na formação reticular, nos núcleos vestibulares e na ponte do tronco encefálico; e terminam como rosetas de fibras musgosas situadas no centro de cada glomérulo cerebelar. Assim como as fibras trepadeiras, as musgosas são excitatórias. As musgosas usam principalmente glutamato; as trepadeiras liberam glutamato ou aspartato. Os glomérulos cerebelares são formações sinápticas com rosetas de fibras musgosas no centro, circundadas por dendritos de células granulares e de Golgi (Figura 43.8).

As células de Purkinje são excitadas pelas fibras paralelas e trepadeiras, e enviam projeções gabaérgicas inibitórias para os núcleos cerebelares profundos e vestibulares. Os estímulos das células em cesto e estreladas inibem as de Purkinje. As células granulares são neurônios glutaminérgicos excitatórios. As fibras paralelas que se originam das células granulares excitam as células de Purkinje, em cesto, estreladas e de Golgi. A célula granular é excitada pelo estímulo da fibra musgosa no glomérulo cerebelar e inibida pelas células de Golgi. O estímulo da fibra musgosa excita indiretamente células de Purkinje por intermédio do sistema de células granulares-fibras paralelas e produz descargas simples a partir da célula de

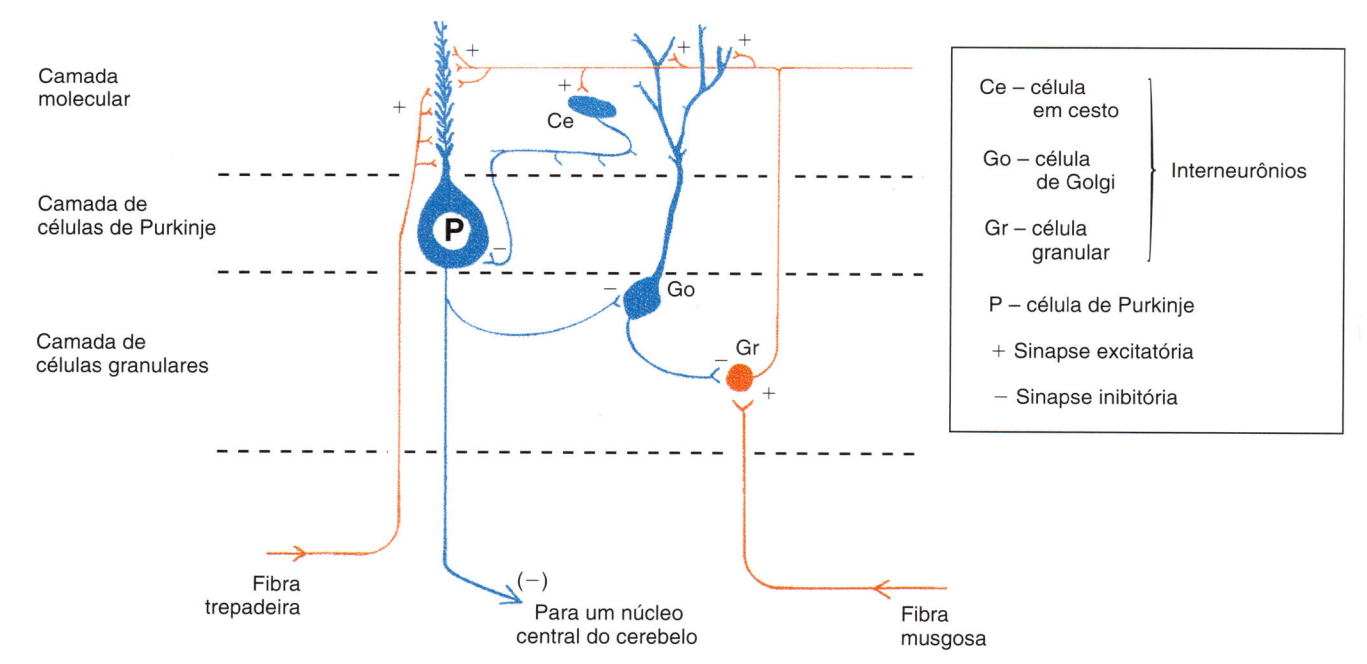

Figura 43.7 Os neurônios no córtex cerebelar mostram sinapses excitatórias e inibitórias. O diagrama representa uma folha longitudinalmente seccionada, com vista em perfil da árvore dendrítica da célula de Purkinje. Os neurônios glutaminérgicos (excitatórios) são representados em *vermelho*; os neurônios gabaérgicos (inibitórios), em *azul*. (Reimpressa de Kiernan JA. *Barr's The Human Nervous System: An Anatomical Viewpoint*. 9th ed. Philadelphia: Wolters Kluwer Health/Lippincott Williams & Wilkins, 2009, com permissão.)

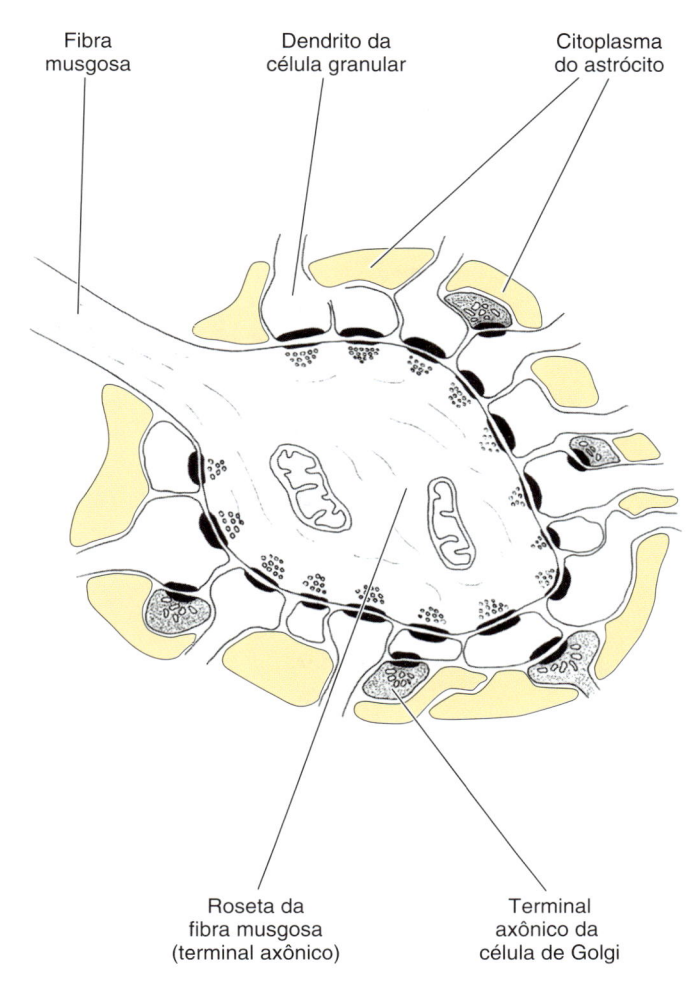

Fibra musgosa

Dendrito da célula granular

Citoplasma do astrócito

Roseta da fibra musgosa (terminal axônico)

Terminal axônico da célula de Golgi

Figura 43.8 Ultraestrutura de um glomérulo sináptico na camada de células granulares. Os processos astrocíticos (*amarelo*) impedem a difusão de neurotransmissores para sinapses adjacentes. (Reimpressa de Kiernan JA. *Barr's The Human Nervous System: An Anatomical Viewpoint*. 9th ed. Philadelphia: Wolters Kluwer Health/Lippincott Williams & Wilkins, 2009, com permissão.)

Purkinje. As fibras trepadeiras se entrelaçam ao redor da célula de Purkinje, como uma planta trepadeira em torno do tronco de uma árvore, e excitam-na diretamente, produzindo descargas complexas. O córtex cerebelar também recebe fibras noradrenérgicas do *locus ceruleus*; dopaminérgicas da substância negra; e serotoninérgicas dos núcleos da rafe. Provavelmente, todas as fibras aferentes aminérgicas são inibitórias. As aferentes para o córtex cerebelar e os núcleos profundos costumam aumentar a excitabilidade. As células de Purkinje impõem controle inibitório sobre as células dos núcleos profundos. Os estímulos da fibra musgosa causam intensa excitação direta dos núcleos profundos; os estímulos adicionais por intermédio do sistema de células granulares–fibras paralelas garantem o controle inibitório e a modulação da via excitatória direta. As fibras trepadeiras modulam a atividade das células de Purkinje por controle da influência dos diferentes sistemas que convergem para ela.

Quase todas as fibras eferentes das células de Purkinje no córtex cerebelar são retransmitidas para os núcleos profundos, onde se originam os impulsos cerebelares (ver Figura 43.5). Os impulsos eferentes dos núcleos cerebelares profundos são excitatórios e glutaminérgicos, exceto pela projeção para a oliva inferior, a qual usa ácido gama-aminobutírico. O núcleo fastigial, o mais antigo do cerebelo, recebe fibras aferentes do paleocerebelo e também dos núcleos vestibulares e do oitavo nervo craniano. Seus impulsos eferentes, dos quais muitos se cruzam no teto, passam pelo tronco encefálico até os núcleos vestibulares – principalmente o núcleo vestibular lateral –, e pela formação reticular. Alguns deles atravessam o PCI; outros fazem trajeto no PCS no fascículo unciforme. O núcleo fastigial também se projeta para o núcleo ventral lateral (VL) do tálamo, que, por sua vez, se projeta até a área do tronco no córtex motor. Os núcleos interpostos recebem fibras aferentes principalmente do córtex paravermiano e projetam-se para o núcleo VL e para a parte magnocelular do núcleo rubro contralateral, o qual dá origem ao trato rubrospinal. Os núcleos denteados, as massas nucleares mais importantes em termos de função clínica, recebem fibras aferentes principalmente das células de Purkinje do neocerebelo. O núcleo denteado projeta-se para os núcleos VL e intralaminares do tálamo ipsilaterais, e para os núcleos rubro e olivar inferior contralaterais.

O cerebelo faz parte dos complexos circuitos de *feedback* que participam da coordenação da atividade motora (Figuras 43.9 a 43.11). As grandes fibras aferentes mielínicas do fuso muscular e do órgão tendinoso de Golgi fazem trajeto até o cerebelo nos tratos espinocerebelares e entram principalmente através do PCI. Essas informações são processadas nos hemisférios e influenciam a atividade das células de Purkinje no núcleo profundo mediano (principalmente, o denteado); estas células enviam axônios através do PCS para o núcleo VL do tálamo contralateral, que, por sua vez, projeta-se para o córtex motor. A seguir, as fibras corticopontinas descendentes fazem sinapse nos núcleos da ponte na base da ponte, os quais enviam axônios pontocerebelares através do PCM para os hemisférios do cerebelo. Na verdade, outras fibras corticomotoras descendentes executam a tarefa em questão. Assim, o cerebelo pode comunicar ao córtex a necessidade de ajuste fino do movimento, e o córtex pode tomar medidas corretivas e, ao mesmo tempo, informar ao cerebelo sobre a extensão da correção para que sejam feitos outros ajustes (ver Capítulo 22). A ação do tálamo motor é integrar a atividade cerebelar dos núcleos da base e a cortical. Outro circuito consiste em fibras que se originam da oliva inferior e fazem trajeto através do PCI até o núcleo denteado, com projeções deste para o núcleo rubro, o qual, em seguida, projeta-se para a oliva inferior (triângulo de Guillain-Mollaret; ver Capítulo 30). As fibras vestibulocerebelares diretas e cerebelovestibulares de retorno formam mais um circuito. O cerebelo também recebe estímulos do hipotálamo.

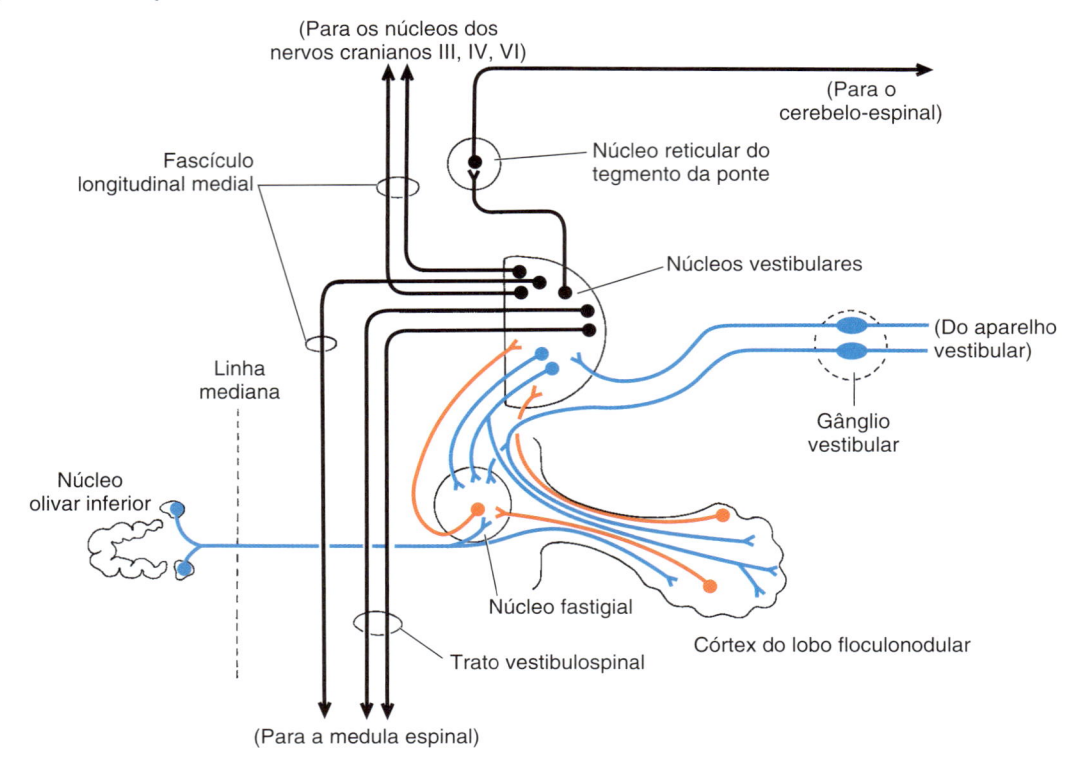

Figura 43.9 Conexões dos núcleos vestibulocerebelares e vestibulares. As vias aferentes para o cerebelo são representadas em *azul*; as eferentes cerebelares, em *vermelho*; e outros neurônios, em *preto*. (Reimpressa de Kiernan JA. *Barr's The Human Nervous System: An Anatomical Viewpoint*. 9th ed. Philadelphia: Wolters Kluwer Health/Lippincott Williams & Wilkins, 2009, com permissão.)

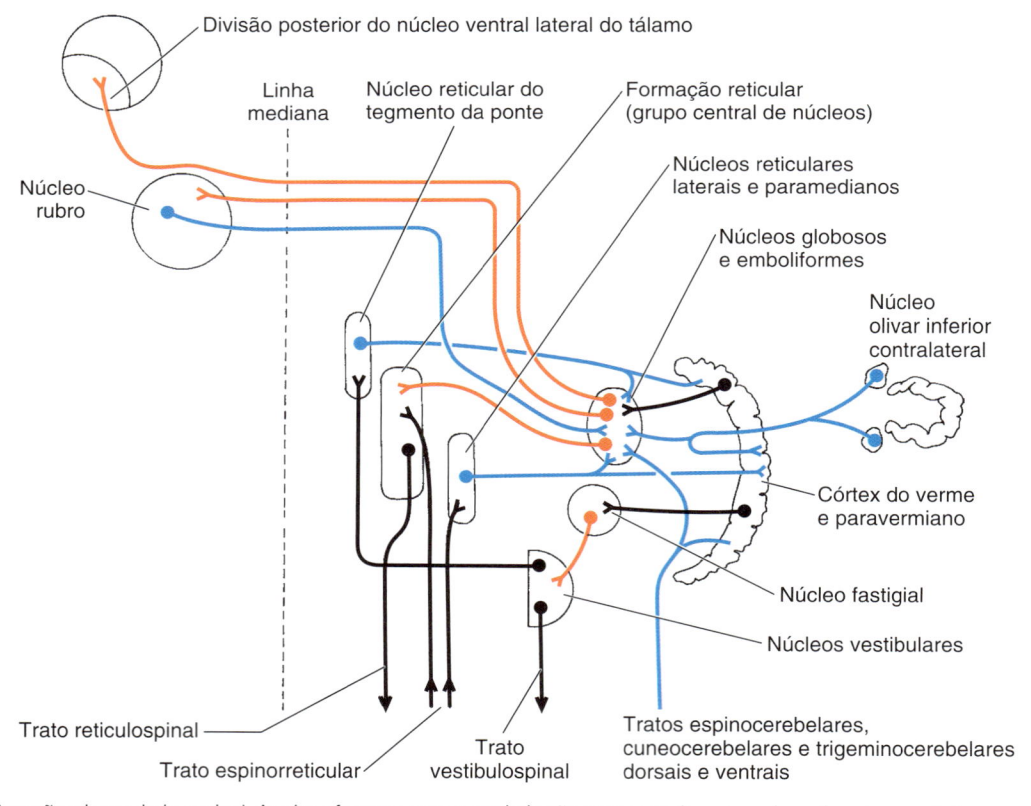

Figura 43.10 Conexões do cerebelo-espinal. As vias aferentes para o cerebelo são representadas em *azul*; as eferentes cerebelares, em *vermelho*; e outros neurônios, em *preto*. (Reimpressa de Kiernan JA. *Barr's The Human Nervous System: An Anatomical Viewpoint*. 9th ed. Philadelphia: Wolters Kluwer Health/Lippincott Williams & Wilkins, 2009, com permissão.)

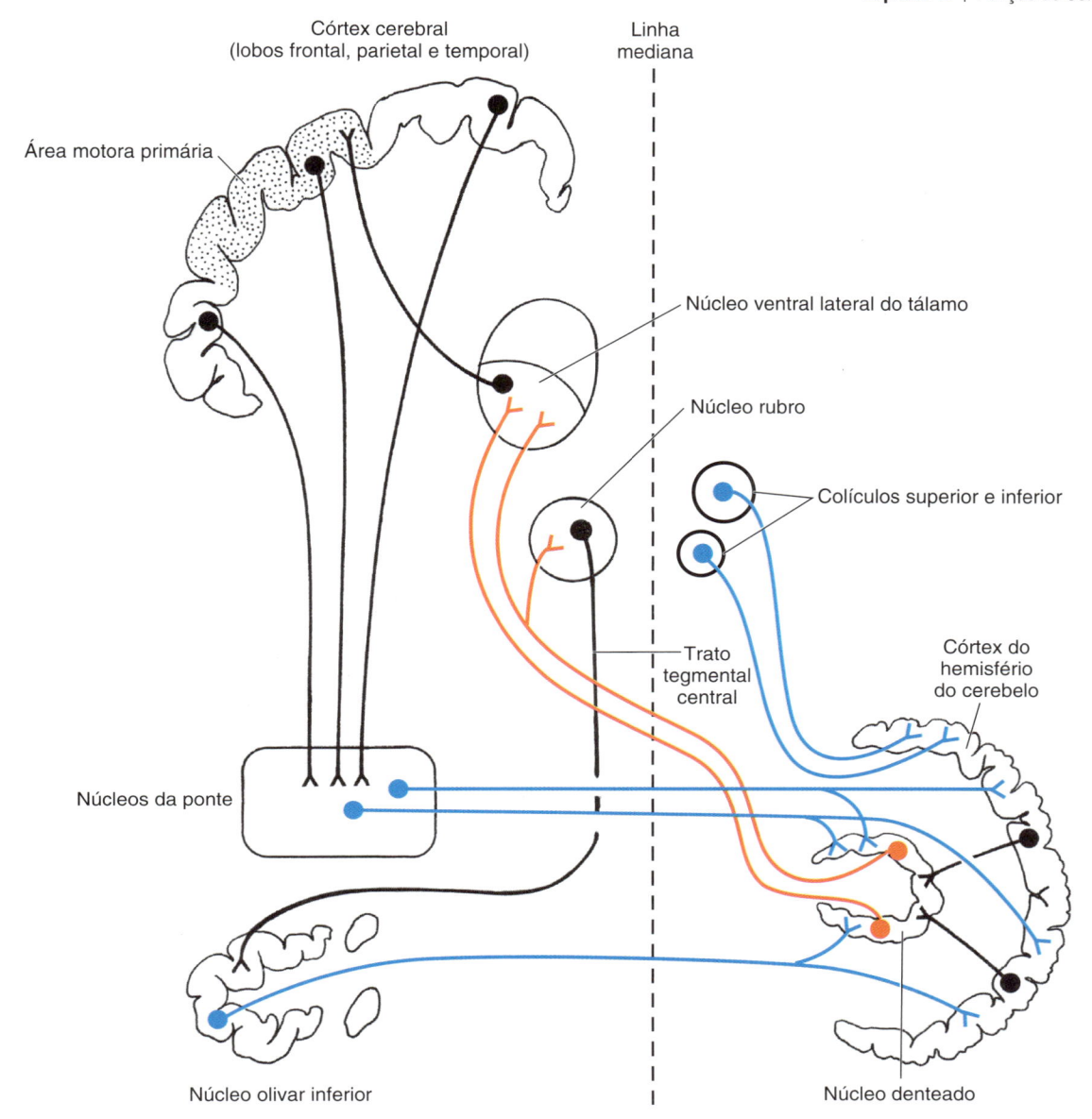

Figura 43.11 Conexões do cerebelo-cortical (pontocerebelo) e dos núcleos vestibulares. As vias aferentes para o cerebelo são representadas em *azul*; as eferentes cerebelares, em *vermelho*; e outros neurônios, em *preto*. (Reimpressa de Kiernan JA. *Barr's The Human Nervous System: An Anatomical Viewpoint.* 9th ed. Philadelphia: Wolters Kluwer Health/Lippincott Williams & Wilkins, 2009, com permissão.)

MANIFESTAÇÕES CLÍNICAS DE DISFUNÇÃO CEREBELAR

Os pacientes com disfunção cerebelar sofrem várias combinações de tremor, falta de coordenação motora, dificuldade de marcha, disartria e nistagmo, dependendo das partes do cerebelo acometidas (ver Tabela 22.1). A ataxia é o principal sinal de doença cerebelar; caracteriza-se por vários graus de dissinergia, dismetria, ausência de coordenação agonista-antagonista e tremor. Ela pode afetar os membros, o tronco ou a marcha. A doença cerebelar também pode causar hipotonia, astenia ou lentidão de movimento, além de desvio dos membros estendidos. A doença que afeta as conexões do cerebelo no tronco encefálico causa anormalidades

indistinguíveis da doença cerebelar propriamente dita. Quando a ataxia cerebelar é causada por disfunção das conexões do cerebelo no tronco encefálico, geralmente há outros sinais relativos ao tronco encefálico.

Dissinergia

O distúrbio básico na doença cerebelar é a dissinergia. Normalmente, a ação dos vários músculos que participam de um movimento é coordenada e harmoniosa, e assim, a força, o momento e a sequência de ativação da contração são apropriados para que o movimento seja uniforme e preciso. A doença cerebelar compromete os mecanismos normais de controle que organizam e regulam as contrações dos diferentes músculos e grupos musculares participantes, de modo a garantir a uniformidade e a coordenação apropriada do movimento. Há perda de velocidade e habilidade para realizar movimentos que exijam a atividade coordenada de vários grupos de músculos ou movimentos. A contribuição do cerebelo é decisiva para o momento da ativação dos músculos participantes de um movimento. A não integração dos componentes da ação acarreta a decomposição da mobilidade, isto é, a ação é dividida em seus componentes e realizada de maneira arrítmica, instável, desajeitada e desorganizada. O cerebelo é particularmente importante na coordenação de movimentos multiarticulares.

Dismetria

A dismetria é caracterizada por erros de avaliação da distância e da medida da distância, velocidade, potência e direção de movimento. A disfunção cerebelar causa perda da colaboração normal entre agonista e antagonista. Ao estender a mão para alcançar um objeto a 50 cm de distância, a mão vai até 55 cm e ultrapassa o alvo (hipermetria), ou não alcança o alvo (hipometria). A hipermetria é mais comum. O movimento pode ser muito lento ou muito rápido com força excessiva ou insuficiente. O paciente com dismetria não faz um movimento em linha reta entre dois pontos, mas se desvia erraticamente do trajeto pretendido. Estudos eletromiográficos demonstraram que a dismetria está associada a anormalidades no tempo e na força da contração antagonista necessária para desacelerar o movimento. A hipermetria está associada a uma escalada mais gradual e prolongamento da atividade agonista com início tardio da atividade antagonista, ou com um ritmo mais de aumento da atividade dos antagonistas. As evidências sugerem que diferentes mecanismos podem causar a dismetria, dependendo da localização anatômica da lesão cerebelar.

Coordenação agonista-antagonista

Um distúrbio da inervação recíproca leva à perda da capacidade de interromper a contração dos agonistas e de contrair rapidamente os antagonistas para controlar e regular o movimento. Em pacientes com déficits cerebelares que tentam fazer movimentos voluntários rápidos – o primeiro pico de atividade do agonista costuma ser prolongado –, o tempo de aceleração é maior do que o normal e pode ser maior do que o tempo de desaceleração. A sequência normal de atividade trifásica agonista-antagonista-agonista é perturbada por um pico de atividade do agonista muito longo ou muito curto, ou por um pico de atividade do agonista que persiste durante a atividade do antagonista. A diminuição da capacidade de realizar movimentos sucessivos e de interromper uma ação e, logo em seguida, fazer o movimento diametralmente oposto causa disdiadococinesia, perda dos movimentos de controle e fenômeno de rebote. Disdiadococinesia (ou adiadococinesia) é um termo estranho (cunhado por Babinski) que significa incapacidade de fazer movimentos alternados rápidos (MARs). O paciente com diminuição dos MARs tem dificuldade em testes como: bater na palma de uma das mãos alternadamente com a palma e o dorso da outra; tamborilar rapidamente em uma mesa; batucar um ritmo complexo; ou bater o pé em ritmo constante. A incapacidade de inverter rapidamente uma ação também compromete a resposta de controle, produzindo o fenômeno de rebote de Holmes (ver seção "Comprometimento do controle e fenômeno de rebote", adiante).

Tremor

O tipo mais comum de tremor cerebelar é um tremor de intenção (ativo, cinético ou terminal) que é ausente em repouso, mas torna-se evidente no movimento intencional. No membro superior, quando o paciente estende a mão para tocar um objeto, ocorrem abalos irregulares para frente e para trás, perpendiculares ao trajeto do movimento, os quais aumentam de amplitude quando a mão se aproxima do alvo. Também pode ocorrer tremor postural dos membros estendidos, sem que o paciente tente alcançar um alvo. Com frequência, o tremor cerebelar afeta os músculos proximais; quando intenso, pode acometer não só os membros, mas também a cabeça ou mesmo todo o corpo. Às vezes, o tremor cerebelar intenso pode ter um caráter quase mioclônico. Os tremores e outros movimentos provavelmente são consequência de doença das vias eferentes cerebelares ou de suas conexões com o núcleo rubro e o tálamo (vias denteador-rubrais e denteadotalâmicas ou PCS) e, às vezes, são denominados tremor eferente cerebelar. O tremor rubral está presente no repouso, mas piora com o movimento, e provavelmente é consequência de lesão nos tratos eferentes cerebelares (ver Capítulo 30).

Hipotonia

A hipotonia, ou flacidez muscular, com diminuição da resistência ao movimento passivo, é observada com frequência na doença cerebelar. A disfunção cerebelar diminui os impulsos eferentes tônicos dos núcleos do cerebelo, o que causa perda da facilitação cerebelar para o córtex motor. Os músculos são flácidos e assumem atitudes artificiais; as partes do corpo podem ser movidas passivamente em posições de flexão ou extensão extrema. Os reflexos de estiramento são normais ou diminuídos na doença limitada ao cerebelo. Às vezes, os reflexos tendinosos são "pendulares". A percussão do tendão patelar enquanto o pé está pendente acarreta uma série de movimentos do pé e da perna, para frente e para trás, antes que o membro finalmente entre em repouso. Os reflexos pendulares são causados por hipotonicidade muscular e ausência de controle normal do reflexo. Os reflexos superficiais não são afetados pela doença cerebelar. Esta também pode causar uma posição característica da mão estendida, possivelmente decorrente da hipotonia.

Observa-se flexão e curvatura dorsal do carpo, com hiperextensão dos dedos, e tendência à hiperpronação. A mão é semelhante àquela observada na coreia de Sydenham. A lesão cerebelar pode diminuir o movimento pendular normal do braço afetado durante a marcha. O balanço do braço também pode diminuir em distúrbios extrapiramidais e na hemiparesia leve. No teste de balanço dos ombros, a lesão cerebelar aumenta a amplitude e a duração da oscilação do braço, embora os movimentos possam ser irregulares e arrítmicos (ver Capítulo 28).

Disartria

A doença cerebelar costuma afetar a fala. A articulação pode ser lenta, atáxica, arrastada, com prolongamento das vogais, espasmódica ou explosiva em decorrência da dissinergia dos músculos da fonação. Um tipo escandido de disartria é especialmente característico de doença cerebelar (ver Capítulo 9). A fala escandida da esclerose múltipla e a fala em *staccato* da ataxia de Friedreich (AF) provavelmente são consequências da disfunção cerebelar. A disartria pode ser manifestação isolada de infarto cerebelar paravermiano.

Nistagmo

O nistagmo e outros distúrbios da motilidade ocular podem ocorrer em lesões cerebelares. Com frequência, o nistagmo indica o acometimento das vias vestibulocerebelares. As anormalidades oculares costumam ser consequência do acometimento das conexões do cerebelo com outros centros, e não de disfunção cerebelar real. A doença cerebelar pode causar nistagmo do olhar parético. O paciente não consegue manter o olhar excêntrico e precisa de movimentos sacádicos repetidos para olhar lateralmente. Na lesão de um hemisfério, os olhos em repouso podem ter desvios de 10 a 30° na direção do lado não afetado. Quando o paciente tenta olhar para outro lugar, os olhos fazem um movimento sacádico na direção do ponto de fixação, com movimentos lentos de retorno ao ponto de repouso. Os movimentos são mais acentuados e de maior amplitude quando o paciente olha para o lado afetado. Quando há tumor do ângulo pontocerebelar, o nistagmo é grosseiro ao olhar para o lado da lesão, e fino e rápido ao olhar para o lado oposto (nistagmo de Bruns). Outros distúrbios de motilidade ocular observados na doença cerebelar são desvio, dismetria e *flutter* oculares, opsoclonia, reação de inclinação ocular e intrusões sacádicas. O nistagmo de rebote é de um tipo que pode ser exclusivo da doença cerebelar; o componente rápido ocorre na direção do olhar lateral, mas há inversão transitória da direção quando os olhos voltam à posição primária (ver Capítulo 14). Veja uma análise mais detalhada dos sinais oculares na doença cerebelar em *Cerebelar Eye Signs* do Dr. Robert B. Darroff, Neuro-ophthalmology Virtual Education Library (NOVEL), University of Utah, Videolink 43.1.

Outras anormalidades

Na doença cerebelar, é possível observar anormalidades de postura e marcha com atitude anormal e desvio espontâneo da cabeça e de partes do corpo. Na doença cerebelar unilateral, pode haver desvio da cabeça e do corpo, com hipermetria dos membros na direção do lado afetado. Há tendência de queda na posição em pé, e de desvio durante a marcha para o lado da lesão. Os membros estendidos desviam lateralmente na direção da lesão. Pode haver redução ou ausência do movimento pendular normal do braço durante a marcha. Nas lesões da linha mediana, ou do verme, o paciente pode não ser capaz de se manter ereto e cair para trás ou para frente. A marcha é cambaleante, instável ou irregular, sem lateralidade. "Crises cerebelares" é um termo antiquado que designa episódios de rigidez de descerebração por disfunção do tronco encefálico, decorrente do efeito de massa de lesões expansivas no cerebelo.

EXAME DE COORDENAÇÃO E FUNÇÃO CEREBELAR

Os exames clínicos para diagnóstico de disfunção cerebelar são basicamente designados para detecção de dissinergia, decomposição do movimento e dismetria. A combinação de incoordenação, movimentos inábeis, erros da velocidade, amplitude e força do movimento, junto com disdiadocinesia e tremor de intenção é denominada ataxia cerebelar. A simples observação pode ser tão informativa quanto um exame clínico detalhado. A observação do paciente ao ficar de pé, caminhar, vestir-se e despir-se, abotoar e desabotoar roupas e amarrar os sapatos pode revelar tremor, incoordenação, inabilidade e perturbação da fixação postural. Pode-se pedir ao paciente que escreva, use ferramentas simples, beba de um copo e trace linhas com uma caneta leve sem apoiar o cotovelo. O exame de lactentes e crianças pode ser limitado à simples observação, notando a capacidade da criança de estender a mão para pegar brinquedos e objetos e usá-los. Os exames de avaliação da coordenação podem ser divididos em relacionados, ou não, com as funções de equilíbrio.

Coordenação relacionada com o equilíbrio

Refere-se à manutenção do equilíbrio e à coordenação do corpo como um todo. O exame de postura estática e marcha avalia a coordenação relacionada com o equilíbrio; o Capítulo 44 apresenta uma análise mais aprofundada.

Coordenação não relacionada com o equilíbrio

Os exames de coordenação não relacionada com o equilíbrio avaliam a capacidade de fazer movimentos isolados, muitas vezes relativamente finos e intencionais com os membros.

Embora sejam, sobretudo, exames de coordenação, é preciso que outros sistemas neurais estejam intactos para o desempenho normal. O Capítulo 27 discorre sobre outros componentes que afetam o controle motor fino. É importante levar em conta a dominância manual ao avaliar a coordenação e permitir a leve inabilidade normal do lado não dominante. Pacientes cansados ou sedados podem apresentar uma incoordenação que não é normal para o indivíduo. A avaliação funcional das habilidades motoras finas pode ser feita pedindo-se ao paciente que passe a linha em uma agulha, pegue um alfinete, coloque contas em um colar, ponha água em um copo ou desenhe círculos.

Teste dedo-nariz (dedo-nariz-dedo)

Existem diversas variações do teste em que o paciente toca o nariz com o dedo indicador, todas as quais serão incluídas como o teste dedo-nariz (DN). Todos esses testes podem ser feitos com o paciente deitado, sentado ou em pé. O paciente estende totalmente o braço e encosta a ponta do dedo indicador na ponta do nariz, devagar no início, depois rapidamente, com os olhos abertos e, em seguida, fechados. O examinador pode pôr o membro estendido em várias posições e fazer o teste em diferentes planos e de vários ângulos. O paciente pode ser instruído a encostar a ponta do indicador no nariz, a seguir tocar a ponta do dedo do examinador e voltar ao nariz. É importante demonstrar o movimento solicitado, para que o paciente não interprete erroneamente a solicitação verbal; ele pode tentar pôr o dedo indicador sobre o dedo do examinador sem retirá-lo do próprio nariz. O examinador pode movimentar o dedo durante o teste e instruir o paciente a tentar tocar o alvo móvel enquanto o dedo é colocado em diferentes locais, a diferentes distâncias, e a movê-lo tanto lenta quanto rapidamente. O examinador pode retirar o dedo e forçar o paciente a persegui-lo (teste de perseguição de dedo). A extensão total do braço dessa maneira pode revelar um leve tremor de intenção.

Durante esses movimentos, observe a uniformidade e a exatidão com que a ação é executada e verifique se há oscilações, abalos e tremor. O tremor de intenção torna-se mais intenso, grosseiro e irregular à medida que o dedo se aproxima do alvo. Pode haver tremor leve no meio da amplitude do movimento, mas perto do fim, o tremor aumenta muito; quando o dedo toca o alvo, o tremor cessa. Na ataxia cerebelar, a dificuldade pode variar de incoordenação leve, com um tipo de movimento impreciso, a oscilações violentas que impedem totalmente a ação. O paciente com ataxia apendicular grave pode não ser capaz de levar a mão à cabeça, quanto mais o dedo ao nariz. O Vídeo 43.1 demonstra um paciente com ataxia apendicular.

Na dismetria, o paciente pode parar antes de chegar ao nariz, fazer uma pausa e depois completar o ato devagar e sem firmeza, ou exagerar e levar o dedo ao nariz com velocidade e força excessivas. Na dissinergia, o movimento não é uniforme e harmonioso; pode haver interrupções, acelerações e deflexões irregulares, ou o movimento pode ser

dividido nas partes que o constituem. A realização do teste DN contra resistência leve pode fazer com que a ataxia leve torne-se mais óbvia, ou a ataxia latente, evidente. O examinador pode aplicar resistência colocando os dedos contra o antebraço do paciente e exercendo pressão leve enquanto este move o braço na direção do nariz, ou pondo ao redor do punho dele uma cinta elástica, que é puxada com delicadeza durante o teste. Outro teste é pedir para o paciente desenhar uma linha, a qual começa e termina em pontos fixos. Ele talvez tenha dificuldade em iniciar no ponto correto e, também, em terminar antes do segundo ponto ou ultrapassar a marcação. Essa técnica também pode demonstrar o tremor, com oscilações de um lado para outro ao longo do trajeto pretendido. O paciente com doença cerebelar talvez apresente macrografia, uso de letras grandes que aumentam ao longo da página, o inverso do distúrbio da escrita observado na doença de Parkinson.

No teste dedo-dedo (pontas dos dedos na linha mediana), o paciente abduz amplamente os braços no plano horizontal e aproxima as pontas dos dedos indicadores, ou médios, em um arco amplo até encostá-los exatamente na linha mediana. Esse teste é feito lenta e rapidamente, primeiro com os olhos abertos e, depois, fechados. Na doença cerebelar unilateral, o dedo no lado acometido talvez não chegue à linha mediana, e o dedo no lado normal talvez cruze a linha mediana para alcançá-lo. Além disso, o braço no lado afetado pode pender ou elevar-se, fazendo com que o dedo nesse lado fique abaixo ou acima do dedo no lado normal.

Na histeria ou na simulação, pode haver respostas bizarras de vários tipos. O paciente pode agir como se não conseguisse encostar o dedo no nariz, ou circular em torno dele com movimentos amplos e erráticos, mas acaba tocando a extremidade do nariz, ou pode tocar repetidas vezes, mas com precisão, alguma outra parte da face, indicando que não há perda da sensibilidade nem da coordenação.

Podem ser aplicados testes similares para avaliar os membros inferiores. No teste calcanhar-crista da tíbia (calcanhar-joelho-crista da tíbia/dedo), o paciente é instruído a pôr o calcanhar de um pé sobre o joelho oposto, bater várias vezes com o calcanhar no joelho, empurrar a ponta dele (não o dorso do pé) ao longo da crista tibial em linha reta até o hálux, e então voltar ao joelho. O paciente com doença cerebelar tende a levantar muito o pé, flexionar demais o joelho e apoiar o calcanhar acima do joelho. As excursões ao longo da crista da tíbia são movimentos espasmódicos e instáveis. Na ataxia sensorial, o paciente pode ter dificuldade para localizar o joelho com o calcanhar, tateando ao seu redor; há dificuldade de manter o calcanhar sobre a crista da tíbia, e ele pode escorregar para um dos lados ao deslizar. No teste hálux-dedo, o paciente tenta encostar o hálux, com o joelho fletido, no dedo do examinador. Se houver dismetria, ele não alcança ou ultrapassa o alvo; também pode haver tremor de intenção e oscilações. Ele pode ser instruído a "desenhar" um círculo ou o número oito com o pé, no ar ou no assoalho; na ataxia, o movimento é instável e a figura é irregular.

Movimentos alternados rápidos

Na disdiadococinesia, um movimento não pode ser seguido imediatamente por seu movimento oposto diametral; a contração de um grupo de agonistas e o relaxamento dos antagonistas não pode ser imediatamente seguida por relaxamento dos agonistas e contração dos antagonistas. Os pacientes com ataxia cerebelar podem ter muita dificuldade para fazer esses tipos de movimentos (Vídeo 43.1).

Um teste comum para disdiadococinesia é pronação e supinação alternadas das mãos, como ocorre quando se bate alternadamente com a palma e o dorso da mão sobre a coxa ou sobre a palma ou o dorso da outra mão, ou quando se imita o movimento de atarraxar uma lâmpada no bocal ou girar maçanetas. Os movimentos são repetitivos e feitos com a maior rapidez possível. Pode-se usar qualquer movimento que envolva inervação recíproca e ação alternada de agonistas e antagonistas, como a alternância de abertura e fechamento das mãos, a rápida flexão e extensão de dedos isolados, encostar a ponta do dedo indicador na ponta ou na articulação interfalângica estendida do polegar, ou bater rapidamente com a mão ou as pontas dos dedos no tampo de uma mesa. Um bom teste é instruir o paciente a encostar rapidamente a ponta do polegar na ponta dos demais dedos em sequência, começando com o dedo indicador e prosseguindo até o dedo mínimo, repetir com o dedo mínimo e voltar ao indicador, e assim por diante. Outro teste útil é instruir o paciente a batucar um ritmo simples com cada mão (p. ex., 1-2-3/pausa com ritmo constante) e, a seguir, um ritmo mais complexo, porém bem conhecido (p. ex., Parabéns pra você). Os testes de MARs no membro inferior são muito mais limitados. O paciente é instruído a bater o pé em ritmo constante contra o assoalho se estiver de pé; e contra a palma da mão do examinador, se em decúbito; ou a encostar o calcanhar repetidamente no joelho, se deitado. Os MARs da língua podem ser avaliados pedindo-se ao paciente que movimente a língua para fora e para dentro da boca ou de um lado para o outro o mais rapidamente possível.

Em todos esses testes, observe a velocidade, o ritmo, a exatidão e a uniformidade dos movimentos. Nos pacientes com ataxia, os MARs são lentos e hesitantes, com pausas durante a transição entre os movimentos opostos, ou instáveis e irregulares, com perda do ritmo. Pode haver fatigabilidade rápida: os movimentos podem ser satisfatórios no início, mas depois de algumas tentativas tornam-se difíceis e descoordenados. Em geral, comparam-se os dois membros, mas as anormalidades bilaterais são comuns, e o examinador tem de contar com a experiência ou usar outro comando. A demonstração dos movimentos ao paciente é uma oportunidade para o examinador ser o comando. Em algumas manobras, como durante o movimento rápido e repetitivo dos dedos, é possível examinar os dois membros simultaneamente e comparar um lado com o outro. O exame simultâneo também pode acentuar a anormalidade no lado afetado.

Comprometimento do controle e fenômeno de rebote

Os movimentos de controle exigem a contração dos antagonistas depois da retirada inesperada de uma carga durante a forte contração do agonista. É preciso que ocorra relaxamento imediato dos agonistas e contração dos antagonistas para frear o movimento depois da retirada súbita da resistência. Como a disfunção cerebelar afeta a relação recíproca entre agonista e antagonista, a resposta de controle pode ser comprometida.

No teste de rebote de Holmes (Stewart-Holmes), o paciente mantém o braço aduzido no ombro e flexionado no cotovelo, com o antebraço em supinação e a mão fechada com firmeza. O cotovelo pode estar apoiado sobre uma mesa ou ser mantido sem apoio junto ao corpo. O examinador puxa o carpo, e o paciente resiste firmemente à tentativa de extensão do cotovelo. Em seguida, o examinador solta subitamente o carpo. Em condições normais, com a súbita liberação da força, a contração dos flexores do cotovelo cessa de imediato e é rapidamente seguida pela contração dos extensores do cotovelo para interromper o súbito movimento de flexão e impedir que o paciente bata em si mesmo. O paciente normal é capaz de controlar a flexão inesperada do cotovelo. Na doença cerebelar, quando há liberação súbita do membro fortemente flexionado, o paciente não consegue interromper a contração do flexor e recrutar os extensores para interromper o movimento do cotovelo. Em virtude da perda da resposta de controle, a mão vai até o ombro ou a boca, muitas vezes com força considerável. O braço livre do examinador deve ser posto entre a mão e a face do paciente para bloquear o golpe. A descrição conhecida desse movimento como fenômeno de rebote de Holmes não é inteiramente correta. Stewart e Holmes usaram a palavra rebote para designar o abalo na direção oposta, a retração, em resposta ao fim da contenção. O fenômeno de rebote ocorre de forma normal e exagerada nos membros espásticos. A ausência de rebote (geralmente acompanhada por diminuição do controle) nos membros afetados por doença cerebelar é que é anormal. Portanto, perda de rebote é que é anormal e característica da doença cerebelar, não sua presença.

O teste de rebote pode ser realizado de outras maneiras. Pode-se testar a extensão do cotovelo contra resistência em vez da flexão. Com os dois braços estendidos diante do paciente, o examinador pode forçá-los para baixo ou para cima enquanto o paciente resiste e, subitamente, retirar a força. Isso permite comparar o fenômeno de rebote e a perda dos movimentos de controle nos dois lados. Nos membros inferiores, pode-se testar o rebote por liberação súbita quando o paciente está resistindo à flexão ou à extensão do joelho, do quadril ou do tornozelo. Nem sempre o controle e fenômeno de rebote são comprometidos na doença cerebelar e, às vezes, estão presentes em membros normais ou são exagerados em membros espásticos. A perda do rebote unilateral é mais significativa do que a bilateral. No teste de parada do braço, o paciente mantém ambos os braços acima da cabeça ou ao lado do corpo, o examinador os mantém estendidos no plano horizontal e o paciente tenta abaixar ou levantá-los rapidamente de modo que as extremidades de seus dedos fiquem exatamente no mesmo nível que as do examinador. Nas lesões hemisféricas unilaterais, o braço no lado saudável para no alvo, mas o braço afetado costuma ultrapassar o alvo e corrigir a posição em sentido oposto, oscilando em torno do alvo antes de parar.

Desvio e hipermetria

Em geral, os pacientes com doença cerebelar têm dificuldade de manter o alinhamento normal dos membros ou do corpo ao realizar uma tarefa como conservar os braços estendidos e abertos ou caminhar, sobretudo com os olhos fechados. O paciente pode errar ao tentar alcançar um objeto (hipermetria), desviar para um lado ao caminhar de olhos fechados ou apresentar desvio do braço estendido (Vídeo 43.2). As lesões vestibulares podem apresentar achados semelhantes.

Para fazer o teste tradicional de hipermetria, o paciente e o examinador devem estar de frente um para o outro, sentados ou em pé, com o membro superior de cada um estendido na horizontal e os dedos indicadores em contato. O paciente levanta o braço até a posição vertical, com o dedo apontado para cima, e volta ao plano horizontal, tocando novamente o dedo do examinador. A manobra deve ser tentada algumas vezes com os olhos abertos e, depois, executada com os olhos fechados. A avaliação dos braços pode ser sequencial ou simultânea. O teste com o paciente elevando o braço de uma posição inferior até o plano horizontal é menos comum. Em condições normais, ele volta à posição inicial com bastante exatidão, sem oscilação nem desvio. Na doença do labirinto ou na lesão hemisférica cerebelar, o braço desvia-se para o lado acometido no trajeto de volta, principalmente com os olhos fechados. Esse desvio é denominado hipermetria. Um método mais simples de avaliar a hipermetria é instruir o paciente a fechar os olhos durante o teste dedo-nariz-dedo. Com os olhos abertos, o movimento é feito com exatidão, mas, com os olhos fechados, o paciente leva o dedo para o lado do alvo. A repetição do teste várias vezes pode provocar maior desvio. Nas lesões graves, a hipermetria pode ocorrer mesmo com os olhos abertos. O padrão na hipermetria vestibular é diferente do padrão na hipermetria cerebelar Na doença vestibular, a hipermetria ocorre nos dois membros superiores na direção do lado afetado; na doença cerebelar unilateral, a hipermetria ocorre na direção do lado da lesão, mas apenas no braço ipsilateral. O Capítulo 17 apresenta mais detalhes sobre a hipermetria.

A lesão cerebelar também pode causar desvio dos membros superiores estendidos. Três tipos de desvio podem ocorrer quando o paciente tenta manter os braços estendidos e abertos com os olhos fechados: o piramidal, o parietal e o cerebelar. No desvio do pronador (sinal de Barré) causado por lesão piramidal, o braço desce, com pronação do antebraço associada (ver Capítulo 27). No parietal, o braço costuma elevar-se e desviar para fora (desvio superior). No

cerebelar, o braço desvia principalmente para fora, no mesmo nível, para cima ou, com menor frequência, para baixo. O teste é feito com os braços estendidos e com os olhos fechados. Na doença que envolve um hemisfério do cerebelo, o braço desvia para o mesmo lado da lesão. O desvio pode ser acentuado se o paciente levantar e abaixar os braços várias vezes ou se houver percussão dos carpos estendidos. Essa percussão também pode criar oscilação para cima e para baixo em virtude do comprometimento do mecanismo de controle, de maneira que o braço balança algumas vezes para cima e para baixo e, aos poucos, desvia-se lateralmente e, com frequência, para cima.

Também se pode avaliar a manutenção da posição dos membros inferiores. O paciente, em decúbito dorsal, eleva uma perna de cada vez. Na ataxia, não é possível a elevação contínua ou em linha reta da perna. Pode haver adução, abdução, rotação, oscilações ou espasmos de uma posição para outra. Ao abaixar o membro, o paciente pode deixá-lo cair pesadamente e talvez não conseguir fazê-lo voltar à posição original ao lado do outro, mas pode sofrer um desvio por cima dele ou afastar-se dele. Quando o paciente sentado estende as pernas sem apoio e tenta mantê-las estáveis, a lesão cerebelar unilateral pode causar oscilações e desvio lateral do membro ipsilateral. Se o paciente em decúbito ventral fletir os joelhos e tentar manter as pernas em posição vertical, pode haver oscilação acentuada e desvio lateral da perna no lado da lesão.

Desvio e deslocamento também podem ocorrer quando o paciente tenta caminhar com os olhos fechados. Assim como na vestibulopatia, o paciente desvia para o lado da lesão (ver Capítulo 17). O ato de caminhar para frente e para trás com os olhos fechados pode revelar marcha em "compasso" ou em "estrela" por desvio na direção do lado acometido. Ao caminhar em torno de uma cadeira, o paciente tende a cair para o lado afetado.

SÍNDROMES CEREBELARES

A doença cerebelar pode afetar todo o cerebelo ou apenas uma parte específica. Existem duas síndromes cerebelares bem definidas: uma da linha mediana ou do verme e uma lateral ou hemisférica. Na síndrome do verme, ou da linha mediana, os sintomas importantes são anomalias da postura estática e da marcha, que variam do leve alargamento da base ao caminhar na doença leve (ataxia da marcha) à total incapacidade de se sentar ou caminhar na doença grave. A doença dos hemisférios cerebelares causa ataxia apendicular, distúrbio da coordenação dos membros ipsilaterais, mais intensa no braço do que na perna. As manifestações clínicas primárias da disfunção do lobo FN ou de suas conexões são distúrbios do equilíbrio, nistagmo, muitas vezes posicional, e outras anormalidades do movimento extraocular. Não há ataxia dos membros. A Tabela 43.1 resume as manifestações clínicas de doença dessas partes do cerebelo.

Tabela 43.1	Manifestações clínicas de distúrbios do cerebelo (relacionadas com as diferentes zonas cerebelares).	
Zona do cerebelo	**Manifestações clínicas**	**Distúrbio possível**
Lobo floculonodular (arquicerebelo)	Nistagmo; anormalidades do movimento extraocular	Meduloblastoma
Verme (paleocerebelo)	Ataxia da marcha	Degeneração alcoólica
Hemisfério (neocerebelo)	Ataxia apendicular	Tumor; acidente vascular cerebral
Pancerebelar	Todas as apresentadas acima	Paraneoplásico

A intensidade das manifestações da doença cerebelar varia muito de acordo com a natureza aguda ou crônica do processo. A capacidade do sistema nervoso de compensar uma lesão cerebelar pode ser incrível. Se ela for aguda, os sintomas serão profundos; se o progresso for lento, os sintomas terão intensidade muito menor. Pode haver recuperação considerável de uma lesão aguda. Quando uma lesão é insidiosa, pode haver extenso comprometimento dos hemisférios sem achados clínicos importantes. A plasticidade neural e a compensação são tão grandes, que a função em alguns pacientes com pouco tecido cerebelar remanescente pode ser bastante boa. Os sintomas de doença cerebelar são semelhantes independentemente da etiologia do processo patológico, quer a lesão seja congênita ou adquirida.

Síndrome da linha mediana

O verme é importante no controle das estruturas axiais, ou daquelas que têm inervação bilateral; as lesões do verme afetam principalmente as funções da linha mediana, como marcha e coordenação da cabeça e do tronco. O paciente com doença leve do verme tem ataxia da marcha. A base é alargada, a marcha em *tandem* é especialmente difícil e pode haver descompensação ao virar o corpo. O teste de Romberg é negativo – o desequilíbrio não se agrava muito com os olhos fechados. Na disfunção grave do verme, pode haver distúrbios posturais e locomotores grosseiros de todo o corpo. Não há lateralização e pode haver tendência de queda para trás ou para frente. A marcha tem base larga e é caracterizada por oscilação e desequilíbrio; o paciente pode cambalear para um lado, como se estivesse embriagado. A ataxia cerebelar é abordada mais detalhadamente no Capítulo 44.

Na ataxia de tronco, há oscilação e instabilidade ao levantar, e o paciente pode ser incapaz de manter a posição ereta. Pode haver perda da capacidade de se manter ereto na posição sentada ou de manter o pescoço e a cabeça estáveis e eretos; quando grave, o distúrbio do equilíbrio em pé e sentado causa constante oscilação para frente e para trás, acenos com a cabeça e balanços da cabeça e do tronco na posição ereta, conhecidos como titubeação. Os movimentos da cabeça na titubeação são principalmente anteroposteriores (sim-sim) em 3 a 4 Hz. A disfunção do verme causa pequena ou nenhuma anormalidade dos membros, sobretudo dos superiores, embora todos os movimentos coordenados possam ser mal executados. O tônus muscular e os reflexos são normais. Pode haver nistagmo, mas geralmente não é acentuado. Também podem ocorrer dismetria ocular, nistagmo de rebote e anormalidades de perseguição. As lesões do verme podem causar nistagmo com batimento para cima. A disartria é frequente. Às vezes, há postura anormal com rotação ou inclinação da cabeça.

As causas comuns de síndrome cerebelar da linha mediana são degeneração cerebelar alcoólica e meduloblastoma. O álcool intoxica de preferência o verme e causa uma síndrome característica de ataxia da marcha com preservação dos membros. Esses pacientes podem não ter ataxia demonstrável dos membros inferiores em decúbito dorsal, mas ser totalmente incapazes de caminhar. Examinadores desavisados podem concluir que esses achados indicam histeria. Os meduloblastomas são mais frequentes no verme do cerebelo.

Síndrome hemisférica

Quando há lesão de um hemisfério do cerebelo, as manifestações são apendiculares em vez de axiais. Os déficits hemisféricos cerebelares são unilaterais e ipsilaterais à lesão, já que as vias não são cruzadas (ou, melhor dizendo, são duplamente cruzadas). Há perturbação dos movimentos especializados dos membros com ataxia, dismetria, dissinergia, disdiadococinesia e hipotonia, afetando mais o braço e a mão do que a perna e o pé. Os movimentos distais são mais afetados do que os proximais, e os movimentos finos mais do que os grosseiros. Eles são realizados de maneira irregular e pode haver tremor de intenção ou outras hipercinesias em caso de acometimento do núcleo denteado ou de suas vias eferentes.

A postura e a marcha não são prejudicadas tanto quanto na síndrome do verme, mas ocorrem anormalidades. Pode haver oscilação e queda na direção do lado da lesão. O paciente consegue ficar em pé sobre uma perna só no pé contralateral, mas não no ipsilateral, e pode ser incapaz de inclinar o corpo na direção do lado afetado sem cair. Com frequência, as anomalias assemelham-se àquelas de uma lesão vestibular unilateral. Durante a marcha pode haver instabilidade, com desvio ou rotação na direção do lado afetado. Pode haver deslocamento e hipermetria na direção do lado acometido. É possível que haja disartria, embora os distúrbios da articulação não sejam tão graves quanto nas lesões do verme. O nistagmo é comum, geralmente horizontal, mas, às vezes, é rotatório. Em geral, é mais proeminente quando se olha para o lado da lesão. As causas comuns de síndrome hemisférica cerebelar são astrocitoma cerebelar, esclerose múltipla e acidente vascular cerebral com acometimento da parte lateral do bulbo.

Disfunção cerebelar difusa

Alguns distúrbios afetam o cerebelo de maneira difusa, causando anormalidades mediana e hemisférica bilateral. Os pacientes podem ter nistagmo, ataxia da marcha e do tronco, além de incoordenação apendicular. As etiologias incluem: síndromes de ataxia espinocerebelar (AEC) hereditária, fármacos (principalmente fenitoína), toxinas e degeneração cerebelar paraneoplásica.

Ataxia sensorial

A descoordenação motora também pode ser causada por ausência de estímulos proprioceptivos dos membros. A ataxia sensorial é consequência de doença do nervo periférico que afeta principalmente as fibras sensoriais; doença dos gânglios da raiz posterior ou das colunas posteriores da medula espinal; interrupção das vias proprioceptivas no tronco encefálico; ou doença do lobo parietal. A incoordenação por ataxia sensorial pode ser muito semelhante à ataxia cerebelar (Tabela 43.2). Na ataxia cerebelar, não importa muito se os olhos do paciente estão abertos ou fechados. Na ataxia sensorial, o desempenho não é normal com os olhos abertos, mas piora notoriamente com os olhos fechados. Os diferentes componentes da anormalidade podem ter comportamentos um pouco diferentes quando os estímulos visuais são removidos. Parte do tremor na ataxia sensorial é causada por correções intencionais, guiadas pela visão, de desvios com relação ao trajeto pretendido. Em virtude da perda da noção de posição do membro no espaço, o paciente com os olhos fechados talvez seja incapaz de encontrar o próprio nariz ou o dedo do examinador, mas o tremor diminui porque o paciente não consegue ver que há um desvio e não tenta corrigi-lo. Ele pode estar bem longe do alvo, mas se mover em linha mais reta. A distinção entre ataxia cerebelar e sensorial também é feita pelos achados associados (ver Tabela 43.2).

Outras anormalidades

Há muitas causas possíveis de ausência de coordenação do movimento. Todos os níveis do sistema motor participam do movimento uniforme e preciso, de modo que a fraqueza de qualquer origem pode interferir na habilidade e na precisão. As anormalidades do tônus de qualquer tipo podem interferir na coordenação. As doenças do sistema extrapiramidal também podem comprometer o controle motor por causa de rigidez, acinesia ou bradicinesia, ausência de espontaneidade e perda de movimentos associados. A lesão do trato corticospinal pode causar movimentos espasmódicos e desajeitados, perda do controle motor e baixa integração de movimentos de ações programadas. A doença não orgânica pode causar dificuldade da coordenação que simula a ataxia verdadeira. Os distúrbios hipercinéticos do movimento podem causar irregularidade do momento e da excursão de movimentos sucessivos. As anormalidades proprioceptivas podem comprometer o desempenho motor. Atribuir ataxia sempre à doença cerebelar é uma simplificação excessiva, já que muitos distúrbios podem causar incoordenação e inabilidade. Com frequência, a causa é multifatorial. Uma boa regra geral é evitar tirar conclusões sobre o significado de "sinais cerebelares" diante de algum grau relevante de fraqueza, espasticidade, rigidez ou perda da sensibilidade. Quando o exame não mostra outras anormalidades, a incoordenação motora e a inabilidade de movimento geralmente são causadas por doença cerebelar.

A ataxia do lobo frontal é o distúrbio da coordenação causado por disfunção do lobo frontal contralateral; pode assemelhar-se a déficits por anormalidades do hemisfério do cerebelo ipsilateral. Essa ataxia é causada por doença das fibras frontopontocerebelares no trajeto até a sinapse nos núcleos da ponte. As lesões do lobo frontal podem causar outras anormalidades, como hiper-reflexia, aumento do tônus e reflexos patológicos, ao passo que lesões puramente cerebelares em geral causam hipotonia, reflexos diminuídos ou pendulares e ausência de reflexos patológicos. A pressão de massa cerebelar sobre o tronco encefálico pode ocasionar achados no trato corticospinal e confundir o quadro clínico. A ataxia de Bruns é um distúrbio da marcha observado principalmente em lesões do lobo frontal (ver Capítulo 44).

Várias outras funções têm sido atribuídas ao cerebelo, e há uma consciência crescente de suas funções não motoras. Foram propostas funções para o cerebelo no aprendizado, no planejamento, na emoção e na cognição. Ele pode participar da integração sensorimotora, da coordenação motora, do aprendizado motor e da sincronização. Uma síndrome afetiva cognitiva cerebelar foi descrita, caracterizada por: perturbação da função executiva; desorganização visuoespacial e comprometimento da memória visuoespacial; alteração da personalidade; e dificuldades linguísticas, como disprosódia, agramatismo e anomia leve. O cerebelo tem influência considerável no processamento da linguagem. As crianças com malformações cerebelares têm alta prevalência de deficiências funcionais e de desenvolvimento não motoras, incluindo déficits cognitivos, de linguagem e sociocomportamentais. A síndrome de mutismo cerebelar (síndrome da fossa posterior) consiste

Tabela 43.2	Achados associados úteis para diferenciar a ataxia sensorial da cerebelar.
Ataxia sensorial	**Ataxia cerebelar**
Perda sensorial, em especial da posição articular e da vibração	Nistagmo, dismetria ocular e outras anormalidades do movimento dos olhos
Marcha escarvante (pé caído)	Marcha cambaleante, atáxica
Redução dos reflexos	Outros sinais de doença cerebelar (dissinergia, dismetria, disdiadococinesia, hipotonia, rebote, comprometimento da resposta de controle)

em diminuição da fala que progride para mutismo, labilidade emocional, hipotonia e ataxia; é comum depois da ressecção de tumor mediano da fossa posterior em crianças, principalmente meduloblastoma. A disartria pode ser uma sequela. A disfunção não motora do cerebelo foi implicada em distúrbios tão diversos como autismo, dislexia e esquizofrenia.

DISTÚRBIOS CEREBELARES

As causas da ataxia relativamente aguda incluem: distúrbios metabólicos, infecções, toxinas, neoplasias, infarto, hemorragia e doença desmielinizante. Um distúrbio idiopático, a ataxia cerebelar aguda ou "cerebelite", é mais comum em crianças. A autoimunidade pode ser responsável por alguns casos de ataxia cerebelar esporádica idiopática. Os distúrbios metabólicos incluem: encefalopatia de Wernicke, deficiência de biotinidase e hiperamonemia. Os distúrbios causadores de ataxia episódica ou recorrente incluem: canalopatias (como síndromes atáxicas episódicas), enxaqueca da artéria basilar; exposição recorrente a toxinas (o álcool é o arquétipo da toxina cerebelar) e distúrbios metabólicos, como doença de Hartnup, síndrome de Leigh e acidúrias orgânicas.

A ataxia crônica pode ser relativamente fixa ou progressiva. As formas estáticas incluem: degeneração cerebelar alcoólica e malformações, como as malformações de Dandy-Walker e de Chiari. A malformação de Chiari I é relativamente comum. Com frequência, é assintomática e diagnosticada incidentalmente em exames de neuroimagem. Quando sintomática, outras manifestações típicas são cefaleia e dor cervical (agravadas por tosse ou manobra de Valsalva), evidência de disfunção da parte inferior do tronco encefálico (p. ex., disartria, disfagia e nistagmo com batimento inferior), mielopatia e siringomielia. As causas de ataxia progressiva crônica são: AECs hereditárias e distúrbios adquiridos, como hipotireoidismo, degeneração cerebelar paraneoplásica e esclerose múltipla.

As ataxias hereditárias podem ser transmitidas por herança autossômica dominante, autossômica recessiva, ou por mecanismos maternos de herança (mitocondrial). A classificação genômica superou amplamente as classificações anteriores, as quais eram baseadas apenas na manifestação clínica. As manifestações clínicas e os achados neuropatológicos de doença cerebelar dominam o quadro clínico; também pode haver alterações características nos núcleos da base, no tronco encefálico, na medula espinal, nos nervos ópticos, na retina e nos nervos periféricos. Os quadros clínicos variam de síndromes puramente cerebelares a distúrbios mistos do cerebelo e do tronco encefálico, síndromes do cerebelo e dos núcleos da base e doença da medula espinal ou dos nervos periféricos.

O tipo mais comum de ataxia hereditária é a AF, um distúrbio autossômico recessivo. A anormalidade molecular mais comum na AF é uma expansão de repetição de trinucleotídios no gene codificador de *frataxina*. O distúrbio é caracterizado por: ataxia progressiva da marcha e dos membros com fraqueza muscular associada dos membros; ausência de reflexos no membro inferior; respostas plantares extensoras; disartria, diminuição do sentido de vibração e propriocepção; escoliose; pé cavo; dedo do pé em malho; e anormalidades cardíacas. Os primeiros sintomas geralmente ocorrem na primeira ou segunda década de vida, antes do fim da puberdade. A tríade de hipoatividade dos reflexos patelar e aquileu, sinais de disfunção cerebelar progressiva e início na pré-adolescência costuma ser suficiente para o diagnóstico. Características incomuns e formas atípicas têm sido descritas. Até um quarto dos pacientes, mesmo homozigotos, tem características atípicas, as quais incluem: idade avançada por ocasião da apresentação e reflexos tendinosos preservados. Há correlação entre as expansões de repetição de trinucleotídios e o início tardio e maior tempo até a perda da deambulação.

As AECs autossômicas dominantes incluem AECs de tipos 1 a 47 (até a data de publicação deste texto). Os distúrbios mais comuns são AECs 1, 2, 3 (doença de Machado-Joseph), 6, 7 e 8 (Tabela 43.3). Muitos distúrbios são de

---

Tabela 43.3 Tipos comuns de ataxia espinocerebelar (AEC).

Nome	Genética	Fenótipo
AEC1	6 p22-p23; repetições CAG; ataxina-1	Ataxia, oftalmoparesia; achados piramidais e extrapiramidais
AEC2	12q23-q24.1; CAG; ataxina-2	Ataxia; sacadas lentas; achados piramidais e extrapiramidais mínimos
AEC3 (doença de Machado-Joseph)	14q24.3-q32; repetições CAG; ataxina-3	Ataxia; oftalmoparesia; sinais piramidais, extrapiramidais e amiotróficos variáveis
AEC6	19 p13.2; repetições CAG; proteína CACNA1A, subunidade do canal de cálcio tipo P/Q	Ataxia; disartria; nistagmo; perda leve da sensibilidade proprioceptiva
AEC7	3 p14.1-p21.1; repetições CAG; proteína de ligação da ataxina-7	Oftalmoparesia; perda da visão; ataxia, disartria; resposta plantar extensora; degeneração pigmentar da retina
AEC8	13q21 com repetições CTG; não codificadora; região 3 não traduzida de RNA transcrito	Ataxia da marcha; disartria; nistagmo; espasticidade da perna; diminuição da sensibilidade vibratória

Modificada de Rosenberg RN. Ataxic disorders. In: Longo D, Fauci AS, Kasper DL et al., eds. *Harrison's Principles of Internal Medicine*. 18th ed. New York: McGraw-Hill, 2011.

repetições de trinucleotídios; outros são canalopatias. A maioria dos distúrbios de repetições CAG leva à produção de *ataxinas*: proteínas que causam um ganho tóxico de função. Embora o fenótipo seja variável com qualquer gene causador de doença, o padrão de perda neuronal com gliose é relativamente específico de cada ataxia.

VIDEOLINK

Videolink 43.1. Sinais oculares na doença cerebelar. https://collections.lib.utah.edu/details?id=188448

BIBLIOGRAFIA

Almeida J, Afonso JG. Cerebellum and schizophrenia: from concepts to clinical practice. *Eur Psychiatry* 2011;26:1340.

Amarenco P, Chevrie-Muller C, Roullet E, et al. Paravermal infarct and isolated cerebellar dysarthria. *Ann Neurol* 1991;30:211–213.

Andreasen NC, Pierson R. The role of the cerebellum in schizophrenia. *Biol Psychiatry* 2008;64:81–88.

Angel RW. The rebound phenomenon of Gordon Holmes. *Arch Neurol* 1977; 34:250.

Baier B, Dieterich M. Ocular tilt reaction: a clinical sign of cerebellar infarctions? *Neurology* 2009;72:572–573.

Bertini E, des Portes V, Zanni G, et al. X-linked congenital ataxia: a clinical and genetic study. *Am J Med Genet* 2000;92:53–56.

Bolduc ME, Du Plessis AJ, Sullivan N, et al. Spectrum of neurodevelopmental disabilities in children with cerebellar malformations. *Dev Med Child Neurol* 2011;53:409–416.

Campbell WW. *Clinical Signs in Neurology: A Compendium.* Philadelphia: Wolters Kluwer Health, 2016.

Cruz-Marino T, Gonzalez-Zaldivar Y, Laffita-Mesa JM, et al. Uncommon features in Cuban families affected with Friedreich ataxia. *Neurosci Lett* 2010;472:85–89.

Daum I, Ackermann H. Cerebellar contributions to cognition. *Behav Brain Res* 1995;67:201–210.

Diehl B, Lee MS, Reid JR, et al. Atypical, perhaps under-recognized? An unusual phenotype of Friedreich ataxia. *Neurogenetics* 2010;11:261–265.

Diener HC, Dichgans J. Pathophysiology of cerebellar ataxia. *Mov Disord* 1992;7:95–109.

Durr A, Cossee M, Agid Y, et al. Clinical and genetic abnormalities in patients with Friedreich's ataxia. *N Engl J Med* 1996;335:1169–1175.

Fenichel GM, Phillips JA. Familial aplasia of the cerebellar vermis. Possible X-linked dominant inheritance. *Arch Neurol* 1989;46:582.

Fine EJ, Ionita CC, Lohr L. The history of the development of the cerebellar examination. *Semin Neurol* 2002;22:375–384.

Fogel BL, Perlman S. Clinical features and molecular genetics of autosomal recessive cerebellar ataxias. *Lancet Neurol* 2007;6:245–257.

Fuller G. *Neurological Examination Made Easy.* 5th ed. New York: Churchill Livingstone, 2013.

Gilman S. *Clinical Examination of the Nervous System.* New York: McGraw-Hill, 2000.

Gilman S, Newman SW. *Manter and Gatz's Essentials of Clinical Neuroanatomy and Neurophysiology.* 10th ed. Philadelphia: FA Davis, 2003.

Goldstein BH, Birk CL, Van HM, et al. Ovarian cancer and late onset paraneoplastic cerebellar degeneration. *Arch Gynecol Obstet* 2009;280:99–101.

Gomez CM, Subramony SH. Dominantly inherited ataxias. *Semin Pediatr Neurol* 2003;10:210–222.

Gould DJ, Fix JD. *Neuroanatomy.* 5th ed. Philadelphia: Wolters Kluwer/Lippincott Williams & Wilkins, 2014.

Gudrunardottir T, Sehested A, Juhler M, et al. Cerebellar mutism: review of the literature. *Childs Nerv Syst* 2011;27:355–363.

Hallett M, Berardelli A, Matheson J, et al. Physiological analysis of simple rapid movements in patients with cerebellar deficits. *J Neurol Neurosurg Psychiatry* 1991;54:124–133.

Hallett M, Massaquoi SG. Physiologic studies of dysmetria in patients with cerebellar deficits. *Can J Neurol Sci* 1993;20(Suppl 3):S83–S92.

Hore J, Wild B, Diener HC. Cerebellar dysmetria at the elbow, wrist, and fingers. *J Neurophysiol* 1991;65:563–571.

Iannicelli M, Brancati F, Mougou-Zerelli S, et al. Novel TMEM67 mutations and genotype-phenotype correlates in meckelin-related ciliopathies. *Hum Mutat* 2010;31:E1319–E1331.

Inhoff AW, Diener HC, Rafal RD, et al. The role of cerebellar structures in the execution of serial movements. *Brain* 1989;112:565.

Ivry RB, Keele SW, Diener HC. Dissociation of the lateral and medial cerebellum in movement timing and movement execution. *Exp Brain Res* 1988; 73:167.

Karmon Y, Inbar E, Cordoba M, et al. Paraneoplastic cerebellar degeneration mimicking acute post-infectious cerebellitis. *Cerebellum* 2009;8:441–444.

Kiernan JA, Rajakumar N. *Barr's The Human Nervous System: An Anatomical Viewpoint.* 10th ed. Philadelphia: Wolters Kluwer/Lippincott Williams & Wilkins, 2014.

Klockgether T, Ludtke R, Kramer B, et al. The natural history of degenerative ataxia: a retrospective study in 466 patients. *Brain* 1998;121(Pt 4): 589–600.

Landau WM. Ataxic hindbrain thinking: the clumsy cerebellum syndrome. *Neurology* 1989;39:315.

Lechtenberg R, Gilman S. Speech disorders in cerebellar disease. *Ann Neurol* 1978;3:285–290.

Lee H, Sohn SI, Cho YW, et al. Cerebellar infarction presenting isolated vertigo: frequency and vascular topographical patterns. *Neurology* 2006;67: 1178–1183.

Leiner HC, Leiner AL, Dow RS. Reappraising the cerebellum: what does the hindbrain contribute to the forebrain? *Behav Neurosci* 1989;103:998–1008.

Manto M, Godaux E, Jacquy J, et al. Cerebellar hypermetria associated with a selective decrease in the rate of rise of antagonist activity. *Ann Neurol* 1996;39:271–274.

Manto MU, Setta F, Jacquy J, et al. Different types of cerebellar hypometria associated with a distinct topography of the lesion in cerebellum. *J Neurol Sci* 1998;158:88–95.

Massey EW, Pleet AB, Scherokman BJ. *Diagnostic Tests in Neurology: A Photographic Guide to Bedside Techniques.* Chicago: Year Book Medical Publishers, Inc., 1985.

Masur H, Elger CE, Ludolph AC, et al. Cerebellar atrophy following acute intoxication with phenytoin. *Neurology* 1989;39:432.

Miquel M, Toledo R, García LI, et al. Why should we keep the cerebellum in mind when thinking about addiction? *Curr Drug Abuse Rev* 2009;2:26–40.

Morrison PJ. Paediatric and adult autosomal dominant ataxias (update 6). *Eur J Paediatr Neurol* 2010;14:261–263.

Narabayashi H. Analysis of intention tremor. *Clin Neurol Neurosurg* 1992;94(Suppl):S130–S132.

Oberdick J, Sillitoe RV. Cerebellar zones. History, development, and function. *Cerebellum* 2011;10:301–306.

Pernet CR, Poline JB, Demonet JF, et al. Brain classification reveals the right cerebellum as the best biomarker of dyslexia. *BMC Neurosci* 2009;10:67.

Pestronk A. Hereditary ataxias. http://neuromuscular.wustl.edu/ataxia/aindex.html. Accessed May 28, 2018.

Piven J, Saliba K, Bailey J, et al. An MRI study of autism: the cerebellum revisited. *Neurology* 1997;49:546–551.

Pollack IF, Polinko P, Albright AL, et al. Mutism and pseudobulbar symptoms after resection of posterior fossa tumors in children: incidence and pathophysiology. *Neurosurgery* 1995;37:885–893.

Pryse-Phillips W. *Companion to Clinical Neurology.* 3rd ed. Oxford: Oxford University Press, 2009.

Ropper AH, Samuels MA, Klein J. *Adams and Victor's Principles of Neurology.* 10th ed. New York: McGraw-Hill Education Medical, 2014.

Rosenberg RN. Ataxic disorders. In: Longo D, Fauci AS, Kasper DL, et al., eds. *Harrison's Principles of Internal Medicine.* 18th ed. New York: McGraw-Hill, 2011.

Ross RT. *How to Examine the Nervous System.* 4th ed. Totowa: Humana Press, 2006.

Sabater L, Bataller L, Suarez-Calvet M, et al. ZIC antibodies in paraneoplastic cerebellar degeneration and small cell lung cancer. *J Neuroimmunol* 2008;201–202:163–165.

Sacchetti B, Scelfo B, Strata P. Cerebellum and emotional behavior. *Neuroscience* 2009;162:756–762.

Schmahmann JD, MacMore J, Vangel M. Cerebellar stroke without motor deficit: clinical evidence for motor and non-motor domains within the human cerebellum. *Neuroscience* 2009;162:852–861.

Schmahmann JD, Sherman JC. The cerebellar cognitive affective syndrome. *Brain* 1998;121(Pt 4):561–579.

Schols L, Bauer P, Schmidt T, et al. Autosomal dominant cerebellar ataxias: clinical features, genetics, and pathogenesis. *Lancet Neurol* 2004;3:291–304.

Serrao M, Pierelli F, Ranavolo A, et al. Gait pattern in inherited cerebellar ataxias. *Cerebellum* 2011;11:194–211.

Spencer RM, Zelaznik HN, Diedrichsen J, et al. Disrupted timing of discontinuous but not continuous movements by cerebellar lesions. *Science* 2003;300:1437–1439.

Subramony SH. Approach to ataxic diseases. *Handb Clin Neurol* 2011;103:127–134.

Subramony SH. Overview of autosomal dominant ataxias. *Handb Clin Neurol* 2011;103:389–398.

Timmann D, Drepper J, Frings M, et al. The human cerebellum contributes to motor, emotional and cognitive associative learning. A review. *Cortex* 2010;46:845–857.

Turgut M. Cerebellar mutism. *J Neurosurg Pediatr* 2008;1:262.

Wartenberg R. *Diagnostic Tests in Neurology, A Selection for Office Use.* Chicago: Year Book Medical Publishers, 1953.

Weibers DO, Dale AJD, Kokmen E, et al., eds. *Mayo Clinic Examinations in Neurology.* 7th ed. St. Louis: Mosby, 1998.

Wild B, Klockgether T, Dichgans J. Acceleration deficit in patients with cerebellar lesions. A study of kinematic and EMG-parameters in fast wrist movements. *Brain Res* 1996;713:186–191.

Wu JP, Jedynak CP, Pidoux B, et al. Quantitative study of Stewart-Holmes test. *Electromyogr Clin Neurophysiol* 1998;38:237–245.

Zanni G, Barresi S, Travaglini L, et al. FGF17, a gene involved in cerebellar development, is downregulated in a patient with Dandy-Walker malformation carrying a de novo 8p deletion. *Neurogenetics* 2011;12:241–245.

Zanni G, Bertini ES. X-linked disorders with cerebellar dysgenesis. *Orphanet J Rare Dis* 2011;6:24.

Zanni G, Bertini E, Bellcross C, et al. X-linked congenital ataxia: a new locus maps to Xq25–q27.1. *Am J Med Genet A* 2008;146:593–600.

Zanni G, Saillour Y, Nagara M, et al. Oligophrenin 1 mutations frequently cause X-linked mental retardation with cerebellar hypoplasia. *Neurology* 2005;65:1364–1369.

Zhang N, Ottersen OP. In search of the identity of the cerebellar climbing fiber transmitter: immunocytochemical studies in rats. *Can J Neurol Sci* 1993;20(Suppl 3):S36–S42.

Marcha e Estática

Talvez seja possível aprender mais sobre o estado neurológico observando um paciente caminhar do que por meio de qualquer outro procedimento isolado, e a observação da marcha deve sempre fazer parte do exame neurológico. As anormalidades da marcha são um problema clínico comum com muitas causas: neurológicas e não neurológicas. É indispensável realizar constantemente uma avaliação geral meticulosa para excluir causas não neurológicas.

Estática é a maneira como o paciente fica de pé, e marcha é o modo como ele caminha. A posição de pé e a marcha são processos ativos que dependem de diversos fatores e reflexos. Os mecanismos são complexos, principalmente no ser humano, cuja marcha bípede e posição ereta sobre uma base estreita exigem manutenção e controle mais eficientes do equilíbrio do que o necessário nos quadrúpedes. O tônus normal de repouso, sobretudo nos músculos antigravitacionais, é essencial. Os reflexos posturais e de endireitamento, descritos no Capítulo 41, são particularmente importantes. A posição de pé pode ser considerada um reflexo postural que é dependente de reflexos mediados pelo tronco encefálico e influenciada em alto grau por reflexos tônicos do pescoço e labirínticos. O comprometimento de mecanismos mediadores de reflexos estáticos e posturais prejudica a posição de pé e a marcha normal. Além do mais, a sensibilidade proprioceptiva deve ser recebida, o sistema musculoesquelético deve estar intacto, a atividade muscular deve estar normal e a coordenação deve ser adequada. A marcha e a postura estática podem ser afetadas por anormalidades da propriocepção, da força ou tônus muscular, da função vestibular e disfunção dos núcleos da base, do cerebelo ou de suas conexões.

Causas neurológicas de uma marcha anormal incluem distúrbios tão variados quanto pé em gota por paralisia do nervo fibular, miopatia, hidrocefalia e degeneração cerebelar. As várias anormalidades da marcha estão associadas a achados diferentes no exame físico com relação à própria marcha, como um padrão escarvante em oposição à marcha anserina. O diagnóstico diferencial das anormalidades da marcha também depende muito da anamnese e dos outros sinais clínicos. A Tabela 44.1 resume alguns dos padrões mais comuns de marcha anormal.

EXAME DA ESTÁTICA

Estática (postura estática) é a atitude, postura, ou maneira de ficar em pé. O indivíduo saudável fica na vertical ereto com a cabeça erguida, com o peito para fora e o abdome contraído. A anormalidade da estática pode ser um importante indicador de doença neurológica. Ela é avaliada com o paciente levantado, com os pés bem juntos para observar qualquer instabilidade ou oscilação. Exames mais rigorosos

Tabela 44.1	Algumas das anormalidades neurológicas mais comuns da marcha.	
Distúrbio da marcha	**Características da marcha**	**Achados associados habituais**
Espástica	Pernas rígidas, em tesoura (soldado de madeira)	Hiper-reflexia, respostas plantares extensoras
Ataxia cerebelar	Base alargada, oscilação, cambaleio (marinheiro bêbado)	Ataxia calcanhar-crista da tíbia, outros sinais cerebelares
Ataxia sensorial	Base alargada, escarvante	Sinal de Romberg positivo, comprometimento do sentido de posição articular
Hemiparética	Espasticidade da perna acometida, circundução, muitas vezes com pé em gota	Fraqueza, hiper-reflexia, respostas plantares extensoras
Parkinsoniana	Passos curtos e arrastados, postura fletida, festinação	Tremor, rigidez, bradicinesia
Marcha de pequenos passos	Passos curtos, arrastados e lentos	Demência, sinais do lobo frontal
Pé em gota (unilateral ou bilateral)	Padrão escarvante alto para retirar os dedos do chão, toque duplo com os dedos no chão antes do calcanhar	Fraqueza da dorsiflexão do pé
Miopática	Movimento "sexy" exagerado do quadril, bamboleio, hiperlordose lombar	Fraqueza da cintura pélvica

incluem manter o paciente na vertical com os olhos abertos e fechados, apoiado sobre um pé de cada vez, nas pontas dos pés e nos calcanhares, e em *tandem* com um calcanhar na frente dos dedos do outro pé. Pode-se empurrar o paciente de leve para verificar se ele cai para um lado, para frente ou para trás.

Pacientes com instabilidade na posição vertical costumam tentar compensá-la afastando os pés para alargar a base e torná-la mais estável. Na doença cerebelar, o paciente geralmente mantém a base alargada e há oscilação, em grau mais ou menos igual, com os olhos abertos e fechados. Nas lesões do verme, ele pode oscilar para trás, para frente ou para os lados. Quando há lesão de um hemisfério, ele balança ou cai para o lado afetado. A doença vestibular unilateral também causa queda na direção do lado afetado. Na lesão hemisférica cerebelar unilateral, ou na vestibulopatia unilateral, o paciente pode inclinar a cabeça na direção do lado acometido com rotação do queixo na direção do lado normal, e o ombro do lado afetado em posição mais alta do que o outro e um pouco à frente dele. Caso se dê um leve empurrão em um paciente acometido com essa lesão – primeiro para um lado e depois para o outro –, ele perderá o equilíbrio com mais facilidade quando empurrado na direção do lado comprometido. Se instruído a se apoiar sobre um pé de cada vez, esse paciente talvez seja incapaz de manter o equilíbrio quando apoiado sobre o pé ipsilateral, mas é possível que fique sem dificuldade na vertical sobre o pé contralateral.

Outras anomalias podem ser aparentes durante a avaliação da postura estática, especialmente distúrbios do movimento. Os pacientes com coreia parecem muito inquietos e, com frequência, apresentam pequenos movimentos adventícios dos dedos (ver Vídeo 30.4). Podem ser observadas: alterações ósseas (como cifose, escoliose ou lordose); anormalidades na posição da cabeça, dos ombros, dos quadris ou dos membros; assimetrias; e anomalias do desenvolvimento e anormalidades do contorno. Os pacientes fracos ou debilitados podem precisar de apoio para que se mantenham eretos. Se o paciente for incapaz de ficar em pé sem ajuda, ou totalmente incapaz de ficar em pé, registre o apoio e a assistência necessários (p. ex., fica em pé com andador, preso à cadeira de rodas). Se ele estiver preso à cadeira de rodas ou à cama, descreva a postura sentada ou deitada. O paciente com hemiparesia pode manter-se na vertical com flexão e pronação do membro superior e extensão do membro inferior. Aqueles com doença de Parkinson adotam uma postura flexionada em pé, inclinados com a cabeça e os ombros curvados para frente, e braços e joelhos flexionados. A fraqueza do cíngulo do membro inferior pode causar lordose acentuada, principalmente na distrofia muscular (ver Figura 4.5). Pacientes deprimidos podem parecer encurvados e desalentados; em estados de mania, é possível que apresentem postura ereta, dominadora e agressiva. Na esquizofrenia, ele pode assumir posturas estranhas e mantê-las por longos períodos. As hipercinesias, como movimentos atetoides e coreicos, talvez fiquem evidentes durante a avaliação da postura estática.

Sinal de Romberg

Quando há perturbação da propriocepção, o paciente pode ser capaz de ficar em pé com os olhos abertos, mas balança ou cai com os olhos fechados (sinal de Romberg). Com frequência, o sinal de Romberg é mal compreendido e mal interpretado. O achado essencial é a diferença entre o equilíbrio em pé com os olhos abertos e fechados. Para avaliar essa função, é preciso que o paciente tenha postura estável com os olhos abertos e diminuição do equilíbrio com os olhos fechados, quando os impulsos visuais são eliminados e o paciente depende da propriocepção para manter o equilíbrio (ver Videolink 44.1). Romberg descreveu esse sinal em pacientes com *tabes dorsalis* e acreditava que fosse patognomônico, ele disse: "quando está ereto e é instruído a fechar os olhos, o paciente começa imediatamente a cambalear ou a se balançar de um lado para o outro; a insegurança na marcha também se revela mais no escuro". Ele não afirmou que os pés deveriam ser colocados juntos – isso foi acrescentado mais tarde; tampouco fez comentários sobre a posição dos braços. É comum pedir ao paciente que mantenha os braços estendidos para frente, mas o objetivo é verificar simultaneamente se há desvio pronador ou fazer um teste dedo-nariz; não foi o que Romberg descreveu. Alguns especialistas recomendam que os braços sejam mantidos ao lado do corpo, outros que os braços sejam cruzados sobre o tórax. Não se sabe se a posição do braço influencia a sensibilidade do teste. A rotação da cabeça de um lado para outro elimina os indícios vestibulares e aumenta a dependência da propriocepção (teste de Romberg aperfeiçoado por Ropper).

O teste de Romberg pode ser difícil de interpretar. Há alguma variação, mesmo entre especialistas, em como o teste é realizado e interpretado. Muitos pacientes apresentam leve oscilação com os olhos fechados, e quantidades mínimas de oscilação, sobretudo em pacientes idosos, raramente são importantes. A oscilação leve e normal pode cessar quando se pede que o paciente fique totalmente imóvel. A maioria dos profissionais de saúde despreza a oscilação nos quadris e insiste em observá-la nos tornozelos para considerar o teste positivo; alguns exigem que o paciente dê um passo corretivo para o lado, e outros que o paciente quase caia. Uns exigem que o paciente esteja descalço. O teste de Romberg sensibilizado, ou em *tandem*, é realizado com o paciente na posição vertical com um pé na frente do outro e os olhos abertos e fechados; os limites da normalidade para essa variação são baseados em conjecturas.

O sinal de Romberg é usado principalmente como teste da função proprioceptiva, não cerebelar. Os médicos pioneiros do século XIX consideravam-no especialmente útil para distinguir *tabes dorsalis* de doença cerebelar. Na verdade, pacientes com doença cerebelar, sobretudo distúrbios do cerebelo vestibular ou do cerebelo espinal, podem ter algum aumento da instabilidade com os olhos fechados, mas em geral, não no grau observado no comprometimento da propriocepção. Um paciente com vestibulopatia unilateral aguda pode cair para o lado da lesão quando estiver em pé com os olhos fechados. Já aqueles com doença cerebelar ou fraqueza grave podem não ter uma base estável com os olhos abertos. É bom instruí-los a alargar a base até o ponto em que haja estabilidade com os olhos abertos e, a seguir, fechar os olhos para observar se há alguma diferença. Apenas o agravamento acentuado do equilíbrio com os olhos fechados é considerado sinal de Romberg positivo. O paciente que não consegue manter o equilíbrio com os pés juntos e os olhos abertos não tem sinal de Romberg positivo.

Alguns pacientes histriônicos oscilam com os olhos fechados na ausência de comprometimento neurológico orgânico (sinal de Romberg falso). A oscilação geralmente é dos quadris e pode ser exacerbada. Se o paciente der um passo, os olhos poderão continuar fechados, o que nunca acontece no sinal de Romberg positivo. Quase sempre é possível eliminar a instabilidade ao desviar-lhe a atenção. Métodos eficientes de distração são: pedir ao paciente para identificar números que o examinador escreve com o dedo em sua testa; movimentar a língua; ou fazer o teste dedo-nariz. Pedir a ele que tire os sapatos para observar o movimento dos dedos dos pés pode ser muito esclarecedor. Os dedos com oscilação histriônica costumam estar estendidos; o paciente com desequilíbrio orgânico flexiona os dedos com força e tenta agarrar-se ao chão.

FISIOLOGIA DA MARCHA

O tronco encefálico e a medula espinal nas formas inferiores contêm "geradores centrais de padrões", isto é, grupos de interneurônios que coordenam a atividade em grupos de neurônios motores para produzir movimentos padronizados. Embora a existência desses grupos celulares em seres humanos não seja comprovada, é provável que a locomoção dependa da atividade em geradores de padrões. Os geradores de padrões controlam a atividade nos neurônios motores inferiores que executam a mecânica da marcha. Os centros superiores no subtálamo e no mesencéfalo, sobretudo o núcleo peduncu-lopontino, modulam a atividade dos geradores de padrão da medula espinal por intermédio dos tratos reticuloespinais.

O ciclo da marcha refere-se aos eventos transcorridos entre o momento em que o calcanhar toca o solo e o momento em que o mesmo calcanhar toca o solo novamente (Video-link 44.2). O ciclo da marcha começa quando o pé anterior toca o solo (toque do calcâneo ou contato inicial). Nesse momento, o membro inferior em fase de apoio sustenta todo o peso ou a maior parte dele. No final da fase de apoio, há um impulso (desprendimento dos dedos ou pré-balanço) e, em seguida, a perna é lançada para frente, entrando em contato com o solo de novo. O período de apoio é dividido em quatro fases: contato inicial, carga, médio apoio e apoio terminal. A fase de balanço também é dividida em quatro partes: pré-balanço, balanços inicial, médio e terminal. A atividade funcional durante a fase de apoio é sustentar o peso; a atividade funcional durante a fase de balanço é avançar o membro. Os períodos de apoio unipodal (um pé no chão) alternam-se com períodos de apoio duplo (dois pés no chão).

Vários parâmetros são usados para medir e caracterizar a marcha, incluindo velocidade da marcha, tempo da passada, tempo do passo, comprimento da passada e largura e comprimento do passo. O comprimento da passada é a distância percorrida por um ciclo de marcha; comprimento do passo é a distância percorrida pela fase de balanço de uma perna. Durante a marcha, pelo menos um pé está em contato com o solo o tempo todo, e há dois períodos de duplo apoio do membro. Quando já não há um momento em que ambos os membros estão em contato com o solo, andar passa a ser correr. Um adulto típico caminha confortavelmente sobre uma superfície plana em velocidade aproximada de 80 m/min, com 113 passos/min e comprimento da passada de 1,41 m. A fase de apoio corresponde a cerca de 60% do ciclo da marcha, a fase de balanço, a 40%, e o duplo apoio, a 10%. Os períodos de membro duplo aumentam rapidamente para compensar a instabilidade.

O centro de massa do corpo está localizado em posição exatamente anterior ao corpo da vértebra S2. Uma marcha eficiente minimiza o deslocamento do centro de massa pela rotação e inclinação da pelve, e também pela flexão e extensão das várias articulações participantes. Distúrbios da marcha que aumentam o deslocamento normal do centro de massa são menos eficientes e demandam maior gasto energético. Para equilibrar, os pacientes costumam caminhar mais devagar e usar manobras compensatórias que recuperem a eficiência perdida. Além da maior necessidade de energia, as marchas anormais aumentam o risco de queda e de suscetibilidade à lesão biomecânica.

EXAME DA MARCHA

O primeiro passo na análise da marcha é verificar a largura da base. Quanto mais larga for a base, melhor será o equilíbrio, e o afastamento dos pés é a primeira tentativa de compensação na maioria dos distúrbios da marcha. Em circunstâncias normais, os maléolos mediais passam a cerca de 5 cm um do outro durante a passada, em marcha estreita e bem equilibrada. Qualquer afastamento maior do que esse pode indicar algum problema com a marcha ou o equilíbrio.

O antepé de cada lado deve sair do solo aproximadamente no mesmo grau; a assimetria da elevação dos dedos pode ser o primeiro sinal de pé em gota. O encurtamento da passada pode ser sinal precoce de doença bifrontal ou extrapiramidal. O movimento excessivo dos quadris pode ocorrer em qualquer processo causador de fraqueza muscular proximal. Observe o balanço recíproco dos braços; a diminuição do balanço de um lado é, às vezes, um indicador precoce de hemiparesia ou hemiparkinsonismo. Observe as mãos para detectar tremor ou coreia.

A marcha em *tandem* ressalta ainda mais os mecanismos da marcha e do equilíbrio. Pacientes idosos podem ter dificuldade com essa marcha por causa de obesidade ou falta de condicionamento físico. Em pacientes relativamente jovens com baixa probabilidade de doença neurológica, um método rápido e efetivo para substituir o teste de Romberg é solicitar que o paciente caminhe em *tandem* com os olhos fechados. Essa manobra é difícil e tem grande valor como exame de triagem. As técnicas de instruir o paciente a caminhar com rapidez e parar abruptamente quando solicitado, ou a fazer viradas rápidas, primeiro em uma direção e depois em outra, podem revelar ataxia e incoordenação não notadas na caminhada em linha reta. Em vez de girar com facilidade, ele pode ter de girar em pequenos passos em *staccato*. O paciente pode ser solicitado a andar de lado, para trás e a ultrapassar ou cruzar um pé sobre o outro. A marcha sobre os calcanhares e os dedos pode revelar fraqueza da dorsiflexão ou da flexão plantar. Um excelente teste de triagem é pedir a ele para saltar em um dos pés. Essa técnica possibilita a avaliação simultânea da força dos membros inferiores, sobretudo do tríceps sural, além das funções de equilíbrio. Indivíduos com habilidade para pular sobre um pé só provavelmente não apresentam doença neurológica significativa. Observe se o paciente é capaz de manter o equilíbrio com um súbito empurrão ou puxão para trás, para frente ou para o lado. Isso pode ser feito batendo suavemente na parte superior do tórax ou puxando os ombros enquanto fica de pé atrás dele, assegurando: "Vou pegar você se começar a cair." Verifique se ele tem alguma limitação ortopédica óbvia, como joelhos varo e recurvado, inclinação pélvica ou outras anormalidades. Verifique também se há alguma dificuldade para se levantar da cadeira ou iniciar a marcha. Observe a postura, o balanço do braço, os movimentos estranhos, a altura do passo e qualquer oscilação lateral.

MARCHAS ANORMAIS

Foi sugerida uma classificação das síndromes de anormalidades da marcha em distúrbios de nível baixo, médio e alto. Os distúrbios de nível baixo são causados por anormalidades motoras ou sensoriais periféricas; os distúrbios de nível médio incluem hemiplegia, paraplegia, ataxia cerebelar, parkinsonismo, coreia e distonia. Os distúrbios de nível mais alto incluem marcha cautelosa, desequilíbrio subcortical e frontal, deficiência isolada de ignição da marcha, distúrbio frontal da marcha e distúrbio psicogênico da marcha (DPM). A descrição da semiologia clínica desses distúrbios ainda é o método mais comum.

Ataxia cerebelar

A marcha da doença cerebelar é causada por acometimento dos mecanismos de coordenação no cerebelo e de seus sistemas de conexão (Vídeo 44.1). A incapacidade de caminhar em *tandem* pode ser o único sinal de ataxia leve.

A parada ou a virada súbitas podem revelar marcha cambaleante. Na doença mais grave, a marcha é desajeitada, cambaleante, instável, irregular, vacilante, titubeante e de base larga, e o paciente pode oscilar para o lado, para trás ou para frente. Os movimentos das pernas são irregulares e há variação imprevisível do comprimento do passo. Para compensar, ele pode evitar períodos de apoio unipodal e apresentar marcha de passos arrastados; e é incapaz de caminhar em *tandem* ou sobre uma linha reta no chão. Pode haver tremor e movimentos oscilatórios em todo o corpo.

Em geral, a ataxia dos membros inferiores, quando avaliados separadamente, acompanha a ataxia da marcha cerebelar, exceto quando a doença é limitada ao verme (ver adiante). Na lesão do verme do cerebelo, a marcha é vacilante e cambaleante, mas não há lateralidade; a ataxia é tão acentuada na direção de um lado quanto do outro. A ataxia cerebelar está presente tanto com os olhos abertos quanto fechados; pode aumentar levemente com os olhos fechados, mas não tanto quanto na ataxia sensorial. A marcha semelhante à da ataxia cerebelar é observada na intoxicação alcoólica aguda. Quando há lesão hemisférica, o paciente cambaleia e desvia na direção do lado afetado. Na doença localizada em um hemisfério do cerebelo ou na doença vestibular unilateral, há oscilação ou desvio persistente na direção do lado anormal. Quando tenta caminhar em linha reta, ou em *tandem*, o paciente desvia na direção do lado da lesão. Dar alguns passos para trás ou para frente com os olhos fechados pode revelar "desvio em compasso" ou "marcha em estrela" (ver Capítulo 17). Ao tentar andar em círculo fixo ao redor de uma cadeira, em sentido horário e, em seguida, anti-horário, o paciente tenderá a cair na direção da cadeira se ela estiver no lado da lesão, ou a mover-se em espiral para longe da cadeira se ela estiver no lado oposto.

A doença cerebelar ou vestibular unilateral pode causar inclinação para o lado da lesão no teste da marcha de Unterberger-Fukuda (ver Capítulo 17). Em todos os testes que revelam desvio em uma direção, é preciso usar outros achados para diferenciar entre vestibulopatia e lesão do hemisfério cerebelar. A ataxia unilateral pode ser demonstrada fazendo-se com que o paciente tente pular em um pé, com os olhos abertos ou fechados. Aquele com doença vestibular bilateral pode tentar reduzir ao mínimo o movimento da cabeça durante a marcha, mantendo-a firme e rígida; o método de pedir ao paciente que gire a cabeça para frente e para trás durante a caminhada pode revelar ataxia. A ataxia da marcha cerebelar é comum quando há esclerose múltipla (EM), degeneração cerebelar alcoólica, tumores cerebelares, acidente vascular cerebral e degenerações cerebelares. Na degeneração cerebelar alcoólica, a doença é restrita ao verme. Em geral, não há nistagmo, disartria e ataxia apendicular, mesmo das pernas.

Ataxia sensorial

A ataxia sensorial ocorre quando o sistema nervoso é privado das informações sensoriais, principalmente proprioceptivas, necessárias para coordenar a marcha (Vídeo 44.1).

A desaferenciação pode ser causada por doença das colunas posteriores (p. ex., *tabes dorsalis* ou degeneração combinada subaguda) ou doença dos nervos periféricos (p. ex., neuropatia periférica sensorial). Às vezes usa-se o termo "ataxia espinal", mas a doença nem sempre afeta a medula espinal. O paciente não tem consciência da posição dos membros inferiores no espaço, ou mesmo do corpo inteiro, exceto a propiciada pelo sistema visual, e depende muito de estímulos visuais para a coordenação. Quando privado de informações visuais, como com os olhos fechados ou no escuro, a deterioração da marcha é acentuada. A diferença da capacidade de caminhar com e sem estímulos visuais é a principal característica da ataxia sensorial. Se o distúrbio for leve, a locomoção poderá parecer normal quando o paciente caminhar de olhos abertos; na maioria das vezes, tem base larga e é mal coordenada.

O termo "marcha escarvante" designa a marcha com passos muito altos, e a ataxia sensorial é uma das causas desse tipo de marcha. O paciente dá um passo alto e arremessa o pé para frente, batendo-o com força no solo para aumentar o *feedback* proprioceptivo. O calcanhar pode tocar o solo antes dos dedos, o que produz uma "batida dupla" audível. O uso de bengala pode produzir mais um som, o qual cria um ritmo "tam, tam, toc". Os efeitos sonoros podem ser tão característicos que o observador treinado é capaz de fazer o diagnóstico ouvindo o ruído dos passos. O paciente com ataxia sensorial olha para os pés e observa o assoalho enquanto caminha; com os olhos fechados, os pés parecem ser projetados, há aumento do cambaleio e da instabilidade, e ele pode ser incapaz de caminhar. A oscilação e a irregularidade são menores na ataxia sensorial do que na cerebelar de grau semelhante. A dificuldade é ainda maior ao andar para trás, já que o paciente não vê para onde está indo. Com pé em gota bilateral, porém, ele também apresenta marcha escarvante e som de batida dupla (ver a seção "Marcha escarvante", adiante). Para ver uma ilustração impressionante de uma marcha escarvante em fotografias sequenciais de Eadweard Muybridge em 1887, consulte Lanska e Goetz.

Em todos esses testes, é possível diferenciar a ataxia sensorial daquela predominantemente cerebelar pela intensificação da dificuldade com os olhos fechados, e a doença cerebelar ou vestibular unilateral do acometimento do verme pela lateralidade da instabilidade. Ropper e Samuels chamam a atenção para a semelhança entre marcha pesada e de base larga da ataxia sensorial e representações de Frankenstein em filmes.

Marcha da hemiparesia espástica

A marcha da hemiparesia espástica pode ser causada por uma lesão que interrompe as vias corticospinais para metade do corpo, mais comumente por acidente vascular cerebral. O paciente tem postura hemiparética, com o braço flexionado, aduzido e rodado medialmente, e a perna estendida. Há flexão plantar do pé e dos dedos, causada por fraqueza da dorsiflexão do pé ou por encurtamento do tendão do calcâneo;

dessa maneira, o membro inferior no lado afetado torna-se funcionalmente um pouco mais longo do que no lado normal, o que é conhecido como deformidade equina – as patas dos cavalos são digitígradas; eles apoiam-se nas pontas dos dedos. O pé humano normal é plantígrado, e toda a superfície plantar fica em contato com o chão. O pé em gota ou com encurtamento do tendão do calcâneo assemelha-se à pata do cavalo, daí o termo. Ao caminhar, o paciente mantém o braço bem junto ao corpo, rígido e flexionado; estende-o com dificuldade e não o balança da maneira normal (Vídeo 44.1).

A perna é mantida rigidamente em extensão, e o paciente arrasta o pé e arranha os dedos. A cada passo, ele pode inclinar a pelve para cima no lado afetado para ajudar a levantar os dedos do chão (elevação do quadril); e, durante a fase de balanço, todo o membro gira em semicírculo a partir do quadril (circundução). A fase de apoio é reduzida em vista de fraqueza, e a fase de balanço, por causa da espasticidade e desaceleração do movimento. O som produzido pelo arrastar dos dedos no chão, bem como pelo desgaste na ponta do sapato, pode ser bastante característico. O paciente tem mais facilidade de virar para o lado paralisado do que para o lado normal. Perda do balanço normal do braço e circundução leve da perna podem ser as únicas anormalidades da marcha em hemiparesia muito leve.

Marcha espástica em tesoura

Esse padrão de marcha ocorre em pacientes com espasticidade grave das pernas. É observado naqueles com diplegia espástica congênita (doença de Little, paralisia cerebral) e distúrbios relacionados, e nas mielopatias crônicas causadas por doenças como EM e espondilose cervical. É basicamente uma marcha hemiplégica bilateral que afeta as pernas. Há tensão característica dos adutores do quadril causando adução das coxas, de maneira que os joelhos podem se cruzar, um na frente do outro, a cada passo (marcha em tesoura). A marcha tem uma base estreita demais, com passos rígidos e arrastados, puxando as duas pernas e arranhando os dedos (Vídeo 44.1). Os passos são curtos e lentos; os pés parecem aderir ao chão. Pode haver oscilação compensatória acentuada do tronco para o lado oposto ao da perna que avança. A oscilação e o cambaleio podem sugerir um elemento de ataxia, mas geralmente não há perda real da coordenação. O som arrastar e arranhar, em conjunto com o desgaste da ponta dos sapatos, é característico. A posição equina dos pés e o encurtamento do tendão do calcâneo costumam fazer com que o paciente ande nas pontas dos pés.

Marcha atáxica-espasmódica

Alguns distúrbios neurológicos causam acometimento das vias corticospinais e proprioceptivas (p. ex., doença sistêmica combinada por deficiência de vitamina B_{12} ou EM), resultando em marcha com características de espasticidade e ataxia. A proporção relativa de cada anormalidade depende da especificidade do caso. O componente atáxico pode ser cerebelar ou sensorial. Na deficiência de vitamina B$_{12}$, constata-se predomínio do componente sensorial; na esclerose múltipla, os dois componentes podem estar presentes.

Marcha parkinsoniana

A marcha, na maioria das síndromes parkinsonianas acinético-rígidas, é caracterizada por rigidez, bradicinesia e perda de movimentos associados. O paciente tem postura encurvada, com a cabeça e o pescoço para frente e os joelhos flexionados; os membros superiores são flexionados nos ombros, cotovelos e carpos, mas os dedos geralmente são estendidos (ver Figura 30.1). A marcha é lenta, rígida e arrastada; o paciente caminha com passos curtos, picados. Outras características são aceleração involuntária (festinação), diminuição da oscilação dos braços, rotação do corpo em bloco, hesitação inicial e congelamento ao encontrar obstáculos como portais (Vídeo 30.2).

O paciente perde o equilíbrio facilmente com um empurrão ou um puxão. A dificuldade para caminhar pode ser um dos primeiros sintomas da doença. No Capítulo 30, a marcha da doença de Parkinson é descrita com mais detalhes. A mesma alteração da marcha pode ocorrer em qualquer distúrbio causador de parkinsonismo, como efeitos colaterais de medicamentos. A dificuldade da marcha e a tendência à queda são mais acentuadas na paralisia supranuclear progressiva (PSP).

Distúrbios da marcha do lobo frontal

Vários distúrbios da marcha foram atribuídos à disfunção dos lobos frontais. As lesões do lobo frontal, ou das conexões do lobo frontal com os núcleos da base e cerebelo, podem levar a um distúrbio da marcha caracterizado por postura levemente fletida, passos curtos e arrastados, base larga e incapacidade de integrar e coordenar movimentos dos membros inferiores para realizar a deambulação normal. Há dificuldade específica com inícios e rotações. Algumas dessas manifestações são mal compreendidas e a relação entre elas é obscura. Em outras, a "disfunção" do lobo frontal foi atribuída ao envelhecimento normal. Foram usados muitos termos, os quais referem-se quase que ao mesmo fenômeno, entre eles apraxia da marcha, desequilíbrio ou ataxia frontal, apraxia/ataxia de Bruns, marcha magnética e parkinsonismo da metade inferior do corpo ou vascular (arteriosclerótico). Com frequência, alguns distúrbios da marcha incluídos nessa categoria abrangem a apraxia da marcha, a marcha da hidrocefalia de pressão normal (HPN), a marcha de pequenos passos e a marcha cautelosa (senil).

Marcha de pequenos passos

A marcha de pequenos passos (*marche à petit pas*) é semelhante à do parkinsonismo, porém sem rigidez e bradicinesia. A locomoção é lenta, e o paciente caminha com passos muito curtos, delicados, arrastados e um tanto irregulares. O comprimento do passo pode ser menor do que o comprimento do pé. A perda dos movimentos associados é frequente. Esse tipo de marcha pode ser observado em pessoas idosas normais, mas também ocorre em pacientes com disfunção hemisférica cerebral difusa, sobretudo com acometimento dos lobos frontais. Também pode fazer parte da síndrome de HPN e em outros tipos de hidrocefalia. O mesmo distúrbio da marcha é típico da demência por infartos múltiplos ou do estado lacunar. Alguns pacientes com marcha de pequenos passos apresentam movimentos estranhos, como dançar ou saltar. Pode haver fraqueza generalizada dos membros inferiores ou de todo o corpo, com fadiga fácil.

Apraxia da marcha

É a perda da capacidade de usar apropriadamente as pernas para caminhar, sem deterioração sensorial demonstrável, fraqueza, falta de coordenação ou outra explicação aparente. O termo foi criticado, pois não há perda de uma habilidade aprendida. A apraxia da marcha é observada em pacientes com lesões cerebrais extensas, sobretudo dos lobos frontais. É manifestação comum da HPN e pode ocorrer em neoplasias do lobo frontal, doença de Binswanger, demência frontotemporal e outros distúrbios que acarretam a disfunção difusa do lobo frontal. O paciente não consegue executar movimentos propositais com as pernas e os pés, como fazer um círculo ou chutar uma bola imaginária. Ao levantar, ficar em pé e caminhar, tem dificuldade para iniciar o movimento e perde a sequência automática de movimentos componentes. A marcha é lenta, com passos arrastados e curtos. A maior dificuldade pode ser iniciar a marcha, e os pacientes podem dar passos curtos e débeis, com avanço mínimo. Por fim, podem ser praticamente incapazes de levantar os pés do chão, como se estivessem imobilizados ou colados, ou levantá-los do lugar sem levá-los adiante (marcha magnética, deficiência de ignição da marcha, hesitação inicial). Depois que o paciente dá alguns passos arrastados e hesitantes, o comprimento da passada pode aumentar (marcha da embreagem que patina). Ao tentar virar, ele pode congelar (hesitação da virada). E talvez seja capaz de imitar movimentos de caminhada quando está sentado ou deitado, mas em geral acaba por perder essa capacidade. Além disso, são frequentes perseveração, hipocinesia, rigidez e firmeza do membro em resposta ao contato (*Gegenhalten*). Na síndrome de deficiência isolada de ignição da marcha, ou congelamento da marcha, os pacientes têm dificuldade para começar a andar, mas a marcha melhora com a continuação. Mais uma vez, eles podem congelar ao virar ou encontrar um obstáculo.

Marcha da hidrocefalia de pressão normal

A dificuldade da marcha geralmente é o sintoma inicial e mais importante da HPN. As principais alterações são marcha lenta, de base alargada, com passos curtos e arrastados, todas manifestações inespecíficas e compensações naturais observadas em pacientes com vários distúrbios da marcha. Varia de dificuldade leve, na qual há apenas marcha cautelosa ou dificuldade de marcha em *tandem*, até grave, quando o paciente não consegue andar sem ajuda (Vídeo 44.1). Isso foi denominado apraxia da marcha. As manifestações em comum com outros distúrbios da marcha do lobo frontal incluem: diminuição da velocidade, do comprimento da passada e da altura do passo. A HPN causa maior alargamento da base e rotação externa dos pés, além de ser menos sensível a sugestões externas como marchar com ritmo ou em sincronia com o examinador. A exemplo de outros distúrbios da função do lobo frontal, os pacientes podem simular movimentos de passos quando deitados ou sentados.

Marcha cautelosa (senil)

A marcha cautelosa é observada em pacientes idosos que não têm doença neurológica, mas estão inseguros quanto ao equilíbrio e aos reflexos posturais. A marcha assume as características observadas quando uma pessoa saudável caminha sobre uma superfície gelada: diminuição da velocidade, encurtamento dos passos e alargamento da base. A distância pé-solo não diminui, e o paciente não arrasta os pés. Não há dificuldade para iniciar a marcha nem congelamento.

Há um distúrbio "multimodal" da marcha evidente em idosos, atribuído ao envelhecimento do sistema vestibular, ao comprometimento da função proprioceptiva causado por neuropatia distal em idosos e à diminuição da visão. Baloh et al. constataram diminuição relacionada com a idade da sensibilidade vestibular, visual, auditiva e somática em pessoas idosas normais, mas com baixa correlação a alterações da marcha e do equilíbrio. As hiperintensidades na substância branca em imagens de ressonância magnética apresentaram maior correlação com alterações da marcha.

Marcha escarvante

Há um problema no uso do termo marcha "escarvante", o qual significa que o paciente levanta muito uma das pernas ou as duas durante as fases da passada, como se estivesse subindo degraus, embora a superfície seja plana. Os pacientes com pé em gota podem fazer isso para ajudar a retirar o pé do chão e evitar tropeços. Aqueles com ataxia sensorial, classicamente a *tabes dorsalis*, também podem levantar muito os pés e abaixá-los com força para melhorar o *feedback* proprioceptivo. Como essas duas marchas têm "passos altos", ambas foram denominadas escarvantes, mas as causas e os mecanismos são muito diferentes.

O paciente com pé em gota apresenta fraqueza dos dorsiflexores do pé e dos dedos. Quando esse distúrbio é leve, pode se manifestar apenas como diminuição da distância entre os dedos e o chão durante a passada. No pé em gota mais grave, há risco de tropeçar e o paciente pode arrastar os dedos ao caminhar, o que causa desgaste característico da ponta dos calçados. Na forma grave, o pé pende sem controle durante a fase de balanço. Para compensar, ele levanta o pé o mais alto possível, balançando o quadril e flexionando o quadril e o joelho (Vídeo 44.1). O pé é arremessado e volta ao chão, tocando o solo primeiro com os dedos. O toque dos dedos, seguido pelo toque do calcanhar, cria uma "batida dupla" com um som diferente da batida dupla da ataxia sensorial, na qual o calcanhar toca o solo primeiro. O paciente é incapaz de ficar em pé sobre o calcanhar e, ao ficar de pé com o pé projetado sobre a borda de um degrau, há queda do antepé. O pé em gota e a marcha escarvante podem ser uni ou bilaterais. As causas comuns para as ocorrências unilaterais são paralisia do nervo fibular e radiculopatia de L5; e para as bilaterais são esclerose lateral amiotrófica, doença de Charcot-Marie-Tooth e outras neuropatias periféricas intensas e algumas formas de distrofia muscular. Nas polineuropatias graves, a marcha escarvante pode ter componentes de ataxia sensorial e pé em gota.

Marcha miopática (anserina)

A marcha miopática (anserina) ocorre quando há fraqueza dos músculos do cíngulo do membro inferior, na maioria das vezes causada por miopatia e, mais caracteristicamente, por distrofia muscular. Se os músculos flexores do quadril forem fracos, poderá sobrevir lordose acentuada (ver Capítulo 27). Os músculos abdutores do quadril são essenciais para a estabilização da pelve durante a marcha. O sinal de Trendelenburg é uma queda anormal da pelve no lado da perna oscilante em consequência da fraqueza do abdutor do quadril (ver Capítulo 27). Quando a fraqueza é bilateral, há balanço exagerado da pelve e consequente marcha anserina. O paciente caminha com base larga e rotação exagerada da pelve, rolando ou arremessando os quadris de um lado para o outro a cada passo para desviar o peso do corpo. Nas formas extremas, esse padrão de marcha tem aparência estranha. O paciente caminha com balanço acentuado dos quadris, ombros para trás e impulsão da pelve para a frente (ver Videolink 44.3). Esse tipo de marcha é particularmente comum na distrofia muscular fascioescapuloumeral. O paciente com miopatia tem dificuldade acentuada para subir escadas, com necessidade frequente de puxar o corpo para cima com a ajuda do corrimão. Também se verifica dificuldade de passar da posição de decúbito para a posição em pé sem colocar as mãos nos joelhos e nos quadris para levantar (sinal de Gower; ver Figura 29.3). Veja um filme clássico que mostra a marcha miopática com pseudo-hipertrofia da panturrilha, a marcha com os dedos do pé e o sinal de Gower em um menino com distrofia de Duchenne no Videolink 44.4.

Marcha hipercinética

Em distúrbios como coreia de Sydenham, doença de Huntington, outros tipos de coreia transitória ou persistente, atetose e distonia, os movimentos anormais podem ser mais acentuados durante a marcha, e as manifestações da doença são mais evidentes. A marcha pode acentuar não só as hipercinesias, mas também as anormalidades associadas de força e tônus. Na doença de Huntington, a marcha pode ser grotesca, dançante ou saltitante com numerosos movimentos estranhos. Pode parecer teatral, mas é bem real (Videolink 44.5). Os movimentos distais na atetose e os proximais na distonia podem ser acentuados durante a marcha; ambos são acompanhados por esgares. Alguns distúrbios do movimento podem ser apresentados como distúrbio da marcha. Oppenheim denominou como "dromedário" o padrão de marcha na distonia muscular deformante por causa da lordose lombar exagerada e da flexão do quadril.

Marchas associadas à fraqueza focal

Além da marcha escarvante associada ao pé em gota, a fraqueza limitada a outros grupos musculares pode causar dificuldades de marcha. Na paralisia dos músculos gastrocnêmio e sóleo, o paciente é incapaz de ficar de pé sobre os dedos e de dar a partida para iniciar a fase de balanço com a perna afetada. Isso pode causar marcha de passos arrastados e sem flexibilidade. Na fraqueza do músculo quadríceps (p. ex., neuropatia femoral), verifica-se fragilidade da extensão do joelho, e o paciente só consegue aceitar o peso sobre o membro afetado com sustentação do joelho. Ao caminhar, o joelho é mantido rígido, com tendência à queda se ocorrer a flexão dele. O paciente tem menos dificuldade para caminhar para trás do que para frente. A radiculopatia lombossacra pode causar pé em gota ou marcha de Trendelenburg unilateral, ou ambos (ver Capítulos 27 e 47). Além disso, o paciente com radiculopatia aguda pode caminhar com inclinação pélvica acompanhada de achatamento da lordose lombar normal por causa do espasmo da musculatura lombar. Ele pode caminhar com passos pequenos; quando a dor é intensa, pode tocar o solo só com os dedos, porque a dorsiflexão do pé agrava a dor. Os pacientes costumam usar bengala para evitar a sustentação de peso na perna afetada.

Outros distúrbios da marcha

Pacientes com lesões talâmicas unilaterais podem ter uma inabilidade de ficar de pé ou sentar desproporcional à fraqueza ou perda sensorial, com tendência a cair para trás ou para o lado oposto ao da lesão (astasia talâmica). A marcha desequilibrada é a tendência a cambalear e a cair observada em lesões do tronco encefálico e do cerebelo, talvez por deficiência dos reflexos de endireitamento e da resposta motora lenta. A marcha congelada progressiva primária é o congelamento precoce e progressivo da marcha; não é um distúrbio isolado, mas uma síndrome com diversas causas.

DISTÚRBIOS NÃO NEUROLÓGICOS DA MARCHA

As anormalidades da marcha podem ocorrer por muitos outros motivos e ser confundidas com distúrbios neurológicos. A marcha antiálgica ocorre quando andar provoca dor. A dor em um membro inferior, seja qual for a razão, encurta a fase de apoio no membro afetado porque o paciente tenta evitar a sustentação de peso. Em mais de uma ocasião, solicitou-se parecer neurológico para um paciente que, na verdade, tinha podagra aguda ou fratura do quadril. A marcha antiálgica também pode ocorrer na neuropatia periférica, causando disestesias dolorosas e alodinia dos pés. O paciente caminha como se estivesse pisando em carvão quente. A artrite talvez seja a causa de dificuldades de marcha secundária à dor e à deformidade. Em casos de gravidez, ascite e tumores abdominais, é possível ocorrer lordose semelhante à observada nas distrofias musculares. A luxação dos quadris pode provocar balanço do quadril sugestivo de marcha miopática. A marcha anserina também é típica da gravidez avançada. Pacientes com hipotensão ortostática acentuada ocasionalmente se queixam de dificuldade para caminhar e não de tontura. A curvatura acentuada do corpo para frente na espondilite anquilosante pode ser semelhante ao parkinsonismo. A anormalidade da marcha causada por fraqueza generalizada possivelmente irá ocorrer depois de um período de repouso no leito ou em doenças consumptivas e debilitantes. É caracterizada principalmente por instabilidade e necessidade de apoio. O paciente vacila e balança de um lado para o outro, o que sugere ataxia. Ele se move devagar e os joelhos podem tremer; quando a dificuldade é acentuada, o paciente pode cair.

ANORMALIDADES NÃO ORGÂNICAS DA MARCHA (FUNCIONAIS)

Os distúrbios não orgânicos da postura estática e da marcha são comuns. Os pacientes afetados podem ser incapazes de ficar em pé ou caminhar, apesar da ausência de fraqueza ou de outras anormalidades neurológicas objetivas. Os testes de força, tônus e coordenação são normais quando realizados em decúbito dorsal. Astasia-abasia é um termo antigo bastante usado para descrever a marcha nos transtornos de conversão. É preferível usar DPM, o qual inclui alterações relacionadas com depressão, ansiedade e estados fóbicos.

A marcha pode sugerir a presença de monoparesia, hemiparesia ou paraparesia, no entanto, é possível usar os membros em situações de emergência. Na série de 60 pacientes de Keane, 23 mimetizaram paresia e a maioria dos demais apresentou vários padrões atáxicos ou histriônicos. Diversos autores observaram que o encurvamento do joelho é um tipo comum de DPM. O tipo histriônico desse distúrbio é indefinível e estranho e pode assumir muitas formas que não se ajustam a um padrão específico de doença orgânica (ver Videolink 44.6). A marcha é irregular e variável, com muitos movimentos supérfluos e, com frequência, balanços acentuados de um lado para o outro. O risco de queda pode parecer grande, mas raramente o paciente cai de verdade, muitas vezes demonstra excelente equilíbrio durante as contorções. A queda, quando ocorre, é teatral, sem lesões.

Os movimentos estranhos, em geral, exigem coordenação melhor do que a normal. O paciente pode se equilibrar sobre a perna de apoio por um longo período, enquanto levanta a perna em fase de balanço com demonstração de grande esforço. É possível a marcha apresentar características de deslizamento, salto, dança ou zigue-zague; as pernas podem ser arremessadas com violência ou talvez haja tendência de ajoelhar em intervalos de poucos passos. Tremor dos membros ou características compulsivas ou semelhantes a tiques podem se manifestar. Embora o paciente não consiga caminhar para frente, é possível que consiga caminhar para trás ou para um lado ou correr sem dificuldade. A capacidade maior de impulsionar uma cadeira giratória com rodas do que de andar ("teste da cadeira") favorece o DPM. Na maioria dos pacientes com DPM, a semelhança com doença neurológica é pequena. Os distúrbios hipercinéticos da marcha têm mais probabilidade de ser confundidos com distúrbios funcionais.

O termo astasia-abasia foi usado pela primeira vez na monografia de Blocq, em 1888; às vezes, o distúrbio é denominado síndrome de Blocq. Ele descreveu pacientes capazes de saltar, ou caminhar apoiados nos quatro membros, mas que não conseguiam ficar de pé (astasia) nem caminhar (abasia). A função dos membros inferiores é normal em decúbito, porém há incapacidade de caminhar. Esse mesmo padrão pode ocorrer em lesões do verme do cerebelo, como degeneração cerebelar alcoólica, ou meduloblastoma, e em distúrbios do lobo frontal. Às vezes, o termo astasia-abasia é usado para designar qualquer incapacidade de ficar de pé ou caminhar normalmente, mas em geral, refere-se a um distúrbio da marcha teatral e dramático com vacilação e situações de quase queda.

VIDEOLINKS

Videolink 44.1. Sinal de Romberg. http://neurosigns.org/wiki/Romberg%27s_sign
Videolink 44.2. Fisiologia da marcha. www.youtube.com/watch?v=5j4YRHf6Iyo
Videolink 44.3. Marcha miopática. http://neurosigns.org/wiki/Myopathic_gait
Videolink 44.4. Marcha miopática em DMD. http://www.nejm.org/doi/full/10.1056/NEJMicm1007790
Videolink 44.5. Marcha coreiforme. http://neurosigns.org/wiki/Hyperkinetic_gait_disorders
Videolink 44.6. Distúrbios psicogênicos da marcha. https://journals.lww.com/continuum/Pages/videogallery.aspx?videoId=46&autoPlay=true

BIBLIOGRAFIA

Alexander NB. Gait disorders in older adults. *J Am Geriatr Soc* 1996;44:434–451.

Allali G, Laidet M, Armand S, et al. A combined cognitive and gait quantification to identify normal pressure hydrocephalus from its mimics: the Geneva's protocol. *Clin Neurol Neurosurg* 2017;160:5–11.

Atchison PR, Thompson PD, Frackowiak RS, et al. The syndrome of gait ignition failure: a report of six cases. *Mov Disord* 1993;8:285–292.

Baik JS, Lang AE. Gait abnormalities in psychogenic movement disorders. *Mov Disord* 2007;22:395–399.

Baker JM. Gait Disorders. *Am J Med* 2018;131:602–607.

Beckmann H, Bohlen S, Saft C, et al. Objective assessment of gait and posture in premanifest and manifest Huntington disease—a multi-center study. *Gait Posture* 2018;62:451–457.

Benson RR, Guttmann CR, Wei X, et al. Older people with impaired mobility have specific loci of periventricular abnormality on MRI. *Neurology* 2002;58:48–55.

Berlot R, Gregorič Kramberger M, Dreo J, et al. Blurred boundaries between organic and functional etiology: a man with a jerky leg. *J Neurol Sci* 2015;354:122–123.

Bloem BR, Haan J, Lagaay AM, et al. Investigation of gait in elderly subjects over 88 years of age. *J Geriatr Psychiatry Neurol* 1992;5:78–84.

Campbell WW. *Clinical Signs in Neurology: A Compendium*. Philadelphia: Wolters Kluwer Health, 2016.

Chambers HG, Sutherland DH. A practical guide to gait analysis. *J Am Acad Orthop Surg* 2002;10:222–231.

Della SS, Francescani A, Spinnler H. Gait apraxia after bilateral supplementary motor area lesion. *J Neurol Neurosurg Psychiatry* 2002;72:77–85.

Diener HC, Dichgans J. Pathophysiology of cerebellar ataxia. *Mov Disord* 1992;7:95–109.

Ebersbach G, Sojer M, Valldeoriola F, et al. Comparative analysis of gait in Parkinson's disease, cerebellar ataxia and subcortical arteriosclerotic encephalopathy. *Brain* 1999;122(Pt 7):1349–1355.

Elble RJ, Hughes L, Higgins C. The syndrome of senile gait. *J Neurol* 1992;239:71–75.

Espay AJ, Narayan RK, Duker AP, et al. Lower-body parkinsonism: reconsidering the threshold for external lumbar drainage. *Nat Clin Pract Neurol* 2008;4:50–55.

Espay AJ, Aybek S, Carson A, et al. Current concepts in diagnosis and treatment of functional neurological disorders. *JAMA Neurol* 2018;75(9):1132–1141.

Factor SA, Higgins DS, Qian J. Primary progressive freezing gait: a syndrome with many causes. *Neurology* 2006;66:411–414.

Fasano A, Bloem BR. Gait disorders. *Continuum (Minneap Minn)* 2013;19(5 Movement Disorders):1344–1382.

Ferrandez AM, Pailhous J, Durup M. Slowness in elderly gait. *Exp Aging Res* 1990;16:79–89.

Fisher CM. Hydrocephalus as a cause of disturbances of gait in the elderly. *Neurology* 1982;32:1358–1363.

Fung VS. Functional gait disorder. *Handb Clin Neurol* 2016;139:263–270.

Hausdorff JM, Cudkowicz ME, Firtion R, et al. Gait variability and basal ganglia disorders: stride-to-stride variations of gait cycle timing in Parkinson's disease and Huntington's disease. *Mov Disord* 1998;13:428–437.

Hausdorff JM, Schaafsma JD, Balash Y, et al. Impaired regulation of stride variability in Parkinson's disease subjects with freezing of gait. *Exp Brain Res* 2003;149:187–194.

Hennerici MG, Oster M, Cohen S, et al. Are gait disturbances and white matter degeneration early indicators of vascular dementia? *Dementia* 1994;5:197–202.

Jankovic J, Nutt JG, Sudarsky L. Classification, diagnosis, and etiology of gait disorders. *Adv Neurol* 2001;87:119–133.

Keane JR. Hysterical gait disorders: 60 cases. *Neurology* 1989;39:586–589.

Koehler PJ, Bruyn GW, Pearce JMS, eds. *Neurological Eponyms*. Oxford: Oxford University Press, 2000.

Koller WC, Glatt SL, Fox JH. Senile gait. A distinct neurologic entity. *Clin Geriatr Med* 1985;1:661–669.

Kuba H, Inamura T, Ikezaki K, et al. Gait disturbance in patients with low pressure hydrocephalus. *J Clin Neurosci* 2002;9:33–36.

Lanska DJ, Goetz CG. Romberg's sign: development, adoption, and adaptation in the 19th century. *Neurology* 2000;55:1201.

Lau B, Welter ML, Belaid H, et al. The integrative role of the pedunculopontine nucleus in human gait. *Brain* 2015;138(Pt 5):1284–1296.

Lim MR, Huang RC, Wu A, et al. Evaluation of the elderly patient with an abnormal gait. *J Am Acad Orthop Surg* 2007;15:107–117.

Liston R, Mickelborough J, Bene J, et al. A new classification of higher level gait disorders in patients with cerebral multi-infarct states. *Age Ageing* 2003;32:252–258.

Mahlknecht P, Kiechl S, Bloem BR, et al. Prevalence and burden of gait disorders in elderly men and women aged 60-97 years: a population-based study. *PLoS One* 2013;8:e69627.

Maranhao-Filho P, Maron RM, de Rosso AL. Teaching video NeuroImage: waddling-steppage gait secondary to spinal arachnoid cyst: an exceptional surgical outcome. *Neurology* 2008;70:e85.

Margolesky J, Singer C. How tandem gait stumbled into the neurological exam: a review. *Neurol Sci* 2018;39(1):23–29.

Marshall FJ. Approach to the elderly patient with gait disturbance. *Neurol Clin Pract* 2012;2:103–111.

Masdeu JC, Alampur U, Cavaliere R, et al. Astasia and gait failure with damage of the pontomesencephalic locomotor region. *Ann Neurol* 1994;35: 619–621.

Masdeu JC, Sudarsky L, Wolfson L, eds. *Gait Disorders of Aging. Falls and Therapeutic Strategies.* Philadelphia: Lippincott-Raven, 1997.

Morris M, Iansek R, Matyas T, et al. Abnormalities in the stride length-cadence relation in parkinsonian gait. *Mov Disord* 1998;13:61–69.

Nadeau SE. Gait apraxia: further clues to localization. *Eur Neurol* 2007;58: 142–145.

Nutt JG. Higher-level gait disorders: an open frontier. *Mov Disord* 2013;28: 1560–1565.

Nutt JG, Marsden CD, Thompson PD. Human walking and higher-level gait disorders, particularly in the elderly. *Neurology* 1993;43:268–279.

Okun MS, Koehler PJ. Paul Blocq and (psychogenic) astasia abasia. *Mov Disord* 2007;22:1373–1378.

Okun MS, Rodriguez RL, Foote KD, et al. The "chair test" to aid in the diagnosis of psychogenic gait disorders. *Neurologist* 2007;13:87–91.

Pahapill PA, Lozano AM. The pedunculopontine nucleus and Parkinson's disease. *Brain* 2000;123(Pt 9):1767–1783.

Palliyath S, Hallett M, Thomas SL, et al. Gait in patients with cerebellar ataxia. *Mov Disord* 1998;13:958–964.

Pyo SJ, Kim H, Kim IS, et al. Quantitative gait analysis in patients with Huntington's disease. *J Mov Disord* 2017;10:140–144.

Reynolds NC Jr, Myklebust JB, Prieto TE, et al. Analysis of gait abnormalities in Huntington disease. *Arch Phys Med Rehabil* 1999;80:59–65.

Ropper AH. Refined Romberg test. *Can J Neurol Sci* 1985;12:282.

Ropper AH, Samuels MA, Klein J. *Adams and Victor's Principles of Neurology.* 10th ed. New York: McGraw-Hill Education Medical, 2014.

Rubino FA. Gait disorders in the elderly. Distinguishing between normal and dysfunctional gaits. *Postgrad Med* 1993;93:185–190.

Snijders AH, van de Warrenburg BP, Giladi N, et al. Neurological gait disorders in elderly people: clinical approach and classification. *Lancet Neurol* 2007;6:63–74.

Solomon DH, Barohn RJ, Bazan C, et al. The thalamic ataxia syndrome. *Neurology* 1994;44:810–814.

Stolze H, Kuhtz-Buschbeck JP, Drucke H, et al. Comparative analysis of the gait disorder of normal pressure hydrocephalus and Parkinson's disease. *J Neurol Neurosurg Psychiatry* 2001;70:289–297.

Sudarsky L. Geriatrics: gait disorders in the elderly. *N Engl J Med* 1990;322: 1441–1446.

Sudarsky L. Psychogenic gait disorders. *Semin Neurol* 2006;26:351–356.

Sudarsky L, Ronthal M. Gait disorders among elderly patients. A survey study of 50 patients. *Arch Neurol* 1983;40:740–743.

Sudarsky L, Tideiksaar R. The cautious gait, fear of falling, and psychogenic gait disorders. In: Masdeu JC, Sudarsky L, Wolfson L, eds. *Gait Disorders of Aging. Falls and Therapeutic Strategies.* Philadelphia: Lippincott-Raven, 1997.

Takahashi K, Osaka A, Tsuda H, et al. Isolated astasia caused by a localized infarction in the suprathalamic white matter. *J Gen Fam Med* 2017;18:275–278.

Tanaka A, Okuzumi H, Kobayashi I, et al. Gait disturbance of patients with vascular and Alzheimer-type dementias. *Percept Mot Skills* 1995;80:735–738.

Vachranukunkiet T, Esquenazi A. Pathophysiology of gait disturbance in neurologic disorders and clinical presentations. *Phys Med Rehabil Clin N Am* 2013;24:233–246.

Verghese J, Lipton RB, Hall CB, et al. Abnormality of gait as a predictor of non-Alzheimer's dementia. *N Engl J Med* 2002;347:1761–1768.

Viswanathan A, Sudarsky L. Balance and gait problems in the elderly. *Handb Clin Neurol* 2011;103:623–634.

CAPÍTULO

45

Sistema Nervoso Autônomo

O sistema nervoso autônomo (SNA) controla músculos não estriados e glândulas e tem três divisões: simpática (toracolombar), parassimpática (craniossacral) e entérica. As divisões simpática e parassimpática são caracterizadas por uma cadeia de dois neurônios com dois elementos anatômicos: um neurônio pré-ganglionar (primeira ordem) no sistema nervoso central (SNC), que termina em um gânglio fora do SNC, e um neurônio pós-ganglionar (segunda ordem), que conduz os impulsos até o destino nas vísceras. A Figura 45.1 mostra uma visão geral da anatomia das divisões simpática e parassimpática. O sistema nervoso entérico situa-se nas paredes do trato gastrintestinal (GI). Além disso, os neurônios de gânglios das raízes dorsais transportam impulsos viscerais aferentes originados tanto nas fibras simpáticas quanto nas parassimpáticas. Também há neurônios autônomos em vários níveis do SNC, desde o córtex cerebral até a medula espinal. As funções autônomas estão além do controle voluntário e, em sua maioria, abaixo da consciência.

SISTEMA NERVOSO AUTÔNOMO PERIFÉRICO

A divisão parassimpática é composta por fibras eferentes viscerais gerais dos nervos cranianos III, VII, IX, X e por parte bulbar do NC XI (vias eferentes cranianas), juntamente com as fibras originadas nos segmentos S2-S4 da medula espinal (vias eferentes sacrais). As partes da divisão parassimpática são bastante separadas, mas por causa de suas características anatômicas, semelhanças de função e respostas farmacológicas similares, elas são classificadas como partes de um sistema, e não como divisões distintas. Os nervos parassimpáticos têm fibras pré-ganglionares longas terminadas em gânglios periféricos próximos ou no interior das vísceras que inervam, e fibras pós-ganglionares curtas que se originam próximas ou dentro da víscera inervada. Em geral, uma fibra pré-ganglionar faz sinapse com apenas um neurônio pós-ganglionar.

A anatomia da parte craniana da divisão parassimpática é analisada com cada nervo craniano. Em resumo, compõe-se dos núcleos de Edinger-Westphal, salivatórios superior e inferior, motor posterior do nervo vago e por neurônios na vizinhança do núcleo ambíguo. As fibras parassimpáticas sacrais originam-se de células da coluna intermediolateral de células nos níveis S2-S4 da parte sacral da medula espinal, atravessam os nervos sacrais e reúnem-se nos esplâncnicos pélvicos (nervos erigentes), os quais prosseguem até os plexos pélvicos e seus ramos. Algumas fibras pós-ganglionares podem se deslocar desses plexos até as vísceras pélvicas, porém a maioria das fibras pré-ganglionares segue para pequenos gânglios situados dentro ou próximo das vísceras, de onde essas fibras inervam a bexiga, o cólon descendente, o reto, o ânus e os órgãos genitais. As maiores vias eferentes parassimpáticas são os nervos vagos. Os gânglios parassimpáticos periféricos são ciliar, ótico, submandibular e esfenopalatino (Figura 45.2).

A divisão simpática é composta por fibras pré-ganglionares originadas de células nas colunas intermediolaterais dos segmentos T1 até L3 da medula espinal. As fibras saem através das raízes anteriores dos nervos segmentares correspondentes (ver Figura 24.3). Essas fibras terminam na cadeia ganglionar paravertebral, nos plexos pré-vertebrais e nos gânglios colaterais ou, às vezes, nos terminais (Figura 45.3). As fibras pós-ganglionares seguem para as vísceras: as simpáticas são curtas e terminam em gânglios a alguma distância das vísceras que inervam; e as longas vão dos gânglios até as vísceras. Uma fibra pré-ganglionar pode fazer sinapse com muitos neurônios pós-ganglionares.

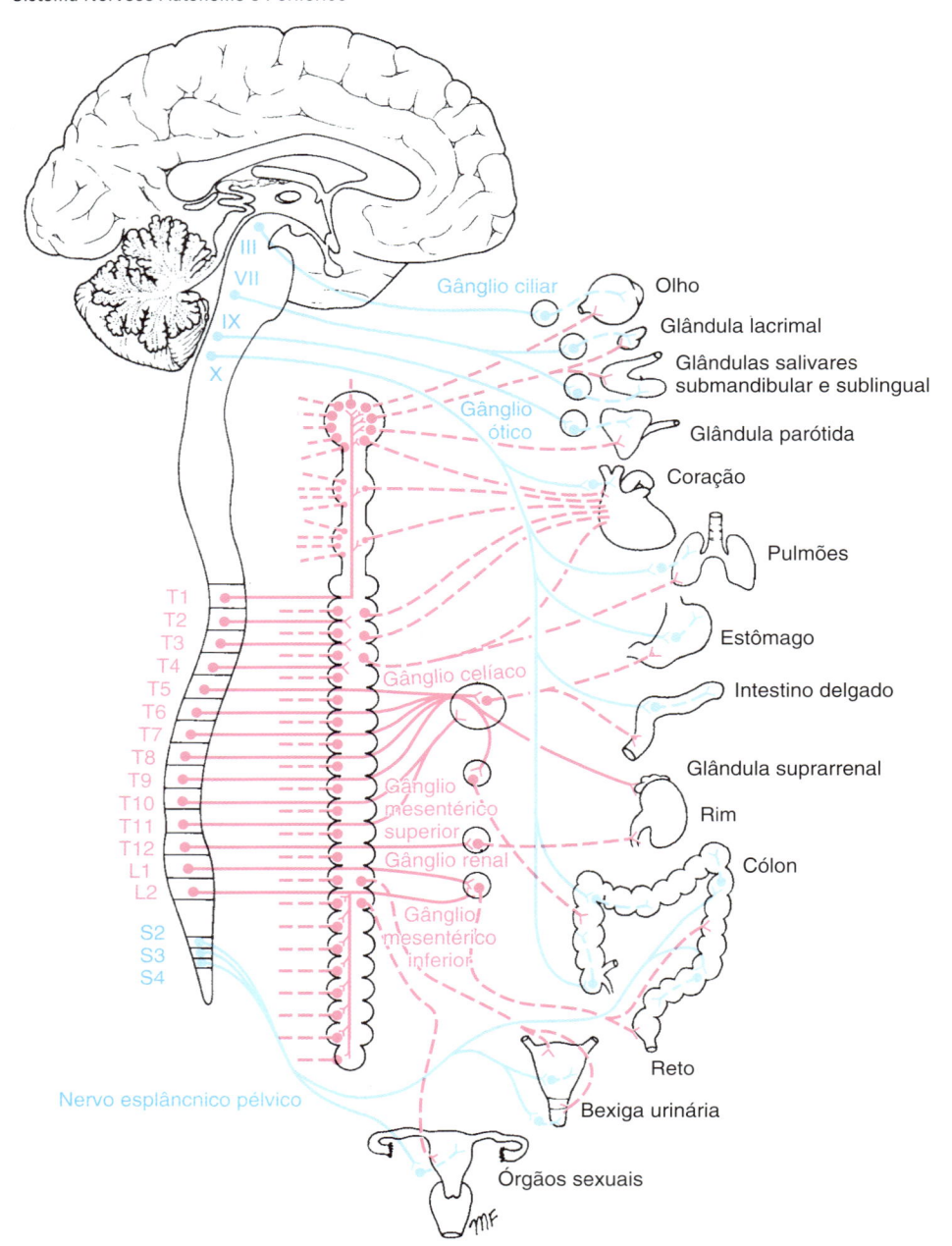

Figura 45.1 Organização geral do sistema nervoso autônomo. Os componentes simpáticos são mostrados em *vermelho*, e os componentes parassimpáticos, em *azul*. (Reimpressa com permissão de Snell R. *Clinical Neuroanatomy*. 7th ed. Philadelphia: Wolters Kluwer Health/Lippincott Williams & Wilkins, 2009.)

Os gânglios simpáticos são organizados em dois plexos: paravertebral e pré-vertebral. Os paravertebrais situam-se ao longo da coluna vertebral; os pré-vertebrais situam-se em posição anterior à coluna vertebral. Os gânglios pré-vertebrais inervam as vísceras abdominais e pélvicas. A cadeia simpática paravertebral é formada por dois plexos alongados, cada um composto por uma série de gânglios organizados de maneira segmentar e unidos por fibras nervosas ascendentes e descendentes. Os troncos simpáticos têm de 22 a 24 gânglios e estendem-se do nível de C2 até o cóccix. Existem três gânglios cervicais, 10 a 12 torácicos, 4 lombares e 4 a 5 sacrais. Em geral, as cadeias unem-se, no nível do cóccix, em um gânglio

coccígeo único (gânglio ímpar). As fibras pré-ganglionares saem da medula espinal através da raiz anterior e do nervo espinal misto, chegam ao ramo primário anterior, saem como fibras finamente mielínicas (ramos comunicantes brancos) e entram na cadeia ganglionar. Elas podem fazer sinapse imediatamente, ou ascender ou descer antes da sinapse. As fibras pós-ganglionares voltam ao ramo primário anterior como fibras amielínicas (ramos comunicantes cinzentos). Os segmentos T1-T3 inervam a cabeça e o pescoço, os segmentos T3-T11 inervam os membros superiores e as vísceras torácicas e abdominais, e os segmentos T12-L2 inervam os membros inferiores e as vísceras pélvicas.

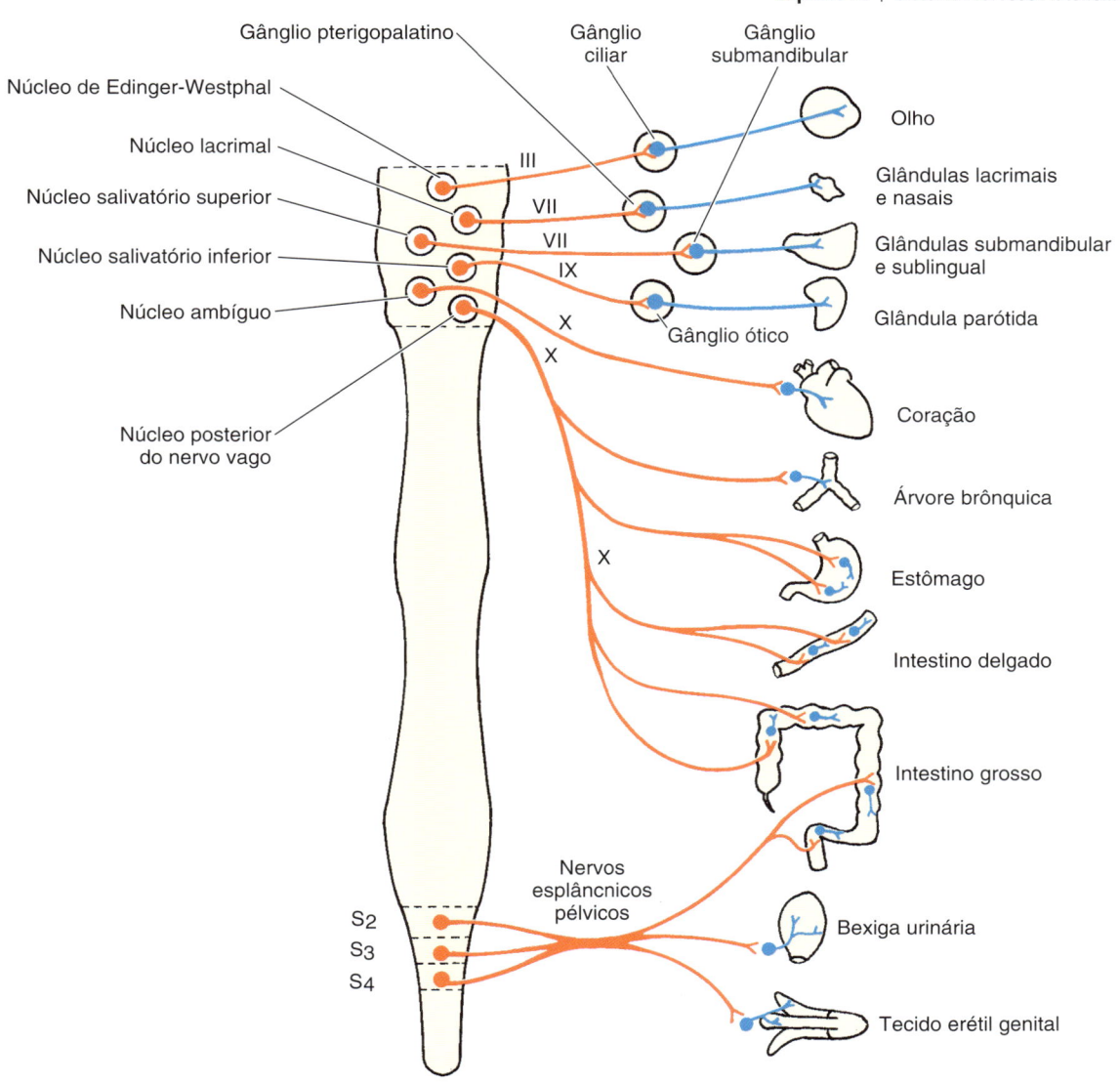

Gânglio pterigopalatino

Gânglio ciliar

Gânglio submandibular

Núcleo de Edinger-Westphal

Núcleo lacrimal

Núcleo salivatório superior

Núcleo salivatório inferior

Núcleo ambíguo

Núcleo posterior do nervo vago

Gânglio ótico

Olho

Glândulas lacrimais e nasais

Glândulas submandibular e sublingual

Glândula parótida

Coração

Árvore brônquica

Estômago

Intestino delgado

Intestino grosso

Nervos esplâncnicos pélvicos

Bexiga urinária

Tecido erétil genital

III, VII, VII, IX, X, X, X

S2, S3, S4

Figura 45.2 Divisão parassimpática. Os neurônios pré-ganglionares são representados em *vermelho*, e os neurônios pós-ganglionares, em *azul*. (Reimpressa com permissão de Kiernan JA. *Barr's The Human Nervous System: An Anatomical Viewpoint*. 9th ed. Philadelphia: Wolters Kluwer Health/Lippincott Williams & Wilkins, 2009.)

A parte cervical da cadeia simpática é formada pelos gânglios cervicais superior, médio e inferior. Eles inervam estruturas da cabeça, dos membros superiores e do tórax. O gânglio cervical superior, o maior, situa-se diante das vértebras C2-C3 e atrás da artéria carótida interna. É suprido principalmente pelos dois primeiros segmentos torácicos. O nervo carótico interno, uma continuação direta do gânglio cervical superior, dá origem a filamentos pós-ganglionares que inervam a artéria carótida interna e terminam como plexos caróticos interno e cavernoso. Os ramos anteriores do gânglio formam plexos ao redor das artérias meníngea média, carótida externa e das artérias maxilares. A inervação simpática dos gânglios ciliares percorre os nervos ciliares longos a partir do plexo cavernoso. O gânglio esfenopalatino é suprido pelo plexo carótico interno através dos nervos petroso profundo e do canal pterigóideo (vidiano). O gânglio ótico recebe inervação simpática do plexo ao redor da artéria meníngea média, e o submaxilar recebe inervação do plexo ao redor da artéria maxilar externa. Existem outras conexões do gânglio cervical superior com outros nervos cranianos e os quatro nervos cervicais superiores: o plexo faríngeo, o seio e o glomo caróticos, o coração e os nervos cardíacos superiores. O gânglio cervical médio comunica-se com o quinto e o sexto nervos cervicais para dar origem ao nervo cardíaco médio e envia outros ramos para a tireoide. O gânglio cervical inferior comunica-se com o sétimo e o oitavo nervos cervicais para formar o nervo cardíaco inferior e os nervos para os vasos sanguíneos.

Os gânglios paravertebrais enviam axônios amielínicos longos para todos os tecidos e órgãos com inervação simpática, exceto para os localizados no abdome, na pelve e no

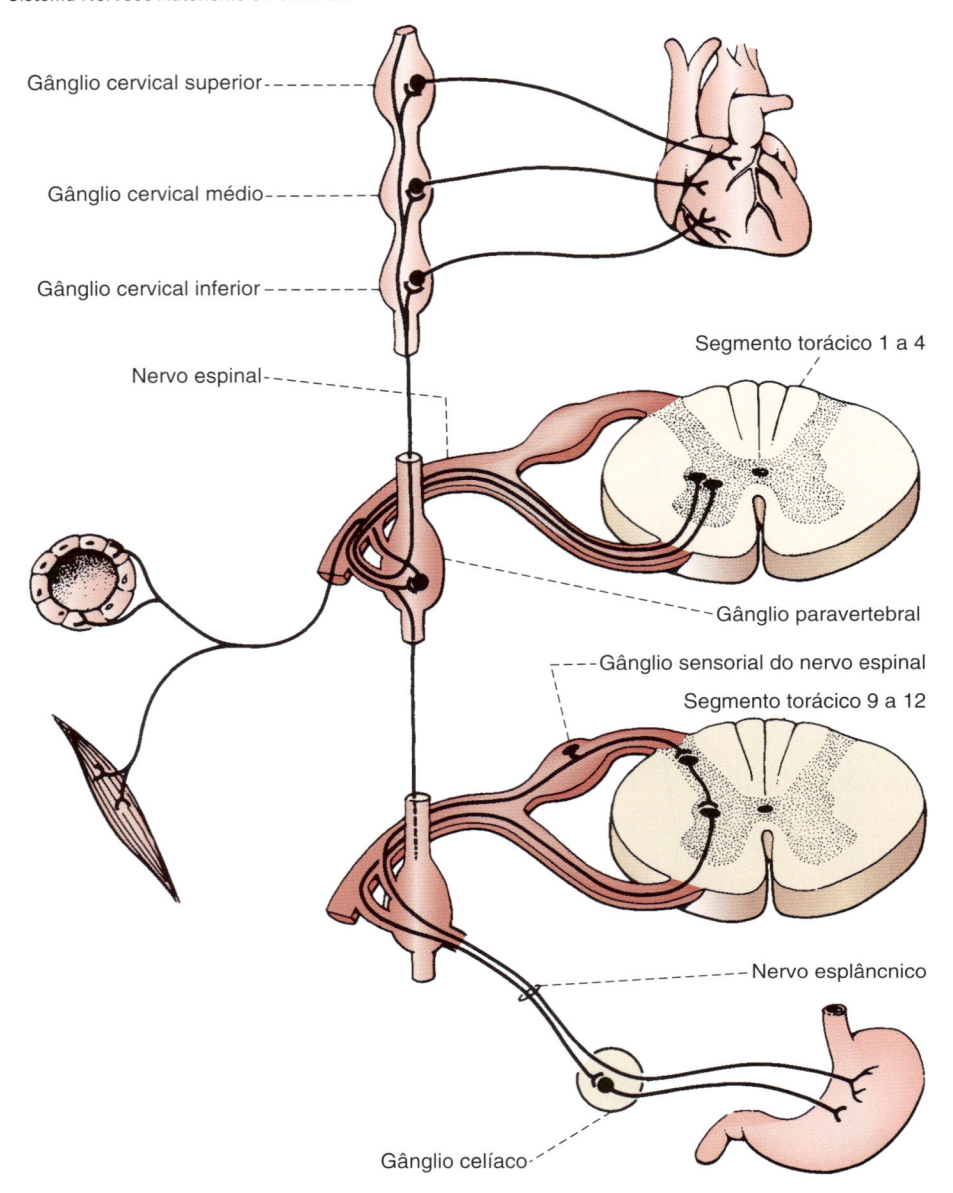

Gânglio cervical superior

Gânglio cervical médio

Gânglio cervical inferior

Nervo espinal

Segmento torácico 1 a 4

Gânglio paravertebral

Gânglio sensorial do nervo espinal

Segmento torácico 9 a 12

Nervo esplâncnico

Gânglio celíaco

Figura 45.3 Vias eferentes simpáticas, mostrando conexões com a cadeia ganglionar paravertebral, nervos esplâncnicos e gânglios colaterais.

períneo. O gânglio cervical superior (T1-T2) envia fibras dilatadoras da pupila e sudomotoras para a face. O gânglio cervicotorácico (estrelado) (T2-T6) inerva o membro superior por meio de ramos do plexo braquial, e os gânglios simpáticos lombares (T9-L1) inervam o membro inferior por meio de ramos do plexo lombossacro. As fibras simpáticas pós-ganglionares unem-se aos nervos somáticos periféricos por meio dos ramos comunicantes cinzentos e, portanto, sua distribuição é semelhante à do nervo somático correspondente.

A parte torácica do tronco simpático apoia-se sobre as cabeças das costelas. Às vezes, o primeiro gânglio torácico funde-se ao cervical inferior para formar o gânglio cervicotorácico. O gânglio estrelado recebe fibras pré-ganglionares dos níveis T2-T6, e suas fibras pós-ganglionares são distribuídas com os nervos do plexo braquial para fornecer a inervação autônoma do membro superior. As fibras simpáticas que fazem trajeto nos nervos somáticos inervam estruturas vasomotoras, sudomotoras e pilomotoras na distribuição do nervo no qual são transportadas.

Os cinco gânglios superiores enviam ramos para os plexos cardíaco e pulmonar. A parte abdominal do tronco simpático situa-se na frente da coluna vertebral ao longo da margem medial do músculo psoas maior, e a parte pélvica localiza-se na frente do sacro. Todos esses gânglios enviam ramos comunicantes cinzentos aos nervos espinais correspondentes e, muitos ramos, para os vários plexos e gânglios colaterais. As fibras pós-ganglionares terminam em vasos sanguíneos, glândulas sudoríparas e outras estruturas de músculo liso e glandulares.

Os ramos dos sete gânglios torácicos inferiores unem-se para formar os três nervos esplâncnicos que penetram no diafragma e inervam o abdome e as vísceras pélvicas. Esses ramos são brancos e conduzem basicamente fibras pré-ganglionares que atravessam os gânglios sem fazer sinapse e terminam nos plexos pré-vertebrais ou nos gânglios colaterais. O nervo esplâncnico maior é formado por ramos do 5º ao 9º ou 10º gânglios torácicos; e termina no gânglio celíaco. O menor é formado por ramos do 9º, 10º e, às vezes, do 11º gânglios torácicos; e termina no gânglio aorticorrenal. O nervo esplâncnico menor origina-se do último gânglio torácico; e termina no plexo renal.

Nas cavidades torácica, abdominal e pélvica existem agregados de nervos e gânglios conhecidos como plexos pré-vertebrais e seus gânglios colaterais. Estes são compostos por fibras parassimpáticas e simpáticas. As parassimpáticas são pré-ganglionares e podem fazer sinapse nos plexos ou atravessá-los sem fazer sinapse até os gânglios terminais. As simpáticas, principalmente dos nervos esplâncnicos, em geral fazem sinapse nos plexos. A partir desses plexos, ramos são emitidos para as vísceras abdominais e pélvicas. O plexo cardíaco é suprido pelos ramos cardíacos dos nervos vagos e pelos nervos cardíacos originados dos gânglios simpáticos cervicais e torácicos superiores. Ele também se comunica com os plexos pulmonar e esofágico, todos supridos pelo nervo vago e também por gânglios simpáticos torácicos.

O plexo celíaco é o maior dos três plexos simpáticos e inerva todas as vísceras abdominais, exceto o cólon descendente. Os nervos esplâncnicos torácicos, os quais transportam fibras pré-ganglionares dos níveis T5-T12, perfuram o diafragma e formam o plexo celíaco, situado no abdome no nível da parte superior da primeira vértebra lombar, atrás do estômago e da bolsa omental, na frente do diafragma e da parte abdominal da aorta e entre as glândulas suprarrenais. É composto de dois gânglios celíacos inervados pelos nervos esplâncnicos maiores, por filamentos do nervo vago direito, e pelos gânglios aorticorrenais, os quais recebem os nervos esplâncnicos menores. Outros plexos têm origem no plexo celíaco ou estão conectados a ele, como o frênico, o hepático, o esplênico e outros. Os plexos gástrico superior (anterior) e o hepático também recebem ramos do nervo vago esquerdo. Os plexos renal e mesentérico inferior e seus ramos também são supridos pelo nervo esplâncnico inferior.

O plexo hipogástrico está localizado na frente da última vértebra lombar e do promontório do sacro, entre as duas artérias ilíacas comuns, e é formado pela união de muitos elementos do plexo aórtico e da cadeia simpática lombar, juntamente com algumas fibras do plexo mesentérico inferior. É dividido nos dois plexos pélvicos formados por fibras do plexo hipogástrico, fibras simpáticas pré-ganglionares do segundo, terceiro e quarto nervos sacros e por alguns filamentos dos gânglios simpáticos sacros. Os ramos são distribuídos para as vísceras pélvicas e os órgãos genitais internos e externos por meio dos plexos retal médio (hemorroidário), vesical, prostático, vaginal e uterino.

O sistema nervoso entérico é formado por componentes intrínsecos e extrínsecos. Os intrínsecos são os plexos submucoso de Meissner e mioentérico de Auerbach. Os extrínsecos são os nervos pré-ganglionares simpáticos, originados dos gânglios pré-vertebrais, e parassimpáticos, do núcleo motor posterior do nervo vago e dos centros parassimpáticos sacros, impulsos que controlam o peristaltismo e a secreção.

Fibras aferentes autônomas

As fibras aferentes viscerais gerais transmitem sensibilidade consciente e inconsciente das vísceras e participam dos reflexos autônomos. Pequenas fibras mielínicas e amielínicas transportam impulsos de receptores viscerais para os corpos celulares na raiz posterior e os gânglios sensoriais do nervo espinal e de nervos cranianos. As fibras aferentes viscerais que entram na medula espinal fazem sinapse em neurônios no corno dorsal e na coluna cinzenta intermediolateral. No SNC, a sensibilidade das vísceras faz trajeto principalmente nos tratos espinotalâmico e espinorreticular, mas algumas delas, sobretudo as relacionadas com o controle intestinal e vesical, são transportadas nas colunas posteriores. Depois de uma sinapse no tálamo, as fibras sensoriais viscerais projetam-se para as áreas do córtex que participam da função autônoma. As fibras autônomas aferentes no nervo vago fazem sinapse no gânglio nodoso, e as do nervo glossofaríngeo, no gânglio petroso. As fibras aferentes vagais transmitem impulsos do coração, dos grandes vasos, dos pulmões e do trato GI; as do nervo glossofaríngeo conduzem informações do seio carótico. Essas fibras aferentes fazem sinapse no núcleo do trato solitário e participam de reflexos autônomos e de funções como tosse e deglutição.

Neurotransmissores

A acetilcolina é o neurotransmissor dos neurônios pré-ganglionares simpáticos e parassimpáticos e dos neurônios pós-ganglionares parassimpáticos. A norepinefrina é o principal neurotransmissor simpático pós-ganglionar, exceto nas glândulas sudoríparas, as quais são colinérgicas. Existem dois subtipos de receptores de acetilcolina: nicotínicos e muscarínicos. A maioria dos receptores pós-ganglionares de acetilcolina são muscarínicos. Eles medeiam os efeitos cardíacos e causam constrição pupilar, secreção lacrimal e salivar, broncoconstrição e ereção. Também estimulam a motilidade GI e causam evacuação da bexiga e do reto. Existem dois subtipos principais de receptores adrenérgicos: alfa e beta. Os receptores alfa-adrenérgicos medeiam a dilatação das pupilas, a vasoconstrição e a ejaculação, além de controlarem os esfíncteres internos da bexiga e do reto. Os receptores beta-adrenérgicos controlam o coração, causam vasodilatação e broncodilatação e medeiam efeitos metabólicos. Alguns neurônios simpáticos pós-ganglionares também usam trifosfato de adenosina e neuropeptídio Y, e algumas terminações parassimpáticas pós-ganglionares podem usar polipeptídio intestinal vasoativo ou óxido nítrico.

Fisiologia do sistema nervoso autônomo periférico

O SNA comanda as atividades dos músculos cardíaco e liso, o que inclui o músculo liso dos vasos sanguíneos e as funções da maioria das estruturas glandulares. Regula funções importantes, como respiração, circulação, digestão, ajuste da temperatura e metabolismo – todas vitais para a existência normal –, e combate forças internas ou externas que tendem a causar alterações indesejáveis na função normal do corpo. A constância do ambiente interno do corpo e a uniformidade e estabilidade do organismo são mantidas pela homeostasia.

A divisão simpática supre todas as partes do corpo. Suas funções são catabólicas e voltadas para a utilização da energia. Ela prepara o organismo para o combate ou a fuga (reação de luta ou fuga; reage sempre que é necessário um ajuste rápido ao ambiente; acelera o coração; dilata os vasos coronarianos; aumenta a pressão arterial (PA); esvazia os reservatórios de sangue; dilata os brônquios; libera glicose; e inibe a atividade GI. É um mecanismo protetor de emergência que é acionado em condições de estresse emocional e causa forte reação do indivíduo a estímulos de raiva e de medo. A divisão parassimpática inerva estruturas especiais, como pupilas, glândulas salivares, coração, pulmões, trato GI, bexiga e partes do sistema genital. Em determinadas funções parassimpáticas, como nas atividades vesical, retal e genital, a contração de músculos estriados é intimamente integrada à do músculo liso. Essa divisão conserva a energia, pois controla funções anabólicas, excretoras e reprodutivas e conserva e restaura os recursos e a energia do corpo.

As vísceras recebem inervação autônoma dupla, simpática e parassimpática. Em geral, essas duas divisões têm ações antagonistas e recíprocas, mas há exceções. A Tabela 45.1 compara as funções das duas divisões na inervação de vários órgãos efetores.

REGULAÇÃO CENTRAL DA FUNÇÃO AUTÔNOMA

O SNA periférico é controlado por centros superiores no córtex cerebral, sobretudo corpo amigdaloide, hipotálamo, prosencéfalo basal, estriado ventral, tronco encefálico e medula espinal, os quais regulam e influenciam a função de seus componentes periféricos. Os centros do SNC implicados na função autônoma são chamados de rede autônoma central. Os neurônios dessa rede são interconectados e formam uma unidade funcional. O mais importante desses centros é o hipotálamo.

Hipotálamo

O hipotálamo (Figura 45.4) é parte do diencéfalo ventral, situado logo abaixo do tálamo e acima da hipófise. Sua área total mede apenas cerca de $14 \times 18 \times 20$ mm e pesa somente 4 g. Ele forma a maior parte do assoalho e uma parte da parede lateral do terceiro ventrículo; e estende-se desde o nível do quiasma até a fossa interpeduncular. Do ponto de vista estritamente anatômico, inclui o quiasma óptico, a neuro-hipófise (hipófise posterior), o infundíbulo, a parte supraóptica, o túber

Tabela 45.1	Efeitos dos sistemas nervosos simpático e parassimpático sobre vários órgãos efetores.	
Órgão/Sistema	**Efeito simpático**	**Efeito parassimpático**
Pupila	Dilatação da pupila (alfa)	Constrição pupilar
Acomodação	Diminuída	Aumentada
Coração	Efeito cronotrópico positivo (beta) Efeito inotrópico positivo (beta)	Efeito cronotrópico negativo Efeito inotrópico negativo
Artérias	Vasoconstrição (alfa) Vasodilatação (beta)	Vasodilatação
Veias	Vasoconstrição (alfa) Vasoconstrição (beta)	
Árvore traqueobronquial	Broncodilatação (beta)	Broncoconstrição Aumento das secreções glandulares brônquicas
Sistema digestório	Redução da motilidade (beta) Contração dos esfíncteres (alfa)	Aumento da motilidade Relaxamento dos esfíncteres
Bexiga	Relaxamento do detrusor (beta) Contração dos esfíncteres (alfa)	Contração do detrusor Relaxamento do esfíncter
Glândula salivares	Saliva escassa, espessa e viscosa (alfa)	Saliva abundante, fina e aquosa
Pele	Piloereção (cútis anserina)	Ausência de piloereção
Glândulas sudoríparas	Aumento de secreção (colinérgica)	Secreção reduzida
Genitália	Ejaculação	Ereção Ejaculação
Medula suprarrenal	Liberação de catecolamina	
Glicogênio	Glicogenólise (alfa e beta) Lipólise (alfa e beta)	Síntese de glicogênio

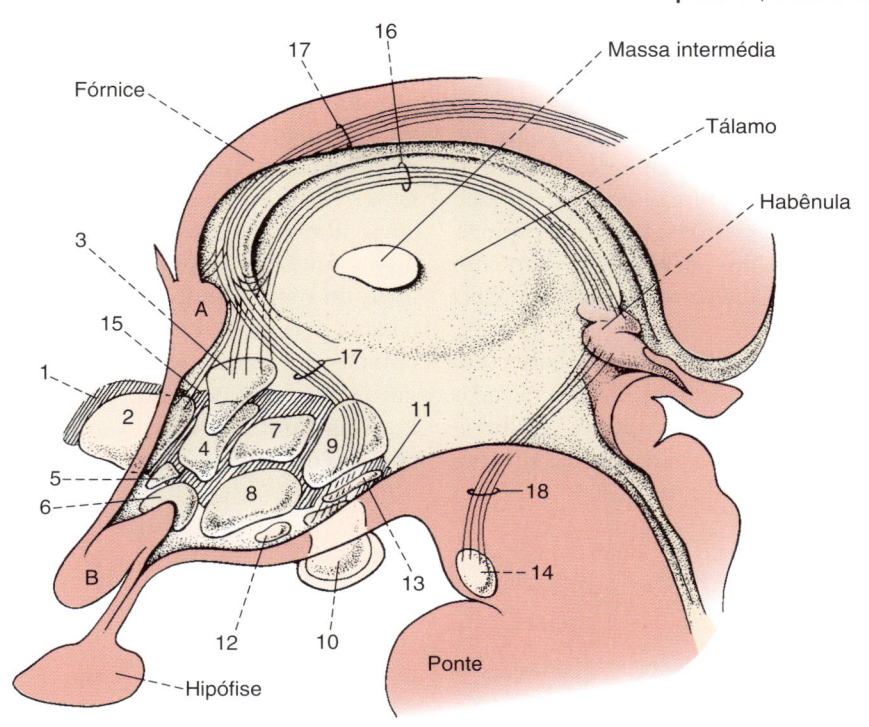

Figura 45.4 Diagrama esquemático do hipotálamo humano. **A.** Comissura anterior. **B.** Nervo óptico. 1, Área pré-óptica lateral, atravessada pelo fascículo medial do telencéfalo; 2, Área pré-óptica medial; 3, Núcleo paraventricular; 4, Área hipotalâmica anterior; 5, Núcleo supraquiasmático; 6, Núcleo supraóptico; 7, Núcleo dorsomedial do hipotálamo; 8, Núcleo ventromedial do hipotálamo; 9, Área hipotalâmica dorsal; 10, Núcleo mamilar medial; 11, Núcleo mamilar lateral; 12, Área pré-mamilar; 13, Área supramamilar; 14, Núcleo interpeduncular; 15, Área hipotalâmica lateral; 16, Estria habenular; 17, Fórnice; 18, Trato habenulointerpeduncular.

cinéreo e os corpos mamilares; porém, do ponto de vista fisiológico, as três primeiras estruturas não estão incluídas. O núcleo supraóptico localiza-se logo acima do quiasma óptico. Os corpos mamilares são duas pequenas massas de substância cinzenta situadas na fossa interpeduncular rostral à substância perfurada posterior e contêm os núcleos mamilares; eles formam a parte caudal do hipotálamo. Abaixo deste, um processo cônico oco, o infundíbulo ou haste hipofisária, projeta-se para baixo e para frente e está ligado ao lobo posterior da hipófise. O infundíbulo contém os tratos supraóptico-hipofisário e túbero-hipofisário. O túber cinéreo é uma proeminência situada entre os corpos mamilares e o infundíbulo.

Os limites do hipotálamo não são bem definidos. Na parte anterior, funde-se com as áreas olfatória basal e pré-óptica; na parte caudal, é contínuo com a substância cinzenta central e o tegmento do mesencéfalo. Na parte lateral, é contínuo com a região subtalâmica; na parte superior, é separado do tálamo propriamente dito pelo sulco hipotalâmico. A área pré-óptica é a região logo acima e anterior ao quiasma, estendendo-se até a lâmina terminal e a comissura anterior.

O hipotálamo é formado por numerosas células nervosas, com distribuição não uniforme, mas dispostas em regiões ou grupos nucleares mais ou menos definidos. É dividido em três zonas longitudinais: periventricular, medial e lateral; todas enviam fibras descendentes para o tronco encefálico e a medula espinal. Os núcleos paraventricular e supraóptico do hipotálamo dão origem ao trato supraóptico-hipofisário e são importantes no equilíbrio osmótico. O núcleo paraventricular tem subpopulações de neurônios que produzem vasopressina, ocitocina, hormônio de liberação da corticotropina e outros hormônios implicados na função hipofisária; e ele é importante na regulação cardiovascular. A destruição desses núcleos causa diabetes insípido. As fibras aferentes para o núcleo paraventricular provêm do córtex pré-frontal medial, do corpo amigdaloide, do lobo insular e de outros núcleos hipotalâmicos.

A zona medial do hipotálamo contém o núcleo pré-óptico medial, o qual controla a liberação de gonadotropina e participa da termorregulação, e o núcleo anterior, que também participa da termorregulação. A zona lateral contém os núcleos pré-óptico lateral e o hipotalâmico lateral e é atravessada pelo fascículo medial do prosencéfalo. A estimulação do núcleo lateral leva ao aumento de apetite, enquanto sua ablação causa inanição. A zona lateral também participa dos mecanismos de despertar e dormir. O núcleo arqueado (infundibular) situa-se na região periventricular do túber cinéreo e dá origem ao trato túbero-hipofisário. Ele contém fatores de liberação que controlam a liberação de hormônios da hipófise anterior, e também neurônios dopaminérgicos, os quais inibem a liberação de prolactina.

As vias autônomas que descem do hipotálamo seguem principalmente no tegmento do tronco encefálico ipsilateral. Na medula espinal, as fibras autônomas descendentes situam-se no fascículo anterolateral. Elas são amplamente distribuídas, mas fazem trajeto basicamente nos tratos reticulospinais. Algumas fibras, sobretudo as responsáveis pelo controle da bexiga, estão próximas dos tratos corticospinais laterais. Os impulsos transportados por essas vias terminam em níveis apropriados da coluna intermediolateral da medula espinal.

Apesar de seu pequeno tamanho, o hipotálamo tem conexões extensas e complexas; algumas são organizadas em feixes ou tratos definidos, outras são difusas e de difícil acompanhamento (Figura 45.5). Ele participa das funções do SNA e dos sistemas endócrino e límbico; recebe impulsos das áreas olfatória primária, septal e do córtex orbitofrontal por intermédio do fascículo medial do prosencéfalo, do núcleo amigdaloide por meio da estria terminal, da formação hipocampal através do fórnice, e dos núcleos da rafe, do *locus ceruleus* e dos núcleos tegmentais do tronco encefálico; envia fibras eferentes por intermédio do fascículo medial do prosencéfalo para a área septal e o tronco encefálico, por meio do trato mamilotalâmico para o núcleo anterior do tálamo, pela estria terminal até o corpo amigdaloide, e para o núcleo medial dorsal do tálamo. O trato túbero-hipofisário e o sistema porta-hipofisário conectam o hipotálamo à adeno-hipófise, e o trato supraóptico-hipofisário conecta-o à neuro-hipófise.

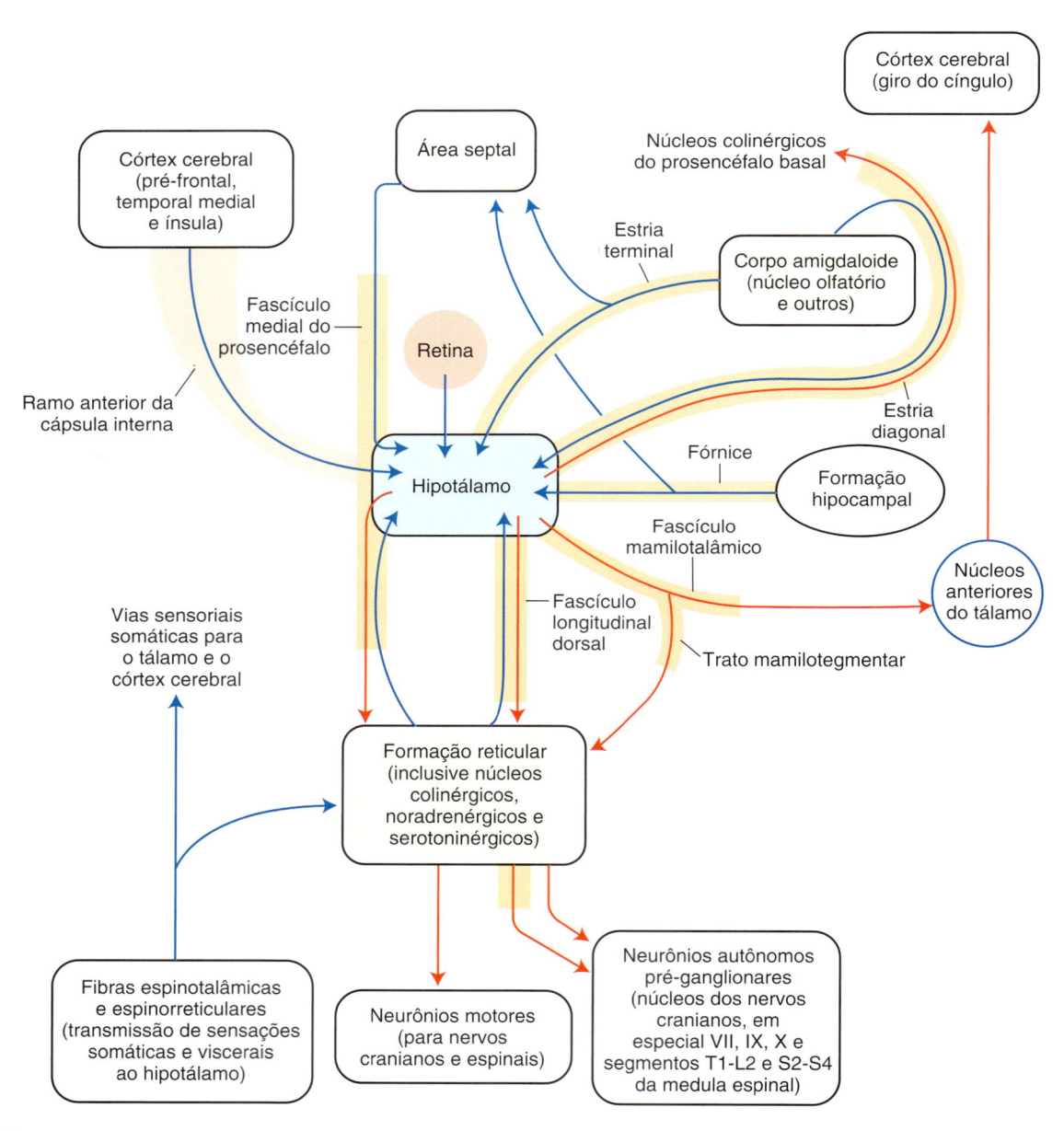

Figura 45.5 Conexões neurais diretas e indiretas do hipotálamo com outras partes do encéfalo e da medula espinal. (Reimpressa com permissão de Kiernan JA. *Barr's The Human Nervous System: An Anatomical Viewpoint.* 9th ed. Philadelphia: Wolters Kluwer Health/Lippincott Williams & Wilkins, 2009.)

Outros componentes da rede autônoma central

Outros centros importantes envolvidos no controle autônomo são a substância cinzenta central (SCC) no mesencéfalo, outros núcleos do tronco encefálico, o córtex cerebral e o corpo amigdaloide. A SCC é importante no reflexo de micção, no mecanismo da dor, inclusive na resposta aos opioides, e na reação de luta ou fuga. As vias descendentes da SCC modulam e, principalmente, inibem a dor. O núcleo do trato solitário (NTS) no bulbo está envolvido nas funções cardiopulmonar e GI. Ele recebe fibras aferentes dos barorreceptores e quimiorreceptores arteriais e medeia importantes reflexos autônomos. Os centros cardiorrespiratórios bulbares consistem em células na formação reticular da parte ventral do bulbo que controlam a pressão arterial e a respiração e medeiam os reflexos cardiorrespiratórios. As fibras aferentes de barorreceptores, quimiorreceptores e receptores cardíacos e pulmonares seguem até o tronco encefálico através dos nervos glossofaríngeo e vago e fazem sinapse no NTS. Projeções do NTS ativam os núcleos ambíguo e o motor posterior do nervo vago, que enviam fibras parassimpáticas para o coração e os pulmões. As lesões bilaterais do NTS causam hipertensão neurogênica aguda. Também há projeções do NTS para os neurônios da formação reticular implicados na ritmogênese respiratória e para células que enviam fibras simpáticas para a coluna intermediolateral da medula espinal. Os interneurônios da formação reticular, juntamente com o NTS, também participam de funções como tosse, espirro e vômito. As vias reticulospinais implicadas nas funções cardiovascular e respiratória descendem na parte ventral das colunas laterais da medula espinal.

Os neurônios no núcleo ambíguo são parte do sistema de inervação parassimpática cardíaca e participam do controle automático da respiração. O complexo nuclear parabraquial situa-se no tegmento dorsolateral da ponte e inclui os núcleos parabraquiais medial e lateral e o núcleo de Kölliker-Fuse. O complexo parabraquial participa do processamento de informações viscerais, da modulação da dor e do controle automático da respiração.

As áreas corticais primárias envolvidas na função autônoma são córtex da ínsula, córtex pré-frontal medial, giro do cíngulo e núcleo amigdaloide. O córtex pré-frontal medial é ativado por estresse e participa das respostas autônomas e afetivas. Os estímulos sensoriais das vísceras são projetados para a ínsula, a qual se conecta ao sistema límbico e projeta-se para o corpo amigdaloide. Há amplas conexões com outras regiões corticais. É uma área importante para a regulação cardiovascular. A lesão da ínsula na doença cerebrovascular pode ser um mediador de hipertensão, arritmias, lesão miocárdica e aumento do risco de morte súbita. O corpo amigdaloide comunica-se com o hipotálamo, a SCC e os núcleos autônomos do tronco encefálico. É importante para regular a vigilância, a modulação da memória, o aprendizado emocional e os mecanismos do medo.

EXAME

A anamnese em pacientes com insuficiência autônoma pode mostrar sintomas relacionados com hipotensão ortostática, anormalidades da sudorese ou disfunção dos tratos GI ou geniturinário. Os sintomas de hipotensão ortostática são tontura ou atordoamento, sensação de pré-síncope, síncope, palpitações, tremor, fraqueza, confusão ou fala arrastada, todos mais intensos na posição de pé. Alguns pacientes queixam-se apenas de dificuldade para caminhar. Os sintomas de hipotensão ortostática costumam ser mais intensos no período pós-prandial, depois de banho quente, ingestão de álcool ou exercício físico. As anormalidades da sudorese podem causar ressecamento anormal da pele, às vezes com sudorese excessiva em regiões não afetadas. Outros sintomas são constipação intestinal, disfagia, saciedade precoce, anorexia, diarreia (principalmente à noite), perda de peso, disfunção erétil, insuficiência ejaculatória, ejaculação retrógrada, retenção urinária, urgência urinária, infecções urinárias recorrentes e incontinência urinária ou fecal.

Os exames físico geral e neurológico podem mostrar várias anormalidades em pacientes com distúrbios do SNA. Acromegalia, nanismo, sinais de desequilíbrio endócrino ou imaturidade sexual podem indicar anormalidade hipotalâmica. Há a possibilidade do ressecamento anormal da pele ser um sinal de diminuição da função sudomotora e pode ocorrer em distribuição localizada, como em uma lesão do nervo periférico, ou ser generalizada, como na disautonomia difusa. A ausência de umidade normal nas meias pode indicar redução da sudorese. Um teste clínico simples para demonstrar a distribuição do ressecamento cutâneo anormal relacionado com perda de sudorese é observar a resistência ao toque na pele com um dedo ou um objeto, como o tubo de uma caneta ou uma colher. Ao passar uma colher sobre a pele, ela desliza com suavidade naquela que está seca (simpatectomizada), mas de modo irregular e desigual na que está umedecida por transpiração. Com frequência, é possível ver as gotículas de suor sobre a pele, sobretudo nas cristas papilares dos dedos, com o auxílio da lente +20 do oftalmoscópio. Outros sinais cutâneos de desregulação autônoma são alterações da temperatura ou cor da pele, manchas, alopecia, hipertricose, espessamento ou fragilidade das unhas, ausência de piloereção, diminuição do enrugamento das mãos na água e atrofia cutânea. A desregulação vasomotora acral pode acarretar palidez, acrocianose, manchas, eritema ou livedo reticular. Pacientes com disautonomia associada à síndrome dolorosa regional podem ter alodinia e hiperalgesia, além de alterações autônomas.

A avaliação de alterações ortostáticas da PA e da frequência cardíaca (FC) são testes básicos da função autônoma cardiovascular. Junto do leito, verificam-se PA e frequência de pulso com o paciente em decúbito dorsal e após a permanência em pé por períodos variáveis; geralmente, a PA é verificada depois de ficar em pé por 1, 3 e 5 min. O teste da mesa inclinada é mais preciso. Em geral, a PA sistólica (PAS) em pé cai no máximo 20 mmHg, e a PA diastólica (PAD), no máximo 10 mmHg. Existem critérios mais rigorosos para o diagnóstico que admitem queda de 30 pontos da PAS ou de 15 pontos da PAD em pessoas normais. Quando a medida da PA for feita com esfigmomanômetro padrão, o manguito deve ser mantido no nível do coração para reduzir ao mínimo a influência hidrostática. Quando a medida de rotina for indefinida, às vezes poderá ser possível detectar declínios ortostáticos da PA solicitando-se ao paciente que faça 5 a 10 exercícios de agachamento e, em seguida, repita a medida.

A FC não deve aumentar mais de 30 bpm com relação à frequência inicial na posição em pé. Na hipovolemia, a causa mais comum de hipotensão ortostática, há taquicardia reflexa em resposta à queda da PA na posição em pé. Em caso de comprometimento dos reflexos cardiovasculares autônomos, a taquicardia reflexa pode não ocorrer. Pacientes com síndrome de taquicardia postural desenvolvem taquicardia rápida sem hipotensão ortostática (aumento da FC em mais de 30 bpm acima da linha basal ou mais de 120 bpm). Os testes de preensão manual sustentada, estresse mental e pressórico do frio buscam aumento na PAD de pelo menos 15 mmHg ou um aumento na FC de mais de 10 bpm em resposta à vasoconstrição periférica induzida, respectivamente, por exercício isométrico da mão, aritmética mental, ou imersão da mão em água fria. O teste de esfriamento facial avalia o reflexo trigeminovagal (do mergulho). A taquicardia em repouso pode ser sinal de disfunção parassimpática.

A avaliação clínica da função vesical é feita pela busca de sinais de distensão por palpação e percussão, e pela pesquisa dos reflexos anocutâneo e bulbocavernoso. Reflexos bulbocavernoso e anal superficial são motores somáticos; os reflexos anal interno e escrotal são autônomos. O reflexo do esfíncter interno do ânus é a contração do esfíncter interno em resposta à inserção de um dedo enluvado no ânus. Quando o reflexo está comprometido, há diminuição do tônus do esfíncter e o ânus não se fecha imediatamente após a retirada. O volume de urina residual pós-miccional é verificado por cateterização depois da micção.

Os oftalmologistas dispõem de vários métodos para avaliar a produção das glândulas lacrimais. É possível fazer uma avaliação conveniente e simples junto ao leito com o teste de Schirmer, no qual é inserida uma tira de papel-filtro estéril no saco conjuntival inferior e mensurado o grau de umidificação depois de 5 min. Outros achados oftálmicos são ressecamento excessivo, com vermelhidão e prurido, e ptose (o exame da pupila é discutido no Capítulo 14). Quando a insuficiência autônoma for parte de uma doença neurológica, pode haver achados relacionados com distúrbio subjacente, como sinais extrapiramidais ou cerebelares, movimentos oculares anormais, fraqueza, perda da sensibilidade ou anormalidades reflexas.

Testes da função autônoma

Muitos procedimentos foram desenvolvidos para avaliar os sistemas nervosos simpático e parassimpático. Os testes do tônus vagal cardíaco incluem a avaliação da variação da FC com a respiração profunda, a posição em pé e a manobra de Valsalva. As variações na FC a cada batimento em resposta aos reflexos autônomos são rápidas, em geral, rápidas demais para que a avaliação à beira do leito seja precisa. É possível determinar junto ao leito se a variabilidade da FC com respiração, ou manobra de Valsalva, está presente e óbvia (provavelmente normal), presente, mas mínima (possivelmente anormal), ou ausente (anormal). Exames mais precisos requerem equipamento e podem incluir cateter arterial de longa permanência para acompanhar variações da PA.

A arritmia sinusal normal da FC é a variação a cada batimento que ocorre com a respiração. É mais elevada em pessoas jovens saudáveis. Normalmente, a arritmia sinusal torna-se menos acentuada com a idade, e pode ser bastante reduzida ou abolida quando há comprometimento da inervação vagal do coração. A resposta da FC à respiração profunda (FC_{RP}) mostra variação máxima com frequência respiratória de 5 a 6 por minuto. A FC_{RP} pode ser avaliada junto ao leito pela simples observação da variabilidade do pulso; e ser avaliada de forma mais quantitativa mensurando o intervalo R-R com monitoramento cardíaco. A razão entre expiração e inspiração mede a variação da FC_{RP}. A resposta da FC em posição ortostática (razão de 30:15) é outro método para avaliar o arco barorreflexo. A maioria das alterações drásticas da FC ocorre, em geral, nos primeiros 30 segundos após ficar em pé, com taquicardia inicial, seguida por bradicardia cerca de 20 segundos depois. A razão de 30:15 (taquicardia:bradicardia) é a razão entre o intervalo R-R no batimento 30 e o intervalo R–R no batimento 15; o normal é > 1,04.

A variabilidade respiratória da FC é agravada quando é realizada manobra de Valsalva. As respostas cardiovasculares à manobra de Valsalva são divididas em quatro fases: I e II ocorrem durante a interrupção da respiração; III e IV depois da respiração liberada. As respostas da FA e da FC são imagens especulares: o aumento da PA causa diminuição reflexa da FC. Medir apenas a FC é adequado para alguns aspectos da resposta à manobra de Valsalva, mas a avaliação completa requer a medição da PA. Na fase I, há uma breve elevação da PA decorrente do aumento da pressão intratorácica que contrai os grandes vasos; na fase II, verifica-se queda gradual da PA por comprometimento do retorno venoso que atinge um platô por vasoconstrição periférica, com taquicardia compensatória; na fase III, há uma breve queda da PA por causa da remoção da pressão intratorácica que contrai os grandes vasos. A fase IV ocorre depois da manobra de Valsalva, e o paciente retoma a respiração normal; a PA começa a se recuperar e aumenta lentamente. Cerca de 15 a 20 segundos depois da liberação, há efeito rebote da PA até um nível superior ao basal, acompanhado de bradicardia reflexa com FC abaixo do basal, que dura cerca de 1 min. A razão de Valsalva é a razão entre a FC máxima durante a fase II e a FC mínima durante a fase IV, ou entre o maior intervalo R-R durante a fase IV e o menor intervalo R-R durante a fase II. O valor normal é aproximadamente ≥ 1,45, mas os valores de referência específicos para a idade são mais precisos. A falta do efeito rebote da PA durante a fase IV é um indicador precoce de disfunção autônoma. Essa falta também pode ocorrer em alguns distúrbios não neurológicos, como insuficiência cardíaca congestiva. As variações da PA são rápidas e não é possível acompanhar o ciclo completo junto ao leito com o esfigmomanômetro. No entanto, é possível detectar o excesso de rebote na fase IV insuflando o manguito apenas até a PAS e, em seguida, pedindo ao paciente que faça uma manobra de Valsalva. Sem modificar a pressão no manguito, os sons desaparecem durante a interrupção da respiração, reaparecem com a retomada da respiração e podem ser acompanhados para detectar o excesso de rebote na PA.

O teste da mesa inclinada avalia a integridade dos reflexos autônomos. Os laboratórios usam diferentes graus de inclinação, geralmente entre 60 e 80°, e diferentes durações. Na síncope neurocardiogênica (vasovagal, vasodepressora), ou lipotimia, a hipotensão é acompanhada por bradicardia em vez da taquicardia que deveria ocorrer. Isso acontece em resposta a perturbações emocionais, como medo, estresse ou ao ver sangue; às vezes, com relação à micção (síncope miccional) ou à tosse (síncope tussígena); e outras, sem provocação identificável. O teste da mesa inclinada mostrou que um mecanismo neurocardiogênico é responsável por grande parcela dos casos de síncope recorrente não explicada.

Os testes da função termorreguladora e sudomotora incluem a resposta cutânea simpática (RCS), teste quantitativo do reflexo axônico sudomotor (QSART), impressão do suor e teste de sudorese termorreguladora (TST). A RCS avalia a função simpática por detecção de alterações da resistência cutânea em resposta a descargas sudomotoras. O TST avalia os componentes simpáticos centrais e periféricos mediante análise da sudorese em resposta à elevação da temperatura corporal. O QSART avalia as fibras motoras pós-ganglionares medindo a produção de suor em resposta à iontoforese de acetilcolina na pele. O teste de impressão de suor quantifica a produção dele, visualizando as marcas que as gotas de suor fazem em um molde de plástico ou silicone. O TST combinado ao teste da função pós-ganglionar é capaz de identificar a localização de um processo causador de anidrose. Se o teste da função pós-ganglionar for anormal, a causa é pós-ganglionar; porém, se o teste da função pós-ganglionar for normal, e o TST, anormal, a causa é pré-ganglionar. O Sudoscan® mede a condutância eletroquímica da pele de mãos e pés por meio de iontoforese reversa. Essa técnica é outro método para medir a função sudomotora na neuropatia de pequenas fibras.

DISTÚRBIOS DO SISTEMA NERVOSO AUTÔNOMO

Os distúrbios autônomos são divididos entre os que afetam os elementos autônomos centrais e são tipicamente associados a outras evidências de doença do SNC e os que afetam o SNA periférico. Os distúrbios podem ser locais ou generalizados, e primários ou secundários. A pupila de Adie é um exemplo de disfunção localizada, e a pandisautonomia aguda, de disfunção generalizada. A insuficiência autônoma pura é um exemplo de disautonomia primária, e a neuropatia amiloide, de disautonomia secundária. A disfunção autônoma geralmente se manifesta por hipoatividade, mas há hiperatividade em algumas circunstâncias. A disautonomia paroxística é comum em lesões da medula espinal. A hipertensão ortostática é decorrente da hiperatividade dos reflexos pressóricos. Uma descarga trigeminal-parassimpática substancial causa lacrimejamento e secreção nasal durante crises de cefaleia em salvas.

A atrofia de múltiplos sistemas (AMS) é um distúrbio neurológico degenerativo, em geral acompanhado de disautonomia proeminente (ver Capítulo 30). A insuficiência autônoma na AMS resulta do envolvimento de neurônios pré-ganglionares no tronco encefálico e medula espinal no processo degenerativo. A insuficiência autônoma causa hipotensão ortostática, impotência, constipação intestinal e incontinência urinária; pode ser associada a sintomas respiratórios, como estridor laríngeo e apneia do sono. A disfunção autônoma também pode ocorrer em pacientes com doença de Parkinson, mas geralmente na fase avançada da doença e não no grau típico da AMS. É possível que os distúrbios autônomos sejam acompanhados de crises epilépticas, incluindo alterações cardiovasculares, rubor, palidez, sudorese, calafrios, piloereção, vômito e anormalidades respiratórias. As anomalias cardiovasculares induzidas por crises epilépticas incluem: taquicardia sinusal, bradiarritmia, parada sinusal e taquiarritmias ventriculares, englobando a fibrilação ventricular. A disfunção autônoma também pode ser manifestação importante de demência com corpos de Lewy, EM e encefalopatia de Wernicke.

Os distúrbios hipotalâmicos podem causar muitas anomalias da função autônoma, entre elas: deficiências da osmorregulação e termorregulação; anormalidades do apetite e do peso corporal; distúrbios do sono; alterações do metabolismo de carboidratos, gorduras e água; e anomalias respiratórias, em muitos casos, juntamente com transtornos comportamentais e alterações de personalidade. Nas lesões hipotalâmicas, é possível ocorrer hipertermia ou hipotermia. Em geral, a hipertermia é consequência do acometimento da região tuberal, principalmente dos núcleos supraópticos ou da parte rostral do hipotálamo anterior. É manifestação comum em tumores do terceiro ventrículo e há a possibilidade de ela surgir após traumatismo cranioencefálico ou cirurgia craniana; a hipertermia terminal é manifestação frequente de doença neurológica. A hipotermia tem predisposição para acontecer quando há comprometimento da área hipotalâmica posterior e dos corpos mamilares. Os distúrbios do hipotálamo anterior tendem a causar perda da capacidade de regulação contra o calor; e os distúrbios do hipotálamo posterior, perda da capacidade de regulação contra o frio.

O hipotálamo tem estreita relação anatômica e fisiológica com a hipófise (Figura 45.6). Como ele controla a liberação de muitos hormônios da hipófise anterior, as anormalidades da função hipotalâmica podem ter relação estreita com alguns distúrbios endócrinos. As lesões dos núcleos supraópticos, ou do trato supraóptico-hipofisário, causam diabetes insípido, o qual é manifestação comum de tumores na região parasselar, de encefalite e de meningite, e há a possibilidade de seu desenvolvimento após cirurgia intracraniana ou traumatismo cranioencefálico. As lesões do hipotálamo também podem ocasionar distúrbios do metabolismo da gordura. A síndrome de Froehlich, ou adiposo-genital, foi a primeira síndrome hipotalâmica descrita. É caracterizada por distúrbios do metabolismo da gordura e insuficiência do desenvolvimento sexual.

As anormalidades da respiração podem ser causadas por disfunção hipotalâmica; isso inclui hiperpneia, apneia, respirações de Cheyne-Stokes e respiração de Biot. É possível a ocorrência de distúrbios do ciclo do sono em lesões hipotalâmicas, sobretudo nas que acometem suas partes posteriores, inclusive os corpos mamilares. Pode haver hipersonolência, inversão do ciclo do sono ou insônia. Na síndrome de Kline-Levin há crises periódicas de hipersonolência, acompanhadas de bulimia, irritabilidade, alterações do comportamento e sexualidade desinibida. Os neurônios na parte lateral do hipotálamo sintetizam hipocretina – substância química que participa da patogenia da narcolepsia – e projetam-se para regiões do tronco encefálico implicadas no sono com movimento rápido dos olhos. Nas lesões hipotalâmicas, ocorrem distúrbios da função e desenvolvimento sexual, incluindo puberdade precoce e infantilismo sexual.

As emoções são abrangidas pelo hipotálamo. Ele é o centro que coordena os mecanismos neurais e humorais da expressão emocional. As lesões hipotalâmicas em animais podem causar "fúria fictícia", com dilatação das pupilas, aumento da

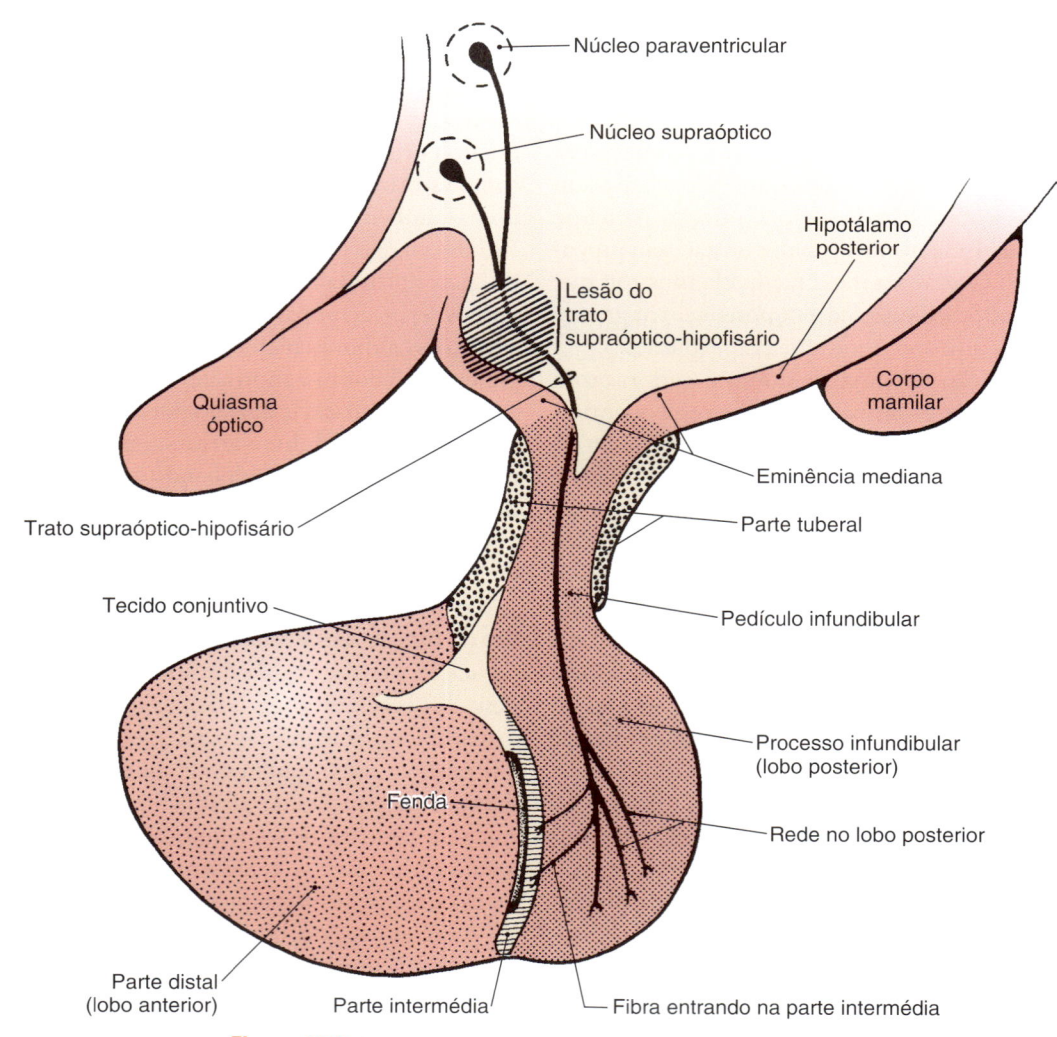

Figura 45.6 Corte longitudinal do hipotálamo e da hipófise humanos.

frequência de pulso e da PA, piloereção e outros sinais de hiperatividade simpática. Essas manifestações físicas sugerem uma reação emocional intensa, mas não há alteração do afeto.

Os distúrbios do tronco encefálico costumam causar disfunção autônoma, entre elas, hipertensão paroxística, bradicardia acentuada, vômito não passível de tratamento, hipo e hiperventilação central, edema pulmonar neurogênico e síndrome de Horner. As vias automática e voluntária da respiração são separadas no tronco encefálico e na parte superior da medula espinal. A lesão seletiva das vias mediadoras da respiração automática pode causar insuficiência respiratória durante o sono, com preservação da respiração durante a vigília (maldição de Ondina). O reflexo de Cushing, ou tríade de Cushing, é caracterizado por bradicardia, hipertensão e respiração lenta e irregular ocasionadas por comprometimento do tronco encefálico e tem graves implicações prognósticas. A mielopatia, principalmente a lesão da medula espinal, costuma ser associada à disautonomia grave.

A insuficiência autônoma periférica é decorrente de distúrbios dos gânglios autônomos ou das fibras nervosas pós-ganglionares. A síndrome de insuficiência autônoma pura é um distúrbio degenerativo lentamente progressivo do SNA, no qual há disautonomia isolada, sem outras evidências de doença neurológica. A disautonomia é comum em alguns distúrbios dos nervos periféricos. Pode ser aguda na síndrome de Guillain-Barré, na porfiria, e em algumas neuropatias paraneoplásicas. A pandisautonomia aguda é um distúrbio provavelmente semelhante à síndrome de Guillain-Barré, mas no qual a disautonomia ocorre de forma isolada. As neuropatias crônicas frequentemente associadas com a disfunção autônoma importante incluem: diabetes melito, alcoolismo, amiloidose, neuropatia autônoma sensorial hereditária do tipo III (síndrome de Riley-Day), doença de Fabry e intoxicação por vincristina. A causa mais comum de neuropatia autônoma é o diabetes melito. Os pacientes costumam apresentar hipotensão ortostática, impotência, gastroparesia, constipação intestinal alternada com diarreia, diarreia noturna e dificuldade miccional. Há a possibilidade do ataque autoimune de gânglios autônomos causar insuficiência autônoma grave.

A disautonomia pode acompanhar distúrbios de transmissão neuromuscular, em especial síndrome de Lambert-Eaton e botulismo, nos quais o defeito é pré-sináptico e há deficiência de liberação de acetilcolina nas sinapses autônomas e nas junções neuromusculares. Alguns distúrbios autônomos ocorrem em distribuição restrita ou afetam um sistema orgânico específico; os que ocorrem na pupila incluem pupilas de Argyll Robertson e de Adie, síndrome de Horner e paralisia do terceiro nervo craniano. A disautonomia com comprometimento primário do sistema vascular pode ocasionar fenômeno de Raynaud, acrocianose, eritromelalgia (síndrome de Weir Mitchell) e livedo reticular. A disfunção autônoma dos órgãos genitais, a qual causa disfunção erétil e outras anormalidades, é comum, sobretudo no diabetes melito. As anormalidades da sudorese são frequentes e, às vezes, a única manifestação do distúrbio autônomo. A desregulação autônoma é um componente comum das síndromes de dor regional complexa (distrofia simpática reflexa) e ocorre na mesma distribuição que a dor.

A bexiga

A função da bexiga envolve os sistemas nervoso autônomo e voluntário, e os distúrbios da função vesical podem ocorrer após lesões do lóbulo paracentral, hipotálamo, das vias descendentes na medula espinal, dos nervos parassimpáticos pré ou pós-ganglionares ou do nervo pudendo. O músculo detrusor da bexiga é inervado por neurônios parassimpáticos localizados na coluna intermediolateral de S2-S4 (Figura 45.7). O núcleo de Onuf compõe-se de neurônios motores adicionais localizados no corno anterior adjacente nos mesmos níveis. Os axônios desse núcleo inervam o músculo esfíncter externo da uretra. Há curiosa preservação dos neurônios do núcleo de Onuf na esclerose lateral amiotrófica. O músculo esfíncter interno da uretra no colo da bexiga recebe inervação da coluna intermediolateral no nível de T12-L1, via plexo pré-vertebral simpático e nervo hipogástrico.

A micção é um reflexo espinobulboespinal. Em resposta ao estiramento, impulsos são transportados até a parte sacra da medula espinal. As projeções da medula sacral para a SCC são retransmitidas para o centro de micção da ponte (núcleo de Barrington) no tegmento dorsomedial da ponte, perto do *locus ceruleus*, o qual envia fibras descendentes para os neurônios motores parassimpáticos pré-ganglionares da medula sacral que inervam a bexiga. O centro de micção na ponte está sob o controle de centros no prosencéfalo. Os impulsos descendentes ativam os centros eferentes na medula sacral e causam contração do músculo detrusor e relaxamento do esfíncter interno. No lactente, a função vesical é totalmente reflexa, mas com a maturação cortical e o término da mielinização, desenvolve-se o controle inibitório sobre esse reflexo, assim como o controle voluntário do esfíncter externo. A micção normal requer vias autônomas e espinais íntegras, e a inibição cerebral e o controle do esfíncter externo, precisam estar normais.

As lesões do prosencéfalo podem causar perda do controle vesical voluntário, mas não afetam os mecanismos do reflexo espinobulboespinal. A perturbação da via bulbospinal do centro de micção na ponte até a medula sacral e as lesões das conexões aferentes e eferentes entre a bexiga e o cone medular podem causar distúrbios graves da função vesical.

Bexiga neurogênica é a disfunção vesical causada por doença do sistema nervoso. Em geral, os sintomas de disfunção vesical estão entre as primeiras manifestações de doença do sistema nervoso. Poliaciúria, urgência, precipitação da micção, incontinência substancial ou gotejamento, dificuldade para iniciar a micção, retenção urinária e perda da sensibilidade vesical podem ocorrer. Uma classificação prática da disfunção vesical neurogênica baseia-se em critérios urodinâmicos, incluindo os seguintes tipos: não inibida, reflexa, autônoma, paralítica sensorial e paralítica motora.

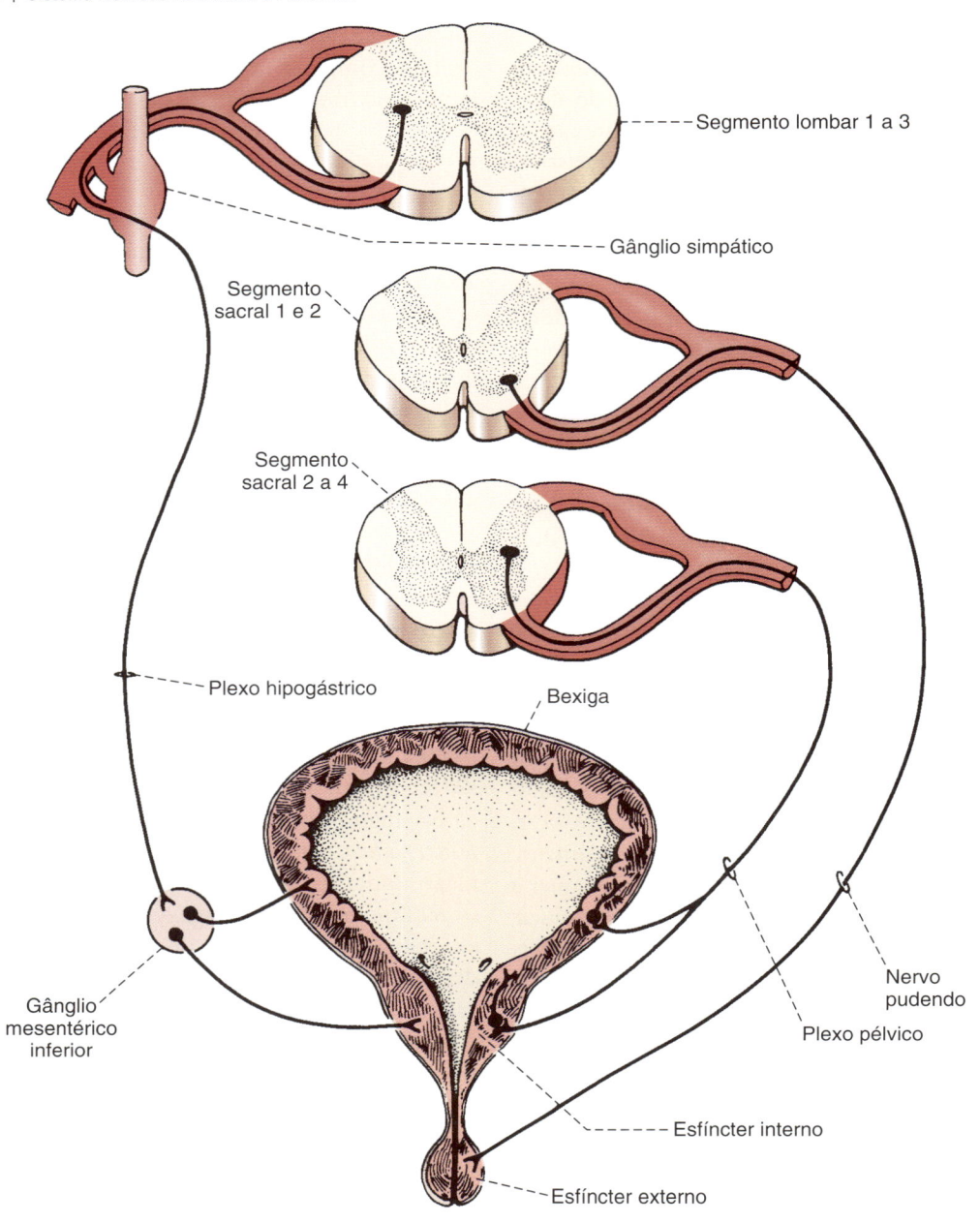

Figura 45.7 Inervação da bexiga.

Na bexiga neurogênica não inibida, há perda da inibição cortical do reflexo de micção, enquanto o tônus vesical continua normal. A distensão vesical causa contração em resposta ao reflexo de estiramento. Ocorrem polaciúria, urgência e incontinência não associadas à disúria. A hesitação pode preceder a urgência. Comumente, a sensibilidade vesical é normal. Não há urina residual. A bexiga neurogênica reflexa se manifesta na mielopatia grave ou nas lesões encefálicas extensas, as quais interrompem tanto os tratos autônomos descendentes para a bexiga quanto as vias sensoriais ascendentes acima dos segmentos sacrais da medula. A capacidade vesical é pequena, e a micção é reflexa e involuntária. O volume residual de urina é variável. A bexiga neurogênica

autônoma é caracterizada por não ter inervação externa. É causada por lesões neoplásicas, traumáticas, inflamatórias e outras lesões da medula espinal sacral, do cone medular ou da cauda equina, das raízes motoras ou sensoriais de S2-S4 ou de nervos periféricos e com anomalias congênitas, como espinha bífida. Há destruição da inervação parassimpática e perda de sensibilidade e controle reflexo ou voluntário da bexiga; há também contrações decorrentes da estimulação dos plexos neurais intrínsecos da parede vesical. A quantidade de urina residual é grande, mas a capacidade vesical não é muito elevada. A bexiga paralítica sensorial é encontrada nas lesões das raízes posteriores ou de gânglios da raiz posterior dos nervos sacros ou das colunas posteriores da medula espinal. Há perda da sensibilidade e do desejo de urinar. Pode haver distensão, gotejamento e dificuldade tanto para iniciar a micção quanto para esvaziar a bexiga. Há grande quantidade de urina residual. A bexiga paralítica motora ocorre quando há interrupção da inervação motora da bexiga. Constata-se distensão e descompensação da bexiga, mas a sensibilidade é normal. O volume residual de urina e a capacidade vesical variam.

Função sexual

Os distúrbios da função sexual são comuns na disautonomia. No reflexo genital (sexual, ejaculatório e de coito), a excitação causa ereção peniana e, às vezes, ejaculação. A ereção é uma função parassimpática mediada por S2-S4; a ejaculação é uma função principalmente simpática mediada pelos nervos lombares. A insuficiência autônoma geralmente causa impotência, mas a exacerbação patológica do reflexo sexual pode ocorrer como parte do reflexo de massa; um reflexo de defesa espinal observado na mielopatia grave (ver Capítulo 40), que pode produzir priapismo e, ocasionalmente, ejaculação após estimulação mínima. Na neuropatia autônoma, sobretudo por diabetes, é possível a ejaculação retrógrada preceder a impotência. Como o músculo esfíncter interno da bexiga não se fecha, o sêmen entra na bexiga em vez de sair pela uretra. O paciente com ejaculação retrógrada talvez note a urina com aparência leitosa.

BIBLIOGRAFIA

Adkisson WO, Benditt DG. Syncope due to autonomic dysfunction: diagnosis and management. *Med Clin North Am* 2015;99:691–710.

Alexander MS. Autonomic function and spinal cord injury: are we at a crossroads? *Spinal Cord* 2008;46:402–405.

Ay H, Koroshetz WJ, Benner T, et al. Neuroanatomic correlates of stroke-related myocardial injury. *Neurology* 2006;66:1325–1329.

Baguley IJ. Autonomic complications following central nervous system injury. *Semin Neurol* 2008;28:716–725.

Baranchuk A, Nault MA, Morillo CA. The central nervous system and sudden cardiac death: what should we know? *Cardiol J* 2009;16:105–112.

Benarroch EE. The central autonomic network: functional organization, dysfunction, and perspective. *Mayo Clin Proc* 1993;68:988–1001.

Benarroch EE. Brainstem respiratory control: substrates of respiratory failure of multiple system atrophy. *Mov Disord* 2007;22:155–161.

Benarroch EE, Chang FI. Central autonomic disorders. *J Neurophysiol* 1993;10:39–50.

Benarroch E, Freeman R, Kaufmann H. Autonomic nervous system. In: Goetz CG, ed. *Textbook of Clinical Neurology*. Philadelphia: Saunders, 2003.

Blok BF, Holstege G. Direct projections from the periaqueductal gray to the pontine micturition center (M-region). An anterograde and retrograde tracing study in the cat. *Neurosci Lett* 1994;166:93–96.

Blok BF, Holstege G. The central nervous system control of micturition in cats and humans. *Behav Brain Res* 1998;92:119–125.

Cheshire WP. Autonomic disorders and their management. In: Goldman L, Schafer AI, eds. *Goldman-Cecil Medicine*. 25th ed. Philadelphia: W.B. Elsevier/Saunders, 2016.

Cheshire WP Jr, Saper CB. The insular cortex and cardiac response to stroke. *Neurology* 2006:66:1296–1297.

Drummond PD. Mechanisms of autonomic disturbance in the face during and between attacks of cluster headache. *Cephalalgia* 2006;26:633–641.

Duchesne M, Richard L, et al. Assessing sudomotor impairment in patients with peripheral neuropathy: comparison between electrochemical skin conductance and skin biopsy. *Clin Neurophysiol* 2018;129:1341–1348.

England JD, Gronseth GS, Franklin G, et al. Practice parameter: the evaluation of distal symmetric polyneuropathy: the role of autonomic testing, nerve biopsy, and skin biopsy (an evidence-based review). Report of the American Academy of Neurology, the American Association of Neuromuscular and Electrodiagnostic Medicine, and the American Academy of Physical Medicine and Rehabilitation. *PM R* 2009;1:14–22.

Elmquist JK, Elias CF, Saper CB. From lesions to leptin: hypothalamic control of food intake and body weight. *Neuron* 1999;22:221–232.

Etienne M, Weimer LH. Immune-mediated autonomic neuropathies. *Curr Neurol Neurosci Rep* 2006;6:57–64.

Fessel J, Robertson D. Orthostatic hypertension: when pressor reflexes overcompensate. *Nat Clin Pract Nephrol* 2006;2:424–431.

Freeman R. Autonomic peripheral neuropathy. *Neurol Clin* 2007;25:277–301.

Freeman R, Chapleau MW. Testing the autonomic nervous system. *Handb Clin Neurol* 2013;115:115–136.

Freeman R, Dover JS. Autonomic neurodermatology (Part I): erythromelalgia, reflex sympathetic dystrophy, and livedo reticularis. *Semin Neurol* 1992;12:385–393.

Freeman R, Schachter SC. Autonomic epilepsy. *Semin Neurol* 1995;15:158–166.

Freeman R, Waldorf HA, Dover JS. Autonomic neurodermatology (Part II): disorders of sweating and flushing. *Semin Neurol* 1992;12:394–407.

Goldstein DS, Robertson D, Esler M, et al. Dysautonomias: clinical disorders of the autonomic nervous system. *Ann Intern Med* 2002;137:753–763.

Haensch CA, Jorg J. Autonomic dysfunction in multiple sclerosis. *J Neurol* 2006;253(suppl 1):I3–I9.

Jones PK, Gibbons CH. Autonomic function testing: an important diagnostic test for patients with syncope. *Pract Neurol* 2015;15:346–351.

Kandel ER. *Principles of Neural Science.* 5th ed. New York: McGraw-Hill Medical, 2013.

Kaufmann H. Neurally mediated syncope and syncope due to autonomic failure: differences and similarities. *J Clin Neurophysiol* 1997;14:183–196.

Kimpinski K, Iodice V, Sandroni P, et al. Sudomotor dysfunction in autoimmune autonomic ganglionopathy. *Neurology* 2009;73:1501–1506.

Klein CM. Evaluation and management of autonomic nervous system disorders. *Semin Neurol* 2008;28:195–204.

Klein CM, Vernino S, Lennon VA, et al. The spectrum of autoimmune autonomic neuropathies. *Ann Neurol* 2003;53:752–758.

Leone M, Bussone G. Pathophysiology of trigeminal autonomic cephalalgias. *Lancet Neurol* 2009;8:755–764.

Low PA, Opfer-Gehrking TL, Textor SC, et al. Postural tachycardia syndrome (POTS). *Neurology* 1995;45:S19–S25.

Low PA, Vernino S, Suarez G. Autonomic dysfunction in peripheral nerve disease. *Muscle Nerve* 2003;27:646–661.

Luigetti M, Primiano G, Cuccagna C, et al. Small fibre neuropathy in mitochondrial diseases explored with sudoscan. *Clin Neurophysiol* 2018;129:1618–1623.

Mehr SE, Barbul A, Shibao CA. Gastrointestinal symptoms in postural tachycardia syndrome: a systematic review. *Clin Auton Res* 2018;28:411–421.

Pasnoor M, Dimachkie MM. Chronic autonomic neuropathies. In: Roos RP, Editor-in-Chief. *MedLink Neurology*. San Diego: MedLink Corporation. www.medlink.com. Accessed January 7, 2016.

Perkes I, Baguley IJ, Nott MT, et al. A review of paroxysmal sympathetic hyperactivity after acquired brain injury. *Ann Neurol* 2010;68:126–135.

Pischik E, Kauppinen R. Neurological manifestations of acute intermittent porphyria. *Cell Mol Biol (Noisy-le-grand)* 2009;55:72–83.

Rajan S, Campagnolo M, Callaghan B, et al. Sudomotor function testing by electrochemical skin conductance: does it really measure sudomotor function? *Clin Auton Res* 2018. [Epub ahead of print].

Ravits JM. AAEM minimonograph #48: autonomic nervous system testing. *Muscle Nerve* 1997;20:919–937.

Ropper AH, Samuels MA, Klein J. *Adams and Victor's Principles of Neurology.* 10th ed. New York: McGraw-Hill Education Medical, 2014.

Saper CB. "All fall down": the mechanism of orthostatic hypotension in multiple systems atrophy and Parkinson's disease. *Ann Neurol* 1998;43:149.

Sedy J, Zicha J, Kunes J, et al. Mechanisms of neurogenic pulmonary edema development. *Physiol Res* 2008;57:499–506.

Shields RW. Functional anatomy of the autonomic nervous system. *J Neurophysiol* 1993;10:2–13.

Shivaprasad C, Amit G, Anish K, et al. Clinical correlates of sudomotor dysfunction in patients with type 2 diabetes and peripheral neuropathy. *Diabetes Res Clin Pract* 2018;139:188–194.

Tabbaa MA, Leshner RT, Campbell WW. Malignant thymoma with dysautonomia and disordered neuromuscular transmission. *Arch Neurol* 1986;43:955–957.

Vernino S. Antibody testing as a diagnostic tool in autonomic disorders. *Clin Auton Res* 2009;19:13–19.

Vernino S, Sandroni P, Singer W, et al. Invited article: autonomic ganglia: target and novel therapeutic tool. *Neurology* 2008;70:1926–1932.

Vianna DM, Brandao ML. Anatomical connections of the periaqueductal gray: specific neural substrates for different kinds of fear. *Braz J Med Biol Res* 2003;36:557–566.

Weimer LH. Autonomic testing: common techniques and clinical applications. *Neurologist* 2010;16:215–222.

Zilliox L, Russell JW, Weimer LH. Acute autonomic neuropathies. In: Weimer LH, Editor-in-Chief. *MedLink Neurology*. San Diego: MedLink Corporation. www.medlink.com. Accessed May 24, 2018.

Zimmerman M, Pourhamidi K, Rolandsson O, et al. Autonomic neuropathy-a prospective cohort study of symptoms and *E/I* ratio in normal glucose tolerance, impaired glucose tolerance, and type 2 diabetes. *Front Neurol* 2018;9:154.

Neuroanatomia Periférica e Neuropatias Focais

As neuropatias focais podem ser causadas por compressão, encarceramento, isquemia, estiramento, traumatismo direto, como lacerações e feridas por projéteis de arma de fogo, fraturas ou luxações e outros processos. Embora a síndrome do túnel do carpo (STC) e as neuropatias ulnar no cotovelo (NUC), fibular no joelho, radial retroumeral e facial formem a maioria das neuropatias focais, praticamente qualquer nervo do corpo pode ser comprimido ou encarcerado. Este capítulo aborda a anatomia macroscópica do sistema nervoso periférico e algumas das neuropatias focais mais comuns. A anatomia microscópica e a fisiologia dos nervos periféricos são abordadas no Capítulo 23.

NEUROANATOMIA PERIFÉRICA

Plexo cervical

O plexo cervical é formado pelos ramos anteriores primários de C1-C4, os quais se dividem em ramos, ou divisões, anteriores e posteriores que se unem para formar três circuitos anastomóticos. Ele está localizado na região lateral do pescoço, adjacente às quatro vértebras cervicais superiores, profundamente ao músculo esternocleidomastóideo. O nervo frênico é o nervo mais importante originado do plexo cervical; emerge de C3, C4 e, às vezes, de C5 e inerva o diafragma. Outros ramos motores inervam os músculos paravertebrais, escaleno médio e levantador da escápula; unem-se ao NC IX para suprir partes do músculo trapézio ou se conectam com o NC XII (ver Figura 20.2). Os nervos cutâneos de maior destaque são o occipital maior (basicamente C2) e o auricular magno. As fibras nervosas simpáticas pós-ganglionares originadas no gânglio cervical superior também atravessam o plexo cervical.

A lesão do plexo cervical pode ser causada por trauma cirúrgico (p. ex., dissecções radicais do pescoço ou endarterectomia carotídea) ou lesões perfurantes. Traumatismos violentos não perfurantes ocorrem em acidentes com veículos motorizados, sobretudo motocicletas. Outros processos que podem lesar o plexo cervical incluem: invasão por neoplasia, geralmente metástases ou linfomas e carcinomas de células escamosas da cabeça e do pescoço; e causas iatrogênicas, por exemplo, radioterapia ou posição durante uma operação. A manifestação mais grave das plexopatias cervicais é o acometimento do nervo frênico (ver adiante).

Plexo braquial

O plexo braquial (PB) origina-se nos ramos anteriores primários de C5-T1 (Figura 46.1). Os ramos primários posteriores separam-se dos nervos espinais logo após sua saída para inervar os músculos paravertebrais; a avaliação desses músculos por eletromiografia de agulha é essencial para localizar processo patológico do PB ou lombossacro (PLS) e descartar radiculopatia. Os nervos frênico, torácico longo e dorsal da escápula originam-se no nível da raiz e, às vezes, essa característica pode ajudar na localização de lesões no plexo. O plexo é formado por troncos superior, médio e inferior; divisões anterior e posterior; fascículos medial, lateral e posterior; e ramos terminais. As raízes de C5 e C6 unem-se para formar o tronco superior. O nervo supraescapular para o supraespinal e infraespinal origina-se no tronco superior, tornando os espinais os músculos mais proximais inervados pelo plexo propriamente dito. O ramo primário anterior de C7 continua como o tronco médio. Os ramos de C8 e T1 combinam-se para formar o tronco inferior. Os troncos são denominados segundo a relação entre si.

Os três troncos inclinam-se lateralmente e em seguida são divididos em anterior e posterior, e dessas divisões são formados os três fascículos. O tronco inferior é adjacente ao ápice do pulmão. Os fascículos do PB são denominados segundo suas relações anatômicas com a artéria axilar. Todas as divisões posteriores unem-se para formar o fascículo posterior, situado posteriormente à artéria. É menor do que os outros fascículos, e a eventual contribuição de T1 é pequena. Divide-se em dois ramos terminais principais: os nervos radial e axilar. As divisões anteriores formam os fascículos medial e lateral. As divisões anteriores dos troncos superior e médio combinam-se para formar o fascículo lateral, o qual está situado lateralmente à artéria e termina em dois ramos principais: o nervo musculocutâneo e a raiz lateral do nervo mediano. Esta conduz todas as funções sensoriais desse nervo e a inervação motora dos músculos pronador redondo e flexor radial do carpo. A divisão

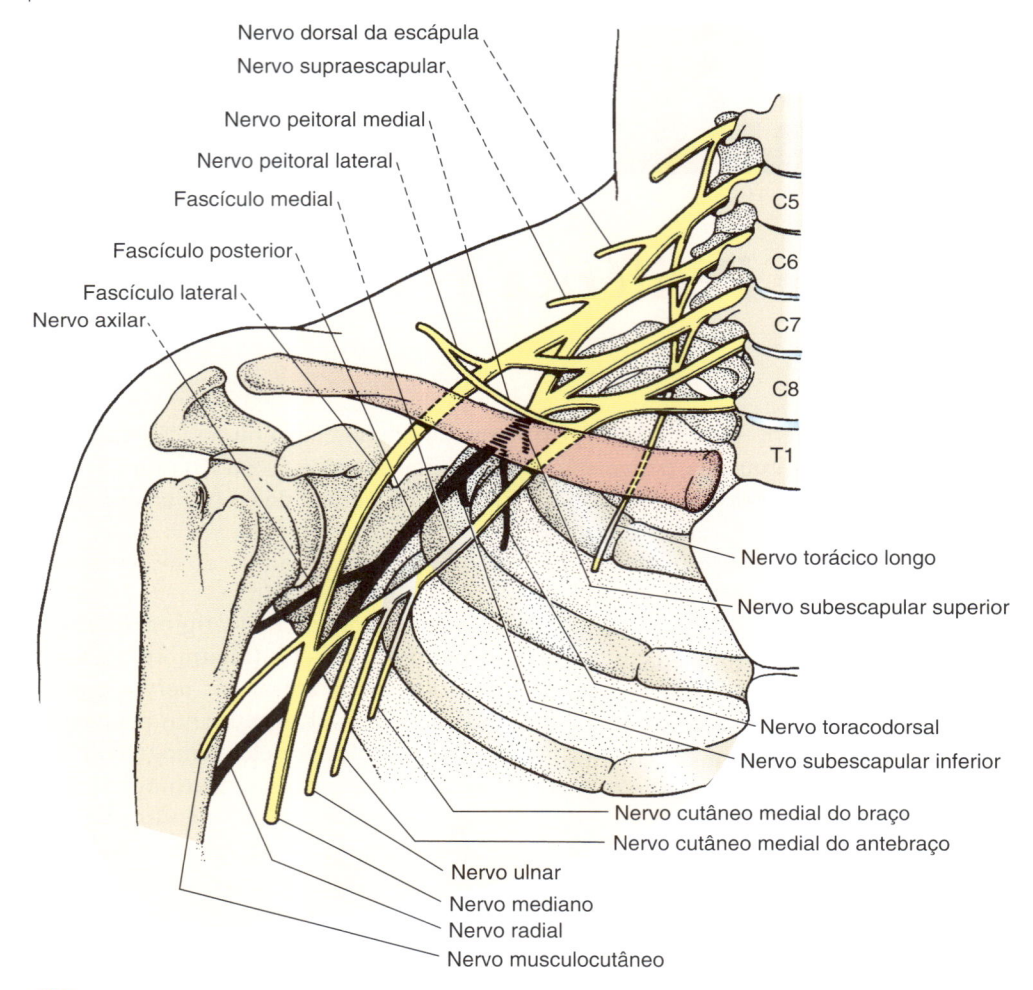

Figura 46.1 Plexo braquial e seus vários componentes e a relação deles com estruturas na região superior do tórax, axila e ombro.

anterior do tronco inferior continua como fascículo medial, o qual está situado medialmente à artéria e também termina em dois ramos principais: a raiz lateral do nervo mediano e o nervo ulnar. A raiz medial do nervo mediano conduz todas as outras funções motoras desse nervo, mas não tem componente sensorial cutâneo. Após dar origem à raiz medial do nervo mediano, o fascículo medial prossegue como nervo ulnar. De maneira geral, o fascículo posterior inerva os músculos extensores, e os fascículos lateral e medial inervam os músculos flexores.

As raízes e os troncos do plexo situam-se no trígono cervical lateral, no ângulo entre a clavícula e a borda posteroinferior do esternocleidomastóideo; os fascículos localizam-se na axila; as divisões transpõem a lacuna e situam-se aproximadamente sob os dois terços mediais da clavícula, entre a clavícula e a primeira costela. Os fascículos são os componentes mais longos do plexo. Na parte inferior da axila, o PB divide-se em seus ramos terminais. Às vezes, o plexo é dividido nas partes supraclavicular (raízes e troncos) e infraclavicular (divisões, fascículos e ramos terminais). Em outros esquemas, as divisões unem-se às partes supraclavicular e infraclavicular do plexo. O PB também é dividido

de maneira geral nos plexos superior (tronco superior e fascículo lateral) e inferior (tronco inferior e fascículo medial). Alguns processos patológicos têm predileção por diferentes partes do plexo. Os traumas tendem a afetar principalmente o plexo superior (p. ex., paralisia de Erb); as plexopatias inferiores costumam ser atraumáticas (como o tumor de Pancoast ou a síndrome do desfiladeiro torácico). Os ramos terminais do PB podem ser divididos em um grupo supraclavicular e outro infraclavicular. Os nervos supraclaviculares clinicamente importantes são o frênico, o torácico longo, o supraescapular e o dorsal da escápula. Os outros ramos terminais são infraclaviculares.

O PB pode ser acometido por um grande número de processos patológicos. Os mais comuns e de maior importância clínica são amiotrofia neurálgica (AN); traumatismo, como feridas por projéteis de arma de fogo e por perfurocortantes ou acidentes com veículos motorizados (em especial motocicletas); neoplasias; plexopatia pós-radiação; paralisias obstétricas; plexopatia pós-cirúrgica; fenômeno de "ferroada" ou "queimação" que costuma ocorrer em jogadores de futebol americano, o qual é uma forma leve de lesão do plexo; e síndrome do desfiladeiro torácico.

A AN (plexite braquial, neuropatia aguda do PB, plexopatia braquial e síndrome de Parsonage-Turner) é uma síndrome clínica bastante estereotipada e caracterizada pelo início agudo de dor no ombro e braço, acompanhada por fraqueza e, em seguida, atrofia de intensidade variável, afetando principalmente os músculos do ombro e do braço acima do cotovelo. A lesão do PB tem várias causas: lesões por projéteis de arma de fogo e perfurocortantes, acidentes com veículos motorizados (em especial motocicletas), jogo de futebol americano e iatrogenia. As lesões por estiramento do plexo ocorrem durante o parto e costumam acometer os plexos superior (paralisia de Erb) e, com frequência muito menor, o inferior (paralisia de Klumpke) ou os dois. As neoplasias, sobretudo da mama e do pulmão, podem invadir o plexo. A plexopatia por radiação pode complicar o tratamento desses tumores e surge após um intervalo de meses a anos. Esse também é o intervalo durante o qual a radioterapia pode ter mantido o tumor sob controle. Quase sempre, é difícil distinguir o tumor recorrente da plexopatia por radiação.

Outras causas de plexopatia braquial são compressão externa (p. ex., paralisia do mochileiro), compressão por um processo interno (p. ex., invasão do PB inferior por um tumor de Pancoast), ou envolvimento em processos sistêmicos, como lúpus eritematoso sistêmico (LES), ou sarcoide e plexopatia iatrogênica durante cirurgia cardíaca. Raramente, o plexo pode estar envolvido em uma série de outras condições, incluindo lúpus, linfoma, síndrome de Ehlers-Danlos e distúrbios infecciosos ou parainfecciosos. Alguns desses processos têm natureza progressiva.

Nas lesões compressivas, aplicam-se as mesmas regras gerais usadas para outros nervos. As que são leves provocam basicamente desmielinização e podem causar déficits clínicos graves, mas o prognóstico é excelente. Nas plexopatias, há possibilidade de complicação extra da progressão da doença. Muitos distúrbios que afetam os plexos não são estáticos; os tumores de Pancoast continuam a crescer, a lesão por radiação tende a progredir e as doenças sistêmicas, como o LES, continuam sua atividade. Todos esses mecanismos de lesão tornam complexa a fisiopatologia das plexopatias e dificultam a avaliação clínica.

Nervo frênico

O nervo frênico tem origem no núcleo frênico em C3-C5; também conduz alguns filamentos sensoriais do diafragma, do pericárdio e da pleura. As fibras do nervo frênico originam-se no nível da raiz. A paralisia unilateral do diafragma é com frequência assintomática, exceto pela ortopneia e dispneia de esforço. Na paralisia bilateral, há dispneia ao mínimo esforço, abdome escafoide que não se prolonga na expiração, ausência do sinal de Litten, aumento da excursão das margens costais, retração do epigástrio na inspiração, hiperatividade dos músculos acessórios da respiração e dificuldade para tossir, espirrar ou fazer movimentos inspiratórios vigorosos, como aspirar.

O nervo pode ser afetado na AN, sofrer lesões em procedimentos cirúrgicos no pescoço ou tórax, ou comprimido no mediastino por linfonodos aumentados, aneurismas ou neoplasias. A inervação segmentar do diafragma é comprometida com frequência nas lesões superiores da medula espinal e determina se o paciente quadriplégico conseguirá ou não viver sem assistência ventilatória. O acometimento de neurônios motores frênicos é comum na esclerose lateral amiotrófica. Outras causas de neuropatia frênica são diabetes melito, irradiação do mediastino, sarcoidose, tuberculose, doença de Lyme e polineuropatias desmielinizantes inflamatórias agudas (PDIA) e crônicas (PDIC). Também existem neuropatias frênicas bilaterais idiopáticas causadoras de paralisia do diafragma.

Nervo torácico longo

Esse nervo é derivado das raízes de C5-C7 e inerva o músculo serrátil anterior. A paralisia do músculo serrátil anterior causa escápula alada (ver Figura 27.8). O nervo torácico longo (NTL) pode sofrer lesão por pressão, ao carregar objetos ou bolsas pesadas sobre o ombro (paralisia do mochileiro), ou por feridas perfurantes. Pode ser acometido na AN, às vezes isoladamente. A paralisia iatrogênica do NTL pode suceder a anestesia ou os procedimentos invasivos locais na face anterolateral do tórax. A paralisia também pode ocorrer em processos miopáticos, como distrofia fascioescapuloumeral (FEU) e síndromes escapulofibulares.

Nervo dorsal da escápula

O nervo dorsal da escápula origina-se diretamente da raiz do nervo C5 e inerva os músculos romboides. Sua fraqueza causa deslocamento lateral da margem medial da escápula e deslocamento lateral do ângulo inferior. A atrofia pode ser ocultada pelo músculo trapézio sobrejacente. Há relatos de lesões isoladas em fisiculturistas. Às vezes é importante, sobretudo no exame eletromiográfico, para distinguir radiculopatia de C5 de plexopatia braquial do tronco superior.

Nervo supraescapular

Esse nervo é derivado de C5 e C6 e surge no tronco superior. Faz trajeto posterior através da incisura supraescapular, sob o ligamento supraescapular, para inervar o músculo supraespinal, e continua ao redor do processo glenoide da espinha da escápula na incisura espinoglenoidal até chegar à fossa infraespinal e inervar o músculo infraespinal. O nervo pode ser encarcerado na incisura supraescapular, causando dor e fraqueza nos músculos supraespinal e infraespinal, ou na incisura espinoglenoidal, causando fraqueza apenas no infraespinal. Em virtude da vulnerabilidade fascicular seletiva, a lesão na incisura supraescapular também pode acometer apenas o ramo infraespinal. A AN é uma causa comum de neuropatia supraescapular.

As causas mais comuns de neuropatia supraescapular são: uso ocupacional excessivo, lesões relacionadas com esportes, traumatismo direto e cistos ganglionares. Ela pode ocorrer após fratura escapular ou por compressão direta (queda do ombro em usuários de *smartphones*). As lesões causadas por movimentos repetitivos em esportes que exigem atividade intensa acima da cabeça representam risco específico. A prevalência de atrofia do músculo infraespinal nos jogadores profissionais de vôlei de praia é de 30% no ombro das jogadas de ataque.

Nervo axilar

O nervo axilar (circunflexo) é um ramo terminal do fascículo posterior do PB derivado de C5-C6. Acompanha a artéria circunflexa posterior do úmero através do espaço quadrangular e divide-se nos ramos anterior e posterior. O ramo anterior inerva a parte anterior do músculo deltoide; o posterior inerva a parte posterior dos músculos deltoide e redondo menor e envia ramos sensoriais para uma pequena área circular de pele sobre o músculo deltoide, logo acima da fixação do deltoide. Lesões do nervo axilar geralmente são causadas por traumatismo ou AN. O nervo pode ser lesado por fratura ou luxação da cabeça do úmero, feridas perfurantes, injeções terapêuticas mal aplicadas, artroscopia ou golpes diretos no ombro. Também está sujeito a lesão por atividade acima da cabeça em esportes, principalmente vôlei, tênis e beisebol. Há fraqueza e atrofia do deltoide, muitas vezes intensa, e uma pequena área de perda da sensibilidade sobre o ombro. As lesões isoladas do ramo anterior podem poupar a sensibilidade. Por outro lado, há relatos de acometimento isolado do ramo sensorial após artroscopia do ombro. A preservação da função do nervo dorsal da escápula e supraescapular ajuda a distinguir a neuropatia axilar da radiculopatia de C5 e da plexopatia do tronco superior, mas a avaliação da função do nervo supraescapular, em geral, deve ser feita por eletromiografia, já que tanto o deltoide quanto o supraespinal são abdutores do ombro, e o redondo menor e o infraespinal são rotadores externos.

Nervo musculocutâneo

Esse nervo deriva de C5-C7 e é um ramo terminal do fascículo lateral. Entra no braço pelo sulco entre os músculos deltoide e peitoral, envia um ramo para o músculo coracobraquial, atravessa um forame no músculo e, em seguida, desce e inerva os bíceps e a maior parte do músculo braquial. No cotovelo, perfura a fáscia profunda imediatamente lateral ao tendão do músculo bíceps e continua como nervo cutâneo lateral do antebraço para prover a sensibilidade de sua face lateral desde o cotovelo até a eminência tenar. O nervo musculocutâneo pode ser lesado por flexão do cotovelo com vigor excessivo (paralisia dos halterofilistas, Figura 46.2). Há falta de resistência na flexão do cotovelo com o antebraço em supinação e fraqueza acentuada na supinação. O antebraço em semipronação ainda pode ser flexionado pelo músculo braquiorradial. Há uma área relativamente pequena de perda da sensibilidade na face lateral do antebraço. Verifica-se a diminuição ou abolição do reflexo bicipital. A preservação da função dos nervos axilar, dorsal da escápula

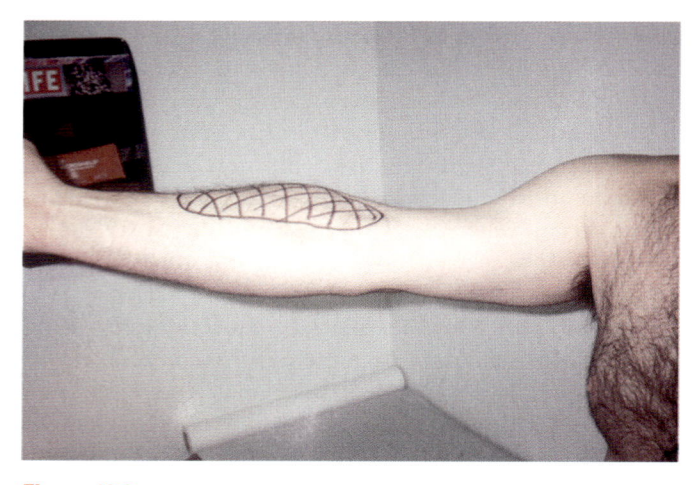

Figura 46.2 Neuropatia musculocutânea após exercício de elevação na barra com um braço. Observe a intensa atrofia do bíceps e a perda de sensibilidade na distribuição do nervo cutâneo lateral do antebraço.

e supraescapular diferencia a paralisia musculocutânea de uma lesão do tronco superior e da radiculopatia de C5; e a preservação da pronação do antebraço e da sensibilidade da região lateral da mão, funções do nervo mediano, distingue-a de uma lesão do fascículo lateral e da radiculopatia de C6.

Nervo mediano

O nervo mediano tem dois componentes: uma divisão lateral, e uma, medial. O fascículo lateral do PB divide-se em dois ramos terminais: um torna-se o nervo musculocutâneo, e o outro, a divisão lateral do nervo mediano. O fascículo medial do PB também se divide em dois ramos terminais: um deles é a divisão medial do nervo mediano e o outro continua como nervo ulnar. As divisões medial e lateral do nervo mediano unem-se para formar um tronco único, que atravessa o braço acima do cotovelo sem se ramificar para a região do cotovelo (Figura 46.3). Nesse ponto, os ramos começam a se separar. Pequenos ramos originam-se da raiz lateral para os músculos pronador redondo e flexor radial do carpo.

O tronco principal passa pelas duas cabeças do músculo pronador redondo e sob uma aponeurose conectando as duas cabeças do flexor superficial dos dedos (a ponte sublime). Logo em posição imediatamente distal ao pronador redondo, origina-se o nervo interósseo anterior (NIA), o qual faz trajeto ao longo da membrana interóssea e inerva a cabeça mediana (porção lateral) do flexor profundo dos dedos (FPD), o flexor longo do polegar e o pronador quadrado. O NIA não tem componente de sensibilidade cutânea. O tronco principal do nervo mediano continua ao longo do antebraço, emitindo ramos musculares para os músculos palmar longo e flexor superficial dos dedos.

O nervo mediano vai da parte distal do antebraço até a mão através do túnel do carpo. As paredes e o assoalho do túnel são formados pelos ossos carpais, e o teto, pelo ligamento transverso do carpo (LTC). Este se desenvolve a partir da fáscia do antebraço até o nível aproximado da prega do

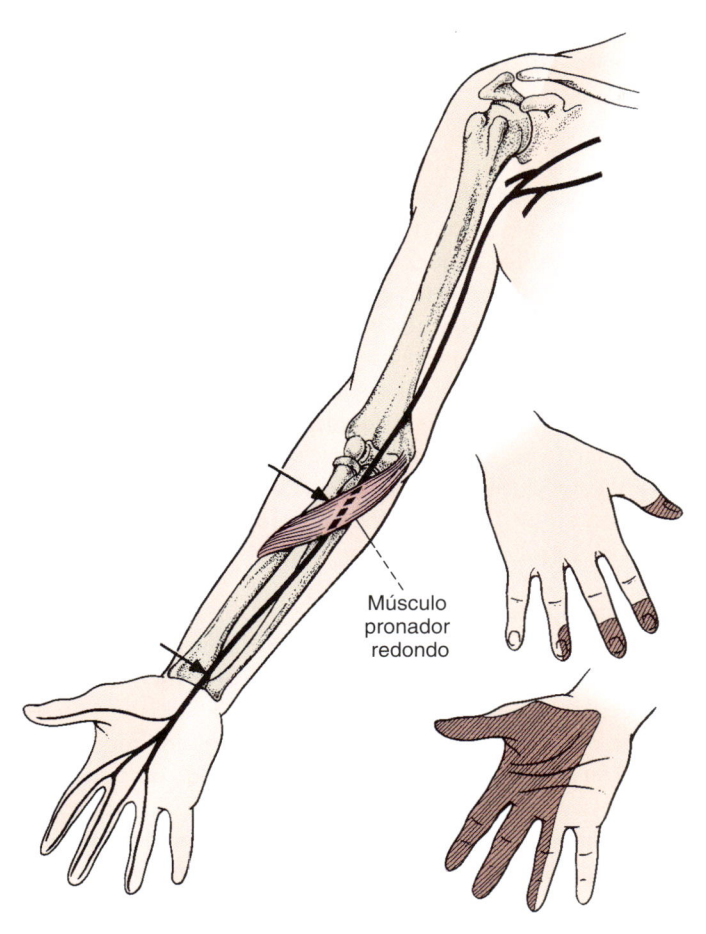

Figura 46.3 Locais comuns de lesão do nervo mediano e distribuição da perda de sensibilidade com lesão proximal do nervo mediano. Na STC, a sensibilidade sobre a eminência tenar é preservada.

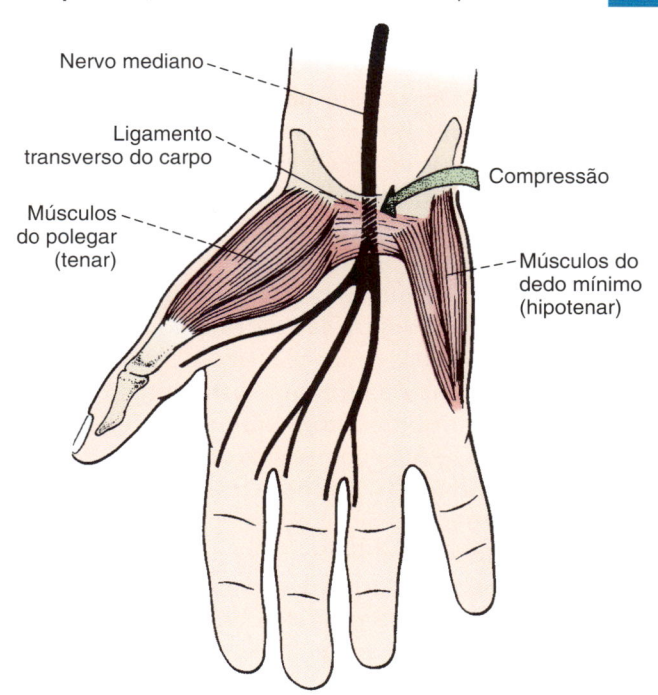

Figura 46.4 Relação entre o nervo mediano, o ligamento transverso do carpo e o local de compressão na STC.

punho e se estende por 4 a 6 cm na palma da mão. A passagem é mais estreita 2,0 a 2,5 cm distalmente à sua origem, o que corresponde ao local habitual de compressão do nervo mediano na STC (Figura 46.4). Junto com o nervo mediano no canal estão os oito tendões dos músculos flexores profundos e superficiais dos dedos e o tendão do flexor longo do polegar circundado por uma bainha sinovial complexa.

O ramo cutâneo palmar do nervo mediano deixa o tronco principal em posição 5 a 8 cm proximal à prega do punho. Faz trajeto em sua própria passagem separada no LTC e vai prover a sensibilidade da eminência tenar; não atravessa o túnel do carpo. A perda da sensibilidade sobre a eminência tenar não faz parte da STC e sugere lesão proximal ao carpo. Após sair do túnel do carpo, o nervo mediano libera seu ramo motor tenar recorrente, o qual se curva para trás e radialmente para inervar os músculos tenares medianos (abdutor curto, oponente e cabeça lateral do flexor curto do polegar). O nervo termina emitindo ramos motores terminais para inervar o primeiro e o segundo lumbricais e, em seguida, dividir-se em: ramos sensoriais digitais comuns que conduzem fibras sensoriais da superfície palmar do polegar e dos dedos indicador e médio; aspecto palmar da metade radial do dedo

anular; e face dorsal das falanges média e distal dos dedos indicador e médio e metade radial do dedo anular. O reflexo flexor dos dedos é parcialmente mediado pelo nervo mediano. O reflexo do pronador, pronação do antebraço após percussão na região do processo estiloide do rádio na superfície volar do antebraço, também é inervado pelo nervo mediano.

Síndrome do túnel do carpo

Com frequência, o encarceramento do nervo mediano sob o LTC é provocado ou exacerbado pelos movimentos excessivos da mão, do punho e dos dedos; a combinação de flexão repetitiva do dedo e movimento do carpo parece ser o estresse ergonômico mais perigoso. Tanto atividades profissionais quanto de lazer podem causar ou agravar o distúrbio. Embora a digitação seja comumente responsabilizada, a frequência de STC em usuários de computador é semelhante à observada na população em geral. Raras vezes, ela é consequência de lesões expansivas que estreitam a passagem (p. ex., gânglio, osteófito, lipoma, aneurisma e músculo anômalo). Vários distúrbios sistêmicos levam à STC, entre eles artrite reumatoide, diabetes melito, insuficiência renal crônica e hemodiálise, hipotireoidismo, amiloidose, mieloma, acromegalia e gravidez. A constrição no túnel do carpo é, com frequência, causada por tenossinovite inespecífica dos tendões dos músculos flexores. Um canal congênito estreito pode predispor alguns pacientes.

A STC produz um quadro clínico característico de dor, dormência e parestesias na mão, geralmente mais intensas à noite. É comum pacientes descreverem alívio ao agitar ou balançar a mão (ver adiante). O motivo da exacerbação noturna dos sintomas ainda é desconhecido, mas o diagnóstico deve permanecer sob suspeita mesmo quando não há essa característica. Dor na parte proximal do membro superior, normalmente no antebraço, mas às vezes até no ombro, é menos típica, mas não incomum. Muitos pacientes reclamam de dormência em "toda a mão"; e, raramente, por motivos desconhecidos, um paciente com STC pode apresentar parestesias com distribuição ulnar ou mesmo radial. Em uma pesquisa com 100 pacientes com STC confirmada por eletrodiagnóstico e nenhuma outra doença, os sintomas relatados foram mais comuns nos dedos mediano e ulnar, seguidos apenas por dedos medianos e uma distribuição em luva. Alguns deles descreveram padrões sensoriais incomuns. Em outro estudo, mais de 50% dos pacientes com STC exclusiva tiveram formigamento ou dormência em toda a mão, e distribuição no nervo ulnar ou radial. Alguns pacientes relataram sintomas proximais ao punho.

Os achados no exame variam de acordo com a intensidade do distúrbio. Pacientes com STC leve podem ter um exame físico normal ou perda sensorial irrelevante nas pontas dos dedos. A perda inicial da sensibilidade parece ocorrer sobre a extremidade volar do dedo médio. É mais fácil demonstrar a perda sensorial naqueles com doença mais avançada que, com frequência, apresentam fraqueza dos músculos tenares. O músculo oponente do polegar ocasionalmente é, e o abdutor curto do polegar raramente, inervado pelo nervo ulnar e pode ser poupado em alguns pacientes. Em geral, os músculos lumbricais são preservados. Embora possa haver queixas sensoriais em distribuições incomuns, os sinais sensoriais não se estendem além do território do nervo mediano, lembrando evidentemente da possibilidade de ocorrerem variações no território dos nervos cutâneos (ver Figura 36.5)

Os pacientes com comprometimento grave têm fraqueza e atrofia tenar, com perda sensorial densa (ver Figura 29.2). O sinal de Tinel é a parestesia produzida por percussão sobre um nervo periférico que pode indicar doença focal do nervo. Sua indução pode ser útil, mas muitos pacientes normais têm esse sinal em todos os nervos; apenas a intensidade desproporcional do sinal de Tinel sobre o nervo com suspeita clínica tem algum valor localizador. O teste de Phalen (flexão do carpo) é a dormência ou parestesia na distribuição do nervo mediano produzida por flexão forçada do carpo durante um minuto. Esse mesmo teste invertido (posição de oração) é igual, porém há hiperextensão do carpo. Na manobra de compressão do carpo, o examinador aplica pressão firme com o polegar sobre o nervo mediano na prega do punho, tentando reproduzir sintomas de STC. Esses testes de provocação se mostraram desapontadores, com alta proporção de resultados falso-positivos e falso-negativos. O sinal de agitação das mãos (*flick*), no qual pacientes agitam o carpo para demonstrar o que fazem para "restaurar a circulação" à noite, é mais útil, mas ainda assim imperfeito. O raro "sinal de Tinel invertido" com parestesia que se irradia retrogradamente até o antebraço pode ser mais específico para STC. O teste do torniquete (teste de compressão com manguito) tenta reproduzir a dor

e a parestesia por compressão acima da pressão sistólica. O teste com estresse com braços elevados (teste de Roos) foi apontado como útil tanto na síndrome do desfiladeiro torácico quanto na STC, mas a incidência de resultados falso-positivos é alta em ambas.

O diagnóstico diferencial mais comum é feito entre STC e radiculopatia cervical, na maioria das vezes de C6. Dor no pescoço e ombro, fraqueza dos músculos inervados por C6, alterações de reflexos, perda da sensibilidade restrita ao polegar, ausência de parestesia noturna e reprodução da parestesia com manobras de compressão da raiz sugerem radiculopatia cervical. Outros distúrbios que ocasionalmente merecem ser levados em conta são neuropatia mediana, síndrome do desfiladeiro torácico neurogênica e plexopatia braquial superior. Vários distúrbios musculoesqueléticos, sobretudo a tendinite de De Quervain, podem causar dor na mão e no carpo sugestiva de STC.

Neuropatia proximal do mediano

A parte proximal do nervo mediano é bem protegida por tecidos moles e, consequentemente, sofre menos lesões do que o nervo radial ou ulnar. Pode ser afetada em luxações do ombro, lesões da articulação do cotovelo, fraturas do úmero ou do rádio, feridas perfurantes ou lesões compressivas. A etiologia comum é a fratura supracondiliana. A neuropatia do mediano proximal pode ser uma complicação de implante de *shunt* para hemodiálise. A neuropatia do mediano proximal ao túnel do carpo pode ocorrer com atletas em cadeira de rodas. A tríade da neuropatia é caracterizada por acometimento dos nervos mediano, ulnar e radial, geralmente por lesão na axila, por exemplo, na paralisia por muleta ou dos ramos distais do PB.

A lesão proximal completa do nervo mediano causa paralisia da flexão do carpo e dos dedos radiais, pronação do antebraço, e abdução, oposição e flexão do polegar. Nas articulações metacarpofalângicas (MCF), a flexão do dedo pode ser parcialmente preservada em virtude da conservação da função dos interósseos. A perda da capacidade de flexionar a falange distal do dedo indicador, quando a causa não é uma lesão do osso ou do tendão, é patognomônica. O polegar mantém-se aduzido e estendido; ele não pode se opor à extremidade do dedo mínimo nem ser abduzido em ângulos retos na palma (abdução palmar), e não é possível flexionar a falange distal (Figura 46.5). Muitos movimentos perdidos, exceto a flexão da falange distal do dedo indicador e os movimentos do polegar, podem ser substituídos por músculos de inervação ulnar. Não há substituto para a abdução palmar, e a comparação desse movimento nos dois lados é importante na avaliação da função do nervo mediano. A atrofia tenar com o polegar em posição de rotação e adução dá origem à deformidade da mão simiesca ou "mão de macaco" (Figura 46.6). A perda da flexão do dedo ao tentar cerrar o punho produz postura semelhante à da mão usada pelos clérigos ao dar uma bênção, termo que é melhor evitar (ver adiante).

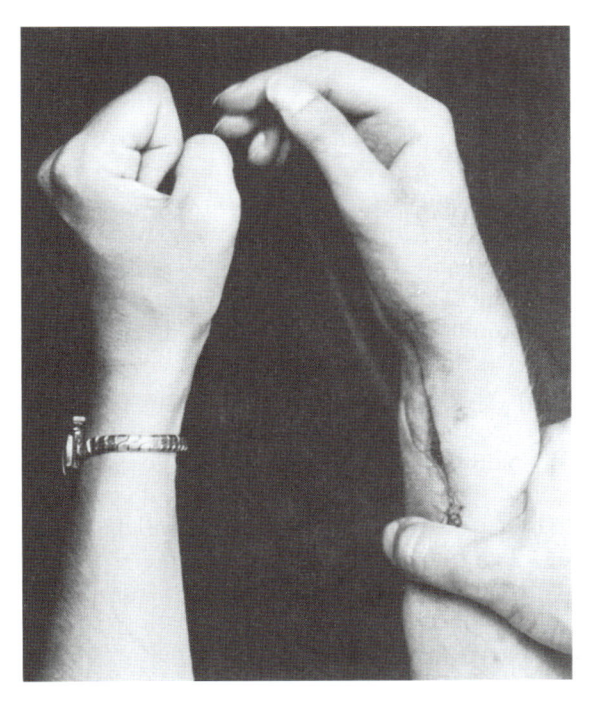

Figura 46.5 Alterações motoras secundárias à lesão do nervo mediano, mostrando perda da flexão das falanges distais dos dedos radiais.

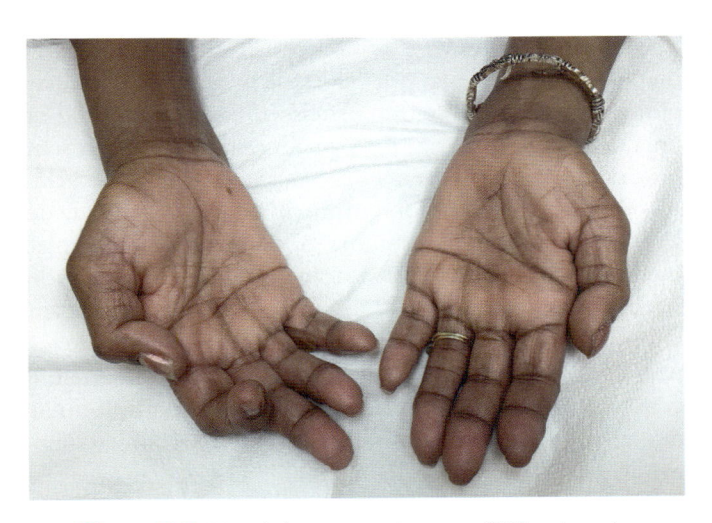

Figura 46.6 Mão simiesca em paciente com PDIC prolongada.

As alterações sensoriais afetam a parte radial da palma da mão, o que inclui a região tenar (distribuição cutânea palmar), os dedos indicador e médio e a metade radial do dedo anular. Elas são menos completas no dorso da mão do que na superfície palmar; geralmente acometem apenas as falanges distais (ou médias e distais) dos dedos indicador e médio e, às vezes, parte do polegar e a metade radial do anular (ver Figura 36.4). Não há alterações significativas dos reflexos. Com frequência, a paralisia do nervo mediano é acompanhada por alterações vasomotoras e tróficas e dor em queimação não passível de tratamento (causalgia, distrofia simpática reflexa e síndrome de dor regional complexa), sobretudo se a lesão for incompleta.

A pele pode exibir rubor, cianose e umidade ou ressecamento; as unhas são quebradiças ou estriadas e pode haver alterações no crescimento dos pelos.

Raramente, o nervo mediano pode ser encarcerado pelo ligamento de Struthers, uma faixa fibrosa anômala que vai de um esporão supracondilar umeral distal até o epicôndilo medial (EMed). Na síndrome do pronador redondo, o nervo mediano é encarcerado no ponto no qual atravessa as duas cabeças do pronador redondo; pode afetar o tronco principal, causando disfunção motora e sensorial; na maioria das vezes, apenas o NIA é acometido (síndrome de Kiloh-Nevin). Hipertrofia do pronador redondo foi apontada como causa. A dor na parte proximal do antebraço é frequente, pode haver sensibilidade na palpação e/ou sinal de Tinel sobre o músculo pronador. Dependendo da anatomia individual e da origem do ramo para o pronador redondo, esse músculo pode, ou não, estar envolvido na síndrome do pronador. O quadrado é acometido na neuropatia proximal do mediano ou na síndrome do NIA; a distinção entre pronadores redondo e quadrado exige posicionamento meticuloso do cotovelo (ver Capítulo 27).

A paralisia completa do NIA causa incapacidade de flexionar a falange distal do polegar ou do indicador. O paciente não consegue fazer um círculo com a ponta do polegar na ponta do indicador e, em vez disso, faz um triângulo encostando as polpas dos dedos (sinal da pinça, ou sinal de OK [o paciente é incapaz de fazer o sinal de "OK" com a mão afetada]) (Figura 46.7). Não há alterações sensoriais

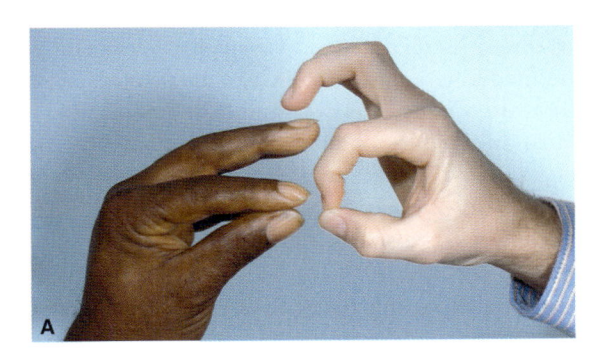

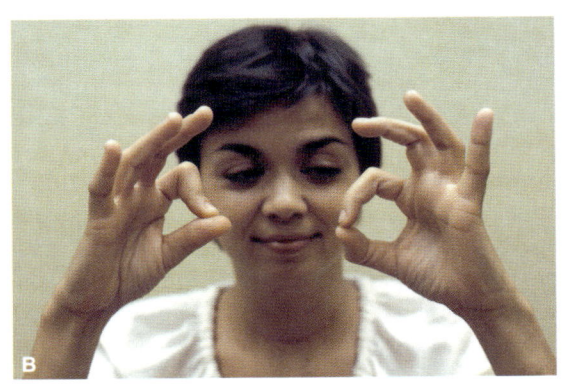

Figura 46.7 Neuropatia interóssea anterior; o paciente é incapaz de flexionar a falange distal do polegar ou do dedo indicador e, portanto, é incapaz de fazer o sinal de *ok*. **A.** Paciente à esquerda, controle à direita. **B.** O lado afetado da paciente é o direito.

cutâneas na paralisia do NIA, mas pode haver dor transportada por fibras eferentes que inervam as articulações; essa paralisia ocorre frequentemente como manifestação isolada de AN. Evidências recentes de ressonância magnética (RM) indicam que o processo, em muitos casos, envolve predominantemente fascículos do NIA no tronco principal do nervo mediano na parte superior do braço. Outras etiologias incluem: esforço extenuante, sobretudo quando há flexão e pronação do antebraço; traumatismo, por exemplo, fratura, punção venosa, lesão perfurante; e posicionamento intraoperatório.

Nervo ulnar

O nervo ulnar é uma continuação do fascículo medial do PB. Ao sair do tórax, atravessa a axila e entra no braço, medialmente à artéria braquial, em uma bainha neurovascular comum com o nervo mediano e os nervos cutâneos medial do braço e medial do antebraço. Aproximadamente na altura da inserção do músculo coracobraquial, o nervo ulnar sai do feixe neurovascular comum, perfura o septo intermuscular medial e chega ao compartimento posterior do braço. Em seguida, desce em direção ao cotovelo em um sulco ao longo da cabeça medial do tríceps. O ponto de penetração do nervo ulnar no septo intermuscular medial e a fáscia profunda adjacente ligando o nervo no sulco do tríceps são, às vezes, denominados arcada de Struthers, um possível local de encarceramento (não deve ser confundido com o ligamento de Struthers). Se a arcada de Struthers existe de fato ainda é um ponto de discordância. Depois de perfurar o septo intermuscular medial, o nervo inclina-se em sentido distal e medial e, então, atravessa o sulco retroepicondilar (ulnar) entre o EMed e o olécrano (O). Em seguida, passa por baixo da arcada aponeurótica umeroulnar (AAU), uma aponeurose densa que une as cabeças umeral e ulnar de origem do músculo flexor ulnar do carpo (FUC), tipicamente localizado 1 a 2,5 cm distalmente a uma linha que conecta o EMed ao O.

Depois de passar por baixo da AAU, o nervo atravessa o ventre do FUC, sai pela aponeurose do flexor profundo-pronador que reveste a superfície profunda do músculo, 4 a 6 cm além do EMed, e segue em sentido distal em direção ao carpo. O ramo cutâneo palmar ulnar origina-se na parte média e distal do antebraço e segue um trajeto separado até a mão. Entra na mão em posição superficial ao canal de Guyon e é responsável pela sensibilidade cutânea da região hipotenar. O grande ramo cutâneo ulnar dorsal (CUD) deixa o tronco principal 5 a 10 cm proximalmente ao carpo, segue um trajeto posterior sinuoso e emerge na superfície dorsal do carpo para mediar a sensibilidade da face ulnar dorsal da mão, bem como dos dedos mínimo e anular.

O nervo ulnar entra na mão através do canal de Guyon. O LTC, que forma o teto do túnel do carpo, desce enquanto se estende medialmente e forma o assoalho do canal de Guyon. O ligamento piso-hamato, o qual segue do pisiforme ao hâmulo do osso hamato, compõe a parte distal do assoalho do canal. O ligamento palmar do carpo, um revestimento delgado que é basicamente uma continuação da fáscia profunda do antebraço, se arqueia e forma o teto do canal de Guyon junto com o músculo delgado palmar curto. O hâmulo do osso hamato forma o limite lateral; e o osso pisiforme e o tendão do FUC, os limites mediais.

Ao emergir da área abaixo do ligamento palmar do carpo, o nervo ulnar emite um ramo para o músculo palmar curto, e depois se ramifica nas divisões sensorial terminal superficial e palmar profunda. O ramo profundo sai do canal de Guyon, atravessa o hiato piso-hamato e arqueia-se em sentido lateral, abaixo dos tendões dos músculos flexores, inervando os interósseos e dividindo-se em ramos terminais para alcançar os músculos adutor do polegar e primeiro interósseo dorsal. A cabeça profunda do músculo flexor curto do polegar geralmente é inervada por uma pequena ramificação do ramo terminal para o adutor do polegar.

Neuropatia ulnar no cotovelo

Na maioria das vezes, a neuropatia ulnar no cotovelo (NUC) é consequência da compressão no sulco retroepicondilar, mas pode ser causada por encarceramento abaixo da AAU; outros locais de encarceramento são raros. A NUC foi descrita pela primeira vez em pacientes com deformidades do cotovelo por causa de fratura e/ou luxação antiga; ocorre em consequência de compressão e estiramento crônicos e previsivelmente resulta em lesão por meses ou anos (paralisia ulnar tardia). Aos poucos, o termo paralisia ulnar tardia tornou-se uma designação genérica para qualquer NUC, mesmo sem história ou indicação de doença da articulação do cotovelo. A compressão na AAU foi reconhecida de fato na década de 1920 por Buzzard e Sargent, mas somente se tornou amplamente conhecida após a publicação de artigos canadenses de referência na década de 1950. Fiendel e Stratford propuseram o termo *síndrome do túnel cubital* (do latim *cubit*, cotovelo) para designar a compressão pela AAU. O título do artigo é conclusivo: "O papel do túnel cubital na paralisia ulnar tardia". Aos poucos, o termo síndrome do túnel cubital substituiu "paralisia ulnar tardia" como uma referência genérica para qualquer NUC. Portanto, o uso do termo é muito irregular e tornou-se inútil, mas está muito arraigado. Embora casos raros de NUC sejam causados por gânglios, tumores, bridas ou músculos acessórios, a maioria é provocada por compressão externa, traumatismos repetidos ou flexão repetitiva do cotovelo. O traumatismo leve e a compressão de natureza crônica, o que inclui o ato de se apoiar sobre o cotovelo, podem ocasionar NUC no sulco. É possível também ocorrer em pacientes que sofrem compressão durante anestesia ou coma.

Na maioria dos pacientes com NUC, os sintomas iniciais são dormência e formigamento intermitentes na distribuição do nervo ulnar, com frequência associados à flexão do cotovelo. Ocasionalmente, os problemas iniciais podem ser disfunção motora, como uma sensação de fraqueza ao segurar e apertar, ou perda de destreza. Até os graus iniciais leves de atrofia muscular intrínseca tornarem-se difíceis de ignorar, é provável que pacientes não consultem um médico. A história de fratura ou luxação do cotovelo, traumatismo contundente agudo, trauma ocupacional crônico ou artrite pode ser importante. Quando não há história relevante, deve-se considerar o encarceramento na AAU. Um sintoma motor precoce ocasional é a perda de controle do dedo mínimo o que pode fazer com que o dedo fique preso quando o paciente tenta pôr a mão no bolso, e o exame pode mostrar a postura abduzida do dedo mínimo (sinal de Wartenberg), ambos causados por fraqueza do terceiro músculo interósseo palmar.

Em geral, o exame revela fraqueza dos músculos intrínsecos da mão inervados pelo nervo ulnar. O grau de acometimento não é necessariamente igual em todos os músculos intrínsecos; o primeiro interósseo dorsal é afetado com maior frequência. A fraqueza do músculo adutor do polegar interfere em sua adução; em geral, a adução comprometida é avaliada com o teste do sinal de Froment (Figura 46.8). O paciente é instruído a segurar um pedaço de papel entre a palma da mão e o polegar, e o examinador tenta retirá-lo. Em caso de fraqueza da adução do polegar, o paciente usa como substituto o flexor longo do polegar e flexiona a articulação interfalângica (IF) do polegar. A fraqueza do FUC e/ou do FPD para os dedos anular e mínimo é um indicador seguro de lesão do cotovelo. Contudo, na NUC, os músculos ulnares do antebraço são poupados com frequência; por isso, a ausência de anomalia clínica, ou mesmo eletromiográfica, nesses músculos não exclui, de maneira nenhuma, a lesão no cotovelo. Os músculos da mão e do antebraço não inervados pelo nervo ulnar devem ser avaliados sistematicamente na suspeita de neuropatia ulnar. A fraqueza de músculos não ulnares é a indicação habitual de doença do PB ou da raiz de C8. No teste de flexão do cotovelo, mantém-se o cotovelo em flexão total e aplica-se pressão imediatamente distal ao sulco do nervo ulnar para verificar se há parestesia. Uma variante é manter o cotovelo e o carpo flexionados em desvio ulnar.

Os músculos lumbricais flexionam as articulações MCFs e estendem as IFs. Os lumbricais dos dedos anular e mínimo normalmente são inervados pelo nervo ulnar e os dos dedos indicador e mínimo pelo nervo mediano. Nas lesões ulnares, o tônus extensor sem oposição na quarta e quinta articulações MCFs e o tônus flexor sem oposição nas articulações IFs causam a deformidade da mão em garra ou da garra ulnar (Figura 46.9). A mão em garra varia e depende do grau de fraqueza muscular, frouxidão das articulações MCFs e nível da lesão. A lesão ulnar "baixa" (distal) com função preservada do FPD produz uma garra mais acentuada do que uma lesão ulnar "alta" (proximal), na qual a fraqueza associada do FPD provoca menor tração do flexor sem oposição e deformação dos dedos anular e mínimo. O termo mão da bênção (mão papal) às vezes é usado para fazer referência à garra ulnar com a mão em repouso e, em outras, para designar uma neuropatia mediana alta quando o paciente tenta cerrar o punho. A postura da mão é um tanto semelhante, porque os dedos anular e mínimo estão flexionados e os dedos indicador e médio, não. Na literatura neurológica, o termo mais usado é neuropatia mediana e na literatura não neurológica, neuropatia ulnar. Há suposições de que um papa da Idade Média tinha essa deformidade na mão, e seu sucessor adotou-a como a posição correta para abençoar a população, passando-a adiante como tradição.

Comumente, é mais fácil confirmar a perda sensorial ulnar nas duas falanges distais do dedo mínimo, porque essa é uma zona autônoma do nervo ulnar. A anormalidade sensorial é observada com mais frequência nas sensações táteis em oposição a picadas de agulha e sensações térmicas; a discriminação de dois pontos e a capacidade de sentir texturas e toque leve podem ser os testes mais reveladores. Na face volar do dedo, a distribuição mediana e ulnar geralmente divide o dedo anular, e essa divisão descarta com bastante segurança a plexopatia e a radiculopatia. Entretanto, em cerca de 20% dos casos, o nervo ulnar inerva todo o dedo anular e a metade

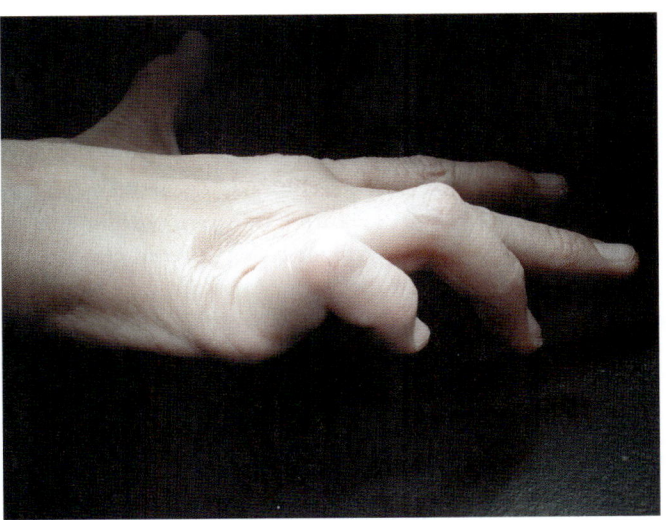

Figura 46.9 Garra dos dedos ulnares na paralisia baixa do nervo ulnar. (Reimpressa com permissão de Rayan GM, Akelman E, eds. *The Hand: Anatomy, Examination, and Diagnosis.* 4th ed. Philadelphia: Wolters Kluwer Health/ Lippincott Williams & Wilkins, 2012.)

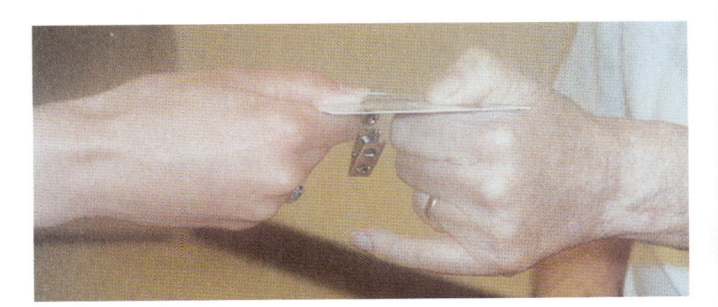

Figura 46.8 Sinal de Froment. O paciente tenta segurar um pedaço de papel entre o polegar e a borda radial da mão. Na neuropatia ulnar, a articulação IF flexiona para compensar a fraqueza do adutor do polegar. (Reimpressa com permissão de Berg D, Worzala K, eds. *Atlas of Adult Physical Diagnosis.* Philadelphia: Lippincott Williams & Wilkins, 2006.)

ulnar do médio ou apenas o dedo mínimo. O ramo CUD inerva a pele dorsal sobre o quinto osso metacarpal e a metade ulnar do quarto metacarpal, e as mesmas áreas dos dedos anular e mínimo. O ramo cutâneo palmar inerva a eminência hipotenar. Há muitas variações dessa distribuição sensorial. O campo cutâneo do nervo ulnar não se estende mais do que alguns centímetros proximal à prega do punho. O nervo cutâneo medial do antebraço é um ramo que se separa do PB e percorre o nervo ulnar até logo acima do sulco ulnar, onde se desvia e continua anteriormente até o EMed para inervar a pele na região medial do antebraço; o acometimento desta distribuição exclui NUC. A diminuição da sensibilidade no dorso da mão confirma que a localização da lesão é proximal à origem do ramo CUD, mas a preservação desse território não exclui NUC, já que existe a possibilidade de preservação seletiva de seus fascículos. O acometimento na distribuição do ramo cutâneo palmar também sugere lesão proximal na parte distal do antebraço.

O comprometimento da amplitude de movimento do cotovelo ou a deformidade em valgo são muito sugestivos de NUC. A reprodução de sintomas em resposta à flexão do cotovelo e à compressão do sulco do nervo ulnar pode ser esclarecedora. A busca de subluxação raramente é útil, porque esse fenômeno é comum em indivíduos normais. A melhor evidência atual indica que a subluxação do nervo ulnar no cotovelo não tem relação com NUC.

As lesões do nervo ulnar também podem ocorrer em vários locais na parte distal do antebraço e na mão. A compressão é mais frequente na palma da mão ou no carpo (neuropatia ulnar no punho [NUP]), mas também há relatos de acometimento em lesões do antebraço e isoladas do ramo CUD (neuropatia da algema, paralisia por movimentos repetitivos). A apresentação clínica da NUP depende das fibras comprimidas. Se a lesão afeta o nervo ulnar principal no carpo e todos os seus ramos, a síndrome clínica é muito semelhante à NUC. Entretanto, o exame mostra sensibilidade normal na distribuição do ramo CUD e não há fraqueza do FUC nem do FPD. A apresentação mais comum da NUP acomete o ramo palmar profundo de modo isolado ou em conjunto com os ramos motores para os músculos hipotenares. Nesses casos, a sensibilidade é normal. Esse padrão ocorre em 75% dos pacientes com NUP; eles têm fraqueza indolor e atrofia dos músculos intrínsecos ulnares da mão, com preservação da sensibilidade (outra síndrome de Ramsay Hunt; ver Quadro 16.2). A suspeita mais frequente é a doença do neurônio motor por causa da total ausência de perda sensorial ou de sintomas. O ramo para o músculo palmar curto origina-se proximalmente ao canal de Guyon. O sinal do palmar curto é o enrugamento da pele hipotenar em resposta à abdução do dedo mínimo em razão da contração do músculo palmar curto; é uma indicação confiável de lesão no carpo.

A neuropatia pseudoulnar é a fraqueza isolada da mão na distribuição ulnar causada por lesão do giro angular contralateral. Também pode haver perda sensorial pseudoulnar em lesões hemisféricas contralaterais.

Nervo radial

O nervo radial é uma continuação direta do fascículo posterior do PB. Ele sai pela axila e, em seguida, desce ao longo da face medial do braço. Logo depois de passar o músculo redondo maior, entra no músculo tríceps. Próximo ao meio do braço, curva-se ao redor da parte média do úmero no sulco do nervo radial. Os ramos que inervam a cabeça longa do músculo tríceps emergem antes da entrada do nervo no sulco do nervo radial; os ramos que inervam as cabeças medial e lateral, em geral, têm origem no sulco. O nervo perfura o septo intermuscular lateral e desce pela parte lateral do braço, emitindo um ramo para o músculo braquiorradial. Atravessa o braquial, para o qual envia um ramo em muitos indivíduos, e os músculos braquiorradiais imediatamente anteriores ao epicôndilo lateral e, em seguida, entra no antebraço no sulco entre o tendão do bíceps e o braquiorradial. Emite pequenos ramos para inervar os músculos braquiorradial, extensor radial longo do carpo e extensor radial curto do carpo (ERCC) e, depois disso, o tronco principal divide-se em nervos interósseo posterior (NIP, ramo motor profundo) e radial superficial.

O nervo radial superficial desce ao longo da face lateral do antebraço; no entanto, não inerva a pele nessa região, a qual é suprida pelo nervo cutâneo lateral do antebraço. O ramo radial superficial termina em fibras sensoriais que inervam a face radial do dorso da mão e os três dedos e meio radiais. Em sua origem, o NIP envia um ramo para o músculo supinador e, em seguida, passa sobre a margem fibrosa do ERCC e através de uma fenda no músculo supinador (a arcada de Frohse), um possível local de compressão. Continua ao longo da membrana interóssea inervando o extensor ulnar do carpo, os músculos extensores dos dedos e do polegar, além do abdutor longo do polegar; não tem componente sensorial cutâneo.

O nervo radial pode sofrer lesão em qualquer ponto ao longo de seu trajeto (Figura 46.10). Na axila, o nervo pode ser traumatizado por muletas (tríade de neuropatia), luxação do ombro, fraturas do úmero ou lesões perfurantes. O movimento de arremesso tipo molinete (*windmill*) na competição de *softball* pode causar lesão grave do nervo radial. O "encarceramento" do nervo radial no braço na cabeça lateral do músculo tríceps pode ocorrer depois de exercício repetitivo contínuo do braço com contração forçada súbita.

A compressão aguda do nervo radial no sulco do nervo radial é consequência da compressão prolongada por várias horas durante o sono ou do torpor induzido por fármaco ou álcool ("paralisia de sábado à noite" ou "paralisia do recém-casado"). A neuropatia radial nesse nível também foi relatada em soldados em consequência da posição de tiro com o cotovelo apoiado no joelho. A fraqueza acomete todos os músculos distais ao tríceps. A mão em gota é a queixa e o achado principal na neuropatia radial (Figura 46.11). Há fraqueza da extensão do dedo nas articulações MCFs. A extensão das articulações IFs é preservada, porque esse movimento é realizado pelos músculos lumbricais e interósseos.

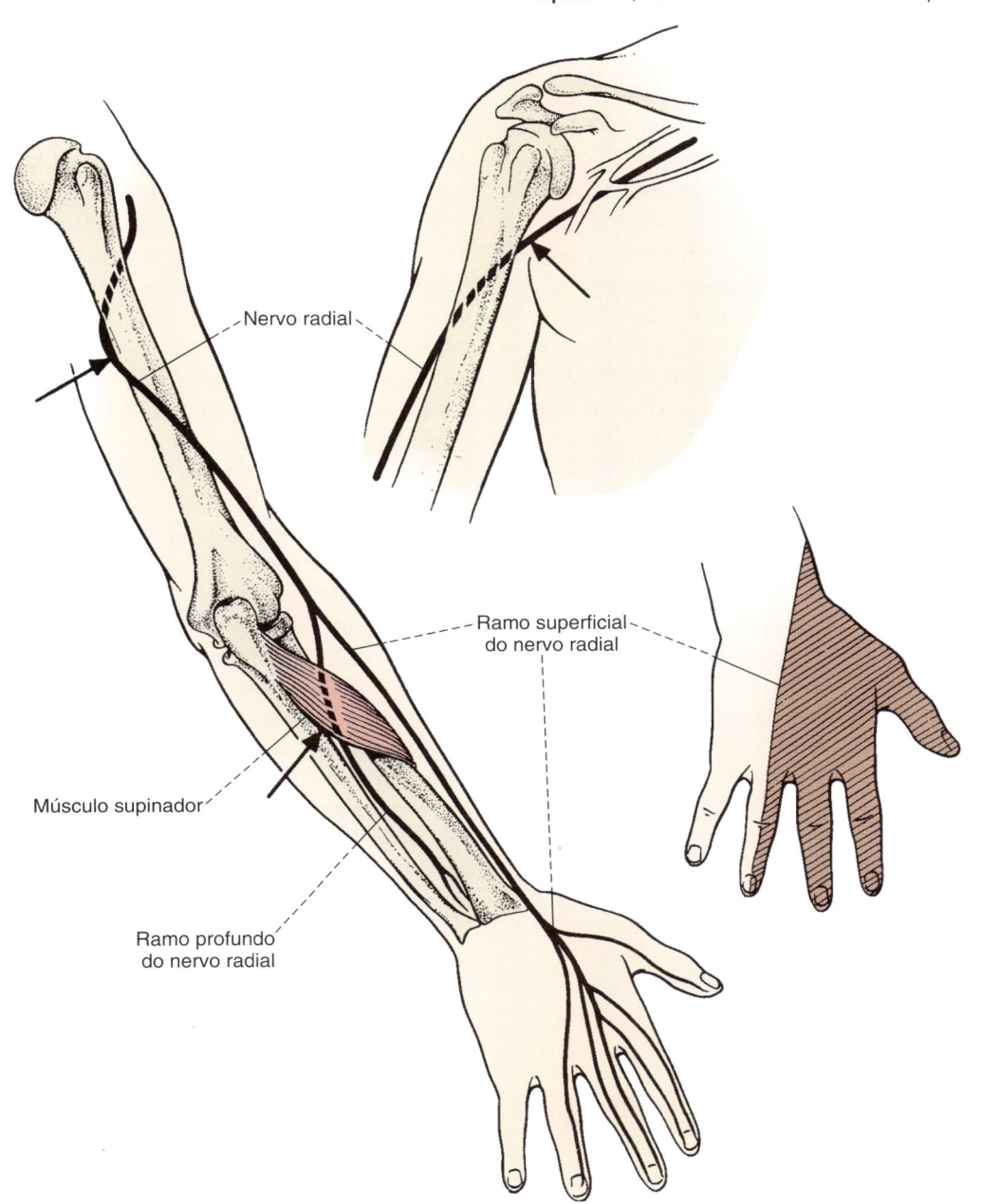

Figura 46.10 Locais comuns de ferimento e distribuição da perda de sensibilidade em lesão do nervo radial.

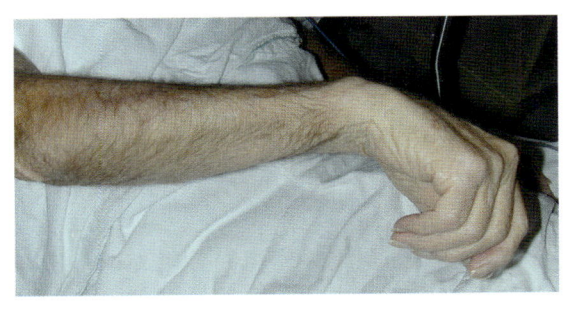

Figura 46.11 Paralisia alta do nervo radial com paralisia da extensão do punho, dedo e polegar. (Reimpressa com permissão de Maschke S, Graham TJ, Evans P, eds. *Master Techniques in Orthopaedic Surgery: The Hand.* 3rd ed. Philadelphia: Wolters Kluwer, 2016.)

Comumente, a confusão surge em dois pontos: A. Em virtude de fatores mecânicos, os interósseos não exercem potência normal em caso de queda do dedo e podem parecer fracos — acredita-se que o paciente também tenha neuropatia ulnar; B. A fraqueza da abdução do polegar é causada por disfunção do abdutor longo do polegar, inervado pelo nervo radial — acredita-se que o paciente também tenha neuropatia do mediano.

Se a lesão está acima do ramo para o músculo braquiorradial, há fraqueza da flexão do antebraço em semipronação. Em uma lesão ainda mais alta, também há acometimento do tríceps. A perda sensorial é variável e, com frequência, mínima em virtude da superposição de nervos cutâneos (ver Figura 36.3). Geralmente, a área afetada limita-se ao dorso do polegar, embora possa acometer o dorso da metade ou dos dois terços radiais da mão, o primeiro espaço interósseo e o dedo indicador, além do dorso das falanges proximais adjacentes. As alterações tróficas são mínimas. Pode haver abolição de reflexos tricipital e braquiorradial. Os principais diagnósticos diferenciais são radiculopatia de C7, paralisia do NIP e lesões do tronco médio ou do fascículo posterior do PB. O nervo radial é particularmente suscetível a ser afetado na vasculite sistêmica. A pseudoparalisia do nervo radial é a fraqueza em uma distribuição aparentemente radial em razão de lesão hemisférica cerebral. A miastenia *gravis* tem uma curiosa predileção por causar fraqueza seletiva do tríceps.

A lesão do NIP causa fraqueza da extensão do dedo (queda do dedo) sem mão em gota (Figura 46.12A). Pode haver compressão na arcada de Frohse ou no interior do supinador (canal do supinador). Outras etiologias são: lesões perfurantes, fraturas, uso de muletas canadenses (antebraço), massas locais e síndrome por uso excessivo em atletas, músicos e estofadores. Há desvio radial do carpo na extensão por causa da fraqueza do músculo extensor ulnar do carpo inervado pelo NIP com preservação do extensor radial longo do carpo inervado pelo tronco principal (Figura 46.12B). Há possibilidade, ou não, de comprometimento do supinador. Alguns dedos podem ser mais afetados do que outros; na maioria das vezes, há queda seletiva dos dedos anular e mínimo, o que causa postura

levemente semelhante à garra ulnar (mão em garra pseudoulnar; Figura 46.13A). Pode haver queda seletiva do polegar (Figura 46.13B). Por vezes, a radiculomielopatia cervical leva à queda seletiva dos dedos anular e mínimo (mãos de Ono, mielopática e em garra pseudoulnar, Figura 46.13A). A lesão do NIP não causa alterações sensoriais cutâneas; porém, a exemplo da paralisia do NIA, pode haver dor mediada por fibras aferentes que inervam as articulações. Raramente, a miopatia focal dos extensores do antebraço é capaz de simular uma lesão do NIP. A vulnerabilidade seletiva dos fascículos interósseos posteriores na neuropatia radial retroumeral pode causar confusão com lesão do NIP. Neuropatia motora multifocal e distúrbios relacionados são propensos a envolver os músculos inervados pelo rádio e ocasionar fraqueza nos extensores do punho e dos dedos. A neuropatia radial superficial provocará dor e alterações de sensibilidade na distribuição do nervo (síndrome de Wartenberg ou quiralgia parestésica); o qual pode ser lesado por faixas apertadas ao redor do punho (neuropatia da algema).

A síndrome do túnel radial (STR) é um distúrbio ambíguo supostamente causado pela compressão de ramos do nervo radial em uma passagem anatômica obscura, várias vezes mencionada por ser composta de margem fibrosa do ERCC, margem distal do músculo supinador ou aderências fibrosas entre os músculos braquial e braquiorradial. A afirmação é que o encarceramento do nervo causa dor lateral crônica no cotovelo quando não há disfunção neurológica objetiva. As descrições de manifestações clínicas de STR na literatura cirúrgica costumam ser idênticas às da epicondilite lateral.

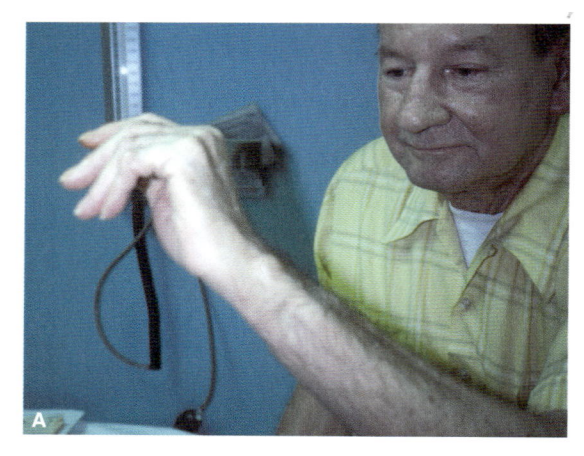

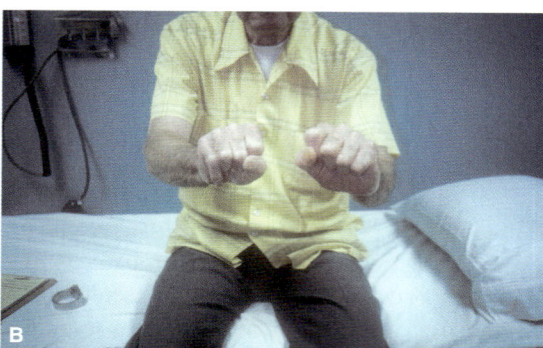

Figura 46.12 Neuropatia interóssea posterior causando: **A.** queda do dedo sem mão em gota; **B.** desvio radial na extensão do carpo (mão esquerda do paciente).

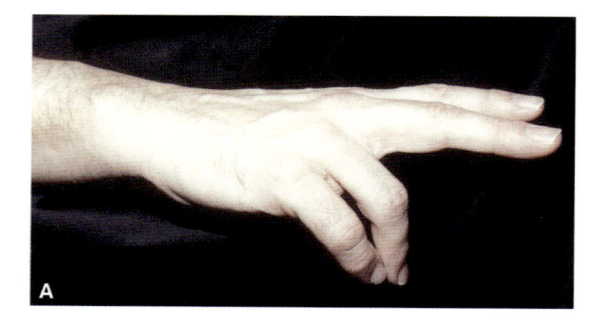

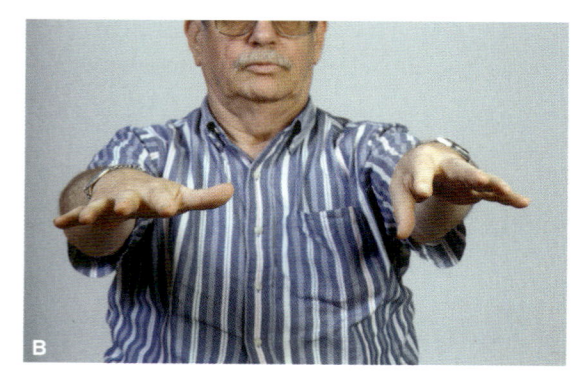

Figura 46.13 Neuropatia interóssea posterior causando: **A.** queda seletiva do dedo com acometimento primário do quarto e quinto dedos (garra pseudoulnar); **B.** acometimento primário do polegar e do indicador.

NERVOS DOS MEMBROS INFERIORES

Plexo lombossacro

Os nervos que suprem o membro inferior e a região do quadril originam-se do plexo lombossacro (PLS), que é, de fato, formado por dois plexos, ou três, caso o plexo coccígeo seja considerado um componente (Figuras 46.14 e 46.15). A parte lombar do plexo tem origem nos ramos primários anteriores de L1-L4. Esta encontra-se na substância do músculo psoas maior. As raízes L4 e L5 dão origem ao tronco lombossacro, que une o plexo lombar ao sacro. As raízes de S1-S3 unem-se ao tronco lombossacro e completam o plexo; a parte sacra situa-se ao longo da parede posterolateral da pelve, entre o músculo piriforme e os grandes vasos.

Os principais nervos motores originados no PLS são: femoral, obturatório, isquiático, fibular comum (peroneiro), tibial, glúteo superior, glúteo inferior e pudendo. Os principais ramos sensoriais são: safeno, uma continuação do nervo femoral; ílio-hipogástrico; ilioinguinal; genitofemoral; e cutâneo femoral lateral (CFL), que começa no plexo lombar, circunda a abertura superior da pelve e sai abaixo do ligamento inguinal adjacente à espinha ilíaca anterossuperior.

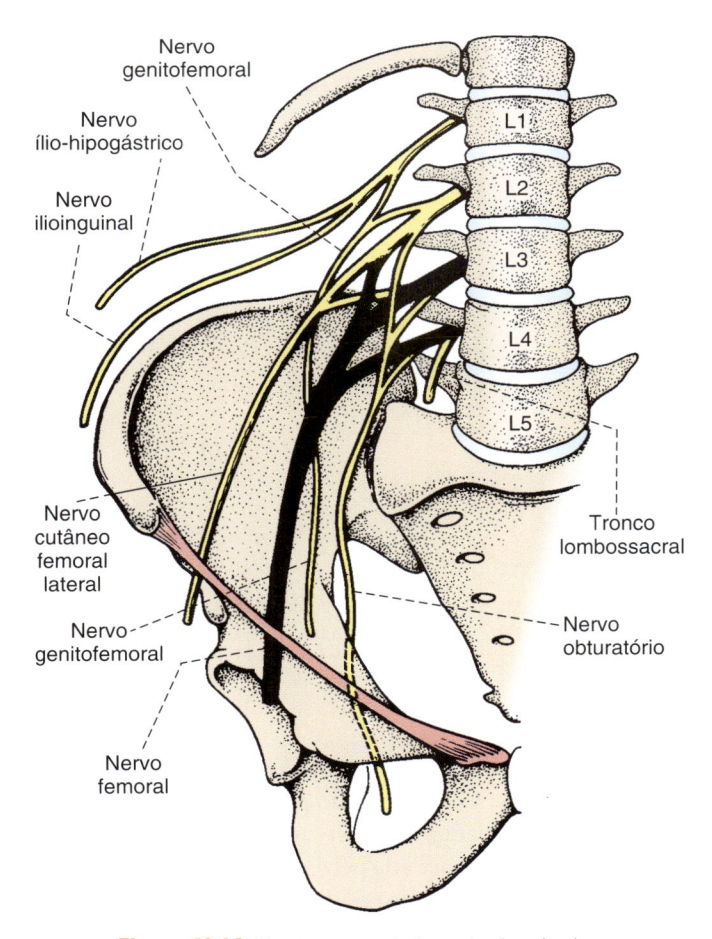

Figura 46.14 Elementos constituintes do plexo lombar.

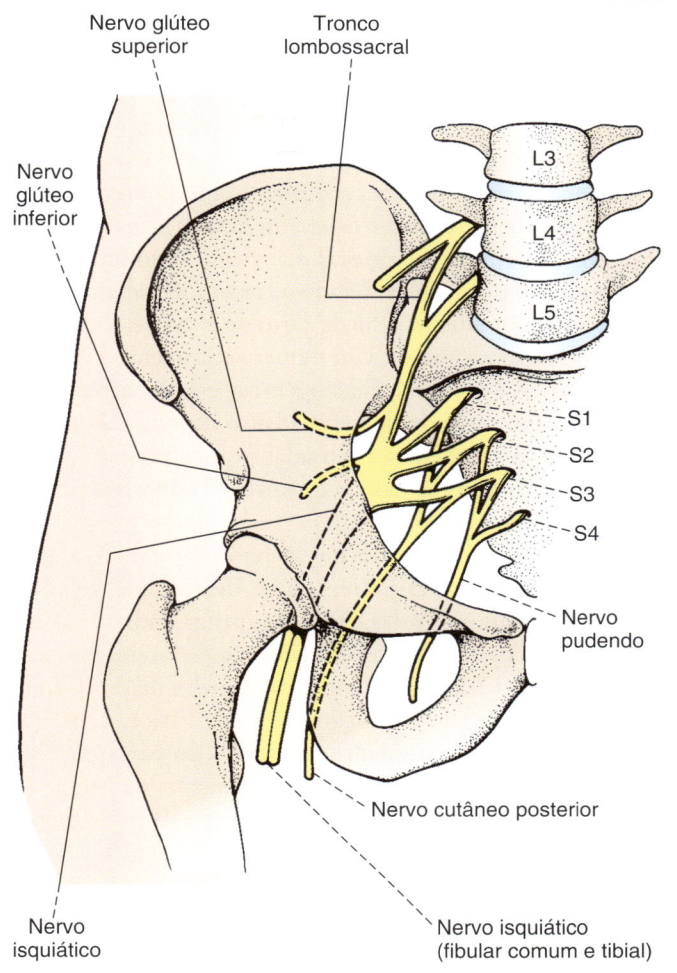

Figura 46.15 Constituintes do plexo sacral.

Os distúrbios que afetam o PLS incluem diabetes, neoplasias, hemorragia retroperitoneal e plexopatia pós-radiação. A radiculoplexoneuropatia lombossacra diabética (amiotrofia diabética) é comum; ela causa síndrome dolorosa, fraqueza proximal bilateral, mas geralmente muito assimétrica das pernas, e emagrecimento. Neoplasias podem metastatizar para o PLS, ou invadi-lo diretamente, e a própria radioterapia administrada como tratamento para o tumor é capaz de lesar o plexo. Se há uma plexite primária espontânea afetando o PLS, análoga à AN do PB, é caso de suspeita sem evidência. A hemorragia no músculo psoas, uma complicação temida da anticoagulação, pode causar grave lesão do PLS.

Nervo femoral

É o maior ramo do plexo lombar. Ele se forma no interior do ventre do músculo psoas a partir das divisões posteriores dos ramos primários anteriores das raízes de L2-L4. Ao deixar a cobertura do psoas, atravessa os músculos psoas e ilíaco e sai da pelve abaixo do ligamento inguinal, lateralmente aos vasos femorais. Os seus ramos motores inervam os músculos psoas, ilíaco, sartório, pectíneo e quadríceps. Seus ramos sensoriais, os nervos cutâneos femoral intermédio (anterior) e femoral medial, inervam a pele da superfície anterior da coxa. O nervo femoral termina como um grande ramo sensorial, o nervo safeno, que supre uma extensa área cutânea ao longo da face medial da perna e do pé.

O nervo femoral pode ser acometido em tumores pélvicos, abscessos ou hematomas do psoas, fraturas da pelve e da parte superior do fêmur, aneurismas da artéria femoral e feridas perfurantes; é possível ser afetado na mononeuropatia diabética e lesado durante trabalho de parto ou cirurgias abdominal ou pélvica (Figura 46.16). Um número considerável de paralisias do nervo femoral é iatrogênica, em decorrência da posição de litotomia ou de traumatismo cirúrgico. As neuropatias femorais podem ser causadas por estiramento como resultado da hiperextensão do quadril (ver sobre a síndrome da perna pendente adiante).

A disfunção motora do nervo femoral sempre afeta a extensão do joelho. O paciente tem dificuldade de andar para frente e subir escadas, embora consiga andar de costas com facilidade. Pode andar mantendo o joelho rígido e cair ao flexioná-lo. O comprometimento da pelve ou do abdome também pode afetar a função do psoas maior, causando fraqueza da flexão do quadril. As lesões do nervo femoral comprometem o reflexo patelar e resultam em perda da sensibilidade na face anterior e medial da coxa e na parte medial da perna.

Nervo obturatório

Esse nervo origina-se do plexo lombar das divisões anteriores dos ramos primários anteriores de L2-L4. Ele supre os músculos adutores da coxa, o grácil e o obturador externo e transmite a sensibilidade de uma pequena área na região medial da coxa. Lesões do nervo obturatório são raras, mas quando ocorrem, há fraqueza de adução e rotação externa da coxa, com uma pequena área de anestesia na região interna da coxa. As causas incluem: cirurgias ou lesões ortopédicas, ginecológicas ou urológicas, hérnia do obturador, hemorragia do músculo iliopsoas e, raramente, diabetes.

Nervo cutâneo femoral lateral (nervo cutâneo lateral da coxa)

O nervo cutâneo femoral lateral (CFL) é um nervo sensorial formado pelas divisões posteriores dos ramos primários anteriores de L2-L3. Transmite a sensibilidade da pele da porção anterolateral da coxa. Dor, parestesia e perda sensorial na distribuição do CFL (meralgia parestésica) compõem uma síndrome clínica muito comum. É provável que o nervo seja encarcerado onde passa abaixo do ligamento inguinal, ou através dele, medialmente à espinha ilíaca anterossuperior, ou onde perfura a fáscia lata. As causas precipitantes são ganho de peso, gravidez, ascite, traumatismo, pressão por um cinto ou outra vestimenta que aperte o abdome, e possivelmente diabetes melito. O principal ponto do diagnóstico diferencial é excluir a radiculopatia lombar superior.

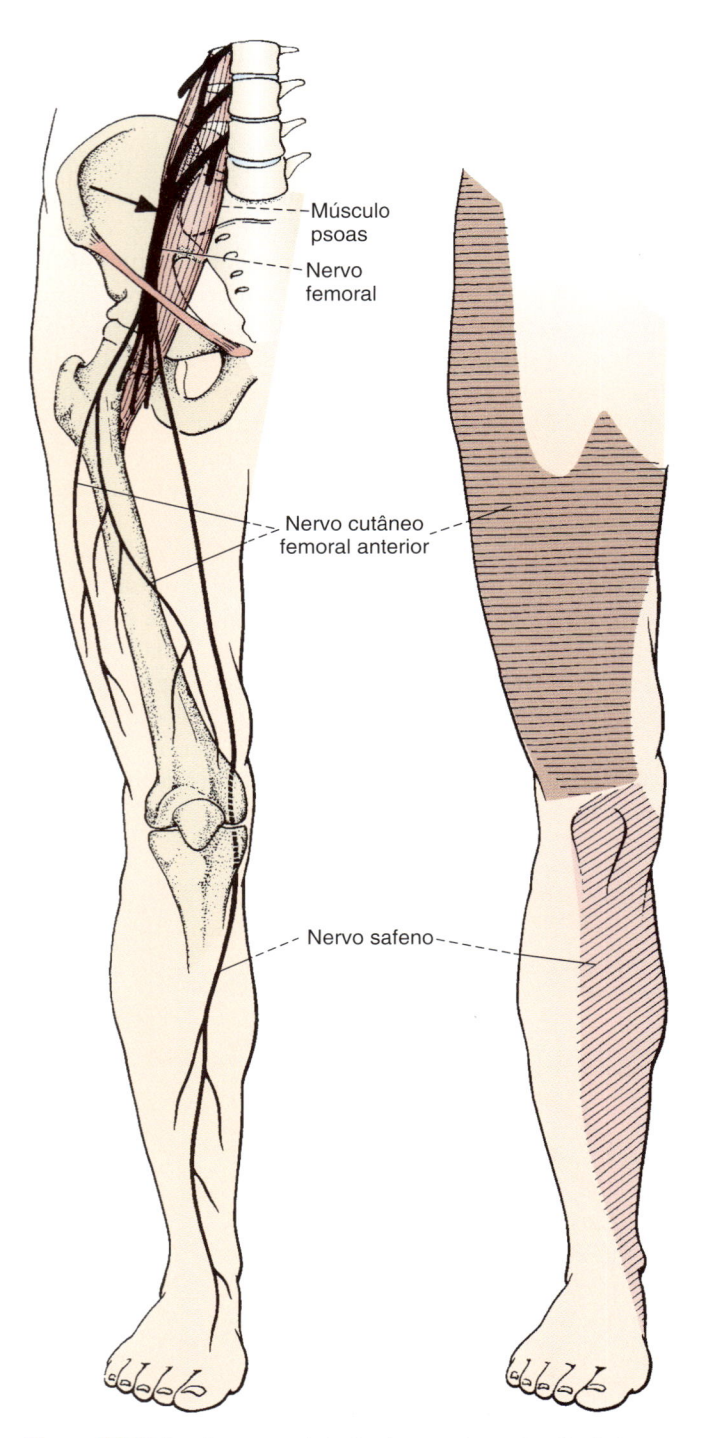

Figura 46.16 Locais comuns de lesão do nervo femoral e distribuição da perda de sensibilidade em lesão do nervo femoral e seus ramos.

Nervo isquiático

O tronco lombossacro tem origem na parte inferior do plexo lombar e funde-se a elementos do plexo sacro para formar o nervo isquiático (ciático). Os nervos isquiático, glúteo superior e glúteo inferior saem da pelve através do forame isquiático maior. Em geral, o isquiático sai abaixo do músculo piriforme, mas pode perfurá-lo ou, raramente, passar acima dele. O nervo segue muito próximo da parte posterior da articulação do quadril e entra na coxa. Em seu trajeto pela coxa, inerva os músculos isquiotibiais e também envia um ramo para o adutor magno.

Desde seu início, o nervo isquiático tem duas divisões: fibular (lateral) e tibial (medial). A tibial origina-se nas divisões anteriores do PLS, e a fibular, nas divisões posteriores. Ambas seguem juntas em uma bainha comum, formando o nervo isquiático até a altura do joelho, onde se dividem e percorrem trajetos diferentes. A única parte da massa muscular isquiotibial inervada pela divisão fibular é a cabeça curta do bíceps femoral; todos os outros músculos isquiotibiais são inervados pela divisão tibial.

Depois da bifurcação na fossa poplítea, o nervo fibular move-se lateralmente e envolve a cabeça da fíbula (CF) e, então, desce em direção ao pé. O nervo tibial desce na linha mediana ao longo da parte posterior da perna para inervar o tríceps sural. Em seu trajeto proximal, emite um ramo comunicante sural que se une ao ramo comunicante do nervo fibular comum para formar o nervo sural. Este continua em sentido lateral e distal, perfura a fáscia profunda, emerge em posição superficial, cerca de 15 cm proximal ao maléolo lateral, e descreve uma curva em torno e abaixo desse maléolo para inervar a pele da parte lateral do pé e dos dedos. Na parte distal, o nervo tibial passa abaixo do maléolo medial, sob o retináculo dos músculos flexores, o qual forma o teto do túnel do tarso. O tibial termina dividindo-se em nervos plantar medial e plantar lateral, que suprem os abdutores e os flexores curtos dos dedos e medeiam a sensibilidade da pele da planta do pé.

A lesão do tronco principal do nervo isquiático pode acarretar fraqueza dos músculos inervados pelo fibular comum e pelo tibial, porém é frequente o predomínio do déficit em somente uma divisão, com frequência a fibular. A fraqueza dos músculos isquiotibiais indica claramente que a lesão afeta o tronco principal do nervo isquiático. Quando o déficit é limitado à divisão fibular, a única maneira de comprovar que a lesão afeta o nervo isquiático, e não o fibular, é demonstrar a anormalidade na cabeça curta do bíceps femoral por eletromiografia com agulha.

Nas lesões completas do nervo isquiático, a perda sensorial acomete toda a perna, exceto a superfície anteromedial (distribuição do safeno). Há comprometimento acentuado da flexão do joelho, e o sartório e o grácil são os únicos músculos que participam desse movimento. Há perda da flexão e extensão das articulações do tornozelo e dos dedos e da inversão e eversão do pé. O paciente não consegue ficar de pé apoiado somente nos calcanhares ou nos dedos. Distúrbios tróficos e neuropáticos são frequentes.

O nervo isquiático pode ser lesado em fraturas pélvicas; fratura ou luxação, artroplastia total e outros procedimentos ortopédicos no quadril; injeções intraglúteas; hemorragia glútea ou síndrome de compartimento; e feridas perfurantes. Pode ser encarcerado por ossificação heterotópica ou invadido por uma projeção de metilmetacrilato. O nervo pode ser comprimido pela permanência prolongada na posição de lótus (neuropatia da posição de lótus) ou pela pressão prolongada do assento do vaso sanitário, ambas denominadas "outra paralisia de sábado à noite". Na síndrome da perna pendente, a neuropatia isquiática associada à neuropatia femoral é provocada pela posição em que as pernas pendem da cama, com os quadris hiperestendidos, durante período de intoxicação ou coma. A síndrome do piriforme é a compressão do nervo isquiático pelo músculo piriforme ao sair da pelve. A existência dessa síndrome é controversa. Pode haver compressão externa do nervo no quadril pela pressão de uma carteira muito cheia, moedas ou uma pistola no bolso (paralisia do coldre); esses casos não são caracterizados como síndrome do piriforme. Em uma série de 380 pacientes com lesões do nervo isquiático, 60% eram na altura das nádegas e 40%, na coxa. As lesões por injeção são mais da metade dos casos na altura das nádegas; em futuras séries de casos, é provável que a incidência dessas lesões caia radicalmente em virtude do uso de anestesia controlada pelo paciente.

Neuropatia fibular comum na cabeça da fíbula

A origem da raiz primária do nervo fibular é L5, com contribuições menores de L4 (principalmente para o tibial anterior) e S1 (principalmente para os pequenos músculos do pé). Após atravessar o PLS, o nervo fibular une-se ao tibial posterior para formar o nervo isquiático. No meio da coxa, a divisão fibular envia um ramo para a cabeça curta do bíceps femoral. Imediatamente distal à bifurcação isquiática, o nervo fibular comum emite o seu ramo fibular comunicante e o nervo cutâneo sural lateral, o qual envia inervação sensorial para a parte lateral inferior da perna. O nervo, em seguida, envolve a CF, perfura o músculo fibular longo (o "túnel fibular") e divide-se em ramos superficial e profundo (Figura 46.17). O superficial inerva os fibulares longo e curto e termina como ramo sensorial superficial, responsável pela sensibilidade do dorso do pé (Figura 46.18). O fibular profundo inerva os músculos tibial anterior, fibular terceiro, e extensores longo e curto dos dedos e medeia a sensibilidade do espaço entre o primeiro e o segundo dedo do pé. O nervo fibular acessório é uma anomalia comum que afeta cerca de 20% da população; o ramo tem origem no fibular superficial, passa atrás do maléolo lateral e inerva a porção lateral do extensor curto dos dedos. A mononeuropatia fibular comum na CF causa fraqueza da dorsiflexão do pé e dedos e da eversão do tornozelo. A neuropatia fibular grave causa o pé em gota. Há perda da sensibilidade no dorso do pé.

O nervo fibular na CF é superficial, recoberto somente por pele e tecido subcutâneo, o que o torna extremamente vulnerável à compressão externa. Ele está fixado em seu ponto de passagem através do músculo fibular longo, o que também o torna suscetível ao estiramento. O hábito de cruzar as pernas é uma causa clássica de neuropatia fibular comum na cabeça da fíbula (NFCCF). Às vezes, uma depressão cutânea indica o local preciso da compressão. Esse tipo de NFCCF é mais

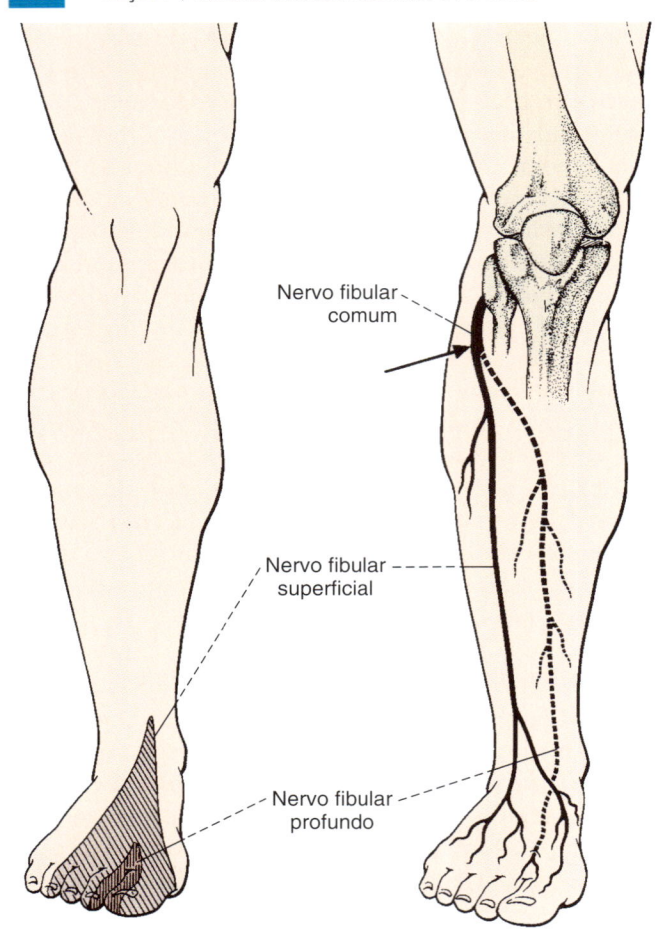

Figura 46.17 Locais comuns de ferimentos e distribuição da perda de sensibilidade em lesão do nervo fibular.

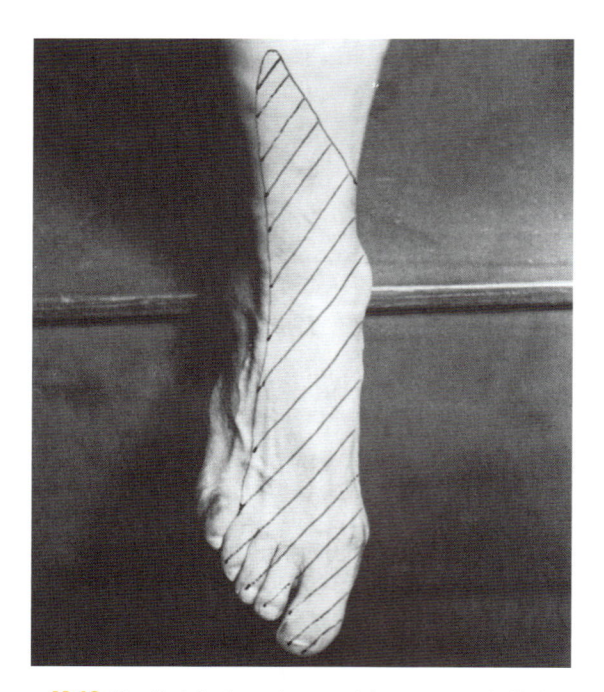

Figura 46.18 Distribuição da perda sensorial em neuropatia fibular comum direita.

frequente em pacientes magros ou deprimidos ou naqueles que tenham perdido peso há pouco tempo (paralisia do emagrecimento). Diversas forças externas podem substituir a patela oposta do paciente como agente de compressão, incluindo gesso, órteses de joelho ou bandagens apertadas. Em pacientes imóveis, comatosos, paralisados ou anestesiados, um colchão comum pode exercer força suficiente para lesar o nervo. A permanência prolongada em posição de agachamento é outra causa comum de NFCCF, possivelmente pela combinação de estiramento, compressão e torcedura – um risco específico de telhadores, instaladores de carpetes, mulheres que ficam de cócoras durante o trabalho de parto (paralisia da expulsão) e fazendeiros (paralisia do colhedor de morangos). A flexão plantar, ou inversão do tornozelo, súbita e vigorosa pode estirar o nervo e causar lesão focal no ponto de fixação em sua passagem através do fibular longo. A NFCCF é muito comum em pacientes com lesões graves do tornozelo. O pé em gota transitório é comum em atacantes da liga de futebol americano NFL (paralisia do chutador). Encarceramento verdadeiro no túnel fibular, cisto de Baker, tumor do nervo, gânglio e lipoma são causas raras dessa neuropatia. Em um estudo de 318 casos de NFCCF submetidos à cirurgia, 44% foram causados por estiramento ou contusão sem fratura ou luxação, 7% por estiramento ou contusão com fratura ou luxação, 12% por lacerações, 9% por encarceramento, 4% por lesões iatrogênicas e 4% por feridas de arma de fogo.

O diagnóstico diferencial mais comum é feito entre NFCCF e radiculopatia de L5 no paciente com pé em gota. Dor nas costas e na perna, fraqueza da inversão do pé, sinais positivos de estiramento da raiz e depressão do reflexo medial dos isquiotibiais sugerem radiculopatia. Quando não há dor, a fraqueza limitada à eversão do tornozelo e à dorsiflexão do pé/dedos e a preservação do reflexo medial dos isquiotibiais sugerem NFCCF. Raras vezes, o padrão de alterações sensoriais é útil para o diagnóstico. A inspeção na procura de depressão cutânea, alteração da cor ou calosidade sobre a CF, a percussão para provocar o sinal de Tinel e a palpação cuidadosa da fossa poplítea e da CF também são importantes. Na maioria dos pacientes com NFCCF, a anamnese meticulosa revela mecanismo de pressão externa ou estiramento. Em raros pacientes, as neuropatias isquiática e fibular profunda ou a plexopatia lombossacra podem simular NFCCF. Talvez haja necessidade de considerar vários distúrbios generalizados (sobretudo se o pé em gota for bilateral), como polineuropatia, doença do neurônio motor e vários tipos de doença muscular primária (p. ex., miopatia distal, miosite de corpos de inclusão, distrofia miotônica e síndromes escapulofibulares).

Nervo tibial

É o maior dos dois ramos terminais do nervo isquiático. Formado pela fusão das cinco divisões anteriores do plexo sacro (L4-S2 ou S3). O nervo tibial inerva a cabeça longa do bíceps femoral e os músculos semimembranáceo, semitendíneo, gastrocnêmio, poplíteo, sóleo, plantar, tibial posterior, flexor longo dos dedos e flexor longo do hálux e, por intermédio dos nervos plantar medial e plantar lateral, os flexores plantares dos dedos e os pequenos músculos do pé. Por meio do nervo sural, ele transmite a sensibilidade das partes posterolaterais da perna e tornozelo e das partes laterais do calcanhar e do pé. Os nervos calcâneos fornecem sensibilidade às partes posterior e medial e à superfície plantar do calcanhar; os nervos plantares medial e lateral suprem a parte plantar do pé.

Se houver lesão do nervo tibial, constata-se fraqueza distal à lesão, com perda da sensibilidade nas partes plantar e lateral do pé, calcanhar e nas faces posterolaterais da perna e tornozelo. O paciente pode ser incapaz de fazer a flexão plantar, inverter o pé ou flexionar, aduzir ou abduzir os dedos. Alterações tróficas e dor são comuns. Há perda do reflexo aquileu. As lesões do nervo tibial são relativamente infrequentes em virtude de sua localização profunda e de seu trajeto protegido, mas o nervo pode ser acometido em lesões no espaço poplíteo ou abaixo dele.

Etiologias de neuropatia tibial na fossa poplítea incluem trauma, sobretudo quando associado a hemorragia, cisto sinovial (de Baker), gânglio intraneural, tumores neurais, neuropatia hipertrófica idiopática e encarceramento por arco tendíneo na origem do músculo sóleo ou por bridas entre as cabeças do músculo gastrocnêmio. As lesões da fossa poplítea causam dor, sensibilidade e sinal de Tinel positivo na fossa poplítea, úteis na distinção clínica de compressão do nervo tibial no tornozelo e radiculopatia de S1. A maioria das neuropatias tibiais do tronco principal proximal é causada por traumatismo ou isquemia.

A compressão atrás do maléolo medial (ligamento lancinado) pelo retináculo dos músculos flexores pode causar dor em queimação e perda sensorial nos dedos e na planta do pé e paresia ou paralisia dos pequenos músculos do pé (síndrome do túnel do tarso [STT]). Às vezes, a STT é vista como análoga da STC nos membros inferiores e o diagnóstico é feito para explicar a dor sem outra causa aparente, mesmo na ausência de qualquer déficit neurológico; pode ser tratada por divisão do ligamento lancinado. O distúrbio foi atribuído a tenossinovite dos tendões flexores longos dos dedos, proeminências ósseas no túnel, traumatismo externo, calçados inadequados, lesão por estiramento com entorse ou luxação do tornozelo e lesões expansivas (lipomas, varizes, gânglios e músculos anômalos). Os pacientes podem ter sintomas sensoriais provocados por sustentação de peso e aliviados por repouso. Os achados físicos são poucos. Raramente, ou nunca, há fraqueza de músculos intrínsecos do pé. Na STT autêntica, há possibilidade de perda da sensibilidade na planta do pé, sobretudo na distribuição plantar medial, em geral com preservação no calcanhar (ramo calcâneo); dor à palpação atrás do maléolo medial; e sinal de Tinel no túnel do tarso. Um teste semelhante ao de Phalen, eversão e dorsiflexão passiva máxima do tornozelo com tração superior dos dedos para provocar parestesia, é considerado útil. A lesão de ramos nervosos isolados no pé é rara. A neuropatia plantar medial foi atribuída à compressão na entrada de um túnel fibromuscular atrás da tuberosidade do navicular, distal ao túnel do tarso. Também há relatos de neuropatia plantar lateral seletiva.

Outros nervos dos membros inferiores

As neuropatias focais ocasionalmente envolvem outros nervos. O nervo ílio-hipogástrico emerge de L1, é sobretudo sensorial, e inerva a pele das regiões glútea e hipogástrica, logo acima da sínfise púbica. O nervo ilioinguinal também é um ramo de L1; assim como o ílio-hipogástrico, é basicamente sensorial, inervando a pele das partes superiores medial da coxa e da raiz do pênis e escroto no homem, e o monte púbico e os grandes lábios na mulher. O nervo genitofemoral emerge de L1-L2, inerva o músculo cremaster e transmite a sensibilidade da pele do escroto ou dos lábios e de uma pequena área na parte superior da coxa. O nervo cutâneo femoral posterior origina-se nas divisões posteriores de S1-S2 e nas divisões anteriores de S2-S3. Ele transmite a sensibilidade da face posterior da coxa e da parte superior da perna. Seus ramos glúteos inervam a pele da região glútea inferior; os perineais são distribuídos para a parte superior e medial da coxa; o ramo pudendo inferior inerva a pele da região perineal juntamente com o escroto no homem e os grandes lábios na mulher. As lesões desses nervos podem causar dor e perda da sensibilidade nas áreas de distribuição.

O nervo glúteo superior origina-se das divisões posteriores de L4-S1 e inerva os músculos glúteos médio e mínimo e tensor da fáscia lata. O nervo glúteo inferior emerge de divisões posteriores de L5-S2 e inerva o glúteo máximo. O nervo pudendo origina-se das divisões anteriores de S2-S4 e sai pelo forame isquiático menor. Ele tem três divisões principais. O nervo anal inferior (hemorroidário) é distribuído para o esfíncter externo do ânus e para a pele e mucosa ao redor do ânus. O nervo perineal divide-se em ramos profundos (musculares) e superficiais: os profundos inervam o bulbocavernoso, o isquiocavernoso e outros músculos do períneo, além do esfíncter externo da uretra; os superficiais formam os nervos escrotais (ou labiais) posteriores que transmitem a sensibilidade do escroto no homem e dos lábios na mulher. O nervo dorsal do pênis (ou clitóris) inerva o corpo cavernoso e a pele e membrana mucosa do dorso do pênis (ou clitóris), incluindo a glande. O nervo pudendo também transmite a sensibilidade da bexiga.

BIBLIOGRAFIA

Akane M, Iwatsuki K, Tatebe M, et al. Anterior interosseous nerve and posterior interosseous nerve involvement in neuralgic amyotrophy. *Clin Neurol Neurosurg* 2016;151:108–112.

Al-Qattan MM, Robertson GA. Pseudo-anterior interosseous nerve syndrome: a case report. *J Hand Surg [Am]* 1993;18:440–442.

Almeida DF, Scremin L, Zuniga SF, et al. Focal conduction block in a case of tarsal tunnel syndrome. *Muscle Nerve* 2010;42:452–455.

Amirfeyz R, Clark D, Parsons B, et al. Clinical tests for carpal tunnel syndrome in contemporary practice. *Arch Orthop Trauma Surg* 2011;131:471–474.

Anto C, Aradhya P. Clinical diagnosis of peripheral nerve compression in the upper extremity. *Orthop Clin North Am* 1996;27:227–236.

Arnold WD, Elsheikh BH. Entrapment neuropathies. *Neurol Clin* 2013;31: 405–424.

Baima J, Krivickas L. Evaluation and treatment of peroneal neuropathy. *Curr Rev Musculoskelet Med* 2008;1:147–153.

Bäumer P, Kele H, Xia A, et al. Posterior interosseous neuropathy: supinator syndrome vs fascicular radial neuropathy. *Neurology* 2016;87:1884–1891.

Bhanushali MJ, Muley SA. Diabetic and non-diabetic lumbosacral radiculoplexus neuropathy. *Neurol India* 2008;56:420–425.

Boonyapisit K, Katirji B. Multifocal motor neuropathy presenting with respiratory failure. *Muscle Nerve* 2000;23:1887–1890.

Borschel GH, Clarke HM. Obstetrical brachial plexus palsy. *Plast Reconstr Surg* 2009;124(1 Suppl):144e–155e.

Bouche P. Compression and entrapment neuropathies. *Handb Clin Neurol* 2013;115:311–366.

Brazis PW, Masdeu JC, Biller J. *Localization in Clinical Neurology.* 7th ed. Philadelphia: Wolters Kluwer/Lippincott Williams & Wilkins, 2017.

Brown WF, Watson BV. AAEM case report #27: acute retrohumeral radial neuropathies. *Muscle Nerve* 1993;16:706–711.

Burnham RS, Steadward RD. Upper extremity peripheral nerve entrapments among wheelchair athletes: prevalence, location, and risk factors. *Arch Phys Med Rehabil* 1994;75:519–524.

Busis NA. Femoral and obturator neuropathies. *Neurol Clin* 1999;17:633–653.

Buzzard EF. Some varieties of traumatic and toxic ulnar neuritis. *Lancet* 1922;199: 317–319.

Campbell WW. Diagnosis and management of common compression and entrapment neuropathies. *Neurol Clin* 1997;15:549–567.

Campbell WW. Treatment and management of segmental neuromuscular disorders. In: Bertorini TE, ed. *Neuromuscular Disorders: Treatment and Management.* 1st ed. Philadelphia: Elsevier Saunders, 2011.

Campbell WW. Ulnar nerve subluxation. *Muscle Nerve* 2013;48:997–998.

Campbell WW. *Essentials of Electrodiagnostic Medicine.* 2nd ed. New York: Demos Medical, 2014.

Campbell WW. *Clinical Signs in Neurology: A Compendium.* Philadelphia: Wolters Kluwer Health, 2016.

Campbell WW, Buschbacher R, Pridgeon RM, et al. Selective finger drop in cervical radiculopathy: the pseudopseudoulnar claw hand. *Muscle Nerve* 1995;18:108–110.

Campbell WW, Landau ME. Controversial entrapment neuropathies. *Neurosurg Clin N Am* 2008;19:597, vii.

Cerrato P, Lentini A, Baima C, et al. Pseudo-ulnar sensory loss in a patient from a small cortical infarct of the postcentral knob. *Neurology* 2005;64:1981–1982.

Chariot P, Ragot F, Authier FJ, et al. Focal neurological complications of handcuff application. *J Forensic Sci* 2001;46:1124–1125.

Davidson JJ, Bassett FH III, Nunley JA. Musculocutaneous nerve entrapment revisited. *J Shoulder Elbow Surg* 1998;7:250–255.

Dawson DM. Entrapment neuropathies of the upper extremities. *N Engl J Med* 1993;329:2013–2018.

Dawson DM, Hallett M, Wilbourn AJ, eds. *Entrapment Neuropathies.* 3rd ed. Philadelphia: Lippincott Williams & Wilkins, 1999.

Domingo CA, Landau ME, Campbell WW. Selective triceps muscle weakness in myasthenia gravis is under-recognized. *J Clin Neuromuscul Dis* 2016;18:103–104.

Dramis A, Pimpalnerkar A. Suprascapular neuropathy in volleyball players. *Acta Orthop Belg* 2005;71:269–272.

England JD. Entrapment neuropathies. *Curr Opin Neurol* 1999;12:597–602.

Erdem S, Demirci M, Tan E. Focal myopathy mimicking posterior interosseous nerve syndrome. *Muscle Nerve* 2001;24:969–972.

Ferrante MA. The thoracic outlet syndromes. *Muscle Nerve* 2012;45:780–795.

Ferrante MA, Ferrante ND. The thoracic outlet syndromes: Part 1. Overview of the thoracic outlet syndromes and review of true neurogenic thoracic outlet syndrome. *Muscle Nerve* 2017a;55:782–793.

Ferrante MA, Ferrante ND. The thoracic outlet syndromes: Part 2. The arterial, venous, neurovascular, and disputed thoracic outlet syndromes. *Muscle Nerve* 2017b;56:663–673.

Gupta SK, Benstead TJ. Symptoms experienced by patients with carpal tunnel syndrome. *Can J Neurol Sci* 1997;24:338–342.

Hinchey JA, Preston DC, Logigian EL. Idiopathic lumbosacral neuropathy: a cause of persistent leg pain. *Muscle Nerve* 1996;19:1484–1486.

Hobson-Webb LD, Juel VC. Common entrapment neuropathies. *Continuum (Minneap Minn)* 2017;23(2, Selected Topics in Outpatient Neurology):487–511.

Hopkins A. A novel cause of a pressure palsy: mobile telephone user's shoulder droop. *J Neurol Neurosurg Psychiatry* 1996;61:346.

Ishaq S, Quinet R, Saba J. Phrenic nerve paralysis secondary to Lyme neuroborreliosis. *Neurology* 2002;59:1810–1811.

Iyer VG. Palmaris brevis sign in ulnar neuropathy 1998. *Muscle Nerve* 1998;21: 675–677.

Jaeckle KA. Neurologic manifestations of neoplastic and radiation-induced plexopathies. *Semin Neurol* 2010;30:254–262.

Jamieson WG, Chinnick B. Thoracic outlet syndrome: fact or fancy? A review of 409 consecutive patients who underwent operation. *Can J Surg* 1996;39:321–326.

Kauppila LI, Vastamaki M. Iatrogenic serratus anterior paralysis. Long-term outcome in 26 patients. *Chest* 1996;109:31–34.

Kim DH, Murovic JA, Tiel RL, et al. Management and outcomes in 318 operative common peroneal nerve lesions at the Louisiana State University Health Sciences Center. *Neurosurgery* 2004;54:1421–1428.

Kim DH, Murovic JA, Tiel RL, et al. Management and outcomes of 42 surgical suprascapular nerve injuries and entrapments. *Neurosurgery* 2005;57:120–127.

Kitagawa R, Kim D, Reid N, et al. Surgical management of obturator nerve lesions. *Neurosurgery* 2009;65(4 Suppl):A24–A28.

Knossalla F, Nicolas V, Tegenthoff M. Suprascapular nerve entrapment in a canoeist. *Arch Neurol* 2006;63:781.

Kopell HP, Thompson WAL. *Peripheral Entrapment Neuropathies.* 2nd ed. Huntington: Robert E. Krieger, 1976.

Kornetzky L, Linden D, Berlit P. Bilateral sciatic nerve "Saturday night palsy". *J Neurol* 2001;248:425.

Kumar N, Folger WN, et al. Dyspnea as the predominant manifestation of bilateral phrenic neuropathy. *Mayo Clin Proc* 2004;79:1563–1565.

Lahrmann H, Grisold W, Authier FJ, et al. Neuralgic amyotrophy with phrenic nerve involvement. *Muscle Nerve* 1999;22:437–442.

Lajtai G, Pfirrmann CW, Aitzetmuller G, et al. The shoulders of professional beach volleyball players: high prevalence of infraspinatus muscle atrophy. *Am J Sports Med* 2009;37:1375–1383.

Levin KH. Common focal mononeuropathies and their electrodiagnosis. *J Clin Neurophysiol* 1993;10:181–189.

Lin PT, Andersson PB, Distad BJ, et al. Bilateral isolated phrenic neuropathy causing painless bilateral diaphragmatic paralysis. *Neurology* 2005;65:1499–1501.

Logigian EL, Busis NA, Berger AR, et al. Lumbrical sparing in carpal tunnel syndrome: anatomic, physiologic, and diagnostic implications. *Neurology* 1987;37: 1499–1505.

Logigian EL, Villanueva R, Twydell PT, et al. Electrodiagnosis of ulnar neuropathy at the elbow (Une): a Bayesian approach. *Muscle Nerve* 2014;49:337–344.

Mastaglia FL. Musculocutaneous neuropathy after strenuous physical activity. *Med J Aust* 1986;145:153–154.

Mastaglia FL. Tibial nerve entrapment in the popliteal fossa. *Muscle Nerve* 2000;23:1883–1886.

Mastaglia FL, Venerys J, Stokes BA, et al. Compression of the tibial nerve by the tendinous arch of origin of the soleus muscle. *Clin Exp Neurol* 1981;18:81–85.

Mondelli M, Cioni R, Federico A. Rare mononeuropathies of the upper limb in bodybuilders. *Muscle Nerve* 1998;21:809–812.

Miller RG. The cubital tunnel syndrome: diagnosis and precise localization. *Ann Neurol* 1979;6:56–59.

Nakano KK. Nerve entrapment syndromes. *Curr Opin Rheumatol* 1997;9: 165–173.

Nord KM, Kapoor P, Fisher J, et al. False positive rate of thoracic outlet syndrome diagnostic maneuvers. *Electromyogr Clin Neurophysiol* 2008;48:67–74.

O'Brien M. *Aids to the Examination of the Peripheral Nervous System.* 5th ed. London: Saunders Elsevier, 2010.

O'Ferrall EK, Busche K, Dickhoff P, et al. A patient with bilateral sciatic neuropathies. *Can J Neurol Sci* 2007;34:365–367.

Oh SJ, Lee KW. Medial plantar neuropathy. *Neurology* 1987;37:1408–1410.

Paladini D, Dellantonio R, Cinti A, et al. Axillary neuropathy in volleyball players: report of two cases and literature review. *J Neurol Neurosurg Psychiatry* 1996;60:345–347.

Patijn J, Mekhail N, Hayek S, et al. Meralgia Paresthetica. *Pain Pract* 2011;11: 302–308.

Pham M, Bäumer P, Meinck HM, et al. Anterior interosseous nerve syndrome: fascicular motor lesions of median nerve trunk. *Neurology* 2014;82:598–606.

Pleet AB, Massey EW. Palmaris brevis sign in neuropathy of the deep palmar branch of the ulnar nerve. *Ann Neurol* 1978;3:468–469.

Robinson LR, Henderson M. Handcuff neuropathy involving the dorsal ulnar cutaneous nerve. *Muscle Nerve* 1994;17:113–114.

Rosenbaum RB, Ochoa JL. *Carpal Tunnel Syndrome and Other Disorders of the Median Nerve.* Boston: Butterworth-Heinemann, 1993.

Scherer K, Skeen MB, Strine SA, et al. Hanging leg syndrome: combined bilateral femoral and sciatic neuropathies. *Neurology* 2006;66:1124–1125.

Schwartzman RJ. *Differential Diagnosis in Neurology.* Amsterdam: IOS Press, 2006.

Seror P, Seror R. Meralgia paresthetica: clinical and electrophysiological diagnosis in 120 cases. *Muscle Nerve* 2006;33:650–654.

Shapiro BE, Preston DC. Entrapment and compressive neuropathies. *Med Clin North Am* 2003;87:663–696.

Shyu WC, Lin JC, Chang MK, et al. Compressive radial nerve palsy induced by military shooting training: clinical and electrophysiological study. *J Neurol Neurosurg Psychiatry* 1993;56:890–893.

Sinson G, Zager EL, Kline DG. Windmill pitcher's radial neuropathy. *Neurosurgery* 1994;34:1087–1089.

Smith BE. Focal and entrapment neuropathies. *Handb Clin Neurol* 2014;126: 31–43.

Sourkes M, Stewart JD. Common peroneal neuropathy: a study of selective motor and sensory involvement. *Neurology* 1991;41:1029–1033.

Spinner RJ, Amadio PC. Compressive neuropathies of the upper extremity. *Clin Plast Surg* 2003;30:155–173.

Spinner RJ, Tiel RL, Kline DG. Predominant infraspinatus muscle weakness in suprascapular nerve compression. *J Neurosurg* 2000;93:516.

Stevens JC, Smith BE, Weaver AL, et al. Symptoms of 100 patients with electromyographically verified carpal tunnel syndrome. *Muscle Nerve* 1999;22: 1448–1456.

Stevens JC, Witt JC, Smith BE, et al. The frequency of carpal tunnel syndrome in computer users at a medical facility. *Neurology* 2001;56:1568–1570.

Stewart JD. *Focal Peripheral Neuropathies.* 4th ed. West Vancouver: JBJ Publishing, 2010.

Stewart JD. Magnificent MRI and fascinating selective nerve fascicle damage. *Neurology* 2014;82:554–555.

Stojkovic T, De Seze J, Hurtevent JF, et al. Phrenic nerve palsy as a feature of chronic inflammatory demyelinating polyradiculoneuropathy. *Muscle Nerve* 2003;27:497–499.

Streib E. Upper arm radial nerve palsy after muscular effort: report of three cases. *Neurology* 1992;42:1632–1634.

Subramony SH. AAEE case report #14: neuralgic amyotrophy (acute brachial neuropathy). *Muscle Nerve* 1988;11:39–44.

Thoma A, Levis C. Compression neuropathies of the lower extremity. *Clin Plast Surg* 2003;30:189–201.

Thomas JE, Cascino TL, Earle JD. Differential diagnosis between radiation and tumor plexopathy of the pelvis. *Neurology* 1985;35:1–7.

Tyrrell PJ, Feher MD, Rossor MN. Sciatic nerve damage due to toilet seat entrapment: another Saturday night palsy. *J Neurol Neurosurg Psychiatry* 1989;52: 1113–1115.

van Alfen N. Clinical and pathophysiological concepts of neuralgic amyotrophy. *Nat Rev Neurol* 2011;7:315–322.

van Alfen N, Malessy MJ. Diagnosis of brachial and lumbosacral plexus lesions. *Handb Clin Neurol* 2013;115:293–310.

Van Den Berg PJ, Pompe SM, Beekman R, et al. Sonographic incidence of ulnar nerve (sub)luxation and its associated clinical and electrodiagnostic characteristics. *Muscle Nerve* 2013;47:849–855.

Van Slobbe AM, Bohnen AM, Bernsen RM, et al. Incidence rates and determinants in meralgia paresthetica in general practice. *J Neurol* 2004;251:294–297.

Wertsch JJ. Pricer palsy. *N Engl J Med* 1985;312:1645.

Wilbourn AJ. Thoracic outlet syndromes. *Neurol Clin* 1999;17:477–497.

Wilbourn AJ. Plexopathies. *Neurol Clin* 2007;25:139–171.

Witt JC, Stevens JC. Neurologic disorders masquerading as carpal tunnel syndrome: 12 cases of failed carpal tunnel release. *Mayo Clin Proc* 2000;75: 409–413.

Yeremeyeva E, Kline DG, Kim DH. Iatrogenic sciatic nerve injuries at buttock and thigh levels: the Louisiana State University experience review. *Neurosurgery* 2009;65(4 Suppl):A63–A66.

Yilmaz C, Eskandari MM, Colak M. Traumatic musculocutaneous neuropathy: a case report. *Arch Orthop Trauma Surg* 2005;125:414–416.

Yuen EC, So YT. Sciatic neuropathy. *Neurol Clin* 1999;17:617–631.

CAPÍTULO

47

Dor no Pescoço e nas Costas

Pacientes com problemas ortopédicos ou musculo-esqueléticos primários podem apresentar sinais e sintomas que simulam doenças neurológicas. Em geral, eles são encaminhados ao neurologista, principal-mente para fazer eletromiografia (EMG). É importante reconhecer as doenças musculoesqueléticas para que a avaliação seja adequada. Além disso, o padrão de dor em pacientes com doença neurológica, principalmente radi-culopatia, pode ser confundido com o de processos musculoesqueléticos primários. Pacientes com dor no pescoço e no braço, e dor lombar e na perna, procuram com frequência o neurologista. Este capítulo concentra-se nas características clínicas e no diagnóstico diferencial de radiculopatia cervical (RC) e lombossacra (RLS), e o próximo capítulo aborda distúrbios musculoesqueléticos comuns que costumam fazer parte do diagnóstico diferen-cial de doença neurológica.

ANATOMOPATOLOGIA CLÍNICA DA COLUNA VERTEBRAL

As vértebras são separadas por discos intervertebrais formados por um anel fibroso externo e um núcleo gelatinoso interno, denominado núcleo pulposo (NP). Os "elementos poste-riores" dos corpos vertebrais distribuem-se de modo a circundar a medula espinal e formar o canal vertebral. Os pedículos encontram-se estendidos do corpo vertebral para trás, com graus variáveis de inclinação; e terminam em uma massa óssea, a qual tem superfícies superior e inferior lisas – facetas articuladas superior e inferior separadas pela parte interarticular. Os processos transversos projetam-se lateral-mente a partir das massas das faces articulares, e as lâminas estendem-se para trás, unem-se na linha mediana e completam o círculo. A partir do ponto de junção das lâminas, o processo

espinhoso prolonga-se um pouco mais para trás (Figura 47.1). O recesso lateral é o ângulo formado por pedículo, corpo vertebral e faceta articular superior (Figura 47.2).

O nervo espinal misto sai do canal vertebral através do forame intervertebral. O forame é uma passagem formada por: corpo vertebral anteriormente; pedículos acima e abaixo; e massa da faceta e sua articulação, a articulação zigoapofi-sária, posteriormente. O forame neural tem entrada, zona média e saída. O recesso lateral do canal vertebral funde-se

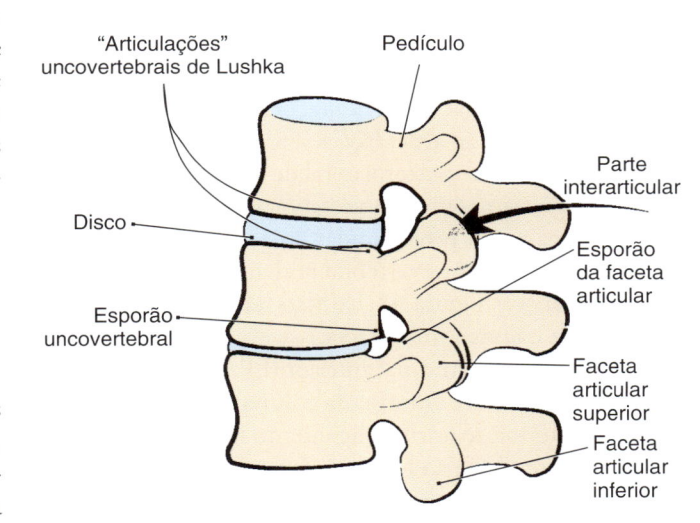

Figura 47.1 Vista lateral da coluna cervical. A figura mostra os corpos verte-brais separados por discos intervertebrais, a fusão dos pedículos na articulação dos processos articulares com suas facetas superior e inferior e a interposição da parte interarticular. As facetas são oblíquas na região cervical e mais verti-cais na coluna lombossacra. As articulações uncovertebrais não são articula-ções verdadeiras, mas apenas superfícies opostas dos corpos vertebrais. Os processos uncovertebrais podem formar osteófitos, ou "esporões", que se projetam para o forame. (De Campbell WW. *Essentials of Electrodiagnostic Medicine*. Philadelphia: Lippincott Williams & Wilkins, 1999. Reimpressa com a permissão do Dr. William W. Campbell.)

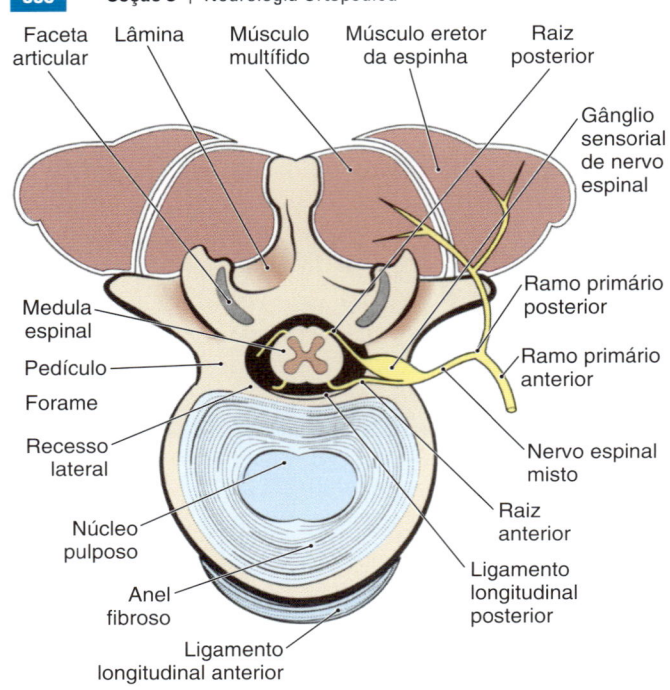

Figura 47.2 Corte transversal de um corpo vertebral com secção de um pedículo para mostrar o conteúdo do forame intervertebral, com o gânglio sensorial de nervo espinal situado na zona média. Observe a localização do compartimento do músculo multífido e a inervação dos músculos paravertebrais pelo ramo primário posterior. O ligamento longitudinal posterior é incompleto lateralmente, e as rupturas de disco tendem a ocorrer em sentido posterolateral. Quando expandida por osteoartrite, a articulação facetária dos processos articulares pode invadir o recesso lateral, onde a raiz do nervo entra no forame. (De Campbell WW. *Essentials of Electrodiagnostic Medicine.* Philadelphia: Lippincott Williams & Wilkins, 1999. Reimpressa com a permissão do Dr. William W. Campbell.)

à zona de entrada do forame. O gânglio da raiz dorsal (GRD) ocupa a zona média. As articulações uncovertebrais (de Luschka), que não são articulações verdadeiras, são os pontos nos quais a superfície posterolateral de uma vértebra cervical entra em aposição com uma vértebra adjacente. Osteófitos degenerativos que se projetam das "articulações" uncovertebrais para o forame intervertebral podem estreitá-lo e causar radiculopatia (ver Figura 47.1). Não há articulações uncovertebrais na coluna lombossacra.

O ligamento longitudinal anterior (LLA) resistente estende-se ao longo da face anterior da coluna vertebral e fornece o reforço anterior do anel. O ligamento longitudinal posterior (LLP) estende-se ao longo da face posterior dos corpos vertebrais e reforça os discos posteriormente. Em comparação com o LLA, o LLP é fraco e delicado e se estreita à medida que desce. As hérnias de disco tendem a ser posterolaterais, sobretudo na região lombossacra, em parte porque o LLP é incompleto na parte lateral. Na região cervical, o LLP pode ossificar e contribuir para o estreitamento espondilótico. O ligamento amarelo estende-se ao longo da face posterior do canal vertebral; ele se curva e dobra durante a extensão do pescoço e também pode contribuir para o estreitamento do canal.

A anatomia estática da coluna vertebral possibilita a compreensão apenas parcial das alterações ocorridas durante o movimento. Medidas diretas mostraram que a pressão no interior do disco varia consideravelmente com diferentes posturas e atividades: é mínima na posição deitada, quadruplicada na posição em pé e aumenta mais 50% ao se inclinar o corpo para frente. A pressão é 40% maior na posição sentada do que em pé. A pressão mais elevada na posição sentada é clinicamente importante, já que pacientes com ruptura de disco lombossacro costumam ter dor mais intensa na posição sentada do que em pé. A pressão intradiscal durante um exercício abdominal é astronômica.

O tamanho dos forames intervertebrais diminui com a extensão e a inclinação ipsilateral do tronco. Em extensão, há aproximação das articulações dos processos articulares e estreitamento dos quadrantes posteriores do canal vertebral. As raízes cervicais distendem-se quando há flexão e podem angular-se na entrada do forame. A pressão subaracnóidea intravertebral varia com a respiração e aumenta consideravelmente com a manobra de Valsalva ou a restrição do efluxo venoso. As veias epidurais e radiculares mudam de tamanho de acordo com a postura e a respiração. Essas alterações dinâmicas, as quais são especialmente importantes em caso de doença, formam a base de testes clínicos e perguntas da anamnese para distinguir as várias causas de dor nas costas e no pescoço.

Disco intervertebral

O anel fibroso é responsável pelo reforço circunferencial do disco; o NP esférico possibilita que os corpos vertebrais acima e abaixo dele deslizem e passem por ele, como um rolamento de esferas. O NP tem posição excêntrica, mais perto da face posterior do disco (ver Figura 47.2). A pequena espessura relativa do anel posteriormente é outro fator que contribui para a tendência de herniações do disco nessa direção. A grande maioria das funções de sustentação de peso de um disco normal fica a cargo do NP, que contém proteoglicanos, macromoléculas que absorvem grande quantidade de líquido. No início da vida, o NP contém 90% de água, mas sofre ressecamento progressivo com o passar do tempo. Com o ressecamento do núcleo e a perda da compressibilidade, o anel tem de assumir uma parcela maior da sustentação de peso. Esse aumento da carga, ante seu próprio enfraquecimento degenerativo, torna o anel propenso a rupturas.

Raízes espinais

A anatomia dos nervos espinais é mostrada na Figura 24.3. O Capítulo 27 apresenta a anatomia de miótomos, e os Capítulos 31 e 36, a anatomia de dermátomos. Na coluna cervical, a raiz nervosa sai acima do corpo vertebral de mesmo número até a raiz de C8, a qual sai abaixo de C7; todas as raízes subsequentes saem abaixo do corpo vertebral de mesmo número (ver Figura 24.1). Ao contrário da radiculopatia lombossacra (RLS) – na qual a doença geralmente afeta a raiz espinal saindo de um nível vertebral abaixo, ou seja, a doença no nível de L4-L5 afeta a raiz de L5 –, a radiculopatia cervical (RC) tende a afetar a raiz nervosa lateralmente em seu nível de saída. A doença no nível vertebral de C5-C6 afeta a raiz de C6; no nível de C6-C7, a raiz de C7. Quando a medula termina no nível de L1-L2, as raízes remanescentes descem verticalmente na cauda equina até seus forames de saída. A raiz nervosa de L5 que sai no espaço intervertebral L5-S1 surgiu como uma estrutura distinta na altura de L1-L2 e teve de atravessar os espaços L2-L3, L3-L4 e L4-L5 antes de sair em L5-S1, se inclinando lateralmente todo o tempo. A raiz de L5 poderia ser lesada por um disco central em L2-L3 ou L3-L4, um disco posterolateral em L4-L5, ou um disco extremamente lateral ou uma estenose do recesso lateral em L5-S1 (Figura 47.3). Um disco posterolateral em L4-L5 é o culpado mais provável, mas não o único suspeito. O profissional de saúde precisa correlacionar a localização clínica de determinada lesão da raiz com as informações radiológicas e clínicas para deduzir o nível vertebral acometido e a estratégia apropriada.

Doenças vertebrais degenerativas desenvolvem-se com o envelhecimento e os micro e macrotraumatismos recorrentes. Isso afeta tanto o disco (doença degenerativa do disco – DDD) quanto as estruturas ósseas e articulações (doença degenerativa articular – DDA). Esses processos são distintos, mas estão relacionados. A combinação de DDD e DDA é conhecida como espondilose. Pequenas rupturas no anel podem causar dor inespecífica e sem irradiação no pescoço ou nas costas. Rupturas mais extensas levam à saliência ou à protrusão do disco, na qual, embora herniado, o disco permanece abaixo do LLP. As rupturas óbvias laceram o LLP, com consequente HNP (hérnia do núcleo pulposo) total para o espaço extradural. A maioria das HNPs ocorre em sentido posterolateral; às vezes, elas são diretamente laterais ou centrais. Quais raízes nervosas são danificadas depende muito da direção da herniação.

Diante de hérnia discal, a raiz pode ser lesada não apenas pela compressão direta, mas também por um processo inflamatório induzido por proteoglicanos intradiscais, isquemia por pressão, e aderências e fibrose.

Os elementos anteriores, corpo vertebral e pedículos, normalmente sustentam 80 a 90% de peso. Conforme as alterações degenerativas avançam com ressecamento e perda de altura do disco, os elementos posteriores (faces articulares, parte interarticular e lâminas) podem ser responsáveis por até 50% da função de sustentação de peso. Isso aumenta o trabalho dos elementos posteriores e acelera suas alterações degenerativas. Eles reagem ao aumento da sustentação de peso por meio de hipertrofia e produção de osteófitos. Osteoartrite e sinovite das articulações são outro ponto de doença. Em resposta ao aumento da carga decorrente da perda da altura do disco e do desvio posterior da sustentação de peso, as articulações dos processos articulares sofrem alterações degenerativas: frouxidão da cápsula, instabilidade, subluxação e hipertrofia óssea com formação de osteófitos. O atrito induzido por leve instabilidade e microtraumatismo leva ao surgimento de osteófitos. Na coluna cervical, há o elemento adicional de hipertrofia do unco dos corpos vertebrais e o desenvolvimento de esporões uncovertebrais. Os osteófitos degenerativos originados simultaneamente no unco e na região da placa terminal do corpo vertebral podem se tornar confluentes e criar uma barra ou crista espondilótica que segue por toda a extensão do canal vertebral. Como qualquer articulação artrítica, a face articular pode expandir e invadir o forame intervertebral ou o canal vertebral, sobretudo no recesso lateral. A perda de altura do disco causa redundância e saliência do LLP e do ligamento amarelo para o canal vertebral. As alterações degenerativas nos discos e elementos ósseos acabam por ocasionar espondilose cervical ou lombar e podem culminar na síndrome de estenose do canal vertebral.

Todas essas alterações degenerativas diminuem o espaço para os elementos neurais. No plano sagital, a medula espinal cervical média tem cerca de 8 mm, e o canal vertebral cervical médio, cerca de 14 mm. O diâmetro do canal sagital inferior a 10 mm pode pôr em risco a medula espinal. O espaço

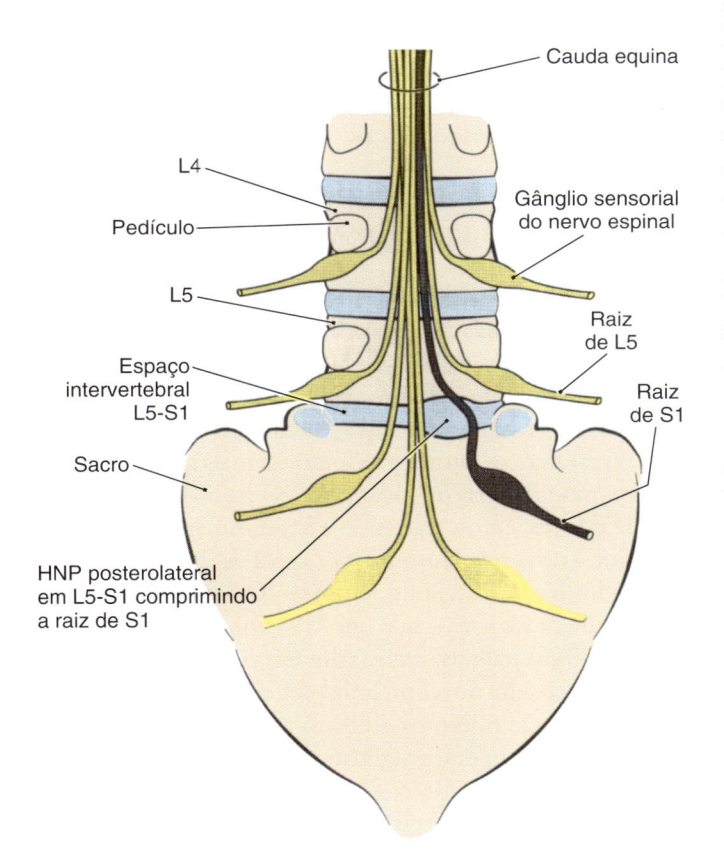

Figura 47.3 Vista posterior da cauda equina com saída das raízes nervosas, as quais se deslocam lateralmente até os forames de saída. A hérnia posterolateral do núcleo pulposo (HNP) comprimiu a raiz de S1 em sua passagem pelo espaço intervertebral L5-S1. Uma HNP central em qualquer espaço intervertebral poderia afetar várias raízes. (De Campbell WW. *Essentials of Electrodiagnostic Medicine*. Philadelphia: Lippincott Williams & Wilkins, 1999. Reimpressa com a permissão do Dr. William W. Campbell.)

extradural normal é ocupado principalmente por gordura e veias extradurais. Quando hérnias de disco e osteófitos invadem o espaço, as manifestações clínicas dependem em grande parte do espaço existente para acomodá-los. Os pacientes com canais vertebrais espaçosos podem abrigar uma quantidade surpreendente de doenças sem apresentar sintomas. Aqueles com estreitamento congênito dos canais ou submetidos a procedimentos anteriores de fusão vertebral correm maior risco de estenose vertebral. A compressão de estruturas vasculares pode introduzir a complicação adicional de isquemia da medula e/ou raiz.

Diversas síndromes clínicas podem ser consequência de doença vertebral degenerativa, entre elas: radiculopatia simples de único nível e de múltiplos níveis; síndrome de cauda equina; mielopatia cervical; radiculomielopatia cervical; claudicação neurogênica; síndrome do recesso lateral; e, às vezes, síndrome medular central ou de Brown-Séquard. É raro a radiculopatia ser consequência de outros processos, como tumor (p. ex., neurofibroma, meningioma e metástase), cistos aracnóides ou sinoviais, infecção (p. ex., doença de Lyme, CMV e abscesso extradural), infiltração (p. ex., neoplasia meníngea e sarcoidose), bloqueio peridural, irradiação ou isquemia (p. ex., diabetes). Herpes-zóster é causa comum de radiculopatia não compressiva. A reativação de um vírus varicela-zóster latente em células de GSNE (gânglios sensoriais de nervo espinal) desencadeia episódio de herpes-zóster. Os pacientes afetados desenvolvem erupção vesicular extremamente dolorosa na distribuição dos gânglios sensoriais de nervos espinais acometidos, geralmente apenas um dermátomo. Embora os segmentos torácicos sejam acometidos com maior frequência, é possível o herpes-zóster ocorrer em qualquer área; a fraqueza grave de miótomos pode sobrevir quando ele se manifesta nas intumescências cervical ou lombar (ver Figura 4.7). O herpes-zóster também pode ocasionar plexopatia, mononeuropatia ou radiculoplexoneuropatia. As polirradiculoneuropatias desmielinizantes inflamatórias agudas e crônicas causam anormalidades acentuadas das raízes.

Considerando a variedade de doenças implicadas, diferentes tipos de radiculopatia ocorrem na doença vertebral degenerativa. Com frequência, o processo é multifatorial e inclui alguma combinação de hérnia de disco e espondilose. A síndrome clínica mais óbvia é a ruptura do "disco mole" unilateral, uma HNP. Quadro clínico semelhante pode ser causado por um osteófito no forame, um "disco duro" ou um esporão. Alguns pacientes apresentam sobreposição de discos mole e duro; é difícil fazer a distinção clínica, radiológica e, às vezes, cirúrgica entre os dois. Osteófitos, esporões e estenose do forame são mais comuns do que o disco mole simples na etiologia da RC. Na série de Radhakrishnan et al., o disco mole (i. e., não presente em associação com espondilose importante) foi responsável por apenas 22% dos casos; os demais tinham disco duro ou combinação dos dois. Como regra geral, o disco mole é mais provável em pacientes jovens. A HNP central pode comprimir a medula espinal ou a cauda equina.

Na radiculopatia compressiva, a perda sensorial acontece em uma distribuição em dermátomos e a fraqueza, em uma distribuição em miótomos. A perda sensorial com distribuição em dermátomos é menor do que o esperado por causa da extensa sobreposição nas zonas de inervação de raízes espinais. Pesquisadores usaram técnicas muito diferentes para obter os mapas de dermátomos disponíveis (ver Capítulo 31 e Figura 36.5). Os mapas de Keegan e Garrett estão mais próximos da realidade clínica. A perda da sensibilidade é demonstrada com mais facilidade nas áreas de assinatura das principais raízes. A fraqueza na radiculopatia também costuma ser menor do que o esperado para determinado miótomo, pois a inervação da maioria dos músculos é multissegmentar (ver Capítulo 27). Doença que afeta vários níveis causa fraqueza muito mais intensa.

DOR CERVICAL E NO BRAÇO

A dor no pescoço ou membro superior é um problema clínico comum. A dor pode atingir pescoço, ombro, braço, antebraço ou mão em quase todas as combinações. As causas possíveis são muitas; as neurológicas comuns são RC, doenças degenerativas da coluna, plexopatia braquial e encarceramento de nervo periférico. A dor de origem musculoesquelética também é comum. Pode ser difícil distinguir causas neurológicas de musculoesqueléticas.

RADICULOPATIA CERVICAL

O estudo populacional da RC feito por Radhakrishnan et al. forneceu uma variedade de informações interessantes. A incidência foi maior nas idades de 50 a 54 anos, com média de 47 anos, predomínio no sexo masculino e declínio da incidência após os 60 anos. Apenas 15% tinham história de lesão física ou esforço; os fatores precipitantes mais comuns foram remover neve com pá ou jogar golfe. O início foi agudo em metade dos pacientes, subagudo e insidioso em um quarto, e a maioria deles teve sintomas por cerca de 2 semanas antes do diagnóstico. Cirurgia foi feita em 26% dos pacientes. A doença tende a recorrer, sendo que 31% tinham história prévia de RC e 32% tiveram recorrência durante o acompanhamento. Na última consulta de acompanhamento, 90% dos pacientes tinham sintomas mínimos ou eram assintomáticos. Outros autores observaram esse prognóstico favorável a longo prazo.

Vários distúrbios clínicos podem ser confundidos com RC. Estes incluem principalmente plexopatias braquiais, neuropatias por encarceramento e mimetizadores não neuropáticos. Os distúrbios musculoesqueléticos mais comuns que causam confusão incluem doenças do ombro (bursite, tendinite e síndrome do pinçamento), epicondilite lateral e tenossinovite de De Quervain (ver Capítulo 48). Dor miofascial cervical, e doenças da articulação facetária e do corpo vertebral cervical podem ocasionar dor no pescoço com dor reflexa no braço. A dor originada no coração, nos pulmões, no esôfago ou na parte superior do abdome pode ser dor reflexa no pescoço, no braço ou no ombro.

Sinais e sintomas clínicos na radiculopatia cervical

Os artigos clássicos de Yoss et al. e Murphey et al. detalham a anamnese e os resultados de exames na RC. Yoss et al. avaliaram 100 pacientes com RCs de nível único confirmadas por cirurgia. A Tabela 47.1 resume os achados altamente localizadores e sugestivamente localizadores desses 100 pacientes. Murphey et al. revisaram 648 casos de RCs de nível único tratadas cirurgicamente. Os resultados em termos de irradiação da dor e déficit neurológico foram semelhantes aos obtidos por Yoss et al. Murphey et al. enfatizaram a ocorrência de dor na região peitoral em 20% dos casos; eles avaliaram que a dor cervical, periescapular e peitoral era refletida a partir do próprio disco, e a dor no braço, consequência de compressão da raiz nervosa.

Na série de Radhakrishnan et al., 98% dos pacientes tinham dor cervicobraquial no início do estudo e em 65% deles essa dor era de origem radicular. As parestesias foram relatadas por 90%, proporção quase idêntica à observada na série de Yoss et al. Observou-se dor na movimentação do pescoço em 98%, espasmo muscular paravertebral em 88%, diminuição dos reflexos em 84% (tríceps, 50%; bíceps ou braquiorradial, 34%), fraqueza em 65% e perda da sensibilidade em 33%. Na série de Levin et al., 70% tinham sintomas motores e sensoriais, 12% tinham apenas sintomas motores, e 18%, somente sintomas sensoriais.

A anamnese, sobretudo padrões de irradiação da dor e parestesias, pode oferecer informações localizadoras na suspeita de RC. A dor irradiada ao tossir, espirrar ou na manobra de Valsalva (sinal de Dejerine) é significativa, mas raramente é evocada. O aumento da dor provocado pela movimentação do ombro sugere doença não radicular. O alívio da dor ao apoiar a mão sobre a cabeça é, de acordo com as informações disponíveis, característico de RC, mas o autor observou esse fenômeno em um tumor de Pancoast. Como parestesias noturnas da mão sugerem síndrome do túnel do carpo e esta pode ocorrer associada à RC ("síndrome do esmagamento duplo"), as acroparestesias noturnas não descartam a coexistência de radiculopatia.

O exame físico em pacientes com suspeita de RC deve incluir avaliação da amplitude de movimento do pescoço e braço, busca de sinais de compressão da raiz, exame detalhado da força e dos reflexos, exame de rastreamento da sensibilidade e sondagem de áreas de espasmo muscular ou de pontos de gatilho (Vídeo 47.1). A probabilidade de um exame eletrodiagnóstico anormal é até cinco vezes maior em pacientes com fraqueza ou diminuição dos reflexos no exame físico. O exame físico normal não exclui, de maneira alguma, a RC (valor preditivo negativo de 52%).

A amplitude de movimento da coluna cervical é altamente informativa. Os pacientes devem ser instruídos a colocar o queixo no tórax e em qualquer ombro, cada orelha no ombro, e a manter a cabeça em extensão total; todas essas manobras afetam o tamanho do forame intervertebral. A dor causada por movimentos que estreitam o forame sugere RC. A dor no lado sintomático ao encostar a orelha ipsilateral no ombro sugere radiculopatia, mas o seu aumento ao inclinar ou virar

Tabela 47.1	Achados clínicos em 100 pacientes com radiculopatia cervical.	
Achado clínico	**Altamente localizadores para**	**Sugestivamente localizadores para**
Dor somente no pescoço e no ombro	–	C5
Presença de dor escapular/interescapular	–	C7 ou C8
Ausência de dor abaixo do cotovelo	–	C5
Dor na parte posterior do braço	–	C7
Dor na parte medial do braço	–	C7 ou C8
Parestesia limitada ao polegar	C6	–
Parestesia limitada aos dedos indicador e médio	C7	–
Parestesia limitada aos dedos anular e mínimo	C8	–
Parestesia em toda a mão	–	C7
Abolição do reflexo tricipital	C7 ou C8	–
Abolição dos reflexos bicipital e braquiorradial	C5 ou C6	–
Fraqueza dos músculos espinais	C5	–
Fraqueza do deltoide	C5 ou C6	–
Fraqueza do tríceps	C7	–
Fraqueza dos músculos intrínsecos da mão	C8	–
Perda da sensibilidade apenas no polegar	–	C6 ou C7
Perda da sensibilidade no dedo médio	C7	–
Perda da sensibilidade no dedo mínimo	C8	–

para o lado assintomático sugere origem miofascial. A dor irradiada ou a parestesia com a cabeça em extensão e levemente inclinada para o lado sintomático é altamente sugestiva de RC (sinal ou manobra de Spurling, teste de compressão do forame); às vezes, a apneia de curta duração ou a manobra de Valsalva leve nessa posição provoca dor se a posição por si só não for suficiente para provocá-la. A adição de compressão axial ao pressionar o topo da cabeça para baixo não parece acrescentar muito. O teste de Spurling é específico, porém não é muito sensível. Às vezes, a compressão digital leve das veias jugulares até que haja rubor facial e o paciente sinta desconforto irá desencadear sintomas radiculares: dor unilateral em ombro, braço, região peitoral ou escapular, ou parestesias que se irradiam para o braço ou mão (sinal de Viets). Tosse leve durante o período de sufusão facial pode aumentar a sensibilidade. No passado, os médicos por vezes chegavam a colocar um manguito de esfigmomanômetro ao redor do pescoço do paciente para obstruir as veias jugulares (sinal de Naffziger). Os dois epônimos são muito usados como sinônimos e, quase sempre, o sinal de Naffziger é usado para ambas as técnicas. Acredita-se que a compressão jugular cause o ingurgitamento das veias extradurais ou dos reservatórios de líquido cefalorraquidiano, o que em indivíduos normais não causa danos. Todavia, quando há algum elemento de estreitamento do forame e de compressão da raiz nervosa, a compressão adicional causa sintomas agudos. É provável que a exacerbação da dor radicular por tosse, espirro e manobra de Valsalva seja causada por um mecanismo idêntico. Semelhante ao teste de Spurling, o sinal de Viets/Naffziger é específico, mas insensível. É mais útil na RC do que na RLS.

Ocasionalmente, pacientes com RC têm alívio da dor com tração manual do pescoço, sobretudo com este em leve flexão (teste de distração cervical). Provavelmente relacionado com o alívio ocasional da dor pelo repouso da mão no topo da cabeça, alguns pacientes têm diminuição da dor com abdução do ombro (sinal de Bakody, teste de alívio com abdução do ombro, sinal de abdução do braço); é mais provável que esse sinal ocorra em caso de hérnia de disco mole. A flexão do pescoço pode ocasionar sinal de Lhermitte em pacientes com espondilose cervical ou grandes hérnias de disco. A dor ou a limitação de movimento de qualquer articulação do membro superior deve sinalizar a possibilidade de doença não radicular. A diferenciação entre RC e doença primária do ombro (p. ex., bursite, capsulite, tendinite ou síndrome de pinçamento) pode ser particularmente difícil (ver Capítulo 48).

Um exame de força focado, mas detalhado, deve avaliar no mínimo a força dos músculos deltoides, espinais, bíceps, tríceps, pronadores, extensores do carpo e do dedo, tenares e interósseos. A avaliação dos músculos em uma posição de desvantagem mecânica pode ajudar a detectar fraqueza leve (ver Capítulo 27). O exame de sensibilidade deve se concentrar na mão e avaliar principalmente o tato, porque as fibras mielínicas grandes que conduzem o tato leve são mais vulneráveis

à lesão por pressão do que as fibras menores que conduzem a dor e a temperatura. O exame dos reflexos deve incluir não só os reflexos convencionais do membro superior, mas também o patelar, o aquileu e o plantar. O aumento deles no membro inferior e as respostas plantares extensoras sugerem radiculopatia complicada por mielopatia.

Com base nas informações anteriores, a Tabela 47.2 apresenta os dados clínicos que sugerem o diagnóstico de RC.

Lesões de raízes individuais

Na coluna cervical, as lesões da raiz de C7 são as mais comuns (± 60%), seguidas pelas de C6 (± 20%), sendo que as de C5 ou C8 têm proporções aproximadamente iguais. O comprometimento das raízes cervicais superiores é raro. Nas lesões de C5, a fraqueza é detectada com mais facilidade nos músculos supra e infraespinal, deltoide, bíceps e braquiorradial. Também pode haver fraqueza dos romboides, porém é difícil examinar esses músculos. Os reflexos bicipital e braquiorradial podem estar diminuídos. A área de superposição de dermátomos contíguos da perda sensorial é sobre a região deltóidea média. Nas lesões de C6, a fraqueza é mais provável nos músculos bíceps, pronador redondo, flexor radial do carpo, braquiorradial e extensores do carpo. Os reflexos bicipital e braquiorradial podem estar diminuídos. Em caso de mielopatia concomitante, com depressão dos reflexos, pode haver propagação para os flexores dos dedos ou "inversão" franca do reflexo (ver Capítulo 38). A área de superposição da perda sensorial encontra-se ao longo da face radial do antebraço e do polegar. Nas lesões de C7, é mais comum detectar fraqueza nos músculos tríceps (usar vantagem mecânica), pronador redondo, flexor radial do carpo e extensores do carpo e dedo. A fraqueza do tríceps e do pronador redondo é patognomônica, já que C7 é sua única inervação comum. Pode haver depressão do reflexo tricipital, com inversão

Tabela 47.2	Sinais e sintomas clínicos que favorecem diagnóstico de radiculopatia cervical.
Idade de 35 a 60 anos	
Início agudo/subagudo	
História prévia de RC ou RLS	
Dor cervicobraquial com irradiação para o ombro, região periescapular, região peitoral ou braço	
Parestesias no braço ou na mão	
Dor na movimentação do pescoço – sobretudo extensão ou inclinação ipsilateral	
Sinais positivos de compressão da raiz	
Dor irradiada em resposta a tosse, espirro ou defecação	
Fraqueza no miótomo	
Diminuição de reflexos	
Perda sensorial no dermátomo	
Alívio da dor ao pôr a mão sobre a cabeça	
Alívio da dor com tração cervical manual	

na mielopatia concomitante (*i. e.*, há flexão do cotovelo). A área de superposição da perda sensorial está localizada sobre o dedo médio. Nas lesões de C8, é esperada fraqueza nos flexores profundo e superficial dos dedos, flexor longo do polegar, flexor ulnar do carpo, pronador quadrado, extensor do indicador, extensores longo e curto do polegar e todos os músculos intrínsecos da mão. Pode ocorrer depressão do reflexo flexor dos dedos e, raramente, do reflexo tricipital. A área de superposição da perda sensorial é o dedo mínimo e a parte medial do antebraço.

Um estudo com ressonância magnética (RM) em 69 pacientes confirmou a compressão da raiz nervosa de C6 e C7 e constatou que a dor no braço e os sintomas sensoriais eram difusos e indistintamente diferentes para a radiculopatia de C6 ou C7. A fraqueza foi relatada por 41% dos pacientes, e o seu padrão específico teve apenas valor limitado na discriminação entre os níveis.

RADICULOPATIA LOMBOSSACRA

Cerca de 70% dos seres humanos têm pelo menos um episódio ocasional de dor lombar (DL), mas apenas 4 a 6% da população apresenta radiculopatia clinicamente significativa. As anormalidades em exames de imagem são comuns em indivíduos assintomáticos e apenas vagamente associadas a sinais e sintomas. A maioria dos episódios autolimitados benignos de DL tem origem nas estruturas musculoligamentares, e o desconforto localiza-se na região lombar. Existem muitas estruturas sensíveis à dor que podem causar um episódio clínico de DL: o disco intervertebral, sobretudo as fibras externas do anel, as articulações das facetas articulares, outras estruturas ósseas, tecidos subcutâneos, meninges, músculos e ligamentos paravertebrais e raízes de nervos espinais. Há também a possibilidade de que a dor na região lombar seja refletida para estruturas viscerais no abdome e na pelve. O dorso também pode ser acometido em doenças sistêmicas, como as espondiloartropatias.

O comprometimento de algumas dessas estruturas sensíveis à dor pode causar algia reflexa com irradiação para o membro (nádega, quadril, coxa) e simular a dor irradiada com origem na raiz nervosa. Alguns pacientes têm dor referida em um membro inferior, ou nos dois, originada no disco ou em outras estruturas, sem compressão real da raiz nervosa. Pode haver dor referida considerável nas nádegas e na coxa, com doença limitada ao disco, às articulações facetária, ou sacroilíaca. Um estudo de 1.293 casos de DL concluiu que a dor referida no membro inferior teve origem, na maioria das vezes, nas articulações sacroilíacas e facetárias. A dor referida no membro ocorreu quase duas vezes mais do que a dor radicular verdadeira e frequentemente simulava o quadro clínico das radiculopatias. Um estudo de 92 pacientes com DL crônica concluiu que as causas de dor em 39% deles eram rupturas do anel ou outros tipos de ruptura do disco interno.

Sinais e sintomas clínicos na radiculopatia lombossacra

Deyo et al. analisaram as informações obtidas na anamnese e no exame físico de pacientes com DL e sugeriram três perguntas básicas: (a) existe uma doença sistêmica subjacente grave? (b) há comprometimento neurológico que poderia exigir avaliação complementar? e (c) existem fatores psicológicos intensificadores da dor? Os fatores sugestivos de doença sistêmica subjacente são: história de câncer, emagrecimento inexplicável, dor com duração superior a 1 mês, dor não aliviada por repouso no leito, febre, dor na palpação focal da coluna vertebral, rigidez matinal, alívio da dor com exercício físico e ineficácia do tratamento conservador. Outros sintomas sugestivos de doença grave são distúrbios intestinais e vesicais, perda da sensibilidade perineal e história de trauma violento.

A dor irradiada abaixo do joelho tem maior probabilidade de ser de origem radicular verdadeira do que a dor irradiada apenas para a parte posterior da coxa. A relação entre dor, posição e exercício é importante. A dor na HNP é mais intensa quando o paciente está sentado do que quando está de pé, mas geralmente aumenta com a atividade, sobretudo com movimentos de encurvamento, rotação, levantamento de peso ou inclinação do tronco para frente, em especial quando os joelhos estão estendidos. Outras causas comuns de DL, como distensão muscular, osteoartrite e estenose vertebral, provocam dor mais intensa na posição em pé. A dor de origem não mecânica não tem relação com a postura, posição ou atividade. É mais provável que a dor constante, progressiva e não mecânica indique doença subjacente grave. A dor radicular é caracteristicamente intensificada por tosse, espirro e manobra de Valsalva. Aquela causada por um tumor de medula espinal também pode ser intensificada pelo aumento da pressão intracraniana ou intraespinal, mas costuma ser mais intensa na posição deitada do que na sentada.

Estudou-se a utilidade, ou inutilidade, de vários achados no exame físico. O teste de elevação da perna estendida (EPE, Lasègue) ainda é a base da detecção de compressão radicular. Ele é realizado pela elevação lenta da perna sintomática com o joelho estendido (Figura 47.4, Vídeo 47.2). A dor causada por flexão do quadril com o joelho dobrado é sugestiva de doença do quadril. O teste FABERE ou de Patrick também verifica a doença do quadril (ver Capítulo 48). Durante o teste de EPE, a tensão é transmitida para as raízes nervosas entre cerca de 30 e 70° e a dor aumenta. A dor a menos de 30° levanta a questão da não organicidade, e algum desconforto e retesamento além de 70° são rotineiros e insignificantes. Existem vários graus ou níveis de positividade. Retesamento da perna ipsilateral é o nível mínimo; dor nas costas, mais significativa; e a dor irradiada na perna, altamente significativa. Quando a elevação da perna não afetada causa dor na sintomática (EPE cruzada), a probabilidade de lesão da raiz é muito alta. Raramente, a EPE ainda pode ocasionar dormência e parestesias na distribuição da raiz

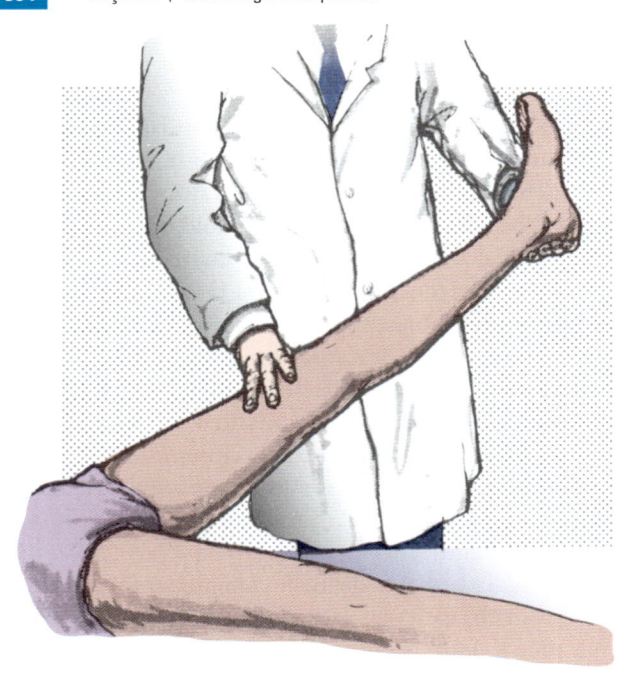

Figura 47.4 Método para provocar o sinal de Lasègue.

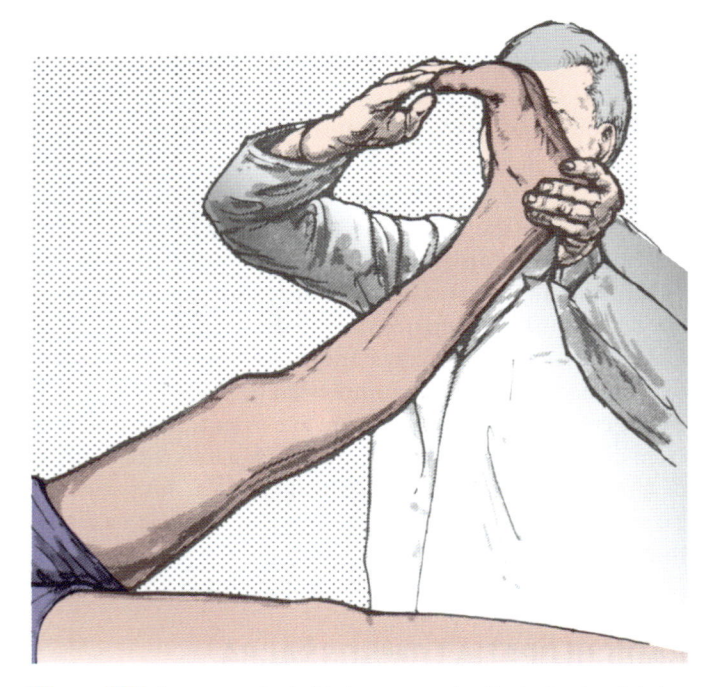

Figura 47.5 Acentuação do sinal de Lasègue por dorsiflexão do pé ou do hálux.

nervosa afetada. O sinal de encurvamento é a flexão do joelho durante a EPE para evitar a tensão do nervo isquiático. O sinal de Kernig é outro método de estiramento da raiz (ver Capítulo 52).

Várias modificações da EPE podem fornecer informações adicionais; todas essas variações são denominadas sinais de estiramento da raiz. A dor pode ser mais intensa, ou desencadeada mais cedo, se o teste for feito com a coxa e a perna em posição de adução e rotação medial (fenômeno de Bonnet). É possível que a EPE seja aprimorada por dorsiflexão passiva do pé (sinal de Bragard) ou do hálux (sinal de Sicard) do paciente exatamente no ângulo de elevação em que o aumento da tensão na raiz começa a produzir dor (Figura 47.5). Estes termos também são conhecidos como sinal de Spurling. A compressão rápida do nervo isquiático na fossa poplítea exatamente quando o estiramento começa a provocar dor (sinal do arco ou teste da compressão poplítea) tem o mesmo efeito e pode causar dor na região lombar, na nádega afetada ou ao longo do trajeto do nervo isquiático. Em casos graves, a dor pode ser ocasionada por simples dorsiflexão do pé ou do hálux quando o paciente está em decúbito dorsal com as pernas estendidas. Uma modificação semelhante é a flexão da coxa até um ângulo imediatamente menor do que o necessário para causar dor, seguida por flexão do pescoço; isso pode produzir a mesma exacerbação de dor provocada pela flexão adicional do quadril (sinal de Brudzinski). Ocasionalmente, é possível que a dor seja originada pela simples flexão passiva do pescoço quando o paciente está em decúbito com as pernas estendidas. A dor provocada pela EPE deve ser igual com o paciente em decúbito dorsal ou sentado.

O fato de um paciente com EPE positiva em decúbito dorsal não reclamar ou inclinar-se para trás ao elevar a perna estendida na posição sentada (p. ex., com o pretexto de gerar resposta plantar) sugere não organicidade. Na posição sentada, ele pode ser capaz de estender uma perna por vez, mas a extensão simultânea de ambas causa dor radicular (teste de Bechterew).

No teste de O'Connell, a EPE é realizada primeiro no membro saudável, registrando o ângulo de flexão e o local da dor; esta pode ser no lado oposto. Em seguida, a EPE é realizada no membro afetado e mais uma vez são registrados ângulo e local da dor. Depois, as duas coxas são flexionadas simultaneamente, mantendo os joelhos estendidos. O ângulo de flexão permitido pode ser maior do que o concedido quando o membro afetado, ou o saudável, é flexionado sozinho. Por fim, com as duas coxas fletidas em um ângulo imediatamente inferior ao que causa dor, o membro saudável é abaixado; isso pode exacerbar muito a dor, às vezes associada a parestesias. É possível para o paciente realizar um exercício abdominal com os joelhos flexionados, mas não estendidos (teste de Kraus-Weber).

A EPE invertida (teste de estiramento femoral ou de Ely) é uma técnica de estiramento da raiz usada na avaliação de radiculopatia lombar alta (Figura 47.6). O paciente é colocado em decúbito ventral, e o joelho é levado até a posição de flexão máxima, ou o examinador puxa o joelho estendido para cima para estender passivamente o quadril. No teste de tração do joelho fletido, o joelho do paciente é flexionado e o examinador puxa o tornozelo para cima enquanto empurra a nádega para frente (como na pesquisa do sinal do psoas, usada no diagnóstico da apendicite).

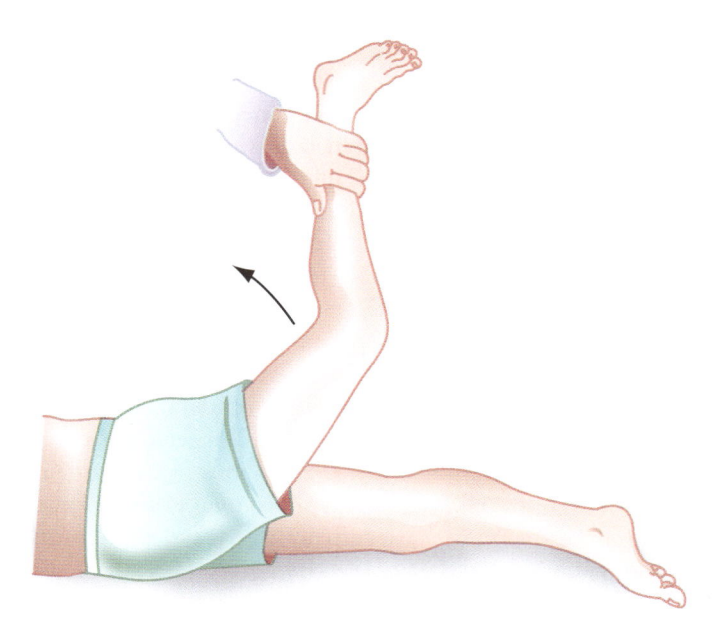

Figura 47.6 Elevação da perna estendida invertida para avaliação de suspeita de radiculopatia lombar alta. (Modificada com permissão dos autores Reeves AG, Swenson RS. *Disorders of the Nervous System: A Primer*. New Haven: Dartmouth Medical School, 2004. Obtida em 28 de agosto de 2018. http://www.dartmouth.edu/cerca de dons/index.html. Copyright © 2008 Reeves.)

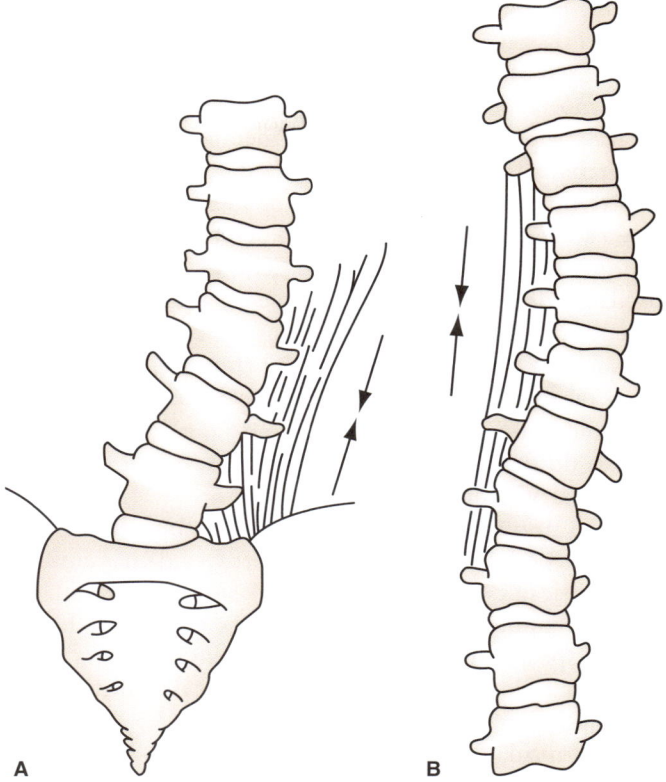

Figura 47.7 Curvatura da coluna vertebral associada ao espasmo muscular paravertebral unilateral. O espasmo unilateral provoca curvatura da coluna vertebral, com concavidade voltada para o espasmo (**B**). Em virtude da fixação larga dos músculos paravertebrais ao sacro e ao ílio na junção lombossacra, a convexidade surge no lado do espasmo (**A**). (Modificada de Reeves AG, Swenson RS. *Disorders of the Nervous System: A Primer*. New Haven: Dartmouth Medical School, 2004. Obtida em 28 de agosto de 2018. http://www.dartmouth.edu/cerca de dons/index.html.)

Em todas essas variações, o indivíduo normal deve reclamar somente de tensão no quadríceps. Na doença do disco, há dor nas costas ou na distribuição do nervo femoral no lado da lesão.

O examinador também deve pesquisar anomalias de postura, deformidades, dor à palpação e espasmo muscular. Na radiculopatia, pode haver perda da lordose lombar normal em virtude do espasmo involuntário dos músculos paravertebrais. Além disso, escoliose lombar é frequente, com escoliose torácica compensatória. Na maioria das vezes, o corpo inclina-se na direção oposta ao lado da dor, e a pelve é inclinada com elevação do quadril afetado (Figura 47.7). O paciente tenta sustentar o peso principalmente na perna saudável. Às vezes, há inclinação e escoliose na direção do lado dolorido, e o paciente pode inclinar o corpo para frente e para esse lado com dor de modo a evitar o estiramento da raiz afetada. Na dor ciática muito intensa, o paciente evita a extensão completa do joelho e pode apoiar apenas os dedos no chão, já que a dorsiflexão do pé agrava a dor por estiramento do nervo. Ele pode caminhar com passos curtos e manter a perna semifletida no joelho. Ao inclinar o corpo para frente, flexiona o joelho para evitar o estiramento do nervo (sinal de Neri). Na posição sentada, mantém a perna afetada flexionada no joelho e apoia o peso sobre a nádega oposta. Para se levantar da posição sentada, ele se apoia no lado não afetado, inclina o corpo para frente e põe uma das mãos nas costas, no lado afetado (sinal de Minor). Pode haver áreas de dor à palpação na região lombossacra, e a manipulação ou percussão sobre os processos espinhosos, ou a pressão imediatamente lateral a eles, pode reproduzir ou exacerbar a dor. Um golpe rápido com o martelo de reflexo nos processos espinhosos ou em posição logo lateral a eles, enquanto o paciente curva o corpo para frente, pode ocasionar dor. É possível ocorrer espasmo não só dos músculos paravertebrais, mas também dos isquiotibiais e da panturrilha. Flexão, extensão e desvio lateral da coluna vertebral são limitados; a dor, em geral, é acentuada em resposta à extensão passiva da coluna lombar na direção do lado afetado enquanto o paciente está ereto. Há a possibilidade de dor localizada à palpação da incisura isquiática e ao longo do trajeto do nervo isquiático. Em alguns casos, pode ser necessário fazer um exame pélvico e retal.

O exame neurológico deve incluir a avaliação da força nos principais grupos musculares dos membros inferiores, mas sobretudo nos dorsiflexores do pé e dedos e nos eversores e inversores do pé. A flexão plantar é tão potente que raramente o teste manual é suficiente. É melhor pedir ao paciente que faça 10 elevações dos dedos com os dois pés. Quando ele estiver apoiado sobre uma perna, busque o sinal de Trendelenburg (ver Capítulo 27). Normalmente, a pelve permanece nivelada ou tende a ir para cima na direção da perna sem apoio. Quando o Trendelenburg é positivo, o quadril move-se lateralmente e o ombro, para baixo no lado de apoio do peso; e a pelve inclina-se na direção da perna sem apoio (ver Videolink 47.1). Durante a marcha, a fraqueza dos abdutores do quadril, principalmente do músculo glúteo médio, inervado por L5-S1, causa adução da perna que apoia o peso e a projeção lateral do quadril no lado afetado (marcha de Trendelenburg, oscilação do glúteo médio). O sinal ou a marcha de Trendelenburg pode ocorrer em outros processos causadores de fraqueza do abdutor do quadril (por exemplo, neuropatia ou miopatia glútea superior) e também na doença musculoesquelética, como luxação do quadril, fratura da cabeça do fêmur ou coxa vara. Às vezes, o reflexo fibular é útil (ver Videolink 47.2).

Além de avaliar a força, é importante buscar atrofia e fasciculações. A sensibilidade deve ser testada nas áreas de superposição das principais raízes. A situação dos reflexos patelar e aquileu reflete a integridade das raízes de L3-L4 e S1, respectivamente. Não existe reflexo bom para a raiz de L5, mas de vez em quando os reflexos isquiotibiais são úteis (ver Capítulo 38). A radiculopatia de L5 esporádica provoca nítida diminuição seletiva do reflexo isquiotibial medial.

Os testes de não organicidade são muito úteis na avaliação de DL (Vídeo 47.2). Em 1980, Waddell et al. identificaram um conjunto de oito sinais não orgânicos, e o escore geral de Waddell é considerado positivo se ao menos três dos sinais forem positivos. A utilidade do escore de Waddell permanece controversa e sugere pelo menos a possibilidade de amplificação somática e a contribuição de fatores psicossociais para o quadro clínico. Estudos de imagem mostram que, embora haja mais doenças gerais em pacientes sem sinais de Waddell, muitos deles têm doença vertebral significativa. Dor durante a rotação simulada da coluna vertebral, com imobilização das mãos do paciente para os lados enquanto gira os quadris (nenhuma rotação da coluna ocorre, porque os ombros e quadris permanecem em uma relação constante) sugere amplificação somática. Também são úteis discrepância da positividade da EPE entre as posições de decúbito dorsal e sentada, dor nas costas ao pressionar o topo da cabeça para baixo, "dor à palpação" difundida e excessiva (sinal do "não me toque"), hiper-reação durante o teste e sinais neurológicos não dermatômicos/não miotômicos.

As principais síndromes radiculares lombossacras são HNP, estenose do recesso lateral e estenose vertebral com compressão da cauda equina. Quase todos os pacientes com radiculopatia têm dor ciática. A chance de um deles sem dor ciática ter radiculopatia foi estimada em 1:1.000. Na HNP ou na estenose do recesso lateral, geralmente há predomínio da dor na perna sobre a dor nas costas. Na HNP, a dor costuma ser mais intensa na posição sentada,

melhora na posição em pé, e é ainda melhor na posição deitada; geralmente é pior nas posturas de flexão do que de extensão – todas elas reflexos das conhecidas alterações da pressão intradiscal que ocorrem nessas posições. Na estenose do recesso lateral, a dor é mais intensa na posição em pé ou durante a marcha por causa da extensão vertebral, e é aliviada nas posições sentada com o tronco flexionado ou deitada. Os pacientes com HNP tendem a ter EPE positiva, e aqueles com estenose do recesso lateral, não; a essência desse quadro é a dor na posição em pé, ausência de dor na posição sentada e EPE negativa. A essência do quadro de HNP é a dor mais intensa na posição sentada, com diminuição na posição em pé e EPE positiva. Em geral, pacientes com HNP estão na faixa de 30 a 55 anos, e os que têm estenose do recesso lateral são um pouco mais velhos. Como na RC, a dor pode ser exacerbada por tosse, espirro ou manobra de Valsalva.

Lesões de raízes individuais

Na RLS, o comprometimento da raiz acima de seu nível de saída é mais frequente, mas a doença do forame no nível de saída, ou um disco central em níveis acima, pode causar lesão da raiz em seu ponto de saída ou em seu trajeto descendente.

As RLSs mais comuns afetam L5 ou S1. As radiculopatias lombares mais altas são raras. A doença de S2-S5 geralmente é parte de uma síndrome de cauda equina (ver adiante). Nas lesões de L5, a fraqueza atinge principalmente os músculos tibial anterior, extensor longo do hálux, extensor longo dos dedos, extensor curto dos dedos e tibial posterior. Quando são graves, o paciente pode ter pé em gota. Nesse caso, a presença ou ausência de acometimento do músculo tibial posterior é essencial para distinguir a radiculopatia de L5 da paralisia do nervo fibular. O envolvimento do tibial posterior sugere radiculopatia. O exame meticuloso pode revelar fraqueza dos músculos glúteo médio, tensor da fáscia lata, flexor longo dos dedos e isquiotibiais. Os reflexos patelar e aquileu são normais, mas às vezes há diminuição do reflexo isquiotibial medial e fibular. A área de superposição dos dermátomos da perda sensorial localiza-se no dorso do pé. Raramente, há hipertrofia neurogênica do músculo tibial anterior.

Nas lesões de S1, ocorre fraqueza principalmente no músculo gastrocnêmio. O teste manual de avaliação da força nesse músculo, para detectar fraqueza, muitas vezes falha porque ele é muito poderoso (ver adiante). Testes adicionais podem revelar diminuição da força do glúteo maior, isquiotibiais e flexores dos dedos. O reflexo aquileu e de estiramento plantar (ver Capítulo 38) estão frequentemente diminuídos; a evidência mais sutil é a assimetria do reflexo aquileu em teste mais cuidadoso com o paciente ajoelhado. A área de superposição para a perda sensorial é ao longo da borda lateral do pé. Raramente ocorre hipertrofia neurogênica da panturrilha.

Estenose do canal

Conforme os pacientes atingem a sétima década da vida e até mais, a suscetibilidade à ruptura do disco diminui, mas a doença vertebral degenerativa ataca de maneira diferente. Esporões e projeções osteofíticas, discos salientes, espessamento de lâminas e pedículos, hipertrofia e artrite das faces articulares e espessamento dos ligamentos espinais se combinam para estreitar o canal vertebral, causando a síndrome de estenose do canal vertebral. Em virtude do acometimento difuso, são comuns as evidências de RLS em múltiplos níveis. A postura em extensão contribui para a estenose vertebral porque causa o estreitamento dos forames e quadrantes dorsais e a curvatura do ligamento amarelo. O estreitamento do canal comprime estruturas neurais e possivelmente vasculares. A flexão da coluna vertebral, como ao inclinar ou flexionar o tronco para frente ou sentar abre o canal e diminui os sintomas.

Uma manifestação comum da espondilose lombar é a claudicação neurogênica (claudicação da cauda equina, pseudoclaudicação); em geral, atribuída à pressão mecânica sobre as raízes nervosas e vasos sanguíneos da cauda equina. Essa dor nas pernas ao caminhar pode ser facilmente confundida com claudicação vascular. Pacientes com estenose do canal vertebral e claudicação neurogênica apresentam dor, fraqueza, dormência e parestesias/disestesias na posição de pé ou durante a marcha. A permanência prolongada na posição em pé costuma exacerbar os sintomas. Alguns pacientes ao caminhar têm sintomas bizarros, como ereções espontâneas ou incontinência fecal. A diferenciação com a claudicação vascular é feita por ampla distribuição dos sintomas, manifestações neurológicas associadas e necessidade de sentar para obter alívio (Tabela 47.3). A claudicação vascular tende a causar dor do tipo cãibra intensa e focal em uma ou ambas as panturrilhas, que cessa se o paciente parar e continuar de pé. Os pacientes com claudicação vascular têm ainda mais sintomas ao caminhar em aclive por causa do maior trabalho das pernas. A claudicação neurogênica pode diminuir ao caminhar em aclive por causa da maior flexão vertebral ao inclinar o corpo para frente. Pacientes com claudicação vascular têm tanta dificuldade para pedalar quanto para caminhar por causa do trabalho da perna que acarretam, enquanto a flexão do tronco para frente na bicicleta alarga o canal vertebral e faz com que os pacientes com claudicação neurogênica tenham mais facilidade para andar de bicicleta do que para caminhar. A maldição de Vésper (do latim *vespers*, "da tarde") – manifestação rara da estenose do canal vertebral, porém interessante, muitas vezes com insuficiência cardíaca congestiva concomitante – mimetiza a síndrome das pernas inquietas (ver Capítulo 30). A diferença essencial entre claudicação neurogênica e vascular é que, na primeira, os sintomas são provocados pela extensão da coluna vertebral e, na segunda, pelo esforço da perna. A Tabela 47.3 apresenta diferenças úteis para distinguir a claudicação vascular da neurogênica. A Tabela 47.4 resume os pontos úteis para o diagnóstico diferencial da dor nas costas e na perna.

Lesões do cone medular e da cauda equina

Nas lesões do cone medular, a doença limita-se ao parênquima da parte terminal da medula espinal; naquelas da cauda equina, acomete várias raízes nervosas. A lesão do cone é intramedular; a lesão da cauda equina é extramedular. Alguns processos afetam as duas estruturas e nem sempre é possível fazer uma distinção clínica clara, pois muitas manifestações são semelhantes. As características que sugerem lesão do cone são disfunções intestinal, vesical e sexual acentuadas e precoces; comprometimento motor simétrico e leve dos membros inferiores; e ausência relativa de dor. Nas lesões da cauda equina, a dor é mais intensa; as disfunções intestinal, vesical e sexual são menos proeminentes; e a perda das funções motora, sensorial e reflexa tende a ser assimétrica e sugestiva de acometimento de raiz nervosa (Tabela 47.5).

Tabela 47.3	Elementos de diagnóstico diferencial da claudicação neurogênica e vascular.	
Manifestação	**Claudicação neurogênica**	**Claudicação vascular**
Localização da dor	Dorso, nádegas e pernas; bilateral	Panturrilha; unilateral
Sintomas associados	Parestesias, fraqueza, priapismo e incontinência	Nenhum
Fatores precipitantes	Longos períodos em pé (síndrome do coquetel), caminhar em declive > aclive	Caminhar em aclive > declive
Fatores de alívio	Sentado, deitado e agachado	Interrupção do exercício
Tempo até o alívio	Minutos	Segundos
Efeito de hiperextensão dorsal	Reproduz sintomas	Sem efeito
Bicicleta	Sem sintomas	Reproduz sintomas
Pulsos	Normais	Diminuídos
Exame neurológico após exercício	Fraqueza e perda de reflexos	Sem alteração

Tabela 47.4 Elementos de diagnóstico diferencial em pacientes com síndromes de dor lombar.

Distúrbio	Local de acometimento	Local da dor	Dor irradiada reflexa	Dor radicular irradiada	Dor aumentada por	Dor reduzida por	EPE positiva	Músculos mais fracos	Reflexo diminuído	Outros
Radiculopatia de L5 – HNP	Raiz de L5 – HNP posterolateral em L4-L5	Dorso	Nádega, parte posterior da coxa	Nádega, parte posterior da coxa, perna abaixo do joelho, dorso do pé, hálux	Sentar, ficar de pé, tossir, espirrar e flexão da coluna vertebral	Posição de pé e deitada	Sim	TA, ELH, TP, ELD/ECD e FL	IM (±)	
Radiculopatia de L5 – síndrome do recesso lateral	Raiz de L5 – estenose do recesso lateral	Dorso	Nádega, parte posterior da coxa	Nádega, parte posterior da coxa, perna abaixo do joelho, dorso do pé, hálux	Ficar de pé, extensão da coluna vertebral	Flexão da coluna vertebral	Não	TFL e GMD		Idade de 30 a 65 anos na HNP, mais velho na estenose do recesso lateral; geralmente dor na perna > dor nas costas
Radiculopatia de S1 – HNP	Raiz de S1 – HNP posterolateral em L5-S1	Dorso	Nádega, parte posterior da coxa	Nádega, parte posterior da coxa, perna abaixo do joelho, calcanhar, parte lateral do pé/dedos	Sentar > ficar de pé, tossir, espirrar, flexão da coluna vertebral	De pé, deitado	Sim	Gastrocnêmio, FLD, flexores curtos dos dedos, diminuição do número de elevações do calcanhar	Aquileu, IL (±)	
Radiculopatia de S1 – síndrome do recesso lateral	Raiz de S1 – estenose do recesso lateral	Dorso	Nádega, parte posterior da coxa	Nádega, parte posterior da coxa, perna abaixo do joelho, calcanhar, parte lateral do pé/dedos	Ficar de pé, extensão da coluna vertebral	Flexão da coluna vertebral	Não	Número de dedos eleva		
Dor discogênica	Disco intervertebral – laceração do anel; ruptura interna	Dorso	Nádega, parte posterior da coxa	Ausente	Sentar, flexão da coluna vertebral	Posição deitada	Não	Não há fraqueza muscular, possível imobilização em virtude da dor	Ausente	
Dor na faceta articular	Articulação facetária	Dorso	Nádega, parte posterior da coxa	Ausente	Deitar de costas, extensão, rotação	Marcha, flexão	Não	Não há fraqueza muscular	Ausente	A dor pode diminuir com o bloqueio da faceta articular
Dor musculoligamentar	Estruturas musculoligamentares da região lombar	Dorso	Nádega, parte posterior da coxa	Ausente	Andar, curvar-se, inclinar-se, movimentos reduzidos	Posição sentada ou deitada	Negativo ou questionável, sem irradiação	Não há fraqueza muscular	Ausente	Com frequência, sucede o esforço não habitual das costas; pontos de gatilho

(continua)

Distúrbio	Local de acometimento	Local da dor	Dor irradiada reflexa	Dor radicular irradiada	Dor aumentada por	Dor reduzida por	EPE positiva	Músculos mais fracos	Reflexo diminuído	Outros
Estenose do canal vertebral	Cauda equina, radiculopatia de múltiplos níveis	Dorso	Nádega, parte posterior da coxa	Depende da raiz e do nível	Andar, ficar de pé	Posição sentada, inclinada para frente	Variável	Depende da raiz	Depende da raiz	Não há sinais de insuficiência vascular periférica
Hérnia de disco lombar alta	L2, L3, L4, geralmente HNP	Dorso	Nádega	Parte anterior da coxa	Posição sentada	Posição deitada	Não	Quadríceps, adutores	Joelho	+EPE invertida
Doença do quadril	Articulação do quadril, bolsa trocantérica	Quadril, nádega	Região inguinal, parte anterior da coxa, parte lateral da coxa, joelho	Ausente	Posição de pé, marcha, rotação do quadril	Posição sentada ou decúbito dorsal	Não	Ausente	Ausente	+FABERE (ver Capítulo 48)
Doença da articulação S1	Articulação S1	Dorso, nádega	Parte posterior da coxa	Ausente	Repouso	Movimento repetitivo, exercício, atividade	Não	Ausente	Ausente	Idade < 30, sexo masculino, história de dor > 3 meses, rigidez matinal, manobras na articulação S1+
Dor óssea na coluna vertebral, por exemplo, doença metastática, osteomielite	Corpo vertebral	Dorso	Nádegas, coxas	Ausente	Nada específico	Nada específico	Não	Ausente	Ausente	Dor perfurante, persistente, mais intensa à noite, história de câncer, história de emagrecimento inexplicável, idade > 50
Dor viscerogênica	Vísceras, por exemplo, cólon, reto, próstata, útero e anexos, vasos aortoilíacos	Variável, às vezes ausente	Dorso	Ausente	Nada específico	Nada específico	Não	Ausente	Ausente	Evidência de doença visceral; dor não relacionada com a atividade ou postura
Não orgânico		Dorso e qualquer outro; com frequência, dorso + pescoço	Ausente	Ausente	Não há padrão uniforme	Não há padrão uniforme	Variável e não orgânico	Ausente	Ausente	Sinais físicos não orgânicos, depressão, incapacidade, processos judiciais

De Campbell WW. *Essentials of Electrodiagnostic Medicine*. Philadelphia: Lippincott Williams & Wilkins, 1999. Reimpressa com a permissão do Dr. William W. Campbell. A tabela mostra o que geralmente ocorre, não são afirmações inquestionáveis. AH, abdutor do hálux; ECD, extensor curto dos dedos; ELD, extensor longo dos dedos; ELH, extensor longo do hálux; FLD, flexor longo dos dedos; GMD, glúteo médio; GMX, glúteo maior; HNP, hérnia do núcleo pulposo; IL, isquiotibiais laterais; IM, isquiotibiais mediais; FL, fibular longo; TA, tibial anterior; TFL, tensor da fáscia lata; TP, tibial posterior; EPE, elevação da perna estendida.

Tabela 47.5	Sinais e sintomas de diferenciação entre lesões do cone medular e da cauda equina.	
	Cone medular	**Cauda equina**
Dor espontânea	Incomum ou grave; bilateral e simétrica; no períneo ou nas coxas	Pode ser o sintoma mais proeminente; intensa; tipo radicular; unilateral ou assimétrica; no períneo, nas coxas, nas pernas ou nas costas; distribuição dos nervos sacros
Déficit sensorial	Distribuição em sela; bilateral, geralmente simétrico; dissociação da sensibilidade	Distribuição em sela; pode ser unilateral e assimétrico; todas as formas são afetadas; não há dissociação da sensibilidade
Perda motora	Simétrica; não acentuada; pode haver fasciculação	Assimétrica; mais acentuada; pode haver atrofia; geralmente não há fasciculação
Perda de reflexos	Ausência apenas do reflexo aquileu	Pode haver ausência dos reflexos patelar e aquileu
Sintomas vesicais e retais	Precoces e intensos	Tardios e menos intensos
Alterações tróficas	Úlceras de decúbito são comuns	Úlceras de decúbito menos proeminentes
Funções sexuais	Comprometimento da ereção e da ejaculação	Menor comprometimento
Início	Súbito e bilateral	Gradual e unilateral

RADICULOPATIA TORÁCICA

Na maioria das vezes, a radiculopatia torácica é causada por diabetes (radiculoneuropatia troncular ou toracoabdominal diabética) ou herpes-zóster. A síndrome do desfiladeiro torácico neurogênica verdadeira afeta principalmente as fibras da raiz de T1. A radiculopatia compressiva é muito rara. A lesão da raiz de T1 pode causar fraqueza dos músculos intrínsecos da mão, sobretudo do abdutor curto do polegar. A principal representação do miótomo de T1 está no músculo abdutor curto do polegar. A perda sensorial ocorre na parte medial antebraço e na axila. A invasão neoplásica da raiz de T1 pode se apresentar como dor axilar contínua. Depressão do reflexo flexor do dedo e síndrome de Horner podem ajudar na localização. A manifestação neurológica primária de outras radiculopatias torácicas é a perda sensorial na distribuição da raiz acometida. Uma manifestação motora rara é a pseudo-hérnia abdominal. A notalgia parestésica causa dor, parestesias e prurido na distribuição dos ramos primários posteriores de T2-T6 entre a coluna vertebral e a margem medial da escápula; é relativamente comum.

A RM mostrou que as hérnias de disco torácicas são muito mais frequentes do que se pensava. Ainda assim, as radiculopatias torácicas compressivas são raras.

VIDEOLINKS

Videolink 47.1. Sinal de Trendelenburg. https://www.youtube.com/watch?v=DkSTr7 K-eAo
Videolink 47.2. Reflexo fibular. http://neurosigns.org/wiki/Peroneal_reflex

BIBLIOGRAFIA

Alexander CE, Dulebohn SC. Lumbosacral Facet Syndrome. In: *StatPearls [Internet]*. Treasure Island: StatPearls Publishing, 2018. Last updated November 5, 2017. http://www.ncbi.nlm.nih.gov/books/NBK441906/

Apeldoorn AT, Bosselaar H, Blom-Luberti T, et al. The reliability of nonorganic sign-testing and the Waddell score in patients with chronic low back pain. *Spine (Phila Pa 1976)* 2008;33:821–826.

Bowen J, Gregory R, Squier M, et al. The post-irradiation lower motor neuron syndrome neuronopathy or radiculopathy? *Brain* 1996;119(Pt 5):1429–1439.

Brazis PW, Masdeu JC, Biller J. *Localization in Clinical Neurology*. 7th ed. Philadelphia: Wolters Kluwer/Lippincott Williams & Wilkins, 2017.

Brinjikji W, Luetmer PH, Comstock B, et al. Systematic literature review of imaging features of spinal degeneration in asymptomatic populations. *AJNR Am J Neuroradiol* 2015;36:811–816.

Campbell WW. *Clinical Signs in Neurology: A Compendium*. Philadelphia: Wolters Kluwer Health, 2016.

Campbell WW, Buschbacher R, Pridgeon RM, et al. Selective finger drop in cervical radiculopathy: the pseudopseudoulnar claw hand. *Muscle Nerve* 1995;18:108–110.

Cockerell OC, Ormerod IE. Focal weakness following herpes zoster. *J Neurol Neurosurg Psychiatry* 1993;56:1001–1003.

Corey DL, Comeau D. Cervical radiculopathy. *Med Clin North Am* 2014;98:791–799.

Cox JS, Blizzard S, Carlson H, et al. Lumbar magnetic resonance imaging findings in patients with and without Waddell signs. *Spine J* 2017;17:990–994.

Deyo RA, Mirza SK. Clinical practice: Herniated lumbar intervertebral disk. *N Engl J Med* 2016;374:1763–1772.

Deyo RA, Loeser JD, Bigos SJ. Herniated lumbar intervertebral disk. *Ann Intern Med* 1990;112:598–603.

Deyo RA, Rainville J, Kent DL. What can the history and physical examination tell us about low back pain? *JAMA* 1992;268:760–765.

Fast A, Parikh S, Marin EL. The shoulder abduction relief sign in cervical radiculopathy. *Arch Phys Med Rehabil* 1989;70:402–403.

Foris LA, Dulebohn SC. Spinal stenosis and neurogenic claudication.. In: *StatPearls [Internet]*. Treasure Island (FL): StatPearls Publishing; 2018. Last updated May 3, 2018. http://www.ncbi.nlm.nih.gov/books/NBK430872/

Gilliatt RW, Le Quesne PM, Logue V, et al. Wasting of the hand associated with a cervical rib or band. *J Neurol Neurosurg Psychiatry* 1970;33:615–624.

Goh KJ, Khalifa W, Anslow P, et al. The clinical syndrome associated with lumbar spinal stenosis. *Eur Neurol* 2004;52:242–249.

Haig AJ, Tzeng HM, LeBreck DB. The value of electrodiagnostic consultation for patients with upper extremity nerve complaints: a prospective comparison with the history and physical examination. *Arch Phys Med Rehabil* 1999;80:1273–1281.

Helfgott SM, Picard DA, Cook JS. Herpes zoster radiculopathy. *Spine (Phila Pa 1976)* 1993;18:2523–2524.

Hosono N, Makino T, Sakaura H, et al. Myelopathy hand: new evidence of the classical sign. *Spine (Phila Pa 1976)* 2010;35:E273–E277.

Jensen MC, Brant-Zawadzki MN, Obuchowski N, et al. Magnetic resonance imaging of the lumbar spine in people without back pain. *N Engl J Med* 1994;331:69–73.

Jones LK Jr, Reda H, Watson JC. Clinical, electrophysiologic, and imaging features of zoster-associated limb paresis. *Muscle Nerve* 2014;50:177–185.

LaBan MM. "Vespers Curse" night pain—the bane of Hypnos. *Arch Phys Med Rehabil* 1984;65:501–504.

Lauder TD. Physical examination signs, clinical symptoms, and their relationship to electrodiagnostic findings and the presence of radiculopathy. *Phys Med Rehabil Clin N Am* 2002;13:451–467.

Levin KH. Neurologic manifestations of compressive radiculopathy of the first thoracic root. *Neurology* 1999;53:1149–1151.

Magee DJ. *Orthopedic Physical Assessment.* 4th ed. Philadelphia: W.B. Saunders, 2002.

Manifold SG, McCann PD. Cervical radiculitis and shoulder disorders. *Clin Orthop* 1999;368:105–113.

Murphey F, Simmons JCH, Brunson B. Surgical treatment of laterally ruptured cervical disc: review of 648 cases, 1939–1972. *J Neurosurg* 1973;38:679–683.

Ono K, Ebara S, Fuji T, et al. Myelopathy hand. New clinical signs of cervical cord damage. *J Bone Joint Surg Br* 1987;69:215–219.

Ozgur BM, Marshall LF. Atypical presentation of C7 radiculopathy. *J Neurosurg* 2003;99(2 Suppl):169–171.

Pleet AB, Massey EW. Notalgia paresthetica. *Neurology* 1978;28:1310–1312.

Radhakrishnan K, Litchy WJ, O'Fallon WM, et al. Epidemiology of cervical radiculopathy. A population-based study from Rochester, Minnesota, 1976 through 1990. *Brain* 1994;117:325–335.

Rainville J, Jouve C, Finno M, et al. Comparison of four tests of quadriceps strength in L3 or L4 radiculopathies. *Spine* 2003;28:2466–2471.

Rainville J, Joyce AA, Laxer E, et al. Comparison of symptoms from C6 and C7 radiculopathy. *Spine (Phila Pa 1976)* 2017;42:1545–1551.

Ricker K, Rohkamm R, Moxley RT III. Hypertrophy of the calf with S1 radiculopathy. *Arch Neurol* 1988;45:660–664.

Rubin DI, Shuster EA. Axillary pain as a heralding sign of neoplasm involving the upper thoracic root. *Neurology* 2006;66:1760–1762.

Schwarzer AC, Aprill CN, Derby R, et al. Clinical features of patients with pain stemming from the lumbar zygapophysial joints. Is the lumbar facet syndrome a clinical entity? *Spine* 1994;19:1132–1137.

Stewart JD. Diabetic truncal neuropathy: topography of the sensory deficit. *Ann Neurol* 1989;25:233–238.

Tender GC, Thomas AJ, Thomas N, et al. Gilliatt-Sumner hand revisited: a 25-year experience. *Neurosurgery* 2004;55:883–890.

Tong HC, Haig AJ, Yamakawa K. The Spurling test and cervical radiculopathy. *Spine* 2002;27:156–159.

van der Windt DA, Simons E, Riphagen II, et al. Physical examination for lumbar radiculopathy due to disc herniation in patients with low-back pain. *Cochrane Database Syst Rev* 2010;(2):CD007431.

Waddell G, McCulloch JA, Kummel E, et al. Nonorganic physical signs in low-back pain. *Spine (Phila Pa 1976)* 1980;5:117–125.

Wallace D. Disc compression of the eighth cervical nerve: pseudo ulnar palsy. *Surg Neurol* 1982;18:295–299.

Weeks RA, Thomas PK, Gale AN. Abdominal pseudohernia caused by diabetic truncal radiculoneuropathy. *J Neurol Neurosurg Psychiatry* 1999;66: 405.

Wipf JE, Deyo RA. Low back pain. *Med Clin North Am* 1995;79:231–246.

Wolf JK. *Segmental Neurology: A Guide to the Examination and Interpretation of Sensory and Motor Function.* Baltimore: University Park Press, 1981.

Yoo JU, McIver TC, Hiratzka J, et al. The presence of Waddell signs depends on age and gender, not diagnosis. *Bone Joint J* 2018;100-B:219–225.

Yoss RE, Corbin KB, MacCarty CS, et al. Significance of symptoms and signs in localization of involved root in cervical disc protrusion. *Neurology* 1957;7: 673–683.

Outros Distúrbios Musculoesqueléticos

Existem muitos distúrbios musculoesqueléticos comuns que provocam sintomas facilmente confundidos com distúrbios neurológicos. Alguns deles são considerados com frequência no diagnóstico diferencial de radiculopatia ou neuropatia por encarceramento, incluindo dor miofascial e problemas no ombro e quadril. A discussão a seguir concentra-se principalmente em distúrbios ortopédicos observados com frequência por neurologistas.

PESCOÇO

O Capítulo 47 aborda a dor no pescoço relacionada com doenças do disco e radiculopatia. Existem muitas outras causas para essa condição; a maioria é benigna, mas pode ser o resultado de doenças graves, como neoplasia maligna, artrite inflamatória, meningite, osteomielite e discite. Outras causas comuns de dor no pescoço são fibromialgia ou dor miofascial, osteoartrite (OA) cervical e hiperostose óssea idiopática difusa. A dor referida no pescoço pode ter origem na articulação temporomandibular, no coração, no diafragma e em órgãos gastrintestinais. Em geral, a dor originada de estruturas profundas do pescoço é mal localizada e mal definida. Os distúrbios da coluna cervical podem causar dor que se irradia para a coluna torácica superior, ombros, braços ou regiões periescapulares, em geral, agravada pelo movimento do pescoço. A dor própria de doença das estruturas articulares da coluna vertebral pode ser acompanhada por sensações de rangido, estalido e granulosidade em resposta à movimentação do pescoço. A doença originada na parte superior da coluna cervical, sobretudo a OA das articulações apofisárias das três vértebras cervicais superiores, pode causar dor referida nas regiões occipital, temporal e até mesmo retro-orbital (cefaleia cervicogênica).

Quando a dor no pescoço é causada por dor referida de outros locais, em geral há um indício na anamnese; quando é de origem cardíaca quase sempre é relacionada com o esforço e é aliviada por repouso ou nitroglicerina; aquela de procedência esofágica costuma ser relacionada com a alimentação e é aliviada por antiácidos; nenhuma delas é acompanhada por sintomas ou achados neurológicos. A dor proveniente de estruturas do ombro geralmente é referida na área de inserção do deltoide e agravada pelo movimento desse membro, e não pelo movimento do pescoço. Na dor miofascial do pescoço, o desconforto em geral localiza-se na região posterior do pescoço, é vago e difuso e, às vezes, tem um componente de queimação. Normalmente não há lesão específica ou a dor surge dias a semanas após pequeno traumatismo. Ela pode ser observada pela primeira vez após um longo período na posição sentada ou dormindo/deitada e melhorar depois de atividade. Não há sintomas neurológicos. A dor no pescoço causada por neoplasia maligna, em geral, é mal localizada e mal definida; não é aliviada por repouso, posição de decúbito dorsal nem imobilização e, muitas vezes, é associada a achados neurológicos objetivos. Dor e limitação de movimento do pescoço decorrente de meningismo são mais intensas com a sua flexão, e menos intensas, muitas vezes inexistentes, durante a inclinação lateral ou rotação.

No exame, deve-se inspecionar o pescoço à procura de lordose cervical normal e quaisquer cicatrizes, massas ou outras deformidades. A palpação pode ser esclarecedora. A melhor técnica de palpação das estruturas ósseas é realizada com o paciente em decúbito dorsal para relaxar os músculos do pescoço Os processos espinhosos devem estar alinhados normalmente. O processo espinhoso de C2 pode ser palpado na linha mediana logo abaixo da protuberância occipital externa. O processo espinhoso de C7 projeta-se visivelmente, mas os demais são indistinguíveis. À palpação profunda, as articulações apofisárias parecem pequenos montes em posição por volta de 2,5 cm lateralmente aos processos espinhosos. As articulações C4 e C5 localizam-se aproximadamente na altura da cartilagem tireóidea. Com frequência, há dor na palpação das articulações apofisárias osteoartríticas. A OA tende a comprometer a parte superior da coluna cervical; a espondilose cervical acomete com maior frequência os níveis C5-C6 e C6-C7. O espasmo muscular paravertebral causa uma sensação de tensão e contração dos músculos acometidos. Geralmente, o trapézio tem áreas focais de algia e sensibilidade em dor miofascial no pescoço, fibrosite e fibromialgia.

O Capítulo 47 discorre sobre o exame da amplitude de movimento (AM) da coluna cervical. Pacientes com artrite cervical geralmente têm restrição do movimento, muitas vezes indolor. Talvez haja crepitação palpável ou audível. Um único estalido alto ao girar a cabeça pode indicar desalinhamento das faces articulares. A OA e a doença degenerativa da coluna vertebral afetam primeiro, e em maior grau, a flexão lateral; a artrite reumatoide compromete mais a rotação, em virtude do acometimento do odontoide. Hiperostose óssea idiopática difusa e espondilite anquilosante causam restrição global do movimento do pescoço em todas as direções.

Na dor miofascial cervical, a palpação pode revelar um ponto de gatilho: uma área firme e bem definida de nodularidade, em especial no trapézio e nos músculos extensores do pescoço. A pressão sobre o ponto de gatilho causa dor com possível irradiação distal. Não há espasmo muscular. Há possibilidade de contração do músculo na palpação do ponto de gatilho. Síndromes de dor miofascial se fundem com fibrosite e fibromialgia; todas parecem relacionadas e, talvez, idênticas. Em geral, o paciente tem dor em resposta à movimentação ativa do pescoço, mas a AM passiva é normal. Dor no pescoço é queixa comum em pacientes neuróticos ou deprimidos, simuladores, ou em busca de recompensa. A dor miofascial após acidente com veículo automotor (lesão em chicotada) é muito comum; pacientes com distensão cervical causada por essa lesão raramente apresentam radiculopatia. Não houve casos de herniação do núcleo pulposo por lesão em chicotada na série de radiculopatia cervical de Radhakrishnan et al.

OMBRO

Dor no ombro é uma queixa comum, e distúrbios desse membro podem ser confundidos com enfermidade neurológica, especialmente doença da coluna cervical e plexopatia braquial. Além disso, muitas vezes a dor no ombro é originada em órgãos internos, sobretudo o coração, o diafragma e o espaço subfrênico. O ombro é a articulação mais móvel do corpo, mas o preço pago por essa mobilidade é a instabilidade e a suscetibilidade a distensões, entorses e várias doenças.

Anatomia

O ombro é formado pela união de úmero, escápula e clavícula por quatro articulações: esternoclavicular, acromioclavicular (AC), escapulotorácica e glenoumeral. Os músculos que atuam no ombro são discutidos no Capítulo 27. O manguito rotador (MR) é formado pelos músculos supraespinal, infraespinal, redondo menor e subescapular, todos inseridos nos tubérculos maior e menor do úmero. Os músculos do MR estabilizam a cabeça do úmero e impedem o movimento de translação superior durante a abdução do ombro, além de manterem a cabeça do úmero centralizada na cavidade glenoidal. O tendão da cabeça longa do músculo bíceps atravessa o sulco intertubercular (bicipital) e se insere na margem superior da cavidade glenoidal. O tubérculo maior do úmero forma a parede externa do sulco intertubercular, e o menor, a parede interna. A doença que afeta o

tendão do músculo bíceps no sulco intertubercular (tendinite bicipital) causa dor em resposta ao movimento e pode lesar o tendão do bíceps e até mesmo ocasionar sua ruptura.

O ligamento coracoacromial une o processo coracoide e o acrômio, formando um arco sobre os tendões do MR e a cabeça do úmero. Em abdução, o espaço é estreito e a acomodação dos tendões é limitada. A bolsa subacromial (subdeltóidea) situa-se entre o tendão do músculo supraespinal e o acrômio saliente, separando o MR do arco coracoacromial e do músculo deltoide; ela possibilita um movimento de deslizamento uniforme. A bursite reduz a lubrificação e causa dor em decorrência do movimento.

Ombro doloroso

A dor no ombro pode surgir por muitos motivos. Um distúrbio comum está relacionado com a doença dos tendões do MR. Inúmeros termos têm sido usados para descrever o mesmo processo básico, incluindo tendinites do MR, supraespinal e calcificada; bursites subacromial e subdeltóidea; e síndrome do pinçamento. A maioria dos casos de dor no ombro atraumática está relacionada com a doença do manguito rotador. Geralmente, o distúrbio começa como uma tendinite acometendo o tendão do músculo supraespinal; com o seu avanço, outros tendões podem ser comprometidos e o processo estender-se para atingir a bolsa subacromial e a cápsula articular, com consequente ruptura do tendão ou ombro congelado. Do ponto de vista fisiopatológico, a tendinite do MR é um espectro de inflamação, degeneração e lesão por impacto contra as estruturas ósseas do ombro. O desgaste natural pode ser estendido e acometer o músculo infraespinal e a cabeça longa dos tendões do bíceps. Ela pode ser relacionada com microtraumatismo repetitivo, processo degenerativo (tendinose) ou áreas de vascularização diminuída no tendão. Conforme a degeneração do MR progride, formam-se depósitos de cálcio nos tendões (tendinite calcificada).

Nos estágios iniciais da doença do MR, a principal manifestação é a síndrome do pinçamento. Os tendões do manguito rotador, principalmente o supraespinal, ficam inflamados e edemaciados. Os tendões acometidos tendem a ser aprisionados sob o arco coracoacromial durante atividades que exigem a elevação do braço, sobretudo com o ombro em rotação interna, como ao estender o braço para frente e para cima com o intuito de colocar um objeto sobre uma prateleira. À medida que o distúrbio progride, a lesão dos tendões aumenta e pode chegar à ruptura do manguito rotador (RMR). O tendão do músculo supraespinal é a estrutura mais afetada, e a ruptura pode ser de espessura parcial ou total. Comumente, a RMR aguda decorre de algum trauma, como escorregão e queda. Rupturas crônicas geralmente acontecem em pacientes idosos com doença preexistente do MR. Em geral, o início é gradual, com dor durante atividades acima da cabeça e dor noturna intensa. O exame costuma revelar fraqueza da abdução e rotação lateral, muitas vezes com atrofia por desuso dos músculos supraespinal e deltoide. A fraqueza isolada da rotação lateral costuma ser um sinal de doença do MR.

As lesões da articulação AC causam dores na face superior do ombro e na palpação articular local exagerada por adução do braço transversal ao tórax. Às vezes, é possível reproduzir a dor advinda da articulação AC com a adução horizontal do ombro, como se o paciente estivesse pondo a mão sobre o ombro oposto. A instrução para que ele resista enquanto o examinador aplica pressão para baixo no cotovelo pode exacerbar o desconforto. Em geral, os problemas da articulação AC ocorrem depois de trauma, como queda sobre o acrômio (ponta do ombro), com consequente distensão ligamentar. A separação da articulação AC causa desnível entre a clavícula e o acrômio. A capsulite adesiva é caracterizada por dor e diminuição do movimento do ombro. Há desenvolvimento de aderências no interior da articulação do ombro ou de sua cápsula. Tanto a AM ativa quanto a passiva são limitadas, sobretudo na abdução e na rotação externa. A OA do ombro afeta tanto a articulação glenoumeral como a AC; provoca dor, limitação da AM e, com frequência, crepitação articular. Ombro congelado é um termo genérico para descrever todos os motivos de perda da AM desse membro. Quando grave, o movimento da articulação do ombro pode ser praticamente ausente. A causa exata do ombro congelado é desconhecida, mas é provável que inclua um processo inflamatório semelhante ao originador da tendinite do manguito rotador, porém afetando a cápsula articular A tendinite bicipital é causada por inflamação do tendão da cabeça longa do bíceps no sulco intertubercular. É comum os pacientes sentirem dor na face anterior do ombro que, às vezes, se irradia até o cotovelo. A dor é agravada por flexão do ombro ou supinação do antebraço e aliviada por repouso.

Anamnese

O histórico relevante no paciente com doença do ombro inclui qualquer tipo de lesão, localização da dor inicial, velocidade de instalação, caráter e intensidade da dor, fatores de agravamento e alívio, efeito da posição, relação com a hora do dia ou da noite, efeito do movimento passivo e ativo e eventuais sintomas neurológicos. A dor causada por doença da articulação AC localiza-se na articulação. Nos outros distúrbios do ombro, a dor pode estar localizada em qualquer parte do braço, pescoço ou ombro. Na doença grave do ombro, todo o braço pode ficar dolorido, mas é raro que a dor se estenda abaixo do cotovelo. Na doença do MR, a dor geralmente é refletida do tendão do supraespinal para a área próxima à inserção do deltoide, especialmente na abdução ativa. A dor decorrente do ato de deitar sobre o ombro afetado sugere tendinite do supraespinal. Na síndrome do pinçamento, a dor inicial surge principalmente após atividade extenuante; com a progressão, é possível se tornar constante, exacerbada por atividades de elevação do braço e particularmente propensa a ocorrer à noite. Ao atender um paciente com dor no ombro,

convém averiguar as limitações funcionais, pois ele pode ter dificuldade em arrumar-se, sobretudo ao estender o braço para trás e inseri-lo na manga de um casaco, ao pentear o cabelo e ao tirar a carteira do bolso traseiro.

Exame físico

Além da parte neurológica do exame físico, a avaliação do ombro deve incluir inspeção, palpação, AM ativa total e, se necessário, passiva. A inspeção pode revelar atrofia, edema ou alteração de contorno. Olhar o paciente sentado de cima para baixo ajuda a verificar se há atrofia do deltoide. A palpação pode indicar dor em estruturas inflamadas ou edemaciadas. A face posterior do MR é de fácil palpação com o braço aduzido transversalmente ao tórax, e é possível até mesmo perceber a RMR através do deltoide (teste da palpação transdeltoide). A palpação do tendão do músculo bíceps sobre o sulco intertubercular e o movimento do tendão de um lado para outro (teste de Lippman; Figura 48.1) provocam dor em pacientes com tendinite bicipital. É possível a palpação vigorosa causar certo desconforto mesmo na ausência de doença, portanto, convém comparar a dor provocada nos lados sintomático e assintomático.

A AM ativa total abrange flexão, extensão, adução, abdução e rotação medial e lateral do ombro. Observe o movimento da escápula e o ritmo escapuloumeral (ver Capítulo 27). Quando a doença grave do ombro limita o movimento da articulação glenoumeral, o paciente abduz o braço principalmente na articulação escapulotorácica. A mobilidade

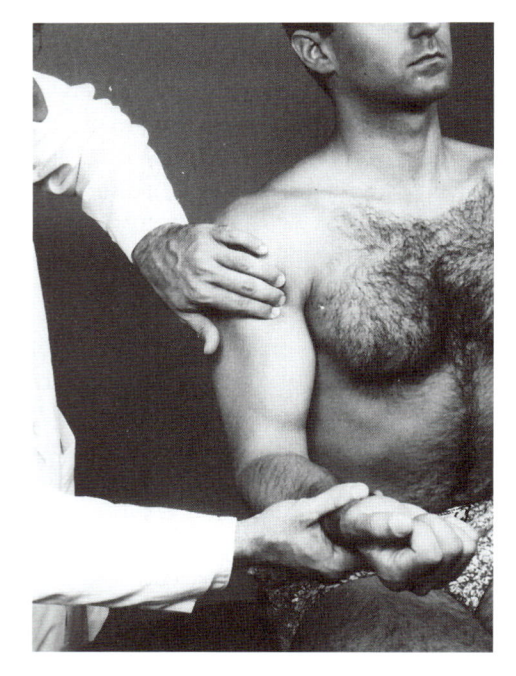

Figura 48.1 Teste de Lippman; o movimento do tendão do músculo bíceps para frente e para trás no sulco intertubercular reproduz a dor na tendinite bicipital. (Reimpressa com permissão de Cipriano JJ. *Photographic Manual of Regional Orthopaedic and Neurological Tests.* 4th ed. Philadelphia: Lippincott Williams & Wilkins, 2003.)

escapular excessiva durante a abdução do braço indica limitação do movimento do ombro. Há a possibilidade de parte ou toda a abdução realizar-se pela elevação dos ombros, e a escápula e o úmero movem-se como uma unidade (inversão do ritmo escapuloumeral). A limitação da AM ativa poderia ser causada por limitação mecânica (p. ex., ombro congelado) ou por dor ou fraqueza muscular. A AM passiva maior do que a ativa exclui qualquer limitação mecânica. Mesmo quando há limitação acentuada da AM ativa causada por dor ou RMR, a passiva e delicada pode ser normal. Um método conveniente de avaliar a AM ativa é o teste de coçar de Apley, no qual o paciente faz três movimentos, como se fosse se coçar: (a) ao estender a mão até o ombro oposto para tocá-lo de frente; (b) por trás do pescoço, como para tocar a margem vertebral superior da escápula oposta; e (c) por trás da região lombar, como para tocar a extremidade inferior da escápula oposta (Figura 48.2A e B). Os dois últimos movimentos podem ser combinados, solicitando-se ao paciente que tente unir as pontas dos dedos no espaço interescapular, com uma das mãos por cima e a outra por baixo.

Para induzir o sinal de queda do braço, durante a AM passiva com o paciente sentado, o examinador posiciona o ombro em 90° de abdução, em seguida, solta o braço e pede-lhe para abaixá-lo devagar. Isso pode causar dor intensa, ou o paciente pode não ser capaz de abaixar o braço devagar, deixando-o

cair abruptamente. O sinal de queda do braço positivo sugere disfunção do músculo supraespinal. Em uma grande série de pacientes com suspeita de RMR, os achados clínicos mais associados foram atrofia dos músculos infra e supraespinal, fraqueza com elevação ou rotação lateral, arco doloroso e sinal de pinçamento. Idade superior a 65 anos e dor noturna também foram correlacionadas com a RMR.

Inúmeras manobras específicas podem ser úteis na avaliação do ombro.

Sinal do pinçamento

Existem dois sinais de pinçamento em uso; ambos causam dor por encarceramento dos tendões do MR entre a cabeça do úmero e o acrômio durante a movimentação passiva do ombro. No teste de pinçamento de Neer, faz-se a rotação medial do braço estendido, seguida por elevação diretamente acima da cabeça com a palma da mão voltada em sentido lateral (Figura 48.3). No teste de pinçamento de Hawkins (Hawkins-Kennedy), o braço é mantido em abdução e rotação lateral, o cotovelo é flexionado e submetido à rotação medial vigorosa, conduzindo o tendão do músculo supraespinal através do espaço subacromial (Figura 48.4). Em outro método, o cotovelo é flexionado e o ombro rodado internamente como se fosse pôr o antebraço em posição transversal ao abdome; a seguir, o braço é elevado de modo que o antebraço forme um arco na frente da face e acima da cabeça. A rotação interna é uma parte essencial da manobra nos testes de pinçamento, porque gira o tubérculo maior anteriormente e estreita o espaço abaixo do acrômio. Em seguida, os tendões inflamados e dolorosos são aprisionados entre o tubérculo maior e o acrômio, o que provoca dor durante a manobra. A dor também pode diminuir quando o paciente flexiona o tronco para frente e deixa o braço pender livremente, o que afasta os tendões inflamados do ponto de pinçamento, ou

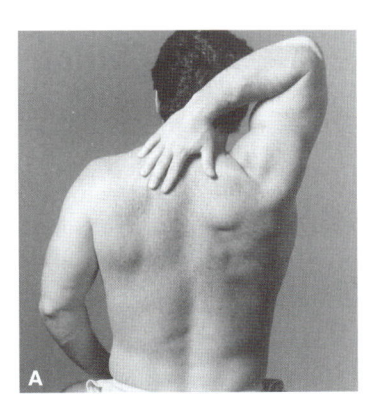

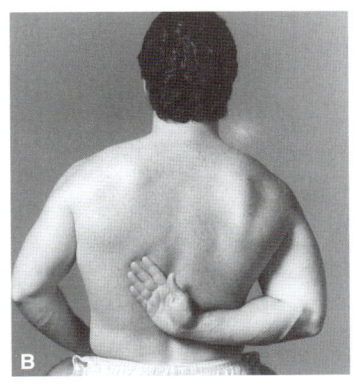

Figura 48.2 **A** e **B**. Teste de coçar de Apley. A exacerbação da dor do paciente indica tendinopatia degenerativa de um dos tendões do manguito rotador, em geral, o supraespinal. (Reimpressa com permissão de Cipriano JJ. *Photographic Manual of Regional Orthopaedic and Neurological Tests*. 4th ed. Philadelphia: Lippincott Williams & Wilkins, 2003.)

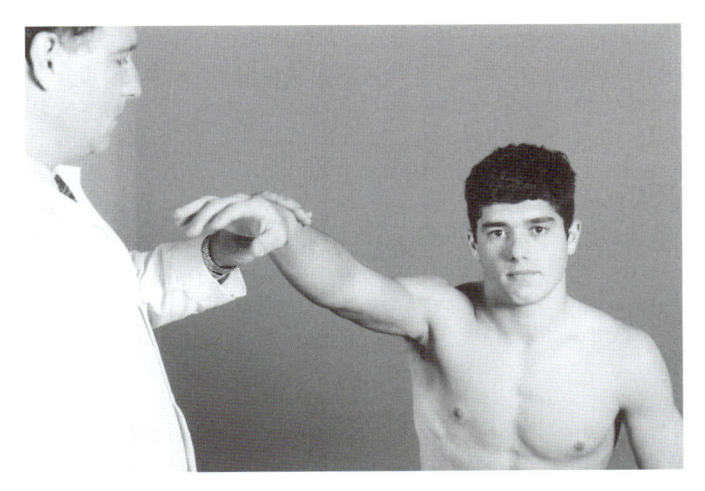

Figura 48.3 Provocação do sinal do pinçamento de Neer. Com o braço em pronação, a elevação aprisiona o tendão do supraespinal abaixo do arco coracoacromial. (Reimpressa com permissão de Cipriano JJ. *Photographic Manual of Regional Orthopaedic and Neurological Tests*. 4th ed. Philadelphia: Lippincott Williams & Wilkins, 2003.)

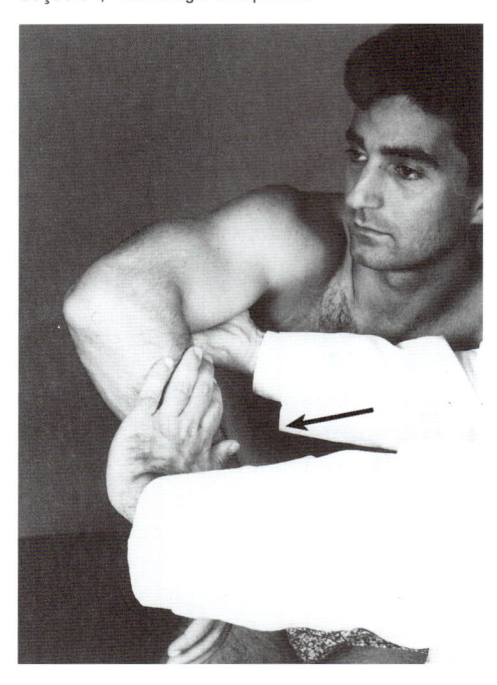

Figura 48.4 Provocação do sinal do pinçamento de Hawkins. A rotação força os tendões do manguito rotador abaixo do arco coracoacromial. (Reimpressa com permissão de Cipriano JJ. *Photographic Manual of Regional Orthopaedic and Neurological Tests*. 4th ed. Philadelphia: Lippincott Williams & Wilkins, 2003.)

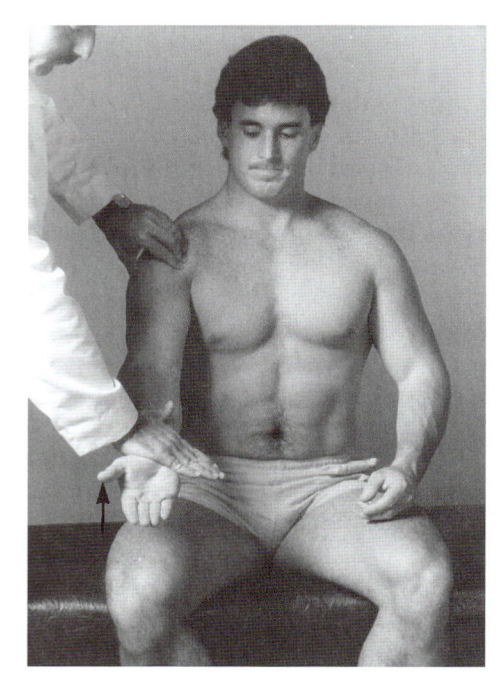

Figura 48.5 Indução de dor na parte anterior do ombro com tendinite bicipital por flexão do ombro contra resistência. (Reimpressa com permissão de Cipriano JJ. *Photographic Manual of Regional Orthopaedic and Neurological Tests*. 4th ed. Philadelphia: Lippincott Williams & Wilkins, 2003.)

quando o examinador sustenta o antebraço fletido no cotovelo e puxa para baixo com delicadeza. Na síndrome do pinçamento, os tendões afetados passam abaixo do acrômio no arco entre 60 e 120° de abdução. A abdução de 60° pode ser indolor, mas o arco entre 60 e 120° é muito desconfortável; acima de 120°, depois que o tendão do supraespinal edemaciado e sensível transpôs os limites estreitos do espaço subacromial, o movimento volta a ser indolor. O "sinal do arco doloroso" é provocado quando o examinador faz a elevação passiva do braço até 180° e pede ao paciente para abaixar o braço ativamente, ou quando o paciente faz a abdução ativa do braço de 0 a 180°. O sinal é positivo quando há dor na amplitude de 60 a 120° e não nos extremos. O sinal do arco doloroso tem alta sensibilidade como achado isolado, o que o torna útil para descartar RMR.

É possível obter o isolamento relativo da ação supraespinal pedindo ao paciente que tente abduzir o braço lateralmente com o ombro em rotação interna e o antebraço em hiperpronação, como se fosse mover o dedo mínimo em direção ao teto. O ombro deve estar fletido cerca de 30° à frente em relação ao plano coronal do corpo para alinhar o úmero no plano da escápula e isolar o supraespinal. Esse é o mesmo movimento que seria feito para esvaziar uma lata e, às vezes, é denominado teste da lata vazia.

No teste de Speed, o cotovelo é mantido estendido e supinado, e o paciente flexiona o ombro (não o cotovelo) contra resistência (Figura 48.5). Esse movimento faz com que o tendão do músculo bíceps atravesse o sulco intertubercular e cause dor na face anterior do ombro em pacientes com

tendinite bicipital. No teste de Yergason, com o cotovelo flexionado a 90° e o antebraço em pronação, o paciente tenta simultaneamente flexionar o cotovelo e supinar a mão contra resistência do examinador (Figura 48.6). O músculo bíceps é um flexor e supinador do cotovelo, e esse teste usa os dois movimentos para provocar a contração do bíceps e movimentar seu tendão no sulco intertubercular, reproduzindo a dor na parte anterior do ombro com tendinite bicipital.

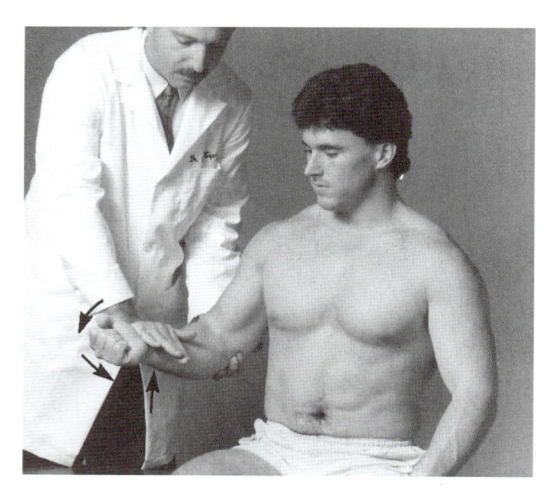

Figura 48.6 Indução de dor na parte anterior do ombro com tendinite bicipital por flexão e supinação do cotovelo contra resistência, o que tensiona o tendão do bíceps em seu sulco (sinal de Yergason). (Reimpressa com permissão de Cipriano JJ. *Photographic Manual of Regional Orthopaedic and Neurological Tests*. 4th ed. Philadelphia: Lippincott Williams & Wilkins, 2003.)

COTOVELO

Não é comum considerar que pacientes com dor no cotovelo tenham um processo neurológico. Existem alguns distúrbios que merecem análise: epicondilite lateral, epicondilite medial, síndrome do túnel radial e neuropatia ulnar no cotovelo.

O cotovelo tem duas articulações: umeroulnar e umerorradial. Os movimentos possíveis são flexão/extensão e pronação/supinação. Os epicôndilos lateral e medial são processos não articulares que encimam os respectivos côndilos do úmero. Os tendões do supinador e o comum dos músculos extensores originam-se no epicôndilo lateral; o comum dos músculos extensores é a origem dos músculos extensores dos dedos, do dedo mínimo e ulnar do carpo. A epicondilite lateral (cotovelo de tenista) é uma síndrome de dor muito comum no epicôndilo lateral, a qual, muito frequentemente, é uma lesão por desgaste que acomete os músculos extensores e supinadores originados no epicôndilo lateral. É mais comum ocorrer em tenistas (até 50%), mas pode resultar de outros tipos de desgaste provocado por muitas atividades. Em geral, o exame revela sensibilidade na palpação do epicôndilo lateral, com dor máxima na palpação logo distal ao epicôndilo. Com o cotovelo estendido, a extensão (sinal de Cozen; Figura 48.7) ou supinação do carpo contra resistência do examinador (teste de Mill) reproduz a dor. A flexão ou a pronação passiva vigorosa do carpo pode estender a região inflamada e também causar dor. No teste de elevação da cadeira, o paciente fica em pé atrás de uma cadeira, segura o espaldar com a mão em pronação e o cotovelo estendido e tenta levantá-la, reproduzindo a dor.

A epicondilite lateral geralmente responde ao tratamento conservador. Quando isso não acontece, ocasionalmente é feito o diagnóstico de "cotovelo de tenista resistente". Alguns profissionais, em especial cirurgiões ortopédicos,

acreditam que certos casos de cotovelo de tenista resistente sejam causados por encarceramento de ramos do nervo radial no "túnel radial", uma passagem anatômica supostamente formada por várias estruturas, como a margem fibrosa do extensor radial curto do carpo, a arcada de Frohse, a margem distal do músculo supinador, ou faixas fibrosas no músculo supinador. Não há certeza sequer da existência de um túnel radial. Os defensores da síndrome do túnel radial acreditam que o encarceramento do nervo provoque dor lateral crônica no cotovelo na ausência de disfunção neurológica objetiva. As descrições das manifestações clínicas dessa síndrome na literatura cirúrgica são muito semelhantes, e muitas vezes idênticas, às descrições de epicondilite lateral.

CARPO E MÃO

Os movimentos do carpo são flexão e extensão e desvio radial e ulnar. O carpo (articulação radiocarpal) é formado pela articulação da extremidade distal do rádio com os ossos carpais. Existem oito ossos carpais: a fileira proximal é composta por escafoide, semilunar, piramidal e pisiforme; e a fileira distal por trapézio, trapezoide, capitato e hamato. O pisiforme forma uma elevação facilmente palpável na face palmar do carpo na base da eminência hipotenar. O hâmulo do osso hamato está cerca de 2,5 cm distal ao pisiforme, alinhado com a margem ulnar do dedo anular, e é percebido por palpação profunda. O ligamento piso-hamato une o pisiforme ao hâmulo do osso hamato; e pode comprimir o ramo palmar profundo do nervo ulnar. A divisão superficial do nervo ulnar pode ser empurrada de um lado ao outro sobre a extremidade do hâmulo.

A "tabaqueira anatômica" é uma pequena cavidade observada imediatamente distal ao processo estiloide do rádio na face lateral do carpo quando o polegar está totalmente estendido. Os tendões dos músculos extensor curto do polegar e abdutor longo do polegar formam a margem volar da tabaqueira anatômica; o tendão do extensor longo do polegar forma a margem dorsal. Com a extensão forçada do polegar, é possível observar o seu tendão do extensor longo destacado até a inserção na falange distal dele. O nervo radial superficial cruza o tendão do extensor longo do polegar e pode ser palpado e empurrado de um lado a outro sobre o tendão.

Uma diminuição em AM ativa e passiva sugere doença da articulação ou do tendão, ou contratura. Quando há perda só de AM ativa, a causa pode ser a ruptura de um tendão. A doença de De Quervain é uma tenossinovite inflamatória que acomete os músculos extensores do polegar, principalmente o extensor curto. Os pacientes sentem dor no carpo e no polegar, com comprometimento primário da face radial do carpo e dor à palpação sobre a tabaqueira anatômica. A extensão do polegar contra resistência causa dor, mas a extensão passiva é indolor. No teste

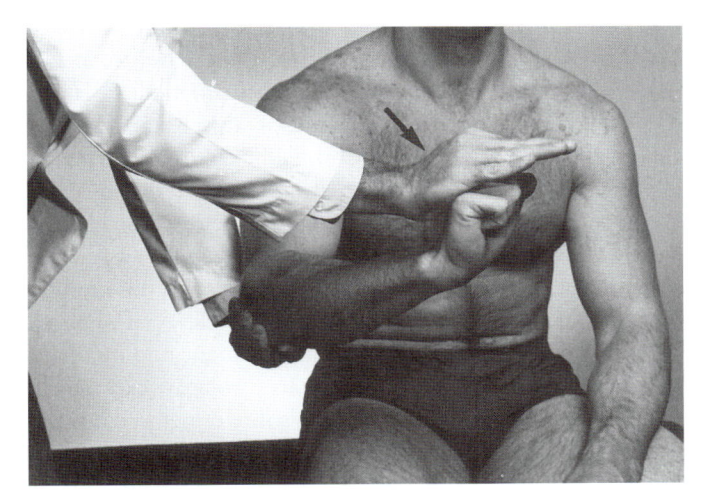

Figura 48.7 Indução de dor epicondilar lateral por extensão forçada do punho (sinal de Cozen). (Reimpressa com permissão de Cipriano JJ. *Photographic Manual of Regional Orthopaedic and Neurological Tests.* 4th ed. Philadelphia: Lippincott Williams & Wilkins, 2003.)

de Finkesltein, o paciente põe o polegar na palma da mão e flexiona os demais dedos em torno dele; em seguida, o examinador empurra devagar o carpo na direção ulnar (Figura 48.8). Esse estiramento dos tendões extensores do polegar inflamados reproduz a dor. A expectativa é de que haja desconforto leve com o desvio ulnar forçado. Pacientes com doença de De Quervain ativa têm dor extrema no teste de Finkelstein.

A ruptura dos tendões pode causar fraqueza facilmente confundida com um processo neurológico. A ruptura de um tendão extensor do dedo provoca queda isolada do dedo. Um tipo comum dessa lesão acomete a falange distal e ocasiona a queda da extremidade do dedo acometido (dedo em martelo, pois o dedo estendido assemelha-se a um martelo bem pequeno). A ruptura do tendão extensor na articulação interfalângica proximal causa queda das falanges média e distal (dedo do datilógrafo). Quando há acometimento de vários tendões, como às vezes acontece na artrite reumatoide (síndrome de Vaughan-Jackson), a aparência pode simular uma neuropatia parcial do interósseo posterior. A avulsão do tendão é uma lesão do músculo flexor profundo dos dedos na falange distal (dedo de Jersey) que geralmente ocorre quando um jogador segura pela camisa um adversário que está correndo. O paciente fica, então, incapaz de flexionar a articulação interfalângica distal. Isso pode ser confundido com fraqueza do flexor profundo dos dedos, como pode acontecer na paralisia do nervo interósseo anterior. Existem muitos outros distúrbios interessantes da mão e do dedo com nomes pitorescos, mas poucos tendem a ser confundidos com um processo neurológico.

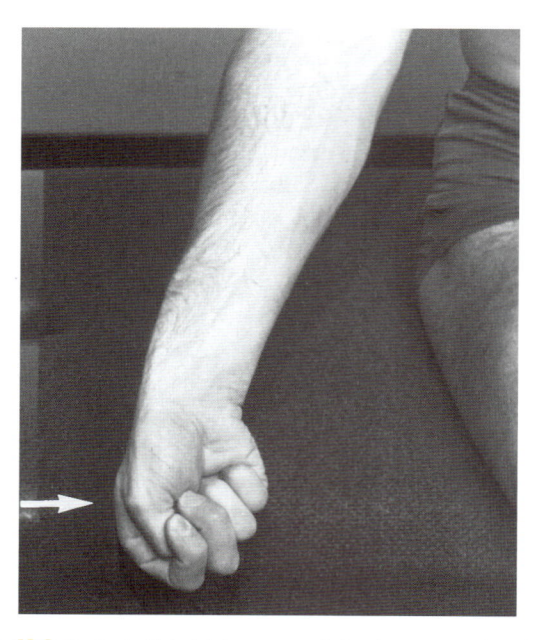

Figura 48.8 Teste de Finkelstein para tendinite do extensor do polegar de De Quervain. Com o polegar imobilizado, o desvio ulnar forçado do carpo estira os seus tendões do músculo extensor. (Reimpressa com permissão de Cipriano JJ. *Photographic Manual of Regional Orthopaedic and Neurological Tests.* 4th ed. Philadelphia: Lippincott Williams & Wilkins, 2003.)

MEMBRO INFERIOR

Os distúrbios musculoesqueléticos mais importantes no diagnóstico diferencial de radiculopatia lombossacra são dor miofascial ou musculoligamentar, doença das articulações sacroilíacas (SI) e doenças do quadril. A dor lombar musculoligamentar, miofascial ou "mecânica" geralmente é episódica. Durante uma crise, há dor lombar geralmente localizada nas nádegas e coxas e agravada por qualquer movimento. A dor surge principalmente ao iniciar um movimento; ela ocorre ao flexionar o tronco para frente e também ao voltar à posição ereta e é agravada nas posições sentada e de pé, durante a marcha e as atividades em geral. A rigidez matinal é comum e, muitas vezes, a dor se intensifica no decorrer do dia. Pode ser aliviada por mudança de posição, sobretudo ao deitar.

A doença do quadril pode ser classificada como anterior, lateral ou posterior, de acordo com a localização da dor. Muitas vezes, ao dizerem "quadril", os pacientes referem-se à nádega, portanto, convém pedir que apontem o local da dor. Em geral, a dor originada na articulação do quadril é refletida anteriormente na virilha e na região inguinal. As causas de dor anterior no quadril incluem OA, fratura e necrose avascular. Dor posterior no quadril e na nádega pode ser ocasionada por doença da articulação SI. Essa também é uma área comum de dor provocada por radiculopatia lombossacra.

Com o paciente de pé, compare a altura das cristas ilíacas, dos trocanteres maiores e das depressões indicativas da espinha ilíaca posterossuperior e verifique se estão no mesmo nível. A discrepância de comprimento das pernas pode ter muitas causas, entre elas a fratura do quadril. A palpação pode revelar áreas de dor quando a bursite acomete o trocanter maior ou o túber isquiático. Também pode haver áreas dolorosas ou pontos de gatilho decorrentes de dor miofascial.

O teste mais delicado para detecção de doença da articulação do quadril é a rotação medial e lateral do quadril por movimentação da perna para trás e para a frente com o paciente em decúbito dorsal, ou o movimento medial e lateral do pé na posição sentada. Também é possível testar a rotação com o paciente em decúbito dorsal e flexão do quadril e do joelho em 90°. O teste de elevação da perna também é útil na avaliação de doença do quadril; os pacientes com ela têm dor ao elevar a perna, esteja o joelho fletido ou estendido; aqueles com sinais de estiramento da raiz só têm dor quando o quadril é fletido com o joelho estendido (elevação da perna estendida positiva). A dor causada pela doença do quadril é máxima quando há flexão, abdução e rotação externa do quadril ao colocar o pé do paciente sobre o joelho contralateral (posição de número quatro) e comprimir levemente o que está fletido para baixo (teste FABER, FABERE ou de Patrick; Figura 48.9). FABER(E) é um acrônimo: o quadril é flexionado, abduzido e rodado externamente. A dor na região inguinal provocada nessa posição é sugestiva de doença intra-articular; a dor posterior sugere doença da articulação

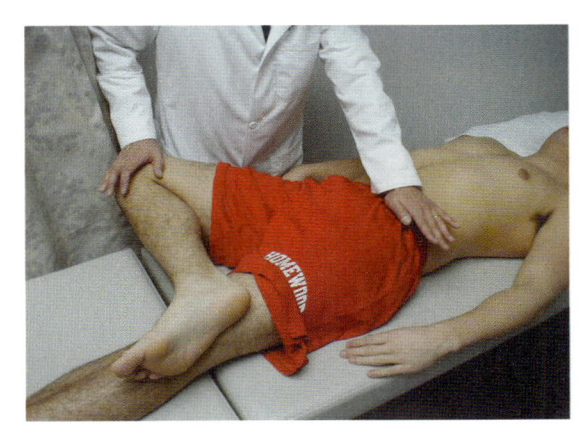

Figura 48.9 Teste de FABER(E), ou de Patrick, para doença do quadril. A manobra força a entrada da cabeça do fêmur no acetábulo. A coxa é flexionada, abduzida e girada externamente. (Reimpressa com permissão de Boulware DW, Heudebert GR, eds. *Lippincott's Primary Care Rheumatology.* Philadelphia: Wolters Kluwer Health/Lippincott Williams & Wilkins, 2012.)

SI. A explicação mais provável para a dor na articulação do quadril é a OA; outras causas são fratura do quadril e necrose avascular da cabeça do fêmur. A artrite do quadril geralmente leva à restrição do movimento, sobretudo em flexão e rotação interna. A dor na articulação SI pode ser reproduzida por manobras que estendem o quadril. No teste de Gaenslen, o paciente segura um joelho contra o tórax para estabilizar a pelve enquanto a perna a ser testada é estendida. O teste pode ser feito com o paciente em decúbito lateral enquanto o examinador puxa com força a perna testada para trás. O paciente também pode estar em decúbito dorsal com a nádega do lado a ser testado parcialmente fora da mesa, possibilitando que a perna penda em direção ao chão (Figura 48.10) A reprodução da dor sugere doença da articulação SI.

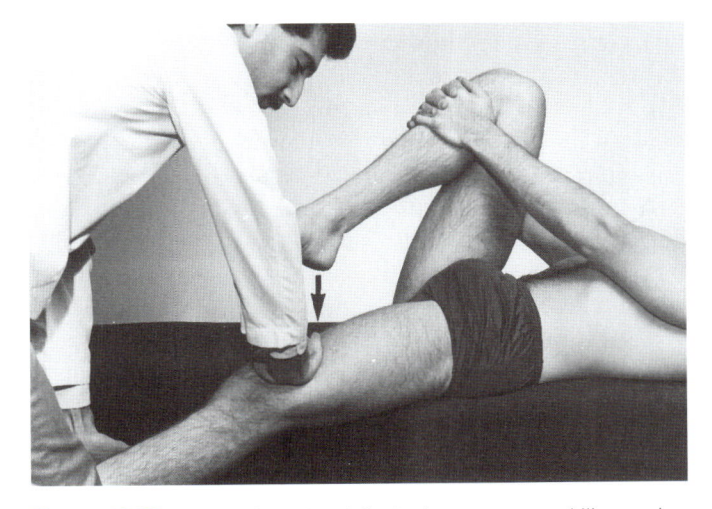

Figura 48.10 Teste de Gaenslen. A flexão de uma coxa estabiliza a pelve; a manobra de deixar a outra perna pendente fora da mesa de exame tensiona a articulação sacroilíaca (SI) e reproduz a dor na doença da articulação SI. (Reimpressa com permissão de Cipriano JJ. *Photographic Manual of Regional Orthopaedic and Neurological Tests.* 4th ed. Philadelphia: Lippincott Williams & Wilkins, 2003.)

As causas de dor na região lateral do quadril incluem bursite trocantérica, síndrome do trato iliotibial e meralgia parestésica. A bursite trocantérica costuma ocasionar dor localizada na região lateral do quadril sobre a região do trocanter maior. Os pacientes relatam dor ao apoiar peso ou ao deitar sobre o lado sintomático. Em geral, há sensibilidade à palpação sobre a bolsa afetada. O paciente pode sentir dor ao tentar abduzir a perna acometida contra resistência ou durante a rotação lateral passiva do quadril. Os pacientes com síndrome do trato iliotibial costumam reclamar de uma sensação de estalo no quadril em resposta à flexão e à extensão. Aqueles com meralgia parestésica geralmente apresentam queixas sensitivas importantes, além da dor.

BIBLIOGRAFIA

Cipriano JJ. *Photographic Manual of Regional Orthopaedic and Neurological Tests.* 4th ed. Philadelphia: Lippincott Williams & Wilkins, 2003.

Collee G, Dijkmans BA, Vandenbroucke JP, et al. Greater trochanteric pain syndrome (trochanteric bursitis) in low back pain. *Scand J Rheumatol* 1991;20: 262–266.

Devereaux MW. Neck and low back pain. *Med Clin North Am* 2003;87:643–662.

Dick AG, Houghton JM, Bankes MJK. An approach to hip pain in a young adult. *BMJ* 2018;361:k1086.

Ebell MH. Diagnosing rotator cuff tears. *Am Fam Physician* 2005;71:1587–1588.

Gong HS, Lee JO, Baek GH, et al. Extensor tendon rupture in rheumatoid arthritis: a survey of patients between 2005 and 2010 at five Korean hospitals. *Hand Surg* 2012;17:43–47.

Hanchard NC, Lenza M, Handoll HH, et al. Physical tests for shoulder impingements and local lesions of bursa, tendon or labrum that may accompany impingement. *Cochrane Database Syst Rev* 2013;(4):CD007427.

Hardin J Jr. Pain and the cervical spine. *Bull Rheum Dis* 2001;50:1–4.

Hegedus EJ, Goode AP, Cook CE, et al. Which physical examination tests provide clinicians with the most value when examining the shoulder? Update of a systematic review with meta-analysis of individual tests. *Br J Sports Med* 2012;46:964–978.

Hsueh JH, Liu WC, Yang KC, et al. Spontaneous extensor tendon rupture in the rheumatoid wrist: risk factors and preventive role of extended tenosynovectomy. *Ann Plast Surg* 2016;76 Suppl 1:S41–S47.

Jain NB, Wilcox RB III, Katz JN, et al. Clinical examination of the rotator cuff. *PM R* 2013;5:45–56.

Litaker D, Pioro M, El Bilbeisi H, et al. Returning to the bedside: using the history and physical examination to identify rotator cuff tears. *J Am Geriatr Soc* 2000;48:1633–1637.

MacDonald PB, Clark P, Sutherland K. An analysis of the diagnostic accuracy of the Hawkins and Neer subacromial impingement signs. *J Shoulder Elbow Surg* 2000;9:299–301.

Magee DJ. *Orthopedic Physical Assessment.* 4th ed. Philadelphia: W.B. Saunders, 2002.

Mandell BF. Avascular necrosis of the femoral head presenting as trochanteric bursitis. *Ann Rheum Dis* 1990;49:730–732.

Mansour ES, Steingard MA. Anterior hip pain in the adult: an algorithmic approach to diagnosis. *J Am Osteopath Assoc* 1997;97:32–38.

Margo K, Drezner J, Motzkin D. Evaluation and management of hip pain: an algorithmic approach. *J Fam Pract* 2003;52:607–617.

Naam NH, Nemani S. Radial tunnel syndrome. *Orthop Clin North Am* 2012;43: 529–536.

Roberts CS, Davila JN, Hushek SG, et al. Magnetic resonance imaging analysis of the subacromial space in the impingement sign positions. *J Shoulder Elbow Surg* 2002;11:595–599.

Rosenbaum R. Disputed radial tunnel syndrome. *Muscle Nerve* 1999;22:960–967.

Schwarzer AC, Aprill CN, Bogduk N. The sacroiliac joint in chronic low back pain. *Spine* 1995;20:31–37.

Shbeeb MI, Matteson EL. Trochanteric bursitis (greater trochanter pain syndrome). *Mayo Clin Proc* 1996;71:565–569.

Somerville LE, Willits K, Johnson AM, et al. Clinical assessment of physical examination maneuvers for rotator cuff lesions. *Am J Sports Med* 2014;42:1911–1919.

Tortolani PJ, Carbone JJ, Quartararo LG. Greater trochanteric pain syndrome in patients referred to orthopedic spine specialists. *Spine J* 2002;2:251–254.

Traycoff RB. "Pseudotrochanteric bursitis": the differential diagnosis of lateral hip pain. *J Rheumatol* 1991;18:1810–1812.

White H, Barrett M, Gooding C. Chronic hip pain. *BMJ* 2018;360:j5882.

Williams BS, Cohen SP. Greater trochanteric pain syndrome: a review of anatomy, diagnosis and treatment. *Anesth Analg* 2009;108:1662–1670.

Williamson L, Mowat A, Burge P. Screening for extensor tendon rupture in rheumatoid arthritis. *Rheumatology (Oxford)* 2001;40:420–423.

Wolf EM, Agrawal V. Transdeltoid palpation (the rent test) in the diagnosis of rotator cuff tears. *J Shoulder Elbow Surg* 2001;10:470–473.

Zacher J, Gursche A. Regional musculoskeletal conditions: 'hip' pain. *Best Pract Res Clin Rheumatol* 2003;17:71–85.

CAPÍTULO

49

Irrigação Sanguínea do Encéfalo

ARTÉRIAS CEREBRAIS

O cérebro recebe o suprimento sanguíneo das artérias carótidas internas (ACI) e das vertebrais (ACV). Em geral, os ramos originados das artérias vertebrais irrigam a metade caudal do encéfalo, incluindo tronco encefálico, mesencéfalo, lobos occipitais, parte inferior dos lobos temporais e a maior parte do tálamo; enquanto os ramos originados nas artérias carótidas internas irrigam os núcleos da base, os lobos frontais e parietais, a parte lateral dos lobos temporais e a maior parte da cápsula interna. A Figura 49.1 mostra as áreas de perfusão.

Artéria carótida

Cada ACI origina-se no pescoço como um dos ramos terminais da artéria carótida comum. A parte cervical da ACI ascende no pescoço (segmento cervical) sem emitir ramos, entra no crânio através do canal carotídeo na parte petrosa do osso temporal, atravessa o osso petroso (segmento petroso) e emerge no seio cavernoso dentro do crânio (segmento intracraniano). O vaso tem trajeto sigmoide no seio, denominado sifão carotídeo. No interior do seio cavernoso, a ACI está muito próxima dos nervos cranianos (NCs) III, IV, $V_{1,2}$ e VI. Fibras simpáticas ascendentes circundam a artéria.

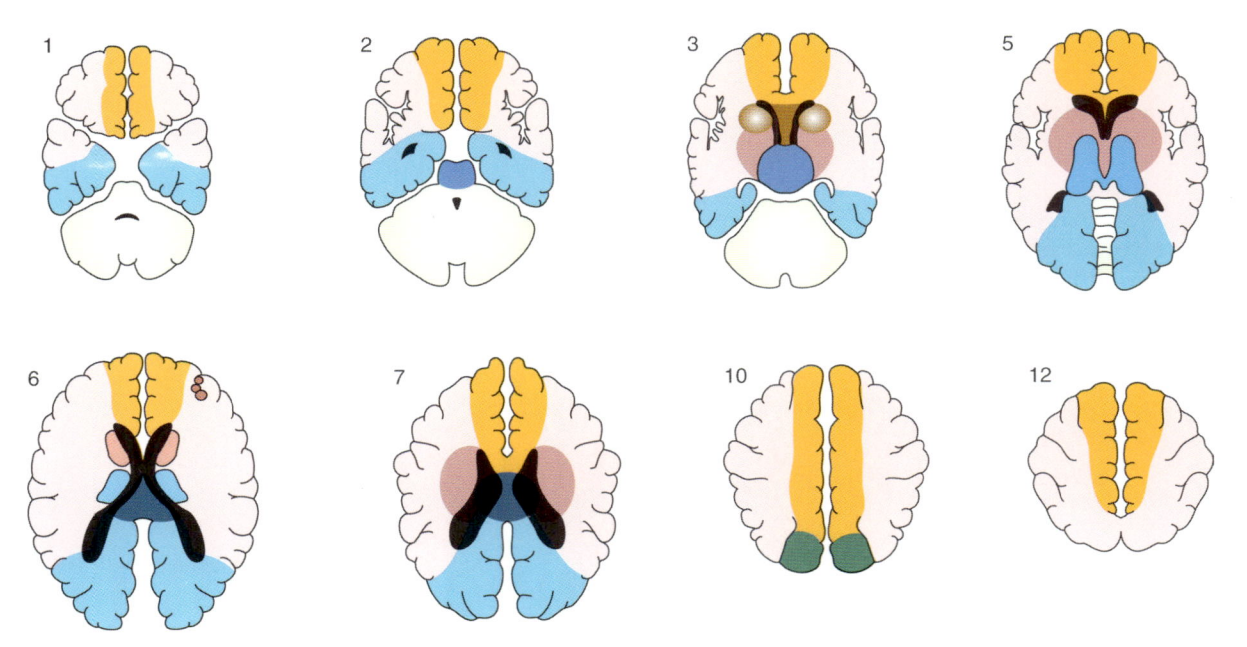

Figura 49.1 Territórios vasculares. Em *laranja*, a artéria cerebral anterior (ACA); em *rosa*, a artéria cerebral média (ACM); em *azul*, a artéria cerebral posterior (ACP). De https://medpix.nlm.nih.gov/home, cortesia do Dr. James Smirniotopoulos.

Essas estruturas podem ser afetadas por doenças carotídeas intracavernosas, como um aneurisma. O tronco meningo-hipofisário origina-se da ACI pré-selar ou justasselar para irrigar o lobo posterior da hipófise e as meninges adjacentes.

Imediatamente depois de sair do seio, surge a artéria oftálmica e, em seguida, a comunicante posterior, que conecta ACI e artérias cerebrais posteriores (ACPs), acompanhada pela artéria coróidea anterior. A artéria oftálmica dá origem aos ramos orbital, extraorbital, central da retina, ciliar anterior e ciliares posteriores curtos e longos. As duas artérias carótidas, seus ramos comunicantes e a artéria basilar formam o círculo arterial de Willis na base do encéfalo (Figuras 49.2 a 49.5). O círculo de Willis está sujeito a grandes variações de configuração, com anomalias frequentes. Há a possibilidade de hipoplasia de um ou mais componentes, os quais podem ter um calibre semelhante a um barbante, ou duplicação de vasos, ausência de vasos ou origem embrionária persistente de alguns dos elementos (Figura 49.6). O círculo é normal e totalmente formado somente em cerca de metade das pessoas sem evidência de doença do sistema nervoso. As anomalias ocorrem em aproximadamente 80% dos pacientes com disfunção neural.

Os ramos da artéria comunicante posterior (ACoP) entram na base do encéfalo entre o infundíbulo e o trato óptico e irrigam a parte anteromedial do tálamo e as paredes do terceiro ventrículo. A artéria coróidea anterior origina-se na ACI logo

antes de seu término; e segue para trás ao longo do trato óptico e ao redor do pedúnculo cerebral até o corpo geniculado lateral, onde seus principais ramos descrevem uma curva e entram no corno inferior do ventrículo lateral; ela irriga o plexo coroide do ventrículo lateral. Durante seu trajeto, fornece ramos para o trato óptico, hipocampo, cauda do núcleo caudado, partes medial e intermédia do globo pálido, dois terços posteriores do ramo posterior da cápsula interna, terço médio do pedúnculo cerebral e parte externa do corpo geniculado lateral. As partes retrolenticular e sublenticular da cápsula interna também são irrigadas por essa artéria.

A ACI termina imediatamente lateral ao quiasma óptico, perto do lado medial do polo temporal e da parte medial e inferior do sulco lateral (fissura de Sylvius), dividindo-se em seus principais ramos terminais: a ACA e a artéria cerebral média (ACM). As artérias profundas, centrais ou centrais anterolaterais (lenticuloestriadas), em número de 2 a 12, originam-se do tronco principal – troncos terminais, local de bifurcação e/ou ramos leptomeníngeos da ACM – separadamente ou de troncos comuns. Essas artérias mergulham perpendicularmente na substância encefálica para irrigar os núcleos da base e o joelho, ramo anterior e parte superior do ramo posterior da cápsula interna. São ramos terminais e não se anastomosam entre si (artérias terminais), e a oclusão causa infarto localizado na distribuição do vaso acometido (infarto lacunar).

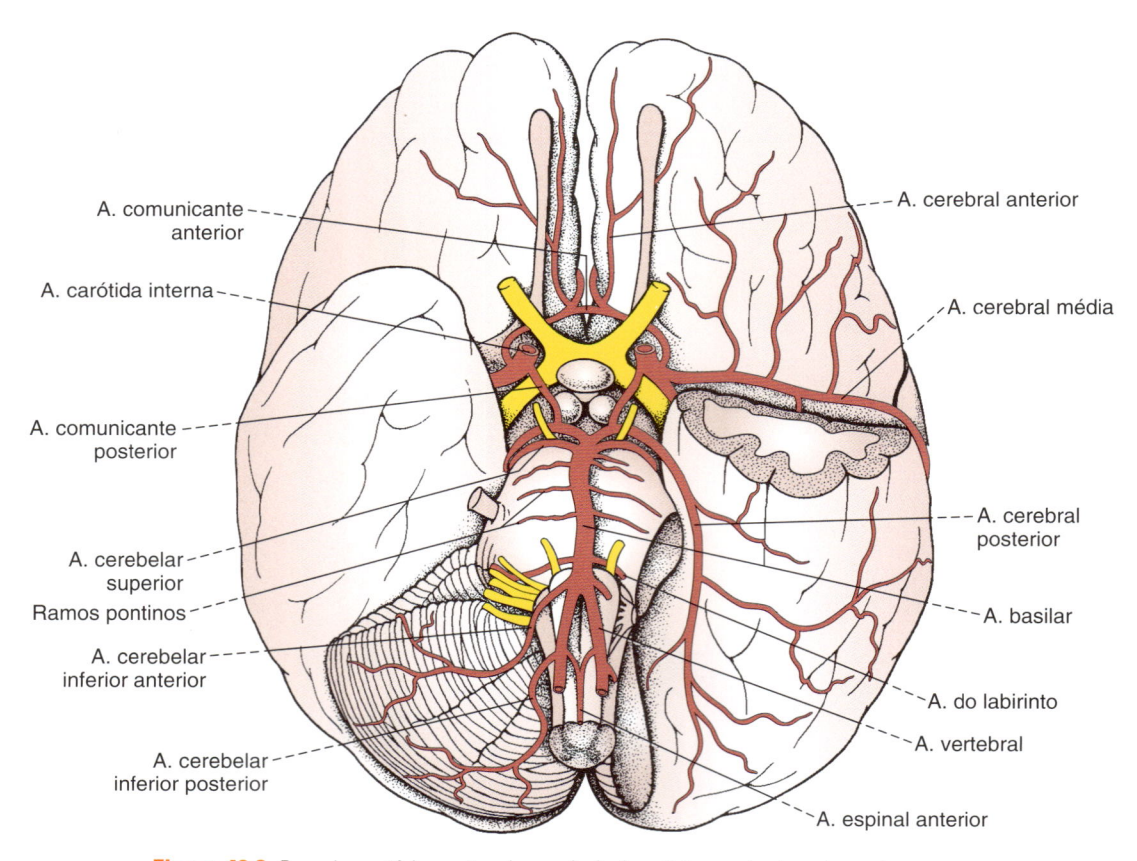

Figura 49.2 Base do encéfalo mostrando as principais artérias cerebrais e alguns de seus ramos.

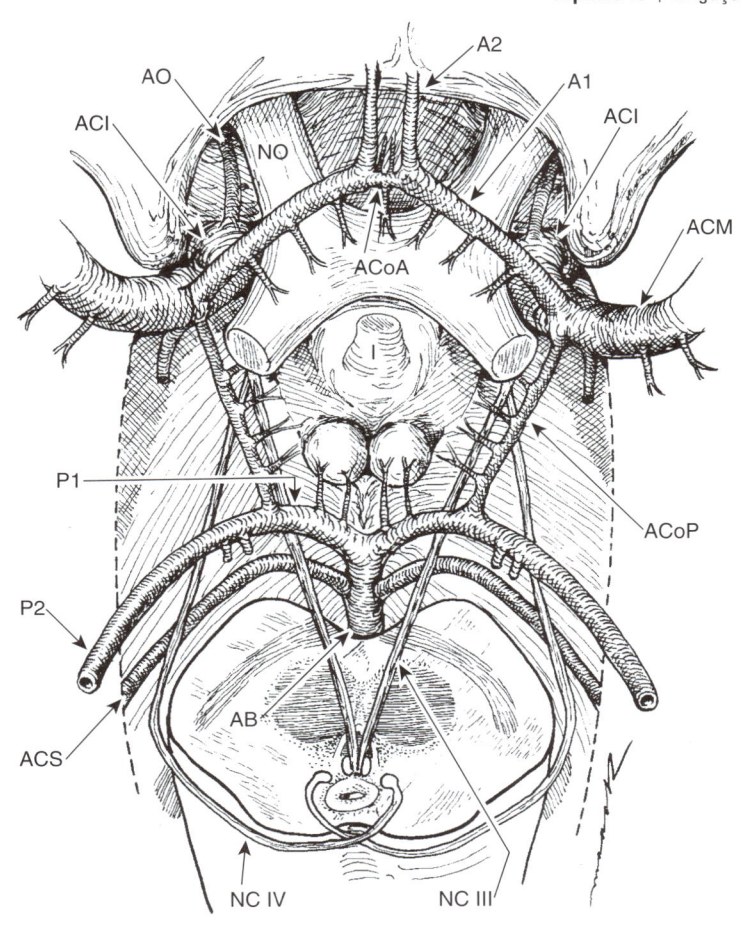

Figura 49.3 Círculo de Willis e sua relação com estruturas adjacentes. Observe os numerosos ramos perfurantes surgindo de todas as partes do círculo para irrigar as estruturas medianas profundas. A1, segmento horizontal da ACA; A2, segmento vertical da ACA; P1, segmento horizontal da ACP; P2, segmento circundante da ACP; AB, artéria basilar; ACoA, artéria comunicante anterior; ACoP, artéria comunicante posterior; ACS, artéria cerebelar superior; AO, artéria oftálmica; NC III, nervo oculomotor; NC IV, nervo troclear; NO, nervo óptico; I, infundíbulo. (Reimpressa com permissão de Osborn AG. *Diagnostic Cerebral Angiography.* 2nd ed. Philadelphia: Lippincott Williams & Wilkins, 1999.)

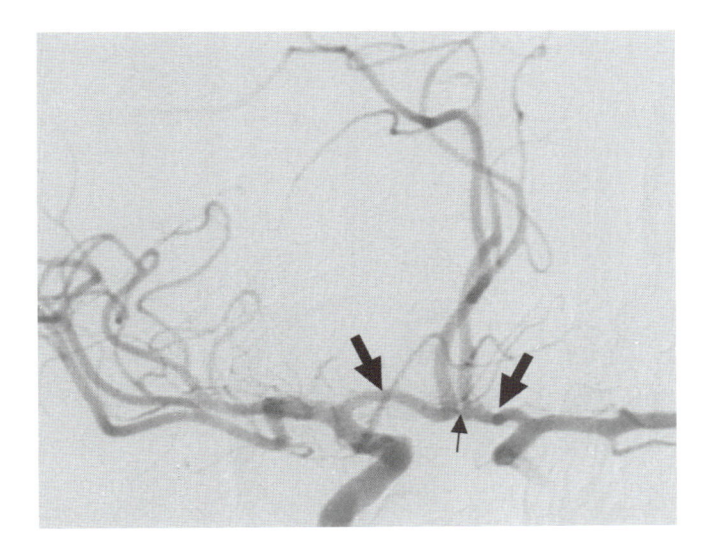

Figura 49.4 Arteriografia da carótida interna direita realizada com compressão transversal temporária da artéria carótida comum esquerda. As duas ACAs (*setas grandes*) são preenchidas via ACoA (*seta pequena*). (Reimpressa com permissão de Osborn AG. *Diagnostic Cerebral Angiography.* 2nd ed. Philadelphia: Lippincott Williams & Wilkins, 1999.)

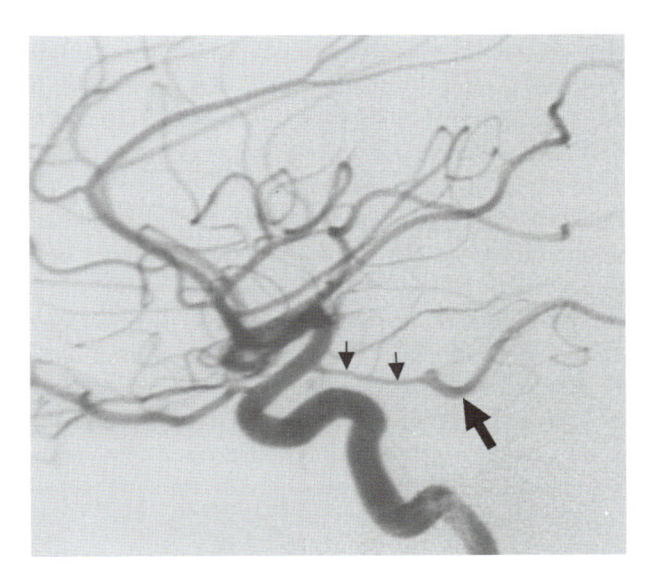

Figura 49.5 Vista lateral de arteriografia da carótida interna esquerda mostrando o enchimento das ACoPs (*setas pequenas*) e ACP (*seta grande*). (Reimpressa com permissão de Osborn AG. *Diagnostic Cerebral Angiography.* 2nd ed. Philadelphia: Lippincott Williams & Wilkins, 1999.)

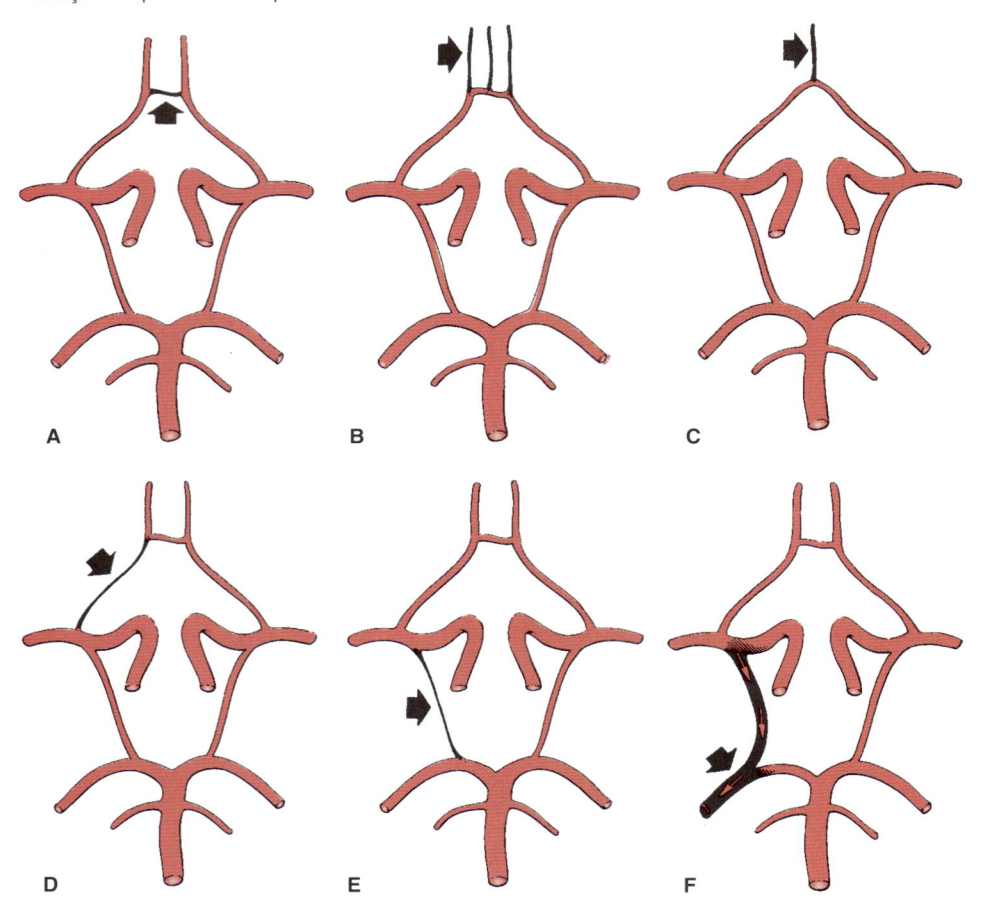

Figura 49.6 Variações no círculo de Willis. **A.** Hipoplasia da ACoA. **B.** ACAs anômalas. **C.** Fusão das ACAs. **D** e **E.** Hipoplasia de ramos da ACI. **F.** ACP da ACI. (Modificada de Alpers BJ, Berry RG, Paddison RM. Anatomical studies of the circle of Willis in normal brain. *Arch Neurol Psychiatry* 1959;81:409-418.)

Artéria cerebral anterior

A ACA, normalmente a menor dos dois ramos terminais da ACI, cruza o espaço perfurado anterior acima do nervo óptico e segue em sentido anterior e medial até a fissura longitudinal medial; logo à frente do quiasma óptico, liga-se à ACA do lado oposto pela artéria comunicante anterior (ACoA) (Figuras 49.4 e 49.7). É dividida em três segmentos no exame angiográfico: A1 (horizontal ou pré-comunicante), A2 (vertical ou pós-comunicante) e A3 (ramos distais e corticais). Ela então segue em sentido anterior e rostral na fissura inter-hemisférica, situada na face medial do hemisfério perto do corpo caloso (Figuras 49.8 e 49.9). Ao longo de seu trajeto, a ACA dá origem a quatro ramos corticais principais. A artéria orbital ou frontobasilar (orbitofrontal) tem origem proximal, onde o tronco principal descreve uma curva para cima e se distribui na superfície orbital do lobo frontal, irrigando o lobo olfatório, o giro reto e as partes medial e inferior dos giros orbitais. Próximo ao joelho do corpo caloso, a artéria polar frontal surge para irrigar a superfície medial da região pré-frontal até o polo frontal. A ACA curva-se ao redor do joelho do corpo caloso e então libera a artéria calosomarginal, que segue para trás no sulco do cíngulo; libera o ramo frontal anteromedial aproximadamente no meio do giro frontal superior, o intermediomedial na

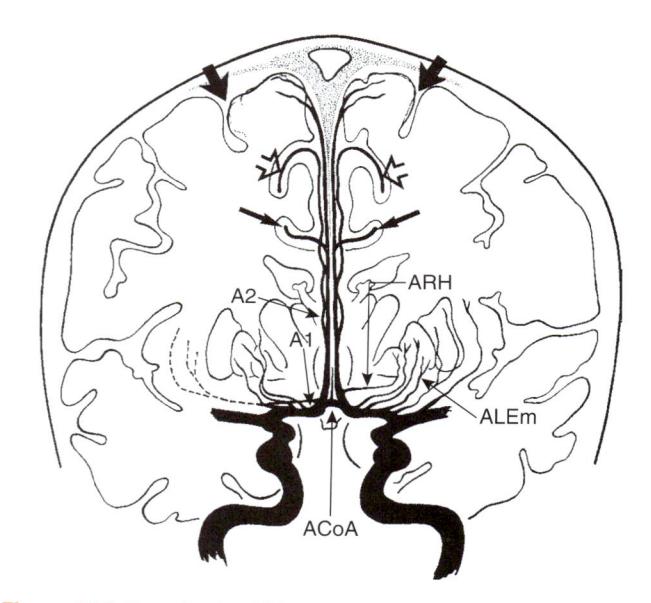

Figura 49.7 Desenho das ACAs e seus ramos. A1, segmento horizontal; A2, segmento vertical; ACoA, artéria comunicante anterior; ALEms, artérias lenticuloestriadas mediais (centrais anteromediais); ARH, artéria recorrente de Heubner. As *setas grandes* indicam a zona limítrofe de perfusão vascular entre as ACAs e ACMs. (Reimpressa com permissão de Osborn AG. *Diagnostic Cerebral Angiography.* 2nd ed. Philadelphia: Lippincott Williams & Wilkins, 1999.)

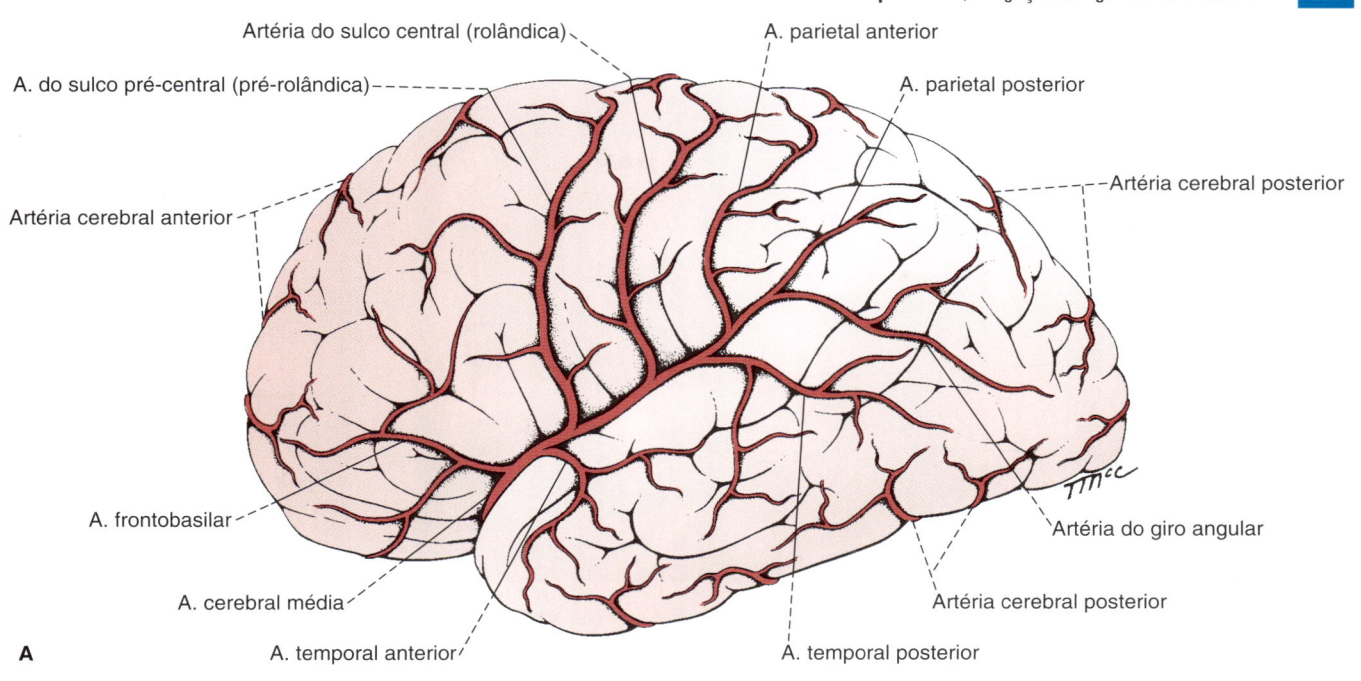

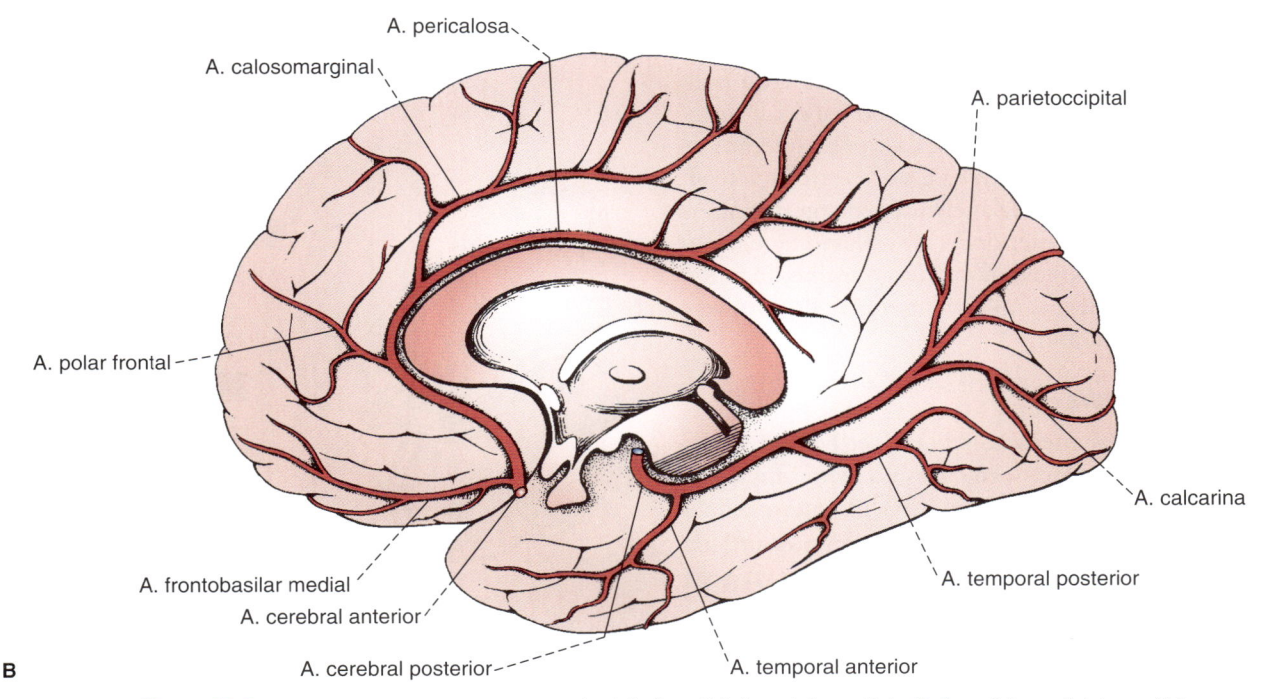

Figura 49.8 Suprimento sanguíneo do córtex cerebral. **A.** Superfície lateral do encéfalo. **B.** Superfície medial do encéfalo.

extremidade posterior do giro frontal superior e o posteromedial na região do lóbulo paracentral, e depois continua para trás até a região parietal posterior. Ela continua como artéria pericalosa, que acompanha o corpo e a parte posterior do corpo caloso para terminar em anastomose com ramos da ACP.

Muitos ramos pequenos das artérias cerebral anterior e pericalosa penetram no corpo caloso. Os ramos corticais da ACA irrigam as superfícies medial e orbital do lobo frontal, a superfície medial do lobo parietal até o sulco parietoccipital,

o giro do cíngulo e o joelho e quatro quintos anteriores do corpo caloso; essas áreas incluem os centros motor e somestésico no lóbulo paracentral. Os ramos terminais, como os da ACP, espiralam-se para irrigar uma pequena parte da superfície lateral do hemisfério, nesse caso, dos lobos frontal e parietal.

O maior dos ramos profundos ou centrais da ACA é a artéria recorrente de Heubner (artéria estriada medial). Ela assume trajeto recorrente e, depois de dar origem a alguns ramos para o córtex orbital, atravessa o espaço perfurado

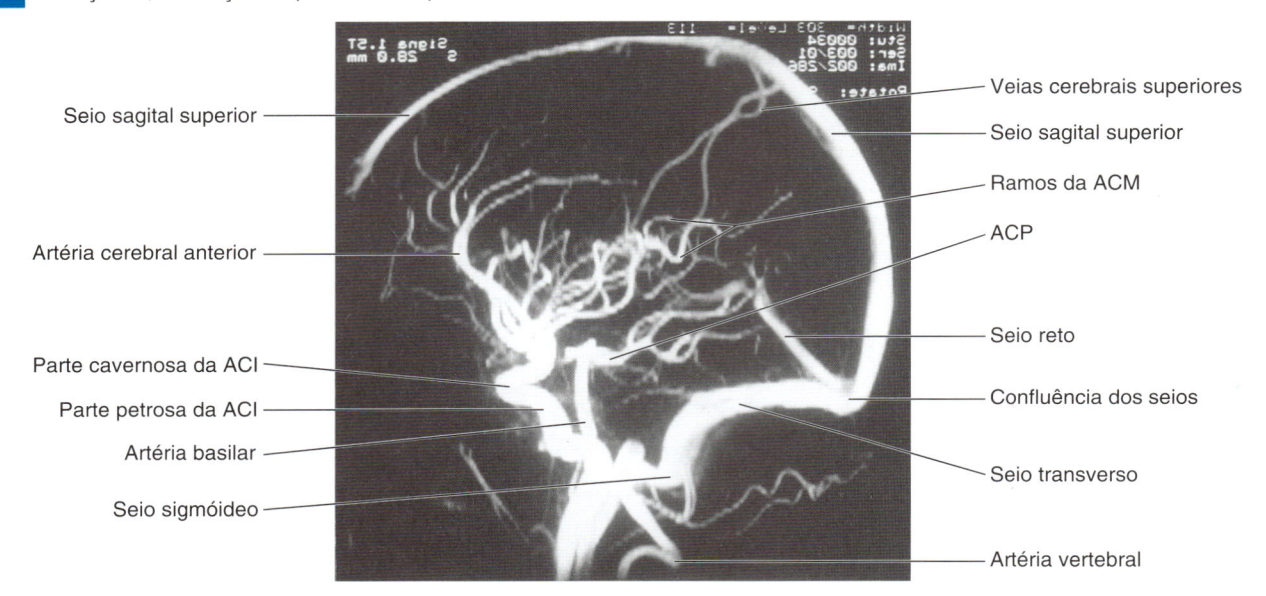

Figura 49.9 Vista lateral da angiografia por ressonância magnética (RM) mostra as principais artérias e seios venosos. ACI, artéria carótida interna; ACM, artéria cerebral média; ACP, artéria cerebral posterior. (Reimpressa com permissão de Fix JD. *Neuroanatomy*. 4th ed. Philadelphia: Wolters Kluwer Health/Lippincott Williams & Wilkins, 2009.)

anterior e une-se aos ramos profundos da ACM. Irriga as partes inferiores da cabeça do núcleo caudado e do polo frontal do putame, o polo frontal do globo pálido, a metade frontal adjacente do ramo anterior da cápsula interna e as partes anteriores da cápsula externa e do ventrículo lateral. O grupo anteromedial de artérias centrais emerge das ACAs e ACoAs e irriga a parte anterior do hipotálamo, que inclui as regiões pré-óptica e supraquiasmática, o joelho do corpo caloso, o septo pelúcido, os pilares anteriores do fórnice e parte da comissura anterior.

Artéria cerebral média

A ACM é a maior das artérias cerebrais (ver Figuras 49.8 e 49.9). É dividida em quatro segmentos no exame angiográfico: M1 (horizontal), M2 (insular), M3 (opercular) e M4 (ramos corticais). Depois de dar origem à ACoP, ela dirige-se lateralmente (seu segmento M1) e, ao longo desse segmento, dá origem às artérias centrais anterolaterais (lenticuloestriadas; Figuras 49.10 e 49.11). Essas artérias atravessam a substância perfurada anterior e irrigam todo o putame, exceto seu polo anterior, a parte superior da cabeça do núcleo caudado e todo o seu corpo, as partes lateral do globo pálido e posterior do ramo anterior, o joelho e o terço anterior do ramo posterior da cápsula interna. As artérias centrais anterolaterais (lenticuloestriadas) são os vasos acometidos com maior frequência na necrose fibrinoide induzida por hipertensão arterial, causando oclusão (acidente vascular cerebral lacunar) ou hemorragia. Em geral, não é possível distinguir nenhum ramo individual dominante. Charcot acreditava na existência desse vaso, o maior do grupo, o qual denominou "artéria da hemorragia cerebral" por causa da frequente ocorrência de hemorragia cerebral nessa região.

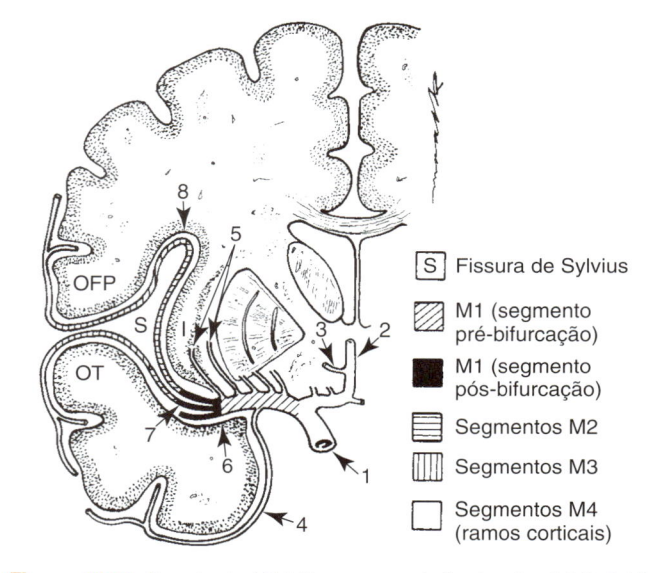

Figura 49.10 Desenho da ACM. Os segmentos indicados são: *1*, ACI; *2*, ACA; *3*, ARH; *4*, artéria temporal anterior; *5*, artérias lenticuloestriadas laterais; *6*, ACM, bifurcação/trifurcação da ACM; *7*, joelho da ACM; *8*, topo da fissura de Sylvius. (Reimpressa com permissão de Osborn AG. *Diagnostic Cerebral Angiography*. 2nd ed. Philadelphia: Lippincott Williams & Wilkins, 1999.)

A ACM segue então primeiro lateralmente para entrar na fissura de Sylvius e, em seguida, ascende e volta ao trajeto na parte profunda da fissura em sentido lateral, posterior e para cima, na superfície da ínsula e entre os lobos frontal e temporal. A ACM dá origem a muitos ramos corticais que irrigam a superfície lateral do encéfalo. A artéria temporal anterior curva-se fora da fissura de Sylvius e segue sobre o lobo temporal para irrigar o polo temporal e o terço anterior dos giros temporais superior e médio. A artéria frontobasilar

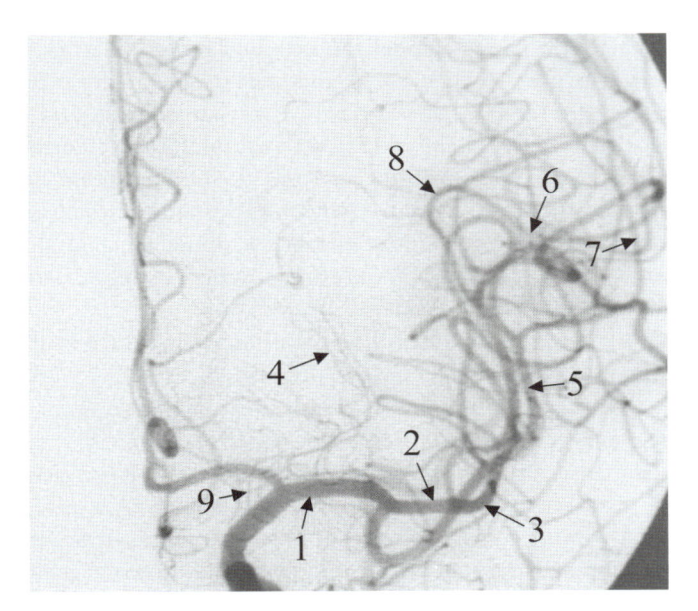

Figura 49.11 A arteriografia carotídea AP mostra os ramos da ACM. *1*, segmento M1 (pré-bifurcação); *2*, segmento M1 (pós-bifurcação); *3*, joelho da ACM; *4*, artérias centrais anterolaterais (lenticuloestriadas laterais); *5*, segmento M2; *6*, segmento M3; *7*, segmento M4 (ramos corticais); *8*, ápice da fissura de Sylvius (ponto de Sylvius no exame angiográfico); *9*, artéria coróidea anterior. (Reimpressa com permissão de Osborn AG. *Diagnostic Cerebral Angiography*. 2nd ed. Philadelphia: Lippincott Williams & Wilkins, 1999.)

Esses ramos anastomóticos criam um suprimento sanguíneo colateral que pode compensar em grau variável a oclusão de um determinado vaso.

Sistema vertebrobasilar

As artérias cerebrais posteriores (ACPs) são formadas pela bifurcação da artéria basilar. A ACP é dividida em quatro segmentos no exame angiográfico: P1 (pré-comunicante ou mesencefálico), P2 (circundante), P3 (quadrigeminal) e P4 (calcarino). Esses segmentos curvam-se para trás e lateralmente ao redor do pedúnculo cerebral, perto da margem superior da ponte, paralelos à artéria cerebelar superior (ACS) e acima do nervo oculomotor (Figuras 49.12 e 49.13). Depois de receber o ramo comunicante posterior da ACI, a ACP continua ao longo da superfície medial do hemisfério cerebral correspondente, sob o esplênio do corpo caloso, até alcançar as superfícies medial e inferior do lobo temporal e a superfície medial do lobo occipital (ver Figura 49.8), onde se divide em seus quatro ramos corticais: (a) a artéria temporal anterior irriga o unco e as partes anteriores dos giros temporal inferior, fusiforme e hipocampal, exceto o polo temporal, que é irrigado pela ACM; (b) a artéria temporal posterior irriga o restante dos giros fusiforme e temporal inferior; (c) a artéria calcarina irriga o giro lingual e a metade inferior do cúneo; e

irriga a parte lateral da superfície orbital do lobo frontal, a superfície lateral dos giros orbitais e a superfície lateral da convolução frontal inferior. A artéria do sulco pré-central (pré-rolândica) percorre uma curta distância no sulco central e, então, curva-se sobre o giro pré-central para entrar no sulco pré-central, irrigando as partes inferior e anterior do giro pré-central e as partes posteriores das convoluções frontais média e inferior.

A artéria do sulco central (rolândica) segue sobre a parte opercular do giro pós-central e entra no sulco central; irriga as partes posterior do giro pré-central e anterior do giro pós-central. A artéria parietal anterior se curva sobre a parte opercular do lobo parietal e segue até a fissura interparietal, irrigando a margem posterior do giro pós-central e a parte anterior das outras convoluções parietais. A artéria temporal posterior desce a partir da fissura de Sylvius e irriga os dois terços posteriores das convoluções temporais superior e média. A artéria parietal posterior (supramarginal) origina-se perto da extremidade da fissura de Sylvius e irriga o giro supramarginal e a parte posterior do lóbulo parietal inferior. A ACM termina como a artéria do giro angular, que irriga esse giro e as partes adjacentes do lobo parietal.

A ACM divide-se em ramos corticais terminais perto do ápice da fissura de Sylvius. Esses ramos entram na pia-máter, onde formam um plexo superficial de vasos que se anastomosam; a partir desses plexos, ramos terminais menores entram na substância encefálica em ângulos retos e se anastomosam com ramos das artérias cerebrais anterior e posterior que se projetam na superfície lateral dos hemisférios.

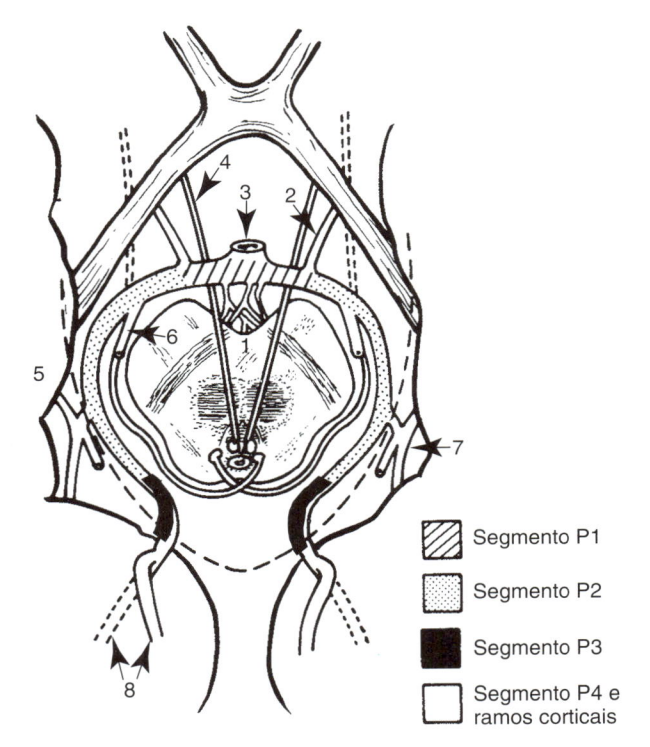

Figura 49.12 Desenho da anatomia da ACP e sua relação com estruturas adjacentes originadas acima. Os segmentos da ACP indicados são: *1*, ramos perfurantes; *2*, ACoP; *3*, artéria basilar; *4*, nervo oculomotor; *5*, nervo troclear; *6*, artérias coróideas posteriores; *7*, ramos temporais; *8*, ramos terminais calcarinos (*linha contínua*) e parietoccipitais (*linha tracejada*). (Reimpressa com permissão de Osborn AG. *Diagnostic Cerebral Angiography*. 2nd ed. Philadelphia: Lippincott Williams & Wilkins, 1999.)

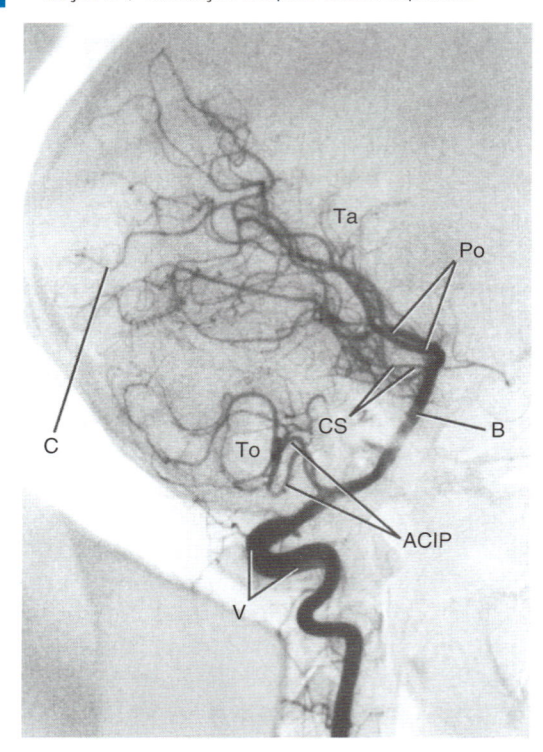

Figura 49.13 Angiografia por subtração – aspecto lateral da artéria vertebral. ACIP, artérias cerebelares inferiores posteriores dos dois lados; CS, artérias cerebelares superiores; B, artéria basilar; C, ramo calcarino de uma ACP; Po, ACP; Ta, posição do tálamo; To, posição da tonsila do cerebelo; V: artérias vertebrais. (Reimpressa com permissão de Kiernan JA. *Barr's: The Human Nervous System: An Anatomical Viewpoint.* 7th ed. Baltimore: Lippincott-Raven, 1998.)

(d) a artéria parietoccipital, ou occipital posterior, irriga a parte superior do cúneo, com ramos para o esplênio do corpo caloso. Os ramos corticais da ACP enviam sangue para a superfície medial do lobo occipital, incluindo todo o córtex visual, as superfícies medial e inferior do lobo temporal e o esplênio do corpo caloso. Os ramos terminais curvam-se sobre as superfícies laterais dos lobos temporal e occipital e uma pequena parte do lóbulo parietal superior, onde fazem anastomose com ramos da ACM e ACA.

A irrigação sanguínea do tronco encefálico é realizada pelas artérias vertebral e basilar (Figuras 49.14 e 49.15). As duas artérias vertebrais entram no crânio através do forame magno e seguem para cima ao longo do clivo. A artéria vertebral é dividida em quatro segmentos no exame angiográfico: V1 (extraósseo), V2 (foraminal), V3 (extraespinal) e V4 (intradural). O bulbo recebe o seu suprimento sanguíneo das artérias vertebrais; a ponte, da artéria basilar; e o mesencéfalo, da artéria basilar e da parte proximal da ACP (Figuras 49.16 e 49.17). Embora haja alguma variação normal, a artéria vertebral direita origina-se da subclávia direita e a artéria vertebral esquerda geralmente sai do arco da aorta proximal à origem da artéria subclávia esquerda. A relação entre as artérias vertebral esquerda e subclávia é importante na fisiopatologia da síndrome de roubo da subclávia. As duas artérias vertebrais raramente têm o mesmo tamanho. Na maioria das vezes, a esquerda é dominante; é comum que a direita seja consideravelmente menor e, às vezes, há atresia total. As artérias vertebrais ascendem nos forames transversais dos processos transversos das vértebras cervicais C6-C2, emitindo

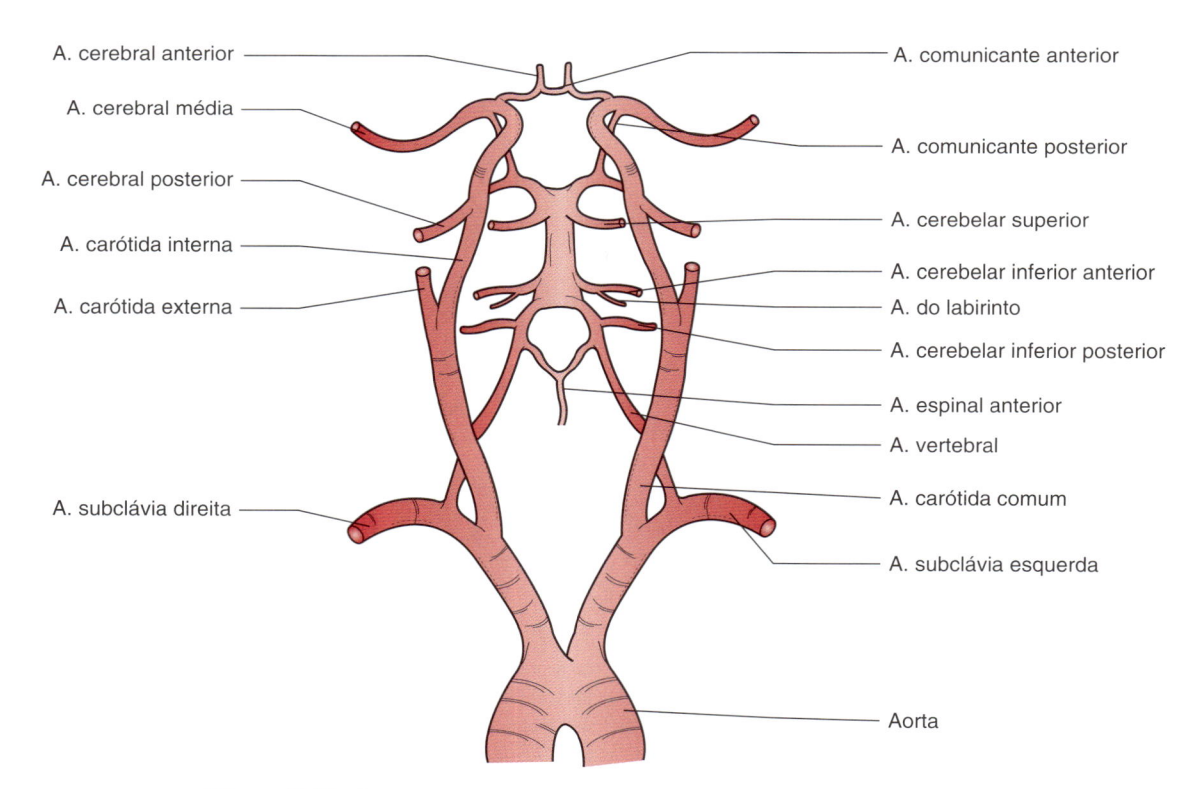

Figura 49.14 Visão geral do sistema arterial vertebrobasilar (a figura não está em escala).

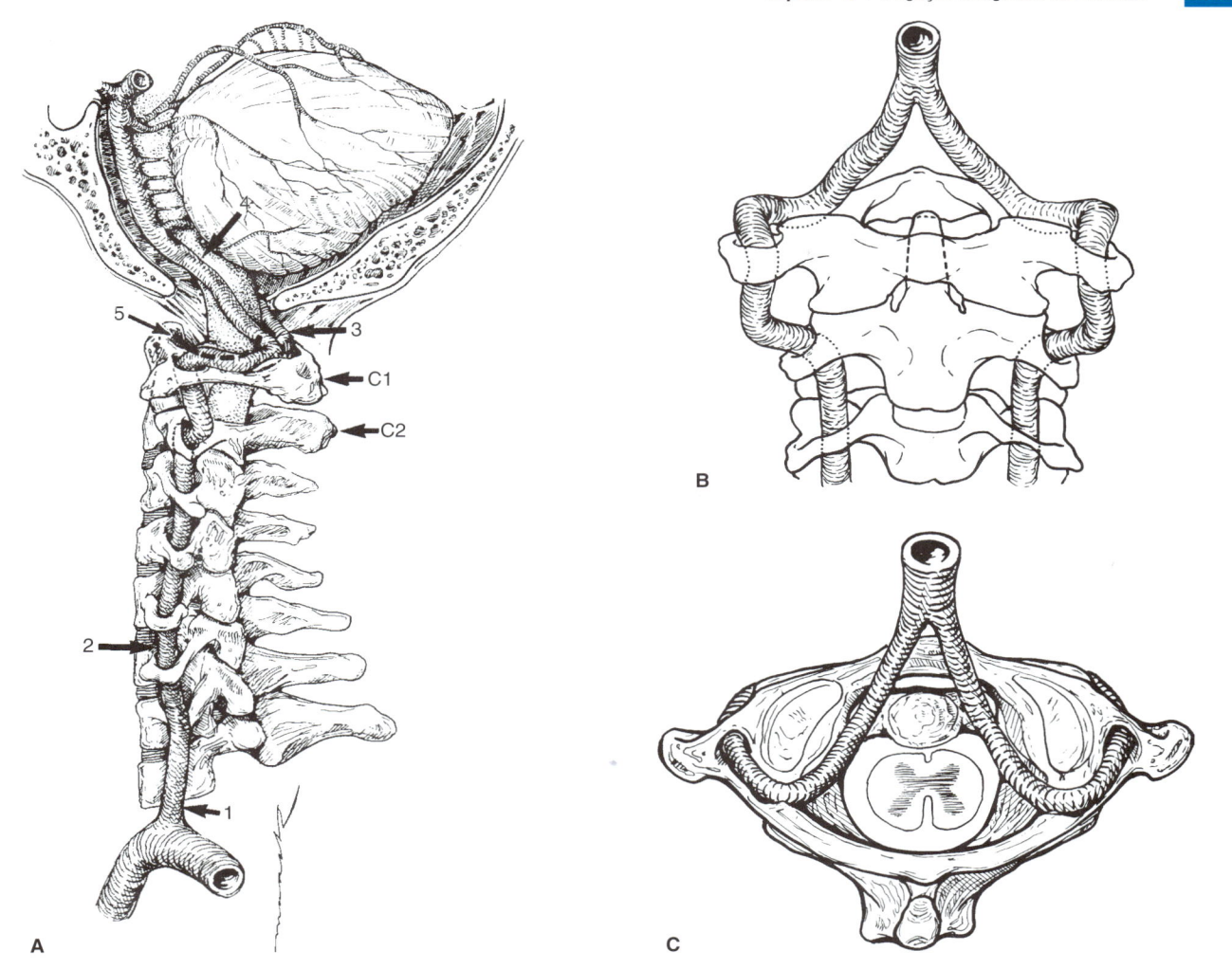

A

B

C

Figura 49.15 Segmentos proximais da artéria vertebral. **A.** Lateral. **B.** Anteroposterior. **C.** Vista submentovértice. *1*, segmento extraósseo (V1); *2*, segmento foraminal (V2); *3*, segmento extraespinal (V3); *4*, segmento intradural (V4); *5*, localização aproximada do côndilo occipital. (Reimpressa com permissão de Osborn AG. *Diagnostic Cerebral Angiography*. 2nd ed. Philadelphia: Lippincott Williams & Wilkins, 1999.)

ramos musculares. Na junção craniocervical, elas saem dos forames transversos superiores e formam uma alça antes de entrar no crânio através do forame magno. As duas artérias convergem à medida que ascendem no clivo anterior até as radículas do nervo hipoglosso e se encontram para formar a artéria basilar na altura da junção pontobulbar. A artéria cerebelar inferior posterior (ACIP) origina-se da parte média de cada artéria vertebral para irrigar o bulbo e o cerebelo (ver Figura 49.13). Pouco antes da união, cada artéria vertebral dá origem a uma artéria espinal posterior anterior e outra posterior. As espinais anteriores unem-se na parte média do bulbo e descendem para irrigar a parte inferior do bulbo, a junção cervicobulbar e a parte superior da medula espinal; as espinais posteriores continuam separadas. As artérias espinais anteriores irrigam as pirâmides, o lemnisco medial e as fibras emergentes do nervo hipoglosso.

Acerca da margem inferior da ponte, as duas artérias vertebrais unem-se para formar a basilar, uma artéria curta e espessa (cerca de 5 cm) que termina na margem superior da ponte

(ver Figura 49.17). A artéria basilar dá origem a três conjuntos de vasos arteriais: perfurantes paramedianas, e circunferenciais curtos e longos. As perfurantes paramedianas são artérias pequenas originadas do tronco principal da basilar e mergulham profundamente na substância do tronco encefálico para irrigar as estruturas medianas. As artérias circunferenciais curtas são vasos maiores que irrigam áreas ligeiramente mais laterais. Os vasos circunferenciais longos são as principais artérias nomeadas: ACIP, ACIA e ACS. Eles irrigam a parte lateral do tronco encefálico e o cerebelo. Todos os vasos circunferenciais longos são pares. Várias síndromes vasculares do tronco encefálico estão relacionadas com doenças dessas diferentes artérias (ver Capítulo 21).

Às vezes, a ACIP emerge diretamente da artéria basilar ou tem origem comum com a ACIA. Ela irriga o pedúnculo cerebelar inferior, o tegmento bulbar dorsolateral posterior à parte inferior da oliva e lateral ao núcleo do nervo hipoglosso e a superfície inferior do verme e hemisfério do cerebelo adjacente. A ACIA geralmente é um ramo da artéria

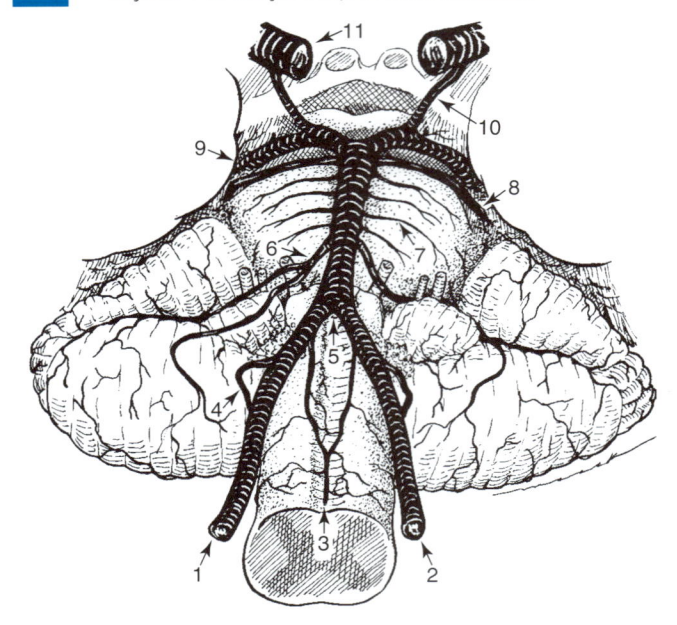

Figura 49.16 Sistema vertebrobasilar e seus ramos principais. *1*, vertebral direito; *2*, vertebral esquerdo; *3*, espinal anterior; *4*, cerebelar inferior posterior; *5*, junção dos ramos vertebrais que formam a artéria basilar; *6*, cerebelar inferior anterior; *7*, artérias laterais da ponte; *8*, cerebelar superior; *9*, cerebral posterior; *10*, comunicante posterior; *11*, carótida interna. (Reimpressa com permissão de Osborn AG. *Diagnostic Cerebral Angiography.* 2nd ed. Philadelphia: Lippincott Williams & Wilkins, 1999.)

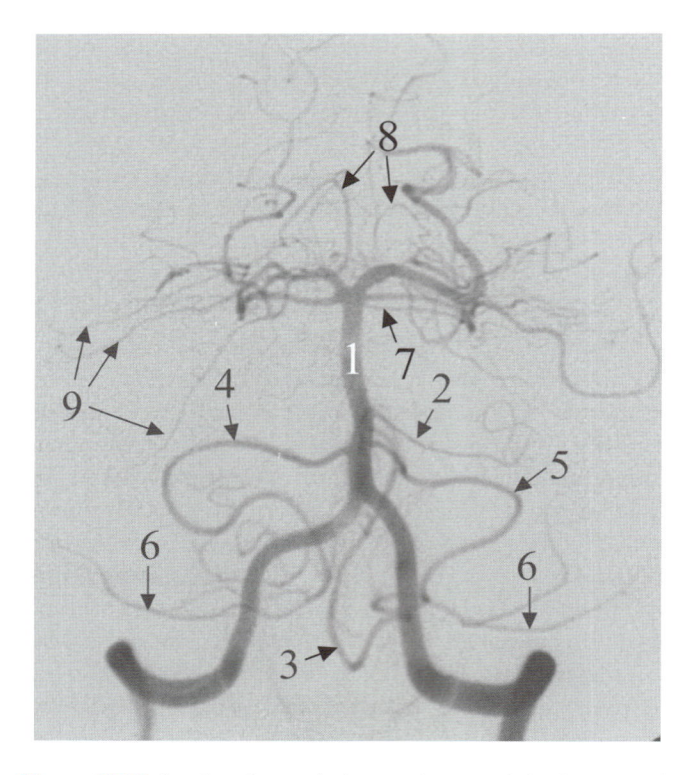

Figura 49.17 Arteriografia vertebral esquerda. *1*, artéria basilar; *2*, artéria cerebelar inferior anterior (ACIA) esquerda; *3*, alça caudal da ACIP; *4*, tronco comum da ACIA-ACIP; *5*, ACIP esquerda; *6*, ramos hemisféricos da ACIP; *7*, ACS; *8*, ramos hemisféricos da ACS; *9*, ramos superiores do verme da ACS. (Reimpressa com permissão de Osborn AG. *Diagnostic Cerebral Angiography.* 2nd ed. Philadelphia: Lippincott Williams & Wilkins, 1999.)

basilar, mas é a mais variável das chamadas artérias de circulação posterior. Irriga o tegmento lateral da parte superior do bulbo e da parte inferior da ponte, o pedúnculo cerebelar inferior, a parte inferior do pedúnculo cerebelar médio, o flóculo e a superfície inferior do hemisfério do cerebelo. Em geral, a artéria do labirinto (auditiva interna) surge da ACIA, mas é comum ter origem direta na artéria basilar. Com frequência, a ACIA faz uma curva até o meato acústico interno, e a artéria do labirinto geralmente surge desse segmento; termina como os ramos coclear e vestibular, que irrigam o labirinto.

A artéria basilar termina na altura da junção pontomesencefálica, dividindo-se nas duas ACPs que irrigam os lobos occipital e temporal medial. Pouco antes de seu término, ela dá origem às duas ACSs, as quais irrigam a parte lateral do tegmento da ponte e do mesencéfalo, a parte superior do pedúnculo cerebelar médio, o pedúnculo cerebelar superior, a superfície superior do cerebelo e os núcleos do cerebelo, e envia ramos para os pedúnculos cerebrais. Ao sair da fossa interpeduncular, o NC III segue entre a ACS e a ACP. Os ramos interpeduncular es irrigam a região mediana profunda da parte rostral do tronco encefálico, incluindo pedúnculos cerebrais mediais, núcleos rubros, decussação do pedúnculo cerebelar superior, núcleos dos NCs III e IV e região subtalâmica adjacente. Os ramos quadrigêminos irrigam os colículos superior e inferior. A partir do topo da artéria basilar e das ACPs proximais adjacentes, surge um grupo de vasos perfurantes profundos: coróideos posteriores mediais e laterais, talamoperfurantes e talamogeniculados.

As artérias coróideas posteriores circundam o pedúnculo cerebral e dão origem a ramos para o mesencéfalo, a tela coróidea e o plexo coroide do terceiro ventrículo, bem como para a superfície superomedial do tálamo. As posteromediais, originadas na ACoA e na ACP, irrigam a hipófise, infundíbulo, regiões tuberal e mamilar do hipotálamo, paredes do terceiro ventrículo, partes medial e anteromedial do tálamo, estruturas subtalâmicas, tegmento do mesencéfalo, núcleo rubro e parte medial do pedúnculo cerebral. As posterolaterais, ou talamogeniculadas, irrigam a metade caudal do tálamo, a parte posterior da cápsula interna, o pedúnculo cerebelar superior, o colículo superior e os corpos geniculados.

Áreas limítrofes (zonas fronteiriças)

Os ramos corticais originados de partes distais da ACA, ACM e ACP comunicam-se por meio de suas ramificações terminais. Pequenos vasos colaterais entram na pia-máter, onde formam um plexo superficial de vasos que se anastomosam; a partir desses plexos, ramos terminais menores entram na substância encefálica em ângulos retos. Em virtude dessas anastomoses terminais entre artérias corticais maiores, o suprimento sanguíneo de ramos adjacentes pode contrabalançar, em grau variável, a oclusão vascular. Os vasos colaterais são mais bem desenvolvidos em alguns indivíduos.

As áreas entre os principais vasos são denominadas áreas limítrofes ou zonas fronteiriças – uma "terra de ninguém" da vascularização cerebral, com perfusão marginal e suscetíveis à lesão isquêmica quando há queda da pressão de perfusão.

Existem várias técnicas de avaliação do fluxo sanguíneo cerebral. As menos invasivas são tomografia computadorizada (TC) por emissão de fóton único (SPECT), estudos de depuração de xenônio e tomografia por emissão de pósitrons (PET-TC). É possível avaliar tanto o fluxo sanguíneo cerebral total quanto o regional. Os vasos propriamente ditos podem ser examinados por angiografia convencional ou por técnicas de subtração digital que empregam vias arteriais ou venosas. Doppler e outros exames de ultrassom detectam oclusões ou estenoses nos grandes vasos do pescoço de maneira não invasiva, e o doppler transcraniano ajuda a avaliar o fluxo nos vasos intracranianos. A angiografia por ressonância magnética (ARM), bem como angiografias por TC e convencional, podem demonstrar estenoses ou outras anomalias vasculares focais e também lesões vasculares intracranianas, como aneurismas, angiomas e malformações. A TC identifica lesões hemorrágicas intracranianas de forma confiável. A RM fornece evidências de infarto cerebral em vários territórios vasculares; a imagem ponderada por difusão e perfusão fornece evidência imediata de isquemia focal.

VEIAS CEREBRAIS E SEIOS VENOSOS

As veias cerebrais não são paralelas às artérias cerebrais, não possuem válvulas e suas paredes são extremamente finas. Podem ser divididas em um grupo externo, superficial ou cortical, e um grupo interno, profundo ou central (Figura 49.18). As veias externas surgem do córtex e da substância medular do hemisfério. Elas se anastomosam livremente e formam uma rede de troncos grandes na pia-máter. As veias cerebrais superiores, em número de 8 a 12, drenam as superfícies superiores lateral e medial dos hemisférios acima das fissuras de Sylvius e calosomarginal. A maioria delas está alojada nos sulcos entre os giros, embora alguns dos troncos mais largos atravessem a sua convexidade. Eles perfuram a membrana aracnoide e a camada interna da dura-máter e, após um curto trajeto intradural, terminam no seio sagital superior (SSS) ou em suas lacunas venosas. A disposição nos dois lados é assimétrica, e a separação em grupos anterior e posterior geralmente é evidente. As veias anteriores drenam as partes superiores do lobo frontal e entram no SSS perpendicularmente à sua parede lateral. As posteriores maiores drenam a região parietal e seguem para frente antes de entrar no seio; algumas veias provenientes da superfície convexa do lobo occipital podem terminar no seio transverso.

As veias cerebrais inferiores são pequenas e drenam as superfícies basais dos hemisférios e a parte inferior das superfícies laterais. Aquelas na superfície orbital do hemisfério entram nas veias superiores e, em seguida, no SSS. As dos lobos temporais fazem anastomose com as veias cerebrais médias e entram nos seios cavernoso, esfenoparietal, transversal e petroso superior. A veia cerebral média atravessa a fissura de Sylvius e drena a ínsula e a região opercular. Termina no seio cavernoso ou esfenoparietal ou, às vezes, no seio transverso ou petroso superior. Está conectada ao SSS pela grande veia anastomótica de Trolard e com o seio transverso pela pequena veia anastomótica, ou veia anastomótica posterior de Labbé.

As veias cerebrais profundas drenam o interior dos hemisférios. A coróidea percorre toda a extensão do plexo coroide e recebe ramos do hipocampo, fórnice e corpo caloso. A terminal segue no sulco entre o núcleo caudado e o tálamo e recebe muitas tributárias dessas estruturas, bem como da cápsula interna. Perto do forame interventricular, a união das veias terminal e coróidea forma a cerebral interna. A veia basilar (de Rosenthal) é formada na substância perfurada anterior pela união de uma pequena veia anterior que acompanha a ACA, e as veias cerebral profunda média e estriada inferior; segue para trás ao redor do pedúnculo cerebral e termina na veia cerebral interna, recebe tributárias do giro do cíngulo, da parte anterior do corpo caloso, da superfície orbital do lobo frontal, do sulco olfatório, do quiasma óptico, da hipófise, do pedúnculo cerebral, da fossa interpeduncular, do corno inferior do ventrículo lateral, do giro para-hipocampal e do mesencéfalo. A occipital interna também entra na veia cerebral interna. A cerebral magna (de Galeno) é formada logo atrás do corpo pineal pela união das duas veias cerebrais internas. É um tronco mediano curto que se curva para trás e para cima ao redor do esplênio do corpo caloso e se esvazia no seio reto. O sistema venoso profundo é todo o território servido pela veia cerebral magna e pelas veias basilares. O sistema venoso superficial drena o restante do hemisfério. Há uma linha divisória (zona limítrofe) venosa entre os territórios dos sistemas venosos profundo e superficial.

Os seios venosos da dura-máter são canais situados entre as duas camadas da dura-máter; as veias cerebrais terminam neles (Figura 49.19). O SSS ocupa a margem convexa ou fixa da foice do cérebro desde o forame cego até a região da protuberância occipital interna, onde continua como um dos seios transversos. Em sua parte média, dá origem a vários divertículos laterais, ou lacunas venosas, no interior das quais se projetam as granulações aracnóideas (de Pacchioni). O SSS recebe as veias cerebrais superiores, da díploe e dura-máter e, na região parietal, as emissárias do pericrânio. O seio sagital inferior (SSI) está localizado na metade, ou nos dois terços posteriores, da margem inferior livre da foice do cérebro e recebe veias da foice e das superfícies mediais dos hemisférios. Termina no seio reto, na junção da foice do cérebro com o tentório do cerebelo; segue para trás e finaliza no seio transverso oposto àquele no qual o SSS finda. O seio reto recebe, além do SSI, a veia cerebral magna e as veias cerebelares

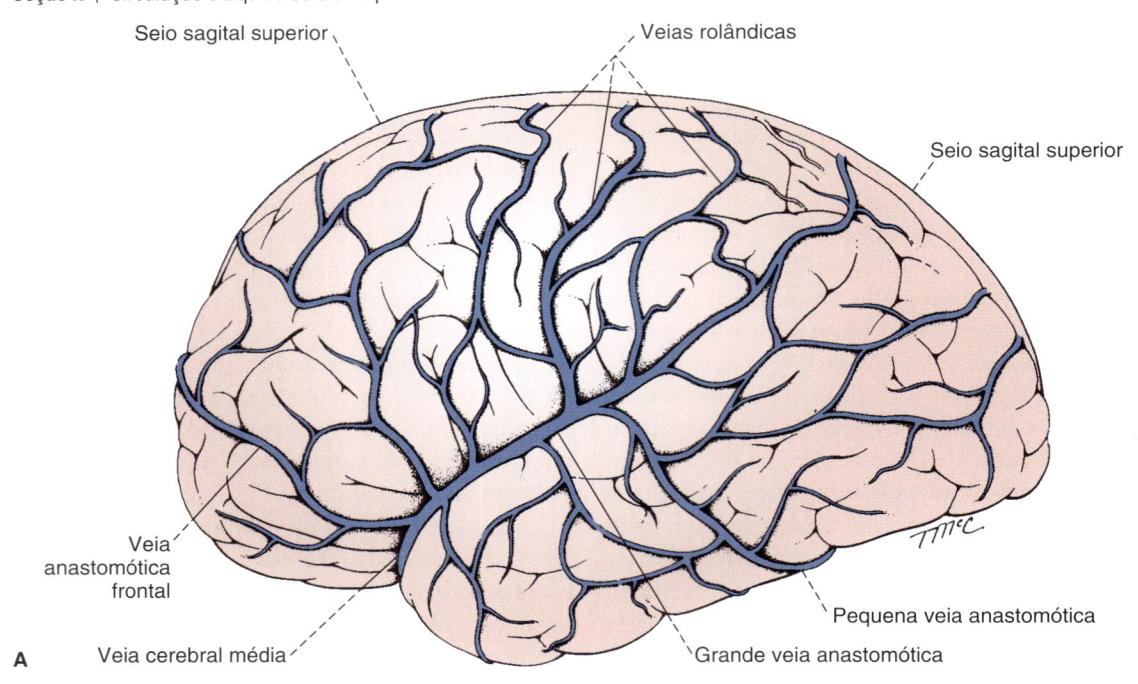

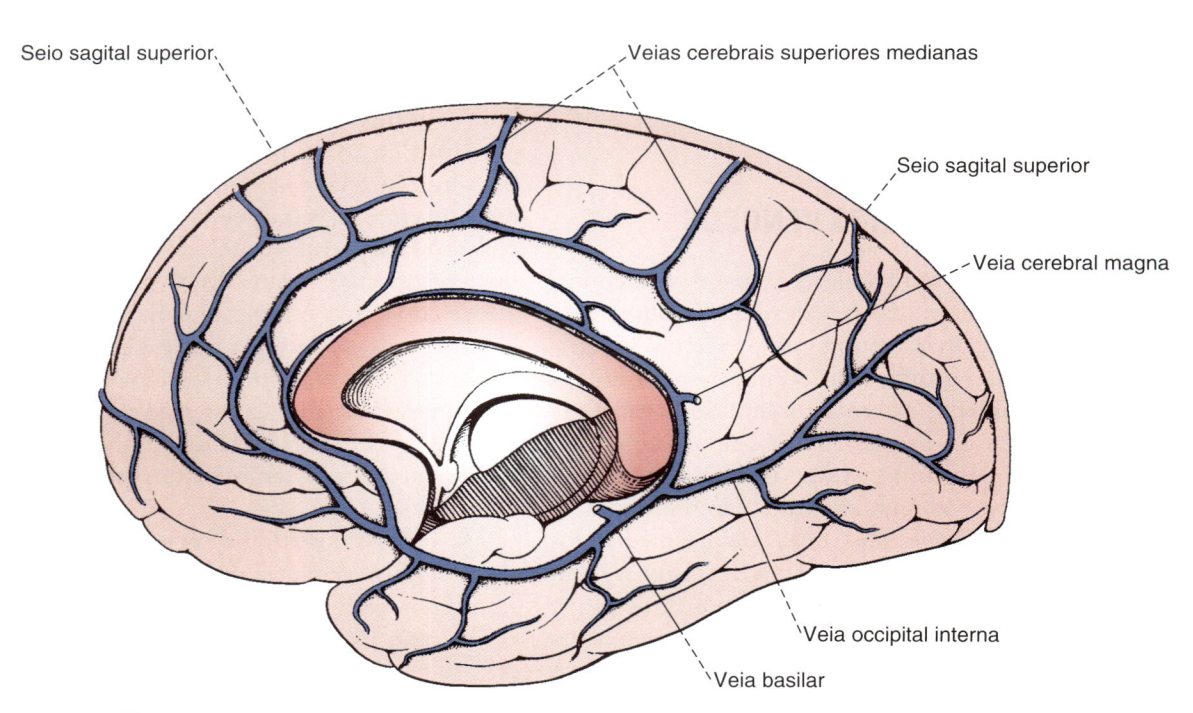

Figura 49.18 Drenagem venosa do córtex cerebral. **A.** Superfície lateral. **B.** Superfície medial.

superiores. O occipital começa na margem do forame magno e atravessa a margem fixa inferior da foice do cérebro até o seio transverso. Os sagitais superior, reto e occipital reúnem-se na confluência de seios (tórcula de Herófilo).

Os transversos (laterais) começam na confluência de seios e seguem lateralmente e para frente na margem fixa do tentório do cerebelo até a parte petrosa do temporal. Em seguida, avançam em sentido inferior e medial para alcançar o forame jugular, e terminam nas veias jugulares internas.

Às vezes, as partes que ocupam o sulco na parte mastóidea do temporal são denominadas seios sigmóideos. Os seios transversos recebem sangue dos petrosos superiores, das veias cerebral inferior e cerebelar inferior e das veias emissárias e diploicas.

Os seios cavernosos situam-se em cada lado do corpo do osso esfenoide, lateralmente à sela turca e se estendem da fissura orbital superior até a parte petrosa do osso temporal. Eles se abrem para trás dentro dos seios petrosos. A ACI está

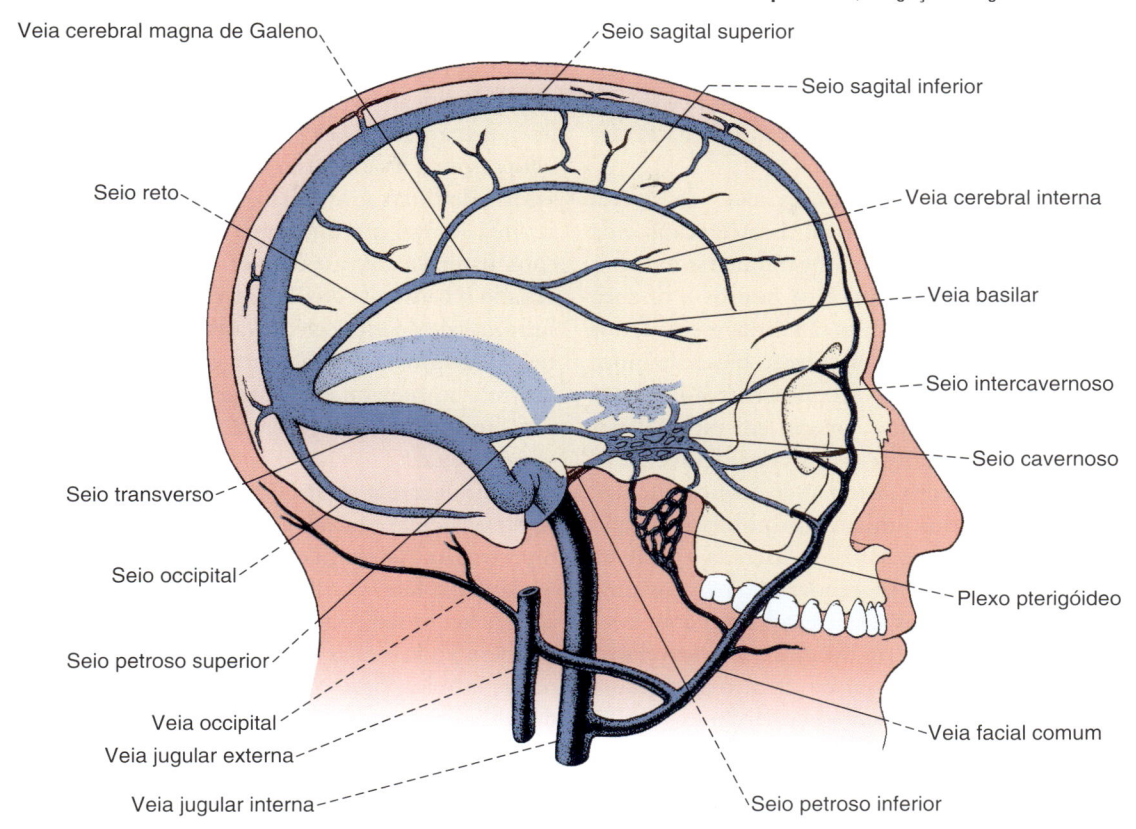

Figura 49.19 Drenagem venosa do encéfalo mostrando os seios da dura-máter e suas principais conexões com veias extracranianas.

situada medialmente no seio; os nervos abducente, oculomotor e troclear, e também as divisões oftálmica e maxilar do nervo trigêmeo, seguem lateralmente (ver Figura 14.6). Os seios cavernosos recebem as veias oftálmicas, algumas veias cerebrais e o pequeno seio esfenoparietal que passa sob a superfície da asa menor do esfenoide. Os dois seios se comunicam por intermédio dos seios intercavernosos anterior e posterior.

O seio petroso superior conecta o cavernoso ao transverso e recebe as veias cerebelar e cerebral inferior e veias da cavidade timpânica. O seio petroso inferior conecta o cavernoso à veia jugular interna e recebe as veias do labirinto e veias do cerebelo e bulbo. O plexo basilar é formado por vários canais venosos interligados entre as camadas da dura-máter na parte basilar do occipital; ele conecta os dois seios petrosos inferiores e se comunica com os plexos venosos vertebrais. As veias emissárias atravessam as aberturas na parede do crânio e estabelecem comunicações entre os seios no interior do crânio e as veias externas a ele. As veias diploicas ocupam canais na díploe dos ossos do crânio e se comunicam com os seios da dura-máter e veias do pericrânio e meníngeas.

A drenagem venosa do bulbo segue em sentido caudal até o plexo venoso que circunda a medula espinal, os seios venosos da dura-máter adjacentes, ou ao longo dos quatro últimos NCs via veias radiculares até o seio petroso inferior, ou o bulbo superior da veia jugular. As veias que drenam a ponte e o mesencéfalo vão em sentido cefálico até as veias basilar, cerebrais magnas e cerebelares, ou aos seios petroso ou transverso. Consequentemente, a compressão tanto no forame magno como no tentório pode causar sangramento no tronco encefálico.

EXAME NEUROVASCULAR

O exame do sistema vascular é incluído com frequência como parte do exame neurológico, sobretudo em pacientes com suspeita de doença cerebrovascular. É preciso verificar a pressão arterial nos dois braços. Assimetria relevante pode indicar doença oclusiva braquiocefálica no lado com pressão menor. Estenose ou oclusão de alto grau pode causar atraso palpável ou perda de volume do pulso braquial ou radial no lado acometido. A palpação suave e cuidadosa do pulso carotídeo no pescoço talvez forneça algumas informações sobre a permeabilidade em certos casos. Com o auxílio da palpação meticulosa da região inferior do pescoço ou logo abaixo da mandíbula, é possível distinguir as pulsações entre as artérias carótidas comum e interna. Diminuição, desigualdade ou ausência de pulsações podem indicar obstrução parcial ou completa. Existe certo risco na palpação da carótida, e as informações úteis obtidas são limitadas. O aumento do pulso nas artérias temporal superficial e facial pode indicar doença oclusiva da ACI com perfusão colateral através da artéria carótida externa. Há a possibilidade de a doença oclusiva da artéria carótida comum provocar diminuição dos pulsos faciais no lado acometido. A avaliação dos pulsos periféricos nos membros inferiores pode mostrar sinais de doença vascular generalizada.

Os sopros auscultados sobre as bifurcações da artéria carótida no pescoço, na parte proximal da artéria carótida comum ou nas fossas supraclaviculares geralmente indicam doença vascular, mas a correlação entre sopros e doença oclusiva da carótida é imprecisa. Eles são difusos em alguns pacientes, sobretudo nos que têm circulação hiperdinâmica ou aumento do débito cardíaco (p. ex., hipertireoidismo ou pacientes em hemodiálise) e nos jovens, em especial nas crianças sem doença vascular oclusiva considerável. Em pacientes idosos e naqueles com sintomas de doença vascular, sopros difusos ou localizados, unilaterais ou bilaterais, são igualmente preditivos de aterosclerose moderada a grave na artéria carótida extracraniana. A estenose leve não costuma causar sopro audível. Os sopros se correlacionam com estenose moderada, em cerca de 50% ou mais. É possível que a doença oclusiva grave com estenose de alto grau cause apenas um sopro sistólico muito suave, curto e inexpressivo em virtude da grande restrição ao fluxo através do vaso estenótico. Em algumas situações clínicas, os sopros suaves são mais ameaçadores do que os intensos. Um sopro em assobio agudo é um indicador bastante confiável de estenose grave. Na oclusão total de uma artéria é possível ouvir um sopro no lado oposto por causa do aumento do fluxo, mas não há sopro no lado ocluído. Com frequência, eles surgem na artéria carótida externa, portanto, a presença de sopro não é indicação confiável de permeabilidade da ACI. Os sopros em pacientes assintomáticos são importantes como indicador de doença coronariana e de doença cerebrovascular extracraniana. Magyar et al. constataram que a sensibilidade da ausculta da carótida para detecção de estenose de 70 a 99% da ACI comum ou extracraniana foi de 56% e a especificidade, 91%. O valor preditivo positivo de um sopro foi de 27%, e o negativo de um exame normal, 97%. Davies e Humphrey constataram que a estenose moderada (30 a 69%) ou grave (70 a 99%) estava presente em 37% dos pacientes com sopro carotídeo e 17% naqueles sem sopro carotídeo; 32% dos pacientes com sopro tinham artérias carótidas normais.

Com frequência, é difícil distinguir um sopro sistólico originado do coração de um causado por doença cerebrovascular oclusiva. Às vezes, é possível localizar um sopro transmitido da base do coração ao longo do trajeto da parte proximal da carótida até o ângulo da mandíbula. Aqueles causados por doença da carótida geralmente são limitados à bifurcação. Um sopro originado da bifurcação da carótida pode ser transmitido ao processo mastoide, mas isso raramente, ou nunca, ocorre em um sopro emitido. É mais fácil auscultar um sopro orbital quando se usa um estetoscópio com uma campânula profunda e estreita (tipo Ford-Bowles). As campânulas superficiais e largas, melhores para a ausculta

cardíaca, são ineficientes para a ausculta da órbita. O sopro orbital geralmente é um sinal de doença oclusiva intracraniana significativa, mas indica que a artéria carótida no lado do sopro é permeável. A causa mais comum é estenose do sifão carótico ipsilateral ao sopro ocular. O aumento compensatório do fluxo através da artéria carótida não ocluída pode ser responsável por um sopro orbital sobre o bulbo do olho contralateral a um vaso estenótico. O sopro ocular foi o único achado na ausculta em 28% em uma série de pacientes com sintomas de doença cerebrovascular isquêmica aterotrombótica. Os sopros oculares, assim como outros sopros cefálicos, ocorrem ocasionalmente na ausência de doença demonstrável. Em Smith, na bibliografia, é possível ouvir o som de um sopro orbital.

A fundoscopia é importante em pacientes com doença cerebrovascular. Talvez apareçam alterações retinianas por hipertensão. A doença oclusiva da ACI pode proteger o olho ipsilateral e fazer com que as alterações hipertensivas sejam menos acentuadas do que no outro olho. A fundoscopia também pode revelar embolia retiniana ou sinal de isquemia ocular crônica. É preciso sempre fazer uma busca meticulosa de embolia da retina no lado com suspeita de doença oclusiva da carótida. Existem dois tipos de embolia comum na doença da artéria carótida, especialmente na presença de placa ulcerada: êmbolos de colesterol amarelos e brilhantes (placa de Hollenhorst) e êmbolos de fibrina e plaquetas brancos (Figura 49.20). Podem ser observados nas bifurcações arteriais sobre o disco ou mais perifericamente. É mais provável que sejam visíveis na região perimacular. Os êmbolos calcificados podem ter origem na valva da aorta. As manchas de Roth são áreas de hemorragia retiniana com um centro branco, ambos focais, que podem ser observadas em endocardite e outros distúrbios.

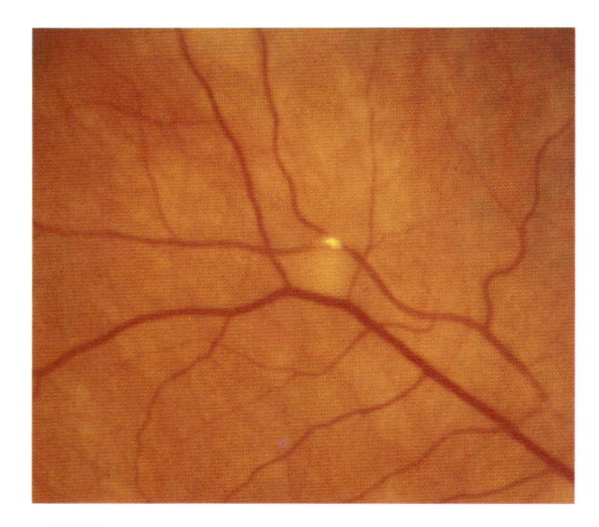

Figura 49.20 Oclusão de ramo da artéria retiniana com placa de Hollenhorst. (Reimpressa com permissão de Gerstenblith AT, Rabinowitz MP, eds. *The Wils Eye Manual: Office and Emergency Room Diagnosis and Treatment of Eye Disease*. 6th ed. Philadelphia: Wolters Kluwer Health/Lippincott Williams & Wilkins, 2012.)

BIBLIOGRAFIA

Andeweg J. Consequences of the anatomy of deep venous outflow from the brain. *Neuroradiology* 1999;41:233–241.

Bisschops RH, Klijn CJ, Kappelle LJ, et al. Collateral flow and ischemic brain lesions in patients with unilateral carotid artery occlusion. *Neurology* 2003;60:1435–1441.

Caruso G, Vincentelli F, Giudicelli G, et al. Perforating branches of the basilar bifurcation. *J Neurosurg* 1990;73:259–265.

Chaynes P. Microsurgical anatomy of the great cerebral vein of Galen and its tributaries. *J Neurosurg* 2003;99:1028–1038.

Donzelli R, Marinkovic S, Brigante L, et al. Territories of the perforating (lenticulostriate) branches of the middle cerebral artery. *Surg Radiol Anat* 1998;20:393–398.

Floriani M, Giulini SM, Bonardelli S, et al. Value and limits of "critical ausculta-tion" of neck bruits. *Angiology* 1988;39:967–972.

Ghika JA, Bogousslavsky J, Regli F. Deep perforators from the carotid system. Template of the vascular territories. *Arch Neurol* 1990;47:1097–1100.

Goldman L, Koller RL, Lebow SS, et al. Cervical bruits: clinical correlates of stenosis. *Angiology* 1991;42:491–497.

Hendrikse J, Hartkamp MJ, Hillen B, et al. Collateral ability of the circle of Willis in patients with unilateral internal carotid artery occlusion: border zone infarcts and clinical symptoms. *Stroke* 2001;32:2768–2773.

Hu HH, Liao KK, Wong WJ, et al. Ocular bruits in ischemic cerebrovascular disease. *Stroke* 1988;19:1229–1233.

Ingall TJ, Homer D, Whisnant JP, et al. Predictive value of carotid bruit for carotid atherosclerosis. *Arch Neurol* 1989;46:418–422.

Johnston DC, Goldstein LB. Clinical carotid endarterectomy decision making: non-invasive vascular imaging versus angiography. *Neurology* 2001;56:1009–1015.

Komiyama M, Nakajima H, Nishikawa M, et al. Middle cerebral artery vari-ations: duplicated and accessory arteries. *Am J Neuroradiol* 1998;19:45–49.

Macchi V, Porzionato A, Parenti A, et al. The course of the posterior inferior cerebel-lar artery may be related to its level of origin. *Surg Radiol Anat* 2004;26(1):60–65.

Magyar MT, Nam EM, Csiba L, et al. Carotid artery auscultation—anachronism or useful screening procedure? *Neurol Res* 2002;24:705–708.

Mandell BF. It's not the noise, it's what you do with it. *Cleve Clin J Med* 2015;82: 792–798.

Marinkovic S, Milisavljevic M, Kovacevic M. Interpeduncular perforating branches of the posterior cerebral artery. Microsurgical anatomy of their extra-cerebral and intracerebral segments. *Surg Neurol* 1986;26:349–359.

Marinkovic S, Gibo H, Milisavljevic M, et al. Anatomic and clinical correlations of the lenticulostriate arteries. *Clin Anat* 2001;14:190–195.

Osborn AG. *Diagnostic Cerebral Angiography.* 2nd ed. Philadelphia: Lippincott Williams & Wilkins, 1999.

Paraskevas KI, Hamilton G, Mikhailidis DP. Clinical significance of carotid bruits: an innocent finding or a useful warning sign? *Neurol Res* 2008;30:523–530.

Pickett CA, Jackson JL, Hemann BA, et al. Carotid bruits and cerebrovascular dis-ease risk: a meta-analysis. *Stroke* 2010;41:2295–2302.

Phillips CD, Bubash LA. CT angiography and MR angiography in the evaluation of extracranial carotid vascular disease. *Radiol Clin North Am* 2002;40:783–798.

Ratchford EV, Jin Z, Di Tullio MR, et al. Carotid bruit for detection of hemody-namically significant carotid stenosis: the Northern Manhattan Study. *Neurol Res* 2009;31:748–752.

Ross JS, Masaryk TJ, Modie MT, et al. Magnetic resonance angiography of the extracranial carotid arteries and intracranial vessels: a review. *Neurology* 1989;39:369.

Smith JH. Pearls & Oy-sters: the orbital bruit: a poor man's angiogram. *Neurology* 2009;73:e81–e82.

Stahlfeld KR, Means JR, Didomenico P. Carotid artery fibromuscular dysplasia. *Am J Surg* 2007;193:71–72.

Stefani MA, Schneider FL, Marrone AC, et al. Anatomic variations of anterior cerebral artery cortical branches. *Clin Anat* 2000;13:231–236.

Takahashi S, Suzuki M, Matsumoto K, et al. Extent and location of cerebral infarcts on multiplanar MR images: correlation with distribution of perforat-ing arteries on cerebral angiograms and on cadaveric microangiograms. *Am J Roentgenol* 1994;163:1215–1222.

Ture U, Yasargil MG, Al Mefty O, et al. Arteries of the insula. *J Neurosurg* 2000;92:676–687.

Wiebers DO, Whisnant JP, Sandok BA, et al. Prospective comparison of a cohort with asymptomatic carotid bruit and a population-based cohort without carotid bruit. *Stroke* 1990;21:984–988.

Wiesmann M, Yousry I, Seelos KC, et al. Identification and anatomic description of the anterior choroidal artery by use of 3D-TOF source and 3D-CISS MR imaging. *Am J Neuroradiol* 2001;22:305–310.

Sistema Ventricular e Líquido Cefalorraquidiano

A anatomia macroscópica do sistema ventricular e das cisternas subaracnóideas é abordada no Capítulo 2, e a Figura 2.5 mostra os espaços de líquido cefalorraquidiano (LCR). Este é produzido pelo plexo coróideo, localizado no átrio, corpo e corno inferior de cada ventrículo lateral; no terceiro ventrículo; e no teto do quarto ventrículo. A maior parte do LCR é produzida nos ventrículos laterais. Esses dois se unem na linha mediana, onde se ligam ao terceiro ventrículo. Os forames interventriculares de Monro, semelhantes a fendas, situam-se na junção do teto e da parede anterior do terceiro ventrículo e conectam os ventrículos laterais ao terceiro ventrículo. O forame interventricular é o local de desenvolvimento original do telencéfalo para formar os hemisférios cerebrais. Embora a maior parte do LCR origine-se no plexo coróideo dos ventrículos do encéfalo, também há alguma produção através do revestimento ependimário e nos espaços subaracnóideo e perivascular. O LCR é descarregado e preenche os ventrículos, cisternas interpedunculares e espaços subaracnóideos.

O plexo coróideo é uma invaginação vascular da pia-máter para os ventrículos, com a formação de uma rica rede de vasos da pia-máter, coberta por uma camada de células ependimárias contínuas com o revestimento dos ventrículos. Essas células têm zônulas de oclusão na superfície apical. O suprimento arterial do plexo coróideo no ventrículo lateral é provido pela artéria coróidea anterior, um ramo da artéria carótida interna, e pelas artérias coróideas posteriores originadas da artéria cerebral posterior. As pulsações arteriais no plexo coróideo facilitam a circulação de LCR.

O LCR é produzido por uma combinação de secreção ativa e filtração com vazão de 0,35 a 0,37 ml/min. O líquido intersticial encefálico (LIE) circula entre as células encefálicas e drena para o LCR ou é absorvido pelo sangue através de capilares terminais. Nos adultos normais, todo o reservatório de LCR é de cerca de 90 a 150 ml, dos quais aproximadamente 75 ml são intracranianos; e no recém-nascido, 40 a 60 ml. Essa quantidade é totalmente substituída várias vezes por dia. A taxa de produção é relacionada com fatores como as pressões osmótica e hidrostática do sangue e as variações da pressão venosa. A taxa de produção independe da pressão do LCR; portanto, mesmo quando há um grande volume e aumento dessa pressão no sistema ventricular decorrente de obstrução ou ausência de reabsorção, o ritmo de produção

não é afetado. A enzima anidrase carbônica participa da produção de LCR. Os inibidores da anidrase carbônica, como a acetazolamida, diminuem a produção de LCR.

O líquido assemelha-se a um ultrafiltrado de plasma, mas há algumas diferenças. O LCR contém uma pequena quantidade de proteína, um pouco mais da metade da concentração de glicose que há no plasma, algumas células e vários íons (Tabela 50.1). Nele, as concentrações de íons são diferentes das existentes no plasma e o pH é menor.

O LCR encontra-se no espaço subaracnóideo, entre a aracnoide-máter e a pia-máter. Nesse espaço, filamentos de aracnoide-máter semelhantes a uma teia estendem-se entre a aracnoide-máter e a pia-máter. Esta reveste intimamente a superfície do encéfalo e da medula espinal, mergulhando nas fissuras e nos sulcos. A aracnoide abre o caminho entre as fissuras e os sulcos. Os vasos sanguíneos que penetram no encéfalo atravessam o espaço subaracnóideo e são revestidos por duas camadas de aracnoide-máter; esses revestimentos de aracnoide, que acompanham os vasos por distâncias variáveis dentro do encéfalo, são conhecidos como espaços perivasculares (Virchow-Robin; ver Figura 2.4). O LCR flui para os espaços perivasculares e é transportado por certa distância até o interior da substância do encéfalo e da medula espinal. O espaço subaracnóideo, contendo LCR, também se estende externamente por distâncias variáveis nos espaços perirradicular e perineural ao longo das raízes nervosas e nervos cranianos (NCs) de saída. No canal vertebral, um grande

Tabela 50.1	Características normais e composição do LCR.
Aparência	**Claro e incolor**
Células	< 6 linfócitos ou células mononucleares
Proteína total	15 a 50 mg/dl
IgG	< 8,4 mg/dl
Gamaglobulina	6 a 13% de proteína total
Bandas oligoclonais	0 a 1 banda
Proteína básica da mielina	0 a 4 ng/ml
Índice de IgG no LCR	0 a 0,77
Taxa de síntese de IgG no LCR	0 a 8 mg/24 h
Glicose	45 a 80 mg/dl, 60 a 80% de glicemia

LCR, líquido cefalorraquidiano; IgG, imunoglobulina G.

espaço subaracnóideo estende-se do término da medula espinal até aproximadamente a segunda vértebra sacral. Esse saco terminal contém a cauda equina e é o local habitual para realizar a punção lombar (PL).

CIRCULAÇÃO DO LÍQUIDO CEFALORRAQUIDIANO

O LCR passa dos ventrículos laterais, através do forame de Monro, para dentro do terceiro ventrículo e, em seguida, desce pelo aqueduto do mesencéfalo até o quarto ventrículo. Uma pequena quantidade entra no canal central da medula espinal a partir do quarto ventrículo, enquanto a maior parte atravessa os forames de Luschka e Magendie para dentro das cisternas subaracnóideas ao redor do tronco encefálico e cerebelo. A circulação é contínua entre essas cisternas basais e o espaço subaracnóideo espinal até a região lombossacra. Por fim, o LCR migra para o espaço subaracnóideo sobre as convexidades dos hemisférios ao longo do seio sagital superior. Harvey Cushing referiu-se ao fluxo de LCR como a "terceira circulação".

As vilosidades aracnóideas (granulações de Pacchioni) são projeções pequenas, convolutas, do espaço subaracnóideo e da aracnoide que penetram nos seios venosos. As vilosidades aracnóideas são o local onde o LCR é reabsorvido no sangue venoso. O LCR nas granulações aracnóideas é separado do sangue venoso nos seios da dura-máter apenas por uma camada de células aracnóideas mesoteliais e uma camada de endotélio vascular (ver Figura 2.3). As vilosidades são mais numerosas no seio sagital superior, mas também são encontradas nos outros seios e ao longo da medula espinal. As vilosidades aracnóideas atuam como válvulas unidirecionais, permitindo a entrada de LCR no sangue venoso, mas não há inversão de fluxo. Parte do LCR é absorvida dos espaços perirradicular e perineural pelo sistema venoso ao longo das raízes espinais e dos NCs, bem como dos espaços perivenosos. Também há certa absorção através de junções comunicantes no epêndima ventricular; estas possibilitam a troca de líquido entre o LCR e o LIE. Essa via de absorção torna-se mais proeminente quando o fluxo de LCR está obstruído e o LCR intraventricular tem pressão aumentada.

FUNÇÕES DO LÍQUIDO CEFALORRAQUIDIANO

O LCR tem muitas funções. Uma das mais importantes é mecânica, quando serve como camisa d'água para o encéfalo e a medula espinal, banhando-os e protegendo-os. Ajuda a sustentar o peso do encéfalo e tem efeito amortecedor contra o deslocamento. Suspenso no LCR, o peso do encéfalo é reduzido a uma fração do peso real. O LCR serve como um lubrificante entre o encéfalo e a medula espinal de um lado, e o crânio e a coluna vertebral do outro. Age para dissipar a força de um golpe na cabeça. Funciona como um mecanismo de compensação do espaço para regular o conteúdo do crânio e ajuda a manter relativamente constante a pressão intracraniana (PIC): se houver aumento na pressão arterial (PA), no conteúdo de sangue ou no volume encefálico, há diminuição da quantidade de LCR, e em caso de diminuição na quantidade de tecido encefálico por atrofia ou degeneração, há aumento da quantidade de LCR.

O LCR é importante na homeostase, ajudando a manter um meio externo constante para o encéfalo. Está em equilíbrio com o líquido extracelular do encéfalo. É um meio para a transferência de substâncias do encéfalo e da medula espinal para a corrente sanguínea; recebe resíduos metabólicos e ajuda a eliminá-los; é importante na remoção de produtos patológicos em caso de doença e para a circulação de fármacos para tratamento. Age como "escoadouro" do líquido extracelular do encéfalo. Solutos e produtos do metabolismo difundem-se desse líquido e fluem para o escoadouro de LCR, depois são levados e removidos pela reabsorção de grande parte do LCR pelo sistema venoso.

BARREIRA HEMATENCEFÁLICA

Os primeiros pesquisadores observaram que ao injetar vários corantes no sistema circulatório de um animal, todos os órgãos do corpo ficaram corados, exceto o encéfalo. Eles propuseram a existência de uma barreira hematencefálica (BHE) para explicar esse achado. Os pesquisadores posteriores demonstraram amplamente a exatidão da observação. A BHE está localizada no nível da membrana pio-glial e nos capilares cerebrais. Os capilares encefálicos são diferenciados por apresentarem zônulas de oclusão entre as células endoteliais, diferentes dos existentes nos capilares de outras partes do corpo. As proteínas da zônula de oclusão, ocludina e claudina, unem as células endoteliais. Essas zônulas de oclusão também são características das células epiteliais do plexo coróideo e criam uma barreira hematoliquórica. Elas restringem o movimento passivo de substâncias macromoleculares através da barreira celular. Além das zônulas de oclusão entre células endoteliais, os capilares encefálicos também são revestidos por pés vasculares de astrócitos e têm maior número de mitocôndrias do que os capilares de outras partes do corpo.

Sistemas de transporte especializados que regulam a condução seletiva de algumas substâncias também participam da BHE. Neurônios, astrócitos e pericitos compõem a unidade neurovascular. Pericitos são uma combinação de músculo liso e macrófagos revestidos por uma lâmina basal. Os pés vasculares dos astrócitos ("pés sugadores") circundam a lâmina basal do capilar e se conectam aos neurônios, o terceiro componente da unidade neurovascular.

A capacidade dos solutos de atravessar a BHE depende de seu tamanho e solubilidade. As moléculas pequenas entram com mais facilidade no sistema nervoso central (SNC) do que as grandes moléculas, e moléculas muito grandes são excluídas. Substâncias altamente lipossolúveis, como oxigênio, dióxido de carbono e anestésicos voláteis, entram com mais facilidade do que as de baixa lipossolubilidade. O álcool e a nicotina são muito lipossolúveis e facilmente transportados para o encéfalo. Substâncias altamente ligadas a proteínas séricas são incapazes de atravessar a BHE. Algumas substâncias (p. ex., glicose e aminoácidos) atravessam a BHE por transporte ativo. A água tem uma estrutura anômala que possibilita sua rápida passagem através das células endoteliais. Muitos antibióticos não têm acesso ao SNC, a menos que haja lesões inflamatórias nas meninges e na BHE. A doença de Parkinson é tratada com l-DOPA porque a BHE exclui a dopamina, substância realmente necessária. Algumas áreas do SNC não têm BHE, entre elas: zona de gatilho quimiorreceptora na área postrema no assoalho do quarto ventrículo; órgão subfornicial na parede anterior do terceiro ventrículo; eminência mediana do hipotálamo; plexo coróideo ou órgão vascular da lâmina terminal; e glândulas pineal e hipófise posterior. Essas áreas são conhecidas coletivamente como órgãos circunventriculares; seus capilares têm fenestrações em vez de zônulas de oclusão. Muitos fármacos causam náuseas e vômitos como efeito colateral importante, porque a ausência de BHE possibilita o acesso irrestrito direto da corrente sanguínea para a área postrema e a zona de gatilho quimiorreceptora. A permeabilidade da BHE pode ser alterada por várias doenças.

PUNÇÃO LOMBAR

Embora não seja tão frequente como no passado, a punção lombar (PL) ainda é importante na avaliação neurológica de muitos pacientes. O uso de agulhas atraumáticas, não cortantes, com ponta de lápis (Sprotte), diminui consideravelmente a incidência de complicações após PL, sobretudo cefaleia, em comparação com agulhas tradicionais de ponta cortante (Quincke), e está se tornando cada vez mais comum.

Há duas informações essenciais obtidas a partir da PL: pressão e composição do LCR. A medida da pressão de abertura é uma parte essencial da PL e nunca deve ser negligenciada. Tradicionalmente, é considerada normal a pressão até 180 mm de LCR; valores de 180 a 200 mm são limítrofes, e pressões acima de 200 mm são anormais, a menos que o paciente seja obeso, situação em que, de acordo com as evidências, a pressão de abertura normal pode alcançar até 250 mm. Alguns autores afirmam que pressões de até 250 mm devem ser consideradas normais, mesmo em adultos não obesos. Leituras de pressão excessivamente elevadas podem ser causadas por relaxamento insuficiente. A transmissão das pulsações venosas causa pequenas oscilações da pressão manométrica; a respiração causa maior oscilação. A pressão de abertura é o indicador mais confiável da PIC. Em algumas circunstâncias, a única anormalidade da PL é a elevação da pressão de abertura, como ocorre na hipertensão intracraniana idiopática (HII, pseudotumor cerebral). Em outros

distúrbios, a elevação da pressão de abertura pode ser um indício importante de doença intracraniana. É provável que haja dificuldade em medir a pressão do LCR nas crianças, e a contagem do número de gotas de LCR por um período específico é um método simples e rápido para estimá-la.

Uma vez determinada a pressão de abertura, o líquido é retirado para análise. Estudos realizados com LCR dependem das circunstâncias clínicas. Na maioria dos casos, as informações mínimas necessárias são contagens celular e diferencial, proteínas e glicose. O LCR normal pode conter até cinco linfócitos, mas nenhum neutrófilo. O nível normal de glicose no LCE é de metade a dois terços da glicose sanguínea; o de proteína no LCR varia com o local. A proteína no LCR intraventricular é muito mais baixa do que aquela na teca lombar. O nível de proteína no LCR obtido por PL geralmente é inferior a 40. Hayward e Shapiro estudaram uma série de 555 casos consecutivos e constataram que outros exames do LCR eram úteis em apenas 0,9% dos pacientes quando pressão de abertura, contagem celular e nível de proteína eram normais. São necessárias cerca de 2 horas para que seja estabelecido o equilíbrio entre o nível de glicose no sangue e no LCR. A exatidão da dosagem de glicose no LCR requer coleta da amostra de sangue 2 horas antes da PL ou a sua realização em jejum. Além de exames básicos, como coloração de Gram, cultura e citologia, é possível fazer um número cada vez maior de exames sofisticados do liquor, entre eles: reação em cadeia da polimerase (PCR) para vários organismos; estudos imunológicos; anticorpos antiaquaporina; proteína 14-3-3 para doença priônica; beta-amiloide; proteína tau, neurofilamentos pesados e leves; testes sorológicos para antígeno carcinoembrionário; alfafetoproteína; anticorpos antinucleares; enzima conversora da angiotensina; anticorpos antineuronais; anticorpo contra célula de Purkinje; doença de Lyme; marcadores tumorais; e muitos outros. Raramente, substâncias são injetadas no LCR, como um isótopo para cisternografia.

Existem vários padrões comuns de anormalidade do LCR: normal, infecção bacteriana aguda, meníngeo asséptico e de dissociação albuminocitológica. Na infecção bacteriana aguda, há aumento acentuado da contagem de células, as quais são compostas principalmente de linfócitos polimorfonucleares, elevação do nível de proteínas e diminuição do nível de glicose. Os níveis de glicose podem ser muito baixos, com frequência inferiores a 10 mg/dℓ e, às vezes, igual a zero. O padrão "asséptico" é a elevação do número de células com predomínio das mononucleares, elevação do nível de proteína e nível normal de glicose. O termo asséptico neste contexto significa apenas que não é um padrão de infecção bacteriana aguda. Infecções virais, tuberculose, micose, meningite bacteriana parcialmente tratada, infecção parameníngea, meningite neoplásica e parasitoses podem causar um padrão asséptico; no qual, às vezes, ocorre diminuição leve a moderada dos níveis de glicose em algumas infecções virais, na tuberculose e na meningite fúngica ou neoplásica. O padrão de dissociação albuminocitológica é mais frequente na síndrome de

Guillain-Barré e é caracterizado por nível elevado de proteínas, por vezes altíssimos, sem aumento do número de células ou outras anormalidades.

Análises especiais podem detectar anormalidades no LCR que são normais em exames de rotina, sobretudo em pacientes com sinais de doença desmielinizante, em especial esclerose múltipla (EM). Quando processos imunológicos acometem o sistema nervoso, o LCR pode conter um nível anormal de imunoglobulinas. A síntese de imunoglobulina (Ig) no sistema nervoso causa elevação da imunoglobulina G (IgG) no líquido espinal. Para que haja exatidão, é preciso comparar o nível de IgG ao de albumina, já que a presença de proteína originada em algum outro processo poderia causar elevação do nível de IgG em termos absolutos, mas não proporcional à albumina. É sempre necessário ter o resultado da eletroforese de proteínas séricas para interpretar corretamente os exames de Ig no LCR. A principal anormalidade é o aumento da razão IgG/albumina ou a anormalidade do índice de IgG ([IgG no LCR/IgG no soro]/[albumina no LCR/albumina no soro]). O aumento de IgG no LCR com índice normal indica extravasamento através da BHE; a elevação do índice de IgG indica que a origem é o SNC. Também é possível calcular a taxa de síntese de IgG no sistema nervoso, que frequentemente é anormal na EM. Às vezes, as Ig presentes são derivadas de clones limitados de células imunocompetentes que sintetizam a mesma proteína e produzem estreitas bandas "oligoclonais" de Ig na eletroforese. Quando a necrose e a inflamação estão ativas no sistema nervoso, geralmente é possível detectar elevação da proteína básica da mielina. A bateria de testes usada com frequência para pesquisar sinais de doença desmielinizante são razão IgG/albumina, índice de IgG, taxa de síntese de IgG, bandas oligoclonais e proteína básica da mielina. Exames anormais de Ig no líquido espinal podem ocorrer em outras condições além da EM, como neurossífilis e outros distúrbios infecciosos e inflamatórios crônicos. A elevação sistêmica de Ig, como no mieloma múltiplo, também pode alterar a razão IgG/albumina.

ELEVAÇÃO DA PRESSÃO INTRACRANIANA

A cavidade intracraniana é um espaço fechado ocupado por três compartimentos: sangue, encéfalo e LCR. Normalmente, os volumes dos três compartimentos estão em equilíbrio. O volume encefálico normal é de cerca de 1.400 ml; o de LCR intracraniano é de aproximadamente 75 ml; e o vascular intracraniano é de cerca de 75 ml. Como o crânio não pode se expandir, e o encéfalo, ser muito comprimido, quando o volume de um dos compartimentos aumenta, o dos outros compartimentos deve sofrer diminuição compensatória (hipótese de Monro-Kellie). A compensação é mais efetiva nos processos de avanço lento do que nas doenças agudas. Se a compensação falhar, a PIC aumenta. E quando ela aumenta, as ondas em platô são frequentes. Essas ondas são elevações agudas adicionais periódicas da PIC na faixa de 600 a 1.300 mmH$_2$O com duração de 5 a 20 minutos, que podem ocorrer várias vezes por hora. Há possibilidade de as ondas de platô acontecerem na aspiração e em outras manipulações. Quando a PIC aumenta, há duas consequências deletérias principais. A primeira é a herniação de estruturas encefálicas fora de sua localização normal, causando aglomeração e compressão em outros locais. As ondas em platô são associadas a aumento do risco de herniação. Algumas das síndromes de herniação importantes são: transtentorial central, transtentorial lateral (uncal) e pelo forame magno (ver Capítulo 51). A segunda é a diminuição da pressão de perfusão cerebral (PPC). Normalmente, a PA é maior do que a PIC, possibilitando a perfusão cerebral. A PPC é a diferença entre PA média e PIC; a PIC normal é de 5 a 15 mmHg. Por causa dos mecanismos autorreguladores, o fluxo sanguíneo cerebral pode geralmente ser mantido até que a PPC diminua para menos de 40 a 60 mmHg; abaixo desse nível, a perfusão cerebral é prejudicada e há risco de lesão isquêmica secundária do encéfalo (tamponamento encefálico). A resposta de Cushing é um aumento reflexo da PA para manter a PPC. As causas comuns de aumento da PIC são hidrocefalia, aumento dos volumes de LCR e encefálico, edema cerebral, e lesões expansivas que ocupam o espaço intracraniano.

Hidrocefalia

Hidrocefalia é a dilatação do sistema ventricular. Ela pode ocorrer por obstrução do fluxo de LCR, comprometimento da reabsorção ou como mecanismo de compensação pela perda de volume encefálico (hidrocefalia *ex vacuo*). A hidrocefalia obstrutiva ou não comunicante, decorre do bloqueio da circulação do LCR no interior do sistema ventricular. Há possibilidade de formação de tumores na região do forame de Monro, na maioria das vezes um cisto coloide do terceiro ventrículo, e obstrução do fluxo de LCR, causando hidrocefalia e cefaleia posicional. A estenose do aqueduto do mesencéfalo pode causar dilatação do terceiro ventrículo e dos ventrículos laterais com o quarto ventrículo de tamanho normal. A hidrocefalia obstrutiva pode evoluir quando os forames de saída do quarto ventrículo são ocluídos. Quando esses forames não se desenvolvem normalmente, há dilatação acentuada do quarto ventrículo, com surgimento de uma estrutura cística na fossa posterior (síndrome de Dandy-Walker). Muito raramente, a hidrocefalia é ocasionada por superprodução de LCR, como um papiloma do plexo coróideo.

A hidrocefalia comunicante é consequência do comprometimento da circulação de LCR após ele deixar o sistema ventricular, como ocorre na fibrose e na formação de tecido cicatricial nas cisternas interpedunculares por causa de meningite, ou no comprometimento da função das granulações aracnóideas pela formação de tecido cicatricial em razão de hemorragia subaracnóidea prévia. No comprometimento da circulação de LCR ou na diminuição da absorção, a pressão retrógrada aumentada é transmitida ao sistema, com consequente dilatação ventricular compensatória. A hidrocefalia de pressão normal (HPN) idiopática é um tipo de hidrocefalia comunicante com aumento ventricular, mas pressão de abertura normal na PL que ocorre espontaneamente, sem nenhum evento prévio identificável que possa ter causado fibrose meníngea. É responsável por cerca de um terço dos casos de hidrocefalia comunicante com início na vida adulta. A HPN é uma causa clássica da tríade de demência, distúrbio da marcha e incontinência urinária (ver Videolink 50.1). A expectativa inicial era de que a HPN fosse uma causa de demência tratável por *shunt* ventriculoperitoneal. No entanto, ainda há considerável controvérsia acerca do diagnóstico de HPN e da seleção de pacientes para implantação de *shunt*. Em um estudo de 10 pacientes com diagnóstico *antemortem* de HPN idiopática (oito foram submetidos à implantação de *shunt*, e sete, beneficiados), um tinha doença de Alzheimer, e o outro, degeneração corticobasal; nos demais, várias lesões vasculares foram observadas no exame neuropatológico final.

Edema cerebral

Edema cerebral é o inchaço do encéfalo, com aumento do volume cerebral em função do aumento do teor de água; e ocorre em diversas circunstâncias. Quatro tipos são reconhecidos: vasogênico, citotóxico, osmótico e intersticial. No vasogênico, há ruptura das zônulas de oclusão que formam a BHE, elevando o volume de líquido extracelular decorrente do aumento da permeabilidade capilar. O líquido contém proteína e se acumula principalmente na substância branca, com frequência enviando extensões digitiformes ao longo de tratos de substância branca. Essa é a trajetória normal do fluxo de LIE em direção aos ventrículos para absorção. Ele ocorre principalmente com lesão expansiva focal no encéfalo, como neoplasia ou abscesso. No citotóxico, há aumento do volume de líquido intracelular por falha dos mecanismos dependentes de energia que normalmente impedem a entrada de água na célula. A BHE permanece intacta. Neurônios, glia e células endoteliais capilares, tanto na substância cinzenta quanto na branca, absorvem água e aumentam de volume. Essa tumefação comprime o espaço extracelular. É a difusão restrita de água intracelular que cria anormalidades em imagens de ressonância magnética ponderadas em difusão. O citotóxico (celular) ocorre quando o encéfalo sofre lesão por hipoxia, isquemia ou outras anormalidades metabólicas, como uremia ou cetoacidose diabética; e pode ser focal ou difuso. O osmótico ocorre quando há hemodiluição, como na secreção imprópria de hormônio antidiurético ou na rápida diminuição da glicose sanguínea no estado hiperglicêmico hiperosmolar. A osmolalidade encefálica excede a sérica, e a água flui para o encéfalo com o gradiente de pressão anormal, causando edema. O intersticial é um aumento no volume do líquido extracelular que ocorre na substância branca periventricular em virtude da transudação transependimária de LCR através da parede ventricular quando a pressão intraventricular está aumentada. Tanto o edema vasogênico quanto o intersticial afetam principalmente a substância branca. O conteúdo de líquido no edema intersticial é diferente do observado no vasogênico, o qual contém pouquíssima proteína.

Uma cascata de danos que afeta células e vasos sanguíneos pode ocorrer após várias lesões, como trauma, isquemia, hipoxia ou massa expansiva. No edema citotóxico, há liberação da excitotoxina glutamato para o espaço extracelular. O glutamato abre os canais de Ca^{++} na membrana celular e o Ca^{++} penetra nas células. A extrusão de uma molécula de Ca^{++} requer a entrada de três moléculas de Na^+, portanto, há acúmulo intracelular de Na^+, o que cria um gradiente osmótico que atrai água para o interior da célula, causando tumefação. O excesso de Ca^{++} intracelular também ativa processos citotóxicos causadores de morte celular. Os radicais livres contribuem para os danos, sobretudo depois de hipoxia, isquemia e traumatismo.

O edema citotóxico ocorre 24 a 72 horas após acidente vascular cerebral. A lesão por reperfusão causa edema cerebral bastante agressivo, com risco de conversão hemorrágica. O traumatismo encefálico ocasiona um misto de edema citotóxico e vasogênico. O edema vasogênico após lesão capilar provoca ruptura da BHE; a qual pode ser rompida quando há falha das zônulas de oclusão das células endoteliais, tornando possível que proteases e radicais livres ataquem os capilares. A inflamação pode danificar a BHE pela produção de citocinas e quimiocinas. A doença cerebrovascular é a principal causa de edema cerebral no adulto. Outras causas são traumas, toxinas, insuficiência hepática aguda, encefalopatia hipertensiva, alterações rápidas da osmolalidade sérica, edema cerebral em altitudes elevadas e lesões expansivas.

Manifestações clínicas de elevação da pressão intracraniana

As manifestações clínicas de elevação da PIC variam de acordo com a natureza do processo subjacente e se é agudo ou crônico. A cefaleia é um sintoma comum. Acredita-se que a cefaleia por aumento da PIC seja causada por tração de estruturas sensíveis à dor e tende a ser exacerbada por tosse, manobra de Valsalva ou mudança de posição; ela costuma ser mais intensa à noite. A pressão sobre os centros autônomos no tronco encefálico provoca várias manifestações, como náuseas, vômito, aumento da PA, alterações da respiração e bradicardia. A alteração da consciência é comum. O papiledema é frequente. O aumento da PIC antes da fusão das suturas cranianas pode acarretar separação das linhas de sutura, saliência do fontículo anterior ou dilatação da cabeça. A paralisia do nervo abducente é manifestação inespecífica comum de aumento da PIC. O reflexo de Cushing ou tríade de Cushing consiste em hipertensão, bradicardia e desaceleração da respiração por comprometimento do tronco encefálico.

A percussão do crânio pode revelar redução da ressonância na lateral de um tumor ou hematoma subdural ou timpanismo na hidrocefalia e na elevação da PIC. Em lactentes e crianças com hidrocefalia, é possível a percussão do crânio produzir ressonância maior do que o normal (sinal de Macewen ou ressonância de "pote rachado").

A HII (hipertensão intracraniana benigna, pseudotumor cerebral) é uma síndrome comum e bastante estereotipada de cefaleia e papiledema sem sinais neurológicos focais, com LCR normal e sem sinais de lesão expansiva nem de aumento dos ventrículos em exames de imagem. Na maioria das vezes, o distúrbio é idiopático, sem causas conhecidas. Pode ocorrer após oclusão do seio sagital superior ou do lateral. Vários fármacos podem causar a síndrome, inclusive vitamina A, tetraciclina, corticosteroides (ou interrupção da administração de corticosteroides) e antibióticos quinolonas. É mais comum em mulheres jovens com sobrepeso, classicamente com irregularidades menstruais. A cefaleia é o principal sintoma, mas os pacientes também podem apresentar obscurecimento visual transitório, zumbido pulsátil e diplopia por paralisia do NC VI (falso sinal localizador). É possível que o papiledema seja acentuado e cause perda visual. Os exames de imagem são normais ou mostram ventrículos semelhantes a fendas; pode ocorrer sela vazia. A patogênese permanece incerta. A incidência de HII aumentou significativamente no Condado de Olmsted, Minnesota, entre 1990 e 2014, em paralelo com o aumento da obesidade durante o mesmo período.

Há possibilidade de hipotensão intracraniana em caso de extravasamento de LCR, sendo mais comum pelo trajeto deixado por agulha de PL. Também existe um tipo "espontâneo", no qual há laceração da dura-máter por várias causas. Essas síndromes de baixa pressão do LCR são caracterizadas por cefaleia notadamente postural, muito mais intensa na posição ereta e aliviada em decúbito. Quando grave, pode haver sinais de irritação meníngea.

VIDEOLINK

Videolink 50.1. Marcha na HPN. http://neurosigns.org/wiki/Gait_of_normal_pressure_hydrocephalus

BIBLIOGRAFIA

Benarroch EE, Daube JR, Cutsforth-Gregory JK, et al. *Mayo Clinic Medical Neurosciences: Organized by Neurologic Systems and Levels.* 6th ed. Rochester; New York: Mayo Clinic Scientific Press; Oxford University Press, 2018.
Carmelo A, Ficola A, Fravolini ML, et al. ICP and CBF regulation: a new hypothesis to explain the "windkessel" phenomenon. *Acta Neurochir Suppl* 2002;81:112–116.
Carson D, Serpell M. Choosing the best needle for diagnostic lumbar puncture. *Neurology* 1996;47:33–37.
Chohan G, Pennington C, MacKenzie JM, et al. The role of cerebrospinal fluid 14-3-3 and other proteins in the diagnosis of sporadic Creutzfeldt-Jakob disease in the UK: a 10-year review. *J Neurol Neurosurg Psychiatry* 2010;81:1243–1248.
Corbett JJ, Mehta MP. Cerebrospinal fluid pressure in normal obese subjects and patients with pseudotumor cerebri. *Neurology* 1983;33:1386–1388.
DeBiasi RL, Kleinschmidt-DeMasters BK, Weinberg A, et al. Use of PCR for the diagnosis of herpes virus infections of the central nervous system. *J Clin Virol* 2002;25(Suppl 1):S5–S11.
Dodick D. Headache as a symptom of ominous disease. What are the warning signals? *Postgrad Med* 1997;101:46–64.
Eide PK, Brean A. Lumbar cerebrospinal fluid pressure waves versus intracranial pressure waves in idiopathic normal pressure hydrocephalus. *Br J Neurosurg* 2006;20:407–414.
Ellis RW III, Strauss LC, Wiley JM, et al. A simple method of estimating cerebrospinal fluid pressure during lumbar puncture. *Pediatrics* 1992;89:895–897.
Fraser C, Plant GT. The syndrome of pseudotumour cerebri and idiopathic intracranial hypertension. *Curr Opin Neurol* 2011;24:12–17.
Gilman S. *Clinical Examination of the Nervous System.* New York: McGraw-Hill, 2000.
Gilman S, Newman SW. *Manter and Gatz's Essentials of Clinical Neuroanatomy and Neurophysiology.* 10th ed. Philadelphia: FA Davis, 2003.
Grady PA, Blaumanis OR. Physiologic parameters of the Cushing reflex. *Surg Neurol* 1988;29:454–461.
Hoffmann J. Impaired cerebrospinal fluid pressure. *Handb Clin Neurol* 2017;146:171–185.
Jerrard DA, Hanna JR, Schindelheim GL. Cerebrospinal fluid. *J Emerg Med* 2001;21:171–178.
Kester MI, Scheffer PG, Koel-Simmelink MJ, et al. Serial CSF sampling in Alzheimer's disease: specific versus non-specific markers. *Neurobiol Aging* 2012;33:1591–1598.
Kilgore KP, Lee MS, Leavitt JA, et al. Re-evaluating the incidence of idiopathic intracranial hypertension in an era of increasing obesity. *Ophthalmology* 2017;124:697–700.
Klinge P, Marmarou A, Bergsneider M, et al. Outcome of shunting in idiopathic normal-pressure hydrocephalus and the value of outcome assessment in shunted patients. *Neurosurgery* 2005;57(3 Suppl):S40–S52.
Leinonen V, Koivisto AM, Savolainen S, et al. Post-mortem findings in 10 patients with presumed normal-pressure hydrocephalus and review of the literature. *Neuropathol Appl Neurobiol* 2012;38:72–86.
Lee SC, Lueck CJ. Cerebrospinal fluid pressure in adults. *J Neuroophthalmol* 2014;34:278–283.
Lin JJ, Harn HJ, Hsu YD, et al. Rapid diagnosis of tuberculous meningitis by polymerase chain reaction assay of cerebrospinal fluid. *J Neurol* 1995;242:147–152.
Marinac JS. Drug- and chemical-induced aseptic meningitis: a review of the literature. *Ann Pharmacother* 1992;26:813–822.
Mollan SP, Ali F, Hassan-Smith G, et al. Evolving evidence in adult idiopathic intracranial hypertension: pathophysiology and management. *J Neurol Neurosurg Psychiatry* 2016;87:982–992.
Mokri B. The Monro-Kellie hypothesis: applications in CSF volume depletion. *Neurology* 2001;56:1746–1748.
Muller B, Adelt K, Reichmann H, et al. Atraumatic needle reduces the incidence of post-lumbar puncture syndrome. *J Neurol* 1994;241:376–380.
Negrini B, Kelleher KJ, Wald ER. Cerebrospinal fluid findings in aseptic versus bacterial meningitis. *Pediatrics* 2000;105:316–319.
Olsson T. Multiple sclerosis: cerebrospinal fluid. *Ann Neurol* 1994;36(Suppl):S100–S102.
Perkins AT, Ondo W. When to worry about headache. Head pain as a clue to intracranial disease. *Postgrad Med* 1995;98:197–198.
Relkin N, Marmarou A, Klinge P, et al. Diagnosing idiopathic normal-pressure hydrocephalus. *Neurosurgery* 2005;57(3 Suppl):S4–S16.
Seehusen DA, Reeves MM, Fomin DA. Cerebrospinal fluid analysis. *Am Fam Physician* 2003;68:1103–1108.
Sindic CJ, Van Antwerpen MP, Goffette S. Clinical relevance of polymerase chain reaction (PCR) assays and antigen-driven immunoblots for the diagnosis of neurological infectious diseases. *Brain Res Bull* 2003;61:299–308.
Strupp M, Schueler O, Straube A, et al. "Atraumatic" Sprotte needle reduces the incidence of post-lumbar puncture headaches. *Neurology* 2001;57:2310–2312.
Ropper AH, Samuels MA, Klein J. *Adams and Victor's principles of neurology.* 10th ed. New York: McGraw-Hill Education Medical, 2014.
Virhammar J, Cesarini KG, Laurell K. The CSF tap test in normal pressure hydrocephalus: evaluation time, reliability and the influence of pain. *Eur J Neurol* 2012;19:271–276.
Walker RW. Idiopathic intracranial hypertension: any light on the mechanism of the raised pressure? *J Neurol Neurosurg Psychiatry* 2001;71:1–5.
Wall M. Update on Idiopathic Intracranial Hypertension. *Neurol Clin* 2017;35:45–57.
Weibers DO, Dale AJD, Kokmen E, et al., eds. *Mayo Clinic Examinations in Neurology.* 7th ed. St. Louis: Mosby, 1998.
Zidan AH, Girvin JP. Effect on the Cushing response of different rates of expansion of a supratentorial mass. *J Neurosurg* 1978;49:61–70.

CAPÍTULO

51

Exame Durante Coma

O exame clínico de paciente em coma ou com alteração do estado mental (AEM) é muitas vezes complexo e sempre urgente. O exame neurológico é apenas um dos vários métodos diagnósticos empregados no coma; e o de imagem, do líquido cefalorraquidiano (LCR) e laboratoriais são essenciais. No entanto, os achados do exame neurológico costumam determinar a conduta inicial e a urgência dos exames de imagem e LCR. O coma é um tema complicado, e esta discussão se concentra no que pode ser apreendido dos exames.

A consciência tem duas dimensões: vigília e cognição. Vigília é uma função primitiva mantida por estruturas profundas do tronco encefálico e mediais do tálamo. As funções cognitivas exigem integridade do córtex cerebral e dos principais núcleos subcorticais. No coma, estupor e hipersonia, há depressão da consciência; na confusão e no delírio, há turvação da consciência.

ANATOMIA DA CONSCIÊNCIA

O sistema ativador reticular (SAR) ascendente é um sistema de fibras originado na formação reticular do tronco encefálico, principalmente no tegmento paramediano da parte superior da ponte e do mesencéfalo, e se projeta para os núcleos paramediano, parafascicular, centromediano e intralaminar do tálamo. Os neurônios na formação reticular também recebem colaterais das vias espinotalâmicas ascendentes e enviam projeções difusas para todo o córtex cerebral, de modo que estímulos sensoriais estejam envolvidos não somente com a percepção sensorial, mas também – através de suas conexões com o SAR – com a manutenção da consciência. As fibras do SAR são colinérgicas, adrenérgicas, dopaminérgicas, serotoninérgicas e histaminérgicas.

Em condições experimentais, a estimulação do SAR provoca vigília, e sua destruição, coma. O hipotálamo também é importante para a consciência: a vigília pode ser produzida por estimulação da região hipotalâmica posterior. O SAR passa pelo centro do tronco encefálico. Núcleos e vias que controlam os movimentos oculares ocupam as mesmas regiões, e a avaliação do movimento ocular é uma etapa da avaliação de pacientes com alteração da consciência.

Os processos responsáveis pelo coma podem ser caracterizados como estruturais ou metabólicos. Embora restritas, as lesões focais do SAR são capazes de produzir alterações profundas na consciência; as hemisféricas provocam coma somente quando extensas e bilaterais, como em traumatismo cranioencefálico (TCE), meningite, encefalite ou infarto cerebral bilateral. O grau de alteração da consciência é aproximadamente proporcional ao volume de tecido encefálico envolvido no processo. Existem algumas hipóteses de que as lesões focais do hemisfério esquerdo são mais propensas a causar alterações da consciência do que as lesões do hemisfério direito, e alguns pesquisadores apontam o esquerdo como "dominante" para a consciência. Ainda assim, lesões focais restritas a um dos hemisférios raramente provocam alterações relevantes da consciência. Os processos metabólicos ocasionam coma por acometimento difuso dos hemisférios cerebrais ou depressão da atividade no SAR, ou ambos.

TRATAMENTO INICIAL NO COMA

Em virtude das terríveis consequências da falta de substrato para o encéfalo, o tratamento inicial do coma, a menos que a causa seja evidente, é voltado para a correção de possíveis deficiências de glicose, oxigenação e pressão arterial (PA); essas medidas de emergência são necessárias antes mesmo da anamnese e do exame físico detalhado. Após a verificação inicial dos sinais vitais, é preciso garantir imediatamente a permeabilidade das vias respiratórias e oxigenação, PA e acesso intravenoso adequados. Depois da coleta emergencial de amostras de sangue, deve-se administrar 50 mℓ de glicose a 50%, já seguidos por 100 mg de tiamina por via intravenosa (IV) caso o paciente seja alcoólatra (a glicose IV pode precipitar a encefalopatia de Wernicke). Na prática, naloxona e flumazenil são administrados com frequência no caso de superdosagem de opiáceos ou benzodiazepínicos. Em geral, usa-se um "coquetel de coma" no tratamento inicial do paciente comatoso, composto por glicose, flumazenil, naloxona e tiamina. Como as tiras de teste rápido com reagente usadas para determinar a glicose não são infalíveis, e a correlação entre os níveis de consciência e glicose na hipoglicemia é baixa, os estudos favorecem a administração empírica de dextrose e tiamina para pacientes com consciência alterada. Contudo, é provável que a naloxona seja reservada para aqueles com sinais e sintomas de intoxicação por opiáceos, e é melhor deixar o flumazenil para a reversão de sedação consciente terapêutica e raros casos selecionados de superdosagem de benzodiazepínicos. Preparativos para intubação, suporte respiratório e uso de fármacos pressores devem ser feitos, caso sejam necessários. Considere sempre que o paciente pode ter uma lesão da coluna cervical e imobilize o pescoço até que seja possível descartar fratura.

AVALIAÇÃO DIAGNÓSTICA

Após garantir oxigenação e nutrição adequadas para o sistema nervoso central (SNC), deve-se fazer um rápido exame neurológico para pesquisar sinais óbvios, como midríase, que pode exigir exames de imagem e intervenção neurocirúrgica com urgência. Caso contrário, a conduta de emergência inicial deve ser seguida por anamnese e exames físico geral e neurológico.

Anamnese

Embora muitas vezes difícil de obter, e às vezes impossível, a anamnese é importantíssima e vale a pena investigá-la com empenho. Na ausência da família, um telefonema para o vizinho, zelador ou companheiro pode fornecer detalhes valiosos sobre a sequência de eventos que levaram ao coma, a saúde e doenças prévias do paciente e os medicamentos em uso. É possível surgirem histórias conhecidas de distúrbio convulsivo, diabetes melito, hipertensão, uso abusivo de substâncias, depressão ou tentativas de suicídio. Procure na carteira, ou bolsa, lista de medicamentos, cartão ou número de telefone de um médico, cartão de alerta médico ou outras informações pertinentes. Converse com policiais ou motorista da ambulância, se for o caso.

Se possível, determine o tempo decorrido e a evolução desde a perda de consciência; isso poderá ser útil, pois o coma abrupto talvez tenha ocorrido por hemorragia subaracnóidea ou crise epiléptica; uma instalação mais gradual ou variável talvez indique uma lesão expansiva, sobretudo hematoma subdural ou encefalopatia metabólica. Sinais focais anteriores à perda de consciência sugerem lesão estrutural em vez de processo metabólico. Sintomas transitórios premonitórios podem ser uma indicação de isquemia vertebrobasilar. Eventos recentes de febre sugerem um processo infeccioso; de quedas, um hematoma intracraniano; e de estado confusional, etiologia metabólica ou tóxica.

Exame físico geral

Achados no exame físico geral podem ser extremamente úteis para esclarecer a causa da alteração da consciência (Tabela 51.1). É preciso sempre examinar o paciente com atenção e verificar se há equimoses, hematomas, lacerações, fraturas e outros sinais de lesão, sobretudo na cabeça. É essencial lembrar que pode haver dois distúrbios concomitantes (p. ex., traumatismo e intoxicação alcoólica). Os sinais vitais simples podem fornecer indícios importantes. Elevação da temperatura sugere infecção ou doença intracraniana grave. Febre com pele seca sugere intoxicação anticolinérgica ou insolação. Hipotermia sugere sepsia, hipoglicemia, intoxicação ou mixedema. Elevação extrema da pressão arterial sugere encefalopatia hipertensiva, hemorragia subaracnóidea, hematomas intracranianos ou síndrome de leucoencefalopatia posterior reversível. Hipotensão sugere comprometimento da perfusão do SNC por algum processo sistêmico, como hemorragia ou doença miocárdica. Hipotensão causada por doença primária do SNC é rara, exceto em fase terminal. A perfusão do SNC pode ser prejudicada por taquicardia ou bradicardia. A combinação de hipertensão e bradicardia sugere disfunção do tronco encefálico, muitas vezes causada por elevação da pressão intracraniana (reflexo de Cushing).

As anomalias da respiração são importantes na avaliação de pacientes com depressão da consciência. Padrões respiratórios anormais causados por doença neurológica incluem respiração de Cheyne-Stokes (RCS), hiperventilação neurogênica central e respirações atáxica e apnêustica. Na RCS, há alternância de períodos de hiperpneia e apneia. As respirações aumentam em profundidade e volume até um pico, depois diminuem até que haja um período de apneia e, em seguida, o ciclo se repete. Na apneia pós-hiperventilação, um curto período de hiperventilação é seguido por apneia com duração de 15 a 30 segundos ou mais. A demonstração de apneia pós-hiperventilação requer a cooperação ativa do paciente. Mecanismos subjacentes de RCS e apneia pós-hiperventilação provavelmente são semelhantes. A RCS pode decorrer de lesões hemisféricas ou talâmicas bilaterais, bem como por aumento da PIC e disfunção cardiopulmonar. Durante a hiperpneia, ela costuma induzir uma dilatação pupilar rítmica; e na apneia, uma constrição. As pálpebras do paciente podem abrir e ele ficar mais desperto durante a hiperpneia. O padrão de respiração é irregular na ataxia respiratória, com movimentos respiratórios superficiais e profundos instáveis.

Tabela 51.1	**Achados no exame físico geral que podem indicar a causa de coma ou alteração do estado mental.**

Sistema	Achado	Possíveis implicações
Pressão arterial	Hipotensão	Hipovolemia, IM, intoxicação (sobretudo por álcool e barbitúricos), encefalopatia de Wernicke e sepsia
	Hipertensão	Acidente vascular cerebral, hemorragia intracraniana, aumento da PIC, encefalopatia hipertensiva e doença renal
Frequência cardíaca	Bradicardia	Cardiopatia, intoxicação e aumento da PIC
	Taquicardia	Hipovolemia, superdosagem de cocaína e infecção
Respiração	Hálito	Acetona (CAD), álcool etílico (intoxicação), *fetor hepaticus*, urêmico (uremia), odor de alho (intoxicação por arsênico) e gás doméstico (monóxido de carbono)
	Hiperventilação	Hipoxia, hipercapnia, acidose, febre, hepatopatia, sepse, embolia pulmonar, toxinas de fármacos causadores de acidose metabólica, hiperventilação neurogênica central e salicilismo
	Hipoventilação	Superdosagem e mixedema
	Cheyne-Stokes	Doença cerebral bilateral, herniação transtentorial iminente, lesões superiores do tronco encefálico, encefalopatia metabólica e ICC
	Respiração em salvas	Aumento da PIC e lesão da fossa posterior
	Respiração apnêustica	Lesão da ponte, herniação transtentorial e coma metabólico
	Respiração atáxica	Lesão do bulbo
	Maldição de Ondina	Lesão do bulbo
Temperatura	Febre	Infecção, inflamação, neoplasias (raras), anticolinérgicos, HSA, lesão hipotalâmica, intermação, crise tireotóxica e hipertermia maligna
	Hipotermia	Exposição ao frio, sepse, choque, coma mixedematoso, encefalopatia de Wernicke, intoxicação por fármacos (principalmente barbitúricos), lesão hipotalâmica e hipoglicemia
Cabeça e pescoço	Laceração ou edema do couro cabeludo, sinal de Battle e olhos de guaxinim	Traumatismo
	Rigidez de nuca	Meningite, HSA e herniação das tonsilas do cerebelo
	Pupila dilatada e fixa unilateral	Herniação do unco e aneurisma
	Pupilas pequenas e reativas	Coma metabólico e herniação transtentorial precoce
	Pupilas grandes e fixas bilaterais	Lesão do mesencéfalo ou pré-tectal (pupilas tectais)
	Pupilas médias fixas	Estágio mesencefálico da herniação transtentorial
	Pupilas puntiformes	Hemorragia ou infarto da ponte e superdosagem de opiáceos
	Fundoscopia	Papiledema (aumento da PIC), retinopatia hipertensiva ou diabética, hemorragias sub-hialóideas e manchas de Roth
Pele	Marcas de agulha	Superdosagem de drogas
	Cianose	Hipoxia, doença cardíaca e cianeto
	Vermelho-cereja	Intoxicação por monóxido de carbono
	Icterícia	Encefalopatia hepática e hemólise
	Palidez	Anemia, hemorragia, choque e síncope vasomotora
	Petéquias	CID, PTT, meningococcemia, fármacos e embolia gordurosa
	Erupção purpúrica	Meningococcemia, FMMR e outras
	Erupção maculopapular	Síndrome do choque tóxico, EBS, LES e outras
	Equimoses	Traumatismo e coagulopatia
	Lesões bolhosas	Superdosagem de fármacos/drogas, sobretudo barbitúricos
	Sudorese	Febre e hipoglicemia
	Rubor e eritema	Policitemia, febre e intoxicação por álcool
Coração	Arritmia	Embolia cerebral
	Sopro	EBS e embolia
Pulmões	Edema pulmonar	Edema pulmonar neurogênico, ICC e encefalopatia anóxica
Gastrintestinal	Incontinência fecal + sangue nas fezes	Crise epiléptica com coma pós-ictal
		Encefalopatia hepática e hemorragia GI
Geniturinário	Incontinência urinária	Crise epiléptica com coma pós-ictal
	Hematúria	Embolia cerebral
Membros	Fasciculação sutil	Estado de mal epiléptico subclínico

CAD, cetoacidose diabética; CID, coagulação intravascular disseminada; EBS, endocardite bacteriana subaguda; FMMR, febre maculosa das Montanhas Rochosas; GI, gastrintestinal; GU, geniturinário; HSA, hemorragia subaracnóidea; ICC, insuficiência cardíaca congestiva; IM, infarto do miocárdio; LES, lúpus eritematoso sistêmico; PIC: pressão intracraniana; PTT, púrpura trombocitopênica trombótica.

A respiração atáxica ocorre na disfunção de centros respiratórios bulbares e pode indicar a iminência de respiração agônica e apneia. A hiperventilação neurogênica central é a hiperpneia mantida, rápida e regular. Está associada principalmente a doenças da formação reticular paramediana na parte inferior do mesencéfalo e na parte superior da ponte, mas também pode ocorrer com lesões em outros locais do tronco encefálico, sejam intra ou extra-axiais. A respiração apnêustica, que é rara, produz uma fase inspiratória prolongada e ocorre em lesões da ponte imediatamente rostrais aos núcleos motores do nervo trigêmeo ou na compressão cervicobulbar. É possível que haja padrões respiratórios anormais provocados por doença sistêmica, como cetoacidose diabética (ver Tabela 51.1). Observam-se respirações lentas e regulares na intoxicação por várias substâncias ou fármacos e no mixedema grave.

Observe a aparência e o comportamento do paciente, idade aparente e sinais de doenças agudas ou crônicas, como febre, cianose, icterícia, palidez e sinais de desidratação e perda de peso. Avalie respostas a ruídos, comandos verbais, estímulos visuais, ameaças e estimulação tátil e dolorosa; verifique se houve incontinência. Observe se o paciente, mesmo em coma, parece estar confortável e natural ou se assume posições não naturais. Verifique meticulosamente movimentos espontâneos e reação a vários estímulos. Analise a atividade geral (imóvel, hipoativo, agitado ou hipercinético), o tônus (em claudicação, relaxado, rígido ou tenso) e se há movimentos anormais (tremores, fasciculações, tiques, caretas e espasmos). Carfologia (crocidismo) é o ato de puxar involuntariamente os lençóis e capturar objetos imaginários da roupa de cama; jactação é a agitação de um lado para outro na cama; estes podem ser observados em casos de doença aguda, febre alta e exaustão. Inquietação motora e atividade excessiva são observadas em condições tanto orgânicas quanto psicogênicas. Se houver atividade epiléptica, note a distribuição e o padrão de disseminação dos movimentos convulsivos e quaisquer manifestações associadas, como grau de comprometimento da consciência, salivação espumosa, mordedura da língua e incontinência.

O comportamento do paciente deve ser observado de perto e com frequência necessária até que se faça o diagnóstico. Note a reação do paciente a médicos, enfermeiros e parentes. Os olhos acompanham as pessoas? Há alguma ciência do que está acontecendo no ambiente imediato? A conduta pode ser constante ou variar de um momento para outro. Por exemplo, ele pode parecer totalmente inconsciente e não responder a qualquer tipo de estimulação enquanto o observador está no quarto, porém é capaz de abrir os olhos, dar olhares furtivos ao redor e se movimentar quando não sabe que está sendo observado.

Após exame físico geral, realizar uma avaliação neurológica concentrada pode ajudar a definir o processo patológico. Deve-se dar atenção específica ao nível de resposta, pupilas, movimentos oculares e respostas motoras.

Exame neurológico

Os detalhes do exame neurológico nos vários estados de perturbação da consciência variam necessariamente com o grau de comprometimento e a profundidade do coma. É preciso avaliar, no mínimo: nível de consciência, pupilas, movimentos oculares (inclusive reflexos), fundoscopia, estado motor, reflexos e sinais meníngeos. Em seguida, são feitas outras etapas do exame, conforme a necessidade. Na maioria das vezes, o coma é causado por um processo metabólico. Com raras exceções, as encefalopatias metabólicas são caracterizadas por pupilas reativas e exame neurológico simétrico. Quaisquer assimetrias das respostas motoras ou sensoriais e anormalidade pupilar ou do movimento ocular demandam a investigação imediata de doença estrutural.

Nível de reatividade

O coma é um estado de perda total da consciência do qual o paciente não pode ser despertado por estímulos comuns. Há total ausência de reação aos estímulos do próprio corpo e do ambiente. Quem está em coma não tem ciência de si próprio, não faz movimentos voluntários e não tem ciclos de sono-vigília. O estupor é um estado de perda parcial ou relativa da reação ao ambiente no qual pode haver comprometimento da consciência em vários graus. É difícil despertar o paciente e, embora a breve estimulação possa ser possível, as respostas são lentas e inadequadas; ele fica alheio ao que acontece no ambiente e volta imediatamente ao estado de estupor. O paciente letárgico, em geral, pode ser estimulado ou despertado e, diante disso, parecer estar em completa posse de seus sentidos, mas adormece de imediato quando deixado sozinho. Em estados confusionais, é possível ele parecer alerta, mas está confuso e desorientado.

A descrição terminológica das diferenças entre vários estados de comprometimento da consciência é, na melhor das hipóteses, ambígua. Em virtude da imprecisão e da irregularidade de uso, é melhor evitar termos como semicoma e semiestupor, os quais descrevem variações de um espectro de alteração da consciência. É preferível descrever a reação do paciente ou usar um esquema objetivo e bem definido, como a escala de coma de Glasgow (GCS), que obteve ampla aceitação na avaliação de pacientes com diminuição da consciência, sobretudo no traumatismo cranioencefálico. Na GCS, são obtidos escores para funções oculares, verbais e motoras (Tabela 51.2). Uma pessoa alerta com respostas ocular e motora normais marcaria 15 pontos; um paciente em coma profundo, 3 pontos. A escala FOUR (*Full Outline of UnResponsiveness*) tem quatro componentes (ocular, motor, tronco encefálico e respiração); a cada componente é atribuído um escore máximo de quatro. Ele pode chamar a atenção para algumas deficiências da GCS, sobretudo em pacientes ventilados; detectar a síndrome de encarceramento; e é superior à GCS em virtude da avaliação de reflexos do tronco encefálico, padrões respiratórios e capacidade de reconhecer diferentes estágios de herniação. Existem outras

Tabela 51.2	Escala de coma de Glasgow.

Abertura dos olhos

Espontânea	4
Responde somente a estímulos verbais	3
Responde somente à dor	2
Ausente	1

Melhor resposta verbal

Orientado e conversa	5
Conversa, mas desorientado, confuso	4
Usa palavras impróprias	3
Emite sons incompreensíveis	2
Ausência de resposta verbal	1

Melhor resposta motora

Obedece a comandos	6
Localiza a dor	5
Retirada por flexão	4
Rigidez de decorticação	3
Rigidez de descerebração	2
Ausência de resposta motora	1

escalas de coma, entre elas: Innsbruck, Glasgow-Liege, nível de reação, recuperação do coma, ACDU (*Alert, Confused, Drowsy, Unresponsive* – alerta, confuso, sonolento, sem resposta) e AVPU (*Alert, responds to Voice, responds to Pain, Unresponsive* – alerta, responde à voz, responde à dor, sem resposta). Embora essas escalas sejam úteis para classificar a intensidade do coma, nenhuma delas ajuda no diagnóstico diferencial. É necessário distinguir o coma do estado vegetativo persistente (EVP), da síndrome de encarceramento e do mutismo (ver adiante).

O termo AEM é usado com frequência para descrever várias anomalias da função cerebral e, de forma aleatória, pacientes com diminuição do estado de alerta, comprometimento da cognição ou déficit da função cortical superior. A rigor, ele deve indicar alteração do nível de consciência, em algum ponto em uma escala contínua entre confusão e coma. Não deve ser usado para descrever pacientes que têm cognição comprometida com um sensório claro – estes têm demência; com déficits focais da função cortical superior, como afasia; ou aqueles com distúrbios psiquiátricos, como psicose ou mania. Os profissionais de saúde sem experiência em neurologia podem agrupar todos esses distúrbios sob a rubrica AEM. De fato, são distúrbios distintos, com diferentes causas e tratamentos e, sobretudo, implicações prognósticas. Os pacientes com afasia de Wernicke costumam ter AEM ou estado confusional agudo.

É necessário fazer tentativas razoáveis para despertar o paciente, e isso geralmente inclui avaliação da resposta a um estímulo doloroso. Os estímulos dolorosos mais usados são pressão supraorbital, pinçamento digital do trapézio, fricção esternal e compressão do leito ungueal. O estímulo tem de ser satisfatório, mas permanecer humano e delicado. Evite provocar hematomas ou outras marcas no paciente; a causa delas pode ser mal interpretada por familiares e auxiliares. Um estímulo doloroso eficaz e discreto é forçar a rotação de uma chave ou do cabo de um martelo de reflexos entre dois dedos das mãos ou dos pés comprimidos um contra o outro.

Nervos cranianos

Embora não seja possível fazer um exame detalhado dos nervos cranianos (NCs) em paciente com alteração da consciência, o exame das pupilas e dos movimentos extraoculares é crucial na avaliação do comatoso. Pupilas são essenciais na avaliação de alteração da consciência; tamanho, formato, posição, igualdade e reatividade são importantes. As pupilas puntiformes bilaterais ocorrem com intoxicação por opiáceos e lesões da ponte, como hemorragia pontina ou trombose da artéria basilar. A miose bilateral observada em grandes lesões da ponte provavelmente é decorrente da disfunção das vias simpáticas descendentes bilaterais. A reação à luz é preservada nas lesões do sistema simpático descendente, mas pode ser muito difícil percebê-la sem ampliação quando as pupilas estão muito pequenas. Focar em uma pupila diminuta com o oftalmoscópio e apagar e acender a luz pode mostrar a reatividade residual à luz. Há a possibilidade de a hipotermia causar pupilas pequenas e não reativas. Em geral, as grandes e bilaterais no coma são um sinal desfavorável, sobretudo quando não reagem à luz. Elas ocorrem como uma alteração terminal em muitos pacientes. Também pode haver midríase bilateral no botulismo ou na intoxicação por anticolinérgicos. Agentes atropínicos administrados durante a reanimação cardiopulmonar podem causar aumento e fixação das pupilas. A solução de pilocarpina ajuda a diferenciar esse bloqueio farmacológico da midríase por doença estrutural. Pupilas grandes e não reativas bilaterais com *hippus* ou dilatação quando estimuladas por um arranhão no pescoço (reflexo cilioespinal) sugerem lesão tectal ou pré-tectal. As médias (3 a 6 mm) não reativas são causadas por lesões das vias simpáticas e parassimpáticas e comuns na herniação transtentorial central. As de formato anormal, por exemplo, ovais ou elípticas, ou mal posicionadas ("ectópicas") sugerem doença do mesencéfalo (ver Capítulo 14).

Em geral, a assimetria pupilar indica doença estrutural. Na maioria das vezes, a dilatação unilateral dela, sobretudo quando não reativa à luz, é um sinal de paralisia do terceiro nervo craniano e, no caso de coma, geralmente indica herniação do unco (pupila de Hutchinson). Por causa de sua localização periférica, fibras pupilares no terceiro nervo craniano são mais suscetíveis à pressão, e, muitas vezes, a dilatação pupilar ocorre antes de qualquer anormalidade no movimento ocular. É raro a dilatação unilateral paradoxal da pupila no lado oposto ao da lesão surgir como um falso sinal localizador, sobretudo na hemorragia subdural ou intraparenquimatosa. O coma com dilatação unilateral da pupila também pode resultar de hemorragia subaracnóidea decorrente de aneurisma da artéria comunicante posterior. A síndrome bulbar lateral pode ocasionar anisocoria por causa da síndrome de Horner, além de evidência de disfunção do tronco encefálico, mas raramente causa coma. A síndrome de Horner também pode se dar com lesões que envolvem o hipotálamo ou tálamo (especialmente hemorragia). A síndrome de Horner ipsilateral pode acontecer por causa da doença da artéria carótida, em particular oclusão, mas provavelmente é por isquemia hipotalâmica em vez de disfunção do plexo simpático pericarotídeo. Raramente, crises epilépticas podem ocasionar anisocoria transitória.

Reatividade pupilar é um sinal essencial para distinguir o coma estrutural do metabólico. A reatividade normal no coma sugere encefalopatia metabólica, a qual costuma afetar a consciência e a respiração antes da função pupilar. Perda de reatividade pupilar é mais compatível com doença estrutural ou anoxia. Lesões estruturais do tronco encefálico costumam causar respostas pupilares anormais, e não há resposta pupilar na morte encefálica. A reatividade pupilar geralmente é preservada no coma induzido por fármacos, exceto quando a gravidade é tal que o paciente precisa de suporte ventilatório. Alguns fármacos podem ocasionar falta de reatividade pupilar precoce. A glutetimida talvez cause pupilas assimétricas e pouco reativas, mas é raro. Outros fármacos que podem deixar as pupilas fixas são barbitúricos, alguns anticonvulsivantes, lidocaína, fenotiazinas e aminoglicosídios. Uma exceção importante à regra de que a reatividade normal das pupilas indica encefalopatia metabólica é o fato de que o efeito de massa expansiva na fossa posterior exercido principalmente nas partes média e inferior do tronco encefálico, como infarto ou hemorragia cerebelar, pode poupar as pupilas no início.

A reação pupilar à luz é um sinal essencial de prognóstico. A perda de reatividade indica desfecho desfavorável. Pacientes com lesão encefálica, mesmo aqueles com GCS de 3, podem sobreviver se a reatividade pupilar for preservada. Essa perda por mais de alguns minutos após uma lesão anóxica traz prognóstico desfavorável. Em uma série de pacientes submetidos à craniotomia em razão de hematomas traumáticos, houve recuperação funcional em 25% daqueles com pupilas fixas por menos de 6 horas. O reflexo cilioespinal é outro teste de reatividade da pupila, mas inclui vias caudais ao forame magno.

O Capítulo 14 abordou com detalhes os movimentos oculares, e o Capítulo 17 tratou dos reflexos oculocefálico e oculovestibular. Observe a posição dos olhos em repouso, verifique se há nistagmo e se a amplitude do movimento ocular é completa nos dois sentidos para movimento passivo da cabeça ou estimulação oculovestibular. Caso haja possibilidade de traumatismo, uma série de imagens da coluna cervical deve ser feita antes de manipular o pescoço para avaliar o movimento ocular. Os movimentos oculares erráticos (*roving*) indicam integridade da função do tronco encefálico. Não é possível simular os movimentos erráticos dos olhos no coma precoce, e sua presença descarta a não reatividade psicogênica. Com o aprofundamento do coma, o primeiro a desaparecer é o movimento errático dos olhos, seguido pela resposta oculocefálica e, depois, pelo reflexo

oculovestibular. O desvio conjugado dos olhos em direção oposta aos membros paralisados é visto nas lesões destrutivas do lobo frontal; o desvio conjugado na direção dos membros paralisados indica lesão do tronco encefálico (ver Capítulo 14). Esse desvio, às vezes com abalo nistagmoide associado, também pode ser causado por atividade epiléptica nos campos oculares frontais do lado oposto ao que o paciente está olhando. A hemorragia talâmica pode ocasionar "olhos na direção errada", com desvio do olhar em direção à hemiparesia. Os desvios do olhar vertical sugerem doença do tronco encefálico; o mais comum é o olhar para baixo sustentado, com déficit do olhar para cima, causado por lesão da parte superior do mesencéfalo ou caudal do tálamo. É possível a encefalopatia hepática provocar desvio do olhar para baixo.

Os movimentos reflexos produzidos pela rotação da cabeça de um lado para outro (movimentos dos olhos de boneca, reflexo oculocefálico) ou pela instilação de água gelada no meato acústico externo (teste calórico, reflexo oculovestibular) podem mostrar fraqueza isolada de músculos extrínsecos do bulbo do olho específicos, paresia do olhar ou outras anormalidades do movimento ocular (Figura 51.1). Lesões supratentoriais e processos metabólicos geralmente não afetam o reflexo oculocefálico. A encefalopatia de Wernicke é uma encefalopatia metabólica que pode afetar os movimentos oculares; não é limitada a alcoólatras. O teste calórico avalia os mesmos reflexos do tronco encefálico que a manobra dos olhos de boneca e é usado quando o reflexo oculocefálico não está intacto. Após a confirmação da não obstrução do meato acústico externo, a cabeça é fletida em ângulo de 30° acima do plano horizontal, e 10 a 20 cm³ de água gelada são instilados no meato. Caso não haja resposta, usam-se volumes maiores. Depois de 15 a 60 segundos começa o desvio ocular, que pode durar vários minutos. A resposta esperada no coma é o desvio tônico dos olhos na direção lateral da orelha irrigada. A água morna causa a resposta oposta. O teste do outro lado pode ser feito após cerca de 5 minutos. As lesões do tronco encefálico que afetam as vias e os núcleos mediadores do reflexo podem ocasionar resposta anormal. Movimentos desconjugados talvez indiquem lesão do fascículo longitudinal medial ou das vias do NC III ou VI. No coma, a ausência de resposta ao teste calórico com frio sugere intoxicação por fármaco sedativo-hipnótico, lesão estrutural do tronco encefálico ou morte encefálica, exceto se houver evidência de um distúrbio vestibular ou exposição a fármacos supressores da função vestibular. Algumas causas de coma metabólico podem fixar os movimentos oculares enquanto preservam a reatividade pupilar. Quando há resposta, os movimentos oculares podem ser desconjugados. Alguns fármacos, em especial os sedativo-hipnóticos, tricíclicos e anticonvulsivantes, podem afetar os movimentos oculares no paciente comatoso. Perda de movimentos oculares reflexos com preservação da reatividade pupilar é quase um diagnóstico de toxicidade por drogas. O olhar desconjugado verticalmente em repouso pode indicar desvio oblíquo. O teste oculocefálico ou oculovestibular bilateral pode avaliar as vias do olhar vertical.

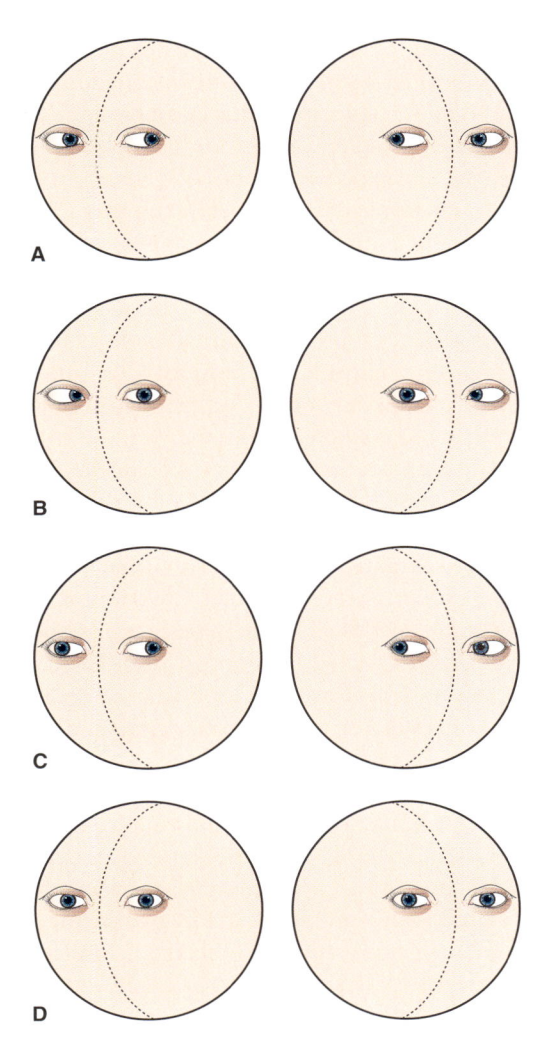

integridade da formação reticular na ponte. A assimetria das rimas das pálpebras pode indicar fraqueza facial superior no lado da rima mais aberta ou ptose no lado da mais estreita. No caso de fechamento parcial ou total dos olhos, o examinador pode tentar abri-los por elevação delicada das pálpebras superiores, observando a velocidade com que os olhos se fecham novamente. A fraqueza unilateral do orbicular pode causar fechamento mais lento no lado afetado. Os olhos podem estar abertos, fixos e vidrados no coma profundo. Na doença profunda, o paciente geralmente fica com os olhos apenas parcialmente fechados, mesmo durante o sono, com uma parte estreita da córnea visível entre as pálpebras superior e inferior. Na falta de reatividade psicogênica (coma histérico), o paciente pode manter os olhos fechados com firmeza e resistir às tentativas de abri-los, porém abre-os e observa o ambiente quando não sabe se há alguém observando. Preste atenção se as pálpebras piscam, tremem ou fazem algum movimento em repouso ou em resposta à luz intensa ou ao ruído súbito. É possível que não haja reflexos corneanos no coma; qualquer assimetria da resposta pode ser significativa.

Em alguns pacientes é possível obter movimento facial por estimulação dolorosa, como pressão supraorbital, fricção esternal ou estimulação da face com alfinete. A área do sulco nasolabial na junção com o nariz é mais sensível e, às vezes, uma resposta à estimulação dessa região com alfinete é possível de ser obtida quando não há resposta em outras partes da face. Ao examinar a sensibilidade facial, é importante não traumatizar nem deixar marcas de alfinetada, sobretudo em pacientes idosos com pele fina e frágil. A pressão manual firme sobre a incisura supraorbital, no ponto de saída do nervo supraorbital, muitas vezes provocará esgares na face. Quando houver movimento facial, compare a simetria da resposta nos dois lados. Dar uma piscada em resposta a um ruído forte fornece avaliação grosseira da função auditiva. A boca pode estar aberta ou fechada. Na falta de reatividade não orgânica, o paciente pode resistir à tentativa de abertura passiva da boca. É possível, ou não, a presença de reflexo do vômito; nesse caso, o palato deve ascender na linha mediana.

Nenhuma avaliação neurológica de coma, estupor ou perturbação da consciência está completa sem exame oftalmoscópico. Sem dúvida, a presença de papiledema indica algum processo que provoca o aumento da PIC. O desenvolvimento do papiledema leva algum tempo e pode estar ausente em distúrbios agudos. Pulsações venosas espontâneas normais são um forte indicador de PIC normal, mas a ausência de pulsações venosas não comprova a elevação dela. A hemorragia subaracnóidea pode causar hemorragias sub-hialóideas na retina. O exame oftalmoscópico também é importante na detecção de doenças sistêmicas responsáveis pela alteração da consciência (p. ex., diabetes, hipertensão ou endocardite). Não é possível avaliar de maneira confiável a acuidade visual ou o campo visual se houver comprometimento significativo da consciência. Se a resposta do paciente for suficiente, pode-se verificar se ele acompanha objetos ou pisca em resposta a uma ameaça.

Figura 51.1 Exemplos de respostas oculocefálicas que podem ser observadas em pacientes comatosos. Quando o tronco encefálico está intacto, os olhos se movem na direção oposta à rotação da cabeça. **A.** Resposta normal, a habitual em pacientes com encefalopatia metabólica. **B.** Paralisia bilateral do sexto nervo craniano. **C.** Paralisia do terceiro nervo craniano direito ou oftalmoplegia internuclear. **D.** Ausência de resposta, observada quando há comprometimento das vias reflexas.

A desconjugação geralmente indica lesão do tronco encefálico. Há a possibilidade de movimentos oculares espontâneos incomuns no coma (p. ex., oscilação ocular, olhar em pingue-pongue, desvio periódico alternante do olhar, divergência repetitiva, abalos nistagmoides e *dipping* ocular), e o padrão específico costuma ter significância na localização. Se a resposta do paciente for suficiente, o teste do nistagmo optocinético pode dar informações importantes sobre o diagnóstico.

Verifique se os olhos estão abertos ou fechados e a largura das rimas das pálpebras nos dois lados. Quando as pálpebras estão fechadas no paciente comatoso, a parte inferior da ponte ainda está ativa; se fechadas pela metade sugerem sua inatividade. No coma "de olhos abertos", há retração espástica das pálpebras por ausência de inibição do levantador causada por lesão da ponte. O ato espontâneo de piscar requer a

Exame do estado motor

O exame motor em distúrbios da consciência requer observação especializada. Pode ser difícil reconhecer a presença de hemiplegia no paciente comatoso. Se a hemiplegia teve início súbito, o lado paralisado do corpo geralmente é flácido. A largura da rima das pálpebras é aumentada, a prega nasolabial é pouco profunda e o ângulo da boca cai no mesmo lado. Pode haver escoamento de saliva para fora da boca e saliência e retração da bochecha na expiração e inspiração.

Se os dois braços são erguidos ou posicionados com os cotovelos apoiados sobre o leito e os antebraços perpendiculares aos braços, e depois liberados pelo examinador, o membro afetado cai mais rapidamente, semelhante a um mangual, enquanto o braço normal cai devagar e pode até permanecer levantado por um curto período antes de cair. Se os membros inferiores são elevados do leito e soltos logo em seguida, o membro afetado cairá bem rápido, enquanto o membro normal cairá mais gradualmente no leito; e se eles são flexionados passivamente com os calcanhares apoiados no leito e então liberados, o membro parético cai rapidamente para a posição estendida com o quadril em rotação externa, enquanto o membro não afetado mantém a postura por alguns momentos e, em seguida, retorna gradualmente à sua posição original. Se a depressão da consciência não for muito profunda, talvez haja alguma resposta à estimulação dolorosa. Beliscar a pele no lado normal é seguido pelo retraimento da parte estimulada. Já um estímulo doloroso no lado paralisado não causa movimento local, embora os esgares faciais ou os movimentos do lado oposto do corpo possam indicar alguma preservação da sensibilidade. É importante avaliar o tônus muscular, ou resistência ao movimento passivo, e prestar bastante atenção em quaisquer movimentos anormais. Flacidez generalizada pode ocorrer com polineuropatia ou miopatia em doença grave. Frouxidão de ambos os braços com tônus normal nas pernas pode surgir na isquemia da zona limítrofe (síndrome do homem no barril). Mioclonia multifocal, com contrações assincrônicas, aleatórias, curtas e difusas, sugere etiologia metabólica ou tóxica, em especial, encefalopatia hipóxico-isquêmica. As contrações mais sutis, aleatórias ou prolongadas sugerem estado de mal epiléptico não convulsivo. Essas contrações podem estar restritas a músculos faciais, dedos ou até mesmo língua.

Ocasionalmente, espasticidade em vez de flacidez se desenvolve após lesões cerebrais agudas. Uma hemiplegia espástica anterior, ou síndrome extrapiramidal, pode ter causado alteração do tônus que persiste mesmo no coma, e as artropatias e anormalidades ósseas também podem interferir nos movimentos articulares. Na catatonia, talvez haja resistência cérea semelhante à da doença extrapiramidal. Pacientes com AEM podem ter asterixe.

As respostas motoras aos estímulos provavelmente são o fator mais importante na avaliação da profundidade do coma e do prognóstico. O nível máximo de resposta é quando o paciente obedece a comandos simples (GCS 6). Se não houver resposta a comandos verbais, aplica-se um estímulo doloroso.

Há cinco resultados possíveis: o paciente pode localizar o estímulo doloroso e fazer movimentos adequados para tentar afastá-lo (GCS 5); pode apresentar retirada por flexão sem localização do estímulo (GCS 4); pode haver respostas flexoras anormais (rigidez de decorticação, GCS 3); ou, como nível mínimo de resposta, uma resposta extensora (rigidez de descerebração, GCS 2). O pior resultado possível é a ausência total de resposta (GCS 1).

Respostas flexoras e extensoras anormais são denominadas posturas patológicas. A postura anormal pode ser espontânea ou uma resposta a estímulos. É comum a postura ser diferente nos dois lados do corpo. A estimulação dolorosa na face interna do braço ajuda a distinguir a retirada intencional da postura de decorticação em caso de dificuldade. A abdução do braço para afastá-lo do estímulo é uma resposta de retirada de alto nível; aquela em direção ao estímulo é um reflexo de baixo nível. Geralmente, a postura anormal indica doença estrutural do sistema nervoso e é bastante comum após traumatismo cranioencefálico. Também pode ocorrer na encefalopatia metabólica grave, sobretudo na intoxicação por sedativo e hipnóticos. Em geral, a postura na encefalopatia metabólica é simétrica; a na doença estrutural do SNC frequentemente é assimétrica.

A rigidez de descerebração e decorticação é discutida nos Capítulos 28 e 41. Em resumo, a postura de decorticação inclui adução e flexão do membro superior e extensão do inferior. Na postura de descerebração, há extensão dos membros superiores e inferiores. Tradicionalmente, a descerebração é considerada uma lesão abaixo do núcleo rubro, mas acima dos tratos vestibulospinais laterais. Essas correlações neuroanatômicas não parecem se aplicar tão bem em seres humanos quanto em animais experimentais. A postura de descerebração ocorre em pacientes com lesões cerebrais bilaterais, bem acima do núcleo rubro. A distinção é útil para o prognóstico; pacientes com postura de decorticação em resposta à dor tendem a ter melhor prognóstico do que aqueles com postura de descerebração.

Exame da sensibilidade

Dependendo do nível de coma, é possível que o paciente não perceba nem mesmo o estímulo mais doloroso ou consiga responder a estímulos dolorosos por expressão facial e retirada da parte do corpo estimulada. Normalmente, o exame deve se limitar a comparar as respostas à estimulação dolorosa nos dois lados do corpo. Estímulos sensoriais podem ser aplicados beliscando a pele, espetando um objeto pontiagudo, pressionando a incisura supraorbital e apertando as massas musculares e tendões, sobretudo o tendão do calcâneo.

Reflexos

No mínimo, os principais reflexos tendinosos profundos (RTP) e as respostas plantares devem ser testados. Os sinais de liberação frontal (respostas de preensão forçada, palmomental e sucção ou protrusão labial) e rigidez paratônica podem estar presentes na AEM de origem estrutural ou metabólica.

A assimetria de respostas pode ter algum valor localizador. Do mesmo modo, as respostas plantares extensoras são possíveis tanto no coma estrutural como no metabólico.

Sinais meníngeos

É imprescindível que o examinador tente descobrir sinais de comprometimento meníngeo pela flexão passiva do pescoço e rotação de um lado para outro para detectar rigidez da nuca. Os sinais de Kernig, Brudzinski e relacionados podem estar ausentes em alguns casos de coma profundo, apesar da irritação meníngea. São necessárias algumas horas para o surgimento dos sinais meníngeos na hemorragia subaracnóidea, e eles podem estar ausentes por ocasião da apresentação. Os sinais meníngeos são discutidos mais detalhadamente no Capítulo 52.

DIAGNÓSTICO DIFERENCIAL DO COMA

Existem três causas possíveis de coma agudo: (a) doença primária do SNC; (b) depressão do SNC por processo metabólico sistêmico ou intoxicação farmacológica; (c) não reatividade psicogênica. Em termos estatísticos, a causa mais provável é o acometimento do SNC por um processo metabólico sistêmico ou intoxicação farmacológica. Em pacientes com encefalopatia metabólica, o exame é caracteristicamente simétrico, sem anormalidades lateralizantes ou focais, com a preservação dos movimentos oculares reflexos e pupilas reativas.

Lesões estruturais

Existem três mecanismos de coma por lesões estruturais: (a) a lesão expansiva hemisférica lateralizada causa aumento da pressão intracraniana, herniação e compressão ou hemorragia na parte superior do mesencéfalo com comprometimento secundário do SAR; (b) a lesão do tronco encefálico, como hemorragia ou infarto, danifica diretamente o SAR; (c) a doença afeta os dois hemisférios cerebrais ou ambos e o SAR. Os achados em uma lesão expansiva hemisférica dependem do estágio de evolução do processo. Nos estágios iniciais, o exame costuma mostrar achados lateralizantes e assimetrias compatíveis com um processo focal, que incluem hemiparesia, convulsões focais, afasia, hemianopsia, apraxia e outros sinais de disfunção hemisférica. À medida que a lesão se expande e a pressão intracraniana aumenta, o outro hemisfério é acometido, há herniação e a natureza focal do processo é complicada por achados decorrentes da herniação. As respostas motoras assimétricas e os movimentos oculares anormais geralmente persistem até os estágios terminais. Síndromes de herniação são causadas por desvio de estruturas encefálicas em razão do aumento da PIC; elas indicam doença grave e podem ser fatais. Diversas síndromes de herniação foram reconhecidas. As mais comuns e importantes são herniação transtentorial central, transtentorial lateral (uncal) e tonsilar (forame magno; Figura 51.2, Tabela 51.3).

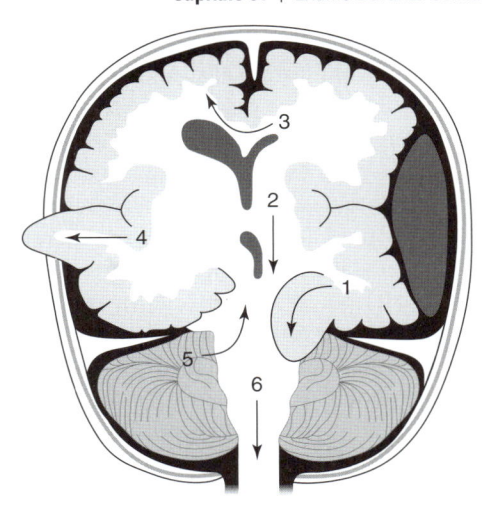

Figura 51.2 Tipos de herniação encefálica. *1*, uncal, paralisia do NC III ipsilateral e hemiplegia ou postura contralateral; *2*, transtentorial central: coma com pupilas pequenas bilaterais e progressão da postura de decorticação para a descerebração com perda dos reflexos do tronco cerebral; *3*, subfalcina, coma e fraqueza contralateral até postura; *4*, extracraniana (em presença de craniectomia), déficits do território herniado; *5*, cerebelar ascendente, sintomas cerebelares até coma e postura bilateral; *6*, tonsilar (cerebelar descendente), diminuição da excitação, sinais piramidais, insuficiência respiratória e coma. (Reimpressa com permissão de Sims KB, Peters JM, Musolino PL, Elibol MZ. *Handbook of Pediatric Neurology*. Philadelphia: Wolters Kluwer; 2014. Originalmente adaptada com permissão de Westover MB, Choi E, Awad KM. et al., eds. *Pocket Neurology*. Philadelphia: Lippincott Williams & Wilkins, 2010:46-47.)

Tabela 51.3	Manifestações clínicas de síndromes de herniação comuns.
Síndrome de herniação	**Manifestações clínicas**
Transtentorial central	Comprometimento da consciência, respiração anormal, pupilas simétricas pequenas ou fixas em posição média ou minimamente reativas, postura de decorticação que evolui para descerebração e deterioração rostrocaudal
Transtentorial lateral (do unco)	Comprometimento da consciência, respiração anormal, paralisia do terceiro nervo craniano (midríase unilateral), hemiparesia (pode ser falsamente localizadora) e deterioração rostrocaudal
Das tonsilas do cerebelo (forame magno)	Comprometimento da consciência, rigidez da nuca, opistótono, rigidez de descerebração, vômito, respiração irregular, apneia e bradicardia
Ascendente	Sinais proeminentes de tronco encefálico, desvio do olhar para baixo, paralisia do olhar para cima e postura de descerebração (geralmente causada por lesão expansiva do cerebelo)

A herniação transtentorial central é causada por deslocamento inferior simétrico dos hemisférios, o que leva à impactação do diencéfalo e mesencéfalo na incisura do tentório. Os efeitos da pressão sobre o diencéfalo e o mesencéfalo costumam causar pequenas hemorragias na parte superior do mesencéfalo (hemorragias de Duret). A herniação do unco ocorre quando o lobo temporal e o unco mudam de posição medialmente para a incisura do tentório, causando compressão do terceiro NC e do mesencéfalo adjacente. A herniação do tentório, a menos que seja revertida, evolui para avanço sistemático de disfunção neurológica conhecida como deterioração rostrocaudal.

Durante a deterioração rostrocaudal, a disfunção neurológica fica cada vez mais intensa. Os estágios clínicos ocorrem como se o encéfalo tivesse sido seccionado transversalmente em determinado nível (diencéfalo, mesencéfalo, ponte ou bulbo). A anormalidade respiratória é progressiva, evoluindo de um padrão de Cheyne-Stokes inicial para respiração atáxica e, por fim, apneia. As pupilas ficam cada vez mais anormais e acabam por se tornar fixas e não reativas. Por fim, há perda dos movimentos oculares reflexos. As respostas motoras evoluem de localizadoras para não localizadoras, decorticação, descerebração e flacidez. O desfecho da deterioração rostrocaudal não controlada é a morte.

A herniação descendente das tonsilas do cerebelo para o forame magno comprime o bulbo e a parte superior da medula espinal e pode acarretar rápida falência das funções vitais. Uma complicação temível da punção lombar é a herniação, em especial a herniação das tonsilas do cerebelo, decorrente da retirada de liquor.

A lesão primária do tronco encefálico (p. ex., hemorragia ou infarto da ponte) leva ao coma de início abrupto e ocasiona anomalias focais ou multifocais, movimentos oculares anormais, anormalidades pupilares, reflexos patológicos, quadriparesia, postura anormal e outros sinais neurológicos objetivos. O acidente vascular de tronco encefálico também pode causar hipertermia terminal sem sinais de infecção. Em uma série de pacientes acometidos por ele, aqueles que não estavam em coma tiveram lesão pequena e unilateral do tegmento ou dano fora do tegmento. Em pacientes comatosos, as lesões no tegmento geralmente foram bilaterais e restritas à ponte ou à parte superior da ponte e ao mesencéfalo. A maioria das lesões do tronco encefálico causadoras de coma inclui infarto ou hemorragia. Tumores, síndrome de desmielinização osmótica (mielinólise pontina central) e encefalite do tronco encefálico são causas raras.

Os distúrbios que causam disfunção hemisférica bilateral ou provocam acometimento difuso do SNC são hematomas subdurais bilaterais, infarto cerebral bilateral por embolia, púrpura trombocitopênica e outros processos que podem ocasionar lesões multifocais. Além disso, alguns processos afetam o SNC de maneira mais difusa ou disseminada e provocam coma por disfunção dos hemisférios cerebrais bilaterais ou dos hemisférios cerebrais e do SAR. Esses distúrbios incluem meningite, encefalite, hemorragia subaracnóidea e encefalopatia hipertensiva. Eles causam focalidade variável no exame, dependendo de aspectos específicos do processo e, às vezes, pouquíssimos sinais focais ou lateralizantes. Em geral, existem sinais neurológicos objetivos na forma de anormalidades reflexas, reflexos patológicos, sinais de irritação meníngea e anomalias no exame fundoscópico. Há também possibilidade de febre ou outras evidências de doença sistêmica. Esses processos estruturais multifocais podem simular encefalopatia metabólica.

Encefalopatia metabólica

Encefalopatias metabólicas são distúrbios que geralmente não produzem sinais focais nem de lateralidade no exame neurológico, preservam a reatividade pupilar e não costumam afetar os movimentos oculares nem causar outros sinais de disfunção do tronco encefálico. Muitas vezes, a encefalopatia metabólica começa com um período de confusão ou delírio, que avança gradualmente para estupor e coma. Há três etiologias comuns: (a) intoxicação; (b) distúrbio metabólico sistêmico grave; e (c) infecção sistêmica. A intoxicação geralmente é causada por álcool, opiáceos ou fármacos sedativo-hipnóticos. Às vezes, esses distúrbios mostram outras anormalidades no exame físico que podem ser um indício da etiologia, como pupilas puntiformes, depressão respiratória ou lesões cutâneas. Vários recursos têm sido usados para avaliar o delírio à beira do leito. Uma revisão sistemática da acurácia de instrumentos à beira do leito no diagnóstico de delírio em adultos concluiu que o *Confusion Assessment Method* (método de avaliação do estado confusional) tinha os melhores dados de apoio como instrumento de avaliação de delírio à beira do leito. O escore inferior a 24 no Miniexame de Estado Mental (ver Capítulo 8) foi ao menos útil na identificação de pacientes com delírio.

O distúrbio metabólico sistêmico mais comum causador de coma é a encefalopatia hipóxico-isquêmica que sucede à parada cardíaca. Outros exemplos são hipoglicemia, cetoacidose diabética, estado hiperosmolar não cetótico, hiperamonemia, hipercalcemia e hipercarbia. Muitos desses distúrbios ocorrem em circunstâncias clínicas óbvias, como diabetes conhecido, alcoolismo em fase terminal com cirrose ou doença pulmonar grave com hipercarbia e, muitas vezes, a etiologia é revelada por exames bioquímicos de rotina do sangue. Às vezes, infecções graves e septicemia causam AEM (encefalopatia séptica).

Embora as encefalopatias metabólicas em geral produzam quadro clínico uniforme de exame simétrico com pupilas reativas e preservação dos reflexos de movimento ocular do tronco encefálico, em algumas situações pode haver desvios desse esquema. Ocasionalmente, algumas manifestações clínicas oferecem indícios da etiologia. Pode haver déficits lateralizados, postura extensora, hipotermia e crises epilépticas na hipoglicemia. Na encefalopatia hepática, é possível surgir evidência clínica de alcoolismo e hepatopatia em fase terminal, inclusive com ascite, icterícia, angiomas araniformes, eritema palmar e ginecomastia. Geralmente, precedida por asterixe e confusão. Há possibilidade de déficits focais, além de postura anormal e, às vezes, achados oculares incomuns, entre eles oscilação ocular e desvios do olhar. Com frequência, a encefalopatia por uremia está associada a tremor, asterixe, mioclonias, crises epilépticas e, às vezes, evidências de tetania. Pode haver déficits focais leves, mas as funções do tronco encefálico continuam intactas. As características que identificam a encefalopatia por hipercarbia são papiledema, asterixe, tremor e mioclonias. Os sinais focais são esporádicos em hiponatremia, hipernatremia e coma hiperosmolar. A intoxicação por substâncias sedativo-hipnóticas costuma afetar os movimentos oculares, enquanto a reação da pupila à luz permanece inalterada. A postura também pode ser anormal. Essa combinação incomum de pupilas reativas com anomalia dos movimentos oculares reflexos e da postura é característica de efeitos sedativo-hipnóticos, mas também pode ocorrer em lesões expansivas da fossa posterior, com pressão sobre a parte inferior e média do tronco encefálico e relativa preservação do mesencéfalo. Esse quadro também pode aparecer na herniação transtentorial ascendente.

Em uma revisão de 11 estudos (1.914 pacientes) sobre a acurácia do exame clínico no prognóstico do coma após parada cardíaca em adultos, constatou-se que cinco sinais clínicos eram fortes previsores de óbito ou de desfecho neurológico desfavorável: ausência de reflexos corneanos em 24 horas, ausência de resposta pupilar em 24 horas, ausência de retirada em resposta à dor em 24 horas, ausência de resposta motora em 24 horas e ausência de resposta motora em 72 horas. Em 75 pacientes no primeiro dia de coma precedido por parada cardíaca, 2 de 18 pacientes com ausência de reflexos pupilares, 2 de 32 com ausência de reflexos corneanos e nenhum de 15 com ausência de reflexos oculovestibulares recuperaram a consciência. Os movimentos intencionais foram associados à alta probabilidade de recuperação.

Distúrbios convulsivos

Convulsão é um episódio transitório de atividade motora incontrolável, focal ou generalizada, geralmente acompanhada de turvação ou perda da consciência. Além da alteração de consciência durante o icto, os distúrbios convulsivos também podem causar AEM por reatividade pós-ictal inexistente, estado de ausência, estado psicomotor e estado de mal epiléptico subclínico. No período pós-ictal, depressão da consciência, vontade de dormir, confusão e desorientação são frequentes. O coma ou o estupor podem ser sequelas de convulsão recente, embora talvez não seja possível obter a história de convulsão recente nem de crises anteriores. O paciente pode ter sinais de mordedura da língua, salivação espumosa, expectoração com sangue, incontinência e lacerações ou outras lesões corporais. É possível observar cicatrizes antigas na língua. Em geral, torpor pós-ictal é de curta duração, mas pode ser seguido por sono profundo ou confusão e comportamento irracional. A encefalopatia pós-ictal prolongada pode durar muitas horas, raramente dias. O estupor pós-ictal é mais comum nas convulsões tônico-clônicas generalizadas, mas pode suceder outros tipos de convulsões. Na ausência de história de distúrbio convulsivo, talvez seja difícil diferenciar o estado pós-ictal do traumatismo cerebral.

Há atividade convulsiva prolongada ou convulsões repetidas com incapacidade de recuperação da consciência entre elas no estado de mal epiléptico. Este pode causar um estado alterado da consciência e ser confundido com AEM ou coma. No estado de ausência (pequeno mal), há depressão e turvação da consciência e pode parecer que o paciente está em estado de estupor, semelhante a um transe, sugestivo de abuso de drogas ou transtorno psiquiátrico. Pacientes em estado de mal epiléptico parcial complexo costumam ter confusão ou letargia. O estado de mal epiléptico subclínico ou crises epilépticas com manifestações motoras sutis podem causar estado semelhante ao coma; ele pode continuar após manifestações motoras terem sido inibidas por medicações antiepilépticas. Com frequência, os pacientes com descargas epileptiformes lateralizadas pseudoperiódicas estão em coma por causa de processo hemisférico, como um grande infarto ou hematoma subdural, e o eletroencefalograma (EEG) mostra descargas características. Em geral, a presença de mioclonia indica a origem metabólica do coma. Espasmos mioclônicos multifocais espontâneos são comuns, sobretudo em uremia e hipercarbia. Os espasmos mioclônicos generalizados são uma consequência frequente de parada cardíaca e anoxia cerebral e um sinal de prognóstico extremamente desfavorável.

Síndrome de encarceramento

Na síndrome de encarceramento, a destruição ventral do tronco encefálico com preservação do SAR causa mutismo e tetraplegia, mas não coma. A paralisia é completa nos quatro membros e nos NCs inferiores, mas não há associação de comprometimento da consciência. Pacientes com essa síndrome têm tetraplegia e anartria, mas preservação variável da consciência e do intelecto. O paciente está acordado, mas não fala nem se move, e a resposta a estímulos é pequena. A lesão geralmente acomete a parte média da ponte e causa paralisia do movimento facial e do olhar horizontal. Se as vias supranucleares do olhar vertical, as quais seguem em posição rostral às outras vias corticobulbares e corticospinais, forem poupadas, os movimentos oculares verticais são preservados e o paciente pode ser capaz de piscar. Com esforço, é possível estabelecer comunicação por sinais com movimentos dos olhos ou piscadas. Há preservação de grande parte das vias sensoriais, da audição e da visão, com efetiva "deseferenciação" do paciente. Outros achados variam com os aspectos específicos da lesão. Uma neuropatia fulminante, como a síndrome de Guillain-Barré, pode acarretar estado clínico semelhante à morte cerebral por deseferenciação difusa. Lesão grave da parte superior da medula espinal, miopatia ou distúrbio da junção neuromuscular também podem simular a síndrome de encarceramento.

Jean-Dominique Bauby deixou uma descrição eloquente e comovente do estado de encarceramento do ponto de vista da vítima em *The Diving Bell and the Butterfly: A Memoir of Life in Death* (Vintage Books, 1998); no Brasil, *O escafandro e a borboleta*. Bauby ditou o livro piscando uma pálpebra. A principal causa da síndrome de encarceramento é o acidente vascular de tronco encefálico (86%), mas também pode ocorrer após traumatismo (14%). Com frequência, o estado de encarceramento é confundido com coma. A constatação de que o paciente não está em coma ou em estado vegetativo, mas sim, em encarceramento, geralmente não ocorre por 2 a 3 meses (média de 79 dias), e a sobrevida média dos pacientes nesse estado é de 71 meses.

Estado vegetativo

A patologia em pacientes com o estado vegetativo invariavelmente acarreta danos hemisféricos bilaterais maciços, com tronco cerebral preservado e intacto. A preservação do SAR possibilita o despertar comportamental e ciclos de sono-vigília, mas a existência é desprovida de cognição. A tomografia por emissão de pósitrons (PET) demonstrou taxas metabólicas cerebrais de glicose baixas demais para manter a consciência. O estado vegetativo pode se desenvolver como sequela de lesões agudas, normalmente após um período de coma, ou como estágio final de uma doença neurológica progressiva, como a de Alzheimer. O estado vegetativo é considerado persistente (EVP) após 3 meses se a etiologia for clínica, e após 12 meses, se traumática.

No EVP, os pacientes estão acordados, mas inconscientes. Apesar da atitude aparentemente alerta, eles não falam, não compreendem nem fazem movimentos objetivos. Os movimentos oculares reflexos e a orientação em relação ao ruído – funções do tronco encefálico – podem persistir. Podem bocejar, espirrar, ter bruxismo e sorrir sem sentido. É comum o comprometimento da função motora com espasticidade, posturas anormais ou contraturas. Estímulos dolorosos evocam reações erráticas inespecíficas sem resposta motora ou localização bem definida. Todos os pacientes têm incontinência fecal e urinária. Eles vivem em inconsciência permanente, com os olhos abertos, com ciclos de sono-vigília intactos, mas não têm ciência de si próprios nem do ambiente, e não apresentam nenhum tipo de ação ou comportamento voluntário. Embora aparentemente despertos, não há comportamento interativo e eles não são capazes de expressar emoção nem de interagir com outra pessoa em nenhum nível. A observação prolongada é o elemento primário e mais importante para o diagnóstico de EVP. Esses pacientes não apresentam respostas comportamentais durante um longo período. É preciso diferenciar o EVP da catatonia e da síndrome de encarceramento.

Diversos outros termos foram usados para descrever estados de alteração da consciência semelhantes, se não idênticos, ao EVP (p. ex., mutismo acinético, abulia, estado apálico, coma vígil e pseudocoma). Grande parte da nomenclatura está desatualizada e é obscura, as distinções são vagas e têm pouca utilidade clínica. O termo EVP foi objeto de ataque justificável por suas conotações pejorativas e negativas. As designações não reatividade persistente e síndrome de vigília não reativa têm sido sugeridas como alternativas. O estado de consciência mínima refere-se a um subgrupo de pacientes com alteração acentuada da consciência que não preenchem os critérios diagnósticos para coma ou EVP. Esses pacientes demonstram "evidências inconsistentes, porém discerníveis"

de consciência com evidência comportamental intermitente de ciência de si mesmo ou do ambiente; critérios diagnósticos foram fornecidos. A taxa de diagnóstico incorreto entre EVP e estado de consciência mínima foi estimada em 40%.

A ressonância magnética (RM) do encéfalo, a espectroscopia por RM, a PET, a RM funcional (RMf), o EEG e os estudos de potenciais evocados estão modificando a compreensão de pacientes nesses estados de consciência alterada. Há cada vez mais evidências de processamento cognitivo residual em alguns deles que não respondem clinicamente aos comandos. A RMf mostrou evidências de preservação da consciência mesmo nos pacientes em coma aparente. Em um deles, a RMf mostrou respostas corticais intensas à estimulação visual, auditiva e tátil.

Muitos relatos indicam que pode haver recuperação tardia do estado vegetativo ou de consciência mínima, sobretudo nos casos de TCE. Uma série de 50 pacientes com EVP foi acompanhada por até 4 anos (média de 25,7 meses). Dos pacientes, 10 (20% da amostra total) tiveram recuperação tardia (14 a 28 meses) da reatividade, e 6 pacientes recuperaram a consciência. A pouca idade e a preservação da reatividade pupilar à luz prognosticaram a recuperação tardia mais do que a etiologia do EVP. A maioria desses pacientes continua com incapacidade grave, mas a recuperação para uma vida independente, inclusive profissional e universitária, foi relatada em um jovem depois de 19 meses em estado vegetativo após TCE. Embora alguns pacientes em estado vegetativo eventualmente recuperem bem pouco a consciência, e alguns desses minimamente conscientes ganhem maior consciência, o prognóstico geral para uma recuperação significativa permanece ruim.

Não reatividade psicogênica

Na falta de reatividade psicogênica (coma funcional), geralmente causada por transtorno de conversão ou simulação, a perda da consciência não costuma ser profunda, mas às vezes a aparência é de coma verdadeiro. Com frequência, o paciente responde a estímulos dolorosos, exceto se houver perda sensorial não orgânica associada, e os reflexos são normais, sem respostas patológicas. Temperatura, pulso, respirações e PA são normais. As pálpebras podem tremular ou os olhos estar fechados com firmeza com o paciente resistindo à tentativa de abri-los. O fechamento vigoroso dos olhos pode interferir na avaliação do reflexo corneano e pupilar, que são normais. Quando as pálpebras são abertas e liberadas pelo examinador, elas se fecham gradualmente no paciente em coma verdadeiro, mas com rapidez naquele em coma factício. Ele pode resistir a outros procedimentos e olhar ao redor se perceber que não está sendo observado. Ao levantar uma mão e deixá-la cair na direção do rosto, o paciente com não reação psicogênica geralmente evita bater em si próprio, embora essa regra não seja infalível. No coma verdadeiro, a mão bate no rosto. O teste calórico excita o paciente ou produz nistagmo, o que nunca ocorre no coma real.

Um episódio de não reatividade psicogênica geralmente é precipitado por estresse emocional, e o início costuma ser dramático. Pode parecer que o paciente está em transe, ou o coma pode ser alternado com choro e movimentos agitados. A apresentação é preparada adequadamente e ocorre quando há observadores por perto. Os movimentos, se presentes, não são estereotipados, mas parecem ser coordenados e intencionais. O paciente pode debater-se, agarrar objetos ou partes do corpo ou tentar rasgar as próprias roupas. Embora pareça inconsciente, é possível alguma resposta a estímulos externos. Quando presente, a hipertonia muscular é do tipo rígido, e pode haver opistótono com posição de arco de círculo. Se for possível persuadi-lo a falar, as respostas talvez sejam do tipo visto na síndrome de Ganser, com frases evasivas e respostas aproximadas, mas sistematicamente imprecisas.

Nos estados psicóticos, raramente há perda total da consciência. Depressão grave, esquizofrenia e psicoses orgânicas podem causar mutismo, no qual o paciente se isola totalmente do ambiente ou se recusa a falar. O negativismo, passivo ou ativo, pode ser um sintoma de várias psicoses, mas principalmente de esquizofrenia. Aquele com depressão grave pode apresentar retardo psicomotor, que pode simular AEM. No estupor catatônico, há apatia, mutismo e negativismo, muitas vezes com rigidez cérea dos membros, o que faz o paciente manter os membros ou todo o corpo em posições bizarras e aparentemente desconfortáveis por longos períodos. O alimento talvez seja retido na boca. O estupor catatônico pode desaparecer após a administração de lorazepam.

Morte encefálica

Para satisfazer os critérios clínicos de morte encefálica, é fundamental que haja um alto grau de certeza com relação à etiologia. As causas comuns são anoxia cerebral, hemorragias cerebral e subaracnóidea aneurismática e TCE. Não pode haver evidência de atividade cerebral nem do tronco encefálico, embora a atividade reflexa segmentar mediada na medula espinal possa persistir. A preservação da atividade reflexa medular pode levar a movimentos inesperados, como o "reflexo de Lázaro" (ver Capítulo 24). Automatismos medulares complexos talvez ocorram em até 40% dos pacientes com morte encefálica, geralmente nas primeiras 24 horas. É possível até mesmo movimentos semelhantes aos respiratórios, com elevação e adução do ombro, arqueamento das costas e expansão intercostal, porém sem volume corrente considerável. RTP, reflexos superficiais e sinal de Babinski podem estar presentes e não estão em desacordo com diagnóstico de morte encefálica. Exceto pelos reflexos segmentares, não existem respostas motoras. As pupilas são fixas, e os reflexos oculocefálico e oculovestibular estão ausentes, mesmo quando se faz o teste calórico com grande volume de água gelada. Não deve haver evidência de efeitos de fármacos sedativos nem de anormalidade metabólica sistêmica suficientemente grave para provocar o quadro clínico de morte encefálica. Não deve haver hipotermia relevante, já que esta pode simular morte encefálica. A presença de agentes bloqueadores neuromusculares obviamente impede a avaliação do estado motor. Se o paciente atender a esses critérios clínicos, é realizado um teste de apneia e, se não houver esforço respiratório com PCO_2 arterial de 60 mmHg ou maior, o diagnóstico de morte encefálica pode ser feito. O teste de apneia tem riscos. A ocorrência de movimentos espontâneos expressivos durante o teste de apneia é mais provável quando o paciente está hipóxico. Essas condições clínicas devem persistir por algum tempo, e o intervalo exato depende de circunstâncias específicas. Em geral, a avaliação é repetida para confirmar os achados; não há um intervalo estabelecido, mas um período de 6 horas é razoável. Esses critérios aplicam-se a adultos e pode ser necessário modificá-los para crianças, principalmente recém-nascidos.

A Tabela 51.4 resume os parâmetros de 1995 para diagnóstico de morte encefálica em adultos, elaborado pelo Quality Standards Subcommittee da American Academy of Neurology (AAN), e atualizados em 2010. Apesar da disponibilidade desses critérios, existem diferenças importantes nas diretrizes para diagnóstico de morte encefálica entre os principais hospitais de neurologia nos EUA. Embora simulações de morte encefálica tenham sido relatadas, incluindo síndrome de Guillain-Barré fulminante, intoxicação por organofosforados, lesão da medula cervical alta, intoxicação por lidocaína, superdosagem de baclofeno e depuração tardia de vecurônio, não houve relatos em periódicos médicos com revisão por pares de recuperação da função encefálica após diagnóstico de morte encefálica pelos parâmetros de 1995 da AAN.

Tabela 51.4	**Resumo dos critérios de diagnóstico clínico de morte encefálica da ANN.**

I. Pré-requisitos
   A. Estabelecer a causa irreversível e aproximada do coma
      1. A causa do coma geralmente pode ser estabelecida por anamnese, exame físico, neuroimagem e exames laboratoriais
      2. Excluir complicações clínicas, como agentes depressores do SNC, agentes bloqueadores neuromusculares, distúrbios eletrolíticos, e distúrbios ácido-básicos graves ou endócrinos
   B. Obter a temperatura central normal. Na maioria dos pacientes, um cobertor térmico é necessário para elevar a temperatura corporal e mantê-la normal ou quase normal (> 36°C)
   C. Obter a pressão arterial sistólica normal. O exame neurológico geralmente é confiável com pressão arterial sistólica ≥ 100 mmHg
   D. Realizar o exame neurológico (suficiente para declarar morte encefálica na maioria dos estados dos EUA) se determinado período transcorreu desde o início da lesão cerebral para excluir a possibilidade de recuperação

(*continua*)

| **Tabela 51.4** | **Resumo dos critérios de diagnóstico clínico de morte encefálica da ANN.** (*Continuação*) |

II. Avaliação neurológica
A. Coma. Os pacientes devem carecer de todas as evidências de reatividade. A diferenciação clínica das respostas medulares das motoras retidas associadas à atividade cerebral requer *expertise*
B. Ausência de reflexos do tronco encefálico
1. Ausência de resposta pupilar
2. Ausência de movimentos oculares mediante testes oculocefálico e de reflexo oculovestibular
3. Ausência de reflexo corneano
4. Ausência de movimento dos músculos faciais a estímulo doloroso
5. Ausência dos reflexos faríngeos e traqueais
C. Apneia. A ausência de impulso respiratório é testada com provocação de CO_2
1. Pré-requisitos: normotensão, normotermia, euvolemia, eucapnia ($PaCO_2$ 35 a 45 mmHg), ausência de hipoxia e nenhuma evidência anterior de retenção de CO_2
2. Procedimento:
   - Ajustar os vasopressores para pressão arterial sistólica $\geq$ 100 mmHg
   - Pré-oxigenar por pelo menos 10 minutos com oxigênio a 100% para obter PaO_2 > 200 mmHg
   - Reduzir a frequência de ventilação para 10 respirações por minuto até a eucapnia
   - Reduzir a pressão expiratória final positiva (PEEP) para 5 cmH_2O (a dessaturação de oxigênio com a diminuição da PEEP pode sugerir dificuldade com o teste de apneia)
   - Se a saturação de oxigênio da oximetria de pulso permanecer > 95%, obter a gasometria basal (pressão parcial de oxigênio [PaO_2], $PaCO_2$, pH, bicarbonato, excesso de base)
   - Desconectar o paciente do ventilador
   - Preservar a oxigenação (p. ex., colocar um cateter de insuflação através do tubo endotraqueal e próximo do nível da carina e fornecer O_2 a 100% a 6 ℓ/min.)
   - Observar atentamente os movimentos respiratórios por 8 a 10 minutos. A respiração é definida como excursões abdominais ou torácicas e pode incluir um breve frêmito
   - Interromper, se a pressão arterial sistólica cair para < 90 mmHg
   - Interromper, se a saturação de oxigênio medida por oximetria de pulso for < 85% por > 30 s. Repetir o procedimento com peça em "T", pressão positiva contínua nas vias respiratórias (CPAP) a 10 cmH_2O e O_2 a 100% a 12 ℓ/min
   - Se nenhum impulso respiratório for observado, repetir a gasometria (PaO_2, $PaCO_2$, pH, bicarbonato e excesso de base) depois de aproximadamente 8 minutos
   - Se os movimentos respiratórios estiverem ausentes e a PCO_2 arterial for > 60 mmHg (ou aumento de 20 mmHg na PCO_2 arterial com relação à PCO_2 arterial basal normal), o resultado do teste de apneia é positivo (*i. e.*, apoia o diagnóstico clínico de morte encefálica)
   - Se o teste for inconclusivo, mas o paciente estiver hemodinamicamente estável durante o procedimento, ele pode ser repetido por um período mais longo (10 a 15 minutos) depois de receber novamente a pré-oxigenação adequada

III. Testes auxiliares
Os testes auxiliares não são necessários nem suficientes para a declaração de morte encefálica. Eles podem ser usados quando existe incerteza sobre a confiabilidade de partes do exame neurológico ou quando o teste de apneia não pode ser realizado. Na prática clínica, EEG, angiografia cerebral, varredura nuclear e Doppler transcraniano são usados atualmente como testes auxiliares em adultos.

IV. Documentação
O momento da morte encefálica é documentado nos prontuários médicos. A horário da morte é a hora em que a PCO_2 arterial atingiu o valor-alvo. Em pacientes com um teste de apneia abortado, o momento da morte é quando o teste auxiliar foi oficialmente interpretado. As leis federais e estaduais exigem que o médico entre em contato com uma organização de aquisição de órgãos após a determinação de morte encefálica.

Reimpressa de Wijdicks EG, Valerlas PN, Gronseth GS et al. Evidence-based guideline update: determining brain death in adults. Report of the Quality Standards Subcommittee of the American Academy of Neurology. *Neurology* 2010;74(23):1911-8, com permissão.

BIBLIOGRAFIA

AMA Council on Scientific Affairs, AMA Council on Ethical and Judicial Affairs. Persistent vegetative state and the decision to withdraw or withhold life support. *JAMA* 1990;263:426–430.

Adams ZM, Fins JJ. The historical origins of the vegetative state: Received wisdom and the utility of the text. *J Hist Neurosci* 2017;26:140–153.

Angel MJ, Chen R, Bryan Young G. Metabolic encephalopathies. *Handb Clin Neurol* 2008;90:115–166.

Angel MJ, Young GB. Metabolic encephalopathies. *Neurol Clin* 2011;29: 837–882.

Balestreri M, Czosnyka M, Chatfield DA, et al. Predictive value of Glasgow Coma Scale after brain trauma: change in trend over the past ten years. *J Neurol Neurosurg Psychiatry* 2004;75:161–162.

Banasiak KJ, Lister G. Brain death in children. *Curr Opin Pediatr* 2003;15: 288–293.

Baricich A, de Sire A, Antoniono E, et al. Recovery from vegetative state of patients with a severe brain injury: a 4-year real-practice prospective cohort study. *Funct Neurol* 2017;32:131–136.

Beleza P, Rocha J, Pinho J. Diagnosis, etiology, and treatment of nonconvulsive status epilepticus, a semiological oriented review. *Neurologist* 2015;19: 160–167.

Booth CM, Boone RH, Tomlinson G, et al. Is this patient dead, vegetative, or severely neurologically impaired? Assessing outcome for comatose survivors of cardiac arrest. *JAMA* 2004;291:870–879.

Bruno MA, Gosseries O, Ledoux D, et al. Assessment of consciousness with electrophysiological and neurological imaging techniques. *Curr Opin Crit Care* 2011;17:146–151.

Chisholm N, Gillett G. The patient's journey: living with locked-in syndrome. *BMJ* 2005;331:94–97.

Cruse D, Gantner I, Soddu A, et al. Lies, damned lies and diagnoses: estimating the clinical utility of assessments of covert awareness in the vegetative state. *Brain Inj* 2014;28:1197–1201.

De Tanti A, Saviola D, Basagni B, et al. Recovery of consciousness after 7 years in vegetative state of non-traumatic origin: A single case study. *Brain Inj* 2016;30:1029–1034.

Edlow JA, Rabinstein A, Traub SJ, et al. Diagnosis of reversible causes of coma. *Lancet* 2014;384:2064–2076.

Eickhoff SB, Dafotakis M, Grefkes C, et al. fMRI reveals cognitive and emotional processing in a long-term comatose patient. *Exp Neurol* 2008;214:240–246.

Estraneo A, Moretta P, Loreto V, et al. Late recovery after traumatic, anoxic, or hemorrhagic long-lasting vegetative state. *Neurology* 2010;75:239–245.

Faran S, Vatine JJ, Lazary A, et al. Late recovery from permanent traumatic vegetative state heralded by event-related potentials. *J Neurol Neurosurg Psychiatry* 2006;77:998–1000.

Faugeras F, Rohaut B, Valente M, et al. Survival and consciousness recovery are better in the minimally conscious state than in the vegetative state. *Brain Inj* 2018;32:72–77.

Fins JJ, Schiff ND, Foley KM. Late recovery from the minimally conscious state: ethical and policy implications. *Neurology* 2007;68:304–307.

Fisher CM. The neurological examination of the comatose patient. *Acta Neurol Scand* 1969;45(Suppl 36):1–56.

Formisano R, Pistoia F, Sara M. Disorders of consciousness: a taxonomy to be changed? *Brain Inj* 2011;25:638–639.

Friedman Y, Lee L, Wherrett JR, et al. Simulation of brain death from fulminant de-efferentation. *Can J Neurol Sci* 2003;30:397–404.

Frontera JA. Metabolic encephalopathies in the critical care unit. *Continuum (Minneap Minn)* 2012;18:611–639.

Garrett WT, Chang CW, Bleck TP. Altered mental status in thrombotic thrombocytopenic purpura is secondary to nonconvulsive status epilepticus. *Ann Neurol* 1996;40:245–246.

Giacino JT, Ashwal S, Childs N, et al. The minimally conscious state: definition and diagnostic criteria. *Neurology* 2002;58:349–353.

Gill MR, Reiley DG, Green SM. Interrater reliability of Glasgow Coma Scale scores in the emergency department. *Ann Emerg Med* 2004;43:215–223.

Gonyea EF. The abnormal pupil in Cheyne-Stokes respiration. Case report. *J Neurosurg* 1990;72:810–812.

Gosseries O, Bruno MA, Chatelle C, et al. Disorders of consciousness: what's in a name? *NeuroRehabilitation* 2011;28:3–14.

Gray K, Anne KT, Wegner DM. More dead than dead: Perceptions of persons in the persistent vegetative state. *Cognition* 2011;121:275–280.

Greer DM, Varelas PN, Haque S, et al. Variability of brain death determination guidelines in leading US neurologic institutions. *Neurology* 2008;70:284–289.

Heiss WD. PET in coma and in vegetative state. *Eur J Neurol* 2012;19:207–211.

Hoffman JR, Schriger DL, Luo JS. The empiric use of naloxone in patients with altered mental status: a reappraisal. *Ann Emerg Med* 1991;20:246–252.

Hoffman RS, Goldfrank LR. The poisoned patient with altered consciousness. Controversies in the use of a 'coma cocktail'. *JAMA* 1995;274:562–569.

Hurwitz TA. Psychogenic unresponsiveness. *Neurol Clin* 2011;29:995–1006.

Iyer VN, Mandrekar JN, Danielson RD, et al. Validity of the FOUR score coma scale in the medical intensive care unit. *Mayo Clin Proc* 2009;84:694–701.

Jang S, Kim S, Lee H. Recovery from vegetative state to minimally conscious state: a case report. *Am J Phys Med Rehabil* 2016;95:e63–e66.

Kanich W, Brady WJ, Huff JS, et al. Altered mental status: evaluation and etiology in the ED. *Am J Emerg Med* 2002;20:613–617.

Kondziella D. Roald Dahl and the complete locked-in syndrome: "Cold dead body, living brain". *J Neurol Sci* 2017;379:276–278.

Laureys S, Celesia GG, Cohadon F, et al. Unresponsive wakefulness syndrome: a new name for the vegetative state or apallic syndrome. *BMC Med* 2010;8:68.

Levy, DE, Caronna JJ, Singer BH, et al. Predicting outcome from hypoxic-ischemic coma. *JAMA* 1985;253:1420–1426.

Liberati G, Hünefeldt T, Olivetti Belardinelli M. Questioning the dichotomy between vegetative state and minimally conscious state: a review of the statistical evidence. *Front Hum Neurosci* 2014;8:865.

Lieberman JD, Pasquale MD, Garcia R, et al. Use of admission Glasgow Coma Score, pupil size, and pupil reactivity to determine outcome for trauma patients. *J Trauma* 2003;55:437–442.

Luce JM. Chronic disorders of consciousness following coma: Part one: medical issues. *Chest* 2013;144:1381–1387.

Ludwig L, McWhirter L, Williams S, et al. Functional coma. *Handb Clin Neurol* 2016;139:313–327.

Maiser S, Kabir A, Sabsevitz D, et al. Locked-in syndrome #303. *J Palliat Med* 2016;19:460–461.

Malik K, Hess DC. Evaluating the comatose patient. Rapid neurologic assessment is key to appropriate management. *Postgrad Med* 2002;111:38–46, 49–50.

McNarry AF, Goldhill DR. Simple bedside assessment of level of consciousness: comparison of two simple assessment scales with the Glasgow Coma Scale. *Anaesthesia* 2004;59:34–37.

Naro A, Calabrò RS, Pollicino P, et al. Unexpected recovery from a vegetative state or misdiagnosis? Lesson learned from a case report. *NeuroRehabilitation* 2017;41:735–738.

O'Keefe KP, Sanson TG. Elderly patients with altered mental status. *Emerg Med Clin North Am* 1998;16:701–715.

Parvizi J, Damasio AR. Neuroanatomical correlates of brainstem coma. *Brain* 2003;126(Pt 7):1524–1536.

Posner JB, Plum F. *Plum and Posner's Diagnosis of Stupor and Coma.* 4th ed. Oxford; New York: Oxford University Press, 2007.

Posner JB. Clinical evaluation of the unconscious patient. *Clin Neurosurg* 1975;22:281–301.

Poston JN, Dorer R, Aboulafia DM. The diving bell and the butterfly revisited: a fatal case of locked-in syndrome in a man with Epstein-Barr virus-positive diffuse large B-cell lymphoma, not otherwise specified. *Clin Med Insights Blood Disord* 2018;11:1179545X18762799.

Practice parameters for determining brain death in adults (summary statement). The Quality Standards Subcommittee of the American Academy of Neurology. *Neurology* 1995;45:1012–1014.

Ragosta K. Miller Fisher syndrome, a brainstem encephalitis, mimics brain death. *Clin Pediatr (Phila)* 1993;32:685–687.

Razvi SS, Bone I. Neurological consultations in the medical intensive care unit. *J Neurol Neurosurg Psychiatry* 2003;74(Suppl 3):iii16–iii23.

Ropper AH, Samuels MA, Klein J. *Adams and Victor's Principles of Neurology.* 10th ed. New York: McGraw-Hill Education Medical, 2014.

Sancisi E, Battistini A, Di SC, et al. Late recovery from posttraumatic vegetative state. *Brain Inj* 2009;23:163–166.

Sprung CL. Changing attitudes and practices in forgoing life sustaining treatments. *JAMA* 1990;263:2211–2215.

Sutter R, Semmlack S, Kaplan PW. Nonconvulsive status epilepticus in adults—insights into the invisible. *Nat Rev Neurol* 2016;12:281–293.

Towne AR, Waterhouse EJ, Boggs JG, et al. Prevalence of nonconvulsive status epilepticus in comatose patients. *Neurology* 2000;54:340–345.

Truog RD, Robinson WM. The diagnosis of brain death. *N Engl J Med* 2001;345:617–618.

van Erp WS, Lavrijsen JC, van de Laar FA, et al. The vegetative state/unresponsive wakefulness syndrome: a systematic review of prevalence studies. *Eur J Neurol* 2014;21:1361–1368.

van Erp WS, Lavrijsen JC, Vos PE, et al. The vegetative state: prevalence, misdiagnosis, and treatment limitations. *J Am Med Dir Assoc* 2015;16:85.e9–85.e14.

Varelas PN, Lewis A. Modern approach to brain death. *Semin Neurol* 2016;36:625–630.

Wade DT, Johnston C. The permanent vegetative state: practical guidance on diagnosis and management. *BMJ* 1999;319:841–844.

Wade DT. How often is the diagnosis of the permanent vegetative state incorrect? A review of the evidence. *Eur J Neurol* 2018;25:619–625.

Wang HH, Varelas PN, Henderson GV, et al. Improving uniformity in brain death determination policies over time. *Neurology* 2017;88:562–568.

Wei LA, Fearing MA, Sternberg EJ, et al. The confusion assessment method: a systematic review of current usage. *J Am Geriatr Soc* 2008;56:823–830.

Weibers DO, Dale AJD, Kokmen E, et al. *Mayo Clinic Examinations in Neurology.* 7th ed. St. Louis: Mosby, 1998.

Wijdicks EF. Determining brain death in adults. *Neurology* 1995;45:1003–1011.

Wijdicks EF. The diagnosis of brain death. *N Engl J Med* 2001;344:1215–1221.

Wijdicks EF, Bamlet WR, Maramattom BV, et al. Validation of a new coma scale: the FOUR score. *Ann Neurol* 2005;58:585–593.

Wijdicks EF, Cranford RE. Clinical diagnosis of prolonged states of impaired consciousness in adults. *Mayo Clin Proc* 2005;80:1037–1046.

Wijdicks EF, Varelas PN, Gronseth GS, et al. American Academy of Neurology. Evidence-based guideline update: determining brain death in adults: report of the Quality Standards Subcommittee of the American Academy of Neurology. *Neurology* 2010;74:1911–1918.

Wijdicks EF. The case against confirmatory tests for determining brain death in adults. *Neurology* 2010;75:77–83.

Wijdicks EFM. Metabolic encephalopathy: behind the name. *Neurocrit Care* 2018.

Willmott L, White B. Persistent vegetative state and minimally conscious state: ethical, legal and practical dilemmas. *J Med Ethics* 2017;43:425–426.

Wong CL, Holroyd-Leduc J, Simel DL, et al. Does this patient have delirium?: value of bedside instruments. *JAMA* 2010;304:779–786.

Young GB, Doig G, Ragazzoni A. Anoxic-ischemic encephalopathy: clinical and electro-physiological associations with outcome. *Neurocrit Care* 2005;2:159–164.

Zamperetti N, Bellomo R, Defanti CA, et al. Irreversible apnoeic coma 35 years later. Towards a more rigorous definition of brain death? *Intensive Care Med* 2004;30:1715–1722.

Zeman A. Persistent vegetative state. *Lancet* 1997;350:795–799.

Sinais Neurológicos Diversos

Vários sinais neurológicos – alguns deles reflexos, uns intimamente relacionados com os mecanismos de defesa e reflexo postural e outros de natureza mais variada – são desencadeados em certas doenças do sistema nervoso. Alguns são bastante importantes, sobretudo os sinais de irritação meníngea; outros são obscuros e de interesse basicamente histórico.

SINAIS DE IRRITAÇÃO MENÍNGEA

Os sinais meníngeos são obtidos mais frequentemente quando as meninges estão inflamadas – por infecção (p. ex., meningite bacteriana) ou pela presença de substância estranha (como sangue no espaço subaracnóideo). Meningismo é um termo que se refere à presença de rigidez da nuca e de outros sinais clínicos de inflamação meníngea. Ele é usado às vezes como sinônimo de *meningismus*, mas também para designar uma síndrome caracterizada por rigidez de nuca sem inflamação meníngea, observada em pacientes com infecções sistêmicas, sobretudo em crianças pequenas.

As manifestações clínicas de irritação meníngea são variadas e dependem da intensidade do processo. Aquelas que são associadas dependem da etiologia, mas costumam incluir cefaleia, dor e rigidez da nuca; irritabilidade; fotofobia; náuseas e vômito; e outras manifestações de infecção, como febre e calafrios. As várias manobras usadas para induzir sinais meníngeos produzem tensão nas raízes inflamadas e hipersensíveis dos nervos espinais, e os sinais resultantes são posturas, contrações musculares de proteção ou outros movimentos que minimizem o estiramento e a distorção das meninges e raízes.

Em uma publicação sobre o exame clínico racional para o diagnóstico precoce da meningite aguda, apenas 10 de 139 artigos abordaram adequadamente a utilidade do exame clínico em casos confirmados de meningite. Em circunstâncias suspeitas, a ausência de febre, rigidez da nuca e alteração do estado mental descarta efetivamente a doença (sensibilidade de 99 a 100% na presença de um desses achados). Dos sinais clássicos de irritação meníngea, apenas um estudo avaliou o sinal de Kernig, e nenhum estudo subsequente ao relato original avaliou o sinal de Brudzinski (ver adiante). Forgie revisou a relevância atual dos sinais clássicos de meningite, porque estudos mais recentes sugeriram sensibilidades e especificidades

mais baixas em comparação com as descrições originais. Essas alterações na sensibilidade e especificidade podem estar relacionadas com diferenças na técnica de exame, mudanças na epidemiologia e demografia da doença, uma evolução nos patógenos que causam meningite e mudanças de conduta.

Rigidez da nuca (cervical)

A rigidez da nuca é o sinal de irritação meníngea mais amplamente reconhecido e com maior frequência encontrado, e raras vezes o diagnóstico de meningite é feito na sua ausência. É caracterizada por rigidez e espasmo dos músculos cervicais, com dor em resposta às tentativas de movimento voluntário e de resistência ao passivo. O grau de rigidez é variável. Pode haver apenas leve resistência à flexão ou espasmo acentuado de todos os músculos do pescoço. A rigidez da nuca afeta principalmente os músculos extensores, e o achado precoce mais notável na irritação meníngea é a resistência à flexão passiva do pescoço. O médico não consegue aproximar o queixo do paciente do tórax, mas é possível fazer a hiperextensão do pescoço sem dificuldade; os movimentos rotatórios e laterais também podem estar preservados. Na rigidez da nuca mais grave, também pode haver resistência aos movimentos de extensão e rotação. Rigidez extrema causa retração do pescoço em posição de opistótono, o corpo assume uma posição de ponte com apoio na cabeça ou de arco de círculo, com a cabeça para trás e o tronco curvado para frente (Figura 52.1). Pode não haver rigidez na meningite em casos de doença fulminante ou terminal, coma ou em lactentes.

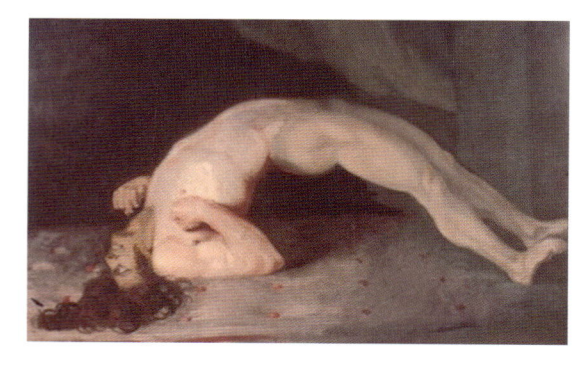

Figura 52.1 Opistótono em paciente com tétano; quadro de Sir Charles Bell, 1809. O Dr. Bell foi um artista ilustre, assim como médico (ver Capítulo 16).

A inflexibilidade e a rigidez do pescoço podem ocorrer em outros distúrbios. Um problema comum é distinguir entre a restrição do movimento cervical causada por espondilose cervical ou osteoartrite da provocada pela rigidez da nuca. Os pacientes com osteoartrite geralmente têm dificuldade de rotação e flexão lateral do pescoço; esses movimentos costumam ser preservados naqueles com meningismo, a menos que a irritação meníngea seja muito grave. A restrição do movimento cervical também pode ser causada por abscesso retrofaríngeo, linfadenopatia cervical e traumatismo cervical, ou como uma manifestação inespecífica nas infecções sistêmicas graves. Distúrbios extrapiramidais, em especial a paralisia supranuclear progressiva, também podem ocasionar rigidez difusa dos músculos cervicais. Há a possibilidade de sinais meníngeos aparecerem quando há aumento da pressão de líquido cefalorraquidiano, e a rigidez da nuca pode ser manifestação de herniação da tonsila do cerebelo (forame magno). É provável também que a irritação meníngea crie resistência ao movimento de pernas e costas, com o paciente deitado com as pernas flexionadas e resistindo à extensão passiva.

Sinal de Kernig

Há certa variabilidade nos relatos de como detectar um sinal de Kernig. Kernig descreveu a flexão involuntária do joelho quando o examinador tentou flexionar o quadril com o joelho estendido. O método mais comum é flexionar o quadril e o joelho em ângulo reto e tentar fazer a extensão passiva do joelho; esse movimento causa dor, resistência e incapacidade de extensão total do joelho. Outra definição do sinal de Kernig é a incapacidade de estender o joelho além de 135° com o quadril flexionado (Figura 52.2). Há alguma superposição entre o sinal de Kernig e o sinal de Lasègue (elevação da perna estendida). A técnica é semelhante, mas o sinal de Lasègue é usado para verificar a irritação na radiculopatia lombossacra (ver Capítulo 47). Tanto o sinal de Kernig quanto a elevação da perna estendida são positivos na meningite por causa da inflamação difusa das raízes nervosas e das meninges, e também são positivos na radiculopatia lombossacra aguda decorrente de inflamação focal da raiz afetada. Na radiculopatia, os sinais geralmente são unilaterais, mas na meningite são bilaterais.

Sinal de Brudzinski da nuca

A colocação de uma das mãos sob a cabeça do paciente e a flexão do pescoço, ao mesmo tempo em que o tórax é mantido embaixo com a outra mão, causa flexão dos quadris e dos joelhos bilateralmente (Figura 52.3). No meningismo grave pode não ser possível manter o tórax embaixo, e a simples colocação da mão do examinador atrás da cabeça pode levar o paciente à posição sentada. Algumas vezes, há extensão do hálux e abertura dos dedos do pé em leque; às vezes, há flexão do braço. A perna pode decair ao flexionar em um lado quando há coexistência de irritação meníngea e hemiplegia. Os três testes – elevação de perna esticada, Kernig e Brudzinski – podem ser feitos rapidamente nessa ordem.

Outros sinais meníngeos

O teste *jolt accentuation* (acentuação de choque, em tradução livre) refere-se à exacerbação da cefaleia induzida por rotações rápidas e horizontais da cabeça, duas ou três vezes por segundo. A revisão do exame clínico racional de 1999 concluiu que, em pacientes com febre e dor de cabeça, o teste *jolt accentuation* é um complemento útil, com sensibilidade de 100%, especificidade de 54%, razões de verossimilhanças positiva de 2,2 e negativa de 0 para o diagnóstico de meningite, mas as investigações subsequentes foram menos entusiásticas.

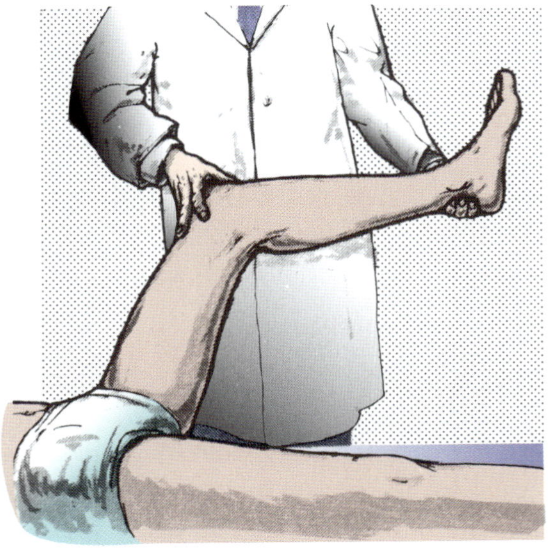

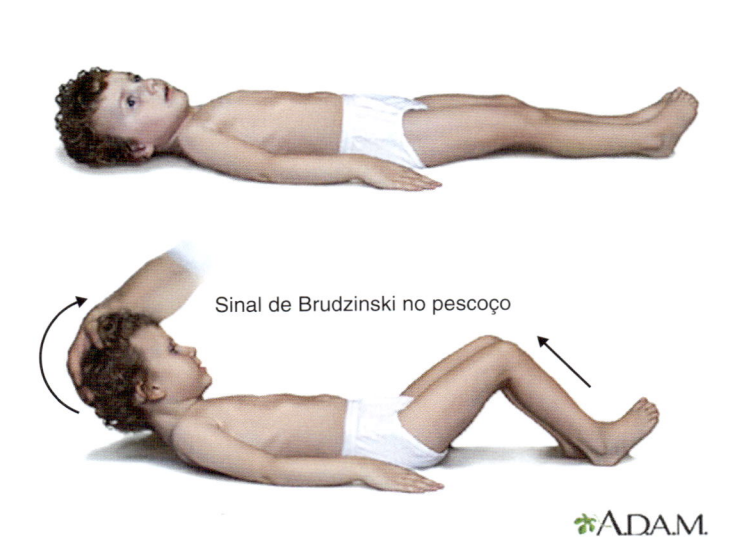

Figura 52.2 Método para induzir o sinal de Kernig.

Figura 52.3 Sinal de Brudzinski. A flexão do pescoço causa flexão dos joelhos.

Para evitar a flexão vertebral, o paciente com meningite pode sentar-se no leito com as mãos apoiadas bem atrás do corpo, a cabeça projetada para trás, quadris e joelhos fletidos e o dorso arqueado (sinal de Amoss, de Hoyne ou do tripé). A Tabela 52.1 apresenta um resumo de outros sinais meníngeos. Brudzinski descreveu vários sinais de inflamação meníngea em pacientes com meningite tuberculosa que provavelmente refletiam mais o comprometimento do parênquima do que das meninges.

SINAIS DE TETANIA

As manifestações clínicas de tetania incluem espasmo e contrações tônicas dos músculos esqueléticos, especialmente dos músculos distais dos membros. Pode haver espasmo carpopodal, com contração tônica dos músculos dos punhos, das mãos e dedos e dos pés e dedos (ver Capítulo 30). Há hiperexcitabilidade de todo o sistema nervoso periférico, bem como da musculatura, mesmo com estímulos mínimos. O acometimento dos nervos sensoriais pode causar parestesias nas mãos, nos pés e na região perioral. A tetania está relacionada com hipocalcemia, hipomagnesemia ou alcalose. Tanto a hipocalcemia quanto a alcalose diminuem o nível de cálcio ionizado. Há a possibilidade de alguns sinais neurológicos ajudarem no diagnóstico com base apenas no exame clínico. É mais fácil obtê-los se o paciente hiperventilar por alguns minutos (tetania latente). A tetania intensa pode ocasionar crises epilépticas, laringospasmo, estridor e parada respiratória.

Sinal de Chvostek

A percussão sobre o nervo facial causa contração, espasmo ou contração tetânica, semelhante a uma cãibra, de alguns ou todos os músculos faciais ipsilaterais (ver Tabela 16.2). Dois pontos de estimulação foram descritos: logo abaixo do processo zigomático do osso temporal, na frente da orelha

Tabela 52.1	**Sinais neurológicos diversos.**		
Sinal	**Técnica**	**Achado**	**Significado**
Sinal de Bikele	Com cotovelo flexionado, ombro abduzido, elevado e rodado externamente, o examinador tenta fazer a extensão passiva do cotovelo	Resistência à extensão do cotovelo	Semelhante ao sinal de Kernig, porque distende as raízes nervosas; é positivo na inflamação meníngea e na plexite da artéria braquial
Sinal de Brudzinski da perna contralateral	Flexão passiva de um quadril, sobretudo com o joelho estendido, ou extensão passiva do joelho após a flexão do quadril em ângulo reto	Flexão do quadril e do joelho opostos	Inflamação meníngea
Sinal recíproco de Brudzinski da perna contralateral	Flexão de um joelho e quadril com a extensão da outra perna; então, o membro flexionado é abaixado	A perna estendida contralateral é flexionada	Inflamação meníngea
Sinal de Brudzinski da bochecha	Pressão contra as bochechas ou logo abaixo do zigomático	Flexão nos cotovelos com contração dos braços para cima	Inflamação meníngea
Sinal de Brudzinski da sínfise	Pressão sobre a sínfise pubiana	Flexão de ambos os membros inferiores	Inflamação meníngea
Sinal de Guilland	Beliscar a pele sobre o músculo quadríceps femoral ou apertar o músculo de um lado	Flexão de quadril e joelho contralaterais	Inflamação meníngea
Fenômeno de Edelmann do hálux	Flexão do quadril com o joelho estendido	Extensão do hálux	Inflamação meníngea
Reflexo plantar tônico	Aplicação de estímulo deslizante na planta do pé	Flexão e adução lenta dos dedos dos pés e parte distal do pé, que persiste por 1 ou 2 minutos	Acometimento pré-frontal e extrapiramidal; pode ser contralateral, ipsilateral ou bilateral em relação à lesão
Reflexo da pressão de Soderbergh	Estímulo deslizante firme de certas proeminências ósseas	Contração muscular lenta (p. ex., estímulo deslizante na ulna provocando flexão dos três dedos mediais, estímulo deslizante no rádio provocando flexão do polegar)	Distúrbios piramidais e extrapiramidais
Reflexo de Schrijver-Bernhard	Percussão da face anterior da perna ou batida de leve na tíbia ou músculos anteriores da perna logo abaixo do joelho	Flexão plantar dos dedos do pé	Distúrbios piramidais e extrapiramidais; um reflexo flexor distante dos dedos dos pés
Sinal de Lomadtse	Pressão sobre a face anterior da tíbia	Flexão plantar dos dedos do pé	Distúrbios piramidais e extrapiramidais; um reflexo flexor distante dos dedos dos pés

(sinal de Chvostek); e a meio caminho entre o arco zigomático e o ângulo da boca (sinal de Schultz). Às vezes, a resposta é obtida apenas alisando a pele na frente da orelha. O sinal é mínimo se a contração do lábio superior ou do ângulo da boca for leve; moderado se há movimento da asa do nariz e de todo o ângulo da boca, e máximo se os músculos da fronte, pálpebra e bochecha também se contraem (ver Videolink 52.1). Quando a resposta é acentuada, até mesmo os músculos inervados pelo nervo trigêmeo podem responder. O sinal de Chvostek é o resultado da hiperexcitabilidade dos nervos motores à estimulação mecânica; nesse caso, o nervo facial. É um sinal importante na tetania, mas pode ocorrer em outros distúrbios em que há hiper-reflexia, como em lesões do trato corticospinal e em crianças com epilepsia. Está presente na maioria dos recém-nascidos e desaparece durante a segunda infância.

O sinal de Chvostek é provocado pela percussão na região do plexo intraparotídeo do nervo facial. O sinal motor de Tinel foi relatado como evidência de mecanossensibilidade anormal em neuropatias de encarceramento, mas também pode ocorrer em indivíduos normais. Tanto o sinal de Chvostek quanto o fenômeno fibular de Lust (Tabela 52.2) provavelmente são exemplos de um sinal motor de Tinel.

Sinal de Trousseau

A isquemia dos troncos de nervos periféricos aumenta a excitabilidade do nervo e causa descargas espontâneas. A compressão do braço por pressão manual, torniquete ou manguito do esfigmomanômetro é seguida primeiro por parestesia distal que avança em direção centrípeta; em seguida, por contração dos dedos das mãos; e, finalmente, por cãibra e contração dos músculos dos dedos e da mão com forte adução do polegar e enrijecimento dos dedos, levemente fletidos nas articulações metacarpofalângicas, e formando um cone agregado em torno do polegar (mão do obstetra, *main d'accoucheur*; Figura 52.4, ver Videolink 52.2). Pode haver um período de latência, o qual varia de 30 segundos a 4 minutos. A pressão semelhante ao redor da perna ou da coxa causa espasmo podal. Uma modificação do método de pesquisa é manter o esfigmomanômetro moderadamente insuflado em torno de um braço por cerca de 10 minutos, retirá-lo e fazer o paciente hiperventilar; o espasmo tetânico típico ocorre mais cedo no braço previamente isquêmico. O sinal de Trousseau é mais específico do que o sinal de Chvostek na tetania latente e pode ser positivo em até 4% dos controles saudáveis; sua sensibilidade é desconhecida, mas é possível estar ausente em pacientes com hipocalcemia confirmada.

Outros sinais de tetania são revisados na Tabela 52.2.

Tabela 52.2	**Outros sinais de tetania.**	
Sinal	**Técnica**	**Achado**
De Pool-Schlesinger	Abdução e elevação vigorosa do braço para produzir tensão no plexo braquial; ou flexão vigorosa da coxa sobre o tronco enquanto a perna é estendida para estirar o nervo isquiático	Espasmo tetânico dos músculos do antebraço, mão e dedos; ou espasmo dos músculos da perna e do pé
De Schultze	Estimulação mecânica da língua em protrusão (p. ex., percussão com martelo de reflexo)	Depressão transitória no local de estimulação (pode haver resposta semelhante na miotonia ou distrofia miotônica)
Térmico de Kashida	Aplicação de agentes irritantes quentes ou frios	Hiperestesias e espasmo
De Escherich	Percussão da superfície interna dos lábios ou da língua	Contrações dos lábios, masseteres e língua
De Hochsinger	Pressão sobre a face interna do músculo bíceps	Espasmo e contração da mão (pode ser uma variação do sinal de Trousseau)
Fibular (fenômeno de Lust)	Percussão sobre o nervo fibular comum no ponto em que se espirala ao redor do colo da fíbula	Dorsiflexão e eversão do pé

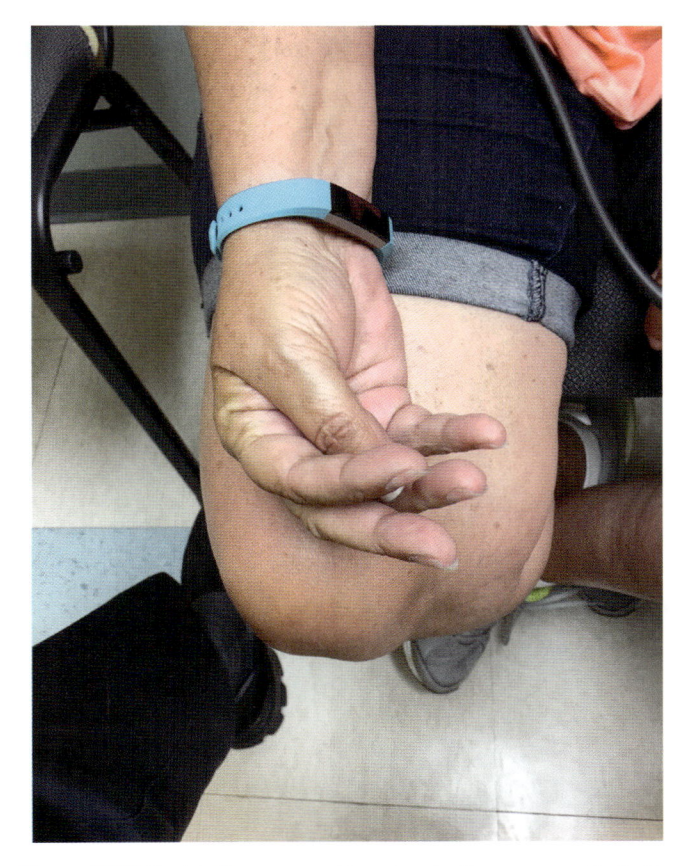

Figura 52.4 Sinal de Trousseau na hipocalcemia. O carpo e as articulações metacarpofalângicas são flexionados, as articulações interfalângicas são hiperestendidas e há oposição do polegar.

VIDEOLINKS

Videolink 52.1. Sinal de Chvostek. https://www.youtube.com/watch?v=kvmws TU0InQ

Videolink 52.2. Sinal de Trousseau. https://www.youtube.com/watch?v=kvmws TU0InQ

BIBLIOGRAFIA

Afhami S, Dehghan Manshadi SA, Rezahosseini O. Jolt accentuation of headache: can this maneuver rule out acute meningitis? *BMC Res Notes* 2017;10: 540.

Agarwal KS, Baijal N, Tiwari L, et al. Swan-neck sign of the big toe–association with hypocalcaemia. *Trop Doct* 2007;37:238–239.

Athappan G, Ariyamuthu VK. Images in clinical medicine. Chvostek's sign and carpopedal spasm. *N Engl J Med* 2009;360:e24.

Attia J, Hatala R, Cook DJ, et al. The rational clinical examination. Does this adult patient have acute meningitis? *JAMA* 1999;282:175–181.

Forgie SE. The history and current relevance of the eponymous signs of meningitis. *Pediatr Infect Dis J* 2016;35:749–751.

Kamalanathan S, Balachandran K, Parthan G, et al. Chvostek's sign: a video demonstration. *BMJ Case Rep* 2012;2012. pii: bcr2012007098.

Méneret A, Guey S, Degos B. Chvostek sign, frequently found in healthy subjects, is not a useful clinical sign. *Neurology* 2013;80:1067.

Montagna P, Liguori R. The motor Tinel sign: a useful sign in entrapment neuropathy? *Muscle Nerve* 2000;23:976–978.

Nakao JH, Jafri FN, Shah K, et al. Jolt accentuation of headache and other clinical signs: poor predictors of meningitis in adults. *Am J Emerg Med* 2014;32:24–28.

Narayan SK, Sivaprasad P, Sahoo RN, et al. Teaching video NeuroImage: Chvostek sign with Fahr syndrome in a patient with hypoparathyroidism. *Neurology* 2008;71:e79.

Rehman HU, Wunder S. Trousseau sign in hypocalcemia. *CMAJ* 2011;183:E498.

Uchihara T, Tsukagoshi H. Jolt accentuation of headache: the most sensitive sign of CSF pleocytosis. *Headache* 1991;31:167–171.

CAPÍTULO

53

Raciocínio Diagnóstico e Diagnóstico Diferencial Neurológico

As pesquisas epistemológicas na ciência do raciocínio no diagnóstico clínico identificaram três estratégias: probabilística, causal e determinística. O raciocínio probabilístico depende da probabilidade estatística de fatores clínicos e ajuda principalmente a formular hipóteses diagnósticas e a esclarecer o significado dos achados clínicos. O diagnóstico diferencial costuma ser considerado na ordem de probabilidade. A navalha de Occam, ou princípio da parcimônia, afirma que a solução mais provável é a mais simples. Em termos de diagnóstico médico, significa que o diagnóstico menos complexo tem maior probabilidade de estar correto, ou nunca devem ser feitos dois diagnósticos quando um é suficiente. Os preceitos do teorema de Bayes, o qual leva em conta a prevalência de uma doença na população e os resultados de exames anteriores, com frequência são considerados de maneira intuitiva, se não formal, no raciocínio probabilístico. Quando a prevalência de uma doença é baixa, é provável que um resultado positivo seja falso-positivo, exceto se a especificidade do exame for muito alta.

O raciocínio causal depende de um modelo fisiopatológico e determina a constância dos achados clínicos com relação ao modelo; é importante principalmente no teste das hipóteses diagnósticas. O raciocínio determinístico emprega regras, sobretudo de natureza "se... então", muitas vezes apresentadas como fluxogramas ou outras apresentações gráficas. As "regras de Fisher" são máximas clínicas reunidas por Caplan a partir de suas observações de C. Miller Fisher, um clínico de célebre perspicácia diagnóstica. É muito útil ter em mente alguns desses axiomas (Tabela 53.1).

Os erros de raciocínio clínico podem ter várias consequências adversas; um erro comum é aceitar um diagnóstico antes da verificação completa (conclusão prematura). Kassirer e Kopelman, em um estudo sobre erros de diagnóstico motivados por erro cognitivo clínico, constataram que as duas causas mais comuns de erro residiam nas faltas de antecipação (não reconhecimento de uma possível hipótese diagnóstica) e coleta e processamento de informações. Na segunda categoria estão os erros mais comuns relacionados com a estimativa incorreta da prevalência da doença (os princípios do teorema de Bayes) e a falha na interpretação de dados.

Em um estudo sobre erros comuns no cotidiano de residentes de neurologia, a taxa geral de erros de diagnose e a frequência de inacurácia diagnóstica na existência de várias doenças mostraram que a análise inicial à beira do leito estava correta em 67% dos pacientes. As maiores taxas de inacurácia foram encontradas no diagnóstico de hematoma subdural, miastenia *gravis* (MG), hemorragia subaracnóidea (HSA) e síndrome de Guillain-Barré (SGB). As causas comuns de

Tabela 53.1	**Regras de Fisher: seleção de axiomas importantes para o raciocínio clínico e princípios diagnósticos.**

- Para chegar a um diagnóstico clínico, pense nos cinco achados mais comuns (de anamnese, exame físico ou laboratoriais) encontrados em determinado distúrbio. Se um paciente não tiver pelo menos três deles, é provável que o diagnóstico esteja errado
- Resista à tentação de inserir prematuramente um caso ou distúrbio em uma categoria diagnóstica inadequada. Permitir que ele permaneça desconhecido estimula a continuação da atividade e do raciocínio
- Os detalhes de um caso são importantes; sua análise diferencia o especialista do não especialista
- Preste bastante atenção a características específicas do paciente cujo diagnóstico é conhecido; elas serão úteis mais tarde quando fenômenos semelhantes ocorrerem em um caso desconhecido
- Somente aceite totalmente o que ouvir ou ler quando tiver verificado você mesmo
- Mantenha um interesse vívido nos pacientes como pessoas

inacurácia diagnóstica foram erros de raciocínio, informações inadequadas sobre o paciente e base de conhecimentos inadequada. Em estudo prospectivo sobre a acurácia diagnóstica junto ao leito em um serviço de neurologia, os pacientes foram submetidos a avaliações independentes por um residente júnior, um sênior e um neurologista da equipe. Solicitou-se que cada um deles estabelecesse um diagnóstico anatômico e etiológico com base apenas em anamnese e exame físico. Em 40 pacientes com análises finais confirmadas por exames laboratoriais, os diagnósticos clínicos dos residentes juniores, residentes seniores e neurologistas da equipe estavam corretos em 65, 75 e 77% dos casos, respectivamente. Os erros deles foram atribuídos à anamnese e ao exame físico incompletos em respectivamente 4, < 1> e (0) casos, a conhecimentos inadequados em 4, < 3> e (3) casos e à deficiência de raciocínio diagnóstico em 6, < 6> e (6) casos. Assim, a experiência além de determinado nível nem sempre compensa a deficiência. Vickery et al. apresentaram cinco causas comuns de erros de cognição no diagnóstico: efeitos de enquadramento, ancoragem, heurística de disponibilidade, erro de reconhecimento de padrões e a obediência cega com confiança excessiva nos resultados dos testes sem considerar sua sensibilidade e especificidade.

Em *Thinking Fast and Slow*, Daniel Kahneman popularizou a noção de pensamento do Sistema 1 e Sistema 2. O 1 é rápido e intuitivo; o 2 é lento e deliberado. Educadores médicos escreveram sobre o Sistema 1 ou Tipo 1 e Sistema 2 ou Tipo 2, conforme aplicado ao diagnóstico médico. A aplicação repetitiva do 2 por meio de experiência acumulada, leitura e estudo leva ao uso crescente dos processos diagnósticos do 1. Esta é uma reformulação da noção de reconhecimento de padrões. A ideia de que conforme as habilidades e a experiência se acumulam, os médicos evoluem na direção de uma abordagem de reconhecimento de padrões não é nada nova. A literatura médica e a médico-legal deixam bem claro quão comum são os erros de diagnóstico. Trabalhos escritos sobre os Sistemas 1 e 2, pensar rápido e devagar, apontam para uma contramedida potencialmente útil: vá mais devagar e pense.

DIAGNÓSTICO DIFERENCIAL NEUROLÓGICO

O comportamento dos processos patológicos depende de sua localização no sistema nervoso (SN) e também está relacionado com sua natureza inerente. Os neurologistas lidam com dois exercícios clínicos básicos: onde está e o que é a lesão no SN, isto é, diagnóstico diferencial por localização e fisiopatologia ou etiologia. Os diagnósticos anatômico e etiológico auxiliam e respaldam um ao outro. Em geral, o neurológico ajuda principalmente a confirmar o anatômico ou de localização, e a anamnese auxilia o diagnóstico etiológico, mas há sobreposição. O exame também indica a gravidade da anormalidade. A dependência da neuroimagem e de outros testes como principais métodos de diagnóstico acarreta

muitos erros. A definição inicial da doença em termos de anatomia e etiologia prováveis ajuda a garantir o uso correto dos exames de diagnóstico neurológico.

Do ponto de vista fisiopatológico, a doença do SN talvez provoque manifestações por causa da destruição, liberação, "irritação" e suposição parcial de função por tecidos saudáveis. Os sinais e sintomas de destruição derivam de perda transitória ou permanente da função semelhante às manifestações de doenças frequentemente encontradas em outros sistemas do corpo. A lesão de nervo periférico causa fraqueza, perda sensorial e arreflexia na distribuição do nervo. A destruição do córtex cerebral pode ocasionar paresia, hipoestesia, cegueira ou perda intelectual. Os sintomas relacionados com liberação da função ocorrem quando há doença de uma parte do SN com função inibitória. Algumas respostas podem ser exacerbadas em virtude de desinibição e liberação de centros intactos do controle superior. Muitas vezes, a lesão do sistema corticospinal é seguida por aumento do tônus muscular, aumento dos reflexos e presença de determinados reflexos patológicos. Esses são sinais positivos, e não negativos, da perturbação da função. Os sinais positivos surgem de maneira diferente quando há hiperatividade, excitação ou "irritação" de uma parte do SN. Exemplos característicos são dor e espasmo muscular que acompanham a doença de um nervo periférico, e convulsões provocando o aumento da atividade motora. O fato de tecidos saudáveis assumirem parcialmente a função pode compensar a perda desta por doença de outra parte. Há algum grau de sobreposição e duplicação das funções no SN; um centro, nervo ou músculo intactos podem assumir parte da atividade fisiológica de uma região doente. Em algumas partes do SN, é possível grandes lesões ocasionarem escassez de sinais e sintomas em virtude do nível mínimo de atividade fisiológica dessa parte, duplicação da função ou compensação em outro local.

DIAGNÓSTICO ANATÔMICO

Os padrões de anormalidade ajudam a localizar processo patológico em uma parte específica do SN. As características clínicas de maior utilidade no diagnóstico diferencial neurológico incluem: distribuição de eventual fraqueza; presenças ou ausências de sintomas sensoriais, dor e anormalidades dos nervos cranianos, e se estas são ipsilaterais ou contralaterais às outras anormalidades observadas no exame; condição dos reflexos; presença de reflexos patológicos; comprometimento da função intestinal e vesical; e presença ou ausência de sintomas claramente indicativos de acometimento cortical, como convulsões, afasia ou alteração do estado mental (AEM). A fraqueza pode ser uni ou bilateral, simétrica ou assimétrica, essencialmente proximal ou distal; todos esses padrões têm significado no diagnóstico diferencial. O padrão de anormalidades sensoriais também proporciona informações relevantes.

Pode ser útil organizar o SN anatomicamente por avaliação sequencial de estruturas periféricas ou centrais a partir do córtex cerebral ou do músculo. Considere cada nível no qual a doença tende a ter um perfil clínico característico e reprodutível. Em cada nível principal, os processos patológicos inclinam-se a ter características clínicas específicas, embora com algum grau de sobreposição. Por exemplo, as doenças musculares, da junção neuromuscular (JNM), do sistema nervoso periférico (SNP), das raízes nervosas, da medula espinal, do tronco encefálico e dos hemisférios cerebrais têm predisposição para apresentar um quadro clínico característico. Essas doenças são discutidas nas seções subsequentes. A maioria desses níveis pode ser subdividida para estreitar o diagnóstico diferencial. Algumas doenças causam anormalidades multifocais ou difusas, e muitas vezes o seu diagnóstico é difícil. Quando se tenta localizar o processo patológico em um ou dois níveis prováveis, como músculo ou JNM, é possível pensar de maneira mais sistemática sobre as possibilidades etiológicas. Às vezes, manifestações de doenças em diferentes localizações podem ser semelhantes, causando confusão. A disfunção dos músculos extraoculares provocada por MG pode simular oftalmoplegia internuclear. A desaferenciação por doença de nervo periférico ou da coluna posterior talvez ocasione ataxia sensorial difícil de distinguir da doença cerebelar. Pode ser difícil diferenciar a SGB inicial da mielopatia transversa inicial.

Supondo-se que o processo em avaliação seja realmente neurológico, a primeira grande tentativa de localização deve ser decidir se o processo patológico pode estar no SNP ou no sistema nervoso central (SNC). Para essa análise, o SNP inclui a JNM e o músculo. A Tabela 53.2 apresenta um resumo das características clínicas úteis para a distinção entre doenças do SNP e do SNC. Alguns sinais e sintomas neurológicos são muito mais comuns em doenças do SNC e SNP, e chegar ao diagnóstico correto às vezes depende mais da análise dos achados associados do que das manifestações de apresentação. Algumas anormalidades comuns tanto na doença periférica quanto na central são pupilas anormais, ptose, diplopia, disfagia, disartria, fraqueza, perda da sensibilidade e dificuldade para caminhar.

MANIFESTAÇÕES CLÍNICAS DE DOENÇA

Os parágrafos a seguir apresentam um breve resumo das manifestações clínicas de doença em diferentes níveis do SN, do músculo ao córtex cerebral.

Miopatia

Miopatias são distúrbios em que há disfunção primária do músculo esquelético. Foram reconhecidos 10 padrões clínicos de apresentação (Tabela 53.3). Em geral, a maioria dos pacientes com doença muscular tem fraqueza proximal simétrica, também conhecida como padrão de fraqueza cintura-dos-membros

Tabela 53.2	Características clínicas sugestivas de doença do sistema nervoso central (encéfalo e medula espinal) ou periférico (raízes, plexos, nervos periféricos, junções neuromusculares e músculo).
Doença do sistema nervoso central	**Doença do sistema nervoso periférico**
Ausência de dor	Dor
Fraqueza em hemidistribuição	Fraqueza generalizada simétrica; fraqueza muito focal (p. ex., distribuição de nervo periférico)
Perda sensorial em hemidistribuição	Perda sensorial em meia e luva
Perda sensorial cruzada ou dissociada (p. ex., síndrome de Brown-Séquard)	Perda sensorial com distribuição em dermátomos ou de nervo periférico
Hiper-reflexia ou clônus	Hiporreflexia
Espasticidade ou hipertonia muscular	Fraqueza oscilatória
Sinal de Babinski	Miotonia
Sinal de Lhermitte	Atrofia muscular considerável
Movimentos involuntários anormais (p. ex., coreia)	CK aumentada
Convulsões	EMG anormal
Disfunção intestinal, vesical ou sexual	
Cefaleia	
Sinais meníngeos	
Perda visual	
Pupilas anormais	
Sinais cruzados	
Sinais cerebelares	
Presença de sopro	
Alteração do estado mental	
Demência	
Sinais corticais focais (afasia, apraxia etc.)	
RM anormal do crânio ou da coluna vertebral	
EEG anormal	
Potenciais evocados anormais	

CK, creatinoquinase; EEG, eletroencefalograma; EMG, eletromiografia; RM, ressonância magnética.

(padrão MP1; ver Tabela 53.3). É comum esses pacientes apresentarem fraqueza proximal simétrica. Eles têm dificuldade para se levantar da cadeira, sair do carro e levantar os braços acima da cabeça; e, com frequência, dificuldade com os cuidados pessoais cotidianos, como fazer a barba e lidar com cabelo ou maquiagem. A princípio, os pacientes com doença muscular adquirida trocam a banheira pelo chuveiro porque não conseguem sair da banheira. O exame costuma mostrar fraqueza proximal que repercute na queixa clínica. Em geral, há preservação dos reflexos, exceto se a fraqueza muscular for muito grave. Não há reflexos patológicos. Não há perda sensorial; em geral, não ocorre disfunção intestinal nem vesical; e não há defeitos de coordenação, atividade mental ou função cortical superior. Com frequência, a marcha na miopatia é anormal, tipicamente anserina (Vídeo 44.1). A atrofia não é proeminente, exceto se o processo for grave, como em algumas distrofias. É possível ocorrer pseudo-hipertrofia nas distrofias, em especial nas

Tabela 53.3 **Padrões clínicos de distúrbios musculares.**

Padrão	Fraqueza						Diagnóstico
	Proximal	Distal	Assimétrica	Simétrica	Episódica	Gatilho	
MP1 Cintura-dos-membros	+	–	–	+	–	–	Maior parte das miopatias hereditárias e adquiridas
MP2* Distal	–	+	–	+	+		Miopatias distais (também neuropatias)
MP3 Braço proximal/perna distal escapuloperoneal	+ Braço	+ Perna	+ (FEU)	+ (Outros)	–	–	FEU, Emery-Dreifuss, maltase ácida, escapuloperoneal congênita
MP4 Braço distal/perna proximal	+ Perna	+ Braço	+	–	–	–	MCI Distrofia miotônica
MP5 Ptose/oftalmoplegia	+	–	+ (MG)	+ (Outros)	–	–	DMOF, MG, distrofia miotônica e mitocôndria
MP6* Perda sensorial simétrica e sinais do neurônio motor superior	+	–	–	+	+	+	MEFI e MG (também ELA)
MP7* Fraqueza simétrica sem perda sensorial	+	–	–	+	–	–	MG, SMLE e DMOF (também ELA)
MP8 Fraqueza episódica/dor/rabdomiólise + gatilho	+	–	–	+	+	+	McArdle, CPT, fármacos e toxinas
MP9 Fraqueza episódica Atrasado ou não relacionado com o exercício	+	–	–	+	+	+/–	Paralisia periódica primária Canalopatias Na++ Ca++ Paralisia periódica secundária
MP10 Rigidez/incapacidade de relaxar	–	–	–	–	+	+/–	Distrofia miotônica, canalopatias, PROMM e ondulações (também pessoa rígida e neuromiotonia)

*Padrões de sobreposição com neuropatia/doença do neurônio motor.
CPT, carnitina palmitoil transferase; DMOF, distrofia muscular oculofaríngea; ELA, esclerose lateral amiotrófica; FEU, distrofia muscular facioescapuloumeral; MG, miastenia *gravis*; PROMM, miopatia miotônica proximal; SMLE, síndrome miastênica de Lambert-Eaton.

distrofinopatias (ver Figura 29.7). Os pacientes podem ou não ter dor muscular, dor à palpação ou irritação, mas geralmente esses sintomas não estão presentes. Alguns distúrbios musculares são acompanhados por miotonia. Muitas doenças musculares podem causar rabdomiólise e mioglobinúria.

Embora a maioria das miopatias provoque fraqueza proximal simétrica, alguns distúrbios causam fraqueza de padrão atípico (ver Tabela 53.3). Miopatias distais são um grupo de doenças, na maioria hereditárias, que acarretam principalmente fraqueza distal; a mais comum é a distrofia miotônica (padrão MP2). Um padrão de fraqueza proximal dos membros superiores, sobretudo da região periescapular, e distal dos membros inferiores ocorre em síndromes escapuloperoneais (padrão MP3), e, quando os músculos faciais também estão fracos, o diagnóstico mais provável é distrofia muscular facioescapuloumeral. Fraquezas proximal dos membros inferiores, particularmente do quadríceps, e distal dos membros superiores, em especial dos flexores do carpo e dos dedos, ocorrem na miosite com corpos de inclusão (padrão MP4). Outras miopatias podem ter ptose e oftalmoplegia, e fraqueza no pescoço, na faringe, na língua ou no diafragma (MP5, MP6 e MP7).

As miopatias podem ser divididas em hereditárias e esporádicas, já que muitas vezes essa é a etapa inicial do raciocínio clínico no diagnóstico diferencial. Uma lista parcial de etiologias inclui distrofias musculares; miopatias inflamatórias, congênitas, metabólicas e mitocondriais, tóxicas; e miopatias originadas como uma complicação de muitos distúrbios sistêmicos diferentes. Há numerosas causas de miopatia (Tabela 53.4).

Distúrbios da junção neuromuscular

A principal manifestação de doenças que acometem a JNM é fraqueza por comprometimento da transmissão neuromuscular (TNM). O caráter e a distribuição da fraqueza e das manifestações associadas variam em diferentes distúrbios. Os distúrbios clínicos mais comuns são MG e síndrome miastênica de Lambert-Eaton (SMLE); no entanto, o mais comum, de longe, é a MG. A Tabela 53.5 resume as características clínicas de ambos. Outras ocorrências raras que podem causar distúrbios clinicamente importantes da TNM são botulismo, hipermagnesemia e exposição a algumas toxinas.

Tabela 53.4	Doenças musculares primárias comuns.

I. Doenças hereditárias.
  A. Distrofias
    1. Distrofinopatias (distrofias musculares de Duchenne e de Becker e outras)
    2. Distrofia miotônica
    3. Distrofia facioescapuloumeral
    4. Distrofia do cíngulo do membro inferior
    5. Distrofias congênitas (de Fukayama etc.)
  B. Metabólicas
    1. Mitocondriopatias (doenças das fibras vermelhas rotas [síndrome de Kearnes-Sayre, MELAS, MERRF etc.])
    2. Glicogenoses (doença de McArdle e deficiência de fosfofrutoquinase)
    3. Miopatias lipídicas (deficiência de carnitina e deficiência de carnitina palmitoiltransferase)
  C. Miopatias congênitas
    1. Miopatia nemalínica
    2. Doença dos núcleos centrais
    3. Miopatia miotubular
    4. Desproporção congênita do tipo de fibras

D. Canalopatias
    1. Miotonia congênita
    2. Paralisia periódica
    3. Hipertermia maligna
II. Doenças adquiridas
  A. Miopatias inflamatórias
    1. Polimiosite e dermatomiosite
    2. Miosite com corpos de inclusão
    3. Miopatias relacionadas com infecção (HIV, HTLV-1 e parasitas)
  B. Miopatias que complicam doença sistêmica
    1. Miopatias endócrinas
    2. Sarcoidose
    3. Miopatia de doença grave
  C. Miopatias tóxicas
  D. Rabdomiólise

HIV, vírus da imunodeficiência humana; HTLV-1, vírus linfotrópico de células T humanas do tipo 1; MELAS, encefalomiopatia mitocondrial, acidose láctica e episódios semelhantes a acidente vascular cerebral; MERRF, epilepsia mioclônica com fibras vermelhas rotas.

Tabela 5.5	Comparação entre miastenia *gravis* e síndrome de Lambert-Eaton.

	Miastenia *gravis*	Síndrome de Lambert-Eaton
Início	2/3 das mulheres antes dos 40 anos	Depois dos 40 anos
Sexo	Mulheres:homens, 4:3	Homens:mulheres, 5:1
Sintomas	Diplopia, ptose, disfagia e fraqueza e fatigabilidade dos membros	Fraqueza e fatigabilidade nas pernas, dificuldade para levantar os braços e xerostomia
Sinais	Anormalidade oculobulbar comum e fraqueza proximal do membro	Fraqueza proximal das pernas e anormalidade oculobulbar rara
Reflexos	Normais	Hipoativos ou ausentes, obtidos após exercício de curta duração ou percussões repetidas
Exercício de curta duração	Força fatigável	A força melhora inicialmente e depois diminui
Neoplasia	Timoma em 15% dos casos	Carcinoma de pequenas células do pulmão em 75%
Teste do edrofônio	Definitivamente positivo	Negativo ou levemente positivo em alguns

Modificada de Oh SJ. *Electromyography: Neuromuscular Transmission Studies.* Baltimore: Williams & Wilkins, 1988.

O padrão inicial de apresentação mais comum de distúrbios da JNM é ocular (MP5). Pacientes com esses distúrbios também podem ter fraquezas muscular proximal simétrica (padrão MP1), no pescoço (padrão MP6) e bulbar ou respiratória (padrão MP7). O comprometimento ocular produz fraqueza de movimentos dos olhos, causando diplopia e ptose de uma ou ambas as pálpebras. O acometimento bulbar produz disfagia e disartria, com tendência à regurgitação nasal de líquidos. É típico da fraqueza variar e flutuar com o nível de atividade e a hora do dia (padrão MP9). Frequentemente, ela piora com o passar do dia. Não há dor nem perda sensorial. Os reflexos tendinosos profundos (RTP) permanecem normais na MG, mas podem ser deprimidos na SMLE e em outros distúrbios pré-sinápticos. Não há reflexos patológicos.

Ptose não presente em repouso pode frequentemente ser induzida pelo olhar fixo para cima, o que cansa os músculos elevadores da pálpebra. Diplopia pode ser induzida à beira do leito pelo olhar prolongado para a direita ou esquerda, para cima ou para baixo. Quando o acometimento é limitado a músculos extraoculares, pálpebras e músculos orbiculares

do olho, o distúrbio é denominado miastenia ocular ou miastenia puramente ocular. Em alguns pacientes, a doença pode nunca progredir além desse ponto. Na maioria, desenvolve-se miastenia generalizada e, geralmente em 1 ou 2 anos, os sintomas oculares continuam proeminentes. O diagnóstico diferencial de MG inclui outros distúrbios que ocasionam fraqueza ocular e dos membros, como oftalmopatia tireoideana, doença do tronco encefálico, miopatias mitocondrial e inflamatória, distrofia oculofaríngea, doença do neurônio motor e lesões compressivas dos nervos cranianos.

Neuropatia periférica

Neuropatias periféricas são distúrbios que afetam os axônios dos nervos periféricos, suas bainhas de mielina, ou ambos. Suas principais manifestações são fraqueza, alterações da sensibilidade e alterações dos reflexos. As causas comuns incluem diabetes melito, alcoolismo e SGB. Em muitos casos, a origem permanece desconhecida e são denominados idiopáticos ou criptogênicos. O termo polineuropatia sensorial criptogênica (PNSC, padrão NP2; Tabela 53.6) é usado para pacientes com neuropatia predominantemente sensorial sem causa identificável. Aqueles com polineuropatia generalizada têm fraqueza predominantemente simétrica e distal, perda da sensibilidade, diminuição ou ausência de RTPs, e ausência de reflexos patológicos e de disfunção intestinal ou vesical. Dor é comum e, muitas vezes, uma manifestação clínica importante. Embora seja uma boa regra geral afirmar que a doença muscular causa fraqueza proximal e a doença generalizada dos nervos periféricos, fraqueza distal, há exceções. Por exemplo, a distrofia miotônica é uma distrofia muscular comum que provoca fraqueza distal, e a SGB é doença comum de nervo periférico que costuma ocasionar fraqueza proximal. Uma abordagem de reconhecimento de padrão para neuropatias periféricas pode ser usada de forma semelhante à abordagem de miopatia (ver Tabela 53.3). A fraqueza proximal em neuropatias desmielinizantes é presumivelmente decorrente da desmielinização que envolve fibras nervosas grossas e finas (NP1); neuropatias com apenas fraqueza distal geralmente são decorrentes de processo axonal (NP2).

Doenças de nervos periféricos são divididas em polineuropatias (todos os nervos são afetados) e mononeuropatias. Na mononeuropatia múltipla (mononeurite múltipla padrão NP3), mais de um nervo é afetado, mas não todos. Na mononeuropatia (padrão NP3), os sinais e sintomas estão especificamente relacionados com o nervo afetado (ver Capítulo 46). A Tabela 53.7 lista algumas etiologias dessa doença, mas está longe de ser completa.

Tabela 53.6	**Padrões clínicos de neuropatia periférica**								
	Fraqueza								
Padrão	**Proximal**	**Distal**	**Assimétrica**	**Simétrica**	**Sintomas sensoriais**	**Perda proprioceptiva grave**	**Sinais do NMS**	**Sinais/sintomas autônomos**	**Diagnóstico**
NP1 – Fraqueza simétrica proximal e distal com perda sensorial	+	+		+	+				SGB/PDIC
NP2 – Perda sensorial distal com ou sem fraqueza		+		+	+				PNSC, metabólica, fármacos e hereditária
NP3 – Fraqueza distal com perda sensorial		+	+		+				Múltipla – vasculite, NHSP, MADSAM e infecção. Única – mononeuropatia e radiculopatia
NP4 – Fraqueza assimétrica proximal e distal com perda sensorial	+	+	+		+				Polirradiculopatia e plexopatia
NP5 – Fraqueza distal assimétrica sem perda sensorial		+	+				+/–		+ NMS – ELA NMS puro – ELP – NMS – NMM, AMP, MAMA, DAB e DAP
NP6 – Perda sensorial simétrica e sinais do neurônio motor superior		+		+	+	+	+		Deficiência de vitamina B$_{12}$, deficiência de cobre, Friedreich e adrenomieloneuropatia
NP7* – Fraqueza simétrica sem perda sensorial	+/–	+		+					*Prox. e distal* AME *Distal* Neuropatia motora hereditária
NP8* – Fraqueza simétrica focal proximal da linha mediana	+ Pescoço/extensor + Bulbar			+			+		ELA
NP9 – Perda proprioceptiva assimétrica sem fraqueza			+		+	+	+		Neuronopatia sensorial (ganglionopatia)
NP10 – Disfunção autônoma								+	NASH, diabetes, SGB, amiloide, porfiria e Fabry

AME, atrofia muscular espinal; AMP, atrofia muscular progressiva; DAB, diplegia amiotrófica braquial; DAP, diplegia amiotrófica de perna; ELA, esclerose lateral amiotrófica; MADSAM, sensorial e motor multifocal desmielinizante adquirida; MAMA, axonopatia motora multifocal adquirida; NASH, neuropatia hereditária sensorial e autônoma; NHSP, neuropatia hereditária sensível à pressão; NMM, neuropatia motora multifocal; NMS, neurônio motor superior; PDIC, polineuropatia desmielinizante inflamatória crônica; PNSC, polineuropatia sensorial criptogênica; SGB, síndrome de Guillain-Barré.

| Tabela 53.7 | Algumas causas de neuropatia periférica. |

Neuropatias desmielinizantes inflamatórias
 Polirradiculoneuropatia desmielinizante inflamatória aguda
  (síndrome de Guillain-Barré)
 Polirradiculoneuropatia desmielinizante inflamatória crônica

Neuropatias infecciosas e granulomatosas
 Hanseníase
 Sarcoidose
 Relacionada com HIV
 Hepatites B e C
 Doença de Lyme

Neuropatias associadas a doenças sistêmicas
 Diabetes
 Doença renal crônica
 Alcoolismo
 Paraproteinemia
 Neuropatias disimunes
 Hipotireoidismo
 Deficiência vitamínica
 Neuropatia paraneoplásica
 Amiloidose
 Doença do tecido conectivo
 Polineuropatia da doença grave

Neuropatias isquêmicas
 Doença vascular periférica
 Vasculite

Neuropatias metabólicas
 Porfiria
 Leucodistrofia
 Lipidose
 Doença de Bassen-Kornzweig
 Doença de Tangier
 Doença de Refsum
 Doença de Fabry

Neuropatias hereditárias
 NSMH (doença de Charcot-Marie-Tooth e variantes)
 NASH
 Neuropatia hereditária com sensibilidade a paralisias por pressão
  (neuropatia tomaculosa)

Toxinas
 Fármacos
 Toxinas ambientais

NASH, neuropatias autônomas sensoriais hereditárias; NSMH, neuropatias sensorimotoras hereditárias.
Modificada de Campbell WW. *Essentials of Electrodiagnostic Medicine*. Philadelphia: Lippincott Williams & Wilkins, 1999.

As fibras nervosas reagem à lesão por dois mecanismos primários: degeneração axonal e desmielinização. Nas neuropatias axonais, a doença primária é a degeneração do citoplasma do axônio. A degeneração walleriana refere-se especificamente à degeneração axonal distal de uma lesão traumática do nervo. Nas neuropatias desmielinizantes, o primeiro acometimento é na bainha de mielina ou na célula de Schwann. O objetivo final na avaliação das neuropatias é fazer um diagnóstico etiológico preciso para orientar o tratamento, se houver algum disponível. O exercício mais importante é distinguir a neuropatia desmielinizante da axonopatia (Tabela 53.8). Nas neuropatias por compressão, a desmielinização é focal e acomete apenas um segmento distinto do nervo (desmielinização segmentar, por exemplo, síndrome do túnel do carpo).

Tabela 53.8	Características clínicas que ajudam a distinguir axonopatia de mielinopatia.
Axonopatia	**Mielinopatia**
• Início insidioso	• Início mais rápido
• Avanço lento	• Recuperação mais rápida
• Recuperação lenta	• Assimetria leve
• Sinais de dependência do comprimento	• Perda global de reflexos
• Perda de reflexo aquileu com presença de outros reflexos	• Fraqueza proximal ou difusa
• Perda sensorial com distribuição em meia	• Acometimento dos nervos cranianos
• Fraqueza limitada aos músculos distais	• Disfunção motora > sensorial
• Simetria	• Aumento de proteínas no LCR
• Proteínas normais no LCR	

LCR, líquido cefalorraquidiano.
Modificada de Campbell WW. *Essentials of Electrodiagnostic Medicine*. Philadelphia: Lippincott Williams & Wilkins, 1999.

Plexopatia

As doenças do plexo braquial são muito mais comuns do que as do plexo lombossacro. Pacientes com distúrbios do plexo apresentam déficits clínicos que refletem as estruturas acometidas, portanto, o conhecimento de sua anatomia é essencial para decifrar a deficiência. Em geral, há tanto fraqueza quanto perda sensorial, com acometimento de todo o membro (padrão NP4; ver Tabela 53.6), acompanhada por diminuição ou ausência de RTP na área afetada, sem reflexos patológicos e sem disfunção intestinal ou vesical. Outras funções neurológicas ficam intactas. A causa mais comum dessa doença é a neuralgia amiotrófica, mas diabetes e neoplasia também são comuns. O Capítulo 46 analisa com mais detalhes a plexopatia.

Radiculopatia

A maioria das radiculopatias é causada por hérnias de disco ou espondilose. Quando intensa, há déficit motor e sensorial e diminuição dos RTPs na distribuição das raízes acometidas. A dor é comum e muitas vezes intensa, geralmente acompanhada de limitação do movimento do pescoço ou da região lombar, além de sinais de irritabilidade da raiz, como teste positivo de elevação da perna estendida. Não há reflexos patológicos nem disfunção intestinal ou vesical. Esses achados sugerem a presença concomitante de compressão da medula espinal. O Capítulo 47 analisa a radiculopatia com mais detalhes.

Neuronopatia

As neuronopatias são distúrbios do corpo celular do neurônio motor ou sensorial. Neuronopatias motoras são mais comuns e também chamadas doenças dos neurônios motores. ELA é a mais comum: um distúrbio adquirido que com maior frequência afeta os neurônios motores superiores e inferiores e, em geral, apresenta-se com fraqueza assimétrica distal (NP5) ou bulbar (NP8). Ambas as AMEs, um distúrbio autossômico recessivo com fraqueza simétrica, proximal e distal (NP7) e atrofia espinobulbar ligada ao X (NP8), envolvem principalmente neurônios motores inferiores. Neuronopatias sensoriais, também conhecidas como ganglionopatias da raiz dorsal, causam perda sensorial pura assimétrica e ataxia de membros (NP9). A etiologia geralmente é paraneoplásica.

Mielopatia

Em geral, os distúrbios da medula espinal têm padrões característicos de anormalidades clínicas com déficits motor e sensorial em determinada distribuição. Os padrões comuns são mielopatia transversa; síndromes de Brown-Séquard (hemimedular); medular anterior e medular central; padrão de siringomielia; esclerose posterolateral ou doença combinada da medula espinal; e síndrome do corno anterior (ver Capítulo 24). Na mielopatia transversa, há acometimento simétrico que causa fraqueza bilateral abaixo de determinado nível e produz paraparesia ou quadriparesia. Além da fraqueza abaixo do nível da lesão, os pacientes acometidos na medula espinal também podem ter parestesias, dormência, formigamento e perda sensorial com um nível de sensibilidade bem definido, geralmente no tronco. A Tabela 53.9 resume padrões comuns de perda da sensibilidade. O padrão de fraqueza é tipicamente mais localizado do que as anormalidades sensoriais em lesões da medula espinal cervical, enquanto a demonstração de um nível sensorial no tronco é mais útil na localização de lesões da medula torácica. Disfunções intestinais, vesicais e sexuais são comuns, muitas vezes precoces e graves. Pode ocorrer um nível sensorial de localização falsa nas mielopatias cervicais compressivas porque as fibras da perna são mais superficiais nos tratos espinotalâmicos ascendentes e mais propensas à compressão.

As causas comuns de mielopatia incluem compressão, traumatismo e mielite transversa aguda. Em geral, lesões expansivas da medula espinal são ocasionadas por tumor, na maioria metastático, abscesso ou hérnia de disco. A lesão possivelmente é intramedular, dentro da substância da medula, ou extramedular, comprimindo a medula espinal ou sua irrigação sanguínea; quando for extramedular, pode ser intradural ou extradural. Tumores extradurais normalmente são malignos, e os intradurais, benignos. A longa duração dos sintomas é mais compatível com lesão intradural. Outras causas importantes de mielopatia são infecções retrovirais, como HIV e HTLV1, doenças do tecido conectivo, mucopolissacaridose, neurossarcoidose e radioterapia.

Doenças do tronco encefálico

A característica diferencial clássica das doenças do tronco encefálico é que os déficits são "cruzados", com disfunção de nervos cranianos de um lado e déficit motor ou sensorial do lado oposto. Suas causas comuns são acidente vascular cerebral (AVC), EM e neoplasia. Com frequência, os sintomas refletem disfunção de outras estruturas da fossa posterior, como vertigem, ataxia, disfagia, náuseas, vômito e movimentos oculares anormais. A menos que o processo tenha afetado o sistema reticular ativador, os pacientes são mentalmente normais, conscientes, alertas, capazes de conversar (embora talvez haja disartria), sem confusão mental nem afasia. Geralmente, os RTPs são hiperativos com reflexos patológicos associados nos membros envolvidos; a dor é rara e somente há disfunção do esfíncter em caso de acometimento bilateral. O Capítulo 21 faz a análise mais detalhada dos distúrbios do tronco encefálico.

Neuropatias cranianas

A doença pode afetar seletivamente um ou ocasionalmente mais de um nervo craniano. Não há anormalidades de tratos longos, vertigem, ataxia, sintomas semelhantes e achados característicos de doença intrínseca do tronco encefálico. As neuropatias cranianas comuns incluem neuropatia óptica causada por EM, paralisia do terceiro nervo craniano por aneurisma e paralisia de Bell. Mais de um nervo é afetado em distúrbios como doença de Lyme, sarcoidose e lesões do seio cavernoso. Os Capítulos 12 a 21 apresentam uma análise aprofundada das neuropatias cranianas.

Doenças do cerebelo

Pacientes com disfunção cerebelar sofrem várias combinações de tremor, incoordenação, dificuldade de marcha, disartria e nistagmo, dependendo das partes afetadas do cerebelo. Não há fraqueza, perda sensorial, dor, hiper-reflexia, reflexos

Tabela 53.9	Achados no exame da sensibilidade fortemente sugestivos de lesão da medula espinal ou cauda equina.

Perda da sensibilidade de posição e vibratória nos pés com preservação do reflexo aquileu (síndrome medular dorsal)

Perda bilateral da sensibilidade de posição e vibratória nos pés com nível bem definido de perda por picada de agulha no abdome ou no tórax (lesão da medula torácica)

Perda sensorial segmentar bilateral (i. e., perda sensorial nas mãos e antebraços), não em uma distribuição de nervo periférico, com sensibilidade normal nas pernas e tronco e na parte superior dos braços e pescoço (síndrome medular central e siringomielia)

Perda da sensibilidade por picada de agulha em um lado do corpo com perda da sensibilidade de posição e vibratória do outro lado (síndrome de Brown-Séquard)

Perda da sensibilidade por picada de agulha nas pernas e tronco com sensibilidade normal na região perianal (lesão intramedular ou compressão extramedular anterior)

Perda da sensibilidade por picada de agulha na região perianal e parte superior e posterior das duas coxas (lesão do cone medular ou da cauda equina em L5-S1)

Perda da sensibilidade por picada de agulha nas pernas e tronco com sensibilidade de posição e vibratória normal nos dedos dos pés e das mãos (síndrome medular anterior)

Modificada de Woolsey RM, Young RR. The clinical diagnosis of disorders of the spinal cord. *Neurol Clin* 1991;9:573-583.

patológicos, descontrole dos esfíncteres nem anormalidades da função cortical superior. Quando as anormalidades cerebelares são causadas por disfunção das conexões do cerebelo no tronco encefálico, este geralmente tem relação com outros sinais. O Capítulo 43 apresenta uma análise mais detalhada dos distúrbios do cerebelo.

Distúrbios dos núcleos da base

As doenças dos núcleos da base causam distúrbios do movimento, como doença de Parkinson (DP) ou de Huntington (DH). Estes podem ser hipocinéticos ou hipercinéticos, relativos à diminuição ou aumento geral do movimento. A DP causa bradicinesia e rigidez. Em contrapartida, a DH provoca aumento dos movimentos, os quais são involuntários e estão fora do controle dos pacientes (coreia). O tremor é frequente na doença dos núcleos da base. Os Capítulos 26 e 30 discorrem mais detalhadamente sobre esse tópico.

Distúrbios dos hemisférios cerebrais

Na doença hemisférica unilateral, é característico o déficit "hemi": hemiperda da sensibilidade, hemiparesia, hemianopsia ou talvez hemiconvulsões. Outras manifestações comuns são hiper-reflexia e reflexos patológicos. Não há dor, exceto se houver acometimento do tálamo, nem dificuldade de controle dos esfíncteres, a não ser que os dois hemisférios cerebrais estejam comprometidos. Nesse contexto, as doenças que afetam o córtex cerebral comportam-se de maneira diferente das doenças de estruturas subcorticais. Pacientes com acometimento cortical podem ter afasia, apraxia, astereognosia, comprometimento da discriminação de dois pontos, perda de memória, déficits cognitivos, crises epilépticas focais, ou outras anormalidades que refletem o papel integrador essencial do córtex. Com frequência, os processos que afetam o hemisfério dominante causam disfunção da linguagem na forma de afasia, alexia ou agrafia. Na doença do hemisfério não dominante, o paciente pode apresentar distúrbios da função cortical superior, os quais acometem outras funções além da linguagem, como a apraxia. Quando a doença afeta estruturas subcorticais, o quadro clínico inclui a hemidistribuição de disfunção, mas não tem os elementos tipicamente corticais (p. ex., distúrbio da linguagem, apraxia, crises epilépticas e demência). Alguns processos envolvem amplas áreas do cérebro, causando disfunção difusa. Além disso, alguns distúrbios podem elevar a pressão intracraniana (PIC), o que cria outras anormalidades em consequência do edema e da pressão superpostos às manifestações clínicas da doença subjacente.

Distúrbios multifocais/difusos

Alguns avanços de doenças são difusos ou multifocais, que ocasionam disfunção em mais de um local, ou envolvem um "sistema". Por exemplo, a neuromielite óptica (NMO) afeta caracteristicamente a medula espinal e os nervos ópticos (*i. e.*, é multifocal). A ELA é um distúrbio sistêmico causador de disfunção difusa de todo o sistema motor desde a medula espinal até o córtex cerebral, com preservação da sensibilidade e da função cortical superior.

Distúrbios das meninges, do sistema ventricular e da pressão intracraniana

Muitos distúrbios podem afetar as meninges, incluindo infecções, neoplasia, sarcoidose e outros. Os distúrbios mais comuns são infecciosos e apresentam-se com evidências de infecção e elevação da PIC. Algumas infecções meníngeas podem ser extremamente indolentes e não apresentam os sinais clássicos associados à infecção. A meningite crônica também pode se manifestar como demência ou AEM. Anormalidades do sistema ventricular podem ocorrer por causa de anomalias congênitas, como estenose do aqueduto, ou distúrbios adquiridos, bem como hidrocefalia de pressão normal. A dilatação desse sistema pode ocasionar o aumento da cabeça em crianças. Em adultos, essas condições costumam se apresentar com evidências de elevação da PIC ou demência, AEM, problemas da marcha ou dificuldade de controle vesical.

Distúrbios do crânio e da coluna vertebral

Os distúrbios do crânio e da coluna vertebral variam desde os mais simples e minimamente importantes, como espinha bífida oculta, até os disformes, como síndromes desfigurantes da craniossinostose. Os mais comuns são causados por traumatismo, como fraturas do crânio ou vertebrais. Alguns pacientes com tumores ósseos podem se queixar de dor localizada. Às vezes, lesões ósseas são detectadas como achados incidentais em exames radiológicos realizados por outros motivos. Distúrbios ósseos congênitos e de desenvolvimento podem se manifestar imediatamente no nascimento, como mielomeningocele, ou surgir em uma fase avançada da vida adulta, como disrafismo vertebral. As condições podem ser limitadas a uma anormalidade óssea, como fratura linear do crânio ou espondilólise, ou afetar estruturas neurais também, como fratura do crânio com afundamento ou diastematomielia. Na ausência de traumatismo, o desafio é lembrar de levar em conta a possibilidade de distúrbio congênito ou de desenvolvimento craniano ou vertebral, mesmo no paciente adulto.

Distúrbios do sistema vascular

Em geral, doenças do sistema vascular se apresentam como um episódio isquêmico ou hemorrágico, único ou múltiplo. O indício habitual de vasculopatia é a ocorrência de múltiplos episódios envolvendo diferentes partes do SN. Também pode haver outros tipos de manifestações, como a demência. Distúrbios não ateroscleróticos raros, mas importantes, incluem vasculite, angiopatia de Moyamoya; traumatismo e dissecção arterial; displasia fibromuscular; enxaqueca; arteriopatia autossômica dominante cerebral com infartos subcorticais e leucoencefalopatia; angiopatia amiloide; e complicações da radioterapia. A doença cerebrovascular pode complicar distúrbios sistêmicos, como doença vascular do colágeno e encefalopatia hipertensiva. Distúrbios hematológicos, como doença falciforme, púrpura trombocitopênica trombótica (PTT), policitemia, linfoma intravascular e síndrome antifosfolípidos, podem causar AVC. Há a possibilidade de coagulopatias provocarem sangramento, a partir de efeitos anticoagulantes ou coagulação intravascular disseminada. O distúrbio mais comum ocasionando AVC relacionado com hipercoagulabilidade é o da resistência à proteína C ativada. A vasculite pode complicar infecções como meningite, sífilis meningovascular ou herpes-zóster. Vasculite cerebral pode piorar a sistêmica, como em lúpus sistêmico, poliarterite, granulomatose de Wegener e síndrome de Churg-Strauss. Angiite isolada do encéfalo pode causar infarto e hemorragia. Outros distúrbios vasculíticos incluem doença de Behçet e síndromes de Susac e de Sneddon.

DIAGNÓSTICO DIFERENCIAL POR ETIOLOGIA

Do ponto de vista do diagnóstico diferencial, geralmente é mais útil pensar primeiro na localização do processo patológico no SN e, depois, sobre a causa. A localização limita o diagnóstico diferencial etiológico porque, em geral, certos processos de doença envolvem ou poupam determinadas estruturas. Se as manifestações clínicas sugerirem doença cerebelar, a distrofia muscular, a MG e a SGB serão excluídas das hipóteses diagnósticas. O conhecimento da localização provável da doença quase sempre situa o distúrbio em uma ampla categoria de diagnóstico diferencial etiológico. Ocasionalmente, a etiologia é muito óbvia, como ACV ou traumatismo do SNC, e a realização do diagnóstico concentra-se sobretudo na localização.

As categorias e classificações etiológicas das doenças neurológicas são necessariamente um tanto arbitrárias, assim como a categoria em que se deve inserir determinado distúrbio. Por exemplo, a degeneração subaguda combinada da medula espinal poderia ser considerada distúrbio metabólico, deficiência nutricional ou complicação de uma doença sistêmica, a anemia perniciosa. Qualquer esquema de classificação tem seus limites testados em uma época na qual conhecemos distúrbios tão diversos, por exemplo, como edema cerebral da altitude elevada (ECAE), intoxicação por ciguatera, miopatia por doença grave, apneia do sono, mitocondriopatias, doença de Whipple, hipotensão intracraniana, síndrome de Susac, encefalite por anticorpo antirreceptor de NMDA, encefalopatia de Hashimoto e síndrome de franceses saltadores do Maine, como condições com as quais os neurologistas devem estar familiarizados. A porfiria é um exemplo dos muitos distúrbios que são ao mesmo tempo metabólicos

e genéticos. As classificações etiológicas usadas aqui são: neoplasia; doença vascular; infecção; distúrbios inflamatórios e autoimunes; traumatismo; fármacos e outras substâncias químicas; distúrbios relacionados com substâncias; toxinas; distúrbios metabólicos; doenças desmielinizantes; anormalidades congênitas e de desenvolvimento; distúrbios genéticos, degenerativos, causados por agentes físicos e relacionados com condições ambientais; mitocondriopatias; canalopatias; distúrbios paroxísticos (crises epilépticas, cefaleia e sono); complicações de distúrbios sistêmicos; e doenças não orgânicas e psiquiátricas. Afecções como epilepsia e enxaqueca têm manifestações clínicas importantes muito além de convulsão isolada ou cefaleia. Os parágrafos a seguir apresentam um breve resumo das características de algumas dessas categorias etiológicas.

Neoplasias

Os tipos mais comuns de tumores cerebrais primários adultos são meningiomas e gliomas de alto grau, mas os tumores metastáticos são mais comuns do que os cerebrais primários. Neoplasias intracranianas primárias podem ser divididas em intra-axiais, originadas na substância do encéfalo ou da medula espinal, e extra-axiais, que acometem meninges, nervos cranianos e outras estruturas adjacentes. Os tumores são nomeados de acordo com sua semelhança com células encontradas no SN normal maduro e em desenvolvimento. Os intra-axiais são formados por células de origem neuroectodérmica; entre os mais comuns estão astrocitomas, oligodendrogliomas, ependimomas, meduloblastomas e linfomas primários do encéfalo. Todos esses são malignos porque invadem a substância encefálica, porém alguns mais do que outros. Os extra-axiais comuns são adenoma hipofisário, neuroma acústico e meningioma; é mais provável que eles sejam histologicamente benignos e passíveis de excisão. O principal mecanismo pelo qual causam disfunção neurológica é a pressão, em vez da invasão. Sinais e sintomas dos tumores intracranianos dependem de sua localização, efeito expansivo, características patológicas, bem como sua tendência a causar aumento da PIC. As manifestações focais de tumores intracranianos incluem fenômenos irritativos, como crises epilépticas e sintomas relacionados com a disfunção progressivamente grave das estruturas acometidas. As manifestações clínicas com frequência são resultado de edema vasogênico causado pelo tumor. É comum encontrar hemiparesia, afasia e perda de memória.

Das neoplasias intracranianas primárias, aproximadamente 50% pertencem ao grupo dos gliomas; o astrocitoma é o mais comum; e os meningiomas representam cerca de 15% de todas as neoplasias intracranianas. A maioria é supratentorial e provoca sinais e sintomas por compressão no encéfalo. O neuroma acústico (schwannoma, neurinoma e neurilemoma) é um tumor que geralmente surge na parte vestibular do oitavo nervo craniano; sem dúvida, é o tumor mais comum a acometer os nervos cranianos. Adenomas hipofisários são relativamente comuns e podem causar tanto distúrbios endócrinos quanto disfunção neurológica, em virtude do efeito expansivo. Craniofaringiomas são tumores congênitos originados de restos celulares na região da hipófise; em geral, eles se manifestam na infância ou no início da idade adulta.

Tumores metastáticos são o tipo mais comum de neoplasia intracraniana. Os tumores sólidos mais comuns que produzem metástases cerebrais são os de mama, pulmão, cólon e melanoma. O câncer de pulmão, tanto de células pequenas quanto não pequenas, é o tumor mais comum de todos a fazer metástase para o cérebro. O câncer de mama é a causa mais frequente de metástases cerebrais em mulheres. Embora muito menos comum, o melanoma maligno apresenta um alto risco de metástase cerebral. Lesões metastáticas costumam ter apresentação subaguda, mas podem se manifestar de forma aguda por causa de hemorragia intratumoral, o que é particularmente provável de ocorrer com melanoma, tumores de células renais e de pulmão e coriocarcinoma.

Neoplasias malignas podem produzir uma série de síndromes neurológicas paraneoplásicas não metastáticas. A síndrome neurológica pode preceder a neoplasia maligna em meses ou anos, ocorrer simultaneamente com a apresentação do tumor ou surgir em pacientes diagnosticados com câncer. Síndromes paraneoplásicas incluem, mas não estão restritas, ataxia cerebelar progressiva; neuropatia periférica; síndrome de Lambert-Eaton; síndrome de opsoclonia-mioclonia, "encefalite límbica" (distúrbios de memória e emocionais); e ataxia sensorial causada por degeneração do gânglio sensorial de nervo espinal. Uma das mais comuns é a degeneração cerebelar paraneoplásica, a qual geralmente é associada a linfoma ou câncer de pulmão, mama ou ginecológico. Anti-Hu/Yo/Ri são os anticorpos antineuronais encontrados com mais frequência.

Doenças vasculares

O AVC ainda é a terceira maior causa de morte nos EUA. Os fatores de risco reconhecidos são idade avançada, hipertensão, diabetes melito, dislipidemia, história de ataque isquêmico transitório (AIT), tabagismo, estenose da artéria carótida e cardiopatia. Em geral, a doença cerebrovascular pode ser amplamente dividida em tipos isquêmico e hemorrágico (Tabela 53.10); e classificada de várias outras maneiras clinicamente importantes: circulação anterior (carotídea) ou circulação posterior (vertebrobasilar), grandes vasos (aterosclerótica) ou pequenos vasos (hipertensiva, diabética e lacunar) e trombótica ou embólica. Os pacientes podem ter muita diversidade de AVC relacionada com essas variáveis, bem como a localização específica do distúrbio no encéfalo. Cerca de 70 a 80% dos distúrbios vasculares intracranianos são isquêmicos; 15%, hemorragia intracerebral (HIC) primária; e cerca de 5%, HAS. A maioria dos AVCs isquêmicos iniciais são infartos aterotrombóticos: a embolia cardíaca produz cerca de 15 a 30% dos casos; doença lacunar de pequenos vasos cerca de 15 a 30%; e outros tipos, como vasculite ou

Tabela 53.10	Esquema de classificação do acidente vascular cerebral.

AVC isquêmico
- ◆ Trombótico
  - ○ Oclusão de grandes artérias extra ou intracranianas
  - ○ Oclusão de pequenas artérias penetrantes (síndrome lacunar)
- ◆ Embólico
  - ○ Origem da embolia central (coração ou arco da aorta)
  - ○ Bifurcação da carótida
  - ○ Embolia paradoxal
- ◆ AVC na área limítrofe relacionado com hipoperfusão global

AVC hemorrágico (conversão hemorrágica de um infarto isquêmico)

Hemorragia intracraniana espontânea
- ◆ Hemorragia intracerebral
- ◆ Hemorragia subaracnóidea

Reimpressa de Campbell WW, Pridgeon RP. *Practical Primer of Clinical Neurology.* Philadelphia: Lippincott Williams & Wilkins, 2002, com permissão.

dissecção arterial, 3%. A causa precisa foge à identificação em 30 a 40% dos infartos isquêmicos. Em geral, ressonância magnética (RM) e tomografia computadorizada (TC) detectam infartos, principalmente lacunas, para os quais não há história clínica correspondente. Esses infartos subclínicos são aproximadamente cinco vezes mais comuns do que os AVCs clinicamente evidentes e podem estar associados a deficiências neurológicas significativas.

A doença isquêmica tende a se apresentar com déficit focal agudo em paciente alerta. É mais provável que a hemorragia intracraniana tenha início desastroso, com coma e desfecho desfavorável. Distúrbios cerebrovasculares isquêmicos podem ser subdivididos por aqueles decorrentes de oclusão trombótica de um vaso, e os de oclusão embólica de origem distante, como o coração ou os grandes vasos do pescoço e do tórax; infartos de áreas limítrofes ocorridos nas zonas fronteiriças de perfusão quando há diminuição geral da perfusão cerebral; infartos lacunares (menos de 2 cm de diâmetro e geralmente profundos, resultantes da oclusão de artérias "terminais" perfurantes); e AIT. O início dos sintomas em todos esses distúrbios frequentemente é abrupto; embora, às vezes, o surgimento dos sintomas de trombose seja mais gradual do que os de hemorragia ou embolia. É importante identificar o momento preciso de início, já que isso determina a elegibilidade para tratamento com ativador tecidual de plasminogênio, o qual deve ser administrado dentro de 3 horas a partir do início dos sintomas.

A estenose ou oclusão de artérias extracerebrais, e até mesmo extracranianas, é responsável por uma grande proporção de doenças cerebrovasculares. Os vasos afetados podem estar localizados no pescoço ou no tórax e incluir as artérias carótidas comum e interna e as vertebrais e o arco da aorta. A doença de pequenos vasos envolve pequenas artérias e arteríolas profundas e penetrantes e costuma estar relacionada com hipertensão. A doença de grandes vasos tende a se apresentar como AIT ou AVC cortical e a doença de pequenos vasos como uma síndrome lacunar subcortical. Em geral, os distúrbios da circulação anterior causam infarto hemisférico, provocando hemiparesia e defeitos da função cortical superior, como afasia; enquanto os da circulação posterior causam isquemia do tronco encefálico ou do lobo occipital. Eventos trombóticos tendem a se iniciar durante o sono e causar déficits menos intensos e mais restritos. Os AVCs trombóticos também podem ter um processo de gagueira por causa de hipoperfusão flutuante e oclusão gradual. Os eventos embólicos ocorrem classicamente durante períodos de atividade, são mais devastadores e estão mais propensos a ter doença cardíaca associada.

Pacientes com AIT experimentam episódios curtos de disfunção neurológica, que por definição tradicional duram menos de 24 horas; porém, na realidade, é comum durarem apenas 10 a 30 minutos, e raro, mais de uma hora. As crises resolvem-se sem deixar déficit clínico detectável. A patologia é o mais importante, não a duração dos sintomas. Até 50% dos pacientes com déficits transitórios de menos de 24 horas de duração apresentam evidências de infarto nos exames imagem. Três formas básicas são reconhecidas: TIA de distribuição carotídea (breves crises hemisféricas), TIA vertebrobasilar (isquemia do tronco cerebral ou déficits de campo visual) e amaurose fugaz (distúrbios visuais monoculares transitórios em decorrência de isquemia na distribuição da artéria oftálmica). Os AITs prognosticam AVC importante em cerca de 25 a 30% dos pacientes. O risco de AVC em pacientes com AIT é de aproximadamente 5 a 6% por ano durantes os primeiros 5 anos e é maior no primeiro ano. O AVC ocorre em até 5% dos pacientes dentro de 48 horas após o AIT e em 10% dentro de 90 dias. O risco é maior em pacientes idosos, diabéticos, naqueles com hemiparesia ou afasia, ou após crise com duração superior a 10 minutos. O escore ABCD2 foi desenvolvido para estratificar essas variáveis. Ele inclui idade, pressão arterial, características clínicas do AIT, duração dos sintomas e histórico de diabetes. Um paciente diabético ≥ 60 anos de idade com pressão arterial ≥ 140/90 que teve fraqueza unilateral com duração ≥ 60 minutos alcançaria a pontuação máxima de 7, prevendo risco de AVC em 2 dias de 8,1% e, em 90 dias, de 17,8%. Dos pacientes diagnosticados com AVC no serviço de emergência, 20% ou mais têm realmente uma simulação de AVC, como convulsão, enxaqueca, tumor cerebral, infecção sistêmica ou encefalopatia metabólica tóxica.

No AVC isquêmico, o déficit depende do território arterial afetado. A isquemia da artéria cerebral anterior é caracterizada por fraqueza e parestesia desproporcionais da perna contralateral. Áreas de especial importância clínica irrigadas pela artéria cerebral média (ACM) incluem campos oculares frontais; áreas de Broca, de Wernicke e corticais mediadoras da função motora e sensorial do braço e da face. Grandes infartos no território da ACM do hemisfério dominante costumam causar hemiplegia, hemianestesia e hemianopsia homônima densa contralaterais, além de afasia global. Lesões de distribuição completa da ACM no hemisfério não dominante produzem hemiplegia, vários tipos de apraxia, déficit do campo visual e diferentes combinações da síndrome peculiar de negligência do lado esquerdo do espaço, negação de

incapacidade e, às vezes, total incapacidade de reconhecer os membros paralisados como parte do corpo (anosognosia). Pacientes com AVC da artéria cerebral posterior geralmente apresentam hemianopsia homônima como a manifestação clínica predominante e talvez não tenham fraqueza nem perda sensorial relevante. A oclusão da artéria carótida interna (ACI) pode ocasionar infarto de todo o hemisfério, com exceção do tálamo, parte inferior do lobo temporal e parte medial do lobo occipital. Infartos grandes, como aqueles ocorridos com oclusões de ACI ou ACM, costumam provocar edema cerebral considerável. Edema cerebral e elevação da PIC são a causa de morte em cerca de um terço de todos os AVCs isquêmicos fatais. Acidentes vasculares de tronco encefálico são caracterizados por síndromes "cruzadas" de disfunção de nervo craniano ipsilateral à lesão e disfunção do trato motor ou sensorial longo contralateral.

Muitos acidentes vasculares são causados por infarto lacunar relacionado com necrose fibrinoide, ou lipo-hialinose, de pequenas arteríolas em todo o corpo. A hipertensão é responsável por cerca de 80 a 90% dos infartos lacunares. O diabetes melito é outro importante distúrbio predisponente. Infartos lacunares afetam estruturas subcorticais, como núcleos da base, tálamo, cápsula interna, substância branca subcortical, cerebelo e tronco encefálico. Eles não afetam o córtex cerebral. A oclusão dessas pequenas artérias terminais causa infarto, e os pequenos infartos levam ao surgimento de diminutas cavidades preenchidas com líquido (do francês, *lacune*, lago), de 2 a 15 mm de tamanho. Os sintomas apresentados dependem da localização, mas exames por RM ponderada em difusão mostraram que a mesma síndrome lacunar pode resultar de uma lesão em várias localizações e aquelas no mesmo local causar diferentes síndromes.

Existem quatro acidentes vasculares lacunares clássicos: AVC motor puro (AVCMP), AVC sensorial puro, síndrome de mão desajeitada, disartria, e hemiparesia atáxica. Há muitas outras síndromes lacunares reconhecidas; atualmente são mais de 20. O AVCMP é a síndrome lacunar mais comum e clinicamente mais bem caracterizada. Representa cerca de 10% dos pacientes com AVC agudo, e 50% daqueles com AVC lacunar. Em geral, a lesão acomete o ramo posterior da cápsula interna, danificando isoladamente as fibras do trato corticospinal e causando hemiparesia densa, mas sem perda sensorial, déficit do campo visual, distúrbios da fala e do movimento ocular ou outras evidências de disfunção do córtex cerebral – um déficit motor puro. As outras síndromes lacunares são muito menos comuns do que o AVCMP. Embora o infarto lacunar tenha associação clássica com a doença dos pequenos vasos, até 25% são em decorrência de doença dos grandes vasos ou embolia cardíaca.

Diferente da doença cerebrovascular isquêmica, a hemorragia intracraniana acarreta cefaleia intensa ou comprometimento precoce da consciência, ou ambos. É possível ocorrer hemorragia intracraniana dentro do parênquima ou em um dos espaços que circundam o encéfalo. Pode acontecer sangramento intraparenquimatoso dentro do compartimento supratentorial (intracerebral), cerebelo ou tronco encefálico. Muitas vezes, a hemorragia supratentorial é dividida em hemorragias dos núcleos da base (geralmente o putame), talâmica e a chamada lobar ou subcortical, que envolve a substância branca profunda na coroa radiada. A hemorragia extraparenquimatosa pode acometer os espaços subaracnóideo, subdural ou extradural; na maioria das vezes, ela é causada por traumatismo craniano. A hemorragia intracraniana extraparenquimatosa espontânea geralmente ocorre no espaço subaracnóideo.

A HIC hipertensiva geralmente acomete núcleos da base, substância branca subcortical, tálamo, ponte ou cerebelo, com sangramentos nos núcleos da base e tálamo responsáveis pela grande maioria dos casos. Pacientes costumam apresentar distúrbios desastrosos com déficits densos e rápido comprometimento da consciência. A angiopatia amiloide é causa importante de hemorragia lobar em pacientes idosos. Outras causas de HIC incluem malformação arteriovenosa, distúrbios hemorrágicos, anticoagulação, traumatismo, tumores, angiomas cavernosos e uso de drogas ilícitas.

O traumatismo é a causa mais frequente de HSA. Na maioria dos casos, a HSA atraumática é causada por ruptura de aneurisma sacular, às vezes por malformação arteriovenosa; em 10 a 15% dos casos não há etiologia identificável. As principais etiologias de aneurisma são congênita, aterosclerótica, micótica e dissecante. A maioria dos aneurismas saculares, também conhecidos como *berry aneurysms*, ocorre em locais de ramificação das principais artérias do círculo de Willis. A etiologia é uma combinação de fatores congênitos e adquiridos. Cerca de 80% dos aneurismas saculares estão na circulação anterior, e cerca de 20%, no sistema vertebrobasilar. Os locais mais comuns de aneurismas saculares intracranianos são: parte distal da ACI, artérias comunicantes posterior e anterior, extremidade da artéria basilar, bifurcação da artéria cerebral média e artéria cerebelar inferior posterior. Em geral, aneurismas da artéria comunicante posterior comprimem o nervo oculomotor. Normalmente, o início da HSA por aneurisma é súbito. O paciente tem cefaleia intensa e repentina, muitas vezes occipital ou nucal (cefaleia em trovoada), quase sempre acompanhada de convulsões, obnubilação ou coma. Outras causas de hemorragia intracraniana são angiopatia amiloide, vasculite e aneurisma micótico.

A maioria das doenças cerebrovasculares está relacionada com aterosclerose e hipertensão, mas existem outras causas importantes (ver anteriormente). É possível ocorrer também doença oclusiva de veias cerebrais e seios venosos. Além disso, há distúrbios de autorregulação cerebrovascular, como encefalopatia hipertensiva e síndromes de vasoconstrição cerebral reversível e de encefalopatia posterior reversível (SEPR).

Infecções intracranianas

Numerosos microrganismos patogênicos podem infectar o SNC. As manifestações clínicas dependem da natureza do organismo infeccioso, da adequação das defesas do hospedeiro e da área mais afetada do SNC. A evolução clínica pode ser hiperaguda (meningite meningocócica), crônica (meningite tuberculosa) ou extremamente crônica (infecção priônica). Muitas infecções antes raras se tornaram comuns desde o surgimento da AIDS.

Na meningite bacteriana aguda, o quadro inicial costuma ser de doença aguda e intoxicação, com febre, cefaleia, alteração da sensibilidade e rigidez cervical. O LCR é caracterizado por baixo nível de glicose e leucocitose polimorfonuclear. O diagnóstico diferencial depende muito de idade e circunstâncias. Entre 20 e 60 anos, a maioria dos casos é provocada por *Streptococcus pneumoniae*, e a próxima causa mais comum é *Neisseria meningitidis*; acima dos 60 anos, os organismos mais comuns são *S. pneumoniae* e *Listeria monocytogenes*. Ocasionalmente, os organismos causadores incluem *Haemophilus influenza*, *Streptococcus* do grupo b, *Staphylococcus aureus* e bacilos gram-negativos. Deve-se cogitar a possibilidade de meningite bacteriana em qualquer paciente com cefaleia ou AEM acompanhada de febre. Pacientes com meningite asséptica viral têm o mesmo quadro clínico daqueles com meningite bacteriana, exceto por parecerem menos enfermos. O LCR na meningite viral tem predominância de células mononucleares, nível normal de glicose e elevação variável de proteínas. Muitos vírus podem produzir meningite viral, inclusive enterovírus (coxsackie, ECHO e outros enterovírus não pólio), herpes simples (HSV) tipo 2, HIV, vírus do Nilo Ocidental (WNV), VZV, da caxumba e da coriomeningite linfocítica.

Outras causas de síndrome meníngea asséptica são invasão neoplásica das meninges, reação a alguns medicamentos, inflamação meníngea quimicamente induzida e infecção por microrganismos cuja cultura é difícil. Alguns microrganismos podem causar um tipo indolente de meningite. O termo asséptico também se aplica a essas formas de meningite, já que as culturas bacteriológicas de rotina são estéreis, mas também é comum usá-lo como sinônimo de meningite viral. As principais hipóteses são tuberculose, criptococose e infecção por outros fungos, doença de Lyme e sarcoidose. Com frequência, o nível de glicose no LCR é baixo, mas raramente tão baixo como na meningite bacteriana. A elevação dos níveis de proteínas, às vezes surpreendente, é a regra.

A encefalite viral difere da meningite viral em virtude do envolvimento do parênquima cerebral, o qual pode produzir alteração da consciência, progredindo para coma, convulsões ou sinais focais, como hemiparesia, déficits de campo visual e afasia. A meningoencefalite refere-se ao envolvimento das meninges e do parênquima. Na maioria das vezes, formas epidêmicas de encefalite viral seguem uma infecção por arbovírus, transportada por artrópodes (mosquitos e carrapatos) de algum hospedeiro natural (p. ex., cavalos) para o ser humano. Encefalites arbovirais incluem equinas oriental e ocidental, St. Louis, japonesa B, WNV e encefalite da Califórnia. Aquela por HSV é o tipo mais comum de encefalite viral esporádica e a causa global mais frequente. O paciente típico é o adulto jovem previamente saudável que desenvolve de modo súbito alteração de consciência, seguida rapidamente pelo início de convulsões e déficit neurológico focal. O herpes simples causa encefalite necrosante aguda, focal, com inflamação e edema; a RM pode mostrar anomalias nas partes medial e inferior do lobo temporal no lado afetado. O WNV é responsável pela maioria dos casos de meningite e encefalite por arbovírus nos EUA desde 2002.

Abscessos encefálicos podem ser causados por disseminação direta de um local de infecção contígua, como o mastoide, ou por disseminação hematogênica. O termo *cerebrite* é usado para descrever um abscesso encefálico não encapsulado. Abscessos cerebrais costumam ocorrer em hospedeiros imunocomprometidos e, frequentemente, são ocasionados mais por fungos e parasitas do que por bactérias, como *Toxoplasma gondii*. Nas Américas Central e do Sul, a causa mais comum de abscesso encefálico é a neurocisticercose. Em geral, os pacientes apresentam combinações variadas de cefaleia, déficits neurológicos progressivos, convulsões e evidências de infecção. Todavia, não há febre e leucocitose em cerca de metade daqueles com abscesso encefálico.

A neurossífilis é um subtipo específico de sífilis terciária e ocorre após um longo período latente seguido dos estágios primário e secundário. Embora as manifestações sejam muitas, há várias síndromes específicas reconhecidas: tabes dorsal, paresia geral e sífilis meningovascular. A doença de Lyme precoce pode se apresentar como meningite, paralisias de nervos cranianos e radiculoneurite. A fase tardia pode ser composta de encefalopatia, encefalomielite e polirradiculoneuropatias. Além de predispor a várias outras infecções ou doenças, o vírus HIV pode infectar diretamente o SNC, causando meningite ou encefalite. Na doença confirmada, pacientes com AIDS podem desenvolver várias síndromes neurológicas, entre elas toxoplasmose cerebral, encefalite por citomegalovírus, meningites criptocócica e tuberculosa, neurossífilis, linfoma do SNC, demência, mielopatia ou mielite, polirradiculopatia, neuropatia e miopatia inflamatória. A leucoencefalopatia multifocal progressiva (LMP) é frequente, assim como o linfoma do SNC. As estimativas são de que até 5% dos pacientes com AIDS desenvolverão LPM. Outras infecções neurológicas importantes, mas incomuns, são doença de Creutzfeldt-Jakob, panencefalite esclerosante subaguda, raiva e poliomielite. Algumas infecções (p. ex., botulismo, tétano e difteria) e infestações provocam manifestações neurológicas por causa da produção de uma toxina que afeta o SN.

Distúrbios inflamatórios e autoimunes

Alguns distúrbios são caracterizados por um quadro patológico de inflamação, mas não há causa infecciosa conhecida. Os exemplos incluem neurossarcoidose, doença de Behçet, polirradiculoneuropatia desmielinizante inflamatória aguda e crônica, encefalomielite disseminada aguda (ADEM) e mielite transversa. O acometimento neurológico clinicamente evidente ocorre em 5 a 15% dos pacientes com sarcoidose. A evidência neurológica mais comum de sarcoidose é a paralisia do nervo facial, a qual pode ser bilateral. Manifestações neurológicas podem ocorrer em pacientes com sarcoidose conhecida, mas em aproximadamente 50% daqueles com neurossarcoidose, os sinais neurológicos são manifestações de apresentação da doença. A doença de Behçet é um distúrbio de patogênese obscura; acredita-se que a maioria de seus sintomas clínicos seja por causa de vasculite. As principais manifestações são ulcerações orais ou genitais recorrentes; doença ocular, principalmente uveíte; e acometimento de múltiplos sistemas orgânicos. A complicação neurológica mais comum é a meningoencefalite recorrente. Achados clínicos e de neuroimagem mostram duas formas principais de síndrome neuro-Behçet: o envolvimento do parênquima e uma forma extraparenquimatosa que se apresenta com trombose do seio venoso cerebral. A doença de Behçet é importante principalmente no diagnóstico diferencial de EM. O SN pode ser acometido de forma secundária em distúrbios autoimunes sistêmicos, como lúpus eritematoso sistêmico (LES) e distúrbios relacionados, ou quando o processo autoimune é direcionado contra os vasos sanguíneos.

Traumatismos

Os efeitos clínicos do traumatismo cranioencefálico implicam dinâmicas complexas porque um corpo em movimento, o encéfalo, está avançando em relação a outro corpo em movimento, o crânio. Com a desaceleração repentina, o mecanismo de lesão mais frequente, o encéfalo, suspenso dentro do crânio, pode impactar contra a lâmina interna e as estruturas meníngeas rígidas, causando lesões por golpe e contragolpe. As áreas danificadas com maior frequência são as extremidades frontal e temporal e as regiões subfrontais.

Traumatismos cranianos fechados, ou não penetrantes, são aqueles em que não há fratura ou ela é apenas linear simples, sem deslocamento dos fragmentos, ruptura da dura-máter ou penetração ou exposição da substância encefálica. Os traumatismos cranianos penetrantes, ou abertos, são os que apresentam fraturas expostas ou com afundamento ou feridas penetrantes. O tipo de lesão encefálica patológica pode refletir diferentes mecanismos (trauma fechado *vs.* penetrante, por explosão *vs.* trauma contundente). Cerca de 35% dos pacientes sofrem de lesões extracranianas significativas, as quais podem exacerbar o traumatismo cranioencefálico (TCE) em decorrência de perda de sangue, hipoxia e outras complicações associadas. Na lesão axônica difusa, há ruptura generalizada dos axônios, o que pode causar déficits clínicos muito relevantes. A gravidade da lesão se relaciona melhor com duração da perda de consciência e extensão da amnésia anterógrada. A escala de coma de Glasgow é usada na avaliação e tratamento de pacientes com TCE (ver Capítulo 51). TCE com escore na escala de coma de Glasgow superior a 12 são considerados leves; de 9 a 12, moderados; e inferior a 9, graves.

A contusão cerebral é um tipo mais grave de TCE fechado, em que há hemorragia superficial sobre o córtex; TCEs fechados mais graves podem causar HIC. Complicações de fraturas do crânio expostas e com afundamento e de contusões e lacerações graves incluem edema cerebral, hematoma intracerebral, coleções de líquido extra ou subdurais, HSA, meningite pós-traumática e abscesso encefálico, cicatrizes cerebrais focais, osteomielite do crânio, pneumoencéfalo traumático, aneurisma arteriovenoso, síndrome encefálica orgânica e epilepsia pós-traumática.

Os hematomas subdurais (HSDs) surgem de veias rompidas sangrando dentro do espaço subdural. Na maioria das vezes, o HSD sucede um TCE evidente. A expansão rápida da massa intracraniana compromete a consciência e os sinais focais. O HSD crônico tem desenvolvimento mais lento e quase sempre sucede o TCE leve, sobretudo em pacientes idosos. O desenvolvimento do efeito de massa intracraniana é mais lento e geralmente compromete a consciência com apenas pequenos sinais focais no exame. Os hematomas extradurais mais comuns acompanham fraturas através da parte delgada escamosa temporal do crânio que lacera a artéria meníngea média. Os pacientes podem ter um intervalo de lucidez após a lesão, simplesmente para entrar em coma conforme o hematoma se expande minutos a horas mais tarde.

Fármacos e outros agentes químicos

Complicações neurológicas de fármacos e agentes similares, como vitaminas e suplementos, são um problema comum. Variam de complicações relativamente comuns e inócuas, como tontura por hipotensão ortostática induzida por fármaco ou cefaleias causadas por medicamentos prescritos, até as catastróficas, como a LMP causada por natalizumabe.

Fármacos podem ter efeitos neurológicos por intoxicação, seja acidental ou intencional, abstinência ou reações adversas. Os pacientes podem desenvolver hábito ou dependência de fármacos prescritos e administrados corretamente, como opiáceos para a dor crônica ou sedativo-hipnóticos para dormir, de modo que a distinção entre uso e abuso de substâncias torna-se confusa. Esta seção aborda fármacos prescritos, vitaminas e outras substâncias. O uso abusivo de substâncias é analisado adiante.

Os fármacos podem ter eficácia e perfil de efeitos colaterais semelhantes, denominados efeitos de classe. As manifestações de intoxicação relacionadas com fármacos de determinada classe são denominadas toxíndromes (Tabela 53.11). Efeitos farmacológicos e colaterais podem simular doenças neurológicas naturais. A possibilidade de intoxicação por fármacos ou abstinência deve ser considerada em todo paciente com AEM, delírio ou confusão mental.

A cefaleia é um efeito farmacológico frequente. Os fármacos causadores de cefaleia mais usados são anti-inflamatórios não esteroides (AINEs), bloqueadores dos canais de cálcio, betabloqueadores, antagonistas H2, inibidores da bomba de prótons e vasodilatadores. O uso abusivo e a abstinência de analgésicos são problemas comuns em pacientes com cefaleia. Os AINEs também podem causar meningite asséptica. Intoxicação por fármacos e abstinência podem ocasionar AEM ou estado confusional; as causas comuns são tranquilizantes e sedativo-hipnóticos, antidepressivos, entre eles inibidores seletivos da recaptação de serotonina (ISRS), fármacos antiparkinsonianos, psicotrópicos, anticolinérgicos, antagonistas H2 e opiáceos. Os fármacos que podem provocar comprometimento cognitivo e distúrbios de memória incluem anticolinérgicos, antidepressivos, antiepilépticos, sedativo-hipnóticos, betabloqueadores, bloqueadores H2 e outros. O coma pode ser consequência de superdosagem deliberada ou

---

Tabela 53.11 **Toxíndromes e fármacos associados.**

| Toxíndrome | Características clínicas | | Fármacos comuns |
	Manifestações neurológicas	Outros sinais	
Adrenérgicos	Agitação, midríase e convulsões	Hipertensão, hipertermia, taquicardia, taquipneia e arritmias	Anfetaminas, cafeína, derivados da catinona, cocaína, efedrina, pseudoefedrina, *Ephedra* sp., fenilpropanolamina e teofilina
Anticolinérgicos	Agitação, delírio, midríase e convulsões	Hipertermia, taquicardia, ruídos hidroaéreos diminuídos ou ausentes, pele e mucosas secas e hiperemiadas e retenção urinária	Antagonistas de receptores H_1 de primeira geração (p. ex., anti-histamínicos clássicos), alcaloides da beladona (p. ex., escopolamina e hiosciamina), benzatropina, antidepressivos cíclicos, diciclomina, relaxantes musculares (p. ex., orfenadrina e ciclobenzaprina) e triexifenidil
Colinomiméticos	Agitação, delírio, miose, fasciculações, coma e convulsões	Bradicardia, broncorreia, broncospasmo, diaforese, lacrimejamento, micção, diarreia e vômito	Carbamatos, inibidores da colinesterase (p. ex.emplo, fisostigmina, neostigmina e edrofônio)
Opiáceos, opioides	Depressão do SNC, hipotonia e miose	Bradicardia, bradipneia ou apneia e hipotermia	Codeína, fentanila, fentanilas projetadas (*designer*), heroína, opioides (p. ex., hidrocodona, oxicodona, meperidina e morfina), propoxifeno, alfa 2-agonistas centrais (p. ex., clonidina e imidazolinas)
Sedativo-hipnóticos	Ataxia, depressão do SNC, hiporreflexia, fala arrastada, torpor ou coma	Bradipneia ou apneia, hipotensão e hipotermia	Barbitúricos, benzodiazepínicos, brometos, hidrato de cloral, etanol etclorvinol, etomidato, glutetimida, meprobamato, metaqualona, metiprilona, propofol e zolpidem

Modificada de Ford MD. Acute poisoning. In: Goldman L, Schafer AI, eds. *Goldman's Cecil Medicine*. 24th ed. Philadelphia: Elsevier/Saunders, 2012.

acidental de sedativo-hipnóticos, antidepressivos, analgésicos ou combinações de fármacos, muitas vezes associados ao álcool. Muitos fármacos podem perturbar o sono, causando sonolência excessiva, insônia, distúrbios respiratórios do sono ou parassonias. A leucoencefalopatia tóxica pode resultar de antineoplásicos ou imunossupressores. A lista de fármacos que podem comprometer paladar e olfato é longa (ver Capítulo 12), assim como a lista daqueles que provocam tremor e outros distúrbios do movimento, neuropatia periférica e comprometimento da TNM. A disautonomia é um efeito colateral comum de anticolinérgicos e anti-hipertensivos. A miopatia é uma das principais complicações dos fármacos hipolipemiantes, sobretudo das estatinas, mas pode ser complicação do uso de grande variedade de fármacos, desde amiodarona até zidovudina.

Alguns efeitos colaterais adversos dos fármacos merecem atenção especial, pois podem ser graves e fatais. Os exemplos são hipertermia maligna (HM), síndrome neuroléptica maligna (SNM) e síndrome serotoninérgica (SS). A HM segue tratamento com anestésicos inalatórios ou succinilcolina. A SNM geralmente começa 2 semanas após início ou aumento da dose de qualquer neuroléptico, mas sobretudo das fenotiazinas. A SS está relacionada com uso ou interação inadvertida de fármacos serotoninérgicos, sobretudo ISRS; porém pode envolver diversos outros, incluindo opiáceos e triptanos. Febre, diaforese, hiperatividade autônoma, AEM e rigidez muscular são comuns para todos. SNM e SS também causam mioclonia e tremor. A "reação do queijo", pelo teor de tiramina, e a toxicidade dos anticolinérgicos compartilham muitas características.

Alguns fármacos podem causar um distúrbio que persiste após a interrupção do uso. Exemplos incluem: indução de porfiria por sedativos-hipnóticos, miopatia necrosante autoimune por estatinas e MG por penicilamina.

Síndromes neurológicas relacionadas com deficiência de vitaminas são bem conhecidas, mas algumas vitaminas também têm importantes efeitos tóxicos. A toxicidade da vitamina A provoca hipertensão intracraniana idiopática. Excesso de vitamina A pode ser consequência de uso de suplementos ou ingestão de carotenos na alimentação. Muitos vegetais são ricos em vitamina A, assim como o fígado. A denominada "cefaleia dos apreciadores de fígado" pode ser resultado de ingestão excessiva, e a intoxicação por vitamina A do fígado de urso-polar pode ter causado a morte de alguns dos primeiros exploradores do Ártico. A piridoxina pode ocasionar ganglionopatia sensorial por conta de exposição aguda de alto nível ou crônica de baixo nível. O consumo prolongado de mais de 200 mg/dia pode causar neuropatia; lojas de suplementos alimentares vendem vitamina B6 em formulações de até 500 mg. Ingestão excessiva de zinco (para "reforçar a imunidade") pode reduzir os níveis de cobre, provocando diversas complicações, como a mielopatia grave. Ingestão de suplementos para melhorar o desempenho atlético provavelmente não está desprovida de risco. Após vários casos de destaque, a efedra foi retirada do mercado nos EUA. Suplementos têm sido relacionados com casos de lesão por calor e rabdomiólise induzida por esforço físico.

Transtornos causados por uso abusivo de substâncias

Efeitos colaterais e complicações podem ocorrer pelo uso abusivo de fármacos prescritos e ilícitos ou "recreativos", álcool e outras substâncias. Existe distinção entre uso abusivo e dependência, mas ambos têm importância clínica. Pacientes podem sofrer efeitos e complicações dessas substâncias sem satisfazer os critérios de uso abusivo ou dependência. Comorbidades psiquiátricas são frequentes. É possível ocorrerem manifestações clínicas decorrentes de intoxicação, abstinência ou complicações relacionadas com substâncias, por exemplo, rabdomiólise ou mielopatia por heroína. A chave para o diagnóstico de uma síndrome neurológica relacionada com substâncias é o reconhecimento da possibilidade. A história de uso de substâncias do paciente pode ou não ser confiável.

Complicações neurológicas pelo uso abusivo e dependência de álcool são multifacetadas. As mais comuns são crises epilépticas e neuropatia periférica, mas isso é apenas o início. Algumas das complicações importantes do alcoolismo crônico a serem reconhecidas, seja porque são comuns ou tratáveis se identificadas, incluem convulsões relacionadas com álcool, neuropatia periférica, doença de Wernicke-Korsakoff e degeneração cerebelar alcoólica. Crises de abstinência de álcool são convulsões tônico-clônicas generalizadas (TCG) que, em geral, surgem 12 a 48 horas após interrupção do consumo de álcool, e estima-se que ocorram em 2 a 5% dos alcoólatras.

Complicações neurológicas provocadas pelo uso abusivo de fármacos são comuns. Como no alcoolismo, usuários de outras substâncias quase nunca se expõem sobre seus hábitos de consumo. As substâncias mais comuns são opiáceos, estimulantes, sedativo-hipnóticos, maconha, alucinógenos, anticolinérgicos e inalantes ou solventes. Pacientes podem fazer uso abusivo de opiáceos prescritos, como oxicodona, hidrocodona, codeína, meperidina e fentanila. A heroína é a droga comum encontrada nas ruas. O efeito desejado é a euforia intensa ou uma onda de prazer, mas em pouco tempo desenvolve-se tolerância e dependência. As complicações neurológicas, observadas principalmente com o seu uso intravenoso, incluem coma com rabdomiólise secundária ou compressão de nervo, vasculite, endocardite com aneurisma micótico, infarto embólico, meningite e mielopatia. A intoxicação por meperidina pode provocar convulsões.

O desenvolvimento da epidemia de opiáceos nos EUA tem vários fatores, incluindo indústrias farmacêuticas inescrupulosas e ávidas por lucro que se engajaram no *marketing* enganoso de opiáceos de ação prolongada, supervisão governamental inepta, prescrição médica em excesso e uma cultura intolerante à dor e tolerante ao uso abusivo de fármacos.

Prescrições de opiáceos triplicaram em 20 anos. De 1999 a 2008, o número de mortes por superdosagem quadruplicou. Atualmente, a maioria das superdosagens de fármacos é de opiáceos prescritos, e as taxas de mortalidade por heroína agora rivalizam com as da AIDS durante a década de 1990. Uma pesquisa concluiu que mais de 70% das pessoas com história de uso abusivo de fármacos prescritos para dor obtiveram-nos de amigos ou parentes; aproximadamente 5%, de um traficante de drogas. Opiáceos mais recentes, como fentanila e carfentanila, são ainda mais letais do que a heroína. Existe hoje uma epidemia de fentanila sobreposta à de opiáceos, visto que traficantes misturam fentanila, geralmente ilícito, em opiáceos prescritos ou heroína. Nas maiores cidades do país, as mortes por superdosagem relacionadas com fentanila aumentaram quase 600% de 2014 a 2016.

Psicoestimulantes incluem cocaína, anfetaminas (principalmente metanfetamina), *ecstasy* (MDMA, um derivado da metanfetamina), efedrina, metilfenidato e fenilpropanolamina. Todos produzem euforia, aumento do estado de alerta e energia intensificada. Estimulantes prescritos para transtorno de déficit de atenção e hiperatividade (TDAH), inclusive metilfenidato (Ritalina®) e sais de anfetamina mistos (Adderall®), às vezes são usados de forma abusiva, tanto por pacientes com TDAH quanto por outros. A forma mais comum de uso abusivo de estimulantes prescritos é esmagar comprimidos e inalar. O *crack* é a forma mais potente e viciante da cocaína, produzindo euforia em segundos. A euforia é breve e seguida por um "apagão". Por casualidade, sedativos, opiáceos ou álcool são ingeridos concomitantemente para suavizar o apagão, às vezes com resultados infelizes. O uso abusivo prolongado pode causar tiques, tremores, mioclonia, coreia e distonia aguda (ver Capítulo 30). Complicações neurológicas incluem convulsões, HIC e rabdomiólise. É provável ocorrer AVC como consequência de uso abusivo de estimulantes por causa de vasoconstrição, vasculite cerebral, dissecção, embolia ou aneurisma micótico. O crack causa 50% dos AVCs relacionados a drogas.

Barbitúricos são o protótipo dos sedativo-hipnóticos/ansiolíticos; os mais problemáticos atualmente são os benzodiazepínicos e os potencializadores do GABA semelhantes da classe da imidazopiridina, como o zolpidem. Os efeitos de intoxicação e abstinência são parecidos aos do álcool, provocando coma por superdosagem e síndrome de abstinência com ansiedade, agitação, tremor e possíveis convulsões. Embora os benzodiazepínicos não deprimam a respiração tão gravemente quanto os barbitúricos, seus efeitos são aditivos aos de outros depressores do SNC, como o álcool. Superdosagens acidentais, por vezes com resultados fatais, tornaram-se comuns.

Outras substâncias relacionadas com o GABA, como gama-hidroxibutirato (GHB) e análogos (substâncias usadas em estupros), são semelhantes. Dependentes costumam usar esses fármacos para controlar a abstinência de opiáceos ou aliviar os efeitos excessivos dos estimulantes. Por outro lado, eles usam estimulantes para tratar ressaca de álcool ou sedativo-hipnóticos. O GHB também potencializa os efeitos dos opiáceos.

Por milênios, pessoas usaram e abusaram de alucinógenos. As substâncias populares atualmente são dietilamida de ácido lisérgico (LSD), fenciclidina (PCP), MDMA, GHB, cetamina, mescalina, psilocibina (cogumelos alucinógenos), *Salvia divinorum* e inalantes. O efeito desejado em todos é alteração da percepção e euforia. Por vezes, PCP, cetamina, sálvia e dextrometorfano são classificados como substâncias dissociativas; eles produzem distorções perceptivas sem causar alucinações reais. LSD é o mais potente dos alucinógenos. Cetamina é um dos fármacos usados para estupro. O efeito colateral mais grave da maioria deles, particularmente PCP, é a psicose aguda. Intoxicação por PCP também pode causar rigidez muscular, hiper-reflexia, nistagmo, ataxia, convulsões e coma. Anticolinérgicos são usados como substâncias recreativas porque podem provocar alucinações e delírio. Usuários habituais de solventes orgânicos correm o risco de ter sequelas neurológicas graves. O dextrometorfano, um antagonista do NMDA, produz efeitos semelhantes aos da cetamina e da PCP (*robotripping* [uso de xarope antitussígeno]). Alguns compostos podem causar alucinações leves ou distorções perceptivas, mas não são classificados como alucinógenos, e incluem maconha, zolpidem e difenidramina. Um infame paciente gostava de fumar maconha e ao mesmo tempo inalar gasolina, especificamente gasolina com chumbo, porque essa combinação o fazia ter alucinações coloridas.

Designer drugs (projetadas) são substâncias sintéticas ilícitas geralmente análogas a um composto original mais potente. Modificações projetadas do fentanila aumentaram a potência, e a letalidade, de uma droga já potente e perigosa. As tentativas ilícitas de aumentar o efeito da meperidina criaram MPTP, o que causou DP irreversível em quem o ingeriu. Canabinoides sintéticos (Spice, K2) são mais potentes do que a maconha e podem causar agitação, psicose, convulsões e morte. Catinonas ("sais de banho") podem provocar agitação, psicose, hipertermia e morte. Outras drogas novas e emergentes incluem sálvia, desomorfina, *kratom* e vários benzodiazepínicos projetados (*designer*).

Toxinas

Toxinas ambientais incluem metais pesados (p. ex., chumbo), agentes industriais usados na fabricação de produtos (p. ex., *n*-hexano), pesticidas (p. ex., organofosfatos), gases a que um paciente poderia ser exposto de maneira acidental ou deliberada (p. ex., monóxido de carbono) e toxinas biológicas derivadas de vegetais (p. ex., grão-de-bico), peixes (p. ex., ciguatera e tetrodotoxina) ou bactérias (p. ex., difteria). Em geral, é difícil fazer o diagnóstico de uma síndrome neurotoxicológica. Para tanto, é preciso haver registro ou suspeita razoável de exposição, uma síndrome clínica compatível e exclusão rigorosa de outras doenças provavelmente responsáveis. Uma boa regra geral é: a síndrome neurotoxicológica deve estabilizar ou regredir ao cessar a exposição.

As toxinas encontradas no ambiente que afetam o SN incluem metais pesados, solventes e compostos relacionados, bem como toxinas biológicas. Metais pesados importantes que causam disfunção neurológica são chumbo, arsênio, mercúrio orgânico e inorgânico, tálio, manganês, alumínio e bismuto. A intoxicação por chumbo tem muitos efeitos. A maioria dos níveis elevados de chumbo no sangue em adultos provém de exposições no local de trabalho; porém, em 2014, nos EUA, houve uma crise de exposição ao chumbo com água contaminada. Bebidas alcoólicas clandestinas são fonte frequente de exposição ao chumbo em algumas partes dos EUA. Em adultos, a principal complicação neurológica é a neuropatia periférica. A exposição ao chumbo tem diversas suposições de consequências em crianças, muito diferentes daquelas em adultos. A intoxicação por arsênio e tálio causa principalmente neuropatia periférica. Polineuropatia senso-rimotora generalizada é uma das principais manifestações do envenenamento por arsênio e pode se desenvolver 1 a 3 semanas após envenenamento agudo ou ser insidiosa na exposição crônica. Neuropatia aguda provocada por arsênio pode ser muito semelhante à SGB. Formas elementares, inorgânicas e orgânicas do mercúrio têm potencial tóxico, e o modo de exposição determina a manifestação tóxica. A toxicidade neurológica grave pode resultar da ingestão de mercúrio orgânico. O consumo de alimentos contaminados com metilmercúrio causou epidemias de doenças neurológicas graves em Minamata, Japão, na década de 1940, e no Iraque em 1971. Não há evidências que sustentem uma associação de toxicidade por mercúrio com demência.

Existem muitos outros agentes ambientais que podem causar efeitos tóxicos neurológicos, entre eles solventes orgânicos e com hexacarbono (metil-butil cetona e *n*-hexano), dissulfeto de carbono, monóxido de carbono, cianeto, óxido nitroso, óxido de etileno, inseticidas organofosforados e acrilamida. A exposição pode ocorrer no local de trabalho, por exemplo, com solventes de hexacarbono; por tentativa de homicídio ou suicídio, uma causa comum de intoxicação por arsênio ou exposição ao monóxido de carbono; ou pelo uso abusivo de substâncias, como na mielopatia de óxido nitroso (síndrome de Layzer) em dentistas ou naqueles que inalam o gás dos sifões dispensadores de *chantilly*. Muitos desses compostos, como cianetos ou organofosforados, são usados em guerras químicas.

Complicações neurológicas causadas por toxinas biológicas ocorrem em botulismo, tétano, difteria, paralisia por carrapatos, ergotismo, envenenamento por cobra e aranha, e em outros distúrbios. Botulismo, tétano e difteria são abordados com as infecções. Toxinas marinhas geralmente são ingeridas, mas mergulhadores e outros trabalhadores em ambiente marinho podem ser vítimas de envenenamento. A toxina da ciguatera (ciguatoxina) acumula-se em peixes de recife no topo da cadeia alimentar, como a barracuda. Em alguns locais,

esse tipo intoxicação levou autoridades da área de saúde pública a proibir o consumo de barracuda. Ciguatoxina é um potente bloqueador do canal do cálcio. O distúrbio começa com doença gastrintestinal aguda, seguida por síndrome neurológica basicamente sensorial com parestesias e sensações estranhas, como inversões da sensibilidade térmica. Há possibilidade de exacerbação dos sintomas crônicos da ciguatera após exposição a alimentos contendo álcool ou serotonina. Em geral, a exposição à tetrodotoxina é causada pela ingestão deliberada do peixe fugu, tido como iguaria em algumas partes da Ásia. Os sintomas começam com parestesia, mas podem avançar para paralisia neuromuscular, inclusive respiratória. A intoxicação por crustáceos neurotóxicos é provocada por brevetoxinas, como a saxitoxina, e tem manifestações semelhantes à tetrodotoxina.

Algumas serpentes venenosas, como corais, najas e víboras, injetam uma toxina causadora de distúrbios da TNM, o que pode acarretar paralisia e morte. Aranhas e escorpiões também produzem neurotoxinas. Alguns tipos de carrapato podem causar a síndrome de paralisia do carrapato, com fraqueza progressiva semelhante à SGB. O grão-de-bico é resistente a secas e pode ser o único alimento durante períodos de escassez. Ele contém uma toxina que, se ingerida em excesso, provoca neurolatirismo, degeneração progressiva dos tratos piramidais que leva à paraparesia espástica irreversível. A doença está atualmente restrita à Índia, Bangladesh e Etiópia. O konzo é semelhante, mas está relacionado com a ingestão de mandioca. Manifestações clínicas de neurolatirismo e konzo são semelhantes à mielopatia/paraparesia espástica tropical do HTLV-1. Um terceiro distúrbio neurotóxico alimentar é a neuropatia atáxica tropical, por causa da exposição ao cianeto.

Distúrbios metabólicos

Distúrbios neurológicos metabólicos incluem uma grande variedade de afecções, tanto adquiridas quanto hereditárias. Desequilíbrios nos elementos metabólicos essenciais, entre eles gases, eletrólitos, vitaminas e hormônios, podem ter consequências sistêmicas e neurológicas drásticas. Complicações neurológicas podem surgir em razão de transtornos metabólicos acompanhados de muitos distúrbios sistêmicos, como o diabetes melito. Além de oxigênio e glicose, o encéfalo depende de várias substâncias atuantes, como enzimas e cofatores, em suas reações metabólicas. Mesmo a deficiência de quantidades mínimas de algumas delas pode ter efeito neurológico devastador. No caso de eletrólitos e hormônios, os efeitos prejudiciais podem ser observados tanto no excesso quanto na deficiência.

Esses distúrbios metabólicos tendem a apresentar manifestações clínicas bastante características e típicas, dependendo do elemento. Pacientes com deficiência de vitamina B_{12} podem desenvolver várias síndromes neurológicas, entre elas doença da medula espinal (degeneração combinada subaguda), neuropatias periférica e óptica, e demência.

Anomalias hematológicas raramente estão presentes, mesmo na deficiência neurológica grave de B_{12}, e o nível sérico de B_{12} pode ser normal. Outras síndromes de deficiência vitamínica neurologicamente importantes são de tiamina (síndromes de Wernicke e Wernicke-Korsakoff), niacina ("demência" e distúrbios neuropsiquiátricos), piridoxina (neuropatia periférica em adultos, convulsões em lactentes), vitamina D (miopatia osteomalácica) e vitamina E (degeneração espinocerebelar, mielopatia e neuropatia). Deficiência de cobre causa mielopatia semelhante à provocada por aquela de vitamina B_{12}, e ambas podem coexistir.

Com frequência, os pacientes com doenças endócrinas têm complicações neurológicas. A hipoglicemia é uma das encefalopatias metabólicas que podem causar déficits focais, como hemiparesia ou afasia, que se resolvem com a infusão de glicose. Manifestações neurológicas se correlacionam mal com as concentrações de glicose. A ocorrência de convulsões é provável, sobretudo após alterações repentinas do nível de glicose. O estado de hiperglicemia hiperosmolar (EHH) pode ocasionar convulsões, muitas vezes focais, e outros sinais focais, como hemiparesia. Tanto a EHH quanto a cetoacidose diabética (DAC) podem produzir obnubilação e coma progressivos. Estupor e coma são mais comuns e ocorrem mais cedo no EHH do que na DAC.

Alguns pacientes com EHH apresentam hemicoreia-hemibalismo. O hipotireoidismo pode aparecer como ataxia cerebelar progressiva, demência, miopatia ou neuropatia periférica; e o hipertireoidismo como AEM, coma, miopatia, oftalmopatia ou distúrbio do movimento. O hiperparatireoidismo pode causar uma doença neuromuscular que simula miopatia. O hiper e o hipoadrenalismo podem ter manifestações neurológicas proeminentes.

Os distúrbios metabólicos que ocorrem com a insuficiência de órgãos podem ser acompanhados por anormalidades neurológicas acentuadas. Um dos tipos mais comuns de encefalopatia metabólica é a hipóxico-isquêmica decorrente de parada cardiorrespiratória. O estado neurológico basal do paciente e a duração e gravidade do ataque hipóxico determinam a magnitude da lesão neurológica, com déficits variando de perda sutil de memória ao coma. Em sobreviventes, os achados comuns são amnésia anterógrada e retrógrada, confusão, cegueira cortical, mioclonia, convulsões e fraqueza no braço bilateral por causa de infartos de áreas limítrofes (síndrome do homem no barril). Em pacientes comatosos, reflexos pupilares à luz preservados e movimentos oculares conjugados ou orientadores em exame inicial sugerem um prognóstico melhor.

A encefalopatia hepática aguda ocorre em pacientes com insuficiência hepática aguda; e a crônica, naqueles com doença hepática crônica e desvio portossistêmico de sangue. A do tipo aguda causa edema cerebral em 80% dos pacientes. Encefalopatia hepática (portossistêmica) causada por insuficiência hepática pode dar origem a uma gama de alterações e sintomas neurológicos, incluindo AEM, tremores, asterixe, rigidez e coma. O diagnóstico de encefalopatia hepática é basicamente clínico; as concentrações elevadas de amônia são comuns, mas o seu nível normal não exclui o diagnóstico. A uremia pode ocasionar AEM, alucinações, fala incoerente, convulsões, tremor, mioclonia, asterixe e outros movimentos anormais. Há relatos de SEPR decorrente de encefalopatia urêmica. A encefalopatia pode se desenvolver após o início da diálise em razão da síndrome do desequilíbrio da diálise. Uma encefalopatia metabólica grave também pode progredir com infecção sistêmica, sepsia, queimaduras e falência múltipla de órgãos. Complicações neurológicas são comuns após transplante de órgãos.

Existem muitas doenças neurológicas nas quais alterações patológicas e manifestações clínicas são consequência de erro congênito do metabolismo. Essas doenças, em geral, surgem em lactentes ou crianças. Alguns distúrbios que podem aparecer na vida adulta são leucodistrofia metacromática; adrenoleucodistrofia; e doenças de Kufs, Wilson, Leigh, Gaucher e Niemann-Pick. Doenças de depósito, com acúmulo intracelular de material anormal, incluem lipidoses (p. ex., gangliosidose, doenças de Gaucher e Niemann-Pick e mucopolissacaridose), leucodistrofias (leucodistrofia metacromática, doença de Krabbe, síndrome de Pelizaeus-Merzbacher e outras variantes) e lipofuscinose ceroide neuronal. O material anormal é armazenado em lisossomos, e esses distúrbios também são denominados doenças lisossômicas. As glicogenoses produzem acúmulo anormal de glicogênio; há inúmeros subtipos.

A doença de Wilson é um distúrbio autossômico recessivo do metabolismo do cobre que causa acúmulo de cobre no encéfalo, fígado, córnea e outros órgãos (ver Capítulo 30). Suas manifestações neurológicas são muitas, e os pacientes podem ter variados tipos de sintomas. Os anéis de Kayser-Fleischer aparecem em 98% dos pacientes com envolvimento neurológico. Naqueles com comprometimento hepático, as manifestações neurológicas podem ser confundidas com encefalopatia hepática. Os sinais comuns de envolvimento do SNC incluem disartria, distúrbios da marcha, ataxia, distonia, tremor e parkinsonismo.

As porfirias são um grupo de distúrbios decorrentes de defeitos enzimáticos que acometem as vias do heme, com produção e excreção excessivas de porfirinas. Do ponto de vista neurológico, a mais importante é a porfiria aguda intermitente, que causa crises recorrentes de dor abdominal, hipertensão, polineuropatia, alterações mentais, convulsões e excreção de urina vermelho-escura. É um distúrbio autossômico dominante com baixa penetrância que resulta em deficiência parcial de porfobilinogênio desaminase; os sintomas evoluem por causa de uma variedade de fatores de exacerbação. Quando se desenvolve fraqueza, o padrão é incomum. É normal iniciar na parte proximal dos membros superiores e progredir distalmente para os membros inferiores. A neuropatia porfírica pode mimetizar a SGB, e a ausência de dor abdominal não exclui a possibilidade.

Existem muitos outros erros metabólicos inatos que envolvem aminoácidos e outros ácidos orgânicos. É crescente o reconhecimento de que eles podem se manifestar na idade adulta. Os exemplos incluem leucodistrofia metacromática, adrenoleucodistrofia ligada ao X, deficiência de maltase ácida e outros distúrbios de armazenamento de glicogênio, deficiência de ornitina transcarbamilase, homocistinúria e mitocondriopatias. Mesmo a síndrome de Lesch-Nyhan pode se manifestar em adultos como atetose, sem deterioração cognitiva ou anomalias comportamentais. Um colega da área médica (por meio do programa What Works Clearinghouse do Institute of Education Sciences) verificou xantomatose cerebrotendinosa mascarada de insuficiência vertebrobasilar em um adulto.

Distúrbios desmielinizantes

Doenças desmielinizantes afetam a mielina do SNC. A maioria delas é mediada pelo sistema imune; a EM é o exemplo mais comum. Em casos mais raros, a mielina está envolvida em processos infecciosos (p. ex., LMP) ou não se desenvolve normalmente (p. ex., leucodistrofia).

As manifestações de EM são muitas; entre as mais comuns estão neurite óptica, mielite transversa, ataxia cerebelar, síndromes do tronco encefálico, distúrbios sensoriais e oftalmoplegia internuclear. Em geral, a doença surge entre 20 e 40 anos de idade, com crises recorrentes seguidas por recuperação, na forma recidivante e remitente. A EM começa como doença recidivante remitente em mais de 80% dos pacientes. Alguns deles com doença recidivante remitente prolongada desenvolvem doença com agravamento inexorável sem oscilações (EM progressiva crônica); e cerca de 10% começaram com doença não flutuante, de progressão gradual progressiva (EM primária progressiva). Classicamente, a EM produz lesões da substância branca com preservação relativa de axônios.

Uma síndrome clinicamente isolada (SCI) é um ataque único, provavelmente por causa da desmielinização do SNC, em que um diagnóstico formal de EM não pode ser feito porque não há disseminação das lesões no espaço-tempo. Em última análise, a maioria dos pacientes com SCI desenvolve EM. O diagnóstico de EM requer disseminação da doença no tempo e no espaço. A Tabela 53.12 resume os distúrbios a serem considerados no diagnóstico diferencial da doença desmielinizante. Sinais de alerta incluem artrite, erupção cutânea, sintomas pulmonares ou gastrintestinais, perda auditiva, neuropatia periférica ou tempo de início atípico, na primeira infância ou acima dos 50 anos.

A NMO (doença de Devic) é um distúrbio inflamatório que causa necrose e desmielinização e produz crises de neurite óptica e mielite transversa extensa no sentido longitudinal que podem ser simultâneas, mas não necessariamente. Antigamente, pensava-se que a NMO representava um subtipo de EM, mas agora é reconhecida como um distúrbio distinto associado na maioria dos casos a autoanticorpos antiaquaporina 4 em astrócitos. NMO é muito menos comum do que EM e se apresenta clinicamente como crise aguda de neurite óptica e/ou mielite transversa.

Tabela 53.12	Alguns distúrbios a considerar no diagnóstico diferencial de doença desmielinizante.
Esclerose múltipla	
Neuromielite óptica	
Encefalomielite disseminada aguda	
Mielites transversa idiopática e óptica idiopática	
Vasculite do SNC, síndrome de Susac e linfoma correto do SNC	
Espondilose cervical	
Mielopatia por HTLV-1	
LMP, doença de Lyme, sífilis terciária e doença de Whipple	
CADASIL	
Doenças do tecido conectivo, especialmente LES e síndrome de Sjögren	
Doenças de Behçet e de Wilson	
Sarcoidose	
Deficiência de vitamina B_{12}, vitamina E ou cobre	
Leucodistrofias	
Distúrbios degenerativos	

CADASIL, arteriopatia cerebral autossômica dominante com infartos subcorticais e leucoencefalopatia; HTLV-1, vírus linfotrópico de células T humanas do tipo 1; LES, lúpus eritematoso sistêmico; LMP, leucoencefalopatia multifocal progressiva; SNC, sistema nervoso central.
Reimpressa de Campbell WW, Pridgeon RP. *Practical Primer of Clinical Neurology*. Philadelphia: Lippincott Williams & Wilkins, 2002, com permissão.

A mielite transversa é causada por inflamação e desmielinização da medula espinal e sua apresentação é com início abrupto ou subagudo de perda motora e sensorial abaixo de um nível medular específico, geralmente com perda de controle intestinal e vesical. Muitos casos são idiopáticos, e alguns, a manifestação inicial da EM. Outras causas devem ser excluídas, particularmente mielopatia compressiva e infecção tratável. A doença de extensão longitudinal aumenta a possibilidade de NMO.

Assim como na mielite transversa, uma crise de neurite óptica pode ser idiopática ou a primeira manifestação de EM ou NMO. Outras etiologias possíveis incluem sarcoidose e doença vascular do colágeno. A neurite óptica ocorre em algum momento durante o curso da EM em 70% dos pacientes e é a manifestação característica em 25%. A neurite óptica é abordada mais detalhadamente no Capítulo 13.

A ADEM costuma suceder uma infecção viral ou vacinação. Ocorre principalmente em crianças, mas pode ser encontrada em adultos. As crises disimunes pós-infecciosas/pós-vacinais semelhantes podem acometer o nervo óptico (neurite óptica) e a medula espinal (mielite transversa), mas as lesões são mais disseminadas na ADEM; e, em geral, os pacientes têm déficits multifocais, normalmente com alteração da consciência e, às vezes, com convulsões.

Distúrbios congênitos e do desenvolvimento

Pode ser que o SN não se desenvolva normalmente durante a vida intrauterina ou sofra lesão e danos ao nascimento. Um dos distúrbios do desenvolvimento mais comuns que surgem na vida adulta é a malformação de Chiari tipo I, defeito congênito que afeta o tronco encefálico e as tonsilas do cerebelo (ver Capítulo 21). Outros exemplos são estenose do aqueduto, disrafismo espinal oculto, porencefalia, cisto aracnoide, síndrome de Klippel-Feil, platibasia e impressão basilar.

Anormalidades da maturação encefálica durante a vida embrionária e fetal podem causar microcefalia; macrocefalia; displasia e disgenesia cerebrais; ausência congênita de estruturas (p. ex., corpo caloso); lissencefalia e outras anomalias dos giros e convoluções; heterotopias; encefalocele; cistos porencefálicos; hidranencefalia; hidrocefalia congênita; e muitos outros distúrbios. A deficiência intelectual (DI), ou retardo mental, refere-se à função intelectual subnormal originada durante o período de desenvolvimento. Ocorre em 2 a 3% da população; as formas leves são muito mais comuns do que as graves, e as causas possíveis são numerosas. Aproximadamente, 75% dos casos ocorrem por causa de síndromes genéticas, asfixia perinatal, disgenesia cerebral, privação psicossocial grave ou exposição a toxinas. Síndromes de Down e do X frágil são os distúrbios cromossômicos mais comuns que levam à DI.

Distúrbios genéticos

Muitas síndromes neurológicas de patogênese antes incompreensível provaram ser genéticas. Os avanços recentes esclareceram os mecanismos de herança e os cromossomos implicados em muitas delas. Em algumas, pesquisadores identificaram o gene anormal e o defeito proteico ou enzimático. Alguns distúrbios genéticos bem reconhecidos são doença de Huntington (ver Capítulo 30), ataxias hereditárias (ver Capítulo 43), distrofias musculares, AME e síndromes neurocutâneas etc. Em outras condições, o genótipo provavelmente influencia as manifestações clínicas de um distúrbio de maneiras que estão apenas sendo compreendidas agora. Um estudo de 2015 constatou que um distúrbio neurológico monogênico afetou 1:1.100 indivíduos no norte da Inglaterra, observando apenas doenças musculares, neuropatias e ataxias hereditárias; distúrbios do movimento; neuropatia óptica e paraparesia espástica hereditárias; e doença mitocondrial.

Partes do SN compartilham a mesma origem embriológica ectodérmica com a pele. Assim, alguns distúrbios provocam anormalidades na pele e no sistema nervoso: síndromes neurocutâneas ou facomatoses. A maioria desses distúrbios é hereditária, mas não todos. O reconhecimento das lesões cutâneas possibilita a previsão da neuropatologia e, por sua vez, o prognóstico e o padrão de herança. O termo *faco* (do grego, nevo materno) refere-se às lesões cutâneas (ou oculares) que são os primeiros sinais da existência de uma síndrome neurocutânea. As manifestações neurológicas típicas associadas são convulsões e DI, mas também pode haver outras anomalias.

A síndrome neurocutânea mais comum é a neurofibromatose tipo I (NF1, doença de von Recklinghausen), um distúrbio autossômico dominante caracterizado por múltiplos neurofibromas que acometem nervos em todo o corpo. As manchas café com leite também são características. Critérios

diagnósticos para NF1 estão resumidos na Tabela 53.13. A ordem típica de aparecimento das manifestações clínicas são manchas café com leite, sardas axilares e/ou inguinais, nódulos de Lisch (ver Figura 13.13) e neurofibromas. Embora o NF1 seja autossômico dominante, aproximadamente metade dos casos se deve a mutações *de novo*. A penetração em indivíduos afetados é completa, mas a expressão é altamente variável. A esclerose tuberosa (complexo de esclerose tuberosa, doença de Bourneville) é um distúrbio autossômico dominante que causa convulsões, DI e várias lesões cutâneas características. Cerca de 80% dos casos são em decorrência de mutações *de novo*, e a expressão é altamente variável. Pacientes podem desenvolver uma variedade de tumores benignos em múltiplos órgãos, entre eles, cérebro, coração, rim e fígado. A doença de von Hippel-Lindau é caracterizada pela associação de hemangioblastomas envolvendo a retina e várias partes do SNC, sobretudo o cerebelo. Eles também apresentam o risco de desenvolver outros tumores, incluindo carcinoma de células renais e feocromocitoma. A doença de Sturge-Weber (angiomatose encefalotrigeminal) descreve a associação entre nevo vascular da face (mancha vinho do Porto) e malformação vascular do córtex cerebral ipsilateral. Ao contrário da maioria das outras síndromes neurocutâneas, essa doença é esporádica por causa das mutações do mosaico somático no gene *GNAQ*. As características neurológicas comuns incluem DI, convulsões, defeitos do campo visual e outros déficits neurológicos focais.

Doenças degenerativas

Doenças degenerativas não têm etiologia clara conhecida. Caracterizam-se por degeneração de populações de neurônios que guardam relação funcional; o quadro clínico depende dos neurônios afetados. Com o avanço do conhecimento, alguns distúrbios são retirados dessa categoria conforme a sua etiologia é esclarecida. Os distúrbios clínicos mais comuns incluídos na classe dos neurodegenerativos são doença de Alzheimer (DA) esporádica e outras demências, DP e síndromes relacionadas, e ELA. Alguns dos outros distúrbios frequentemente classificados como neurodegenerativos incluem degeneração corticobasal (DCB), demência com corpos de Lewy (DCL), atrofia de múltiplos sistemas (AMS) e paralisia supranuclear progressiva (PSP).

Tabela 53.13	**Critérios de diagnóstico para neurofibromatose tipo 1.**

- Seis ou mais manchas café com leite de 1,5 cm, ou maior, em indivíduos pós-púberes; 0,5 cm, ou maior, em pré-púberes
- Dois ou mais neurofibromas de qualquer tipo ou um ou mais neurofibromas plexiformes
- Sardas na axila ou virilha
- Glioma óptico
- Dois ou mais nódulos de Lisch
- Lesão óssea distinta, por exemplo, displasia do osso esfenoidal
- Um parente de primeiro grau com NF1.

Demência é a perda da capacidade mental e pode ocorrer como distúrbio degenerativo primário ou complicação secundária de alguma outra doença, por exemplo, hipotireoidismo ou infecção do SNC. O propósito da sua avaliação é a exclusão de uma causa tratável (Tabela 53.14). É importante ter certeza de que o paciente não está tomando medicamentos que interferem na memória, como betabloqueadores, benzodiazepínicos ou anticolinérgicos. Quatro distúrbios são responsáveis pela grande maioria dos casos de demência: três doenças neurodegenerativas, DA, DCL e demência frontotemporal (DFT); e a quarta, demência vascular (multi-infarto) (ver Capítulo 8). A incidência e a prevalência dependem notadamente da idade. Na população de 75 a 85 anos, a prevalência pode se aproximar de 30 a 50%. A DA, tanto isolada quanto associada a algum outro processo, é responsável por cerca de 60 a 80% dos casos de demência. Etiologias menos comuns incluem DP com demência, demência relacionada com o álcool, encefalopatia traumática crônica e DCJ. O comportamento inicial da DA é dominado pela dificuldade da memória anterógrada, embora os pacientes com demência geralmente não apresentem queixa de perda de memória. Mais frequentemente, o cônjuge ou outros membros da família chamam a atenção para o problema. Perda de memória relatada pelo informante é uma previsão melhor da probabilidade de comprometimento cognitivo do que a informada pelo paciente. Os deprimidos são mais propensos a reclamar de perda de memória do que os pacientes com demência. O uso de biomarcadores no LCR, tomografia por emissão de pósitrons (PET) e RM mostrou DA em indivíduos com atividade cognitiva normal, sugerindo um longo processo de incubação e uma gama de manifestações, desde as pré-clínicas, passando pelo comprometimento cognitivo leve (CCL), até a demência estabelecida. Essas investigações mostraram que a DA tem uma fase pré-clínica estendida que se caracteriza por alterações sequenciais em exames de imagens e biomarcadores no LCR e declínio sutil da memória começando mais de uma década antes do início da perda de memória sintomática, o que prenuncia o início do estágio de CCL. O alelo E4 da apolipoproteína E é um fator de risco prevalente e potente para DA.

A síndrome de CCL causa sintomas semelhantes, mas não satisfaz os critérios para demência nem interfere nas atividades diárias; está na zona incerta entre a demência e as mudanças cognitivas do envelhecimento normal. Existem dois subtipos: amnésico, no qual a manifestação primária é o comprometimento da memória; e não amnésico, no qual o comprometimento é relativamente isolado em um único domínio de não memória, como função executiva, linguagem ou habilidades visuoespaciais, ou comprometimento de vários domínios com relativa preservação de memória. Pacientes com CCL correm o risco de desenvolver demência, principalmente DA, na razão de 10 a 15% por ano. A prevalência aumenta com a idade: 6,7% aos 60 a 64 anos para 25,2% aos 80 a 84 anos. A evolução da doença causa deterioração cognitiva progressiva e alterações comportamentais. Quando plenamente desenvolvida, os déficits de várias habilidades cognitivas, como linguagem, práxis e visuoespacial, afetam as atividades diárias. Ao contrário do que ocorre na DFT, as principais alterações de personalidade só acontecem em fase avançada da doença.

Doenças degenerativas não DA podem ser divididas naquelas com uma anomalia de TDP-43 ou proteína tau (taupatias), como PSP, DCB e DFT; e aquelas com anomalias de sinucleína, como DP, AMS e DCL. As taupatias compartilham uma característica patológica comum, isto é, o acúmulo de filamentos intracelulares anormais da proteína tau. Nas taupatias primárias, há uma dissociação entre tau (uma proteína associada a microtúbulos) e microtúbulos como resultado da hiperfosforilação de tau. Evidências recentes sugerem que a tau agregada pode exibir propriedades semelhantes às dos príons. As características clínicas podem ser sobrepostas, e o diagnóstico definitivo frequentemente é desafiador. As síndromes de DFT são caracterizadas em termos patológicos por atrofia em "lâmina de faca" circunscrita e grave que acomete principalmente os polos frontal e temporal. Elas podem se apresentar como síndromes de demência com manifestação comportamental (ver Capítulo 8) ou com afasia (ver Capítulo 9) e também ter sintomas de parkinsonismo e de neurônios motores tanto no início quanto à medida que a doença progride. Pacientes com a variante comportamental da DFT são considerados com DA precoce ou transtorno psiquiátrico de início tardio. Desinibição, euforia e déficit de julgamento podem mimetizar mania, e distúrbio alimentar e apatia, a depressão.

Como a tau, as proteínas α-sinucleína podem sofrer enovelamento e agregação patológicos e, possivelmente, apresentar disseminação semelhante ao príon. Os corpos de Lewy são compostos por agregados de α-sinucleína e outras proteínas. A patologia da α-sinucleína é tradicionalmente associada a DP, AMS e DCL, e a da tau é associada a DA, PSP, DCB e DFT. No entanto, há sobreposição e coocorrência significativas de patologias da α-sinucleína e da tau em um espectro de doenças neurodegenerativas, e ambas podem interagir de modo a promover enovelamento e agregação incorretos uma da outra, sugerindo relações importantes entre essas duas

Tabela 53.14	Algumas causas tratáveis de demência.
Depressão ("pseudodemência depressiva")	
Hipotireoidismo	
Deficiência de vitamina B_{12}	
Hidrocefalia de pressão normal	
Vasculite cerebral	
Doença vascular cerebral	
Neurossífilis	
Infecção pelo HIV	
Lesão expansiva cerebral (p. ex., hematoma subdural e meningioma olfatório)	
Meningite crônica (p. ex., tuberculose e criptococose)	
Intoxicação por fármacos	

Reimpressa de Campbell WW, Pridgeon RP. *Practical Primer of Clinical Neurology.* Philadelphia: Lippincott Williams & Wilkins, 2002, com permissão.

proteínas, uma "conspiração molecular". Atualmente, existem evidências *in vitro* e *in vivo* de que a α-sinucleína se comporta como um príon em pacientes com AMS.

Alguns pacientes com depressão têm queixas proeminentes de dificuldade de memória (pseudodemência). A demência por infartos múltiplos, ou demência vascular, é consequência de vários infartos cerebrais. A hidrocefalia de pressão normal é um tipo espontâneo de hidrocefalia comunicante caracterizada por tríade clínica de demência, dificuldades da marcha e incontinência urinária. A demência pelo HIV é mais provável em pacientes jovens e se manifesta com perda de memória, que avança durante meses; pode ser a apresentação inicial da AIDS. A ELA é causada por degeneração de neurônios motores na medula espinal, no tronco encefálico e no córtex cerebral, promovendo fraqueza progressiva, atrofia, espasticidade, hiper-reflexia, disfagia, disartria e fasciculações (ver Capítulos 22 e 29). A combinação de anormalidades de neurônios motores superiores e inferiores, sobretudo no mesmo membro, é característica. A falha no reconhecimento precoce de ELA é comum, pois essa doença pode simular radiculopatia, mielopatia, mononeuropatia ou artropatia. Um estudo descobriu que 13% de uma série de pacientes haviam sido submetidos a um procedimento cirúrgico para alívio de sintomas que, em análise retrospectiva, eram causados por ELA.

Distúrbios causados por agentes físicos

A radioterapia (RT), embora efetiva no tratamento de muitas neoplasias, pode acarretar complicações neurológicas graves. Durante RT, e até 1 mês depois, é possível ocorrer encefalopatia sensível a esteroide com elevação da PIC, ocasionando AEM, comprometimento da memória, cefaleia e edema cerebral, com realce por contraste na RM. Essa síndrome é mediada por ruptura da barreira hematencefálica. Pode surgir uma encefalopatia semelhante 1 a 4 meses após RT relacionada com lesão da oligodendróglia e edema vasogênico.

A maioria das complicações da RT surge meses a anos após o tratamento. O risco é relacionado com a dose total e o tamanho das fracionadas. A probabilidade de complicações com dose total inferior a 5.500 Gy é de 5%; o risco aumenta com a quimioterapia concomitante. No encéfalo, pode haver atrofia cerebral, necrose por radiação focal, desmielinização e vasculopatia, o que causa comprometimento cognitivo, alteração da personalidade e distúrbios da marcha. A distinção entre radionecrose e tumor recorrente ainda é um desafio; a demonstração de hipometabolismo por PET é mais compatível com radionecrose.

A mielopatia transitória por radiação relacionada com desmielinização pode surgir nos primeiros 6 meses após RT e geralmente é autolimitada. A mielopatia progressiva por radiação, crônica e mais grave desenvolve-se por mais de 1 ano, com frequência vários anos, depois da RT e é mediada por vasculopatia. A radiação pode afetar o plexo braquial ou lombossacro e, muitas vezes, é difícil distinguir

esse distúrbio de um tumor recorrente. A mioquimia na eletromiografia (EMG) e o hipometabolismo na PET sugerem plexopatia por radiação. Os mecanismos prováveis são lesão dos pequenos vasos e fibrose pulmonar. Os nervos periféricos e as raízes são relativamente resistentes à RT. No pescoço, a radiação pode provocar aterosclerose carotídea acelerada.

Relâmpagos ou choques emitidos de equipamento elétrico causam lesão no SN por eletricidade. Há efeitos imediatos e tardios, os quais podem ser transitórios, permanentes ou progressivos. Raios podem ocasionar uma síndrome de paraplegia transitória imediata, característica, quase patognomônica, com função preservada dos esfíncteres, acompanhada de vasoconstrição com resfriamento do membro, lividez e cianose que se resolve em horas ou dias (paralisia de Charcot). A sequela progressiva tardia (às vezes, anos depois) de lesão elétrica compromete com maior frequência neurônios motores, núcleos da base ou medula espinal. Há relatos de síndrome semelhante à ELA.

Outras lesões físicas do SN podem ser consequência de lesões por pressão térmica ou atmosférica ou exposição à altitude (ver adiante).

Neurologia ambiental

Esses distúrbios abrangem uma grande variedade de afecções, variando de lesão por movimento repetitivo que causa síndrome do túnel do carpo (ver Capítulo 46) a dores nas costas e pescoço (ver Capítulo 47), até a exposição a uma toxina no local de trabalho ou na natureza (ver anteriormente). Lesões por calor são resultado da exposição a altas temperaturas ambientais, associada ou não a esforço. Uma série de lesões pode ocorrer. Manifestações leves relacionadas com o calor são fadiga, síncope e cãibras musculares. A lesão grave por calor inclui exaustão provocada pelo calor e intermação. Os sintomas de exaustão pelo calor são fadiga, cefaleia e tontura. Na intermação, o indivíduo perde a capacidade termorreguladora, para de suar e apresenta AEM que avança para o coma, e a temperatura central atinge 40°C ou mais. Quando a temperatura corporal excede 41°C, as manifestações neurológicas, como convulsões e comprometimento da consciência, podem se tornar características proeminentes da insolação. Há probabilidade aproximada de 20% dos pacientes apresentarem déficits neurológicos persistentes. Há outras manifestações de comprometimento dos órgãos, como hepatopatia, lesão renal e rabdomiólise. A intermação clássica ocorre em crianças e idosos, normalmente durante ondas de calor. A intermação associada ao exercício acontece em jovens, sem outras doenças, que tenham praticado exercícios físicos extenuantes em condições de calor e umidade elevados; rabdomiólise e acidose láctica são complicações comuns.

A hipotermia é definida como temperatura corporal abaixo de 35°C e o seu tipo grave, abaixo de 28°C. Pode ser primária, ou seja, causada por exposição ao frio, ou secundária a uma doença que compromete a termorregulação. A maioria dos seus casos é acidental; a hipotermia terapêutica é usada como intervenção médica em distúrbios como TCE, após procedimentos neurocirúrgicos e parada cardíaca. O tipo leve ocasiona confusão, incoordenação e lentidão dos reflexos; a grave causa rigidez, arreflexia e comprometimento da consciência que evolui para coma. Em temperaturas abaixo de 20°C, a hipotermia pode simular morte clínica e eletrofisiologicamente. A temperatura mínima conhecida de hipotermia acidental à qual um adulto sobreviveu foi 9°C. Além da exposição ambiental, várias condições médicas podem resultar em hipotermia, inclusive hipotireoidismo, insuficiência adrenal, sepse, desnutrição, hipoglicemia e uso abusivo de álcool. Lesões periféricas pelo frio são causadas por frio isolado (geladura) ou condições de frio e umidade (pé de trincheira); pode haver lesão permanente de nervo periférico.

Tanto pressão ambiente alta quanto baixa podem provocar sintomas clínicos, mas apenas a diminuição da pressão tende a causar lesão neurológica, principalmente porque possibilita a liberação de gases da solução. Há uma interação entre os efeitos das alterações de pressão e os gases, principalmente oxigênio, nitrogênio e dióxido de carbono. Com frequência, os efeitos da baixa pressão são combinados com hipoxia, como na doença da altitude; já os da elevada costumam ser modificados pelos efeitos da toxicidade do nitrogênio ou do oxigênio (narcose por nitrogênio).

A doença da descompressão (DD, o mal dos mergulhadores) é mais frequente após subida do mergulho, por vezes ao voar ou dirigir em terreno montanhoso depois do mergulho, e raramente da descompressão súbita em altitude elevada em uma aeronave. A DD tipo I causa dor nos membros e articulações. A tipo II ocasiona disfunção do SNC, incluindo comprometimento da consciência, fraqueza, cefaleia e distúrbio da marcha. A DD grave pode levar a coma ou morte; ocorrem cerca de 100 mortes por ano em razão dessa doença nos EUA. A descompressão súbita, como na emersão muito rápida, pode provocar barotrauma pulmonar e embolia aérea com consequente síndrome neurológica focal, como acontece em qualquer tipo de oclusão vascular. A DD também pode causar mielopatia aguda.

Mal das montanhas agudo é a síndrome mais comum relacionada com altitude; ocorre em 50% dos indivíduos que sobem acima de 4.500 metros sem aclimatação. Os sintomas comuns são fadiga, cefaleia, tontura, náuseas e insônia. O edema cerebral de altitudes elevadas (ECAE), uma doença muito mais grave, acomete 1 a 2% das pessoas nessa altitude, em geral é associado ao edema pulmonar de altitude elevada. A PO_2 arterial a 5.500 metros é de aproximadamente 50 mmHg. Em geral, o ECAE começa com cefaleia intensa e, se não ocorrer a descida ou o tratamento imediato, os pacientes desenvolvem ataxia, comprometimento cognitivo, alucinações, papiledema, sinais focais, como paralisia de nervos cranianos ou hemiparesia, convulsões e comprometimento da consciência que evolui de sonolência para coma.

Exames de imagem podem mostrar edema cerebral, SEPR e alterações no esplênio do corpo caloso. Montanhistas aparentemente bem aclimatados podem desenvolver ECAE repentino e grave em altitudes acima de 6.000 metros (a altitude do Monte Everest é de 8.848 metros).

Mitocondriopatias

Os distúrbios mitocondriais são um grupo heterogêneo de afecções com manifestações diversas. As mitocondriopatias têm predileção por sistemas de órgãos que dependem fortemente do metabolismo aeróbio e o comprometimento do SN é comum. As características neuromusculares predominam, mas geralmente há envolvimento de vários sistemas. São exemplos a encefalomielopatia necrosante subaguda (doença de Leigh); epilepsia mioclônica com fibras vermelhas rotas (MERRF); encefalomielopatia mitocondrial, acidose láctica e episódios semelhantes a AVC (MELAS); encefalopatia neurogastrintestinal mitocondrial (ENGIM); neuropatia, ataxia e retinite pigmentosa (NARP); síndrome de Kearns-Sayre; neuropatia óptica hereditária de Leber; e muitos outros. Os distúrbios mitocondriais causados por mutações do DNA nuclear incluem deficiência de carnitina; deficiência de piruvato desidrogenase; ataxia de Friedreich; e outros. Síndrome de Leigh e MELAS são as duas doenças mitocondriais mais comuns. Síndromes de depleção do DNA mitocondrial são doenças nas quais uma diminuição no DNA mitocondrial afeta vários tecidos. Existem vários tipos importantes, incluindo miopático, encefalomiopático, hepatocerebral e neurogastrintestinal.

Canalopatias

São distúrbios causados por disfunção de canais iônicos; a maioria deles são neurológicos. Os muitos canais iônicos afetados ocasionam vários distúrbios clínicos com heterogeneidade considerável, mas uma característica que têm em comum é a disfunção paroxística. As canalopatias podem ser genéticas ou autoimunes adquiridas e afetar o SNP ou o SNC. As genéticas são paralisia periódica; miotonia congênita; paramiotonia; síndromes de miastenia congênita; HM; enxaqueca hemiplégica familiar; ataxia episódica familiar; e epilepsias generalizadas idiopáticas. Algumas epilepsias, previamente classificadas como idiopáticas, mostraram ser canalopatias. Convulsões neonatais familiares benignas e epilepsia generalizada com convulsões febris decorrem das canalopatias de K^+ e Na^+. As autoimunes adquiridas incluem MG; síndrome de Lambert-Eaton; neuromiotonia; e degeneração cerebelar paraneoplásica. Alguns dos efeitos tóxicos de produtos farmacêuticos são mediados por seus efeitos nos canais iônicos. A ativação dos cotransportadores de íons Na, K e Cl pode ter um papel no edema cerebral na isquemia, trauma e neurotoxicidade por amônia. Doenças não neurológicas dos canais iônicos incluem fibrose cística e síndrome do QT longo congênita.

Distúrbios paroxísticos

Alguns distúrbios ocorrem de forma episódica em pacientes que estão bem e sem anormalidades no exame neurológico entre as crises. Dois dos distúrbios paroxísticos mais comuns são enxaqueca e convulsões. Condições menos comuns que podem surgir como crises paroxísticas incluem ataxias episódicas, certos distúrbios do movimento, narcolepsia e paralisia periódica.

Distúrbios convulsivos

As convulsões são muito comuns; cerca de 10% da população irá sofrer ao menos uma crise ao longo de 80 anos de vida. As manifestações dependem de onde a descarga inicia no encéfalo e de como seu mecanismo é disseminado. Crises epilépticas podem ser divididas naquelas que se iniciam em uma parte específica de um hemisfério (focais, parciais ou relacionadas com a localização) e nas que começam simultaneamente em ambos os hemisférios (generalizadas). Crises parciais simples ou focais com preservação da percepção são eventos focais que não comprometem a consciência; a descarga convulsiva é limitada a uma área focal do córtex. Convulsões parciais complexas ou focais com comprometimento da percepção são aquelas que prejudicam a consciência.

Descargas epilépticas com início focal provocam sinais e sintomas focais. Caso a descarga permaneça focal, as manifestações clínicas também se mantêm focais e dependem da parte afetada do córtex. A crise que afeta o córtex motor causa convulsões motoras focais contralaterais, a descarga do lobo occipital acarreta fenômenos visuais e a descarga parietal provoca sintomas sensoriais. A propagação de uma descarga através do córtex pode produzir marcha jacksoniana da atividade convulsiva. Se a descarga se espalha para estruturas profundas da linha mediana, ela com frequência é projetada ou propagada por todo o encéfalo, resultando em perda de consciência (generalização secundária). Crises epilépticas que afetam todo o encéfalo, ou estruturas medianas profundas que causam a projeção difusa e bilateral imediata da descarga, são denominadas crises generalizadas primárias.

Pode ser difícil distinguir as crises focais com generalização secundária rápida das generalizadas primárias. A importância da distinção está nas diferentes causas prováveis das crises generalizadas primárias (idiopáticas, familiares e benignas) em relação às focais com generalização secundária (lesões cerebrais focais, por exemplo, tumor, abscesso ou tecido cicatricial por AVC ou traumatismo antigo). A percepção da atividade da crise focal que precede a generalização secundária é chamada de aura. A natureza da aura ajuda a localizar o ponto de origem da descarga epiléptica. Descargas epilépticas no unco do lobo temporal medial ou próximas dele geralmente produzem aura olfatória, chamada ataque uncinado. Cerca de 60% dos pacientes com epilepsia focal têm algum tipo de aura. A disfunção neurológica focal pós-ictal, como fraqueza (paralisia de Todd) ou perda sensorial com duração de minutos a horas, também pode ajudar a localizar o foco

da crise epiléptica. Conforme a crise focal evolui para a secundariamente generalizada, o braço contralateral pode ser estendido da mesma maneira como o braço ipsilateral é flexionado no cotovelo, formando um "sinal do número quatro", o que é útil para localizar o foco da crise.

A epilepsia é, por definição, caracterizada por crises convulsivas recorrentes. Pacientes que apresentam uma crise isolada podem ou não ter epilepsia. Existem muitas causas de crises além da epilepsia, incluindo anormalidades metabólicas, fármacos ou doenças clínicas. O diagnóstico diferencial dessas crises depende muito da idade (Tabela 53.15). As causas comuns de crises epilépticas sintomáticas agudas em adultos são AVC isquêmico ou hemorrágico agudo, principalmente hemorragia lobar; HSA; hematoma subdural; TCE; encefalopatia hipóxico-isquêmica; meningite ou encefalite; intoxicação por drogas, álcool e outros estados de abstinência; e distúrbios metabólicos, como hipoglicemia, hiperglicemia, estado hiperosmolar, hiponatremia e uremia.

Nas TCGs (grande mal e crises motoras maiores), há descarga bilateral que acarreta perda de consciência, movimentos sincrônicos bilaterais dos membros e, com frequência, incontinência urinária e/ou fecal e mordedura da língua. A fase de TCG raramente dura mais de 2 minutos. Quando os movimentos clônicos cessam, o paciente dorme por algum tempo e desperta gradualmente. Letargia pós-ictal e confusão são comuns. Além do trauma oral, as complicações incluem luxação do ombro, fraturas por compressão vertebral e pneumonia por aspiração. Pacientes com crises epilépticas graves, eventos particularmente frequentes de TCG, correm risco de morte súbita inexplicável em epilepsia (SUDEP).

A ausência generalizada (pequeno mal e crises motoras menores) é mais frequente em crianças entre 4 e 12 anos de idade e provoca episódios transitórios de olhar fixo, com ausência de resposta, muitas vezes confundidos com "sonhar acordado". Eventos de ausência com duração superior a 20 segundos podem ser associados a automatismos, como piscar e estalar os lábios. Muitas vezes, essas crises podem ser provocadas por hiperventilação. Crises mioclônicas são contrações musculares momentâneas, rápidas e recorrentes,

Tabela 53.15	Algumas causas prováveis de crises recorrentes em diferentes faixas etárias.
Neonatal e lactente	Traumatismo ou anoxia ao nascimento, malformações congênitas, distúrbios metabólicos e espasmos infantis
Infância	Convulsões febris, espasmos infantis, anoxia perinatal ou traumatismo no parto e idiopáticas
Adolescência	Idiopática e traumatismo
Jovem adulto	Idiopática, traumatismo, uso ou abstinência de substâncias psicoativas ou álcool e neoplasia
Meia-idade	Neoplasia, uso ou abstinência de álcool ou droga, doença vascular e traumatismo
Idoso	Doença vascular, neoplasia, traumatismo e doença degenerativa

Reimpressa de Campbell WW, Pridgeon RP. *Practical Primer of Clinical Neurology*. Philadelphia: Lippincott Williams & Wilkins, 2002, com permissão.

não acompanhadas por perda de consciência. As atônicas causam perda súbita de tônus muscular e podem acarretar quedas. As parciais complexas (do "lobo temporal", psicomotoras) são caracterizadas por perda de percepção do ambiente sem perda real de consciência, acompanhada por vários automatismos como estalar dos lábios, mastigar ou pegar e puxar lentamente as roupas com uma das mãos. O grau de comprometimento da consciência pode variar de mínimo a acentuado. Esses eventos geralmente duram menos de 3 minutos. Em geral, o foco da crise é o lobo temporal e, às vezes, o lobo frontal ou outro local. A epilepsia do lobo temporal é o tipo de crise mais comum em adultos, responsável por 40% dos casos de epilepsia e geralmente é causada por esclerose mesial temporal. Crises relacionadas com o álcool (abstinência) são muito comuns. A síndrome de abstinência resulta em uma tendência a ter crises generalizadas isoladas (raramente várias) nas primeiras 6 a 48 horas. As crises por abstinência de álcool são não focais, geralmente autolimitadas e associadas a eletroencefalograma interictal normal. O exame neurológico é normal, assim como os de imagem. Crises febris ocorrem em cerca de 3 a 5% das crianças com menos de 5 anos. A maioria acontece entre 6 meses e 4 anos de idade. Em geral, elas têm curta duração, são generalizadas e ocorrem com febre de elevação rápida, que alcança 39,5°C ou mais. Cerca de 30% das crianças apresentam mais de um episódio. Não há consequências a longo prazo para a maioria dos indivíduos afetados. Aqueles com crises febris prolongadas ou focais, ou história familiar de crises não febris, têm risco um pouco maior de desenvolver epilepsia mais tarde na vida.

Crises pós-traumáticas são muito comuns. A probabilidade de desenvolver crises convulsivas está diretamente relacionada com a gravidade da lesão. O risco após lesão penetrante é 600 vezes maior do que na população geral. Aproximadamente 20% dos pacientes com TCE grave desenvolvem epilepsia.

Crises não epilépticas psicogênicas (CNEP, crises pseudo-epilépticas, histéricas) são eventos psicogênicos que podem ser semelhantes à crise epiléptica. Alguns pacientes com CNEP também têm epilepsia. Dos pacientes avaliados em unidades de monitoramento de epilepsia com internação para convulsões não tratáveis, a taxa de comprovação de CNEP é de 25 a 40%. Os transtornos de conversão e os dissociativos são considerados a base da maioria dos casos de CNEP: transtornos factícios e simulação são raros. Algumas características que podem sugeri-la incluem duração do episódio superior a 2 minutos; fechamento do olho ictal; empurrão pélvico; atividade motora crescente e decrescente; movimentos assíncronos; vocalização durante o evento, sem incontinência nem estupor pós-ictal; e confusão. O fechamento forçado dos olhos, em particular, sugere CNEP. O diagnóstico definitivo requer vídeo-EEG. É mais comum em mulheres, sendo que cerca de 80% foram vítimas de abuso. Um dos subtipos de epilepsia do lobo frontal pré-motor é conhecido como crise hipermotora. Esses eventos podem

produzir movimentos extremos, violentos e assíncronos que costumam ser confundidos com CNEP e até mesmo são denominados pseudopseudocrises.

O estado de mal epiléptico (EME) refere-se a crises prolongadas ou que ocorrem sucessivamente sem o paciente recuperar a consciência entre elas. EME é uma emergência neurológica com taxa de mortalidade de 10 a 30% em adultos. Algumas das causas mais comuns em adultos incluem: lesão cerebral estrutural aguda (AVC, HSA, anoxia cerebral, meningite e encefalite); lesão encefálica estrutural remota (TCE prévio e neurocirurgia); abandono ou interrupção de medicamentos antiepilépticos em pacientes com epilepsia conhecida; síndromes de abstinência (álcool, barbitúricos e benzodiazepínicos); anormalidades metabólicas (hipoglicemia, hiperglicemia e estado hiperosmolar); e exposição a um dos muitos fármacos que reduzem o limiar das crises. Novo início de estado epiléptico refratário (NORSE) refere-se a uma associação nova caracterizada pelo início recente de crises generalizadas graves e EME refratário sem uma causa aguda evidente ou estrutural ativa, tóxica ou metabólica, a qual ocorre em paciente sem epilepsia ativa ou outro distúrbio neurológico preexistente conhecido, muitas vezes no contexto de uma doença prodrômica sugestiva de encefalite viral. Em até 40% desses pacientes é possível detectar encefalite autoimune ou paraneoplásica. A síndrome da epilepsia relacionada com a infecção febril (ERIF) é uma subcategoria de NORSE caracterizada por infecção febril prodrômica anterior ao início da EME refratária.

O EME não convulsivo (EMENC) tem muitas variantes, incluindo aquele de ausência e o parcial complexo. Pacientes em coma ou estado de confusão prolongado sem atividade convulsiva evidente são os mais relevantes aqui. Em alguns deles, as manifestações motoras são sutis, mas presentes, e a observação cuidadosa pode revelar espasmos de polegar, canto da boca ou língua. Relatos indicam que o monitoramento de EEG pode detectar EMENC em 8 a 20% dos pacientes em coma, mesmo sem atividade de crise clínica. Em um estudo, EMENC ou convulsões eletrográficas foram detectados em 21% de 170 indivíduos. Achados clínicos sutis, como espasmos dos músculos orais ou oculares e desvios oculares estavam presentes em 50% do grupo. Alguns pacientes com EME convulsivo continuam a ter atividade EEG ictal após o controle dos movimentos com o tratamento. Etiologias para EMENC seguida de EME convulsiva são semelhantes às causas de EME convulsiva. As causas comuns de EMENC em pacientes com doença crítica incluem: AVC; HSA; infecção do SNC; TCE; tumor intracraniano; anoxia; e encefalopatia metabólica tóxica. Vários medicamentos podem provocar EMENC, inclusive antibióticos betalactâmicos, fluoroquinolonas e cisplatina. Em alguns casos, ele ocorre como manifestação de SEPR induzida por fármacos por causa de ciclosporina, tacrolimo ou outros agentes.

A perda episódica de consciência ou queda ocorre por muitas razões, além de crises epilépticas, e a distinção entre essas outras causas (p. ex., síncopes vasovagal e miccional;

crises de Stokes-Adams e de queda súbita; e cataplexia) é prática clínica comum. As causas de síncope são muitas e variam de síncope vasovagal simples até arritmias cardíacas possivelmente fatais. Embora neurologistas atendam muitos pacientes com síncope, raramente a causa é de fato neurológica. O mais importante é excluir cardiopatias subjacentes graves. O risco de morte súbita em pacientes idosos com síncope cardiogênica é substancial.

Cefaleias

A maioria das cefaleias é benigna, mas em alguns casos ela irá se apresentar como a queixa inicial de pacientes com distúrbios graves ou até mesmo em risco de vida (p. ex., hemorragia, lesão expansiva e infecção do SNC). A Tabela 53.16 lista alguns indícios iniciais sugestivos de doença grave. A seguir estão algumas síndromes de cefaleia comumente observadas.

A enxaqueca é uma causa muito comum de cefaleia recorrente. Em geral, é dividida em duas grandes categorias: com aura (enxaqueca clássica) e sem aura (enxaqueca comum). Aproximadamente 75% dos pacientes têm enxaqueca sem aura; eles apresentam dor de cabeça unilateral ou holocefálica, geralmente pulsátil, associada a náuseas, vômitos, fotofobia e fonofobia. Na enxaqueca com aura, a cefaleia é precedida ou acompanhada por aura bem definida. Em geral, a aura inclui fenômenos visuais (escotomas cintilantes, espectros de fortificação, clarões e linhas onduladas), mas pode conter disfunção somatossensorial (hemidormência ou hemiformigamento), hemiparesia ou outras aberrações corticais focais, como afasia. Às vezes, os sintomas neurológicos são relativamente isolados, com cefaleia mínima ou sem cefaleia (enxaqueca acefálgica, enxaqueca sem cefaleia e equivalentes de enxaqueca). Quando a disfunção neurológica (com ou sem cefaleia) é muito intensa ou prolongada e passa a ser a parte mais proeminente do episódio de enxaqueca, o distúrbio é denominado enxaqueca acompanhada complicada. Os exemplos desse tipo de enxaqueca são: hemiplégica, oftalmoplégica e basilar. O estado de mal enxaquecoso diz respeito a uma crise de enxaqueca com duração acima de 72 horas, apesar do tratamento.

A teoria vascular tradicional da enxaqueca, a qual sustentava que a aura decorria de vasoconstrição e a cefaleia de vasodilatação não é mais considerada válida. Os conceitos atuais são que a fisiopatologia da enxaqueca envolve depressão alastrante cortical, ativação do sistema trigeminovascular, inflamação neurogênica e sensitização periférica e central. Estudos de angiografia por RM demonstraram que a dor da enxaqueca não é acompanhada pela dilatação arterial extracraniana.

Na cefaleia em salvas (uma das cefalalgias autônomas trigeminais), a dor é intensa, contínua, monótona, profunda e incessante (não pulsátil) e sua distribuição é periorbital ou retro-orbital. As salvas frequentemente são associadas a lacrimejamento, hiperemia ocular ou congestão nasal no mesmo lado da cefaleia. A síndrome de Horner pode ocorrer com crises de dor e, às vezes, persistir entre elas. As salvas geralmente são de curta duração (cerca de 30 a 60 minutos) e diárias (em alguns casos, ocorrem várias vezes ao dia) por período limitado (várias semanas ou meses). Em outra ocasião, o paciente pode ter um longo intervalo assintomático, com duração de meses ou anos. Em média, as salvas duram de 6 a 12 semanas, e as remissões, até 12 meses. Ao contrário de pacientes com enxaqueca, os quais preferem ficar imóveis e em silêncio, aqueles com salvas ficam inquietos e optam por se mover, andar de um lado para outro, sentar e balançar, e até fazer *jogging*.

Outras cefaleias trigeminais autônomas são hemicrania paroxística, cefaleia neuralgiforme unilateral de curta duração com hiperemia conjuntival e lacrimejamento (SUNCT), ataques de cefaleia neuralgiforme unilateral de curta duração com sintomas autônomos cranianos (SUNA) e hemicrania contínua. Elas têm características comuns, mas diferem na duração e frequência da crise e na resposta à terapia. Acredita-se que as cefaleias autônomas trigeminais envolvem atividade anormal sincronizada no hipotálamo, no sistema trigeminovascular e no SN autônomo. Parece haver ativação do reflexo trigêmeo-autônomo, uma via reflexa que consiste na conexão do tronco encefálico entre o nervo trigêmeo e a divisão parassimpática do nervo facial.

Cefaleia tensional (CT, do tipo tensão, contração muscular) é o termo usado com maior frequência para descrever a dor considerada de origem não enxaquecosa. Em sua forma típica é de intensidade leve a moderada, bilateral, não pulsátil e sem outras características associadas. As CTs não causam náuseas nem são agravadas pela atividade física. Os mecanismos precisos dela são incertos; e a patogênese provavelmente é multifatorial, mas a noção tradicional de contração sustentada dos músculos pericranianos não é mais considerada válida.

Tabela 53.16	Características clínicas de cefaleia sugestivas de doença grave.
Idade de início	Infância e > 50 anos
Anamnese	Início abrupto; primeira cefaleia, pior ou atípica; mais intensa à noite ou aparece logo pela manhã; associada à perda de consciência, distúrbio visual, alterações de comportamento ou personalidade, febre ou vômito sem náuseas; dor occipitonucal ou interescapular; associada a queixas neurológicas focais, AEM ou história de TCE recente (ainda que trivial); dor de intensidade progressiva; estado imunocomprometido; história familiar ou pessoal de distúrbios associados com hemorragia subaracnóidea/aneurisma (doença renal policística autossômica dominante, síndromes de Marfan e Ehlers-Danlos, displasia fibromuscular, pseudoxantoma elástico e neurofibromatose tipo 1)
Achados do exame físico	Meningismo, febre, anomalias neurológicas focais, sinais neurológicos leves (desvio pronador, prega nasolabial assimétrica ou respostas plantares), movimentos desajeitados, sonolência, AEM e papiledema

Reimpressa de Campbell WW, Pridgeon RP. *Practical Primer of Clinical Neurology*. Philadelphia: Lippincott Williams & Wilkins, 2002, com permissão.

Distúrbios do sono

Os distúrbios do sono comuns são narcolepsia e apneia do sono. A síndrome completa de narcolepsia inclui crises de sonolência diurna excessiva; cataplexia (colapso súbito sem perda de consciência desencadeado por riso ou outra emoção forte); paralisia do sono (episódios de incapacidade para se mover durante as transições de sono-vigília); e alucinações hipnagógicas ou hipnopômpicas (sonhos extremamente vívidos durante as transições sono-vigília). Pacientes com apneia sofrem privação crônica do sono decorrente de inúmeros despertares provocados por muitos episódios de apneia ocorridos durante uma noite de sono. Eles raramente têm consciência desses despertares e procuram o médico com queixas de sonolência diurna excessiva e fadiga. Há dois tipos reconhecidos de apneia do sono: obstrutiva e central. Outros distúrbios importantes do sono são síndrome das pernas inquietas, movimentos periódicos dos membros, parassonias e distúrbio de comportamento da fase de movimento rápido dos olhos (sono REM).

Complicações de distúrbios sistêmicos

Grandes tratados são dedicados a esse vasto tópico, e aqui não é possível mais do que mencionar algumas das principais áreas. Complicações neurológicas de endocrinopatias incluem muitas síndromes neuromusculares causadas por diabetes, doença da tireoide e acromegalia. Coma e crises epilépticas podem ser causados por hipoglicemia ou hiperglicemia, hiponatremia ou hipercalcemia. Doenças hematológicas, como hemoglobinopatias, PTT e coagulopatias, podem ocasionar AVC; paraproteinemias estão associadas à neuropatia, e as complicações neurológicas do câncer são multiformes, incluindo síndromes paraneoplásicas. Hepatopatia pode causar encefalopatia, e o transplante de fígado tem muitas complicações neurológicas. Doenças cardiovasculares, as quais variam de aterosclerose e hipertensão até embolia por fibrilação atrial ou trombo mural, são fatores importantes de AVC; existem tratados dedicados ao campo da neurocardiologia. As principais complicações das doenças renais são encefalopatia e neuropatia, além dos distúrbios relacionados com transplantes. Neurologistas e pneumologistas compartilham muitos pacientes com insuficiência respiratória e coma. Alguns dos muitos distúrbios reumatológicos de interesse para o neurologista são LES, síndrome de Sjögren e vasculite. Neurologistas e reumatologistas compartilham o interesse em doenças musculares, sobretudo na miopatia inflamatória.

Os neurologistas são consultados com frequência em unidades de terapia intensiva (UTI), e, em geral, pacientes com problemas neurológicos primários requerem tratamento intensivo. O atendimento de neurologia intensiva tornou-se uma subespecialidade, com certificações e livros sobre o assunto. Os muitos aspectos neurológicos da obstetrícia e ginecologia incluem o tratamento de gestantes com epilepsia ou EM e as muitas complicações neurológicas da gravidez, incluindo eclâmpsia, AVC, trombose venosa e paralisia do nervo femoral. Existem livros dedicados apenas à neurologia da gravidez. Muitas complicações cirúrgicas e de procedimento são neurológicas, variando de neuropatia ulnar pós-cirurgia de revascularização miocárdica (CRM) até mielopatia de reparo de aneurisma da aorta.

Doenças não orgânicas e psiquiátricas

Os transtornos psiquiátricos que mais interessam à neurologia são depressão, histeria, transtorno conversivo, simulação e hipocondria. Achados neurológicos por causa de transtorno conversivo ou simulação são denominados distúrbios neurológicos funcionais (TNF) ou não orgânicos. A terminologia usada para descrever esses sintomas é insatisfatória. Certamente, o termo histeria/histérica(o) é pejorativo e desatualizado, mas está longe de estar esclarecido se é melhor o neurologista declarar que os achados são não orgânicos, funcionais, psicogênicos, psicossomáticos, clinicamente inexplicados, não fisiológicos, transtorno conversivo, supratentoriais ou relacionados com estresse, e muitos médicos usam um código pessoal preferido ou afirmam não haver evidência de doença neurológica. O diagnóstico de doença não orgânica pode ser traiçoeiro. Os chamados sinais histéricos no exame físico costumam ser extremamente enganosos. Déficits neurológicos psicogênicos foram chamados de "despropósitos neurológicos" por causa da apresentação complexa e confusa.

Anteriormente, havia três elementos para chegar a um diagnóstico de TNF: excluir doença neurológica, demonstrar sinais positivos de não organicidade e estabelecer a presença de psicopatologia grave o suficiente para explicar a sintomatologia. O DSM-5 retirou o último requisito. No entanto, os pacientes que apresentam uma condição psiquiátrica grave o suficiente para produzir déficit neurológico sintomático merecem uma avaliação psiquiátrica.

Déficits orgânicos e funcionais podem coexistir, isto é, o problema da sobreposição funcional ou psicogênica. Alguns pacientes fazem digressões naturalmente, outros podem exagerar um déficit real por medo de que o médico não os leve a sério. O dilema está em realizar uma avaliação adequada para excluir doenças orgânicas ou realizar numerosos exames ou tratamento excessivo em distúrbios funcionais, o que pode reforçar e consolidar os sintomas.

Transtornos psicogênicos enquadram-se nas categorias de transtorno somatoforme (transtorno de sintomas somáticos no DSM-5), em que os sintomas físicos são produzidos inconscientemente, e o transtorno factício ou simulação, quando há intenção de enganar. É praticamente impossível distinguir com segurança déficits produzidos inconscientemente daqueles simulados conscientemente. O DSM-5 renomeou o transtorno conversivo como transtorno conversivo (transtorno funcional com sintomas neurológicos).

Quando confrontados com pacientes enigmáticos, os médicos, principalmente quando jovens e inexperientes, muitas vezes concluem de imediato que o problema é não orgânico. Essa atitude é especialmente comum se o paciente for jovem, do sexo feminino ou tiver história de depressão ou ansiedade. Homens homossexuais e pacientes com história de doença psiquiátrica também podem ser estigmatizados. No entanto, muitas doenças podem ter manifestações intrigantes, em especial as neurológicas. Com a EM mostrando-se como sintomas sensoriais inespecíficos, a maioria dos diagnósticos incorretos em mulheres são psiquiátricos e, em homens, ortopédicos, insinuando uma tendência dependente de gênero no modo como os médicos interpretam as queixas sensoriais.

A conclusão errônea de que uma doença é não orgânica pode ter consequências graves. Os exemplos de processos judiciais por imperícia são abundantes, às vezes com psiquiatras como coacusados, envolvendo pacientes diagnosticados como psicogênicos que provaram ter doenças neurológicas muito reais. Processo por submeter paciente com déficit funcional a procedimentos ou tratamentos diagnósticos arriscados, como rtPA, é menos comum.

Um grande estudo com pacientes ambulatoriais de neurologia concluiu que 5,4% tinham diagnóstico primário de TNF. Todos os pesquisadores concordaram que o TNF mais comum foi o CNEP, compondo cerca de metade dos casos. A taxa de erro diminuiu com a neuroimagem moderna, mas os diagnósticos incorretos continuam ocorrendo com regularidade. Estudos da década de 1960 sugeriram que, no acompanhamento, mais da metade dos pacientes com diagnóstico de déficit funcional desenvolveram doenças neurológicas ou psiquiátricas claramente explicativas. Em 1965, artigos influentes de Slater alertaram sobre o diagnóstico incorreto de "histeria". Estudos mais recentes, "Slater revisitados", indicam que um diagnóstico neurológico orgânico não surge com muita frequência diante de sintomas inexplicáveis do ponto de vista médico. Em um estudo com acompanhamento de 6 anos, 3 de 64 pacientes (4,7%) desenvolveram distúrbio neurológico que explicou os sintomas originais. Em um estudo longitudinal de 12 anos, apenas 1 de 42 pacientes (2,4%) desenvolveu distúrbio neurológico que explicou a apresentação original. Todavia, em um estudo semelhante com acompanhamento de 10 anos, em 11 de 73 pacientes (15%) considerou-se que havia transtorno conversivo causando sintomas pseudoneurológicos, posteriormente foi feito um diagnóstico neurológico claro para o sintoma original. Um estudo de 4.470 internações em departamentos de neurologia concluiu que apenas 9% tinham um distúrbio puramente funcional, e esses pacientes foram reunidos antes ou no início da era da RM.

Antes de tirar conclusões, é preciso reconhecer a perspicácia clínica dos médicos do período de Slater e as limitações da neuroimagem. Erros são cometidos com regularidade porque a parte incorreta do neuroeixo é digitalizada, o contraste não é aplicado, a varredura é mal interpretada ou não se faz a distinção entre doenças do SNC e SNP. A doença da medula espinal é uma região particularmente difícil e de diagnóstico incerto, com achados clínicos e radiológicos sutis que requerem alto nível de especialização.

Em geral, as principais doenças neurológicas diagnosticadas inicialmente como transtorno conversivo, simulação, depressão, ansiedade, neurastenia ou algum outro transtorno não orgânico incluem: MG, EM, porfiria, SGB, distonia e botulismo. O paciente comum com MG visita de 5 a 7 médicos antes que o diagnóstico correto seja feito. Dificuldades diagnósticas similares ocorrem na EM. Em um estudo de 50 pacientes consecutivos com EM realizado em 2003, 58% haviam recebido 41 diagnósticos errados no início; eles foram encaminhados a 2,2 ± 1,3 especialistas antes de consultar um neurologista e descobriram a respeito de sua doença 3,5 anos após o início dos sintomas. Considerou-se que a maioria das mulheres tinha TNF. É axiomático que o paciente com porfiria aguda intermitente consulte, em sequência, o cirurgião, o psiquiatra e, então, o neurologista. Pacientes com SGB foram a óbito enquanto os médicos responsáveis por eles continuavam a presumir que dispneia e parestesias representavam hiperventilação, e muitos pacientes com SGB recebem alta do pronto-socorro uma ou mais vezes antes de o diagnóstico ser feito. Em um estudo cooperativo sobre plasmaférese em SGB, mulheres jovens com a doença foram diagnosticadas como "histéricas" quatro vezes mais do que homens ou mulheres mais velhas. Um dos principais diagnósticos incorretos no botulismo é a histeria. Com frequência, os distúrbios de movimento também são identificados como não orgânicos, em especial a distonia.

A questão dos sinais positivos de não organicidade é problemática. Muitos autores enfatizam que o diagnóstico de déficit funcional requer evidências positivas de não organicidade, em vez de simplesmente a ausência de evidências de doença orgânica. As técnicas para "provar" que um déficit é não orgânico ocuparam um lugar estimado na neurologia desde os dias de Charcot. No entanto, quase todas as técnicas de exame apontadas como prova de não organicidade são falíveis, particularmente para achados sensoriais (ver Capítulo 36). Muitos dos achados de anamnese e exames considerados úteis na separação dos déficits funcionais e orgânicos não são confiáveis. A atitude de *la belle indifference* pode ser enganosa. Alguns pacientes, especialmente com lesões hemisféricas não dominantes, têm síndromes de negligência; outros são estoicos. Não há vantagem na discriminação de doenças reais das não orgânicas. Elementos como ganho secundário aparente, déficits não anatômicos e variabilidade de achados no exame não foram estudados ou as investigações mostraram que não são sensíveis nem específicas para distúrbios funcionais. Gould et al. examinaram 30 internações consecutivas em serviços de neurologia com doença neurológica estrutural aguda em relação à presença de sete das características mais aceitas de não organicidade: história de hipocondria; ganho secundário; *la belle indifference*; perda sensorial não anatômica; divisão da linha mediana por estimulação álgica ou vibratória; alteração dos limites de hipoalgesia; e fraqueza simulada. Todos os indivíduos apresentaram pelo menos um desses achados, e a maioria apresentou três ou quatro. Os autores concluíram que a presença desses achados "positivos" de não organicidade em pacientes com doença cerebral estrutural aguda invalida seu uso como evidência patognomônica de um déficit funcional. Distúrbios do movimento e paralisia costumavam ser erroneamente rotulados como não orgânicos. Mulheres, homens homossexuais, pessoas com comorbidades psiquiátricas e pacientes com uma explicação psicogênica aparentemente plausível do déficit tinham maior risco de diagnóstico incorreto. Mesmo o achado aparentemente "blindado" de movimento espontâneo de um membro durante o sono, o qual não se move tão bem durante a vigília, pode ocorrer por causa de negligência motora (ver Capítulo 10). Conforme resumido por McGee, em estudos de pacientes com distúrbios orgânicos conhecidos: 8% têm divisão sensorial na linha mediana; 85% sentem vibração em áreas entorpecidas; 48% apresentam achados sensoriais que mudam entre os exames ou não fazem sentido anatomicamente; e 33% têm colapso por fraqueza. A crença de longa data, apesar de errônea, de que os sintomas motores e sensoriais funcionais, como fraqueza, tremor e dormência, são mais comuns no lado esquerdo do corpo do que no direito, foi refutada de forma categórica em uma revisão sistemática de 1.139 pacientes.

Por outro lado, distúrbios somatoformes, que causam sintomas físicos sugestivos de doença orgânica, são comuns. A prevalência de transtorno de somatização (histeria, síndrome de Briquet) foi estimada em 1,1% da população adulta jovem, com razão de 5:1 entre os sexos feminino e masculino. Tem início antes dos 30 anos e gera queixas múltiplas e recorrentes, incluindo muitas vezes dor e sintomas pseudoneurológicos. O transtorno somatoforme indiferenciado provoca sintomas físicos inexplicáveis, mas não atende aos critérios para o diagnóstico de transtorno de somatização. Distúrbios factícios e simulação de doença também podem aparentar doenças neurológicas.

Além de depressão, transtorno conversivo, simulação e hipocondria, alguns outros distúrbios neurológicos e psiquiátricos podem ser confundidos entre si e ocorrer certa sobreposição. Por exemplo, pacientes com algumas doenças degenerativas, como DCL, DA e fase terminal da DP, podem ter alucinações proeminentes. Muitas vezes é difícil determinar se o paciente idoso com alucinações de início recente sofre de distúrbio neurológico ou psiquiátrico. Pacientes com doença em determinadas regiões do encéfalo, em especial nos lobos frontal e temporal, talvez tenham sintomas semelhantes aos observados naqueles com doenças psiquiátricas primárias, incluindo obsessões, compulsões, personalidades estranhas e alucinações.

BIBLIOGRAFIA

Ahmad O, Ahmad KE. Functional neurological disorders in outpatient practice: an Australian cohort. *J Clin Neurosci* 2016;28:93–96.

Al Qahtani DA, Rotgans JI, Mamede S, et al. Does time pressure have a negative effect on diagnostic accuracy? *Acad Med* 2016;91:710–716.

Alonso AD, Beharry C, Corbo CP, et al. Molecular mechanism of prion-like tau-induced neurodegeneration. *Alzheimers Dement* 2016;12:1090–1097.

Amin FM, Asghar MS, Hougaard A, et al. Magnetic resonance angiography of intracranial and extracranial arteries in patients with spontaneous migraine without aura: a cross-sectional study. *Lancet Neurol* 2013;12:454–461.

Arboix A, Marti-Vilalta JL. New concepts in lacunar stroke etiology: the constellation of small-vessel arterial disease. *Cerebrovasc Dis* 2004;17(Suppl 1): 58–62.

Arocha JF, Patel VL, Patel YC. Hypothesis generation and the coordination of theory and evidence in novice diagnostic reasoning. *Med Decis Making* 1993;13:198–211.

Bakradze E, Liberman AL. Diagnostic error in stroke-reasons and proposed solutions. *Curr Atheroscler Rep* 2018;20:11.

Barrows HS, Bennett K. The diagnostic (problem solving) skill of the neurologist. Experimental studies and their implications for neurological training. *Arch Neurol* 1972;26:273–277.

Bekelis K, Singer RJ, Maria BL. Intellectual disability. In: Roos RP, ed. *MedLink Neurology.* San Diego: MedLink Corporation. Available at www.medlink.com. Last updated: September 12, 2016.

Benatar M. How neurologists and neuro-ophthalmologists think. *J Neuroophthalmol* 2016;36:4–5.

Betjemann JP, Lowenstein DH. Status epilepticus in adults. *Lancet Neurol* 2015;14:615–624.

Boffeli TJ, Guze SB. The simulation of neurologic disease. *Psychiatr Clin North Am* 1992;15:301–310.

Booij HA, Hamburger HL, Jöbsis GJ, et al. Stroke mimicking conversion disorder: two young women who put our feet back on the ground. *Pract Neurol* 2012;12:179–181.

Bright GM. Abuse of medications employed for the treatment of ADHD: results from a large-scale community survey. *Medscape J Med* 2008;10:111.

Caplan LR. Fisher's rules. *Arch Neurol* 1982;39:389–390.

Charles A. Vasodilation out of the picture as a cause of migraine headache. *Lancet Neurol* 2013;12:419–420.

Charles A. Migraine. *N Engl J Med* 2017;377:553–561.

Chimowitz MI, Logigian EL, Caplan LR. The accuracy of bedside neurological diagnoses. *Ann Neurol* 1990;28:78–85.

Clark BW, Derakhshan A, Desai SV. Diagnostic errors and the bedside clinical examination. *Med Clin North Am* 2018;102:453–464.

Clarke C, Howard R, Rossor M, et al., eds. *Neurology: A Queen Square Textbook.* 2nd ed. Chichester, West Sussex, UK/Hoboken: John Wiley & Sons, Inc., 2016.

Coutts SB. Diagnosis and management of transient ischemic attack. *Continuum (Minneap Minn)* 2017;23:82–92.

Crimlisk HL, Bhatia K, Cope H, et al. Slater revisited: 6 year follow up study of patients with medically unexplained motor symptoms. *BMJ* 1998;316: 582–586.

Darnell RB. Paraneoplastic neurologic disorders: windows into neuronal function and tumor immunity. *Arch Neurol* 2004;61:30–32.

Davison JE, Rahman S. Recognition, investigation and management of mitochondrial disease. *Arch Dis Child* 2017;102:1082–1090.

De Shazo RD, Johnson M, Eriator I, et al. Backstories on the US opioid epidemic. Good intentions gone bad, an industry gone rogue, and watch dogs gone to sleep. *Am J Med* 2018;131:595–601.

Diaz GJ. Diagnostic reasoning in neurology. An analysis of the more frequent errors. *Neurologia* 2003;18(Suppl 2):3–10.

Duca A, Jagoda A. Transient ischemic attacks: advances in diagnosis and management in the emergency department. *Emerg Med Clin North Am* 2016; 34:811–835.

Espay AJ, Aybek S, Carson A, et al. Current concepts in diagnosis and treatment of functional neurological disorders. *JAMA Neurol* 2018;75(9):1132–1141.

Fanciulli A, Wenning GK. Multiple-system atrophy. *N Engl J Med* 2015;372: 249–263.

Ford, MD. Acute poisoning. In: Goldman L, Schafer AI, eds. *Goldman's Cecil Medicine.* 24th ed. Philadelphia: Elsevier/Saunders, 2012.

Friedman JH, LaFrance WC Jr. Psychogenic disorders: the need to speak plainly. *Arch Neurol* 2010;67:753–755.

Galasko D, Marder K. Picking away at frontotemporal dementia. *Neurology* 2002;58:1585–1586.

Gaspard N, Foreman BP, Alvarez V, et al. New-onset refractory status epilepticus: etiology, clinical features, and outcome. *Neurology* 2015;85:1604–1613.

Gifford DR, Mittman BS, Vickrey BG. Diagnostic reasoning in neurology. *Neurol Clin* 1996;14:223–238.

Goadsby PJ, Cittadini E, Cohen AS. Trigeminal autonomic cephalalgias: paroxysmal hemicrania, SUNCT/SUNA, and hemicrania continua. *Semin Neurol* 2010;30:186–191.

Goedert M, Masuda-Suzukake M, Falcon B. Like prions: the propagation of aggregated tau and α-synuclein in neurodegeneration. *Brain* 2017;140:266–278.

Goldman AM. Mechanisms of sudden unexplained death in epilepsy. *Curr Opin Neurol* 2015;28:166–174.

Gould R, Miller BL, Goldberg MA, et al. The validity of hysterical signs and symptoms. *J Nerv Ment Dis* 1986;174:593–597.

Graddy R, Buresh ME, Rastegar DA. New and emerging illicit psychoactive substances. *Med Clin North Am* 2018;102:697–714.

Gray RG, Preece MA, Green SH, et al. Inborn errors of metabolism as a cause of neurological disease in adults: an approach to investigation. *J Neurol Neurosurg Psychiatry* 2000;69:5–12.

Groopman J. *How Doctors Think.* Boston: Houghton Mifflin Company, 2007.

Grossman H, Bergmann C, Parker S. Dementia: a brief review. *Mt Sinai J Med* 2006;73:985–992.

Groves M, O'Rourke P, Alexander H. The clinical reasoning characteristics of diagnostic experts. *Med Teach* 2003;25:308–313.

Hadjivassiliou M. Immune-mediated acquired ataxias. *Handb Clin Neurol* 2011; 103:189–199.

Hankey GJ. The ability of the ABCD2 score to predict stroke 1 year after TIA or minor stroke was assessed. *Ann Intern Med* 2016;165:JC23.

Hentati F, El-Euch G, Bouhlal Y, et al. Ataxia with vitamin E deficiency and abetalipoproteinemia. *Handb Clin Neurol* 2011;103:295–305.

Hirsch LJ, Gaspard N, van Baalen A, et al. Proposed consensus definitions for new-onset refractory status epilepticus (NORSE), febrile infection-related epilepsy syndrome (FIRES), and related conditions. *Epilepsia* 2018;59:739–744.

Hoffmann J, May A. Diagnosis, pathophysiology, and management of cluster headache. *Lancet Neurol* 2018;17:75–83.

Hussein AS, Shafran SD. Acute bacterial meningitis in adults. A 12-year review. *Medicine (Baltimore)* 2000;79:360–368.

Ibitoye RT, Wilkins A, Scolding NJ. Neurosarcoidosis: a clinical approach to diagnosis and management. *J Neurol* 2017;264:1023–1028.

Iwafuchi Y, Okamoto K, Oyama Y, et al. Posterior reversible encephalopathy syndrome in a patient with severe uremia without hypertension. *Intern Med* 2016;55:63–68.

Jain KK. Ion channels and neurologic disorders. In: Roos RP, ed. *MedLink Neurology.* San Diego: MedLink Corporation. Available at www.medlink.com. Last updated: July 21, 2017.

Josephs KA. Current understanding of neurodegenerative diseases associated with the protein Tau. *Mayo Clin Proc* 2017;92:1291–1303.

Kahneman D. *Thinking, Fast and Slow.* New York: Farrar, Straus and Giroux, 2011.

Kanwar P, Kowdley KV. Metal storage disorders: Wilson disease and hemochromatosis. *Med Clin North Am* 2014;98:87–102.

Kassirer JP. Diagnostic reasoning. *Ann Intern Med* 1989;110:893–900.

Kassirer JP, Kopelman RI. Cognitive errors in diagnosis: instantiation, classification, and consequences. *Am J Med* 1989;86:433–441.

Kemp AM, Clark MS, Dobbs T, et al. Top 10 facts you need to know about synthetic cannabinoids: not so nice spice. *Am J Med* 2016;129:240–244.e1.

Kempainen RR, Migeon MB, Wolf FM. Understanding our mistakes: a primer on errors in clinical reasoning. *Med Teach* 2003;25:177–181.

Kennedy PG. Viral encephalitis: causes, differential diagnosis, and management. *J Neurol Neurosurg Psychiatry* 2004;75(Suppl 1):i10–i15.

Kennedy PGE, Quan PL, Lipkin WI. Viral encephalitis of unknown cause: current perspective and recent advances. *Viruses* 2017;9(6). pii: E138.

Kinney MO, Craig JJ, Kaplan PW. Non-convulsive status epilepticus: mimics and chameleons. *Pract Neurol* 2018;18:291–305.

Klockgether T. Sporadic adult-onset ataxia of unknown etiology. *Handb Clin Neurol* 2011;103:253–262.

Knopman DS. Alzheimer's disease and other dementias. In: Goldman L, Schafer AI, eds. *Goldman's Cecil Medicine.* 24th ed. Philadelphia: Elsevier/Saunders, 2012.

Langa KM, Levine DA. The diagnosis and management of mild cognitive impairment: a clinical review. *JAMA* 2014;312:2551–2561.

Lanska, DJ. Functional weakness and sensory loss. *Semin Neurol* 2006;26:297–309.

Laureno R. Nutritional cerebellar degeneration, with comments on its relationship to Wernicke disease and alcoholism. *Handb Clin Neurol* 2011;103:175–187.

Lebouvier T, Pasquier F, Buée L. Update on tauopathies. *Curr Opin Neurol* 2017;30:589–598.

Lee PH, Oh SH, Bang OY, et al. Infarct patterns in atherosclerotic middle cerebral artery versus internal carotid artery disease. *Neurology* 2004;62:1291–1296.

Lempert T, Dieterich M, Huppert D, et al. Psychogenic disorders in neurology: frequency and clinical spectrum. *Acta Neurol Scand* 1990;82:335–340.

Levin N, Mor M, Ben Hur T. Patterns of misdiagnosis of multiple sclerosis. *Isr Med Assoc J* 2003;5:489–490.

Lorincz MT. Neurologic Wilson's disease. *Ann N Y Acad Sci* 2010;1184:173–187.

Louis ED, Mayer SA, Rowland LP, eds. *Merritt's Neurology.* 13th ed. Philadelphia: Wolters-Kluwer, 2016.

Mace, CJ, Trimble, MR. Ten-year prognosis of conversion disorder. *Br J Psychiatry* 1996;169:282–288.

MacKenzie JM. Intracerebral haemorrhage. *J Clin Pathol* 1996;49:360–364.

Maguire MJ, Jackson CF, Marson AG, et al. Treatments for the prevention of Sudden Unexpected Death in Epilepsy (SUDEP). *Cochrane Database Syst Rev* 2016;(7):CD011792.

Malouf R, Brust JC. Hypoglycemia: causes, neurological manifestations, and outcome. *Ann Neurol* 1985;17:421–430.

Mascalchi M, Vella A. Magnetic resonance and nuclear medicine imaging in ataxias. *Handb Clin Neurol* 2011;103:85–110.

Mathew PG, Garza I. Headache. *Semin Neurol* 2011;31:5–17.

Mayer AR, Quinn DK, Master CL. The spectrum of mild traumatic brain injury: a review. *Neurology* 2017;89:623–632.

McGee S. *Evidence Based Physical Diagnosis.* 3rd ed. Philadelphia: Elsevier/Saunders, 2012.

McGill F, Griffiths MJ, Solomon T. Viral meningitis: current issues in diagnosis and treatment. *Curr Opin Infect Dis* 2017;30:248–256.

Meola G, Hanna MG, Fontaine B. Diagnosis and new treatment in muscle channelopathies. *J Neurol Neurosurg Psychiatry* 2009;80:360–365.

Meuth SG, Kleinschnitz C. Multifocal motor neuropathy: update on clinical characteristics, pathophysiological concepts and therapeutic options. *Eur Neurol* 2010;63:193–204.

Moene FC, Landberg EH, Hoogduin KA, et al. Organic syndromes diagnosed as conversion disorder: identification and frequency in a study of 85 patients. *J Psychosom Res* 2000;49:7–12.

Morris MC, Brockman J, Schneider JA, et al. Association of seafood consumption, brain mercury level, and APOE ε4 status with brain neuropathology in older adults. *JAMA* 2016;315:489–497.

Newman LC. Trigeminal autonomic cephalalgias. *Continuum (Minneap Minn)* 2015;21(4 Headache):1041–1057.

Nicholson TR, Stone J, Kanaan RA. Conversion disorder: a problematic diagnosis. *J Neurol Neurosurg Psychiatry* 2011;82:1267–1273.

Nigrovic LE. Aseptic meningitis. *Handb Clin Neurol* 2013;112:1153–1156.

Norman GR, Eva KW. Diagnostic error and clinical reasoning. *Med Educ* 2010;44:94–100.

Norman G, Sherbino J, Dore K, et al. The etiology of diagnostic errors: a controlled trial of system 1 versus system 2 reasoning. *Acad Med* 2014;89:277–284.

O'Malley GF. The blood of my veins—mercury, Minamata and the soul of Japan. *Clin Toxicol (Phila)* 2017;55:934–938.

Ostling PS, Davidson KS, Anyama BO, et al. America's opioid epidemic: a comprehensive review and look into the rising crisis. *Curr Pain Headache Rep* 2018;22:32.

Pandolfo M. Friedreich ataxia. *Handb Clin Neurol* 2011;103:275–294.

Perlman SL. Spinocerebellar degenerations. *Handb Clin Neurol* 2011;100:113–144.

Puig JG, Torres RJ, Mateos FA, et al. The spectrum of HGPRT deficiency. Clinical experience based on 20 patients from 16 Spanish families. *Adv Exp Med Biol* 1998;431:25–29.

Rech MA, Donahey E, Cappiello Dziedzic JM, et al. New drugs of abuse. *Pharmacotherapy* 2015;35:189–197.

Ropper AH, Samuels MA, Klein J. *Adams and Victor's Principles of Neurology.* 10th ed. New York: McGraw-Hill Education Medical, 2014.

Rosenberg NR, Portegies P, de Visser M, et al. Diagnostic investigation of patients with chronic polyneuropathy: evaluation of a clinical guideline. *J Neurol Neurosurg Psychiatry* 2001;71:205–209.

Rossetti AO, Lowenstein DH. Management of refractory status epilepticus in adults: still more questions than answers. *Lancet Neurol* 2011;10:922–930.

Rozenberg F. Acute viral encephalitis. *Handb Clin Neurol* 2013;112:1171–1181.

Rudick RA, Schiffer RB, Schwetz KM, et al. Multiple sclerosis. The problem of incorrect diagnosis. *Arch Neurol* 1986;43:578–583.

Saudubray JM, Mochel F. The phenotype of adult versus pediatric patients with inborn errors of metabolism. *J Inherit Metab Dis* 2018;41:753–756.

Schutte CM, van der Meyden CH, van Niekerk L, et al. Severe porphyric neuropathy—importance of screening for porphyria in Guillain-Barré syndrome. *S Afr Med J* 2015;106:44–47.

Selhorst JB, Waybright EA, Jennings S, et al. Liver lover's headache: pseudotumor cerebri and vitamin A intoxication. *JAMA* 1984;252:3365.

Slater E. Diagnosis of "hysteria". *Br Med J* 1965;1:1395–1399.

Slater ET, Glithero E. A follow-up of patients diagnosed as suffering from "hysteria". *J Psychosom Res* 1965;9:9–13.

Stein SC, Georgoff P, Meghan S, et al. 150 years of treating severe traumatic brain injury: a systematic review of progress in mortality. *J Neurotrauma* 2010;27:1343–1353.

Steiner I, Budka H, Chaudhuri A, et al. Viral meningoencephalitis: a review of diagnostic methods and guidelines for management. *Eur J Neurol* 2010; 17:999–e57.

Steiner JA, Quansah E, Brundin P. The concept of alpha-synuclein as a prion-like protein: ten years after. *Cell Tissue Res* 2018;373:161–173.

Stone J, Sharpe M, Carson A, et al. Are functional motor and sensory symptoms really more frequent on the left? A systematic review. *J Neurol Neurosurg Psychiatry* 2002a;73:578–581.

Stone J, Zeman A, Sharpe M. Functional weakness and sensory disturbance. *J Neurol Neurosurg Psychiatry* 2002b;73:241–245.

Stone J, Sharpe M, Rothwell PM, et al. The 12 year prognosis of unilateral functional weakness and sensory disturbance. *J Neurol Neurosurg Psychiatry* 2003;74:591–596.

Stone J, Smyth R, Carson A, et al. La belle indifférence in conversion symptoms and hysteria: systematic review. *Br J Psychiatry* 2006;188:204–209.

Sutter R. Are we prepared to detect subtle and nonconvulsive status epilepticus in critically ill patients? *J Clin Neurophysiol* 2016;33:25–31.

Tatsumoto N, Fujisaki K, Nagae H, et al. Reversible posterior leukoencephalopathy syndrome in a patient with severe uremic encephalopathy. *Clin Nephrol* 2010;74:154–158.

Thrift AG, Dewey HM, Macdonell RA, et al. Incidence of the major stroke subtypes: initial findings from the North East Melbourne stroke incidence study (NEMESIS). *Stroke* 2001;32:1732–1738.

Transverse Myelitis Consortium Working Group. Proposed diagnostic criteria and nosology of acute transverse myelitis. *Neurology* 2002;59(4):499–505.

Traynor BJ, Codd MB, Corr B, et al. Amyotrophic lateral sclerosis mimic syndromes: a population-based study. *Arch Neurol* 2000;57:109–113.

Uygunoğlu U, Siva A. Behçet's syndrome and nervous system involvement. *Curr Neurol Neurosci Rep* 2018;18:35.

Vallat JM, Sommer C, Magy L. Chronic inflammatory demyelinating polyradiculoneuropathy: diagnostic and therapeutic challenges for a treatable condition. *Lancet Neurol* 2010;9:402–412.

van Gijn J, Rinkel GJ. Subarachnoid haemorrhage: diagnosis, causes and management. *Brain* 2001;124:249–278.

Vickrey BG, Samuels MA, Ropper AH. How neurologists think: a cognitive psychology perspective on missed diagnoses. *Ann Neurol* 2010;67:425–433.

Vincent A, Palace J, Hilton-Jones D. Myasthenia gravis. *Lancet* 2001;357: 2122–2128.

Waespe W, Niesper J, Imhof HG, et al. Lower cranial nerve palsies due to internal carotid dissection. *Stroke* 1988;19:1561–1564.

Ward TN. Migraine diagnosis and pathophysiology. *Continuum (Minneap Minn)* 2012;18:753–763.

Warlow C, Sudlow C, Dennis M, et al. Stroke. *Lancet* 2003;362:1211–1224.

Weissk RD. Drug abuse and dependence. In: Goldman L, Schafer AI, eds. *Goldman's Cecil Medicine.* 24th ed. Philadelphia: Elsevier/Saunders, 2012.

Welch KM. Contemporary concepts of migraine pathogenesis. *Neurology* 2003;61(8 Suppl 4):S2–S8.

Whitley RJ. Herpes simplex encephalitis: adolescents and adults. *Antiviral Res* 2006;71:141–148.

Wijdicks EF. Hepatic encephalopathy. *N Engl J Med* 2016;375:1660–1670.

Wilder-Smith EP, Lim EC, Teoh HL, et al. The NORSE (new-onset refractory status epilepticus) syndrome: defining a disease entity. *Ann Acad Med Singapore* 2005;34:417–420.

Williams VC, Lucas J, Babcock MA, et al. Neurofibromatosis type 1 revisited. *Pediatrics* 2009;123:124–133.

Woolsey RM, Young RR. The clinical diagnosis of disorders of the spinal cord. *Neurol Clin* 1991;9:573–583.

Yan X, Uronen RL, Huttunen HJ. The interaction of α-synuclein and Tau: a molecular conspiracy in neurodegeneration? *Semin Cell Dev Biol* 2018. pii: S1084-9521(17)30389-0. [Epub ahead of print]

Yang M, Li Z, Zhao Y, et al. Outcome and risk factors associated with extent of central nervous system injury due to exertional heat stroke. *Medicine (Baltimore)* 2017;96:e8417.

Índice Alfabético

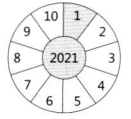